"十三五"国家重点图书出版规划项目

中医临床病证大典

总主编

陈仁寿

气血津液与肢体经络病卷

（上册）

主编

陈仁寿

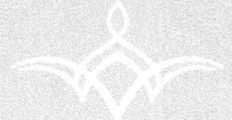

上海科学技术出版社

图书在版编目（CIP）数据

中医临床病证大典. 气血津液与肢体经络病卷 / 陈仁寿总主编；陈仁寿主编. -- 上海：上海科学技术出版社，2023.1
ISBN 978-7-5478-6031-1

Ⅰ. ①中… Ⅱ. ①陈… Ⅲ. ①中医临床②中医内科学 Ⅳ. ①R24②R25

中国版本图书馆CIP数据核字(2022)第239935号

中医临床病证大典·气血津液与肢体经络病卷
总主编　陈仁寿
主　编　陈仁寿

上海世纪出版(集团)有限公司
上海科学技术出版社　出版、发行
(上海市闵行区号景路159弄A座9F－10F)
邮政编码 201101　　www.sstp.cn
上海当纳利印刷有限公司印刷
开本 889×1194　1/16　印张 103.5
字数 2300 千字
2023 年 1 月第 1 版　2023 年 1 月第 1 次印刷
ISBN 978－7－5478－6031－1/R·2679
定价：980.00 元

本书如有缺页、错装或坏损等严重质量问题，请向印刷厂联系调换

内容提要

　　《中医临床病证大典·气血津液与肢体经络病卷》分上下两册,分别收录常见气血津液病如郁证、血证、痰饮、消渴、汗证、虚劳 6 种,常见肢体经络病如痹证、痿证、颤证、痉证、腰痛 5 种。分 11 个章节分别以病证为纲,搜集整理历代中医药古籍中的相关论述,选取其精要,分为辨病名、辨病因、辨病机、辨病证、论治法、论用方、论用药、医论医案等方面进行归纳、分类与评析,阐述历代医家对气血津液及肢体经络病证的定义与命名、病因病机、临床症状、诊断、治疗、方药、诊疗案例等方面的认识,总结历代医家诊治气血津液与肢体经络病理论和经验,揭示疾病的历史沿革与学术源流,展示古代医家对相关病证的辨治思路与轨迹。

　　本书收集资料广泛,遵循中医药规律,立足中医临床,体现传统认识,展示气血津液与肢体经络病证体系,梳理辨治方法,为临床提供中医思维与素材,力求使本书成为一部临床、教学、科研的重要参考工具书,从而既为现代临床诊治提供资料与思路,也为中医药科研、新药开发提供有效信息。

《气血津液与肢体经络病卷》编委会

主　编

陈仁寿

副主编

李　煜

编　委

（按姓氏笔画为序）

马东瑞　王一竹　王家豪　刘师言
刘昊辉　关　洁　严　娟　李　煜
吴纪东　吴昌国　张世蘋　陈　悆
陈　韵　陈仁寿　陈玉鹏　陈志强
高加欣　倪圣懿　常　城　薛　昊

序 言

历代医书以传承为旨,记述中医精粹,启悟后人,可谓功德无量。

对病证之认识,是中医发展过程的一大升华,以病证为目标,则治病可以做到有的放矢。自《黄帝内经》始,可散见有病名或病证的记载,而到了唐代《备急千金要方》,已形成较为系统的五脏分科,对病证及病证系统的认识逐渐深入并丰富,此后更加日益发展。

古人著书立说,擅长总结自己的临床经验,还有一部分熟悉前贤医著的医家,喜欢集解历代医学前贤对病证的认识与治病的思想与经验,并考源与阐释,使分散于众多医书中的内容精华集于同一本医著之中而流传下来。书如明代徐春甫的《古今医统大全》,"撰取历代医源与圣贤立法制方,足为天下准绳者;取诸名医家书与文集,其学本《内经》而方法醇正者。医道以脉为先,分类病证首论病源,病机祖述《内经》与《诸病源候论》"。这种记录中医药文献的范式成了传承中医精华的一种较好的模式,它不仅可以反映历代中医对临床病证的源流与沿革认识,而且较好地将历代对病证认识的精华记述并流传下来。在历史演变过程中,有的著作原书虽已散佚,而正因为有了这一类文献,原书中的全部或部分内容被保存下来,而今天可以从中辑佚原文,以恢复原貌,并且使后人能够十分便捷地查阅到众多古籍中自己所需要的知识。以这种形式所编纂的文献被称为"类书",它较"丛书"的编纂工作难度要大得多。编纂者不仅需要有校勘古医书的能力,而且知识面要求更广,且要熟悉更多的中医药古籍,还需要将众多文献中的资料进行分门别类、编辑排序、归纳点评,使之成为一种全新的文献著作。

在类书的编纂上,南京中医药大学中医药文献所与中医文献学科团队的《中药大辞典》《中医方剂大辞典》和《中华本草》做出了很好的榜样,这几本书倾注了一大批专家多年的心血和汗水,它们以记录古代方药认识源流为主,并夹有今人的认识与总结,做到了古今交融,均具有划时代的学术价值。今天这个团队的新一代中医药文献学者,鉴于目前对中医临床病证的系统整理工作尚属空缺,为此以所长陈仁寿教授为首精心策划、带领中青年老师共同编纂《中医临床病证大典》,将成为一部反映历代发展源流的中医病证类临床实用性文献。

与前面三部方药类著作相比,关于临床病证的论述在古代文献中更为繁杂,收集与整理起来更加困难。从我已经看到的部分书稿看,这部书前期准备工作十分仔细,编纂中作者们付出了很多的心血。据了解参考古籍文献超过1 000部,稿件中将内容分为病名、病因、病机、病证以及用方、用药,还有医论医案,各项内容分门别类,层次清晰;归纳点评,层层递进。在每一项目中的引用文献,大多数按出处年代排列,这样既避免了重复,又能体现中医知识的发展进程。各个小标题与简要概述起到了点睛的作用,能够帮助读者理解古代文献的原意与内涵,省去中医临床工作查阅古籍的时间,随时可以收集到临床常见病证的文献资料,为诊疗提供思路。

从古代病证到现代疾病,其间经过了中医本身对疾病认识的不断演变,又到现代西方医学疾病的明确诊断,故古今"疾病观"存在明显的差异和区别。可以说,古今疾病名称既有相关性,又有明显的区别,如消渴与糖尿病、头痛与高血压,它们既有关联又有区别,如何利用中医传统理论与疾病认识观来辨治现代疾病常常会造成困惑。因此本书的价值还在于,通过对古代病证进行重新考证与辨别,能引起我们进行古今疾病比较,寻找他们之间的异同点。书中的内容大大超出了我们的现有视野,通过这部书可以让我们对中医古代病证有更加深入和充分的认识,或许通过此,能让新一代中医人,充分利用好中医传统的"病证思维"来辨治现代疾病,真正做到古今融合,守正创新。

书中的每一种病证均具有研究的现实价值与意义,尽管中医临床类教材或参考书籍对一些常见病证都有总结,但从古代大量的文献来看,已有总结都不够全面和系统,如从病证的数量来说,内科疾病只有数十种,但是在古代文献中的病证数量远远超过这些。而且现在的内容一般都不全面,古籍中相关的病证内容要比现在一些教材中丰富得多。所以说《中医临床病证大典》为后人研究病证开辟了一道门径,这或许本就是该书的编纂目的所在。

我还希望通过这部对中医病证进行系统整理的著作,能够对重新构建中医病证体系,让今天的中医人能够真正从中医的角度认识病证,构建既符合古代中医传统病证理论,又能为现代医学思维所接受的"中医病证体系"有所启发。

总之,对历代中医病证的整理总结是一项十分艰巨又有价值的研究工作,《中医临床病证大典》

做了很好的尝试工作,希望陈仁寿教授团队在整理总结的基础上,今后能够进一步挖掘中医病证的学术精华,总结古人留下的中医临证学术思想与经验,充分发挥中医古籍中的丰富内涵在诊疗当代疑难病和重大疾病方面的指导作用,真正做到古为今用。

故乐而为序!

周仲瑛

2020.11 于南京

前 言

从不同学科角度对中医药文献进行阶段性分类整理研究,一直是历代中医药文献研究领域的重要工作之一,无论是古代的《备急千金要方》《外台秘要》《证类本草》《普济方》《本草纲目》,还是当代的《中药大辞典》《中华本草》《中医方剂大辞典》,均成为划时代的著作,为中医药学术的发展起到了促进作用。《中药大辞典》《中华本草》《中医方剂大辞典》等大型著作的出版,表明现代对中医方药的研究成果已有了全面的系统整理,而对于临床中医病证的系统整理工作一直属于空白,因此有必要对中医病证进行系统整理研究,这是编纂本书的初衷之一。

对中医病证的理论和诊治研究历史上的医家均十分重视,并积累了丰富的文献资料,目前中医临床的分科就是在对古代中医病证研究的基础上产生的,古代医家对病证的认识与研究,对现代中医临床产生了极大的影响。然而,通过查阅古代文献可以发现,在古代文献中所记载的病证要比我们现在所认识的病证种类要多得多。在临床上也可以发现,有许多病证从现在的教科书上找不出对应的病证,但是从古代文献中可以找到比较相应的认识和治疗方法。所以对于一些疑难杂证,应不忘从古文献中查找治疗方法。即使是一些古今均属常见病证,也需在中医传统思维下进行辨治,方能起到最佳疗效。

近年来,对中医病证的研究越来越受到重视,许多专家提出应加强对中医临床文献的研究,倡导对中医病证的全面认识。有专家提出"中医临床离不开中医文献的研究"的观点,并举例说明一些疑难杂证在古代文献中可以找到相应的病证,对如何进行治疗具有指导意义,认为对病、证、治的研究是中医临床文献研究的重点,提出要深入挖掘中医文献中有关病证的认识,做到"古为今用"。虽然研究中医病证的相关论文近年来也屡有发表,如水肿、消渴、咳嗽、胃痛等,从认识源流到诊治演变均有归纳和阐释。但大多以单个疾病为主题展开,尚不够系统和全面。部分以古代病证为专题的图书出版物也仅仅以一个或几个疾病为主题进行历代文献的介绍,对内容的分析与分类皆不够深入和细致。

鉴于目前中医临床文献研究的不足及临床需求,我们认为应对历代中医病证文献进行全面而系统的整理和归纳,以病证为纲,从病证名称出处、概念、鉴别、病因病机,到治法、方药、病案等进行逐项介绍,从而反映古今中医文献有关各病证的学术发展源流,阐述历代医家对中医病证病因病机、诊断治疗的认识与发展沿革,总结他们诊治各科病证的学术理论和临证经验,编撰完成一部为中医临床、教学、科研提供学习和参考的工具书,既为现代临床诊治提供丰富资料,以提高中医临床诊疗水平,也为中医药科研、新药开发提供有效信息。此外,系统整理研究中医病证及其内容和体系,对中医临床教材与教学方式的改革也将有重要的参考价值。为此,我们一直在计划并实施编纂这样一部大型的中医临床病证文献著作《中医临床病证大典》。经过多年的努力,本书被列入"十三五"国家重点图书出版规划项目,并得到了很多专家与上海科学技术出版社的大力支持。

收载病证的中医古籍浩如烟海,各种病证分散在不同的书籍之中,为此在编纂过程中,我们首先对中医古籍进行目录编排、版本考证,并参考有关病证辞书,制定了文献目标,涉及中医古籍逾1 000 种,从中采集各种病证,确定了总目录与各科分目录。接下来以病证为纲,对历代文献进行考证、梳理、分类、简评,对病证正本清源、梳理源流、整理治法、古今对照,从而系统介绍历代文献对临床病证从病名、病因、病机、病证到治法、方剂、药物、医论与医案等内容,尽可能为现代临床提供丰富的古代文献资料。

从古代病证到现代疾病,其间经过了中医本身对疾病认识的不断演变,又到现代西方医学疾病的明确诊断,故古今"疾病观"存在明显的差异和区别。可以说,古今疾病名称既有相关性,又有明显的区别,如消渴与糖尿病、头痛与高血压,它们既有关联又有区别,可以说古代文献中的中医病名与现代某一病名绝对一致者,这样的病证十分稀少。因此本书主要以中医病名为纲,但在分类与分科上,书中或多或少蕴含我们对古今病证(病名)相关性的探索。当然,中医病证(病名)认识下的文献摘录与编排,对于利用好中医传统的"病证思维"来辨治现代疾病,具有很大的指导意义。

中医对病证的认识与现代疾病完全是两条不同的思路,不仅古今病名无法一一对应,而且从现代疾病观的角度看,古代疾病本身也存在混杂的现象,如泄泻与痢疾、胃痛与腹痛、痞病与积病等。对于疾病的认识，今天的中医已经无法完全脱离现代疾病的知识，因此我们将一些古代资料尽可能按照不同病证进行分开摘录与表述，但一些无法分开的病证资料只能并存共载，如泄泻与痢疾，宋之前资料混杂较为严重，宋以后尽量做到分开。从现代医学的角度，古代病证的"混杂"，或许正是中医病证体系和架构的特征，所以必须予以保留，为中医临床提供"守正"思路与方法。

历代中医药文献对于病证的记载，资料重复甚至抄袭的现象十分严重，我们在编纂过程中，对于重复者尽量予以删除，但有些资料为了保持文献的完整性，部分重复的内容有所保留。按病名、病因、病机到医案分类后的引用资料，均按年代排列。本书的编纂风格，以收载历代医家论述为主，通过建立小标题与撰写概述的方式，对古代文献进行归纳评述，给现代中医临床给予指导。

全书按内、外、妇、儿、眼、耳鼻喉科分类编纂，内科下又分脾胃病、肺系病、肾系病、心系病、肝系病等，分不同卷册分批出版。各册之间的内容亦是尽量避免重复，但由于病名的重合以及资料的不可分割，因此少量的重复也在所难免。

本书的编写难度超出预期，不仅涉及资料多、年代跨越长，而且历代文献存在相互摘抄的情况，因此内容重复现象也十分严重，加上很多资料的流传过程中，错漏亦不时存在。为此编纂中尽管允许借助电子图书或现代网络寻找资料线索，但要求认真核对原文，出处也尽量选择最佳版本，以保证原文的正确性。然而，由于工作量巨大，时间有限，加上作者水平的原因，书中错漏难免存在，敬请读者与同行批评指正，以便再版时修正！

编 者

2020.10

凡 例

一、本书是一部全面介绍中医临床病证的文献类著作,书中对中医药古籍中的主要病证进行梳理、分类、归纳并简述,以便对中医临床病证有一个全面系统整理与展示,可供现代中医临床工作者查阅与参考。

二、全书按脾胃病卷、肾系病卷、肺系病卷、肝系病卷、心系病卷、伤寒温病卷、气血津液病卷、肢体经络病卷、妇科病卷、儿科病卷、眼科病卷、外科病卷、皮肤科病卷、耳鼻喉科病卷编排,原则上是 1 卷 1 册,少数 2 卷 1 册。每卷下设若干临床常见病证。

三、内科五脏病及伤寒温病、气血津液病、肢体经络病每卷下所列病证从常见病到非常见病排序,妇科病、儿科病、眼科病、外科病、皮肤科病、耳鼻喉科病基本按照现代中医教材上的疾病分类系统编排。

四、每个病证记录历代有关病名、病因、病机、证候、治法、方剂、药物、医论、医案的文献论述,并对文献进行分类与归纳,通过列出标题或撰写概述,对所摘录的文献进行必要的小结。

    1. 辨病名:主要收录历代文献有关该病的名称论述,包括病名的命名方式、分类及其他名称,反映历代对该病病名认识的历史演变。

    2. 辨病因:主要收录历代文献对该病有关病因的论述,包括内因、外因、不内外因等各种致病原因。

    3. 辨病机:主要收录历代文献对该病有关疾病产生机理的论述。病因与病机的内容常常在一起论述,根据主要论述的角度会将内容收录于辨病因或辨病机项中。

    4. 辨病证:主要收录历代文献中关于该病的症候属性(外感内伤、脏腑、寒热、阴阳、缓急)、色脉、吉凶等内容。

5. 论治法：主要收录历代文献中有关该病的治疗大法、原则、禁忌等内容。

6. 论用方：主要收录历代文献中有关该病的治疗处方，包括通用方、某病方，主要是有名方为主，收载少量的无名方。

7. 论用药：主要收录历代文献有关某药治疗该病的论述，药物依照笔画排序。

8. 医论医案：主要收录文献中有关该病治疗思路的论述和/或典型病案。

五、书中引文力求正确，发现有问题者根据校勘原则予以迳改，不出注。原文按照成书年代排列。本书根据编写要求，对古籍原文进行了分割摘录，为了保持句子的完整性，部分原文段落会有少量重复。

总目录

上册

上篇 气血津液病证

第一章
郁证 · 3

第二章
血证 · 103

第三章
痰饮 · 421

第四章
消渴 · 474

第五章
汗证 · 644

下册

第六章
虚劳 · 783

下篇 肢体经络病证

第一章
痹证 · 983

第二章
痿证 · 1192

第三章
颤证 · 1293

第四章
痉证 · 1327

第五章
腰痛 · 1469

上册目录

上篇　气血津液病证

第一章 郁证 · 3

【辨病名】· 3
一、郁(郁症、郁证、郁病)的概念 · 3
二、广义郁 · 4
1. 五郁 · 4
2. 脏腑郁证 · 7
3. 郁郁、怫郁 · 9
4. 六郁 · 9
三、狭义郁 · 12
1. 百合病 · 12
2. 梅核气 · 12
3. 脏躁 · 13
4. 气病 · 13
5. 结气病 · 13
6. 情志之郁 · 13

【辨病因】· 16
一、运气盛衰 · 16
二、七情 · 17
三、外邪 · 18
四、体弱 · 18
五、内生病邪 · 18

【辨病机】· 18
一、脏腑失调论 · 19
1. 肺火内盛 · 21
2. 肺脾气滞 · 21
3. 肺失肃降 · 21
4. 风热蕴心 · 21

5. 肝风屈曲 · 22
6. 肝脾不调 · 22
7. 肝肾火郁 · 22
8. 肝失条达 · 22
9. 脾胃虚滞 · 23
10. 脾虚食滞 · 24
11. 脾阳不振 · 24
12. 肾虚水泛 · 24
13. 思虑伤脾 · 24
14. 痰火灼肺 · 25
15. 胃气冲熏 · 25
16. 心病致郁 · 25
17. 心肺气滞 · 25
18. 心火流注 · 25
19. 心火陷伏 · 25
20. 心气内结 · 26
21. 心神涣散 · 26

二、气血津液失调论 · 26
1. 气机失调 · 26
2. 气虚不行 · 27
3. 气血不运 · 27
4. 气郁血滞 · 27
5. 痰气内停 · 28

三、失治误治论 · 28
1. 病郁相因 · 28
2. 六淫失治 · 28
3. 气乱失治 · 29
4. 热结失治 · 29
5. 伤寒失治 · 29
6. 瘟疫失治 · 30
7. 心神不足失治 · 31

【辨病证】· 31
一、辨症候 · 31
（一）辨外感 · 34
（二）辨内伤 · 34
1. 气郁 · 35
2. 血郁 · 36
3. 痰郁 · 36
4. 火郁 · 36
5. 湿郁 · 36
6. 食郁 · 36
（三）辨九窍 · 36
（四）辨脏腑 · 36
1. 心（火郁）· 36
2. 肝（木郁）· 37
3. 肺（金郁）· 37
4. 脾（土郁）· 37
5. 肾（水郁）· 38
（五）辨经络 · 38
（六）辨七情 · 38
1. 思郁 · 38
2. 怒郁 · 38
3. 忧郁 · 38
4. 喜郁 · 39
5. 恐郁 · 39
6. 惊郁 · 39
7. 悲郁 · 39

二、辨色脉 · 39
1. 形色辨证 · 39
2. 寸口脉诊 · 39
3. 郁证主脉 · 42

三、辨吉凶 · 43

【论治法】· 43
一、治法概论 · 43
二、五郁之治 · 45
1. 木郁达之 · 45
2. 火郁发之 · 45
3. 土郁夺之 · 45
4. 金郁泄之 · 46
5. 水郁折之 · 46
三、六郁之治 · 46
1. 气郁理气 · 46
2. 血郁活血 · 46

3. 痰郁祛痰 · 47
4. 火郁降火 · 47
5. 湿郁化湿 · 47
6. 食郁消食 · 47
四、七情之郁 · 47
五、针灸法 · 48
1. 选穴 · 48
2. 针刺法 · 48
3. 灸法 · 49
六、导引法 · 49
七、依运气施治法 · 49
八、治法禁忌 · 52

【论用方】· 53
一、常用治郁证方论 · 53
1. 论七气汤 · 53
2. 论八味顺气散 · 53
3. 论大补丸 · 53
4. 论木香化滞汤 · 53
5. 论升发二陈汤 · 53
6. 论六郁汤 · 53
7. 论火郁汤 · 53
8. 论火郁越鞠丸 · 53
9. 论正气天香散 · 53
10. 论四七汤 · 53
11. 论瓜蒂散 · 54
12. 论冲和汤 · 54
13. 论羊肝丸 · 54
14. 论麦煎散 · 54
15. 论肝肾两舒汤 · 54
16. 论妙香散 · 54
17. 论食郁越鞠丸 · 55
18. 论莲子清心饮 · 55
19. 论逍遥散 · 55
20. 论清燥救肺汤 · 56
21. 论越鞠丸 · 56
22. 论萱草忘忧汤 · 56
23. 论温胆汤 · 57
24. 论解郁合欢汤 · 57
二、治郁证通用方 · 57
1. 薯蓣丸 · 57
2. 苍莎丸 · 57
3. 越鞠丸 · 57

4. 六郁汤·57
5. 宽中散·57
6. 补心通气散·58
7. 香连丸·58
8. 自制清燥救肺汤·58
9. 炒香散·58
10. 莲子清心饮·58
11. 加味越鞠丸·58

三、治气郁方·58
1. 白术散·58
2. 茯神粥·58
3. 麦门冬煎·58
4. 调中白术煎·58
5. 白膏·59
6. 分心气饮·59
7. 旱莲子丸·59
8. 木香流气饮·59
9. 五香散·59
10. 真珠散·59
11. 止衄散·60
12. 消痞汤·60
13. 分心气饮真方·60
14. 加减七气汤·60
15. 小七香丸·60
16. 异香散·60
17. 润喉散·60
18. 蝉花无比散·60
19. 化郁调气汤·60
20. 平肝顺气汤·60
21. 舒郁理气汤·60
22. 推气散·60
23. 加味七气汤·61
24. 木香化滞汤·61
25. 木香消痞丸·61
26. 太仓丸·61
27. 芍药香附丸·61
28. 枳壳汤·61
29. 前朴散·61
30. 开郁汤·61
31. 木香调气散·61
32. 气郁汤·61
33. 正气天香散·62

34. 沉香化气丸·62
35. 解郁开结汤·62
36. 栀子解郁方·62
37. 加减七气丸·62
38. 开郁二陈汤·62
39. 治气郁验方·62

四、治血郁方·62
1. 当归活血汤·62
2. 血郁汤·62

五、治木郁方·62
开郁至神汤·62

六、治痰郁方·63
1. 温胆汤·63
2. 加味二陈汤·63
3. 安神散·63
4. 茯神汤·63
5. 十味温胆汤·63
6. 四七汤·63
7. 升发二陈汤·63
8. 茯苓饮·64
9. 僵蚕丸·64
10. 老痰丸·64
11. 栝蒌枳壳汤·64
12. 解郁调胃汤·64
13. 节斋化痰丸·64
14. 萱草忘忧汤·64

七、治火(热)郁方·64
1. 地黄散·64
2. 火郁汤·64
3. 敛肺丹·65
4. 清金丸·65
5. 降火化痰丸·65
6. 发火汤·65
7. 肝肾两舒汤·65

八、治湿郁方·65
粉矾平胃丸·65

九、治食郁方·65
1. 来复丹·65
2. 木香槟榔丸·65
3. 生韭饮·65
4. 青金丸·65
5. 食郁越鞠丸·66

6. 香砂平胃散 · 66

十、治脾郁方 · 66
大半夏汤 · 66

十一、治寒郁方 · 66
麻黄柴胡升麻汤 · 66

十二、治七情郁方 · 66
1. 七气汤 · 66
2. 大藿香散 · 67
3. 玉液汤 · 67
4. 四磨汤 · 67
5. 加味七气汤 · 67
6. 八味顺气散 · 67
7. 火郁越鞠丸 · 67
8. 分心气饮 · 67

十三、治心郁方 · 67
1. 大半夏汤 · 67
2. 分气补心汤 · 68
3. 寒水石散 · 68
4. 清心莲子饮 · 68
5. 加味四七汤 · 68

十四、治肺郁方 · 68
1. 清化丸 · 68
2. 善泄汤 · 68

十五、治水郁方 · 68
1. 大补丸 · 68
2. 补火解郁汤 · 68

十六、治百合病方 · 68
1. 百合地黄汤 · 68
2. 百合滑石散 · 69
3. 百合鸡子汤 · 69
4. 百合知母汤 · 69
5. 栝蒌牡蛎散 · 69
6. 滑石代赭汤 · 69
7. 百合散 · 69
8. 半夏散 · 69
9. 柴胡散 · 69
10. 熟地黄散 · 70
11. 紫菀饮 · 70
12. 百合半夏汤 · 70
13. 百合柴胡汤 · 70
14. 百合紫菀汤 · 70
15. 半夏汤 · 70

16. 厚朴散 · 70
17. 前胡汤 · 70

十七、治梅核气方 · 70
1. 半夏厚朴汤 · 70
2. 加味二陈汤 · 71
3. 法制硝糟汤 · 71
4. 加味逍遥散 · 71

十八、治脏躁方 · 71
1. 甘麦大枣汤 · 71
2. 淡竹茹汤 · 71

十九、治伤寒郁证方 · 71
辰砂五苓散 · 71

二十、治虚损郁证方 · 71
1. 五补汤 · 71
2. 镇心丸 · 72
3. 秦艽散 · 72
4. 养血百补丸 · 72
5. 平补镇心丹 · 72
6. 预知子丸 · 72

二十一、治产后郁证方 · 72
大腹皮方 · 72

二十二、治谷疸郁方 · 73
1. 苦参丸 · 73
2. 茵陈汤 · 73
3. 谷芽枳实小柴胡汤 · 73

二十三、治运气郁证方 · 73
1. 静顺汤 · 73
2. 升明汤 · 73

二十四、治郁证兼淋方 · 73
石燕丸 · 73

二十五、治其他郁证方 · 73
1. 牛黄清心丸 · 73
2. 龙脑芎犀丸 · 74
3. 调肝散 · 74
4. 益气养荣汤 · 74
5. 抑肝开郁汤 · 74
6. 逍遥散加味 · 74
7. 归脾汤 · 74
8. 合欢丸 · 74
9. 开郁四物汤 · 74
10. 冲和汤 · 75
11. 加味参苏饮 · 75

12. 解郁合欢汤 · 75

【论用药】· 75
　一、概论 · 75
　二、治郁证专药 · 78
　　1. 川芎 · 78
　　2. 云实 · 78
　　3. 木香 · 78
　　4. 贝母 · 78
　　5. 升麻 · 78
　　6. 长石 · 78
　　7. 丹参 · 78
　　8. 方解石 · 78
　　9. 孔公孽 · 78
　　10. 甘松香 · 78
　　11. 艾叶 · 78
　　12. 石龙子 · 79
　　13. 石蚕 · 79
　　14. 龙骨 · 79
　　15. 龙脑香 · 79
　　16. 生硝 · 79
　　17. 白蔹 · 79
　　18. 玄参 · 79
　　19. 半夏 · 79
　　20. 地胆 · 79
　　21. 冰片 · 79
　　22. 阳起石 · 79
　　23. 麦门冬 · 80
　　24. 远志 · 80
　　25. 苍术 · 80
　　26. 苏合香 · 80
　　27. 连翘 · 80
　　28. 卤咸 · 80
　　29. 吴茱萸 · 80
　　30. 牡桂 · 80
　　31. 卵中白皮 · 80
　　32. 青皮 · 80
　　33. 青黛 · 80
　　34. 苦参 · 81
　　35. 郁金 · 81
　　36. 虎掌 · 81
　　37. 昆布 · 81
　　38. 河煎 · 81

　　39. 泽兰 · 81
　　40. 茈胡 · 81
　　41. 草豆蔻 · 81
　　42. 枳实 · 81
　　43. 柏木 · 81
　　44. 香附 · 82
　　45. 前胡 · 82
　　46. 莽草 · 82
　　47. 夏枯草 · 82
　　48. 柴胡 · 82
　　49. 铁甲 · 82
　　50. 射干 · 82
　　51. 殷孽 · 82
　　52. 羖羊角 · 82
　　53. 益智子 · 82
　　54. 海藻 · 82
　　55. 黄连 · 83
　　56. 雀瓮 · 83
　　57. 旋覆花 · 83
　　58. 羚羊角 · 83
　　59. 葳蕤 · 83
　　60. 葛根 · 83
　　61. 葶苈 · 83
　　62. 紫石英 · 83
　　63. 紫苏 · 83
　　64. 紫菀 · 83
　　65. 番红花 · 84
　　66. 蜀漆 · 84
　　67. 酸枣仁 · 84
　　68. 蕤核 · 84
　　69. 蝮蛇胆 · 84

　三、治郁证药对 · 84
　　1. 苍术+香附 · 84
　　2. 天花粉+牡蛎 · 84
　　3. 小麦+大枣 · 84
　　4. 川芎+乌药 · 84

　四、治郁证食物 · 84
　　1. 大豆黄卷 · 84
　　2. 甘蓝 · 84
　　3. 生姜 · 84
　　4. 烧酒 · 84
　　5. 醋 · 85

6. 薤 · 85

【医论医案】· 85

一、医论 · 85
1. 论气机不利之郁 · 90
2. 论气郁化火之郁 · 90
3. 论痰气郁结之郁 · 90
4. 论五志过极之郁 · 91

二、医案 · 92
1. 治肝气郁结之郁证 · 92
2. 治气郁化火之郁证 · 95
3. 治痰气郁结之郁证 · 97
4. 治心神失养之郁证 · 98
5. 治心脾两虚之郁证 · 99
6. 治气血两虚之郁证 · 99
7. 治阴虚火旺之郁证 · 100
8. 治忧思伤脾之郁证 · 101

第二章
血证 · 103

第一节 血证总论 · 103

【辨病名】· 103

一、按出血部位命名 · 103
1. 眼衄 · 103
2. 耳衄 · 103
3. 舌衄 · 103
4. 脐出血 · 104
5. 腘出血 · 104
6. 手足指趾缝间出血 · 104
7. 内衄 · 104
8. 上下出血（血溢、血泄）· 104

二、按出血方式命名 · 105
1. 血汗 · 105
2. 肌衄 · 105
3. 精血 · 105
4. 蓄血 · 106
5. 血泄（下血、泻血）· 107

三、按发病脏腑命名 · 107
1. 心漏 · 107
2. 五脏衄 · 107
3. 脏毒 · 107

四、按发病程度命名 · 108
1. 大衄（七窍出血、九窍出血）· 108
2. 血崩（内崩、崩漏）· 108
3. 血脱（脱血）· 109

【辨病因】· 110

一、外因 · 111
（一）五运六气失常 · 111
1. 运气太过不及 · 111
2. 六气司天在泉 · 111
（二）外感六淫 · 112
1. 风邪 · 112
2. 火热之邪 · 112
3. 寒邪 · 113
4. 湿邪 · 113
5. 燥邪 · 114

二、内因 · 114
（一）七情内伤 · 114
1. 喜 · 114
2. 怒 · 115
3. 悲忧 · 115
4. 思 · 115
（二）劳倦 · 115
1. 劳伤 · 115
2. 房劳 · 116

三、不内外因 · 116
1. 失治误治 · 116
2. 中毒 · 116

【辨病机】· 116

一、热证论 · 117
1. 血证俱是热证 · 117
2. 火载血上 · 117
3. 阳热乘血 · 118
4. 火热动血 · 118
5. 血热妄行 · 119

二、寒证论 · 119
1. 寒郁血溢 · 119
2. 寒湿伤中 · 120

三、阴阳虚实论 · 120
1. 阴虚阳盛 · 120
2. 阳浮失守 · 120
3. 阳虚阴走 · 121
4. 阴阳相乘 · 121

四、脏腑损伤论 · 121
　　1. 心不主血 · 123
　　2. 肺热血溢 · 124
　　3. 燥极伤肺 · 124
　　4. 肝不藏血 · 124
　　5. 脾不统血 · 124
　　6. 肾虚火动 · 125
　五、经络损伤论 · 125
　　1. 络脉损伤 · 125
　　2. 经血不守 · 126
　六、其他病机 · 126
　　1. 蓄血论 · 126
　　2. 上下轻重论 · 128
　　3. 气逆血乱论 · 128
【辨病证】· 128
　一、辨症候 · 128
　（一）辨外感内伤 · 128
　　1. 六淫血证 · 128
　　2. 内伤血证 · 129
　（二）辨伤寒温病 · 129
　　1. 伤寒血证 · 129
　　2. 温病血证 · 129
　（三）辨寒热 · 129
　　1. 火热血证 · 129
　　2. 寒湿血证 · 130
　（四）辨阴阳 · 131
　　1. 先辨阴阳 · 131
　　2. 阴虚火动 · 131
　　3. 阳虚阴走 · 131
　　4. 阴盛格阳 · 131
　　5. 孤阳绝阴 · 132
　（五）辨虚实 · 132
　　1. 血之虚实 · 132
　　2. 中寒气虚 · 132
　　3. 男子亡血 · 132
　（六）辨气血 · 132
　　1. 气之虚实 · 132
　　2. 气之升逆 · 132
　　3. 血脱寒热 · 132
　（七）辨脏腑 · 133
　（八）辨经络 · 134
　（九）辨上、中、下三部 · 135

　二、辨色脉 · 135
　　1. 血象验脏腑 · 135
　　2. 色泽辨寒热虚实 · 136
　　3. 芤脉主失血法 · 137
　　4. 浮大主阳热 · 138
　　5. 微涩细弱为失血 · 138
　　6. 沉弦主阴证 · 138
　　7. 脉分上下左右 · 138
　　8. 辨脏腑脉 · 139
　　9. 辨经络脉 · 139
　三、辨吉凶 · 139
　　1. 辨逆顺 · 139
　　2. 辨生死 · 140
　　3. 辨难易 · 142
【论治法】· 142
　一、概论 · 142
　　1. 治血须辨寒热虚实 · 142
　　2. 治血须辨阴阳盛衰 · 143
　　3. 治血宜分上下不同 · 143
　　4. 治血应分阶段 · 144
　　5. 金元明四先生治血论 · 144
　　6. 缪仲醇治血三法 · 144
　二、综合论治 · 145
　　1. 治血诸法 · 145
　　2. 据脉调治 · 149
　三、常用治法 · 150
　（一）清火滋阴法 · 150
　　1. 清火（寒治）· 150
　　2. 滋阴降火 · 151
　（二）温阳补益法 · 152
　　1. 温少阴引火归原 · 152
　　2. 温脾胃理中摄血 · 153
　　3. 五脏兼治 · 154
　　4. 甘温益气 · 154
　（三）调和气血法 · 155
　　1. 血热清气 · 155
　　2. 火升降气 · 155
　　3. 血脱益气 · 155
　　4. 舒郁调气 · 156
　（四）理血法 · 156
　　1. 理血归经 · 156
　　2. 炒炭止血 · 157

3. 补气止血 · 157
（五）祛瘀法（兼下法） · 157
（六）服小便法 · 158
（七）调理脾胃及五脏法 · 158
 1. 调理脾胃 · 158
 2. 调治脏腑 · 159
（八）伤寒血证治法 · 161
（九）温病血证治法 · 161
四、血证外治法 · 161
五、治法禁忌 · 162
（一）慎寒凉 · 162
（二）忌留瘀 · 163
（三）热证禁温升 · 163
（四）虚火禁燥药 · 163
（五）失血禁汗 · 163
（六）亡血禁吐 · 164
（七）亡血禁下 · 164

【论用方】 · 164
一、血证常用方论 · 164
 1. 论四物汤 · 164
 2. 论归脾汤、八味丸、四君子汤 · 165
 3. 论理中汤 · 165
 4. 论当归补血汤 · 165
 5. 论抵当汤 · 165
 6. 论收血汤 · 166
二、血证通用方 · 166
（一）温阳摄血方 · 166
 1. 黄土汤 · 166
 2. 都梁香散 · 166
 3. 胶艾散 · 166
 4. 附子地黄散 · 166
 5. 半夏丸 · 166
 6. 拯阳汤 · 166
 7. 附子理中汤 · 166
（二）益气摄血方 · 166
 1. 人参汤方 · 166
 2. 蓝根人参散 · 166
 3. 侧柏散 · 167
 4. 归脾汤 · 167
 5. 柏叶散 · 167
 6. 黄芪膏子煎丸 · 167
 7. 黄芪汤 · 167
 8. 宁志膏 · 167
 9. 黄芪四君子汤 · 167
 10. 固元汤 · 167
 11. 温脾汤 · 167
 12. 圣愈汤 · 168
（三）凉血止血方 · 168
 1. 地黄散 · 168
 2. 犀角地黄汤 · 168
 3. 竹皮汤 · 168
 4. 刺蓟散 · 168
 5. 地黄煎 · 168
 6. 龙脑鸡苏丸 · 168
 7. 生地黄散 · 169
 8. 生犀散 · 169
 9. 消痞丸 · 169
 10. 清热滋阴汤 · 169
 11. 玉女煎 · 169
 12. 东垣神功丸 · 169
 13. 刺蓟散 · 169
 14. 地黄饮子 · 169
 15. 四红丹 · 170
 16. 治鼻衄方 · 170
 17. 凉血地黄丸 · 170
 18. 血证方 · 170
 19. 清肝汤 · 170
 20. 滋阴地黄丸 · 170
 21. 驻景丸 · 170
 22. 柴胡清肝散 · 170
（四）补血止血方 · 170
 1. 当归地黄汤 · 170
 2. 和济芎归汤 · 170
 3. 三黄补血汤 · 170
 4. 二黄补血汤 · 171
 5. 生血地黄百花丸 · 171
 6. 神授黑神丸 · 171
 7. 胶黄散 · 171
 8. 加味四物汤 · 171
 9. 收血汤 · 171
 10. 滋阴汤 · 171
 11. 补血止血验方 · 171
（五）收涩止血方 · 172
 1. 蒲黄散 · 172

2. 花蕊石散 · 172
3. 止血汤 · 172
4. 三灰散 · 172
5. 香梅丸 · 172
（六）调气止血方 · 172
1. 二神散 · 172
2. 化肝煎 · 172
（七）单方、验方类 · 172
1. 蒜连丸 · 172
2. 血证方 · 172
3. 海藏愈风汤 · 172
三、血证后调理方 · 172
1. 干地黄丸 · 172
2. 加味地黄丸 · 173
3. 养元止血汤 · 173
4. 独参汤 · 173
【论用药】· 173
一、血证用药概论 · 173
二、血证常用药 · 175
（一）温阳摄血药 · 175
干姜 · 175
（二）益气摄血药 · 175
麦面 · 175
（三）凉血止血药 · 175
1. 贝母 · 175
2. 青黛 · 175
3. 茜草根 · 175
4. 黄药子 · 175
5. 萱草 · 175
6. 槐实 · 175
（四）收敛止血药 · 175
1. 山黄荆 · 175
2. 百草霜 · 175
（五）补血止血药 · 175
芎䓖 · 175

第二节 鼻衄 · 176
【辨病名】· 176
【辨病因】· 176
一、概论 · 176
二、外因 · 176
1. 外感六淫 · 176
2. 运气失和 · 177

三、内因 · 177
1. 七情内伤 · 177
2. 饮食失当 · 178
四、不内外因 · 178
1. 劳伤 · 178
2. 误治 · 178
【辨病机】· 179
一、邪气搏血论 · 179
二、运气动血论 · 179
三、表邪郁遏论 · 179
四、卫气冲血论 · 180
五、火热致衄论 · 180
六、热入营血论 · 181
七、经络热盛论 · 182
八、蓄血涌溢论 · 182
九、气血逆乱论 · 182
十、阳络损伤论 · 183
十一、六经伤动论 · 183
十二、脏腑伤动论 · 185
十三、阴虚阳盛论 · 187
十四、阳虚阴僭论 · 187
十五、脑热血溢论 · 188
【辨病证】· 188
一、辨症候 · 188
（一）辨阴阳 · 190
1. 阳证 · 190
2. 阴证 · 190
（二）辨表里 · 191
（三）辨寒热 · 191
（四）辨虚实 · 192
（五）辨气血 · 192
（六）辨脏腑 · 192
（七）辨经络 · 193
（八）辨时疫 · 194
（九）辨杂病 · 194
（十）辨误治 · 194
二、辨色脉 · 194
1. 辨色泽 · 194
2. 辨脉象 · 195
三、辨吉凶 · 195
1. 易治顺证 · 195
2. 难治逆证 · 195

3. 败绝死证 · 196

【论治法】· 197

一、治衄大法 · 197
1. 鼻衄先凉血 · 197
2. 治衄分外感内伤 · 197
3. 鼻衄有止血要领 · 197
4. 降气是止衄关键 · 197
5. 调肺肾纠阴阳盛衰 · 197

二、常用治法 · 197
1. 发汗 · 198
2. 清凉 · 200
3. 攻下 · 200
4. 温补 · 201
5. 滋阴 · 201
6. 润燥 · 201
7. 外治法 · 201

三、衄血诸证治法 · 202
1. 外感表里分证治 · 202
2. 内伤脏腑分证治 · 202
3. 六经寒温分证治 · 203

四、诸衄证治合论 · 205

【论用方】· 206

一、温阳摄血方 · 206
1. 当归汤 · 206
2. 治衄血方 · 206
3. 衄血方 · 206
4. 伏龙肝散 · 206
5. 除湿汤 · 206
6. 一金散 · 206
7. 治鼻衄七蒸丸 · 206
8. 黑神散 · 206
9. 一字散 · 206

二、益气摄血类方 · 207
1. 人参丸 · 207
2. 加味理中丸 · 207
3. 止衄散 · 207
4. 黄芪芍药汤 · 207
5. 人参饮子 · 207
6. 麦门冬饮子 · 207
7. 黄芪建中汤 · 207
8. 补肺益脾饮 · 207

三、清热凉血方 · 207

1. 治鼻衄积年方 · 207
2. 伏龙肝汤 · 207
3. 鼻衄方 · 207
4. 麦门冬汤 · 208
5. 衄血方 · 208
6. 深师黄土汤 · 208
7. 鼻衄不止方 · 208
8. 刺蓟散 · 208
9. 小伏龙肝散 · 208
10. 茜梅丸 · 208
11. 三黄散 · 209
12. 茅花汤 · 209
13. 川芎三黄散 · 209
14. 独胜散 · 209
15. 清肺饮子 · 209
16. 茜根散 · 209
17. 三黄丸 · 209
18. 导水丸 · 209
19. 扁柏散 · 209
20. 生葛散 · 209
21. 刺蓟汤 · 209
22. 柏皮生地黄汤 · 209
23. 清肺饮子 · 209
24. 河间定命散 · 210
25. 黄连散 · 210
26. 枇杷叶散 · 210
27. 生地黄连汤 · 210
28. 生地黄汤 · 210
29. 清衄汤 · 210
30. 柏皮汤 · 210
31. 仲景竹叶石膏汤 · 210
32. 三黄石膏汤 · 210
33. 生地黄散 · 210
34. 加味犀角地黄汤 · 210
35. 秘传玄明粉方 · 211
36. 白虎汤 · 211
37. 黄芩清热汤 · 211
38. 黄连散 · 211
39. 黄芩散 · 211
40. 石膏饮子 · 211
41. 柏艾饮 · 211
42. 茅根汤 · 211

43. 羚羊角散·211

三、滋阴补血方 ·211

1. 衄血方·211
2. 茯苓补心汤·212
3. 阿胶散·212
4. 生地黄汤·212
5. 地黄汤·212
6. 麦门冬饮·212
7. 生地黄散·212
8. 地黄散·213
9. 黄芩芍药汤·213
10. 生地芩连汤·213
11. 麦门冬汁·213
12. 济生麦冬饮·213
13. 三黄补血汤·213
14. 麦门冬散·213
15. 止衄汤·213
16. 清热养荣汤·213
17. 加味甘露饮·213
18. 清凉甘露饮·214

四、收敛止血方 ·214

1. 治鼻衄血出数斗方·214
2. 鼻口沥血方·214
3. 衄血方·214
4. 立愈丸·214
5. 蒲黄散·214
6. 棕榈散·214
7. 滑石丸·214
8. 神白散·214
9. 紫霞丹·214
10. 麝香散·214
11. 通关止血丸·214
12. 止鼻衄方·215
13. 花蕊石散·215
14. 鼻衄方·215

五、治鼻衄单方、验方 ·215

1. 川芎散·215
2. 治时气鼻衄血方·215
3. 桂枝栝蒌根汤·215
4. 画粉散·215
5. 寸金散·215
6. 五苓散·215

7. 三奇散·215
8. 芎附散·215
9. 治鼻衄良方·215
10. 茯苓补心汤·216
11. 生料鸡苏散·216
12. 衄血秘方·216
13. 沈氏止衄丹·216
14. 柴葛解肌汤·216
15. 加减小柴胡汤·216
16. 平胃敛阴汤·216
17. 衄血方·216
18. 开肺解毒汤·216
19. 华佗治伤寒衄血神方·216

【论用药】 ·216

一、温阳摄血药 ·216

1. 马通·216
2. 石硫黄·217
3. 葱白·217
4. 鳝鱼·217

二、益气摄血药 ·217

麦面·217

三、凉血止血药 ·217

1. 大小蓟根·217
2. 大蓟·217
3. 山茶花·217
4. 生地黄汁、车前草·217
5. 生萝卜汁·217
6. 白头翁·217
7. 白芍·217
8. 地地藕·217
9. 决明子·217
10. 茅花·217
11. 青葙子·218
12. 炒黑山栀·218
13. 侧柏叶·218
14. 滑石·218
15. 犀角·218
16. 墨·218
17. 薄荷叶·218
18. 藕汁、童便·218

四、收涩止血药 ·218

1. 人中末、百草霜、胎发灰·218

2. 龙骨 · 218
3. 椰子皮 · 218

五、化瘀止血药 218
1. 人指甲 · 218
2. 王不留行 · 218
3. 马兰 · 218
4. 乱发 · 219
5. 棕榈皮 · 219
6. 珊瑚 · 219

六、其他 219
1. 人中白 · 219
2. 干苔 · 219
3. 升麻 · 219
4. 半夏 · 219
5. 香薷 · 219
6. 药王 · 219
7. 野驼粪 · 219
8. 猬皮 · 219
9. 溺白垽 · 219
10. 梁上尘 · 219
11. 蓖麻叶 · 219
12. 壁钱 · 220

【医论医案】· 220
一、医论 · 220
1. 论火邪鼻衄 · 220
2. 论外感鼻衄 · 220
二、医案 · 220
1. 治火邪鼻衄 · 220
2. 治外感鼻衄 · 223
3. 治内伤鼻衄 · 223
4. 治阴虚鼻衄 · 225
5. 治湿热鼻衄 · 227
6. 治虚劳鼻衄 · 228

第三节 齿衄（牙衄、牙宣） · 229
【辨病名】· 229
【辨病因】· 229
一、概论 · 230
二、外感风热 · 230
三、内因 · 230
1. 胃火亢盛 · 230
2. 肾虚有热 · 231
3. 饮食不节 · 231

四、不内外因 · 231
络伤血溢 · 231
【辨病机】· 231
一、二经热盛论 · 231
二、阴虚火热论 · 232
三、阳明胃热论 · 232
四、风热邪毒论 · 232
五、肾虚痰热论 · 232
六、湿热毒邪论 · 232
【辨病证】· 232
一、辨症候 · 232
1. 辨外感内伤 · 232
2. 辨虚实 · 233
3. 辨经络 · 233
4. 辨脏腑 · 234
二、辨色脉 · 234
【论治法】· 234
一、概论 · 234
二、常用治法 · 236
1. 清法 · 236
2. 下法 · 236
3. 补法 · 236
4. 外治法 · 236
三、治法宜忌 · 236
【论用方】· 237
一、清热去火方 · 237
1. 柳枝散 · 237
2. 郁金散 · 237
3. 紫金散 · 237
4. 生肌桃花散 · 237
5. 冰玉散 · 237
6. 甘露饮 · 237
7. 清胃散 · 237
8. 玉液煎 · 237
9. 羚羊角散 · 237
10. 清上汤 · 237
11. 清胃搽牙散 · 238
12. 加味八宝清胃散 · 238
13. 柴胡地骨汤 · 238
14. 清瘟败毒饮 · 238
二、温阳摄血方 238
1. 当归汤 · 238

2. 龙脑散 · 238
3. 胡粉散 · 238
4. 牙宣散 · 238
5. 安肾丸 · 238

三、收敛止血方 · 238
1. 必胜散 · 238
2. 雄黄麝香散 · 239
3. 龙骨散 · 239
4. 生鸡桃花散 · 239
5. 生地黄汤 · 239
6. 灵芝散 · 239
7. 二皂散 · 239
8. 牙宣膏 · 239
9. 小蓟散 · 239

四、滋阴降火方 · 239
加味四物汤 · 239

五、单方、验方类 · 239
1. 二妙丸 · 239
2. 方乌金 · 239
3. 角蒿散 · 239
4. 神效散 · 239
5. 七香散 · 240
6. 谦齿膏 · 240
7. 御制平安丹 · 240

【论用药】 · 240

一、凉血止血药 · 240
1. 地骨皮 · 240
2. 竹叶 · 240
3. 苦参 · 240
4. 金莲花 · 240
5. 郁金 · 240
6. 茅根 · 240
7. 侯骚子 · 240
8. 胡桐泪 · 240
9. 蚕蜕 · 240
10. 蚕茧 · 241
11. 原蚕 · 241
12. 寒水石 · 241
13. 槐实 · 241
14. 楝实 · 241

二、温阳摄血药 · 241
1. 丁香 · 241

2. 蜀椒 · 241

三、收敛止血药 · 241
1. 五倍子 · 241
2. 赤土 · 241
3. 草棉 · 241

四、化瘀止血药 · 241
翻白草 · 241

【医论医案】 · 241

一、医论 · 241
1. 论火热齿衄 · 241
2. 论外感齿衄 · 241
3. 论内伤齿衄 · 241

二、医案 · 242
1. 治火邪齿衄 · 242
2. 治阴虚齿衄 · 242
3. 治外感齿衄 · 245
4. 治内伤齿衄 · 245
5. 治湿热齿衄 · 246
6. 治虚劳齿衄 · 247
7. 治蓄血齿衄 · 247

第四节 吐血（内崩、内衄） · 247

【辨病名】 · 248

【辨病因】 · 248

一、概论 · 248

二、外因 · 249

三、内因 · 249
1. 食饮不节 · 249
2. 七情内伤 · 249

四、不内外因 · 250

【辨病机】 · 250

一、概论 · 250
二、脏腑损伤论 · 251
三、气机逆乱论 · 251
四、热迫血溢论 · 252
五、阴虚阳盛论 · 252
六、中焦寒湿论 · 252
七、血不归经论 · 252

【辨病证】 · 252

一、辨症候 · 252
1. 辨外感内伤 · 252
2. 辨脏腑经络 · 253
3. 辨虚实 · 254

4. 辨寒热 · 254
二、辨色脉 · 254
1. 辨色形 · 254
2. 辨脉象 · 254
三、辨吉凶 · 255
【论治法】· 256
一、概论 · 256
二、常用治法 · 269
1. 补法 · 269
2. 温法 · 270
3. 清法 · 271
4. 消法 · 271
5. 固涩法 · 271
6. 降气法 · 271
三、治法宜忌 · 271
(一) 适宜治法论 · 271
1. 宜升提 · 272
2. 宜补气 · 272
3. 宜降气 · 272
4. 宜滋阴 · 272
(二) 禁忌治法 · 272
1. 忌汗 · 272
2. 忌吐 · 272
3. 忌热 · 272
4. 忌补 · 272
5. 忌食发物 · 272
6. 忌用寒凉 · 272
【论用方】· 272
一、温阳摄血方 · 272
1. 柏叶汤 · 272
2. 黄土汤 · 272
3. 胶艾汤 · 273
4. 大胶艾汤 · 273
5. 伏龙肝散 · 273
6. 黄芪散 · 273
7. 补肺散 · 273
8. 鹿角胶散 · 273
9. 桂心煎 · 273
10. 艾叶散 · 274
11. 甘草散 · 274
12. 鸡苏散 · 274
13. 鹿角胶方 · 274

14. 薤白汤 · 274
15. 绿云散 · 274
16. 太乙备急散 · 274
二、清热凉血方 · 274
1. 红蓝花散 · 274
2. 刺蓟散 · 274
3. 天竺黄散 · 275
4. 百花煎 · 275
5. 吐血方 · 275
6. 子芩散 · 275
7. 茅根饮子 · 275
8. 生干地黄散 · 275
9. 大黄散 · 276
10. 竹茹饮 · 276
11. 犀角散 · 276
12. 红蓝花散 · 276
13. 茜根散 · 276
14. 天竹黄散 · 276
15. 黄芩散 · 276
16. 地榆散 · 277
17. 羚羊角散 · 277
18. 杏仁散 · 277
19. 犀角散 · 277
20. 石膏散 · 277
21. 紫参散 · 277
22. 贯众散 · 277
23. 云雪散 · 277
24. 十灰散 · 277
三、滋阴补血方 · 278
1. 当归散 · 278
2. 生干地黄散 · 278
3. 柏叶散 · 278
4. 白芍药散 · 278
5. 阿胶散 · 278
6. 地黄散 · 278
7. 天门冬丸 · 278
8. 地黄金粉散 · 278
9. 紫苏散 · 278
10. 干地黄散 · 278
11. 生地黄煎 · 279
12. 阿胶丸 · 279
四、散瘀止血方 · 279

1. 红花散 · 279
2. 鳖甲丸 · 279

五、收涩止血方 · 279

1. 通圣散 · 279
2. 神效金朱丸 · 279
3. 双荷散 · 279

六、治吐血单方、验方 · 279

1. 坚中汤 · 279
2. 治吐血验方 · 280
3. 麦门冬散 · 280
4. 紫菀散 · 280
5. 止血蒲黄散 · 280
6. 石膏散 · 280
7. 蒲黄散 · 281
8. 猬皮散 · 281
9. 松花散 · 281
10. 吐血方 · 281
11. 白前散 · 281
12. 雄黄散 · 281
13. 五通散 · 281
14. 乌金散 · 281
15. 五胜汤 · 281
16. 金粉汤 · 281
17. 杏蜜膏 · 282
18. 补肺煮肺散 · 282

【论用药】 · 282

一、温阳摄血药 · 282

1. 大蒜 · 282
2. 水苏 · 282
3. 艾叶 · 282
4. 白胶 · 282
5. 地笋 · 282
6. 伏龙肝 · 282
7. 韭菜、韭菜子 · 282
8. 柏叶 · 282
9. 莱菔根 · 282
10. 益智仁 · 282
11. 假苏 · 282

二、清热凉血药 · 283

1. 土牛膝 · 283
2. 大、小蓟根 · 283
3. 石布 · 283
4. 皮茢 · 283
5. 白牛膝 · 283
6. 戎盐 · 283
7. 地榆 · 283
8. 苦马菜 · 283
9. 知母 · 283
10. 青黛 · 283
11. 胡黄连 · 283
12. 栀子 · 283
13. 羖羊角 · 283
14. 绿豆 · 283
15. 船底苔 · 284
16. 淡竹叶 · 284
17. 淡竹茹 · 284
18. 梨 · 284
19. 滑石 · 284
20. 犀角 · 284
21. 蓝靛 · 284
22. 槐蕊 · 284
23. 鲛鱼皮 · 284

三、滋阴补血药 · 284

1. 干地黄 · 284
2. 阿胶 · 284

四、收敛止血药 · 284

1. 发髲 · 284
2. 金箔 · 285
3. 金星石 · 285
4. 金樱子 · 285
5. 柿 · 285
6. 海鳔鮹 · 285
7. 桑花 · 285
8. 黄丹 · 285
9. 棕榈木 · 285

五、化瘀止血药 · 285

1. 三七 · 285
2. 降真香 · 285
3. 香附 · 285
4. 蛴螬 · 285
5. 蒲黄 · 286
6. 翻白草 · 286

六、其他治吐血药 · 286

1. 天门精 · 286

2. 柏叶 · 286
3. 药王 · 286
4. 铅墨 · 286
【医论医案】· 286
一、医论 · 286
二、医案 · 287
1. 治火热吐血 · 287
2. 治外感吐血 · 288
3. 治内伤吐血 · 292
4. 治虚劳吐血 · 301
5. 治湿热吐血 · 310
6. 治外伤吐血 · 311
7. 治痰湿吐血 · 311
8. 治危重吐血 · 312

第五节　咳血（嗽血）· 314

【辨病名】· 314
【辨病因】· 315
一、概论 · 315
二、外因 · 315
1. 外感六淫 · 315
2. 运气失常 · 315
三、内因 · 316
1. 七情内伤 · 316
2. 脏腑受损 · 316
【辨病机】· 316
一、肺气虚损论 · 316
二、热伤脏腑论 · 316
三、阴虚火旺论 · 317
【辨病证】· 317
一、辨症候 · 317
1. 辨外感内伤 · 317
2. 辨脏腑 · 317
3. 辨虚实 · 317
二、辨色脉 · 317
1. 辨色形 · 317
2. 辨脉象 · 317
三、辨吉凶 · 318
【论治法】· 318
一、概论 · 318
二、常用治法 · 322
1. 补法 · 322
2. 清法 · 322

3. 汗法 · 323
4. 和法 · 323
三、其他 · 323
【论用方】· 323
一、清热止血方 · 323
1. 消痞丸 · 323
2. 咳血丹 · 323
3. 紫菀散 · 323
4. 石膏散 · 324
5. 白前汤 · 324
6. 豆苏汤 · 324
7. 清火滋阴汤 · 324
8. 清阳降火汤 · 324
9. 鸡苏丸 · 324
10. 咳血方 · 324
二、益气摄血方 · 324
1. 白凤膏 · 324
2. 矾石丸 · 324
3. 团参散 · 324
4. 五加皮散 · 324
5. 六一散 · 325
6. 血竭散 · 325
7. 黄芪散 · 325
8. 人参五味子汤 · 325
9. 补肺汤 · 325
10. 人参蛤蚧散 · 325
11. 固本汤 · 325
12. 黄芪散 · 325
三、滋阴补血方 · 325
1. 经效阿胶丸 · 325
2. 鸡苏散 · 325
3. 前胡汤 · 325
4. 天门冬丸 · 326
5. 阿胶地黄汤 · 326
6. 生地黄饮 · 326
7. 当归地黄汤 · 326
8. 五味麦冬汤 · 326
9. 天麦二冬散 · 326
10. 当归芍药汤 · 326
11. 天一丸 · 326
12. 阿胶丸 · 326
13. 保和汤 · 326

14. 补荣汤·327
15. 辟谷丹·327
16. 滋肾丸·327
17. 大补阴丸·327
18. 生脉散·327
19. 五汁膏·327
20. 补阴丸·327
21. 古天地胶·327

四、收敛止血方·327
1. 锦节膏·327
2. 蒲黄散·327
3. 龙须散·327
4. 白芨散·327
5. 化血丹·328
6. 补络补管汤·328

五、其他·328
1. 羊肺汤·328
2. 香附子散·328
3. 圣饼子·328
4. 五味子汤·328
5. 是斋白术散·328
6. 桔梗汤·328
7. 茯苓补心汤·328
8. 七伤散·328
9. 独圣散·328
10. 秘制兔血丸·329
11. 通关饮·329

【论用药】·329

一、收敛止血药·329
1. 五味子·329
2. 没石子·329
3. 荷叶藕·329

二、凉血止血药·329
1. 大一支箭·329
2. 白茅根·329
3. 金丝草·329
4. 青黛·329
5. 柿·329
6. 桑白皮、桑椹·329
7. 桑叶·329
8. 栝蒌实·329
9. 童便·329

三、益气摄血药·329
1. 人参·329
2. 伏龙肝·329
3. 黄芪·329

四、滋阴补血药·330
紫菀·330

五、其他·330
1. 丁香叶·330
2. 续断、鼓槌草·330
3. 款冬花·330

【医论医案】·330

一、医论·330
1. 论咳血出于肺·330
2. 论咳血出于肾·330
3. 论咳血出于胃·330
4. 论咳血出于水·331
5. 论虚劳咳血·331

二、医案·331
1. 治热邪咳血·331
2. 治外感咳血·331
3. 治内伤咳血·332
4. 治虚劳咳血·336
5. 治湿热咳血·341
6. 治瘀血咳血·341

第六节 尿血（溲血、溺血）·342

【辨病名】·342

【辨病因】·342

一、概论·342

二、外因·343
1. 外感六淫·343
2. 运气失常·343

三、内因·343
1. 饮食失节·343
2. 七情内伤·343
3. 房劳过度·343

四、不内外因·343
1. 余毒侵扰·343
2. 方药误用·343

【辨病机】·343

一、概论·343

二、脏腑热盛论·344

三、气虚火旺论·345

四、络伤血溢论 · 346
五、下焦失渎论 · 346
六、上下失交论 · 346
七、肾气亏虚论 · 346
八、肝血下渗论 · 346
【辨病证】 · 346
一、辨症候 · 346
1. 辨病位 · 346
2. 辨虚实 · 347
3. 辨寒热 · 347
二、辨色脉 · 347
三、辨吉凶 · 347
【论治法】 · 348
一、概论 · 348
二、常用治法 · 350
1. 补法 · 350
2. 清法 · 350
3. 下法 · 351
4. 温法 · 351
5. 汗法 · 351
三、治法宜忌 · 351
【论用方】 · 351
一、清热凉血方 · 351
1. 瞿麦散 · 351
2. 车前叶散 · 351
3. 茅根散 · 351
4. 葵子散 · 352
5. 木通散 · 352
6. 生干地黄散 · 352
7. 茜根散 · 352
8. 大黄散 · 352
9. 当归散 · 352
10. 榆白皮汤 · 352
11. 金黄汤 · 352
12. 木通汤 · 353
13. 槐金散 · 353
14. 滑石丸 · 353
15. 车前叶汤 · 353
16. 木通饮 · 353
17. 柏叶汤 · 353
18. 鸡苏汤 · 353
19. 蒲黄散 · 353

20. 车前子散 · 353
21. 黄芩汤 · 353
22. 栀子大青汤 · 353
23. 琥珀饮 · 353
24. 增味导赤散 · 354
25. 瞿麦汤 · 354
26. 小蓟饮子 · 354
27. 尿血方 · 354
28. 如神散 · 354
29. 二圣散 · 354
30. 小蓟根散 · 354
31. 清肠汤 · 354
32. 大金花丸 · 354
33. 水火两通汤 · 354
34. 生地黄饮 · 354
35. 地黄赤茯散 · 354
二、滋阴补血方 · 355
1. 麦门冬散 · 355
2. 熟干地黄散 · 355
3. 阿胶散 · 355
4. 阿胶汤 · 355
5. 地黄饮方 · 355
6. 熟地黄汤 · 355
7. 加味四物汤 · 355
三、温阳摄血方 · 355
1. 鹿茸散 · 355
2. 熟干地黄丸 · 355
3. 鹿茸丸 · 355
4. 人参汤 · 356
5. 鹿角胶丸 · 356
6. 苁蓉丸 · 356
7. 玉屑膏 · 356
8. 玄菟丹 · 356
9. 辰砂妙香散 · 356
四、收敛止血方 · 356
1. 牡蛎散 · 356
2. 五倍汤 · 356
3. 发灰散 · 356
4. 理血汤 · 356
五、治尿血单方、验方 · 357
1. 牡蛎散 · 357
2. 蒲黄丸 · 357

3. 柏叶散 · 357
4. 蒲黄丸 · 357
5. 地黄丸 · 357
6. 尿血方 · 357
7. 续断汤 · 357
8. 茯苓调血汤 · 358
9. 姜蜜汤 · 358
10. 圣金丸 · 358
11. 香附地榆汤 · 358
12. 四苓散 · 358
13. 延胡散 · 358
14. 防风黄芩丸 · 358
15. 当归承气汤 · 358
16. 灵效散 · 358
17. 地王止血散 · 358

【论用药】· 358

一、清热凉血药 · 358
1. 小一支箭 · 358
2. 王不留行 · 358
3. 水芹 · 358
4. 必提珠 · 358
5. 地榆 · 358
6. 郁金 · 359
7. 侧柏叶 · 359
8. 泽泻 · 359
9. 益母草 · 359
10. 漏芦 · 359

二、收涩止血药 · 359
1. 乌梅 · 359
2. 五倍子 · 359
3. 代赭 · 359

三、辛温发散药 · 359
白芷 · 359

四、温阳摄血药 · 359
1. 肉苁蓉 · 359
2. 沙苑蒺藜 · 359
3. 续断 · 359
4. 鹿茸 · 359

五、滋阴补血药 · 359
1. 女贞子 · 359
2. 芝麻 · 360

六、其他治尿血药 · 360

1. 人爪甲 · 360
2. 虫白蜡 · 360
3. 怀牛膝 · 360
4. 香附 · 360
5. 蠡鱼 · 360

【医论医案】· 360

一、医论 · 360
1. 论脏腑尿血 · 360
2. 论痧毒尿血 · 360
3. 论尿血预后 · 360

二、医案 · 360
1. 治火热尿血 · 360
2. 治内伤尿血 · 361
3. 治虚劳尿血 · 363
4. 治湿热尿血 · 366
5. 治危重尿血 · 367

第七节　便血（下血、后血）· 367

【辨病名】· 368

【辨病因】· 368

一、外因 · 369
（一）外感六淫 · 369
1. 风 · 369
2. 暑 · 369
（二）运气失常 · 369

二、内因 · 370
1. 七情内伤 · 370
2. 饮食不节 · 370

三、不内外因 · 370
1. 失治误治 · 370
2. 毒邪侵袭 · 371
3. 其他 · 371

【辨病机】· 371

一、概论 · 371
二、湿热蕴结论 · 371
三、经络损伤论 · 371
四、脏腑虚损论 · 371
五、火热壅盛论 · 372
六、脏腑受邪论 · 372
七、阴虚便血论 · 372
八、中焦虚寒论 · 373
九、其他 · 373

【辨病证】· 373
一、辨症候 · 373
1. 辨外感内伤 · 373
2. 辨脏腑 · 373
3. 辨虚实 · 374
4. 辨寒热 · 374
二、辨色脉 · 374
1. 辨色泽 · 374
2. 辨脉象 · 374
三、辨吉凶 · 375
【论治法】· 376
一、概论 · 376
二、常用治法 · 383
1. 清热 · 383
2. 补虚 · 384
3. 温阳 · 384
4. 收涩 · 384
【论用方】· 385
一、凉血止血方 · 385
1. 赤小豆当归散 · 385
2. 地榆散 · 385
3. 生地黄散 · 385
4. 黄芩散 · 385
5. 茜根散 · 385
6. 芍药散 · 385
7. 地榆汤 · 385
8. 黄连散 · 385
9. 地黄煎丸 · 385
10. 立效汤 · 385
11. 鸡冠丸 · 386
12. 紫参汤 · 386
13. 金虎丸 · 386
14. 审平汤 · 386
15. 聚金圆 · 386
16. 黄连贯众散 · 386
17. 如圣散 · 386
18. 牛黄散 · 386
19. 地榆槐角丸 · 386
20. 黄连汤 · 386
21. 生地黄膏 · 386
22. 聚金丸 · 387
23. 三黄丸 · 387

24. 芍药黄连汤 · 387
25. 清荣槐花饮 · 387
26. 解毒汤 · 387
27. 柏叶汤 · 387
28. 清脏汤 · 387
29. 槐花散 · 387
30. 实肠化毒丸 · 387
31. 解毒四物汤 · 387
32. 加味解毒汤 · 387
33. 槐黄丸 · 388
34. 防风黄芩丸 · 388
35. 加味清胃散 · 388
36. 约营煎 · 388
37. 除湿和血汤 · 388
38. 枳壳散 · 388
39. 黄连丸 · 388
40. 连蒲散 · 388
41. 加味四物汤 · 388
42. 三黄凉血汤 · 388
43. 苍地丸 · 388
44. 神宝饮 · 388
45. 对金饮 · 389
46. 火吐方 · 389
47. 国老丸 · 389
48. 泻青丸 · 389
二、滋阴补血方 · 389
1. 阿胶丸 · 389
2. 阿胶芍药汤 · 389
3. 神仙必效丸 · 389
4. 滋阴脏连丸 · 389
5. 保阴煎 · 389
6. 龟柏丸 · 389
7. 血余丸 · 390
三、温阳止血方 · 390
1. 黄土汤 · 390
2. 艾叶丸 · 390
3. 踯躅花散 · 390
4. 栝蒌丸 · 390
5. 睨香子汤 · 390
6. 大效胜金丸 · 390
7. 黑神散 · 390
8. 桂芎汤 · 390

9. 金液丹 · 391
10. 断红丸 · 391
11. 矾附丸 · 391
12. 回阳汤 · 391

四、益气止血方 · 391
1. 槐花散 · 391
2. 卷柏丸 · 391
3. 内补黄芪散 · 391
4. 五香散 · 391
5. 内补散 · 392
6. 防风丸 · 392
7. 寿脾煎 · 392

五、收涩止血方 · 392
1. 乌贼鱼骨丸 · 392
2. 乌金散 · 392
3. 龙骨饼子 · 392
4. 石榴散 · 392
5. 钓肠丸 · 392
6. 松皮散 · 392
7. 橄榄散 · 392
8. 四神丸 · 393
9. 香梅丸 · 393
10. 胜金丸 · 393
11. 乌梅丸 · 393
12. 地榆散 · 393
13. 真人养脏汤 · 393
14. 玉关丸 · 393

六、治便血单方、验方 · 393
1. 蒲黄散 · 393
2. 荆芥散 · 393
3. 羚羊角散 · 393
4. 乌龙丸 · 393
5. 桑耳散 · 394
6. 臭椿皮散 · 394
7. 牛角散 · 394
8. 猬皮散 · 394
9. 侧柏散 · 394
10. 熟干地黄丸 · 394
11. 桂心散 · 394
12. 牛膝散 · 394
13. 白花蛇丸方 · 394
14. 野狸骨散 · 395

15. 治便血验方 · 395
16. 芫荑丸 · 395
17. 金屑丸 · 395
18. 猬皮灰散 · 395
19. 修善散 · 395
20. 沉香断红丸 · 395
21. 当归地黄汤 · 395
22. 苍术地榆汤 · 396
23. 猪牙皂角散 · 396
24. 黄芪圆 · 396
25. 凤眼草散 · 396
26. 结阴丹 · 396
27. 橡斗散 · 396
28. 槐荆丸 · 396
29. 枳壳散 · 396
30. 止血散 · 396
31. 平胃地榆汤 · 396
32. 小乌沉汤 · 396
33. 固肠丸 · 396
34. 川连茯苓汤 · 397
35. 胡桃散 · 397
36. 败毒散 · 397
37. 牛膝膏 · 397
38. 越桃散 · 397
39. 槐角散 · 397
40. 榆砂汤 · 397
41. 连壳丸 · 397
42. 椿皮丸 · 397
43. 厚朴煎 · 397
44. 和血汤 · 397

【论用药】 · 397

一、凉血止血药 · 397
1. 土贝母 · 397
2. 女贞子 · 398
3. 牛角䚡 · 398
4. 车前子 · 398
5. 石燕 · 398
6. 石鳖 · 398
7. 石龙子 · 398
8. 地榆 · 398
9. 赤小豆 · 398
10. 鸡冠 · 398

11. 苦参 · 398
12. 荸荠 · 398
13. 狼牙草 · 398
14. 黄芩 · 398
15. 槐实 · 398
16. 槐花 · 398
17. 槐蕊 · 398

二、收敛止血药 · 399
1. 乌梅 · 399
2. 石榴皮 · 399
3. 诃子 · 399
4. 砂仁 · 399
5. 茜草 · 399
6. 栗子花 · 399
7. 绿矾 · 399
8. 粟壳 · 399
9. 御米壳 · 399

三、温阳摄血药 · 399
1. 白胶 · 399
2. 伏龙肝 · 399
3. 韭菜 · 399

四、活血止血药 · 399
1. 天名精 · 399
2. 血竭 · 399
3. 草棉 · 399
4. 寄奴草 · 400
5. 僵蚕 · 400

五、祛风止血药 · 400
荆芥茎穗 · 400

六、其他治便血药 · 400
1. 牛血 · 400
2. 贝子 · 400
3. 赤箭 · 400
4. 陈曲 · 400
5. 肥皂荚 · 400
6. 麻蕡 · 400

【医论医案】· 400
一、医论 · 400
1. 论便血当用益气 · 400
2. 论便血当辨寒热 · 400
3. 论便血止血 · 401
二、医案 · 401

1. 治火邪便血 · 401
2. 治外感便血 · 402
3. 治内伤便血 · 402
4. 治虚劳便血 · 406
5. 治湿热便血 · 415
6. 治寒湿便血 · 417
7. 治瘀血便血 · 419
8. 治危重便血 · 419

第三章
痰饮 · 421

【辨病名】· 421
一、概论 · 421
二、按病位命名 · 421
1. 痰饮 · 421
2. 悬饮 · 421
3. 溢饮 · 422
4. 支饮 · 422
三、按病性命名 · 422
1. 留饮 · 422
2. 癖饮 · 422
3. 流饮 · 422
4. 伏饮 · 422
5. 酒癖 · 422

【辨病因】· 422
一、外感 · 422
二、劳伤 · 423
三、内生病邪 · 423
四、饮食不节 · 423

【辨病机】· 423
一、脏腑失调论 · 424
1. 脾胃失司 · 424
2. 脾肾失司 · 424
3. 三焦失司 · 424
4. 肝气乘脾 · 424
二、气血停滞论 · 424
三、正气虚弱论 · 424

【辨病证】· 424
一、辨症状 · 425
二、辨色脉 · 425
三、辨舌象 · 425

四、辨病位 · 425
1. 狭义痰饮 · 425
2. 悬饮 · 425
3. 溢饮 · 425
4. 支饮 · 426
5. 留饮 · 426
6. 伏饮 · 426

【论治法】· 426
一、内治法 · 426
1. 概论 · 426
2. 调治脾胃 · 428
3. 调治三焦 · 428
4. 调治肝胆 · 428
5. 清利膀胱 · 428
6. 清肺化痰 · 429
7. 温热化痰 · 429
8. 清化痰饮 · 429
9. 调气治痰 · 429
10. 解暑祛痰 · 429

二、针灸疗法 · 429
1. 巨阙 · 429
2. 屋翳 · 429
3. 中脘 · 429
4. 肺俞 · 430
5. 膈俞 · 430
6. 丰隆 · 430
7. 其他穴位 · 430

三、治疗禁忌 · 430

【论用方】· 430
一、常用治痰饮方论 · 431
1. 论加味磁朱丸 · 431
2. 论大黄泻心汤 · 431
3. 论二陈汤 · 431
4. 论清脾饮 · 431
5. 论丁香半夏丸 · 431
6. 论苓桂术甘汤 · 431
7. 论润下丸 · 431
8. 论和胃饮 · 431
9. 论控涎丹 · 431
10. 论理饮汤 · 431

二、治痰饮专方 · 432
1. 甘草汤 · 432

2. 大茯苓汤 · 432
3. 姜椒汤 · 432
4. 撩膈散 · 432
5. 大五饮丸 · 432
6. 枇杷叶散 · 432
7. 半夏散 · 432
8. 槟榔散 · 432
9. 倍术丸 · 433
10. 四七汤 · 433
11. 藿香散 · 433
12. 枳实半夏汤 · 433
13. 天麻白术丸 · 433
14. 清壶丸 · 433
15. 茯苓丸 · 433
16. 桂辛汤 · 433
17. 枳壳半夏散 · 433
18. 半夏汤 · 434
19. 玉尘散 · 434
20. 导痰汤 · 434
21. 神术丸 · 434
22. 白术丸 · 434
23. 玉壶丸 · 434
24. 赤茯苓丸 · 434
25. 涤痰丸 · 434
26. 开结枳实丸 · 435
27. 木香半夏丸 · 435
28. 辰砂利膈丸 · 435
29. 异功丸 · 435
30. 二贤汤 · 435
31. 滚金丸 · 435
32. 黄连磨积丸 · 435
33. 清热化痰丸 · 435
34. 沉香化滞丸 · 436
35. 海藏五饮汤 · 436
36. 控涎丹 · 436
37. 神仙坠痰丸 · 436
38. 祛痰饮子 · 436
39. 三花神祐丸 · 436
40. 三因七气汤 · 436
41. 神木丸 · 436
42. 竹沥达痰丸 · 436
43. 清气化痰饮 · 437

44. 加味导痰汤 · 437
45. 小半夏加茯苓汤 · 437
46. 硇砂丸 · 437
47. 苓桂术甘汤 · 437
48. 润下丸 · 437
49. 理饮汤 · 437
50. 治痰饮验方 · 437

三、治冷痰饮方 · 438
1. 半夏汤 · 438
2. 半夏散 · 438
3. 前胡散 · 438
4. 草豆蔻散 · 438
5. 高良姜散 · 439
6. 诃黎勒散 · 439
7. 木香散 · 439
8. 藜芦丸 · 439
9. 治冷痰饮验方 · 439

四、治痰饮兼心系病方 · 439
1. 白术散 · 439
2. 前胡散 · 439
3. 人参散 · 439
4. 人参丸 · 440
5. 半夏汤 · 440
6. 旋覆花汤 · 440
7. 大川芎丸 · 440
8. 茯苓饮子 · 440
9. 丹溪海蛤丸 · 440

五、治痰饮兼脾胃病方 · 440
1. 大半夏汤 · 440
2. 白术散 · 440
3. 半夏散 · 441
4. 前胡散 · 441
5. 人参散 · 441
6. 厚朴散 · 441
7. 枳实散 · 441
8. 赤茯苓散 · 441
9. 高良姜散 · 441
10. 诃黎勒丸 · 442
11. 二陈汤 · 442
12. 枳实理中丸 · 442
13. 蓬煎丸 · 442
14. 降气汤 · 442
15. 枣肉平胃散 · 442
16. 新法半夏汤 · 443
17. 丁香五套丸 · 443
18. 人参藿香汤 · 443
19. 木香丸 · 443
20. 温白丸 · 443
21. 和胃丸 · 443
22. 丁香丸 · 444
23. 豆蔻汤 · 444
24. 桂香匀气丸 · 444
25. 白术汤 · 444
26. 人参半夏汤 · 444
27. 渗湿汤 · 444
28. 三花神佑丸 · 444
29. 白术厚朴汤 · 445
30. 小沉香丸 · 445
31. 香术散 · 445
32. 兴脾汤 · 445
33. 灵液丹 · 445
34. 五套丸 · 445
35. 螺蛳壳丸 · 445
36. 加减二陈汤 · 446
37. 姜附汤 · 446
38. 大荜澄茄丸 · 446
39. 荜澄茄丸 · 446
40. 紫沉丸 · 446
41. 豆蔻木香丸 · 446
42. 橙香饼子 · 446
43. 宽中祛痰丸 · 446
44. 大黄泻心汤 · 447
45. 鸡舌香散 · 447
46. 枳缩二陈汤 · 447
47. 木香通气饮子 · 447
48. 芒硝紫丸 · 447
49. 清脾汤 · 447
50. 枳术二陈汤 · 447
51. 铁刷汤 · 447
52. 平胃散 · 447
53. 和胃饮 · 447
54. 神香散 · 447
55. 归芍二陈汤 · 447
56. 暖胃膏 · 448

57. 熨胃丸 · 448
58. 二术半夏汤 · 448
59. 豆蔻散 · 448
60. 秘传掌中金丸 · 448
61. 治痰饮兼脾胃病验方 · 448

六、治痰饮兼肺系病方 · 449
1. 杏子汤 · 449
2. 蜀漆汤 · 449
3. 人参半夏丸 · 449
4. 人参丸 · 449
5. 人参饮 · 449
6. 五味子散 · 449
7. 通宣理肺丸 · 449
8. 治痰饮兼肺系病验方 · 449

七、治痰饮兼肝胆病方 · 450
1. 泻肝汤 · 450
2. 独活丸 · 450

八、治痰饮兼肾系病方 · 450
1. 泽泻散 · 450
2. 苁蓉獭肝丸 · 450
3. 秘传酸枣仁汤 · 450

九、治虚劳痰饮方 · 450
1. 枇杷叶散 · 450
2. 白术散 · 450
3. 半夏散 · 451
4. 前胡散 · 451
5. 桔梗散 · 451
6. 桂心散 · 451
7. 草豆蔻丸 · 451
8. 旋覆花丸 · 451
9. 半夏汤 · 451
10. 黄芪汤 · 452
11. 茯苓汤 · 452
12. 木香汤 · 452
13. 白术汤 · 452
14. 五补汤 · 452
15. 理中汤 · 452
16. 前胡汤 · 452

十、治妊娠痰饮方 · 453
1. 半夏汤 · 453
2. 前胡汤 · 453
3. 赤茯苓汤 · 453

4. 木香丸 · 453
5. 利膈丸 · 453
6. 旋覆花汤 · 453
7. 天南星丸 · 453
8. 干姜丸 · 453

十一、治乳石痰饮方 · 453
1. 前胡散 · 453
2. 人参散 · 454
3. 雁膀汤 · 454
4. 黄芩汤 · 454
5. 白茅根汤 · 454
6. 黄芪散 · 454
7. 栝楼根汤 · 454
8. 治乳石痰饮验方 · 454

十二、治诸病痰饮方 · 454
1. 桔梗丸 · 454
2. 大蒜煎 · 455
3. 参苏饮 · 455
4. 人参散 · 456
5. 桃花散 · 456
6. 五积散 · 456
7. 三棱煎丸 · 456
8. 如圣饼子 · 456
9. 旋覆花丸 · 457
10. 大芎丸 · 457
11. 鳖甲丸 · 457
12. 玉粉丸 · 457
13. 三建散 · 457
14. 前胡饮 · 458
15. 三生丸 · 458
16. 扶老强中丸 · 458
17. 消饮丸 · 458
18. 茱萸丸 · 458
19. 小半夏汤 · 458
20. 五痹汤 · 458
21. 半夏橘皮汤 · 458
22. 吴仙丹 · 458
23. 倍术散 · 458
24. 茯苓饮子 · 459
25. 赤石脂散 · 459
26. 沉香磁石丸 · 459
27. 二芎饼子 · 459

28. 神芎丸 · 459
29. 加味枳术汤 · 459
30. 沉香和中丸 · 459
31. 四兽饮 · 459
32. 真方不换金正气散 · 459
33. 摄生饮 · 460
34. 三生饮 · 460
35. 救急中军候黑丸 · 460
36. 仙术芎散 · 460
37. 茯苓丸 · 460
38. 清脾饮 · 460
39. 丁香半夏丸 · 460
40. 乌梅丸 · 460
41. 止麻消痰饮 · 460
42. 祛风丸 · 461
43. 指迷茯苓丸 · 461
44. 追风通气散 · 461
45. 三消丸 · 461
46. 藿香散 · 461
47. 旋覆花汤 · 461
48. 开郁正元散 · 461
49. 化精丸 · 461
50. 生料五积散 · 462
51. 摄生散 · 462
52. 治诸病痰饮验方 · 462

【论用药】· 463
一、治痰饮专药 · 463
1. 巴豆 · 463
2. 肉豆蔻 · 463
3. 竹叶 · 463
4. 麦门冬 · 463
5. 赤石脂 · 463
6. 杜衡 · 463
7. 陈皮 · 463
8. 苦瓠 · 463
9. 茅苍术 · 463
10. 枕材 · 463
11. 莞花 · 463
12. 胡桃 · 463
13. 厚朴 · 463
14. 盐附子 · 463
15. 鸭跖草 · 463

16. 蚌 · 464
17. 狼毒 · 464
18. 离鬲草 · 464
19. 接骨木 · 464
20. 旋覆花 · 464
21. 续随子 · 464
22. 葶苈 · 464
23. 槟榔 · 464
24. 醋 · 464

【医论医案】· 464
一、医论 · 464
1. 概论 · 464
2. 论痰唾之异 · 465
3. 论二冬二母六味治痰饮 · 465
4. 论痰饮诸脉 · 466
5. 论治痰饮大法 · 466
二、医案 · 471
1. 治痰饮咳嗽 · 471
2. 治痰饮头痛 · 471
3. 治痰饮肿胀 · 472
4. 治痰饮泄泻 · 472
5. 治痰饮便秘 · 472
6. 治痰饮呕吐 · 472
7. 治痰饮疟疾 · 472
8. 治脾虚痰饮 · 472
9. 治肾虚痰饮 · 473
10. 治瘀血痰饮 · 473

第四章
消渴 · 474

【辨病名】· 474
一、概论 · 474
二、按病位命名 · 474
1. 上消 · 474
2. 中消 · 474
3. 下消 · 475
三、按病性命名 · 475
1. 肺消 · 475
2. 脾瘅 · 475
3. 消瘅 · 476
4. 阳消 · 476

5. 阴消 · 476
　　四、按病因命名 · 476
　　　1. 风消 · 476
　　　2. 内伤三消 · 477
　　　3. 外感三消 · 477
　　五、按症状命名 · 477
　　　1. 渴利 · 477
　　　2. 消谷 · 477
　　　3. 消利 · 477
【辨病因】· 477
　　一、六淫外袭 · 477
　　二、情志失调 · 477
　　三、饮食失宜 · 478
　　　1. 伤食 · 478
　　　2. 过服石药 · 478
　　　3. 过食甘肥 · 478
　　四、劳倦内伤 · 479
　　五、食倦并伤 · 479
　　六、外感并内伤 · 480
【辨病机】· 481
　　一、风热燥火侵袭论 · 481
　　　1. 风热格拒 · 481
　　　2. 燥火伤人 · 481
　　二、气血津液失调论 · 481
　　　1. 气血失调 · 481
　　　2. 津液失调 · 481
　　三、脏腑失调论 · 483
　　　1. 脾胃失调 · 483
　　　2. 心肺失调 · 484
　　　3. 肾胠失调 · 484
　　　4. 水火不济 · 485
　　四、外感并内伤论 · 486
　　五、久病失治论 · 486
【辨病证】· 486
　　一、辨症候 · 486
　　（一）辨外感内伤 · 486
　　　1. 六淫消渴 · 486
　　　2. 内伤消渴 · 486
　　（二）辨六经消渴 · 487
　　（三）辨脏腑 · 487
　　　1. 上消（心）· 487
　　　2. 肺消 · 487

　　　3. 中消（脾胃）· 487
　　　4. 肾消 · 488
　　（四）辨阴阳 · 488
　　（五）辨寒热 · 489
　　　1. 消渴热证 · 489
　　　2. 消渴寒证 · 489
　　（六）辨虚实 · 489
　　二、辨色脉 · 489
　　　1. 形色辨证 · 489
　　　2. 寸口脉法 · 490
　　　3. 消渴主脉 · 490
　　三、辨部位 · 491
　　四、辨吉凶 · 491
【论治法】· 492
　　一、概论 · 492
　　二、消渴分部论治 · 499
　　三、病程分阶段论治 · 499
　　四、清热论治 · 500
　　　1. 清上焦热 · 500
　　　2. 清中焦热 · 500
　　五、补益论治 · 500
　　　1. 养血 · 500
　　　2. 滋肾养津 · 500
　　　3. 补脾养肾，清心止渴 · 500
　　　4. 补肾养肺，滋阴降火 · 500
　　六、攻补兼施论治 · 500
　　　1. 补肺泻心 · 500
　　　2. 滋阴抑阳 · 500
　　　3. 滋阴平肝清热 · 500
　　　4. 养血滋阴，生津降火 · 500
　　　5. 补肾泻心，清热生津 · 501
　　　6. 清火除热，养脾生津 · 501
　　　7. 除陈解郁，利水和营 · 501
　　七、针灸疗法 · 501
　　　1. 选穴 · 501
　　　2. 针刺法 · 502
　　　3. 灸法 · 502
　　　4. 针灸并用法 · 504
　　八、治法禁忌 · 505
【论用方】· 505
　　一、常用治消渴方论 · 505
　　　1. 论信香十方青金膏 · 505

2. 论人参白术散 · 505
3. 论神芎丸 · 506
4. 论酒蒸黄连丸 · 506
5. 论三圣膏 · 506
6. 论生津甘露饮 · 506
7. 论家宝方大救生丸 · 506
8. 论童根桑白皮汤 · 507
9. 论棘枸子散 · 507
10. 论八味肾气丸 · 507
11. 论天花丸 · 508
12. 论三因珍珠丸 · 508
13. 论加味钱氏白术散 · 508
14. 论人参散 · 508
15. 论地黄饮子 · 508
16. 论四物汤 · 508
17. 论大黄甘草汤 · 508
18. 论丹溪消渴方 · 509
19. 论三黄丸 · 509
20. 论白虎加人参汤 · 509
21. 论麦门冬饮子 · 509
22. 论猪肾荠苨汤 · 509
23. 论竹叶黄芪汤 · 509
24. 论五苓散 · 509
25. 论白头翁汤 · 510
26. 论乌梅丸 · 510
27. 论七宝美髯丹 · 511
28. 论白茯苓丸 · 511
29. 论莲子清心饮 · 511
30. 论龙脑鸡苏丸 · 511
31. 论合治汤 · 511
32. 论生熟地黄饮 · 512
33. 论甘麦大枣汤 · 512
34. 论竹叶石膏汤 · 512
35. 论神效散 · 512
36. 论茯菟丹 · 512
37. 论滋膵饮 · 513

二、治消渴通用方 · 513

1. 八味肾气丸 · 513
2. 猪肾荠苨汤 · 513
3. 鸭通汤 · 513
4. 铅丹散 · 514
5. 栝蒌丸 · 514
6. 栝蒌散 · 514
7. 枸杞汤 · 515
8. 茯神煮散 · 515
9. 棘刺丸 · 515
10. 前胡汤 · 515
11. 乌梅汤 · 516
12. 泽漆根汤 · 516
13. 防己散 · 516
14. 茯苓煎 · 516
15. 三黄丸 · 516
16. 酥蜜煎 · 516
17. 羊髓煎 · 516
18. 太一白丸 · 516
19. 补肝汤 · 517
20. 枸杞酒 · 517
21. 瞿麦汤 · 517
22. 茯神汤 · 517
23. 六物丸 · 517
24. 黄连丸 · 518
25. 麦门冬丸 · 518
26. 栝蒌汤 · 519
27. 茯苓汤 · 519
28. 猪肚丸 · 519
29. 黄芪汤 · 519
30. 填骨煎 · 520
31. 酸枣丸 · 520
32. 倚金丹 · 520
33. 黄芪散 · 520
34. 芦根散 · 520
35. 黄连散 · 520
36. 麦门冬散 · 521
37. 知母散 · 521
38. 紫苏散 · 521
39. 赤茯苓散 · 522
40. 升麻散 · 522
41. 人参散 · 522
42. 汉防己丸 · 522
43. 地骨皮散 · 522
44. 犀角丸 · 522
45. 天竹黄散 · 523
46. 陈橘皮散 · 523
47. 桂心散 · 523

48. 半夏散 · 523
49. 槟榔散 · 523
50. 大黄丸 · 523
51. 羚羊角散 · 523
52. 黄丹散 · 523
53. 栝蒌根丸 · 524
54. 土瓜根丸 · 524
55. 铁粉丸 · 524
56. 赤茯苓煎 · 524
57. 龙脑鸡苏丸 · 525
58. 清心莲子饮 · 525
59. 十补丸 · 525
60. 玄兔丹 · 525
61. 硝石散 · 525
62. 桃红散 · 525
63. 铅黄丸 · 525
64. 香墨散 · 525
65. 沃焦散 · 526
66. 葛根丸 · 526
67. 菝葜饮 · 526
68. 神应散 · 526
69. 银宝丸 · 526
70. 殊胜散 · 526
71. 生津丸 · 526
72. 莎草根散 · 526
73. 楮叶丸 · 527
74. 楮叶散 · 527
75. 澄水饮 · 527
76. 亥骨饮 · 527
77. 竹龙散 · 527
78. 八味丸 · 527
79. 金英丸 · 527
80. 冬瓜饮 · 527
81. 栝蒌饮 · 528
82. 人参煎 · 528
83. 铅霜丸 · 528
84. 竹叶汤 · 528
85. 梅苏丸 · 528
86. 牛膝丸 · 528
87. 铅黄散 · 528
88. 水骨丸 · 528
89. 人参汤 · 529

90. 桑白皮汤 · 529
91. 胿胫散 · 529
92. 黄连牛乳丸 · 529
93. 黄芪丸 · 529
94. 麦门冬饮 · 530
95. 芦根汤 · 530
96. 翠碧丸 · 530
97. 知母饮 · 530
98. 麦门冬汤 · 530
99. 柴胡饮 · 531
100. 天门冬煎 · 531
101. 茅根饮 · 531
102. 人参饮 · 531
103. 白矾丸 · 531
104. 槟榔汤 · 531
105. 赤茯苓丸 · 531
106. 旋覆花汤 · 532
107. 木香汤 · 532
108. 地黄生姜煎丸 · 532
109. 阿胶汤 · 532
110. 苁蓉丸 · 532
111. 钟乳丸 · 532
112. 栝蒌根散 · 532
113. 升麻丸 · 533
114. 酸枣仁丸 · 533
115. 地黄煎 · 533
116. 地黄煎丸 · 533
117. 地骨皮饮 · 533
118. 栝蒌根汤 · 533
119. 茅根汤 · 533
120. 磁石汤 · 533
121. 猪胆煎 · 533
122. 八珍散 · 534
123. 玄参散 · 534
124. 磁石饮 · 534
125. 磁石散 · 534
126. 石膏汤 · 534
127. 磁石丸 · 534
128. 三痟丸 · 534
129. 神效散 · 534
130. 白术散 · 534
131. 信香十方青金膏 · 535

132. 绛雪散 · 535
133. 大黄甘草饮子 · 535
134. 澄源丹 · 535
135. 六神汤 · 535
136. 子童桑白皮汤 · 535
137. 独连丸 · 535
138. 神授丸 · 536
139. 缩水丸 · 536
140. 麦门冬饮子 · 536
141. 生津甘露饮子 · 536
142. 枇杷叶散 · 536
143. 人参石膏汤 · 536
144. 朱砂黄连丸 · 536
145. 人参白术汤 · 536
146. 降心汤 · 537
147. 生地黄膏 · 537
148. 川黄连丸 · 537
149. 卫生天花丸 · 537
150. 酒蒸黄连丸 · 537
151. 参苓饮子 · 537
152. 黄连猪肚丸 · 537
153. 蒌连丸 · 537
154. 梅花汤 · 537
155. 文蛤散 · 538
156. 羊乳丸 · 538
157. 生地黄饮子 · 538
158. 蜡苓丸 · 538
159. 浮萍丸 · 538
160. 参芪汤 · 538
161. 忍冬丸 · 538
162. 牡蛎散 · 538
163. 茧丝汤 · 538
164. 煞虫方 · 538
165. 面饼丸 · 538
166. 烂金丸 · 539
167. 丹破散 · 539
168. 真珠丸 · 539
169. 梅花取香汤 · 539
170. 麦门冬煎 · 539
171. 缩冰丸 · 539
172. 家宝方大救生丸 · 539
173. 天花散 · 540

174. 乌梅木瓜汤 · 540
175. 乌梅五味汤 · 540
176. 猪脊汤 · 540
177. 化水丹 · 540
178. 黄连膏 · 540
179. 元骨饮 · 540
180. 清脾汤 · 540
181. 滑石散 · 540
182. 浮石散 · 540
183. 枳椇子丸 · 541
184. 三神汤 · 541
185. 龙凤丸 · 541
186. 百日还丹 · 541
187. 乌金散 · 541
188. 止渴丸 · 541
189. 神白散 · 541
190. 双补丸 · 541
191. 内金散 · 541
192. 水火既济丸 · 541
193. 黄瓜根丸 · 541
194. 兔骨饮 · 541
195. 玉泉丸 · 542
196. 止渴锉散 · 542
197. 玉液膏 · 542
198. 甘草汤 · 542
199. 猪胆丸 · 542
200. 和血益气汤 · 542
201. 木瓜丸 · 542
202. 加减肾气丸 · 542
203. 泽泻丸 · 542
204. 肾沥汤 · 542
205. 水银丸 · 543
206. 葵根汤 · 543
207. 桂心汤散 · 543
208. 桂苓甘露散 · 543
209. 神仙减水法 · 543
210. 汉防己散 · 543
211. 玉壶丸 · 543
212. 甘露散 · 543
213. 姜鱼丸 · 543
214. 兰香饮子 · 543
215. 牛黄甘露丸 · 544

216. 天花粉丸 · 544
217. 调中汤 · 544
218. 枸杞根饮 · 544
219. 地黄丸 · 544
220. 厚朴汤 · 544
221. 石菖蒲散 · 544
222. 鹿兔煎 · 544
223. 茯苓丸 · 545
224. 蓝叶散 · 545
225. 射干散 · 545
226. 铅霜散 · 545
227. 皂荚煎丸 · 545
228. 秦艽丸 · 545
229. 黄芪六一汤 · 545
230. 紫苏汤 · 545
231. 猪苓散 · 545
232. 葶苈丸 · 546
233. 萝苏散 · 546
234. 肉苁蓉散 · 546
235. 石斛散 · 546
236. 鹿茸丸 · 546
237. 荠苨丸 · 546
238. 三和甘露饮 · 546
239. 醍醐膏 · 546
240. 加味钱氏白术散 · 546
241. 天王补心丹 · 547
242. 平补丸 · 547
243. 肉苁蓉丸 · 547
244. 琼脂膏 · 547
245. 神效丸 · 547
246. 丹溪消渴方 · 547
247. 天池膏 · 547
248. 养血清火汤 · 547
249. 参芪救元汤 · 547
250. 辛润缓肌汤 · 548
251. 参苓白术散 · 548
252. 参甘归芍麦冬栝蒌汤 · 548
253. 参甘归芍栝蒌汤 · 548
254. 琼枝膏 · 548
255. 白虎汤 · 548
256. 玉女煎 · 548
257. 六一甘露散 · 548

258. 大补阴丸 · 548
259. 滋肾丸 · 548
260. 八味地黄丸 · 548
261. 保元汤 · 549
262. 全真一气汤 · 549
263. 玉液汤 · 549
264. 滋膵饮 · 549
265. 六味饮合生脉散 · 549

三、治上消方 · 549
1. 麦门冬饮 · 549
2. 栝蒌汤 · 549
3. 竹叶汤 · 550
4. 黄芪饮 · 550
5. 鸡内金丸 · 550
6. 栝蒌散 · 550
7. 地黄煎 · 550
8. 知母汤 · 550
9. 肾沥汤 · 550
10. 麦门冬丸 · 550
11. 升麻丸 · 551
12. 黄连散 · 551
13. 泽泻丸 · 551
14. 白石英丸 · 551
15. 葵根汤 · 551
16. 水银丸 · 551
17. 苦参丸 · 551
18. 麦门冬汤 · 551
19. 石膏汤 · 552
20. 千金散 · 552
21. 前胡汤 · 552
22. 栝蒌根煎 · 552
23. 厚朴汤 · 552
24. 黄芪散 · 552
25. 枸杞根饮 · 552
26. 石菖蒲散 · 552
27. 猪苓散 · 552
28. 瞿麦汤 · 553
29. 茯苓散 · 553
30. 紫苏汤 · 553
31. 茯苓汤 · 553
32. 防己丸 · 553
33. 赤茯苓汤 · 553

34. 栝蒌根散 · 553
35. 玉泉丸 · 553
36. 止渴锉散 · 553
37. 天花粉丸 · 553
38. 瓜连丸 · 554
39. 玉壶丸 · 554
40. 天花散 · 554
41. 参膏汤 · 554
42. 加减地骨皮散 · 554
43. 白术散 · 554
44. 止渴润燥汤 · 554
45. 化水丹 · 554
46. 蜜酒方 · 554
47. 文蛤散 · 554
48. 神效散 · 554
49. 芷梅汤 · 555
50. 文蛤饮 · 555
51. 甘草石膏汤 · 555
52. 黄芪膏子煎丸 · 555
53. 香墨散 · 555
54. 桑根白皮汤 · 555
55. 独胜散 · 555
56. 酒蒸黄连丸 · 555
57. 无比散 · 555
58. 黄连丸 · 556
59. 土瓜丸 · 556
60. 鹿茸丸 · 556
61. 加味四君子汤 · 556
62. 苁蓉丸 · 556
63. 断渴汤 · 556
64. 解渴百杯丸 · 556
65. 沉香散 · 556
66. 斑龙脑珠丹 · 556
67. 水葫芦丸 · 557
68. 梅苏丸 · 557
69. 福寿二味散 · 557
70. 乌梅汤 · 557
71. 聚瑶丹 · 557
72. 龙胆丸 · 557
73. 菟丝子丸 · 557
74. 补骨脂丸 · 557
75. 玉真丹 · 557

76. 生津甘露饮 · 557
77. 绛雪散 · 558
78. 清心莲子饮 · 558
79. 枸杞汤 · 558
80. 干地黄汤 · 558
81. 地黄饮子 · 558
82. 甘露汤 · 558
83. 朱砂黄连丸 · 558
84. 川黄连丸 · 558
85. 火府丹 · 558
86. 黄芪六一汤 · 559
87. 大黄甘草饮子 · 559
88. 浮萍丸 · 559
89. 瓜蒌丸 · 559
90. 竹根汤 · 559
91. 知母石膏汤 · 559
92. 加味甘露饮 · 559

四、治中消方 · 559
1. 黄芪汤 · 559
2. 铅丹散 · 559
3. 葶苈散 · 559
4. 地骨皮散 · 560
5. 黄芪散 · 560
6. 牡蛎散 · 560
7. 铅霜散 · 560
8. 黄芪丸 · 560
9. 铅霜丸 · 560
10. 茯神丸 · 560
11. 泽泻丸 · 561
12. 神效方 · 561
13. 消毒麻仁丸 · 561
14. 明睛地黄丸 · 561
15. 天门冬丸 · 561
16. 葶苈汤 · 561
17. 水银丸 · 561
18. 黄芩汤 · 561
19. 栝蒌散 · 561
20. 黄柏丸 · 562
21. 牡蛎丸 · 562
22. 猪肚黄连丸 · 562
23. 肉苁蓉丸 · 562
24. 知母丸 · 562

25. 苦参丸 · 562
26. 参苓丸 · 562
27. 龙胆汤 · 563
28. 甘露饮 · 563
29. 沉香汤 · 563
30. 升麻汤 · 563
31. 干地黄汤 · 563
32. 消痞丸 · 563
33. 解风散 · 563
34. 姜粉散 · 563
35. 乌梅木瓜汤 · 563
36. 白术散 · 564
37. 猪俯丸 · 564
38. 猪肚丸 · 564
39. 顺利散 · 564
40. 参蒲丸 · 564
41. 代茶新饮 · 564
42. 附子猪肚丸 · 564
43. 猪肾荠苨汤 · 564
44. 荠苨丸 · 565
45. 石子荠苨汤 · 565
46. 顺气散 · 565
47. 神效散 · 565
48. 菟丝子丸 · 565
49. 苁蓉丸 · 565
50. 茱萸丸 · 565
51. 止渴润燥汤 · 565
52. 清凉饮子 · 565
53. 甘草石膏汤 · 566
54. 和血益气汤 · 566
55. 生津润燥汤 · 566
56. 人参白术汤 · 566
57. 甘露膏 · 566
58. 加味白术散 · 566
59. 明目地黄丸 · 566
60. 调胃承气汤 · 567
61. 朽木汤 · 567
62. 三黄丸 · 567
63. 兰香饮子 · 567
64. 铁粉丸 · 567
65. 苦楝汤 · 567
66. 玉烛散 · 567

五、治下消方 · 567
1. 增损肾沥汤 · 567
2. 茯神丸 · 567
3. 阿胶汤 · 568
4. 肾沥汤 · 568
5. 枸杞汤 · 568
6. 熟干地黄散 · 568
7. 肾沥丸 · 568
8. 白茯苓丸 · 569
9. 肉苁蓉丸 · 569
10. 黄芪丸 · 569
11. 干地黄丸 · 569
12. 鹿茸丸 · 570
13. 栝蒌根丸 · 570
14. 牡蛎丸 · 570
15. 枸杞子丸 · 570
16. 薯蓣丸 · 571
17. 黄芪散 · 571
18. 菟丝子散 · 571
19. 铁粉丸 · 571
20. 桑螵蛸丸 · 571
21. 黄连丸 · 571
22. 补肾汤 · 572
23. 金牙石汤 · 572
24. 冬瓜饮 · 572
25. 葶苈丸 · 572
26. 山茱萸丸 · 572
27. 茯苓汤 · 572
28. 地黄汤 · 573
29. 黄芪饮 · 573
30. 人参丸 · 573
31. 金银箔丸 · 573
32. 磁石汤 · 573
33. 磁石饮 · 573
34. 参附汤 · 573
35. 补肾丸 · 573
36. 人参远志汤 · 573
37. 熟干地黄丸 · 574
38. 黄连黄芪丸 · 574
39. 茱萸黄芪丸 · 574
40. 熟地黄散 · 574
41. 人参鹿茸丸 · 574

42. 人参散·574
43. 宣和赐耆丝丸·574
44. 水仙丹·574
45. 葛根丸·574
46. 胡粉散·575
47. 荠苨丸·575
48. 八味丸·575
49. 蜡苓丸·575
50. 平补丸·575
51. 双补丸·575
52. 煞虫方·575
53. 加减八味丸·575
54. 天王补心丹·576
55. 子午丸·576
56. 和血养气汤·576
57. 甘露膏·576
58. 千金地黄丸·576
59. 麦门冬汤·576
60. 冬瓜饮子·576
61. 三消丸·576
62. 行气丸·576
63. 茴香散·577
64. 思仙续断丸·577
65. 肾沥散·577
66. 补损肾沥汤·577
67. 古瓦汤·577
68. 羊乳丸·577
69. 胡桃丸·577
70. 茴香汤·577
71. 救活丸·577
72. 五味饮·577
73. 酸枣丸·577
74. 辰砂妙香散·578
75. 银锡丸·578
76. 远志丸·578
77. 天雄散·578
78. 菟兔丹·578
79. 水陆二仙丹·578
80. 支感丹·578
81. 金锁丹·578
82. 羊肾丸·579
83. 三搏丸·579
84. 补骨脂丸·579
85. 白羊肾丸·579
86. 沉苓丸·579
87. 珍珠丸·579
88. 五味子丸·579
89. 茯菟丸·579
90. 加减肾气丸·579
91. 珍珠粉丸·579
92. 补肾地黄丸·579
93. 六味地黄丸·580
94. 加味四物汤·580
95. 鹿菟丸·580
96. 鹿角散·580
97. 神白散·580
98. 乌粉丸·580
99. 七宝美髯丹·580

六、治肺消方·580
1. 黄芪汤·580
2. 菟丝子散·580
3. 干姜甘草汤·581
4. 二冬汤·581

七、治脾瘅方·581
1. 兰草汤·581
2. 赤芍药汤·581
3. 葛根汤·581
4. 竹叶汤·581
5. 麦门冬汤·581
6. 知母汤·581
7. 前胡汤·581
8. 茯苓汤·581
9. 三和饮子·582
10. 羚羊角丸·582
11. 麦门冬煎·582

八、治消瘅方·582
1. 酒蒸黄连丸·582
2. 千金朴硝煎·582
3. 玉泉丸·582

九、治风消方·582
1. 黄芪羌活饮·582
2. 排风汤·582
3. 姜黄汤·582
4. 黄芪汤·583

5. 五补人参丸·583
6. 太和汤·583
7. 人参荆芥汤·583
8. 菟丝子丸·583

十、治积热三消方 583
1. 凉八味丸·583
2. 文蛤散·584

十一、治精虚三消方·584
1. 生脉散·584
2. 人参固本丸·584
3. 地黄膏·584
4. 琼玉膏·584

十二、治湿火三消方·584
1. 清肺饮·584
2. 加味清胃汤·584
3. 导赤各半汤·584

十三、治燥火三消方·584
1. 知母石膏汤·584
2. 人参白虎汤·584
3. 益元散·584
4. 导赤各半汤·584

十四、治渴利方 584
1. 猪肾荠苨汤·584
2. 鸭通汤·584
3. 地黄丸·584
4. 增损肾沥汤·585
5. 茯神汤·585
6. 补养地黄丸·585
7. 玄参散·585
8. 蓝叶散·585
9. 射干散·585
10. 白茅根饮子·585
11. 升麻散·586
12. 栝蒌根散·586
13. 黄芪散·586
14. 秦艽丸·586
15. 皂荚并目方·586
16. 玄兔丹·586
17. 石膏汤·586
18. 栝蒌散·586
19. 千金散·587
20. 前胡汤·587

21. 麦门冬汤·587
22. 栝蒌根煎·587
23. 厚朴汤·587
24. 枸杞根饮·587
25. 鸡肶胵丸·587
26. 石菖蒲散·587
27. 苦参丸·587
28. 子童桑白皮汤·588
29. 玄菟丹·588
30. 梅花汤·588
31. 鹿兔煎·588

十五、治消谷方 588
1. 泻热栀子散·588
2. 子芩散·588
3. 泄热芦根散·588
4. 黄连丸·588
5. 犀角散·588
6. 参苓丸·588
7. 沉香汤·589
8. 升麻汤·589
9. 茯神丸·589
10. 参蒲丸·589
11. 凉胃散·589

十六、治消渴验方·589
1. 通治消渴验方·589
2. 治上消验方·595
3. 治中消验方·595
4. 治下消验方·595
5. 治渴利验方·596
6. 治消谷验方·597

【论用药】·597
一、概论·597
二、治消渴专药·599
1. 人参·599
2. 人乳·599
3. 马齿苋·599
4. 王瓜·599
5. 云实·599
6. 五灵脂·599
7. 五倍子·599
8. 车螯·599
9. 水萍·599

10. 水蛇·600
11. 牛角鳃·600
12. 牛鼻桊·600
13. 长石·600
14. 公蛎蛇·600
15. 丹砂·600
16. 乌古瓦·600
17. 乌芋·600
18. 乌烂死蚕·600
19. 火麻子·600
20. 甘蕉根·600
21. 甘藤汁·600
22. 甘露藤·600
23. 石钟乳·600
24. 石斛·600
25. 石膏·600
26. 石燕·600
27. 龙石膏·601
28. 龙骨·601
29. 白马溺·601
30. 白石华·601
31. 白石英·601
32. 白瓜子·601
33. 白肌石·601
34. 白苣·601
35. 白英·601
36. 冬葵子·601
37. 市门众人溺坑中水·601
38. 兰叶·601
39. 芍药·601
40. 地榆·602
41. 合玉石·602
42. 凫葵·602
43. 江珧柱·602
44. 汤瓶内碱·602
45. 好井水及土石间新出泉水·602
46. 芜菁·602
47. 芰实·602
48. 芥·602
49. 苎根·602
50. 芦根·602
51. 李核仁·602

52. 卤咸（卤盐）·602
53. 牡荆·602
54. 龟板膏·602
55. 沤麻汁·602
56. 君迁子·602
57. 苦瓠·602
58. 茅根·603
59. 林檎·603
60. 松脂·603
61. 知母·603
62. 委蛇·603
63. 泽泻·603
64. 封石·603
65. 荆沥·603
66. 茯苓·603
67. 茅苣·603
68. 荏草·603
69. 胡黄连·603
70. 柏木·603
71. 栀子·603
72. 枸杞·603
73. 秋露水·604
74. 泉水·604
75. 屋游·604
76. 孩儿茶·604
77. 蚕茧·604
78. 蚕屎·604
79. 莱菔根·604
80. 莜·604
81. 荻皮·604
82. 恶实·604
83. 真珠·604
84. 栝蒌实·604
85. 栝蒌根·604
86. 栗壳·604
87. 原蚕蛾·604
88. 铅·604
89. 铅丹·605
90. 海蛤·605
91. 理石·605
92. 捶胡根·605
93. 菝葜·605

94. 黄石华·605
95. 黄丝绢·605
96. 黄连·605
97. 菰根·605
98. 蚯蚓·605
99. 猪苓·605
100. 麻鞋·605
101. 鹿茸·605
102. 淡竹沥·605
103. 密陀僧·605
104. 款冬花·605
105. 越瓜·605
106. 葳蕤·605
107. 葛根·605
108. 葵根·606
109. 硝石·606
110. 紫石英·606
111. 蛞蝓·606
112. 蛤蜊·606
113. 黑石华·606
114. 遂石·606
115. 蒟蒻·606
116. 蒚头·606
117. 零乌豆·606
118. 锡吝脂·606
119. 魁蛤·606
120. 蔷薇根·606
121. 鲮鱼涎·606
122. 腐婢·606
123. 缫丝·606
124. 蕙实·606
125. 薰草·607
126. 鳅鱼·607
127. 礜石·607
128. 醴泉·607

三、治消渴药对·607

1. 无名异+黄连·607
2. 石燕+水牛鼻·607
3. 白芍+甘草·607
4. 白扁豆+天花粉·607
5. 苏子+莱菔子·607
6. 莎草根+白茯苓·607

7. 菠菜+鸡内金·607
8. 墙蘼根皮+甘草·607

四、消渴主治药·607

（一）概述·607

（二）上消主治药·608

1. 鸡内金·608
2. 浮石·608

（三）中消主治药·608

1. 水银粉·608
2. 石剧·608
3. 枸杞子·609
4. 黄连·609
5. 葵根·609

（四）下消主治药·609

1. 天门冬·609
2. 枸杞子·609
3. 雌黄·609

（五）脾瘅主治药·609

1. 升麻梢·609
2. 兰草·609
3. 栝蒌·609

（六）消瘅主治药·609

1. 元参·609
2. 丹参·609
3. 巴戟天·609
4. 石斛·609
5. 白豆蔻·609
6. 白藓皮·609
7. 牡蛎·609
8. 鸡内金·610
9. 苦参·610
10. 知母·610
11. 草豆蔻·610
12. 荠苨·610
13. 柏子仁·610
14. 草薢·610
15. 蛇床子·610
16. 紫苏·610
17. 酸枣仁·610
18. 覆盆子·610
19. 藿香·610

（七）风消主治药·610

1. 知母·610
2. 铁线草·610

(八)渴利主治药·610
1. 马通·610
2. 水牛胆·610
3. 石阴子·610
4. 龙蹄子·610
5. 冬葵子·611

五、治消渴食物·611
1. 大麦·611
2. 大麦仁、绿豆·611
3. 大牡蛎·611
4. 小麦·611
5. 小豆·611
6. 山葡萄·611
7. 牛肉·611
8. 乌梅·611
9. 白瓜子·611
10. 白扁豆·611
11. 白鹅·611
12. 冬瓜·611
13. 地黄花·611
14. 竹笋·611
15. 羊乳·611
16. 羊骨·611
17. 赤小豆·612
18. 花白鸽·612
19. 芭蕉根·612
20. 豆芽·612
21. 鸡·612
22. 驴肉·612
23. 青粱米·612
24. 兔头骨·612
25. 饴糖·612
26. 茶茗·612
27. 茨菰·612
28. 胡豆·612
29. 韭菜·612
30. 盐豉·612
31. 莼菜·613
32. 桔·613
33. 栝蒌粉·613

34. 豇豆·613
35. 蚌·613
36. 蚬·613
37. 海月·613
38. 浮萍草·613
39. 桑椹·613
40. 黄颡鱼·613
41. 萝卜·613
42. 菠菜·613
43. 甜瓜·613
44. 梨·613
45. 猪肚·613
46. 猪肾·613
47. 猕猴桃·613
48. 鹿头·614
49. 绿豆·614
50. 葛根·614
51. 葛粉·614
52. 葵菜·614
53. 椰浆·614
54. 粟米·614
55. 雄鹊肉·614
56. 粳米·614
57. 嘉鱼·614
58. 罂粟·614
59. 豌豆·614
60. 稻穰·614
61. 薏苡仁·614
62. 穞豆·614
63. 螺·614
64. 藕、炼蜜·615
65. 藕、薄荷、莼菜·615
66. 鳖·615
67. 鳝鱼·615
68. 鳟鱼·615

六、消渴禁药及禁食·615
1. 甘肥之物·615
2. 半夏·615
3. 仙茅·615
4. 酒·616
5. 蜀椒·616
6. 薄荷·616

【医论医案】·616
一、医论·616
1. 概论·616
2. 论肺消·628
3. 论肾消·628
4. 论脾瘅·628
5. 论阴消阳消·629
二、医案·629
1. 治消渴·629
2. 治上消·638
3. 治中消·639
4. 治下消·639
5. 治肺消·640
6. 治脾瘅·640
7. 治风消·641
8. 治消谷·642

第五章
汗证·644

【辨病名】·644
一、汗证的不同称谓·644
1. 自汗·644
2. 盗汗（寝汗）·645
二、汗证的分类命名·648
（一）按病情命名·648
阴汗、阳汗·648
（二）按发病部位命名·648
1. 头汗·648
2. 手足汗·649
3. 偏沮·650
（三）按预后特点命名·651
1. 战汗·651
2. 绝汗·652
【辨病因】·652
一、概论·652
二、六淫外袭·653
1. 风邪犯卫·653
2. 湿热侵袭·653
三、情志不调·654
四、劳倦内伤·654
1. 病后体虚·654

2. 素体虚弱·654
【辨病机】·656
一、邪气侵袭论·656
1. 风邪伤卫，腠理疏泄·656
2. 暑邪干卫，热蒸汗泄·658
3. 疠气侵袭，津液妄泄·658
二、素体亏虚论·659
1. 卫气不固，荣卫不和·659
2. 血不养荣，津液外泄·659
3. 阴虚火旺，迫津外泄·660
4. 阳气虚衰，汗液自泄·661
【辨病证】·663
一、自汗·664
（一）辨症候·664
1. 辨脏腑·664
2. 辨经络·664
（二）辨阴阳·666
（三）辨虚实·666
（四）辨色脉·667
（五）辨吉凶·668
二、盗汗·668
（一）辨症候·668
1. 辨阴阳·668
2. 辨寒热·671
3. 辨虚实·671
（二）辨色脉·672
【论治法】·673
一、自汗论治·673
1. 温阳益气·673
2. 滋阴补血·675
3. 调和营卫·675
4. 清解里热·680
5. 扶正祛邪·681
6. 蜜导法·683
7. 刺灸法·683
8. 治法禁忌·683
二、盗汗论治·683
1. 概论·683
2. 温阳益气·685
3. 滋阴补血·686
4. 补益五脏·690
5. 解表清里·691

6. 外治法 · 692

【论用方】· 692

一、常用治汗证方论 · 692
1. 论白虎汤 · 692
2. 论玉屏风散 · 693
3. 论越婢汤 · 694
4. 论六味地黄丸 · 694
5. 论正气汤 · 695
6. 论归脾汤 · 695
7. 论当归龙荟丸 · 695
8. 论柏子仁丸 · 695
9. 论大补阴丸 · 695
10. 论秦艽鳖甲散 · 696
11. 论人参荆芥散 · 696
12. 论滋阴大补丸 · 696

二、治自汗方 · 696

(一) 治自汗常用方 · 696
1. 越婢汤 · 696
2. 白虎汤 · 697
3. 桂枝汤 · 697
4. 玉屏风散 · 697
5. 黄芪汤 · 697
6. 抚芎汤 · 697
7. 文蛤散 · 697
8. 治自汗验方 · 698

(二) 治伤寒自汗方 · 698
1. 返阴散 · 698
2. 圣散子 · 698
3. 和解散 · 698
4. 八解散 · 698
5. 麦煎散 · 698
6. 人参石膏汤 · 698
7. 泻青丸 · 699
8. 防风当归饮子 · 699
9. 白术防风汤 · 699
10. 黄芪建中汤 · 699

(三) 治五脏虚损自汗方 · 699
1. 麻黄根散粉方 · 699
2. 术附汤 · 699
3. 正元散 · 699
4. 牡蛎散 · 699
5. 当归建中汤 · 699

6. 肾著汤 · 699
7. 知母茯苓汤 · 700
8. 小百劳散 · 700
9. 白术黄芪散 · 700
10. 白术防风汤 · 700
11. 白术汤 · 700
12. 人参补气汤 · 700
13. 周卫汤 · 700
14. 补中益气汤 · 700
15. 元戎五蒸汤 · 701
16. 柴胡姜桂汤 · 701
17. 补气汤 · 701
18. 参附汤 · 701
19. 黄芪建中汤 · 701
20. 兰花参 · 701
21. 葛花解酲汤 · 701
22. 石斛汤 · 701
23. 川连茯苓汤 · 702
24. 紫菀汤 · 702
25. 续命煮散 · 702
26. 养生方 · 702
27. 秘元丸 · 702
28. 白术膏 · 702
29. 参芪汤 · 702
30. 文蛤散 · 702
31. 六味丸 · 702
32. 左归丸 · 702
33. 白术散 · 703
34. 宁肺散 · 703
35. 团参散 · 703
36. 六味地黄丸 · 703
37. 加味逍遥散 · 703
38. 清燥汤 · 703
39. 调中益气汤 · 704
40. 参芪四物汤 · 704
41. 温胆汤 · 704
42. 大补黄芪汤 · 704
43. 附子养荣汤 · 704
44. 当归黄芪汤 · 704
45. 参归腰子 · 704
46. 治五脏虚损自汗验方 · 704

(四) 治风湿自汗方 · 704

1. 术附汤 · 704
2. 防己黄芪汤 · 705

（五）治疼痛自汗方 · 705

1. 当归黄芪汤 · 705
2. 麻黄左经汤 · 705
3. 大黄左经汤 · 705
4. 加味败毒散 · 705
5. 当归建中汤 · 705
6. 治疼痛自汗验方 · 705

（六）治阳虚自汗方 · 706

1. 三建汤 · 706
2. 二气丹 · 706
3. 桂枝加附子红花汤 · 706
4. 补中益气汤 · 706
5. 参附汤 · 706
6. 秘传加味四君子汤 · 707
7. 参芪汤 · 707
8. 滋阴益阳汤 · 707
9. 黄芪六一汤 · 707
10. 镇元饮 · 707
11. 当归六黄汤 · 707
12. 术附汤 · 707
13. 芪附汤 · 707
14. 加味补中益气汤 · 707

（七）治阴阳偏盛自汗方 · 707

1. 大已寒丸 · 707
2. 养正丹 · 707

（八）治中风自汗方 · 708

1. 茯神散 · 708
2. 芎劳散 · 708
3. 石膏散 · 708
4. 金箔丸 · 708
5. 阳旦汤 · 708

（九）治伏暑自汗方 · 708

人参白虎汤 · 708

（十）治杂病自汗方 · 708

1. 大芎黄汤 · 708
2. 抚芎汤 · 708
3. 黄芪建中汤 · 709
4. 麦门冬饮 · 709

三、治盗汗方 · 709

（一）治盗汗常用方 · 709

1. 如智散 · 709
2. 柴胡汤 · 709
3. 柏子仁丸 · 709
4. 续断散 · 709
5. 异功散 · 709
6. 椒目散 · 709
7. 煎散 · 709
8. 大建中汤 · 709
9. 白术散 · 710
10. 牡蛎汤 · 710
11. 术附散 · 710
12. 茯苓散 · 710
13. 粉汗散 · 710
14. 黄芪散 · 710
15. 茯苓汤 · 710
16. 芪附汤 · 710
17. 牡蛎散 · 710
18. 麦煎散 · 711
19. 当归散 · 711
20. 术苓汤 · 711
21. 龙胆散 · 711
22. 防风散 · 711
23. 当归六黄汤 · 711
24. 加脑子收阳粉 · 711
25. 收阳粉 · 711
26. 陈艾汤 · 712
27. 大建中汤 · 712
28. 青蒿散 · 712
29. 羚羊角汤 · 712
30. 玉女砂 · 712
31. 金钗石斛丸 · 712
32. 人参五味子散 · 712
33. 黄芪六一汤 · 713
34. 盗汗正气汤 · 713
35. 四白散 · 713
36. 金锁正元丹 · 713
37. 心肾丸 · 713
38. 固本锁精丸 · 713
39. 正气汤 · 713
40. 茯神散 · 713
41. 止汗散 · 713
42. 补骨脂丸 · 714

43. 归脾汤 · 714
44. 白龙汤 · 714
45. 白沙丹 · 714
46. 六味地黄汤 · 714
47. 朗明汤 · 714
48. 敛气归源饮 · 714
49. 桂枝加黄芪汤 · 714
50. 助阴消毒汤 · 714
51. 文蛤散 · 715
52. 加味归脾汤 · 715
53. 当归六黄汤 · 715
54. 酸枣仁汤 · 715
55. 治盗汗粉方 · 715
56. 治盗汗验方 · 715

(二)治阴虚盗汗方 · 716
1. 骨皮散 · 716
2. 羊角汤 · 716
3. 黄连散 · 716
4. 熟干地黄汤 · 716
5. 人参汤 · 716
6. 人参散 · 717
7. 柏子仁圆 · 717
8. 黄芪五两汤 · 717
9. 麦煎散 · 717
10. 四白散 · 717
11. 防风汤 · 717
12. 生犀散 · 718
13. 黄芪汤 · 718
14. 菟丝子丸 · 718
15. 生地黄煎丸 · 718
16. 生地黄鸡方 · 718
17. 秦艽鳖甲散 · 718
18. 参芪散 · 718
19. 青蒿散 · 718
20. 人参五味子散 · 719
21. 心肾丸 · 719
22. 大建中汤 · 719
23. 四白散 · 719
24. 当归六黄汤 · 719
25. 柴前梅连散 · 719
26. 滋阴降火丸 · 719
27. 正气汤 · 719

28. 补骨脂丸 · 720
29. 六味地黄丸 · 720
30. 加减逍遥散 · 720
31. 血虚面色黄瘦方 · 720
32. 逍遥散 · 720
33. 六味地黄汤 · 720
34. 左归丸 · 720
35. 四阴煎 · 721
36. 疳劳丸 · 721
37. 黄芪六一汤 · 721
38. 芎归养荣汤 · 721
39. 酸枣仁汤 · 721
40. 胜金丹 · 721
41. 天王补心丹 · 721
42. 知柏地黄丸 · 722
43. 麦味地黄丸 · 722
44. 清离滋坎丸 · 722
45. 何人饮 · 722
46. 三才汤 · 722
47. 柴胡地骨汤 · 722
48. 清骨散 · 722
49. 柴胡人参汤 · 722
50. 华佗治骨蒸神方 · 722

(三)治阳虚盗汗方 · 722
1. 养正丹 · 722
2. 参附汤 · 723
3. 除湿汤 · 723
4. 黄芪丸 · 723
5. 玉霜丸 · 723
6. 牡蛎散 · 723
7. 黄芪汤 · 723
8. 金锁正元丹 · 723
9. 辰砂既济丸 · 723
10. 姜附汤 · 724
11. 治阳虚盗汗验方 · 724

(四)治小儿盗汗方 · 724
1. 犀角散 · 724
2. 黄芪散 · 724
3. 龙骨散 · 724
4. 麻黄根散 · 724
5. 犀角汤 · 725
6. 故扇散 · 725

7. 柴胡秦艽汤 · 725
8. 猪肚丸 · 725
9. 青蒿煎丸 · 725
10. 地骨皮汤 · 725
11. 鳖甲柴胡煎丸 · 725
12. 柴胡人参汤 · 726
13. 重汤丸 · 726
14. 丹砂散 · 726
15. 芎䓖汤 · 726
16. 生犀散 · 726
17. 银枣汤 · 726
18. 沉香黄芪散 · 726
19. 草果饮 · 726
20. 柴胡秦艽汤 · 726
21. 香瓜丸 · 726
22. 麦煎散 · 727
23. 香甲丸 · 727
24. 青蒿煎丸 · 727
25. 麻黄散 · 727
26. 升麻汤 · 727
27. 鳖甲丸 · 727
28. 金瓜丸 · 727
29. 卫生方 · 727
30. 团参汤 · 727
31. 丹砂散 · 728
32. 重阳丸 · 728
33. 治自汗方 · 728
34. 止汗散 · 728
35. 麦麸散 · 728
36. 虎杖散 · 728
37. 傅氏治婴方 · 728
38. 乌鸡丸 · 728
39. 胡连丸 · 728
40. 益阴养荣膏 · 728
41. 治小儿盗汗验方 · 728

（五）治小儿盗汗外用方 · 729
1. 麻黄根散 · 729
2. 黄连散 · 729
3. 牡蛎散 · 729
4. 粉汗散 · 729
5. 二物茯苓粉散 · 729
6. 香粉散 · 729
7. 治小儿盗汗外用验方 · 730

（六）治病后体虚盗汗方 · 730
1. 黄芪丸 · 730
2. 鳖甲散 · 730
3. 杜仲散 · 730
4. 牡蛎散 · 731
5. 人参散 · 731
6. 杜仲汤 · 731
7. 人参汤 · 731
8. 黄连散 · 731
9. 粉汗方 · 731
10. 柴胡饮 · 731
11. 柴胡知母汤 · 731
12. 熟干地黄散 · 732
13. 人参鳖甲丸 · 732
14. 牡丹散 · 732
15. 龙胆汤 · 732
16. 菟丝子丸 · 732

（七）治产后盗汗方 · 732
1. 续嗣降生丹 · 732
2. 止汗散 · 732
3. 佛手散 · 733
4. 人参鳖甲散 · 733
5. 止汗散 · 733
6. 人参汤 · 733
7. 生犀散 · 733
8. 治产后盗汗验方 · 733

（八）治虚劳盗汗方 · 733
1. 磁石丸 · 733
2. 牛膝丸 · 733
3. 柴胡散 · 734
4. 肉苁蓉散 · 734
5. 黄芪散 · 734
6. 麻黄根散 · 734
7. 牡蛎散 · 734
8. 粉身方 · 734
9. 白术散 · 735
10. 泽泻散 · 735
11. 治虚劳少气方 · 735
12. 旋覆花汤 · 735
13. 白术丸 · 735
14. 补真丸 · 735

15. 黄芪饮·736
16. 鳖甲丸·736
17. 柴胡汤·736
18. 人参常山汤·736
19. 黄芩汤·736
20. 大腹皮汤·737
21. 蛤蚧丸·737
22. 柴胡饮·737
23. 葱白饮·737
24. 秦艽汤·737
25. 柳枝汤·737
26. 麦煎汤·737
27. 常山汤·738
28. 人参汤·738
29. 柴胡鳖甲汤·738
30. 牛膝汤·738
31. 鳖甲猪肚丸·738
32. 竹茹汤·738
33. 麻黄根汤·739
34. 续断汤·739
35. 车前子散·739
36. 栀子汤·739
37. 天灵盖汤·739
38. 山茱萸散·739
39. 苁蓉丸·739
40. 青蒿丸·739
41. 鳖甲汤·740
42. 煨肾附子散·740
43. 麝香鹿茸丸·740
44. 巴戟散·740
45. 大白术丸·740
46. 镇心丹·740
47. 大山蓣丸·740
48. 人参黄芪散·741
49. 妙香散·741
50. 降心丹·741
51. 黄芪鳖甲散·741
52. 沉香鹿茸丸·742
53. 远志丸·742
54. 伏火二气丹·742
55. 参香散·742
56. 金锁正元丹·742

57. 秘传玉锁丹·743
58. 巴戟丸·743
59. 十补丸·743
60. 人参荆芥散·743
61. 三仁五子丸·743
62. 香肚丸·743
63. 内补散·744
64. 人参蛤蚧散·744
65. 人参紫菀散·744
66. 青蒿散·744
67. 资寿小金丹·744
68. 劫劳散·744
69. 筒骨煎·745
70. 逍遥散·745
71. 参芪散·745
72. 人参补虚汤·745
73. 补真丸·745
74. 人参柴胡饮·745
75. 蛤蚧散·745
76. 白羊肉汤·746
77. 黄芪汤·746
78. 菟丝子丸·746
79. 大菟丝子丸·746
80. 秋石四精丸·746
81. 还少丹·746
82. 交泰丸·746
83. 归脾汤·747
84. 五福饮·747
85. 归神汤·747
86. 玉锁丹·747
87. 神仙长寿露·747
88. 龙虎丸·747
89. 治虚劳盗汗验方·747
（九）治营卫不调盗汗方·748
1. 煎麦散·748
2. 小嘉禾散·748
（十）治冲任虚衰盗汗方·748
1. 干柿煎丸·748
2. 牡丹煎丸·748
【论用药】·749
一、概论·749
二、治自汗专药·749

1. 人参 · 749
2. 人胞衣 · 750
3. 土牛膝 · 750
4. 小麦 · 750
5. 山茱萸 · 751
6. 马蹄草 · 751
7. 木瓜实 · 751
8. 五味子 · 751
9. 五倍子 · 751
10. 太子参 · 751
11. 贝母 · 751
12. 丹参 · 751
13. 石斛 · 751
14. 石膏 · 751
15. 石蜜 · 752
16. 龙骨 · 752
17. 龙眼 · 752
18. 白术 · 752
19. 白薇 · 752
20. 玄参 · 752
21. 地骨皮 · 753
22. 芍药 · 753
23. 当归 · 753
24. 肉桂 · 753
25. 竹沥 · 753
26. 防风 · 753
27. 苏方木 · 753
28. 牡蛎 · 753
29. 沙参 · 753
30. 郁金 · 753
31. 草决明 · 753
32. 胡黄连 · 754
33. 桂枝 · 754
34. 高丽参 · 754
35. 浮小麦 · 754
36. 桑叶 · 754
37. 黄芪 · 754
38. 梅实 · 755
39. 蚱蝉 · 755
40. 麻黄根 · 755
41. 葳参 · 756
42. 葳蕤 · 756

43. 酸枣仁 · 756
44. 薇衔 · 756
45. 鳖甲 · 756

三、治自汗食物 · 756
1. 韭 · 756
2. 酒 · 757
3. 蒸饼 · 757
4. 粳米 · 757
5. 稻米 · 757
6. 糯米 · 757

四、治自汗禁药 · 757
1. 干姜 · 757
2. 水萍 · 757
3. 川芎 · 757
4. 防风 · 757
5. 半夏 · 758
6. 麻黄 · 758
7. 薄荷 · 758
8. 麝香 · 758

五、治自汗药对 · 758
1. 黄芪+枣仁 · 758
2. 麻黄+黄芪、牡蛎、小麦 · 758
3. 御米+乌梅 · 758
4. 酸枣仁+生地、五味子 · 758
5. 薇衔+泽泻、白术 · 758
6. 猪心+人参 · 758

六、治盗汗专药 · 758
1. 人乳 · 758
2. 人参 · 758
3. 干地黄 · 758
4. 干姜 · 758
5. 干桑叶 · 758
6. 干漆 · 758
7. 大豆 · 758
8. 川椒 · 759
9. 天冬 · 759
10. 元参 · 759
11. 五倍子 · 759
12. 甘遂 · 759
13. 艾叶 · 759
14. 术 · 759
15. 龙骨 · 759

16. 龙胆草·759
17. 白云参·759
18. 白龙参·759
19. 白芍·759
20. 白芷·759
21. 白豆蔻·760
22. 地骨皮·760
23. 地黄·760
24. 地榆·760
25. 百部·760
26. 百棱藤·760
27. 当归·760
28. 血参·760
29. 防风·760
30. 麦麸·760
31. 远志·760
32. 花椒·760
33. 吴茱萸·760
34. 牡蛎·761
35. 冻青子·761
36. 补骨脂·761
37. 灵砂·761
38. 阿胶·761
39. 鸡卵·761
40. 青蒿·761
41. 苦参·762
42. 松实·762
43. 知母·762
44. 帛·762
45. 茈胡·762
46. 草蒿·762
47. 故甑蔽·762
48. 胡黄连·762
49. 南烛子·762
50. 柏·762
51. 威灵仙·762
52. 轻粉·762
53. 盐麸子·762
54. 破故纸·762
55. 羖羊角·762
56. 益智子·762
57. 浮小麦·762

58. 桑叶·763
59. 桑白皮·763
60. 桑螵蛸·763
61. 黄花蒿·763
62. 黄芩·763
63. 黄芪·763
64. 黄连·763
65. 菊花参·763
66. 豉·763
67. 麻黄根·763
68. 鹿角霜·764
69. 淡豆豉·764
70. 葎草·764
71. 椒目·764
72. 紫金藤·764
73. 紫河车·764
74. 蛤蚧·764
75. 蒲扇·764
76. 楼台草·764
77. 蜀椒·764
78. 酸枣仁·764
79. 鳖甲·764
80. 糯稻根·764

七、治盗汗食物·764
1. 羊肉·764
2. 豕（猪肾）·765
3. 鸡·765
4. 桃·765
5. 葡萄·765
6. 蒸饼·765
7. 韭·765

八、治盗汗禁药·765
1. 人胞·765
2. 芎劳·765
3. 制附子·765
4. 麻黄·765
5. 薄荷·765

九、治盗汗药对·765
1. 五倍子+荞麦面·765
2. 艾+乌梅·765
3. 龙胆草+防风·765
4. 白芷+辰砂·765

5. 牡蛎+杜仲 · 765
6. 麻黄根+牡蛎粉 · 766
7. 鹿角胶+龙骨 · 766
8. 蜀椒+猪上唇 · 766
9. 酸枣仁+人参、茯苓 · 766
10. 羊肾+杜仲 · 766

【医论医案】· 766

一、医论 · 766

二、医案 · 769
1. 治汗症 · 769
2. 治阴虚盗汗 · 775
3. 治阳虚自汗 · 777
4. 治气虚自汗 · 778
5. 治阳明病自汗 · 780
6. 治阴虚自汗 · 780

上 篇
气血津液病证

第一章 郁 证

"郁"的含义包含了两个方面的内容,一泛指郁滞不得发越所致的病证,内容包括五郁、五脏郁、郁郁、怫郁、六郁等,即广义之郁;二指七情所伤而致的气机郁滞之证,即狭义之郁,也称情志之郁。现代中医所言郁证是指由于情志不遂,气机郁滞,不得发越,脏腑功能失调所引起的一类病证。临床表现主要为心情抑郁,情志不宁,胸胁胀痛,易怒喜哭,或者咽中如物梗塞,不寐等多种症状,属狭义郁证的范畴。本证多见于西医学神经症、更年期综合征、焦虑症等。

【辨病名】

《黄帝内经》中根据病机、症状特点提出了"五郁"的概念;东汉《伤寒杂病论》中以病因、证候特点描述命名"郁",并载有百合病、脏躁、梅核气等同属于郁证的病证;金元时期提出"六郁",丰富了"郁"的辨证论治,但仍然是从病因病机角度命名。而到明代,虞抟在《医学正传》中提出以"郁证"作为独立病名。各医家对"郁"众说纷纭。

一、郁(郁症、郁证、郁病)的概念

《医学正传·卷之二·郁证》:"《内经》曰:木郁达之,火郁发之,土郁夺之,金郁泄之,水郁折之。张子和曰:木郁达之,谓吐之令其条达也。火郁发之,谓汗之令其疏散也。土郁夺之,谓下之令无壅碍也。金郁泄之,谓渗泄解表利小便也。水郁折之,谓抑之制其冲逆也。此治五郁之大要耳。我丹溪先生触类而长之,而又著为六郁之证,所谓气血冲和,百病不生,一有怫郁,诸病生焉,此发前人之所未发者也。夫所谓六郁者,气、湿、热、痰、血、食六者是也。或七情之抑遏,或寒热之交侵,故为九气怫郁之候。或雨湿之侵凌,或酒浆之积聚,故为留饮湿郁之疾。又如热郁而成痰,痰郁而成癖,血郁而成癥,食郁而成痞满,此必然之理也。

又气郁而湿滞,湿滞而成热,热郁而成痰,痰滞而血不行,血滞而食不消化,此六者皆相因而为病者也。是以治法皆当以顺气为先,消积次之,故药中多用香附、抚芎之类,至理存焉,学者宜知此意。"

《古今医统大全·卷之二十六·郁证门·治法》:"(郁为七情之病,故病郁者十有八九)大抵七情六淫,五脏六腑,气血痰湿,饮食寒热,无往而不郁也。治之宜各求其属而施之,则无不愈者。"

《周慎斋遗书·卷八·郁》:"郁证,乃地气不升,天气不降,致浊气上行而清阳反下陷也。宜保肺以行下降之令,固肾以助生胃之机,疏肝以转少阳之枢,则天地位而中焦平矣。应用逍遥散以达之。"

《赤水玄珠·第十一卷·郁证门》:"夫郁者,结滞而不通畅之谓。当升而不得升,当降而不得降,当变化而不得变化,所以为郁。气血冲和,百病不生。一有怫郁,诸病生焉。丹溪云:病之属郁者十常八九,但病有因别脏所乘而为郁者,有不因别脏所乘而本气自郁者,此五郁也。又有气郁、血郁、痰郁、食郁、火郁、湿郁六者,此六郁也。"

《万病回春·卷之二·郁证》:"郁证者,郁结而不散也。人之气血冲和,百病不生;一有郁结,诸病生焉。五郁者,金水木火土,泄折达发夺之义是也。六郁者,气、血、痰、湿、热、食结聚而不得发越也。气郁者,腹胁胀满、刺痛不舒,脉沉也。"

《简明医彀·卷之三·郁证》:"《经》曰:治五郁者,木郁达之,谓吐之令其调达。火郁发之,谓汗之令其疏散。土郁夺之,谓下之令无壅碍。金郁泄之,谓渗泄解表利小便。水郁折之,谓抑之制其冲逆。六郁者,气、血、湿、热、痰、食也。郁者,结滞而不得发越也。人之气血冲和,百病不生;一有凝聚,诸病生焉。在妇人尤有贪、恋、慈爱、妒嫉、忧患,八者染一,则坚牢不破,无论富贵贫贱,感此最多。气郁胸胁胀痛,脉沉而涩;湿郁周身走

痛，阴雨则发，脉沉细；热郁瞀闷烦心，小便赤，脉沉数；痰郁行动喘急，脉沉而滑；血郁四肢无力，能食便血，脉沉而芤；食郁嗳酸腹饱恶食，气口脉紧。治宜发散鞠郁，详审其由。凡久病必开郁破滞，令气血调和始愈。"

《不居集·上集卷之十八·论情志三郁·郁论》："吴澄曰：百病皆生于郁。故凡病之属郁者，十常八九。有本气自郁而病者，有别脏所乘而郁者。《内经》所论，只言五行胜复之理，故有五气之郁。丹溪推而广之，则有气、血、痰、火、湿、食之六郁。赵氏又推而广之，凡伤风、伤寒、温暑、时疫外感等症，皆作郁看。余又推而广之，凡七情五志，劳伤积食，各病皆属于郁。盖情志怫抑，无不关于心，郁者心病也。童男、室女、师尼、寡妇，所欲不得，或先富后贫，先贵后贱，名利场中荣辱所关，或衣食牵累，利害切身，因而抑郁成劳损者，不知凡几，皆心之郁以致之也。"

《杂病源流犀烛·卷十八·内伤外感门·诸郁源流》："诸郁，脏气病也。其原本由思虑过深，更兼脏气弱，故六郁之病生焉。六郁者，气、血、湿、热、食、痰也。诸郁之脉皆沉。六郁所挟，则兼芤、涩、数、紧、滑、缓，或沉、结、促、代，最宜细诊。盖郁者，滞而不通之义。百病皆生于郁，人若气血冲和，病安从作。有怫郁，当升不升，当降不降，当化不化，或郁于气，或郁于血，病斯作矣。治郁之法，不外《内经》所言木郁达之，火郁发之，土郁夺之，金郁泄之，水郁折之数语……《内经》言五郁之旨，其有可阐明而得之者也。而丹溪又谓病之属郁者八九，须视所挟以开导之，因分气、血、湿、火、食、痰为六郁。又谓六者有相因之势，气郁则留湿，湿滞则成火，火郁则生痰，痰滞则血凝，血凝则食结，而遂成痞块，故著越鞠丸通治诸郁。"

《医学刍言·郁证痰病》："郁证乃七情杂沓（沓：繁多），难分经络。如倦怠太息，或饥而不欲食，或食即饱胀，或心跳头昏，或腰酸足软，或火升内热，即在一日之中，时觉暂快，时觉昏沉，懒于言动。妇人患此最多，每每经事不调，腹中时痛。"

《奉时旨要·卷一·阴属·论人事失养之郁》："笔花氏曰：郁之为义，有否象焉，有畜象焉。凡天之六气，人之七情，感之者，一失其畅顺之机，即病而为郁。前明刘基谓：蓄极者泄，闷极者达，热极则风，壅极则冬。可见郁于中者，未有不发于外。但所发之症，全视其人气血之强弱，以为吉凶祸福之判，能胜者郁解则复，不能胜者，抱郁以终矣。大约六气之郁，外邪多实，七情之郁，内伤多虚。"

二、广义郁

1. 五郁

《黄帝内经素问·六元正纪大论》首次提出"五郁"，意指天地运气失常，自然界的异常变化，影响人体使之易受病邪侵袭，而产生相应的各种疾病。包括木郁、火郁、土郁、金郁、水郁。

《黄帝内经素问·六元正纪大论》："帝曰：善。五运之气，亦复岁乎？岐伯曰：郁极乃发，待时而作也。帝曰：请问其所谓也？岐伯曰：五常之气，太过不及，其发异也。帝曰：愿卒闻之。岐伯曰：太过者暴，不及者徐，暴者为病甚，徐者为病持。帝曰：太过不及，其数何如？岐伯曰：太过者其数成，不及者其数生，土常以生也。"

《景岳全书·卷之十九明集·杂证谟·郁证·论〈内经〉五郁之治》："《经》言五郁者，言五行之化也，气运有乖和，则五郁之病生矣。其在于人，则凡气血一有不调而致病者，皆得谓之郁证，亦无非五气之化耳。故以人之脏腑，则木应肝胆，木主风邪，畏其滞抑，故宜达之，或表或里，但使经络通行，则木郁自散，是即谓之达也。火应心与小肠，火主热邪，畏其陷伏，故宜发之，或虚或实，但使气得升扬，则火郁自解，是即谓之发也。土应脾胃，土主湿邪，畏其壅淤，故宜夺之，或上或下，但使浊秽得净，则土郁可平，是即谓之夺也。金应肺与大肠，金主燥邪，畏其秘塞，故宜泄之，或清或浊，但使气液得行，则金郁可除，是即谓之泄也。水应肾与膀胱，水主寒邪，畏其凝溢，故宜折之，或阴或阳，但使精从气化，则水郁可清，是即谓之折也。"

《类经·二十六卷·运气类·五郁之发之治》："天地有五运之郁，人身有五脏之应，郁则结聚不行，乃致当升不升，当降不降，当化不化，而郁病作矣。故或郁于气，或郁于血，或郁于表，或郁于里，或因郁而生病，或因病而生郁。郁而太过者，宜裁之抑之；郁而不及者，宜培之助之。大抵诸病多有兼郁，此所以治有不同也。"

《证治汇补·卷之二·内因门·郁症》："郁分

五行。五行之理，木性条达，火性发扬，土性冲和，金性清肃，水性流通。一有怫郁，失其性矣。（滑氏）故木郁达之，火郁发之，土郁夺之，金郁泄之，水郁折之。然调其气，过者折之，以其畏也，所谓泻之。（《内经》）……调气总法，五郁之治，各有其法，然邪气之客，正气必损，故必调平正气，以复其常于治郁之后，苟调其气而尚未平复，则当益其所不胜以制之。如木郁不已，当清肺金。火郁不已，当滋肾水。水郁不已，当补脾土。金郁不已，当引火归源。土郁不已，当养肝调气。此皆以其所畏而治之，即过者折之之理也。"

《类证治裁·卷之三·郁症论治》："凡病无不起于郁者，如气运之乖和也，则五郁之病生。《经》言木郁达之，宜吐。火郁发之，升散。土郁夺之，攻下。金郁泄之，解表利小便。水郁折之，制其冲逆。此论胜复之变。"

（1）木郁

《黄帝内经素问·六元正纪大论》："木郁之发，太虚埃昏，云物以扰，大风乃至，屋发折木，木有变。故民病胃脘当心而痛，上支两胁，膈咽不通，食饮不下，甚则耳鸣眩转，目不识人，善暴僵仆。太虚苍埃，天山一色，或气浊色，黄黑郁若，横云不起雨，而乃发也，其气无常。长川草偃，柔叶呈阴，松吟高山，虎啸岩岫，怫之先兆也。"

《儒门事亲·卷十·风木郁之病》："故民病胃脘当心而痛，四肢、两胁、咽膈不通，饮食不下，甚则耳鸣眩转，目不识人，善僵仆，筋骨强直而不用，卒倒而无所知也。"

《保命歌括·卷之十一·郁病》："木郁达之，王太仆云：达谓吐之，令其条达也。木曰曲直，直达升上者，木之性也。郁则曲屈，失其性之自然矣，故顺其性而达之。达之者，使其条达上升也。如肝之为病，胃脘当心痛，上支两胁，膈咽不通，食饮不下者，宜吐之；肝病大小便难，小便不通，宜吐之，上窍开则下窍通矣。如东垣谓食塞胸中，食为坤土，胸为肺分，食塞肺分，为金与土皆旺于上，故肝木生发之气伏于地下，宜吐之，以去其上焦阴土之物，木得舒畅，其郁去矣。如性急，怒气上逆，胸胁或胀，火时上炎，治以苦寒辛而不愈者，则用升发之药，加以厥阴报使而从治之。又如久风入中为飧泄，及清气在下为飧泄者，以轻扬之剂举之，皆达之之法也。"

《类经·二十六卷·运气类·五郁之发之治》："岐伯曰：木郁达之，达，畅达也。凡木郁之病，风之属也。其脏应肝胆，其经在胁肋，其主在筋爪，其伤在脾胃、在血分。然土喜调畅，故在表者当疏其经，在里者当疏其脏，但使气得通行皆谓之达。诸家以吐为达者，又安足以尽之？"

《杂病源流犀烛·卷十八·内伤外感门·诸郁源流》："夫达者，通畅之义。木郁风之属，脏应肝，腑应胆，主在筋爪，伤在脾胃，症多呕酸。木喜条畅，宜用轻扬之药，在表疏其经，在里疏其脏，但使气得通行，均谓之达。若专用吐，谓肺金盛，抑制肝木，则与泻肺气、举肝气可矣，何必吐。谓脾浊下流，少阳清气不升，贝与抑胃升阳可矣，又何必吐。木郁固有吐之之理，而以吐总该达字，则未也（宜达郁汤）。发者，越之也。"

（2）火郁

《黄帝内经素问·六元正纪大论》："火郁之发，太虚肿翳，大明不彰，炎火行，大暑至，山泽燔燎，材木流津，广厦腾烟，土浮霜卤，止水乃减，蔓草焦黄，风行惑言，湿化乃后。"

《儒门事亲·卷十·暑火郁之病》："故民病少气、疮疡、痈肿、胁肋、胸背、首面、四肢膜膑胪胀，疡痱呕逆、瘛疭、骨痛节疼，及有动泄注下，温疟，腹中暴痛，血溢流注，精液衰少，目赤心热，甚则瞀闷，懊憹，善暴死也。"

《保命歌括·卷之十一·郁病》："火郁则发之者，王太仆云：发谓汗之，令其发散。火曰炎上，炎焰上腾者，火之性也。郁则伏藏，失其显扬之性矣，故顺其性而发之。发之者，使之发扬销灭也。如腠理外闭，邪热怫郁者，则用辛甘温热之剂，取汗以散之，如麻黄、桂枝汤是也。有阳厥极深，阴气极弱，蓄热怫郁，寒剂热剂俱不可投者，宜用凉膈解毒，以养阴退阳，宣散蓄热，得大汗而愈。又如龙火郁甚于内，非苦寒降沉之剂可治，则用升浮之药，佐以甘温，顺其性而从治之，使势穷则止，如升阳散火汤是也。斯皆发之之法也。"

《类经·二十六卷·运气类·五郁之发之治》："火郁发之，发，发越也。凡火郁之病，为阳为热之属也。其脏应心主、小肠、三焦，其主在脉络，其伤在阴分。凡火所居，其有结聚敛伏者，不宜蔽遏，故当因其势而解之、散之、升之、扬之，如开其窗，如揭其被，皆谓之发，非独止于汗也。"

《证治汇补·卷之二·内因门·郁症》："火郁治法，咳嗽痰喘，风疹潮热，此火郁也，治宜发之。发者，汗之也，升举之也。如腠理外闭，邪热怫郁，则解表取汗以散之。又如生冷抑遏，火郁于内，非苦寒降沉之剂可治，则用升浮之品，佐以甘温，顺其性而从治之，势穷则止。此皆发之之义也。"

《杂病源流犀烛·卷十八·内伤外感门·诸郁源流》："火郁之病，为阳为热，脏应心，腑应小肠、三焦，主在脉络，伤在阴分。"

（3）土郁

《黄帝内经素问·六元正纪大论》："岐伯曰：土郁之发，岩谷震惊，雷殷气交，埃昏黄黑，化为白气，飘骤高深，击石飞空，洪水乃从，川流漫衍，田牧土驹。化气乃敷，善为时雨，始生始长，始化始成。故民病心腹胀，肠鸣而为数后，甚则心痛胁䐜，呕吐霍乱，饮发注下，胕肿身重。云奔雨府，霞拥朝阳，山泽埃昏，其乃发也，以其四气。云横天山，浮游生灭，怫之先兆。"

《儒门事亲·卷十·湿土郁之病》："故民病心腹胀，肠鸣而为数后，甚则心痛胁䐜，呕逆霍乱，饮发注下，胕肿身重，脾热之生也。"

《保命歌括·卷之十一·郁病》："土郁夺之者，太仆云：夺谓下之，令无壅凝也。土爱稼穑，生长万物者，土之性也。郁则壅闭，失其稼穑之性矣。故因其壅塞，而攻取其害土之物。"

《类经·二十六卷·运气类·五郁之发之治》："土郁夺之，夺，直取之也。凡土郁之病，湿滞之属也。其脏应脾胃，其主在肌肉四肢，其伤在胸腹。土畏壅滞，凡滞在上者夺其上，吐之可也；滞在中者夺其中，伐之可也；滞在下者夺其下，泻之可也。凡此皆谓之夺，非独止于下也。"

《证治汇补·卷之二·内因门·郁症》："土郁治法，食滞中焦，痰凝脾藏，热壅肠胃，皆土郁也，治宜夺之。夺者，攻下也，劫而衰之也。"

《杂病源流犀烛·卷十八·内伤外感门·诸郁源流》："夺者，直取之谓也。湿滞则土郁，脏应脾，腑应胃，主在肌肉、四肢，伤在血分，当理其滞。滞在上宜吐，滞在中宜伐，滞在下宜泻，皆夺也，夺岂止于下哉（宜夺郁汤）。泄者，疏利之也。"

（4）金郁

《黄帝内经素问·六元正纪大论》："金郁之发，天洁地明，风清气切，大凉乃举，草树浮烟，燥气以行，霜雾数起，杀气来至，草木苍干，金乃有声。故民病咳逆，心胁满引少腹，善暴痛，不可反侧，嗌干面尘色恶。山泽焦枯，土凝霜卤，怫乃发也，其气五。夜零白露，林莽声凄，怫之兆也。"

《儒门事亲·卷十·燥金郁之病》："故民病咳逆，心腹满引少腹，善暴痛，不可反侧，嗌干，面尘色恶，金胜而木病也。"

《保命歌括·卷之十一·郁病》："金郁泄之者，太仆云：泄谓渗泄，解表，利小便也。金曰从革，变化流通者，金之性也。郁则失其从革之性矣，故泄之以疏通其气也。"

《类经·二十六卷·运气类·五郁之发之治》："金郁泄之，泄，疏利也。凡金郁之病，为敛为闭，为燥为塞之属也。其脏应肺与大肠，其主在皮毛声息，其伤在气分。故或解其表，或破其气，或通其便，凡在表在里、在上在下皆可谓之泄也。"

《证治汇补·卷之二·内因门·郁症》："金郁治法，壅闭气喘，胀满不眠，皆金郁也，治宜泄之。泄者，渗泄而利小便，疏通其气也。如肺受火烁，化令不行，致水源郁而渗道闭者，宜清肃金化，滋以利之。又如肺气膹郁，胸满仰息不得卧下，非利肺气不足以疏通之。此皆泄之之法也。"

《杂病源流犀烛·卷十八·内伤外感门·诸郁源流》："金郁之病，为敛闭，为燥塞，脏应肺，腑应大肠，主在皮毛、声息，伤在气分，或解表，或利气，皆可谓泄。"

（5）水郁

《黄帝内经素问·六元正纪大论》："水郁之发，阳气乃辟，阴气暴举，大寒乃至，川泽严凝，寒雾结为霜雪，甚则黄黑昏翳，流行气交，乃为霜杀，水乃见祥。故民病寒客心痛，腰脽痛，大关节不利，屈伸不便，善厥逆，痞坚腹满。阳光不治，空积沉阴，白埃昏瞑，而乃发也，其气二火前后。太虚深玄，气犹麻散，微见而隐，色黑微黄，怫之先兆也。"

《儒门事亲·卷十·寒水郁之病》："故民病寒客心痛，腰椎痛，大关节不利，屈伸不便，善厥，痞坚腹满，阴乘阳故也。"

《保命歌括·卷之十一·郁病》："水郁折之者，太仆云：折谓抑之，制其冲逆也。水曰润下，水之就下也，水之性也。郁则蓄聚奔激，失其性之自然矣，故抑之。禹抑洪水而天下平，谓疏之、渝之、决之、排之，顺其势而导之也。如蓄水留饮之病，以十枣汤治之者，决之也。中湿之病，以五苓散治之，上下分消，以去其湿者，疏之也。如肿胀之病，必实其脾土者，乃修其堤防，以捍之也。凡此皆折之之法也。"

《类经·二十六卷·运气类·五郁之发之治》："水郁折之，折，调制也。凡水郁之病，为寒为水之属也。水之本在肾，水之标在肺，其伤在阳分，其反克在脾胃。水性善流，宜防泛溢。凡折之之法，如养气可以化水，治在肺也；实土可以制水，治在脾也；壮火可以胜水，治在命门也；自强可以帅水，治在肾也；分利可以泄水，治在膀胱也。凡此皆谓之折，岂独抑之而已哉？"

《证治汇补·卷之二·内因门·郁症》："水郁治法，水肿胀满，二便阻隔，皆水郁也，治宜折之。折者，制御之也，伐而挫之也，渐杀其势。如胀满之病，水气浸淫而渗道以塞，乃土弱不能制水，当实脾土，资运化，使能制水而不敢泛滥，则渗道自通。或病势方锐，非上法所能遽制，则用泄水之药，伐而挫之。或动大便，或利小水，或发表汗，三法酌举迭用，以渐平之。此皆折之之义也。"

《杂病源流犀烛·卷十八·内伤外感门·诸郁源流》："利小便是水郁治法，与金郁无关（宜泄郁汤）。折者，调制也。水之本在肾，标在肺。实土可以制水，治在脾。壮火可以制水，治在命门。自强可以帅水，治在肾。分利可以泄水，治在膀胱。凡此皆谓之折，非独抑之而已（宜折郁汤）。"

2. 脏腑郁证

五脏之郁是对五郁的发展，以"天地有五运之郁，人身有五脏之应"为核心。包括了肝郁、心郁、脾郁、肺郁、肾郁，为本脏自郁。后有医家又补充了胆郁、胃郁、三焦郁等。

《证治汇补·卷之二·内因门·郁症》："五脏郁症，有本气自郁而生病者。心郁昏昧健忘；肝郁胁胀嗳气；脾郁中满不食；肺郁干咳无痰；肾郁腰胀淋浊，不能久立；胆郁口苦晡热，怔忡不宁。"

（1）肝郁

《古今医统大全·卷之二十六·郁证门·治法》："肝郁者，两胁微膨，或时刺痛，嗳气连连有声者是也。"

《辨证录·卷之四·五郁门》："人有畏寒畏热，似风非风，头痛颊疼，胃脘饱闷，甚则心胁相连膜胀，膈咽不通，吞酸吐食，见食则喜，食完作楚，甚则耳鸣如沸，昏眩欲仆，目不识人，人以为风邪之病，谁知是木郁之症也。夫木属肝胆，肝胆之气一郁，上不能行于心包，下必至刑于脾胃。人身后天以脾胃为主，木克脾土，则脾不能化矣；木克胃土，则胃不能受矣。脾胃空虚，则津液枯槁，何能分布于五脏七腑哉！且木尤喜水，脾胃既成焦乾之土，则木无水养，克土益深，土益病矣。土益病，则土不生肺，而肺金必弱，何能制肝！肝木过燥，愈不自安而作祟矣！治法宜急舒肝胆之本气。然徒舒肝胆之气，而不滋肝胆之血，则血不能润，而木中之郁未能尽解也。"

《不居集·上集卷之十八·诸郁证治·肝郁》："两胁膨胀，嗳气连连有声。"

《类证治裁·卷之三·郁症论治》："肝胆郁，血燥结核，加味逍遥散。"

（2）心郁

《古今医统大全·卷之二十六·郁证门·治法》："心郁者，神气昏昧，心胸微闷，主事健忘者是也。"

《辨证录·卷之四·五郁门》："人有少气，胁腹、胸背、面目、四肢膜胀愦愦，时而呕逆，咽喉肿痛，口干舌苦，胃脘上下忽时作痛，或腹中暴疼，目赤头晕，心热烦闷，懊憹善暴死，汗濡皮毛，痰多稠浊，两颧红赤，身生痱疮，人以为痰火作祟也，谁知是火郁之病乎？夫火性炎上，火郁则不能炎上而违其性矣。五脏之火不同，有虚火、实火、君火、相火之异。然火之成郁者，大约皆虚火、相火，即龙雷之火也。雷火不郁，则不发动，过于郁则又不能发动。非若君火、实火虽郁而仍能发动也。故治火之郁者，治虚火相火而已矣。既曰虚火，则不可用泻；既曰相火，则不可用寒，所当因其性而发之耳。"

《不居集·上集卷之十八·诸郁证治·心郁》："神气昏昧，心胸微闷，主事健忘。"

《不居集·上集卷之十八·论情志三郁·郁论》："盖心藏神而生血，心郁则不能生血而血少，血少则怔忡健忘，惊悸，盗汗，遗精之虚症生矣。心郁则不能生脾土，脾伤则不能统血，不能统血则吐衄，不眠食少，肠红崩漏，体倦神疲之虚症生矣，故主以归脾汤。归脾者，治劳伤心脾之圣药也。

心者君主之官，五脏系皆通于心，一有不平，心即应之。补心之方，前哲不少，然未能贯乎五脏。惟赵敬斋补心丸一方，极其缜密，能安养心神，治心气不足也。《经》曰：二阳之病发心脾，有不得隐曲，则女子不月。有不得隐曲者，盖指忧心悄悄，抑郁不伸，有无可如何之状，生气日削，神气日丧，而在女子则为不月也。呜呼！天不满东南，地缺陷西北，则天地亦无全功，而人生朝露，寄居尘世，气运不齐，机缘难凑，岂尽十全，从心所欲，惟居命以俟之。素富贵行乎富贵，素贫贱行乎贫贱，素患难行乎患难，故无入而不自得焉。孔圣饭疏食饮水，曲肱而枕之，乐亦在其中矣。颜氏一箪食、一瓢饮在陋巷，人不堪其忧，回也不改其乐。孟子曰：莫非命也，顺受其正。此皆治郁之真诠，却病之妙谛。然非有根基上智之人，襟怀旷达之士，终久摆脱不开，必愈病而愈郁，愈郁而愈病，惟有待毙而已。虽千百剂逍遥、归脾何益也？"

《类证治裁·卷之三·郁症论治》："心脾郁，怔忡崩漏，归脾汤。"

（3）脾郁

《古今医统大全·卷之二十六·郁证门·治法》："脾郁者，中脘微满，生涎少食，倦怠嗜卧，四肢无力者是也。"

《辨证录·卷之四·五郁门》："人有心腹饱满作胀，时或肠鸣，数欲大便，甚则心疼，两胁填实，为呕为吐，或吐痰涎，如呕清水，或泻利暴注，以致两足面胕肿，渐渐身亦重大。此等之病，初起之时，必杂然乱治，及其后也，未有不作蛊胀治之，谁知乃是土郁之病乎？土郁者脾胃之气郁也。《内经》将土郁属之五运之气，而不知人身五脏之中，原有土郁之病，正不可徒咎之岁气，而不消息其脏腑之气也。夫土气喜于升腾不喜下降，肝木来侮，则土气不升；肺金来窃，则土气反降，不升且降，土气抑郁而不伸，势必反克夫水矣。水既受克，不敢直走于长川大河，自然泛滥于溪涧路径，遇浅则泻，逢窍必钻，流于何经，既于何经受病。治法宜疏通其土，使脾胃之气升腾，则郁气可解。然而脾胃之所以成郁者，虽因于肝木之有余，与肺金之不足，然亦因脾胃之气素虚，则肝得而侮，肺得而耗也。倘脾胃之气旺，何患成郁哉！故开郁必须补脾胃之气，补脾胃而后用夺之之法，则土郁易解耳。"

《不居集·上集卷之十八·诸郁证治·脾郁》："中脘微满，生涎少食，四肢无力。"

《类证治裁·卷之三·郁症论治》："脾胃郁，气噎哕呃，金匮麦门冬汤加竹茹、丁香。"

（4）肺郁

《古今医统大全·卷之二十六·郁证门·治法》："肺郁者，毛皮枯涩，燥而不润，欲嗽而无痰者是也。"

《辨证录·卷之四·五郁门》："人有咳嗽气逆，心胁胀满，痛引小腹，身不能反侧，舌干嗌燥，面陈色白，喘不能卧，吐痰稠密，皮毛焦枯，人以为肺气之燥也，而不知乃是肺气之郁。夫肺气之郁，未有不先为心火所逼而成。然而火旺由于水衰，肾水不足不能为肺母复仇，则肺金受亏，而抑郁之病起。然则治肺金之郁，可不泄肺金之气乎！虽然未可径泄肺金之气也，必须大补肾水，水足而心火有取资之乐，必不再来犯肺，是补肾水正所以泄肺金也。"

《不居集·上集卷之十八·诸郁证治·肺郁》："皮毛燥而不润，欲嗽而无痰。"

《感症宝筏·卷之三·伤寒变证·呃逆》："（肺郁气逆）面冷频呃、咽中不爽，此肺气膹郁，病在上焦。宜开气分之痹，俾清阳得舒，胸次方能开达。"

《类证治裁·卷之三·郁症论治》："肺脾郁，营损肌瘦，养营汤去桂心减熟地黄。"

（5）肾郁

《古今医统大全·卷之二十六·郁证门·治法》："肾郁者，小腹微硬，腰腿重胀，精髓亏少，淋浊时作，不能久立者是也。"

《不居集·上集卷之十八·诸郁证治·肾郁》："小腹坚硬，精髓乏少，或浊或淋，不能久立。"

（6）胆郁

《古今医统大全·卷之二十六·郁证门·治法》："胆郁者，口苦，身微潮热往来，惕惕然人将捕之是也。"

《赤水玄珠·第十一卷·郁证门》："又有胆郁者，口苦，身微潮热往来，惕惕然如人将捕之，治宜柴胡、竹茹、干姜。"

《不居集·上集卷之十八·诸郁证治·胆郁》："口苦，身微潮热往来，惕惕然如人将捕之状。治宜柴胡、竹茹、干姜之类。"

《类证治裁·卷之三·郁症论治》："肝胆郁，血燥结核，加味逍遥散。若嘈杂吞酸，逍遥佐金汤。"

（7）三焦郁

《类证治裁·卷之三·郁症论治》："三焦郁，口干不食，栀子仁姜汁浸炒黑研细，以人参、麦冬、乌梅煎汤服。"

3. 郁郁、怫郁

（1）郁郁

《伤寒论·辨太阳病脉证并治中》："太阳病，过经十余日，反二三下之。后四五日，柴胡证仍在者，先与小柴胡。呕不止、心下急（一云呕止小安），郁郁微烦者，为未解也，与大柴胡汤下之则愈。"

《脉经·卷七·病可吐证第五》："病胸上诸实，胸中郁郁而痛，不能食，欲使人按之，而反有浊唾，下利日十余行，其脉反迟，寸口微滑，此可吐之，吐之利即止。"

《小品方·卷第四·治霍乱诸方》："治霍乱腹痛，胀满短气，不得吐下，灸不效者，热伏心脏中，烦闷郁郁者方。"

《古今医统大全·卷之十三·伤寒门（上）·懊憹》："懊为烦恼，憹为郁闷之貌，即心下烦恼，郁郁然不舒，愤愤然无奈，心中不安，比之烦躁而甚者也。有自下后，表中阳乘虚入内陷，郁结不散，伏于心胸之间，宜吐之，正所谓木郁达之之意。"

（2）怫郁

《肘后备急方·卷四·治卒发黄疸诸黄病第三十一》："谷疸者，食毕头旋，心怫郁不安而发黄，由失饥大食，胃气冲熏所致，治之方。"

《备急千金要方·卷十·伤寒方下·伤寒发黄第十四》："谷疸者，食毕头眩，心忪怫郁不安，面发黄，由失饥大食，胃气冲熏所致。"

《丹溪心法·卷三·六郁五十二》："气血冲和，万病不生，一有怫郁，诸病生焉。故人身诸病，多生于郁。苍术、抚芎，总解诸郁，随证加入诸药。"

《杂病源流犀烛·卷十八·内伤外感门·诸郁源流》："百病皆生于郁，人若气血冲和，病安从作。有怫郁，当升不升，当降不降，当化不化，或郁于气，或郁于血，病斯作矣。"

4. 六郁

《丹溪心法》中提出了六郁的概念，即气、血、痰、湿、火、食郁；《景岳全书》提出气、血、食、痰、风、湿、寒、热郁；《类证治裁》提到六气外来之郁，分为寒、火、湿、热、痰、食六郁。这些均突破《黄帝内经》五郁模式，拓展了"郁"的内涵范围。

《丹溪心法·卷三·六郁五十二》："戴云：郁者，结聚而不得发越也。当升者不得升，当降者不得降，当变化者不得变化也，此为传化失常。六郁之病见矣。气郁者，胸胁痛，脉沉涩；湿郁者，周身走痛，或关节痛，遇阴寒则发，脉沉细；痰郁者，动则喘，寸口脉沉滑；热郁者，瞀闷，小便赤，脉沉数；血郁者，四肢无力，能食便红，脉沉；食郁者，嗳酸，腹饱不能食，人迎脉平和，气口脉繁盛者是也。"

《脉症治方·卷之四·郁门·诸郁》："脉，郁脉多沉弦，或结伏。又沉涩，为血郁；沉伏为气郁；沉细为湿郁；沉数为热郁；沉滑为痰郁；气口紧盛为食郁。又忧郁则脉涩，怒郁则脉弦，思郁则脉缓。时一止，名曰结脉。症，丹溪云：气血冲和，百病不生。一有怫郁，诸病生焉。又云诸病皆生于郁，治之可开。［注］云：郁者，结聚不得发越也，当升不升，当降不降，当变化不得变化，故传化失常，而郁病作矣。大抵诸病多有兼郁者，或郁久而生病，或病久而生郁。凡治气血痰火之病，必兼郁而治之，斯无憝矣……丹溪云：郁病有六，气、血、痰、湿、热、食也。气郁则开之，其症胸胁痛，脉沉而涩者是也。血郁则行之，或消之，其症必能食，便红，四肢无力，脉沉涩是也。痰郁则消而导之，其症动则喘，寸口脉沉而滑是也。湿郁则燥之，利之，其症周身走痛，或关节痛，阴寒则发，脉沉细而濡是也。热郁则清之，其症目瞀，小便赤烦咳，脉沉细而数是也。食郁则消之，其症嗳酸，腹饱不能食，左寸脉平和，右寸脉紧盛是也。假令食在气上，气升则食自降，余仿此。凡久恶寒，亦须解郁，郁开病亦随愈。"

《松厓医径·卷下·郁证》："郁证者，气郁而湿滞，湿滞而成热，热郁而成痰，痰郁而成癖，血郁而成症，食郁而成痞满，丹溪曰：气血冲和，百病不生，一有怫郁，诸病生焉。"

《寿世保元·卷二·郁症》："夫郁者，结聚而不得发越也，当升者不得升，当降者不得降，当变化者不得变化也。此为传化失常，六郁之病见矣。

气郁者胸膈痛，脉沉涩，湿郁者周身走痛，或关节痛，遇阴寒则发，脉沉细，痰郁者动则喘，寸口脉沉滑，热郁者瞀闷，小便赤，脉沉数，血郁者四肢无力，能食便红，脉沉，食郁者，嗳酸腹饱，不能食，人迎脉平和，气口脉紧盛者是也。"

《景岳全书·卷之十九明集·杂证谟·郁证·诸郁滞治法》："凡诸郁滞，如气、血、食、痰、风、湿、寒、热，或表或里，或脏或腑，一有滞逆，皆为之郁，当各求其属，分微甚而开之，自无不愈。"

《医宗说约·卷之一·六郁》："滞而不通病名郁，湿火气血痰与食。六郁之症发东垣，五郁之旨出岐伯。丹溪制成越鞠丸，总解诸郁有功绩，香附（醋炒）苍术及抚芎，神曲山栀宜炒黑，水丸豆大服百丸（等分为末）。随症加药病如失。寒热头痛胸膈痛，耳聋目暗脉沉涩，气郁木香乌药加，砂仁青皮薄桂及；湿郁周身骨节痛，阴寒则发肢无力，脉来沉细（白）芷茯苓；咳嗽气急为痰郁，手足麻木脉滑沉，痰块坚硬咯不出，须加瓜蒌桔杏仁，南星半夏及海石；火郁口苦五心烦，头目惺惺目昏黑，小便赤涩脉沉数，黄连青黛功奇特；午后发热为血郁，小腹痛处移不得，脉来沉涩或芤结，上下失血桃（仁）红（花）入；嗳气作酸为食郁，遇食作痛不思食，胸腹饱闷面色黄，枳实针砂（散砂）沉紧脉（右关沉紧）。春加防风夏苦参，秋冬吴萸用有益。"

《杂病源流犀烛·卷十八·内伤外感门·诸郁源流》："诸郁，脏气病也。其原本由思虑过深，更兼脏气弱，故六郁之病生焉。六郁者，气、血、湿、热、食、痰也。诸郁之脉皆沉。六郁所挟，则兼芤涩数紧滑缓，或沉结促代，最宜细诊。"

《医阶辨证·六郁为病辨》："气郁生病，胸胁痛，或喘咳少痰沫，或肺胀咽塞如欲呕，或心下攻走痛如针刺，或心中痞闷而噫气；血郁生病，上为衄血，下结阴下血；痰郁生病，痰厥声在咽，间或喘息喉中有痰声，或为梅核气，咽嗌不利咯不出咽不下，或吞酸，或嘈杂，或呕哕，或嗳气；食郁生病，噫酸噫臭，或腹满不欲食，或腹疼欲呕；湿郁生病，周身走痛，或关节重痛遇天阴则作；热郁生病，目瞀小便赤，或狂越躁扰，或嚛粟如丧神守，或喉闭，或耳鸣，或重舌木舌。六郁为病多端，凡病之久而不已者，皆郁也。"

《医学入门·外集卷四·杂病提纲·郁》："与气类参看：寒郁，如心脾腹痛；火郁，如胁痛、跌扑、痈疽、疮疖；湿郁，如腰脚疝痛，分见各类。六郁仍分痰火积，郁者，病结不散也。六郁：气、血、痰、食、湿、热。然气郁则生湿，湿郁则成热，热郁则成痰，痰郁则血不行，血郁则食不消而成癥痞，六者皆相因为病。以致当升降不得升降，当变化不得变化，故法以顺气为先，降火化痰消积分多少治，与诸气大同。凡病，当先寻六郁与痰火，有则急治于此，无则依杂证治。"

（1）风郁

《不居集·上集卷之十八·诸郁证治·风郁》："头目皆痛，项背拘急，鼻嚏声重，皮肤顽麻，瘾疹瘙痒，或恶寒壮热。宜消风散，或麻黄、桂枝、柴、葛、荆、防、生姜、薄荷之类。"

《奉时旨要·卷一·阴属·论六气之郁》："风郁之症，由皮毛而入。《经》云：贼风邪气，乘虚伤人，浅者止犯皮毛，深者遍传经络。其症鼻塞身重，或头痛寒热，咳嗽痰喘，失治则风郁。藏于皮肤之间，内不得通，外不得泄，善行而数变，腠理开则洒然寒，闭则热而闷，寒则衰饮食，热则消肌肉。且内舍于肺，则发咳上气。传之肝，则厥，胁痛，出食。传之脾，腹中热，烦心出黄。传之肾，为疝瘕，少腹冤热而痛。传之心，筋脉相引为瘛。其入深者，内搏于骨为痹，搏于筋为挛，搏于脉中，血闭不通为痈，搏于皮肤，卫气不行为不仁。治宜六安煎及参苏饮。若化热，局方羌活散。冬月，桂枝汤酌用。此治风郁之法也。"

（2）寒郁

《本草备要·木部·厚朴》："寒郁者散寒，怒郁者行气。"

《不居集·上集卷之十八·诸郁证治·寒郁》："寒多而呕，腹痛粪溏，脉沉无力，厥冷拘急。"

《类证治裁·卷之三·郁症论治》："寒郁成热，泻之。"

《奉时旨要·卷一·阴属·论六气之郁》："寒郁之症，有由外而入者，有由饮食而致者，有由内而成者，宜分治之。其由外入者，风寒之感也。初起发热恶寒，失治则外寒郁而伤形。轻者头痛身重，呕恶胀滞、筋骨痠疼，治宜香苏散、神术散、五积散等主之。重者或传经化火，或直中三阴。症状治方，具详后卷伤寒门中。其由饮食致者，生冷之伤也。初起吞酸嗳腐，失治则内寒郁而伤脾，为霍乱转筋、为泄痢、为久疟、为痞积、为厥脱。治宜温胃饮、理中汤、四逆汤加肉桂、木香之类。其由内而成者、或劳欲火竭，或禀赋阳虚，此根本之亏也。初起时眩晕倦怠，畏冷恶风，失治则虚寒郁而气血日损，为厥逆不食、气喘阳痿，脉沉濡，五更泄泻。治宜八味丸、理阴煎、理中汤、右归饮、大补元煎之属，此寒郁之治也。"

(3) 热郁

《证治准绳·类方第二册·郁》："热郁汤，有阴虚而得之者，有胃虚食冷物，抑遏阳气于脾土中而得之者，其治法皆见发热条中。此则治夫非阴虚，非阳陷，亦不发热，而常自蒸蒸不解者也。"

《不居集·上集卷之十八·诸郁证治·热郁》："大热干呕，错语不眠，口燥咽干，狂躁心烦。"

《医学入门·外集·卷四·杂病提纲·郁》："热郁目蒙，口干舌燥，小便淋浊，脉沉数，加黄连，倍山栀、连翘。"

(4) 火郁

《周慎斋遗书·卷九·胸痛》："妇人胃脘痛，火郁宜发之。"

《类证治裁·卷之三·郁症论治》："若夫六气之火郁，散之，火郁汤。"

《奉时旨要·卷一·阴属·论六气之郁》："火郁之症，有贼火，有子火，贼可驱而不可留，子可养而不可害。贼火由六气饮食、暖坑窑灶而得，郁之则熏灼脏腑，烦渴肌消，必至阴涸而后已。子火即命门之真阳，生生之囊钥，郁之则元阳不升，谷食不化，水火不相为用，为不食，为肾泻，为水肿阴结，虚寒症百出矣。治法宜用表、清、攻三法以驱贼，如升阳散火汤、白虎汤、黄连解毒汤、承气汤等是也。用温补法以养子，如八味丸、右归饮等是也。此火郁之治也。"

(5) 湿郁

《证治准绳·类方第二册·郁》："湿郁汤，治因雨露所袭，或岚气所侵，或坐卧湿地，或汗出衣衫，皆为湿郁，其状身重而痛，倦怠嗜卧，遇阴寒则发，脉沉而细缓者是也。"

《感症宝筏·卷之四·伤寒类证·三焦湿郁》："发热后神识渐昏，小腹硬满，大便不下，此暑湿气蒸而弥漫三焦，乃诸窍阻塞之兆。"

《类证治裁·卷之三·郁症论治》："湿郁除之，除湿汤、平胃散。"

《医学入门·外集卷四·杂病提纲·郁》："湿郁周身关节走痛，首如物蒙，足重亦然，遇阴寒便发，脉沉濡，加白术，倍苍术。"

《奉时旨要·卷一·阴属·论六气之郁》："湿郁之症，身半已下受者居多。雨露之湿本于天，泥潮之湿本于地，酒浆水果汗液之湿本于人。初起在肌表，但发热恶寒，自汗身重，脉滑舌腻，失治则湿郁。入经络，为痹为痿，为筋骨四肢疼痛，腰痛不能转侧；入肌肉，为麻木，为胕肿脚气、为黄疸；入脏腑，为呕恶咳嗽，为胀满，为溺涩黄赤，为濡泻腹痛，水肿癥疝。"

(6) 痰郁

《不居集·上集卷之十八·诸郁证治·痰郁》："动则喘，寸口脉沉而滑。"

《医学入门·外集·卷四·杂病提纲·郁》："痰郁胸满，动则喘急，起卧怠惰，寸脉沉滑，加南星、香附、栝蒌仁、海石。"

(7) 食郁

《丹溪心法·卷二·痰十三》："噫气吞酸，此食郁有热，火气上动，以黄芩为君，南星、半夏为臣，橘红为便，热多加青黛。"

《丹溪心法·卷三·嘈杂三十五》："嘈杂，此乃食郁有热，炒栀子、姜炒、黄连不可无。"

《不居集·上集卷之十八·诸郁证治·食郁》："嗳酸胸满，腹胀不能食，或呕酸水，恶闻食气。"

《医学入门·外集·卷四·杂病提纲·郁》："食郁嗳酸恶食，黄疸鼓胀痞块，气口紧盛，加山楂、神曲、麦芽；伤冷食胃脘痛，加草豆蔻、干姜。"

(8) 气郁

《医学正传·卷之一·医学或问·中风》："肥人忧思气郁，右手瘫，口渴，补中益气汤。"

《丹溪心法·卷二·喘十五》："气郁，即调顺之。"

《古今医统大全·卷之二十七·嗝噎门·病机》："(嗝噎病多属火与痰)夫气郁者，气虚而郁者也，非实也。兹因气虚而郁热，若用辛热耗气，则是虚者益虚，热者益热，其何以为救治之道哉？病之初作，每见悉用辛香燥热劫之，愈而复作，愈劫愈深，至于危困。"

《证治准绳·类方第二册·郁》："气郁汤，治因求谋不遂，或横逆之来，或贫窘所迫，或暴怒所伤,或悲哀所致,或思念太过,皆为气郁,其状胸满胁痛,脉沉而涩者是也。"

《不居集·上集卷之十八·诸郁证治·气郁》:"胸满胁痛,脉沉而涩。"

《类证治裁·卷之三·郁症论治》:"气郁脉沉而涩,七气汤。气郁生涎心悸,温胆汤。"

(9) 血郁

《证治准绳·类方第二册·郁》:"血郁汤,凡七情郁结,盛怒叫呼,或起居失宜,或挫闪致瘀,一应饥饱劳役,皆能致血郁,其脉沉涩而芤,其体胸胁常有痛如针刺者是也。"

《不居集·上集卷之十八·诸郁证治·血郁》:"四肢无力,能食便血,脉沉涩而芤。"

《类证治裁·卷之三·郁症论治》:"血郁脉涩而芤,四物化郁汤。血郁络伤胁痛,金铃子散加桃仁、归须、郁金、降真香。"

《医学入门·外集·卷四·杂病提纲·郁》:"血郁四肢无力,能食,小便淋,大便红,脉沉芤涩,加桃仁、韭汁、牡丹皮。"

三、狭义郁

从狭义角度来看,仅情志不舒所致的病证属于中医郁证,包括脏躁、愁忧、梅核气、懊恼、七情内郁(怒郁、思郁、忧郁、喜郁、惊郁、悲郁、恐郁)等。

1. 百合病

《金匮要略方论·卷上·百合狐惑阴阳毒病证治第三》:"论曰:百合病者,百脉一宗,悉致其病也。意欲食复不能食,常默然,欲卧不能卧,欲行不能行,饮食或有美时,或有不用闻食臭时,如寒无寒,如热无热,口苦,小便赤,诸药不能治,得药则剧吐利,如有神灵者,身形如和,其脉微数。"

《医宗必读·卷之五·伤寒·百合病》:"似寒无寒,似热不热,欲食不食,欲卧不卧,欲行不步,嘿嘿不知所苦,如见鬼状,小便赤,病后失调,攻下非法,故成百合病。"

《订正仲景全书金匮要略注·卷二·百合狐惑阴阳毒病脉证并治第三》:"百合,百瓣一蒂,如人百脉一宗,命名取治,皆此义也。百合病者,谓人百脉一宗,悉致其病也。曰百脉即一脉也,犹言百体一体也,是盖以周身言之也,周身之脉,分而言之曰百,合而言之曰一,故曰百脉一宗。若曰百

合之病,总脉病也。脉者谓十二脉,三百六十五络脉也。伤寒大病之后,余热未解,百脉未和,或平素多思不断,情志不遂,或偶触惊疑,卒临景遇,因而形神俱病,故有如是之现证也。百脉周于身,脉病则身病,故身形如和不和,欲卧不能卧,欲行不能行也。百脉通于心,脉病则心病,故常默默也。如寒无寒,如热无热,似外感而非外感也。意欲食复不能食,或有美时,或闻食臭,有不用时,似里病而非里病也。至脉数、口苦、小便赤者,是郁结之热,虽侵里而其热未甚也。"

2. 梅核气

《金匮要略方论·卷下·妇人杂病脉证并治第二十二》:"妇人咽中如有炙脔,半夏厚朴汤主之。"

《仁斋直指方论·卷之五·梅核气·梅核气方论》:"梅核气者,窒碍于咽喉之间,咯之不出,咽之不下,如梅核之状者是也。始因恚怒太过,积热蕴隆,乃成厉痰郁结,致有斯疾耳。"

《古今医统大全·卷之二十七·梅核气证·病机》:"梅核气者,似呃逆而非呃逆,系痰气窒塞于咽喉之间,咯之不出,咽之不下,如梅核之状,故俗谓之梅核气。江南之地比比云之,故从而附此。盖湿热痰气郁结而然,治法不外开郁顺气消痰而已。"

《张氏医通·卷三·诸气门上·郁》:"《金匮》云:妇人咽中如有炙脔,半夏厚朴汤主之(即四七汤)。上焦,阳也,卫气所治。贵通利而恶闭郁,郁则津液不行而积为痰涎。胆以咽为使,胆主决断,气属相火,遇七情至而不决,则火郁而不发,火郁则焰不达,焰不达则气如焰,与痰涎聚结胸中,故若炙脔。《千金》作胸满,心下坚,咽中帖帖如有炙脔,吐之不出,吞之不下,证虽稍异,然亦以郁而致也。用半夏等药,散郁化痰而已。"

《订正仲景全书金匮要略注·卷六·妇人杂病脉证并治第二十二》:"咽中如有炙脔,谓咽中有痰涎,如同炙肉,咯之不出,咽之不下者,即今之梅核气病也。此病得于七情郁气,凝涎而生。故用半夏、厚朴、生姜,辛以散结,苦以降逆,茯苓佐半夏,以利饮行涎,紫苏芳香,以宣通郁气,俾气舒涎去,病自愈矣。此证男子亦有,不独妇人也。"

《金匮翼·卷五·咽喉·咽喉妨闷》:"咽喉如有物妨闷者,肺胃壅滞,痰气相搏,结于喉间。《金

匮》所谓咽中如有炙脔;《千金》所谓咽中贴贴,状如炙脔,吞不下吐不出者是也。其症妇人多郁者恒患之。《圣惠方》云:忧愁思虑,气逆痰结,皆生是疾也。"

《杂病心法要诀·卷三·诸气治法》:"四七汤,治七情过节,七气病生,郁结生痰,如絮如膜,凝结喉间,咯之不尽,咽之不下,名曰梅核气。"

3. 脏躁

《金匮要略方论·卷下·妇人杂病脉证并治第二十二》:"妇人脏躁,喜悲伤欲哭,象如神灵所作,数欠伸,甘麦大枣汤主之。"

《济阴纲目·卷之九·胎前门·脏躁悲伤》:"脏躁者,肺金燥也,肺之志为悲,胎热则火炎,肺不能持,故无故悲哭,兹治以甘缓,佐以凉泻,无不愈矣。"

4. 气病

《诸病源候论·气病诸候·结气候》:"《养生方》云:哭泣悲来,新哭讫,不用即食,久成气病。"

《证治汇补·卷之二·内因门·气症》:"女人多气。男子属阳,得气易散。女子属阴,得气多郁。故男子气病少,女子气病多。(正传)况娇养纵妒,性偏见鄙,或孀媳婢妾,志念不伸,恚愤疑忌,抑郁无聊,皆足致病。"

《杂病心法要诀·卷三·诸气辨证》:"气郁者,或得于名利失志,或得于公私怫情,二者之间也。"

《杂病心法要诀·卷三·诸气治方》:"夫气郁之病若久,必与血、痰、湿、热、饮、食相合,故治郁之方,可治气郁也。"

《医林改错·卷上·血府逐瘀汤所治症目·俗言肝气病》:"无故爱生气,是血府血瘀,不可以气治。此方应手效。"

5. 结气病

《诸病源候论·气病诸候·结气候》:"结气病者,忧思所生也。心有所存,神有所止,气留而不行,故结于内。"

《备急千金要方·卷十四小肠腑方·风虚惊悸第六·镇心丸》:"治男子妇人虚损,梦寤惊悸或失精神,妇人赤白注漏或月水不利,风邪鬼疰,寒热往来,腹中积聚,忧恚结气诸病方。"

《备急千金要方·卷十七肺脏方·积气第五·灸法》:"心腹诸病,坚满烦痛,忧思结气,寒冷霍乱,心痛吐下,食不消,肠鸣泄利,灸太仓百壮。"

6. 情志之郁

情志之郁常无明确病名,或言其因,如怒郁、思郁、忧郁,或直言七情内郁、七情内起之郁、七情之病、七情郁症等。郁无定名,涉及七情,统称为情志之郁。《严氏济生方》首次提出了"七情内郁"的概念;《景岳全书》提出情志三郁,并分为怒郁、思郁和忧郁;《类证治裁》指出七情之郁,并分述思、忧、悲、惊、怒、恐六郁。

《严氏济生方·鼻门·鼻论治》:"若七情内郁,六淫外伤,饮食劳役,致鼻气不得宣调,清道壅塞。其为病也,为衄、为痈、为息肉、为疮疡、为清涕、为窒塞不通、为浊脓,或不闻香臭。"

《古今医统大全·卷之二十六·郁证门·治法》:"(郁为七情之病,故病郁者十有八九。)何氏曰:郁为七情不舒,遂成郁结,既郁之久,变病多端。男子得之,或变为虚怯,或变噎嗝,气满腹胀等证;妇女得之,或为不月,或为堕胎,崩带虚劳等证。治法必能内养,然后郁开,按证调理。"

《证治汇补·卷之二·内因门·郁症》:"七情郁症,七情不快,郁久成病。或为虚怯,或为噎膈,或为痞满,或为腹胀,或为胁痛。女子则经闭堕胎,带下崩中。可见百病兼郁如此。(何氏)"

《临证指南医案·卷六·郁》:"医家不察,误认有形之滞,放胆用破气攻削,迨至愈治愈剧,转方又属呆补,此不死于病,而死于药矣。不知情志之郁,由于隐情曲意不伸,故气之升降开阖枢机不利,虽内经有泄折达夺,五郁之治,犹虑难获全功。故'疏五过论',有始富后贫,故贵脱势,总属难治之例。盖郁症全在病者能移情易性。医者构思灵巧,不重在攻补,而在乎用苦泄热,而不损胃;用辛理气,而不破气;用滑润濡燥涩,而不滋腻气机;用宣通而不揠苗助长。庶几或有幸成耳。(华岫云)"

《证治针经·卷二·郁》:"六气着人,(皆能郁而致病)营卫府脏经皆阻(此外感之郁);七情致郁,心脾肝胆为多(此内伤之郁,篇中所辑皆是)。"

《景岳全书·卷之十九明集·杂证谟·郁证》:"凡五气之郁,则诸病皆有,此因病而郁也;至若情志之郁,则总由乎心,此因郁而病也。第自古言郁者,但知解郁顺气,通作实邪论治,不无失矣。兹予辩其三证,庶可无误,盖一曰怒郁,二曰思郁,三曰忧郁。"

《类证治裁·卷之三·郁症论治》："情志之怫抑也，则六郁之病作。《经》言怵惕思虑则伤神，忧愁不解则伤意，悲哀动中则伤魂，喜乐无极则伤魄，盛怒不止则伤志，恐惧不解则伤精。此论气血之损。又言尝贵后贱，虽不中邪，病从内生，名曰脱营。尝富后贫，名曰失精，以及病发心脾，不得隐曲，思想无穷，所愿不得，皆情志之郁也。夫六气外来之郁，多伤经腑，如寒火湿热痰食，皆可以消散解。若思忧悲惊怒恐之郁伤气血，多损脏阴，可徒以消散治乎！七情内起之郁，始而伤气，继必及血，终乃成劳，主治宜苦辛凉润宣通。"

《医学刍言·郁证痰病》："郁证乃七情杂沓（沓：繁多），难分经络。如倦怠太息，或饥而不欲食，或食即饱胀，或心跳头昏，或腰酸足软，或火升内热，即在一日之中，时觉暂快，时觉昏沉，懒于言动。妇人患此最多，每每经事不调，腹中时痛。"

《辨证录·卷之四·五郁门》："人之郁病，妇女最多，而又苦最不能解，倘有困卧终日，痴痴不语，人以为呆病之将成也，谁知是思想结于心、中气郁而不舒乎？此等之症，欲全恃药饵，本非治法，然不恃药饵，听其自愈，亦非治法也。大约思想郁症，得喜可解，其次使之大怒，则亦可解。盖脾主思，思之太甚则脾气闭塞而不开，必至见食则恶矣；喜则心火发越，火生胃土，而胃气大开，胃气既开，而脾气安得而闭乎？怒属肝木，木能克土，怒则气旺，气旺必能冲开脾气矣。脾气一开，易于消食，食消而所用饮馔必能化精以养身，亦何畏于郁乎！故见此等之症，必动之以怒，后引之以喜，而徐之以药饵继之，实治法之善也。"

《景岳全书·卷之十九明集·杂证谟·郁证》："凡五气之郁，则诸病皆有，此因病而郁也；至若情志之郁，则总由乎心，此因郁而病也。第自古言郁者，但知解郁顺气，通作实邪论治，不无失矣。兹予辨其三证，庶可无误，盖一曰怒郁，二曰思郁，三曰忧郁。"

（1）思郁

《脉症治方·卷之四·郁门·诸郁》："思郁则脉缓，时一止，名曰结脉。"

《景岳全书·卷之十九明集·杂证谟·郁证》："又若思郁者，则惟旷女嫠妇，及灯窗困厄，积疑任怨者皆有之。思则气结，结于心而伤于脾也。及其既甚，则上连肺胃而为咳喘，为失血，为膈噎，为呕吐；下连肝肾，则为带浊，为崩淋，为不月，为劳损。若初病而气结为滞者，宜顺宜开；久病而损及中气者，宜修宜补。然以情病者，非情不解，其在女子，必得愿遂而后可释，或以怒胜思，亦可暂解；其在男子，使非有能屈能伸，达观上智者，终不易却也。若病已既成，损伤必甚，而再行消伐，其不明也亦甚矣。"

《证治针经·卷二·郁》："思郁之结宜解。"

《类证治裁·卷之三·郁症论治》："如思郁伤脾，气结，宜郁金、贝母、当归、柏子仁、桔梗、木香汁。思郁伤神，精滑。神伤必不摄肾，故遗精淋浊，固阴煎。思郁伤肝，潮热，逍遥散。思郁伤心脾，失血。归脾汤去白术，加白芍。"

《奉时旨要·卷一·阴属·论七情之郁》："思郁之症，惟旷女鳌妇，及萤窗困厄，积疑任怨者有之。《经》云：思则心有所存，神有所归，正气留而不行，故气结而伤于脾。郁之久，则上连肺胃而为喘咳、为失血、为噎膈呕吐；下连肝肾，为带浊，崩淋、不月、为劳损。初病者宜顺宜开，久病而损及中气者，宜修宜补。然以情病者，非情不解，即以怒胜思，亦暂时之计耳。俗谚云：心病还须心药医，可谓一语破的。治用逍遥散、二陈汤、六君、七福之属酌用，此思郁之治也。"

（2）怒郁

《景岳全书·卷之十九明集·杂证谟·郁证》："如怒郁者，方其大怒气逆之时，则实邪在肝，多见气满腹胀，所当平也。及其怒后而逆气已去，惟中气受伤矣，既无胀满疼痛等证，而或为倦怠，或为少食，此以木邪克土，损在脾矣，是可不知培养而仍在消伐，则所伐者其谁乎？此怒郁之有先后，亦有虚实，所当辨治者如此。"

《本草备要·木部·厚朴》："怒郁者行气。"

《类证治裁·卷之三·郁症论治》："怒郁肝伤气逆，解肝煎。怒郁火升动血，化肝煎。"

《奉时旨要·卷一·阴属·论七情之郁》："怒郁之症，《经》云：血有余则怒。怒则气逆，甚则呕血及飧泄。怒而郁，则气逆上而不下，即伤肝。其症胁胀疼痛，头疼，目不明，昏冒厥逆，妇女经闭乳疾，治用越鞠丸、四磨饮、化肝煎、柴胡疏肝散之类；生痰者，二陈汤。然久郁忿忿不解，必大伤其阴,而成劳损噎膈痞结诸症,宜逍遥散、归脾汤等以调养之。更用访胜寻乐之事以散其闷。或以悲胜之。血逆者,通瘀煎、人参清肺散酌用。此怒郁之治也。"

（3）忧郁

《脉症治方·卷之四·郁门·诸郁》："又忧郁则脉涩。"

《景岳全书·卷之十九明集·杂证谟·郁证》："又若忧郁病者,则全属大虚,本无邪实,此多以衣食之累,利害之牵,及悲忧惊恐而致郁者,总皆受郁之类。"

《类证治裁·卷之三·郁症论治》："忧郁伤肺,气阻,杏仁、栝蒌皮、郁金、枳壳、枇杷叶、竹沥、姜汁、半夏。忧郁伤中食少,七福饮去熟地加砂仁。悲忧脏躁欲泣,甘麦大枣汤。"

《奉时旨要·卷一·阴属·论七情之郁》："忧郁之症,全属大虚,多因衣食之累,利害之牵,及悲忧惊恐所致。盖悲则气消,忧则气沉,必伤脾肺,惊则气乱,恐则气下,必伤肝肾。忧至于郁,此其戚戚悠悠,精气消索,已非一日。《经》云:忧愁者,气闭塞而不行。将见噎膈、劳损、便血、疮疡,虚症滋起。古人琴书以消忧,出游以写忧,皆良法也。治宜培养真元,用七福饮、四君、异功、六君、大补元煎等治之。此忧郁之治也。"

（4）惊郁

《证治针经·卷二·郁》："惊忧致郁,惟养心以安神。"

《类证治裁·卷之三·郁症论治》："惊郁胆怯欲迷,人参、枣仁、茯神、龙骨、石菖蒲、南枣、小麦。惊郁神乱欲狂,清心温胆汤。"

《奉时旨要·卷一·阴属·论七情之郁》："惊郁之症,《经》云:惊则气乱,心无所倚,神无所归,虑无所定,故气乱。恶人与火,闻木音则惕然。失治而郁,则生火生涎,涎与气搏,变生诸症。或短气自汗,异梦惊魇;或怔忡心悸,癫痫神呆,妄言妄见。大抵惊症本因内气先虚,猝闻异响,见异物,及遇险临危而惊其肝胆,则神魂失守。且惊则神出于舍而舍空,痰饮乘虚袭入,其神不得归。又肝藏魂,肝虚遇惊,则风气水饮乘虚袭入,其魂飞扬若离体状。治法:用温胆汤加炒枣仁,送下远志丸;或平补镇心丹、秘旨安神丸俱可。若气郁生痰而惊悸者,四七汤加茯神、远志、石菖蒲。至神魂不归,魂梦飞扬者,此木盛生风,木槁生火,不可概作心血虚治,先用独活汤数剂,后用珍珠母丸神效。此惊郁之治也。"

（5）悲郁

《证治针经·卷二·郁》："悲消之郁宜升。"

《奉时旨要·卷一·阴属·论七情之郁》："悲郁之症,《经》云:心气虚则悲,悲则气消。悲而郁,则心系急,肺布叶举,而上焦不通,营卫不散,热气在中,故气消。其症心下崩数溲血,悲痛苦恼者,心神烦热躁乱而非清净也。悲哭而五液俱出者,火热亢极而反兼水化制之也。甘麦大枣汤主之。大约悲因于有所失,唯用亡羊补牢之计,使其失不足惜,则前事自忘而悲可愈。治法润肺中兼顺其气。此悲郁之治也。"

（6）恐郁

《证治针经·卷二·郁》："恐惧郁生,惟添精而益智……升阳（益胃汤）疗恐郁之沉。"

《类证治裁·卷之三·郁症论治》："恐郁阳消精怯,八味丸加减,或鹿角胶酒化服。"

《奉时旨要·卷一·阴属·论七情之郁》："恐郁之症,《经》云:肝气虚则恐。精气并于肾则恐。心怵惕思虑则伤神,神伤则恐惧自失。胆病者,心下憺憺,若人将捕之。此症本无所惊,心自动而不宁,自由元虚阴弱,心神不足而然。失治而郁,则精却,上焦闭,下焦胀,故气不行。治法:若肾伤者,宜补精髓,六味丸加枸杞、远志;若肝虚者,宜养阴血,六味丸加枣仁,龙齿;治阳明者,壮其气,四君子加木香;治心包者,镇其神,七福饮、秘旨安神丸加朱砂、琥珀、犀角;胆虚者,补胆防风汤,劳心过度,梦寐不安者,一味鹿角胶,酒溶多服。此恐郁之治也。"

（7）喜郁

《奉时旨要·卷一·阴属·论七情之郁》："喜郁之症,志得意满之病也。《经》云:喜则气和志达,营卫通利,故气缓。何病之有,然或在君父尊长之前,同人失意之际,遇喜不便形容,如谢安之对奕报捷,故示从容,旋折展齿之类,皆喜郁也。喜而郁,则神散而不藏,其发也狂,为喜笑不休,口流涎,目黄,皮革焦,毛悴色夭,治宜天王补心丹。若心热多笑,黄连解毒汤加半夏姜汁竹沥,且以恐胜之。此喜郁之治也。"

【辨病因】

郁证古时论述以"因郁致病"为多，郁证多作为其他疾病的病因，正如朱丹溪所言"气血冲和，万病不生，一有怫郁，诸病生焉"。至于郁证的病因，则以运气与七情内伤为主。现代中医内科将郁证分为广义与狭义之郁，广义之郁多因运气、外邪等引起，狭义之郁则特指情志不舒之郁，主要由七情内伤引起。

一、运气盛衰

《黄帝内经素问·刺法论》："黄帝问曰：升降不前，气交有变，即成暴郁。"

《黄帝内经素问·本病论》："是故辰戌之岁，木气升之，主逢天柱，胜而不前。又遇庚戌，金运先天，中运胜之，忽然不前。木运升天，金乃抑之，升而不前，即清生风少，肃杀于春，露霜复降，草木乃萎。民病温疫早发，咽嗌乃干，四肢满，肢节皆痛。久而化郁，即大风摧拉，折陨鸣紊。民病卒中偏痹，手足不仁。"

"是故巳亥之岁，君火升天，主室天蓬，胜之不前。又厥阴木迁正，则少阴未得升天，水运以至其中者。君火欲升，而中水运抑之，升之不前，即清寒复作，冷生旦暮。民病伏阳，而内生烦热，心神惊悸，寒热间作。日久成郁，即暴热乃至，赤风肿翳，化疫，温疠暖作，赤气彰而化火疫，皆烦而躁渴，渴甚治之以泄之可止。"

"是故子午之岁，太阴升天，主室天冲，胜之不前。又或遇壬子，木运先天而至者，中木遇抑之也。升天不前，即风埃四起，时举埃昏，雨湿不化。民病风厥涎潮，偏痹不随，胀满。久而伏郁，即黄埃化疫也，民病夭亡，脸肢府黄疸满闭，湿令弗布，雨化乃微。"

"是故丑未之年，少阳升天，主室天蓬，胜之不前。又或遇太阴未迁正者，即少阳未升天也，水运以至者。升天不前，即寒雾反布，凛冽如冬，水复涸，冰再结，暄暖乍作，冷复布之，寒暄不时。民病伏阳在内，烦热生中，心神惊骇，寒热间争。以成久郁，即暴热乃生，赤风气瞳翳，化成郁疠，乃化作伏热内烦，痹而生厥，甚则血溢。"

"是故寅申之年，阳明升天，主室天英，胜之不前。又或遇戊申戊寅，火运先天而至。金欲升天，火运抑之，升之不前，即时雨不降，西风数举，咸卤燥生。民病上热，喘嗽血溢。久而化郁，即白埃翳雾，清生杀气，民病胁满悲伤，寒鼽嚏嗌干，手拆皮肤燥。"

"是故卯酉之年，太阳升天，主室天芮，胜之不前。又遇阳明未迁正者，即太阳未升天也，土运以至。水欲升天，土运抑之，升之不前，即湿而热蒸，寒生两间。民病注下，食不及化。久而成郁，冷来客热，冰雹卒至。民病厥逆而哕，热生于内，气痹于外，足胫酸疼，反生心悸懊热，暴烦而复厥"。

"是故丑未之岁，厥阴降地，主室地晶，胜而不前。又或遇少阴未退位，即厥阴未降下，金运以至中。金运承之，降之未下，抑之变郁，木欲降下，金承之，降而不下，苍埃远见，白气承之，风举埃昏，清躁行杀，霜露复下，肃杀布令。久而不降，抑之化郁，即作风躁相伏，暄而反清，草木萌动，杀霜乃下，蛰虫未见，惧清伤脏。"

"是故寅申之岁，少阴降地，主室地玄，胜之不入。又或遇丙申丙寅，水运太过，先天而至。君火欲降，水运承之，降而不下，即彤云才见，黑气反生，暄暖如舒，寒常布雪，凛冽复作，天云惨凄。久而不降，伏之化郁，寒胜复热，赤风化疫，民病面赤心烦，头痛目眩也，赤气彰而温病欲作也。"

"是故卯酉之岁，太阴降地，主室地苍，胜之不入。又或少阳未退位者，即太阴未得降也，或木运以至。木运承之，降而不下，即黄云见而青霞彰，郁蒸作而大风，雾翳埃胜，折损乃作。久而不降也，伏之化郁，天埃黄气，地布湿蒸，民病四肢不举，昏眩肢节痛，腹满填臆。"

"是故辰戌之岁，少阳降地，主室地玄，胜之不入。又或遇水运太过，先天而至也。水运承之，水降不下，即彤云才见，黑气反生，暄暖欲生，冷气卒至，甚即冰雹也。久而不降，伏之化郁，冷气复热，赤风化疫，民病面赤心烦，头痛目眩也，赤气彰而热病欲作也。"

"是故巳亥之岁，阳明降地，主室地彤，胜而不入。又或遇太阴未退位，即少阳未得降，即火运以至之。火运承之不下，即天清而肃，赤气乃彰，暄热反作。民皆昏倦，夜卧不安，咽干引饮，懊热内烦，天清朝暮，暄还复作。久而不降，伏之化郁，天清薄寒，远生白气。民病掉眩，手足直而不仁，两胁作痛，满目。"

"是故子午之年，太阳降地，主窒地阜胜之，降而不入。又或遇土运太过，先天而至。土运承之，降而不入，即天彰黑气，瞑暗凄惨，才施黄埃而布湿，寒化令气，蒸湿复令。久而不降，伏之化郁，民病大厥，四肢重怠，阴痿少力，天布沉阴，蒸湿间作。"

《史载之方·卷下·治痢诸方》："子午之年，君火司天，土性生金，火性制金，土火交生，湿蒸相搏，则宜其土有所润，火有所源，火气见郁，心气内伤，乃生赤白血痢。寅申之年，相火司天，土火并化，气味交通，与此同候。丑未之年，太阴司天，土化流行，土火交通，湿热并至，子母同化，性不相侔，温湿攻心，脾郁，心气内变，血淤于中，注下赤白。且子午年、丑未年、寅申年、土之司天则异，而气化之生病则同，何也？答曰：夏秋相交，火金相继，土之一气，常游于其间，土有所润，暑有所源，然后金生，是以火土二位，气位交通，事理相混，其所以司天之岁虽殊，相郁而生痢则一也，方见下。卯酉之年，阳明司天，金行其令，气化凄清，人少脾病，六月七月，水火相犯，八月九月，金木相攻，水之与木，一化有余，赤白下注，从此而生。是岁，君火司地，少阴在泉，火能制金，一旦于岁中火淫所胜，焰明郊野，则化来救寒，更作人病，赤白在下。己亥之年，少阳在泉，相火司地，与此同化，然君火之化善，相火之化恶，善则伤人迟，恶则伤人速，治同法，方并见下。"

"乙丑、乙未、丁丑、丁未、己丑、己未、辛丑、辛未、癸丑、癸未，以上年辰，每一年之运，各管三气化，乙丑、乙未，金运本凉，以其气之不足，反与少徵同化，然火土交昧，太阴所寓，热化并行，湿热相持，心气内郁，血损于中，注下赤白，忽火之不常其德，侵伤其不足之金，则水必相救，寒邪犯心，因而生痢，此乙丑、乙未年之痢，忽有以土之郁火而生，忽有水之犯心而成。其受病脏腑虽不同，然土水共胞，寒湿同化，则其治大同而小异也，方并见下。《经》言，其运凉热寒，盖以此矣，向下准此而推。"

"辛丑、辛未，水运不足，虽上受天刑，然下加太阳，反归乎气，是岁，天土地水，寒湿偏多，火气见郁，若有痢之疾生，其起在心，其鬼在于脾肾，方并见下。"

《圣济总录·卷第二·运气·丙辰岁图》："二之气，自春分日子正，至小满日戌正，凡六十日有奇，主位少徵火，客气阳明金，中见水运，大凉反至，民乃惨，草乃遇寒，火气遂抑。民病气郁中满，寒乃始，宜调阳明之客，以酸补之，以辛泻之，以苦泄之，岁谷宜玄，间谷宜秬，则燥不为邪。"

"三之气，自小满日亥初，至大暑日酉初，凡六十日有奇，主位少徵火，客气太阳水，中见水运，气与运相符而布天政，寒气行，雨乃降，民病寒反热中，痈疽注下，心热瞀闷，不治者死，宜调太阳之客，以苦补之，以咸泻之，以苦坚之，以辛润之，岁谷宜玄，间谷宜稷，则寒不为邪，是气也。用寒远寒，无犯司气之寒。"

《圣济总录·卷第二·运气·癸亥岁图》："若临在反胜之位，则司岁之气，不得其应，是为主胜，其气位相胜有如此者，或因气运之郁，谓气运各有所制，屈而不伸也。天气胜运，则运化郁，运胜在泉，则地气郁，或六气临胜己之位，则六气亦郁，凡有所郁，则进退升降，皆不能也。其气郁有如此者，或因郁而必发，谓五气之郁乘时而发也。木发则飘骤，其应无时，火发则曛昧，应在四气，土发则昏溃，应在长夏，金发而毁折，应在秋，水发而雹雪，应在二火前后，其郁气之发有如此者，或因邪气反胜，谓天政布于夏，地令行于冬，至其时，或当寒而热，当热而寒，当温而清，当燥而热，当湿而燥，其邪气反胜有如此者，夫定期之外，犹有是者，则不拘于常数也，兹造化密移所以新新不穷欤。"

《周慎斋遗书·卷八·郁》："郁证，乃地气不升，天气不降，致浊气上行而清阳反下陷也。"

《松峰说疫·卷之六·运气·五运五郁天时民病详解》："天地五运之郁，人身有五脏之应。结聚而不行，当升不升，当降不降，当化不化，而郁病作矣。"

二、七情

《诸病源候论·气病诸候·结气候》："结气病者，忧思所生也。"

《古今医统大全·卷之二十六·郁证门·治法》："（郁为七情之病，故病郁者十有八九）何氏曰：郁为七情不舒，遂成郁结。"

《古今医统大全·卷之三十·胀满门·病机》："忧思结聚，本脏气郁，皆内所因。"

《脉症治方·卷之三·气门·诸气》："喜乐恐惊，耗散正气，怒忧思悲，郁结邪气。"

《症因脉治·卷二·痰症论·内伤痰症·郁痰》："七情所伤，易成郁结，肺气凝滞，脾元不运，思则气结，闷郁成痰，皆郁痰之因也。"

《不居集·上集卷之十八·论情志三郁》："忧郁者，全属大虚，本无实邪，此多以衣食之累，利害之牵，及悲、忧、惊、恐而致郁者，总皆忧郁之类。"

三、外邪

《圣济总录·卷第一百三十三·浸淫疮》："论曰：心恶热，风热蕴于心经，则神志躁郁，气血鼓作，发于肌肤而为浸淫疮也。其状初生甚微，痒痛汁出，渐以周体，若水之浸渍，淫洪不止，故曰浸淫，其疮自口出，流散四肢者轻，毒气已外出故也，从四肢反入于口则重，以毒复入于内故也。"

四、体弱

《扁鹊心书·卷中·吞酸》："凡人至中年，脾气虚弱，又伤生冷硬物，不能运行，蕴积中焦，久之变为郁火、停痰，故令噫气，久则成中满、腹胀之证。"

《古今医统大全·卷之二十七·嗝噎门·病机》："（嗝噎病多属火与痰）夫气郁者，气虚而郁者也，非实也。"

《杂病源流犀烛·卷十八内伤外感门·诸郁源流》："诸郁，脏气病也。其原本由思虑过深，更兼脏气弱，故六郁之病生焉。"

五、内生病邪

《仁斋直指方论·卷之七·六郁·六郁方论》："郁者六，气、血、食、痰、湿、热，结聚不得发越，当升不得升，当降不得降者是也。丹溪云：血气冲和，百病不生，一有怫郁，诸病生焉。故人身诸病，多生于郁。或久病而生郁矣。"

《医学入门·外集·卷四·杂病提纲·郁》："郁本病久不解，因服药杂乱而成，又有郁久而生病者，俱宜升提。"

【辨病机】

郁证多因郁怒、忧、思等七情内伤，使气机不畅，出现湿、痰、热、瘀等病理产物，致使脏腑功能失调，加之机体脏气易郁，最终发为本病。郁证的发生与情志内伤密切相关，基本病机为气机郁滞，脏腑功能失调。基本病理因素为气、血、火、痰、食、湿。愤恨恼怒，郁怒不畅，肝失条达，气机不畅，肝气郁结而成气郁。气为血帅，气行则血行，气滞则血行不畅，故气郁日久可成血郁；气郁日久也易化火成火郁；气郁使津行不畅，停于脏腑经络，聚而为痰，与气相结，而成痰郁。忧思伤脾，脾气郁结；或肝郁乘脾，脾失健运，食积不消而成食郁，水湿内停而成湿郁；水湿内停聚而为痰，又则成痰郁。脾伤日久，则气血生化乏源，而形成心脾两虚之证。情志过极伤于心，致心神失养。郁火伤肾阴，心失所养，则出现心肾阴虚之证。因七情内伤，导致肝失疏泄、脾失健运、心神失养，继而出现心脾两虚、心肾阴虚之证，脏腑功能失调而发本病。

《奉时旨要·卷一阴属·诸郁》："郁之为病，阴极之象也。《内经·六元正纪》云：五运之气，郁极乃发，待时而作，太过则暴，不及者徐，暴者为病甚，徐者为病持。治之奈何？木郁达之，火郁发之，土郁夺之，金郁泄之，水郁折之。然调其气，过者折之，以其畏也，所谓泄之。

《内经》又云：东方生风，在志为怒，怒伤肝，以悲胜之。南方生热，在志为喜，喜伤心，以恐胜之。中央生湿，在志为思，思伤脾，以怒胜之。西方生燥，在志为忧，忧伤肺，以喜胜之。北方生寒，在志为恐，恐伤肾，以思胜之。

又曰：心怵惕思虑则伤神，脾忧愁不解则伤意，肝悲哀动中则伤魂，肺喜乐无极则伤魄，肾盛怒不止则伤志，恐惧不解则伤精。忧愁恐惧则伤心，形寒冷饮则伤肺。悲哀太甚则胞络绝。五脏六腑皆摇。

《经》又云：尝贵后贱，虽不中邪，病从内生，名曰脱营。尝富后贫，名曰失精。暴怒伤阴，暴喜伤阳，厥逆上行，脉满去形。

赵养葵曰：郁者抑而不通之义，《内经》五法，因五气所乘而致郁，非专言忧郁也。

景岳曰：凡人血气一有不调而致病，皆得谓之郁，亦无非五气所化耳。如木应肝胆，主风邪，郁则滞抑，故宜达。或表或里，但使经络通行，则木郁自达矣。火应心与小肠，主热邪，郁则陷伏，故宜发。或虚或实，但使气得升扬，则火郁自发矣。土应脾胃，主湿邪，郁则壅淤，故宜夺。或上或下，但使浊秽得净，而土郁自夺矣。金应肺与大肠，主燥邪，郁则秘塞，故宜泄。或清或浊，但使气液得行，而金郁自泄矣。水应肾与膀胱，主寒邪，郁则凝溢，故宜折。或阴或阳，但使精从气化，而水郁自折矣。虽然，五法之中，各有圆通之妙，如木郁之治宜于达，若气陷，则发即达也，气壅，则夺即达也，气秘，则泄即达也，气乱，则折即达也。又火郁之治，宜于发，若元阳抑，则以达为发，脏腑结，则以夺为发，肤窍闭，则以泄为发，津液不化，则以折为发。至于夺者，挽回之谓，大实非大攻不足以荡邪，大虚亦非大补不足以夺命，是攻补皆夺也。折者，折中之谓，火实则阳亢阴虚，火虚则气不化水，是制水益火皆折也。

石顽曰：丹溪制六郁之论，立越鞠丸以治郁，谓气郁则湿滞而成热，热郁则痰滞而血不行，食不化，六者相因为病，此说与《内经》之旨未合。盖东方生木，生生之气，火气即附于木中，故木郁则火郁，土郁，而金亦郁，水亦郁，五行相因，自然之理也。治木郁而诸郁皆开矣。逍遥散是也，甚者加左金丸。

郁有六气之郁，风、寒、暑、湿、燥、火是也；有七情之郁，喜、怒、忧、思、悲、恐、惊是也；有人事失养之郁，气、血、痰、食是也。当分治之。"

《类证治裁·卷之三·郁症论治》："凡病无不起于郁者，如气运之乖和也，则五郁之病生。《经》言木郁达之，宜吐。火郁发之，升散。土郁夺之，攻下。金郁泄之，解表利小便。水郁折之，制其冲逆。此论胜复之变。情志之怫抑也，则六郁之病作。《经》言怵惕思虑则伤神，忧愁不解则伤意，悲哀动中则伤魂，喜乐无极则伤魄，盛怒不止则伤志，恐惧不解则伤精。此论气血之损。又言尝贵后贱，虽不中邪，病从内生，名曰脱营。尝富后贫，名曰失精，以及病发心脾，不得隐曲，思想无穷，所愿不得，皆情志之郁也。夫六气外来之郁，多伤经腑，如寒火湿热痰食皆可以消散解。若思忧悲惊怒恐之郁伤气血，多损脏阴，可徒以消散治乎！七情内起之郁，始而伤气，继必及血，终乃成劳，主治宜苦辛凉润宣通。苦能泄热，辛能理气，凉润能濡燥，宣通能解结，用剂必气味相投，乃可取效。以郁为燥邪，必肺气失宣，不能升降。中气日结，不能运纳，至血液日涸，肌消骨蒸，经闭失调，乳岩项疬，而郁劳之症成，不止血嗽气膈，狂癫失志而已。"

《脉义简摩·卷六名论汇编·气郁脉》："戴元礼曰：郁者，结聚而不得发越也。当升者不得升，当降者不得降，当变化者不得变化。此为传化失常，六郁之病见矣。气郁者，胸胁痛，脉沉涩。湿郁者，周身走痛，或关节痛，遇阴寒即发，脉沉细。痰郁者，动即喘，寸口脉沉滑。热郁者瞀，小便赤，脉沉数。血郁者，四肢无力，能食，便红，脉沉。食郁者，嗳酸腹满，不能食。人迎脉平，气口紧盛是也。

王汉皋曰：气郁则热，而血液又凝，故每于洪滑中见细。如右寸洪，肺热也。洪而滑，又有痰。而中有一线之细，是其虽细而力强，乃能见象于洪滑之中，主上焦有痛。不为促结弦大，而为细，其痛是郁热，非实火。治宜解郁，清肺化痰，不宜寒凉攻伐。余仿此。

又曰：脉有反象，皆郁极而阻闭者也。如肝病，左关弦，郁则细而弦，郁极则细而结，甚则伏矣。然其弦反见于相克之经，故右关弦也。余例推。凝痰宿食，填塞膻中，脉有见迟弱者，即此义也。"

《医学刍言·郁证痰病》："郁证乃七情杂沓，难分经络。如倦怠太息，或饥而不欲食，或食即饱胀，或心跳头昏，或腰酸足软，或火升内热，即在一日之中，时觉暂快，时觉昏沉，懒于言动。妇人患此最多，每每经事不调，腹中时痛。"

一、脏腑失调论

郁证病位主要在肝，又涉及心、脾、肾等脏。愤恨恼怒，肝失条达，气机不畅，而肝气郁结；忧思伤脾，脾失健运，聚湿成痰，而痰气郁结；情志过极伤心，致心失所养，神失所藏，心神失常；心之气血不足，脾失健运，气血生化不足，而致心脾两虚；郁火伤阴，肾阴亏耗，心神失养，又易出现心肾阴虚之证。

《黄帝内经素问·举痛论》："帝曰：善。余知百病生于气也，怒则气上，喜则气缓，悲则气消，恐则气下，寒则气收，炅则气泄，惊则气乱，劳则气耗，思则气结，九气不同，何病之生？岐伯曰：怒则气逆，甚则呕血及飧泄，故气上矣。喜则气和志达，荣卫通利，故气缓矣。悲则心系急，肺布叶举，而上焦不通，荣卫不散，热气在中，故气消矣。恐则精却，却则上焦闭，闭则气还，还则下焦胀，故气不行矣。寒则腠理闭，气不行，故气收矣。炅则腠理开，荣卫通，汗大泄，故气泄。惊则心无所倚，神无所归，虑无所定，故气乱矣。劳则喘息汗出，外内皆越，故气耗矣。思则心有所存，神有所归，正气留而不行，故气结矣。"

《不居集·上集卷之十八·论情志三郁·一曰忧郁》："忧郁者，全属大虚，本无实邪，此多以衣食之累，利害之牵，及悲、忧、惊、恐而致郁者，总皆忧郁之类。盖悲则气消，忧则气沉，必伤脾肺；惊则气乱，恐则气下，必伤肝肾。此其戚戚悒悒，但有消索，神志不振，心脾日以耗伤。凡此之辈，皆阳消症也，尚何实邪？使不知培养真元，而再加解散，其与鸬鹚脚上割股者何异焉？是不可不加审察也。"

《运气要诀·正文·运气亢害承制歌》："运气亢则皆为害，畏子之制敢不承，因有承制则生化，亢而无制胜病生。胜后子报母仇复，被抑屈伏郁病成，郁极乃发因子弱，待时得位自灾刑。[注]五运六气太过而极，则谓之亢，亢则必害我所胜者也。假如木亢极，则必害我之所胜之土；土之子金，随起而制木，木畏承受其制，则不敢妄刑彼母也。五行有此承制之道，自相和顺，则生化不病矣。假如木亢盛而无制，则必生胜病；胜病者肝，受病者脾，二经同病也。有胜必有复，有盛必有衰，自然之道也。木盛而后必衰，土之子金，则乘衰必复胜母之仇，是则更生复病也；复病者肺，受病者肝，二经同病也。余脏法此。若木不及，则被金遏抑，屈伏不伸，而木郁之病生也。然被郁极而乃发者，盖以木气不及，不能令子火旺，故不能复也，所以必待其己之得位时而后乃发也；虽发而不为他害，但自为灾病，亦由本气弱耳。故方其未发之时，与胜病同，胜病者肺，郁病者肝，及其已发之时，不复病肺，惟病肝也。余脏法此。此上文以太过释胜，不及释郁病，非谓一岁之太过不及，则分司之气无胜、复、郁病也。凡太过妄行害彼而病者，皆胜病也。受害子终不能复，郁而发病者，皆郁病也。不及被抑而病者，亦郁病也。被郁待子来报母仇而病者，皆复病也。推此余皆可通也。"

《临证指南医案·卷六·郁》："《素问·六元正纪大论》言五郁之发，乃因五运之气。有太过不及，遂有胜复之变。由此观之，天地且有郁，而况于人乎。故六气着人，皆能郁而致病。如伤寒之邪，郁于卫，郁于营，或在经在腑在脏。如暑湿之蕴结在三焦。瘟疫之邪，客于募原。风、寒、湿三气杂感而成痹症。总之，邪不解散即谓之郁。此外感六气而成者也。前人论之详矣，今所辑者，七情之郁居多。如思伤脾，怒伤肝之类是也。其原总由于心，因情志不遂，则郁而成病矣，其症心脾肝胆为多。"

《医贯砭·卷上·郁病论》："《内经》曰：木郁则达之，火郁则发之，土郁则夺之，金郁则泄之，水郁则折之。然调其气，过者折之，以其畏也，所谓泻之。《内经》五法之注，乃出自张子和，非启玄旧文，故多误。无稽之谈随口而出，可怪。予既改释其误，又推广其义，以一法代五法，自古从无一法可代几法者。若尔，此书何止可代五法，直以六味、八味代尽自古以来万病万法也。神而明之，屡获其效，故表而书之。盖东方先生木，木者生生之气，即火气。空中之火，附于木中，木郁则火亦郁于木中矣。在木中，则非空中矣。不特此也，火郁则土自郁，土郁则金郁，而水亦郁矣。然则非五郁，乃一郁也。此五行相因自然之理，惟其相因也。"

《吴医汇讲·卷八·木郁达之论》："《内经》云木郁达之，古来注释者，以达为宣吐；又云：用柴胡、川芎条而达之。愚谓此不过随文训释，而于达之之意，犹有未尽然也。夫木郁者，即肝郁也。《素问》云治病必求其本。而郁症之起，必有所因，当求所因而治之，则郁自解，郁者既解，而达自在其中矣。矧木郁之症，患于妇人者居多，妇人情性偏执，而肝病变幻多端，总宜从其性，适其宜，而致中和，即为达道。彼若吐、若升，止可以言实，未可以言虚也。今人柔脆者恒多，岂可概施升吐哉？其余火、土、金、水四郁，古人之注释，虽于《经》义未必有悖，然亦止可以言实，止可以言外因，未可以言虚，未可以言内因也。盖因郁致疾，不特外感六淫，而于情志为更多。调治之法，亦当求其所因而治之，则郁自解，郁者既解，则发、夺、泄、折俱在其中矣。因者病之本，本之为言根也、源也，君子务本，本立而道生，可师也。"

《银海指南·卷二·郁病论》："《经》曰：木郁达之，火郁发之，土郁夺之，金郁泄之，水郁折之。言乎五气之郁也。人之脏腑应之，木应肝胆，木主风邪，畏其郁结，故宜达之。火应心与小肠，火主热邪，畏其陷伏，故宜发之。土应脾胃，土主湿邪，畏其壅滞，故宜夺之。金应肺与大肠，金主燥邪，畏其躁急，故宜泄之。水应肾与膀胱，水主寒邪，畏其凝溢，故宜折之。然五者之中，皆可通融圆活，不必拘泥。夫人气血不顺，脉不和平，即是郁症，乃因病而郁也。至若情志之郁，则有三焉：一曰怒郁。方其盛气凌人，面赤声厉，多见腹胀。及其怒后，逆气已平，中气受伤，多见胀满疼痛，倦怠少食之症。一曰思郁。凡芸窗秀士，茅店羁人，以及室女尼姑，心有所忆而生意，意有所属而生思，思有未遂而成郁，结于心者，必伤于脾，及其既甚，上连肺胃，为咳喘失血，隔噎呕吐，下连肝肾，为带浊崩淋，不月劳损。一曰忧郁。或因衣食之累，或因利害之牵，终日攒眉而致郁者，志意乖违，神情萧索，心脾渐至耗伤，气血日消，饮食日少，肌肉日削，遂至发为目症，前七情论中已详之矣，故不赘述。然五气之郁，因病而郁者也，情志之郁，因郁而病者也。凡患是症者，宜自为节制，皆非草木所能奏效，所谓妙药难医心上病也。可不慎之？"

《奉时旨要·卷一阴属·论六气之郁》："火郁之症，有贼火，有子火，贼可驱而不可留，子可养而不可害。贼火由六气饮食、暖坑窑灶而得，郁之则薰灼脏腑，烦渴肌消，必至阴涸而后已。子火即命门之真阳，生生之橐龠，郁之则元阳不升，谷食不化，水火不相为用，为不食，为肾泻，为水肿阴结，虚寒症百出矣。"

1. 肺火内盛

《济阴纲目·卷之九·胎前门·脏躁悲伤》："仲景云：妇人脏躁，悲伤欲哭，象如神灵所作，数欠伸，甘麦大枣汤主之。脏躁者，肺金燥也，肺之志为悲，胎热则火炎，肺不能自持，故无故悲哭。"

2. 肺脾气滞

《症因脉治·卷二·痰症论·郁痰》："七情所伤，易成郁结，肺气凝滞，脾元不运，思则气结，闷郁成痰，皆郁痰之因也。"

《证治汇补·卷之二·内因门·气症》："喜怒惊恐，属心胆肾经。病则耗散正气，为怔忡失志。精伤痿厥，不足之病，怒忧思悲，属肺脾肝经。病则郁结邪气，为颠狂噎膈，肿胀疼痛，有余之病。"

《奉时旨要·卷一阴属·论七情之郁》："忧郁之症，全属大虚，多因衣食之累，利害之牵，及悲忧惊恐所致。盖悲则气消，忧则气沉，必伤脾肺，惊则气乱，恐则气下，必伤肝肾。忧至于郁，此其戚戚悠悠，精气消索，已非一日。《经》云：忧愁者，气闭塞而不行。将见噎膈、劳损、便血、疮疡、虚症滋起。古人琴书以消忧，出游以写忧，皆良法也。"

3. 肺失肃降

《医旨绪余·上卷·论五郁》："金郁泄之，金郁者，肺郁也。泄者，疏泄之谓也。金贵空清，壅塞窒密，则郁。故凡咳逆，喉疼声哑，胸满喘息，抬肩撷项，肌热，鼻塞呕脓，皆金郁症也。当疏而泄之，以肃其清降之常。又如伤风，咳嗽鼻塞，以参苏饮、人参败毒散，皆疏之之意。胸膈停饮，或水饮入肺，喉中如水鸡之声，或肺痈呕脓血，以葶苈大枣泻肺汤治之，孰非泄之之意欤。"

《景岳全书·卷之十九明集·杂证谟·郁证·论〈内经〉五郁之治》："金应肺与大肠，金主燥邪，畏其秘塞，故宜泄之，或清或浊，但使气液得行，则金郁可除，是即谓之泄也。"

《医方集解·理气之剂第七·越鞠丸》："朱丹溪曰：郁为燥淫，燥乃阳明秋金之位，肺属金，主气，主分布阴阳，伤则失职，不能升降。故《经》曰：诸气膹郁，皆属于肺。"

《辨证录·卷之四·五郁门》："人有咳嗽气逆，心胁胀满，痛引小腹，身不能反侧，舌干嗌燥，面陈色白，喘不能卧，吐痰稠密，皮毛焦枯，人以为肺气之燥也，而不知乃是肺气之郁。夫肺气之郁，未有不先为心火所逼而成。然而火旺由于水衰，肾水不足不能为肺母复仇，则肺金受亏，而抑郁之病起。"

《辨证奇闻·卷四·五郁》："咳嗽气逆，心胁胀满，痛引小腹，身不能侧。舌干嗌燥，面陈色白，喘不能卧，吐痰稠密，皮毛焦枯，人谓肺燥，不知气之郁，为心所逼而成。然火旺由于水衰，肾水不足，不能为肺复仇，肺金受亏，抑郁之病起。如父母为外侵，子难报怨，父母断不怪子之怯，怨天尤人，不能相遣。"

4. 风热蕴心

《圣济总录·卷第一百三十三·浸淫疮》："论曰：心恶热，风热蕴于心经，则神志躁郁，气血鼓作，发于肌肤而为浸淫疮也。其状初生甚微，痒痛汁出，渐以周体，若水之浸渍，淫泆不止，故曰浸淫，其疮自口出，流散四肢者轻，毒气已外出故也。从四肢反入于口则重，以毒复入于内故也。"

《注解伤寒论·卷三·辨太阳病脉证并治法第六》："发汗吐下后,邪热乘虚客于胸中,谓之虚烦者热也。胸中烦热郁闷而不得发散者是也。热气伏于里者,则喜睡,今热气浮于上,烦扰阳气,故不得眠。心恶热,热甚则必神昏,是以剧者反复颠倒而不安,心中懊憹而愦闷。懊憹者,俗谓鹘突是也。《内经》曰:其高者因而越之。与栀子豉汤以吐胸中之邪。"

5. 肝风屈曲

《证治汇补·卷之一·提纲门·火症》："有患怒不发,谋虑不遂,肝风屈曲而为郁火者。"

6. 肝脾不调

《辨证录·卷之四·五郁门》："人有遇寒心痛,腰膝沉重,关节不利,难于屈伸,有时厥逆,痞坚腹满,面色黄黑,人以为寒邪侵犯也,谁知是水郁之症乎?水郁之症,成于土胜木复之岁者居多,然而脾胃之气过盛,肝胆之血太燥,皆能成水郁之症也。"

《辨证奇闻·卷四·五郁》："遇寒心痛,腰膝沉重,关节不利于屈伸,时厥逆,痞坚腹满,面黄黑,人谓寒邪侵犯,谁知水郁之症乎。此症土胜木复之岁居多。然脾胃气过盛,肝胆血太燥,皆能成之。何可舍此四种,他治水郁哉。虽然水郁成于水虚,水有因水因火不同。因水者,真水虚;真水虚,邪水自旺;真火者,真火虚;真火虚,真水益衰,水火二而一者也。大约水中补火,火足水自旺,水旺郁不成。"

《辨证奇闻·卷四·五郁》："畏寒热,似风非风,头痛颊疼,胃脘饱闷,甚则心胁相连膜胀,膈咽不通,吞酸吐食,见食则喜,食完作楚,甚则耳鸣如沸,昏眩欲仆,目不识人,人谓风邪,谁知木郁乎。夫木属肝胆,肝胆气郁,上不行心包,下必克脾胃。后天以脾胃为主,木克则脾不能化,胃不能受。脾胃空虚,津液枯槁,何能布于脏腑?且木喜水,脾胃焦干,木无水养,克土益深,则土不生肺,肺必弱,不能制肝。木过燥,愈作祟矣。宜急舒肝胆气。然不滋肝胆血,则血不能润,木郁不解。"

《不居集·上集卷之十八·论情志三郁》："怒郁者,大怒气逆之时,则实邪在肝,故见气满腹胀,所当平也。及其怒后,而逆气已去,惟中气受伤矣。既无胀满疼痛等症,而或为倦怠,或为气逆,或为少食,此以木邪克土,损在脾矣。是可不知培养,而仍加消伐,则所伐者其谁乎?此怒郁之有先后、有虚实,所当辨也。"

《删补名医方论·卷四》："赵羽皇曰:五脏苦欲补泻,云肝苦急,急食甘以缓之。盖肝性急善怒,其气上行则顺,下行则郁,郁则火动而诸病生矣。故发于上,则头眩、耳鸣而或为目赤。发于中,则胸满、胁痛而或作吞酸。发于下,则少腹疼疝而或溲尿不利。发于外,则寒热往来,似疟非疟。凡此诸证,何莫非肝郁之象乎?而肝木之所以郁,其说有二:一为土虚不能升木也,一为血少不能养肝也。盖肝为木气,全赖土以滋培,水以灌溉。若中土虚,则木不升而郁。阴血少,则肝不滋而枯。"

7. 肝肾火郁

《辨证录·卷之四·五郁门》："人有少气,胁腹、胸背、面目、四肢膜胀愤懑,时而呕逆,咽喉肿痛,口干舌苦,胃脘上下忽时作痛,或腹中暴疼,目赤头晕,心热烦闷,懊憹善暴死,汗濡皮毛,痰多稠浊,两颧红赤,身生痱疮,人以为痰火作祟也,谁知是火郁之病乎?夫火性炎上,火郁则不能炎上而违其性矣。五脏之火不同,有虚火、实火、君火、相火之异。然火之成郁者,大约皆虚火、相火,即龙雷之火也。雷火不郁,则不发动,过于郁则又不能发动。非若君火、实火虽郁而仍能发动也。"

《辨证奇闻·卷四·五郁》："五脏有虚实、君相火不同。郁乃虚火,相火即龙雷火。雷火不郁不发动,过郁又不能发动。若君火、实火,虽郁仍能动。虚火自不可泻,相火自不可寒,所当因其性而发之。"

8. 肝失条达

《医旨绪余·上卷·论五郁》："生生子曰:《内经》有五郁之论,谓木郁达之,火郁发之,土郁夺之,金郁泄之,水郁折之。虽统揭夫郁之名,而未显言夫郁之症,与详明其达、发、夺、泄、折之义。惟是后之人认达为吐,认发为发汗,以泄为解表利小便,以夺为下,以折为抑其冲逆,意义未必非是,恐于经义未之尽也,余故缕析五郁之症,并治法焉。

夫五脏一有不平则郁。达,是条达或通达也,发是发越,泄是疏泄,夺是攘夺,折是决折。何者?夫《内经》曰:木郁达之,木郁者,肝郁也。达者,条达、通达之谓也。木性上升,怫逆不遂,则郁。

故凡胁痛耳鸣,眩运暴仆,目不认人,皆木郁症也。当条而达之,以畅其挺然不屈之常。如食塞胸中,而肝胆之气不升,故胸腹大痛,宣而吐之,以舒其木之气,是在上者因而越之也。木郁于下,胁疼日久,轻则以柴胡、川芎之类开而提之,亦条达之意也;重则用当归龙荟丸摧而伐之,孰非通达之意欤。"

《景岳全书·卷之十九明集·杂证谟·郁证·论〈内经〉五郁之治》:"故以人之脏腑,则木应肝胆,木主风邪,畏其滞抑,故宜达之,或表或里,但使经络通行,则木郁自散,是即谓之达也。"

《辨证录·卷之四·五郁门》:"人有畏寒畏热,似风非风,头痛颊疼,胃脘饱闷,甚则心胁相连膜胀,膈咽不通,吞酸吐食,见食则喜,食完作楚,甚则耳鸣如沸,昏眩欲仆,目不识人,人以为风邪之病,谁知是木郁之症也。夫木属肝胆,肝胆之气一郁,上不能行于心包,下必至刑于脾胃。人身后天以脾胃为主,木克脾土,则脾不能化矣;木克胃土,则胃不能受矣。脾胃空虚,则津液枯槁何能分布于五脏七腑哉!且木尤喜水,脾胃既成焦干之土,则木无水养,克土益深,土益病矣。土益病,则土不生肺,而肺金必弱,何能制肝!肝木过燥,愈不自安而作祟矣!"

《辨证录·卷之九·内伤门》:"人有怀抱素郁,闷闷昏昏,忽然感冒风寒,身热咳嗽,吐痰不已,虽似外感,谁知是肝气不舒,因召外感邪。夫肝气最喜条达,一遇忧郁之事,则涩滞而不可解,正喜外风之吹动,则内郁可舒。无如内郁之甚,则木中生火,风火相合,而热乃炽也,故感冒风寒,所以作热。风火作威,肝不畏金之克,反去侮肺,肺气不甘,两相战斗,肺又惧火刑,呼救于肾子,而咳嗽生矣。虽有津液,又为肝中风火所耗,而津液变为痰涎。"

《辨证录·卷之十·离魂门》:"人有终日思想情人,杳不可见,以至梦魂交接,醒来又远隔天涯,日日相思,宵宵成梦,忽忽如失,遂觉身分为两,能知户外之事,人以为离魂之症,谁知心肝之气郁乎。夫肝本藏魂,气郁则肝气不宣,宜乎魂之不出矣。不知肝郁必至克脾,思想又必伤脾,脾土一伤,即不能输精于心肝之内,而心气必燥,肝又因郁而血干,无津以润心,则心更加燥,心燥则肝气不安,日欲出气以顾心,而情人不见,心中拂抑,愈动其郁,郁极火炎,而魂不愿藏于肝中,乃随火外出之为快。魂既外出,而躯壳未坏,故能回顾其身,视身为二也。"

《奉时旨要·卷一阴属·论七情之郁》:"怒郁之症,《经》云:血有余则怒。怒则气逆,甚则呕血及飧泄。怒而郁,则气逆上而不下,即伤肝。其症胁胀疼痛,头疼,目不明,昏冒厥逆,妇女经闭乳疾,治用越鞠丸、四磨饮、化肝煎、柴胡疏肝散之类;生痰者,二陈汤。然久郁忿忿不解,必大伤其阴,而成劳损噎膈痞结诸症。"

9. 脾胃虚滞

《圣济总录·卷第三十九·霍乱心烦》:"论曰:霍乱心烦者,缘心下有水,水害心火,其气不宣,故令人心烦闷乱而不安也。盖胃土气衰,不能运化饮食,气郁于中,使清浊不分,阴阳干扰,故霍乱而神情烦躁也。"

《推求师意·卷之下·郁病》:"郁病多在中焦。六郁例药,诚得其要。中焦者,脾胃也。胃为水谷之海,法天地,生万物,体乾坤健顺。备中和之气,五脏六腑皆禀之以为主,荣卫天真皆有谷气以充大。东垣谓人身之清气、荣气、运气、卫气、春升之气,皆胃气之别称。然岂尽胃气,乃因胃气以资其生。故脾胃居中,心肺在上,肾肝在下。凡有六淫、七情、劳役妄动,故上下所属之脏气;致有虚实克胜之变。而过于中者,其中气则常先四脏,一有不平,则中气不得其和而先郁,更因饮食失节停积、痰饮寒湿不通,而脾胃自受者,所以中焦致郁多也。"

《保命歌括·卷之十一·郁病》:"邪之所凑,其气必虚。留而不去,其病则实。大抵六郁之病,皆缘脾胃虚弱得之。"

《医旨绪余·上卷·论五郁》:"土郁夺之,土郁者,脾郁也。夺者,攘夺之谓也。土性贵燥,惟燥乃能运化精微,而致各脏也。壅滞溃濡,则郁。故凡肿满痞塞,胕肿,大小便不利,腹疼膜胀,皆土郁症也。当攘而夺之,以复其健运之常。又如腹中窒塞,大满大实,以枳实导滞丸、木香槟榔丸、承气汤下而夺之,是中满者,泻之于内也。饮食伤脾,痞闷,痰涎日生,以橘半枳术丸;忧思痞结,不思饮食,腹皮微急,以木香化滞汤、消痞丸消而磨之,亦攘之意也。诸湿肿满,胕肿,湿热发黄,以实脾利水之剂燥之,孰非攘而夺之之意欤。"

《景岳全书·卷之十九明集·杂证谟·郁证》:"土应脾胃,土主湿邪,畏其壅淤,故宜夺之,或上或下,但使浊秽得净,则土郁可平,是即谓之夺也。"

《医方集解·理气之剂第七·越鞠丸》:"又郁病多在中焦。中焦,脾胃也,水谷之海,五脏六腑之主,四脏一有不平,则中气不得其和而先郁矣。"

《辨证录·卷之四·五郁门》:"人有心腹饱满作胀,时或肠鸣,数欲大便,甚则心疼,两胁填实,为呕为吐,或吐痰涎,如呕清水,或泻利暴注,以致两足面胕肿,渐渐身亦重大。此等之病,初起时,必杂然乱治,及其后也,未有不作蛊胀治之,谁知乃是土郁之病乎?土郁者脾胃之气郁也。《内经》将土郁属之五运之气,而不知人身五脏之中,原有土郁之病,正不可徒咎之岁气,而不消息其脏腑之气也。夫土气喜于升腾不喜下降,肝木来侮,则土气不升;肺金来窃,则土气反降,不升且降,而土气抑郁而不伸,势必反克夫水矣。水既受克,不敢直走于长川大河,自然泛溢于溪涧路径,遇浅则泻,逢窍必钻,流于何经,既于何经受病。治法宜疏通其土,使脾胃之气升腾,则郁气可解。然而脾胃之所以成郁者,虽因于肝木之有余,与肺金之不足,然亦因脾胃之气素虚,则肝得而侮,肺得而耗也。倘脾胃之气旺,何患成郁哉!"

《辨证奇闻·卷四·五郁》:"心腹饱胀,时肠鸣数声,欲大便,甚则心疼,两胁填实,或吐痰涎,或呕清水,或泄利暴注,以致两足面浮肿,身渐重大。此初起乱治,及后必作蛊胀治,谁知土郁乎。土郁,脾胃气郁也。《内经》将土郁属气运,不知原有土郁之病,不可徒咎岁气,不消息脏腑。夫土气喜升不喜降,肝木来侮,则土气不升;肺气来窃,则土气反降。不升且降,土气抑郁不伸,反克水矣。水受克,不能直走长川大河,自然泛滥溪涧,遇浅则泄,逢窍则钻,流何经即何经受病。"

10. 脾虚食滞

《扁鹊心书·卷中·吞酸》:"凡人至中年,脾气虚弱,又伤生冷硬物,不能运行,蕴积中焦,久之变为郁火、停痰,故令噫气,久则成中满、腹胀之证。"

11. 脾阳不振

《证治汇补·卷之一·提纲门·火症》:"有胃虚食冷,抑遏阳气于脾土之中,四肢发热,扪之烙手而为火郁症者。"

12. 肾虚水泛

《医旨绪余·上卷·论五郁》:"水郁折之,水郁者,肾郁也。折者,决折之谓也。水贵沉静,搏激窒塞,则郁。故凡冷唾上涌,水肿腹胀,腰膝不利,屈伸不便,皆水郁症也。决而折之,以导其东归之常。又如肾气抑郁,邪水泛上而冷唾,以茯苓、泽泻之类导而下之,决之意也。腰脐疼痛,不可俯仰,或如奔豚之状,以桂心之类折之,或小便癃疼,久亢不泄,而为白浊,以小茴香、泽泻、黄柏之类治之,孰非决之之意欤。是皆因其曲而直之也,举其概则余可推矣。若以达为吐,以发为汗,以泄为解表利小便,以夺为下,以折为抑其冲逆,然固然也,于经义恐犹未尽善也。且后文又曰然调其气,过者折之,以其畏也,所谓泻之。愚谓过者,淫胜之谓也;折之者,谓裁之也,如木胜助之以辛,火胜助之以咸之类,投其畏而伐之。故曰五脏一有不平,所胜平之,递相济养,交互克伐,此之谓也。"

《景岳全书·卷之十九明集·杂证谟·郁证》:"水应肾与膀胱,水主寒邪,畏其凝溢,故宜折之,或阴或阳,但使精从气化,则水郁可清,是即谓之折也。"

13. 思虑伤脾

《辨证奇闻·卷四·五郁》:"郁,女子最多,又难解。倘痴卧不语,人谓呆病将成。谁知思结胸中,气郁不舒乎。此全恃药固非,不恃药亦非。大约思郁,得喜可解,使大怒亦解。盖脾主思,思太甚,脾气闭塞不开,必见食则恶。喜则心火发越,火生胃,胃气大开,脾不得闭。怒属肝,木能克土,怒则气旺,气旺必冲开脾气,脾气一开,易于消食,食消必化精以养身,又何畏于郁。"

《不居集·上集卷之十八·论情志三郁》:"思郁者,惟旷女鳌妇,及灯窗困厄,积疑在怨者皆有之。思则气结,结于心而伤于脾也,及其既甚,则上连肺胃,而为咳喘,为失血,为噎膈,为呕吐;下连肝肾,则为带浊,为崩淋,为不月,为劳损。"

《奉时旨要·卷一阴属·论七情之郁》:"思郁之症,惟旷女鳌妇,及萤窗困厄,积疑任怨者有之。《经》云:思则心有所存,神有所归,正气留而不行,故气结而伤于脾。郁之久,则上连肺胃而为喘咳,为失血,为噎膈呕吐;下连肝肾,为带浊,崩淋、不月、为劳损。初病者宜顺宜开，久病而损及中气者，宜修宜补。然以情病者，非情不解，即以怒胜思、亦暂时之计耳。俗谚云：心病还须心药医，可谓一语破的。"

14. 痰火灼肺

《古今医统大全·卷之四十三·痰饮门·治法》："若夫痰因火动，肺气不清，咳嗽时作，及老痰郁痰结成粘块，凝滞喉间，吐咯难出，此等之痰，皆因火邪炎上，熏于上焦，肺气被郁，故其津液随气而升，卒为火郁，凝结而成，岁月积久，根深蒂固，名曰老痰，又曰郁痰，而其源即火邪。"

15. 胃气冲熏

《诸病源候论·黄病诸候·谷疸候》："谷疸之状，寒热不食，食毕头眩，心忪怫郁不安而发黄，由失饥大食，胃气冲熏所致。"

《医门法律·卷一·先哲格言》："上不行下不通则郁矣。郁则少火皆成壮火，而胃居上焦下脘两者之间，故胃气热则上炎，熏胸中而为内热也。"

16. 心病致郁

《不居集·上集卷之十八·论情志三郁》："五气之郁，自外而入，故郁在六经。七情之郁，自内而生，故郁在五脏。五脏之中，又以心经为主，以其有脉络相通，故郁者实乃心病也。虽曰情志忧思怒三郁，而喜悲惊恐，亦无不在其中，皆可圆活融贯。""吴澄曰：百病皆生于郁。故凡病之属郁者，十常八九。有本气自郁而病者，有别脏所乘而郁者。《内经》所论，只言五行胜复之理，故有五气之郁。丹溪推而广之，则有气、血、痰、火、湿、食之六郁。赵氏又推而广之，凡伤风、伤寒、温暑、时疫外感等症，皆作郁看。余又推而广之，凡七情五志，劳伤积食，各病皆属于郁。盖情志怫抑，无不关于心，郁者心病也。童男、室女、师尼、寡妇，所欲不得，或先富后贫，先贵后贱，名利场中荣辱所关，或衣食牵累，利害切身，因而抑郁成劳损者，不知凡几，皆心之郁以致之也。"

17. 心肺气滞

《奉时旨要·卷一阴属·论七情之郁》："悲郁之症，《经》云：心气虚则悲，悲则气消。悲而郁，则心系急，肺布叶举，而上焦不通，营卫不散，热气在中，故气消。其症则心下崩数溲血，悲痛苦恼者，心神烦热躁乱而非清净也。悲哭而五液俱出者，火热亢极而反兼水化制之也。"

18. 心火流注

《张氏医通·卷六·痿痹门·百合》："所谓百脉一宗，言周身之血，尽归于心主也。心主血脉，又主火，若火淫则热蓄不散，流于血脉，故百脉一宗，悉致其病也。人身气阳而血阴，若气盛则热，气衰则寒，今病在血，不干于气。所以如寒无寒，如热无热，欲食不食，欲卧不卧，欲行不行，皆阳火烁阴，无可奈何之状也。又上热则为口苦，下热则为便赤，亦阳火烁阴之患也。药虽治病，然必藉胃气以行之。若毒血在脾胃，经脉闭塞，药虽入而胃弱不能行，故得药转剧而吐利也。病不在皮肉筋骨，则身形如和。惟热在血，故脉微数也。脉数血热，则心火上炎，不下交于肾，而膀胱之经亦不得引精于上。上虚则溺时渐然头眩，甚则为头痛。以此微甚，可卜其愈日之远近也。"

19. 心火陷伏

《兰室秘藏·卷下·杂病门·火郁汤》："五心烦热，是火郁于地中四肢者，脾土也。心火下陷于脾土之中，郁而不得伸。"

《医旨绪余·上卷·论五郁》："火郁发之，火郁者，心郁也。发者，发越之谓也。火性炎上，怫逆不遂，则郁。故凡瞀闷目赤，少气疮疡，口渴溲黄，卒暴僵仆，呕哕吐酸，瘛疭狂乱，皆火郁症也。当发而越之，以返其自然之常。又如五心烦热，肌肤大热，过食冷物，抑遏阳气于脾土之中，以火郁汤、升阳散火汤，皆发之之意也，又谓从其性而扬之。思想无穷，所愿不遂，悒郁不乐，因生痰涎，不进饮食，或气不升降，如醉如痴，以木香、石菖蒲、生姜、雄黄之类帅而动之，亦发之意也。小便浑浊，疮疡舌疳，以黄连解毒汤、导赤散、八正散之类引而下之，孰非越之之意欤。"

《景岳全书·卷之十九明集·杂证谟·郁证》："火应心与小肠，火主热邪，畏其陷伏，故宜发之，或虚或实，但使气得升扬，则火郁自解，是即谓之发也。"

《辨证奇闻·卷四·五郁》："少气，胁腹、胸背、面目、四肢䐜胀愤懑，时呕逆，咽喉肿痛，口干舌苦，胃脘上下时痛，或腹暴痛，目赤头晕，心热烦闷懊侬，暴死，汗濡皮毛，痰多稠浊，颧赤，身生痈疮，人谓痰火作祟，谁知火郁乎。火性炎上，火郁违其性矣。"

《血证论·卷六·心烦》："心中懊侬者，以火不得宣，故郁而不乐也。"

20. 心气内结

《诸病源候论·气病诸候·结气候》："结气病者，忧思所生也。心有所存，神有所止，气留而不行，故结于内。"

《辨证录·卷之四·五郁门》："人之郁病，妇女最多，而又苦最不能解，倘有困卧终日，痴痴不语，人以为呆病之将成也，谁知是思想结于心、中气郁而不舒乎？"

21. 心神涣散

《奉时旨要·卷一阴属·论七情之郁》："喜郁之症，志得意满之病也。《经》云：喜则气和志达，营卫通利，故气缓。何病之有，然或在君父尊长之前，同人失意之际，遇喜不便形容，如谢安之对弈报捷，故示从容，旋折屐齿之类，皆喜郁也。喜而郁，则神散而不藏，其发也狂，为喜笑不休，口流涎，目黄，皮革焦，毛悴色夭。"

二、气血津液失调论

愤恨恼怒，郁怒不畅，使肝失条达，气机不畅，以致肝气郁结而成气郁。气为血帅，气行则血行，气滞则血行不畅，故气郁日久可成血郁；气郁日久也易化火，而成火郁；气郁亦使津行不畅，停于脏腑经络，聚而成痰，与气相结，而成痰郁，最终发为本病。

1. 气机失调

《诸病源候论·气病诸候·胸胁支满候》："恚气则积聚在心下，心满不得饮食；忧气则不可极作，暮卧不安席；肺之积气，在于右胁；肝之积气，在于左胁。二脏虚实不和，气蓄于内，故胸胁支满。"

《医学原理·卷之九·郁症门·治郁方》："夫郁因气滞不行，郁而成热，热而成湿，湿郁成痰。"

《古今医统大全·卷之二十一·积热门·病机叙论》："郁，怫郁也，结滞壅塞而气不通畅。所谓热甚则腠膝闭密而郁结也。"

《古今医统大全·卷之二十六·郁证门·病机》："王安道曰：凡病之起，多由于郁。郁者，滞而不通之义。或因所乘而为郁，或不因所乘本气自病郁者，皆郁也，岂惟五运之变能使然哉！"

《医方考·卷三·噎膈门第二十六·深师七气汤》："七气者，寒气、热气、怒气、恚气、喜气、忧气、愁气也。气者，运行不息之物，故气行则治，气郁则病。冲和则治，乖戾则病。"

《证治汇补·卷之二·内因门·气症》："男子属阳，得气易散。女子属阴，得气多郁。故男子气病少，女子气病多。况娇养纵妒，性偏见鄙，或孀媳婢妾，志念不伸，恚愤疑忌，抑郁无聊，皆足致病。"

《不居集·上集卷之十八·诸郁证治·病多兼郁》："郁者，结聚而不得发越也。当升不升，当降不降，当变化不变化，失其常度，而郁病作矣。大抵诸病，多有兼郁者，或久郁而生病，或病久而生郁。故凡治病，必以郁法参而治之。"

《不居集·上集卷之十八·诸郁证治·外郁》："吴澄曰：内郁者，七情之郁也。外郁者，六气之郁也。六气伤人，皆有传变，由轻及重。惟外郁之症，只在本经，聚而不散，有失升降变化之权，郁结不开，厌厌有似虚损痨瘵之症。"

《删补名医方论·卷五》："夫人以气为本，气和则上下不失其度，运行不停其机，病从何生？若饮食不节，寒温不适，喜怒无常，忧思无度，使冲和之气升降失常，以致胃郁不思饮食，脾郁不消水谷，气郁胸腹胀满，血郁胸膈刺痛，湿郁痰饮，火郁为热，及呕吐恶心，吞酸吐酸，嘈杂嗳气，百病丛生。"

《成方切用·卷五上·和解门·越鞠丸》："六郁者，气郁、血郁、痰郁、火郁、湿郁、食郁也。六者之中，以气为主，气行则郁散矣。吞酸呕吐，由于痰火。饮食不消，由气不晕行。丹溪曰：气升则郁自降。滑伯仁曰：郁者结聚而不得发越，当升者不得升，当降者不得降，当变化者不得变化，所以传化失常而病见矣。气郁者，胸膈痛。湿郁者，周身痛，或关节痛，遇阴寒即发。痰郁者，动则气喘，脉沉滑。热郁者，昏瞀便赤，脉沉数。血郁者，四肢无力，能食。食郁者，嗳酸腹饱，不能食。"

《周慎斋遗书·卷八·郁》："郁证，乃地气不升，天气不降，致浊气上行而清阳反下陷也。宜保肺以行下降之令，固肾以助生胃之机，疏肝以转少阳之枢，则天地位而中焦平矣。"

《松峰说疫·卷之六·运气·五运五郁天时民病详解》："天地五运之郁，人身有五脏之应。结聚而不行，当升不升，当降不降，当化不化，而郁病作矣。故或郁于气，或郁于血，或郁于表，或郁于里,或因郁而成病,或因病而生郁,郁而太过者宜裁之、抑之,郁而不及者宜培之、助之,诸病多有兼郁者,故治有不同也。"

《医阶辨证·郁痞证辨》:"郁者,胸中滞而不通,中脏气不平,六腑传化失常而然。"

2. 气虚不行

《古今医统大全·卷之二十七·噎嗝门·病机》:"夫气郁者,气虚而郁者也,非实也。兹因气虚而郁热,若用辛热耗气,则是虚者益虚,热者益热,其何以为救治之道哉?病之初作,每见悉用辛香燥热劫之,愈而复作,愈劫愈深,至于危困。"

3. 气血不运

《仁斋直指方论·卷之七·六郁·六郁方论》:"郁者六,气、血、食、痰、湿、热,结聚不得发越,当升不得升,当降不得降者是也。丹溪云:血气冲和,百病不生,一有怫郁,诸病生焉。故人身诸病,多生于郁。或久病而生郁矣。"

《医方考·卷四·郁门第三十三》:"叙曰:天地以升生,而万物发陈,故气血以四布,而百体敷荣。一有怫郁,则象天地之闭藏矣,是岂升生之道乎?此诸病之所以生也。"

《万病回春·卷之二·郁证》:"脉多沉伏。郁证者,郁结而不散也。人之气血冲和,百病不生;一有郁结,诸病生焉。五郁者,金水木火土,泄折达发夺之义是也。六郁者,气血痰湿热食结聚而不得发越也。气郁者,腹胁胀满、刺痛不舒、脉沉也。"

《松厓医径·卷下·郁证》:"郁证者,气郁而湿滞,湿滞而成热,热郁而成痰,痰郁而成癖,血郁而成症,食郁而成痞满。丹溪口,气血冲和,百病不生,一有怫郁,诸病生焉。"

《寿世保元·卷二·郁症》:"夫郁者,结聚而不得发越也,当升者不得升,当降者不得降,当变化者不得变化也。此为传化失常,六郁之病见矣。气郁者,胸膈痛,脉沉涩;湿郁者,周身走痛,或关节痛,遇阴寒则发,脉沉细;痰郁者,动则喘,寸口脉沉滑;热郁者,瞀闷,小便赤,脉沉数;血郁者,四肢无力,能食便红,脉沉;食郁者,嗳酸腹饱,不能食,人迎脉平和,气口脉紧盛者是也。"

《明医指掌·卷三·郁证四》:"歌:气血冲和安有患,若还抑郁病相寻。湿痰气血热兼食,六郁之形体认真。论:夫人之气血冲和,百病不生。一有抑郁,诸病生焉。故人之诸病,多生于六郁。盖郁者,结聚而不发越之谓。当升不升,当降不降,当变化不得变化,所以传化失常而六郁之病生焉。"

《景岳全书·卷之十九明集·杂证谟·郁证·论〈内经〉五郁之治》:"《经》言五郁者,言五行之化也,气运有乖,则五郁之病生矣。其在于人,则凡气血一有不调而致病者,皆得谓之郁证,亦无非五气之化耳。"

《医门法律·卷一·先哲格言》:"[澄按]此外郁之类损者。盖气血充和,脉络贯通,百病不生。今为六淫所伤,气血抑窒,则有寒热吐衄之患。虽年深月久,郁而不开,不兼舒郁,治必不效。"

《医碥·卷之二·杂症·郁》:"郁者,滞而不通之义。百病皆生于郁,人若气血流通,病安从作?一有怫郁,当升不升,当降不降,当化不化,或郁于气,或郁于血,病斯作矣。凡脉见沉、伏、结、促、弦、涩,气色青滞,意思不舒,胸胁胀痛,呕吐酸苦者是也。"

《杂病源流犀烛·卷十八内伤外感门·诸郁源流》:"诸郁,脏气病也。其原本由思虑过深,更兼脏气弱,故六郁之病生焉。六郁者,气血湿热食痰也。诸郁之脉皆沉。六郁所挟,则兼芤涩数紧滑缓,或沉结促代,最宜细诊。盖郁者,滞而不通之义。百病皆生于郁,人若气血冲和,病安从作。有怫郁,当升不升,当降不降,当化不化,或郁于气,或郁于血,病斯作矣。"

《齐氏医案·卷一·郁论》:"《内经》曰:木郁则达之,火郁则发之,土郁则夺之,金郁则泄之,水郁则折之。然调达其气,过者折之,以其畏也,所谓泻之也。[注]《内经》者,谓达之者吐之也,令其调达也;发之者汗之也,令其疏散也;夺之则下之,令其无壅滞也;泄之谓渗泄解表,利小便也;折之谓制其冲逆也。余谓病起多由于郁,郁者,折而不通之义。《内经》五法为因,五运之气所乘而致。郁不必作忧郁之郁,但忧郁亦在其中。丹溪云:气血冲和,百病不生,一有怫郁,诸病生焉。"

4. 气郁血滞

《竹林女科证治·卷一·调经下·气郁血滞经闭》:"思虑恼怒,以致气郁血滞,而经不行。"

5. 痰气内停

《仁斋直指方论·卷之五·梅核气·梅核气方论》："梅核气者，窒碍于咽喉之间，咯之不出，咽之不下，如梅核之状者是也。始因恚怒太过，积热蕴隆，乃成厉痰郁结，致有斯疾耳。"

《立斋外科发挥·卷四·肺痈肺痿》："咳而无痰者，此系火郁之证，及痰郁火邪在中。"

《古今医统大全·卷之二十七·梅核气证·病机》："梅核气者，似呃逆而非呃逆，系痰气窒塞于咽喉之间，咯之不出，咽之不下，如梅核之状，故俗谓之梅核气。江南之地比比云之，故从而附此。盖湿热痰气郁结而然，治法不外开郁顺气消痰而已。"

《订正仲景全书金匮要略注·卷六·妇人杂病脉证并治第二十二》："咽中如有炙脔，谓咽中有痰涎，如同炙肉，咯之不出，咽之不下者，即今之梅核气病也。此病得于七情郁气，凝涎而生。"

三、失治误治论

郁之为病，或起于微而成于渐，积久为郁；或病久而成郁，郁久而成病，二者相互为因；或六淫失治成郁；或气乱失治成郁；或热结失治成郁；或伤寒失治成郁；或瘟疫失治成郁；或心神失养积久成郁，此皆属失治误治导致郁证的范畴。

《保命歌括·卷之十一·郁病》："静坐明窗读《内经》，治其未病虑何深，五行过极皆成郁，物性从来顺则平。《经》曰：圣人不治已病治未病。盖人之病，起于微而成于渐，积之久，则过极而成郁矣。圣人有忧之，乃因五行之过极者，以立治郁之法。曰：木郁则达之，火郁则发之，土郁则夺之，金郁则泄之，水郁则折之。是五法者，皆因其物之顺而治之，使之自平也。"

1. 病郁相因

《仁斋直指方论·卷之一·总论·病机赋》："或郁久而成病，或病久而成郁。"

《医学正传·卷之二·郁证》："夫所谓六郁者，气、湿、热、痰、血、食六者是也。或七情之抑遏，或寒热之交侵，故为九气怫郁之候。或雨湿之侵凌，或酒浆之积聚，故为留饮湿郁之疾。又如热郁而成痰，痰郁而成癖，血郁而成癥，食郁而成痞满，此必然之理也。又气郁而湿滞，湿滞而成热，热郁而成痰，痰滞而血不行，血滞而食不消化，此六者皆相因而为病者也。"

《古今医统大全·卷之二十六·郁证门·病机》："戴氏曰：郁者，结聚不得发越也。当升不升，当降不降，当变化不得变化，故传化失常，而郁病作矣。大抵诸病多有兼郁者，或郁久而生病，或病久而生郁，或药杂乱而成郁，故凡病必参郁治。"

《医门法律·卷一·先哲格言》："[澄按] 病生郁，郁生病，内外相因而为郁者也。更有一种汤药杂乱，滋补妄投，病无增减，心中愦愦无可如何之状，因药不合症，郁上加郁，固结弥深，有成药郁者。"

《冯氏锦囊秘录·杂症大小合参卷七·方脉六郁合参》："气血冲和，万病不生，一有怫郁，诸病生焉。郁者，滞而不通之义，故脉亦沉而涩也。然气郁则生湿，湿郁则生热，热郁则成痰，痰郁则血不行，血郁则食不消，而成癥痞。六者，相因为病，治当顺气为先，气调而郁亦散矣。故诸病多生于郁，然郁皆在中焦，苍术、抚芎总解诸郁，随症加入诸药，开提其气以升之。假如食在气上，提其气则食自降矣。郁者，结聚而不得发越，当升者不得升，当降者不得降，当变化者不得变化，此为传化失常，六郁之病见矣。"

2. 六淫失治

《不居集·上集卷之十八·诸郁证治·外郁类虚损》："素有阴虚火症，外为风寒水湿所感，皮毛闭塞即为郁。郁则火不得泄，血随火而妄行。郁于经络则从鼻出，郁于胃脘则从口出。凡系郁，其脉必涩，其人必恶风恶寒。不知者便以为虚，而补之误矣。视其面色必滞，喜呕，或口苦，或吐酸，审有如是症，必当舒郁为主。"

《奉时旨要·卷一阴属·论六气之郁》："风郁之症，由皮毛而入。《经》云：贼风邪气，乘虚伤人，浅者止犯皮毛，深者遍传经络。其症鼻塞身重，或头痛寒热，咳嗽痰喘，失治则风郁。藏于皮肤之间，内不得通，外不得泄，善行而数变，腠理开则洒然寒，闭则热而闷，寒则衰饮食，热则消肌肉。且内舍于肺，则发咳上气；传之肝，则厥，胁痛，出食；传之脾，腹中热，烦心出黄；传之肾，为疝瘕，少腹冤热而痛；传之心，筋脉相引为瘛。其入深者，内搏于骨为痹，搏于筋为挛，搏于脉中，血闭不通为痈，搏于皮肤，卫气不行为不仁。治宜六安煎及参苏饮。若化热，《局方》羌活散。冬月，桂枝汤酌用。此治风郁之法也。"

"寒郁之症，有由外而入者，有由饮食而致者，有由内而成者，宜分治之。其由外入者，风寒之感也。初起发热恶寒，失治则外寒郁而伤形。"

"暑郁之症，由口鼻而入，轻者为伤暑，重者为闭暑。其烦热口渴面垢，小水不利，脉虚自汗，失治则暑郁。入心肺，为烦闷昏晕，为喘为痿；入脾胃，为泄痢，为久疟。"

"湿郁之症，身半已下受者居多。雨露之湿本于天，泥潮之湿本于地，酒浆水果汗液之湿本于人。初起在肌表，但发热恶寒，自汗身重，脉滑舌腻，失治则湿郁。"

"燥郁之症，由时令亦由内涸。有脏腑之燥，有血脉之燥。其症咽鼻生干、烦渴咳逆，溺少便难，手足痿弱，失治则燥郁。在肺，为咽痛，为干咳，吐血稠痰，为胸痹；在肝，为胁痛气逆，目干不明；在肠胃，为噎膈，三消，便秘，便血，腹痛；在肾，为消渴；在血脉，为风生抽掣。"

3. 气乱失治

《奉时旨要·卷一阴属·论七情之郁》："惊郁之症，《经》云：惊则气乱，心无所倚，神无所归，虑无所定，故气乱。恶人与火，闻木音则惕然。失治而郁，则生火生涎，涎与气搏，变生诸症。或短气自汗，异梦惊魇；或怔忡心悸，癫痫神呆，妄言妄见。大抵惊症本因内气先虚，猝闻异响，见异物，及遇险临危而惊其肝胆，则神魂失守。且惊则神出于舍而舍空，痰饮乘虚袭入，其神不得归。又肝藏魂，肝虚遇惊，则风气水饮乘虚袭入，其魂飞扬若离体状。"

4. 热结失治

《圣济总录·卷第一百二十六·瘰疬门·瘰疬有脓》："论曰：《内经》谓营气不从，逆于肉理，乃生痈肿。盖营气逆则血郁，血郁则热聚而为脓，瘰疬之疾，亦犹是也。热气内结，搏聚于肝，肝主筋，肝藏血，久不瘥，故热聚于血，血腐而为脓，在于颈腋，肿结相连，有如梅李实者是也。"

5. 伤寒失治

《太平圣惠方·卷第十三·治伤寒百合病诸方》："夫百合之病者，为经络百脉一宗，悉致病也。皆因伤寒大病之后，不平复，而变为斯病也。其状，意欲食，复不能食，常默默欲得卧，复不得卧，欲出行，复不能行，饮食或美时，或有不能食时，卧时如强健人，而不能行，如有寒，复如无，如有热，复如无。若小便赤黄，其病诸药不能治，与药即剧吐利。如有神灵者，身形如和，其脉微数，每小便辄头痛，其病六七日乃愈。若小便头不痛，淅淅然者，四十日愈。若小便利，但眩者，二十日愈。其病亦有始中伤寒，便成斯疾。或患经多日，方始变为此证。其候恶寒而呕者，在上焦也，二十日当愈。其状腹满微喘，三四日一大便，时复小溏利者，病在中焦也，六十日当愈。其状小便淋沥难者，病在下焦也，四十日当愈。各随其证，以治之尔。"

《圣济总录·卷第二十一·伤寒门·伤寒过经不解》："论曰：伤寒为病，六经受邪，始传于三阳，病在表者可汗，其满三日，传于三阴，病入里者可下。其不两感于寒，更不传经，不加异气者，至七日，太阳病衰，头痛少愈；八日，阳明病衰，身热少愈；九日，少阳病衰，耳聋微闻；十日，太阴病衰，腹满减如故；十一日，少阴病衰，渴止舌干已而嚏；十二日，厥阴病衰，囊纵少腹微下，大气皆去，病人精神爽慧也。故伤寒愈者，皆在十二日，若过此经，病犹不解者，为邪热结于里，其状或谵言妄语，或郁郁微烦，或腹满吐下，皆缘治之失宜，邪气稽留，故病过经不能解也。当随其证以治，若更感异气，变为他疾者，当依坏病法疗之。"

《医宗必读·卷之五·伤寒·百合病》："似寒无寒，似热不热，欲食不食，欲卧不卧，欲行不步，嘿嘿不知所苦，如见鬼状，小便赤，病后失调，攻下非法，故成百合病。"

《医学心悟·卷二·伤寒兼症·懊憹》："懊憹，心中郁郁不舒，比之烦闷有甚焉者。由表邪未尽，乘虚内陷，结伏于心胸之间也。"

《伤寒心法要诀·卷二·百合》："百合百脉合一病，如寒似热药无灵，饮食起居皆忽忽，如神若鬼附其形。脉数尿时辄头痛，尿时不痛淅淅风，尿时快然但头眩，六四二十病方宁。[注]百合病者，谓伤寒过期，留连不解，不分经络百脉，悉合为一病也。如寒似热，诸药无灵。欲饮不能饮，欲食不能食，欲卧不能卧，欲行不能行，精神忽忽，如神若鬼附其形体，而莫知所适从也。如脉数、尿尿时辄头痛者，六十日乃愈。若尿尿时头不痛，惟淅淅然恶风寒者，四十日乃愈。若尿时快然，但头眩者，二十日乃愈。故曰：六四二十日病方宁也。"

《订正仲景全书金匮要略注·卷二·百合狐惑阴阳毒病脉证并治第三》:"论曰:百合病者,百脉一宗,悉致其病也。意欲食复不能食,常默默然,欲卧不能卧,欲行不能行,欲饮食或有美时,或有不用闻食臭时,如寒无寒,如热无热,口苦,小便赤,诸药不能治,得药则剧吐、利,如有神灵者,身形如和,其脉微数。每尿时头痛者,六十日乃愈;若尿时头不痛者,淅然者,四十日愈;若尿快然,但头眩者,二十日愈。其证或未病而预见,或病四五日而出,或病二十日或一月微见者,各随证治之。[注]百合,百瓣一蒂,如人百脉一宗,命名取治,皆此义也。百合病者,谓人百脉一宗,悉致其病也。曰百脉即一脉也,犹言百体一体也,是盖以周身言之也,周身之脉,分而言之曰百,合而言之曰一,故曰百脉一宗。若曰百合之病,总脉病也。脉者谓十二脉,三百六十五络脉也。伤寒大病之后,余热未解,百脉未和,或平素多思不断,情志不遂,或偶触惊疑,卒临景遇,因而形神俱病,故有如是之现证也。百脉周于身,脉病则身病,故身形如和不和,欲卧不能卧,欲行不能行也。百脉通于心,脉病则心病,故常默默也。如寒无寒,如热无热,似外感而非外感也。意欲食复不能食,或有美时,或闻食臭,有不用时,似里病而非里病也。至脉数、口苦、小便赤者,是郁结之热,虽侵里而其热未甚也。方其初病之时,医者不识,误为表里之病,以药汗下之,故剧吐利也。虽剧吐利,不变诸逆。若有神灵,身形如前之和,而脉则比前微数,故其势即不能遽进,不觉加甚,而亦不能速愈也。试以缓愈之期,约略言之,重者不过六十日,轻者不过二十日,轻重之间者,不过四十日可愈也。然愈必以每尿时头痛不头痛,恶风不恶风,快然不快然辨者,以经脉之邪,莫不由太阳而愈也。头痛恶风,是其经之候也;尿时快然,是其腑之征也。其证或未病而预见者,其证指百合病等证言也。未病,言未病伤寒病也,犹言未病伤寒之前,而预先见百合欲食不食等证也。或病四五日而出,谓已病伤寒之后,而始见百合病证也。预先见者,是先有情志不遂,偶触惊疑而召病也,或病二十日或一月才见者,是因伤寒病后而才见也。故曰:各随证治之也。[集注]李彣曰:《活人书》云:伤寒大病后,气血未得平复,变成百合病。今由百脉一宗,悉致其病观之,当是心、肺二经之病也。如行卧、饮食、

寒热等证,皆有莫可形容之状,在《内经》解㑊病似之。观篇中有如神灵者,岂非以心藏神、肺藏魄,人生神魄失守,斯有恍惚错妄之情乎?又曰:《内经》云:凡伤于寒,则为病热。热气遗留不去,伏于脉中,则昏昏默默,凡行卧、饮食、寒热,皆有一种虚烦不耐之象矣。沈明宗曰:若邪淫于胸中连及上脘,则意欲食,复不能食;走于肝肾,故常默默;流入脾胃,故欲卧不能卧,欲行不能行;邪不在胃,饮食或有美时;壅抑胃气,则闻食臭;流于胆则口苦;流于膀胱则便赤。以上诸证,非一齐并见,皆移易变动而见也。"

《伤寒贯珠集·卷五·少阳篇·少阳权变法第二》:"太阳病,过经十余日,反二三下之,后四五日,柴胡证仍在者,先与小柴胡汤。呕不止,心下急,郁郁微烦者,为未解也。与大柴胡汤,下之则愈。

太阳病,过经十余日,而有柴胡证,乃邪气去太阳之阳明,而复之少阳也,少阳不可下,而反二三下之,于法为逆。若后四五日,柴胡证仍在者,先与小柴胡汤,所谓柴胡汤病证而下之。若柴胡证不罢者,复与柴胡是也。若服汤已,呕不止,心下急,郁郁微烦者,邪气郁滞于里,欲出不出,欲结不结,为未解也,与大柴胡以下里热则愈,亦先表后里之意也。此条自太阳篇移入。"

6. 瘟疫失治

《黄帝内经素问·本病论》:"帝曰,愿闻气交遇会胜抑之由,变成民病,轻重何如?岐伯曰:胜相会,抑伏使然。是故辰戌之岁,木气升之,主逢天柱,胜而不前。又遇庚戌,金运先天,中运胜之,忽然不前。木运升天,金乃抑之,升而不前,即清生风少,肃杀于春,露霜复降,草木乃萎。民病温疫早发,咽嗌乃干,四肢满,肢节皆痛。久而化郁,即大风摧拉,折陨鸣紊。民病卒中偏痹,手足不仁。

是故巳亥之岁,君火升天,主窒天蓬,胜之不前。又厥阴木迁正,则少阴未得升天,水运以至其中者。君火欲升,而中水运抑之,升之不前,即清寒复作,冷生旦暮。民病伏阳,而内生烦热,心神惊悸,寒热间作。日久成郁,即暴热乃至,赤风肿翳,化疫,温疠暖作,赤气彰而化火疫,皆烦而躁渴,渴甚治之以泄之可止。

是故子午之岁,太阴升天,主窒天冲,胜之不

前。又或遇壬子，木运先天而至者，中木遇抑之也。升天不前，即风埃四起，时举埃昏，雨湿不化。民病风厥涎潮，偏痹不随，胀满。久而伏郁，即黄埃化疫也，民病夭亡，脸肢府黄疸满闭，湿令弗布，雨化乃微。

是故丑未之年，少阳升天，主窒天蓬，胜之不前。又或遇太阴未迁正者，即少阳未升天也，水运以至者。升天不前，即寒雾反布，凛冽如冬，水复涸，冰再结，暄暖乍作，冷复布之，寒暄不时。民病伏阳在内，烦热生中，心神惊骇，寒热间争。以成久郁，即暴热乃生，赤风气瞳翳，化成郁疠，乃化作伏热内烦，痹而生厥，甚则血溢。

是故寅申之年，阳明升天，主窒天英，胜之不前。又或遇戊申戊寅，火运先天而至。金欲升天，火运抑之，升之不前，即时雨不降，西风数举，咸卤燥生。民病上热，喘嗽血溢。久而化郁，即白埃翳雾，清生杀气，民病胁满悲伤，寒鼽嚏嗌干，手拆皮肤燥。

是故卯酉之年，太阳升天，主窒天芮，胜之不前。又遇阳明未迁正者，即太阳未升天也，土运以至。水欲升天，土运抑之，升之不前，即湿而热蒸，寒生两间。民病注下，食不及化。久而成郁，冷来客热，冰雹卒至。民病厥逆而哕，热生于内，气痹于外，足胫痠疼，反生心悸懊热，暴烦而复厥。黄帝曰：升之不前，余已尽知其旨。愿闻降之不下，可得明乎？岐伯曰：悉乎哉问！是之谓天地微旨，可以尽陈斯道，所谓升已必降也。至天三年，次岁必降，降而入地，始为左间也。如此升降往来，命之六纪者矣。是故丑未之岁，厥阴降地，主窒地晶，胜而不前。又或遇少阴未退位，即厥阴未降下，金运以至中。金运承之，降之未下，抑之变郁，木欲降下，金承之，降而不下，苍埃远见，白气承之，风举埃昏，清躁行杀，霜露复下，肃杀布令。久而不降，抑之化郁，即作风躁相伏，暄而反清，草木萌动，杀霜乃下，蛰虫未见，惧清伤脏。

是故寅申之岁，少阴降地，主窒地玄，胜之不入。又或遇丙申丙寅，水运太过，先天而至。君火欲降，水运承之，降而不下，即彤云才见，黑气反生，暄暖如舒，寒常布雪，凛冽复作，天云惨凄。久而不降，伏之化郁，寒胜复热，赤风化疫，民病面赤心烦，头痛目眩也，赤气彰而温病欲作也。

是故卯酉之岁，太阴降地，主窒地苍，胜之不入。又或少阳未退位者，即太阴未得降也，或木运以至。木运承之，降而不下，即黄云见而青霞彰，郁蒸作而大风，雾翳埃胜，折损乃作。久而不降也，伏之化郁，天埃黄气，地布湿蒸，民病四肢不举，昏眩肢节痛，腹满填臆。

是故巳亥之岁，阳明降地，主窒地彤，胜而不入。又或遇太阴未退位，即少阳未得降，即火运以至之。火运承之不下，即天清而肃，赤气乃彰，暄热反作。民皆昏倦，夜卧不安，咽干引饮，懊热内烦，天清朝暮，暄还复作。久而不降，伏之化郁，天清薄寒，远生白气。民病掉眩，手足直而不仁，两胁作痛，满目𥉂𥉂。

是故子午之年，太阳降地，主窒地阜胜之，降而不入。又或遇土运太过，先天而至。土运承之，降而不入，即天彰黑气，瞑暗凄惨，才施黄埃而布湿，寒化令气，蒸湿复令。久而不降，伏之化郁，民病大厥，四肢重怠，阴萎少力，天布沉阴，蒸湿间作。"

7. 心神不足失治

《奉时旨要·卷一阴属·论七情之郁》："恐郁之症，《经》云：肝气虚则恐。精气并于肾则恐。心怵惕思虑则伤神，神伤则恐惧自失。胆病者，心下憺憺，若人将捕之。此症本无所惊，心自动而不宁，自由元虚阴弱，心神不足而然。失治而郁，则精却，上焦闭，下焦胀，故气不行。"

【辨病证】

辨病证是郁证辨证论治的核心内容之一，亦是正确论治并取得理想疗效的前提。辨病证包括辨症候、辨色脉、辨吉凶等方面。

一、辨症候

郁证当先辨其病位，再辨其外感内伤、经络脏腑、虚实寒热。其治法有别，亦当辨析。

《伤寒论·辨太阳病脉证并治中》："太阳病，过经十余日，反二三下之。后四五日，柴胡证仍在者，先与小柴胡。呕不止，心下急（一云呕止小安），郁郁微烦者，为未解也，与大柴胡汤下之则愈。""太阳病，过经十余日，心下温温欲吐而胸中痛，大便反溏，腹微满，郁郁微烦。先此时自极吐下者，与调胃承气汤；若不尔者，不可与；但欲呕、胸中痛、微溏者，此非柴胡汤证，以呕故知极吐下也。"

《金匮要略方论·卷上·百合狐惑阴阳毒病证治第三》："论曰：百合病者，百脉一宗，悉致其病也。意欲食复不能食，常默然，欲卧不能卧，欲行不能行，饮食或有美时，或有不用闻食臭时，如寒无寒，如热无热，口苦，小便赤，诸药不能治，得药则剧吐利，如有神灵者，身形如和，其脉微数。每溺时头痛者，六十日乃愈；若溺时头不痛，淅然者，四十日愈；若溺快然，但头眩者，二十日愈。其证或未病而预见，或病四五日而出，或病二十日或一月微见者，各随证治之。"

《肘后备急方·卷四·治卒发黄疸诸黄病第三十一》："谷疸者，食毕头旋，心怫郁不安而发黄，由失饥大食，胃气冲熏所致。"

《诸病源候论·黄病诸候·黄病候》："若其人眼睛涩疼，鼻骨疼，两膊及项强，腰背急，即是患黄。多大便涩，但令得小便快，即不虑死。不用大便多，多即心腹胀不存。此由寒湿在表，则热蓄于脾胃，腠理不开，瘀热与宿谷相搏，烦郁不得消，则大小便不通，故身体面目皆变黄色。"

《诸病源候论·黄病诸候·谷疸候》："谷疸之状，寒热不食，食毕头眩，心忪怫郁不安而发黄，由失饥大食，胃气冲熏所致。"

《太平圣惠方·卷第五十五·治谷疸诸方》："夫谷疸之状，食毕即头眩心忪，怫郁不安而发黄，由失饥大食，胃气冲熏所致。阳明病，脉迟，食难，因饱，饱则发烦，目眩者，必小便难，此欲为谷疸，虽下之，其腹必满，其脉迟者是也。"

《圣济总录·卷第二十一·伤寒门·伤寒可吐》："论曰：诸病吐之而愈者，邪在胸中也。伤寒大法，谓四日以上，若入阴经，其传未深，邪气高而里实，客于胸膈，下之则动胃，发之则亡阳，唯宜吐而出之，然亦不必拘此，凡寒邪热毒，痰实在胸中者，及有宿食在胃脘者，皆当吐之，但诊其脉寸口或浮、或滑、或数、或紧，与诸部不同者，其证心胸痞满，郁郁而痛，不能息，多涎唾，饮食入则欲吐，吐复不能出，或手足厥冷，反心下满而烦，饥不能食，吐下后心中懊恼者是也，《内经》所谓其高者因而越之，即其法也。"

《圣济总录·卷第二十九·伤寒百合》："论曰：伤寒百合病者，谓百脉一宗，悉致其病也。其状意欲食复不能食，常默默，欲得卧，复不能卧，欲出行，复不能行，食饮有时美，如有寒又如无寒，如有热复如无热，口苦小便赤黄，得药则吐利者是也。此皆由伤寒及虚劳大病后，腑脏虚，营卫耗弱，不能平复，变成斯疾也。"

《注解伤寒论·卷三·辨太阳病脉证并治法第六》："发汗吐下后，邪热乘虚客于胸中，谓之虚烦者热也，胸中烦热郁闷而不得发散者是也。热气伏于里者，则喜睡，今热气浮于上，烦扰阳气，故不得眠。心恶热，热甚则必神昏，是以剧者反复颠倒而不安，心中懊恼而愦闷。懊恼者，俗谓鹘突是也。《内经》曰：其高者因而越之。与栀子豉汤以吐胸中之邪。"

《注解伤寒论·卷八·辨可吐第十九》："病胸上诸实（赵本注'一作寒'），胸中郁郁而痛，不能食，欲使人按之，而反有涎唾，下利日十余行，其脉反迟，寸口脉微滑，此可吐之，吐之，利则止。

胸上诸实，或痰实，或热郁，或寒结胸中，郁而痛，不能食，欲使人按之，反有涎唾者，邪在下，按之气下而无涎唾，此按之反有涎唾者，知邪在胸中。《经》曰：下利脉迟而滑者，内实也。今下利日十余行，其脉反迟，寸口脉微滑，是上实也，故可吐之。《玉函》曰：上盛不已，吐而夺之。"

《仁斋直指方论·卷之五·梅核气·梅核气方论》："梅核气者，窒碍于咽喉之间，咯之不出，咽之不下，如梅核之状者是也。"

《古今医统大全·卷之三·翼医通考（下）·脱营》："凡病此者，心思郁结，忧虑不已，饮食少思，精神日减，气血渐衰，形容枯槁。"

《古今医统大全·卷之四·〈内经〉脉候·脉明表里虚实》："凡七情之气郁于心肺之间不能越散，饮食五味之伤留于脏腑之间不能消泄，皆属于里也。"

《古今医统大全·卷之二十六·郁证门·病机》："戴氏曰：郁者，结聚不得发越也。当升不升，当降不降，当变化不得变化，故传化失常，而郁病作矣。大抵诸病多有兼郁者，或郁久而生病，或病久而生郁，或药杂乱而成郁，故凡病必参郁治。"

《医学纲目·卷之十六心小肠部·烦躁》："瞀闷亦虚烦之甚者，治法并与伤寒虚烦同。盖瞀者，昏也；闷者，烦也。凡瞀而不闷者，名曰昏迷。闷而不瞀者，名曰虚烦。今曰瞀闷者，谓昏迷虚烦并病。许学士所谓懊恼终夕不得卧，心中无晓会处者是也。"

《脉症治方·卷之二·湿门·诸痛》："肝气有余，两胁作痛，沉涩属郁……胁下痛郁者，因谋不决，或因怒气逆于经络而不散，亦令胸胁作痛……如恣志伤肾，郁怒伤肝，或负重损伤或行走胜闪，瘀血蓄而不行，皆使气停血滞，着而成病矣。肩背痛因风热乘肺太阴经，肺气郁甚不行，病则颊颔肿，颈项肩臑肘臂外后廉痛，汗出，小便数而欠者，皆风湿乘肺也。小便遗失者，皆肺金虚也。痛不可回顾者，此太阳经气郁而不行，以风药散之。"

《脉症治方·卷之四·郁门·诸郁》："症：丹溪云：气血冲和，百病不生，一有怫郁，诸病生焉。又云诸病皆生于郁，治之可开。[注]云：郁者，结聚不得发越也，当升不升，当降不降，当变化不得变化，故传化失常，而郁病作矣。大抵诸病多有兼郁者，或郁久而生病，或病久而生郁，凡治气血痰火之病，必兼郁而治之，斯无憾矣。"

《医宗必读·卷之五·伤寒·百合病》："似寒无寒，似热不热，欲食不食，欲卧不卧，欲行不步，嘿嘿不知所苦，如见鬼状，小便赤，病后失调，攻下非法，故成百合病。"

《证治汇补·卷之二·内因门·郁症》："外症：气郁胸满胁痛，噫气腹胀，痰郁胸满喘促，起卧倦息。血郁能食肢倦，溺淋便赤。食郁嗳酸作胀，恶食痞硬。湿郁关节重痛，首如物蒙，遇阴则甚。热郁目蒙溺涩，口干烦躁，遇暖便发。（戴氏）

五脏郁症：有本气自郁而生病者，心郁昏昧健忘。肝郁胁胀嗳气。脾郁中满不食。肺郁干咳无痰。肾郁腰胀淋浊，不能久立。胆郁口苦晡热，怔忡不宁。（《汇补》）

七情郁症：七情不快，郁久成病。或为虚怯，或为噎膈，或为痞满，或为腹胀，或为胁痛。女子则经闭堕胎，带下崩中。可见百病兼郁如此。（何氏）

脉法：郁脉多沉，在上见于寸，在中见于关，在下见于尺。又郁脉或结或促或代，盖血气食积痰饮。一有留滞于其间，脉必因之而止矣。（《脉经》）"

《辨证奇闻·卷四·五郁》："郁，女子最多，又难解。倘痴卧不语，人谓呆病将成。谁知思结胸中，气郁不舒乎？此全恃药固非，不恃药亦非。大约思郁，得喜可解，使大怒亦解。盖脾主思，思太甚，脾气闭塞不开，必见食则恶。喜则心火发越，火生胃，胃气大开，脾不得闭。怒属肝，木能克土，怒则气旺，气旺必冲开脾气，脾气一开，易于消食，食消必化精以养身，又何畏于郁。此症必动怒后引喜，徐以药治。"

《张氏医通·卷三·诸气门上·郁》："上焦，阳也，卫气所治。贵通利而恶闭郁，郁则津液不行而积为痰涎。胆以咽为使，胆主决断，气属相火，遇七情至而不决，则火郁而不发，火郁则焰不达，焰不达则气如焰，与痰涎聚结胸中，故若炙脔。《千金》作胸满，心下坚，咽中帖帖如有炙脔，吐之不出，吞之不下，证虽稍异，然亦以郁而致也。用半夏等药，散郁化痰而已。

诊：郁脉多沉伏，或结或促，或沉或涩，郁在肝肾则见于左，郁在心脾则见于右。气血食积痰饮一有留滞于其间，脉必因之而止涩矣。但当求其有神，何害之有。所谓神者，胃气也。郁脉虽多沉伏结促，不为患也。所虑在牢革弦强不和耳，盖沉伏结促。有气可散，气通则和。若牢革弦强则正气先伤，无气可散。即从事调补，尚难克效。况复误行耗气之药乎。所以郁证得弦强脉者，往往多成虚损也。"

《张氏医通·卷六·痿痹门·百合》："所谓百脉一宗，言周身之血，尽归于心主也。心主血脉，又主火，若火淫则热蓄不散，流于血脉，故百脉一宗，悉致其病也。人身气阳而血阴，若气盛则热，气衰则寒，今病在血，不干于气。所以如寒无寒，如热无热，欲食不食，欲卧不卧，欲行不行，皆阳火烁阴，无可奈何之状也。又上热则为口苦，下热则为便赤，亦阳火烁阴之患也。药虽治病，然必藉胃气以行之。若毒血在脾胃，经脉闭塞，药虽入而胃弱不能行，故得药转剧而吐利也。病不在皮肉筋骨，则身形如和。惟热在血，故脉微数也。脉数血热，则心火上炎，不下交于肾，而膀胱之经亦不得引精于上。上虚则溺时淅然头眩，甚则为头痛。以此微甚，可卜其愈日之远近也。其治法咸用百合为君，以安心补神，能去血中之热，利大小便，导涤瘀积，然必鲜者，始克有济。若汗之而失者，佐知母以调其上焦之津液。下之而失者，佐滑石、代赭以理其下焦之痹结。吐之而失者，佐鸡子黄以补其中焦之荣血。若不经吐下发汗，但佐生地黄汁以凉血。血凉则热毒解而蕴积自行，故大便出如黑漆矣。其一月不解，百脉壅塞，津液不化而成渴者，故用百合洗之，则一身之脉皆得通畅。而津液行，渴自止。勿食盐豉者，以味咸而凝血也。若洗后渴不瘥，是中无津液，则以栝蒌、牡蛎主之。若变发热，乃脉郁而成热，佐滑石以通利之。百合病皆持两端，不表不里，为其热行血脉之中，非如伤寒可行汗下等法。所以每多误治之失，往往有绵延经岁不已者，愈期不复可拘也。至于误行汗下，变证救治，大略不逾上法，但当随所禀虚实偏胜而调之，切勿误认下元虚弱而用温补之法也。按百合病，即痿证之暴者，伤寒后得此为百合，肺病日久而得者，为痿。"

《医碥·卷之二·杂症·郁》："郁者，滞而不通之义。百病皆生于郁，人若气血流通，病安从作？一有拂郁，当升不升，当降不降，当化不化，或郁于气，或郁于血，病斯作矣。凡脉见沉、伏、结、促、弦、涩，气色青滞，意思不舒，胸胁胀痛，呕吐酸苦者是也。"

《杂病源流犀烛·卷十八内伤外感门·诸郁源流》："诸郁，脏气病也。其原本由思虑过深，更兼脏气弱，故六郁之病生焉。六郁者，气血湿热食痰也。诸郁之脉皆沉。六郁所挟，则兼芤涩数紧滑缓，或沉结促代，最宜细诊。盖郁者，滞而不通之义。百病皆生于郁，人若气血冲和，病安从作。有拂郁，当升不升，当降不降，当化不化，或郁于气，或郁于血，病斯作矣。

脉法：《正传》曰：郁脉多沉伏，或促或结或代。丹溪曰：积脉弦坚，郁脉沉涩。"

《医学刍言·郁证痰病》："郁证乃七情杂沓（沓：繁多），难分经络。如倦怠太息，或饥而不欲食，或食即饱胀，或心跳头昏，或腰酸足软，或火升内热，即在一日之中，时觉暂快，时觉昏沉，懒于言动。妇人患此最多，每每经事不调，腹中时痛。"

（一）辨外感

辨外感，即辨风、寒、暑、湿、燥、火是也。六淫伤人各有不同，宜细辨之。

《不居集·上集卷之十八·诸郁证治·外郁》："吴澄曰：内郁者，七情之郁也。外郁者，六气之郁也。六气伤人，皆有传变，由轻及重。惟外郁之症，只在本经，聚而不散，有失升降变化之权，郁结不开，厌厌有似虚损痨瘵之症。"

《不居集·上集卷之十八·诸郁证治·外郁类虚损》："素有阴虚火症，外为风寒水湿所感，皮毛闭塞即为郁。郁则火不得泄，血随火而妄行。郁于经络则从鼻出，郁于胃脘则从口出。凡系郁，其脉必涩，其人必恶风恶寒。不知者便以为虚，而补之误矣。视其面色必滞，喜呕，或口苦，或吐酸，审有如是症，必当舒郁为主。

[澄按] 此外郁之类损者。盖气血充和，脉络贯通，百病不生。今为六淫所伤，气血抑窒，则有寒热吐衄之患。虽年深月久，郁而不开，不兼舒郁，治必不效。"

（二）辨内伤

辨内伤包括辨气、血、痰、火、湿、食之不同，宜细析之。

《仁斋直指方论·卷之七·六郁·六郁方论》："郁者六，气、血、食、痰、湿、热，结聚不得发越，当升不得升，当降不得降者是也。丹溪云：血气冲和，百病不生，一有怫郁，诸病生焉。故人身诸病，多生于郁。或久病而生郁矣。戴氏曰：气郁者，胸胁疼痛，脉沉而涩；血郁者，四肢无力，能食，便红，脉沉芤结；食郁者，嗳酸，腹饱，不喜饮食，人迎脉平，气口紧盛；痰郁者，动则喘息，寸脉沉滑；湿郁者，周身走痛，或关节疼痛，遇阴寒而发，脉沉细缓；热郁者，瞀闷，尿赤，脉沉而数。《内经》曰：五郁者，金郁泄之，谓渗泄解表于小便也；木郁达之，谓吐之令其条达也；水郁折之，谓抑之制其冲逆也；火郁发之，谓汗之令其疏散也；土郁夺之，谓下之无壅碍也。此所谓六郁者，或七情之郁遏，或寒热之交侵。故为九气怫郁之候。或雨湿之侵凌，或酒浆之积聚，故谓留饮、湿郁之疾。热郁而成痰，痰郁而成癖，血郁而成症，食郁而成痞满，此必然之理也。"

《金匮钩玄·卷第一·六郁》："戴云：郁者，结聚而不得发越也。当升者不得升，当降者不得降，当变化者不得变化也。此为传化失常，六郁之病见矣。气郁者，胸胁痛，脉沉涩；湿郁者，周身走痛，或关节痛，遇阴寒则发，脉沉细；痰郁者，动则即喘，寸口脉沉滑；热郁者，瞀，小便赤，脉沉数；血郁者，四肢无力，能食，便红，脉沉；食郁者，嗳酸腹饱不能食，人迎脉平和，气口脉紧盛者是也。"

《古今医统大全·卷之二十六·郁证门·病机》："丹溪曰：气血冲和，百病不生。一有郁怫，诸病生焉。郁证大率有六：曰气郁，胸胁疼痛，脉沉而涩；曰湿郁，周身走痛或关节疼痛，遇阴而发，肺沉而细；曰热郁，瞀闷烦心尿赤，脉沉而数；曰痰郁，动则喘息，脉沉滑；曰血郁，四肢无力，能食便血，脉沉而芤；曰食郁，嗳酸腹饱，不喜饮食，左手脉平，右手脉紧。或七情之邪郁，或寒热之交侵，故为九气怫郁之候；或两湿之侵凌，或酒浆之积聚，故为留饮湿郁之疾。又如热郁而成痰，痰郁而成癖，血郁而成癥，食郁而成痞满，此必然之理也。"

《明医指掌·卷三·郁证四》："论：夫人之气血冲和，百病不生。一有抑郁，诸病生焉。故人之诸病，多生于六郁。盖郁者，结聚而不发越之谓。当升不升，当降不降，当变化不得变化，所以传化失常而六郁之病生焉。六郁者，气、血、湿、热、食、痰所郁也，而其状不一，开具于左：盖诸郁之脉皆沉，沉则为郁故也，但其兼芤、涩、数、紧、滑、缓之不同耳。丹溪云：病之属郁者常八九，看所挟，以开导之可也，故制越鞠丸通疗之。"

《赤水玄珠·第十一卷·郁证门》："郁脉多沉伏，郁在上则见于寸，郁在中则见于关，郁在下则见于尺，左右皆然。郁脉或促，或结，或涩。滑伯仁云：气血、食积、痰饮，一有留滞于其间，则脉必因之而止涩矣，但当求其有神。所谓神者，胃气也。夫郁者，结滞而不通畅之谓。当升而不得升，当降而不得降，当变化而不得变化，所以为郁。气血冲和，百病不生。一有怫郁，诸病生焉。丹溪云：病之属郁者十常八九，但病有因别脏所乘而为郁者，有不因别脏所乘而本气自郁者，此五郁也。又有气郁、血郁、痰郁、食郁、火郁、湿郁六者，此六郁也。

气郁者，胸胁痛，脉沉涩。湿郁者，周身走疼，或关节痛，遇阴寒则发，脉沉细。痰郁者，动则喘咳，寸口脉沉滑。热郁者，瞀闷，小便赤，脉沉数。血郁者，四肢无力，能食，便红，脉沉数。食郁者，嗳酸，腹饱不能食，人迎脉平和，气口脉紧盛。"

《万病回春·卷之二·郁证》："脉多沉伏。郁证者，郁结而不散也。人之气血冲和，百病不生；一有郁结，诸病生焉。五郁者，金水木火土，泄折达夺发之义是也。六郁者，气血痰湿热食结聚而不得发越也。气郁者，腹胁胀满、刺痛不舒、脉沉也……血郁者，能食、便红，或暴吐紫血、病不移处，脉数涩也……食郁者，嗳气作酸、胸腹饱闷作

痛、恶食不思，右关脉紧盛也……痰郁者，动则喘满气急，痰嗽不出、胸胁痛、脉沉滑也……热郁者，即火郁也，小便赤涩、五心烦热、口苦舌干、脉数也……湿郁者，周身骨节走注疼痛，遇阴雨即发，脉沉细而濡也。"

《寿世保元·卷二·郁症》："脉多沉伏，或促或细或代，气郁则必沉而涩，湿郁则必沉而缓，热郁则必沉而数，痰郁则脉弦滑，血郁则脉芤而急促，食郁则脉必滑而紧盛。郁在上见于寸，郁在中见于关，郁在下见于尺，左右皆然。

夫郁者，结聚而不得发越也，当升者不得升，当降者不得降，当变化者不得变化也。此为传化失常，六郁之病见矣。气郁者胸膈痛，脉沉涩；湿郁者周身走痛，或关节痛，遇阴寒则发，脉沉细；痰郁者动则喘，寸口脉沉滑，热郁者瞀闷，小便赤，脉沉数；血郁者四肢无力，能食便红，脉沉；食郁者，嗳酸腹饱，不能食，人迎脉平和，气口脉紧盛者是也。"

《医门法律·卷一·先哲格言》："郁者结聚而不得发越，当升者不得升，当降者不得降，当变化者不得变化，所以传化失常，而木郁之病见矣。气郁者胸胁痛；湿郁者周身疼，或关节痛，遇阴寒则发；痰郁者动则气喘，寸口脉沉滑；热郁者昏瞀，小便赤，脉沉数；血郁者四肢无力，能食；食郁者嗳酸，腹饱不能食，左寸脉和平，右寸脉紧盛。"

《医学入门·外集卷四·杂病提纲·郁》："与气类参看：寒郁，如心脾腹痛；火郁，如胁痛、跌扑、痈疽、疮疖；湿郁，如腰脚疝痛，分见各类。

六郁仍分痰火积，郁者，病结不散也。六郁：气、血、痰、食、湿、热。然气郁则生湿，湿郁则成热，热郁则成痰，痰郁则血不行，血郁则食不消而成癥痞，六者皆相因为病。以致当升降不得升降，当变化不得变化，故法以顺气为先，降火化痰消积分多少治，与诸气大同。凡病，当先寻六郁与痰火，有则急治于此，无则依杂证治。"

1. 气郁

《华氏中藏经·卷中·论气痹第三十四》："气痹者，愁忧思喜怒过多，则气结于上，久而不消则伤肺，肺伤则生气渐衰，则邪气愈胜。"

《证治汇补·卷之二·内因门·气症》："喜怒惊恐，属心胆肾经。病则耗散正气，为怔忡失志。精伤痿厥，不足之病，怒忧思悲，属肺脾肝经。病

则郁结邪气,为颠狂噎膈,肿胀疼痛,有余之病。(《玉册》)"

2. 血郁

《奉时旨要·卷一阴属·论人事失养之郁》:"血亦不可郁也。《经》云:营卫者,精气也。血者,神气也。精藏于肾,所蕴无多,血富于冲,所至皆是。盖其生化于脾,总统于心,藏受于肝,宣布于肺,施泄于肾,灌溉一身,无所不及。凡为七窍之灵,四肢之用,筋骨之和柔,肌肉之丰盛,以至滋脏腑,安神魂,润颜色,充营卫,津液得以通行,二阴得以调畅,皆血之用也。然血属阴,气属阳,阴静阳动,故血每随气而流行,一失其和,则血郁矣。凝于肤者为痹,凝于脉者为泣,凝于足者为厥。壅瘀于经络,则发为痈疽;脓血郁结于肠脏,则留为血块、血癥。或乘风热则为癍、为疹,或滞阴寒则为痛、为痹,亦有留滞中焦,痛闷不散,吐出紫黑成块者。"

3. 痰郁

《医学纲目·卷之九阴阳脏腑部·调摄宜禁》:"喘急者,气因火郁而为痰在肺胃也。""阴亏难降,则气郁而成痰。"

《症因脉治·卷二·痰症论·内伤痰症》:"郁痰之症,胸满饱胀,九窍闭涩,懊憹烦闷,或咽中结核,睡卧不宁,或肠胃不爽,饮食有妨,或气逆不利,倚肩喘息,郁痰之症也。"

《奉时旨要·卷一阴属·论人事失养之郁》:"痰郁之症,有风痰、有寒痰、有热痰、有燥痰、有湿痰、有老痰、有食积痰,皆能为郁。其症咳嗽食减面黄,目下胞黑,甚者为支饮,为流注,为瘫痪,为中风,昏冒厥逆,为妄见鬼神。"

4. 火郁

《古今医统大全·卷之二十·火证门·病机叙论》:"目昧不明,为热气郁瘅也。平白目无所见,皆热气郁之甚也。"

《古今医统大全·卷之二十一·积热门·治法》:"(治热有补血补气之宜)又有火郁而热者,如不能食而热,自汗气短者,虚也,以甘寒之剂泻热补气。""如伤寒烦者,为真阳内郁,阴中伏阳之证,与阴虚燥热,病本亦异。"

《不居集·上集卷之十八·诸郁证治·火郁类虚损》:"男妇四肢发热,肌肉筋痹,骨髓皆热如火燎,扪之令人亦热。四肢属脾,脾者,土也,热伏地中,此病多因血虚而得。又因胃虚,过食生冷冰水无度,遏阳气于脾土之中,宜以火郁发之。"

5. 湿郁

《诸病源候论·伤寒病诸候上·伤寒哕候》:"伤寒大吐下之后,极虚,复极汗出者,其水郁以发其汗者,因得哕。所以然者,胃中寒冷故也。"

6. 食郁

《圣济总录·卷第六十·黄疸门·黄疸统论》:"三谷疸者,食毕头眩,心中怫郁不安而发黄。"

《奉时旨要·卷一阴属·论人事失养之郁》:"食郁之症,其初不过停留,可消可化,迨郁之久,则成积矣。有食则恶食,嗳满痞塞,便秘不通,一经血裹,则为癥结、为九虫、为食痈、为瘦削成痨,宜用治积之法。"

(三)辨九窍

辨九窍包括辨目、耳、鼻、舌之不同。

《医学纲目·卷之十四肝胆部·闭癃遗溺》:"若病热极,甚则郁结,而气血不能宣通,神无所用,而不遂其机,随其郁结之微甚,而有不用之大小焉。是故目郁则不能视色,耳郁则不能听声,鼻郁则不能闻香臭,舌郁则不能知味。至如筋痿骨痹,诸所出不能为用,皆郁结之所致也。"

(四)辨脏腑

辨脏腑包括辨肝、心、脾、肺、肾之不同。

《医旨绪余·上卷·论五郁》:"故凡胁痛耳鸣,眩运暴仆,目不认人,皆木郁症也……故凡瞀闷目赤,少气疮疡,口渴溲黄,卒暴僵仆,呕哕吐酸,瘛疭狂乱,皆火郁症也……壅滞渍濡,则郁。故凡肿满痞塞,胕肿,大小便不利,腹疼膜胀,皆土郁症也……故凡咳逆,喉疼声哑,胸满喘息,抬肩撷项,肌热,鼻塞呕脓,皆金郁症也……故凡冷唾上涌,水肿腹胀,腰膝不利,屈伸不便,皆水郁症也。"

1. 心(火郁)

《圣济总录·卷第一百三十三·浸淫疮》:"论曰:心恶热,风热蕴于心经,则神志躁郁,气血鼓作,发于肌肤而为浸淫疮也,其状初生甚微,痒痛汁出,渐以周体,若水之浸渍,淫泆不止,故曰浸淫,其疮自口出,流散四肢者轻,毒气已外出故也,从四肢反入于口则重,以毒复入于内故也。"

《儒门事亲·卷十·暑火郁之病》:"故民病少

气、疮疡、痈肿、胁肋、胸背、首面、四肢䐜膜膹胕胀、疡痱呕逆、瘕疝、骨痛节疼，及有动泄注下、瘟疟、腹中暴痛、血溢流注、精液衰少、目赤心热，甚则瞀闷、懊恼、善暴死也。"

《脉症治方·卷之一·寒门·伤寒》："心中郁郁不安。故谓之烦。"

《辨证奇闻·卷四·五郁》："少气，胁腹、胸背、面目、四肢䐜胀愤懑，时呕逆，咽喉肿痛，口干舌苦，胃脘上下时痛，或腹暴痛，目赤头晕，心热烦闷懊恼，暴死，汗濡皮毛，痰多稠浊，颧赤，身生痱疮，人谓痰火作祟，谁知火郁乎。火性炎上，火郁违其性矣。五脏有虚实、君相火不同。郁乃虚火，相火即龙雷火。雷火不郁不发动，过郁又不能发动。若君火、实火，虽郁仍能动。虚火自不可泻，相火自不可寒，所当因其性而发之。"

《金匮要略心典·卷下·黄瘅病脉证并治第十五》："心中懊恼而热，不能食，时欲吐，名曰酒瘅。懊恼，郁闷不宁之意。热内蓄则不能食，热上冲则时欲吐，酒气熏心而味归脾胃也。此得之饮酒过多所致，故名酒瘅。"

《医学心悟·卷二·伤寒兼症·懊恼》："懊恼，心中郁郁不舒，比之烦闷有甚焉者。由表邪未尽，乘虚内陷，结伏于心胸之间也。"

2. 肝（木郁）

《诸病源候论·气病诸候·胸胁支满候》："患气则积聚在心下，心满不得饮食；忧气则不可极作，暮卧不安席。肺之积气，在于右胁；肝之积气，在于左胁。二脏虚实不和，气蓄于内，故胸胁支满。"

《儒门事亲·卷十·风木郁之病》："故民病胃脘当心而痛，四肢、两胁、咽膈不通，饮食不下，甚则耳鸣眩转，目不识人，善僵仆，筋骨强直而不用，卒倒而无所知也。"

《辨证奇闻·卷四·五郁》："畏寒热，似风非风，头痛颊疼，胃脘饱闷，甚则心胁相连䐜胀，膈咽不通，吞酸吐食，见食则喜，食完作楚，甚则耳鸣如沸，昏眩欲仆，目不识人，人谓风邪，谁知木郁乎。夫木属肝胆，肝胆气郁，上不行心包，下必克脾胃。后天以脾胃为主，木克则脾不能化，胃不能受。脾胃空虚，津液枯槁，何能布于脏腑？且木喜水，脾胃焦干，木无水养，克土益深，则土不生肺，肺必弱，不能制肝。木过燥，愈作祟矣。"

《金匮要略心典·卷中·五脏风寒积聚病脉证并治第十一》："肝着，其人常欲蹈其胸上，先未苦时，但欲饮热，旋覆花汤主之。肝脏气血郁滞，着而不行，故名肝着。然肝虽着，而气反注于肺，所谓横之病也，故其人常欲蹈其胸上。胸者肺之位，蹈之欲使气内鼓而出肝邪，以肺犹橐籥，抑之则气反出也。先未苦时，但欲饮热者，欲着之气，得热则行，迨既着则亦无益矣。"

3. 肺（金郁）

《儒门事亲·卷十·燥金郁之病》："故民病咳逆，心腹满引少腹，善暴痛，不可反侧，嗌干，面尘色恶，金胜而木病也。"

《古今医统大全·卷之五十七·胁痛门·病机》："（胁痛有左右气血之分）肺气郁于右胁，痞硬而痛，咳喘为肺积，名曰息贲也。"

《辨证奇闻·卷四·五郁》："咳嗽气逆，心胁胀满，痛引小腹，身不能侧。舌干嗌燥，面陈色白，喘不能卧，吐痰稠密，皮毛焦枯，人谓肺燥，不知肺气之郁，为心所逼而成。然火旺由于水衰，肾水不足，不能为肺复仇，肺金受亏，抑郁之病起。如父母为外侵，子难报怨，父母断不怪子之怯，怨天尤人，不能相遣。"

4. 脾（土郁）

《儒门事亲·卷十·湿土郁之病》："故民病心腹胀，腹鸣而为数后，甚则心痛胁，呕逆霍乱，饮发注下，肘肿身重，脾热之生也。"

《辨证奇闻·卷四·五郁》："心腹饱胀，时肠鸣数声，欲大便，甚则心疼，两胁填实，或吐痰涎，或呕清水，或泄利暴注，以致两足面浮肿，身渐重大。此初起乱治，及后必作蛊胀治，谁知土郁乎。土郁，脾胃气郁也。《内经》将土郁属气运，不知原有土郁之病，不可徒咎岁气，不消息脏腑。夫土气喜升不喜降，肝木来侮，则土气不升；肺气来窃，则土气反降。不升且降，土气抑郁不伸，反克水矣。水受克，不能直走长川大河，自然泛滥溪涧，遇浅则泄，逢窍则钻，流何经即何经受病。"

《不居集·上集卷之十八·论情志三郁·失精脱营证》："又有郁结在脾，不断饮食，午后发热，酉戌时退，或烦闷渴呕，或坐卧如痴，喜向暗处，妇人经少，男子溺涩，皆郁病也。

更有失名利之士，有志恢图，过于劳倦，形气衰少，谷气不盛，上焦不行，下脘不通，胃气热，热气熏胸中,因而内热,亦郁病也,宜归脾汤加栀子,随症调摄。"

5. 肾(水郁)

《儒门事亲·卷十·寒水郁之病》:"故民病寒客心痛,腰椎痛,大关节不利,屈伸不便,善厥,痞坚腹满,阴乘阳故也。"

《辨证奇闻·卷四·五郁》:"遇寒心痛,腰膝沉重,关节不利于屈伸,时厥逆,痞坚腹满,面黄黑,人谓寒邪侵犯,谁知水郁之症乎。此症土胜木复之岁居多。然脾胃气过盛,肝胆血太燥,皆能成之。何可舍此四种,他治水郁哉。虽然水郁成于水虚,水有因水因火不同。因水者,真水虚,真水虚,邪水自旺;真火者,真火虚,真水益衰,水火二而一者也。大约水中补火,火足水自旺,水旺郁不成。"

(五)辨经络

《周慎斋遗书·卷九·痰核》:"痰核,即瘰疬也,少阳经郁火所结。"

(六)辨七情

辨七情包括辨喜、怒、忧、思、悲、恐、惊之不同。

《景岳全书·卷之十九明集·杂证谟·郁证》:"凡五气之郁,则诸病皆有,此因病而郁也;至若情志之郁,则总由乎心,此因郁而病也。第自古言郁者,但知解郁顺气,通作实邪论治,不无失矣。兹予辨其三证,庶可无误,盖一曰怒郁,二曰思郁,三曰忧郁。如怒郁者,方其大怒气逆之时,则实邪在肝,多见气满腹胀,所当平也。及其怒后而逆气已去,惟中气受伤矣,既无胀满疼痛等证,而或为倦怠,或为少食,此以木邪克土,损在脾矣,是可不知培养而仍在消伐,则所伐者其谁乎?此怒郁之有先后,亦有虚实,所当辨治者如此。又若思郁者,则惟旷女嫠妇,及灯窗困厄,积疑任怨者皆有之。思则气结,结于心而伤于脾也。及其既甚,则上连肺胃而为咳喘,为失血,为膈噎,为呕吐;下连肝肾,则为带浊,为崩淋,为不月,为劳损。若初病而气结为滞者,宜顺宜开;久病而损及中气者,宜修宜补。然以情病者,非情不解,其在女子,必得愿遂而后可释,或以怒胜思,亦可暂解;其在男子,使非有能屈能伸,达观上智者,终不易却也。若病已既成,损伤必甚,而再行消伐,其不明也亦甚矣。又若忧郁病者,则全属大虚,本无邪实,此多以衣

食之累,利害之牵,及悲忧惊恐而致郁者,总皆受郁之类。盖悲则气消,忧则气沉,必伤脾肺;惊则气乱,恐则气下,必伤肝肾,此其戚戚悠悠,精气但有消索,神志不振,心脾日以耗伤。凡此之辈,皆阳消证也,尚何实邪?使不知培养真元,而再加解散,真与鹭鸶脚上割股者何异?是不可不详加审察,以济人之危也。"

《金匮翼·卷七·呕吐统论》:"七情内郁,关格不平,此气攻之症,《经》所谓诸郁于胃则呕吐是也。"

1. 思郁

《不居集·上集卷之十八·论情志三郁》:"思郁者,惟旷女嫠妇,及灯窗困厄,积疑在怨者皆有之。思则气结,结于心而伤于脾也。及其既甚,则上连肺胃,而为咳喘,为失血,为噎膈,为呕吐;下连肝肾,则为带浊,为崩淋,为不月,为劳损。"

《奉时旨要·卷一阴属·论七情之郁》:"思郁之症,惟旷女嫠妇,及萤窗困厄,积疑任怨者有之。《经》云:思则心有所存,神有所归,正气留而不行,故气结而伤于脾。郁之久,则上连肺胃而为喘咳、为失血、为噎膈呕吐;下连肝肾,为带浊,崩淋、不月、为劳损。"

2. 怒郁

《不居集·上集卷之十八·论情志三郁》:"怒郁者,大怒气逆之时,则实邪在肝,故见气满腹胀,所当平也。及其怒后,而逆气已去,惟中气受伤矣。既无胀满疼痛等症,而或为倦怠,或为气逆,或为少食,此以木邪克土,损在脾矣。是可不知培养,而仍加消伐,则所伐者其谁乎?此怒郁之有先后、有虚实,所当辨也。"

《奉时旨要·卷一阴属·论七情之郁》:"怒郁之症,《经》云:血有余则怒。怒则气逆,甚则呕血及飧泄。怒而郁,则气逆上而不下,即伤肝。其症胁胀疼痛,头疼,目不明,昏冒厥逆,妇女经闭乳疾。"

3. 忧郁

《不居集·上集卷之十八·论情志三郁》:"忧郁者,全属大虚,本无实邪,此多以衣食之累,利害之牵,及悲、忧、惊、恐而致郁者,总皆忧郁之类。"

《奉时旨要·卷一阴属·论七情之郁》:"忧郁之症,全属大虚,多因衣食之累,利害之牵,及悲忧惊恐所致。盖悲则气消,忧则气沉,必伤脾肺,惊

则气乱,恐则气下,必伤肝肾。忧至于郁,此其戚戚悠悠,精气消索,已非一日。"

4. 喜郁

《奉时旨要·卷一阴属·论七情之郁》:"喜郁之症,志得意满之病也。《经》云:喜则气和志达,营卫通利,故气缓。何病之有,然或在君父尊长之前,同人失意之际,遇喜不便形容,如谢安之对奕报捷,故示从容,旋折屐齿之类,皆喜郁也。喜而郁,则神散而不藏,其发也狂,为喜笑不休,口流涎,目黄,皮革焦,毛悴色夭。"

5. 恐郁

《奉时旨要·卷一阴属·论七情之郁》:"恐郁之症,《经》云:肝气虚则恐。精气并于肾则恐。心怵惕思虑则伤神,神伤则恐惧自失。胆病者,心下憺憺,若人将捕之。此症本无所惊,心自动而不宁,自由元虚阴弱,心神不足而然。失治而郁,则精却,上焦闭,下焦胀,故气不行。"

6. 惊郁

《奉时旨要·卷一阴属·论七情之郁》:"惊郁之症,《经》云:惊则气乱,心无所倚,神无所归,虑无所定,故气乱。恶人与火,闻木音则惕然。失治而郁,则生火生涎,涎与气搏,变生诸症。或短气自汗,异梦惊魇;或怔忡心悸,癫痫神呆,妄言妄见。大抵惊症本因内气先虚,猝闻异响,见异物,及遇险临危而惊其肝胆,则神魂失守。且惊则神出于舍而舍空,痰饮乘虚袭入,其神不得归。又肝藏魂,肝虚遇惊,则风气水饮乘虚袭入,其魂飞扬若离体状。"

7. 悲郁

《奉时旨要·卷一阴属·论七情之郁》:"悲郁之症,《经》云:心气虚则悲,悲则气消。悲而郁,则心系急,肺布叶举,而上焦不通,营卫不散,热气在中,故气消。其症则心下崩数溲血,悲痛苦恼者,心神烦热躁乱而非清净也。"

二、辨色脉

辨色脉包括形色辨证、寸口辨证、郁证主脉等方面。辨色脉包括了望诊以及脉诊的内容,对于病证的诊断具有重要的意义。

1. 形色辨证

形色辨证即通过中医望诊收集人的神、色、形、态、舌象、络脉、皮肤、五官九窍等情况来辨别郁证的虚实寒热情况。

《脉经·卷七·病可吐证第五》:"病胸上诸实,胸中郁郁而痛,不能食,欲使人按之,而反有浊唾,下利日十余行,其脉反迟,寸口微滑,此可吐之,吐之利即止。"

《古今医统大全·卷之十四·伤寒补遗·伤寒诸证所属》:"面怫郁,表未解……身黄,小水不利,热郁。"

《四诊抉微·卷之一·望诊·察形气》:"肥人多中风,以形厚气虚,难以周流,而多郁滞生痰,痰壅气塞成火而多暴厥也。"

《四诊抉微·卷之三·闻诊·诊诸痛》:"诊时吁气,为属郁结。凡人吁,则气郁得以少伸也。"

《时方妙用·卷一·望色》:"郁多憔悴。"

《时方妙用·卷一·闻声》:"诊时吁气者,郁结也。"

《辨舌指南·卷二·观舌总纲·滞郁》:"凡食滞于中宫,则舌现灰白;滞积甚,则黄厚。灰白宜消运,黄厚宜攻下。食消则苔必自退。邪郁于血分则舌红,郁甚则舌紫。紫而枯燥者,血郁热甚也;紫而滑润者,寒郁血瘀也。若舌本红紫杂现,而色不匀者,营血瘀滞也。郁于气分者,则舌苔薄白,湿而不浮,苔如地生之草,胃气和调,苔必升浮;中气郁滞,苔必紧闭也。阳为阴郁则舌青,升阳则青退,阴竭则舌光亮,阴枯多死。"

2. 寸口脉诊

寸口脉诊为王叔和所倡,并确立了脏腑和脉位的分配原则。即左手寸部主心与小肠,关部主肝与胆,尺部主肾与膀胱;右手寸部主肺与大肠,关部主脾与胃,尺部主肾与三焦,郁证亦主之。

《诸病源候论·伤寒病诸候下·坏伤寒候》:"寸口脉洪而大,数而滑,洪大荣气长,滑数胃气实,荣长阳即盛,郁怫不得出,胃实即牢,大便难即干燥。"

《八十一难经·十八难》:"然:诊在右胁有积气,得肺脉结,脉结甚则积甚,结微则气微。诊不得肺脉,而右胁有积气者何也?然:肺脉虽不见,右手脉当沉伏。"

《太平圣惠方·卷第八·辨可吐形证》:"夫胸心满实,胸中郁郁而痛,不能食,多涎唾,下利,其脉迟反逆,寸口脉数,此可吐也。"

《太平圣惠方·卷第十三·治坏伤寒诸方》:

"夫伤寒坏病者……寸口脉洪大,数而滑。洪大荣气盛,滑数卫气实。荣盛则郁怫,可与出汗,卫实即大便牢难,三焦闭塞,津液不通,荣卫相搏,烦心发热,两目如火,鼻干面赤,舌燥齿黄,大渴,故过经而成坏病也。"

《史载之方·卷上·诊室女妇人诸脉》:"肝心脉弦紧而疾,肺脉浮而大,尺泽郁郁不散,月经不通,大府秘热,两足痛,不得行,肌肉消瘦,渐次如马篮节。"

《注解伤寒论·卷一·辨脉法第一》:"寸口脉阴阳俱紧者,法当清邪中于上焦,浊邪中于下焦。清邪中上,名曰洁也;浊邪中下,名曰浑也。阴中于邪,必内栗也,表气微虚,里气不守,故使邪中于阴也。阳中于邪,必发热、头痛、项强、颈挛、腰痛、胫酸,所为阳中雾露之气,故曰清邪中上。浊邪中下,阴气为栗,足膝逆冷,便溺妄出,表气微虚,里气微急,三焦相混,内外不通,上焦怫郁,脏气相熏,口烂食龈也。中焦不治,胃气上冲,脾气不转,胃中为浊,荣卫不通,血凝不流。若卫气前通者,小便赤黄,与热相搏,因热作使,游于经络,出入脏腑,热气所过,则为痈脓。若阴气前通者,阳气厥微,阴无所使,客气内入,嚏而出之,声嗢咽塞,寒厥相逐(赵本作"追"),为热所拥,血凝自下,状如豚肝,阴阳俱厥,脾气弧弱,五液注下,下焦不阖,清便下重,令便数、难,脐筑湫痛,命将难全。

浮为阳,沉为阴。阳脉紧,则雾露之气中于上焦;阴脉紧,则寒邪中于下焦。上焦者,太阳也。下焦者,少阴也。发热、头痛、项强、颈挛、腰疼、胫酸者,雾露之气中于太阳之经也;浊邪中下,阴气为栗,足胫逆冷,便溺妄出者,寒邪中于少阴也。因表气微虚,邪入而客之,又里气不守,邪乘里弱,遂中于阴,阴虚遇邪,内为惧栗,致气微急矣。《内经》曰:阳病者,上行极而下;阴病者,下行极而上。此上焦之邪,甚则下干中焦,下焦之邪,甚则上干中焦,由是三焦混乱也。三焦主持诸气,三焦既相混乱,则内外之气,俱不得通,膻中为阳气之海,气因不得通于内外,怫郁于上焦而为热,与脏相熏,口烂食龈也。《内经》曰:隔热不便,上为口糜。中焦为上下二焦之邪混乱,则不得平治,中焦在胃之中,中焦失治,胃气因上冲也。脾,坤也,坤助胃气,消磨(《医统》本作'磨消')水谷,脾气不转,则胃中水谷不得磨消,故胃中浊也。《金匮要略》曰:谷气不消,胃中苦浊。荣者,水谷之精气也;卫者,水谷之悍气也。气不能布散,致荣卫不通,血凝不流。卫气者,阳气也;荣血者,阴气也。阳主为热,阴主为寒。卫气前通者,阳气先通而热气得行也。《内经》曰:膀胱者,津液藏焉,化则能出。以小便赤黄,知卫气前通。热气与胃(医统本作"卫")气相搏而行,出入脏腑,游于经络,经络客热,则血凝肉腐,而为痈脓,此见其热气得行。若阴气前通者,则不然,阳在外为阴之使,因阳气厥微,阴无所使,遂阴气前通也。《内经》曰:阳气者,卫外而为固也,阳气厥微,则不能卫外,寒气因而客之。鼻者,肺之候,肺主声,寒气内入者,客于肺经,则嚏而出之,声嗢咽塞。寒者,外邪也;厥者,内邪也。外内之邪合并,相逐为热,则血凝不流。今为热所拥,使血凝自下,如豚肝也。上焦阳气厥,下焦阴气厥,二气俱厥,不相顺接,则脾气独弱,不能行化气血,滋养五脏,致五脏俱虚,而五液注下。《针经》曰:五脏不和,使液溢而下流于阴。阖,合也。清,圊也。下焦脱而不合,故数便而下重。脐为生气之原,脐筑湫痛,则生气欲绝,故曰命将难全。"

《注解伤寒论·卷五·辨阳明病脉证并治法第八》:"浮芤相搏,阴阳不谐,胃气独治,郁而生热,消烁津液,其阳为绝。"

《古今医统大全·卷之四·〈内经〉脉候·二十六脉主病》:"促脉为阳独盛而阴不能相和也,为火炽,为痰塞,为怫郁,为血气不疏通。"

《古今医统大全·卷之二十四·吞酸门·脉候》:"脉浮紧为热郁于内,寒束于外。"

《濒湖脉学·促(阳)》:"促脉数而时一止,此为阳极欲亡阴。三焦郁火炎炎盛,进必无生退可生。"

《证治汇补·卷之三·外体门·恶寒》:"脉法:表虚者浮濡,火郁者沉数,阳衰者细迟,痰饮者滑数,大抵脉来无力而恶寒者虚症,脉来有力而恶寒者,非外感,即内郁也。以见症参之。(《汇补》)"

《四诊抉微·卷之五·切诊·脉分男女》:"盖男子血虚则尺盛,女子气郁则寸盛,男子血虚则脏气衰,女子气郁则四肢烦热而不举也。"

《四诊抉微·卷之六·切诊二十九道脉析脉体象主病·沉(阴)》:"分部诗:寸沉痰郁水停胸,

关主中寒痛不通,尺部浊遗并泄痢,肾虚腰及下元痛。

分部主病……汪子良曰:寸沉气郁,尺沉本位,喘嗽肺浮,转陷不吉。肝肾并沉,则为石水。右寸阳沉,胸停冷饮。关沉胁痛。

兼脉主病:沉脉主里,沉则为气,又主水蓄。沉迟痼冷,沉数内热,沉滑痰食,沉涩气郁,沉弱寒热,沉缓寒湿,沉紧冷痛,沉牢冷积,沉伏霍乱,沉细少气,沉弦癖痛。

抉微:张路玉曰,阳气微,不能统运营气于表,脉显阴象而沉者,则按久愈微。若阳郁不能浮应卫气于外,脉反沉者,则按久不衰,阴阳寒热之机,在于纤微之辨。"

《四诊抉微·卷之六·切诊二十九道脉析脉体象主病·数(阳)》:"若形充色泽之人脉数,皆痰湿郁滞,经络不畅而蕴热,其可责之于阴乎?若无故脉数,必生痈疽。"

《四诊抉微·卷之六·切诊二十九道脉析脉体象主病·滑(阳中之阴)》:"右尺得滑,溺血经郁。"

《四诊抉微·卷之六·切诊二十九道脉析脉体象主病·实(阳)》:"主病诗:实脉为阳火郁成,发狂谵语吐频频。或为阳毒或伤食,大便不通或气疼。"

《四诊抉微·卷之六·切诊二十九道脉析脉体象主病·长(阳)》:"在右关,土郁胀闷。"

《四诊抉微·卷之六·切诊二十九道脉析脉体象主病·短(阴)》:"杨仁斋曰:无力为气虚,有力为壅,阳气伏郁不伸之象。(下之则愈)"

《四诊抉微·卷之七·切诊·紧(阴中之阳)》:"左关浮紧筋疼,沉紧胁疼,寒郁紧实痃癖。"

《四诊抉微·卷之七·切诊·伏(阴)》:"分部诗:食郁胸中双寸伏,欲吐不吐常兀兀,当关腹痛困沉沉,关后疝疼还破腹……

张路玉曰:有邪伏幽深,而脉伏不出者,虽与短脉之象有别,而气血壅滞之义则一。凡气郁血结久痛,及留饮宿食,霍乱大吐大利,每多沉伏,皆经脉阻滞,营卫不通之故,所以妊妇恶阻,常有伏匿之脉,此又脉症之变耳。若六七日烦扰不宁,邪正交并而脉伏者,又伤寒战汗之兆,不可以伏为阴脉误投辛热。

分诊:滑伯仁曰,左寸伏,心气不足,神不守舍,沉忧郁郁;右寸伏,寒痰冷积(《鉴》云:胸中气滞)。左尺伏,肾伏精虚,疝瘕寒痛;右尺伏,脐下冷痛,下焦虚寒。左关伏,血冷,胁下有寒气;右关伏,中脘积块作痛,胃中停滞。

抉微:李时珍曰,伤寒一手脉伏曰单伏,两手脉伏曰双伏。不可以阳症见阴脉为诊,乃火邪内郁,不得发越,阳极似阴,故脉伏必有大汗而解。又夹阴伤寒,先有伏阴在内,外复感寒,阴盛阳衰,四肢厥逆,六脉沉伏,须投姜附,及灸关元,脉乃复出也。若太溪、冲阳,皆无脉者必死。刘元宾曰:伏脉不可发汗,为其非表脉也,亦为其将自有汗也。乃《伪诀》云徐徐发汗。而洁古欲以麻黄附子细辛汤发之,皆非伏脉所宜也。"

《四诊抉微·管窥附余·六纲领对待主治·沉脉主表须知》:"《举要》云下手脉沉,便知是气病,在气郁,脉即见沉。岂有寒闭腠理,营卫两郁,脉有不见沉者乎?此沉脉主里,而复有时主表之不可不知也。又少阴发热脉沉,此标热本寒之症,太阳膀胱与少阳肾相为表里,在经脉流行之次,是膀胱传肾,伤寒六经传次,乃太阳传阳明,为循经得度传,今因少阴久虚,真阳衰惫,不能御寒,外邪乘虚,直入于里而脉沉,此表传里,非两感也。发热为标热,脉沉为本寒,故用麻黄以发太阳之邪,细辛为少阴表剂,以驱在里之寒,附子用以蒸动肾气,温经而散寒,兼固其本。此沉脉主表,又一明证也。"

《四诊抉微·管窥附余·六纲领对待主治·涩主气滞须知》:"故血虚则气失依归,运行之机濡滞而不流利;气虚则健运之力微弱,血失宣导之机,亦阻结而难前。故不拘血虚、血瘀、气虚、气郁脉俱呈涩者,皆因气机之阻,经脉失其畅达,流行艰涩故也。病若在气虚,脉必浮涩而无力,实则浮涩而有力也;病在血虚,脉必沉涩而细弱,实则沉涩而有力也,脉则然矣。审之外候,证有同然,方为准的。若外邪相干于表,饮食停滞于中,皆足以致脉涩者,一由遏郁其营卫出入之机,一由阻碍其胃中升降之道使然。十二经脉,皆禀气于胃,今因饮食不化,阻其升降之气,清浊混淆于中,故使膈满,时嗳酸臭,发热胪胀,恶食,舌苔燥黄,胃因不能游溢精气而上输,经脉皆失其禀受,使中外上下之气机,多违其运用,故脉窄碍而呈涩也。长沙二条,一因医者妄汗妄下,津液亏损,而成枯涩;一因发汗不透,扰动经气,玄府复闭,气郁而成实涩也。当再汗以通其经气,则病自霍然。凡一切内外气血寒热虚实,致病而脉见涩者,非血滞于气,即气滞于血而使然也。"

3. 郁证主脉

郁者,郁滞不舒也。郁证脉象多见微、沉、涩、弦、滑等。若兼见寒热之邪,可见有数、迟等脉象。

《察病指南·卷中·辨七表八里九道七死脉·八里脉》:"左手关上脉微,心下气满郁结,目暗生花,四肢拘急。"

《医学正传·卷之一·医学或问·中风》:"脉法:脉多沉伏,气郁则必沉而涩,湿郁则脉必沉而缓,热郁脉必沉数,痰郁脉必弦滑,血郁脉必芤而结促,食郁脉必滑而紧盛,郁在上则见于寸,郁在中则见于关,郁在下则见于尺,左右亦然。脉或结,或促,或代。滑氏《诊家枢要》曰:气血食积痰饮,一有留滞于其间,脉必因之而止节矣,但当求其有神,何害之有。夫所谓有神者,即《经》所谓有中气也。"

《丹溪心法·卷四·胁痛七十一》:"有气郁而胸胁痛者,看其脉沉涩,当作郁治。"

《古今医统大全·卷之四·〈内经〉脉候·〈内经〉三部九候脉法》:"左关前之上至以候肝……沉涩则主肝气内郁而胁胀。"

《古今医统大全·卷之四·〈内经〉脉候·统属诊法候病》:"寸沉气郁……左关浮紧筋疼,沉紧胁疼寒郁……左寸胸膈虚胀,右寸痰郁。""沉濡涩弦,忧气郁结。""沉滑沉洪,掌心热郁。"

《古今医统大全·卷之二十四·嘈杂门·脉候》:"关脉浮涩者为郁。"

《古今医统大全·卷之二十六·郁证门·脉候》:"郁脉多沉伏,或结或促或代。"

《古今医统大全·卷之四十六·声音门·脉候》:"肺沉涩,声不出者为郁。"

《明医指掌·卷五·噎膈证六》:"有七情郁结者,脉沉涩。"

《明医指掌·卷八·杂科·耳证五》:"气郁肾脉沉滞。"

《濒湖脉学·沉(阴)》:"寸沉痰郁水停胸。""沉涩气郁。"

《濒湖脉学·实(阳)》:"实脉为阳火郁成。"

《濒湖脉学·伏(阴)》:"食郁胸中双寸伏。""伤寒,一手脉伏曰单伏,两手脉伏曰双伏,不可以阳证见阴为诊。乃火邪内郁,不得发越,阳极似阴,故脉伏。"

《濒湖脉学·四言举要》:"火郁多沉。"

《医学纲目·卷之二·阴阳脏腑部·诸脉诊病杂法》:"关紧则腹中郁结。""浮滑疾紧为百合病。"

《脉症治方·卷之四·郁门·诸郁》:"脉:郁脉多沉弦,或结伏。又沉涩,为血郁;沉伏为气郁;沉细为湿郁;沉数为热郁;沉滑为痰郁;气口紧盛为食郁。又忧郁则脉涩,怒郁则脉弦,思郁则脉缓,时一止,名曰结脉。"

《医学原理·卷之九·郁症门·郁脉法》:"大凡郁脉多沉伏,或结,或促代。气郁沉而涩,湿郁沉而缓,热郁沉而数,痰郁弦而滑,血郁芤而结,食郁滑而紧盛。郁在上,则脉见于寸口;郁在中,脉见于关,郁在下,脉见于尺。"

《证治汇补·卷之二·内因门·脾胃》:"膈间痞闷不食,面惨脉沉,此是气郁,当从郁治。"

《症因脉治·卷二·痰症论·内伤痰症》:"郁痰之脉:多见沉涩沉迟寒郁,沉数为热,沉实顽痰,沉牢内结。"

《不居集·上集卷之十八·论情志三郁·脉法》:"郁脉多沉伏,郁在上则见于寸,郁在中则见于关,郁在下则见于尺,左右皆然。郁脉或促,或结,或涩。

景岳曰:凡郁之脉,在古人皆以结、促、止节为郁脉,使必待结、促、止节而后为郁,则郁症不多见矣。故凡郁症,但见气血不顺,而脉不和平者,其中皆有郁也。惟情志之郁,则如弦、紧、沉、涩、迟、细、短、数之类,皆能为之。至若结、促之脉,虽为郁病所常有,然病郁者未必皆促、结也。惟气血内亏,则脉多间断,若平素不结,而因病忽结者,此以不相接续,尤属内虚。故凡辨结、促者,又当以有神无神辨之,其或来去有力,犹可郁论。若以无力之结、促,而悉认为气逆痰滞,妄行消散,则十误其九矣。"

《类证治裁·卷之三·郁症论治·郁症脉候》:"郁脉多沉伏,或结促,或沉涩。郁在肝肾见于左,郁在心脾见于右。气血食积痰饮,一有留滞,脉必止涩,但须有神,有神有胃气也。郁脉虽沉伏结促,有气可散,气通则和。若牢革弦不和,正气先伤,无气可散,即调补难效,况误行耗气药乎!所以郁症得弦强脉者,多成虚损。(《医通》)"

三、辨吉凶

郁证之吉凶转归在于通过色脉以及病位的深浅、疾病的转归辨别郁证的吉凶,对于辨别郁证的预后具有重要意义。

《古今医统大全·卷之四·内经脉候·无脉候》:"暴病无脉,气郁可治。"

《古今医统大全·卷之四十三·痰饮门·治法》:"痰成块吐咯不出,气郁者,难治。"

【论治法】

一、治法概论

郁证的治疗,早在《黄帝内经素问》中就有相关论述:"木郁达之,火郁发之,土郁夺之,金郁泄之,水郁折之。"随着古代医疗实践的不断推进,至元代,朱丹溪提出"六郁"之说。临床上,郁证实证初起又以气郁为常见,故而首当理气开郁,并应根据是否兼有血瘀、痰结、火郁、湿滞、食积等而分别采用活血、祛痰、降火、化湿、消食等法。虚证则应根据损及的脏腑及气血阴精亏虚的不同情况而补之;虚实兼夹者,又当兼顾之。

《黄帝内经素问·六元正纪大论》:"帝曰:善。郁之甚者治之奈何?岐伯曰:木郁达之,火郁发之,土郁夺之,金郁泄之,水郁折之,然调其气,过者折之,以其畏也,所谓泻之。"

《金匮要略方论·卷上·百合狐惑阴阳毒病证治第三》:"百合病,见于阴者,以阳法救之;见于阳者,以阴法救之。见阳攻阴,复发其汗,此为逆;见阴攻阳,乃复下之,此亦为逆。"

《脉经·卷七·病可吐证第五》:"病胸上诸实,胸中郁郁而痛,不能食,欲使人按之,而反有浊唾,下利日十余行,其脉反迟,寸口微滑,此可吐之,吐之利即止。"

《太平惠民和剂局方·指南总论·卷下·论诸气证候》:"论一切气证皆由忧戚中或盛怒中,劾伤真气,致阴阳不和,结气于胸膈之间,壅滞不快,饮食不下,遂成膈噎之疾,可与匀气散、五膈宽中散、膈气散、沉香降气汤、分气紫苏饮、七气汤、嘉禾散、丁香煮散、分心气饮、小降气汤之类。"

《仁斋直指方论·卷之二·证治提纲》:"越鞠丸、木香流气饮开郁气之无形,蟠葱散、撞气阿魏丸破积血之有质。神砂一粒丹疗气郁而为心疼,神圣代针散治血积而作疝气。独活寄生汤开气血结滞在腰,当归拈痛汤散湿热沉凝于足。控涎丹、小胃丹治湿热流注四腹作疼,金枣丹、虎骨散疗气血怫郁遍体为病。以上调胃消食并治气血湿热郁积。苏子降气汤消痰利气,三因七气汤解郁开心。"

《仁斋直指方论·卷之五·梅核气·梅核气方论》:"梅核气者,窒碍于咽喉之间,咯之不出,咽之不下,如梅核之状者是也。始因恚怒太过,积热蕴隆,乃成厉痰郁结,致有斯疾耳。治宜导痰开郁,清热顺气。如半夏、陈皮、香附、川芎、山栀仁、黄芩、枳壳、苏子之类是也。如老痰凝结不开,以咸软之坚,海石是也。"

《推求师意·卷之下·郁病》:"治郁之法,有中外四气之异。在表者汗之,在内者下之;兼风者散之;热微者寒以和之,热甚者泻阳救水、养液润燥,补其已衰之阴;兼湿者审其温之太过不及,犹土之旱涝也;寒湿之胜,则以苦燥之,以辛温之;不及而燥热者,则以辛温之,以寒调之。大抵须得仲景治法之要,各守其经气而勿违。"

《医学纲目·卷之三·阴阳脏腑部·制方大法》:"又当明五气之郁,木郁达之,谓吐令条达也;火郁发之,谓汗令疏散也;土郁夺之,谓下无壅滞也;金郁泄之,谓解表泄小便也;水郁折之,谓制其冲逆也。"

《古今医统大全·卷之二·内经要旨(下)·论治篇第四》:"郁,郁滞也。达发夺泄折五者,欲其通达之意也。王注以达为吐,以发为汗,以夺为下,以泄为利小水,皆非也。如气凄清之甚,则肺金太过,而木郁之病生焉。治以轻扬味薄之剂散之,使之郁气解,而肝木之气伸矣。治郁之余,仍以辛热之味,以泻肺气,畏其热则气斯服。肝肺之气,各得其平,无获郁滞之患,故曰:过者折之,以其畏也……郁既非五运之变可拘,则达之、发之、夺之、泻之、折之法,固可扩而充之矣。可扩而充,其应变不穷之理也。且夫达者,通畅之也,如肝性急怒,气逆胠胁,或胀大时上炎,治以苦寒辛散而不愈者,则用升发之药,加以厥阴报使,而从治之。又如久风入中为飧泄,及不因外风之入而清气在下为飧泄,则以轻扬之剂举而散之。凡此之类皆达之之法也。王氏以吐训达,以汗为发,不能使人无疑。以为肺金盛,而抑制肝木软?则泻肺气,举肝气可矣,不必吐也;以为脾胃浊气下流,而少阳清气不升软?则益胃升阳可矣,不必吐也。虽然,木郁固有吐之之理,今以吐字总该达字,则凡木郁皆当用吐矣,其可乎哉?"

《古今医统大全·卷之三·翼医通考(下)·病证》:"病多寒冷郁气,气郁发热;或出七情动火,火动生痰。有因行藏动静以伤暑邪,或是出入雨水以中湿气。亦有饮食失调而生湿热,倘或房劳过度而动相火。制伏相火,要滋养其真阴;祛除湿热,欲燥清其脾胃。外湿宜表散,内湿宜淡渗。阳暑可清热,阴暑可散寒。寻火寻痰,分多分少而治;究表究里,或汗或下而施。痰因火动,治火为先;火因气生,理气为本。治火,轻者可降,重者从其性从升消;理气,微则宜调,甚则究其源而发散。实火可泻,或泻表而或泻里(指外感也);虚火宜补,或补阴而或补阳(指内伤也)。暴病之谓火,怪病之谓痰。寒热湿燥风,五痰有异;清凉燥润散,五治不同。有因火而生痰,有因痰而生火。或郁久而成病,或病久而成郁。金木水火土,五郁当分;泻折达发夺,五法宜审。郁而生火生痰而成病,病则耗气耗血以致虚。

病有微甚,治有逆从。微则逆治,甚则从攻。病有标本,急则治标,缓则治本。法分攻补,虚而用补,实而用攻。少壮新邪,专攻是则;老衰久病,兼补为规。久病兼补虚而兼解郁;陈癥或荡涤或消溶。积在胃肠,可下而愈;块居经络,宜消而痊。"

《古今医统大全·卷之二十六·郁证门·治法》:"(久病者当兼解郁)诸病久则气滞血凝而成郁结,治之虽各因其证,当兼之以解散,固不可不知也。郁滞一开,则气血通畅,而诸病各自以其方而易愈也。今之病久,每每用本病之药而不奏效者,皆其郁之之故也。医者殊不悟此,治之弗效,妄变他方,愈变愈讹,而病剧矣。此郁之为治也,亦不容以少缓,当为医者之熟知也。"

《明医指掌·卷三·郁证四》:"[达按]气、血、痰三病,多有兼郁者。或郁久而生病,或病久而成郁。虽则气用四君,血用四物,痰用二陈,必以开郁药佐之,是得治法之大要也。"

《证治汇补·卷之二·内因门·郁症》:"郁宜调中。治郁之法,多以调中为要者,无他。盖脾胃居中,心肺在上,肾肝处下,四脏所受之邪,过于中者,中气常先受之。况乎饮食不节,寒暑不调,停痰积饮,而脾胃亦先受伤,所以中焦致郁恒多也。治宜开发运动,鼓舞中州,则三阴三阳之郁,不攻自解矣。

调气总法。五郁之治,各有其法,然邪气之客,正气必损,故必调平正气,以复其常于治郁之后,苟调其气而尚未平复,则当益其所不胜以制之。如木郁不已,当清肺金。火郁不已,当滋肾水。水郁不已,当补脾土。金郁不已,当引火归源。土郁不已,当养肝调气。此皆以其所畏而治之,即过者折之之理也。"

《证治汇补·卷之三·外体门·恶寒》:"火郁者,治其内,痰宜吐下,食宜消导,酒宜分越。"

《张氏医通·卷三·诸气门上·郁》:"治法总不离乎逍遥、归脾、佐金、降气、乌沉七气等方。但当参究新久虚实选用,加减出入可也。"

《景岳全书发挥·卷二·郁证·诸郁滞治法》:"郁者,郁而不舒也,宜开郁而兼扶脾,未或以阳虚阴虚而用补火滋阴,则失之多矣。"

《杂病源流犀烛·卷十八内伤外感门·诸郁源流》:"治郁者惟以五郁为本,详察六气之害,参用丹溪、献可之论,庶乎得之矣。总之,凡治诸郁,均忌酸敛滞腻,宜开发志意,调气散结,和中健脾,如是止耳,否则非其治也。"

《类证治裁·卷之三·郁症论治》:"七情内起之郁,始而伤气,继必及血,终乃成劳,主治宜苦辛凉润宣通。苦能泄热,辛能理气,凉润能濡燥,宣通能解结,用剂必气味相投,乃可取效。以郁为燥邪,必肺气失宣,不能升降。"

《医学入门·外集卷四·杂病提纲·郁》:"六郁仍分痰火积,郁者,病结不散也。六郁:气、血、痰、食、湿、热。然气郁则生湿,湿郁则成热,热郁则成痰,痰郁则血不行,血郁则食不消而成癥痞,六者皆相因为病。以致当升降不得升降,当变化不得变化,故法以顺气为先,降火化痰消积分多少治,与诸气大同。凡病,当先寻六郁与痰火,有则急治于此,无则依杂证治。"

二、五郁之治

自《黄帝内经素问》"木郁达之,火郁发之,土郁夺之,金郁泄之,水郁折之"后,后世医家结合临床实践,在五郁之治的基础上均有所发挥。

1. 木郁达之

《脾胃论·卷中·脾胃虚不可妄用吐药论》:"《六元政纪论》云:人身有木郁之证者,当开通之,乃可用吐法,以助风木,是木郁则达之之义也。"

《古今医统大全·卷之八·中风门·治法》:"木郁达之者,吐之令其条达也。"

《古今医统大全·卷之四十一·诸气门·涌剂》:"治气郁痰郁,气喘膈闷,非吐不达,则木郁达之之意。凡诸郁气,最宜宣导。"

《医学纲目·卷之二十一·脾胃门·内伤饮食》:"曰:胸中有食,是木郁宜达,故探吐之。食者物也,物者坤土也,是足太阴之号也。胸中者肺也,为物所塞。肺者,手太阴金也。金主杀伐,与坤土俱在于上而旺于天。金能克木,故肝木发生之气伏于地下,非木郁而何?吐去上焦阴土之物,木得舒畅,则郁结去矣。"

《周慎斋遗书·卷八·郁》:"郁证,乃地气不升,天气不降,致浊气上行而清阳反下陷也。宜保肺以行下降之令,固肾以助生胃之机,疏肝以转少阳之枢,则天地位而中焦平矣。应用逍遥散以达之。"

《证治汇补·卷之二·内因门·郁症》:"胠胁胀满,目赤暴痛,此木郁也,治宜达之。达者,通畅之义。如怒动肝气,火因上炎,治以苦寒辛散而不愈者,则用升发之品,加厥阴报使之药以从治之。又如久风入中为飧泄,及清气在下为飧泄者,则用轻扬之剂举而升之。又如木实为病,脉弦而急,用降气苦寒不愈者,则吐以提之,使木气舒畅,则痛自止。此皆达之之法也。"

《松峰说疫·卷之六·运气·五运五郁天时民病详解》:"治法:木郁达之。达者,畅达也。凡木郁之病,风之属也。其脏应肝胆,其经在胁肋,其主在筋爪,其伤在脾胃、在血分。然木喜调畅,故在表者,当疏其经,在里者,当疏其脏,但使气得通行,皆谓之达。诸家以吐为达者,又安足以尽之。"

《医碥·卷之二·杂症·郁》:"木郁者,肝气不舒也。达取通畅之义,但可以致其通畅,不特升提以上达之。发汗以外达之,甚而泻夺以下达之,无非达也,安在其泥于吐哉?余仿此。"

2. 火郁发之

《仁斋直指方论·卷之八·咳嗽·咳嗽治例》:"若火郁嗽,谓痰郁火邪在中,宜开郁消痰,用诃子皮、便香附、栝蒌仁、半夏曲、海石、青黛、黄芩为末,蜜调为丸,噙化,仍服前补阴降火药,失治则成劳。"

《古今医统大全·卷之二十·火证门·治法》:"(火有君相脏腑分治之宜)若胃虚,过食生冷物,抑遏阳气于脾土,为火郁之病,以升散之剂发之,如升麻、葛根之属。"

《证治汇补·卷之一·提纲门·火症》:"肝火者,譬诸雷电之火,郁蒸愈发,阴湿愈炎,或出地而上升,或与龙而并见,人身肝家之火,挟气郁者,宜顺气以导之,所谓气降则火自降也……生冷滞脾发热者,宜升阳开胃,佐以舒脾,所谓火郁发之也。"

《证治汇补·卷之二·内因门·郁症》:"咳嗽痰喘,风疹潮热,此火郁也,治宜发之。发者,汗之也,升举之也。如腠理外闭,邪热怫郁,则解表取汗以散之。又如生冷抑遏,火郁于内,非苦寒降沉之剂可治,则用升浮之品,佐以甘温,顺其性而从治之,势穷则止。此皆发之之义也。"

《松峰说疫·卷之六·运气·五运五郁天时民病详解》:"治法:火郁发之。发者,发越也。凡火郁之病,为阳为热。其脏应心与小肠三焦,其主在脉络,其伤在阴。凡火所居,有结聚敛伏者,不宜蔽遏,故因其势而解之散之,升之扬之,如开其窗,如揭其被,皆谓之发,非仅发汗也。"

3. 土郁夺之

《证治汇补·卷之二·内因门·郁症》:"食滞中焦,痰凝脾藏,热壅肠胃,皆土郁也,治宜夺之。夺者,攻下也,劫而衰之也。如邪热入胃,用咸寒以攻下之。如中满腹胀,湿热内甚,其人壮实者,则亦攻下之。其或势甚而不能顿除者,则劫夺其势而使之衰。又如湿热为痢,非轻剂可已,或行或通,以致其平,皆夺之之义也。"

《辨证录·卷之四·五郁门》:"故开郁必须补脾胃之气,补脾胃而后用夺之之法,则土郁易解耳。"

《松峰说疫·卷之六·运气·五运五郁天时民病详解》:"治法:土郁夺之。夺者,直取之也。土郁之病,湿滞之属也。其脏应脾胃,其主在肌肉四肢,其伤在胸腹。土畏壅滞,凡滞在上者,夺其上,吐之可也。滞在中者,夺其中,伐之可也。滞在下者,夺其下,泻之可也。凡此皆谓之夺,非独止于下也。"

4. 金郁泄之

《证治汇补·卷之二·内因门·郁症》:"癃闭气喘,胀满不眠,皆金郁也,治宜泄之。泄者,渗泄而利小便,疏通其气也。如肺受火烁,化令不行,致水源郁而渗道闭者,宜清肃金化,滋以利之。又如肺气膹郁,胸满仰息不得卧下,非利肺气不足以疏通之。此皆泄之之法也。"

《松峰说疫·卷之六·运气·五运五郁天时民病详解》:"治法:金郁泄之。泄者,疏利也。凡金郁之病,为敛为闭,为燥为塞之属也。其脏应肺与大肠,其主在皮毛声息,其伤在气分。或解其表,或破其气,或通其便。凡在表、在下、在上,皆为之泄也。"

5. 水郁折之

《证治汇补·卷之二·内因门·郁症》:"水肿胀满,二便阻隔,皆水郁也,治宜折之。折者,制御之也,伐而挫之也,渐杀其势也。如胀满之病,水气浸淫而渗道以塞,乃土弱不能制水,当实脾土,资运化,使能制水而不敢泛滥,则渗道自通。或病势方锐,非上法所能遽制,则用泄水之药,伐而挫之。或动大便,或利小水,或发表汗,三法酌举迭用,以渐平之。此皆折之之义也。"

《松峰说疫·卷之六·运气·五运五郁天时民病详解》:"治法:水郁折之。折者,调制也。凡水郁之病,为寒为水之属也。水之本在肾,水之标在肺,其伤在阳分,其反克在脾胃,水性善流,宜防泛溢。凡折之法,如养气可以化水,治在肺也;实土可以制水,治在脾也;壮火可以胜水,治在命门也;自强可以帅水,治在肾也;分水可泄水,治在膀胱也。凡此皆谓之折,岂独折之而已哉。"

三、六郁之治

元代医家朱丹溪在《丹溪心法》中首倡"六郁"之说,认为气、血、痰、火、湿、食因素均可致郁。各医家涉及六郁之治论述特收于此,以供参看。

1. 气郁理气

《丹溪心法·卷一·中风一》:"理气者,气滞气郁,肩膊麻痛之类,此七情也,宜乌药顺气、八味顺气之类。"

《丹溪心法·卷二·喘十五》:"气郁,即调顺之。"

《证治汇补·卷之二·内因门·郁症》:"郁病虽多,皆因气不周流,法当顺气为先,开提为次。至于降火化痰消积,犹当分多少治之。"

《竹林女科证治·卷一·调经下·气郁血滞经闭》:"思虑恼怒,以致气郁血滞,而经不行。治宜开郁行滞,若误作虚治,而用补剂,则气得补而益结,血得补而益凝,变为癥瘕肿痛者有之矣。宜服开郁二陈汤,兼四制乌附丸。"

《奉时旨要·卷一阴属·论人事失养之郁》:"气不可以郁也……郁则内闭九窍,外壅肌肉,在外有六气之侵,在内有九气之乱,而凡病之为虚为实、为热为寒,其变态莫可名状,治此者惟有调之一法。然自河间相传,咸谓木香、槟榔可以调气,陋矣!夫调者,调其不调之谓也。如邪气在表,散即调也;邪气在里,行即调也;实邪壅滞,泻即调也;虚羸困惫,补即调也。此外如按摩针熨,可以调经络之气,胜忧胜怒,可以调情志之气,谷食果畜,可以调化育之气。凡一切温清升降润燥缓峻之治,莫非调之法也,不独越鞠丸、逍遥散、神祐、承气诸方,为能治气之郁也。此气郁之治也。"

2. 血郁活血

《医方集宜·卷之十·外科治法·治流注法》:"凡人久有悒郁,成怒气不调,或脾虚而湿,气逆于肉里,或腠理不密,寒邪湿气客于经络,成肉闪扑,或产后血凝气滞流于关节,或伤寒病后,饮邪流患,此因真气不足,邪气乘之。治当开其郁结,调和气血,自然散失,不然久结成脓,难于治疗。《医林集要》有云:骨疽者,乃流注之败症也。"

《竹林女科证治·卷一·调经下·气郁血滞经闭》:"思虑恼怒,以致气郁血滞,而经不行。治宜开郁行滞,若误作虚治,而用补剂,则气得补而益结,血得补而益凝,变为癥瘕肿痛者有之矣。宜服开郁二陈汤,兼四制乌附丸。"

《奉时旨要·卷一阴属·论人事失养之郁》:

"血亦不可郁也……此其间宜散宜利，宜温宜通，宜消宜攻，宜和宜养，全在临症施行。俾血脉和则精神乃居，此血郁之治也。"

3. 痰郁祛痰

《奉时旨要·卷一阴属·论人事失养之郁》："痰郁之症……治法：风寒者散之，热者清之，燥者润之，湿者辛以开之。老痰食痰，非攻不去，饮成窠囊，非苍术不能倾；痰在皮里膜外，非白芥、竹沥不能达，此痰郁之治也。"

《古今医统大全·卷之二十七·梅核气证·病机》："梅核气者，似呃逆而非呃逆，系痰气窒塞于咽喉之间，咯之不出，咽之不下，如梅核之状，故俗谓之梅核气。江南之地比比云之，故从而附此。盖湿热痰气郁结而然，治法不外开郁顺气消痰而已。"

《古今医统大全·卷之七十·不寐候·病机》："（不寐为痰火思虑所致）春甫谓：痰火扰乱，心神不宁，思虑过伤、火炽痰郁而致不眠者，多矣。有因肾水不足，真阴不升，而心阳独亢，亦不得眠；有脾倦火郁夜卧，遂不疏散，每至五更，随气上升而发燥，便不成寐。此宜快脾发郁、清痰抑火之法也。"

《脉义简摩·卷六名论汇编·气郁脉》："不为促结弦大，而为细，其痛是郁热，非实火。治宜解郁，清肺化痰，不宜寒凉攻伐。余仿此。"

4. 火郁降火

《立斋外科发挥·卷二·溃疡发热》："又有火郁而热者，如不能食而热，自汗气短者，虚也。以甘寒之剂，泻热补气。如能食而热，口舌干燥，大便难者，以辛苦大寒之剂下之，以泻火补水。"

《丹溪心法·卷二·咳嗽十六》："干咳嗽难治，此系火郁之证，乃痰郁其火。邪在中，用苦梗开之，下用补阴降火之剂，四物加炒柏、竹沥之类。不已则成劳，此不得志者有之，倒仓法好。"

5. 湿郁化湿

《赤水玄珠·第十一卷·郁证门》："水湿由外感者，理同风寒，由内伤者，理同痰饮。证见身重，或重痛不可转侧，骨节掣痛，屈伸不利，汗出恶风，不欲去衣，头如裹，声如从瓮中出，脉迟缓。治宜利湿。"

6. 食郁消食

《奉时旨要·卷一阴属·论人事失养之郁》："食郁之症……宜用治积之法，以所恶者攻之，以所喜者诱之，如神曲、麦芽，治面食酒积者也；楂炭、乌梅、皮硝、五谷虫，治肉积者也；谷芽、陈皮、莱菔子，治米食者也；肉桂、木香，治水果者也；枳实、厚朴、槟榔、大黄，治坚硬之物者也；附、桂、干姜，治菌菇之寒毒者也；蒜头、萝卜，治薰烧之火毒者也；苍术、半夏，治水湿之成饮者也；芦荟、芜荑，治食滞之成虫者也，去其积而郁开矣。此食郁之治也。"

四、七情之郁

喜、怒、忧、思、悲、恐、惊七情，同样也能导致郁证。各医家涉及七情之郁治法的论述特收于此，以供参看。

《奉时旨要·卷一阴属·论七情之郁》："喜郁之症，志得意满之病也。《经》云：喜则气和志达，营卫通利，故气缓，何病之有！然或在君父尊长之前，同人失意之际，遇喜不便形容，如谢安之对奕报捷，故示从容，旋折屐齿之类，皆喜郁也。喜而郁，则神散而不藏，其发也狂，为喜笑不休，口流涎，目黄，皮革焦，毛悴色夭，治宜天王补心丹。若心热多笑，黄连解毒汤加半夏、姜汁、竹沥，且以恐胜之。此喜郁之治也。

怒郁之症，《经》云：血有余则怒。怒则气逆，甚则呕血及飧泄。怒而郁，则气逆上而不下，即伤肝。其症胁胀疼痛，头疼，目不明，昏冒厥逆，妇女经闭乳疾，治用越鞠丸、四磨饮、化肝煎、柴胡疏肝散之类；生痰者，二陈汤。然久郁忿忿不解，必大伤其阴，而成劳损噎膈痞结诸症，宜逍遥散、归脾汤等以调养之。更用访胜寻乐之事以散其闷，或以悲胜之。血逆者，通瘀煎、人参清肺散酌用。此怒郁之治也。

忧郁之症，全属大虚，多因衣食之累，利害之牵，及悲忧惊恐所致。盖悲则气消，忧则气沉，必伤脾肺，惊则气乱，恐则气下，必伤肝肾。忧至于郁，此其戚戚悠悠，精气消索，已非一日。《经》云：忧愁者，气闭塞而不行。将见噎膈、劳损、便血、疮疡，虚症滋起。古人琴书以消忧，出游以写忧，皆良法也。治宜培养真元，用七福饮、四君、异功、六君、大补元煎等治之。此忧郁之治也。

思郁之症，惟旷女鳌妇，及萤窗困厄，积疑任怨者有之。《经》云：思则心有所存，神有所归，正气留而不行,故气结而伤于脾。郁之久,则上连肺胃而为喘咳、为失血、为噎膈呕吐;下连肝肾,为带浊、崩淋、不月、为劳损。初病者宜顺宜开,久病而损及中气者,宜修宜补。然以情病者,非情不解,即以怒胜思,亦暂时之计耳。俗谚云:心病还须心药医,可谓一语破的。治用逍遥散、二陈汤、六君、七福之属酌用,此思郁之治也。

悲郁之症,《经》云:心气虚则悲,悲则气消。悲而郁,则心系急,肺布叶举,而上焦不通,营卫不散,热气在中,故气消。其症则心下崩数溲血,悲痛苦恼者,心神烦热躁乱而非清净也。悲哭而五液俱出者,火热亢极而反兼水化制之也。甘麦大枣汤主之。大约悲因于有所失,唯用亡羊补牢之计,使其失不足惜,则前事自忘而悲可愈。治法润肺中兼顺其气。此悲郁之治也。

恐郁之症,《经》云:肝气虚则恐。精气并于肾则恐。心怵惕思虑则伤神,神伤则恐惧自失。胆病者,心下憺憺,若人将捕之。此症本无所惊,心自动而不宁,自由元虚阴弱,心神不足而然。失治而郁,则精却,上焦闭,下焦胀,故气不行。治法:若肾伤者,宜补精髓,六味丸加枸杞、远志;若肝虚者,宜养阴血,六味丸加枣仁、龙齿;治阳明者,壮其气,四君子加木香;治心包者,镇其神,七福饮、秘旨安神丸加朱砂、琥珀、犀角;胆虚者,补胆防风汤,劳心过度,梦寐不安者,一味鹿角胶,酒溶多服。此恐郁之治也。

惊郁之症,《经》云:惊则气乱,心无所倚,神无所归,虑无所定,故气乱。恶人与火,闻木音则惕然。失治而郁,则生火生涎,涎与气搏,变生诸症。或短气自汗,异梦惊魇,或怔忡心悸,癫痫神呆,妄言妄见。大抵惊症本因内气先虚,猝闻异响,见异物,及遇险临危而惊其肝胆,则神魂失守。且惊则神出于舍而舍空,痰饮乘虚袭入,其神不得归。又肝藏魂,肝虚遇惊,则风气水饮乘虚袭入,其魂飞扬若离体状。治法:用温胆汤加炒枣仁,送下远志丸;或平补镇心丹、秘旨安神丸俱可。若气郁生痰而惊悸者,四七汤加茯神、远志、石菖蒲。至神魂不归,魂梦飞扬者,此木盛生风,木槁生火,不可概作心血虚治,先用独活汤数剂,后用珍珠母丸神效。此惊郁之治也。"

五、针灸法

郁证的治疗,采用针灸疗法同样见效。文献中采用针灸治疗郁证的论述特收于此,以供参考。

1. 选穴

《太平圣惠方·卷第九十九·具列一十二人形共计二百九十六》:"中管一穴,一名太仓,是胃之募,在上管下一寸。是穴,手太阳少阳足阳明所生,任脉之会。主治心懑,不能食,反胃,霍乱,心痛热,温疟痃疟,天行伤寒,因读书得奔脉气,心闷,伏梁气如覆杯,冷结气。针入八分,留七呼,泻五吸,疾出针。灸亦良,日灸二七壮,至四百壮止。忌猪鱼、生冷、酒面、毒食、生菜、醋滑等物。"

《圣济总录·卷第一百九十一·针灸门·足太阳膀胱经》:"大杼二穴,在项后第一椎下,两旁相去各一寸五分陷中,足太阳少阳之会。疗疟,颈项强不可俯仰,头痛振寒瘈疭,气实胁满,伤寒汗不出,脊强喉痹,烦满风劳气咳嗽,胸中郁郁,身热目眩。针入五分,可灸七壮。"

《圣济总录·卷第一百九十二·任脉》:"中脘一穴,一名太仓,胃之募也。在上脘下一寸,手太阳少阳足阳明所生,任脉之会。上纪者,中脘也,治心下胀满,伤饱食不化,霍乱注泄不自知,心痛温疟,伤寒饮水过多,腹胀气喘,因读书得贲豚气上攻,伏梁心下,状如覆杯,寒癖结气。针入八分,留七呼,泻五吸,疾出针,灸亦良,可灸二七壮至百壮止。"

《圣济总录·卷第一百九十三·治水饮不消灸刺法》:"腰清脊强,四肢解㑊,善怒咳少气,郁郁然不得息,厥逆肩不可举,马刀瘘身睊,章门主之。"

2. 针刺法

《黄帝内经素问·刺法论》:"木欲升而天柱窒抑之,木欲发郁亦须待时,当刺足厥阴之井。火欲升而天蓬窒抑之,火欲发郁亦须待时,君火相火同刺包络之荥。土欲升而天冲窒抑之,土欲发郁亦须待时,当刺足太阴之俞。金欲升而天英窒抑之,金欲发郁亦须待时,当刺手太阴之经。水欲升而天芮窒抑之,水欲发郁亦须待时,当刺足少阴之合。"

"既明其升,必达其降也。升降之道,皆可先治也。木欲降而地晶窒抑之,降而不入,抑之郁发,散而可得位,降而郁发,暴如天间之待时也,降而不下,郁可速矣,降可折其所胜也,当刺手太阴之所出,刺手阳明之所入。火欲降而地玄窒抑之,降而不入,抑之郁发,散而可矣,当折其所胜,可散其郁,当刺足少阴之所出,刺足太阳之所入。土欲降而地苍窒抑之,降而不下,抑之郁发,散而可入,当折其胜,可散其郁,当刺足厥阴之所出,刺少阳之所入。金欲降而地彤窒抑之,降而不下,抑之郁发,散而可入,当折其胜,可散其郁,当刺心包络所出,刺手少阳所入也。水欲降而地阜窒抑之,降而不下,抑之郁发,散而可入,当折其土,可散其郁,当刺足太阴之所出,刺足阳明之所入。

帝曰:五运之至,有前后与升降往来,有所承抑之,可得闻乎刺法?岐伯曰:当取其化源也。是故太过取之,不及资之。太过取之,次抑其郁,取其运之化源,令折郁气。不及扶资,以扶运气,以避虚邪也。资取之法令出《密语》。"

3. 灸法

《备急千金要方·卷十七肺脏方·积气第五·灸法》:"心腹诸病,坚满烦痛,忧思结气,寒冷霍乱,心痛吐下,食不消,肠鸣泄利,灸太仓百壮。太仓穴,一名胃募,在心下四寸,乃胃脘下一寸是。"

六、导引法

导引法也不失为治疗郁证的有效手段,这在《诸病源候论》中早有记载。

《诸病源候论·卷十三·气病诸候·结气候》:"结气病者,忧思所生也。心有所存,神有所止,气留而不行,故结于内。其汤熨针石,别有正方,补养宣导,今附于后。

《养生方·导引法》云:坐,伸腰,举左手,仰其掌,却右臂,覆右手,以鼻纳气,自极七息。息间,稍顿右手。除两臂背痛、结气。

又云:端坐,伸腰,举左手,仰掌,以右手承右胁,以鼻纳气,自极七息。除结气。

又云:两手拓肘头,拄席,努肚上极势,待大闷始下,来去上下五七。去脊背体内疼、骨节急强、肚肠宿气。行忌太饱,不得用肚编也。"

《诸病源候论·卷三十六·腕伤病诸候·卒被损瘀血候》:"《养生方·导引法》云:端坐,举左手仰掌,以右手承右胁,以鼻纳气,自极七息。除瘀血、结气。"

七、依运气施治法

《圣济总录·卷第一·运气·丙戌岁图》:"三之气,自小满日巳初,至大暑日卯初。凡六十日有奇,主位少征火,客气太阳水,中见水运,气与运相符而布天政,寒气行,雨乃降。民病寒反热中,痈疽注下,心热瞀闷,不治者死。宜调太阳之客,以苦补之,以咸泻之,以苦坚之,以辛润之,岁谷宜玄,间谷宜稷,则寒不为邪,是气也。用寒远寒,无犯司气之寒。""二之气,自春分日午正,至小满日辰正。凡六十日有奇,主位少征火,客气阳明金,中见水运,大凉反至,民乃惨,草乃遇寒,火气遂抑。民病气郁中满,寒乃始。宜调阳明之客,以酸补之,以辛泻之,以苦泄之,岁谷宜玄,间谷宜黍,则燥不为邪。"

《圣济总录·卷第一·运气·丙寅岁图》:"二之气,自春分日午正,至小满日辰正。凡六十日有奇,主位少征火,客气太阴土,中见水运,火土相加,上见少阳,火反郁,白埃四起,云趋雨府,风不胜湿,雨乃零,民乃康。其病热郁于上,咳逆呕吐,疮发于中,胸嗌不利,头痛身热,昏愦脓疮。其法宜治太阴之客,以甘补之,以苦泻之,以甘缓之,岁谷宜丹,间谷宜麻。"

《圣济总录·卷第一·运气·丙子岁图》:"二之气,自春分日子正,至小满日戌正。凡六十日有奇,主位少征火,客气厥阴木,中见水运,水木相得,阳气布,风乃行,春气以正,万物应荣,寒气时至,民乃和。其病淋目瞑目赤,气郁于上而热。宜治厥阴之客,以辛补之,以酸泻之,以甘缓之,岁谷食丹,间谷食稻,则风不为邪。"

《圣济总录·卷第一·运气·庚辰岁图》:"三之气,自小满日亥初,至大暑日酉初。凡六十日有奇,主位太征火,客气太阳水,中见金运,水胜火,天政布,寒气行,雨乃降。民病寒反热中,痈疽注下,心热瞀闷,不治者死。宜治太阳之客,以苦补之,以咸泻之,以苦坚之,以辛润之,岁谷宜玄,间谷宜稷,虽有寒邪,不能为害。""二之气,自春分日子正,至小满日戌正。凡六十日有奇,主位太征火,客气阳明金,中见金运,气运同,大凉至,民乃惨,草乃遇寒,火气遂抑。民病气郁中满,寒乃始。宜治阳明之客,以酸补之,以辛泻之,以苦泄之,岁谷宜玄,间谷宜黍,虽有燥邪,不能为害,是气也。无犯司气之凉。"

《圣济总录·卷第一·运气·庚午岁图》:"二之气,自春分日午正,至小满日辰正。凡六十日有奇，主位太征火，客气厥阴木，中见金运，风火燥同奉少阴之政，以行舒荣之化，木火相得，阳气布，风乃行，春气以正，万物应荣，寒气时至，民乃和。其病淋，目瞑目赤，气郁于上而热，此厥阴之客也。法宜以辛补之，以酸泻之，以甘缓之，岁谷用丹，间谷用稻，乃无风邪之害。"

《圣济总录·卷第一·运气·庚寅岁图》："二之气，自春分日午正，至小满日辰正。凡六十日有奇，主位太征火，客气太阴土，中见金运，火生土，火反郁，白埃四起，云趋雨府，风不胜湿，雨乃零，民乃康。其病热郁于上，咳逆呕吐，疮发于中，胸嗌不利，头痛身热，昏愦脓疮。宜治太阴之客，以甘补之，以苦泻之，以甘缓之，岁谷宜丹，间谷宜麻。"

《圣济总录·卷第一·运气·甲申岁图》："二之气，自春分日子正，至小满日戌正。凡六十日有奇，主位少征火，客气太阴土，中见土运，气与运同，火反郁，白埃四起，云趋雨府，风不胜湿，雨乃零，民乃康。其病热郁于上，咳逆呕吐，疮发于中，胸嗌不利，头痛身热，昏愦脓疮。宜治太阴之客，以甘补之，以苦泻之，以甘缓之，岁谷宜丹，间谷宜麻，是气也。用凉远凉，无犯司气之凉。"

《圣济总录·卷第一·运气·甲戌岁图》："三之气，自小满日巳初，至大暑日卯初。凡六十日有奇，主位少征火，客气太阳水，中见土运，天政布，寒气行，雨乃降。民病寒反热中，痈疽注下，心热瞀闷，不治者死。宜治太阳之客，以苦补之，以咸泻之，以苦坚之，以辛润之，岁谷宜玄，间谷宜稷，则寒不为邪。""二之气，自春分日午正，至小满日辰正。凡六十日有奇，主位少征火，客气阳明金，中见土运，金土相和，大凉反至，民乃惨，草乃遇寒，火气遂抑。民病气郁中满，寒乃始。宜治阳明之客，以酸补之，以辛泻之，以苦泄之，岁谷宜玄，间谷宜黍，则燥不为邪。"

《圣济总录·卷第一·运气·甲子岁图》："二之气，自春分日子正，至小满日戌正。凡六十日有奇，主位少征火，客气厥阴木，火木同德，中见土运，以奉少阴行舒荣之化。时令至此，阳气布，风乃行，春气以正，万物应荣，寒气时至，民乃和。其病淋、目瞑、目赤，气郁于上而热。宜治厥阴之客，以辛补之，以酸泻之，以甘缓之，食丹谷以全真气，食稻以辟虚邪。虽有风邪，不能为害。"

《圣济总录·卷第一·运气·壬辰岁图》："三之气，自小满日亥初，至大暑日酉初。凡六十日有奇，主位少征火，客气太阳水，中见木运，天政布，寒气行，雨乃降。民病寒反热中，痈疽注下，心热瞀闷，不治者死。宜治太阳之客，以苦补之，以咸泻之，以苦坚之，以辛润之，岁谷宜玄，间谷宜稷，虽有寒邪，不能为害。"

《圣济总录·卷第一·运气·壬申岁图》："二之气，自春分日子正，至小满日戌正。凡六十日有奇，主位少征火，客气太阴土，中见木运，风湿之气，奉畏火之政，以行舒荣之化，火反郁，白埃四起，云趋雨府，风不胜湿，雨乃零，民乃康。其病热郁于上，咳逆呕吐，疮发于中，胸嗌不利，头痛身热，昏愦脓疮。宜治太阴之客，以甘补之，以苦泻之，以甘缓之，岁谷宜丹，间谷宜麻，则湿不为邪。"

《圣济总录·卷第一·运气·壬午岁图》："二之气，自春分日午正，至小满日辰正。凡六十日有奇，主位少征火，客气厥阴木，中见木运，气与运同，阳气布，风乃行，春气以正，万物应荣，寒气时至，民乃和。其病淋目瞑目赤，气郁于上而热。宜治厥阴之客，以辛补之，以酸泻之，以甘缓之，岁谷宜丹，间谷宜稻，虽有风化，不能为邪。"

《圣济总录·卷第一·运气·戊辰岁图》："三之气，自小满日亥初，至大暑日酉初。凡六十日有奇，主位太征火，客气太阳水，中见火运，火当其位，天政布，寒气行，雨乃降。民病寒反热中，痈疽注下，心热瞀闷，不治者死。宜治太阳之客，以苦补之，以咸泻之，以苦坚之，以辛润之，岁谷宜玄，间谷宜稷。""二之气，自春分日子正，至小满日戌正。凡六十日有奇，主位太征火，客气阳明金，火运统之，火虽当位，而阳明之清，与天气寒水相得，故大凉反至，民乃惨。草乃遇寒，火气遂抑，民病气郁中满，寒乃始。宜治阳明之客，以酸补之，以辛泻之，以苦泄之，岁谷宜玄，间谷宜黍。"

《圣济总录·卷第一·运气·戊寅岁图》："二之气，自春分日午正，至小满日辰正。凡六十日有奇，主位太征火，客气太阴土，中见火运，湿土之客，火反郁，白埃四起，云趋雨府，风不胜湿，雨乃零，民乃康。其病热郁于上，咳逆呕吐，疮发于中，胸嗌不利，头痛身热，昏愦脓疮。宜治太阴之客，以甘补之，以苦泻之，以甘缓之，岁谷宜丹，间谷宜麻。"

《圣济总录·卷第一·运气·戊子岁图》："二之气,自春分日子正,至小满日戌正。凡六十日有奇,主位太征火,客气厥阴木,中见火运,木火相生,阳气布,风乃行,春气以正,万物应荣,寒气时至,民乃和。其病淋目瞑目赤,气郁于上而热,宜调厥阴之客,以辛补之,以酸泻之,以甘缓之,岁谷宜丹,间谷宜稻,则风不为邪。"

《圣济总录·卷第二·运气·丙辰岁图》："三之气,自小满日亥初,至大暑日酉初。凡六十日有奇,主位少征火,客气太阳水,中见水运,气与运相符而布天政,寒气行,雨乃降。民病寒反热中,痈疽注下,心热瞀闷,不治者死。宜调太阳之客,以苦补之,以咸泻之,以苦坚之,以辛润之,岁谷宜玄,间谷宜稷,则寒不为邪,是气也。用寒远寒,无犯司气之寒。""二之气,自春分日子正,至小满日戌正。凡六十日有奇,主位少征火,客气阳明金,中见水运,大凉反至,民乃惨,草乃遇寒,火气遂抑。民病气郁中满,寒乃始。宜调阳明之客,以酸补之,以辛泻之,以苦泄之,岁谷宜玄,间谷宜黍,则燥不为邪。"

《圣济总录·卷第二·运气·丙申岁图》："二之气,自春分日子正,至小满日戌正,凡六十日有奇,主位少征火,客气太阴土,中见水运,土胜水,火乃反郁,白埃四起,云趋雨府,风不胜湿,雨乃零,民乃康,其病热郁于上,咳逆呕吐,疮发于中,胸嗌不利,头痛身热,昏愦脓疮。宜治太阴之客,以甘补之,以苦泻之,以甘缓之,岁谷宜丹,间谷宜麻。"

《圣济总录·卷第二·运气·丙午岁图》："二之气,自春分日午正,至小满日辰正。凡六十日有奇,主位少征火,客气厥阴木,中见水运,水生木,阳气布,风乃行,春气以正,万物应荣,寒气时至,民乃和。其病淋、目瞑目赤,气郁于上而热。宜治厥阴之客,以辛补之,以酸泻之,以甘缓之,岁谷宜丹,间谷宜稻,虽有风邪,弗能为害。"

《圣济总录·卷第二·运气·庚申岁图》："二之气,自春分日子正,至小满日戌正。凡六十日有奇,主位太征火,客气太阴土,金运统之,火生土,土盛郁火,白埃四起,云趋雨府,风不胜湿,雨乃零,民乃康。其病热郁于上,咳逆呕吐,疮发于中,胸嗌不利,头痛身热昏愦脓疮。宜治太阴之客,以甘补之,以苦泻之,以甘缓之,岁谷宜丹,间谷宜麻。"

《圣济总录·卷第二·运气·庚戌岁图》："三之气,自小满日巳初,至大暑日卯初。凡六十日有奇,主位太征火,客气太阳水,中见金运,水胜火,天政布,寒乃行,雨乃降。民病寒反热中,痈疽注下,心热瞀闷。宜治太阳之客,以苦补之,以咸泻之,以苦坚之,以辛润之,岁谷宜玄,间谷宜稷,虽有寒邪,不能为害。""二之气,自春分日午正,至小满日辰正。凡六十日有奇,主位太征火,客气阳明金,中见金运,气与运同,大凉反至,民乃惨,草乃遇寒,火气遂抑。民病气郁中满,寒乃始。宜治阳明之客,以酸补之,以辛泻之,以苦泄之,岁谷宜玄,间谷宜黍,虽有燥邪,不能为害,是气也。无犯司气之凉。"

《圣济总录·卷第二·运气·庚子岁图》："二之气,自春分日子正,至小满日戌正。凡六十日有奇,主位太征火,客气厥阴木,中见金运,风火燥三气,同奉少阴之政以行舒荣之化,木火相得,阳气布,风乃行,春气以正,万物应荣,寒气时至,民乃和。其病淋目瞑目赤,气郁于上而热。宜治厥阴之客,以辛补之,以酸泻之,以甘缓之,岁谷用丹,间谷用稻,乃无风邪之害。"

《圣济总录·卷第二·运气·甲辰岁图》："三之气,自小满日亥初,至大暑日酉初。凡六十日有奇,主位少征火,客气太阳水,中见土运,天政布,寒气行,雨乃降。民病寒反热中,痈疽注下,心热瞀闷,不治者死。宜治太阳之客,以苦补之,以咸泻之,以苦坚之,以辛润之,岁谷宜玄,间谷宜稷,则寒不为邪。""二之气,自春分日子正,至小满日戌正。凡六十日有奇,主位少征火,客气阳明金,中见土运,金土相和,大凉反至,民乃惨,草乃遇寒,火气遂抑。民病气郁中满,寒乃始。宜治阳明之客,以酸补之,以辛泻之,以苦泄之,岁谷宜玄,间谷宜黍,则燥不为邪。"

《圣济总录·卷第二·运气·甲午岁图》："二之气,自春分日午正,至小满日辰正。凡六十日有奇,主位少征火,客气厥阴木,中见土运,木胜土,阳气布,风乃行,春气以正,万物应荣,寒气时至,民乃和。其病淋、目瞑目赤,气郁于上而热。宜治厥阴之客,以辛补之,以酸泻之,以甘缓之,岁谷宜丹,间谷宜稻,虽有风邪,不能为害。"

《圣济总录·卷第二·运气·甲寅岁图》："二

之气，自春分日午正，至小满日辰正。凡六十日有奇，主位少征火，客气太阴土，中见土运，气与运同，司气为黔化，火反郁，白埃四起，云趋雨府，风不胜湿，雨乃零，民乃康。其病热郁于上，咳逆呕吐，疮发于中，胸嗌不利，头痛身热，昏愦脓疮。宜治太阴之客，以甘补之，以苦泻之，以甘缓之，岁谷宜丹，间谷宜麻，虽有湿邪，不能为害，是气也。无犯司气。"

《圣济总录·卷第二·运气·壬戌岁图》："三之气，自小满日巳初，至大暑日卯初。凡六十日有奇，主位少征火，客气太阳水，中见木运，天政布，寒气行，雨乃降。民病寒反热中，痈疽注下，心热瞀闷。宜治太阳之客，以苦补之，以咸泻之，以苦坚之，以辛润之，岁谷宜玄，间谷宜稷，虽有寒邪，不能为害。""二之气，自春分日午正，至小满日辰正。凡六十日有奇，主位少征火，客气阳明金，中见木运，金胜木，大凉乃至，草乃遇寒，火气遂抑。民病气郁中满，寒乃始。宜治阳明之客，以酸补之，以辛泻之，以苦泄之，岁谷宜玄，间谷宜黍，虽有燥邪，不能为害。"

《圣济总录·卷第二·运气·壬寅岁图》："二之气，自春分日午正，至小满日辰正。凡六十日有奇，主位少征火，客气太阴土，中见木运，风湿之气，奉畏火之政，以行舒荣之化，火反郁，白埃四起，云趋雨府，风不胜湿，雨乃零，民乃康。其病热郁于上，咳逆呕吐，疮发于中，胸嗌不利，头痛身热，昏愦脓疮。宜治太阴之客，以甘补之，以苦泻之，以甘缓之，岁谷宜丹，间谷宜麻，则湿不为邪。"

《圣济总录·卷第二·运气·壬子岁图》："二之气，自春分日子正，至小满日戌正。凡六十日有奇，主位少征火，客气厥阴木，中见木运，气与运同，是谓司气，阳气布，风乃行，春气以正，万物应荣，寒气时至，民乃和。其病淋、目瞑目赤，气郁于上而热。宜调厥阴之客，以辛补之，以酸泻之，以甘缓之，岁谷宜丹，间谷宜稻，则风气不能为害，是气也。无犯司气之温。"

《圣济总录·卷第二·运气·戊午岁图》："二之气，自春分日午正，至小满日辰正。凡六十日有奇，主位太征火，客气厥阴木，中见火运，木火相生，阳气布，风乃行，春气以正，万物应荣，寒气时至，民乃和。其病淋、目瞑目赤，气郁于上而热。宜调厥阴之客，以辛补之，以酸泻之，以甘缓之，岁

谷宜丹，间谷宜稻，则风不为邪。"

《圣济总录·卷第二·运气·戊申岁图》："二之气，自春分日子正，至小满日戌正。凡六十日有奇，主位太征火，客气太阴土，中见火运，湿气所客，火反郁，白埃四起，云趋雨府，风不胜湿，雨乃零，民乃康。其病热郁于上，咳逆呕吐，疮发于中，胸嗌不利，头痛、身热、昏愦、脓疮。宜调太阴之客，以甘补之，以苦泻之，以甘缓之，岁谷宜丹，间谷宜麻，则湿不为邪。"

《圣济总录·卷第二·运气·戊戌岁图》："三之气，自小满日巳初，至大暑日卯初。凡六十日有奇，主位太征火，客气太阳水，中见火运，火当其位，天政布，寒气行。民病寒反热中，痈疽注下，心热瞀闷，不治者死。宜治太阳之客，以苦补之，以咸泻之，以苦坚之，以辛润之，岁谷宜玄，间谷宜稷，则寒不为邪。""二之气，自春分日午正，至小满日辰正。凡六十日有奇，主位太征火，客气阳明金，中见火运，岁运得位，阳明客之，燥热相遇，大凉反至，民乃惨，草乃遇寒，火气遂抑。民病气郁中满，寒乃始。宜调阳明之客，以酸补之，以辛泻之，以苦泄之，岁谷宜玄，间谷宜黍，则燥不为邪。"

八、治法禁忌

郁证在治疗上，有着"固不可用补气药"、不可"多用燥利之药"等注意事项。同时应审清虚实，辨证论治。

《医学正传·卷之一·医学或问》："或因七情九气怫郁不得宣通而作痛者，固不可用补气药也。"

《医学纲目·卷之九阴阳脏腑部·用药宜禁》："湿能助火，火旺郁而不通，则生大热。"

《古今医统大全·卷之二十七·嗝噎门·病机》："（嗝噎病多属火与痰）夫气郁者，气虚而郁者也，非实也。兹因气虚而郁热，若用辛热耗气，则是虚者益虚，热者益热，其何以为救治之道哉？病之初作，每见悉用辛香燥热劫之，愈而复作，愈劫愈深，至于危困。"

《脉症治方·卷之三·气门·诸气》："喜乐恐惊，耗散正气。怒忧思悲，郁结邪气。结者开之，木香香附之类。散者益之，人参黄芪之类。世人多泥于气无补法之语，不审虚实，往往多用燥利之药，若气实者用之为当，气虚不补，邪何由行。"

《医医病书·肝郁用逍遥散论》："今人见肝郁,金用逍遥散,效者半,不效者半,盖不知有仲景新绛旋覆花汤、缪仲淳苏子降香汤之妙也……再肝郁久则血瘀,瘀者必通络,岂逍遥散气药所能治乎!"

【论用方】

一、常用治郁证方论

1. 论七气汤

《医方集解·理气之剂第七·七气汤》："此手、足太阴药也。气郁则痰聚,故散郁必以行气化痰为先。半夏辛温,除痰开郁;厚朴苦温,降气散满;紫苏辛温,宽中畅肺,定喘消痰;茯苓甘淡,渗湿益脾,通心交肾。痰去气行,则结散郁解,而诸证平矣。"

2. 论八味顺气散

《医方考·卷五·厥证门第四十六·八味顺气散》："气者,人身之阳也,一有拂郁,则阳气不能回达,故令手足厥冷。是方也,白芷、台乌、青皮、陈皮,开郁顺气之品也,可以宣发诸阳。人参、白术、茯苓、甘草,补中益气之品也,可以调其不足。《经》曰:邪之所凑,其气必虚。是故用夫补尔。"

3. 论大补丸

《医方考·卷四·郁门第三十三·大补丸》："水,肾也。水郁者,肾部有郁火也。腰者,肾之府,故令腰痛。肾脉斜走足心,上股内后廉故股内亦痛,而足心热。黄柏苦而润,润能益水,苦能降下。《经》曰:水郁则折之。此之谓也。"

4. 论木香化滞汤

《医方考·卷四·痞门第三十一·木香化滞汤》："上件病证,即六朝之医所谓气膈也,今人谓之气痞耳。《经》曰:脾主行气于三阴,三阴之脉皆行腹里,今忧气郁结,营卫之行涩,故令腹皮里微痛。心下痞满者,升降之道乖也。不思饮食者,忧气伤脾也。辛香可以化气,故用木香、豆蔻、生姜、陈皮、半夏之辈以主之;升降者,交泰之道也,故用柴胡之辛以升之,枳实之苦以降之;营卫涩而后腹皮痛,故用归尾、红花以和营,炙甘草以和卫。"

5. 论升发二陈汤

《医学原理·卷之九·郁症门·治郁方》："治痰郁,火邪于下,法当豁结升发火邪。是以用陈皮、抚芎行滞气,半夏、茯苓豁痰结,柴胡、升麻、防风等升发火邪,佐甘草和药性。"

6. 论六郁汤

《医学原理·卷之九·郁症门·治郁方》："治一切郁症。夫郁因气滞不行,郁而成热,热而成湿,湿郁成痰,法当行郁气为主。《经》云:辛可以散滞。是以用橘红、香附、抚芎、砂仁等诸辛药以行滞气为本;半夏豁痰,用苍术、茯苓理湿,栀子清热,三者为标,佐甘草以和药性。"

7. 论火郁汤

《医方考·卷四·郁门第三十三·火郁汤》:"火,心火也,禀炎上之体,喜畅而恶郁。郁之则火无焰,故令身寒。脉沉为在里,沉而数,为里热。是方也,羌活、防风、升麻、柴胡、干葛、葱白,皆辛温升举之药,故足以扬无焰之火,而令炎炎。若芍药、人参、甘草者,乃所以和营卫于升发之余尔。《经》曰:火郁则发之。此之谓也。"

8. 论火郁越鞠丸

《医方考·卷四·吞酸门第三十·火郁越鞠丸》:"一念动处便是火,故七情拂郁,皆能令人内热吞酸。小便赤为火。脉沉为郁,数为热。是方也,山栀、青黛之苦寒,可以导热。香附、苍术、抚芎之辛芳,可使解郁。神曲之陈腐,可使推陈而致新。"

9. 论正气天香散

《医方集解·经产之剂第二十一·正气天香散》:"此手太阴、足厥阴药也。乌药、陈皮专入气分而理气,香附、紫苏能入血分而行气,引以干姜,使入气分,兼入血分,用诸辛温以解郁散肝,令气调而血和,则经行有常,自无痛窒之患。"

10. 论四七汤

《医方集解·理气之剂第七·四七汤》:"此手太阴药也。李士材曰:夫七情过极,皆伤其气,丹溪以越鞠丸主之。而此独异者,盖郁久则浊气闭塞,而清气日薄矣,故虽痛虽膨,而不用木香、枳壳,用人参以壮主气之脏肺;官桂以制谋虑之郁(肝者将军之官,谋虑出焉。郁久肝火必盛,桂能平肝;郁久生痰),半夏为之驱逐,郁故不和,国老为之调停(甘草);况桂性辛温,疏气甚捷,郁结者还为和畅矣。汤名四七者,以四味治七情也(《玉机微义》曰:《经》云:寒则气收,宜辛散之,甘缓之。此治气虚寒郁药也）。"

《杂病心法要诀·卷三·诸气治法》："四七汤，治七情过节，七气病生，郁结生痰，如絮如膜，凝结喉间，咯之不尽，咽之不下，名曰梅核气。日久不愈，变生噎膈，上吐涎沫，下秘二便也。宜用此平和之剂，即半夏、茯苓、厚朴、紫苏叶也，胸腹中气不快，加橘皮、甘草、香附，亦治妇人一切气病。妇人有孕喜吐者，名曰恶阻，更加川芎、当归、白芍。妇人肥白。多痰气郁，有白浊带下者，亦以本方送青州白丸子可也。"

11. 论瓜蒂散

《医方集解·涌吐之剂第三·瓜蒂散》："《十剂》曰：燥可去湿，桑白皮、赤小豆之属是也。赤豆、瓜蒂并能行水湿痰涎，头痛胸满，寒热脉紧不大者，并宜此散吐之。或问何谓木郁？曰厥阴少阳属木，于令为春，乃人身生发之气也，食者阴物也，脾胃者坤土也。饮食填塞太阴，则土盛而反侮木，生气不得上升而木郁矣。吐去上焦有形之物，则木得条达，而遂其升生之性矣。"

12. 论冲和汤

《校注医醇賸义·卷二·劳伤·怒伤》："郁怒伤肝，大都肝血必虚。此方以枣仁、白芍、萸肉敛肝体，以甘草、红枣缓肝用，以人参、茯神、枣仁安心，沙苑、萸肉益肾。肾能生肝，肝能生心，生我我生，一齐顾到。且沙苑、橘饼，补中有疏，血充气通，木可平而肝可舒矣。肝能藏魂，尚何不寐之有！"

13. 论羊肝丸

《成方切用·卷十二上·眼目门·羊肝丸》："《济生》羊肝丸，黄连一两，羯羊肝一具。去筋膜，生用，捣烂和。《本事方》煮烂捣用，治肝经有热，目赤睛痛，及内障青盲。楼全善曰：诚哉！河间之言，目盲耳聋，鼻不闻臭，口不知味，手足不能运动者，皆由玄府闭塞，而神气出入升降之道路不通利也。故先贤治目昏花，如羊肝丸。用羊肝引黄连等药入肝，解肝中诸郁。盖肝主目，肝郁解，则目之玄府通利而明矣。黄连之类，解热郁也；椒目之类，解湿郁也；茺蔚之类，解气郁也；芎归之类，解血郁也；木贼之类，解积郁也；羌活之类，解经郁也；磁石之类，解头目郁，坠邪气使下降也；蔓荆下气通中，理亦同也。凡此诸剂，皆治气血郁结目昏之法。河间之言，信不诬矣。至于东垣、丹溪，用参芪补气血，亦能明者。盖目主气血，盛则玄府得利，出入升降而明。虚则玄府无以出入升降而昏，此则必用参芪四物等剂，助气血运行而明也。"

14. 论麦煎散

《医方考·卷三·虚损劳瘵门第十八·麦煎散》："此攻郁劳之方也。少男思其女而不得，则有留精；室女思其男而不得，则有留血；孀妇有所思，则气结而有留瘀，其理一而已矣。谓之留者，精血已离其位，但留于经脉关要之区，阴寒气血留行之道也。气，阳也，阻而塞之，则积阳为热，故令蒸蒸骨热。血，阴也，阻而塞之，则积阴为疰，故令四肢攻疰。曰风血攻疰四肢者，风血内搏，四肢无力，而倦怠浮肿也。鳖甲、干漆，攻坚削积之品也，所以治精血之留结；柴胡、石膏，解肌清热之药也，所以去骨蒸之内热；思则火结于心包，故用常山以开其结；郁则气留于六腑，故用大黄以推其陈；当归、生地，生新血也；白术、甘草，致新气也；赤茯苓所以导丙丁之邪；浮小麦所以止骨蒸之汗；而麻黄根之加，乃以其形中闭，为止汗之最捷尔。东坡云：此黄州吴判官之方也，疗骨蒸肌热盗汗极效，吴君宝之，不肯妄传也。虽然，此攻击之剂，惟少男、室女、孀妇真气完固，始可用之。若男妇交接气弱者，犹禁与也。"

15. 论肝肾两舒汤

《辨证录·卷之六·火热症门》："此方归、芍、柴、栀所以舒肝者，风以吹之也；熟地、玄、丹所以补肾者，雨以溉之也；茯苓、甘草又调和于二者之中，使风雨无太过不及之虞耳。譬如夏令炎蒸，郁极而热，树木枯槁，忽得金风习习，大雨滂沱，则从前郁闷燔燥之气，尽快如扫，而枯槁者倏变为青葱，爽气迎人，岂犹有烦闷躁急等症哉。"

16. 论妙香散

《医方集解·补养之剂第一·妙香散》："此手足少阴药也。心，君火也，君火一动，相火随之，相火寄于肝胆，肾之阴虚则精不藏，肝之阳强，则气不固（阳即邪火也），故精脱而成梦矣（《准绳》曰：病之初起，亦有不在肝肾而在心肺脾胃之不足者，然必传于肝肾而精乃走也。又曰：心肾乃水火之脏，法天地，施生化成之道，故藏精神，为五脏之宗主，若由他脏而致肾之泄者，必察四属以求其治。大抵精自心而泄者，则血脉空虚，本纵不收；自肺而泄者,则皮槁毛焦,喘急不利;自脾而泄者,色黄肉消,四肢懈怠;自肝而泄者,筋痿色青;自肾而泄者,色黑髓空而骨坠。即脉亦可辨也。朱丹溪曰:主闭藏者肾也,司疏泄者肝也,二脏皆有相火,而其系上属于心。心,君火也,为物所感,则易于动,心动则相火翕然随之,虽不交会,精亦暗流而渗漏矣。所以圣贤只是教人收心养性,其旨深矣)。山药益阴清热,兼能涩精,故以为君;人参、黄芪所以固其气,远志、二茯所以宁其神,神宁气固,则精自守其位矣,且二茯下行利水,又以泄肾中之邪火也;桔梗清肺散滞;木香疏肝和脾(行气故疏肝,肝疏则木不克土而脾和);丹砂镇心安神,麝香通窍解郁,二药又能辟邪,亦所以治其邪感也;加甘草者,用以交和乎中,犹黄婆之媒婴姹也。(黄婆,脾也;婴儿姹女,心肾也)是方不用固涩之剂,但安神正气,使精与神气相依而自固矣。以其安神利气,故亦治惊悸郁结(楼全善曰:详古治梦遗方,属郁滞者居大半,庸医不知其郁,但用涩剂固脱,越涩越郁,其病反甚矣)。"

17. 论食郁越鞠丸

《医方考·卷三·噎膈门第二十六·食郁越鞠丸》:"食不自膈也,或由气塞,或由火郁,然后停食而作食膈。故用香附、苍术、抚芎以顺气,栀子以泻火,山楂、神曲、砂仁以消食。昔齐王中子诸婴儿,病烦急食不下,时呕沫。仓公视之曰:食膈病也,作下气汤与饮之。其方今不可考矣。若芩连枳术丸、木香槟榔丸,义亦近之。"

18. 论莲子清心饮

《医方集解·泻火之剂第十四·莲子清心饮》:"此手足少阴、足少阳、太阴药也。参、芪、甘草所以补阳虚而泻火(东垣曰:参、芪、甘草,泻火之圣药),助气化而达州都(膀胱也,气化则能出),地骨退肝肾之虚热,柴胡散肝胆之火邪,黄芩、麦冬清热于心肺上焦,茯苓、车前利湿于膀胱下部,中以石莲清心火而交心肾,则诸证悉退也。"

19. 论逍遥散

《医方集解·和解之剂第六·逍遥散》:"此足太阳、厥阴药也。肝虚则血病,当归、芍药养血而敛阴;木盛则土衰,甘草、白术和中而补土,补土生金,亦以平木;柴胡升阳散热,合芍药以平肝;而使木得条达(木喜条达,故以泻为补,取疏通之义);茯苓清热利湿,助甘术以益土,而令心气安宁(茯苓能通心肾);生姜暖胃祛痰,调中解郁;薄荷搜肝泻肺,理血消风,疏逆和中,诸证自已,所以有逍遥之名(有干咳嗽者,丹溪曰:极为难治。此系火郁之证,乃痰郁其火邪在中,用逍遥散以开之,下用补阴之剂可愈。[昂按]此即后条《医贯》所言之旨也)。"

《不居集·上集卷之十八·郁证例方》:"赵羽皇曰:肝苦急,急食甘以缓之。盖肝性急善怒,其气上行则顺,下行则郁,郁则火动而诸症生矣。发于上则头眩耳鸣,而或为目赤;发于中则胸满胁痛,而或作吞酸;发于下则少腹疼疝,而或溲溺不利;发于外则寒热往来,似疟非疟。凡此诸症,何莫非肝郁之象乎?而肝木之所以郁者,其说有二,一为血少不能养肝也。盖肝为木气,全赖土以滋培,水以灌溉。若中气虚,则木不升,而木因之郁;阴血少则木无水润,而肝遂以枯。方用白术、茯苓者,助土气以升木也;当归、白芍者,益荣血以养肝也;丹皮解热于中;栀子清火于下;独柴胡一味,一以厥阴报使,一以升发诸阳。《经》云木郁达之,柴胡其要矣。"

《成方切用·卷五上·和解门·逍遥散》:"肝虚则血病,当归、芍药,养血而敛阴。木盛则土衰,甘草、白术,和中而补土(补土生金,亦以平木)。柴胡升阳散热,合芍药以平肝,而使木得条达(木喜条达,故以泻为补,取疏通之义)。茯苓清热利湿,助甘术以益土,而令心气安宁(茯苓通心肾)。煨姜暖胃去痰,调中解郁。薄荷搜肝泻肺,理血消风。疏逆和中,诸证自已,所以有逍遥之名,《医贯》论五郁曰:东方先生木,木者生生之气,即火气也。火附木中,木郁则火亦郁矣,火郁则土自郁,土郁则金郁,金郁则水郁。五行相因,自然之理也。余以一方治木郁,而诸郁皆愈,逍遥散是也。方中柴胡、薄荷二味最妙,盖胆乃甲木,少阳之气,其气柔嫩,象草穿地而未伸。此时若被寒风一郁,即软萎遏抑,不能上伸,不上伸则下克脾土,而金水并病矣。唯得温风一吹,郁气始得畅达也。盖木喜风摇,寒则摧萎,温则发生。柴胡、薄荷,辛能发散,温能入少阳,古人立方之妙如此。其甚者,方中加吴茱炒连,即左金丸。黄连清心火,吴茱气臊,肝气亦臊,同气相求,以平肝木。木平则不生心火,火不刑金,而金能制木,不直伐木。而左金以制木,此左金所以得名也。此法之巧者,然犹未也。继用六味地黄，加柴胡芍药，以滋肾水，俾能生木。逍遥散，风以散之也，地黄饮，雨以润之也，木有不得其天者乎？此法一立，木火之郁既舒，木不下克土，土亦得滋润，无燥熇之患，金水自能相生，予谓一法可通五法者如此。推而广之，凡寒热往来、恶寒恶热、呕吐吞酸嘈杂、胸痛胁痛、小腹膨胀、头晕盗汗、黄疸、瘟疫、疝气、飧泄等证，皆对证之方。推而伤寒、伤风、伤湿，除直中外，凡外感者，皆作郁看，以逍遥散加减出入，无不获效。如小柴胡汤、四逆散、羌活汤，大同小异，然不若此方之响应也。偿一服即愈，少顷复发，或频发而愈甚，此必下寒上热之假证，此汤不可复投，当改用温补之剂。如阳虚以四君子汤加温热药，阴虚以六味汤加温热药，元机之士，不须予赘矣。又曰：予以冬月正伤寒，麻黄桂枝证作寒郁治，不恶寒者作火郁治，此予创论也。既曰寒邪，何故入内而反为热，不知即是本身之火，为寒所郁，一步返归一步，久则纯热矣。三黄解毒，解其火也；葛根、升麻，火郁发之也；三承气，土郁夺之也；小柴胡，木郁达之也，此理甚简易。刘守真谓用麻黄、桂枝，必加凉药。子和六神通解，加石膏于麻黄、苍术中。陶氏谓九味羌活，可代三方，皆非也，不若逍遥散，真可一方代三方也。火为寒郁，熬煎肾水，至木旺时，无生发滋润之本，故发热而渴，非外感也。余以六味汤滋其水，以柴胡舒其木，活人多矣。"

20. 论清燥救肺汤

《删补名医方论·卷四》："喻昌曰：按诸气膹郁之属于肺者，属于肺之燥也，而古今治气郁之方，用辛香行气，绝无一方治肺之燥者。诸痿喘呕之属于上者，亦属于肺之燥也，而古今治法，以痿、呕属阳明，以喘属肺，是则呕与痿属之中、下，而惟喘属上矣，所以亦无一方及于肺之燥也。即喘之属于肺者，非表即下，非行气即泄气，间有一二用润剂者，又不得其肯綮。今拟此方名清燥救肺，大约以胃为主，胃土为肺金之母也。其天冬、知母能清金滋水，以苦寒而不用，至如苦寒降火之药，尤在所忌。盖肺金自至于燥，所存阴气不过一线耳。倘更以苦寒下其气，伤其胃，其人尚有生理乎？诚仿此增减以救肺燥变生诸证，庶克有济。

柯琴曰：古方用香燥之品以治气郁，不获奏效者，以火就燥也。惟缪仲醇知之，故用甘凉滋润之品，以清金保肺立法。喻昌宗其旨，集诸润剂，而制清燥救肺汤，用意深，取药当，无遗蕴矣。

[按]《经》云：损其肺者益其气，肺主诸气故也。然火与元气不两立，故用人参、甘草甘温而补气，气壮火自消，是用少火生气之法也。若夫火燥膹郁于肺，非佐甘寒多液之品，不足以滋肺燥，而肺气反为壮火所食，益助其燥矣。故佐以石膏、麦冬、桑叶、阿胶、胡麻仁辈，使清肃令行，而壮火亦从气化也。《经》曰：肺苦气上逆，急食苦以降之。故又佐以杏仁、枇杷叶之苦以降气。气降火亦降，而制节有权；气行则不郁，诸痿喘呕自除矣。要知诸膹郁，则肺气必大虚，若泥于肺热伤肺之说而不用人参，郁必不开而火愈炽，皮聚毛落，喘咳不休而死矣。此名之救肺，凉而能补之谓也。若谓实火可泻，而久服芩、连，苦从火化，亡可立待耳。"

21. 论越鞠丸

《医方考·卷四·郁门第三十三·越鞠丸》："越鞠者，发越鞠郁之谓也。香附理气郁，苍术开湿郁，抚芎调血郁，栀子治火郁，神曲疗食郁。此以理气为主，乃不易之品也。若主湿郁，加白芷、茯苓；主热郁，加青黛；主痰郁，加南星、海石、栝蒌；主血郁，加桃仁、红花；主食郁，加山楂、砂仁，此因病而变通也。如春加防风，夏加苦参，秋冬加吴茱萸，乃《经》所谓升降浮沉则顺之，寒热温凉则逆之耳！"

《删补名医方论·卷五》："夫人以气为本，气和则上下不失其度，运行不停其机，病从何生？若饮食不节，寒温不适，喜怒无常，忧思无度，使冲和之气升降失常，以致胃郁不思饮食，脾郁不消水谷，气郁胸腹胀满，血郁胸膈刺痛，湿郁痰饮，火郁为热，及呕吐恶心，吞酸吐酸，嘈杂嗳气，百病丛生。故用香附以开气郁，苍术以除湿郁，抚芎以行血郁，山栀以清火郁，神曲以消食郁。此朱震亨因五郁之法，而变通者也。五药相须，共收五郁之效。然当问何郁病甚，便当以何药为主？至若气虚加人参，气痛加木香，郁甚加郁金，懒食加谷糵，胀加厚朴，痞加枳实，呕痰加姜、夏，火盛加萸、连，则又存乎临证者之详审也。"

22. 论萱草忘忧汤

《校注医醇賸义·卷二·劳伤·忧伤》："此方根据合欢蠲忿，萱草忘忧，《养生论》之启示而作。再以茯神、柏仁养其心，贝母、郁金解其郁，桂枝、芍、草调营卫,橘、半利痰气,而诸证皆顾到矣。(祖怡注)"

23. 论温胆汤

《成方切用·卷五上·和解门·温胆汤》:"橘、半、生姜之辛温,以之导痰止呕,即以之温胆(戴氏云:痰在胆经,神不守舍,亦令人不寐)。枳实破滞,茯苓渗湿,甘草和中,竹茹开胃土之郁。清肺金之燥,凉肺金,即所以平甲木也(胆为甲木,金能平木)。如是则不寒不燥,而胆常温矣。《经》又云:胃不和则卧不安。又曰:阳气满,不得入于阴。阴气虚,故目不得瞑。半夏能和胃而通阴阳,故《内经》用治不眠。二陈非特温胆,亦以和胃也(《三因》云:心虚胆怯,气郁生涎,涎与气搏,变生诸证。触事易惊,或梦寐不祥,或短气悸乏,或自汗,并温胆汤主之,呕则以人参代竹茹。《经》曰:诸水病者,故不得卧,卧则惊,惊则咳甚)。"

24. 论解郁合欢汤

《校注医醇賸义·卷二·火·郁火》:"此方用柴胡、当归、白芍、薄荷,逍遥散之半,去茯苓、白术、甘草、煨姜,而用合欢、郁金、沉香、山栀、橘饼,舒郁顺气,清火达木,即所以安胃。又用丹参、柏仁、茯神、红枣,则所以养心脾而缓肝急,使君火与相火俱安,而脾胃亦得太和矣。识得郁火与肝胆之火之分别,而后知两方各有其合处。"

二、治郁证通用方

1. 薯蓣丸(《备急千金要方·卷十四小肠腑方·风眩第四》)

治头目眩冒心中烦郁,惊悸狂癫方。

薯蓣(二十八分) 甘草(二十分) 鹿角胶(《金匮》作阿胶) 大豆黄卷 桂心(各七分)干地黄 神曲 当归 人参(各十分) 麦门冬 防风 黄芩(《金匮》无) 芍药 白术(各六分) 柴胡 桔梗 茯苓 杏仁 川芎(各五分) 白蔹 干姜(各三分) 大枣(一百枚,取膏)

上二十二味为末,枣膏和白蜜,丸如弹丸。先食服一丸,日三。

2. 苍莎丸(《丹溪心法·卷二·咳嗽十六》)

调中散郁。

苍术 香附(各四两) 黄芩(二两)

上为末,蒸饼丸梧子大。每服五十丸,食后姜汤下。

3. 越鞠丸

1)《丹溪心法·卷三·六郁五十二》

解诸郁。

苍术 香附 抚芎 神曲 栀子(各等分)

上为末,水丸如绿豆大。

2)《万病回春·卷之二·郁证》

解诸郁火,化痰气,开胸膈。

神曲(炒) 香附(童便浸一宿) 苍术(米泔浸) 川芎 山栀(炒,各等分)

上为细末,水丸绿豆大。每服五六十丸,空心温水送下。

3)《兰台轨范·卷八·小儿·小儿方》

治乳母六郁,传儿为患,或胸满吐酸,齿痛疮疥等症。

苍术 神曲(炒) 香附子 山楂 山栀(炒) 芎䓖 麦芽(炒,各等分)

上为末,水调神曲糊丸桐子大。每服二三十丸,白滚汤下,子母并服。

4. 六郁汤

1)《医学正传·卷之二·郁证》

解诸郁。

陈皮(去白,一钱) 半夏(汤泡七次) 苍术(米泔浸) 抚芎(各一钱) 赤茯苓 栀子(炒,各七分) 香附(二钱) 甘草(炙,五分) 砂仁(研细,五分)

上细切,作一服,加生姜三片,水二盏煎至一盏,温服。

2)《万病回春·卷之二·郁证》

治诸郁,清火化痰,顺气开胸膈。

香附(童便制) 苍术(米泔制) 神曲 山栀 连翘 陈皮 川芎 贝母(去心) 枳壳(炒) 苏梗 甘草(各一钱)

上锉一剂,水煎服。

5. 宽中散(《医方集宜·卷之三·翻胃膈噎门·治方》)

治因忧恚郁结,或作寒热遂成膈噎,不思饮食。

白豆蔻(去皮,一两) 青皮 砂仁 丁香(各一两) 木香(不见火,一两五钱) 甘草(炙,三钱五分) 陈皮(四两) 香附(炒) 厚朴(姜制,各八钱) 沉香(不见火,一两) 槟榔(二两)

上为末。每服二钱,不拘时,生姜盐汤调服。

6. 补心通气散（《古今医统大全·卷之二十四·善太息·针灸法》）

治忧思郁结长太息。

人参　石菖蒲　橘红　米曲　当归　姜栀子　茯苓（各一钱）　甘草（五分）　香附（八分）

水盏半,姜三片,煎七分服。

7. 香连丸（《古今医统大全·卷之二十六·郁证门·药方》）

治久郁心胸不快,痞塞烦痛。

川黄连（姜炒）　香附子（制,各四两）

上为末,神曲糊为丸梧桐子大。每服五七十丸,白汤下。

8. 自制清燥救肺汤（《医门法律·卷四·伤燥门·秋燥门方》）

治诸气膹郁,诸痿喘呕。

桑叶（经霜者,得金气而柔润不凋,取之为君,去枝梗净叶,三钱）　石膏（煅,禀清肃之气极清肺热,二钱五分）　甘草（和胃生金,一钱）　人参（生胃之津养肺之气,七分）　胡麻仁（炒,研,一钱）　真阿胶（八分）　麦门冬（去心,一钱二分）　杏仁（泡去皮尖,炒黄,七分）　枇杷叶（一片,刷去毛,蜜涂炙黄）

水一碗煎六分,频频二三次滚热服。

9. 炒香散（《医方集解·卷上之一·补养之剂》）

治梦遗失精,惊悸郁结（肾主藏精,心主藏神,邪火妄行,心肾不交,上实下虚,则梦中遗失;心虚神扰,故多惊悸;忧思气滞,则成郁结）。

山药（二两,姜汁炒）　人参　黄芪　远志（炒）　茯苓　茯神（一两）　桔梗（三钱）　甘草（二钱）　木香（二钱五分）　麝香（一钱）　辰砂（二钱,另研为末）

每服二钱,酒下。

10. 莲子清心饮（《医方集解·卷中第十四·泻火之剂》）

治忧思抑郁,发热烦躁;或酒食过度,火盛克金,口苦咽干,渐成消渴,遗精淋浊,遇劳即发,四肢倦怠,五心烦热,夜静昼甚;及女人崩带。

石莲肉　人参　黄芪　茯苓　柴胡（三钱）　黄芩（炒）　地骨皮　麦冬　车前子　甘草（炙,二钱）

空心服。

11. 加味越鞠丸（《济世全书·坎集卷二·郁证》）

常服开郁思食。

苍术（米泔浸,姜汁炒,四两）　抚芎（四两）　香附（童便浸炒,四两）　神曲（炒,四两）　山栀仁（炒,四两）　陈皮（去白,一两半）　白术（去芦,炒,一两半）　黄芩（炒,一两半）　山楂（蒸,去子,二两）

上为末,稀糊为丸梧子大。每五六十丸,食后白下。

三、治气郁方

1. 白术散（《外台秘要·卷第六·噫醋方七首》）

疗呕吐酸水,结气筑心。

白术（八分）　茯苓（八分）　吴茱萸（四分）　橘皮（六分）　荜茇（四分）　厚朴（八分,炙）　槟榔（十分）　人参（六分）　大黄（十分）

上九味捣筛为散,空腹煮姜枣汤服方寸匕,日二服,渐加至二匕半,觉热服少,饮食三两口压之。忌酢物、桃李、雀肉等。

2. 茯神粥（《太平圣惠方·卷第九十六·食治烦热诸方》）

治心胸结气,烦热,或渴,狂言惊悸。

茯神（一两）　羚羊角（半两）　粳米（三合）

上二味,捣罗为末,与米同煮为粥,食之。

3. 麦门冬煎（《太平圣惠方·卷第九十五·药酒序》）

治结气,腹中伤饱,胃络脉绝,羸瘦短气,身重目黄,心下支满,虚劳客热,口干躁渴,心烦呕吐,愈痿蹶,强阴益精,消谷,调中保神定气,安五脏,令人肥健,美颜色,有子,久服轻身不老不饥方。

新麦门冬（五斤,去心）

上捣令熟,绞取汁,入白蜜半斤,于银锅中,以重汤煮,不住手搅,候如饴,即盛不津器中。每服,以温酒调半匙服之。

4. 调中白术煎（《鸡峰普济方·卷第十六·气》）

升降阴阳,宣通壅滞,调中顺气,款利三焦。治胸膈窒塞,噫气不通,噎痞喘满,食饮迟化,痰饮留滞,腹胁胀满,传道不匀,或秘或涩,脾胃易伤,心腹疼痛,霍乱呕吐,食饮不下,恚怒气逆,忧愆结气,或作奔冲,胸胁刺痛,短气,好眠,全不思饮食。

人参　白术　干姜　甘草　青橘皮　橘皮(各半两)

上为细末,炼蜜和丸如弹子大。每服一丸,细嚼温酒下。

5. 白膏(《三因极一病证方论·卷之十五·瘿瘤证治》)

治一切风热毒肿,及脏气郁结,丹石发动,结为痈疽瘰疬。诸疮肿未破,即令消散;九漏浸淫,脓汁淋漓,诸治不瘥者,悉主之。

白蔹　白薇　白芨　白芷　薤白(各半两,锉洗,以清油一斤煎至半斤,滤去滓入)　黄芪　甘松　藿香　零陵香　防风　当归(各半两,再入前油煎十上火,绵滤去滓入)　定粉(二两)　黄蜡(三两)　寒水石(煅,水飞过,二两,研细)

上再煎,滴水成珠为度,瓷器盛之。以脑子少许糁其上。煎时忌铁器,以柳枝搅。

6. 分心气饮(《太平惠民和剂局方·卷之三·宝庆新增方》)

治男子、妇人一切气不和,多因忧愁思虑,怒气伤神,或临食忧戚,或事不随意,使郁抑之气留滞不散,停于胸膈之间,不能流畅,致心胸痞闷,胁肋虚胀,噎塞不通,噫气吞酸,呕哕恶心,头目昏眩,四肢倦怠,面色萎黄,口苦舌干,饮食减少,日渐羸瘦,或大肠虚秘,或因病之后,胸膈虚痞,不思饮食,并皆治之。

木香(不见火)　桑白皮(炒,各半两)　丁香皮(一两)　大腹子(炮)　桔梗(去芦,炒)　麦门冬(去心)　草果仁　大腹皮(炙)　厚朴(去粗皮,姜汁制)　白术　人参(锉,各半两)　香附子(炒,去毛)　紫苏(去梗)　陈皮(去白)　藿香(各一两半)　甘草(炙,一两)

上㕮咀。每服二钱,水一盏,入生姜三片,枣子一个,擘破去核,及灯心十茎,煎至七分,去滓温服,不拘时候。

7. 旱莲子丸(《三因极一病证方论·卷之十五·瘰疬证治》)

治少长脏气不平,忧怒惊恐,诸气抑郁,结聚瘰疬,滞留项腋;及外伤风寒燥湿,饮食百毒,结成诸漏,发作寒热,遍于项腋,无问久近,悉主之。

旱莲子　连翘子　威灵仙　何首乌　蔓荆子　三棱(醋浸湿,纸裹煨)　赤芍药(各一两)　木香(二两)　大皂角(三挺,刮去皮,酥炙;无酥,用羊脂炙)

上为末,糊丸梧子大。建茶清下三十丸至五十丸,日三服;小儿量与之,食后服。

8. 木香流气饮(《太平惠民和剂局方·卷之三·新添诸局经验秘方》)

调顺荣卫,通流血脉,快利三焦,安和五脏。治诸气痞滞不通,胸膈膨胀,口苦咽干,呕吐少食,肩背腹胁走注刺痛,及喘急痰嗽,面目虚浮,四肢肿满,大便秘结,水道赤涩。又治忧思太过,怔忪郁积,脚气风热,聚结肿痛,喘满胀急。

半夏(汤洗七次,二两)　陈皮(去白,二斤)　厚朴(去粗皮,姜制,炒)　青皮(去白)　甘草(燀)　香附(炒,去毛)　紫苏叶(去枝、梗,各一斤)　人参　赤茯苓(去黑皮)　干木瓜　石菖蒲　白术　白芷　麦门冬(各四两)　草果仁　肉桂(去粗皮,不见火)　蓬莪术(煨,切)　大腹皮　丁香皮　槟榔　木香(不见火)　藿香叶(各六两)　木通(去节,八两)

上粗末。每四钱,水盏半,姜三片,枣二枚,煎七分,去滓热服。如伤寒头痛,才觉得疾,入连根葱白三寸煎,升降阴阳,汗出立愈。脏腑自利,入粳米煎。妇人血气癥瘕,入艾、醋煎,并不拘时。

9. 五香散(《太平惠民和剂局方·卷之三·新添诸局经验秘方》)

升降诸气,宣利三焦,疏导壅滞,发散邪热。治阴阳之气郁结不消,诸热蕴毒,肿痛结核,或似痈疽而非,使人头痛恶心,寒热气急。

木香　丁香　沉香　乳香　藿香(各等分)

上为粗末。每服三钱,水一盏半,煎至八分,去滓,食后温服。

10. 真珠散(《三因极一病证方论·卷之十一·霍乱内因证治》)

治喜怒不常,忧思兼并,致脏气郁结,留积涎饮,胸腹满闷,或复疼痛,憎寒发热,吐利交作。

附子(一个,一生一炮,各去皮脐)　半夏(汤二十一次洗去滑,一两半)　滑石　成炼钟乳(各半两)　辰砂(三分,别研)

上为末。每服二钱,水二盏,姜七片,藿香两三叶,蜜半匙,煎七分,食前冷服。小便不利,加木通、茅根煎。

11. 止衄散(《三因极一病证方论·卷之九·内因衄血证治》)

治气郁发衄无比神方。

黄芪(六钱) 赤茯苓 白芍药(各三钱) 当归 生干地黄 阿胶(炙,各三钱)

上为细末。煎黄芪汤调下二钱匕,未知再作。

12. 消痞汤(一名**木香化滞汤**)(《兰室秘藏·卷上·心腹痞闷门·消痞闷方》)

治因忧气郁结,中脘腹皮里微痛,心下痞满,不思饮食。

枳实(炒) 当归梢(各二分) 陈皮 生姜 木香(各三分) 柴胡(四分) 炙甘草(各五分) 红花(少许) 草豆蔻(五分) 半夏(一钱)

上为粗末,作一服,水二盏,生姜三片,煎至一盏,食远服。忌酒、湿面。

13. 分心气饮真方(《仁斋直指方论·卷之五·诸气·诸气证治》)

治忧思郁怒诸气,痞满停滞,通利大小便。

紫苏茎叶(三两) 半夏(制) 枳壳(制,各一两半) 青皮(去白) 陈橘皮 大腹皮 桑白皮(炒) 木通(去节) 赤茯苓 南木香 槟榔 蓬莪术(煨) 麦门冬(去心) 桔梗 辣桂 香附 藿香(各一两) 甘草(炙,一两三分)

上锉散。每服三钱,水大盏,姜三片,枣二枚,灯心十茎,煎七分,不时服。

14. 加减七气汤(《仁斋直指方论·卷之七·呕吐·呕吐证治》)

治气郁呕吐。

半夏(制,二两半) 人参 辣桂 厚朴(制,各一两) 茯苓(一两半) 甘草(炙,半两)

上锉散。每三钱半,姜七片、枣一枚煎服,加木香亦得。

15. 小七香丸(《世医得效方·卷第三·大方脉杂医科·诸疝》)

治郁怒忧思,气滞腰疼。

甘松(炒,十两) 甘草(炒,十五两) 香附子(炒,去毛,十五两) 丁香皮(十五两) 蓬莪术(煨,乘热,碎,二两半) 缩砂仁(二两半) 益智仁(炒,七两半)

上为丸。每服五十丸,橘子一钱,盐少许煎汤,空心服。或用沉香降气汤打和匀气散。

16. 异香散(《世医得效方·卷第六·大方脉杂医科·下痢》)

治忧郁气滞不散,腹中膨满刺痛,下痢不止。

蓬莪术(煨) 益智仁 甘草(炙) 京三棱(煨,各六两) 青皮(去白) 陈皮(去白,各三两) 石莲肉(一两) 厚朴(姜汁浸,炒,二两)

上锉散。每服二钱,水一盏,姜三片,枣一枚,盐一捻,煎七分,通口服,不计时;或盐汤、盐酒亦可。

17. 润喉散(《丹溪心法·卷四·缠喉风喉痹六十五》)

治气郁夜热,咽干硬塞。

桔梗(二钱半) 粉草(一钱) 紫河车(四钱) 香附(三钱) 百药煎(一钱半)

上为末,敷口内。

18. 蝉花无比散(《医方集宜·卷之六·眼目门·治方》)

治气郁伤肝,眼目昏睛酸涩,或生翳膜,或烂弦风眼。

蝉蜕 蛇蜕 羌活 当归 石决明 川芎 防风 茯苓 甘草 白蒺藜 芍药 苍术

水煎服;或为末,每服一钱,茶清调下亦可。

19. 化郁调气汤(《医方集宜·卷之七·带下门·治方》)

治肝气怒郁赤白带下。

香附 青皮 苍术 陈皮 乌药 川芎 甘草 半夏 木香 赤茯苓

姜水煎服。

20. 平肝顺气汤(《医方集宜·卷之一·附类狂心风·治法》)

治气心风,因恼怒郁结,此肝气伤于心经,宜用此平之。

青皮 青黛 陈皮 茯神 川芎 甘草 柴胡 黄连 龙胆草 半夏 枳实

水二钟,姜三片,煎八分,不拘时服。

21. 舒郁理气汤(《医方集宜·卷之四·中气门·治方》)

治胸中气郁不舒畅或作酸呕胀痞闷不食。

苍术 香附 山楂 甘草 青皮 木香 厚朴 蓬术 槟榔 半夏 茯苓 神曲

水二钟姜三片煎服。

22. 推气散(《医方集宜·卷之五·腰胁痛门·治方》)

治气郁痰积右胁痛。

姜黄 枳壳 桂心 甘草(各二钱)

为细末。每服一钱,姜枣煎汤调下。

23. 加味七气汤(《古今医统大全·卷之二十四·呕吐哕门·药方》)

治气郁呕吐。

半夏 厚朴 人参 茯苓(各一钱) 官桂(五分) 甘草(炙,五分)

水盏半,姜三片,枣一枚,煎七分服。

24. 木香化滞汤(《古今医统大全·卷之二十九·痞满门·药方》)

治因忧气郁结中脘,腹痛心下痞满,不思饮食。

川归 枳实(炒,各四分) 陈皮 木香(各六分) 柴胡(七分) 甘草(炙) 草豆蔻(各一钱,面包煨) 半夏(钱半) 红花(一分)

水二盏,姜五片,煎八分,温服。

25. 木香消痞丸(《古今医统大全·卷之二十九·痞满门·药方》)

因忧气郁结中脘,腹皮微痛,心下痞满,不思饮食。正所谓治气不效,须如此药,加当归、红花方有效也。

木香 干姜(各半两) 甘草(炙) 半夏(各一两) 陈皮 归尾(各三钱) 柴胡(四钱) 红花(五分)

上为末,酒糊丸小豆大。每服七十丸,韭汤下。

26. 太仓丸(《古今医统大全·卷之八十二·妇科心镜(上)·妇人翻胃吐食候》)

治妇人气郁,脾胃虚弱,不进饮食,翻胃呕吐。

砂仁(各二两) 丁香(一两) 陈仓米(净土,一升,炒)

上末,姜汁打老米糊丸梧桐子。每服七十丸,食后姜汤下。

27. 芍药香附丸(《古今医统大全·卷之二十六·郁证门·药方》)

治久病阴虚,气郁内热夜甚。

芍药(炒) 香附子(制,各一两) 苍术(五钱) 片芩(三钱) 甘草(二钱)

上为末,蒸饼丸服。

28. 枳壳汤(《明医指掌·卷六·腰痛证七》)

顺气解郁止痛。

枳壳(五两,炒) 甘草(二两,生用)

末之,葱白汤下。

29. 前朴散(《医学纲目·卷之三十六小儿部·惊搐》)

治心腹结气,或呕哕吐泻,腹胀痛,惊悸。

前胡 白术 人参 陈皮 良姜 藿香 甘草 厚朴(各等分)

上锉。每服三钱,水一盏煎七分,稍热,空心服。

30. 开郁汤(《仁术便览·卷二·六郁》)

治恼怒思虑,气滞而郁,一服即效。

香附(童便浸炒) 贝母(去心,各一钱半) 苍术 抚芎 神曲(炒) 山栀(炒) 橘红 茯苓 枳壳 苏梗(各一钱) 甘草(三分)

上水一钟半,生姜三片,水煎,温服。

31. 木香调气散(《万病回春·卷之二·郁证》)

治气郁证。气郁者,腹胁胀满、刺痛不舒、脉沉也。

木香(另研,五分) 乌药 香附 枳壳(麸炒) 青皮(去穰,各一钱) 砂仁(五分) 厚朴(姜炒) 陈皮(各一钱) 官桂(二分) 抚芎 苍术(米泔浸,各一钱) 甘草(三分)

上锉一剂,生姜三片,水煎,磨木香同服。

32. 气郁汤

1)《证治准绳·类方第二册·郁》

治因求谋不遂,或横逆之来,或贫窘所迫,或暴怒所伤,或悲哀所致,或思念太过,皆为气郁,其状胸满胁痛,脉沉而涩者是也。

香附(童便浸一宿,焙干,杵去毛,为粗末,三钱) 苍术 橘红 制半夏(各一钱半) 贝母(去心) 白茯苓 抚芎 紫苏叶(自汗则用子) 山栀仁(炒,各一钱) 甘草 木香 槟榔(各五分)

生姜五片煎。

2)《证治汇补·卷之二·内因门·郁症》

治郁怒,气滞胸膈不行,胀满嗳气作酸。

香附 苍术 橘红 半夏(各一钱半) 贝母 茯苓 抚芎 山栀 苏子 甘草 木香 槟榔(各五分)

水煎,加姜五片。如胁膈痛,此血滞也,参血郁汤。

33. 正气天香散(《医方集解·卷下之二十一·经产之剂》)

治一切诸气,气上凑心,心胸攻筑,胁肋刺痛,月水不调(妇人多忧郁,故气病为多;气为血配,气滞则血亦不能行,故月候不调也)。

香附(八钱)　乌药(二钱)　陈皮　苏叶(一钱)　干姜(五分)

每五六钱,煎。

34. 沉香化气丸(《证治汇补·卷之二·内因门·气症》)

治气郁久而成热,便闭不通,用此润下之。

坚大黄　黄芩　沉香　人参　白术

为末。入竹沥、姜汁少许,为丸。淡姜汤下一钱。

35. 解郁开结汤(《辨证录·卷之四·五郁门》)

治妇女郁病,困卧终日,痴痴不语。

白芍(一两)　当归(五钱)　白芥子(三钱)　白术(五钱)　生枣仁(三钱)　甘草(五分)　神曲(二钱)　陈皮(五分)　薄荷(一钱)　丹皮(三钱)　玄参(三钱)　茯神(二钱)

水煎服。

36. 栀子解郁方(《证治汇补·卷之二·内因门·气症》)

治气有余便是火之症。此药能解五脏结气,益少阴阴血。

栀子一味,炒黑为末。

以姜汁入汤同煎,饮之。

37. 加减七气丸(《金匮翼·卷七·呕吐统论·行气之剂》)

治气郁呕吐。

半夏(制,二两半)　人参　辣桂　厚朴(制,各一两)　茯苓(一两半)　甘草(炙,半两)

上锉散。每三钱半,姜七片,枣一枚,煎服。加木香亦得。

38. 开郁二陈汤(《竹林女科证治·卷一·调经下·气郁血滞经闭》)

思虑恼怒,以致气郁血滞,而经不行。治宜开郁行滞,若误作虚治,而用补剂,则气得补而益结,血得补而益凝,变为癥瘕肿痛者有之矣。宜服开郁二陈汤,兼四制乌附丸。

苍术　香附(童便制)　川芎(各一钱)　青皮　莪术　槟榔(各七分)　木香(五分)

姜为引。

39. 治气郁验方(《外台秘要·卷第八·五膈方八首》)

疗胸痛达背,膈中烦满,结气忧愁,饮食不下,药悉主之,宜丸方。

制半夏(一分)　甘草(炙)　远志(去心,各四分)　干姜　桂心　细辛　椒(去目汗)　附子(炮,各二分)

上八味捣筛,以蜜和为丸。先饭,酒若粳米饮服如梧子五丸,日三,稍增至十丸。忌海藻、菘菜、羊肉、饧、猪肉、冷水、生葱、生菜。

四、治血郁方

1. 当归活血汤(《万病回春·卷之二·郁证》)

治血郁证。血郁者,能食、便红,或暴吐紫血、病不移处,脉数涩也。

当归　芍药　抚芎　桃仁(去皮尖,各一钱)　红花(五分)　牡丹皮　香附　乌药　枳壳(去穰)　青皮(各三分)　官桂　干姜(炒黑)　甘草(各三分)

上锉一剂,生姜一片,水煎服。血结硬痛加大黄。

2. 血郁汤(《证治准绳·类方第二册·郁》)

凡七情郁结,盛怒叫呼,或起居失宜,或挫闪致瘀,一应饥饱劳役,皆能致血郁,其脉沉涩而芤,其体胸胁常有痛如针刺者是也。

香附(童便制,二钱)　牡丹皮　赤曲　川通草　穿山甲　降真香　苏木　山楂肉　大麦芽(炒,研,各一钱)　红花(七分)

水、酒各一半煎,去滓,入桃仁去皮泥七分,韭汁半盏,和匀通口服。

五、治木郁方

开郁至神汤(《辨证录·卷之四·五郁门》)

治人有畏寒畏热,似风非风,头痛颊疼,胃脘饱闷,甚则心胁相连膜胀,膈咽不通,吞酸吐食,见食则喜,食完作楚,甚则耳鸣如沸,昏眩欲仆,目不识人,人以为风邪之病,谁知是木郁之症也。

人参(一钱)　香附(三钱)　茯苓(二钱)　白术(一钱)　当归(二钱)　白芍(五钱)　陈皮

（五分）　甘草（五分）　炒栀子（一钱）　柴胡（五分）

水煎服。

六、治痰郁方

1. 温胆汤

1)《三因极一病证方论·卷之十·惊悸证治》

治心胆虚怯,触事易惊,或梦寐不祥,或异象惑,遂致心惊胆慑,气郁生涎,涎与气搏,变生诸证,或短气悸乏,或复自汗,四肢浮肿,饮食无味,心虚烦闷,坐卧不安。

半夏（汤洗七次）　竹茹　枳实（麸炒去瓤,各二两）　橘皮（三两,去白）　甘草（炙,一两）　白茯苓（一两半）

上为锉散。每服四大钱,水一盏半,姜五片,枣一个,煎七分,去滓,食前服。

2)《医方集解·卷上之六·和解之剂》

治胆虚痰热不眠,虚烦惊悸,口苦呕涎。胆以温为候,虚则寒,寒则不眠;惊悸亦由于胆虚;虚火上溢故口苦;呕多属半表半里少阳胆经之邪;胆虚气郁,致脾生痰涎而烦呕;伤寒病后多有此证。

陈皮（去白）　半夏（姜制）　茯苓（或用茯神）　甘草　枳实（麸炒）　竹茹

加姜煎。

2. 加味二陈汤（《丹溪心法·卷三·呕吐二十九》）

治停痰结气而呕。

半夏　橘皮（各五两）　白茯苓（三两）　甘草（炙,一两半）　砂仁（一两）　丁香（五钱）　生姜（三两）

上水煎服。

3. 安神散（《活幼心书·卷下·信效方·汤散门》）

治吐泻诸病后,心虚烦闷,触物易惊,气郁生涎,涎与气搏,睡不得宁,预防变生他证。

人参（去芦）　白茯苓（去皮）　半夏（如前制）　甘草（炙）　陈皮（去白）　枳实（如前制,六味各五钱）

上为㕮咀。每服二钱,水一盏,姜二片,枣一枚,竹茹小团,煎七分,无时温服。有微热微渴,入麦门冬去心同煎。

4. 茯神汤（《世医得效方·卷第三·大方脉杂医科·眩晕》）

治喜、怒、忧、思、悲、恐、惊所感,脏气不行,郁而生涎,结为饮,随气上厥,伏留阳经。心中忪悸,四肢缓弱,翕然面热,头目眩冒,如欲摇动。

人参　麦门冬（去心）　山药（各二两）　前胡　熟地黄（洗,酒拌炒,各一两）　枳壳（去穰麸炒,三分）　远志（甘草水煮去心,姜汁拌炒,三分）　白茯苓　茯神（各一两半）　半夏（汤洗七次）　黄芪（炙,各一两）　甘草（半两）

上锉散。每服四钱,流水盏半,姜五片,秫米一撮煎,食前服。

5. 十味温胆汤（《世医得效方·卷第八·大方脉杂医科·心恙》）

治心胆虚怯,触事易惊,梦寐不祥,异象感惑,遂致心惊胆慑,气郁生涎,涎与气搏,变生诸证。或短气悸乏,或复自汗,四肢浮肿,饮食无味,心虚烦闷,坐卧不安。

半夏（汤洗七次）　枳实（去穰切,麸炒）　陈皮（去白,各三两）　白茯苓（去皮,两半）　酸枣仁（微炒）　大远志（去心,甘草水煮,姜汁炒,一两）　北五味子　熟地黄（切,酒炒）　条参（各一两）　粉草（五钱）

上锉散。每服四钱,水盏半,姜五片,枣一枚煎,不以时服。

6. 四七汤（《世医得效方·卷第四·大方脉杂医科·痰饮》）

治七情气郁,结聚痰涎,状如破絮;或如梅核在咽喉间,咯不出,咽不下。并治中脘痞满,痰涎壅盛,上气喘急。

半夏（五两）　茯苓（四两）　紫苏叶（二两）　厚朴（三两）

上锉散。每服四钱,水一盏,姜七片,枣一枚,煎八分,不拘时服。若因思虑过度,心气不足,小便白浊,用此药下青州白丸子,最效。

7. 升发二陈汤（《医学正传·卷之二·郁证》）

治痰郁,火邪在下焦,大小便不利。此药能使大便润而小便长。

陈皮（去白,一钱）　半夏（一钱五分）　茯苓（一钱）　甘草（五分）　抚芎（一钱）　升麻　防风　柴胡（各五分）

上细切,作一服,加生姜三片,水一盏半煎至一盏,温服。

8. 茯苓饮(《医方集宜·卷之五·怔悸门·治方》)

治心虚有郁痰,怔忡不安。

赤茯苓 半夏 茯神 麦门冬(去心) 陈皮 沉香 槟榔 甘草

水二钟,姜三片,煎八分,食远服。

9. 僵蚕丸(《古今医统大全·卷之四十三·痰饮门·药方》)

治郁痰。

白僵蚕 栝蒌仁 杏仁 诃子 贝母 五倍子(各等分)

上为末,粥糊丸梧桐子大。每服五十丸,白汤下。

10. 老痰丸(《古今医统大全·卷之四十三·痰饮门·药方》)

润燥开郁,降火消痰,治老痰郁痰结成黏块,凝滞喉间,肺气不清,或吐咯难出,皆因火邪炎上,凝滞于心肺之分,俱宜开郁降火消痰,缓而治之,庶可效耳。

天门冬(去心) 黄芩(酒炒) 海粉(另研) 橘红(去白,各一两) 连翘(半两) 桔梗 香附子(淡盐水浸炒,各半两) 青黛(另研,一钱) 芒硝(另研,二钱) 栝蒌仁(另研,一两)

上为细末,炼蜜入姜汁少许,和药杵匀,丸如龙眼大。噙嚼一丸,清汤送,细咽之。或丸如绿豆大,淡姜汤送下五六十丸。

11. 栝蒌枳壳汤(《万病回春·卷之二·郁证》)

治痰郁症。痰郁者,动则喘满气急,痰嗽不出,胸胁痛,脉沉滑也。

栝蒌(去壳) 枳实(麸炒) 桔梗 抚芎 苍术(米泔浸) 香附 杏仁(去皮尖) 片芩(去朽) 贝母(去心,各一钱) 砂仁(五分) 陈皮(一钱) 木香(另研,五分)

上锉一剂,生姜三片,水煎,入竹沥、姜汁少许,磨木香调服。

12. 解郁调胃汤(《万病回春·卷之二·郁证》)

治胃脘血液耗损,痰火内郁,水浆易下而食物难消,若噎膈之症,或气分之火壅遏于中而时作刺痛者,皆由怒、忧、思、虑、劳心所致也。

白术(一钱) 陈皮(盐水洗,一钱) 白茯苓(去皮,一两) 归尾(酒洗,一钱二分) 赤芍(酒浸,八分) 川芎(六分) 生地黄(酒洗,姜汁拌晒干,八分) 香附米(八分) 神曲(炒,七分) 栀子仁(盐水炒,一钱二分) 麦芽(炒,七分) 桃仁(去皮,四两) 生甘草(四分)

上锉一剂,生姜三片,水煎热服。

13. 节斋化痰丸(《金匮翼·卷二·痰饮统论·治痰七法》)

治郁痰、老痰,胶固稠黏,难于咯唾。

天门冬 片芩(酒炒) 栝蒌仁 橘红 海石粉(各一两半) 香附(盐水炒) 芒硝 桔梗 连翘(各五钱) 青黛(二钱)

上为末,炼白蜜入姜汁少许,和丸樱桃大。细嚼一丸,清汤下。

14. 萱草忘忧汤(《校注医醇賸义·卷二·劳伤·忧伤》)

治忧愁太过,忽忽不乐,洒淅寒热,痰气不清。

桂枝(五分) 白芍(一钱五分) 甘草(五分) 郁金(二钱) 合欢花(二钱) 广皮(一钱) 半夏(一钱) 贝母(二钱) 茯神(二钱) 柏仁(二钱) 金针菜(一两煎汤代水)

七、治火(热)郁方

1. 地黄散(《圣济总录·卷第四十三·心脏门·心烦热》)

治心经积热烦郁。

生地黄汁(三升) 蛤粉(一斤) 郁金(锉,二两) 甘草(炙,锉,三两)

上四味,将地黄汁拌和下三味令匀,曝干捣罗为散。每服一钱匕,用新汲水调下,日三服,食后临卧。

2. 火郁汤

1)《兰室秘藏·卷下·杂病门·火郁汤》

治五心烦热,是火郁于地中四肢者,脾土也。心火下陷于脾土之中,郁而不得伸,故《经》云火郁则发之。

升麻 葛根 柴胡 白芍药(各一两) 防风 甘草(各五钱)

上㕮咀。每服五钱,水二大盏,入连须葱白三寸,煎至一盏,去渣,稍热不拘时候服。

2)《医方考·卷四·郁门第三十三》

火郁者,内热外寒,脉沉而数,此方主之。

羌活　葛根　升麻　芍药　人参(各七分)　柴胡　生甘草(各三分)　防风(五分)　葱白(五茎)

3)《万病回春·卷之二·郁证》

治火郁症。热郁者,即火郁也,小便赤涩、五心烦热、口苦舌干、脉数也。

山栀　柴胡　干葛　抚芎　白芍　连翘　地骨皮(各一钱)　甘草(三分)

上锉一剂,水煎服。

3. 敛肺丹(《脉因证治·卷二·逆痰嗽》)

治肺胀及火郁。

诃子　杏仁　青黛　栝蒌　半夏　香附

4. 清金丸(《丹溪心法·卷二·咳嗽十六》)

治食积火郁嗽劫药。

贝母　知母(各半两,为末)　巴豆(去油膜,半钱)

上为末,姜泥丸,辰砂为衣。食后服,每五丸,白汤下。一云青黛为衣。

5. 降火化痰丸(《医方集宜·卷之四·咳嗽门·治方》)

治火郁生痰面赤作嗽。

黄芩　海石　蒌实　青黛　桔梗　甘草　半夏　青皮　炒栀子。

上为末,炼蜜为丸,如桐子大,每服六十丸,姜汤送下。

6. 发火汤(《辨证录·卷之四·五郁门》)

治人有少气,胁腹、胸背、面目、四肢膜胀愤懑,时而呕逆,咽喉肿痛,口干舌苦,胃脘上下忽时作痛,或腹中暴疼,目赤头晕,心热烦闷,懊㥜善暴死,汗濡皮毛,痰多稠浊,两颧红赤,身生痱疮,人以为痰火作祟也,谁知是火郁之病乎?

柴胡(一钱)　甘草(一钱)　茯神(三钱)　炒枣仁(三钱)　当归(三钱)　陈皮(三分)　神曲　炒栀子(各一钱)　白芥子(二钱)　广木香末(五分)　远志(一钱)　白术(二钱)

水煎服。

7. 肝肾两舒汤(《辨证录·卷之六·火热症门》)

治人肝火内郁结而不伸,闷烦躁急,吐痰黄块者。人以为火郁宜达也,然达之而火愈炽,此乃未尝兼肝肾而同治也。

熟地　玄参(各一两)　茯苓(三钱)　白芍(一两)　柴胡(一钱)　当归(五钱)　甘草炒栀子(各一钱)　丹皮(三钱)

水煎服。

八、治湿郁方

粉矾平胃丸(《古今医统大全·卷之十八·疸证门·药方》)

治脾胃积滞,湿郁黄胖,而似浮肿。

苍术(米泔浸)　白术(各二两)　厚朴(姜汁炒,半两)　陈皮(一两)　甘草　砂仁(各五钱)　皂矾(二两,用粉制)

上为末,除皂矾另制。用红籼米粉一升,先将皂矾砂锅内炒,去烟尽,再下粉,炒香熟为度,取起,和前平胃末一处醋煮糊丸梧桐子大。每服五十丸,日二服,姜汤吞下。忌面食生冷。

九、治食郁方

1. 来复丹(《扁鹊心书·神方》)

此丹治饮食伤脾,心腹作痛,胸膈饱闷,四肢厥冷;又治伤寒阴证,女人血气刺痛,或攻心腹。或儿枕作痛及诸郁结之气,真良方也。

陈皮(去白)　青皮　大川附(制)　五灵脂(各六两)　硝石　硫黄(各三两)

上为末,蒸饼丸梧子大。每服五十丸,白汤下。

2. 木香槟榔丸(《医学正传·卷之四·腹痛》)

治食郁气滞作痛。

木香(三钱)　槟榔(三钱)　青皮(五钱,去白)　陈皮(五钱,去白)　麦蘖面(炒,七钱)　枳实(麸炒黄色,六钱)　白术(五钱)　厚朴(姜制,四钱)

上为细末,汤浸蒸饼为丸如梧桐子大。每服五十丸,温水下,食远。

3. 生韭饮(《医学正传·卷之二·郁证》)

治食郁久则胃脘有瘀血作痛,大能开提气血。

生韭叶(一握,捣取自然汁一盏)

上先以生桃仁连皮细嚼十数个,后以韭汁送下。

4. 青金丸(《医学纲目·卷之二十六·肺大

肠部·咳嗽》)

治食积火郁嗽。

贝母　知母(各半两)　巴豆霜(五分)

上为末，姜汁丸，青黛为衣。

5. 食郁越鞠丸(《医方考·卷三·噎膈门第二十六》)

食噎膈者，此方主之。

山楂　神曲　砂仁　香附(童便制)　苍术(米泔浸七日)　抚芎　栀子

6. 香砂平胃散(《万病回春·卷之二·郁证》)

治食郁证。食郁者，嗳气作酸、胸腹饱闷作痛、恶食不思、右关脉紧盛也。

苍术(米泔制)　厚朴(姜汁炒)　陈皮(各二钱)　香附(童便炒，一钱)　砂仁(五分)　枳壳(麸炒)　山楂(去子)　麦芽(炒)　神曲(炒)　干姜(各三分)　木香(五分)　甘草(三分)

上锉一剂，生姜三片，萝卜子一撮，水煎，磨木香同服。食郁久成块去干姜加大黄。

十、治脾郁方

大半夏汤(《三因极一病证方论·卷之十一·胀满证治》)

治肝气不平，胜克于脾，脾郁不行，结聚涎沫，闭于脏气，腑气不舒，胃则胀满，其脉弦迟。故知中虚胃冷胀满，可服此下气进食。

半夏(洗七次汤去滑)　桂心(各五两)　附子(炮，去皮脐)　人参　甘草(炙)　厚朴(姜制，炒)　当归　茯苓　枳实(麸炒去瓤，各三两)　川椒(炒出汗，去合口者，八百粒)

上为锉散。每服四大钱，水一盏半，姜五片，枣三枚，煎七分，去滓，食前服。

十一、治寒郁方

麻黄柴胡升麻汤(《兰室秘藏·卷下·小儿门·瘢疹论》)

治小儿寒郁而喘，喉鸣，腹满，鼻流清涕，脉沉急而数。

麻黄　草豆蔻仁　益智仁(各一钱五分)　吴茱萸　厚朴(各二分)　当归梢　甘草　柴胡　生黄芩(各一分)　升麻　神曲　苏木(各半分)　全蝎(二个)　红花(少许)

上锉如麻豆大，分作二服，水一大盏煎至七分，去渣，食远服。忌风寒，微有汗则效。

十二、治七情郁方

1. 七气汤

1)《三因极一病证方论·卷之八·七气证治》

治脏腑神气不守正位，为喜怒忧思悲恐惊忤郁不行，遂聚涎饮，结积坚牢，有如坯块，心腹绞痛，不能饮食，时发时止，发则欲死。

半夏(汤洗去滑，五两)　人参　桂心　甘草(炙，各一两)

上锉散。每服四钱，水盏半，姜七片，枣一枚，煎七分，去滓，食前服。

2)《三因极一病证方论·卷之十一·霍乱内因证治》

治喜怒忧思悲恐惊七气郁发，致五脏互相刑克，阴阳反戾，挥霍变乱，吐利交作，寒热眩晕，痞满咽塞。

半夏(汤洗，五两)　厚朴(姜制)　桂心(各三两)　茯苓　白芍药(各四两)　紫苏叶　橘皮(各二两)　人参(一两)

上为锉散。每服四钱，水盏半，姜七片，枣一个，煎七分，去滓，空腹服。

3)《仁斋直指方论·卷之十三·霍乱吐泻·附诸方》

治七气郁结，五脏之间互相刑克，阴阳不和，挥霍变乱，吐利交作。

半夏(汤洗，五两)　厚朴(姜制)　桂心(各三两)　白芍药　茯苓(去皮，各四两)　紫苏叶　橘皮(各二两)　人参(去芦，一两)

上㕮咀。每服四钱，水一盏，酒半盏，生姜七片，枣一枚，煎七分，温服。

4)《世医得效方·卷第四·大方脉杂医科·心痛》

治七情之气，郁结于中，心腹疼痛不可忍。

半夏　人参　甘草　肉桂(各一两半)

上锉散。每服三钱，生姜三片煎，不拘时服。

5)《世医得效方·卷第四·大方脉杂医科·霍乱》

治喜、怒、忧、思、悲、恐、惊七气郁发，致五脏互相刑克，阴阳反戾，挥霍变乱，吐利交作，寒热眩晕,痞满,噎塞。

半夏(汤洗,五两) 厚朴(去粗皮,姜汁炒) 桂心(各三两) 白茯苓(去皮) 白芍药(各四两) 紫苏 橘皮(去白,各二两) 人参(去芦,一两)

上锉散。每服四钱,水一盏半,姜七片,枣一枚,煎七分,去滓,空心服。

6)《医学正传·卷之三·痞满》

治七情所伤,忧思郁结,腑脏气不和平,心腹痞闷。

半夏 茯苓(各二钱) 厚朴(姜制,一钱五分) 紫苏叶(一钱)

上细切,作一服,加生姜三片,水一盏半煎至一盏,温服。

2. 大藿香散

1)《严氏济生方·呕吐翻胃噎膈门·呕吐论治》

治忧、愁、思、虑、悲、恐、惊七情伤感,气郁于中,变成呕吐;或作寒热、眩晕、痞满,不进饮食。

藿香叶 半夏曲 白术 木香(不见火,各一两) 白茯苓(去皮) 桔梗(去芦,锉,炒) 人参 枇杷叶(拭去毛) 官桂(不见火) 甘草(炙,各半两)

上为细末。每服三钱,水一大盏,生姜五片,枣子一枚,煎至七分,去滓,温服,不拘时候。

2)《古今医统大全·卷之二十四·呕吐哕门·药方》

治七情伤感,气郁于中,眩运痞闷,呕吐不食。

藿香(洗) 人参(各五分) 半夏曲 白术(各一钱) 白茯苓 陈皮(各七分) 桔梗(五分) 枇杷叶(炙去毛,五个) 官桂(三分) 甘草 木香(各三分)

水二盏、姜五片、枣一枚,煎八分,食远服。

3. 玉液汤

1)《严氏济生方·眩晕门·眩晕论治》

治七情伤感,气郁生涎,随气上逆,头目眩晕,心嘈忪悸,眉棱骨痛。

大半夏(洗净,汤泡七次,切作片子)

上件,每服四钱,水二盏,生姜七片,煎至七分,去滓,入沉香水一呷温服,不拘时候。

2)《古今医统大全·卷之五十·惊悸门·药方》

治七情气郁生涎,随气上逆,头目昏运,心悸眉痛。

大半夏(泡七次,四钱) 沉香(磨汁,二匙) 生姜(十片)

水煎温服。

4. 四磨汤(《仁斋直指方论·卷之八·喘嗽》)

治七郁结,上气喘急。

人参 槟榔 沉香 乌药

上件各浓磨,水和,煎三五沸,温服。

5. 加味七气汤(《医方集宜·卷之五·心腹痛门·治方》)

治七情气郁心腹刺痛。

半夏 桂心 玄胡索 人参 乳香 甘草

水二钟,姜三片,枣一枚,煎八分,食远服。

6. 八味顺气散(《医方考·卷五·厥证门第四十六》)

七气怫郁,令人手足厥冷者,此方主之。

白术 人参 白芷 白茯苓 台乌药 青皮 陈皮(各一钱) 甘草(五分)

7. 火郁越鞠丸(《医方考·卷四·吞酸门第三十》)

七情怫郁,吞酸,小便赤,脉来沉数者,此方主之。

山栀(炒黑) 青黛(飞) 香附(童便浸五日) 抚芎 神曲(炒) 苍术(米泔浸七日)

8. 分心气饮(《立斋外科发挥·卷五·瘰疬》)

治七情郁结,胸膈不利,或胁肋虚胀,噎塞不通,或噫气吞酸,呕秽恶心,或头目昏眩,四肢倦怠,面色痿黄,口苦舌干,饮食减少,日渐羸瘦,或大肠虚秘,或病后虚痞。

木通 赤芍药 赤茯苓 官桂 半夏(姜制) 桑白皮(炒) 大腹皮 陈皮(去白) 青皮(去白) 甘草(炙) 羌活(各五分) 紫苏(二钱)

作一剂,水二钟,姜三片,枣二枚,灯心十茎,煎八分,食远服。

十三、治心郁方

1. 大半夏汤(《世医得效方·卷第四·大方脉杂医科·呕吐》)

治心气不行,郁生涎饮,聚结不散,心下痞硬,肠中沥沥声,食入即吐;或因酒食甜冷,聚饮之为也。

半夏(二两,汤洗七次完用) 人参(三钱三字)

上分四服。每服水三盏,蜜二钱重,和水扬匀入药,煎至六分,去滓,温服。一法,有生姜七片。

2. 分气补心汤(《三因极一病证方论·卷之八·心小肠经虚实寒热证治》)

治心气郁结,怔悸喑闷,四肢浮肿,上气喘急。

大腹皮(炒) 香附(炒,去毛) 白茯苓 桔梗(各一两) 木通 甘草(炙) 川芎 前胡(去苗) 青橘(炒) 枳壳(麸炒去瓤) 白术(各三分) 细辛(去苗) 木香(各半两)

上锉散。每服四大钱,水一盏,姜三片,枣一枚,煎七分,去滓,食前温服。

3. 寒水石散(《三因极一病证方论·卷之十·惊悸证治》)

治因惊心气不行,郁而生涎,涎结为饮,遂为大疾,怔悸损懦,不自胜持。少小遇惊,尤宜服之,但中寒者不宜服。

寒水石(煅) 滑石(水飞,各一两) 甘草(生,一分)

上为末。每服二钱,热则新汲水下,怯寒则煎姜枣汤下。入龙脑少许尤佳,小儿量岁与之。

4. 清心莲子饮(《太平惠民和剂局方·卷之五·宝庆新增方》)

治心中蓄积,时常烦躁,因而思虑劳力,忧愁抑郁,是致小便白浊,或有沙膜,夜梦走泄,遗沥涩痛,便赤如血;或因酒色过度,上盛下虚,心火炎上,肺金受克,口舌干燥,渐成消渴,睡卧不安,四肢倦怠,男子五淋,妇人带下赤白;及病后气不收敛,阳浮于外,五心烦热。药性温平,不冷不热,常服清心养神,秘精补虚,滋润肠胃,调顺血气。

黄芩 麦门冬(去心) 地骨皮 车前子 甘草(炙,各半两) 石莲肉(去心) 白茯苓 黄芪(蜜炙) 人参(各七两半)

上锉散。每三钱,麦门冬十粒,水一盏半煎取八分,去滓,水中沉冷,空心,食前服。发热加柴胡、薄荷煎。

5. 加味四七汤(《仁斋直指方论·卷之十一·惊悸·惊悸证治》)

治心气郁滞,豁痰散惊。

半夏(制,二两半) 白茯苓 厚朴(制,各一两半) 茯神 紫苏叶(各一两) 远志(姜汁蘸湿,取肉,焙) 甘草(炙,各半两)

上锉。每服四钱,姜七片,石菖蒲半寸,枣二枚,煎服。

十四、治肺郁方

1. 清化丸(《丹溪心法·卷二·咳嗽十六》)

治肺郁痰喘嗽,睡不安宁。

贝母 杏仁 青黛

上为末,沙糖入姜汁泡蒸饼,丸如弹大。噙化。

2. 善泄汤(《辨证录·卷之四·五郁门》)

治人有咳嗽气逆,心胁胀满,痛引小腹,身不能反侧,舌干嗌燥,面尘色白,喘不能卧,吐痰稠密,皮毛焦枯,人以为肺气之燥也,而不知乃是肺气之郁。

熟地(一两) 山茱萸(五钱) 玄参(一两) 荆芥(三钱) 牛膝(三钱) 炒枣仁(三钱) 沙参(三钱) 贝母(一钱) 丹皮(二钱)

水煎服。

十五、治水郁方

1. 大补丸(《医方考·卷四·郁门第三十三》)

水郁者,腰股痛,足下热,此方主之。

黄柏一味

炒褐色作丸。

2. 补火解郁汤(《辨证录·卷之四·五郁门》)

治人有遇寒心痛,腰脽沉重,关节不利,难于屈伸,有时厥逆,痞坚腹满,面色黄黑,人以为寒邪侵犯也,谁知是水郁之症乎?

熟地(一两) 山药(五钱) 巴戟天(五钱) 肉桂(五分) 杜仲(五钱) 薏仁(五钱)

水煎服。

十六、治百合病方

1. 百合地黄汤(《金匮要略方论·卷上·百合狐惑阴阳毒病证治第三》)

百合病,不经吐、下、发汗,病形如初者,百合地黄汤主之。

百合(七枚,擘)　生地黄汁(一升)

上以水洗百合,渍一宿,当白沫出,去其水,更以泉水二升煎取一升,去滓,纳地黄汁,煎取一升五合,分温再服,中病勿更服,大便常如漆。

2. 百合滑石散(《金匮要略方论·卷上·百合狐惑阴阳毒病证治第三》)

百合病,变发热者,百合滑石散主之。

百合(一两,炙)　滑石(三两)

上为散,饮服方寸匕,日三服,当微利者止服,热则除。

3. 百合鸡子汤(《金匮要略方论·卷上·百合狐惑阴阳毒病证治第三》)

百合病,吐之后者,用后方主之。

百合(七枚,擘)　鸡子黄(七枚)

上先以水洗百合,渍一宿,当白沫出,去其水,更以泉水二升煎取一升,去滓,纳鸡子黄,搅匀煎五分,温服。

4. 百合知母汤(《金匮要略方论·卷上·百合狐惑阴阳毒病证治第三》)

百合病,发汗后者,百合知母汤主之。

百合(七枚,擘)　知母(三两,切)

上先以水洗百合,渍一宿,当白沫出去其水,更以泉水二升,煎取一升,去滓;别以泉水二升煎知母,取一升去滓;后合和煎取一升五合,分温再服。

5. 栝蒌牡蛎散(《金匮要略方论·卷上·百合狐惑阴阳毒病证治第三》)

百合病,渴不瘥者,栝蒌牡蛎散主之。

栝蒌根　牡蛎(熬,等分)

上为细末,饮服方寸匕,日三服。

6. 滑石代赭汤(《金匮要略方论·卷上·百合狐惑阴阳毒病证治第三》)

百合病,下之后者,滑石代赭汤主之。

百合(七枚,擘)　滑石(三两,碎,绵裹)　代赭石(如弹丸大一枚,碎,绵裹)

上先以水洗百合,渍一宿,当白沫出,去其水,更以泉水二升煎取一升,去滓;别以泉水二升煎滑石、代赭,取一升去滓,后合和重煎取一升五合,分温服。

7. 百合散(《太平圣惠方·卷第十三·治伤寒百合病诸方》)

1)治伤寒百合病,身微热,恶寒烦喘。

百合(二两)　紫菀(一两,去根节)　杏仁(一两,汤浸去皮尖、双仁,麸炒微黄)　前胡(一两,去芦头)　麦门冬(一两,去心)　甘草(三分,炙微赤,锉)

上件药,捣为散。每服五钱,以水一大盏,煎至五分,去滓,不计时候温服。

2)治伤寒百合病,一月不解,变如渴疾。

百合(一两)　栝蒌根(一两)　牡蛎(三分,烧为粉)　栀子仁(三分)　麦门冬(三分,去心,焙)　甘草(半两,炙微赤,锉)

上件药,捣粗罗为散。每服五钱,以水一中盏,入生姜半分,竹叶二七片,煎至五分,去滓,不计时候温服。

8. 半夏散(《太平圣惠方·卷第十三·治伤寒百合病诸方》)

1)治伤寒百合病,下利不止,心中愊坚而呕。

半夏(一两,汤洗七遍去滑)　黄芩(一两)　百合(三两)　干姜(半两,炮裂,锉)　黄连(一两,去须,微炒)　甘草(一两,炙微赤,锉)　人参(一两,去芦头)

上件药,捣筛为散。每服三钱,以水一中盏,入枣三枚,生姜半分,煎至六分,去滓,不计时候,稍热频服。

2)治伤寒百合病,久不瘥,大小便涩,腹满微喘,时复痰逆,不下食。

半夏(一两,汤洗七遍去滑)　人参(半两,去芦头)　木香(三分)　枳实(半两,麸炒微黄)　木通(半两,锉)　川大黄(一两,锉碎,微炒)　杏仁(三分,汤浸去皮尖、双仁,麸炒微黄)　百合(一两)　桑根白皮(三分,锉)

上件药,捣筛为散。每服五钱,以水一大盏,入生姜半分,煎至五分,去滓,不计时候温服。

9. 柴胡散(《太平圣惠方·卷第十三·治伤寒百合病诸方》)

1)治伤寒百合病,久不瘥,欲成痨。

柴胡(一两,去苗)　知母(二两)　黄连(一两,去须)　甘草(三分,炙微赤,锉)　百合(二两)　秦艽(一两,去苗)　栝蒌根(一两)

上件药,捣筛为散。每服五钱,以水一中盏,入生姜半分,煎至六分,去滓,不计时候温服。

2) 治伤寒百合病，羸瘦，不食少力。

柴胡（去苗） 白茯苓 陈橘皮（汤浸去白瓤，焙） 知母 桔梗（去芦头） 黄芪（锉，以上各一两） 百合（二两）

上件药，捣筛为散。每服五钱，以水一大盏，煎至五分，去滓，不计时候温服。

10. 熟地黄散（《太平圣惠方·卷第十三·治伤寒百合病诸方》）

治伤寒百合病久不瘥，不思饮食，日渐羸瘦。

熟干地黄（二两） 百合 人参（去芦头） 半夏（汤浸七遍去滑） 白茯苓 黄连（去须） 知母（以上各一两）

上件药，捣筛为散。每服五钱，以水一大盏，入生姜半分，煎至五分，去滓，不计时候温服。

11. 紫菀饮（《太平圣惠方·卷第十三·治伤寒百合病诸方》）

治伤寒百合病，阴阳相传，日久渐瘦，不思饮食，虚热咳嗽。

紫菀（一两，去根、土） 杏仁（一两，汤浸去皮尖、双仁，麸炒微黄） 黄连（半两，去须） 前胡（三分，去芦头） 半夏（三分，汤洗七遍去滑） 栝蒌（一枚） 人参（一两，去芦头） 知母（三分） 甘草（半两，炙微赤，锉）

上件药，都细锉和匀。每服半两，以水一大盏，煎至五分，去滓，不计时候温服。

12. 百合半夏汤（《圣济总录·卷第二十九·伤寒百合》）

治百合伤寒病不瘥，不思食，欲成劳。

百合（二两） 半夏（汤洗七遍，炒令干） 人参 赤茯苓（去黑皮） 黄连（去须，锉，微炒） 知母（各一两） 生干地黄（焙，一两半）

上七味，粗捣筛。每服五钱匕，用水一盏半，入生姜一分拍碎，同煎至八分，去滓食后温服、日二。

13. 百合柴胡汤（《圣济总录·卷第二十九·伤寒百合》）

治伤寒百合病久不瘥，不思食，欲成劳。

百合（二两） 柴胡（去苗） 知母（焙） 黄连（去须，锉，微炒） 秦艽（去苗、土） 栝蒌根（各一两） 甘草（半两，炙赤）

上七味，粗捣筛。每服五钱匕，水一盏半，生姜半分拍碎，煎至七分去滓，食前温服日三。

14. 百合紫菀汤（《圣济总录·卷第二十九·伤寒百合》）

治伤寒百合病似劳，形状如疟。

百合 紫菀（去苗、土） 柴胡（去苗） 杏仁（汤浸去皮尖、双仁，炒令黄） 白茯苓（去黑皮） 甘草（炙令微赤）

上六味，等分，粗捣筛。每服五钱匕，水一盏半，生姜半分拍碎，煎至七分，去滓空心温服，日晚再服。

15. 半夏汤（《圣济总录·卷第二十九·伤寒百合》）

治伤寒百合兼下利不止，心中愊愊，坚而烦呕。

半夏（三两，汤洗七遍，焙令干） 黄芩（去黑心） 百合（各一两半） 干姜（炮裂） 黄连（去须，锉，微炒）人参（各一两） 甘草（炙令赤，锉，半两）

上七味，粗捣筛。每服五钱匕，水一盏半，生姜半分拍碎，枣三枚劈破，煎至七分，去滓食后温服日二。

16. 厚朴散（《圣济总录·卷第二十九·伤寒百合》）

治伤寒百合病补阴养阳。

厚朴（去粗皮，姜汁炙令紫黑色） 桃仁（去皮尖、双仁，炒黄，别研） 杏仁（去皮尖、双仁，炒令黄，别研，各一两） 紫石英（别研） 白蘚皮 五加皮（锉） 桑根白皮（锉，各半两）

上七味，捣研为散，更入乳钵，一处研如粉。每服食前，用葱白糯米煎汤调下二钱匕，日二。

17. 前胡汤（《圣济总录·卷第二十九·伤寒百合》）

治伤寒瘥后，已经二七日，潮热不解，将变成百合病，身体沉重无力，昏如醉状。

生百合（三枚，劈洗） 前胡（去芦头） 麻黄（去节，各一两半） 葛根（锉，二两） 生麦门冬（去心，半两） 石膏（三两，碎）

上六味，㕮咀如麻豆大。每服五钱匕，水一盏半，煎取七分，去滓温服，后如食顷再服。

十七、治梅核气方

1. 半夏厚朴汤（《金匮要略方论·卷下·妇人杂病脉证并治第二十二》）

妇人咽中如有炙脔，半夏厚朴汤主之。

半夏(一升)　厚朴(三两)　茯苓(四两)　生姜(五两)　干苏叶(二两)

上五味,以水七升,煮取四升,分温四服,日三夜一服。

2. 加味二陈汤

1)《仁斋直指方论·卷之五·梅核气·梅核气方论》

梅核气者,窒碍于咽喉之间,咯之不出,咽之不下,如梅核之状者是也。始因恚怒太过,积热蕴隆,乃成厉痰郁结,致有斯疾耳。治宜导痰开郁,清热顺气。

半夏　陈皮　茯苓　甘草　黄芩　枳壳　真苏子　桔梗　白豆蔻仁　山栀子仁(各等分)

上㕮咀。每服五钱,加生姜一片,水一盏,煎六分,食后渐渐服。

2)《古今医统大全·卷之二十七·梅核气证·治方》

治梅核气不能饮食。

半夏(制)　陈皮　茯苓(各一钱)　甘草(三分)　黄芩　枳壳　萝卜子　苏子(各八分)　山栀(一钱)　白豆蔻仁(少许)

上水二盏、姜二片,煎八分,食远徐徐服。

3. 法制硝糟汤(《古今医统大全·卷之二十七·梅核气证·治方》)

治梅核气如神。

腊糟(不下水者,一斤)　朴硝(净者,半斤)

上二味和匀,用新瓷罐收贮密封,置净处。每遇患者,只取二三匙,煎汤一盏,徐徐饮之自愈。不愈再服,无不神效。

4. 加味逍遥散(《辨证录·卷之四·喘门》)

治人有七情气郁,结滞痰涎,或如破絮,或如梅核,咯之不出,咽之不下,痞满壅盛,上气喘急,此内伤外感兼而成之者也。

白芍(五钱)　白术(三钱)　当归(三钱)　柴胡(一钱)　陈皮(五分)　甘草(一钱)　茯苓(三钱)　苏叶(一钱)　半夏(一钱)　厚朴(一钱)

水煎服。

十八、治脏躁方

1. 甘麦大枣汤(《金匮要略方论·卷下·妇人杂病脉证并治第二十二》)

妇人脏躁,喜悲伤欲哭,象如神灵所作,数欠伸,甘麦大枣汤主之。

甘草(三两)　小麦(一升)　大枣(十枚)

上三味,以水六升,煮取三升,温分三服。亦补脾气。

2. 淡竹茹汤(《济阴纲目·卷之九·胎前门·脏躁悲伤》)

治妊妇心虚惊悸,脏躁,悲伤不止。又治虚烦甚效。

麦门冬(去心)　小麦　半夏(汤泡,各一钱半)　人参　白茯苓(各一钱)　甘草(五分)

一作一服,加生姜五片,枣一枚,淡竹茹一团如指大,水煎服。

十九、治伤寒郁证方

辰砂五苓散(《太平惠民和剂局方·卷之二·宝庆新增方》)

治伤寒表里未解,头痛发热,心胸郁闷,唇口干焦,神思昏沉,狂言谵语,如见神鬼,及治瘴疟烦闷未省者。

辰砂(研)　白术(去芦)　木猪苓(去黑皮)　泽泻(洗,锉)　赤茯苓(去皮,各十二两)　肉桂(去粗皮,八两)

上为细末。每服二钱,沸汤点服,不拘时。如中暑发渴,小便赤涩,用新汲水调下。小儿五心烦热,焦躁多哭,咬牙上撺,欲为惊状,每服半钱,温熟水调下。

二十、治虚损郁证方

1. 五补汤

1)《备急千金要方·卷十九肾脏方·补肾第八》

治五脏虚竭短气,咳逆伤损,悒郁不足,下气通津液方。

五味子　桂心　人参　甘草(各一两)　麦冬　小麦(各一升)　生姜(八两)　粳米(三合)　薤白　枸杞根白皮(各一升)

上十味㕮咀,以水一斗二升,煮取三升,每服一升,日三。口燥先煮竹叶一把,水减一升,去叶纳诸药,煮之。

2)《千金翼方·卷第十五·补益·五脏气虚第五》

主五脏内虚竭,短气咳逆伤损,郁郁不足,下气复通津液。

麦门冬(去心)　小麦(各一升)　粳米(三合)　地骨皮　薤白(各一斤)　人参　五味子　桂心　甘草(炙,各二两)　生姜(八两,切)

上一十味,㕮咀,以水一斗二升,煮取三升,分三服。口干先煮竹叶一把减一升,去滓,纳药煮之。

2. 镇心丸(《备急千金要方·卷十四 小肠腑方·风虚惊悸第六》)

治男子妇人虚损,梦寤惊悸或失精神,妇人赤白注漏或月水不利,风邪鬼疰,寒热往来,腹中积聚,忧恚结气诸病方。

紫石英　茯苓　菖蒲　肉苁蓉　麦门冬　远志　大黄　当归　细辛　大豆黄卷　卷柏　干姜(各五分)　人参　丹参　防风　秦艽　泽泻(各六分)　柏子仁　芍药　石膏(各三分)　乌头　桂心　桔梗　甘草　薯蓣　前胡　白蔹　铁精　银屑　牛黄(各二分)　白术　半夏(各三分)　䗪虫(十二枚)　干地黄(十二分)　大枣(五十枚)

上三十五味为末,蜜枣和捣五千杵,丸如梧子。酒服五丸,日三,加至二十丸。

3. 秦艽散(《鸡峰普济方·卷第五·劳疰》)

治虚劳羸瘦,身体发黄,食少怔悸,头昏眩晕,上焦虚热,口干烦郁。

秦艽　金钗石斛　茯神　山药　人参　五味子　当归　远志　白芍药　牡丹皮　黄芪(各一两)　苁蓉　熟干地黄(各二两)　葳蕤(三分)

上为细末,炼蜜和丸,如梧桐子大。每服五十丸,空心米饮下。

4. 养血百补丸(《鸡峰普济方·卷第四·补虚》)

治真元衰弱,营卫虚微,风劳气冷诸疾,荏苒不愈,久病羸瘦,咳嗽,痰涎唾如胶黏,或如红物,手足心热,虽思饮食,而吃不多,眠睡不安,或梦见先亡之人,或梦与鬼邪交,通肩背拘急,百节烦疼,足胫痿弱,行步无力,腹中如空,气短喘促,喜见人过,旦起惺惺,午后昏沉,精神烦扰,郁悒悲啼。此药补脏腑虚,消化为害诸虫。

人参　牡丹　槟榔　吴茱萸　肉豆蔻　白芍药　泽泻　木香　远志　缩砂　枳壳　柴胡　麻黄　麝香　盐(各半两)　乌梅(二两)　知母　升麻　甘草　鳖甲　苁蓉　白蔹　葳蕤　虎骨　桃仁　羌活　防风　茯苓　附子　青蒿　秦艽　厚朴　牛膝　半夏　桂(各一两)

上为细末,炼蜜和丸,如梧桐子大。每服三十丸,加至五十丸,空心温酒下。

5. 平补镇心丹(《太平惠民和剂局方·卷之五·宝庆新增方》)

治丈夫、妇人心气不足,志意不定,神情恍惚,夜多异梦,怔悸烦郁,及肾气伤败,血少气多,四肢倦怠,足胫酸疼,睡卧不隐,梦寐遗精,时有白浊,渐至羸瘦。

酸枣仁(去皮、隔纸炒,二钱半)　车前子(去土,碾破)　白茯苓(去皮)　五味子(去枝、梗)　肉桂(去粗皮,不见火)　麦门冬(去心)　茯神(去皮,各一两二钱半)　天门冬(去心)　龙齿　熟地黄(洗,酒蒸)　山药(姜汁制,各一两半)　人参(去芦,半两)　朱砂(细研为衣,半两)　远志(去心)　甘草(炙,一两半)

上为末,炼蜜丸如梧桐子大。每服三十丸,空心,饭饮下,温酒亦得,加至五十丸。常服益精髓,养气血,悦色驻颜。

6. 预知子丸(《太平惠民和剂局方·卷之五·治诸虚》)

治心气不足,志意不定,神情恍惚,语言错妄,怔悸烦郁,愁忧惨戚,喜怒多恐,健忘少睡,夜多异梦,寤即惊魇,或发狂眩,暴不知人,并宜服之。

枸杞子(净)　白茯苓(去皮)　黄精(蒸熟)　朱砂(研,水飞)　预知子(去皮)　石菖蒲　茯神(去木)　人参(去芦)　柏子仁　地骨皮(去土)　远志(去心)　山药(各等分)

上件一十二味,捣罗为细末,炼蜜丸如龙眼核大,更以朱砂为衣。每服一丸,细嚼,人参汤下,不计时候。

二十一、治产后郁证方

大腹皮方(《圣济总录·卷第一百六十五·产后肿满》)

治产后肿满,因宿有抑郁,滞气留结不散,变为浮肿,烦闷咳逆,恶血不行。

大腹皮　赤茯苓(去黑皮)　当归(切,焙)　紫苏茎叶　青橘皮(汤浸去白,炒)　甘草(炙,锉)　木通(锉,各一两)　桑根白皮(锉)　木

香　槟榔(锉)　大黄(锉,炒,各半两)

上一十一味,粗捣筛。每服三钱匕,水一盏,煎至七分,去滓温服。日三。

二十二、治谷疸郁方

1. 苦参丸(《圣济总录·卷第六十·黄疸门·谷疸》)

治谷疸,食毕头眩,心中佛郁发黄,由失饥大食,胃气攻冲所致,其腹必满。

苦参(一两半)　龙胆(半两)

上二味,捣罗为细末,以牛胆汁和捣三百杵,丸如梧桐子大。每服十五丸,早晚食后,煎大麦汤下。

2. 茵陈汤(《圣济总录·卷第六十·黄疸门·谷疸》)

治谷疸,食则头眩心忪,佛郁不安,久久发黄。

茵陈蒿　柴胡(去苗,各四两)　黄芩(去黑心)　龙胆　枳实(去瓤麸炒,各二两)　栀子仁　升麻　大黄(锉,炒,各三两)

上八味,粗捣筛。每服五钱匕,水一盏半煎至一盏,去滓温服。若羸瘦,去大黄,加生地黄五两、栀子仁四两。

3. 谷芽枳实小柴胡汤(《古今医统大全·卷之十八·疸证门·药方》)

治谷疸,食已即饥而头眩,心中郁佛不安,饥饱所致蒸变而黄。

谷芽　枳实　厚朴(各一钱)　山栀　大黄　柴胡　黄芩(各六分)　陈皮　半夏　人参　炙甘草(各五分)

上水二盏,姜三片,枣一枚,煎八分,不拘时服。

二十三、治运气郁证方

1. 静顺汤(《古今医统大全·卷之五·运气易览·五运六气平治汤》)

岁气寒水司天,湿土在泉,病者身热头痛呕吐,气郁中满,瞀闷少气足痿,注下赤白,肌腠疮疡,发为痈疽,宜用此以正之,则水气自静而顺,不致泛滥,故云静顺。

白茯苓　干木瓜　附子(炮)　牛膝　防风　诃子皮　甘草(炙)　干姜(炮,各半两)

上㕮咀。每服四钱,水一盏煎七分,食前服。

2. 升明汤(《古今医统大全·卷之五·运气易览·五运六气平治汤》)

岁气少阳相火司天,厥阴风木在泉,民病气郁血热,咳逆头痛,胁满呕吐,胸臆不利,聋瞑烦渴,身重疮疡,宜用此正之,火性不致于炎郁,故曰升明。

紫檀香　车前子　青皮　半夏　酸枣仁　蔷　生姜　甘草(各等分)

二十四、治郁证兼淋方

石燕丸(《金匮翼·卷八·诸淋·沙石淋》)

治石淋,因忧郁气注下焦,结所食咸气而成,令人小便郁痛不可忍,出沙石而后小便通。

石燕(火烧通赤,水中淬三次,研极细水飞,焙干)　石韦(去毛)　瞿麦穗　滑石(各一两)

上为细末,面糊丸梧子大。每服十丸,食前用瞿麦、灯心煎汤送下,日二三服。

二十五、治其他郁证方

1. 牛黄清心丸(《幼幼新书·卷第八·惊热第三》引《太医局方》)

治诸风缓纵不随,语言謇涩,心忪健忘,恍惚去来,头目眩冒,胸中烦郁,痰涎壅塞,精神昏愦。又治心气不足,神志不定,惊恐怕怖,悲忧惨戚,虚烦少睡,喜怒无时,或发狂癫,神情昏乱。

牛黄(研,一两二钱)　金箔(一千二百片,内四百片为衣)　麝香(研)　龙脑(研)　羚羊角末(各一两)　犀角末(二两)　干山药(七两)　雄黄(八钱,飞研)　蒲黄(炒)　人参(去芦头)　神曲(研,各二两半)　桂(去粗皮)　大豆卷(炒香)　阿胶(炒碎,各一两七钱半)　当归(去芦头)　防风(去苗)　黄芩　麦门冬(去心)　白芍药　白术(各一两半)　甘草(锉,炒,五两)　柴胡(去苗)　桔梗　白茯苓(去皮)　芎䓖　杏仁(去皮尖,双仁,麸炒微黄,别研,各一两二钱半)　白蔹　干姜(各七钱半)　大枣(一百枚,蒸热去皮核,研成膏)

上除大枣、杏仁、牛黄、脑、麝、金箔、雄黄七味外,为细末,同以研药拌匀,用炼蜜与枣膏为丸,每两作一十丸,用金箔为衣。每服一丸,温水化下,食后服之。小儿惊痫,即酌度多少,用竹叶温汤化服。

2. 龙脑芎犀丸(《太平惠民和剂局方·卷之一·治诸风》)

消风化痰,除心肺邪热,去头面诸风。治偏正头痛,心忪烦郁,面热目眴,鼻塞脑昏,痰热咳嗽,咽隔不利。

石膏(细研) 川芎(各四两) 生龙脑(别研) 生犀角 山栀子(去皮,各一两) 朱砂(研飞,四两,内一两为衣) 人参(去芦) 茯苓(去皮,用白者) 细辛(去苗) 甘草(炙,各二两) 阿胶(碎炒,一两半) 麦门冬(去心,三两)

上除别研、后入外,并捣、罗为细末,炼蜜为丸。每服一丸至二丸,细嚼,茶、酒任下,食后服。

3. 调肝散(《仁斋直指方论·卷之十八·腰·腰痛证治》)

治郁怒伤肝,发为腰痛。

半夏(制,三分) 辣桂 宣木瓜 当归 川芎 牛膝 细辛(各二分) 石菖蒲 酸枣仁(烫去皮,微炒) 甘草(炙,各一分)

上锉细。每三钱,姜五片,枣二枚,煎服。

4. 益气养荣汤(《立斋外科发挥·卷五·瘰疬》)

治抑郁,或劳伤气血,或四肢颈项患肿,或软或硬,或赤不赤,或痛不痛,或日晡发热,或溃而不敛。

人参 茯苓 陈皮 贝母 香附 当归(酒拌) 川芎 黄芪(盐水拌炒) 熟地黄(酒拌) 芍药(炒,各一钱) 甘草(炙) 桔梗(炒,五分) 白术(炒,二钱)

作一剂,水二钟,姜三片,煎八分,食远服。

5. 抑肝开郁汤(《仁术便览·卷二·六郁》)

治寡居独阴妇女,恶寒发热,类疟疾者,久不愈成劳病。

柴胡(二钱半) 赤芍 牡丹皮(去木,一钱半) 青皮(炒,二钱) 当归(五分) 生地(五分) 地骨皮(一钱) 香附(童便炒,一钱) 川芎(七分) 连翘(五分) 栀子(炒,一钱) 甘草(三分) 神曲(八分)

上锉,水一钟半,水煎服,渣再煎服,送下交感丹。

6. 逍遥散加味(《辨证录·卷之九·内伤门》)

人有怀抱素郁,闷闷昏昏,忽然感冒风寒,身热咳嗽,吐痰不已,虽似外感,谁知是肝气不舒,因召外感邪。夫肝气最喜条达,一遇忧郁之事,则涩滞而不可解,正喜外风之吹动,则内郁可舒。无如内郁之甚,则木中生火,风火相合,而热乃炽也,故感冒风寒,所以作热。风火作威,肝不畏金之克,反去侮肺,肺气不甘,两相战斗,肺又惧火刑,呼救于肾子,而咳嗽生矣。虽有津液,又为肝中风火所耗,而津液变为痰涎。治法自宜急散肺中之风,然风虽散,而火尤存,则火以引风,非救本之道也。尤宜舒肝之郁,则火息而风尤易散也。

柴胡(一钱) 白芍(三钱) 当归(三钱) 甘草(一钱) 白术(一钱) 陈皮(五分) 茯苓(二钱) 炒栀子(一钱) 半夏(一钱)

水煎服。一剂身热解,二剂咳嗽除,三剂全愈。

7. 归脾汤(《兰台轨范·卷八·小儿·小儿方》)

治乳母脾经气郁,致儿为患。

人参 白术 茯神 黄芪 龙眼肉(各二钱) 远志(一钱) 酸枣仁 木香 甘草(炙,三分)

上姜枣水煎服。加柴胡、山栀,名加味归脾汤。

8. 合欢丸(《竹林女科证治·卷四·求嗣上·妇人气郁不孕》)

妇人思郁过度,致伤心脾冲任之源,血气日枯,渐至经脉不调,何以成胎?宜合欢丸。

当归 熟地黄(各三两) 茯神 白芍(各一两五钱) 酸枣仁(炒) 远志肉(制,各一两) 香附(酒炒) 炙甘草(各八分)

上为末,蜜丸,白汤下。

9. 开郁四物汤(《竹林女科证治·卷一·调经下·郁气崩漏》)

崩漏多因心气所使而然。盖以妇人幽居多郁,常无所伸,阴性偏执,每不可解,加之贵贱异势,贫富异形,死丧疾亡,罔知义命,每多怨忧,固结于心,心气不足,郁火大炽,焚炙于血脉之中,故经水不时而下,或适来适断,或暴下不止。治当先说恶死之言,令心不动,然后以大补气血之药,举养脾胃,复加镇坠心火之药,补阴泻阳,而崩可止者,开郁四物汤是也。

香附米(炒) 当归身 白芍(酒炒) 熟地

黄　白术(蜜炙,各一钱)　川芎　黄芪(蜜炙)　蒲黄(炒)　地榆　人参(各五分)　升麻(炒,三分)(如火浮于上者除之)

水二钟,煎七分,食前服。

10. 冲和汤(《校注医醇賸义·卷二·劳伤·怒伤》)

怒甚则胁痛,郁极则火生,心烦意躁,筋节不利,入夜不寐,冲和汤主之。

白芍(一钱五分,酒炒)　枣仁(二钱,炒,研)　山萸肉(二钱)　当归(二钱)　人参(二钱)　茯神(二钱)　甘草(五分)　沙苑蒺藜(三钱)　红枣(五枚)　橘饼(四钱)

水煎服。

11. 加味参苏饮(《校注医醇賸义·卷二·劳伤·悲伤》)

悲则气逆,愤郁不舒,积久伤肺,清肃之令不能下行,加味参苏饮主之。

人参(二钱)　苏子(二钱)　沉香(五分)　桑皮(三钱)　蒌皮(三钱)　橘红(一钱)　半夏(一钱)　丹参(二钱)　柏子仁(二钱)　苡仁(五钱)　姜(二片)

水煎服。

12. 解郁合欢汤(《校注医醇賸义·卷二·火·郁火》)

所欲不遂,郁极火生,心烦虑乱,身热而躁,解郁合欢汤主之。

合欢花(二钱)　郁金(二钱)　沉香(五分)　当归(二钱)　白芍(一钱)　丹参(二钱)　柏仁(二钱)　山栀(一钱五分)　柴胡(一钱)　薄荷(一钱)　茯神(二钱)　红枣(五枚)　橘饼(四钱)

水煎服。

【论用药】

一、概论

古人对于郁证的理解有多个方面,包括七情郁、脏腑郁等,用药多以行气之品开郁散结。

《仁斋直指方论·卷之五·附梅核气·梅核气方论》:"梅核气者,窒碍于咽喉之间,咯之不出,咽之不下,如梅核之状者是也。始因喜怒太过,积热蕴隆,乃成厉痰郁结,致有斯疾耳。治宜导痰开郁,清热顺气。如半夏、陈皮、香附、川芎、山栀仁、黄芩、枳壳、苏子之类是也。如老痰凝结不开,以咸软之坚,海石是也。"

《金匮钩玄·卷第一·六郁》:"戴云:郁者,结聚而不得发越也。当升者不得升,当降者不得降,当变化者不得变化也。此为传化失常,六郁之病见矣。气郁者,胸胁痛,脉沉涩;湿郁者,周身走痛,或关节痛,遇阴寒则发,脉沉细;痰郁者,动则即喘,寸口脉沉滑;热郁者,瞀,小便赤,脉沉数;血郁者,四肢无力,能食,便红,脉沉;食郁者,嗳酸腹饱不能食,人迎脉平和,气口脉紧盛者是也。

气血中和,万病不生,一有怫郁,诸病生焉。

气郁:香附子、苍术、川芎。湿郁:苍术、川芎、白芷。痰郁:海石、香附、南星、栝蒌。热郁:青黛、香附、苍术、川芎、栀子。血郁:桃仁、红花、青黛、川芎、香附。食郁:苍术、香附、针砂(醋炒)、山楂、神曲(炒)。春加芎,夏加苦参,秋冬加吴茱萸。

越鞠丸,解诸郁,又名芎术丸。苍术、香附、抚芎、神曲、栀子等分为末,水丸,如绿豆大。

凡郁皆在中焦,以苍术、抚芎、开提其气以升之。假如食在气上,提其气则食自降。余皆仿此。"

《医学正传·卷之一·医学或问》:"或因七情九气怫郁不得宣通而作痛者,固不可用补气药也。"

《医学正传·卷之四·诸气》:"调气用木香。然木香味辛,气能上升,如气郁而不达,固宜用之。禀受素壮而气刺痛,当用枳壳、乌药。若因气不舒而刺痛,当用木香调达之。若肥白人气刺痛者,宜与人参、白术,加枳壳、木香。"

《丹溪心法·卷四·破滞气七十九》:"若因事气郁不舒畅而气刺痛,当用木香。"

《医方集宜·卷之一·中火门·治法》:"泻五脏之郁火,青黛。"

《古今医统大全·卷之二十·火证门·治法》:"(火有君相脏腑分治之宜)若胃虚,过食生冷物,抑遏阳气于脾土,为火郁之病,以升散之剂发之,如升麻、葛根之属。"

《古今医统大全·卷之二十·火证门·子和汗吐下三法治积火》:"火郁为热,乃心火下陷,脾土抑而不伸,宜用火郁汤。""手心热属热郁,宜用火郁汤或栀子、川芎、香附、神曲丸服。""中气脾虚,不能转运,有郁热者,黄芩、葛根、白术以代之。"

《古今医统大全·卷之二十六·郁证门·治法》:"(郁为七情之病,故病郁者十有八九。)何氏曰:郁为七情不舒,遂成郁结,既郁之久,变病多端。男子得之,或变为虚怯,或变噎嗝,气满腹胀等证;妇女得之,或为不月,或为堕胎,崩带虚劳等证。治法必能内养,然后郁开,按证调理。

心郁者,神气昏昧,心胸微闷,主事健忘者是也。治心郁者,当加黄连、菖蒲、香连丸之类。

肝郁者,两胁微膨,或时刺痛,嗳气连连有声者是也。治肝郁者,宜用青皮、川芎、吴茱萸、左金丸之属。

脾郁者,中脘微满,生涎少食,倦怠嗜卧,四肢无力者是也。治脾郁宜用苍术、半夏、砂仁、神曲、陈皮、越鞠丸之属。

肺郁者,毛皮枯涩,燥而不润,欲嗽而无痰者是也。治肺郁者,桔梗、栝蒌、杏仁之类。

肾郁者,小腹微硬,腰腿重胀,精髓亏少,淋浊时作,不能久立者是也。治肾郁者,宜用苍术、茯苓、肉桂、小茴香、青娥丸之类。

胆郁者,口苦,身微潮热往来,惕惕然人将捕之是也。治胆郁者,宜用竹茹、生姜、温胆汤之类。

大抵七情六淫,五脏六腑,气血痰湿,饮食寒热,无往而不郁。治之宜各求其属而施之,则无不愈者。"

《古今医统大全·卷之二十六·郁证门·药方》:"气郁用木香、青皮、香附为君,抚芎、橘叶为臣,槟榔、厚朴为佐使。血郁用桃仁、牡丹皮,索为佐使。痰郁用海石、栝蒌为君,南星、贝母为臣,香附、陈皮、玄明粉为佐使。食郁用神曲、砂仁、麦芽为君,山楂、香附为臣,陈皮、半夏为使,生姜、甘草为佐。湿郁用苍术、茯苓为君,羌活、川芎为臣,茵陈、猪苓为佐使。热郁用黄连、山栀为君,青黛、条芩为臣,甘草、干葛为佐使。诸郁药,春加防风、紫苏,夏加苦参、黄连,秋冬加吴茱萸。凡郁在中焦,以苍术、抚芎,开提其气以升之。假令食在气上,气升则食降。余仿此。"

《周慎斋遗书·卷六·内伤》:"内伤益气汤证,上焦两胁有病,俱是风热郁火,必加疏风散火之药,不宜姜、桂。"

《本草纲目·序例上·十剂》:"宣剂:之才曰:宣可去壅,生姜、橘皮之属是也。

杲曰:外感六淫之邪,欲传入里,三阴实而不受,逆于胸中,天分气分窒塞不通,而或哕或呕,所谓壅也。三阴者,脾也。故必破气药,如姜、橘、藿香、半夏之类,泻其壅塞。

从正曰:俚人以宣为泻,又以宣为通,不知十剂之中已有泻与通矣。仲景曰:春病在头,大法宜吐,是宣剂即涌剂也。《经》曰:高者因而越之,木郁则达之。宣者,升而上也,以君召臣曰宣,是矣。凡风痫中风,胸中诸实,痰饮寒结,胸中热郁,上而不下,久则嗽喘满胀、水肿之病生焉,非宣剂莫能愈也。吐中有汗,如引涎、追泪、嚏鼻,凡上行者,皆吐法也。

完素曰:郁而不散为壅,必宣以散之,如痞满不通之类是矣。攻其里,则宣者上也,泄者下也。涌剂则瓜蒂、栀子之属是矣。发汗通表亦同。

好古曰:《经》有五郁:木郁达之,火郁发之,土郁夺之,金郁泄之,水郁折之,皆宣也。

斅曰:宣,扬制曰宣朗,君召臣曰宣唤,臣奉君命宣布上意,皆宣之意也。

时珍曰:壅者,塞也;宣者,布也,散也。郁塞之病,不升不降,传化失常,或郁久生病,或病久生郁。必药以宣布敷散之,如承流宣化之意,不独涌越为宣也。是以气郁有余,则香附、抚芎之属以开之;不足,则补中益气以运之。火郁微,则山栀、青黛以散之;甚,则升阳解肌以发之。湿郁微,则苍术、白芷之属以燥之;甚,则风药以胜之。痰郁微,则南星、橘皮之属以化之;甚,则瓜蒂、藜芦之属以涌之。血郁微,则桃仁、红花以行之;甚,则或吐或利以逐之。食郁微,则山楂、神曲以消之;甚,则上涌下利以去之。皆宣剂也。"

《本草纲目·序例第二卷·序例·李东垣随证用药凡例》:"六郁痞满,香附、抚芎。湿加苍术;痰加陈皮;热加栀子;食加神曲;血加桃仁。"

《本草纲目·主治第三卷·百病主治药·火热》:"升麻:解肌肉热,散郁火;葛根:解阳明烦热,止渴散郁火;羌活:散火郁发热;香附:散心腹客热气郁;青黛:五脏郁火;栀子:心肺胃小肠火,解郁利小便。"

《本草纲目·主治第三卷·百病主治药·诸气》:"郁气:[草部]香附:心腹膀胱连胁下气妨,

常日忧愁。总解一切气郁,行十二经气分,有补有泻,有升有降;苍术:消气块,解气郁;抚芎:与香附、苍术,总解诸郁;木香:心腹一切滞气。和胃气,泄肺气,行肝气。凡气郁而不舒者,宜用之。冲脉为病,逆气里急。同补药则补,同泻药则泻。中气,竹沥、姜汁调灌。气胀,同诃子丸服。一切走注,酒磨服;藿香:快气;鸡苏紫苏:顺气;薄荷:去愤气。[谷菜]赤小豆:缩气,散气,莱菔子:练五脏恶气,化积滞;葱白:除肝中邪气,通上下阳气;胡荽:热气结滞,经年数发,煎饮;莴苣、白苣:开胸膈拥气;马齿苋:诸气不调,煮粥食;黄瓜菜:通结气。[果木]杏仁:下结气,同桂枝、橘皮、诃黎勒丸服;青橘皮:疏肝散滞,同茴香、甘草末服;槟榔:宣利五脏六腑壅滞,破胸中一切气,性如铁石;大腹皮:下一切气,栀子:五脏结气,炒黑煎服;梨木灰:气积郁冒;橄榄、毗黎勒:开胃下气;榆荚仁:消心腹恶气,令人能食……贝母:散心胸郁结之气,消痰……蜀椒:解郁结,其性下行,通三焦,凡人食饱气上,生吞一二十枚即散。"

《本草纲目·主治第三卷·百病主治药·喘逆》:"火郁。[草部]知母:久嗽气急,同杏仁煎服,次以杏仁、萝卜子丸服;茅根:肺热喘急,煎水服,名如神汤;蓝叶:上气咳嗽,呀呷有声,捣汁服,后食杏仁粥;大黄:人忽喘急闷绝,涎出吐逆,齿动,名伤寒并热霍乱,同人参煎服;天门冬、麦门冬、黄芩、沙参、前胡、葳草、蕲草。[谷菜果服]丹黍根:煮服,并主肺热喘息;生山药:痰喘气急,捣烂,入蔗汁热服;沙糖:上气喘嗽,同姜汁煎咽;桃皮:肺热喘急欲死,客热往来,同芫花煎汤,薄胸口,数刻即止;故锦:上气喘急,烧灰茶服,神效。[石鳞]石膏:痰热喘急,同寒水石末,人参汤下,或同甘草末服;龙骨:恚怒,气伏在心下,不得喘息,咳逆上气。[人部]人溺:久嗽,上气失声。"

《本草纲目·主治第四卷·百病主治药·耳》:"解郁:[草部]柴胡:去少阳郁火,耳鸣、耳聋……防风:风热郁火耳鸣,诸流气,解郁消风降火药,皆可用也。"

《景岳全书·卷之十九明集·杂证谟·郁证》:"凡诸郁滞,如气、血、食、痰、风、湿、寒、热,或表或里,或脏或腑,一有滞逆,皆为之郁,当各求其属,分微甚而开之,自无不愈。气郁者,宜木香、沉香、香附、乌药、藿香、丁香、青皮、枳壳、茴香、厚朴、抚芎、槟榔、砂仁、皂角之类。血郁者,宜桃仁、红花、苏木、肉桂、延胡、五灵脂、牡丹皮、川芎、当归、大黄、朴硝之类。食郁者,宜山楂、麦芽、神曲、枳实、三棱、蓬术、大蒜、萝卜,或生韭饮之类。痰郁者,宜半夏、南星、海石、栝蒌、前胡、贝母、陈皮、白芥子、玄明粉、海藻、皂角、牛黄、天竺黄、竹沥之类。风郁者,宜麻黄、桂枝、柴胡、升麻、干葛、紫苏、细辛、防风、荆芥、薄荷、生姜之类。湿郁者,宜苍术、白术、茯苓、泽泻、猪苓、羌活、独活之类。寒郁者,宜干姜、肉桂、附子、吴茱萸、荜茇、胡椒、花椒之类。热郁者,宜黄连、黄柏、黄芩、栀子、石膏、知母、龙胆草、地骨皮、石斛、连翘、天花粉、玄参、犀角、童便、绿豆之类。以上诸郁治法,皆所以治实邪也。若阳虚则气不能行,阴虚则血不能行,气血不行,无非郁证,若用前法则愈虚愈郁矣,当知所辨,而参以三法如前,庶无误也。"

《理虚元鉴·卷下·治虚药讹一十八辨》:"柴胡,酌用。柴胡升清调中,平肝缓脾,清热散火,理气通血,出表入里,黜邪辅正,开满破结,安营扶卫,凡脏腑经络,无所不宜。在虚劳初起,或为外感时邪,固为必须之品,至于七情所结,浸淫郁滞,有待宣通,舍此柴、前二胡,则无有秉性纯良出其右者矣。故每用些少以佐之,然后专用清源补敛之品,乃为十全。即其调理之人,中间或缨或感,亦必急用柴胡、防风、葛根等味彻之,然后仍用补敛,庶免关门捉贼之患。但其性升散,用者当中病即止,不可多用,常用耳。更有女人抑郁伤阴,与夫蓐劳之后,必当选用。盖多郁则伤元气,柴胡平肝散郁,功最捷也。后人因陈藏器一言,忌用柴胡,遇内伤、外感之症,将反用麻黄、紫苏等味以散之耶!"

《证治汇补·卷之二·内因门·气症》:"用药主以二陈汤,加香附、抚芎。如湿郁,加苍术、白芷。热郁,加黄芩、山栀。痰郁,加枳实、贝母。血郁,加桃仁、红花。食郁,加山楂、麦芽。气郁,加枳、朴、乌药、木香。盖气血痰食之病,多有兼郁者,故必以开郁药佐之。古方越鞠丸,是得治法之要也。(《汇补》)若夫思虑成郁,用归脾汤。恚怒成郁,用逍遥散,俱加山栀。盖郁则气涩血耗,故用当归随参补血,白芍随术解郁,复用炒黑山栀,取其味清气浮,能升能降,以解五脏热,益少阴血。若不早治,劳瘵之由也。(《入门》)"

《证治汇补·卷之二·内因门·脾胃》:"膈间痞闷不食,面惨脉沉,此是气郁,当从郁治。不可填补。凡补脾胃药中,须入补心药,盖火能生土也,即古方用益智仁之意。"

二、治郁证专药

治郁证专药品类以芳香类药物为主,另有活血化瘀及化痰散结之品。

1. 川芎

《本草备要·卷之一·草部·芎䓖》:"补血润燥,宣,行气搜风。辛温升浮。为少阳(胆)引经,入手、足厥阴(心包、肝)气分,乃血中气药。助清阳而开诸郁(丹溪曰:气升则郁自降,为通阴阳血气之使),润肝燥而补肝虚(肝以泻为补,所谓辛以散之,辛以补之),上行头目,下行血海(冲脉),搜风散瘀,止痛调经。"

2. 云实

《神农本草经·卷一·上经·云实》:"味辛,温。主泄利(旧作'痢',《御览》作泄利)肠澼,杀虫蛊毒,去邪恶结气,止痛、除热,平,主见鬼精物;多食,令人狂走。久服,轻身、通神明。生川谷。"

《本草经集注·卷三·草木上品·云实》:"味辛、苦,温,无毒。主治泄痢肠澼,杀虫蛊毒,去邪恶结气,止痛,除寒热。消渴。花:主见鬼精物,多食令人狂走。杀精物,下水,烧之致鬼。久服轻身,通神明,益寿。一名员实,一名云英,一名天豆。生河间川谷。十月采,曝干。"

3. 木香

《本草备要·卷之二·草部·木香》:"宣,行气。辛苦而温。三焦气分之药,能升降诸气,泄肺气,疏肝气,和脾气(怒则肝气上,肺气调则金能制木而肝平,木不克土而脾和)。"

4. 贝母

《本草备要·草部·贝母》:"宣,散结,泻热,润肺,清火。微寒,苦泻心火,辛散肺郁(入肺经气分,心火降则肺气宁。《诗》曰:言采其虻。虻即贝母也。取其解郁)。润心肺,清虚痰。"

5. 升麻

《本草备要·卷之一·草部·升麻》:"甘辛微苦。足阳明、太阴(胃、脾)引经药(参、芪上行,须此引之),亦入手阳明、太阴(大肠、肺)。表散风邪(引葱白,散手阳明风邪;同葛根,能发阳明之汗;引石膏,止阳明头痛齿痛),升发火郁,能升阳气于至阴之下。引甘温之药上行,以补卫气之散而实其表(柴胡引少阳清气上行,升麻引阳明清气上行,故补中汤用为佐使。若下元虚者,用此升之。则下元愈虚,又当慎用)。"

6. 长石

《本草经集注·卷二·玉石三品·中品·长石》:"味辛、苦,寒,无毒。主治身热,胃中结气,四肢寒厥,利小便,通血脉。明目,去翳眇,去三虫,杀蛊毒。止消渴,下气,除胁肋肺间邪气。久服不饥。一名方石,一名土石,一名直石。理如马齿,方而润泽,玉色。生长子山谷及太山、临淄,采无时。"

7. 丹参

《本草经集注·卷四·草木中品·丹参》:"味苦,微寒,无毒。主治心腹邪气,肠鸣幽幽如走水,寒热,积聚;破癥,除瘕,止烦满,益气。养血,去心腹痼疾结气,腰脊强脚痹,除风邪留热。久服利人。一名郄蝉草,一名赤参,一名木羊乳。生桐柏山川谷及太山。五月采根,曝干。畏咸水,反藜芦。"

8. 方解石

《本草经集注·卷二·玉石三品·下品·方解石》:"味苦、辛,大寒,无毒。主治胸中留热、结气,黄疸,通血脉,去蛊毒。一名黄石。生方山,采无时。恶巴豆。"

9. 孔公孽

《神农本草经·卷二·中经·孔公孽》:"味辛,温。主伤食不化,邪结气,恶创,疽瘘瘰邪,利九窍,下乳汁。"

10. 甘松香

《本草纲目·草部第十四卷·草之三·甘松香》:"甘松芳香能开脾郁。"

《本草备要·卷之二·草部·甘松香》:"宣,理气醒脾。甘温芳香。理诸气,开脾郁。"

11. 艾叶

《本草备要·卷之二·草部·艾叶》:"宣,理气血,燥,逐寒湿。苦辛,生温,熟热。纯阳之性,能回垂绝之元阳。通十二经,走三阴(太、少、厥),理气血,逐寒湿,暖子宫,止诸血,温中开郁,调经安胎。胎动腰痛下血,胶艾汤良,阿胶、艾叶煎服,亦治虚痢。”

12. 石龙子

《神农本草经·卷二·中经·石龙子》:“味咸,寒。主五癃邪结气,破石淋,下血,利小便水道。一名蜥易,生川谷。”

《本草经集注·卷六·虫兽三品·中品·石龙子》:“味咸,寒,有小毒。主治五癃邪结气,破石淋,下血,利小便水道。一名蜥蜴,一名山龙子,一名守宫,一名石蜴。生平阳川谷及荆山石间。五月取,着石上令干。恶硫黄、斑蝥、芫荑。”

13. 石蚕

《神农本草经·卷三·下经·石蚕》:“味咸,寒。主五癃,破五淋,堕胎,内解结气,利水道,除热。一名水虱。生池泽。《吴普》曰:石蚕,亦名沙虱。神农、雷公:酸,无毒。生汉中。治五淋,破随内结气,利水道,除热。(《御览》)”

《本草经集注·卷六·虫兽三品·下品·石蚕》:“味咸,寒,有毒。主治五癃,破石淋,堕胎。肉:解结气,利水道,除热。一名沙虱。生江汉池泽。”

14. 龙骨

《本草经集注·卷六·虫兽三品·上品·龙骨》:“味甘,平、微寒,无毒。主治心腹鬼疰,精物老魅,咳逆,泄痢脓血,女子漏下,癥瘕坚结,小儿热气惊痫。治心腹烦满,四肢痿枯,汗出,夜卧自惊,恚怒,伏气在心下,不得喘息,肠痈内疽阴蚀,止汗,小便利,溺血,养精神,定魂魄,安五脏。白龙骨:治梦寤泄精,小便泄精。龙齿:主治小儿大人惊痫,癫疾,狂走,心下结气,不能喘息,诸痉,杀精物。治小儿五惊,十二痫,身热不可近人,大人骨间寒热,又杀蛊毒。得人参、牛黄良,畏石膏。”

15. 龙脑香

《本草纲目·木部第三十四卷·木之一·龙脑香》:“疗喉痹脑痛,鼻息齿痛,伤寒舌出,小儿痘陷,通诸窍,散郁火。”

16. 生硝

《本草纲目·石部第十一卷·金石之五·生硝》:“硝石属火,味辛带苦微咸,而气大温,其性上升,水中之火也。故能破积散坚,治诸热病,升散三焦火郁。”

17. 白蔹

《神农本草经·卷三·下经·白蔹》:“味苦,平。主痈肿疽创,散结气,止痛除热,目中赤,小儿惊痫,温疟,女子阴中肿痛。一名兔核,一名白草。生山谷。”

《本草经集注·卷五·草木下品·白蔹》:“味苦、甘,平、微寒,无毒。主治痈肿疽疮,散结气,止痛,除热,目中赤,小儿惊痫。温疟,女子阴中肿痛。下赤白,杀火毒。一名兔核,一名白草,一名白根,一名昆仑。生衡山山谷。二月、八月采根,曝干。代赭为之使,反乌头。”

18. 玄参

《本草备要·卷一·草部·元参》:“补水,泻无根之火。苦咸微寒。色黑入肾。能壮水以制火,散无根浮游之火(肾水受寒,真阴失守,孤阳无根,发为火病),益精明目,利咽喉,通二便。治骨蒸传尸,伤寒阳毒发斑(亦有阴证发斑者),懊侬(郁闷不舒),烦渴,温疟洒洒,喉痹咽痛(本肾药而治上焦火证,壮水以制火也。肾脉贯肝膈,入肺中。循喉咙,系舌本。肾虚则相火上炎,此喉痹、咽肿、咳嗽、吐血之所由来也。潮热骨蒸,亦本于此。此与黄芪能治下焦带浊崩淋同义),瘰疬结核(寒散火,咸软坚),痈疽鼠瘘(音漏)。脾虚泄泻者忌用。”

19. 半夏

《本草备要·卷一·草部·半夏》:“燥湿痰,润肾燥,宣通阴阳。辛温有毒,体滑性燥,能走能散,能燥能润。和胃健脾(去湿),补肝(辛散)润肾,除湿化痰,发表开郁,下逆气,止烦呕,发音声,利水道(燥去湿,故利水;辛通气,能化液,故润燥)。”

20. 地胆

《本草经集注·卷六·虫兽三品·地胆》:“味辛,寒,有毒。主治鬼疰,寒热,鼠瘘,恶疮,死肌,破癥瘕,堕胎。蚀疮中恶肉,鼻中息肉,散结气石淋,去子,服一刀圭即下。一名蚖青,一名青蛙。生汶山川谷,八月取。恶甘草。”

21. 冰片

《本草备要·卷之三·木部·冰片》:“一名龙脑香。宣,通窍,散火。辛温。香窜善走能散,先入肺,传于心脾而透骨,通诸窍,散郁火。”

22. 阳起石

《神农本草经·卷二·中经·阳起石》:“味咸,微温。主崩中漏下,破子藏中血,癥瘕结气,寒热腹痛,无子,阴痿不起(《御览》引作阴阳不合),补不足(《御览》引有句挛二字)。一名白石。生山谷。"

《本草经集注·卷二·玉石三品·阳起石》:"味咸,微温,无毒。主治崩中,漏下,破子藏中血,癥瘕结气,寒热,腹痛,无子,阴阳痿不合,补不足。治男子茎头寒,阴下湿痒,去臭汗,消水肿。久服不饥,令人有子。一名白石,一名石生,一名羊起石,云母根也。生齐山山谷及琅琊或云山、阳起山,采无时。桑螵蛸为之使,恶泽泻、菌桂、雷丸、蛇蜕皮,畏菟丝子。"

23. 麦门冬

《神农本草经·卷一·上经·麦门冬》:"味甘,平。主心腹结气,伤中,伤饱,胃络脉绝,羸瘦短气。久服,轻身、不老、不饥。生川谷及堤阪。"

《本草经集注·卷三·草木上品·麦门冬》:"味甘,平、微寒,无毒。主治心腹结气,伤中,伤饱,胃络脉绝,羸瘦,短气,身重,目黄,心下支满,虚劳客热,口干燥渴,止呕吐,愈痿蹶,强阴益精,消谷调中,保神,定肺气,安五脏,令人肥健,美颜色,有子。久服轻身,不老,不饥。秦名羊韭,齐名爱韭,楚名马韭,越名羊蓍,一名禹葭,一名禹余粮。叶如韭,冬夏长生。生函谷川谷及堤坂肥土石间久废处。二月、三月、八月、十月采,阴干。地黄、车前为之使,恶款冬、苦瓠,畏苦参、青襄。"

24. 远志

《本草备要·卷之一·草部·远志》:"补心肾。苦泄热,温壮气,辛散郁。"

25. 苍术

《本草备要·卷之一·草部·苍术》:"补脾燥湿,宣,升阳散郁。"

《本草撮要·卷一 草部·苍术》:"味苦辛温,入足阳明经,功专补脾燥湿,升阳散郁。得防风发汗,得黄柏胜湿,得香附快中下二焦之气,得山栀解术性之燥。二术皆防风地榆为使。糯米泔浸焙干,同芝麻炒以制其燥。"

26. 苏合香

《本草备要·卷之二·木部·苏合香》:"宣,通窍,辟恶。甘温走窜。通窍开郁,辟一切不正之气,杀精鬼。出诸番。合众香之汁煎成,以筋挑起,悬丝不断者真。"

27. 连翘

《神农本草经百种录·下品·连翘》:"味苦,平。主寒热,火气所郁之寒热。鼠瘘瘰疬,痈肿恶疮,瘿瘤结热,皆肝经热结之证。蛊毒。湿热之虫。凡药之散寒、温凉,有归气分者,有归血分者。大抵气胜者治气,味胜者治血。连翘之气芳烈,而性清凉,故凡在气分之郁热,皆能已之。又味兼苦辛,应秋金之令,故又能除肝家留滞之邪毒也。"

《医学衷中参西录·药物·连翘解》:"连翘善理肝气,既能舒肝气之郁,又能平肝气之盛。"

28. 卤咸

《本草经集注·卷二·玉石三品·卤咸》:"味苦、咸,寒,无毒。主治大热,消渴,狂烦,除邪及吐下蛊毒,柔肌肤。去五脏肠胃留热,结气,心下坚,食已呕逆,喘满,明目,目痛。生河东盐池。云是煎盐釜下凝滓。"

29. 吴茱萸

《本草备要·卷之三·木部·吴茱萸》:"燥,去风寒湿,宣,下气开郁。辛苦大热,有小毒。入足太阴(脾)血分,少阴、厥阴(肾、肝)气分(其气燥,故专入肝而旁及脾、肾)。润肝燥脾,温中下气,除湿解郁,去痰杀虫,开腠理,逐风寒。"

30. 牡桂

《神农本草经·卷一·上经·牡桂》:"味辛,温,主上气咳逆,结气,喉痹吐吸。利关节,补中益气。久服通神、轻身、不老。生山谷。"

《本草经集注·卷三·草木上品·牡桂》:"味辛,温,无毒。主治上气咳逆,结气,喉痹,吐吸。心痛,胁风,胁痛,温筋通脉,止烦出汗,利关节,补中益气。久服通神,轻身,不老。生南海山谷。"

31. 卵中白皮

《千金翼方·卷第三·本草中·卵中白皮》:"主久咳结气,得麻黄、紫菀和服之,立已。鸡白蠹肥脂,生朝鲜平泽。"

32. 青皮

《本草撮要·卷三·果部·青皮》:"味辛苦温,色青气烈,入足厥阴经。功专疏肝泻肺。治肝气郁积,胁痛多怒,久疟结癖,疝痛乳肿。发汗,有汗及气虚人禁用。醋炒用。叶治胸膈气逆,消肿散毒。妇人妒乳、内外吹乳、岩乳痛用之皆效。"

33. 青黛

《本草备要·卷之二·草部·青黛》:"泻肝,

散郁火。咸寒,色青泻肝。散五脏郁火,解中、下焦蓄蕴风热(《衍义》曰:一妇患脐、腹、二阴遍生湿疮,热痒而痛,出黄汁,二便涩。用鳗鲡、松脂、黄丹之类涂之,热痛愈甚。其妇嗜酒,喜食鱼、虾发风之物。乃用马齿苋四两研烂,入青黛一两和涂,热痛皆去,仍服八正散而愈。此中、下焦蓄蕴风热。毒气若不出,当作肠风、内痔。妇不能禁酒物,果仍发痔)。"

34. 苦参

《神农本草经·卷二·中经·苦参》:"味苦,寒。主心腹结气,癥瘕积聚,黄疸,溺有余沥,逐水,除痈肿,补中明目,止泪。一名水槐,一名苦识。生山谷及田野。"

《本草经集注·卷四·草木中品·苦参》:"味苦,寒,无毒。主治心腹结气,癥瘕,积聚,黄胆,溺有余沥,逐水,除痈肿,补中,明目,止泪。养肝胆气,安五脏,定志,益精,利九窍,除伏热,肠澼,止渴,醒酒,小便黄赤,治恶疮下部慝,平胃气,令人嗜食轻身。"

35. 郁金

《本草备要·卷之二·草部·郁金》:"宣,行气解郁,泻,泄血破瘀。辛苦气寒。纯阳之品,其性轻扬上行,入心及包络,兼入肺经。凉心热,散肝郁,下气破血。行滞气,亦不损正气。破瘀血,亦能生新血。"

36. 虎掌

《神农本草经·卷三·下经·虎掌》:"味苦,温。主心痛寒热,结气、积聚、伏梁、伤筋、痿、拘缓,利水道。生山谷。"

《本草经集注·卷五·草木下品·虎掌》:"味苦,温、微寒,有大毒。主治心痛,寒热,结聚,伏梁,伤筋痿拘缓,利水道。除阴下湿,风眩。生汉中山谷及宛朐。二月、八月采,阴干。蜀漆为之使,恶莽草。"

37. 昆布

《备急千金要方·卷二十六·食治方·菜蔬第三》:"昆布,味咸寒滑无毒,下十二水肿,瘿瘤结气,瘘疮,破积聚。"

《新修本草·卷第九·昆布》:"味咸,寒,无毒。主十二种水肿,瘿瘤聚结气,瘘疮。生东海。今惟出高丽。绳把索之如卷麻,作黄黑色,柔韧可食。《尔雅》云:纶似纶,组似组,东海有之。今青苔、紫菜皆似纶,此昆布亦似组,恐即是也。凡海中菜,皆疗瘿瘤结气。青苔、紫菜辈亦然,干苔性热,柔苔甚冷也。"

38. 河煎

《本草经集注·卷七·有名无实类药物·河煎》:"味酸。主治结气,痈在喉头者。生海中。八月、九月采。"

39. 泽兰

《本草备要·卷之二·草部·泽兰》:"通行血,消水。苦泄热,甘和血,辛散郁,香舒脾。入足太阴、厥阴(脾、肝)。通九窍,利关节,养血气,长肌肉,破宿血,调月经,消癥瘕,散水肿。"

40. 茈胡

《本草经集注·卷三·草木上品·茈胡》:"味苦,平、微寒,无毒。主心腹,去肠胃中结气,饮食积聚,寒热邪气,推陈致新。除伤寒心下烦热,诸痰热结实,胸中邪逆,五脏间游气,大肠停积水胀,及湿痹拘挛,亦可作浴汤。久服轻身,明目,益精。一名地薰,一名山菜,一名茹草叶,一名芸蒿,辛香可食。生洪农川谷及宛朐,二月、八月采根,曝干。

得茯苓、桔梗、大黄、石膏、麻子仁、甘草、桂,以水一斗煮取四升,入硝石三方寸匕,治伤寒,寒热头痛,心下烦满。半夏为之使,恶皂荚,畏女菀、藜芦。"

41. 草豆蔻

《本草备要·卷之二·草部·草豆蔻》:"一名草果。燥湿祛痰,除痰截疟。辛热香散。暖胃健脾,破气开郁,燥湿祛寒,除痰化食。"

42. 枳实

《本草备要·卷之三·木部·枳实枳壳》:"治胸痹结胸,食积五膈,痰癖癥结,呕逆咳嗽,水肿胁胀(肝郁),泻痢淋闭,痔肿肠风。除风去痹(辛散风),开胃健脾。所主略同,但枳实利胸膈,枳壳宽肠胃。枳实力猛(大、小承气汤皆用之。丹溪曰:枳实泻痰,能冲墙倒壁),枳壳力缓为少异。孕妇及气虚人忌用。"

43. 柏木

《新修本草·卷第十二·柏木》:"味苦,寒,无毒。主五脏肠胃中结气热,黄疸,肠痔,止泄痢,女子漏下、赤白,阴阳蚀疮。疗惊气在皮间,肌肤热赤起,目热赤痛,口疮。久服通神。一名檀桓。

根,名檀桓,主心腹百病,安魂魄,不饥渴。久服轻身,延年通神。生汉中山谷及永昌。"

44. 香附

《本草撮要·卷一·草部·香附》:"味苦辛,入足厥阴经,通行十二经,功专下气解郁。得木香则散滞和中,得山栀能降郁火,得茯苓能交心肾,得茴香、补骨脂能引气归元,得厚朴则决壅消胀,得艾叶能暖子宫,得高良姜治心脾冷痛。得乌药为青囊丸,得黄连名黄鹤丹,二者皆治百病。得乌苏安胎。青盐炒入肾,酒浸炒行经络,醋浸炒消积聚,姜汁炒化痰饮,炒黑止血。忌铁。"

45. 前胡

《本草经集注·卷四·草木中品·前胡》:"味苦,微寒,无毒。主治痰满,胸胁中痞,心腹结气,风头痛,去痰实,下气。治伤寒寒热,推陈致新,明目益精。二月、八月采根,曝干。半夏为之使,恶皂荚,畏藜芦。"

46. 莽草

《神农本草经·卷三·下经·莽草》:"味辛,温。主风头痈肿、乳痈、疝瘕,除结气,疥瘙(《御览》有痈疮二字),杀虫鱼。生山谷。"

《本草经集注·卷五·草木下品·莽草》:"味辛、苦,温,有毒。主治风头,痈肿、乳痈、疝瘕,除结气,疥瘙,虫疽疮。杀虫鱼。治喉痹不通,乳难,头风痒,可用沐,勿近目。一名葫,一名春草。生上谷山谷及宛朐。五月采叶,阴干。"

47. 夏枯草

《神农本草经·卷三·下经·夏枯草》:"味苦,辛,主寒热、瘰疬、鼠瘘、头创,破癥,散瘿、结气,脚肿,湿痹。轻身。一名夕句,一名乃东。生川谷。"

《本草经集注·卷五·草木下品·夏枯草》:"味苦、辛,寒,无毒。主治寒热、瘰疬,鼠瘘,头疮,破癥,散瘿结气,脚肿湿痹。轻身。一名夕句,一名乃东,一名燕面。生蜀郡川谷,四月采。土瓜为之使。"

48. 柴胡

《神农本草经·卷一·上经·柴胡》:"味苦,平。主心腹,去肠胃中结气,饮食积聚,寒热邪气,推陈致新。久服,轻身、明目、益精。一名地熏。"

49. 铁甲

《本草纲目·金石部第八卷·金石之一·铁甲》:"主治忧郁结滞,善怒狂易,入药煎服。"

50. 射干

《本草经集注·卷五·草木下品·射干》:"味苦,平,微温,有毒。主治咳逆上气,喉痹咽痛,不得消息,散结气,腹中邪逆,食饮大热。治老血在心肝脾间,咳唾言语气臭,散胸中热气。久服令人虚。一名乌扇,一名乌蒲,一名乌翣,一名乌吹,一名草姜。生南阳川谷,生田野。三月三日采根,阴干。"

51. 殷蘖

《神农本草经·卷二·中经·殷蘖》:"味辛,温。主烂伤瘀血,泄利寒热,鼠寒瘘,癥瘕结气。一名姜石。生山谷。"

《本草经集注·卷二·玉石三品·殷蘖》:"味辛,温,无毒。主治烂伤,瘀血泄痢,寒热鼠瘘,癥瘕结气,脚冷疼弱。一名姜石,钟乳根也。生赵国山谷,又梁山及南海,采无时。恶术、防己。"

52. 羖羊角

《本草经集注·卷六·虫兽三品·羖羊角》:"味咸、苦,温,微寒,无毒。主治青盲,明目,杀疥虫,止寒泄,辟恶鬼、虎、狼,止惊悸。治百节中结气,风头痛及蛊毒,吐血,妇人产后余痛。烧之杀鬼魅,辟虎狼。久服安心,益气力,轻身。生河西川谷。取无时,勿使中湿,湿有毒。菟丝为之使。"

53. 益智子

《本草备要·卷之二·草部·益智子》:"燥脾肾,补心肾。辛热。本脾药,兼入心、肾。主君相二火,补心气、命门、三焦之不足(心为脾母,补火故能生土),能涩精固气(《本草》未载)。又能开发郁结,使气宣通(味辛能散),温中进食,摄涎唾(胃冷则涎涌),缩小便。"

54. 海藻

《神农本草经·卷二·中经·海藻》:"味苦,寒。主瘿瘤气,颈下核,破散结气、痈肿、癥瘕、坚气,腹中上下鸣,下十二水肿,一名落首。生池泽。"

《本草经集注·卷四·草木中品·海藻》:"味苦、咸,寒,无毒。主治瘿瘤气,颈下核,破散结气、痈肿、癥瘕、坚气,腹中上下鸣,下十二水肿。治皮间积聚暴溃,留气热结,利小便。一名落首,一名薄。生东海池泽。七月七日采,曝干。反甘草。"

55. 黄连

《本草备要·卷之二·草部·黄连》:"泻火,燥湿。大苦大寒。入心泻火(王海藏曰:泻心,实泻脾也。实则泻其子),镇肝凉血(凡治血,防风为上部之使,黄连为中部之使,地榆为下部之使),燥湿开郁,解渴(单用能治消渴)除烦,益肝胆,厚肠胃,消心瘀(能去心窍恶血),止盗汗(凉心)。"

56. 雀瓮

《神农本草经·卷三·下经·雀瓮》:"味甘,平。主小儿惊痫,寒热结气,蛊毒鬼注。一名躁舍。"

《本草经集注·卷六·虫兽三品·雀瓮》:"味甘,平,无毒。主治小儿惊痫,寒热,结气,蛊毒,鬼疰。一名躁舍。生汉中,采蒸之,生树枝间,蛄蟖房也。八月取。"

57. 旋覆花

《神农本草经·卷三·下经·旋覆花》:"味咸,温。主结气、胁下满、惊悸,除水,去五脏间寒热,补中下气。一名金沸草,一名盛椹。生川谷。"

《本草经集注·卷五·草木下品·旋覆花》:"味咸、甘,温、微温,冷利,有小毒。主治结气,胁下满,惊悸,除水,去五脏间寒热,补中下气。消胸上痰结,唾如胶漆,心胁痰水,膀胱留饮,风气湿痹,皮间死肉,目中眵䁾,利大肠,通血脉,益色泽。一名金沸草,一名盛椹,一名戴椹。其根主风湿。生平泽川谷。五月采花,日干,二十日成。"

58. 羚羊角

《本草经集注·卷六·虫兽三品·羚羊角》:"味咸、苦,寒、微寒,无毒。主明目,益气,起阴,去恶血注下,辟蛊毒恶鬼不祥,安心气,常不魇寐。治伤寒,时气寒热,热在肌肤,温风注毒伏在骨间,除郁,惊梦,狂越,僻谬,及食噎不通。久服强筋骨,轻身,起阴,益气,利丈夫。生石城山川谷及华阴山,采无时。"

59. 葳蕤

《本草经集注·卷三·草木上品·女葳葳蕤》:"味甘,平,无毒。主治中风暴热,不能动摇,跌筋结肉,诸不足。心腹结气,虚热,湿毒,腰痛,茎中寒,及目痛眦烂泪出。久服去面𪒟,好颜色,润泽,轻身,不老。一名荧,一名地节,一名玉竹,一名马薰。生太山山谷及丘陵。立春后采,阴干。畏卤咸。"

60. 葛根

《本草备要·卷之一·草部·葛根》:"又能起阴气,散郁火,解酒毒(葛花尤良),利二便,杀百药毒。多用反伤胃气(升散太过)。"

《本草撮要·卷一·草部·葛根》:"味甘辛。入足太阴阳明经。功专升胃气,散胃中郁热。得香豉治伤寒头痛,得粟米治小儿热渴,得葱白治头痛如破神效。开腠发汗,解肌退热,为脾胃虚弱泄泻之圣药。葛花解酒毒尤良。生葛汁大寒,解温病大热吐衄诸血。凡斑痘已见点忌用。"

61. 葶苈

《神农本草经·卷三·下经·葶苈》:"味辛,寒,主癥瘕积聚、结气、饮食寒热,破坚。一名大室,一名大适。生平泽及田野。"

《本草经集注·卷五·草木下品·葶苈》:"味辛、苦,寒、大寒,无毒。主治癥瘕积聚,结气,饮食寒热,破坚逐邪,通利水道。下膀胱水,腹留热气,皮间邪水上出,面目浮肿,身暴中风热痱痒,利小腹。久服令人虚。一名大室,一名大适。一名丁历,一名蕇蒿。生藁城平泽及田野。立夏后采实,阴干。得酒良,榆皮为之使,恶僵蚕、石龙芮。"

62. 紫石英

《本草经集注·卷二·玉石三品·紫石英》:"味甘、辛,温,无毒。主治心腹咳逆邪气,补不足;女子风寒在子宫,绝孕十年无子;治上气心腹痛,寒热邪气结气,补心气不足;定惊悸,安魂魄,填下焦,止消渴,除胃中久寒,散痈肿,令人悦泽。久服温中,轻身延年。生太山山谷。采无时。长石为之使,得茯苓、人参、芍药共治心中结气;得天雄、菖蒲共治霍乱。畏扁青、附子,不欲鳖甲、黄连、麦句姜。"

63. 紫苏

《本草备要·卷一·草部·紫苏》:"苏子与叶同功。润心肺,尤能下气定喘,止嗽消痰,利膈宽肠,温中开郁(有苏子降气汤)。苏梗下气稍缓,虚者宜之(叶发汗散寒,梗顺气安胎,子降气开郁、消痰定喘。表弱气虚者忌用叶,肠滑气虚者忌用子),炒、研用。"

64. 紫菀

《神农本草经·卷二·中经·紫菀》:"味苦,

温。主咳逆上气,胸中寒热结气,去蛊毒痿蹶,安五脏。生山谷。"

《本草经集注·卷四·草木中品·紫菀》:"味苦、辛,温,无毒。主治咳逆上气,胸中寒热结气,去蛊毒、痿蹶,安五脏。治咳唾脓血,止喘悸,五劳体虚,补不足,小儿惊痫。一名紫蒨,一名青菀。生房陵山谷及真定、邯郸,二月、三月采根,阴干。"

65. 番红花

《本草纲目·草部第十五卷·草之四·番红花》:"气味甘,平,无毒。主治心忧郁积,气闷不散,活血。久服令人心喜。又治惊悸。"

66. 蜀漆

《本草经集注·卷五·草木下品·蜀漆》:"味辛,平、微温,有毒。主治疟及咳逆寒热,腹中癥坚,痞结,积聚,邪气,蛊毒,鬼疰。治胸中邪结气,吐出之。生江林山川谷,生蜀汉中,恒山苗也。五月采叶,阴干。栝蒌为之使,恶贯众。"

67. 酸枣仁

《新修本草·卷第十二·酸枣》:"味酸,平,无毒。主心腹寒热,邪结气,四肢酸疼湿痹,烦心不得眠,脐上下痛,血转、久泄,虚汗、烦渴。补中,益肝气,坚筋大骨,助阴气,令人肥健。久服安五脏,轻身延年。生河东川泽。八月采实,阴干卌日成。"

68. 蕤核

《本草经集注·卷三·草木上品·蕤核》:"味甘,温、微寒,无毒。主治心腹邪结气,明目,目痛赤伤泪出。治目肿眦烂,鼽鼻,破心下结淡痞气。久服轻身,益气,不肌。生函谷川谷及巴西。七月采实。"

69. 蝮蛇胆

《本草经集注·卷六·虫兽三品·下品·蝮蛇胆》:"味苦,微寒,有毒。主治䘌疮。肉:酿作酒,治癞疾,诸瘘,心腹痛,下结气,除蛊毒。其腹中吞鼠:有小毒,治鼠瘘。"

三、治郁证药对

1. 苍术+香附

《得配本草·卷二·草部·苍术》:"配香附,解六郁(痰、火、气、血、湿、热)。"

2. 天花粉+牡蛎

《得配本草·卷四·草部·天花粉》:"配牡蛎为散,治百合病渴。"

3. 小麦+大枣

《得配本草·卷六·果部·大枣》:"甘,温。入足太阴经血分。补中益气,生津液,和百药,益五脏,润心肺,调营卫。杀乌头、附子、天雄毒。得生姜,和营卫。佐小麦,炙甘草,治脏躁,无故悲泣。"

4. 川芎+乌药

《本草撮要·卷一·草部·芎䓖》:"味辛温,入手足厥阴经。功专疗妇人血闭无子。得乌药疗气厥头痛,目泪多涕,木郁为病。"

四、治郁证食物

1. 大豆黄卷

《本草经集注·卷七·果菜米谷有名无实·大豆黄卷》:"味甘,平,无毒。主治湿痹,筋挛,膝痛。五脏胃气结积,益气,止毒。去黑皯,润泽皮毛。生大豆:味甘,平。涂痈肿,煮饮汁,杀鬼毒,止痛。逐水胀,除胃中热痹,伤中,淋露,下瘀血,散五脏结积、内寒,杀乌头毒。久服令人身重。熬屑:味甘。主胃中热,去肿,除痹,消谷,止腹胀。生太山平泽,九月采。恶五参、龙胆,得前胡、乌喙、杏仁、牡蛎良。"

2. 甘蓝

《证类本草·卷第二十七·甘蓝》:"平,补骨髓,利五脏六腑,利关节,通经络中结气,明耳目,健人,少睡,益心力,壮筋骨。此者是西土蓝,阔叶,可食。治黄毒者作菹,经宿渍色黄,和盐食之,去心下结伏气。"

3. 生姜

《备急千金要方·卷二十六·食治方·菜蔬第三》:"生姜,味辛,微温,无毒。主伤寒头痛,去痰下气,通汗。除鼻中塞,咳逆上气。止呕吐,去胸膈上臭气,通神明。"

《本草备要·卷之四·谷菜部·生姜》:"宣,散寒发表,止呕开痰。辛温。行阳分而祛寒发表,宣肺气而解郁调中,畅胃口而开痰下食。"

4. 烧酒

《本草纲目·谷部第二十五卷·谷之四·烧酒》:"主治:消冷积寒气,燥湿痰,开郁结,止水泄,治霍乱疟疾噎膈,心腹冷痛,阴毒欲死,杀虫辟瘴,利小便,坚大便,洗赤目肿痛,有效。"

5. 醋

《证类本草·卷第二十六·醋》："醋，破血运，除癥块坚积，消食，杀恶毒，破结气，心中酸水，痰饮。多食损筋骨。然药中用之，当取二三年米酢良。苏云：葡萄、大枣皆堪作酢，缘渠是荆楚人，土地俭啬，果败犹取以酿醋，糟醋犹不入药，况于果乎。"

6. 薤

《备急千金要方·卷二十六·食治方·菜蔬第三》："薤，味苦辛温滑无毒，主金疮疮败，能生肌肉，除寒热，去水气，温中，散结气，利产妇，病人诸疮，中风寒水肿，生捣敷之。鲠骨在咽不下者，食之则去。黄帝云：薤不可共牛肉作羹食之，成瘕。韭亦然。"

【医论医案】

一、医论

《脾胃论·卷中·脾胃虚不可妄用吐药论》

"六元政纪论"云：木郁则达之者，盖木性当动荡轩举，是其体，今乃郁于地中，无所施为，即是风失其性。人身有木郁之证者，当开通之，乃可用吐法，以助风木，是木郁则达之之义也。又说，木郁达之者，盖谓木初失其性，郁于地中，今既开发，行于天上，是发而不郁也，是木复其性也，有余也；有余则兼其所胜，脾土受邪，见之于木郁达之条下，不止此一验也。又厥阴司天，亦风木旺也，厥阴之胜，亦风木旺也，俱是脾胃受邪，见于上条，其说一同。或者不悟"木郁达之"四字之义，反作"木郁治之"，重实实，脾胃又受木制，又复其木，正谓补有余而损不足也。既脾胃之气先已不足，岂不因此而重绝乎！

再明胸中窒塞当吐，气口三倍大于人迎，是食伤太阴。上部有脉，下部无脉，其人当吐，不吐则死。以其下部无脉，知其木郁在下也，塞道不行，而肝气下绝矣。兼肺金主塞而不降，为物所隔，金能克木，肝木受邪，食塞胸咽，故曰在上者因而越之。仲景云：实烦以瓜蒂散吐之；如经汗下，谓之虚烦，又名懊憹，烦躁不得眠，知其木郁也，以栀子豉汤吐之。昧者将膈咽不通，上支两胁，腹胀胃虚不足，乃浊气在上则生䐜胀之病吐之。况胃虚必怒，风木已来乘陵胃中，《内经》以铁落镇坠之，岂可反吐，助其风木之邪？不主吐而吐，其差舛如天地之悬隔。大抵胸中窒塞，烦闷不止者，宜吐之耳。

《仁斋直指方论·卷之一·总论·病机赋》

或郁久而成病，或病久而成郁。金、水、木、火、土，五郁当分；泄、折、达、发、夺，五法宜审。金郁泄之、水郁折之、木郁达之、火郁发之、土郁夺之。郁则生火生痰而成病，病则耗气耗血以致虚。

《仁斋直指方论·卷之七·六郁·六郁方论》

郁者六，气、血、食、痰、湿、热，结聚不得发越，当升不得升，当降不得降者是也。丹溪云：血气冲和，百病不生，一有怫郁，诸病生焉。故人身诸病，多生于郁。或久病而生郁矣。戴氏曰：气郁者，胸胁疼痛，脉沉而涩；血郁者，四肢无力，能食，便红，脉沉芤结；食郁者，嗳酸，腹饱，不喜饮食，人迎脉平，气口紧盛；痰郁者，动则喘息，寸脉沉滑；湿郁者，周身走痛，或关节疼痛，遇阴寒而发，脉沉细缓；热郁者，瞀闷，尿赤，脉沉而数。《内经》曰：五郁者，金郁泄之，谓渗泄解表于小便也；木郁达之，谓吐之令其条达也；水郁折之，谓抑之制其冲逆也；火郁发之，谓汗之令其疏散也；土郁夺之，谓下之无壅碍也。此所谓六郁者，或七情之郁遏，或寒热之交侵。故为九气怫郁之候。或雨湿之侵凌，或酒浆之积聚，故谓留饮、湿郁之疾。热郁而成痰，痰郁而成癖，血郁而成癥，食郁而成痞满，此必然之理也。

《古今医统大全·卷之二·内经要旨（下）·论治篇第四》

郁，郁滞也。达、发、夺、泄、折五者，欲其通达之意也。王注以达为吐，以发为汗，以夺为下，以泄为利小水，皆非也。如气凄清之甚，则肺金太过，而木郁之病生焉。治以轻扬味薄之剂散之，使之郁气解，而肝木之气伸矣。治郁之余，仍以辛热之味，以泻肺气，畏其热则气斯服。肝肺之气，各得其平，无获郁滞之患，故曰：过者折之，以其畏也。余皆仿此。王安道曰：此段十三句，通为一章，当分三节。自帝曰至水郁折之九句为一节，治郁法之问答也，然调其气一句为一节，治郁之余法也。过者折之，以其畏也，所谓泻之三句为一节，调气之余法也。过病之起，多由乎郁，郁者，滞而不通之义。或因所乘而为郁；或不因所乘而本气自郁，皆郁也。岂惟五运之变，能使然哉？郁既非五运之变可拘，则达之、发之、夺之、泻之、折之之法，固可扩而充之矣。可扩而充，其应变不穷之理也。且夫达者，通畅之也，如肝性急怒，气逆胠胁，或胀大时上炎，治以苦寒辛散而不愈者，则用升发之药，加以厥阴报使，而从治之。又如久风入中为飧泄，及不因外风之入而清气在下为飧泄，则以轻扬之剂举而散之。凡此之类皆达之之法也。王氏以吐训达，以汗为发，不能使人无疑。以为肺金盛，而抑制肝木欤？则泻肺气，举肝气可矣，不必吐也；以为脾胃浊气下流，而少阳清气不升欤？则益胃升阳可矣，不必吐也。虽然，木郁固有吐之之理，今以吐字总该达字，则凡木郁皆当用吐矣，其可乎哉？

《古今医统大全·卷之二十六·郁证门·治法》

帝曰：郁之甚者，治之奈何？岐伯曰：然调其气，过者折之，以其畏也，所谓泻之。滑氏云：调气过折以其畏，此治郁之法也。谓欲调其气，当即其过者而折之以其所畏。盖以郁之为郁也，或内或外，或在气或在血，必各有因。治之之法，或汗或下，或吐或利，各当求其所因而折之。夫如是，郁岂有不畏乎？故下总之曰：所谓泻之之义可见矣。不必执以达之为吐，发之为汗云也。

王安道曰：如水郁折之，折者，制御也，伐而锉之也，渐杀其盛也。如肿胀之病，水气淫溢而渗道以塞。夫水之所不能胜者土也。今胃气衰弱，不能制之，故反受其侮。治当实其脾土，资其运化，俾可以制水而不敢犯，则渗道达而后愈。或病势既旺，非上法所能遽制，则用泻水之剂伐而锉之。或去菀陈莝，开鬼门，洁净府，三治备举迭用，以渐平之。王氏所谓抑之，制其冲逆，正欲折锉其泛溢之势也。夫实土者，守也，泄水者，攻也，兼三治者广略而决胜也。守也，攻也，广略也，虽俱为治水之法，然不审病之虚实久近浅深，杂焉而妄施，其不倾踬者鲜矣。夫五郁之病，故有法以治之，然邪气久客，正气必损。今邪气虽去，正气岂能遽乎哉？苟不平调正气，使各安其位，复其常于治郁之余，则犹未足以尽治法之妙，故又曰：然调其气。苟调之，而其气犹未服而或过，则当益其所不胜以制之，如木过者，当益金，金能制木，则木斯服矣。所不胜者，所畏者也。故曰：过者折之以其畏也。夫制物者，物之所欲也；制于物者，物之所不欲也。顺其欲则喜，逆其欲则恶。今逆之以所恶，故曰所谓泻之。

《古今医统大全·卷之二十六·郁证门·治法·郁为七情之病故病郁者十有八九》

何氏曰：郁为七情不舒，遂成郁结，既郁之久，变病多端。男子得之，或变为虚怯，或变噎嗝，气满腹胀等证；妇女得之，或为不月，或为堕胎，崩带虚劳等证。治法必能内养，然后郁开，按证调理。

心郁者，神气昏昧，心胸微闷，主事健忘者是也。治心郁者，当加黄连、菖蒲、香连丸之类。

肝郁者，两胁微膨，或时刺痛，嗳气连连有声者是也。治肝郁者，宜用青皮、川芎、吴茱萸、左金丸之属。

脾郁者，中脘微满，生涎少食，倦怠嗜卧，四肢无力者是也。治脾郁宜用苍术、半夏、砂仁、神曲、陈皮、越鞠丸之属。

肺郁者，毛皮枯涩，燥而不润，欲嗽而无痰者是也。治肺郁者，桔梗、栝蒌、杏仁之类。

肾郁者，小腹微硬，腰腿重胀，精髓亏少，淋浊时作，不能久立者是也。治肾郁者，宜用苍术、茯苓、肉桂、小茴香、青娥丸之类。

胆郁者，口苦，身微潮热往来，惕惕然人将捕之是也。治胆郁者，宜用竹茹、生姜、温胆汤之类。

大抵七情六淫，五脏六腑，气血痰湿，饮食寒热，无往而不郁也。治之宜各求其属而施之，则无不愈者。

《万病回春·卷之二·郁证》

脉多沉伏。郁证者，郁结而不散也。人之气血冲和，百病不生；一有郁结，诸病生焉。五郁者，金、水、木、火、土，泄、折、达、发、夺之义是也。六郁者，气血痰湿热食结聚而不得发越也。气郁者，腹胁胀满、刺痛不舒、脉沉也。

《医贯·卷之二·主客辨疑·郁病论》

《内经》曰：木郁则达之，火郁则发之，土郁则夺之，金郁则泄之，水郁则折之，然调其气，过者折之以其畏也，所谓泻之。

注《内经》者，谓达之，吐之也，令其条达也；发之，汗之也，令其疏散也；夺之，下之也，令其无壅凝也；泄之，谓渗泄解表利小便也；折之，谓制其冲逆。予谓凡病之起，多由于郁。郁者抑而不通之义。《内经》五法，为因五运之气所乘而致郁，不必作忧郁之郁。忧乃七情之病，但忧亦在其中。

丹溪先生云：气血冲和，百病不生，一有怫郁，诸病生焉。又制为六郁之论，立越鞠丸以治郁，曰气、曰湿、曰热、曰痰、曰血、曰食，而以香附、抚芎、苍术，开郁利气为主。谓气郁而湿滞，湿滞而成热，热郁而成痰，痰滞而血不行，血滞而食不消化。此六者相因为病者也，此说出而《内经》之旨始晦。《内经》之旨，又因释注之误而复晦，此郁病之不明于世久矣。苟能神而明之、扩而充之，其于天下之病，思过半矣。且以注《内经》之误言之，其曰达之，谓吐之，吐中有发散之义。盖凡木郁乃少阳胆经，半表半里之病，多呕酸吞酸证，虽吐亦有发散之益，但谓无害耳，焉可便以吐字该达字耶。达者畅茂调达之义。王安道曰：肝性急怒气逆，肢胁或胀。火时上炎，治以苦寒辛散而不愈者，则用升发之药，加以厥阴报使而从治之。又如久风入中为飧泄，及不因外风之入而清气在下为飧泄，则以轻扬之剂举而散之。凡此之类，皆达之之法也。此王氏推广达之之义甚好。火郁则发之，发之，汗之也，东垣升阳散火汤是也。使势穷则止，其实发与达不相远。盖火在木中，木郁则火郁相因之理。达之即所以发之，即以达之之药发之。无有不应者，但非汗之谓也。汗固能愈，然火郁于中，未有不蒸蒸汗出，须发之得其术耳。土郁夺之，谓下夺之，如中满腹胀，势甚而不能顿除者，非力轻之剂可愈，则用咸寒峻下之剂，以劫夺其势而使之平，此下夺之义也，愚意谓夺不止下，如胃亦土也。食塞胃中，下部有脉，上部无脉，法当吐，不吐则死。《内经》所谓高者因而越之，以吐为上夺，而衰其胃土之郁，亦无不可。东垣书引木郁于食填肺分，为金克木，何其牵强。金郁泄之，如肺气满，胸凭仰息，非解利肺气之剂，不足以疏通之，只解表二字，足以尽泄金郁之义，不必更渗泄利小便，而渗利自在其中，况利小便是涉水郁之治法矣，独水郁折之难解。愚意然调其气四句，非总结上文也，乃为"折之"二字，恐人不明，特说此四句，以申明之耳，然犹可也。水之郁而不通者，可调其气而愈。如《经》曰：膀胱者州都之官，津液藏焉，气化则能出矣。肺为肾水上源，凡水道不通者，升举肺气，使上窍通则下窍通，若水注之法，自然之理。其过者，淫溢于四肢，四肢浮肿，如水之泛滥，须折之以其畏也。盖水之所畏者，土也。土衰不能制之，而寡于畏，故妄行，兹惟补其脾土。俾能制水，则水道自通，不利之利，即所谓泻之也。如此说，则"折"字与"泻"字，于上文接续，而折之之义益明矣。《内经》五法之注，乃出自张子和之注，非王启玄旧文，故多误，予既改释其误，又推广其义，以一法代五法，神而明之，屡获其效，故表而书之。盖东方先生木，木者生生之气，即火气。空中之火，附于木中，木郁则火亦郁于木中矣，不特此也。火郁则土自郁，土郁则金亦郁，金郁则水亦郁，五行相因，自然之理，唯其相因也。予以一方治其木郁，而诸郁皆因而愈。一方者何？逍遥散是也。方中唯柴胡、薄荷二味最妙。盖人身之胆木，乃甲木少阳之气，气尚柔嫩，象草穿地始出而未伸，此时如被寒风一郁，即萎软抑遏，而不能上伸，不上伸则下克脾土，而金水并病矣，唯得温风一吹，郁气即畅达。盖木喜风，风摇则舒畅，寒风则畏，温风者，所谓吹面不寒杨柳风也。木之所喜，柴胡、薄荷辛而温者，辛也故能发散，温也故入少阳。古人立方之妙如此，其甚者方中加左金丸。左金丸止黄连、吴茱萸二味，黄连但治心火，加吴茱萸气燥，肝之气亦燥，同气相求，故入肝以平木，木平则不生心火，火不刑金，而金能制木，不直伐木，而佐金以制木，此左金之所以得名也。此又法之巧者，然犹未也。一服之后，继用六味地黄加柴胡、芍药服之，以滋肾水，俾水能生木。逍遥散者，风以散之也；地黄饮者，雨以润之也。木有不得其天者乎，此法一立，木火之郁既舒。木不下克脾土，且土亦滋润，无燥熇之病，金水自相生。予谓一法，可通五法者如此，岂惟是哉，推之大之，千之万之，其益无穷。凡寒热往来、似疟非疟、恶寒发热、呕吐吞酸嘈杂、胸痛肢痛、小腹胀闷、头晕盗汗、黄疸温疫、疝气飧泄等证，皆对证之方。推而伤风、伤寒、伤湿，除直中外，凡外感者，俱作郁看。以逍遥散加减出入，无不获效。如小柴胡汤、四逆散、羌活汤，大同小异，然不若此方之响应也，神而明之，变而通之，存乎人耳。倘一服即愈，少顷即发，或半日或一日又发，发之愈频愈甚，此必属下寒上热之假证。此方不宜复投，当改用温补之剂，如阳虚以四君子汤加温热药，阴虚者，则以六味汤中加温热药；其甚者，尤须寒因热用。少以冷药从之，用热药冷探之法，否则拒格不入，非惟无益，而反害之。病有微甚，治有逆从，玄机之士，不须予赘。

《景岳全书·卷之十九明集·杂证谟·郁证·论〈内经〉五郁之治》

《经》言五郁者，言五行之化也，气运有乖和，则五郁之病生矣。其在于人，则凡气血一有不调而致病者，皆得谓之郁证，亦无非五气之化耳。故以人之脏腑，则木应肝胆，木主风邪，畏其滞抑，故宜达之，或表或里，但使经络通行，则木郁自散，是即谓之达也。火应心与小肠，火主热邪，畏其陷伏，故宜发之，或虚或实，但使气得升扬，则火郁自解，是即谓之发也。土应脾胃，土主湿邪，畏其壅淤，故宜夺之，或上或下，但使浊秽得净，则土郁可平，是即谓之夺也。金应肺与大肠，金主燥邪，畏其秘塞，故宜泄之，或清或浊，但使气液得行，则金郁可除，是即谓之泄也。水应肾与膀胱，水主寒邪，畏其凝溢，故宜折之，或阴或阳，但使精从气化，则水郁可清，是即谓之折也。

虽然，夫论治之法固当辨此五者，而不知《经》语之玄，本非凿也，亦非专治实邪而虚邪不在是也。即如木郁之治，宜于达矣，若气陷不举者，发即达也；气壅不开者，夺即达也；气秘不行者，泄亦达也；气乱不调者，折亦达也。又如火郁之治，当用发矣。若元阳被抑，则达非发乎？脏腑留结，则夺非发乎？肤窍闭塞，则泄非发乎？津液不化，则折非发乎？且夺者挽回之谓，大实非大攻不足以荡邪，大虚非大补不足以夺命，是皆所谓夺也。折者折中之谓，火实则阳亢阴虚，火虚则气不化水，制作随宜，是皆所谓折也。由是观之，可见五者之中，皆有通融圆活之道，第《内经》欲言五法，不得不借五气以发明其用，但使人知此义，则五行之中各具五法，而用有无穷之妙矣，安得凿训其说，以隘人神思耶？学者于此，当默会其意，勿使胶柱，则心灵智慧而无有不通矣。

《景岳全书·卷之十九明集·杂证谟·郁证·论情志三郁证治》

凡五气之郁，则诸病皆有，此因病而郁也；至若情志之郁，则总由乎心，此因郁而病也。第自古言郁者，但知解郁顺气，通作实邪论治，不无失矣。兹予辨其三证，庶可无误，盖一曰怒郁，二曰思郁，三曰忧郁。如怒郁者，方其大怒气逆之时，则实邪在肝，多见气满腹胀，所当平也。及其怒后而逆气已去，惟中气受伤矣，既无胀满疼痛等证，而或为倦怠，或为少食，此以木邪克土，损在脾矣，是可不知培养而仍在消伐，则所伐者其谁乎？此怒郁之有先后，亦有虚实，所当辨治者如此。又若思郁者，则惟旷女釐妇，及灯窗困厄，积疑任怨者皆有之。思则气结，结于心而伤于脾也。及其既甚，则上连肺胃而为咳喘，为失血，为膈噎，为呕吐；下连肝肾，则为带浊，为崩淋，为不月，为劳损。若初病而气结为滞者，宜顺宜开；久病而损及中气者，宜修宜补。然以情病者，非情不解，其在女子，必得愿遂而后可释，或以怒胜思，亦可暂解；其在男子，使非有能屈能伸，达观上智者，终不易却也。若病已既成，损伤必甚，而再行消伐，其不明也亦甚矣。又若忧郁病者，则全属大虚，本无邪实，此多以衣食之累，利害之牵，及悲忧惊恐而致郁者，总皆受郁之类。盖悲则气消，忧则气沉，必伤脾肺；惊则气乱，恐则气下，必伤肝肾，此其戚戚悠悠，精气但有消索，神志不振，心脾日以耗伤。凡此之辈，皆阳消证也，尚何实邪？使不知培养真元，而再加解散，真与鹭鸶脚上割股者何异？是不可不详加审察，以济人之危也。

怒郁之治：若暴怒伤肝，逆气未解，而为胀满或疼痛者，宜解肝煎、神香散，或六郁汤，或越鞠丸。若怒气伤肝，因而动火，以致烦热，胁痛胀满或动血者，宜化肝煎。若怒郁不解或生痰者，宜温胆汤。若怒后逆气既散，肝脾受伤，而致倦怠食少者，宜五味异功散，或五君子煎，或大营煎、归脾汤之类调养之。

思郁之治：若初有郁结滞逆不开者，宜和胃煎加减主之，或二陈汤，或沉香降气散，或启脾丸皆可择用。凡妇人思郁不解，致伤冲任之源，而血气日亏，渐至经脉不调，或短少渐闭者，宜逍遥饮，或大营煎。若思忆不遂，以致遗精带浊，病在心肺不摄者，宜秘元煎。若思虑过度，以致遗精滑泄及经脉错乱，病在肝肾不固者，宜固阴煎。若思郁动火，以致崩淋失血，赤带内热，经脉错乱者，宜保阴煎。若思郁动火，阴虚肺热，烦渴，咳嗽见血，或骨蒸夜热者，宜四阴煎，或一阴煎酌宜用之。若生儒蹇厄，思结枯肠，及任劳任怨，心脾受伤，以致怔忡健忘，倦怠食少，渐至消瘦，或为膈噎呕吐者，宜寿脾煎，或七福饮；若心膈气有不顺或微见疼痛者，宜归脾汤，或加砂仁、白豆蔻、丁香之类以微顺之。

忧郁内伤之治：若初郁不开，未至内伤，而胸膈痞闷者，宜二陈汤、平胃散，或和胃煎，或调气平胃散，或神香散，或六君子汤之类以调之。若忧郁伤脾而吞酸呕恶者，宜温胃饮，或神香散。若忧郁伤脾肺而困倦、怔忡、倦怠、食少者，宜归脾汤，或寿脾煎。若忧思伤心脾，以致气血日消，饮食日减，肌肉日削者，宜五福饮、七福饮，甚者大补元煎。

《医灯续焰·卷四·六郁脉证第四十一》

六郁多沉，滑痰紧食，气涩血芤，数火细湿。

郁有六种，亦为内因。郁则不复浮畅，故脉多沉。多沉者，不尽沉也。沉而滑，则有水有物，痰停之郁也。沉而紧，则寒实有物，食积之郁也。沉而涩，则往来滞涩，气虚不畅之郁也。沉而芤，则沉下中空，血虚不濡之郁也。沉而数，则不能炎上，火伏之郁也。沉而细，则附骨流衍，湿着之郁也。大抵以越鞠丸为主最妙。如欲分治，痰宜济生导痰汤，重则滚痰丸；食宜丹溪保和丸；气宜《准绳》气郁汤；血宜血郁汤；火宜热郁汤；湿宜湿郁汤之类。

《医阶辨证·六郁为病辨》

气郁生病，胸胁痛，或喘咳少痰沫，或肺胀咽塞如欲呕，或心下攻走痛如针刺，或心中痞闷而噫气；血郁生病，上为衄血，下结阴下血；痰郁生病，痰厥声在咽，间或喘息喉中有痰声，或为梅核气，咽嗌不利，喀不出咽不下，或吞酸，或嘈杂，或呕哕，或嗳气；食郁生病，嗳酸嗳臭，或腹满不欲食，或腹疼欲呕；湿郁生病，周身走痛，或关节重痛遇天阴则作；热郁生病，目昏小便赤，或狂越躁扰，或嗫嚅如丧神守，或喉闭，或耳鸣，或重舌木舌。六郁为病多端，凡病之久而不已者，皆郁也。

《类证治裁·卷之三·郁症论治》

凡病无不起于郁者，如气运之乖和也，则五郁之病生。《经》言：木郁达之，宜吐；火郁发之，升散；土郁夺之，攻下；金郁泄之，解表利小便；水郁折之，制其冲逆。此论胜复之变。情志之怫抑也，则六郁之病作。《经》言：怵惕思虑则伤神，忧愁不解则伤意，悲哀动中则伤魂，喜乐无极则伤魄，盛怒不止则伤志，恐惧不解则伤精。此论气血之损。又言尝贵后贱，虽不中邪，病从内生，名曰脱营。尝富后贫，名曰失精，以及病发心脾，不得隐曲，思想无穷，所愿不得，皆情志之郁也。夫六气外来之郁，多伤经腑，如寒、火、湿、热、痰、食，皆可以消散解。若思、忧、悲、惊、怒、恐之郁伤气血，多损脏阴，可徒以消散治乎！七情内起之郁，始而伤气，继必及血，终乃成劳，主治宜苦辛凉润宣通。苦能泄热，辛能理气，凉润能濡燥，宣通能解结，用剂必气味相投，乃可取效。以郁为燥邪，必肺气失宣，不能升降。中气日结，不能运纳，至血液日涸，肌消骨蒸，经闭失调，乳岩项疬，而郁劳之症成，不止血嗽气膈，狂癫失志而已。今分条列治，如思郁伤脾，气结，宜郁金、贝母、当归、柏子仁、桔梗、木香汁。思郁伤神，精滑，神伤必不摄肾，故遗精淋浊，固阴煎。思郁伤肝，潮热，逍遥散。思郁伤心脾，失血，归脾汤去白术加白芍。忧郁伤肺，气阻，杏仁、栝蒌皮、郁金、枳壳、枇杷叶、竹沥、姜汁、半夏。忧郁伤中食少，七福饮去熟地加砂仁。悲忧脏躁欲泣，甘麦大枣汤。惊郁胆怯欲迷，人参、枣仁、茯神、龙骨、石菖蒲、南枣、小麦。惊郁神乱欲狂，清心温胆汤。怒郁肝伤气逆，解肝煎。怒郁火升动血，化肝煎。恐郁阳消精怯，八味丸加减，或鹿角胶酒化服。诸郁久，风阳内生，眩悸咽痛，宜阿胶、生地、石斛、茯神、牡蛎、白芍、麦冬、甘草。气郁脉沉而涩，七气汤。血郁脉涩而芤，四物化郁汤。气郁气涎心悸，温胆汤。血郁络伤胁痛，金铃子散加桃仁、归须、郁金、降真香。肺脾郁，营损肌瘦，养营汤去桂心，减熟地黄。心脾郁，怔忡崩漏，归脾汤。肝胆郁，血燥结核，加味逍遥散。若嘈杂吞酸，逍遥佐金汤。脾胃郁，气噎哕呃，《金匮》麦门冬汤加竹茹、丁香。三焦郁，口干不食，栀子仁姜汁浸炒黑研细，以人参、麦冬、乌梅煎汤服。若夫六气之火郁，散之，火郁汤。寒郁成热，泻之，羚羊角、山栀、生白芍、丹皮、川黄连、川石斛。湿郁除之，除湿汤、平胃散。痰郁涤之，润下丸，或二陈汤加海石、栝蒌、贝母、竹沥。食郁消之，保和丸。通治诸郁，用越鞠丸、六郁汤加减。阴阳壅滞，气不升降，沉香降气散。妇人咽中如有炙脔，咯不出，咽不下，半夏厚朴汤。凡怀抱不舒，遭遇不遂，以及怨旷积想在心，莫能排解，种种郁悒，各推其原以治之。然以情病者，当以理遣以命安。若不能怡情放怀，至积郁成劳，草本无能为挽矣，岂可借合欢捐忿，萱草忘忧也哉！

丹溪立越鞠丸，以治六郁，用香附理气，川芎调血，苍术去湿，山栀泄火，神曲疗食，有痰加贝母，开郁利气为主。谓气郁则湿郁，湿郁则热郁，热郁则痰郁，痰郁则血郁，血郁则食郁，相因为病。

赵养葵云：东方生木，火气附焉。木郁则土郁，土郁则金郁，金郁则水郁，五行相因之理。与以逍遥散治木郁，诸郁皆因而愈。甚者方中加左金丸，以黄连治心火，吴茱萸气臊，肝之气亦臊，同气相求而佐金以制木，此佐金之所以得名也。继用六味丸加柴胡、白芍以滋水生木，木火郁舒，土亦滋润，金水相生矣。

1. 论气机不利之郁

《华氏中藏经·卷中·论气痹第三十四》

气痹者，愁忧思喜怒过多，则气结于上，久而不消则伤肺，肺伤则生气渐衰，则邪气愈胜。留于上，则胸腹痹而不能食；注于下，则腰脚重而不能行；攻于左，则左不遂；冲于右，右不仁；贯于舌，则不能言；遗于肠中，则不能溺；壅而不散，则痛；流而不聚，则麻。真经既损，难以医治。邪气不胜，易为痊愈。其脉右手寸口沉而迟涩者是也。宜节忧思以养气慎（一作绝），喜怒以全真，此最为良法也。

《诸病源候论·气病诸候·上气候》

夫百病皆生于气，故怒则气上，喜则气缓，悲则气消，恐则气下，寒则气收聚，热则腠理开而气泄，忧则气乱，劳则气耗，思则气结，九气不同。

怒则气逆，甚则呕血，及食而气逆上也。喜则气和，荣卫行通利，故气缓焉。悲则心系急，肺布叶举，使上焦不通，荣卫不散，热气在内，故气消也。恐则精却，精却则上焦闭，闭则气还，还则下焦胀，故气不行。寒则经络凝涩，故气收聚也。热则腠理开，荣卫通，故汗大泄也。忧则心无所寄，神无所归，虑无所定，故气乱矣。劳则喘且汗，外内皆越，故气耗矣。思则身心有所止，气留不行，故气结矣。

《辨证录·卷之四·五郁门》

人之郁病，妇女最多，而又苦最不能解，倘有困卧终日，痴痴不语，人以为呆病之将成也，谁知是思想结于心、中气郁而不舒乎？此等之症，欲全恃药饵，本非治法，然不恃药饵，听其自愈，亦非治法也。大约思想郁症，得喜可解，其次使之大怒，则亦可解。盖脾主思，思之太甚则脾气闭塞而不开，必至见食则恶矣；喜则心火发越，火生胃土，而胃气大开，胃气既开，而脾气安得而闭乎？怒属肝木，木能克土，怒则气旺，气旺必能冲开脾气矣。脾气一开，易于消食，食消而所用饮馔必能化精以

养身，亦何畏于郁乎！故见此等之症，必动之以怒，后引之以喜，而徐以药饵继之，实治法之善也。

2. 论气郁化火之郁

《兰室秘藏·卷下·杂病门·火郁汤》

治五心烦热。是火郁于地中四肢者，脾土也。心火下陷于脾土之中，郁而不得伸，故《经》云火郁则发之。

《辨证录·卷之六·火热症门》

人肝火内郁结而不伸，闷烦躁急，吐痰黄块者，人以为火郁宜达也，然达之而火愈炽，此乃未尝兼肝肾而同治也。夫肝木有火，火郁而不宣者，虽是外邪蒙之，亦因内无水以润之也。木无水润，则木郁更甚，倘徒用风药，以解肝中之火，不用润剂以荫肝中之水，则熬干肝血，而火益盛矣。倘徒用润剂，以益其肝中之水，不用风剂以舒其肝中之火，则拂抑肝气而郁更深矣。郁深则烦闷于心，火盛则躁急于腹，欲其痰涎之化得乎。治法舒其肝以解火，复补其肾以济水，自然郁结伸而诸症愈也。

《辨证录·卷之九·内伤门》

人有动多气恼，大声骂詈，觉饮食坐卧居处晋接，无非可怒之场，遂至感触风邪，身热胸满，两胁作胀，人以为风邪外感，谁知是肝经内伤乎。夫肝性急，气恼则肝叶开张，气愈急矣。急则气不能顺而逆作，血不能藏，逆则气不能舒而胀生，血亦不畅。木郁不泄，木乃生火，火郁不宣，火乃生风。内风与外风齐动，则内火与外火同焚，此风邪之所以易入，不可徒祛于外也。

3. 论痰气郁结之郁

《仁斋直指方论·卷之五·梅核气·梅核气方论》

梅核气者，窒碍于咽喉之间，咯之不出，咽之不下，如梅核之状者是也。始因恚怒太过，积热蕴隆，乃成厉痰郁结，致有斯疾耳。治宜导痰开郁，清热顺气。如半夏、陈皮、香附、川芎、山栀仁、黄芩、枳壳、苏子之类是也。如老痰凝结不开，以咸软之坚，海石是也。

《辨证录·卷之四·喘门》

人有七情气郁，结滞痰涎，或如破絮，或如梅核，咯之不出，咽之不下，痞满壅盛，上气喘急，此内伤外感兼而成之者也。此等之症最难治。欲治内伤而外邪不能出，欲治外感而内伤不能愈。然

则终何以治之乎？吾治其肝胆,而内伤、外感俱皆愈也。盖肝胆乃阴阳之会,表里之间也,解其郁气而喘息可平矣。方用加味逍遥散治之。

《症因脉治·卷二·痰症论·郁痰》

郁痰之症：胸满饱胀,九窍闭涩,懊憹烦闷,或咽中结核,睡卧不宁,或肠胃不爽,饮食有妨,或气逆不利,倚肩喘息,郁痰之症也。

郁痰之因：七情所伤,易成郁结,肺气凝滞,脾元不运,思则气结,闷郁成痰,皆郁痰之因也。

郁痰之脉：多见沉涩沉迟寒郁,沉数为热,沉实顽痰,沉牢内结。

郁痰之治：寒郁辛散,香芎二陈汤。热郁清解,栀连二陈汤。肺经郁痰,节斋化痰丸加昆布、胆星。

4. 论五志过极之郁

《不居集·上集卷之十八·论情志三郁·一曰思郁》

思郁者,惟旷女嫠妇,及灯窗困厄,积疑在怨者皆有之。思则气结,结于心而伤于脾也,及其既甚,则上连肺胃,而为咳喘,为失血,为噎膈,为呕吐；下连肝肾,则为带浊,为崩淋,为不月,为劳损。若初病气结而为滞者,宜顺宜开。久病而损及中气者,宜修宜补。然以情病者,非情不解。其在女子,必得愿遂而后可释,或以怒胜思,亦可暂解；其在男子,非有能屈能伸,达观上智者,终不易解也。若病既成,损伤必甚,而再行消伐,其不明亦甚矣。

思郁之治,若初有郁结,滞逆不开者,宜和胃煎加减治之,或二陈汤,或启脾丸、沉香降气散。凡妇人思郁不解,致伤冲任之源,而气血日亏,渐致经脉不调,或短少渐闭者,宜逍遥饮、大营煎。若思忆不遂,以致遗精,带浊,病在心脾不摄者,宜秘元煎。若思虑过度,以致遗精滑泄,及经脉错乱,病在肝肾不固者,宜固阴煎。若思郁动火,以致崩淋失血,赤带内热,经脉错乱者,宜保阴煎。若思郁动火,阴虚肺热,烦热咳嗽见血,或骨蒸夜热者,宜四阴煎、一阴煎。若儒生蹇厄,思结枯肠,及任劳任怨,心脾受伤,以致怔忡健忘,倦怠少食,渐至消瘦,或为膈噎呕吐者,宜寿脾煎、七福饮。若心膈气有不顺,或微见疼痛者,宜归脾汤,或加砂仁、白蔻、丁香之类,或微顺之。若思虑太过,致伤心脾者,宜资成汤。

《不居集·上集卷之十八·论情志三郁·一曰怒郁》

怒郁者,大怒气逆之时,则实邪在肝,故见气满腹胀,所当平也。及其怒后,而逆气已去,惟中气受伤矣。既无胀满疼痛等症,而或为倦怠,或为气逆,或为少食,此以木邪克土,损在脾矣。是可不知培养,而仍加消伐,则所伐者其谁手？此怒郁之有先后、有虚实,所当辨也。

怒郁之治,暴怒伤肝,逆气未解,而为胀满,或疼痛者,宜解肝煎、神香散、六郁汤、越鞠丸。若怒气伤肝,因而动火,以致烦热胁痛胀满,或动血者,宜化肝煎。若怒郁不解,或生痰者,宜温胆汤。若怒后逆气既散,肝脾受伤,而致倦怠食少者,宜五味异功散,或五君子煎、大营煎、归脾汤之类。若血虚有火,而兼抑郁不开者,宜畅郁汤。

《不居集·上集卷之十八·论情志三郁·一曰忧郁》

忧郁者,全属大虚,本无实邪,此多以衣食之累,利害之牵,及悲、忧、惊、恐而致郁者,总皆忧郁之类。盖悲则气消,忧则气沉,必伤脾肺；惊则气乱,恐则气下,必伤肝肾。此其戚戚悒悒,但有消索,神志不振,心脾日以耗伤。凡此之辈,皆阳消症也,尚何实邪？使不知培养真元,而再加解散,其与鸬鹚脚上割股者何异焉？是不可不加审察也。

忧愁之治,若初郁不开,未至内伤而胸膈痞闷者,宜二陈汤、平胃散,或和胃煎、六君子汤之类。若忧郁伤脾,而吞酸呕恶者,宜温胃饮、神香散。若忧郁伤脾肺,而困倦怔忡,倦怠食少者,宜温脾汤、寿脾煎。若忧思伤心脾,以致气血日消,饮食日减,肌肉日削,宜五福饮、七福饮,甚者大补元煎。

［澄按］五气之郁,自外而入,故郁在六经。七情之郁,自内而生,故郁在五脏。五脏之中,又以心经为主,以其有脉络相通,故郁者实乃心病也。虽曰情志忧、思、怒三郁,而喜、悲、惊、恐亦无不在其中,皆可圆活融贯。惟思虑成郁用归脾汤,恚怒成郁用逍遥散,俱加山栀。盖郁则气滞血耗,故用当归随参补血,白芍随术解郁,复用炒黑山栀,取其味清气浮,能升能降,以解五脏热,益少阴血。若不早治,痨瘵之由也。若肝气不伸,下侮脾土者,宜升补中和汤。血虚有火者,宜畅郁汤。

《不居集·上集卷之十八·论情志三郁·失精脱营证》

饮食居处，暴乐暴苦，始乐后苦，皆伤精气，病从内生。先富后贫，病曰失精。先贵后贱，病曰脱营。外身渐瘦，内无精神，非药可治。

又有郁结在脾，不断饮食，午后发热，酉戌时退，或烦闷渴呕，或坐卧如痴，喜向暗处，妇人经少，男子溺涩，皆郁病也。

更有失名利之士，有志恢图，过于劳倦，形气衰少，谷气不盛，上焦不行，下脘不通，胃气热，热气熏胸中，因而内热，亦郁病也，宜归脾汤加栀子，随症调摄。

《景岳全书发挥·卷二·郁证·论情志三郁证治》

兹予辨其三证，曰怒郁，曰思郁，曰忧郁。如怒郁者，方其大怒，气逆则实，邪在肝，多见气满腹胀，所当平也。及其怒后逆气已去，惟中气受伤矣，既无胀痛等症，而或为倦怠，少食，此以木邪克土，损在脾矣，是可不知培养而仍加消伐，则所伐者谁乎？木邪克土，疏肝扶脾为要，不宜竟讲培养而用补。又若思郁者，则惟旷女嫠妇及灯窗困厄，积疑任怨者皆有之。此等之症，非药所能愈。又若忧郁病者，则全属大虚，本无邪实，此多以衣食之累，利害之牵，及悲忧惊恐而致郁者，总皆受郁之类。忧思郁结，则气滞不行，宜开郁以兼补，未可论其全属大虚而用峻补。景岳议论，于理欠通。然情志之病，非药可疗，必得遂其愿而病庶可愈，若讲大补，亦无益也。

怒郁之治，若暴怒伤肝，逆气未解，而为胀满疼痛者，宜解肝煎、神香散。治郁之方，不必好奇，总之以逍遥散、温胆汤、越鞠丸出入加减，大补凝滞之药，不可轻用。

若思忆不遂，致遗精带浊，病在心肺不摄者，宜秘元煎。此非药可治。若用补涩之药，其火不得疏泄，上升而为咳嗽吐红者多矣，必遂其欲而后可。若照此等治法，必致败坏。治郁之方，若讲凝滞补涩，抑郁之火，无从宣散，反增满闷发热耳。若心膈气有不顺，或微见疼痛者，宜归脾汤，或加砂仁、豆蔻、丁香之类以顺之。香燥之药，有耗气助火之患。若忧郁伤脾而吞酸呕恶者，宜温胃饮或神香散。郁而为火，宜和胃气，清肝火，不宜温胃。

郁证无有不伤脾胃者，虽虚不可补塞。补中兼疏，庶得郁开脾旺，逍遥散加减，为治郁之大法。凡郁证属七情，非药所能治，必改心易虑，内观自养，可以却疾。

《辨证奇闻·卷四·五郁》

郁，女子最多，又难解。倘痴卧不语，人谓呆病将成。谁知思结胸中，气郁不舒乎。此全恃药固非，不恃药亦非。大约思郁，得喜可解，使大怒亦解。盖脾主思，思太甚，脾气闭塞不开，必见食则恶。喜则心火发越，火生胃，胃气大开，脾不得闭。怒属肝，木能克土，怒则气旺，气旺必冲开脾气，脾气一开，易于消食，食消必化精以养身，又何畏于郁。此症必动怒后引喜，徐以药治。用解郁开结汤：白芍一两，当归五钱，玄参、丹皮、生枣仁、白术、白芥子三钱，甘草、陈皮五分，神曲、茯神二钱，薄荷一钱。十剂愈。即逍遥散之变方。凡郁怒未甚，服即愈，不必动怒引喜。

二、医案

1. 治肝气郁结之郁证

《立斋外科发挥·卷八·乳痈》

一妇人郁久，右乳内肿硬，以八珍汤加远志、贝母、柴胡、青皮，及隔蒜灸，兼服神效栝蒌散，两月余而消。

《周慎斋遗书·卷八·胸膈不宽》

一妇，素常忧郁，胸膈不宽。用川芎、黄芪、归身各一钱，甘草、肉桂各五分，苏叶三分，水煎服。

《周慎斋遗书·卷九·胸痛》

一妇年四十余，有孕，因怒郁，遂吐黑血水数碗，胃口痛如刀割，且多痰涎，饮食至痛处隔住不下，或吐血，或吐苋菜水，胃脘时开时闭。此怒则气逆，郁则气结，痰凝血滞于胸也。治之不得法，必成血膈，宜行血开郁顺气。用归身一钱，川芎七分，栀子五分，乌药三分，沉香一分，水煎服。

《续名医类案·卷十·郁症》

山阴林素臣，偶患时气，为医所误，身热，呕吐绿水，转侧不宁。柴以为肝郁所致，用逍遥散加吴茱萸、川黄连各五分，一服吐止身凉，二服全愈。又服调理药，数剂而安。

陆养愚治沈立川内人，胸膈不舒，咽嗌不利，中脘少腹常疼，大便溏，经水淋沥，腰膝无力，倦怠头眩，得食少可，食后则异常不快。半年间，顺气、清热、开郁、化痰、消食之药，服将百剂。脉之，左手沉数而细右手沉弦而微。此肝脾燥热，忿郁积久而致。前属有余，今为不足，宜用补剂。沈曰：前用人参五分，且有开气之药，极痞满，恐补不能投。曰：参少而兼开气，所以痞满也。乃用八物汤，人参一钱，服之大胀。乃加参二钱，胀即减。加至三钱，竟不胀矣。又合六味丸，空心服之，调理二月而痊。

一妇郁怒忧思，胸腹胀痛，痛甚则四肢厥冷，口噤冷汗。用二陈汤加芍、归、乌药、青皮、枳壳、香附、厚朴、苏叶，一剂痛胀即愈。后去苏叶，加姜炒黄连，再服一剂而安。

《吴鞠通医案·卷三·肿胀》

郭氏，六十二岁，先是郭氏丧夫于二百里外其祖墓之侧，郭携子奔丧，饥不欲食，寒不欲衣，悲痛太过，葬后庐墓百日，席地而卧，哭泣不休，食少衣薄，回家后致成单腹胀，六脉弦，无胃气，气喘不能食，唇舌刮白，面色淡黄，身体羸瘦。余思无情之草木，不能治有情之病，必得开其愚蒙，使情志畅遂，方可冀见效于万一。因问曰：汝之痛心疾首，十倍于常人者何故？伊答曰：夫死不可复生，所遗二子，恐难立耳。余曰：汝何不明之甚也。大凡妇人夫死，曰未亡人，言将待死也。汝如思夫愈切，即死墓侧，得遂同穴之情，则亦已矣。虽有病何必医，医者求其更苏也。其所以不死者，仍系相夫之事业也。汝子之父已死，汝子已失其荫，汝再死，汝子岂不更无所赖乎。汝之死，汝之病，不惟无益于夫，而反重害其子，害其子，不惟无益于子，而且人失夫心。汝此刻欲尽妇人之道，必体亡夫之心，尽教子之职，汝必不可死也。不可死，且不可病，不可病，必得开怀畅遂，而后可愈。单腹胀，死症也。脉无胃气，死脉也。以死症而见死脉，必得心火旺，折泄肝郁之阴气，而后血脉通，血脉通，脏气遂，死证亦有可生之道。诗云：见晛曰消者是也。伊闻余言大笑，余曰：笑则生矣。伊云：自此以后，吾不惟不哭，并不敢忧思，一味以喜乐从事，但求其得生，以育吾儿而已。余曰：汝自欲生则生矣。于是为之立开郁方，十数剂而收全功。旋覆花三钱（新绛纱包），降香末三钱，归须二钱，苏子霜三钱，郁金三钱，香附三钱，川厚朴三钱，姜半夏四钱，广皮三钱，青橘皮二钱。

《吴鞠通医案·卷三·单腹胀》

毛，四十四岁，病起肝郁，木郁则克土，克阳土则不寐，克阴土则䐜胀，自郁则胁痛。肝主疏泄，肝病则不能疏泄，故二便亦不宣通。肝主血，络亦主血，故治肝者必治络。新绛纱三钱，半夏八钱，香附三钱，旋覆花三钱，青皮三钱，小茴香三钱，归须三钱，降香末三钱，广郁金三钱，苏子霜三钱。头煎两杯，二煎一杯，分三次服。三帖。

初七日：服肝络药，胀满、胁痛、不寐少减，惟觉胸痛。[按]肝脉络胸，亦是肝郁之故。再小便赤浊，气湿也。桂枝嫩尖三钱，晚蚕砂三钱，归须二钱，川楝子三钱，半夏六钱，降香末三钱，白通草三钱，青橘皮三钱，茯苓皮三钱，旋覆花三钱（新绛纱包），小茴香三钱（炒黑），两头尖三钱。服二帖。

初十日：驱浊阴而和阳明，现在得寐，小便少清，但肝郁必克土，阴土郁则胀，阳土郁则食少而无以生阳，故清阳虚而成胸痹，暂与开痹。薤白头三钱，半夏一两，广郁金三钱，栝蒌实三钱（连皮仁研），生苡仁五钱，桂枝尖五钱，茯苓皮五钱，厚朴三钱，小枳实二钱。服三帖。

十四日：脉缓，太阳已开，而小便清通，阳明已阖，而得寐能食。但䐜胀不除，病起肝郁，与行湿之中，必兼开郁。降香末三钱，生苡仁五钱，白通草八钱，厚朴三钱，煨肉果钱半，茯苓皮五钱，半夏五钱。

《吴鞠通医案·卷三·积聚》

王氏，四十岁，乙酉五月二十一日，六脉弦紧，心下伏梁，非易化之症。一生忧泣，肝之郁也，又当燥金太乙天符之年，金来克木，痛愈甚矣。与温络法，其吐血亦络中寒也。降香末三钱，川椒炭二钱，香附三钱，半夏三钱，枳实三钱，归须三钱，公丁香八分，广皮。服四帖。

二十五日：诸症皆效，自觉气上阻咽。加旋覆花五钱。二十九日，效不更方，再服。六月初二日，加吴萸三钱。

《吴鞠通医案·卷三·肿胀》

刘。年高胸闷，气从下焦逆上，饥不思食，此必郁怒致病。右关脉浮长过本位，两尺搏大，显然气逆不降，少阳司令得此，有膈噎吐沫之忧。郁金、栝蒌皮、前胡、枳壳、苏子、青皮、降香末、郁李仁。数服效。

王氏。病久怀抱悒郁，脉细涩少神，左尤甚。

呕酸食胀,胃阳不舒,左耳项痛连发际。虚阳上攻,胆气横溢,木郁土衰,必至便秘经阻。用吴萸汤去姜、枣,加制半夏、橘白、茯苓、枳壳、甘菊、钩藤、嫩桑叶,三服甚适。去吴萸,加谷芽、益智、当归,又数服,诸症渐除。

邹氏。因丧女哀悒,渐次胁痞,食入胀加,痰浊不降,呕苦便溏,脉虚迟。此悲愁郁损生阳,致气室浊窒,治在泄肝温胃。仿吴茱萸汤,吴萸、干姜各五分,制半夏、茯苓各二钱,枳壳、砂仁壳、橘白、乌药各八分三服呕止胀宽食进。改用通腑利湿。大腹皮(洗净)二钱,厚朴五分,半夏曲八分,椒目十五粒,茯苓二钱,砂仁壳八分,煨姜钱半。数服而安。

左。情志久郁,肝木失疏。冲脉为肝之属,冲脉起于气街,夹脐上行,至胸中而散,以致气冲脘痞咽阻。姑舒郁结而苦辛降开。老川朴一钱,老山檀三分(磨冲),川雅连五分,茯苓三钱,炒竹茹一钱,磨苏梗四分,郁金一钱五分,淡干姜四分,橘皮一钱。

毕左。抑郁伤肝,肝气纵横,木来克土,上吐下泻,有似痧气。如此严寒,何来痧秽,其为木土相仇,显然可见。匝月以来,腹中有形,不时攻筑肝脏郁怒冲突之气也。此时极宜舒郁,而失于调治,以致气滞腹满,脾土不能运旋,浊痰因而难化,遂令弥漫神机,神情呆钝。脉象沉郁,重取带弦,而尺中无力。深入险地不能言治。勉拟化痰以通神机,木旺正虚,无暇过问矣。制半夏二钱,栝蒌仁五钱(蜜汁炒研),炒枳壳一钱五分,九节菖蒲五分,远志肉五分,薤白头三钱,陈胆星一钱,桔梗一钱,生姜汁三茶匙,白金丸七分(开水先送下)。改方去白金丸,加白蜜。

《张聿青医案·卷七·气郁》

金右。抑郁伤肝,肝强土弱,胃失通降。食入胀满,漾漾欲吐,腹中偏右聚形,月事不行,往来寒热。脉细弦而数。胆为肝之外府,木旺太过,则少阳之机枢不转。宜平肝调气,参以散郁。柴胡五分(醋炒),白芍一钱五分(酒炒),制香附二钱,白茯苓三钱,陈香橼皮一钱,当归二钱(酒炒),金铃子一钱五分,粉丹皮二钱,延胡(酒炒)一钱五分,炒枳壳一钱,干橘叶一钱五分。

二诊:两和肝胃,参以开郁,便行稍畅。而中脘气滞,胃失通降。食入胀满。开合失度,寒热往来。再和肝胃以舒木郁。香附二钱,豆蔻花五分,炒枳壳一钱,女贞子三钱(酒炒),焦麦芽二钱,广皮一钱,佛手花六分,沉香曲一钱五分炒,当归一钱五分(酒炒),逍遥丸四钱(分二次服)。

《柳选四家医案·评选环溪草堂医案三卷·上卷·诸郁门》

1)血虚而有瘀,气虚而有滞,血虚则心跳,血瘀则少腹结块,且多淋带。气虚故无力,气滞故胸胀满也。补而化之,调而理之。党参、川芎、茯神、陈皮、川断、归身、香附、白芍、木香、砂仁、玫瑰花。[诒按]补而不滞,畅而不克,此之谓调理。此等方看似寻常,其实颇费斟酌。

2)营虚气郁,营虚则内热,气郁则脘胀,法以养营舒郁。丹参、香附、川贝、茯苓、归身、枣仁、陈皮、牛膝、首乌(制)、续断、砂仁、红枣。[诒按]此虚实互治之法。

3)心胸觉冷,经事数月一来,食入则腹中胀痛,寒痰气郁,凝滞不通,当以辛温宣畅,遵熟料五积意。半夏、茯苓、桂枝、苍术、白芍、川芎、丹参、归身、川朴、甘草、陈皮、枳壳、良姜。[诒按]此照五积原方,去麻、桔、芷,加丹参。用药极其熨帖。

再诊,苦辛温通之剂,能调经散痞,用之而效,益信古人言不妄发,法不妄立,在用者何如耳。前方去良姜,加芫蔚子、砂仁。

《医学衷中参西录·医方·治吐衄方·秘红丹》

治肝郁多怒,胃郁气逆,致吐血、衄血及吐衄之证屡服他药不效者,无论因凉因热,服之皆有捷效。川大黄一钱(细末),油肉桂一钱(细末),生赭石六钱(细末)。上药三味,将大黄、肉桂末和匀,用赭石末煎汤送下。

一妇人,年近三旬,咳嗽痰中带血,剧时更大口吐血,常觉心中发热。其脉一分钟九十至,按之不实。投以滋阴宁嗽降火之药数剂无效。因思此证,若用药专止其嗽,嗽愈其吐血亦当愈。遂用川贝九钱,煎取清汤四茶盅,调入生山药细末一两,煮作稀粥。俾于一日连进二剂,其嗽顿止(此方可为治虚嗽良方),吐血证亦遂愈。数日后,觉血气上潮,肺复作痒而嗽,因此又复吐血。自言夜间睡时,常作生气恼怒之梦,怒极或梦中哭泣,醒后必然吐血。据所云云,其肝气必然郁遏,遂改用舒肝(连翘、薄荷不可多用)泻肝(龙胆、楝子)之品,而以养肝（柏子仁、生阿胶）镇肝（生龙骨、生牡蛎）之药辅之，数剂病稍轻减。而犹间作恼怒之梦，梦后仍复吐血。欲辞不治，病家又信服难却。再四踌躇，恍悟平肝之药，以桂为最要，肝属木，木得桂则枯也（以桂作钉钉树，其树立枯），而单用之则失于热。降胃止血之药，以大黄为最要（观《金匮》治吐衄有泻心汤重用大黄可知），胃气不上逆，血即不逆行也，而单用之又失于寒。若二药并用，则寒热相济，性归和平，降胃平肝，兼顾无遗。况俗传方，原有用此二药为散，治吐血者，用于此证当有捷效。而再以重坠之药辅之，则力专下行，其效当更捷也。遂用大黄、肉桂细末各一钱和匀，更用生赭石细末煎汤送下，吐血顿愈，恼怒之梦，亦从此不作。后又遇吐血者数人，投以此方，皆随手奏效。至其人身体壮实而暴得吐血者，又少变通其方：大黄、肉桂细末各用钱半，将生赭石细末六钱与之和匀，分三次服，白开水送下，约点半钟服一次。

《医学衷中参西录·医方·治气血郁滞肢体疼痛方·升降汤》

一媪，年近六旬。资禀素弱，又兼家务劳心，遂致心中怔忡，肝气郁结，胸腹胀满，不能饮食，舌有黑苔，大便燥结，十数日一行。广延医者为治，半载无效，而羸弱支离，病势转增。后愚诊视，脉细如丝，微有弦意，幸至数如常，知犹可治。遂投以升降汤，为舌黑便结，加鲜地骨皮一两，数剂后，舌黑与便结渐愈，而地骨皮亦渐减。至十剂病愈强半，共服百剂，病愈而体转健康。

2. 治气郁化火之郁证

《立斋外科发挥·卷八·乳痛》

一妇人禀实性躁，怀抱久郁，左乳内结一核不消，按之微痛，以连翘饮子二十余剂，稍退；更以八珍汤加青皮、香附、桔梗、贝母，二十余剂而消。

《正体类要·上卷·坠跌金伤治验·肝火出血》

一妇人因怒仆地，伤面出血，痰盛昏愦，牙关紧急。余曰：此怒动肝火，气逆怫郁，神明昏冒，而卒倒也。两手脉洪大而无伦次，以小柴胡汤加黄连、山栀、芎、归、橘红、茯苓、姜汁，治之而苏。

《周慎斋遗书·卷八·痞块》

一人当胸有一块，遇心有所用，即火动上燎其面，时吐痰，脉缓而有力，右手浮大。盖胸为肺室，面属阳明。有块不宽，肺火郁也；火燎其面，大肠火炽也；脉浮大，火脉也。实则泻之，宜养血以制之。四物汤各一钱，肉桂三分煎服。

《周慎斋遗书·卷九·火》

一人头不痛，身不热，无表症，但火郁懊恼，无可奈何，大便或闭或痢。方用川连一钱泻其火，枳实一钱损至高之滞气，白术一钱扶其胃，三味煎服遂愈。

《女科经纶·卷八杂证门·咽中证·妇人咽中如有炙脔病》

余治王小乙，咽中每噎塞，嗽不出，以半夏厚朴汤投之即愈，后每复发。细问之云，夜中灯下，每见晕如团，五色，背脊内间酸。其人又壮盛，知夏初因受寒，阴气不足，而肝反郁热，甚则结寒微动，挟肾气上冲，咽喉塞噎也。即于此方加大剂枸杞、菊花、丹皮、肉桂，晕乃渐除，咽中亦愈，故曰男子间有之，信不诬也。

《续名医类案·卷十·郁症》

韩约斋子妇，每怒动则夜卧不安，如见鬼魅，小水淋沥。今又大便秘结，腹中疼痛，腰胯胀坠，如生产状，坐卧不安。因痛而脉多不应指，孙曰：此肝经郁火所致，法当通利。以杏仁、桃仁各三钱，柏树根皮、山栀仁、青皮各一钱，槟榔五分，枳壳八分，水煎服之。少顷，大便通，痛胀遂减。[琇按] 此亦治标耳。非滋水生肝，病何能已？

一妇人因夫荒于酒色，不事生产，多忧多郁，左胯及环跳穴疼痛过膝（肝火下郁于经隧），大小便频数（肝火下迫于二阴），脐腹胀痛，口干。脉之，右手弱，左手数。近又发热恶寒，汗因痛出，时刻不宁。此食积、痰饮、瘀血流于下部足厥阴经，挟郁火而痛。恐成肠痈，与神效栝蒌散，一帖痛减半，汗止，数脉稍退。小腹坚如石，按之且痛，再与前药，小腹稍软。余无进退，再进之，每帖大栝蒌二枚，加丹皮、莪术、五灵脂、金银花，诸症悉平。

亮卿内人，头痛，遍身痛（挟暑），前后心乳皆胀，玉户撮急，肛门逼迫（皆肝火为患），大便三日未行，口干。因大拂意事而起，下午发热似疟，恶心烦躁不宁，而时当盛暑，乃怒气伤肝，挟暑热而然。以石膏三钱，青皮、柴胡、枳壳各一钱，半夏曲、黄芩各八分，甘草、桔梗各五分，夜与当归龙荟丸下之，大小便皆利，热退，诸症悉减。惟略见恶心，与青皮饮两帖全安。

吕东庄治弁玉偶患寒热,旋至热不退,胸中作恶。诊之曰:此肝郁而致感也。用加减小柴胡汤,一剂热减半,次进柴胡饮、地黄饮子。吕适他往,后日用六君子汤加黄芩,且戒之曰:明日若尚有微热在内,则后日须再用地黄饮子一帖,而后用六君子,此后皆有次第,不可乱也。因服地黄饮子,觉热已尽退,遂竟用补中益气一帖。是夜即烦热不安,乃知次第果不可紊,仍用地黄饮子即安。然后依次服至第三日,再用补中益气汤,泰然得力矣。第觉病后烦怒易动,时体虚劣,自改用归脾汤。吕归诊之,曰:今脉已无病,但夜不寐著耳。曰:正若此,奈何?曰:当加味归脾汤。曰:今已服此方而未效。曰:君试我归脾自愈矣。一剂而鼾睡达旦。(必去远志、木香,而入地黄、麦冬、白芍)[琇按]此等病,予惟以地黄饮子,令服五七剂,永无他患。今必用六君、补中、归脾,以至纷纷,此何故耶?未免呆守立斋成法之过。

沈氏妇夏月发寒热,医以为疟也。时月事适下,遂淋漓不断,又以为热入血室。用药数帖,寒热益厉,月事益下,色紫黑,或如败酱,医且云:服此药,势当更甚,乃得微愈矣。乃疑其说,请吕诊之。委顿不能起坐,脉细数甚,按之欲绝。问其寒热,则必起未申而终于子亥。曰:郁火虚症耳。检前药则小柴胡汤,彼意以治寒热往来,兼治热入血室也。又加香薷一大握,则又疑暑毒作疟也。乃笑曰:所谓热入血室者,乃经水方至,遇热而不行,故用清凉而解之。今下且不止,少腹疼痛,与此症何与,而进黄芩等药乎?即灼知热入血室矣,当加逐瘀通经之味。香薷一握,又何为者?乃用肉桂二钱,白术四钱,炮姜二钱,当归、白芍各三钱,人参三钱,陈皮、甘草各四分,一服而痛止经断,寒热不至,五服而能起。惟足心时作痛,此去血过多,肝肾伤也,投都气饮子加肉桂、牛膝各一钱而全愈。使卒进寒凉,重阴下逼,天僵地折,生气不内,水泉冰溃,不七日死矣。乃云更甚方愈,夫谁欺哉!庸妄之巧于卸脱,而悍于诛伐如是夫。

张路玉治江礼科次媳,春初患发热头疼腹痛,咳逆无痰,十指皆紫黑而痛,或用发表顺气不效。诊之,脉来弦数而细,左大于右。曰:此怀抱不舒,肝火郁于脾土而发热,热蒸于肺故咳;因肺本燥,故无痰;脾受木克,故腹痛;阳气不得发越,故头疼;四肢为诸阳之本,阳气不行,气凝血滞,故十指疼紫。其脉弦者,肝也;数者,火也;细者,火郁于血分也。遂以加味逍遥散,加桂枝于土中达木,三剂而诸症霍然,十指亦不疼紫矣。

徐孝廉室不得寐,不能食,心神恍惚,四肢微寒,手心热汗,至晚则喉间热结有痰,两耳时塞,用安神清火药不效。诊之,六脉紧紧如蛛丝而兼弦数,此中气久郁不舒,虚火上炎之候也。本当用归脾汤以补心脾之虚,奈素有虚痰阴火,不胜芪、圆之滞,木香之燥(用归脾之法),遂以五味异功散,略加归、芍、肉桂以和其阴,导其火,不数剂而食进寝宁,诸症释然矣。

张飞畴治一妇,平昔虚火易于上升,因有怒气不得越,致中满食减,作酸嗳气,头面手足时冷时热,少腹不时酸痛,经不行者半载余。其脉模糊,驶而无力。服诸破气降气行血药不愈。此蕴怒伤肝,肝火乘虚而克脾土,脾受克则胸中之大气不布,随肝火散漫肢体。当知气从湿腾,湿由火燥。惟太阳当空,则阴霾自散;真火行令,则郁蒸之气自伏。又釜底得火,则能腐熟水谷,水谷运则脾胃有权,大气得归,而诸症可愈矣。用生料八味倍桂、附,十日而头面手足之冷热除。间用异功而中宽食进,调理两月,经行而愈。

朱氏子,场屋不利,郁郁而归,遂神识不清,胸满谵语,上不得入,下不得出,已半月。诊之,两脉虚涩兼结。此因郁所伤,肺金清肃之气不能下行,而反上壅,由是木寡于畏,水绝其源,邪火内扰,而津液干格。胸中满结者,气不得下也;神昏谵语者,火乱于上也;上不得入,下不得出者,气化不清,而现晦塞之象也。但通其肺气,诸症自已。用紫菀五钱,宣太阴以清气化;干葛二钱,透阳明以散火郁;枳、桔各一钱,散胸中之结;杏仁、苏子各二钱,导肺中之痰。一剂而脉转神清,再剂而诸症悉退。改用归脾汤调理而痊。

顾霖苍妇,寒热如疟,便血不已,左胁有块,攻逆作楚,神气昏愦。诊之,两脉弦数兼涩。弦则为风,数则为热,涩则气结。此脾肝之气,悒郁不宣,胸中阳和郁而成火,故神明不精。肝之应为风,肝气动则风从之,故表见寒热也。人生左半,肝肾主之,左气逆,故左胁攻楚有块也。肝为藏血之地,肝伤则血不守,而风热益胜,为亡血之由也。用生首乌一两,滋燥而兼搜风;黄连一钱,治火兼以解郁;柴胡以疏其表;黄芩、知母以清其里;枳实、厚

朴以和其中。一剂,脉起神清。再剂,便行热解而安。(方论俱佳)

《续名医类案·卷十·内伤》

倪文学素劳积郁,胸膈饱闷,不能饮食,服消食理气行痰开郁清火,凡百余剂,不效,病势日增。李诊之,脉大而软,喟然叹曰:明是火衰不能生土,以伐气寒凉药投之,何异入井而又下石乎?遂以六君子汤加干姜、肉桂、益智仁各一钱,十剂少愈。然食甚少也,遂加附子一钱,兼用八味丸调补,百余日而痊。

《古今医案按选·卷四·阳痿》

周慎斋治一人,年二十七八,奇贫鳏居,郁郁不乐,遂患阳痿,终年不举。温补之药不绝,而证日甚,火升于头不可俯,清之降之皆不效,服建中汤稍安。一日读本草,见蒺藜一名旱草,得火气而升,能通人身真阳,解心经之火郁。因用斤余炒香,去刺为末,服之效。月余诸恙皆痊矣。

《吴鞠通医案·卷三·肿胀》

谢氏,右胠气瘤碗大,经先期,至则浑身牵痛,结褵十载,从未孕育。头晕带下,食后吐酸,脉沉弦。症由郁久伤肝,肝经气逆,致生风火,动血震络,腑气失降,呕眩浊逆,营卫失调,脉隧阻痹。治用两通厥阴、阳明法。黄连、山栀(俱姜汁炒)、香附(童便制)、枳壳、郁金、茯苓、当归、贝母、橘络、丝瓜络,数服症减。改用加味逍遥散去柴胡、白术,加贝母、郁金汁,合胶艾汤。数服而经渐调。

左。痛抱西河,肝气抑郁,腹中疠痛肌热口苦舌干。急宜开展襟怀,以靖气火。桑叶一钱五分,金铃子一钱五分,川石斛四钱,半夏曲一钱五分(炒),丹皮二钱,蜜炙香附一钱五分,大麦冬二钱,山栀皮三钱(炒),枇杷叶二钱(去毛)。

陈(右)。肝气抑郁不舒,左胁下又复作痛,牵引胸膈,口鼻烙热,目涩头胀。肝气不舒,肝火内亢,肝阳上旋。平肝熄肝,兼开气郁。郁金、金铃子、制香附、炒枳壳、丹皮、木香、延胡索、干橘叶、冬桑叶、池菊。

徐(右)。情怀郁结,胸中之阳气,郁痹不舒,胸次窒塞不开,不纳不饥,耳胀头巅烙热,大便不行。脉细弦微滑。仿胸痹例治。光杏仁三钱,郁金一钱五分,生香附二钱,白茯苓三钱,栝蒌皮三钱,川贝母一钱五分,山栀二钱,鲜竹茹一钱五分,炒枳壳一钱,枇杷叶(去毛)一两。

《类证治裁·卷之三·郁症论治·郁脉案》

本。谋虑不遂,胆郁生火。春季目眶红晕,惊悸,口渴溺黄,见闻错妄,脉洪疾。用龙胆泻肝汤去芩、柴、通、泽,加丹皮、白芍、赤苓、生枣仁。二服已定,再用平调之剂而安。

《柳选四家医案·评选环溪草堂医案三卷·下卷·妇人门》

忧愁抑郁,耗损心脾之营,而肝木僭逆,胸中气塞,内热夜甚,经事两月不来,脉沉而数,热伏营血之中。拟用柴胡四物汤,和营血以舒木郁。党参、冬术、生地、当归、白芍、香附、青蒿、白薇、生熟谷芽。[诒按]此等症调治失当,最易入于损途,拟再加丹皮、丹参。

3. 治痰气郁结之郁证

《续名医类案·卷十·郁症》

一妇郁怒不发,久之,噫声甚高,言谈不知终始,嘈杂易饥。《经》曰:心病为噫。此因忧而血郁于心胸也,用桃仁承气汤(大黄、桃仁、桂枝、芒硝、甘草)下蓄血数升而安。《经》曰:血蓄在上则喜忘,在中则喜狂也。

一中年人,因郁悒,心下作痛,一块不移,日渐羸瘦,与桃仁承气汤一服,下黑物并痰碗许,永不再发。

《续名医类案·卷十四·膈》

一中年妇患梅核气,用二陈加芎、归、栀、连、枳实、乌药、栝蒌、旋覆花、香附、桔梗,十数剂而愈。

《吴鞠通医案·卷二·暑温》

1) 荣,十五岁。乙丑六月十一日,暑温挟痰饮怒郁,故脉芤身热而胁痛,误用足六经表药,烦躁不宁,六日不解,至危之证。生香附三钱,旋覆花三钱,连翘二钱,藿梗三钱,生石膏四钱,杏仁三钱,薄荷一钱,郁金二钱。每帖煮两杯,分二次服。三时一帖,服二日大见效再商。十三日,于前方内加:青橘叶二钱,鲜荷叶边一张,芦根五钱。

2) 暑伤足太阴,发为膜胀,渴不欲饮,饮则呕,身微热,舌白滑,肢逆,二便闭塞,病在中焦居多,以香开六腑浊气为主。半夏五钱,藿梗三钱,广皮二钱,枳实二钱,厚朴四钱,生香附三钱,郁金二钱,生苡仁三钱,白蔻仁二钱,杏泥三钱,旋覆花三钱。煮两杯,分二次服。今日一帖,明日一帖。

《吴鞠通医案·卷三·肿胀》

洪氏，六十八岁。孀居三十余年，体厚忧郁太多，肝经郁勃久矣，又因暴怒重忧，致成厥阴、太阴两经膜胀并发，水不得行，肿从跗起，先与腰以下肿，当利小便例之五苓散法，但阴气太重，六脉沉细如丝，断非轻剂所能了。桂枝五钱，生苍术五钱，猪苓五钱，泽泻五钱，茯苓皮六钱，肉桂四钱，广皮五钱，厚朴四钱。

前方服三五帖不效，亦无坏处，小便总不见长，肉桂加至二三两，桂枝加至四五两，他药称是，每剂近一斤之多，作五六碗，服五七帖后，六脉丝毫不起，肿不消，便亦不长。所以然之故，肉桂不佳，阴气太重，忧郁多年，暴怒伤肝，必有陈菀。仍用原方加鸡矢醴熬净烟六钱，又加附子八钱，服之小便稍通，一连七帖，肿渐消，饮食渐进，形色渐喜。于是渐减前方分量，服至十四帖，肿胀全消。后以补脾阳，疏肝郁收功。

4. 治心神失养之郁证

《济阴纲目·卷之九·胎前门·脏躁悲伤》

许学士云：乡里有一妇人，数次无故悲泣不止，或谓之有祟，祈禳请祷备至，终不应。予忽忆《金匮》有一证云：妇人脏躁，悲伤欲哭，象如神灵，数欠伸者，宜甘麦大枣汤。予急令治药，尽剂而愈。古人识病制方，种种绝妙如此。薛氏曰：前证或因寒水攻心，或肺有风邪者，治当审察。

《续名医类案·卷一·伤寒》

一人病昏昏默默，如热无热，如寒无寒，欲卧不能卧，欲行不能行，虚烦不耐，若有神灵，莫可名状。此病名百合，虽在脉，实在心肺两经，以心合血脉，肺潮百脉故也。盖心藏神，肺藏魄，神魄失守，故见此症。良由伤寒邪热，失于汗下和解，致热伏血脉而成。用百合一两，生地汁半钟，煎成两次服，必候大便如漆乃瘥。

《续名医类案·卷十·郁症》

朱绮厓，多愤郁，又以内病忧劳，百感致疾。初发寒热（少阳之症也），渐进不解，时方隆冬，医进九味羌活汤，不效。易医，大进发表消中之药，凡狠悍之味悉备，杂乱不成方，三剂势剧。又进大黄利下等物，下黑水数升，遂大热发狂，昏愦晕绝，汤水入口即吐。其家无措，试以参汤与之，遂受，垂绝更苏。次日吕至，尚愤乱不省人事，承灵（在颠顶通天穴两旁）、正营（在承灵穴两旁）及长强（在尻骨上腰腧穴下）俱发肿毒，时时躁乱。诊其脉，数而大，曰：幸不内陷，可生也。遂重用参、芪、归、术，加熟地一两许。时村医在座，欲进连翘、角刺等败毒散，且力言熟地不可用。其家从吕言进药，是夜得卧，次早神情顿清。谓曰：吾前竟不解何故卧此，今乃知病，如梦始觉也。又次日，脉数渐退，烦躁亦平。但胃口未开，肿毒碍事，旬日间，但令守服此，诸症悉治。因晋方及加减法，且嘱之曰：毋用破气药以开胃，苦寒药以降火，通利药以启后，败毒药以消肿，有一于此，不可为也。出邑，遇友人，问其病状。曰：七情内伤，而外感乘之，伤厥阴而感少阳，从其类也。乃不问经络而混表之，三阳俱敝矣。然邪犹未入府也，转用枳实、厚朴、山楂、栝蒌之属，而邪入二阳矣。然阴犹未受病也，用大黄、元明粉而伤及三阴矣。究竟原感分野之邪，不得外泄，展转内逼，中寒拒逆，幸得参扶胃气，鼓邪出外。其发于承灵、正营者，乃本经未达郁怫之火也；其发于腰腧、长强者，乃下伤至阴，凝沍而成也。盖毒得发者，参之功也。今毒之麻木平塌，将来正费调理者，前药之害也。其家如言守防，服之而愈。

《续名医类案·卷十·内伤》

一妊妇无故自悲，用大枣汤二剂而愈。后复患，又用前汤，佐以四君子加山栀而安。

一妊妇悲哀烦躁，其夫询之，云我无故，但自欲悲耳，用淡竹茹汤为主，佐以八珍汤而安。

《医学衷中参西录·医方·治阴虚劳热方·资生汤》

治劳瘵羸弱已甚，饮食减少，喘促咳嗽，身热脉虚数者。亦治女子血枯不月。生山药一两，玄参五钱，於术三钱，生鸡内金二钱（捣碎），牛蒡子三钱（炒，捣）。热甚者，加生地黄五六钱。脾为后天之本，能资生一身。脾胃健壮，多能消化饮食，则全身自然健壮，何曾见有多饮多食，而病劳瘵者哉？《内经·阴阳别论》曰："二阳之病发心脾，有不得隐曲，在女子为不月，其传为风消，其传为息贲者死不治。"夫病至于风消、息贲，劳瘵之病成矣。而名为二阳之病者，以其先不过阳明，胃腑不能多纳饮食也，而原其饮食减少之故。曰发于心脾，原其发于心脾之故。曰有不得隐曲者何居？盖心为神明之府，有时心有隐曲，思想不得自遂，则心神拂郁，心血亦遂不能濡润脾土，以成过思伤脾之病。脾伤不能助胃消食,变化津液,以溉五脏,在男子已隐受其病,而尚无显征;在女子则显然有不月之病,此乃即女以征男也。至于传为风消,传为息贲,无论男女病证至此,人人共见,劳瘵已成,挽回实难,故曰不治。然医者以活人为心,病证之危险,虽至极点,犹当于无可挽回之中,尽心设法以挽回之。而其挽回之法,仍当遵二阳之病发心脾之旨。戒病者淡泊寡欲,以养其心,而复善于补助其脾胃,使饮食渐渐加多,其身体自渐渐复原。如此汤用於术以健脾之阳,脾土健壮,自能助胃。山药以滋胃之阴,胃汁充足,自能纳食(胃化食赖有酸汁)。特是脾为统血之脏,《内经》谓"血生脾",盖谓脾系血液结成,故中多函血。西人亦谓脾中多回血管为血汇萃之所。此证因心思怫郁,心血不能调畅,脾中血管遂多闭塞,或如烂炙,或成丝膜,此脾病之由。而脾与胃相助为理,一气贯通,脏病不能助腑,亦即胃不能纳食之由也。鸡内金为鸡之脾胃,中有瓷、石、铜、铁,皆能消化,其善化有形郁积可知。且其性甚和平,兼有以脾胃补脾胃之妙。故能助健补脾胃之药,特立奇功,迥非他药所能及也。方中以此三味为不可挪移之品。

《医学衷中参西录·医方·治大气下陷方·升陷汤》

一妇人,年二十余。因境多拂郁,常作恼怒,遂觉呼吸短气,咽干作渴,剧时,觉气息将停,努力始能呼吸。其脉左部如常,右部来缓去急,分毫不能鼓指。《内经》谓宗气贯心脉,宗气即大气也。此证盖因常常恼怒,致大气下陷,故不能鼓脉外出,以成波澜也。遂投以升陷汤,为其作渴,将方中知母改用六钱,连服三剂,病愈强半,右脉亦较前有力,遂去升麻,又服数剂全愈。

5. 治心脾两虚之郁证

《立斋外科发挥·卷八·乳痈》

一妇人郁久,左乳内结核如杏许,三月不消,心脉涩而脾脉大,按之无力,以八珍汤加贝母、远志、香附、柴胡、青皮、桔梗,五十余剂而溃;又三十余剂而愈。

6. 治气血两虚之郁证

《立斋外科发挥·卷五·瘰疬》

一妇人久郁,患而不溃,既溃不敛,发热口干,月水短少,饮食无味,日晡尤倦,以益气养荣汤,二十余剂稍健。余谓须服百剂,庶保无虞,彼欲求速效,反服斑蝥之剂,及数用追蚀毒药,去而复结,以致不能收敛,出水不止,遂致不救。然此证,属虚劳气郁所致,宜补形气,调经脉,未成者自消,已成自溃,若投慓悍之剂,则气血愈虚,多变为瘵证。然坚而不溃,溃而不合,气血不足明矣,况二经之血,原自不足,不可不察。

《立斋外科发挥·卷八·乳痈》

一妇人久郁,右乳内结三核,年余不消,朝寒暮热,饮食不甘,此乳岩也。乃七情所伤肝经,血气枯槁之症,宜补气血,解郁结药治之。遂以益气养荣汤百余剂,血气渐复;更以木香饼灸之,喜其谨疾,年余而消。

一妇人郁久,乳内结核,年余不散,日晡微热,饮食少思,以益气养荣汤治之,彼以为缓,乃服行气之剂,势愈甚,溃而日出清脓不止。复求治,诊之脉洪而数,辞不治,又年余,果殁。

《古今医统大全·卷之二十六·郁证门·医案》

一少妇,因逆意不食,膈满,累月惫甚,巳午间发热面赤,酉间退热,小便数而点滴。脉沉涩而短,经水按月,惟数滴而已。予曰:此气郁血虚,中宫却因食滞生痰。遂用补泻兼治,参术为君,陈皮、茯苓、红花为佐使,浓煎食前服。少顷药行,吃粥半盏;少顷,与神祐丸减轻粉、牵牛,细丸津下十五丸。昼夜二药各进四服,食进热退,七日愈。

《续名医类案·卷十·郁症》

冯楚瞻治一壮年,作宦失意退居,抑郁成疾,即《经》所谓常贵后贱,名曰脱营,常富后贫,名曰失精。其后气血日消,神不外扬,六脉弦细而涩,饮食入胃尽化为痰,必咳吐尽出乃能卧,津液内耗,肌表外疏,所以恶寒而瘦削。以人参保元固中为君;黄芪助表达卫为臣;当归和养气血、白术助脾胜湿,麦冬保护肺中之气,五味收敛耗散之金,炙甘草和药性而补脾,并以为佐;桂枝辛甘之性,能调荣卫而温肌达表,麻黄轻扬力猛,率领群药,遍彻皮毛,驱逐阴凝之伏痰,化作阳和之津液,并以为使。但恐麻、桂辛烈,有耗荣阴,入白芍和肝,以抑二药之性,更加白术以固中,姜、枣以助脾生津。二三剂,脉气渐充有神,痰涎咳吐俱愈。继以十补丸及归脾养荣加减全愈。

7. 治阴虚火旺之郁证

《张氏医通·卷六·痿痹门·百合》

石顽治内翰孟端士尊堂太夫人,因端士职任兰台,久疏定省,兼闻稍有违和,虚火不时上升,自汗不止,心神恍惚,饮食不能食,欲卧不能卧,口苦小便难,溺则洒淅头晕。自去岁迄今,历更诸医。每用一药,辄增一病。用白术则窒塞胀满,用橘皮则喘息怔忡,用远志则烦扰哄热,用木香则腹热咽干,用黄芪则迷闷不食,用枳壳则喘咳气乏,用门冬则小便不禁,用肉桂则颅胀咳逆,用补骨脂则后重燥结,用知、柏则小腹枯瘪,用芩、栀则脐下引急,用香薷则耳鸣目眩,时时欲人扶掖而走。用大黄则脐下筑筑,少腹愈觉收引。遂致畏药如蝎,惟日用人参钱许,入粥饮和服,聊藉支撑。交春虚火倍剧,火气一升则周身大汗,神气骎骎欲脱,惟倦极少寐,则汗不出而神思稍宁。觉后少顷,火气复升,汗亦随至,较之盗汗殊殊。直至仲春中浣,邀石顽诊之。其脉微数,而左尺与左寸倍于他部,气口按之,似有似无,诊后,款述从前所患,并用药转剧之由,曾遍询吴下诸名医,无一能识其为何病者。石顽曰:此本平时思虑伤脾,脾阴受困,而厥阳之火,尽归于心,扰其百脉致病,病名百合。此证惟仲景《金匮要略》言之甚详。本文原云:诸药不能治,所以每服一药,辄增一病,惟百合地黄汤为之专药。奈病久中气亏乏殆尽,复经药误而成坏病。姑先用生脉散加百合、茯神、龙齿以安其神,稍兼萸、连以折其势,数剂稍安。即令勿药,以养胃气,但令日用鲜百合煮汤服之。交秋天气下降,火气渐伏,可保无虞。迨后仲秋,端士请假归省,欣然勿药而康。后因劳心思虑,其火复有升动之意,或令服佐金丸而安。嗣后稍觉火炎,即服前丸。第苦燥之性,苦先入心兼,之辛臊入肝。久服不无反从火化之虞。平治权衡之要,可不预为顾虑乎。

《续名医类案·卷十·郁症》

孙文垣治丁耀川母,年四十四,常患胃脘痛(肝木侮胃),孀居十五年,日茹疏素。七月,因怒,吐血碗许,不数日平矣。九月又怒,吐血如前,加腹痛(肝木乘脾)。次年二月(木旺之时),忽里急后重,肛门大疼(肝火后迫),小便短涩,惟点滴痛不可言(肝火前迫),腰与小腹热如汤泡(三阴火炽),日惟仰卧,不能侧,侧则左胯并腿作痛。两胯原有痛,二阴之痛,前甚则后减,后甚则前减(诸痛属火),至不能坐,遇惊恐则下愈坠疼(惊则火动,火动则水伤),经不行者两月。往行经时,腰腹必痛,下紫黑血块甚多。今又白带如注,口渴不寐,不思饮食,多怒,面与手足虚浮,喉中梗梗有痰,肌肉半消。诊之,脉仅四至,两寸软弱,右关滑,左关弦,两尺涩。据脉,上焦气血不足,中焦有痰,下焦气凝血滞,郁而为火,盖下焦肝肾所摄,腰胯肝之所经,二便肾之所主也。据症,面与手足虚浮,则脾气甚弱;饮食不思,则胃气不充;不寐由过于忧愁思虑,而心血不足,总为七情所伤故尔。《经》曰:二阳之病发心脾,女子得之则不月。此病近之,所幸脉不数,声音清亮,当先为开郁清热,调达肝气,保过夏令。(欠通)后再峻补阴血,必戒恼怒,使血得循经乃可愈。初投当归龙荟丸,以彻下焦之热。继以四物汤、龙胆草、知、柏、柴胡、泽兰,煎吞滋肾丸,连服两日,腰与少腹之热渐退。后以香薷、石苇、龙胆、桃仁、滑石、杜牛膝、甘草梢、软柴胡,煎吞滋肾丸,二阴全减。

一妇人,年六十有四,久郁怒,头痛寒热。春间,乳内时痛,服流气饮之类,益甚,不时有血如经行。又因大惊恐,饮食不进,夜寐不宁。此因年高去血过多,至春无以生发肝木,血虚火燥,所以至晚阴旺则发热。《经》云:肝藏魂。魂无所附,故不能寐。先以逍遥散,加酒炒黑龙胆草一钱、山栀一钱五分,二剂肿痛顿退,又二剂而全消。再用归脾汤加炒栀、贝母,诸症悉愈。

萧万舆治一妇,年四旬,怀抱郁结,呕痰少食,胸膈胀痛,虽盛暑犹着绵衣,六脉浮结,或烦渴不寐,此命门火衰,元气虚寒也。以六君子加姜、桂及八味丸,不两月而症痊矣。

《续名医类案·卷十·内伤》

马元仪治邱德初,素积劳郁,近复失恃过哀,因而发热恶寒,呃逆烦渴,面赤如妆。诊其两脉沉微无力,知非实火内燔,乃虚阳上越,得之悲哀劳倦内伤也。悲哀则伤肺,劳倦则伤脾,脾虚无以生肺,肺虚无以生肾,所以封藏不固,致虚阳上升,升降失常,致浊气上行,由是气逆于胃,则为呃逆,火游于上,则为烦渴也。法宜温补之剂,从其性而归之于下,则诸症自平矣。与人参加桂理中汤,五剂霍然。

《古今医案按选·卷三·怔忡》

滑伯仁治一人，病怔忡善忘，口淡舌燥多汗，四肢疲软发热，小便白而浊，众医以内伤不足，拟进茸、附等药未决。脉之虚大而数，曰：是犹思虑过度，厥阴之火为害耳！夫君火以名，相火以位，相火代君火行事者也。相火一扰，能为百病，百端之起，皆由心生。越人云：忧愁思虑则伤心。其人平生志大心高，所谋不遂，抑郁积久，致内伤也。服补中益气汤、朱砂安神丸，空心进小坎离丸，月余而安。

《吴鞠通医案·卷三·肿胀》

金右。情怀郁结，肝木失疏，以致肝阳冲侮胃土，中脘有形，不时呕吐，眩晕不寐。脉细弦，苔白质红。全是风木干土之象。拟两和肝胃法。金铃子一钱五分（切），制半夏一钱五分（炒），炒枳壳一钱，川雅连五分，白芍一钱五分（土炒），制香附二钱（研），延胡一钱五分（酒炒），代赭石四钱，白蒺藜（去刺，炒）三钱，淡吴萸二分（与雅连同炒），旋覆花二钱（绢包）。转方去川连吴萸，加茯苓竹茹。

再诊：气分攻撑稍平，中脘聚形亦化，呕吐亦减，寐亦渐安，略能安谷。但胸中有时微痛，所进水谷，顷刻作酸，眩晕带下，脉两关俱弦。肝胃欲和未和。再从厥阴阳明主治。制半夏一钱五分，广皮一钱，青皮四分（醋炒），白芍一钱五分（土炒），茯苓三钱，制香附二钱（研），川楝子一钱五分（切），白蒺藜（去刺，炒）三钱，干姜二分，川雅连五分，代赭石四钱，炒竹茹一钱。

三诊：呕吐已定，攻撑亦平，渐能安谷，肝胃渐和之象也。但少腹仍觉有形攻撑，心悸眩晕，小溲之后，辄觉酸胀。肾气已虚，不能涵养肝木。再从肝肾主治。制半夏一钱五分，青陈皮各一钱，白归身一钱五分（酒炒），白蒺藜三钱，煅决明四钱，金铃子一钱五分，杭白芍一钱五分（酒炒），阿胶珠一钱五分，朱茯神三钱，煅牡蛎四钱，炒枣仁一钱。

四诊：呕吐已定，而少腹攻撑，似觉有形，每至溲便，气觉酸坠，眩晕汗出。肝体渐虚。再平肝熄肝。金铃子一钱五分，香附二钱（醋炒），朱茯神三钱，生牡蛎五钱，白芍二钱，甘杞子三钱，当归炭二钱，炒枣仁二钱，阿胶珠二钱，淮小麦五钱。

8. 治忧思伤脾之郁证

《古今医统大全·卷之二十六·郁证门·医案》

一室女因忤意，郁结在脾，半年不食。但日食熟菱、枣数枚，遇喜亦食馒头弹子大，深恶粥饭。此为脾郁，非枳实不能散，治温胆汤去竹茹与之，数十剂而安。

一女许婚后，夫出二年不归，因不食困卧如痴，无他病，多向床里坐卧。此思想气结也，药难独治，得喜可解。不然，令其怒，使其木气升发，而脾气自开，木能制土故也。俾激之，大怒而哭，良久令解之，与药一剂，遂思食。予曰：病虽愈，得喜方已。乃设曰：夫回。病果不复作。

《周慎斋遗书·卷八·痞块》

一人因忧虑发寒热，三月后呕吐，食仓边有一块，痛直冲心，胸膈饱，便闭，背胀胁痛。盖思虑则伤脾，寒热者，脾气郁也；呕吐者，脾虚也；块痛饱胀者，脾不运也；便闭者，脾约不下也。脾不转运，故诸病生焉。方用二陈汤加苏梗、炮姜、吴萸，一服便通。

《周慎斋遗书·卷八·膈》

一人饮食能进，遇子时则吐泻。盖其人必苦忧思，思则脾气郁结，不能散精于肺，下输膀胱，故津液直入大肠而泻也。吐者脾不健运，不能传化幽门，宿食积于胃中，子时阳升冲动陈垢，故吐也。宜扶脾为主，用人参、茯苓、山药各一钱，炙甘草五分，附子、制乌药三分，生姜一片。煎服愈。

《张氏医通·卷三·诸气门上·气》

汪石山治一孀妇，年四十余，患走气遍身疼痛，或背胀痛，或胁插痛，或一月二三发，发则呕尽所食方快，饮食不进，久伏床枕。或用流气饮、二陈汤，益甚。汪诊之，脉皆细微而数，右脉尤弱。曰：此忧思伤脾而气郁也，当补脾散郁。以人参三钱，黄芪二钱，归身一钱半，川芎八分，香附、黄连、甘草、干姜、砂仁各五分，数剂稍缓。再以参、芪、川芎、香附、山栀、甘草、神曲糊丸服而愈。

《续名医类案·卷二·中风》

唐太守，多郁多思，又为府事劳神，昏冒痰壅，口喎语涩，四肢不随，时欲悲泣，脉大而软，此脾肺气虚，风在经络。以补中益气去黄芪，加秦艽、防风、天麻、半夏，十剂症减二三。更加竹沥、姜汁，倍用人参，兼与八味，两月乃愈。

《续名医类案·卷九·赤丹》

薛立斋治一妇人，素清苦，因郁怒，患游风，晡热内热，自汗盗汗，月经不行，口干咽燥。此郁气伤脾，乃以归脾汤数剂，诸症稍退。后兼逍遥散，五十余剂而愈。

《续名医类案·卷十·郁症》

窦材治一人，年十五，因大忧大恼，却转脾虚。庸医用五苓散及青皮、枳壳等药，遂致饮食不进，胸中作闷。乃命灸命关二百壮，灸关元五百壮，服姜附汤一二剂，金液丹二斤，方愈。方书混于劳损，用温平小药，误人不少，悲矣。

一人功名不遂，神思不乐，饮食渐少，日夜昏默，已半年矣，诸治不效。此药不能治，令灸巨阙百壮，关元二百壮，病减半。令服醇酒，一旦三度，一月全安。原注：失志不遂之病，非排遣性情不可，以灸法操其要，醉酒陶其情，此法妙极。

柴屿青治潼川守母，八十三。在沈阳礼部时，闻伊母在京病甚，忽身热吐痰，妄言昏愦。众医俱主发表病势日增，始求治。悲泪哀号，自分必死。诊其右关沉涩微滑，曰：此思虑伤脾，更兼郁结，痰涎壅盛，脾不能运也；身热昏愦，清阳不升，脾气伤也。先用二陈、栝蒌治其标，继用归脾加神曲、半夏、柴胡，调治数日而痊。向使误服表剂，岂不蹈昔人虚虚之戒耶？

一妇人，因丧子怀抱不舒，腹胀少寐，饮食素少，痰涎上涌，月经频来。曰：脾流血而主涎，此郁闷伤脾，不能摄血制涎归源。遂用补中益气、济生归脾二汤而愈。又用八珍汤调理而愈。

秀才杨君爵，年将五十，胸痞少食，吐痰体倦，肌肉消瘦，所服方药，皆耗血破气化痰降火。曰：此气郁所伤，阳气未升越，属脾经血虚之症，当用归脾汤，能解郁结，生脾血，用补中益气，壮脾气，生发诸经，否则必为中满气膈之患。不信，仍用前药，后果患前症而殁。

姑苏张涟水治纪华山，雅，自负数奇，更无子，悒悒不快，渐至痞张，四年，肌肉削尽，自分死矣。张诊而戏之曰：公那须药？一第便当霍然。以当归六钱，韭菜子一两，香附（童便炒）八钱，下之。纪有难色，不得已，减其半。张曰：作二剂耶？即服，夜忽梦遗，举家恸哭。张拍案曰：吾正欲其通耳。仍以前半剂进，胸膈间若勇士猛力一拥，解黑粪数升，寻啜粥二碗。再明日，中栉起见客矣。逾年生一子，即是表弟汝占也。（《广笔记》）

一女与母相爱，既嫁，母丧，女因思母成疾，精神短少，倦怠嗜卧，胸膈烦闷，日常怏怏，药不应。予视之曰：此病自思，非药可愈。彼俗酷信女巫，巫托降神言祸福，谓之卜童。因令其夫假托贿嘱之，托母言女与我前世有冤，汝故托生于我，一以害我，是以汝之生命克我，我死皆汝之故。今在阴司，欲报汝仇，汝病怏怏，实我所为，生则为母子，死则为寇仇。夫乃语其妇曰：汝病若此，我他往，可请巫妇卜之何如？妇诺之。遂请卜，一如夫所言。女闻大怒，诟曰：我因母病，母反害我，我何思之？遂不思，病果愈，此以怒胜思也。

第二章

血 证

血证,也作"血症",是指与身体血液有关的一类疾病的总称。狭义的血证,是指以出血为主要症候,及以出血为主要治疗对象的病证。广义的血证,是指一切与血液病变有关的病证,其症候可以有出血,也可以无出血。本篇仅限于阐述狭义的"血证"。

在中医历代文献中,血证还因使用语境不同,而有多种变称及合称。根据出血量的多和少及对人体影响的大和小,"血证"又分别称为"脱血"和"失血"。血从上出,叫做"溢血";血从下出,叫做"泄血""泻血""下血""血崩"等。如数症齐发,则有"吐衄血""咳吐血""咳咯血""耳目口鼻出血""九窍出血""上下出血""大小便出血"等。

第一节

血证总论

【辨病名】

血证的命名方式可以分为按出血部位命名、按出血方式命名、按发病脏腑命名、按发病程度命名等。其中鼻衄、齿衄、咳血、吐血、尿血、便血等病证在分论部分进行介绍。

一、按出血部位命名

血证按出血部位命名包括眼衄、耳衄、舌衄、脐出血、腘出血、手足指趾缝间出血、内衄、上下出血等。

1. 眼衄

眼衄也称"目衄",即眼目出血。

《张氏医通·卷五·诸血门·衄血》:"眼衄,血从目出。"

《类证治裁·卷之二·血症总论》:"目血为眼衄。"

《类证治裁·卷之二·衄血论治》:"眼衄,血出目眦,属肝火迫络损系。"

2. 耳衄

耳衄又称"聃",耳中出血。

《证治汇补·卷之四·上窍门·耳病》:"耳中出血为耳衄。"

《外科大成·卷三分治部下(小疵)·耳部·耳衄》:"耳衄者,耳出鲜血也。"

《冯氏锦囊秘录·杂症大小合参卷十一·方脉鼻衄齿衄舌衄肌衄合参》:"耳血曰聃。""耳中出血,少阴火动也。"

《杂病心法要诀·卷二·失血总括》:"耳出血,曰耳衄。"

《针灸逢源·卷六·论治补遗·耳病》:"耳衄,耳中出血也。"

《类证治裁·卷之二·衄血论治》:"耳衄,血出耳窍,属肝肾二经。"

3. 舌衄

舌衄即舌上出血。

《世医得效方·卷第十七·口齿兼咽喉科·舌病》:"舌无故出血,名舌衄。"

《赤水玄珠·第三卷·舌门》:"舌上血出不止,名曰舌衄。"

《古今医统大全·卷之六十四·舌证门·治案》:"不止名曰舌衄。"

《景岳全书·卷之二十六必集·杂证谟·口舌》:"舌上无故出血者,谓之舌衄。"

《医方集解·理血之剂第八·咳血方》:"舌血谓之舌衄。"

《冯氏锦囊秘录·杂症大小合参卷十一·方脉鼻衄齿衄舌衄肌衄合参》:"舌衄者,舌上无故出血,如线不止,或如管孔者是也。"

《金匮翼·卷二·诸血统论·舌衄》:"舌衄

者,舌出血不止也。"

《类证治裁·卷之二·衄血论治》:"舌衄,血出舌上如线,或有针孔,多属心包火。"

《类证治裁·卷之二·血症总论》:"舌血为舌衄。"

《温热经纬·卷四·余师愚疫病篇·疫证条辨》:"舌衄乃血热上溢心苗。"

《望诊遵经·卷下·诊血望法提纲》:"从舌出曰舌衄。"

《辨舌指南·卷三·辨舌证治·舌病证治之鉴别》:"凡舌上出血,名曰舌衄。"

4. 脐出血

脐中出血,简称"脐血"。

《医述·卷六·杂证汇参·血证》:"脐中出血,由胃中元阴受伤,阴血被火煎熬,上下不能转运,有失传度之令,故从胃窍出也。(罗赤诚)"

《类证治裁·卷之二·血症总论》:"脐间出为胃血。"

《类证治裁·卷之二·衄血论治》:"脐血,血出脐中,胃受火逼,不得运输。"

5. 腘出血

腘出血即腿弯委中穴处出血。

《医学入门·外集卷四·杂病提纲·内伤》:"从委中穴出者,谓之腘血,肾与膀胱也。"

《丹台玉案·卷之四·诸血门》:"从委中穴出为腘血。"

《证治汇补·卷之二·内因门·血症》:"腘血出于膀胱。"

《证治汇补·卷之五·胸膈门·吐血》:"有膝腕后委中穴,搔之血出不止,谓之腘血,此肾与膀胱虚热也。"

《杂病源流犀烛·卷十七·诸血源流》:"有腘中出血不止,乃血虚者(宜十全大补汤)。"

6. 手足指趾缝间出血

手足指趾缝间出血即手指缝、足趾缝皮肤渗血或破碎出血。

《太平圣惠方·卷第三十七·治九窍四肢指歧间出血诸方》:"(四肢指歧间出血)夫荣卫大虚,脏腑伤损,血脉空竭,因其恚怒失节,惊忿过度,暴气迷溢,致令腠理开张,血脉流散也。"

《杂病源流犀烛·卷十七·诸血源流》:"有九窍四肢指歧间出血,乃暴怒所为者。"

7. 内衄

血出而留住膈间,满则吐溢。

《诸病源候论·血病诸候》:"内衄者,出血如鼻衄,但不从鼻孔出,是近心肺间津出,还流入胃内。或如豆汁,或如衄血,凝停胃里,因即满闷便吐,或去数升乃至一斗是也。"

《备急千金要方·卷十二·胆腑方·吐血第六》:"内衄者,出血如鼻衄,但不从鼻孔出,是近从心肺间津液出。还流入胃中,或如豆羹汁,或如切䏑,血凝停胃中,因即满闷便吐,或去数斗,至于一石者是也。"

《太平圣惠方·卷第三十七·吐血论》:"内衄者出血,但不从鼻出,是近心肺间,津出还流入胃,或如豆汁,凝停胃里,因即满闷便吐,或去数升,乃至一斗是也。"

《圣济总录·卷第六十八·吐血门》:"内衄者,近从心肺间津液出,还流入胃,色如豆汁,凝留胃中,满闷即吐,如衄血状是也。"

《普济方·卷一百九十·诸血门·血妄行》:"凡病者诸血积聚,合发为衄。而清气道闭,浊气滂溢。凝停胸胃中,即满闷吐出数斗,至于一石者,名曰内衄。"

《三因极一病证方论·卷之九·三因吐血证治》:"病者诸血积聚,合发为衄,而清气道闭,浊道涌溢,停留胸胃中,因即满闷,吐出数斗至于一石者,名曰内衄。"

《冯氏锦囊秘录·杂症大小合参卷十一·方脉吐血咳血咯血唾血合参》:"吐血者,荣气溢入浊道,留聚膈间,满则吐血,名曰内衄。"

8. 上下出血(血溢、血泄)

上部出血,名为血溢;下部出血,名为血泄。上下一齐出血,名为血溢血泄。凡火邪势盛,热血妄行,上下无制,乃见此大证。

《黄帝内经素问·气交变大论》:"岁火太过,炎暑流行,肺金受邪,民病疟,少气咳喘,血溢血泄。"

《黄帝内经素问·六元正纪大论》:"凡此少阴司天之政……水火寒热持于气交而为病,始也热病生于上,清病生于下,寒热凌犯而争于中,民病咳喘,血溢血泄。"

《黄帝内经素问·至真要大论》:"少阳之复,大热将至,枯燥燔蓺,介虫乃耗,惊瘛咳衄,心热烦躁,便数憎风,厥气上行,面如浮埃,目乃瞤瘛,火气内发,上为口糜呕逆,血溢血泄。"

《医学纲目·卷之十七心小肠部·诸见血门》:"上下出血有四:一曰热助心火甚而血涌沸也。《经》云:岁火太过,炎暑流行,肺金受邪,民病血溢血泄。又云:少阳之复,火气内发,血溢血泄。[王注]谓:血上七窍为血溢,泄利便血为血泄者是也。二曰寒攻心火虚而血逃亡也。《经》云:太阳司天,寒淫所胜,血变于中,民病呕血血泄,鼽衄善悲。又云:太阳在泉,寒淫所胜,民病血见是也。三曰湿胜血亡。《经》云:太阴在泉,湿淫所胜,民病血见是也。四曰寒热凌犯血亡。《经》云:少阴司天之政,水火寒热持于气交。热病生于上,冷病生于下,寒热凌犯而争于中,民病血溢血泄是也。"

二、按出血方式命名

血证按出血方式命名主要包括血汗、肌衄、精血、蓄血、血泄等。

1. 血汗

血汗又称"汗血"。汗出而色红染衣,也谓之"红汗"。

《诸病源候论·血病诸候》:"汗血候:肝藏血,心之液为汗。言肝心俱伤于邪,故血从肤腠而出也。"

《诸病源候论·妇人杂病诸候》:"汗血者,肝心二脏虚故也。肝藏血,而心主血脉,心之液为汗。肝是木,心是火,母子也。血之行,内在脏腑,外通经络。劳伤肝心,其血脉虚者,随液发为汗而出也。"

《仁斋直指方论·卷之二十六·诸血方论》:"又有血从毛孔出者,曰肌衄。"

《本草纲目·主治第三卷·百病主治药·吐血衄血》:"肤血曰血汗。"

《医方集解·理血之剂第八·咳血方》:"汗孔出血谓之肌衄,心与肝也。"

《不居集·上集卷之十三·血证全书·肌衄血汗》:"毛孔出血,名曰肌衄。"

《杂病心法要诀·卷二·失血总括》:"皮肤出血,曰肌衄。"

《杂病源流犀烛·卷十七·诸血源流》:"血汗者,或有病,或无病,汗出而色红染衣,亦谓之红汗。"

《医学指要·卷五·诸血指要》:"肌肤出血曰血汗。"

《医述·卷六·杂证汇参·血证》:"血汗者,汗出而色红染衣,亦谓之红汗。"

2. 肌衄

周身或局部肌肤出血。此证易与上条"血汗"相混,故皆有"红汗"之称。

《证治汇补·卷之五·胸膈门·吐血》:"附肌衄:有皮毛节次出血,少间不出,即皮胀如鼓,口鼻眼目俱皆胀合,名曰脉溢。以姜汁和水,各一二盏饮之。"

《类证治裁·卷之二·血症总论》:"肤血为红汗、为肌衄。"

《望诊遵经·卷下·诊血望法提纲》:"从汗孔出曰肌衄。"

《医学入门·外集卷四·杂病提纲·内伤血》:"又血从汗孔出者,谓之肌衄。"

3. 精血

精血指精道出血,本属尿血的一种。尿血多属热在膀胱,本与精道无关,但因精道出血与热在膀胱之尿血,症候相似,故常混称。凡热在膀胱者,多由外感而热传膀胱。而内伤之病,必因劳伤或房室伤而精道出血。甚至有将尿血尽归于精窍者,此必指内伤杂病也。

《苍生司命·卷七贞集·小便血证》:"尿血不痛,血从精窍出来也。"

《景岳全书·卷之三十贯集·杂证谟·血证》:"精道之血,必自精宫血海而出于命门。盖肾者主水,受五脏六腑之精而藏之,故凡劳伤五脏,或五志之火致令冲任动血者,多从精道而出。然何以辨之?但病在小肠者,必从溺出;病在命门者,必从精出。凡于小腹下精泄处觉有酸痛而出者,即是命门之病,而治之之法亦与水道者不同。盖水道之血宜利,精道之血不宜利;涩痛不通者亦宜利,血滑不痛者不宜利也。"

"血从精道出者,是即血淋之属,多因房劳以致阴虚火动,营血妄行而然。凡血出命门而涩痛者为血淋,不痛者为溺血。"

《辨证录·卷之三·血症门》:"人有小便溺血者,其症痛涩,马口如刀割触刺而难忍,人以为小肠之血也,而不知非也。小肠出血,则人立死,安得痛楚而犹生乎？因人不慎于酒色，欲泄不泄，受惊而成之者。精本欲泄，因惊而缩入，则精已离宫，不能仍反于肾中，而小肠又因受惊，不得直泄其水，则水积而火生，于是热极而煎熬，将所留之精化血而出于小便之外，其实乃肾经之精，而非小便之血也。"

《济世全书·震集卷四·补益·失血》："溺血者，小便出血也。乃心移热于小肠，故血从精窍中出而不清。"

《疫疹一得·卷上·疫疹之症·小便溺血》："小便出血，小腹必胀而痛。至于血出不痛，乃心移热于小肠，故血从精窍中来也。"

《类证治裁·卷之七·溺血论治》："溺血与血淋异。痛为血淋，出精窍；不痛为溺血，出溺窍。痛属火盛，不痛属虚。然《经》云：胞移热于膀胱，则癃溺血。膀胱者胞之室，惟房欲损肾，热注膀胱，肾与膀胱相表里，故血随溺出，亦火所迫也。"

4. 蓄血

蓄血指内有出血，但未出外表，而蓄积于内。蓄血有不同部位，其在上，则蓄积于胸中膈间，满则发吐衄者，证则同于"内衄"；其在下，则蓄积于膀胱小腹及冲脉，易致发狂谵语。又结胸一证，有所谓"血结胸"者，即蓄血证也。

《三因极一病证方论·卷之九·内因衄血证治》："病者积怒伤肝，积忧伤肺，烦思伤脾，失志伤肾，暴喜伤心，皆能动血，蓄聚不已，停留胸间，随气上溢，入清气道中，发为鼻衄，名五脏衄。"

《三因极一病证方论·卷之九·病余瘀血证治》："病者或因发汗不彻，及吐衄不尽，瘀蓄在内，使人面黄唇白，大便黑，脚弱气喘，甚则狂闷，皆瘀血所致。"

《脉因证治·卷一·伤寒·六经余证》："阳明不当发汗，发汗成蓄血上焦为衄；不当下而下之，血蓄下焦发狂。"

《玉机微义·卷十七·血证门·论衄血下血为伤寒所致》："至蓄血者，血在下焦，结聚而不行，蓄积而不散者也。血菀于上而吐血者，谓之薄厥；留于下而瘀者，谓之蓄血。此由太阳随经，瘀热在里，血为热所搏结而不行，蓄于下焦之所致。《经》曰：太阳病七八日，表证仍在，脉微而沉，反不结胸，其人如狂者，以热在下焦，少腹当硬满，小便自利者，下血乃愈。"

《松厓医径·卷下·血证》："然见血又有上中下三部之分。衄唾呕吐为上部，皆火载血上，错经妄行；血结胸中为中部；膀胱蓄血及溺血为下部。"

《丹台玉案·卷之二·伤寒门·蓄血症》："蓄于上焦，则衄血，善忘，漱水不咽，胸胁腹皆满痛，谵语昏愦，谓之血结胸中，用犀角地黄汤。蓄于中焦，则头汗，发渴，发黄，用桃仁承气汤。蓄于下焦，则如狂，便黑，小腹急胀，按之则痛，用抵当汤丸，或用犀角地黄丸加青皮、大黄。"

《医学心悟·卷二·伤寒兼症·蓄血》："蓄血者，瘀血蓄于下焦也。仲景云：太阳证不解，热结膀胱，其人如狂，血自下者愈。其外不解者，尚未可攻，当先解外，外解已，但少腹急结者，乃可攻之，宜桃核承气汤。此表证甫除，瘀积始聚，为蓄血之轻者，故用前方。若表邪已尽，里热既深，乃蓄血之重者，则用抵当汤攻之。"

《伤寒心法要诀·卷二·大小便脓血》："阳经之热，下注膀胱，伤其营分，热少血多，瘀成血蓄；热多血少，热迫血行，血不得蓄，而走下窍，故尿血也……阴经之热，转迫阳明，伤其营分，瘀则血蓄，喜忘如狂；不蓄则便血。"

《伤寒论纲目·卷十》："王好古曰：血症，古人用药虽有轻重之殊，而无上下之别。今分作上、中、下三等：以衄、呕、唾、吐血为上部，血结胸中为中部，蓄血下焦为下部。夫既有三部之分，故药亦当随其轻重也。""蓄血下焦，其人发狂，小腹满硬，小便自利，大便反黑，及脐下疼者，抵当汤丸。如狂者在中，发狂者在下。"

《伤寒瘟疫条辨·卷四·医方辨·医方辨引》："伤寒便血，为传经热邪；温病便血，为里热蓄血。在上则喜忘，在下则如狂。漱水不欲咽，热在经，里无热也。蓄血发燥而内不渴，故虽漱水而不欲咽。"

《松峰说疫·卷之二·论治·瘟症杂症治略·吐血》："亦有蓄血上焦而吐者。"

《六因条辨·卷中·伏暑条辨第十》："如少腹硬痛，小便自利，上为结胸，或吐血，下为腹痛，或便血，身热犯妄，状如神附，此阳明腑病，而蓄血冲脉也。"

《伤寒论汇注精华·卷二·辨阳明病脉证篇》："其太阳蓄血者，其人如狂，即谵语之类也……蓄血谵语者，血自下，下者愈，谵语必自止。"

5. 血泄(下血、泻血)

血泄,也称为"下血""泻血"。血之上行而出为溢,血之下行而出为泄。血泄之出路,多从大便,也可从小便,或从胞脉而下,或数路齐下。其下血势峻,如水之泄,故称"血泄"。由其势猛,常常上下齐出,而合称"血溢血泄",或"上下出血"。而普通的便血、尿血,常不称为"血泄"。另有"肠澼下血""肠风下血"者,各有专论,此当参看。

《黄帝内经素问·示从容论》:"血泄者,脉急,血无所行也。"

《华氏中藏经·卷上·论大肠虚实寒热生死逆顺脉证之法第二十九》:"大肠者肺之腑也……热极则便血,又风中大肠则下血。"

《金匮要略方论·卷中·惊悸吐衄下血胸满瘀血病脉证治第十六》:"衄血,阳络伤也。下血,阴络伤也。"

《诸病源候论·虚劳病诸候下》:"劳伤于脏腑,内崩之病也。血与气相随而行,外养肌肉,内荣脏腑。脏腑伤损,血则妄行。若胸膈气逆,则吐血也。流于肠胃,肠虚则下血也。若肠虚而气复逆者,则吐血下血。"

《外台秘要·卷第二十七·小便血及九窍出血方一十二首》:"断血诸方所云下血者,其从腹里出者,悉为下血也。"

《素问玄机原病式·六气为病》:"血泄,热客下焦,而大小便血也。"

《苍生司命·卷七贞集·大便血证》:"便血大下为泻血。"

《医学纲目·卷之十七心小肠部·诸见血门》:"又云:少阳之复,火气内发,血溢血泄。[王注]谓:血上七窍为血溢,泄利便血为血泄者是也。"

《金匮要略广注·卷下·惊悸吐衄下血胸满瘀血病脉证治第十六》:"下血者,《内经》云:结阴者,便血一升,再结二升,三结三升,此阴气内结,不得通行,血无所禀,渗入肠间,故下血也。许学士谓:下清血色鲜者,肠风也;血浊色暗者,脏毒也;肛门射如血线者,脉痔也。又下血腹不痛者为湿毒,腹痛者为热毒。此下血之所由异也。"

《医贯·卷之三·绛血丹书·血症论》:"《内经》曰:岁火太过,炎暑流行,肺金受刑,民病血溢血泄。又曰:少阳之复,火气内发,血溢血泄,是火气能使人失血也。而又云太阳司天,寒淫所胜,血变于中,民病呕血、血泄、鼽衄、善悲。"

《伤寒大白·卷二·下血》:"血从小便出者,名尿血;从大便出者,名便血。总其名曰下血。"

《温热经纬·卷一·〈内经〉伏气温热篇》:"[雄按]汗不出,热内逼,上干清道以为呕,迫铄于营而下血,阴液两夺,是为死征。"

三、按发病脏腑命名

按发病脏腑命名可分为心漏、五脏衄、脏毒等。

1. 心漏

心漏指胸前一孔,常出血水。

《寿世保元·卷六·心漏》:"胸前心口有孔,常出血水者,谓心漏也。"

《冯氏锦囊秘录·杂症大小合参卷十一·方脉鼻衄齿衄舌衄肌衄合参》:"胸前有一孔,常出血水,名曰心漏。"

2. 五脏衄

喜怒忧思,内伤五脏,脏血不宁而动,内有停留,外则随气而上溢。此证实际亦属内衄者一种。

《三因极一病证方论·卷之九·内因衄血证治》:"病者积怒伤肝,积忧伤肺,烦思伤脾,失志伤肾,暴喜伤心,皆能动血,蓄聚不已,停留胸间,随气上溢,入清气道中,发为鼻衄,名五脏衄。"

《秘传证治要诀及类方·卷之四·诸血门》:"伤胃致衄者,名为酒食衄。撅扑致衄者,名为折伤衄。外喜怒忧思诸气,皆能动血,以此致衄者,名五脏衄。"

3. 脏毒

脏毒者,肠中积热,经久渐化为"瘀毒",从大便下血。其与肠风、肠澼多有相混,可参上节"肠澼""肠风"。此三者,也可相互转化。脏毒之主要特征,乃是下血浊而暗,与肠风之下血清而鲜,形成对照。肠风多在便前先下血,而脏毒下血常在便后。但不尽然,脏毒也有便前见血者。

《丹溪手镜·卷之中·下血》:"先因便结而后下血,右尺脉浮,食毒物积于肠中,血随粪下,遇食则发,名脏毒下血。"

《寿世保元·卷四·便血》:"脏毒下血,必在粪后,是名远血。"

《医方集解·理血之剂第八》:"戴氏以随感而见,色鲜者为肠风;积久而发,色瘀者为脏毒。又云:色鲜为热,自大肠气分来;色瘀为寒,自小肠血分来。或曰肠风者风邪淫胃,脏毒者湿邪淫胃。脏毒、肠风之血,出于肠脏之间;五痔之血,出于肛门蚀孔,处治各不同。"

《金匮要略广注·卷下·惊悸吐衄下血胸满瘀血病脉证治第十六》:"许学士谓:下清血色鲜者,肠风也;血浊色暗者,脏毒也;肛门射如血线者,脉痔也。"

《证治汇补·卷之八·下窍门·便血》:"脏毒者,自内伤而得,蕴积毒气,血色浊黯,久而始见。(戴氏)属大肠经积热,久而生湿,湿从而下流也。(《厄言》)外症腹内略疼,浊血兼脓,或肛门肿胀,或肠头突出,或大便难通。"

《医学心悟·卷三·便血》:"便血症,有肠风有脏毒,有热有寒。病人脏腑有热,风邪乘之,则下鲜血,此名肠风,清魂散主之。若肠胃不清,下如鱼肠,或如豆汁,此名脏毒,芍药汤主之。"

《罗氏会约医镜·卷十一·杂证》:"新者为肠风,下血不痛,有虚有实。久者为脏毒,下血腹痛,有热有寒。""脏毒者,大肠湿热久积,遂生窠穴,为积血之所,从便之前后而来,其腹则痛,血浊而色黯。虽有毒名,却无毒也。"

《类证治裁·卷之二·血症总论》:"色稠红,为结阴便血;清而色鲜,四射如溅,为肠风;浊而色暗,为脏毒;脓血杂痢,为肠澼;射血如线,为痔血。"

四、按发病程度命名

按发病程度命名包括大衄、血崩、血脱等。

1. 大衄(七窍出血、九窍出血)

大衄,言衄之甚也。口鼻俱出血,固已甚矣。更有七窍出血,甚至九窍齐出血者。

《诸病源候论·血病诸候》:"凡荣卫大虚,腑脏伤损,血脉空竭,因而恚怒失节,惊忿过度,暴气逆溢,致令腠理开张,血脉流散也,故九窍出血。"

《诸病源候论·鼻病诸候·鼻大衄候》:"其云鼻大衄者,是因鼻衄而口、鼻皆出血,故云鼻大衄也。"

《诸病源候论·小儿杂病诸候四·鼻衄候》:"凡人血虚受热,即血失其常度,发溢漫行,乃至发于七窍,谓之大衄也。"

《太平圣惠方·卷第三十七·治九窍四肢指歧间出血诸方》:"凡九窍出血,喘咳而上气,其脉数有热,不得卧者,难治也。"

《玉机微义·卷八·咳嗽门》:"寒乘肺者,咳喘上壅,涕唾,出血甚者,七窍血溢。"

《古今医统大全·卷之四十四·咳嗽门·病机》:"火乘肺者,咳喘上壅涕唾出血,甚者,七窍血溢。"

《赤水玄珠·第九卷·血门·九窍出血》:"耳、目、口、鼻、大小便皆出血者是也。"

《景岳全书·卷之三十贯集·杂证谟·血证》:"格阳失血之证,多因色欲劳伤过度,以致真阳失守于阴分,则无根虚火浮泛于上,多见上热下寒,或头红面赤,或喘促躁烦,而大吐大衄,失血不止,但其六脉细微,四肢厥逆,或小水清利,大便不实者,此格阳虚火证也。"

《冯氏锦囊秘录·杂症大小合参卷十一》:"九窍俱出曰大衄。"

《张氏医通·卷五·诸血门·衄血》:"大衄血者,口鼻俱出也。此积劳伤脾所致。"

《杂病心法要诀·卷二·失血总括》:"九窍一齐出血,名曰大衄。"

《杂病源流犀烛·卷十七·诸血源流》:"九窍出血者,因火盛之极,故卒然大惊,九窍皆出血也。"

《金匮翼·卷二·诸血统论·大衄》:"大衄者,口鼻耳目皆出血是也。"

《望诊遵经·卷下·诊血望法提纲》:"析而论之,则出于九窍,曰九窍出血。"

2. 血崩(内崩、崩漏)

出血势猛,形如土崩。血藏内脏,静而内守。若血被邪扰,血乘火上,自守失固,则成血崩,亦名内崩。若崩而血向上涌,则成血溢;若崩而血向下走,则成下血,或自肠出而便血、尿血,或走胞室而经崩不止。

《黄帝内经素问·阴阳别论》:"阴虚阳搏,谓之崩。"

《黄帝内经素问·痿论》:"悲哀太甚,则胞络绝,胞络绝则阳气内动,发则心下崩,数溲血也。"

《诸病源候论·虚劳病诸候下》:"劳伤于脏腑,内崩之病也。血与气相随而行,外养肌肉,内荣脏腑。脏腑伤损,血则妄行。"

《太平圣惠方·卷第二十七·治虚劳吐血诸方》:"夫虚劳吐血者,是劳伤于脏腑,内崩之病也。"

《脉因证治·卷四·七情证》:"悲为阴缩筋挛,肌痹脉痿,男为数溲,女为血崩。"

《明医杂著·卷之一·医论》:"(丹溪治病不出乎气血痰郁)窃谓饱食致崩者,因伤脾气,下陷于肾,与相火协合,湿热下迫而致。"

《寿世保元·卷五·眩晕》:"吐衄崩漏,肝家不能收摄荣气,使诸血失道妄行,此眩晕之生于血虚也又明矣。"

《张氏医通·卷五·诸血门·诸见血证》:"若因肝肾疲极,五脏内崩,多不可活。"

《类证治裁·卷之二·血症总论》:"冲任不摄为崩漏。"

3. 血脱(脱血)

血脱与脱血,前者表述病机,后者是作病名,然使用中常无严格区分。"脱"与"失"义近,故脱血也称"失血"。凡出血之重症,或阳盛火极而无制,或气虚阳微而失控,皆可导致血脱。一般来说,血脱常以下行为多,故此类脱血则与"血泄"含义相近。但血失所统,或热极无制,内衄蓄血,亦常从上溢出,亦归于血脱矣。血脱者,出血量多,其后果则导致"脱血";更严重者,为"大脱血"。大脱血为危症,急当固补。

《黄帝内经素问·举痛论》:"帝曰:有病胸胁支满者,妨于食,病至则先闻腥臊臭,出清液,先唾血,四肢清,目眩,时时前后血,病名为何?何以得之?岐伯曰:病名血枯。此得之年少时,有所大脱血,若醉入房中,气竭肝伤,故月事衰少不来也。"

《黄帝内经灵枢·决气》:"血脱者,色白,夭然不泽,其脉空虚,此其候也。"

《医经秘旨·卷下》:"阳虚阴必走,水无气以鼓之,不能周流循环,是以走也,故有阳虚失血者。然血本水类,水就下,既无气运之上行,则当从二阴之窍脱出。今阳虚之血,往往见为吐衄者,何也?要知命门火衰之人,真阳脱出,浮游于上,阴血扰乱不宁,亦从而脱出也。"

《古今医统大全·卷之四十二·血证门》:"(血证当分上下各经理治)溺血者,因心肾气结、房劳,致伤精气,肾脱阴虚,火入膀胱腑而为溺血也。"

《轩岐救正论·卷之五·治验医案下·诸失血》:"[愚按]失血诸症,经书论之详矣。然而有五脏六腑之殊,阴阳虚实之分。升于上属阳为逆,脱于下属阴为顺……在妇人,暴脱则为崩,徐渗则为漏。"

《证治汇补·卷之五·胸膈门·吐血》:"面色枯白不泽者,此脱血大虚而挟寒,宜甘温补血。"

《张氏医通·卷五·诸血门·诸见血证》:"《金匮》云:病人面无色,无寒热,脉沉弦者,衄;浮弱,手按之绝者,下血;烦渴者,必吐血。面者血之华,血统则华鲜。若有寒热,为伤其血而致。今无寒热,则是因血脱而然矣。夫脉浮以候阳,沉以候阴。若但见沉弦,轻取绝无者,是无阳也,无阳知血之上脱。若止见浮弱,重按绝无者,是无阴也,无阴知血之下脱。"

《症因脉治·卷首》:"(论《内经》《金匮》阴虚阳虚症因别治法不同)至论失血之症,方书云:气有生血之功,补血不如补气。此言阴络伤,血内溢,血虚无火之症,非言阳络伤,血外溢,血虚有火症。夫曰阴络伤,血内溢,言下泄下脱之血也……又阳明大肠有火,而发肠红便血,下脱之血也。"

《四圣心源·卷三·脉法解·浮沉大小》:"肺藏气而性降,肝藏血而性升,金逆则气不清降而上郁,木陷则血不温升而下脱。肺主收敛,肝主疏泄,血升而不至于流溢者,赖肺气之收敛也;气降而不至于固结者,赖肝血之疏泄也。木陷则血脱于下,而肺金失敛则血上溢;金逆则气郁于上,而肝木不升,则气下结。"

《四圣心源·卷四·劳伤解·血脱》:"肝藏血而性疏泄,血病则脱亡而不守。未脱之先,温气虚亏,凝瘀不流。瘀少则结积而不下,瘀多则注泄而莫藏。凡便溺流漓,崩漏不禁,紫黑成块,腐败不鲜者,皆阳虚而木陷,血瘀而弗容也。""盖木性善达,水土寒湿,生气不达,是以血瘀。木郁风动,疏泄不敛,是以血脱,而肺血之脱亡,较多于肝。肝血下脱,则遗泄于便溺;肺血上流,则吐衄于口鼻。""血盛于肝脾而虚于肺胃,其脱于便溺,则由肝脾之寒,其脱于口鼻,或缘肺胃之热。而阳衰土湿,中气颓败,实为脱血之根。"

《医述·卷六·杂证汇参·虚劳》:"营血伤则内热起,五心常热,目中生花见火,耳内蛙聒蝉鸣,乃至饮食不为肌肤，怠惰嗜卧，骨软足酸，营行日迟，卫行日疾，营血为卫气所迫，不能内守，而脱出于外，或吐或衄，或出二阴之窍。"

《高注金匮要略·五脏风寒积聚病脉证治第十一》："气者，血之主令，气不升举，则大肠之血亦下脱而见于便矣。"

《医学摘粹·杂证要法·虚证类·血证》："如木郁风动，疏泄不敛，则血脱矣……其肌肤血脱，则泛滥无归，必至流溢于上下。"

【辨病因】

血证之病因，包括外感、内伤、不内外因三个方面，合称"三因"。其外感，有天地三阴三阳司天在泉之六气，有非时而至风寒暑湿燥火（热）之六淫，及伤寒、瘟疫、时行毒气等，诸邪化火，则血被火扰而妄动，或热入营血而沸溢。其内伤，乃指喜、怒、忧、思、悲、恐、惊之七情，直伤五脏，令气行逆乱，或郁火内生，而血乃不守。其不内外因，则或起居不节，房劳所伤，虚火蒸动；或酒食伤中，湿郁化火，皆可动血。

《扁鹊心书·卷下·失血》："失血之证……或起于形体之劳，或成于情志之过。由于外感者易治，出于内伤者难瘥。"

《玉机微义·卷十七·血证门·论血证分三因》："衄血下血，伤寒邪气壅迫于经而致者，故有之。杂证见者，多火热所致，或吐溢于空窍，皆五志所动，或阴分郁热，或内外有所伤而成，有寒邪者少。如尿血因房劳者，实由精气滑脱，阴虚火动，荣血妄行尔。以上论为虚寒，恐未必然也。若便血清者，属荣虚有热；浊属热与湿。色鲜者属火，黑者火极。与泄物并下，属有积或络脉伤也。并宜分治。"

"陈无择云：衄者，因伤风寒暑湿，流传经络，涌泄于清气道中而致者，皆外所因。积怒伤肝，积忧伤肺，烦思伤脾，失志伤肾，暴喜伤心，皆能动血，随气上溢清气道中而致者，属内因。饮酒过多，啖炙煿辛热，或坠堕车马伤损致者，为不内外因。"

《医方集宜·卷之四·诸血门·病源》："有因饮食过饱、负重伤胃而吐血者，有因劳伤心肺而咳血者，有思虑过多伤心而咯血者，有因怒伤肝气而呕血者，有因火热伤肺而衄血者，有因膀胱蕴血而溺血者，有因大肠风热而便血者。"

《医学入门·外集卷四·杂病提纲·内伤》："外感四气邪传经络，误汗、误下，以致邪逼经血妄行。内伤七情，暴喜动心，不能主血；暴怒伤肝，不能藏血；积忧伤肺，过思伤脾，失志伤肾，皆能动血……内伤饮食生冷、滞胃清道、气浊血乱者，理中汤加干葛、川芎，治衄能分阴阳，定血脉。"

《脉症治方·卷之三·血门·诸血》："血从下走，皆由内外有所感伤，浊热凝停于胃内，随气下流，亦妄行之义。或云大便见血，为内伤络脉所致；小便见血，为损伤心肾，阴火妄动所致。女人崩漏，皆由七情损伤，冲任所致。三者皆宜清气降火，养心理脾为主。盖气清则血和，心脾旺则血有所统摄，而自无妄行之患矣。"

《医学研悦·病机要旨卷之五·病机》："症状百出，盖由喜怒不节，起居不时，饮食自倍，房劳过度，以致阴火沸腾，血从火动也。"

《医贯·卷之三·绛血丹书·血症论》："既分阴阳，又须分三因。风寒暑湿燥火，外因也（过食生冷，好啖炙煿，醉饱无度，外之内也）。喜怒忧思恐，内因也（劳心好色，内之内也）。跌扑闪肭，伤重瘀蓄者，不内外因也。"

《冯氏锦囊秘录·杂症大小合参卷十一·方脉吐血咳血咯血唾血合参》："既分阴阳，又须分三因。风寒暑湿燥火，外因也；过食生冷，好啖炙煿，醉饱无度，外之内也；喜怒忧思恐，劳心好色，内因也；跌扑闪肭，伤重瘀蓄者，不内外因也。"

《张氏医通·卷二·诸伤门·虚损》："《内经》论风、寒、暑、湿、燥、火六气之变，皆能失血，各当求责。若不察其所因，概与凉药折之，变乃生矣……七情妄动，形体疲劳，阳火相迫，致血错行，脉洪多热，口干便涩，宜行凉药。"

《临证指南医案·卷二·吐血》："失血一症，名目不一，兹就上行而吐者言之，三因之来路宜详也。若夫外因起见，阳邪为多，盖犯是症者，阴分先虚，易受天之风热燥火也。至阴邪为患，不过其中之一二耳。其治法总以手三阴为要领，究其病在心营肺卫如何。若夫内因起见，不出乎嗔怒郁勃之激伤肝脏，劳形苦志而耗损心脾，及恣情纵欲以贼肾脏之真阴真阳也。又当以足三阴为要领，再审其乘侮制化如何。若夫不内不外因者，为饮食之偏好，努力及坠堕之伤，治分脏腑经络之异。

要知外因而起者,必有感候为先;里因而起者,必有内症可据。"

《景岳全书·卷之三十贯集·杂证谟·血证》:"故有以七情而动火者,有以七情而伤气者,有以劳倦色欲而动火者,有以劳倦色欲而伤阴者,或外邪不解而热郁于经,或纵饮不节而火动于胃,或中气虚寒,则不得收摄而注陷于下,或阴盛格阳,则火不归原而泛溢于上,是皆动血之因也……若七情劳倦不知节,潜消暗烁不知养,生意本亏而耗伤弗觉,则为营气之羸,为形体之敝,此以真阴不足,亦无非血病也。"

一、外因

外因包括五运六气失常、外感六淫两个方面。

(一)五运六气失常

五运六气的失常是造成血证的重要原因。五运六气的失常包括运气的太过不及以及六气司天在泉等方面。

1. 运气太过不及

凡岁火太过,暑热流行,或岁水不及,火盛无制,则火气动血;或岁金太过,燥气流行,肺咳气逆而血溢;或岁金不及,火来伐金,收气失用,血不守中。

《黄帝内经素问·气交变大论》:"岁火太过,炎暑流行,肺金受邪。民病疟,少气,咳喘,血溢,血泄,注下……上临少阴少阳,火燔焫,水泉涸,物焦槁,病反谵妄狂越,咳喘息鸣,下甚,血溢泄不已。"

"岁金太过,燥气流行,肝木受邪……收气峻,生气下,草木敛,苍干雕陨,病反暴痛,胠胁不可反侧,咳逆甚而血溢。"

"岁金不及,炎火乃行,生气乃用,长气专胜,庶物以茂,燥烁以行,上应荧惑星,民病肩背瞀重,鼽嚏血便注下,收气乃后。"

2. 六气司天在泉

凡司天在泉之气,流年变化,客主加临,各有迁正、退位、胜复,所造成的阴阳失调,气血逆乱,亦常致血证。

《黄帝内经素问·五常政大论》:"少阳司天,火气下临,肺气上从,白起金用,草木眚,火见燔焫,革金且耗,大暑以行,咳嚏鼽衄,鼻窒口疡,寒热胕肿……少阴司天,热气下临,肺气上从,白起金用,草木眚,喘呕寒热,嚏鼽衄鼻窒。"

《黄帝内经素问·六元正纪大论》:"凡此太阳司天之政,气化运行先天,天气肃,地气静,寒临太虚,阳气不令……寒湿之气,持于气交,民病寒湿,发肌肉萎,足痿不收,濡泻血溢。"

"凡此阳明司天之政,气化运行后天,天气急,地气明,阳专其令,炎暑大行,物燥以坚,淳风乃治,风燥横运,流于气交,多阳少阴……其病中热胀,面目浮肿,善眠,鼽衄嚏欠呕,小便黄赤,甚则淋……及为心痛、痈肿、疮疡、疟寒之疾,骨痿血便。"

"凡此少阳司天之政,气化运行先天,天气正,地气扰,风乃暴举,木偃沙飞,炎火乃流……温病乃起,其病气佛于上,血溢目赤,咳逆头痛,血崩胁满,肤腠中疮……民病热中,聋瞑血溢,脓疮咳呕,鼽衄渴嚏欠,喉痹目赤,善暴死。"

"凡此太阴司天之政,气化运行后天,阴专其政,阳气退辟……民病血溢,筋络拘强,关节不利,身重筋痿……民病腠理热,血暴溢,疟,心腹满热,胪胀,甚则胕肿。"

"凡此少阴司天之政,气化运行先天,地气肃,天气明,寒交暑,热加燥……民病咳喘,血溢血泄。"

《黄帝内经素问·本病论》:"少阳不迁正,即炎灼弗令,苗莠不荣,酷暑于秋,肃杀晚至,霜露不时。民病痎疟骨热,心悸惊骇,甚时血溢。"

"少阴不退位,即温生春冬,蛰虫早至,草木发生,民病膈热咽干,血溢惊骇,小便赤涩,丹瘤疹疮疡留毒……少阳不退位,即热生于春,暑乃后化,冬温不冻,流水不冰,蛰虫出见,民病少气,寒热更作,便血上热,小腹坚满,小便赤沃,甚则血溢。"

《黄帝内经素问·至真要大论》:"岁少阳在泉,火淫所胜,则焰明郊野,寒热更至。民病注泄赤白,少腹痛溺赤,甚则血便。"

"少阴司天,热淫所胜,怫热至,火行其政。民病胸中烦热,嗌干,右胠满,皮肤痛,寒热咳喘,大雨且至,唾血血泄,鼽衄嚏呕,溺色变,甚则疮疡胕肿,肩背臂臑及缺盆中痛,心痛肺䐜,腹大满,膨膨而喘咳,病本于肺。"

"太阴司天,湿淫所胜,则沉阴且布,雨变枯槁,胕肿骨痛阴痹,阴痹者按之不得,腰脊头项痛,时眩,大便难,阴气不用,饥不欲食,咳唾则有血,心如悬,病本于肾。"

"少阳司天,火淫所胜,则温气流行,金政不平。民病头痛,发热恶寒而疟,热上皮肤痛,色变黄赤,传而为水,身面胕肿,腹满仰息,泄注赤白,疮疡咳唾血,烦心胸中热,甚则鼽衄,病本于肺。天府绝,死不治。"

"太阳司天,寒淫所胜,则寒气反至,水且冰,血变于中,发为痈疡,民病厥心痛,呕血血泄鼽衄,善悲时眩仆。"

"少阳之复,大热将至,枯燥燔爇,介虫乃耗,惊瘛咳衄,心热烦躁,便数憎风,厥气上行,面如浮埃,目乃眴瘛,火气内发,上为口糜呕逆,血溢血泄。"

"少阴司天,客胜则鼽嚏颈项强,肩背瞀热,头痛少气,发热耳聋目瞑,甚则胕肿血溢,疮疡咳喘……少阳司天,客胜则丹胗外发,及为丹熛疮疡,呕逆喉痹,头痛嗌肿,耳聋血溢,内为瘛疭;主胜则胸满咳仰息,甚而有血,手热。阳明司天,清复内余,则咳衄嗌塞,心鬲中热,咳不止而白血出者死。"

(二)外感六淫

六淫,即风、寒、暑、湿、燥、热(火)。此六淫,实生于三阴三阳之气。故在运气循环中,五运太过不及,六气司天在泉,最终形成的气候变化,皆为六淫。人能知养生之法,可避其所伤,否则百病蜂至,不独血证也。

《明医杂著·卷之一·痨瘵》:"夫衄血、吐血之类……大抵此症,多因四、五、六月,为火土大旺、金水衰涸之际,不行独宿淡味,保养二脏,及十一二月,火气潜藏,不远帏幕,戕贼真元,故至春末夏初,患头疼、脚软、食少、体热注夏之病,或少有老态,不耐寒暑,不胜劳役,四时迭病。皆因气血方长而劳心亏损,或精血未满而早斫丧,故其见症难以名状。"

1. 风邪

外来风邪一般不直接导致血证,必风邪化热,方能煽动血液。唯肠风一症,历来认为是风入肠中所致。但有医家认为,症虽见如肠风,而实非风,仍是火热之邪入肠,或寒湿怫郁,或阴络先伤。

《黄帝内经素问·六元正纪大论》:"凡此太阴司天之政……初之气,地气迁,寒乃去,春气正,风乃来,生布万物以荣,民气条舒,风湿相薄,雨乃后。民病血溢,筋络拘强,关节不利,身重筋痿。"

《圣济总录·卷第一百四十三》:"肠风下血者,肠胃有风,气虚挟热。血得热则妄行,渗入肠间,故令下血。"

《古今医统大全·卷之九十九·养生余录(上)·坐卧》:"卧出而风吹之,血凝于肤为痹,凝于脉为血汗。"

《医学入门·内集卷一·脏腑·脏腑条分》:"胃风在下,则为肠风下血;在上则为面肿。"

《冯氏锦囊秘录·杂症大小合参卷十三·方脉肠风脏毒合参》:"其腹不痛,血清而色鲜者名曰肠风,邪气外入,随感而见者也,谓之挟寒下血。后人因古方多用荆防升散,而质之为风,实非风也。""肠风者,风邪淫乎肠胃也。"

《医方集解·理血之剂第八》:"若感内外之邪而受伤,则或循经之阳血,至其伤处为邪气所沮,漏泄经外;或居络之阴血,因留着之邪溃裂而出,则皆渗入肠胃而泄矣。世俗率以肠风名之,不知风乃六淫之一耳,若肠胃受火热二淫,与寒燥湿怫郁其气,及饮食劳力伤其阴络之血者,亦可谓之肠风乎。《针经》曰:阳络伤则血外溢而吐衄,阴络伤则血内溢而便溺。"

《类证治裁·卷之七·便溺血论治》:"(肠风)血清色鲜,远射四散如筛,风性疏也。《经》言:久风入中,则为肠风飧泄。"

2. 火热之邪

火热皆生于运气流转、司天在泉,气有太过不及,乃生暑热火气。观《内经》运气七篇所述血证种种,以生于火热者为最多。或曰"岁火太过",或曰"火淫所胜",或曰"热淫所胜",或曰"炎暑大行",或曰"温生春冬",或曰"酷暑于秋",或曰"多阳少阴",总归"火热"二字。又有感受温邪者,不但温与热同类,且温邪最易化热。《素问》有关运气原文参见上节。

《景岳全书·卷之二十四心集·杂证谟·泄泻》:"'气交变大论'曰……岁火太过,民病血溢血泄注下……岁金不及,民病血便注下。""'六元正纪大论'曰:不远热则热至,不远寒则寒至,寒至则坚痞腹满,痛急下痢之病生矣。热至则身热,吐下霍乱,血溢血泄,淋闷之病生矣。""'至真要大论'曰:岁少阳在泉,火淫所胜,民病注泄赤白,少腹痛,尿赤,甚则血便。"

《冯氏锦囊秘录·杂症大小合参卷首下·内经纂要·至真要大论篇》:"少阴司天,热淫所胜,怫热至,火行其政。民病胸中烦热,咽干,右胠满,皮肤痛,寒热咳喘,大雨且至,唾血血泄,鼽衄嚏呕,溺色变,甚则疮疡胕肿,肩背臂臑及缺盆中痛,心痛肺䐜,腹大满,膨膨而喘咳,病本于肺……太阴司天,湿淫所胜,则沉阴且布,雨变枯槁,胕肿骨痛阴痹,阴痹者,按之不得,腰脊头项痛,时弦,大便难,阴气不用,饥不欲食,咳唾则有血,心如悬,病本于肾……少阳司天,火淫所胜,则温气流行,金政不平,民病头痛,发热恶寒而疟,热上皮肤痛,色变黄赤,传而为水,身面胕肿,腹满仰息,泄注赤白,疮疡,咳唾血,烦心胸中热,甚则鼽衄,病本乎肺……太阳司天,寒淫所胜,则寒气反至,水且冰,血变于中,发为痈疡,民病厥心痛,呕血血泄鼽衄,善悲,时眩仆。运火炎烈,雨暴乃雹,胸腹病,手热肘挛掖肿,心澹澹大动,胸胁胃脘不安,面赤目黄,善噫嗌干,甚则色炲,渴而欲饮,病本于心。"

《症因脉治·卷首》:"(论赵氏《医贯》症因差误治法不合)至于血症论中,往往以外感内伤混一立论,将《内经》太阳司天,寒淫所胜,民病呕血血泄之论,引《金匮》外感吐血方中麻黄桂枝等汤主治。不知《内经》所论寒淫所胜,言人表有六淫之寒邪,壅遏发热,邪热郁于太阳之经,不得发越,故血从口鼻而出。是以《伤寒论》有太阳伤寒,失与麻黄汤发汗,遂成衄血吐血之语。今先生误认太阳寒淫所胜之寒,乃是虚寒之寒,而以温热施治,又不著明外感内伤,此等立法,最为误事。"

《温热逢源·卷下·伏温内燔营血发吐衄便红等证治》:"温邪化热外出,其熏蒸于气分者,为烦热、口渴等证;其燔灼于营分者,血为热扰,每每血由肺络而溢出为咳血,由吐而出为吐血,上行清道为鼻衄、齿衄,下行浊窍为溲血、便血。"

《温热逢源·卷下·伏温外窜血络发斑疹喉痧等证治》:"伏温化热,燔灼血络,因致络血外溢,邪热即随血而泄,于病机犹为顺象。"

3. 寒邪

寒邪动血,其论始于《黄帝内经素问》,《伤寒论》中亦不乏血证之论。一方面,寒郁则血行失常,内作蓄血,或外溢外泄;另一方面,寒郁化热化火,其动血更在理中。

《黄帝内经素问·六元正纪大论》:"凡此太阳司天之政,气化运行先天,天气肃,地气静,寒临太虚,阳气不令……寒湿之气,持于气交,民病寒湿,发肌肉萎,足痿不收,濡泻血溢。"

《黄帝内经素问·至真要大论》:"太阳司天,寒淫所胜,则寒气反至,水且冰,血变于中,发为痈疡,民病厥心痛,呕血血泄鼽衄,善悲时眩仆。"

《玉机微义·卷十七·血证门·论血证分三因》:"衄血下血,伤寒邪气壅迫于经而致者,故有之。"

《玉机微义·卷八·咳嗽门》:"寒乘肺者,咳喘上壅,涕唾,出血甚者,七窍血溢。"

《医贯·卷之三·绛血丹书·血症论》:"六淫中虽俱能病血,其中独寒气致病者居多,何也?盖寒伤荣,风伤卫,自然之理。又太阳寒水、少阴肾水,俱易以感寒,一有所感,皮毛先入。肺主皮毛,水冷金寒,肺经先受。血亦水也,故经中之水与血,一得寒气,皆凝滞而不行,咳嗽带痰而出。问其人必恶寒,切其脉必紧;视其血中间,必有或紫或黑数点,此皆寒浮之验也。"

4. 湿邪

天之湿气,感人肌肉,或入脾胃,或入大小肠,皆令气机郁滞,血行受阻,乃作血溢血泄。脾胃因湿所伤,则统血失职,也致血证。又湿气之来,或因天时气运变化交感,而有挟寒、暑、风者,则发为吐衄、下血、尿血等不同病症;或因饮食失宜,为酒食所伤,湿生于中,滋生血证。

《黄帝内经素问·六元正纪大论》:"凡此太阳司天之政,气化运行先天,天气肃,地气静,寒临太虚,阳气不令,水土合德……少阳中治,时雨乃涯,止极雨散,还于太阴,云朝北极,湿化乃布,泽流万物,寒敷于上,雷动于下,寒湿之气,持于气交。民病寒湿,发肌肉萎,足痿不收,濡泻血溢。"

《黄帝内经素问·至真要大论》:"太阴司天,湿淫所胜,则沉阴且布,雨变枯槁,胕肿骨痛阴痹,阴痹者按之不得,腰脊头项痛,时眩,大便难,阴气不用,饥不欲食,咳唾则有血,心如悬,病本于肾。"

《增订叶评伤暑全书·卷上·五运六气·十二支年分运气》:"辰戌年太阳寒水司天,岁气寒化之候……五之气,阳明燥金用事……天时湿热而行客主令,民病气虚客热,血热妄行,肺气壅盛。"

《冯氏锦囊秘录·杂症大小合参卷十三·方脉肠风脏毒合参》:"其腹不痛,血清而色鲜者名曰肠风,邪气外入,随感而见者也,谓之挟寒下血。后人因古方多用荆防升散,而质之为风,实非风也。""肠风者,风邪淫乎肠胃也。"

《伤寒大白·卷二·下血》:"血从小便出者名尿血,从大便出者名便血,总其名曰下血。但有阴经阳经之分,并无寒热之异,同归于热而已……此因雨湿之年,湿淫用事,湿毒外袭皮毛,内侵血分,令人身发寒热,大便下血,腹反不痛。且用苍独败毒散辛温散表,忌用寒凉抑遏,此宗《内经》湿淫所胜,治以辛温之法,非阴寒而温之也。"

《金匮悬解·卷八·内伤杂病·吐衄下血瘀血十四章》:"酒之为性,善生上热,而动下湿。酒客咳者,湿盛胃逆,而肺气不降也。咳而不已,收令失政,必致吐血。此因极饮过度,湿滋土败,肺胃冲逆所致也。"

《金匮悬解·卷八·内伤杂病·吐衄下血瘀血十四章》:"衄血之病,木善泄而金不敛也。其原总由于土湿,土湿而阳明不降,则辛金上逆而失其收敛;太阴不升,则乙木下陷而行其疏泄……湿气堙郁,肺金失其降敛之性,是以病衄。"

5. 燥邪

岁气燥胜,或遇秋燥,伤人阴津,则火热起、血脉伤,而见血证。燥胜则肺咳,咳甚则动血。燥主收,令肝气不散,血脉内聚,蓄积而变生呕血、泄血。

《黄帝内经素问·气交变大论》:"岁金太过,燥气流行,肝木受邪……收气峻,生气下,草木敛,苍干雕陨,病反暴痛,胠胁不可反侧,咳逆甚而血溢。"

《黄帝内经素问·六元正纪大论》:"凡此少阴司天之政……终之气,燥令行,余火内格,肿于上,咳喘,甚则血溢。"

《石室秘录·卷六数集·燥症门》:"燥症,舌干肿大,溺血,大便又便血不止,亦是死症。盖夏感暑热之毒,至秋而燥极,肺金清肃之令不行,大小便热极而齐便血也。论理见血宜治血矣,然而治血,血偏不止,反至燥添而不可救。吾不治血,专治燥。"

《六因条辨·卷中·秋燥条辨第七》:"秋燥犯肺,其人素有咳血,更加身热头汗,舌赤脉数,呛咳

益剧,此热逼动血。"

二、内因

血证内因主要包括七情内伤和劳倦。

(一) 七情内伤

七情,即喜、怒、忧、思、悲、恐、惊。此七情,皆由五脏所主,七情过度则能损伤五脏,扰乱五脏之气血。心主喜与惊,惊、喜过度则伤心,心伤则不能主血;肝主怒,怒过度则伤肝,肝伤则不能藏血;脾主思,思过度则伤脾,脾伤则不能统血;肺主悲,悲忧过度则伤肺,肺伤则气逆而血动;肾主恐,恐太过则伤肾,肾伤则火起于下,阴中之血不能内守而妄行。七情五志,最易生郁火,火载血上,则不得安宁。

《三因极一病证方论·卷之九·内因衄血证治》:"病者积怒伤肝,积忧伤肺,烦思伤脾,失志伤肾,暴喜伤心,皆能动血,蓄聚不已,停留胸间,随气上溢,入清气道中,发为鼻衄,名五脏衄。"

《医学入门·外集卷四·杂病提纲·内伤》:"内伤七情,暴喜动心,不能主血;暴怒伤肝,不能藏血;积忧伤肺,过思伤脾,失志伤肾,皆能动血。"

《冯氏锦囊秘录·杂症大小合参卷十一·方脉吐血咳血咯血唾血合参》:"又有五志过极之火,惊而动血者,火起于心;怒而动血者,火起于肝;忧而动血者,火起于肺;思而动血者,火起于脾;劳而动血者,火起于肾。能明乎火之一字,而于血之理思过半矣。"

《类证治裁·卷之二·痨瘵论治》:"其见为血症也,嗽血出于肺,忧悲所致也……痰血出于脾,思虑所致也……吐血出于心,惊恐所致也……血成块出于肝,恚怒所致也……咯血出于肾,房欲所致也……呕血出于胃,中气失调,火迫络伤也。"

《医方简义·卷三》:"阳络之伤也,必有邪气乘之。《经》云:邪之所凑,其气必虚。阴络之伤也,必有七情随之。故内伤外感当分辨确切而后施治。"

1. 喜

喜伤心,又令气缓,则心不主血,血行乖乱;或心血不输于肝,肝无所藏,血无所归;或心伤而肺咳,气逆则血出;或喜则气散,血亦随失。

《脉因证治·卷二·二十六·逆痰嗽》:"喜伤心,咳而喉中介介如肿状,甚则咽肿喉痹,自汗咽

干,咯血。"

《苍生司命·卷七贞集·血证》:"惟夫暴喜伤心,则气缓而心不出血,故肝无所受;或暴怒伤肝,则气逆而肝不纳血,故血无所归……此衄血、唾血、吐血、呕血、咯血、咳血之症所由起也。"

《冯氏锦囊秘录·杂症大小合参卷十一·方脉吐血咳血咯血唾血合参》:"有汗血者,由大喜伤心,喜则气散,血随气行也。"

2. 怒

怒则气逆,血受逆气冲激则涌溢而出;或气逆而化火,火载血上,错经妄行;或因怒伤肝,肝不藏血,血无所归;或怒则肝气横逆,脾胃受制,血失所统。

《黄帝内经素问·举痛论》:"怒则气逆,甚则呕血及飧泄,故气上矣。"

《玉机微义·卷十六·气证门·论九气动为诸证》:"王太仆曰:怒则阳气逆上,而肝木乘脾,故甚则呕血及飧泄也。"

《玉机微义·卷十七·血证门·论呕唾血溢为气逆所致》:"但怒气致血证者则暴甚,故《经》曰抑怒以全阴者是矣。否则五志之火动甚,火载血上,错经妄行也。"

《苍生司命·卷七贞集·血证》:"或暴怒伤肝,则气逆而肝不纳血,故血无所归……此衄血、唾血、吐血、呕血、咯血、咳血之症所由起也。"

《苍生司命·卷五利集·虚损成劳证》:"(论真火动者,病不可治)肝者,将军之官,其性暴,其动速,无病则藏血,有病则逆血。故《经》云:大怒则令人煎厥暴绝,使血菀于上。盖大怒之人,先动其肝,肝性猛烈,气即逆上,血随气逆,大吐不止,肝室空虚,内火愈炽,心虽生血,肝不复纳,心血虽临,不移时辄去矣。此真火之动于肝也,不治。"

3. 悲忧

悲忧同类,皆伤于肺,肺伤则喘逆,血从上出;或悲哀伤于心包络,胸中阳气内动,逼血下泄,发为血崩尿血;或悲忧令肺火起,血动不宁;或悲哀使阴血伤,宗筋失濡,则尿血血崩。

《黄帝内经素问·痿论四》:"悲哀太甚,则胞络绝,胞络绝则阳气内动,发则心下崩,数溲血也。"

《脉因证治·卷二·逆痰嗽》:"忧伤肺,咳而喘息有声,甚则吐血,吐白沫涎,口燥声嘶。"

《脉因证治·卷四·七情证》:"悲为阴缩筋挛,肌痹脉痿,男为数溲,女为血崩。"

《玉机微义·卷十七·血证门·论呕唾血溢为气逆所致》:"悲气劳气等,皆能致血证。"

《古今医统大全·卷之八十八·幼幼汇集上·小儿得病之源》:"《宝鉴》云:悲喜未定,饮水则逆其气,气逆胜血,血随气行,多成吐血。"

《医贯·卷之三·绛血丹书·血症论》:"忧而动血者,火起于肺。"

4. 思

思伤脾,亦伤心。伤脾则血失统摄,伤心则血不循经。又思则气结,郁而化火,内扰血动。

《诸病源候论·鼻病诸候》:"《养生方》云:思虑则伤心,心伤则吐、衄血。"

《医经秘旨·卷上·治病必求其本》:"有思虑伤脾,脾虚不能统血而失出者。"

《寿世保元·卷四·便血》:"此思伤心脾,不能摄血归源。然血即汗,汗即血,其色赤黯。便血盗汗,由火之升降微甚,恶寒发热,气血俱虚也。"

《寿世保元·卷五·健忘》:"思虑伤脾,不能摄血,致血妄行,或吐或下。"

《医贯·卷之三·绛血丹书·血症论》:"思而动血者,火起于脾。"

(二)劳倦

1. 劳伤

劳伤有劳心、劳力、房劳三个方面,本节所指为劳力伤。凡劳力过度,或久劳耗损,损伤气血阴阳,更伤脏腑经脉。尤其劳伤最易动火,或阴虚阳亢生火,或阳虚气郁生火。凡此损伤与火起,皆令血脉失守,而上下出血。若变为痨瘵,则血证尤多。

《太平圣惠方·卷第二十七·治虚劳吐血诸方》:"夫虚劳吐血者,是劳伤于脏腑,内崩之病也。"

《脉因证治·卷四·七情证》:"劳为咽噎喘促,嗽血唾血,腰重痛,骨痿,男少精,女不月。"

《万病回春·卷之四·失血》:"若是劳伤火动,皆令失血。"

《明医指掌·卷三·诸血证二》:"善调摄者,寡欲节劳,常使君火不动,相火隐伏。火伏,则血随以伏矣,何病之有?惟不知命者,不自量其血气之强弱,本元之虚实,奔走道路而不惮其劳,纵情女色而强努其力,以有限之精神,而供无穷之作用。六经受伤,血液流迸,聚于两胁胸臆之间,乘火而升。其伤重者,从夹脊而上,如潮涌至,势不可遏,法当从其出,不可强为之御也。"

《张氏医通·卷五·诸血门·诸见血证》:"其有诸窍一齐涌出。多缘颠扑骤伤,或药毒所致。若因肝肾疲极,五脏内崩,多不可活。"

《医门补要·卷上·虚火鼻衄》:"亏弱之体,太历辛苦,或病后未曾复元,气血不充。肺主气,脾统血,肺虚气不外护,脾虚血失中守。若阴络一伤,逼血上溢,清道而出。"

2. 房劳

色欲过度,亦往往成虚劳。盖色欲必耗肾中精血,阴阳为之消减。其在盛年,方消方长,或不为伤。若气体本弱,或老年精衰,勉强为之,必动根本精气,而遽难复原,日久渐成虚劳。虚火妄动,血不得宁。或有失合之人,虽不交而欲火煽动,迫脏动经,而见血证。

《扁鹊心书·卷下·失血》:"凡色欲过度,或食冷物太过,损伤脾肺之气,故令人咯血……若老年多于酒色,损伤脾气则令人吐血,损伤肾气则令人泻血,不早治多死。"

《明医杂著·卷之一·痨瘵》:"男子二十前后,色欲过度,损伤精血,必生阴虚火动之病,睡中盗汗,午后发热,哈哈咳嗽,倦怠无力,饮食少进,甚则痰涎带红,咯吐出血,或咳血、吐血、衄血,身热,脉沉数,肌肉消瘦,此名劳瘵,最重难治。"

《苍生司命·卷七贞集·血证》:"又或酒色过度,以致阴火沸腾,血从火起,故错经而妄行,此衄血、唾血、吐血、呕血、咯血、咳血之症所由起也。"

《寿世保元·卷四·痨瘵》:"年少之人,禀赋薄弱,不能谨慎,斫丧太过,以致肾水枯竭,相火妄动,而成阴虚火动之症。浑身发热,咳嗽吐痰,喘急上壅,夜多盗汗,五心烦热,日轻夜重;吐血衄血,尿血便血,咯血唾血。"

《明医指掌·卷三·诸血证二》:"盖血属阴,难成而易亏。由乎人之节欲者少,不能谨养,以致阳火滋甚,日渐煎熬,真阴内损,而吐衄,血妄行于上,便溺,血渗泄于下,而精神内损,百病由此而生焉。"

《丹台玉案·卷之四·诸血门》:"血乃水谷之精,化于脾,生于心,藏于肝,布于肺,施于肾。善调摄者,不妄作劳,则血之运于身者,无一息之停,

自然肌肤润泽,筋脉和畅,何病之有?后生少年辈,恃其壮盛,恣情酒色,而贫穷劳苦之人,又不暇自惜,涉远负重,奔走于衣食,而无日夜之安宁,其能不伤于血乎?伤于上部则胸臆痛,伤于中部,则两胁中脘痛,伤于下部,则小腹痛,由是吐血、衄血、便血、尿血之病作矣。"

《张氏医通·卷二·诸伤门·虚损》:"嫠妇师尼,所欲未遂,阴阳离绝,郁火亢极,不得发泄,而成失合证者,较之房劳更甚。始则肝木郁热,继则龙火上煽,致心肺受病而喘嗽烦热,甚则迫血骤亡者有之,经闭不行而吐衄者有之。"

《不居集·上集卷之十三·血证全书·格阳虚火失血》:"格阳失血,多因色欲劳伤过度,真阳失守于阴分,则无根虚火浮泛于上,多见上热下寒,或头红面赤,或喘促躁烦,而大吐大衄,失血不止。"

三、不内外因

不内外因包括失治误治、中毒等。

1. 失治误治

失治误治是导致血证的重要原因之一。或因误投热药,火盛动血;或因误用寒药,令邪无出路而迫血。

《松厓医径·卷上·蓄血》:"阳明证……不当汗而汗之,为衄血,为唾血。当汗而不汗之,为呕血,为吐血,种种各异。"

《医学心悟·卷二·伤寒兼症·动阴血》:"伤寒传经热症,渐至手足厥冷,是为热极而反见厥,所谓热深厥亦深,热微厥亦微是也,医者不识,误投热药,以火济火,迫血妄行,其血或从耳目,或从目鼻,一拥而出,名曰动阴血,又名下厥上竭,为难治。"

2. 中毒

《张氏医通·卷五·诸血门·吐血》:"九窍出血,是证非中毒,即跌扑受伤。"

《杂病源流犀烛·卷十七·诸血源流》:"九窍出血者,因火盛之极,故卒然大惊,九窍皆出血也。"

《血证论·卷二·大衄》:"大衄者,九窍出血之名也。此非疫疠,即中大毒。"

【辨病机】

血证的病机较为复杂,其主要包括寒、热、虚、

伤四大部分,其中又有寒热错杂、虚实相交,或兼夹他邪。总之,在临床辨治中,须细察精审,不可武断而往。

一、热证论

血证,多数情况下表现为热证。其主要内容包括血证俱是热证论、火载血上论、阳热乘血论、火热动血论、血热妄行论等。

1. 血证俱是热证

《内经》特别指出血液的特点是"得温则行,得寒则凝",因此,内外邪气及自身阴阳失调,都可能使血液受热,则妄行而为出血。早期的中医文献,大都强调血证属热,有的医家甚至否认血证有属寒者。刘完素、朱丹溪依据《素问》"病机十九条"论火最多,更是主张从火热立论。热证理当用寒药,但有时用寒药却反而使病情加剧,这是因为热证本有虚实不同。

《金匮钩玄·卷第二·咳血》:"戴云:咳血者,嗽出痰内有血是。呕血者,呕全血者是。咯血者,每咯出血,皆是血疙瘩。衄血者,鼻中出血也。溺血,小便出血也。下血者,大便出血也。虽有名色分六,俱是热证,但有虚实新旧之不同。或妄言为寒者,误也。"

《医经秘旨·卷上》:"(阳旺生阴气不足亦令人口干而津液不通)失血证毕竟热者多,世有用寒凉而反剧者,盖有气虚之火,有血虚之火耳。"

《古今医统大全·卷之四十二·血证门·血证当分上下各经理治》:"血证虽有上下各经之不同,同是热证,但以各经用药为是。"

《医学纲目·卷之十七心小肠部·诸见血门》:"(洁)诸见血无寒,衄血、吐血、溺血,皆属于热。"

《脉症治方·卷之三·火门》:"[按]丹溪云:《素问》病机十九条,属火者五,而河间推广其说,火之致病者甚多,深合《内经》之意。其曰:诸病喘呕吐酸,暴注下迫,转筋,小便浑浊,腹胀大,鼓之有声,痈疽疮疡,瘤气结核,吐下霍乱,瞀郁肿胀,鼻塞鼽衄,血溢血泄,淋闭身热,恶寒战栗。或悲笑谵妄,衄蔑血污之病,皆少阴君火之火,乃心小肠之气所属也。"

《古今医鉴·卷之七·失血》:"夫失血之证,非止一端,有吐血,有咳血,有唾血,有咯血,有衄血,有溺血。虽有名色之异,大概俱是热证,但有新旧虚实之不同耳,或妄言寒者,误也。"

《张氏医通·卷二·诸伤门·虚损》:"凡失血,无论衄血出于经,咳血出于心,嗽血出于肺,吐血出于胃,咯血出于肾,呕血出于肝,唾血出于脾,但以色紫黑者为瘀积久血,色鲜红者为暴伤新血,色淡清者为气虚挟痰,总属炎火沸腾。"

《杂病源流犀烛·卷首上·脉象统类》:"火犯阳经,血上溢;火侵阴络,血下流。"

2. 火载血上

火与热同类,热盛可化火,火盛即是热。但上节论"血证俱是热证",可见热是病性。本节论"火载血上",则其"火"是动血之因。此火或从外来,为六淫之暑热阳邪直受;或寒湿阴邪转化;或自内生,是阴虚阳盛所成;或五志郁化所致。血受此火,乃动而出血。但"载"之义,似有上下之分。若火邪载于血之上,是为阳乘阴;若血载于火之上,是为火升血。其实病机一样,只是两种说法而已。

《丹溪心法·卷二·呕血二十》:"呕血,火载血上,错经妄行。"

《玉机微义·卷十七·血证门·论呕唾血溢为气逆所致》:"但怒气致血证者,则暴甚,故《经》曰抑怒以全阴者是矣,否则五志之火动甚,火载血上,错经妄行也。"

《松崖医径·卷下·血证》:"然见血,又有上中下三部之分。衄唾呕吐为上部,皆火载血上,错经妄行;血结胸中为中部;膀胱蓄血及溺血为下部。"

《简明医彀·卷之三·血证》:"夫吐血者……感受之由不同,无出于火载血上,错经妄行。"

《伤寒缵论·卷上》:"将衄何以目瞑,以火邪载血而上,故知必衄乃解。"

《张氏医通·卷五·诸血门·吐血》:"咯血者,不嗽而喉中咯出小块或血点是也。其证最重,而势甚微,常咯两三口即止。盖缘房劳伤肾,阴火载血而上。"

《症因脉治·卷二·衄血论》:"夫血从胃中呕出名吐血,从肺中咳出名嗽血,从鼻孔流出名衄血,分立三条,则经络各别……故以三症同名血症,皆因火载上冲。"

《伤寒指掌·卷四·瘟疫九传·暑证》:"暑瘵、盛暑之月,火能烁金,不禁辛酒,脾火暴甚,劳热躁扰,火动心脾,令人咳嗽气喘。骤然吐血、衄血,头目不清,膈中烦扰不宁,即童稚老夫,间有此病,昧者以为劳瘵,不知火载血上,非真阴亏损而为虚劳者比也。"

《时病论·卷之四·夏伤于暑大意·暑瘵》:"暑瘵者,骤然吐血衄血……此因盛夏之月,相火用事,火烁肺金,复燃阳络,络血上溢所致。昧者以为痨瘵,殊不知火载血上,非真阴亏损而为虚劳者比也。"

3. 阳热乘血

血证多是热证,其病机便是阳热干扰血行,而致出血。此种"干扰",就是诸家所说"乘"。乘,有乘虚而入之义。《经》言:"邪之所凑,其气必虚。"乘,即《素问》所说"凑"。不过血证热乘之"热",可以是外邪,也可以是内生火热,内外皆可称"邪"。本节应与上节"火载血上论"参看。

《诸病源候论·鼻衄诸候》:"腑脏有热,热乘血气,血性得热即流溢妄行,发于鼻者为鼻衄。""鼻衄,由热乘血气也。"

《诸病源候论·妇人杂病诸候》:"热乘血,入于大肠,为血利也。血之随气,外行经络,内通脏腑,皆无滞积。若冒触劳动,生于热,热乘血散,渗入大肠,肠虚相化,故血利也。""劳伤经脉则生热,热乘于血,血得热则流散,渗入于大肠,故大便血也。"

《注解伤寒论·卷六》:"但厥无汗,热行于里也,而强发汗,虚其经络,热乘经虚,迫血妄行,从虚而出,或从口鼻,或从目出。"

《明医指掌·卷一·病机赋》:"便血者,湿热乘于大肠也。"

《血证论·卷二·耳衄》:"其有血从耳出者,则以足少阳胆脉,绕耳前后,手少阳三焦之脉入耳。相火旺,挟肝气上逆,及小肠相火内动,因得挟血妄行,或因瘟疫躁怒,火气横行,肆走空窍,衄出于耳,总系实邪,不关虚劳。"

《医学说约·杂症提纲·血》:"若血从火起,错经妄行……大抵皆阳盛阴虚耳。其脉寸盛则上溢,尺盛则下渗,关盛则呕吐,芤数则火冲。"

4. 火热动血

血证多为火热证,火热最易动血。火热俱属阳,阳性主动。若阳加于阴,火热乘于血,火热动则血亦动,于是热逼火迫,血液妄行。血证亦有阴证,阴证则阳气有不足,气不能固摄血液,血液动而外溢。

血之动,因邪气所在,而动经脉或脏腑之血,故上下出血,症各不同。血行于经脉,固藏于五脏,凡邪气伤脏,动脏腑阴中之血。动心肺中血则吐衄,动肝中血则呕血,动肾中血则便溺下血。若动经隧中血,则血从空窍而下;动冲任中血,则崩漏血下。

《伤寒论·辨太阳病脉证并治中第六》:"脉浮热甚,而反灸之,此为实,实以虚治,因火而动,必咽燥唾血(一作吐血)。"

《伤寒论·辨少阴病脉证并治第十一》:"少阴病,但厥无汗,而强发之,必动其血。未知从何道出,或从口鼻,或从目出者,是名下厥上竭,为难治。"

《注解伤寒论·卷三》:"此火邪迫血而血上行者也。脉浮热甚为表实,医以脉浮为虚,用火灸之,因火气动血,迫血上行,故咽燥唾血。"

《景岳全书·卷之三十贯集·杂证谟·血证》:"火盛逼血妄行者,或上或下,必有火脉火证可据,乃可以清火为先,火清而血自安矣。"

《尚论篇·卷一》:"盖阳邪不从汗解,得以袭入阴中,动其阴血。倘阳邪不尽,其圊血必无止期。故申之曰名为火邪,示人以治火邪,而不治其血也。"

《伤寒溯源集·卷之二》:"发汗则外亡卫气,内丧真阳矣。若伤寒家既有淋证,则知肾气已虚,真阳亏损,又岂可故发其汗乎?倘不知禁忌而误发其汗,则必至于元阳败泄,真气大虚,阳不能固其阴,气不能摄其血,致动少阴之血,从便泻而出矣。"

《伤寒论辑义·卷三》:"若脉浮滑,阳邪止在阳分,而邪热下走,扰动其血,故必下血也。"

《伤寒论辑义·卷五》:"(锡)此论少阴生阳衰于下,而真阴竭于上也。少阴病,但厥无汗者,阳气微也。夫汗虽血液,皆由阳气之熏蒸宣发而出也。今少阴生阳衰微,不能蒸发,故无汗。强发之,不能作汗,反动其经隧之血,从空窍而出也。"

《伤寒论汇注精华·卷一之中·辨太阳病脉证篇中》:"《内经》云:膀胱者,津液藏焉。又曰:膀胱者,胞之室。是胞为血海,居于膀胱之外。胞与膀胱,虽藏血、藏津液有别,而气自相通。淋家膀胱已枯,若再发汗,必动胞中之血。(陈氏)"

5. 血热妄行

同样是热证,在血证则有气分、血分的不同。若阳证初期,病未深入,热在气分,气热故能动血。若病邪深入,由阳入阴,即从气入血,变为血热证。血热则不得安宁而妄动,即成血热妄行之证。但也有将所有热证动血皆作血热妄行论者。

《医学入门·内集卷一·脏腑·脏腑条分》:"血热,或衄或吐。"

《松厓医径·卷下·血证》:"血证者……有血热郁血溢,有气郁血溢。"

《增订叶评伤暑全书·卷上·五运六气·十二支年分运气》:"辰戌年太阳寒水司天,岁气寒化之候……五之气,阳明燥金用事……天时湿热而行客主令,民病气虚客热,血热妄行,肺金壅盛。"

《简明医彀·卷之二·伤寒·六经形证治例》:"(足少阴肾经)本经有热邪传入冲脉,干于血分,血热妄行,逆上则呕血,迫下则便血。"

《证治汇补·卷之二·内因门·血症》:"血热者,其症吐、衄、咳、咯、溺血,午后发热,女子月事先期而来,脉弦而数。"

《冯氏锦囊秘录·杂症大小合参卷二·五脏部位气色外见》:"更有舌裂舌衄舌上芒刺者,是皆热极为阳毒也。"

《伤寒溯源集·卷之二》:"其邪气之剧者,必至郁热伤营,阴受煎迫,血热上行,从鼻窍而衄矣。"

《伤寒经解·卷三·阳明经全篇》:"鼻乃阳明经行之地,燥则血热上溢而衄也。"

《订正仲景全书伤寒论注·卷二》:"若当汗不汗,则为失汗。失汗则寒闭于卫,热郁于营,初若不从卫分汗出而解,久则必从营分衄血而愈也。故太阳病凡从外解者,惟汗与衄二者而已。今既失汗于营,则营中血热妄行,自衄,热随衄解,必自愈矣。"

《伤寒心法要诀·卷二·衄血》:"阳明衄,血热在里也。太阳衄,血热瘀经也。"

《温病条辨·卷一·上焦篇·风温温热温疫温毒冬温》:"血从上溢,温邪逼迫血液上走清道,循清窍而出,故以银翘散败温毒,以犀角地黄清血分之伏热,而救水即所以救金也。"

《伤寒论述义·卷四·血热瘀血》:"血热者,邪热内并以迫血分是也。盖热之迫血,或血失故道,扰动外溢;或热气燔灼,血液内烁矣。"

《伤寒捷诀·吐血》:"大抵吐血衄血,有阳乘阴者,有阴乘阳者。阳乘阴者,血热妄行是也;阴乘阳者,血不归经是也。"

二、寒证论

寒在血证中的病机主要包括寒郁血溢、寒湿伤中等。

1. 寒郁血溢

寒郁则化热,热起则扰血,在伤寒病证中常见。凡寒郁者,阳气不得泄,故蓄积成热。此内虽有热,并非彻底热证。常因寒包在外,郁热在内;或大体是寒,而血络中有热,当然也有完全化热之证;或本有伏火,但不足以动血,后复感寒邪,伏火积而起,起而动血。

《医经秘旨·卷上》:"(阳旺生,阴气不足,亦令人口干而津液不通)寒邪在表,郁热于经,而令咳血衄血,解表自愈,麻黄杏子汤是也。"

《医学纲目·卷之十七心小肠部·诸见血门》:"《经》云:阳明司天之政,初之气,阴始凝,气始肃,民病中热胀衄。此外寒郁内热而衄也。又云:少阴司天之政,四之气,寒热互至,民病衄。此下寒迫上热而衄也。"

《伤寒指掌·卷三·伤寒变症·吐血》:"若内有伏火,外感寒邪,热被寒束,火逼络血,而致衄血咳血者,外症亦恶寒发热,但兼口渴舌干为异。([邵评]此与上条合,是伤寒而成吐血。上条寒邪在表,失于表散,寒郁化热,入里伤络而吐血。此条内有伏火,寒束于外,火逼伤络而吐血。学者最宜甄别)"

《邹氏寒疫论·附类方》:"阳明寒疫,寒郁为热,随宗气下伤太阴,为沃白;上伤心包冲脉,为下血。"

《六因条辨·卷中·伏暑条辨第十》:"如太阳初起之头痛发热,恶寒无汗,便有鼻衄肌衄,此太阳经之邪干血分也。宜以开泄透汗,不可因见血而遽用寒凉,反成血结胸等证……又阳明初起之目痛鼻干,不得卧,而致鼻衄吐血,此阳明经之邪干血分也,宜以两清气血,不可因汗少而更大发之。如少腹硬痛,小便自利,上为结胸,或吐血,下为腹痛,或便血,身热犯妄,状如神附,此阳明腑病,而蓄血冲脉也。宜用犀角地黄汤,一清阳明,一祛瘀血。又少阳之额痛胁痛,寒热耳聋,呕苦,而致鼻衄咳血,此少阳经之邪干血分也,宜以小柴胡汤,清泄胆络,不可因见血而妄投滋腻。"

2. 寒湿伤中

寒湿之气,内伤脾胃,脾胃伤则不能统摄,故血溢脉外。寒湿之气,从脾胃而下及大小肠,肠络郁结而伤,发为下血。《内经》所言结阴便血,多为寒湿所致。其寒湿伤中,中气逆行,亦可令血上溢,而见吐衄。感湿日久,阳气伤则血迟,阴湿积则脉道滞,血不行常道,自必寻路而出。

《黄帝内经素问·六元正纪大论》:"凡此太阳司天之政,气化运行先天,天气肃,地气静,寒临太虚,阳气不令,水土合德……寒湿之气,持于气交,民病寒湿,发肌肉萎,足痿不收,濡泻血溢。"

《阴证略例·论下血如豚肝》:"下血如豚肝者,饮冷太极,脾胃过寒,肺气又寒,心包凝泣,其毒浸渗入于胃中,亦注肠下,所以便血如豚肝,非若热极妄行下血而为鲜色也。此中气分而下行,故令人便血。若中气逆而上行,故令人呕血吐血也,亦非若阳证上行而溢出鲜血也。大抵阴阳二证,上行者为呕为吐为溢,顺行者为下为便为泻,其名虽异,其实则同。"

《冯氏锦囊秘录·杂症大小合参卷十三·方脉肠风脏毒合参》:"《经》云:阴络伤,则血内溢而便血。又云:结阴者,便血一升,再结二升,三结三升。此言阴气内结,不得外行渗入肠间,乃寒湿生灾,而阴邪之胜也。"

《四圣心源·卷四·劳伤解·便血》:"便血之证,亦因水土寒湿,木郁风动之故。"

《温病条辨·卷三·下焦篇·寒湿》:"湿久伤阳,痿弱不振,肢体麻痹,痔疮下血,术附姜苓汤主之。""按痔疮有寒湿、热湿之分,下血亦有寒湿、热湿之分,本论不及备载,但载寒湿痔疮下者,以世医但知有热湿痔疮下血,悉以槐花、地榆从事,并不知有寒湿之因,畏姜、附如虎,故因下焦寒湿而类及之,方则两补脾肾两阳也。"

《温病条辨·卷三·下焦篇·寒湿》:"先便后血,小肠寒湿,黄土汤主之。"

三、阴阳虚实论

阴阳虚实病机包括阴虚阳盛、阳浮失守、阳虚阴走、阴阳相乘等方面。

1. 阴虚阳盛

阴虚阳盛,则火热内生,血即不安,故此证亦名"阴虚火动"。动,即血因火而动。凡虚劳诸证,多因此而见吐衄下血。前述血证多属于热,固能概括本证在内,但此证与外感火热动血等证有虚实不同。

《明医杂著·卷之一·补阴丸论》:"人之一身,阴常不足,阳常有余。况节欲者少,过欲者多,精血既亏,相火必旺,火旺则阴愈消,而劳瘵咳嗽、咯血、吐血等症作矣。"

《明医杂著·卷之一·痨瘵》:"男子二十前后,色欲过度,损伤精血,必生阴虚火动之病,睡中盗汗,午后发热,哈哈咳嗽,倦怠无力,饮食少进,甚则痰涎带血,咯吐出血,或咳血、吐血、衄血,身热,脉沉数,肌肉消瘦,此名劳瘵,最重难治。"

《苍生司命·卷五利集·虚损成劳证》:"(论真火动者病不可治)凡病真火动者,皆不可治,岂独肾哉?人之有肾,犹木之有根,水之有源。制阳光,健筋骨,生精神,其所系亦重矣。愚者不知其重,而御内太过,肾室空虚,遂生内热,挟相火而贯肝膈,入肺中,循喉咙,系舌本,此咳嗽、吐血、潮热之所由来也。若伤损之轻,知觉之早,调养之专,犹可冀其生也;若至伤损之甚重,失血之频仍,邪火之日炽,此真火之动于肾也,不治。"

《古今医统大全·卷之四十二·血证门·血证当分上下各经理治》:"凡诸见血,皆是阳盛阴虚,君相二火亢甚,煎逼其血,而出诸窍也。"

《古今医统大全·卷之四十六·痨瘵门·治法》:"王节斋云:人若色欲过度,伤损精血,必生阴虚火动之病。睡中盗汗,午后发热,哈哈咳嗽,倦怠无力,饮食少进,甚则痰涎泄血,咯唾出血,或咳血、吐血、衄血,身热脉沉数,肌肉消瘦,此名痨瘵,是重难治。"

《万病回春·卷之四·失血》:"若是劳伤火动,皆令失血。一切血症,皆属于热,药用清凉。俱是阳盛阴虚,火载血上,错经妄行而为逆也。用犀角地黄汤随证加减。"

2. 阳浮失守

阴虚则阳无制而上盛,阳虚则下无根而上浮。阳上盛则血不宁,阳上浮则血失守。故凡阳虚上浮,必是真寒假热,或下寒上热。其出血不因于热,而因于寒,浮热不过示其上下不通,阴阳相格耳。

《景岳全书·卷之三十贯集·杂证谟·血证》:"格阳失血之证,多因色欲劳伤过度,以致真阳失守于阴分,则无根虚火浮泛于上,多见上热下寒,或头红面赤,或喘促躁烦,而大吐大衄,失血不止,但其六脉细微,四肢厥逆,或小水清利,大便不实者,此格阳虚火证也。"

《医贯·卷之三·绛血丹书·血症论》:"凡肾经吐血者,俱是下寒上热。阴盛于下,逼阳于上之假证,世人不识,而为其所误者多矣。吾独窥其微,而以假寒治之,所谓假对假也。但此证有二。有一等少阴伤寒之证,寒气自下肾经而感,小腹痛或不痛,或呕或不呕,面赤口渴,不能饮水,胸中烦躁。此作少阴经外感伤寒看,须用仲景白通汤之法治之,一服即愈不再作。又有一等真阴失守,命门火衰,火不归元,水盛而逼其浮游之火于上,上焦咳嗽气喘,恶热面红,呕吐痰涎出血。此系假阳之证,须用八味地黄,引火归元。"

3. 阳虚阴走

阳虚阴走,与上节阳浮失守之出血病机相同,只是上证有浮阳之假象,为上热下寒之格局,而本证乃泛指阳虚之人,其统摄之力皆不足,而血自走失,是纯虚寒之证式。

《医学纲目·卷之十七心小肠部·诸见血门》:"血证、吐血、衄血、便血,其人阳虚阴走,其脉沉而散,其外证虚寒无热候,宜乌金丸散止之。"

《古今医鉴·卷之八·肠澼》:"脏寒下血无痛,脉沉微。《经》云:阳虚阴必走,宜以姜、桂之类,温则血归经也。"

《云林神彀·卷二·脏寒下血》:"脏寒下血,无痛脉微,阳虚阴走,温则是宜。"

《医贯·卷之三·绛血丹书·血症论》:"《仁斋直指》云:血遇热则宣流,故止血多用凉药。然亦有气虚挟寒,阴阳不相为守,荣气虚散,血亦错行,所谓阳虚阴必走耳。外必有虚冷之状。法当温中,使血自归于经络。"

《冯氏锦囊秘录·杂症大小合参卷十一·方脉吐血咳血咯血唾血合参》:"血色黑黯,面色枯白,尺脉沉迟者,此下元虚冷,所谓阳虚阴必走也。"

《张氏医通·卷二·诸伤门·虚损》:"若使气虚挟寒,阴阳不相为守,血亦妄动。必有虚冷之状,盖阳虚阴必走是也。"

《伤寒论辑义·卷七》:"施氏《续易简方》:有中寒气虚,阴阳不相守,血乃妄行者,《经》所谓阳虚阴必走是也。咯血、吐血、衄血、便血,皆有此证,理中汤加官桂治之。"

4. 阴阳相乘

乘有数义。其一"载"也,如前节"火载血上"。其二"入"也,若邪气侵入。其三"借"也,借其虚弱之机而来。其四"制"也,必是以强制弱。种种说法,义皆相通。此阴阳相乘,则因阴阳有虚实强弱变化,而强实一方,乘于虚弱。然血证病在血,血属阴,多是阳盛而乘于阴,气火载于血;亦有阴盛而乘阳,即是阳虚而阴走。

《万病回春·卷之四·失血》:"一切血症,皆属于热,药用清凉。俱是阳盛阴虚,火载血上,错经妄行而为逆也。"

《伤寒论翼·卷下·少阴病解第五》:"热在膀胱而便血,亦脏病传腑,此阴乘阳也;然气病而伤血,又阳乘阴也,亦见少阴中枢机之象。"

《伤寒捷诀·吐血》:"大抵吐血衄血,有阳乘阴者,有阴乘阳者。阳乘阴者,血热妄行是也;阴乘阳者。血不归经是也。"

四、脏腑损伤论

血虽出于孔窍,而内皆应于脏腑。或脏腑火热逼血外溢,或脏腑虚弱血不自守。其吐衄便尿崩,又必从各脏腑之路而出。故不管虚实寒热,总是脏腑之伤。故吐血、呕血出于胃,衄血、咳血出于肺,痰涎血出于脾,咯唾血出于肾,尿血出于小肠、膀胱,便血出于大小肠,崩中下血出于子脏。此大致言之也,而五脏之伤,其出血之路不拘一格。又云,血之主在心,统在脾,藏在肝,布在肺,根在肾,故五脏之伤,血必难安。而五脏之伤,则令血不循经,而脱出矣。

《备急千金要方·卷六上·七窍病上·鼻病第二》:"凡吐血、衄血、溺血,皆脏气虚、膈气伤,或起惊悸。"

《医学入门·外集卷四·杂病提纲·内伤》:"分经言之,呕吐,胃也;咳、唾、衄,肺也;痰带血,脾也;咯血,系肾也;溺血,小肠、膀胱也;下血,大肠也;牙宣,胃或肾虚炎也。又血从汗孔出者,谓之肌衄；从舌出者，谓之舌衄，心与肝也；从委中穴出者，谓之腘血，肾与膀胱也。大概逆行难治，顺行易治。"

《考证病源·十·考证病源七十四种·病因赋》："吐血出于胃腑，衄血本乎肺经；痰涎血属于脾脏，咯唾血属于肾经；牙宣者阳明之热极，舌衄者少阴之火升。"

《明医指掌·卷一·病机赋》："咳血者，嗽动有血，出于肺也。呕血，呕全血也，逆出上窍，属于胃也。"

《景岳全书·卷之三十贯集·杂证谟·血证》："吐血失血等证，凡见喘满、咳嗽，及左右胁膈间有隐隐胀痛者，此病在肺也。若胸膈膻中之间觉有牵痛，如缕如丝，或懊憹嘈杂有不可名状者，此病在心主包络也。若胸腹膨膨，不知饥饱，食饮无味，多涎沫者，此病在脾也。若胁肋牵痛，或躁扰喘急不宁，往来寒热者，此病在肝也。若气短似喘，声哑不出，骨蒸盗汗，咽干喉痛，动气忡忡者，此病在肾也。若大呕大吐，烦渴头痛，大热不得卧者，此病在胃也。于此而察其兼证，则病有不止一脏者，皆可参合以辨之也。"

《轩岐救正论·卷之五·治验医案下·诸失血》："[愚按]失血诸症，经书论之详矣。然而有五脏六腑之殊，阴阳虚实之分。升于上属阳为逆，脱于下属阴为顺。出于肺者为咳血、为嗽血、为衄血，出于心者为劳血、为舌血，出于脾胃者为吐血、呕血，出于肝者为郁怒吐血，出于肾者为咯血、为唾血，出于皮肤毛孔者为溢血，此皆阳火挟血以上越也。溺血则主膀胱也，淋血则主小肠也，痔血则主胃经也。便血固主大肠，有属风邪下陷者，有属郁火侵脾者，有属湿热伤脾者，有属积热滞下者，此皆阴火烁血而下行也。又有热入血室，寒袭冲任，则为蓄血。又有寒伤经络而脱陷，则为无火之症也。在妇人，暴脱则为崩，徐渗则为漏，胃虚而湿热乘之则为赤带。从生户而出者，方为崩、为漏、为带，从大小便而出者，虽治法与男子同，而得于胎前产后、半产小产之中，则又不同也。若暴吐、暴衄、暴崩不止，则为孤阳绝阴、气血两败也，亦当察其老壮虚实，以决生死。"

《医方集解·理血之剂第八》："血生于心，统于脾，藏于肝，宣布于肺，静则归经，热则妄行。火伤肺络，血随咳出，或带痰中为咳血；吐出多者为吐血；产后去血过多则发晕。"

《医贯·卷之三·绛血丹书·血症论》："东垣云：衄血出于肺，从鼻中出也；呕血出于胃，吐出成碗成盆也。咯唾血者，出于肾，血如红缕，在痰中唾中，咳咯而出也，痰涎血者，出于脾，涎唾中有少血散漫而出也。东垣论虽如此，然肺不特衄血，亦能咳血唾血，不特胃呕血，肝亦呕血。盖肺主气，肝藏血，肝血不藏，乱气自两胁中，逆而出之，然总之是肾水随相火炎上之血也。肾主水，水化液为痰为唾为血，肾脉上入肺，循喉咙，挟舌本，其支者从肺出络心，注胸中，故病则俱病也。但衄血出于经，衄行清道，吐血出于胃，吐行浊道，喉与咽二管不同也。盖经者走经之血，走而不守。随气而行，火气急，故随经直犯清道而出于鼻，其不出于鼻者，则为咳咯。从肺窍而出于咽也。胃者守营之血，守而不走，存于胃中，胃气虚不能摄血，故令人呕吐，从喉而出于口也。"

《证治汇补·卷之二·内因门·血症》："从肺而溢于鼻者为衄，从胃而逆于口者为吐，从肾而夹于唾者为咯，从嗽而来于肺者为咳。又痰涎血出于脾，牙宣出于肾，舌衄出于心，(《绳墨》)肌衄出于心肺，腘血出于膀胱。"

《冯氏锦囊秘录·杂症大小合参卷十一·方脉吐血咳血咯血唾血合参》："咳血衄血出于肺，呕血出于肝，吐血出于胃，痰涎血出于脾，咯血出于心，唾血出于肾。耳血曰衄，鼻血曰衄，肤血曰血汗，口鼻俱出曰脑衄，九窍俱出曰大衄……有汗血者，由大喜伤心，喜则气散，血随气行也。下血，先见血后见便为近血，自大肠来；先有便后见血为远血，自肺胃来。肠胃本无血，由气虚肠薄，故血渗入而下出也。"

《冯氏锦囊秘录·杂症大小合参卷十一·方脉吐血咳血咯血唾血合参》："涎唾中有少血散漫者，此肾从相火炎上之血也。若血如红缕，从痰中咳出者，引肺络受热伤之血。若咳出白血浅红色，似肉似肺者，必死。凡唾中带血，咯出有血，或血丝，属肾经。鼻衄出血，咳嗽有血，属肺经。呕吐成盆成碗者，属胃经。自两胁逆上吐出者，属肝经。溺血属小肠膀胱经。下血属大肠经。牙宣出血属胃肾虚火，舌血谓之舌衄，汗孔。出血谓之肌衄，心与肝也。又惊而动血者属心，怒而动血者属肝，忧而动血者属肺，思而动血者属脾，劳而动血者属肾。"

《症因脉治·卷二·衄血论》:"夫血从胃中呕出名吐血,从肺中咳出名嗽血,从鼻孔流出名衄血。分立三条,则经络各别。夫胃中呕出之血,虽轻于肺中咳血,然有大吐不止而死者;鼻中流血,本为轻症,然有鼻血不止,久久变症,故以三症同名血症,皆因火载上冲。"

《时方妙用·卷三·血症》:"百病不离于五脏六腑,脏腑病,以致血不循经而为吐衄崩下,非吐衄崩下之血从脏腑中脱出也。循经之经字,作常字解。时医误解,谓归脾汤引血归脾,脾能统血,即是归经,害人无算。余再为之喝醒一语,曰:随者仍其随之常,行者仍其行之常,散者仍其散之常,充者仍其充之常。血循经常之道路,则无吐衄崩下之病矣。千古无一人谈及。余于高士宗引而不发处,细绎思论。大为快事。"

《医方简义·卷三》:"《书》云:天将大雨,山川出云,可悟气能生血,气能摄血之理焉,余必以古人之心生血,肝脏血,脾统血,三者为是,更言乎冲脉也。况心生血,血惟心有,而肝与脾以及乎冲脉者,亦不过藏之统之聚之已也。凡治血病,必宜养心,如小肠见血,养其心以清其小肠;大肠见血,养其心以清大肠可也,不然,是舍本而治末也。"

1. 心不主血

心主血脉,若心伤则血无所主,脉亦不守,则血溢血下;或邪气犯心,心火不宁,心热乘血,流散妄行;或愁忧伤心,心气郁结,血有涩滞,即不循经。

《诸病源候论·热病诸候》:"(衄血)心脏伤热所为也。心主血,肺主气,开窍于鼻,邪热与血气并,故衄也。"

《诸病源候论·血病诸候》:"心主血脉而候于舌,若心脏有热,则舌上出血如涌泉。"

《诸病源候论·小儿杂病诸候五》:"心主血脉,心脏有热,热乘于血;血性得热,流散妄行,不依常度。其流渗于大、小肠者,故大小便血也。"

《太平圣惠方·卷第三十七·治吐血诸方》:"夫心主血,肝藏于血,是以愁忧思虑则伤心,恚怒气逆,上而不下则伤肝。肝心二脏俱伤,故血散不止。若胸胃中气逆,则呕而出血也。"

《圣济总录·卷第六十九·呕血》:"愁忧思虑则伤心,恚怒气逆、上而不下则伤肝。盖心主血,肝藏血,二脏俱伤,则血不循经,随气上逆,故因呕而血出也。"

《圣济总录·卷第六十九·舌上出血》:"论曰:心主血,在窍为舌。若心脏蕴热,则血得热而妄行,或溢于心之窍,故有舌上出血之证,甚者如涌泉。"

《普济方·卷五十九·舌门·舌上出血》:"夫心主血,在窍为舌,若心脏蕴热,则血得热而妄行,或溢于心之窍。故有舌上出血之证,甚者出如涌泉。"

《严氏济生方·口齿门·舌论治》:"舌者心之所候,脾气之所通。摄养违理,二脏不和,风热内蕴,舌为之病焉。遂致舌肿、重舌、木舌、舌胎、舌衄、舌疮等证。"

《医学入门·内集卷一·脏腑·脏腑条分》:"血乃心主,热逼上行,虚则为衄、为唾。凡热者颐必先赤,当预防之。"

《考证病源·考证病源七十四种·病因赋》:"舌衄者,少阴之火升。"

《寿世保元·卷一·六气为病·热类》:"衄衊、血汗,皆属于热,少阴君火主之。乃真心小肠之气也。"

《景岳全书·卷之二十六必集·杂证谟·口舌》:"舌上无故出血者,谓之舌衄,此心火之溢也。"

《证治汇补·卷之二·内因门·血症》:"舌衄出于心。"

《冯氏锦囊秘录·杂症大小合参卷六·儿科舌病》:"若舌上无故出血者,名曰舌衄。总心脾热症也。"

《张氏医通·卷五·诸血门·诸见血证》:"舌衄皆手厥阴心包之火旺,但以舌尖破碎者为虚火。"

《金匮翼·卷二·诸血统论·舌衄》:"心主血,在窍为舌。若心脏蕴热,血得热而妄行,或溢于心之窍,则有舌上出血之证,甚者出如涌泉。"

《内伤集要·卷四·内伤虚损失血证治》:"人有舌上无故出血不止,细观有小孔摽血,此心火上升克肺也。"

《类证治裁·卷之二·衄血论治》:"(舌衄)血出舌上如线,或有针孔,多属心包火。"

《春脚集·卷之一·舌部》:"舌衄、舌忽出血,心火郁极。"

《温热经纬·卷四·余师愚疫病篇·疫证条辨》："舌衄乃血热上溢心苗。"

《医学入门·外集卷四·杂病提纲·内伤》："从舌出者,谓之舌衄,心与肝也"

《血证论·卷二·舌衄》："则知舌衄,皆是心火亢盛,血为热逼而渗出也。""舌肿胀,衄血多者,为火太盛。""舌本乃肝脉所络,舌下渗血,肝之邪热。"

《辨舌指南·卷三·辨舌证治·舌病证治之鉴别》："凡舌上出血,名曰舌衄。多由心脾热甚,逼血妄行。若舌上无故出血,如线不止,乃血热上溢心苗""若舌上出血如泉者,乃心火旺极,血不藏经也""凡红尖舌出血,乃心经热毒壅盛,心血不藏,妄行而溅。"

《辨舌指南·卷六·杂论方案·辨舌杂论补遗》："凡木舌、重舌、舌衄属心经燥热。"

2. 肺热血溢

血因肺热,而涌溢于上,则咳血、衄血、吐血作矣;或泛溢于表,则肌衄作矣。肺热而下移大肠小肠,则便血、尿血作矣。

《古今医统大全·卷之四十二·血证门》："(血证当分上下各经理治)衄吐咳血,及痰中血丝,皆是肺经火盛。"

《赤水玄珠·第九卷·血门·肌衄》："肌衄者,血从毛孔而出,前人多主于肺热。"

《症因脉治·卷二·嗽血论·外感嗽血》："有肺胃伏火,失于清理,风寒外束,肺热内郁,肺主皮毛,不得发泄,上冲于喉;又有时令燥热,伤其肺气,清化之令不行,相傅之官怫逆,二者皆令咳嗽吐血者也。"

《笔花医镜·卷二》："肺热之症,脉右寸必数,其症为目赤,为鼻衄。为咽痛,为吐血,为咳嗽浓痰,为酒积,为龟胸,为小便不利,为便血。"

3. 燥极伤肺

凡火热灼肺,则肺津伤而生燥,或燥邪直伤肺气,令肺金失于清肃,下窍不得润养,故便血、尿血。

《石室秘录·卷六数集·燥症门》："燥症,舌干肿大,溺血,大便又便血不止,亦是死症。盖夏感暑热之毒,至秋而燥极,肺金清肃之令不行,大小便热极而齐便血也。论理见血宜治血矣,然而治血,血偏不止,反至燥添而不可救。吾不治血,专治燥。"

4. 肝不藏血

肝主藏血,是血之所归。怒气伤肝,则气逆不降而呕血;或肝伤不能藏,血无所归,则吐血、呕血,或便血、下血。

《黄帝内经素问·举痛论》："怒则气逆,甚则呕血及飧泄,故气上矣。"

《诸病源候论·血病诸候》："夫心者主血,肝者藏血。愁忧思虑则伤心,恚怒气逆、上而不下则伤肝。肝心二脏伤,故血流散不止,气逆则呕而出血。"

《圣济总录·卷第六十九·呕血》："愁忧思虑则伤心,恚怒气逆、上而不下则伤肝。盖心主血,肝藏血,二藏俱伤,则血不循经,随气上逆,故因呕而血出也。"

《医贯·卷之三·绛血丹书·血症论》："不特胃呕血,肝亦呕血。盖肺主气,肝藏血,肝血不藏,乱气自两胁中,逆而出之。"

《张氏医通·卷五·诸血门·衄血》："眼衄,血从目出,乃积热伤肝,或误药扰动阴血所致。暴病发热见此。"

《医门补要·卷上·病中大便下黑血》："病中肝脾两败,肝不藏血,脾不统血,正气下陷,故下黑血,或下大黑血块,为坏血,皆不治。"

《辨舌指南·卷三辨舌证治·舌病证治之鉴别》："肝壅则出血,为舌衄。"

5. 脾不统血

脾之统血,在于气也。脾气固摄血液,令血有所守。凡诸因所伤,脾气先衰,血失所统,势必流散不归。若血失于胃,可因胃气逆而上吐。若胃气不逆,则血多随脾气下降,而出于便尿,或从冲脉下于胞中。

《周慎斋遗书·卷七》："吐血久而不愈者,肾虚不纳气故也。杂病久而不愈者,脾虚不能统血故也。故血病宜求之肾,杂病宜求之脾。"

《伤寒论条辨·卷之八》："吐血者,脾统血而胃为之合,脾伤不能统血,故妄行上溢而从胃道出也。"

《景岳全书·卷之三十贯集·杂证谟·血证》："脾胃气虚而大便下血者,其血不甚鲜红,或紫色,或黑色,此阳败而然,故多无热证。而或见恶心呕吐。盖脾统血，脾气虚则不能收摄，脾化血，脾气虚则不能运化，是皆血无所主，因而脱陷妄行。"

《冯氏锦囊秘录·杂症大小合参卷十一·方脉吐血咳血咯血唾血合参》："且脾统诸血，寒凉伤脾，脾虚尤不能约束诸血，其变症可胜言哉！"

《冯氏锦囊秘录·杂症大小合参卷十三·方脉肠风脏毒合参》："有脾虚阳气下陷，不能统血，以致血随气降而下者。盖阴必从阳，血必从气，脾为气血生化之源，故必赖补中升阳，以胃药收功。"

《张氏医通·卷五·诸血门·吐血》："唾血，平时津唾中有血如丝，或浮散者。此属思虑伤脾，脾虚不能统血也。有兼心、兼肾、兼胃之不同。"

《张氏医通·卷五·诸血门·衄血》："大衄血者，口鼻俱出。此积劳伤脾所致。"

《金匮要略浅注·卷七·惊悸吐衄下血胸满瘀血病脉证第十六》："故以先便后血，知未便时气分不动，直至便后努责，然后下血。是内寒不能温脾，脾元不足，不能统血。"

《医门补要·卷上·虚火牙衄》："病后中虚，使脾不统血，无根之火，逼血上涌牙缝而出，脉虚弦。"

《医门补要·卷上·病中大便下黑血》："病中肝脾两败，肝不藏血，脾不统血，正气下陷，故下黑血，或下大黑血块，为坏血，皆不治。"

6. 肾虚火动

血证多因火热而起。火热，因外感六淫、内伤七情所致者固多，由养生不当，本元亏虚，而致虚火内生者亦不少。肾为先天之本，精血之源，阴阳之根，肾元一虚，则火起于下，上炎、外越，血证成矣。若肾阳虚者，可见阴血失守，即上文"阳虚阴走"之证。若肾阴虚者，即肾火动血之证。虚劳出血诸证，亦多有肾阴之虚。

《景岳全书·卷之三十贯集·杂证谟·血证》："凡咳血嗽血者，诸家皆言其出于肺；咯血唾血者，皆言其出于肾。是岂足以尽之？而不知咳、嗽、咯、唾等血，无不有关于肾也。何也？盖肾脉从肾上贯肝膈，入肺中，循喉咙，挟舌本，其支者从肺出络心，注胸中，此肺肾相联而病则俱病矣。且血本精类，而肾主五液。故凡病血者，虽有五脏之辨，然无不由于水亏。水亏则火盛，火盛则刑金，金病则肺燥，肺燥则络伤而嗽血，液涸而成痰。此其病标固在肺，而病本则在肾也。"

《石室秘录·卷四御集·奇治法》："脐中出血，亦是奇症，然法不同，用六味汤加骨碎补一钱，饮之即愈。如齿上出血，亦以此方投治。盖脐、齿亦俱是肾经之位，而出血皆是肾火之外越也。"

《济世全书·震集卷四·补益·脉法》："夫虚损者，因虚而致也。若能恬淡虚无，真气完实，病从何来？或大病未复，使合阴阳，或疲极筋肋，饥饱失节，尽神度量，或呼吸走气，荣卫虚损，百疴交作，或吐血、或衄血、便血、泻血，遗精白浊，洞泻，盗汗潮热，发热呕吐，咯血、痰饮涎沫等症，须用补气养血之药，亦当以益胃消痰药佐之。"

《医学三字经·卷之一·虚痨第三》："肾水，即元阴也。元阴亏，为蒸热、咳嗽、吐血、便血、遗精、喉痛、口疮、齿牙浮动等症。"

五、经络损伤论

经络损伤导致血不循经是引发血证的重要原因，包括络脉损伤、经血不守等方面。

1. 络脉损伤

血证因素虽多，而必从经络出。经络，血行之道也。然经深而络浅，故凡出血皆从络脉出。火热之邪，最易灼伤络脉，使血溢不归。其经血不能直接外出，若经血径出，则血海失守，脏血随空，顷刻即亡矣。故火热在经，血流迫急，血络必为之开，而出血以泄其火。故知诸血证者，皆必由络伤起也。

《黄帝内经灵枢·百病始生》："卒然多食饮，则肠满；起居不节，用力过度，则络脉伤。阳络伤则血外溢，血外溢则衄血；阴络伤则血内溢，血内溢则后血。肠胃之络伤，则血溢于肠外。"

《黄帝内经灵枢集注·玉版》："腹胀便血，其脉大时绝，逆于肾络也。咳溲血，形肉脱，脉搏，逆于肺络也。呕血，胸满引背，脉小而疾，逆于心络也。"

《医方集解·理血之剂第八》："火伤肺络，血随咳出，或带痰中为咳血。""血之在身，有阴有阳。阳者顺气而行，循流脉中，调和五脏，洒陈六腑，谓之营血；阴者居于络脉，专守脏腑，滋养神气，濡润筋骨。若感内外之邪而受伤，则或循经之阳血，至其伤处为邪气所沮，漏泄经外；或居络之阴血，因留着之邪溃裂而出，则皆渗入肠胃而泄矣。"

《伤寒指掌·卷三·伤寒变症·吐血》:"有因三阳热盛,沸腾经血,皆致吐衄。凡见眼闭目红、神昏语乱、烦躁漱水,皆热伤血络之症也。"

《时方妙用·卷三·血症》:"近时以吐血多者,谓吐胃血,皆耳食前医之误。凡吐五脏血必死,若吐衄崩下,皆是经络散行之血也。"

《医述·卷六·杂证汇参·血证》:"大抵经络之血与脉络之血,有互相出入之义。如血从口鼻暴出即止,乃脉络之血,非经络之血;若大吐不已,自然振动经络之血也。血从二便,始而络血,久则亦动经血也。始终鲜红,乃是络血;到底紫黑,亦是络中积血,或负重所致,或斗狠受伤,而经络之瘀血返之于脉络中也。故脉络之血,易生而易败也。(《医学阶梯》)"

《温热经纬·卷五·方论》:"章虚谷曰:《经》言阳络伤则血外溢,阴络伤则血内溢;外溢则吐衄,内溢则便血。盖阴阳手足十二经交接,皆由络贯通,接连细络,分布周身,而血随气行,必由经络流注,表里循环,是故络伤则血不能循行,随阴阳之部而溢出。其伤处即瘀阻,阻久而蓄积,无阳气以化之,乃成死血矣。"

2. 经血不守

血虽从络脉出,而络中之血少。故单纯血络伤者,其证极轻,常不治自愈。凡火热甚者,经络齐沸,故经血不守,乃从络脉寻出路。更有阳虚阴走,亦必从经脉而下。经脉外接于络,内通于血海。血海者,在脏为肝,在腑为胞,在经为冲脉。凡出血多者,必从血海来。故凡肝伤、胞伤、冲脉伤,血海不守,乃成吐、衄、下血之大症。

《伤寒心法要诀·卷二·吐血》:"伤寒吐血,皆因失汗、失下、火逆,以致邪热炽盛,沸腾经血故也。"

《金匮要略浅注·卷三·血痹虚劳病脉证并治第六》:"血从清道出为鼻衄,从浊道出为吐血,下溢为便血,统属于冲任督之脉为病。以冲任督之脉,皆丽于肝也。"

《金匮要略浅注·卷七·惊悸吐衄下血胸满瘀血病脉证第十六》:"病人心中之阴气不足,则阳独盛,逼其胞中血海之血,出于浊道,则为吐血;逼其胞中血海之血,出于清道,则为衄血。"

"人身毛窍之内,则有孙络;孙络之内,则有横络;横络之内,则有经焉。经与络皆有血也。其孙络、横络之血,起于包中之血海,乃冲任脉之所主……其血则热肉充肤,澹渗皮毛。皮毛而外,肺气主之;皮毛之内,肝血主之。盖以冲任之血,为肝所主,即所谓血海之血也。行于络脉,男子络唇口而生髭须,女子月事以时下。此血或表邪迫其妄行,或肝火炽盛,或暴怒伤肝而吐者,以致胞中之血,不充于肤腠皮毛,反从气冲而上涌于胃脘。吐此血者,其吐必多,吐虽多而不死,盖以有余之散血也。其经脉之血,则手厥阴心包主之,乃中焦取汁以奉生身之血也,行于经隧,内养其筋,外荣于脉,莫贵于此,必不可吐,吐多必死也。《经》云:阳络伤则吐血,阴络伤则便血。此血海之血也。一息不运,则机针穷;一丝不续,则霄壤判。此经脉之血也。然高士宗以络血经血分此证之轻重死生,可谓简括……其有身体不劳,内无所损,卒然咯血数口,或紫或红,一咯便出者,为脾络之血。脾之大络,络于周身,络脉不与经脉和谐,则有此血。下不伤阴,内不伤经,此至轻至浅之血,不药亦愈。若不分轻重,概以吐血之法治之……致络血寒凝,变生怯弱咳嗽等病,医之过也。总而言之,治络之血,当调其营卫,和其三焦,使三焦之气和于荣卫,荣卫之气下合胞中,气归血附,即引血归经之法也。其经脉之血,心包主之。内包心,外通脉,下合肝。合肝者,肝与心包皆为厥阴,同一气也。若房劳过度,思虑伤脾,则吐心包之血也。吐此血者,十无一生。惟药不妄投,大补心肾,重服人参……可于十中全其一二。若从血海流溢于心包而大吐,与心包之自伤而吐者有别。以由病络而涉于经,宜从治络血之法,引其归经可也……凡吐血多者,乃胞中血海之血。医者学不明经,指称胃家之血。夫胃为仓廪之官,受承水谷,并未有血。谓包中血海之血,为六淫七情所逼,上冲于胃脘而出则可,若谓胃中有血则不可也。"

六、其他病机

有些病机较为复杂,不便归于寒热虚实之内,故列之于下,主要包括蓄血、上下轻重、气逆血乱等。

1. 蓄血论

蓄血,可以是血证之一种,也可以是血证之病机。所谓血证之蓄血,乃出血未排出于外,而停蓄于内。若停蓄量多,则满而自溢,也能排出,形成吐衄下血，或蓄血日久自下。所谓病机之蓄血，乃瘀血不能归经，而导致出血诸症。此瘀血，即蓄血也。故蓄血之与出血，本质无二，只是有动静不同而已。其蓄血之轻者，一时郁结不行，得散则解。其蓄血之重者，停积阻滞，拥聚而逼血，不下不去。蓄血有上中下三焦部位不同。其在上，蓄积满而吐衄；其在中，结胸不散而胸满；其在下，瘀积膀胱而发狂。有蓄血阳明者轻，症见如狂；有蓄血膀胱者重，症见发狂。其蓄血于下者，可自下血，则蓄血解而愈。若不能自下，于是有下蓄血之法。

《伤寒论·辨阳明病脉证并治》："阳明证，其人喜忘者，必有蓄血。所以然者，本有久瘀血，故令喜忘；屎虽硬，大便反易，其色必黑者，宜抵当汤下之。"

《注解伤寒论·卷三·辨太阳病脉证并治法第六》："身黄，脉沉结，少腹硬，小便自利，其人如狂者，非胃中瘀热，为热结下焦而为蓄血也，与抵当汤以下蓄血。""伤寒有热，少腹满，是蓄血于下焦；若热蓄津液不通，则小便不利，其热不蓄津液而蓄血不行，小便自利者，乃为蓄血，当与桃人承气汤、抵当汤下之。"

《脉因证治·卷一·伤寒·六经余证》："阳明不当发汗，发汗成蓄血，上焦为衄。不当下而下之，血蓄下焦发狂。"

《玉机微义·卷十七·血证门》："（论衄血下血为伤寒所致）成无己曰：伤寒衄者，为邪气不得发散，壅盛于经，逼迫于血，则因致衄也。桂枝汤、麻黄汤治衄者，非治衄也，即是发散经中邪气尔。至蓄血者，血在下焦，结聚而不行，蓄积而不散者是也。血菀于上而吐血者，谓之薄厥；留于下而瘀者，谓之蓄血。此由太阳随经，瘀热在里，血为热所搏结而不行，蓄于下焦之所致。《经》曰：太阳病七八日，表证仍在，脉微而沉，反不结胸，其人如狂者，以热在下焦，少腹当硬满，小便自利者，下血乃愈。""大抵伤寒蓄血下血为传变，故下血衄血，身凉乃愈。其不传变入里，邪气不得发散，逼迫于血，因致妄行于下者，为逆，下血必多不能止，为难治也。"

《景岳全书·卷之八须集·伤寒典下·蓄血》："成无己曰：伤寒衄者，以邪气不得发散，壅盛于经，逼迫于血，因而致衄也。蓄血者，下焦结聚，而不行不散也。血菀于上而吐血者，谓之薄厥；留瘀于下者，谓之蓄血。此由太阳经瘀热在里，搏蓄下焦所致。"

《温疫论·上卷·蓄血》："大小便蓄血、便血，不论伤寒时疫，盖因失下，邪热久羁，无由以泄，血为热搏，留于经络，败为紫血，溢于肠胃，腐为黑血，便色如漆，大便反易者，虽结粪得瘀而润下，结粪虽行，真元已败，多至危殆。"

《医学心悟·卷二·伤寒兼症·蓄血》："蓄血者，瘀血蓄于下焦也。仲景云：太阳证不解，热结膀胱，其人如狂，血自下者愈。其外不解者，尚未可攻，当先解外，外解已，但少腹急结者，乃可攻之，宜桃核承气汤。此表证甫除，瘀积始聚，为蓄血之轻者，故用前方。若表邪已尽，里热既深，乃蓄血之重者，则用抵当汤攻之。"

《伤寒论纲目·卷十》："王好古曰：血症，古人用药虽有轻重之殊，而无上下之别。今分作上、中、下三等：以衄、呕、唾、吐血为上部，血结胸中为中部，蓄血下焦为下部……血结胸中，头痛身疼，漱水不咽者，衄也；无热胸满，漱水不咽，喜忘昏迷，其人如狂，心下手不可近者，血在中也，桃仁承气。蓄血下焦，其人发狂，小腹满硬，小便自利，大便反黑，及脐下疼者，抵当汤丸。如狂者在中，发狂者在下。"

《杂病源流犀烛·卷十七·诸血源流》："蓄血，瘀血郁积也。而瘀血之郁积，当有上中下之分。如衄呕唾吐血，皆属上部，苟蓄于此，其症必兼善忘（宜犀角地黄汤）。血结胸中，则属中部，苟蓄于此，其症必兼胸满身黄，漱水不欲咽（宜桃仁承气汤）。血凝下焦，又属下部，苟蓄于此，其症必兼发狂粪黑，小腹硬痛，须尽下黑物为效（宜抵当汤、抵当丸）。医者能分三部治之，蓄血之症，无遁情矣。而仲景云，伤寒热病，身黄屎黑，发狂喜忘者，为蓄血。仲景云然者，乃是伤寒热病亦有蓄血之症，非蓄血止属伤寒热病才有之也，治之之法，虽大略相同，而倘由伤寒热病者，则必随本症而调剂治之，与单病蓄血者应稍殊也。"

《伤寒瘟疫条辨·卷四·医方辨·医方辨引》："伤寒便血，为传经热邪；温病便血，为里热蓄血。在上则喜忘，在下则如狂。漱水不欲咽，热在经，里无热也。蓄血发燥而内不渴，故虽漱水而不欲咽。"

《罗氏会约医镜·卷之四·伤寒下》："蓄血

者,热蓄血分,留结下焦,小腹硬满而痛,大便或泻或黑,其人如狂,喜忘,小便自利。"

《松峰说疫·卷之二·论治·瘟症杂症治略》:"亦有蓄血上焦而吐者。"

《医述·卷三·伤寒提钩·伤寒》:"阳明有蓄血而喜忘者,证之甚也,宜抵当汤。太阳有热结膀胱如狂者,证之轻也,宜桃仁承气汤。(成无己)""蓄血,如狂在中,发狂在下。""又太阳病不解,热结膀胱,其人如狂,此乃下焦蓄血,少腹当硬满,小便自利,大便黑色。虽则如狂,初不若发狂之甚也。又有以火劫汗,遂至亡阳,发为惊狂。是知如狂者,膀胱蓄血也。(《医学心悟》)"

《类证治裁·卷之二·血症总论》:"更有瘀血在里,漱血不欲咽,小腹满,身黄便黑,在上则喜忘,在下则如狂,《伤寒论》所谓三焦蓄血证也。"

《类证治裁·卷之七·蓄血论治》:"凡跌扑伤损,及努力负重,忿怒气逆,皆使瘀血停蓄。其症寒热发黄,胸胁小腹满痛,手不可近。宜分上、中、下治之。"

《六因条辨·卷中·伏暑条辨第十》:"如少腹硬痛,小便自利,上为结胸,或吐血,下为腹痛,或便血,身热犯妄,状如神附,此阳明腑病,而蓄血冲脉也。宜用犀角地黄汤,一清阳明,一祛瘀血。"

《医学刍言·血证》:"温热病后,因未发汗,内热蓄血,而致吐衄,大便黑,面色黄。"

2. 上下轻重论

同是血证,有上下之分,则上轻而下重。轻重之外,更有所伤脏腑不同,所聚邪气不同,亦辨证所当留意者。

《医学纲目·卷之三十二伤寒部·衄血唾血蓄血续法》:"(海)血症古人用药,虽有轻重之殊,而无上下之别。今分作上、中、下三等,以衄血、呕血、唾血、吐血为上部,血结胸中为中部,蓄血下焦为下部。夫既有三部之分,故药亦当随其轻重也。"

《松厓医径·卷下·血证》:"然见血,又有上、中、下三部之分。衄唾呕吐为上部,皆火载血上,错经妄行;血结胸中为中部;膀胱蓄血及溺血为下部。其间不出风热壅遏、忧思郁结而然。是以从肺而上溢于鼻者曰衄血,从胃而上溢于口者曰呕血。夫所谓咯血、唾血者,出于肾也;咳血、嗽血者,出于肺也。又有痰带血丝者,或从肾或从肺来也。其血出于小便者,曰溺血、曰血淋;出于大便者,曰肠风、痔血。"

3. 气逆血乱论

血行赖于气,气行血才行。然气行太过,则血亦妄行;或气有郁结,则化火乘血;或气行逆上,则血随气溢。

《伤寒论条辨·卷之三》:"肺为阳中之阴而主气,阳邪上盛,所以气载血上,妄行而逆出于鼻也。"

《松厓医径·卷下·血证》:"血证者……有血热郁血溢,有气郁血溢。"

《景岳全书·卷之三十贯集·杂证谟·血证》:"气逆于脏,则血随气乱而错经妄行,然必有气逆喘满,或胸胁痛胀,或尺寸弦强等证,此当以顺气为先。"

《医方集解·理血之剂第八》:"治实火之血,顺气为先,气行则血自归经;治虚火之血,养正为先,气壮则自能摄血。"

【辨病证】

辨病症之法,必以四诊所见为据。论病因、病机两节,亦兼述其病症。而但述症候,着眼辨证方法者,本节论之。

一、辨症候

辨症候包括辨外感内伤、辨伤寒温病、辨寒热、辨阴阳、辨虚实、辨气血、辨脏腑、辨经络、辨上下等,学者析之。

(一)辨外感内伤

血证首辨外感与内伤,治法大不同也。外感以六淫为主,病分伤寒、温病、时气等。内伤以七情为主,更兼饮食起居,病则多虚少实。

1. 六淫血证

《医学入门·外集卷四·杂病提纲·内伤》:"风证,色青,多鼻衄者,金沸草散去麻黄,加桔梗、枇杷叶、桑白皮,或参苏饮加黄芩。寒证,色黯,鼻衄点滴者,九味羌活汤、麻黄升麻汤。暑热逼血,色红,甚则黑者,茅花煎汤,调五苓散;暑毒攻心,呕血者,枇杷叶散去丁香,加黄连。湿证,色如烟尘,多下血者,胃风汤、当归和血散。"

《石室秘录·卷六数集·燥症门》:"燥症,舌干肿大,溺血,大便又便血不止,亦是死症。盖夏感暑热之毒,至秋而燥极,肺金清肃之令不行,大小便热极而齐便血也。论理见血宜治血矣,然而治血,血偏不止,反至燥添而不可救。吾不治血,专治燥。"

《医贯·卷之三·绛血丹书·血症论》:"六淫中虽俱能病血,其中独寒气致病者居多。何也?盖寒伤荣,风伤卫,自然之理。又太阳寒水、少阴肾水,俱易以感寒,一有所感,皮毛先入。肺主皮毛,水冷金寒,肺经先受。血亦水也,故经中之水与血,一得寒气,皆凝滞而不行,咳嗽带痰而出。问其人必恶寒,切其脉必紧,视其血中间必有或紫或黑数点。此皆寒浮之验也。医者不详审其证,便以为阴虚火动,而概用滋阴降火之剂,病日深而死日迫矣。余尝用麻黄桂枝汤而愈者数人,皆一服得微汗而愈。盖汗与血,一物也。"

《冯氏锦囊秘录·杂症大小合参卷首下·内经纂要·至真要大论篇》:"少阴司天,热淫所胜,佛热至,火行其政。民病胸中烦热,咽干,右胠满,皮肤痛,寒热咳喘,大雨且至,唾血血泄,鼽衄嚏呕,溺色变,甚则疮疡胕肿,肩背臂臑及缺盆中痛,心痛肺䐜,腹大满,膨膨而喘咳,病本于肺……太阴司天,湿淫所胜,则沉阴且布,雨变枯槁,胕肿骨痛阴痹,阴痹者,按之不得,腰脊头项痛,时弦,大便难,阴气不用,饥不欲食,咳唾则有血,心悬,病本于肾……少阳司天,火淫所胜,则温气流行,金政不平,民病头痛,发热恶寒而疟,热上皮肤痛,色变黄赤,传而为水,身面胕肿,腹满仰息,泄注赤白,疮疡,咳唾血,烦心胸中热,甚则鼽衄,病本乎肺……太阳司天,寒淫所胜,则寒气反至,水且冰,血变于中,发为痈疡,民病厥心痛,呕血血泄鼽衄,善悲,时眩仆。运火炎烈,雨暴乃雹,胸腹病,手热肘挛掖肿,心澹澹大动,胸胁胃脘不安,面赤目黄,善噫嗌干,甚则色炲,渴而欲饮,病本于心。"

2. 内伤血证

《济世全书·震集卷四·补益·脉法》:"夫虚损者,因虚而致也。若能恬淡虚无,真气完实,病从何来?或大病未复,使合阴阳,或疲极筋肋,饥饱失节,尽神度量,或呼吸走气,荣卫虚损,百疴交作,或吐血,或衄血、便血、泻血,遗精白浊,洞泻,盗汗潮热,发热呕吐,咯血、痰饮涎沫等症,须用补气养血之药,亦当以益胃消痰药佐之。"

（二）辨伤寒温病

伤寒、温病,皆自外感,而病有不同。伤寒邪伤六经而扰血,温病温热入血而动血。

1. 伤寒血证

《医贯·卷之三·绛血丹书·血症论》:"有一等少阴伤寒之证,寒气自下肾经而感,小腹痛或不痛,或呕或不呕,面赤口渴,不能饮水,胸中烦躁。此作少阴经外感伤寒看,须用仲景白通汤之法治之,一服即愈不再作。"

《六因条辨·卷中·伏暑条辨第十》:"如太阳初起之头痛发热,恶寒无汗,便有鼻衄肌衄,此太阳经之邪干血分也。宜以开泄透汗,不可因见血而遽用寒凉,反成血结胸等证……又阳明初起之目痛鼻干,不得卧,而致鼻衄吐血,此阳明经之邪干血分也,宜以两清气血,不可因汗少而更大发之。如少腹硬痛,小便自利,上为结胸,或吐血,下为腹痛,或便血,身热犯妄,状如神附,此阳明腑病,而蓄血冲脉也。宜用犀角地黄汤,一清阳明,一祛瘀血。又少阳之额痛胁痛,寒热耳聋,呕苦,而致鼻衄咳血,此少阳经之邪干血分也,宜以小柴胡汤,清泄胆络,不可因见血而妄投滋腻。"

2. 温病血证

《温病条辨·卷一·上焦篇·风温温热温疫温毒冬温》:"太阴温病,血从上溢者,犀角地黄汤合银翘散主之。其中焦病者,以中焦法治之。若吐粉红血水者,死不治;血从上溢,脉七八至以上,面反黑者,死不治,可用清络育阴法。""血从上溢,温邪逼迫血液上走清道,循清窍而出,故以银翘散败温毒,以犀角地黄清血分之伏热,而救水即所以救金也。至粉红水非血非液,实血与液交迫而出,有燎原之势,化源速绝。血从上溢,而脉至七八至,面反黑,火极而似水,反兼胜己之化也,亦燎原之势莫制,下焦津液亏极,不能上济君火,君火反与温热之邪合德,肺金其何以堪,故皆主死。化源绝,乃温病第一死法也。"

（三）辨寒热

血证火热为多,亦有寒证。然寒证、热证,又各有虚实。其寒、热不同,血证特征亦不同。但热与火同类,故并论不分;寒与湿同性,常相兼而互阐。

1. 火热血证

《金匮钩玄·卷第二·咳血》:"戴云:咳血

者,嗽出痰内有血者是。呕血者,呕全血者是。咯血者,每咯出血,皆是血疙瘩。衄血者,鼻中出血也。溺血,小便出血也。下血者,大便出血也。虽有名色分六,俱是热证,但有虚、实、新、旧之不同。或妄言为寒者,误也。"

《赤水玄珠·第一卷·火热门·病机篇》:"《内经》曰:诸病喘呕吐酸,暴注下迫,转筋,小便浑浊,腹胀大,鼓之如鼓,痈疽疡疹,瘤气结核,霍乱瞀闷,郁肿,鼻塞鼽衄,血溢血泄,淋闭身热,恶寒战栗,惊惑,悲笑谵妄,衄蔑血污。此皆少阴君火之热,乃心、小肠之气所为也。"

《脉症治方·卷之三·火门》:"[按]丹溪云:《素问》病机一十九条,属火者五,而河间推广其说,火之致病者甚多,深合《内经》之意。其曰:诸病喘呕吐酸,暴注下迫,转筋,小便浑浊,腹胀大、鼓之有声,痈疽疮疡,瘤气结核,吐下霍乱,瞀郁肿胀,鼻塞鼽衄,血溢血泄,淋闭身热,恶寒战栗。或悲笑谵妄,衄蔑血污之病,皆少阴君火之火,乃心、小肠之气所属也。"

《古今医鉴·卷之七·失血》:"夫失血之证,非止一端,有吐血,有咳血,有唾血,有咯血,有衄血,有溺血。虽有名色之异,大概俱是热证,但有新旧虚实之不同耳,或妄言寒者,误也。"

《冯氏锦囊秘录·杂症大小合参卷首下·内经纂要·至真要大论篇》:"少阴司天,热淫所胜,怫热至,火行其政。民病胸中烦热,咽干,右胠满,皮肤痛,寒热咳喘,大雨且至,唾血血泄,鼽衄嚏呕,溺色变,甚则疮疡胕肿,肩背臂臑及缺盆中痛,心痛肺䐜,腹大满,膨膨而喘咳,病本于肺。"

《张氏医通·卷二·诸伤门·虚损》:"凡失血,无论衄血出于经,咳血出于心,嗽血出于肺,吐血出于胃,咯血出于肾,呕血出于肝,唾血出于脾,但以色紫黑者为瘀积久血,色鲜红者为暴伤新血,色淡清者为气虚挟痰,总属炎火沸腾。"

《景岳全书·卷之三十贯集·杂证谟·血证》:"火盛逼血妄行者,或上或下,必有火脉火证可据,乃可以清火为先,火清而血自安矣。"

《证治汇补·卷之二·内因门·血症》:"血热者,其症吐、衄、咳、咯、溺血,午后发热,女子月事先期而来,脉弦而数。法宜凉之。"

《冯氏锦囊秘录·杂症大小合参卷十一·方脉吐血咳血咯血唾血合参》:"便血清者属营虚有热,浊者属热与湿。色鲜者属火,黑者火极。血与泄物并下者,属有积,或络脉伤也。尿血因房劳过度,阴虚火动,营血妄行。"

2. 寒湿血证

《医贯·卷之三·绛血丹书·血症论》:"客又问曰:假寒假热之说何如。曰此:真病之状,惑者误以为假也。《经》曰:少阴司天之政,水火寒热持于气交,热病生于上,冷病生于下,寒热凌犯而争于中,民病血溢血泄。《内经》盖指人之脏腑而言。言少阴司天者,肾经也。凡肾经吐血者,俱是下寒上热。阴盛于下,逼阳于上之假证,世人不识,而为其所误者多矣。吾独窥其微,而以假寒治之,所谓假对假也。但此证有二。有一等少阴伤寒之证,寒气自下肾经而感,小腹痛或不痛,或呕或不呕,面赤口渴,不能饮水,胸中烦躁。此作少阴经外感伤寒看,须用仲景白通汤之法治之,一服即愈不再作。又有一等真阴失守,命门火衰,火不归元,水盛而逼其浮游之火于上,上焦咳嗽气喘,恶热面红,呕吐痰涎出血。此系假阳之证,须用八味地黄,引火归元。"

《玉机微义·卷十七·血证门·论衄血下血为伤寒所致》:"《阴证略例》治三焦出血,色紫不鲜,此重沓寒湿,化毒凝泣,浸渍而成,治要用黑锡丹。"

《医经秘旨·卷上》:"(阳旺生阴气不足亦令人口干而津液不通)寒邪在表,郁热于经,而令咳血衄血,解表自愈,麻黄杏子汤是也。"

《医贯·卷之三·绛血丹书·血症论》:"六淫中虽俱能病血,其中独寒气致病者居多。何也?盖寒伤荣,风伤卫,自然之理。又太阳寒水、少阴肾水,俱易以感寒,一有所感,皮毛先入。肺主皮毛,水冷金寒,肺经先受。血亦水也,故经中之水与血,一得寒气,皆凝滞而不行,咳嗽带痰而出。问其人必恶寒,切其脉必紧,视其血中间必有或紫或黑数点。此皆寒浮之验也。医者不详审其证,便以为阴虚火动,而概用滋阴降火之剂,病日深而死日迫矣。余尝用麻黄桂枝汤而愈者数人,皆一服得微汗而愈。盖汗与血,一物也。"

《证治汇补·卷之二·内因门·血症》:"血寒者,其症麻木疲软,皮肤不泽,手足清冷,心腹怕寒,腹有块痛,得热则止,在女子则月事后期而痛,脉细而缓,法宜温之。又有吐、衄、便血,久而不止,因血不能附气失于归经者,当温脾、肾二经。脾虚不统摄者,用姜、附以温中焦;肾虚不归经者,用桂、附以温命门,皆温之之法也。"

《冯氏锦囊秘录·杂症大小合参卷首下·内经纂要·至真要大论篇》:"太阳司天,寒淫所胜,则寒气反至,水且冰,血变于中,发为痈疡,民病厥心痛,呕血血泄鼽衄,善悲,时眩仆。运大炎烈,雨暴乃雹,胸腹病,手热肘挛掖肿,心澹澹大动,胸胁胃脘不安,面赤目黄,善噫嗌干,甚则色炲,渴而欲饮,病本于心。"

(四)辨阴阳

阴阳有盛衰,病性有虚实。其阳盛即是热证,阴盛即是寒证。若阴阳有衰,则发虚寒、虚热,证有大别。阴虚阳盛而火升,血从上溢;阳虚阴盛而气陷,血从下走。辨出血之色,与相兼之症,更有阴阳虚实之真假,升降格拒之变局,尤不可混。

1. 先辨阴阳

《景岳全书·卷之十六理集·杂证谟·虚损》:"(薛立斋曰)夫衄血吐血之类,因虚火妄动,血随火而泛行;或阳气虚,不能摄血归经而妄行,其脉弦洪,乃无根之火浮于外也。"

《类证治裁·卷之二·血症总论》:"入手须辨阴阳。阳症吐衄血色鲜红,阴症血色紫暗如猪肝。阳症脉洪滑,口渴面红,喘烦溺赤,火载血升,宜清降凉剂;阴症脉虚数,口干颊赤,烦躁足冷,乃真阳失守,无根之火上炎,宜引火归元,切忌寒凉降火。"

2. 阴虚火动

《明医杂著·卷之一·痨瘵》:"男子二十前后,色欲过度,损伤精血,必生阴虚火动之病。睡中盗汗,午后发热,哈哈咳嗽,倦怠无力,饮食少进,甚则痰涎带血,咯吐出血,或咳血、吐血、衄血,身热,脉沉数,肌肉消瘦,此名劳瘵,最重难治。"

《明医杂著·卷之一·补阴丸论》:"人之一身,阴常不足,阳常有余。况节欲者少,过欲者多,精血既亏,相火必旺,火旺则阴愈消,而劳瘵咳嗽、咯血、吐血等症作矣。"

《苍生司命·卷五利集·虚损成劳证》:"(论真火动者病不可治)凡病真火动者,皆不可治,岂独肾哉?人之有肾,犹木之有根,水之有源。制阳光,健筋骨,生精神,其所系亦重矣。愚者不知其重,而御内太过,肾室空虚,遂生内热,挟相火而贯肝膈,入肺中,循喉咙,系舌本,此咳嗽、吐血、潮热之所由来也。若伤损之轻,知觉之早,调养之专,犹可冀其生也;若至伤损之甚重,失血之频仍,邪火之日炽,此真火之动于肾也,不治。"

《古今医统大全·卷之四十六·痨瘵门·治法》:"(痨疾须内外交治可获全功)王节斋云:人若色欲过度,伤损精血,必生阴虚火动之病。睡中盗汗,午后发热,哈哈咳嗽,倦怠无力,饮食少进,甚则痰涎泄血,咯唾出血,或咳血、吐血、衄血,身热脉沉数,肌肉消瘦,此名痨瘵,是重难治。"

《景岳全书·卷之十六理集·杂证谟·虚损》:"有阴中之阴虚者,其病为发热躁烦,头红面赤,唇干舌燥,咽痛口疮,吐血衄血,便血尿血,大便燥结,小水痛涩等证。"

《医学三字经·卷之一·虚痨第三》:"肾水即元阴也,元阴亏,为蒸热、咳嗽、吐血、便血、遗精、喉痛、口疮、齿牙浮动等症。"

3. 阳虚阴走

《医学纲目·卷之十七·心小肠部·诸见血门》:"血证,吐血、衄血、便血,其人阳虚阴走,其脉沉而散,其外证虚寒无热候,宜乌金丸散止之。"

《冯氏锦囊秘录·杂症大小合参卷十一·方脉吐血咳血咯血唾血合参》:"(便血)血色黑黯,面色枯白,尺脉沉迟者,此下元虚冷,所谓阳虚阴必走也。"

4. 阴盛格阳

《景岳全书·卷之三十贯集·杂证谟·血证》:"格阳失血之证,多因色欲劳伤过度,以致真阳失守于阴分,则无根虚火浮泛于上,多见上热下寒,或头红面赤,或喘促躁烦,而大吐大衄,失血不止,但其六脉细微,四肢厥逆,或小水清利,大便不实者,此格阳虚火证也。"

《医贯·卷之三·绛血丹书·血症论》:"《经》曰:少阴司天之政,水火寒热持于气交,热病生于上,冷病生于下,寒热凌犯而争于中,民病血溢血泄。《内经》盖指人之脏腑而言。言少阴司天者,肾经也。凡肾经吐血者,俱是下寒上热。阴盛于下,逼阳于上之假证,世人不识,而为其所误者多矣……又有一等真阴失守,命门火衰,火不归元,水盛而逼其浮游之火于上,上焦咳嗽气喘,恶热面红,呕吐痰涎出血。此系假阳之证,须用八味地黄,引火归元。"

5. 孤阳绝阴

《轩岐救正论·卷之五·治验医案下·诸失血》:"若暴吐、暴衄、暴崩不止,则为孤阳绝阴、气血两败也。亦当察其老壮虚实,以决生死。"

(五) 辨虚实

虚实之辨,头绪甚多。凡外感多实,内伤多虚。气血有虚实,阴阳有虚实,脏腑有虚实,皆与血证有关,可参看各相关章节。临证凡遇血证,辨外感内伤、寒热阴阳、气血脏腑经络,皆当分其虚实。

1. 血之虚实

《证治汇补·卷之二·内因门·血症》:"血虚者,其症朝凉暮热,手足心热,皮肤干涩甲错,唇白,女子月事前后不调,脉细无力,法宜补之。血瘀者,其症在上则烦躁,漱水不咽,在下则如狂谵语,发黄,舌黑,小腹满,小便自长,大便黑而少,法宜下之。在女子则经停腹痛,产后小腹胀痛,手不可按,法宜破之。"

2. 中寒气虚

《伤寒论辑义·卷七》:"施氏《续易简方》:有中寒气虚,阴阳不相守,血乃妄行者,《经》所谓阳虚阴必走是也。咯血、吐血、衄血、便血,皆有此证,理中汤加官桂治之。"

3. 男子亡血

《高注金匮要略·血痹虚劳病脉证治第六》:"男子面色薄者,主渴及亡血。卒喘、悸,脉浮者。里虚也。""男子之血不当虚,而面色以血虚见,故知其必从或吐或衄而亡血也……盖吐衄而亡血者,皆因心肺间之宗气虚馁,而下焦之气上冲,故血亦随冲气而出上窍耳。"

(六) 辨气血

凡病机在气,则气动血;病机在血,则血自动。但总而言之,血随气行,故气之虚实逆顺,乃是血证根本。凡血上行而出,皆是气逆不降,血随气升,故降气即能止血,而不应单纯或过用苦寒清火。

1. 气之虚实

《医经秘旨·卷上》:"(阳旺生阴气不足,亦令人口干而津液不通)失血证毕竟热者多,世有用寒凉而反剧者,盖有气虚之火,有血虚之火耳。"

《景岳全书·卷之三十贯集·杂证谟·血证》:"气逆于脏,则血随气乱而错经妄行,然必有气逆喘满,或胸胁痛胀,或尺寸弦强等证,此当以顺气为先。"

2. 气之升逆

《冯氏锦囊秘录·杂症大小合参卷十一·方脉吐血咳血咯血唾血合参》:"凡用药者,要认血来本原,不可妄治,以致变乱。夫治血,当明血出何经,不可概曰吐血衄血,多是火载血上,错经妄行,越出上窍,过用寒凉。夫火者,无形之气也,非水可比,安能称载?盖血随气行,气利则血循经,气逆则血乱,气有余即是火也。实由气逆而血妄行,兼于火化,因此为甚。《经》曰:怒则气逆,甚则呕血,暴瘅内逆,肝肺相搏,血溢鼻口是也。又东垣曰:血妄行上出于鼻口者,皆气逆也。况血得寒则凝,得热则行,见黑则止。迹此观之,治血若不行兼之调气,而纯以寒凉是施,则血不归经,且为寒所凝滞,虽暂止而复来也。且脾统诸血,寒凉伤脾,脾虚尤不能约束诸血,其变症可胜言哉!然调气更莫如导火,火归而气自顺矣。"

3. 血脱寒热

《症因脉治·卷首》:"(论《内经》《金匮》阴虚阳虚症因各别治法不同)至论失血之症,方书云:气有生血之功,补血不如补气。此言阴络伤,血内溢,血虚无火之症,非言阳络伤,血外溢,血虚有火症。夫曰阴络伤血内溢,言下泄下脱之血也;阳络伤血外溢,上冲咳血、吐血、鼻衄、牙衄之血也。夫阴络所伤之血,阴分之血也,血去则火亦去,故血虚无火者也。阳络所伤之血,阳分之血也,血去则火愈旺,此血虚有火者也。故血脱益气之法,但可施之于阴络所伤无火之血,难施之于阳络所伤,血去火旺,劳瘵骨蒸,脉数内热之人也。此等关头,从来差误,惟立斋曾有阳络伤,血上冲,阴络伤,血下脱之发明。然后人未曾思精而熟得,若进思血之阴络阳络,但当分别有火无火,亦不必拘于上溢下脱。例如咳血吐血,上溢之血也,《金匮》有面色白,脉沉迟,内无热,阳虚不能摄血,古人用血脱益气,胃药收功者。又阳明大肠有火,而发肠红便血,下脱之血也,然有阳络之血,古人用黄柏、槐米以治者。总之,无论上溢下泄,惟以临症时,细审血去有火者,即为阳络所伤之血,但宜凉血养血;血去无火者,即为阴络所伤之血,仍可血脱益气。例如肝主藏血,又主施泄,肝经下血,同是阴经,又有分别,肝虚不能摄血,则用补肝敛肝之药;若怒动肝火,血得热而妄行下泄,则用凉血清火之药。明此两条,万无差误。"

(七)辨脏腑

脏腑,乃血液之源,阴阳之本。血证辨脏腑,一辨出血所在,二辨出血之机。自出血之路,大致可知出血之源,如咳衄在肺,呕吐在胃,咯唾在肾等。然出血之机,不受血路所限。脏腑有虚实寒热,所致血证,或上或下,并无绝对限制。如肾之一病,吐衄咳咯、便溺崩漏,皆有其证。

《备急千金要方·卷六上·七窍病上·鼻病第二》:"凡吐血、衄血、溺血,皆脏气虚,膈气伤,或起惊悸。"

《古今医统大全·卷之四十二·血证门》:"(血证当分上下各经理治)衄吐咳血,及痰中血丝,皆是肺经火盛。"

《古今医统大全·卷之四十六·痨瘵门·药方》:"衄血、咳血,出于肺也。""嗽血、痰血,出于脾也。""呕血、吐血,出于胃也。""咯唾血,出于肾也。"

《医学入门·内集卷一·脏腑·脏腑条分》:"为咳嗽唾衄血者,肺风入心也。"

《医学入门·外集卷四·杂病提纲·内伤》:"分经言之,呕吐,胃也;咳、唾、衄,肺也;痰带血,脾也;咯血,系肾也;溺血,小肠、膀胱也;下血,大肠也;牙宣,胃或肾虚炎也。又血从汗孔出者,谓之肌衄;从舌出者,谓之舌衄,心与肝也;从委中穴出者,谓之腘血,肾与膀胱也。"

《万病回春·卷之四·失血》:"吐血者,出于胃,吐出全是血也。""衄血者,出于肺,鼻中出血也。""咳血者,出于肺,咳嗽痰中带血色也。""咯血者,出于肾,咯出血屑也。""唾血者,出于肾,鲜血随唾而出也。""溺血者,小便出血,心移热于小肠也。""便血者,大便出血,脏腑蕴积湿热也。"

《考证病源·十·考证病源七十四种·病因赋》:"吐血出于胃腑,衄血本乎肺经。痰涎血,属于脾脏。咯唾血,属于肾经。牙宣者,阳明之热极。舌衄者,少阴之火升。"

《松崖医径·卷下·血证》:"血证者……其证大概有二:有血热郁血溢,有气郁血溢。然见血又有上、中、下三部之分:衄唾呕吐为上部,皆火载血上,错经妄行;血结胸中为中部;膀胱蓄血及溺血为下部。其间不出风热壅遏、忧思郁结而然。是

以从肺而上溢于鼻者曰衄血,从胃而上溢于口者曰呕血。夫所谓咯血、唾血者,出于肾也;咳血、嗽血者,出于肺也。又有痰带血丝出者,或从肾、或从肺来也。其血出于小便者,曰溺血、曰血淋;出于大便者,曰肠风、痔血。治法当求其本。"

《明医指掌·卷一·病机赋》:"咳血者,嗽动有血,出于肺也。呕血,呕全血也,逆出上窍,属于胃也。"

《景岳全书·卷之三十贯集·杂证谟·血证》:"吐血失血等证,凡见喘满、咳嗽,及左右腔膈间有隐隐胀痛者,此病在肺。若胸膈膻中之间觉有牵痛,如缕如丝,或懊憹嘈杂有不可名状者,此病在心主包络也。若胸腹膨膨,不知饥饱,食饮无味,多涎沫者,此病在脾也。若胁肋牵痛,或躁扰喘急不宁,往来寒热者,此病在肝。若气短似喘,声哑不出,骨蒸盗汗,咽干喉痛,动气忡忡者,此病在肾也。若大呕大吐,烦渴头痛,大热不得卧者,此病在胃也。于此而察其兼证,则病有不止一脏者,皆可参合以辨之也。"

《轩岐救正论·卷之五·治验医案下·诸失血》:"出于肺者为咳血、为嗽血、为衄血,出于心者为劳血、为舌血,出于脾胃者为吐血、呕血,出于肝者为郁怒吐血,出于肾者为咯血、为唾血,出于皮肤毛孔者为溢血,此皆阳火挟血以上越也。溺血则主膀胱也,淋血则主小肠也,痔血则主胃经也。便血固主大肠,有属风邪下陷者,有属郁火侵脾者,有属湿热伤脾者,有属积热滞下者,此皆阴火烁血而下行也。又有热入血室,寒袭冲任,则为蓄血。又有寒伤经络而脱陷,则为无火之症也。在妇人,暴脱则为崩,徐渗则为漏,胃虚而湿热乘之则为赤带。从生户而出者,方为崩、为漏、为带;从大小便而出者,虽治法与男子同,而得于胎前产后、半产小产之中,则又不同也。"

《医贯·卷之三·绛血丹书·血症论》:"东垣云:衄血出于肺,从鼻中出也。呕血出于胃,吐出成碗成盆也。咯唾血者,出于肾。血如红缕,在痰中唾中,咳咯而出也。痰涎血者,出于脾,涎唾中有少血散漫而出也。东垣论虽如此,然肺不特衄血,亦能咳血唾血。不特胃呕血,肝亦呕血。盖肺主气,肝藏血,肝血不藏,乱气自两胁中,逆而出之,然总之是肾水随相火炎上之血也。肾主水,水化液为痰为唾为血。肾脉上入肺,循喉咙,挟舌

本,其支者从肺出络心,注胸中,故病则俱病也。但衄血出于经,衄行清道;吐血出于胃,吐行浊道。喉与咽二管不同也。盖经者,走经之血,走而不守,随气而行,火气急,故随经直犯清道而出于鼻。其不出于鼻者,则为咳咯,从肺窍而出于咽也。胃者,守营之血,守而不走,存于胃中,胃气虚不能摄血,故令人呕吐,从喉而出于口也。"

《证治汇补·卷之二·内因门·血症》:"从肺而溢于鼻者为衄,从胃而逆于口者为吐,从肾而夹于唾者为咯,从嗽而来于肺者为咳。又痰涎血出于脾,牙宣出于肾,舌衄出于心,肌衄出于心肺,腘血出于膀胱。"

《石室秘录·卷四御集·奇治法》:"脐中出血,亦是奇症,然法不同,用六味汤加骨碎补一钱,饮之即愈。如齿上出血,亦以此方投治。盖脐、齿亦俱是肾经之位,而出血皆是肾火之外越也。"

《医贯·卷之三·绛血丹书·血症论》:"凡肾经吐血者,俱是下寒上热。阴盛于下,逼阳于上之假证,世人不识,而为其所误者多矣。吾独窥其微,而以假寒治之,所谓假对假也。但此证有二。有一等少阴伤寒之证,寒气自下肾经而感,小腹痛或不痛,或呕或不呕,面赤口渴,不能饮水,胸中烦躁。此作少阴经外感伤寒看,须用仲景白通汤之法治之,一服即愈不再作。又有一等真阴失守,命门火衰,火不归元,水盛而逼其浮游之火于上,上焦咳嗽气喘,恶热面红,呕吐痰涎出血。此系假阳之证,须用八味地黄,引火归元。"

《冯氏锦囊秘录·杂症大小合参卷十一·方脉吐血咳血咯血唾血合参》:"涎唾中有少血散漫者,此肾从相火炎上之血也。若血如红缕,从痰中咳出者,引肺络受热伤之血也;若咳出白血浅红色,似肉似肺者,必死。凡唾中带血,咯出有血,或血丝,属肾经;鼻衄出血,咳嗽有血,属肺经;呕吐成盆成碗者,属胃经;自两胁逆上吐出者,属肝经;溺血属小肠、膀胱经;下血属大肠经;牙宣出血属胃肾虚火。舌血谓之舌衄,汗孔出血谓之肌衄,心与肝也。又惊而动血者属心,怒而动血者属肝,忧而动血者属肺,思而动血者属脾,劳而动血者属肾。"

《方症会要·卷三·劳病·五劳见病》:"心劳者,心神惊惕,怔忡无时,盗汗自汗,心烦热闷,口舌生疮,咯血面赤,脉洪而数。"

《医学指要·卷五·诸血指要》:"要之,血行清道则出于鼻,血行浊道则出于口。咳血衄血出于肺,呕血出于肝,吐血出于胃,痰涎血出于脾,咯血出于心,唾血出于肾。"

《症因脉治·卷二·衄血论》:"夫血从胃中呕出名吐血,从肺中咳出名嗽血,从鼻孔流出名衄血。分立三条,则经络各别。夫胃中呕出之血,虽轻于肺中咳血,然有大吐不止而死者;鼻中流血,本为轻症,然有鼻血不止,久久变症。故以三症同名血症,皆因火载上冲。"

《医学三字经·卷之一·虚痨第三》:"肾水,即元阴也。元阴亏,为蒸热、咳嗽、吐血、便血、遗精、喉痛、口疮、齿牙浮动等症。"

《证治针经·卷一·吐血》:"内衄出血,涎嗽出于脾,唾出于肾,咯出于心,咳出于肺,呕出于肝,吐出于胃。溺血出精窍;淋血出膀胱。"

《医学三字经·卷之一·血症第十》:"五脏有血,六腑无血。观剖诸兽腹心下夹脊,包络中多血,肝内多血,心、脾、肺、肾中各有血,六腑无血。近时以吐血多者,谓为吐胃血,皆耳食昔医之误。凡吐五脏血必死。若吐血、衄血、下血,皆是经络散行之血也。"

《笔花医镜·卷二》:"肺热之症,脉右寸必数,其症为目赤,为鼻衄,为咽痛,为吐血,为咳嗽浓痰,为酒积,为龟胸,为小便不利,为便血。"

(八)辨经络

虽出血皆从经脉中出,然出自大经与小络,有轻重深浅之异,亦辨证所必要。凡出自络脉者轻缓,出自经隧者重急。再经络有阴阳之分,阳络在腑,阴络在脏;阳经出于上,阴经走于下,则血证亦随之有逆顺不同。

《张氏医通·卷五·诸血门·诸见血证》:"眼衄亦属厥阴,但以卒视无所见者为实火。常流血泪者,素患之风热也。""耳衄则有肝肾二经之殊,但以常有不多不肿不疼者,为少阴之虚。暴出疼肿者,则厥阴经火也。"

《医述·卷六·杂证汇参·血证》:"大抵经络之血与脉络之血,有互相出入之义。如血从口鼻暴出即止,乃脉络之血,非经络之血;若大吐不已,自然振动经络之血也。血从二便,始而络血,久则亦动经血也。始终鲜红,乃是络血;到底紫黑,亦是络中积血,或负重所致,或斗狠受伤,而经络之瘀血返之于脉络中也。故脉络之血,易生而易败也。(《医学阶梯》)"

《扁鹊心书·卷下·失血》:"失血之证……络脉与经隧有异,经隧重而络脉轻。"

《医方简义·卷三》:"余谓五脏有血、六腑无血之说非也。然阳络在胃,阴络在脾,是脏腑皆有血也。古人以心生血,肝脏血,脾统血,并不言及肺与肾也。惟冲脉为经脉之海,又曰血海。"

(九)辨上、中、下三部

血证有上、中、下三部,似乎易辨。证在上中下,则其势有轻重逆顺,而治法同中有异,用药亦有所分别。

《医学纲目·卷之三十二伤寒部·合病并病汗下吐后等病》:"(海)血症古人用药,虽有轻重之殊,而无上下之别。今分作上、中、下三等,以衄血、呕血、唾血、吐血为上部,血结胸中为中部,蓄血下焦为下部。夫既有三部之分,故药亦当随其轻重也。"

《伤寒论纲目·卷十》:"汗多,为衄血;脉浮灸之,咽燥,为唾血;当汗不汗,热入于里者,为呕血、吐血,此在上也,犀角地黄汤,凉膈散加生地亦可……无热胸满,漱水不咽,喜忘昏迷,其人如狂,心下手不可近者,血在中也,桃仁承气。蓄血下焦,其人发狂,小腹满硬,小便自利,大便反黑,及脐下疼者,抵当汤丸。如狂者在中,发狂者在下。"

《松厓医径·卷下·血证》:"然见血又有上、中、下三部之分:衄唾呕吐为上部,皆火载血上,错经妄行;血结胸中为中部;膀胱蓄血及溺血为下部。"

二、辨色脉

色、脉也属于广义"症"的范畴。但色、脉与普通的症候不同,它具有指示病症性质的特殊作用,是中医临床辨证的特定指标性症候。运用色、脉进行辨证,有单用法,也有相参法。色、脉皆可与症相参,而色与脉也须相参。

1. 血象验脏腑

血证之发,内应脏腑。欲知血自何脏腑来,必视其出血之路,及见血之征象。口鼻与下阴,血路不同,各有所自。血之色泽、形态,亦验血所来之必察。便血有便前便后之分,示所出之源不同。血态有浮沉,应心肺与肝肾。

《脉经·卷八·平惊悸衄吐下血胸满瘀血脉证第十三》:"下血,先见血,后见便,此近血也;先见便,后见血,此远血也。"

《万病回春·卷之四·失血》:"先吐痰而后见血者,是积热也。""先吐血而后见痰者,是阴虚也。""肠风下血者,必在粪前,名近血也。脏毒下血者,必在粪后,名远血也。"

《轩岐救正论·卷之五·治验医案下·诸失血》:"又当以血之色而论。将水试之,浮于上为心肺血,沉于下为肝肾血,不浮不沉主脾胃中州之血。此特大概然耳。肺血色淡有沫;心血赤如涂朱;脾胃乃多气多血之经,其色不淡不紫,其质不清不浓;肝血浓浊结块;肾血则夹痰红一缕,或色粉红,此为金水枯竭,肺肾俱损而待毙。又有肝肾两败,始由肾炎水涸,继因肝火独炽,而结块凝重。暴吐不休者,为不治。大肠便血,则当察其属便先为旧瘀,属便后为新脱。与小肠膀胱溺血、淋血,亦当详其多少清浊。至吐衄而口鼻俱出者,则为下厥上竭之症。及痢血而青黯如苔者,此肝脏已败,皆不治也。妇人诸血。亦当视其多寡清浊,诊脉虚,随症施治。故《经》云至微者理,至显者众,根于中而微于色,不容不辨也。"

《冯氏锦囊秘录·杂症大小合参卷十一·方脉吐血咳血咯血唾血合参》:"有汗血者,由大喜伤心,喜则气散,血随气行也。下血,先见血后见便为近血,自大肠来;先有便后见血为远血,自肺胃来。"

《张氏医通·卷二·诸伤门·虚损》:"若血色正赤,吐出即凝,剥起成片如柿皮者,此守藏之血,因真阴受损而脱,虽能食倍常,必骤脱而死。"

《医学指要·卷五·诸血指要》:"若其由于内伤者,忧闷伤心,则面赤而心中躁扰,血来鲜红,左寸脉必涩而芤也。怒气伤肝,则胁疼,而血来多紫,入水必沉,左关脉必急而芤也。劳碌思虑伤脾,则面目萎黄,四肢困倦,血来必多,入水半浮半沉,右关脉必弱而芤也。忧思抑郁伤肺,则胸前膨胀,面无光泽,血来少而或淡红,入水必浮,右寸脉必浮涩而芤也。如火盛烁金,则干咳无痰,痰中时带血星,或如脓臭,或如肉屑,或如红丝,右寸脉必浮数而芤也。淫欲伤肾,亏损真阴真阳,血逆上行,入水亦沉,两尺脉必微弱而芤也。此五志七情,皆能使人失血者也。又有饮食伤胃,仓猝血来,或夹咳夹痰,右关脉必浮缓而尢也。"

"便血清者属营虚有热,浊者属热与湿,色鲜者属火,色黑者火极。血与泄物并下属有积,或络脉伤也。尿血因房劳过度,阴虚火动。营血妄行,血色黑黯,面色枯白,尺脉沉迟者,此下元虚冷,所谓阳虚阴必走也。有呕吐紫血者,《原病式》云:此由热甚销烁,以为稠浊。热甚则水化制之,故赤兼黑而紫也。汗血者由太喜伤心,喜则气散,血随气行也。凡下血先见血后见便为近血,自大肠来。先有便后见血为远血,自肺胃来。肠胃本无血,由气虚肠薄,故渗入而下出也。"

《类证治裁·卷之二·血症总论》:"粉红者肺血;赤如朱漆光者心包血;鲜稠浓紫者脾肝血;痰唾杂红点红丝者肾血,血虽少,治最难;吐多成碗成盆者胃血,胃多气多血。欲知何脏之血,吐在水碗中,浮者肺血,沉者肝血,半沉半浮者心血。"

2. 色泽辨寒热虚实

有面颜之色泽,有出血之色泽,皆可以判寒热虚实。凡见赤色明亮属热属实,紫黑晦暗属寒属虚。又云紫赤为火极似水,不可误判;紫黑亦主瘀血,不可不知。

《备急千金要方·卷六上·七窍病上·鼻病第二》:"鼻头微白者亡血,设令微赤非时者死,病人色白者皆亡血也。"

《轩岐救正论·卷之五·治验医案下·诸失血》:"又须以色为诊。凡失血之后,或面色带黄,青白有神,或目瞑合喜睡,或肢体温和,饮食如常,或不喜高声,声微不厉,此为顺,无别刑克症候,称易治。若其面色青黯无光,或两颧暴赤,唇口如朱,或乍起乍眠,烦躁不寐,或身体大热,或四肢厥逆,或气喘息粗,或扬声厉语,或谵狂神昏,或循衣摸床,肉瞤筋惕,或自汗如雨,头汗独见,或周身厥冷,颅囟独热,或眼眶暴陷,或口渴思水,或肢体肿满,或脐腹绞痛不休,或胃气已败,呕吐拒食,此皆凶候,不治也。"

《医学入门·内集卷一·诊脉·杂病脉法》:"脉浮,面白色薄者,里虚亡血。"

《医贯·卷之三·绛血丹书·血症论》:"[按]患人果身受寒气,口受冷物,邪入血分,血得冷而凝,不归经络而妄行者,其血必黑黯,其色必白而夭,其脉必微迟,其身必清凉,不用姜桂而用凉血之剂,殆矣。"

"世人因郁而致血病者多……凡系郁者,其脉必涩,其人必恶风恶寒。不知者便以为虚而温补之,误矣。须视其面色必滞,必喜呕,或口苦,或口酸,审有如是证,必当舒散其郁为主。木郁则达之,火郁则发之是也。其方惟逍遥散为的药,外加丹皮茱连,随手而应。"

《冯氏锦囊秘录·杂症大小合参卷十一·方脉吐血咳血咯血唾血合参》:"火极似水,血多紫黑……便血清者属营虚有热,浊者属热与湿。色鲜者属火,黑者火极。血与泄物并下者,属有积,或络脉伤也。尿血因房劳过度,阴虚火动,营血妄行。血色黑黯,面色枯白,尺脉沉迟者,此下元虚冷,所谓阳虚阴必走也。"

《张氏医通·卷二·诸伤门·虚损》:"凡失血,无论衄血出于经,咳血出于心,嗽血出于肺,吐血出于胃,咯血出于肾,呕血出于肝,唾血出于脾,但以色紫黑者为瘀积久血,色鲜红者为暴伤新血,色淡清者为气虚挟痰:总属炎火沸腾。"

《叶香岩外感温热篇》:"再温热之病,看舌之后,亦须验齿。齿为肾之余,龈为胃之络。热邪不燥胃津,必耗肾液,且二经之血,皆走其地,病深动血,结瓣于上。阳血者色必紫,紫如干漆;阴血者色必黄,黄如酱瓣。""肾主骨,齿为骨之余,故齿浮龈不肿者,为肾火水亏。胃脉络于上龈,大肠脉络于下龈,皆属阳明,故牙龈肿痛为阳明之火。若湿入胃,则必连及大肠,血循经络而行,邪热动血而上结于龈。紫者为阳明之血,可清可泻。黄者为少阴之血,少阴血伤为下竭,其阳邪上亢而气厥逆,故为难治也。"

《杂病源流犀烛·卷十七·诸血源流》:"王海藏曰:初便褐色者重,再便深褐色者愈重,三便黑色者尤重。色变者,以其有火燥也,不可不辨。《纲目》曰:新血鲜红,旧血瘀黑。又曰:风症色青,寒症色黯,暑症色红,湿症如烟煤屋漏水。"

《医述·卷六·杂证汇参·血证》:"失血或从口鼻,或从二便,或暴吐即止,或久吐不已,或始终鲜红,或到底紫黑。大抵经络之血与脉络之血,有互相出入之义。如血从口鼻暴出即止,乃脉络之血,非经络之血;若大吐不已,自然振动经络之血也。血从二便,始而络血,久则亦动经血也。始终鲜红,乃是络血;到底紫黑,亦是络中积血,或负重所致,或斗狠受伤,而经络之瘀血返之于脉络中也。故脉络之血，易生而易败也。(《医学阶梯》)"

《类证治裁·卷之二·血症总论》："色稠红为结阴便血；清而色鲜，四射如溅，为肠风；浊而色暗，为脏毒。脓血杂痢为肠澼；射血如线为痔血。凡血色鲜浓者属火，紫黑者火极；晦淡无光者，阳衰不能摄阴。"

3. 芤脉主失血法

失血则脉虚，故现中空之象，应指如葱管，是为芤脉。芤与浮沉、迟数、大小相兼，乃可辨其寒热虚实；再与上下左右脉位相合，则可知内应脏腑，外见吐衄下血之不同。又，芤脉与弦脉相合，则成革脉，亦主失血。

《金匮要略方论·卷上·血痹虚劳病脉证并治第六》："脉弦而大，弦则为减，大则为芤，减则为寒，芤则为虚，虚寒相搏，此名为革，妇人则半产漏下，男子则亡血失精。"

《脉经·卷二·平三关病候并治宜第三》："寸口脉芤，吐血；微芤者，衄血。空虚，去血故也。""关脉芤，大便去血数斗者，以膈输伤故也。""尺脉芤，下焦虚，小便去血。"

《备急千金要方·卷二十八·脉法·阴阳表里虚实第八》："阳芤吐血，阴芤下血。"

《千金翼方·卷第二十五·色脉·诊关上脉第五》："关上微而芤，唾血，亦吐血。"

《千金翼方·卷第二十五·色脉·诊尺中脉第六》："尺中微而芤，尿血。""尺中虚者，漏血，小便不禁。"

《类证活人书·卷第二》："芤主失血。寸口芤，主吐血；微芤者衄。关上芤，大便血。尺中芤，小便血……尺中洪，主大小便血。"

《三因极一病证方论·卷之一·七表病脉》："寸芤为吐血，微芤为衄血，关芤为大便出血，尺芤为下焦虚、小便出血。"

《伤寒直格·卷上·论脉》："芤主热甚失血，寸芤则吐血，微则衄，甚则俱出。关芤则胸痛下血。尺芤则大便血，微则小便血，甚则俱下。"

《诊家枢要·脉阴阳类成》："浮而芤，男子小便血，妇人崩带。""芤，浮大而软，寻之中空旁实，旁有中无，诊在浮举重按之间，为失血之候。大抵气有余，血不足，血不能统气，故虚而大，若芤之状也。"

《古今医统大全·卷之四·内经脉候·二十六脉主病》："芤脉为不足，为失血。寸芤主吐衄血病，关芤呕血，尺芤下血。"

《古今医统大全·卷之四·内经脉候》："芤为失血之候，审位高低而出。在上吐衄痰红，在下崩漏下血。"

《医学纲目·卷之二阴阳脏腑部·诸脉诊病杂法》："《脉经》：寸浮则中风，寸芤则胸中积血。""关浮则腹胀满，关芤则肠中积血。""尺浮则大便干涩，尺芤则小便有血。"

《医学入门·内集卷一·诊脉·诸脉相兼主病》："涩芤为衄血，或为失血。""芤与人迎相应，则邪塞吐衄；与气口相应，则荣虚妄行而为瘀滞。""寸芤则为衄血吐血，关芤则为便血，尺芤则下虚有瘀，崩漏尿血。"

《医学入门·内集卷一·诊脉·杂病脉法》："诸证失血，皆见芤脉，随其上下，以验所出。"

《医灯续焰·卷六·失血脉证第五十二》："诸病失血，脉必见芤。缓小可喜，数大可忧。""卫行脉外，荣行脉中。凡失血之病，脉中必空，故见芤象。若缓小不足，与病相宜，是可喜也。脉数而大，邪盛正衰，且为火象，必烁真阴，诚为大可忧者。"

《医宗说约·卷之首·脉象主病二十九法》："芤，浮大而软，中空旁实，旁有中无，若捻葱叶，为血不能统气之候，主失血。芤而数，主火盛而血妄行；芤而迟，主木土二脏虚寒，不能藏血失血。寸芤：左，心虚易惊，痰现红星；右，咳血、血丝。关芤：左，胁痛、吐血；右，嘈杂、呕血。尺芤：便血肠红，女子崩漏。"

《证治汇补·卷之二·内因门·血症》："若失血而脉反洪大中空者，即为芤脉。盖阴血既亏，阳无所依，浮散于外，故见此象。所以产后、失血后，恒得芤大之脉。设不明辨，误用寒凉则谬。（叔承）故崔氏曰：诸症失血，皆见芤脉，随其上下，以验所出。"

《张氏医通·卷五·诸血门·吐血》："芤为失血，血虚气不归附也。"

《杂病源流犀烛·卷首上·脉象统类》："芤为失血之候。大抵气有余血不足，血不足以载气，故虚而大，为芤之状。""古人云，前大后细，脱血也。夫前大后细，非芤而何？"

《罗氏会约医镜·卷之一·脉法》："芤脉属阳。浮大中空,脱血之象,而阳实无根也。六脉中有一如是,定是此经之血。寸芤火犯阳经,胸有积血,或血上溢。脾芤有肠痈,或不能统血。尺芤则热侵阴络,故赤淋、血痢、崩中之病生焉。"

《医学辑要·卷二》："左寸芤,为吐血,为衄血。左关芤,为胁间血气痛,为腹中瘀血痛,为吐血,为目暗。左尺芤,为小便血,女人月事为病。右寸芤,为胸中积血,为衄为呕。右关芤,为肠痈瘀血,为呕血不食。右尺芤,大便血。""阴血既亡,阳无所附,故脉来芤芺。"

4. 浮大主阳热

血证多是阳盛热证,故脉来浮大,是为脉证相符。若出血后脉势转微小,是火热退,血将止,为吉;若出血后脉仍浮大,或洪大而数,是热势不减,血证不退。还须结合其他兼脉及症候,分析脏腑虚实。

《黄帝内经素问·平人气象论》："安卧脉盛,谓之脱血。"

《黄帝内经素问·大奇论》："脉至而搏,血衄身热者死。脉来悬钩浮为常脉。"

《脉经·卷八·平惊悸衄吐下血胸满瘀血脉证第十三》："脉来轻轻在肌肉,尺中自溢(一云尺脉浮),目睛晕黄,衄必未止;晕黄去,目睛慧了,知衄今止。""太阳脉大而浮,必衄、吐血。""男子盛大,其脉阴阳微,趺阳亦微,独少阴浮大,必便血而失精。"

《诊家枢要·脉阴阳类成》："浮而芤,男子小便血,妇人崩带。""尺洪,腹满,大便难,或下血。"

《医学入门·内集卷一·诊脉·脏腑六脉诊法》："浮芤积瘀吐痢红:血瘀胸中不散,以致气道不通,在内作声,气升则吐血,气降则便血下痢,甚则吐痢交作。""浮芤失血肢体瘫:芤主失血,血虚则不能运用,故四肢瘫痪。""浮芤尿血女经漏:浮芤,肾虚也。男子尿血,女人经漏。""浮芤衄血胸暴病:浮芤积瘀在胸,或衄或呕。瘀滞胸中,则卒暴疼痛。""浮急肠风痈血痔:浮弦数急,主肠风肠痈,便血痔疮。""浮芤便血定无差:浮芤,大肠便血。"

《张氏医通·卷五·诸血门·吐血》："失血,脉数大为阳盛,涩细为少血,细数为阴火郁于血中。"

5. 微涩细弱为失血

出血则血亡于脉外,而脉中空虚。其初火气未退,鼓脉不实,乃成芤脉;其后火热退,脉随血收,则见微、涩、细、弱、虚、迟等不足之象,医家乃据此而断为血证。

《脉经·卷四·平杂病脉第二》："涩则少血。"

《脉经·卷八·平血痹虚劳脉证第六》："脉极虚芤迟,为清谷,亡血,失精。"

《脉经·卷八·平惊悸衄吐下血胸满瘀血脉证第十三》："趺阳、少阴脉皆微,其人不吐下,必亡血。""脉得诸涩濡弱,为亡血。""寸口脉微而弱,气血俱虚,男子则吐血,女子则下血。""病人身热,脉小绝者,吐血,若下血。"

《诊家枢要·脉阴阳类成》："尺微,败血不止,男为伤精尿血,女为血崩带下。"

《脉因证治·卷二·吐衄下血》："脉涩濡弱为亡血;细弦而涩,按之虚,为脱血也。"

《脉症治方·卷之三·血门·诸血》："《经》云:脉洪滑为血盛,脉涩弱为血虚,脉如泻漆之状者为亡血,脉芤为失血,细弦涩、按之无力为脱血。"

《证治汇补·卷之五·胸膈门·吐血》："脉得诸濡弱为亡血,芤为失血,涩为少血,牢为蓄血。"

6. 沉弦主阴证

《金匮要略方论·卷中·惊悸吐衄下血胸满瘀血病脉证治第十六》："病人面无血色,无寒热。脉沉弦者,衄。浮弱,手按之绝者,下血;烦咳者,必吐血。"

《脉经·卷八·平惊悸衄吐下血胸满瘀血脉证第十三》："脉沉为在里,荣卫内结,胸满,必吐血。""趺阳脉弦,必肠痔下血。"

《医学入门·内集卷一·诊脉·脏腑六脉诊法》："独沉不睡皆因郁,胬瘀侵睛崩漏红:沉主气郁,夜多不睡,或上攻患目,必胬肉瘀血侵睛,下流则崩漏去红,甚者咯血。""沉濡便血女胎脱:濡则气血耗散,男子便血,女子胎脱。"

《张氏医通·卷五·诸血门·吐血》："弦紧胁痛为瘀结,诸血皆属于肝也。"

7. 脉分上下左右

寸口脉分寸、关、尺三部,分主上、中、下三部,则所主血证有亦有上、中、下之分。其寸在上,主胸中心肺,见吐血、衄血;其关在中,主中焦肝胃,见呕血、便血;其尺在下,主下焦肾与膀胱,见尿血、崩漏。但三部所主只是大致如此,亦有脉病在尺而上见吐血、衄血,及脉病在寸而下见便血、尿血者。

《黄帝内经灵枢·邪气脏腑病形》:"肺脉急甚为癫疾;微急为肺寒热,怠惰,咳唾血……微滑为上下出血,涩甚为呕血。"

《脉经·卷十·上阳跷阴跷带脉》:"寸口芤,吐血;微芤,衄血。关上芤,胃中虚。尺中芤,下血;微芤,小便血。"

《备急千金要方·卷十七·肺脏方·肺脏脉论第一》:"肺脉……微滑为上下出血,涩甚为呕血。""肺脉搏坚而长,当病唾血。"

《备急千金要方·卷二十八·脉法·三关主对法第六》:"寸口脉微而弱,气血俱虚,男子吐血,妇人下血,呕汁出。""寸口脉芤,吐血;微芤者,衄血。空虚去血故也。宜服竹皮汤、黄土汤,灸膻中。""关上脉芤,大便去血,宜服生地黄并生竹皮汤,灸膈俞。若重下去血,针关元,甚者服龙骨丸。""尺脉芤,下焦虚,小便去血,宜服竹皮生地黄汤,灸丹田、关元。"

脉又分左右,各有寸关尺三部。按脏腑所主,左手为心、肝、肾,血证应之;右手为肺、脾胃、大小肠,血证亦应之。

《诊家枢要·脉阴阳类成》:"左寸芤,主心血妄行,为吐为衄;关芤,主胁间血气痛,或腹中瘀血,亦为吐血目暗;尺芤,小便血,女人月事为病。右寸芤,胸中积血,为衄为呕;关芤,肠痈瘀血,及呕血不食;尺芤,大便血。"

《张氏医通·卷五·诸血门·吐血》:"脉来寸口大,尺内微,为肺中伏火。尺中盛而寸口虚大,为肾虚阴火。尺滑而疾,为血虚有热。右手虚大,为脾胃之火。左手数盛,为肝胆之火。"

《杂病源流犀烛·卷首下·诸脉主病诗》:"左芤吐衄兼心血(左寸病),关上为瘀胁痛真(腹中瘀血,胁间血气痛,吐血,目暗),左尺男人小便血,女人月事病相因。右芤积血在于胸(右寸病,又兼衄血、呕血),关内逢之肠胃痛,呕血不食兼瘀血,尺多血痢与肠红。"

8. 辨脏腑脉

血证之在脏腑,除上述共性外,又各有特点。

《脉经·卷三·心小肠部第二》:"心脉……微缓为伏梁,在心下,上下行,时唾血……微涩,为血溢。"

《脉经·卷三·肺大肠部第四》:"肺脉……微急,为肺寒热,怠堕,咳唾血,引腰背胸,苦鼻息肉不通……微滑,为上下出血;涩甚,为呕血。"

《医学入门·内集卷一·诊脉·杂病脉法》:"肺脉弦急者,咳而唾血。"

《张氏医通·卷五·诸血门·衄血》:"耳中出血为耳衄。两关弦数,饮酒多怒人属肝火,柴胡清肝散。尺脉弱或躁,属阴虚,生料六味丸加五味子。"

9. 辨经络脉

《证治汇补·卷之四·上窍门·耳病》:"耳中出血为耳衄,左关脉来弦数者,为少阳经火。尺脉或躁或弱者,少阴经虚。"

《针灸逢源·卷六·论治补遗·耳病》:"耳衄,耳中出血也。左关脉弦数者,为少阳经火,宜柴胡清肝散。尺脉或躁或弱者,少阴经虚,宜六味地黄丸。"

三、辨吉凶

血证多见危急重症,故在辨证之时可根据患者的证候表现判断其顺逆、生死。在辨治血证的同时,要注重其难易、宜忌之法。

1. 辨逆顺

血随气行,以上升为逆,下降为顺。血证因火热所生,气因火热,多升少降。若气转向下,即是血证转顺。诊血行之升降,分出血之上下,为辨逆顺之法。又有以脉症之进退辨逆顺,则脉势微弱虚细为顺,浮大洪数为逆。凡顺者易治,故吉;逆者难医,故凶。

《丹溪心法·卷二·吐血十八》:"凡血证上行,或唾或呕或吐,皆逆也;若变而下行为恶痢者,顺也。上行为逆,其治难;下行为顺,其治易。故仲景云:蓄血证,下血者,当自愈也,与此意同。若无病人忽然下痢,其病进也。今病血证上行,而复下行恶痢者,其邪欲去,是知吉也。"

《古今医统大全·卷之四十二·血证门·血证当分上下各经理治》:"凡血证上行,或唾或咳或呕或吐,皆逆也。若变而下行为恶痢,顺也。上行为逆,其治难;下行为顺,其治易。无病人忽然下痢,其病进。今病血证上行,而复下行恶痢,其邪欲去,是知吉也。"

《简明医彀·卷之三·血证》:"凡血上行者为逆,复而下行变痢为顺。药兼降气,则血归经。""脉多芤涩,沉细者顺,洪大者逆。身凉脉静者易治,身热脉盛者难治。"

《证治汇补·卷之二·内因门·血症》:"大概血病于内,瘀则易治,干则难医。血走于外,下流为顺,上溢为逆。凡血症身无潮热者轻,有潮热者重。"

《张氏医通·卷十·妇人门上·经候》:"寸口脉迟,为寒在上焦,则吐血衄血。尺脉微迟,为寒在下焦,则崩血便血。大抵数小为顺,洪大为逆。"

《杂病源流犀烛·卷十七·诸血源流》:"血溢上行,或吐呕唾,逆也,凶也;若变而下行,为恶痢,顺也,吉也。故仲景云:畜血症下血者,当自愈。无病人忽然下血利者,其病进也。今病血症上行,而复下行为恶痢者,其邪欲去,是知吉也。"

2. 辨生死

血证之逆顺、难易、宜忌、生死,一如也。逆则不宜而难治,多死。顺则宜而易治,可生。所谓难治者,或脉证相反,或血逆不下,或症凶多变,或血脱不复。总之,以失血多及火热盛为最难,精血虚而不复次之。若遇痨瘵之属,毕竟精血虚极,火动不息,故更难治。此血证难易之大略。

血证失血之下,其脉当以沉细、滑小、虚细、弱而无力等为生;若血去脉空,脉反强实,诸浮大、牢强、躁急、弦紧,及兼数者,皆主死。其症以身凉无热为生,身热不止,或因热病、温病,血热出血者,多死。下血能食者不死,不能食者死,但骤能食者亦死。

《八十一难经·十七难》:"病若吐血,复鼽衄血者,脉当沉细。反浮大而牢者,死也。"

《华氏中藏经·卷中·论诊杂病必死候第四十八》:"论吐衄泻血,其脉浮大牢数者死。"

《脉经·卷四·诊百病死生诀第七》:"吐血、衄血,脉滑小弱者生,实大者死。汗出若衄,其脉小滑者生,大躁者死。唾血,脉紧强者死,滑者生。吐血而咳,上气,其脉数,有热,不得卧者,死。""金疮,血出太多,其脉虚细者生,数实大者死。"

《脉经·卷七·热病十逆死证第二十一》:"热病,大衄不止,腹中痛,脉浮大绝,喘而短气,三逆见,死。"

《千金翼方·卷第二十五·色脉·诊杂病脉第七》:"咳而尿血,羸瘦,脉大者死。""唾血,脉沉弱者生。""吐血,脉牢实者死。"

《医心方·卷第十四·伤寒不治候第二十四》:"呕咳下血,身热疹而大瘦削者死。"

《太平圣惠方·卷第三十七·治九窍四肢指歧间出血诸方》:"凡九窍出血,喘咳而上气,其脉数有热,不得卧者,难治也。"

《世医得效方·卷第二·大方脉杂医科·痎疟》:"(伤寒遗事)发少阴汗,九窍出血,曰下厥上竭,不治。"

《丹溪心法·卷二·吐血十八》:"诸见血,身热脉大者难治,是火邪胜也;身凉脉静者易治,是正气复也。故《脉诀》云:鼻衄吐血沉细宜,忽然浮大即倾危。"

《丹溪手镜·卷之中·溺血·不治证》:"吐衄、唾血、下血,脉浮大而数者死。""吐血,脉紧弦者死。""中恶吐血,脉沉细数者死。"

《脉因证治·卷二·十五吐衄下血》:"脉滑小弱者生,浮大牢数者死;又血温身热,脉躁者死,热为血气散故也。"

《医学入门·内集卷一·诊脉·杂病脉法》:"大凡失血,脉贵沉细,设见浮大,后必难治。"

《周慎斋遗书·卷二》:"血证,脉见豁大无力可延,短数、紧数、细数、豁大有力,不祥之兆。"

《脉症治方·卷之三·血门·诸血》:"诸血症,身凉脉静者生,身热脉大者死。肠澼下脓血,弦绝则死,滑大则生。"

《松厓医径·卷下·血证》:"血证者,脉多芤而微细者可治,芤而滑大者难治。"

《景岳全书·卷之八须集·伤寒典(下)·伤寒逆证赋》:"犯湿温,则身青面变,耳聋不语名重暍;发少阴,必九窍出血,下厥上竭奚能瘥。"

《景岳全书·卷之十六理集·杂证谟·虚损》:"王节斋曰:人若色欲过度,伤损精血,必生阴虚火动之病。睡中盗汗,午后发热,哈哈咳嗽,倦怠无力,饮食少进,甚则痰涎带血,或咳血、吐血、衄血,身热脉沉数,肌肉消瘦,此名劳瘵,最为难治。轻者用药数十服,重者期以岁年。""若劳损吐血失血之后,嗽不能止,而痰多甚者,此以脾肺虚极,饮食无能化血,而随食成痰。此虽非血,而实血之类也。《经》曰：白血出者，死。故凡痰之最多最浊者，不可治。"

《景岳全书·卷之二十六必集·杂证谟·血证》："凡失血等证，身热脉大者，难治。身凉脉静者，易治。若喘咳急而上气逆，脉见弦紧细数，有热不得卧者，死。"

《寿世保元·卷四·吐血》："一切诸失血症，脉沉小身凉者生，脉大身热者死。吐后，脉微者可治；吐衄后，复大热，脉反躁急者死。"

《轩岐救正论·卷之五·治验医案下·诸失血》："失血者，脉宜沉细；反浮大而牢者死，虚病见实脉也。夫血濡脉络，体主阴静。血未失则脉络濡软而和缓，及火热迫血外溢，真阴耗竭，则成阴绝阳亢，火充空舍，而见实脉，致孤阳用事，岂能独生哉？"

《轩岐救正论·卷之五·治验医案下·诸失血》："大都失血之脉，宜沉细濡弱，或浮沉和缓，或洪大不数，或浮沉滑缓，或虚微，或暴吐暴脱六脉俱伏，此脉与病合，则为易治。或见浮芤浮革，或浮沉皆涩，或结或短，此脉属虚而病属重，则为难治，治得其宜，亦多有痊者。如见浮数洪数，或细数不鼓，或浮大而散，或促代无力，或如滑而无胃气，或弦牢，或实大，或细小劲疾，此病与脉反，则为不治，纵有卢扁，亦为之束手矣。"

《傅青主男科重编考释·吐血及血门·吐白血》："血未有不红者，何以名白血？不知久病之人，吐痰皆白沫，乃白血也。白沫何以名白血？以其状似蟹涎，无败痰存其中，实血而非痰也。若将所吐沫，露于星光之下，一夜必变红矣。此沫出于肾，而肾火沸腾于咽喉，不得不吐之者也。虽是白沫，而实肾中之精，岂特血而已哉？苟不速治，则白沫变为绿痰，无可如何矣。"

《证治汇补·卷之二·内因门·血症》："如九窍出血，而兼身热不能卧者死，惟妇人产后瘀血妄行，九窍出血，有用逐瘀之药而生者，不可遽断其必死。若无故卒然暴厥，九窍出血者，死。久病之人，忽然上下见血，亦死。所谓阳络伤则血外溢，阴络伤则血内溢也。"

《证治汇补·卷之五·胸膈门·吐血》："大抵沉、弱、滑、小者生，实、大、弦、牢者死。关尺之脉弦细如循刀刃者死。"

《冯氏锦囊秘录·杂症大小合参卷十一·方脉吐血咳血咯血唾血合参》："若咳出白血浅红色，似肉似肺者，必死。"

《张氏医通·卷二·诸伤门·虚损》："下血时能食者不死；不能饮食，精神倦怠者，死可立待。吐血后反骤能食者，亦不可治。""若吐淡红如肉如肺者，谓之咳白血，此肺胃并伤，虽淹岁月，亦终不救。"

《张氏医通·卷五·诸血门·吐血》："大抵失血，脉微弱细小而和缓者易治；洪数实大弦急，或虽小，按之如引葛、如循刀，及衄血身热，脉至而搏，呕血胸满引背，脉小而疾者，皆不治。""无故发热，九窍出血者，肝肾疲极，五脏内崩也，多不可治，若见血水必死。"

《杂病心法要诀·卷二·失血死证》："大衄、大下，血出如涌泉不止，内溃腐尸之气，则命倾也。"

《兰台轨范·卷五·诸血·〈病源〉》："九窍出血，荣卫大虚，腑脏伤损，血脉流散，脉数不得卧者，死。"

《杂病源流犀烛·卷十七·诸血源流》："《直指》曰：无故忽然泻下恶血，名曰心绝，难治。又曰：伤寒太阳症衄血者，病欲愈。热结膀胱，血自下者，亦欲愈。观此则他病伏热之人，上焦瘀热而作吐者，亦病之欲愈也。虽然，血既吐而自止，则可矣。以上皆言诸血病之吉凶也。""仲景曰：脱血而脉实者，难治……《脉诀》曰：诸症失血，皆见芤脉，脉贵沉细，浮大难治。《正传》曰：芤为失血，涩为少血。又曰：亡血之脉，必大而芤。大为发热，芤为失血。丹溪曰：吐衄血，脉滑数者难治。又曰：吐唾血，脉细弱者生，实大者死。又曰：诸失血症，脉大且数者逆也。"

《杂病源流犀烛·卷首上·脉象统类》："三部脉芤，久病生，卒病死。"

《杂病源流犀烛·卷十七·诸血源流》："（血证）无潮热者轻，有潮热者重，潮盛脉大者死。九窍血，身热不得卧者即死……仲景曰：吐血，咳逆上气，脉数有热，不得卧者死。"

《杂病源流犀烛·卷十九·夏热病源流》："热病汗不出，呕血下血者死。热病舌本烂，热不止者死。热病咳而衄，汗出不至足者死。"

《大方脉·杂病心法集解卷三·失血诸症·脉证》："失血之症，脉必见芤，缓小可喜，数大堪忧。若有蓄血,脉见牢大,亦不主凶。统以身凉、脉小者为顺,身热脉大、多痰者为逆。如脉大痰喘,不能安卧,及大衄、大下血,出如泉涌不止,或血出气腥秽臭,或脓血杂间而出,此为内溃、腐尸之症,则难生矣。"

《彤园医书(小儿科)·卷之二·失血门·附法》:"凡失血病,身凉脉细小者为顺,身热脉大而数者为逆,若大衄大下,血如泉涌者凶。"

《温病条辨·卷一·上焦篇·风温温热温疫温毒冬温》:"太阴温病……若吐粉红血水者,死不治;血从上溢,脉七八至以上,面反黑者,死不治。""至粉红水非血非液,实血与液交迫而出,有燎原之势,化源速绝。血从上溢,而脉至七八至,面反黑,火极而似水,反兼胜己之化也,亦燎原之势莫制,下焦津液亏极,不能上济君火,君火反与温热之邪合德,肺金其何以堪,故皆主死。化源绝,乃温病第一死法也。"

《类证治裁·卷之二·吐血论治·血症脉候》:"失血,脉微弱、细小、和缓者易治;洪数、实大、弦急,或虽小按之如循刃,及衄血身热,脉至而搏,呕血胸满引背,脉小而疾,皆不治。咳出白血,似肉似肺,浅红色者死;喘咳失血,气逆,脉见弦紧细数,有热,不得卧者死。吐唾血,脉细弱者生,实大者死。"

《医学辑要·卷二》:"阴血既亡,阳无所附,故脉来芤芤。若细数,则阴虚火炎,加以身热不得卧,不久必死。弦劲为胃气之竭,亦无生理也。"

温病吐粉红血水,是化源已竭,为死证。此与咳出白血,似肉非肉,色浅红者相似。

3. 辨难易

此宜忌者,即逆顺生死法也。宜其顺,易治而生;忌其逆,难治而死。

《万病回春·卷之四·失血》:"失血,脉沉细和缓,不宜浮大实大。"

《古今医鉴·卷之一·脉诀·诸脉宜忌类》:"唾血宜沉弱,忌实大……吐血宜沉小,忌实大。肠澼下脓血,宜浮小沉迟,忌数疾。"

《丹台玉案·卷之四·诸血门·脉云》:"失血之症,脉皆见芤。芤在何经,血亦从何经。只宜微细,不宜浮大。诀云:鼻衄吐血沉细宜,忽然浮大必倾危。"

《医宗必读·卷之二·新著四言脉诀》:"失血诸证,脉必现芤,缓小可喜,数大堪忧。"

《医学研悦·医学研悦引》:"诸凡失血,必见芤脉。沉小身凉,吉可言决。身热脉大,后不可测。"

【论治法】

血证之治疗,须据辨证而行,方能证与治相合。但辨证为治本,而血证标症紧急,故治标亦不可缓。治标本而外,更有大法须遵,慎用须究,禁忌须守。血证有生死之忧,治疗不可大意。

一、概论

治疗大法总以阴阳为纲,病性不离寒、热、虚、实,病位不出表、里、上、下。

1. 治血须辨寒热虚实

血证无非虚实寒热,而此四者,乃是辨证之核心,治疗之根据。虚实寒热,实则由外六淫邪气所成,虚则因内伤脏腑气血所致。然实邪伤正而致虚,虚证拥聚而兼实。寒热之成,总由阴阳失调。邪实固可郁而化热,滞而生寒;阴虚则阳盛成热,阳虚则阴盛成寒。于是实热、实寒、虚热、虚寒,乃四大主证。邪实故当先祛其邪,正虚必须补正气,调阴阳。

《景岳全书·卷之三十贯集·杂证谟·血证·论治》:"凡治血证,须知其要,而血动之由,惟火惟气耳。故察火者,但察其有火无火;察气者,但察其气虚气实。知此四者而得其所以,则治血之法无余义矣。"

《轩岐救正论·卷之一·医论·治血贵静》:"故气行则血亦行,气止则血亦止,气盛则血亦盛,气衰则血亦衰,气热则血亦燥,气寒则血凝。气盛而逆,则血因从上见。血虚而陷,则气亦随下脱。其为治也,逆于上者降之,陷于下者升之。初病,阴阳错乱者平之,寒热不调者和之。嗣究其原,应寒则寒,应热则热,应补则补,应泻则泻,法难定执,治随人施耳。夫血既外溢,则阳动之太过也,治专主寒,则阴制之有余也。益气固云救血,未免动而复动,了无归息之日。泻阴虽曰抑阳,乃至静而益静,殊绝生发之机,均非有得乎治血之窾,而亦未识其所以为静之体矣。虽然,血固种种不一,总当循元气、脉气、形气、病气而精辨之也。独怪河间作俑,谬称诸血无寒,致今庸流混治杀人,遗菑不小,殊可悲恨。岂知寒剂治血,惟上古形病俱实者宜之。犀角地黄汤,乃专治胃经积热实证,只可暂用,中病便止,而非疗血之纲剂也。四物汤虽为血药,用芎归则通血之壅滞也,白芍则收血之耗散也,生地则制火动之阳光也,而非益阴之品。且芍性酸寒,尚伐生气,亦惟血凝滞及耗散者用之相应。设使阳焰正炽,而辛窜之芎归,不益助其上炎之火性乎?失血甫定,尚留停瘀,最忌固敛。若生地芩连,虽赋性沉寒,固可扑未灭之余焰,独不思脾虚而血不统,血脱而脾愈虚,敢用此而轻泻脾阳乎?脾本虚而复虚,则阴不受摄,而血愈脱矣。察唯诸气俱实,得有犀角、四物本症,始可用耳。

又有阳焰未熄,而遽投补气之剂,是反以动乎阴,尤非福也。亦须察果元气顿虚,色脉两亏,而补中、归脾、四君、十全之属,是所必需。甚至虚寒与气俱脱,参附、八味,忍缓投乎!此则一偏于凉泻,一偏于温补,乃为通变之机权,而非正治之活法也。惟必明乎为静之体,与夫失静之由,庶可语乎治静之之方矣。血主乎阴,以静为体,阴中蕴阳,静处寓动。盖此静,非沉寂之静,乃生化之静。今立一方,不专以寒者,恐愈痼真阴也;又不骤以温者,恐益助邪阳也。议以不濡不燥、中和恬静之品,非惟天一可复,且令水火两平,得葆其静之体,而益完其静之神者也。治本常法,药非奇草。推求仲景之肾气,允为疗血之佳珍。设曰熟地膏润,不宜遽补,岂知血脱阴亏内伤,非补何以填阴?丹皮甘香,生新消瘀之良药也,且制燎原。然真阴既耗,元阳少附,脾失资生,土气馁矣,必用山药、茯苓平扶胃气,而非归术温补之比也。泽泻引虚热以下行,石枣固藏血之本经,加炙草则平五火,益黑栀以敛二络。术无逾此,试亦屡效。倘逢肺胃郁热,方增麦芩而减山萸。若疗肝肾实焰,不辞连柏而佐芍药。"

《轩岐救正论·卷之五·治验医案下·诸失血》:"[愚按]失血诸症,经书论之详矣……论其方法,有易治者,有难治者,有不治者,有不治而自愈者,有错治而变他症者,有久治不愈而丧生者,有独见血症者,有兼他症而并见者。悉当察病原之浅深,年力之衰旺,六脉之宜忌,与元气之虚实寒热,法有必中,剂无妄投,跻夭札于寿域,庶几得之矣。若以为属火属热,一概混用凉剂涩剂,在治实火实热则可,而属虚火虚热与无火无热之症,未有不败胃伤脾,绝生化之源,而速人于死者,可胜道哉!"

《医方集解·理血之剂第八》:"治实火之血,顺气为先,气行则血自归经;治虚火之血,养正为先,气壮则自能摄血。"

《类证治裁·卷之二·血症总论》:"入手须辨阴阳。阳症吐衄血色鲜红,阴症血色紫暗如猪肝。阳症脉洪滑,口渴面红,喘烦溺赤,火载血升,宜清降凉剂;阴症脉虚数,口干颊赤,烦躁足冷,乃真阳失守,无根之火上炎,宜引火归元,切忌寒凉降火。"

2. 治血须辨阴阳盛衰

寒热虚实,实生于阴阳盛衰。明于阴阳盛衰,不但寒热无差,亦且虚实明白,治疗才得稳当。凡热证,总是阳盛。其阴不虚者为实,必是阳邪来袭,或因气郁而成。凡寒证,故有寒湿外邪所致,而多因阳虚不能制阴,所谓阳虚阴走,而为寒证出血。故治热证出血,无非滋阴降火,抑阳济阴;寒证出血,必须补气温阳,摄血归经。

《明医杂著·卷之一·痨瘵》:"夫衄血、吐血之类,因虚火妄动,血随火而泛行,或阳气虚,不能摄血归经而妄行……若左尺脉虚弱或细数,是左肾之真阴不足也,用六味丸;右尺脉迟软或沉细而数欲绝,是命门之相火不足也,用八味丸。至于两尺微弱,是阴阳俱虚也,十补丸。此皆滋其化源也,仍参前发热及后咳嗽诸症治法用之。"

《济世全书·震集卷四·补益·脉法》:"丹溪曰:血从上出,皆是阳盛阴虚,有升无降,血随气上,越出上窍,法当补阴抑阳,气降则血归经。"

《一见能医·卷之十·病因赋类方卷下·五劳六极门》:"凡血症有阳乘阴者,有阴乘阳者。假如脉数内热,口舌干燥,或平素血虚火旺,加以醇酒炙煿之物,此乃热气腾沸,迫血妄行,名曰阳乘阴,法当清降,四生丸等主之;吐止后,则用六味地黄丸补之。又如脉息沉迟,口舌清润,平素体质虚寒,或兼受风冷之气,此谓天寒地凉,水凝成冰,名曰阴乘阳,法当温散,理中汤主之。凡治血症,不论阴阳,俱以照顾脾胃为收功良策,诚以脾胃者,吉凶之关也。"

3. 治血宜分上下不同

血证之所以分上下者,阴阳有盛衰不同,气血有升降之相异也。若有升无降,血必从上出;若阳虚阴走，血当从下泄；若气郁不通，蓄血内停，则或上或中或下。因其上下不同，则势有逆顺轻重，方药亦当有所分也。更有上病下治，下病上治，上下交用之法。

《脉症治方·卷之三·血门·诸血》："[按]《经》云：血从上出，皆是阳盛阴虚，有升无降，血随气上，越出上窍，宜补阴抑阳，气降则血自归经。血从下走，皆由内外有所感伤，浊热凝停于胃内，随气下流，亦妄行之义。或云大便见血，为内伤络脉所致；小便见血，为损伤心肾，阴火妄动所致；女人崩漏，皆由七情损伤冲任所致。三者皆宜清气降火，养心理脾为主。盖气清则血和，心脾旺则血有所统摄，而自无妄行之患矣。"

《冯氏锦囊秘录·杂症大小合参卷十一·方脉鼻衄齿衄舌衄肌衄合参》："血分三部，药有轻重。犀角地黄汤，治上血，如吐衄之类；桃仁承气汤，治中血，如血蓄中焦下痢脓血之类；抵当汤丸，治下血，如蓄血如狂之类。此治有余血症之大概也。"

《一见能医·卷之四·辨症下·下病治上辨》："凡治下焦病，用本病药不愈者，须从上治之……如治溺血，用凉血利水不效，宜清心莲子饮清心；复不止，宜加升麻、柴胡。如治大便下血，用地榆、侧柏、槐花、棕灰、蒲黄、荆芥、血余、阿胶等件不效者，若兼泄泻，再诊其脉，如右关微细，或数大无力，是脾虚不能摄血，宜用六君子加炮姜；若右关沉紧，是饮食伤脾，不能摄血，沉香末子甚验。若右寸洪数，大便如常，是实热在肺，热主流通，传于大肠，宜清肺热，用麦冬、花粉、元参、枯芩、桔梗、五味、枳壳之类。"

4. 治血应分阶段

治血证，轻浅者固可一治而愈，此病虽动血，其病因病机只在气分而已。然血证变化甚多，寒热虚实，往往互变相杂，且标本不一，缓急相参，故治血证当视不同阶段、不同证候，随机而设法，不可一竿直上。如出血之初，当先止血以治标，血止必须治本；血证早期多为火热，故先用清火降气之法，而后更应补其已虚之气血，理其逆乱之脏腑，调平阴阳，再视兼证而活用对证之药。

《古今医统大全·卷之四十六·痨瘵门·药方》："呕吐咯血者，先以十灰散遏住。甚者以花蕊石散止之。止后，其人必倦，用独参汤补之，后服化药。保和汤止嗽清肺，保真汤补虚除热，太平丸润肺消痰，消化丸下痰消气。"

《丹台玉案·卷之四·诸血门》："诸血见，若身热脉大者难治，是火邪热甚也；身凉脉静者易治，是正气复也。治法：未见血则宜消宜和，既见血则宜凉宜止。旧血未尽，则化其血；新血未尽，则补其血。因其势之轻重，而为缓急之施，则无不中矣。"

《医学说约·杂症提纲·血》："治之之法，未见血宜消宜和，已见血宜凉宜活。旧血未尽宜化，新血未生宜补，而脾胃切紧事，尤不可不保也。"

5. 金元明四先生治血论

刘河间述病机倡火热论；李东垣论百病着重温补脾胃；丹溪则发明阳常有余、阴常不足，持滋阴抑阳之论；赵献可则独主阳虚生火论，反对以寒法攻血。四先生治血，仍取其治百病所主张之大法，即寒凉清火、温养补中、滋阴降火、甘温除热。

《冯氏锦囊秘录·杂症大小合参卷十一·方脉吐血咳血咯血唾血合参》："河间先生特以五运六气暑火立论，故专用寒凉以治火，而后人宗之。不知河间之论，但与仲景《伤寒论》对讲，各发其所未尽之旨耳，非通论种种不同之火也。自东垣先生出，而论脾胃之火，必须温养，始禁用寒凉。自丹溪先生出，而立阴虚火动之论，亦发前人所未发，可惜大补阴丸、补阴丸二丸中俱以黄柏、知母为君，而寒凉之论又盛行矣。养葵先生持撰阴阳五行之论，以申明火不可以水灭，药不可以寒攻，其利溥哉！"

6. 缪仲醇治血三法

缪仲醇治血证，有两个"三法"。其一专用于吐血，提出"宜降气不宜降火，宜行血不宜止血，宜补肝不宜伐肝"，是为治吐血之三大关键，以批评流行之时弊。其二普用于各种血证，提出"血虚宜补之，血热宜清之凉之，血瘀宜通之"，与治吐血三法遥相呼应，而大意相近，无非一补（血、肝）、一清（降气火）、一通（行瘀血）。

《神农本草经疏·卷一·续序例上·论治吐血三要》："宜降气，不宜降火。气有余，即是火。气降则火降，火降则气不上升，血随气行，无溢出上窍之患矣。降火必用寒凉之剂，反伤胃气，胃气伤则脾不能统血，血愈不能归经矣。今之疗吐血者,大患有二。一则专用寒凉之味,如芩、连、山栀、青黛、柿饼灰、四物汤、黄柏、知母之类,往往伤脾作泄,以致不救。一则专用人参,肺热还伤肺,咳逆愈甚。亦有用参而愈,此是气虚喘嗽。气属阳,不由阴虚火炽所致,然亦百不一二也。宜以白芍药、炙甘草制肝,枇杷叶、麦门冬、薄荷、橘红、贝母清肺,薏苡仁、怀山药养脾,韭菜、番降香、真苏子下气,青蒿、鳖甲、银柴胡、牡丹皮、地骨皮补阴清热,酸枣仁、白茯神养心,山茱萸、枸杞子、牛膝补肾。此累试辄验之方。然阴无骤补之法,非多服药不效。病家欲速其功,医者张皇无主,百药杂试,以致殒命,覆辙相寻而不悟,悲夫!宜行血,不宜止血。血不循经络者,气逆上壅也。夫血得热则行,得寒则凝,故降气行血,则血循经络,不求其止而自止矣。止之则血凝,血凝必发热恶食,及胸胁痛,病日沉痼矣。宜补肝,不宜伐肝。《经》曰:五脏者,藏精气而不泻者也。肝为将军之官,主藏血。吐血者,肝失其职也。养肝则肝气平而血有所归,伐之则肝不能藏血,血愈不止矣。"

《神农本草经疏》:"血虚宜补之。虚则发热、内热,法宜甘寒、甘平、酸寒、酸温,以益荣血。其药为熟地黄、白芍药、牛膝、炙甘草、酸枣仁、龙眼肉、鹿角胶、肉苁蓉、甘枸杞子、甘菊花、人乳之属。血热宜清之凉之。热则为痛肿疮疖,为鼻衄,为齿衄,为牙龈肿,为舌上出血,为舌肿,为血崩,为赤淋,为月事先期,为热入血室,为赤游丹,为眼暴赤痛,法宜酸寒、苦寒、咸寒、辛凉,以除实热。其药为童便、牡丹皮、赤芍药、生地黄、黄芩、犀角、地榆、大小蓟、茜草、黄连、山栀、大黄、青黛、天门冬、玄参、荆芥之属。血瘀宜通之。瘀必发热发黄,作痛作肿,及作结块癖积,法宜辛温、辛热、辛平、辛寒、甘温,以入血通行;佐以咸寒,乃可软坚。其药为当归、红花、桃仁、苏木、桂、五灵脂、蒲黄、姜黄、郁金、京三棱、延胡索、花蕊石、没药、䗪虫、干漆、自然铜、韭汁、童便、牡蛎、芒硝之属。盖血为荣阴也,有形可见,有色可察,有证可审者也。病既不同,药亦各异。治之之法,要在合宜。倘失其宜,为厉不浅。差剧之门,可不谨乎。"

二、综合论治

综合治法即汗、吐、下、和、温、清、消、补八法的综合运用,然八法之中各有偏重,学者思之。

1. 治血诸法

血证有寒热虚实、吐衄便尿不同,治疗有清温补泻、升降行止各法。证各有法,见于各章;法各主证,医家常综合而论,以示法分治,方药有别。

《扁鹊心书·卷下·失血》:"凡色欲过度,或食冷物太过,损伤脾肺之气,故令人咯血。食前服钟乳粉、金液丹,食后服阿胶散而愈。若老年多于酒色,损伤脾气则令人吐血,损伤肾气则令人泻血,不早治多死。当灸关元三百壮,服姜附汤、金液丹自愈。伤肺气则血从鼻出,名曰肺衄,乃上焦热气上攻也。服金液丹或口含冷水,以郁金末调涂项后,及鼻柱上。凡肺衄不过数杯,如出至升斗者,乃脑漏也(当作脑衄为是),由真气虚而血妄行。急针关元三寸,留二十呼立止,再灸关元二百壮,服金液丹、草神丹可保。"

《明医杂著·卷之一·痨瘵》:"若先见血证,或吐衄盛大者,宜先治血。治法:轻少者,凉血止血;盛大者,先消瘀血,次止血凉血。盖血来多,必有瘀于胸膈,不先消化之,则止之凉之不应也。葛可久《十药神书》方可次第检用。"

《医学纲目·卷之十七心小肠部·诸见血门》:"(垣)衄血出于肺,以犀角、升麻、栀子、黄芩、芍药、生地、紫参、丹参、阿胶之类主之。咯唾血者出于肾,以天门、麦门、贝母、知母、桔梗、百部、黄柏、远志、熟地黄之类主之。如有寒者,干姜、肉桂之类主之。痰涎血者出于脾,葛根、黄芪、黄连、芍药、甘草、当归、沉香之类主之。呕血出于胃,实者犀角地黄汤主之,虚者小建中汤加黄连主之。"

"上而血者,黄芪桂枝汤、白芍当归汤。中而血者,当归建中汤、增损胃风汤。下而血者,芎归术附汤、桂附六合汤。若三血证在行阳二十五度见,黄芪四君子汤主之。若三血证在行阴二十五度见,当归四逆加吴茱萸主之。"

"血证吐血、衄血、便血,其人阴虚阳走,其脉沉而散,其外证虚寒无热候,宜乌金丸散止之。法宜上用散,下用丸。次以木香理中汤加大七气汤,入川芎煎,调苏合香丸温之。""肠风独在胃与大肠出,治用黄芩、秦艽、槐角、升麻、青黛。定肠风痛,用苍术、滑石、当归、生地黄、黄芩、甘草。下血属虚者,当温散之,四物加干姜、升麻。便血过多者,四物加㮋皮。有热者,四物加山栀、升麻、秦艽、阿胶。有兼风者，苍术、秦艽、芍药、香附。胃清血，非蓝实不除。"

《赤水玄珠·第九卷·血门·诸见血癥总论》："戴元礼云：吐血者，荣气溢入浊道，留聚膈间，满则吐血，名曰内衄，宜苏子降气汤加人参、阿胶。饮酒太过，伤胃吐血，用理中汤加青皮、栀子、干葛、川芎。劳太过，吐血不止，苏子降气汤加人参、芍药。打损吐血，黑神散童便调服。有时或吐血两口，随即无事，过数日又发，经年累月不愈者，宜黑神散。吐血发渴，名为血竭也，或四物汤、十全大补汤，量胃气虚实用之。"

《医学入门·外集卷四·杂病提纲·内伤》："外感四气邪传经络，误汗、误下，以致邪逼经血妄行。风证色青，多鼻衄者，金沸草散去麻黄，加桔梗、枇杷叶、桑白皮，或参苏饮加黄芩。寒证色黯，鼻衄点滴者，九味羌活汤、麻黄升麻汤。暑热逼血色红，甚则黑者，茅花煎汤，调五苓散；暑毒攻心呕血者，枇杷叶散去丁香，加黄连。湿证，色如烟尘，多下血者，胃风汤、当归和血散。时毒，身热吐脓者，阳毒升麻汤。积热，因饮酒炙爆，蓄热三焦者，黄连解毒汤、黄连枳壳二味汤、龙脑鸡苏丸、四生丸、大金花丸、槐角丸。瘀血，因打扑损伤，瘀聚胸膈者，犀角地黄汤、桃仁承气汤。"

"内伤七情，暴喜动心，不能主血；暴怒伤肝，不能藏血；积忧伤肺，过思伤脾，失志伤肾，皆能动血。治宜开痰行气，二陈汤加酒红花、升麻、归身、黄连。虚，加参、术及附子一片；热者，加山栀、牡丹皮、茜草、生地、木香；气急者，加栝蒌仁、桔梗；劳心无汗者，茯苓补心汤，有汗者，归脾汤；素郁者，清肝解郁汤；气壅者，苏子降气汤。如失血后被七情，四物汤加木香、槟榔；阴虚者，去木、槟，加玄参、黄柏、枳壳。内伤饮食生冷，滞胃清道，气浊血乱者，理中汤加干葛、川芎。治衄能分阴阳，定血脉。冷晕倒者，加桂、附。伤酒吐血者，四君子汤加干葛、川芎、山栀。内伤劳役，气虚火盛者，单人参汤，或四君子汤加蒲黄、人乳、藕节。伤力吐血者，猪肝蘸白芨末食，或花蕊石散。内伤气散，汗出污衣，甚如血坏染者，黄芪建中汤、妙香散，或男胎发烧灰饮之。腘血，十全大补汤。内伤思虑色欲，血衰火燥者，滋阴降火汤、加味逍遥散、节斋四物汤、肾气丸。"

《周慎斋遗书·卷七》："若元阴衰弱，火乘营血，为漏崩、便血、溺血，宜补中加醋炒地榆、续断、阿胶之属以涩之；如不止，再加升麻、柴胡、防风以提之。崩漏证，热则流通，虚则下注，故热当清，用生料四物加栀、柏、知母、芩、连；虚则宜补，用芪、归、参、术加涩血之药，不已，加升麻、附子以托之；如气血两虚，用八珍汤加醋炒樗皮、陈棕灰以止之。如六淫七情所伤，不在此例。"

"若诸失血过多，则元阴不能无损，宜以生地、丹皮、甘草降火之药，加童便治之。""若火盛，虽隆冬多饮寒泉雪水，睡卧冷地，摇扇取冷，亦不能御。惟有峻补真阴，须用童便、甘草可以制之。"

《万病回春·卷之四·失血》："一切血症，皆属于热，药用清凉；俱是阳盛阴虚，火载血上，错经妄行而为逆也，用犀角地黄汤随症加减。鲜血者，新血也，用止之；紫黑成块者，瘀血也，宜去之，已后俱用补荣汤加减调理。失血脉沉细和缓，不宜浮大实大。血得热则行，得冷则凝。赤属火而黑属水也，见黑必止，理之自然。如或暴吐紫血多者无事，是平昔热伤死血在胃口，吐出为好。若止早，吐不尽，后成血结块痛难治，用活血汤加减（方见腹痛）。若先吐血后见痰者，是阴虚火动，用滋阴降火汤加减；若先痰后见血者，是积热，清肺汤加减治之。"

《简明医彀·卷之二·伤寒·变证》："阳邪在表，失汗致热毒蕴于经络，逼血妄行，火炎气逆则吐血，犀角地黄汤加芩、连。烦躁目瞑必衄，因汗不出，得衄为汗也。有表证，葛根汤。衄不止，生地芩连汤、茅花汤。便脓血，地榆散。溺血，延胡索散。"

《医学研悦·病机要旨卷之五·病机》："其治蓄血之病，以行血为主；失血之病，以清热为主。使血不瘀而得其所养，治法决于此也。"

《证治汇补·卷之二·内因门·血症》："血症有四：曰虚、曰瘀、曰热、曰寒。治血之法有五：曰补、曰下、曰破、曰凉、曰温是也。血虚者，其症朝凉暮热，手足心热，皮肤干涩甲错，唇白，女子月事前后不调，脉细无力，法宜补之。血瘀者，其症在上则烦躁，漱水不咽，在下则如狂谵语，发黄，舌黑，小腹满，小便自长，大便黑而少，法宜下之。在女子则经停腹痛，产后小腹胀痛，手不可按，法宜破之。血热者，其症吐、衄、咳、咯、溺血，午后发热，女子月事先期而来，脉弦而数。法宜凉之。血寒者，其症麻木疲软，皮肤不泽，手足清冷，心腹怕寒，腹有块痛，得热则止，在女子则月事后期而痛，脉细而缓，法宜温之。又有吐、衄、便血，久而不止，因血不能附气失于归经者，当温脾、肾二经。脾虚不统摄者，用姜、附以温中焦；肾虚不归经者，用桂、附以温命门，皆温之之法也。（《六要》）"

《冯氏锦囊秘录·杂症大小合参卷十一·方脉鼻衄齿衄舌衄肌衄合参》："有毛窍中出血者，名曰肌衄。因阳气怫郁于内，不能敷扬于外，致阴血上乘阳分，留淫腠理，日久阳气开发，则阴血不能归经，故血从毛窍出也。宜开郁清气凉血之剂，如相火内动，而乘阴分以致热血沸腾者，宜滋阴降火之剂，前人主乎肺热，以肺主皮毛也。用男胎发烧灰扑之，有因大喜伤心，喜则气散，血随气而溢于表者，宜凉心以敛之。"

《张氏医通·卷二·诸伤门·虚损》："《内经》论风寒暑湿燥火六气之变，皆能失血，各当求责。若不察其所因，概与凉药折之，变乃生矣。服寒凉后，证虽大减，脉反加数者，阳郁也，宜升宜补，大忌寒凉。而执迷不省，复用寒凉不彻者，必死而后已。七情妄动，形体疲劳，阳火相迫，致血错行，脉洪多热，口干便涩，宜行凉药。若使气虚挟寒，阴阳不相为守，血亦妄动。必有虚冷之状，盖阳虚阴必走是也。更验其血之色，必瘀晦不稠，非若火盛迫血妄行之血色，浓厚紫赤也，宜理中，加肉桂收摄之。因气而发者，加木香、乌药。或饮食伤胃，逆上吐衄，加香、砂、楂、曲。咳嗽有红，用固本丸、集灵膏。脾胃虚而大便不实者，琼玉膏。劳嗽吐红，上热下寒，四味鹿茸丸、济生鹿茸丸选用。肾虚风袭，下体痿弱，骨节疼痛，喘嗽失精，腰腹腿膝胫踝作痛不能起立者，安肾丸。久病虚劳失血，血枯发热及女人经闭血枯者，宜《素问》四乌贼骨一芦茹丸，或四物换生地加桃仁、虻虫，作丸服。吐血成升斗者，花蕊石散。然必阳虚不能制阴，阴气暴逆者为宜；著气盛血随火涌者，误用必殆，宜十灰散。若胃脘蓄血上溢，犀角地黄汤加大黄下逐之。"

《张氏医通·卷五·诸血门·衄血》："大衄不止，面浮肿者。苏子降气汤，使血随气下。得力全在肉桂一味，久衄不已，须加气药，如木香、香附之类。盖血无气引，则血不归经也。""大衄、大衄血者，口鼻俱出也。此积劳伤脾所致。补中益气倍黄芪、当归。不应，归脾汤加童便、藕节。"

《张氏医通·卷五·诸血门·吐血》："九窍出血，是证非中毒，即跌扑受伤。中毒者，用生羊血等法。受伤者，观其人不发热，尚能饮食者，频灌热童便；无故发热，九窍出血者，肝肾疲极，五脏内崩也，多不可治，若见血水必死。若因劳伤者，补中益气倍参、芪，或胎发灰、大蓟汁，人参汤调服；或血余灰，每服二钱，以茅根、车前草煎汤调下。"

《证治准绳·杂病第三册·诸血门·鼻衄出血》："大衄不止者，养正丹多服，仍佐以苏子降气汤，使血随气下。衄后头晕，四物汤、十全大补汤。"

《医学心悟·卷三·吐血》："然血症有外感、内伤之不同。假如咳而喘息有音，甚则吐血者，此风寒也，加味香苏散散之。务农赤日，行旅长途，口渴自汗而吐血者，此伤暑也，益元散清之。夏令火炎，更乘秋燥，发为干咳，脉数大而吐血者，此燥火焚金也，三黄解毒汤降之。此外感之治法也。又如阴虚吐血者，初用四生丸、十灰散以化之，兼用生地、黄汤以清之。吐止，则用地黄丸补之。阳虚大吐，血成升斗者，初用花蕊石散以化之，随用独参汤以补之，继则用四君、八珍等以调之。脏寒吐血，如天寒地冻，水凝成冰也，用理中汤以温之。其或七情气结，怒动肝火者，则用加味逍遥散以疏达之。伤力吐血者，则用泽兰汤行之。此内伤之治法也。"

《临证指南医案·卷二·吐血》："失血一症，名目不一。兹就上行而吐者言之，三因之来路宜详也。若夫外因起见，阳邪为多。盖犯是症者，阴分先虚，易受天之风热燥火也。至阴邪为患，不过其中之一二耳。其治法总以手三阴为要领，究其病在心营肺卫如何。若夫内因起见，不出乎嗔怒郁勃之激伤肝脏，劳形苦志而耗损心脾，及恣情纵欲以贼肾脏之真阴真阳也。又当以足三阴为要领，再审其乘侮制化如何。若夫不内不外因者，为饮食之偏好，努力及坠堕之伤，治分脏腑经络之异。要知外因而起者，必有感候为先；里因而起者，必有内症可据。此三因根蒂用药，切勿混乱。大凡理肺卫者，用甘凉肃降，如沙参、麦冬、桑叶、花粉、玉竹、川斛等类。治心营者，以轻清滋养，如生地、玄参、丹参、连翘、竹叶、骨皮等类。以此两法为宗，随其时令而加减。若风淫津涸，加以甘寒，如芦根、蔗汁、薄荷、羚羊之品。若温淫火壮，参入苦寒，如山栀、黄芩、杏仁、石膏之品。若暑逼气分，佐滑石、鲜荷之开解；在营，与银花、犀角之清芳。秋令选纯甘以清燥，冬时益清补以助藏。凡此为外因之大略。所云阴邪为患者，难以并言也。旧有麻黄人参芍药汤，先生有桂枝加减法。

至于内因伤损，其法更繁。若嗔怒而动及肝阳，血随气逆者，用缪氏气为血帅法，如苏子、郁金、桑叶、丹皮、降香、川贝之类也。若郁勃日久而伤及肝阴，木火内燃阳络者，用柔肝育阴法，如阿胶、鸡黄、生地、麦冬、白芍、甘草之类也。若劳烦不息，而偏损心脾，气不摄血者，用甘温培固法，如保元汤、归脾汤之类也。若纵欲而竭其肾真，或阳亢阴胜，或阴伤阳越者，有从阴从阳法，如青铅六味、肉桂七味，并加童便之类也。若精竭海空，气泛血涌者，先生用急固真元大补精血法，如人参、枸杞、五味、熟地、河车、紫石英之类也。凡此为内因之大略。

至于不内不外因，亦非一种。如案中所谓烟辛泄肺，酒热戕胃之类，皆能助火动血。有治上、治中之法，如苇茎汤、甘露饮、茅根、藕汁等剂，在人认定而用之可也。坠堕之伤，由血瘀而泛，大抵先宜导下，后宜通补。若努力为患，属劳伤之根。阳动则络松血溢，法与虚损有间。滋阴补气，最忌凝涩，如当归建中汤、旋覆花汤、虎潜丸、金刚四斤丸，取其有循经入络之能也。凡此为不内外因之大略。

但血之主司者，如心、肝、脾三脏；血之所生化者，莫如阳明胃腑。可见胃为血症之要道，若胃有不和，当先治胃也。《仁斋直指》云：一切血症，经久不愈，每每以胃药收功。想大黄黄连泻心汤、犀角地黄汤、理中汤、异功散，虽补泻寒温不同，确不离此旨。所以先生发明治胃方法独多，有薄味调养胃阴者，如《金匮》麦冬汤，及沙参、扁豆、茯神、石斛之类；有甘温建立中阳，如人参建中汤，及四君子加减之类；有滋阴而不碍胃，甘守津还者，如复脉汤加减之类。其余如补土生金法、镇肝益胃法、补脾疏胃法、宁神理胃法、肾胃相关法，无分症之前后，一遇胃不加餐，不饥难运诸候，每从此义见长，源源生化不息，何患乎病之不易医也。（邵新甫）"

《医学从众录·卷二·血症》："何谓实火？外受风寒，郁而不解，酝酿成热，以致大吐大衄，脉浮而洪，或带紧，宜用苏子降气汤，加荆芥、茜草根、降真香、玉竹之类以解散之。如风寒郁而不解，以成内热，或阳脏之人，素有内火，及酒客蕴热、大吐大衄，脉洪而实或沉而有力，宜犀角地黄汤、黄连解毒汤以凉泻之。"

《潜斋简效方·大衄》："九窍及发根出血，不因服毒者，名大衄血，乃极虚欲脱之证。急取泉水一桶，烧酒一斤，扶病人坐定，裸其腿，以烧酒淋之，俾酒从踝下，即滴入水桶内，淋讫，将其腿浸入桶中，其血即止，亟令壮年乳妇以乳哺之，再用辽东红旗海参（他处者亦可，用力较小耳）一斤，切片焙为末，每三钱调服，日三次。盖海参能生百脉之血，诸补药之所不能及也。"

《类证治裁·卷之二·痨瘵论治》："其见为血症也，嗽血出于肺，忧悲所致也，宜二冬、二母、白芨、百合、桔梗、阿胶，或润肺膏。痰血出于脾，思虑所致也，宜苓、芪、地、斛、丹、陈、甘草，或酸枣仁汤。吐血出于心，惊恐所致也，宜丹参、山药、茯神、当归、地黄、麦冬，或养心汤。血成块出于肝，恚怒所致也，宜柴、芍、丹、栀、生地、枣仁、沉香，或柴胡疏肝散。咯血出于肾，房欲所致也，宜地、膝、丹、苓、远志、童便、阿胶，或坎离既济丹。呕血出于胃，中气失调，火迫络伤也，宜犀角地黄汤。凡积劳失血，久病吐血，并宜独参汤。"

《类证治裁·卷之二·血症总论》："凡血症见咳嗽喘满，及膈左右胀痛者，病在肺也，宜清降，不宜升浮。如膻中一丝牵痛，或懊恼嘈杂者，病在心包也，宜营养，不宜耗散。如腹膨不饥，食不知味，吐涎沫者，病在脾也，宜温中，不宜酸寒。如胁肋牵痛，躁扰不安，往来寒热者，病在肝也，宜甘缓，宜疏利，不宜秘滞。如气短似喘，咽痛音哑，骨蒸盗汗者，病在肾也，宜滋阴壮水，不宜香燥。如呕吐烦渴，大热不得卧者，病在胃也，补泻当察兼症，勿谓阳明尽可攻也。至用药有君臣，或专用兼用，当知其类。如治血虚，甘温为主，宜人乳、鹿胶、阿胶、熟地、杞子、炙草、龙眼、红枣。甘酸为佐，山药、茯苓、枣仁、山萸、五味、牛膝、白芍。又如天真丸、海参胶、乌骨鸡丸、河车膏、燕窝饮，皆血肉有情补法。血虚热，当凉润，生地、麦冬、莲子、茯神、小麦、沙参、玉竹、藕汁、茅根、童便。血虚寒，宜辛热，桂心、炮姜、杜仲、沉香，必火不归元者用之。

气逆血升，宜苦降，山栀、丹皮、赤芍、栝蒌、枳壳、杏仁、苏子、郁金。血热妄行，宜咸寒苦寒，犀角、元参、三七、鲜生地、黄连、黄芩、知母、青黛。血虚而滞，宜辛甘以和之，桂枝、当归、橘皮、丹参、泽兰、益母、侧柏叶。血滞而痛，宜辛温以行之，韭汁、当归须、延胡、郁金、便香附、五灵脂、降香末。血陷下，宜辛苦香以举之，白芷、川芎、升麻。血滑脱，宜酸涩收之，花蕊石、续断、白芨、莲房、地榆、百草霜、乌梅、蒲黄灰、棕灰、发灰。气虚血脱，宜温补以摄之，人参、黄芪、白术、炙草。血枯经闭，宜咸温以通之，乌鲗鱼骨、蔍茹、牛膝、肉苁蓉。血瘀而结，宜苦泻之，酸泄之，大黄、桃仁、三棱、苏木、红曲、红花、茜根、山楂、琥珀。血积而坚，宜咸寒以软之，元明粉、牡蛎、青盐、旋覆花、秋石、鲮鲤甲。血燥，宜甘润以滑之，乳酪、蜂蜜、黄明胶、核桃肉、柏子仁、鸡蛋黄、麻仁、芝麻。其风淫袭血，散之，防风、炒荆芥、秦艽、紫苏叶。温邪呛血，清之，甘蔗、甜梨、石斛、银花露、天冬、象贝母。暑暍嗽血，凉之，杏仁、扁豆、沙参、竹叶、麦冬、薄荷、百合。火热迫血，泻之，石膏、花粉、连翘、犀角、龙胆草、栀心、地骨皮、生地、丹皮、童便。此用药类例也。"

《医学入门·外集卷三·（病机）外感·伤寒》："经络中热盛逼血，从鼻出者，为衄，多属太阳，名曰阳血。点滴不成流者，表犹未解，当用辛凉之药解表，九味羌活汤加赤芍，或升麻葛根汤加黄芩，或麻黄升麻汤、双解散，渴者，五苓散；烦者，竹叶石膏汤，以散经中之邪。仲景云：伤寒脉浮紧，不发汗因致衄者，麻黄汤主之是也。如无表证，衄血成流，及因汗而得衄，或下又见血者，不治自愈。不止者，犀角地黄汤、陶氏生地芩连汤、黄芩汤、茅花汤，外用冷水浸纸贴太阳穴，纸热又换，或用百草霜、胎发烧灰吹入鼻中。九窍出血亦效。"

《血证论·卷二·耳衄》："治法总宜治三焦，胆肝与小肠经，自无不愈，小柴胡汤，加五苓散统治之。分治肝胆，宜龙胆泻肝汤。治三焦，柴胡梅连散。治小肠宜导赤饮，加黄芩、黄连、薄荷、川芎。三经皆司相火，治法大抵相同。愈后皆宜常服六味地黄汤，补水济火。外治法用十灰散，吹耳中。麝香龙骨末，和吹耳中。壁钱窠烧灰吹入，燕窠泥涂耳前后。"

《血证论·卷二·大衄》："人身止此九窍，而九窍皆乱，危亡之证，法在不治。惟有猝然惊恐，而九窍出血者，可用朱砂安经丸，加发灰治之。"

《血证论·卷三·汗血》："又有伤寒，即当从汗而解，今不得汗，乃从鼻衄而愈，其衄名为红汗。盖阳分之邪，宜挟阳分之水，发而外出，今既不能外出，乃乘阴分之血，从鼻衄出，名为红汗，是为阳邪干阴之一验。故古谓阳乘阴，则吐衄，知阳乘阴而内逆者，发为吐衄，则知阳乘阴而外泄者，发为皮肤血汗矣。血者，心之液也，皮毛者肺之合也。治法，宜清心火，火清则阳不乘阴，兼治肺金，肺调则皮毛不泄，凉血地黄汤，加桑皮、地骨皮、蝉蜕、百合、蒲黄治之。血虚火甚者，当归六黄汤治之。气虚血少者，当归补血汤，加桑皮、地骨、丹皮、蝉蜕、棕榈炭、黄芩、秦皮治之。外用石灰散扑之，仿仲景汗出不止，用温粉扑法之意也，或用桃花散扑之亦可。"

《医学举要·卷三》："血证有伤阳伤阴之分，柯韵伯曰：气亢于上焦之阳分则阳络伤，血随气而上溢于口鼻，桃仁承气汤以下之。血随气而下陷于二便，补中益气汤以举之。气有余必挟火，当用苦寒以凉其气。气不足，便挟寒，宜用甘温以益其气。此调气之大法也。"

《医学摘粹·杂证要法·虚证类·血证》："如血瘀不行者，以破瘀汤主之。如血脱于上而为衄血者，缘火泄金刑，气伤血沸，以仙露汤主之。如血脱于上，而大吐瘀血者，缘中下湿寒，凝瘀上涌，以灵雨汤主之。如血脱于上，而零星吐红鲜者，缘土湿胃逆，肺家不无上热，以白茅汤主之。如血脱于下，而为便血者，缘水土寒湿，木郁风动，以黄土汤主之。如血脱于下，而为溺血者，木郁尤甚，以宁波汤主之。如阴虚有火而吐血者，以六味地黄汤主之。如阳虚有寒而吐血者，以甘草干姜汤主之。如吐血穷极者，以当归补血汤主之。"

2. 据脉调治

脉者，证之标也。寸、关、尺三部，对应上下；左右两手，分治脏腑；浮芤微大，虚实寒热，自可指示治疗大法。

《备急千金要方·卷二十八·脉法·三关主对法第六》："寸口脉芤，吐血；微芤者，衄血。空虚去血故也。宜服竹皮汤、黄土汤，灸膻中。关上脉芤，大便去血，宜服生地黄并生竹皮汤，灸膈俞。

若重下去血,针关元,甚者服龙骨丸。尺脉芤,下焦虚,小便去血,宜服竹皮生地黄汤,灸丹田、关元。"

《类证治裁·卷之二·衄血论治》:"(耳衄)血出耳窍,属肝肾二经。暴衄肿痛,左关弦数,多肝经风火沸腾,柴胡清肝散。若常有点血,不肿痛,尺中沉数,多肾经阴虚火升,生料六味丸加五味、元参。外用龙骨煅研,吹入即止。"

《医学举要·卷三》:"叶天士曰:凡咳血之脉,右坚者,治在气分,系震动胃络所致,宜薄味调养胃阴,如生扁豆、茯神、北沙参、苡仁等类;左坚者,乃肝肾阴伤所致,宜地黄、阿胶、枸杞、五味等类;脉弦胁痛者,宜苏子、桃仁、郁金、降香等类;成盆盈碗者,葛可久花蕊石散,或大黄黄连泻心汤。一证而条分缕析,从此再加分别,则临证有据矣。"

三、常用治法

常用治法以八法为主。

(一)清火滋阴法

1. 清火(寒治)

火热之邪,出血之直接动因也,故若欲止血,必先去火,火降则血宁。去火当用寒药,而寒有苦寒、甘寒之别。初期火势方起,阴阳不伤,急则治标,宜暂用苦寒,直折其火,以为救急之法,否则伤阴耗气之后,火势虽不衰,而苦寒药已难用也。

《景岳全书·卷之二十六必集·杂证谟·口舌)》:"舌上无故出血者,谓之舌衄,此心火之溢也,宜金花煎、圣金散、黄柏散主之,或用《千金》口臭方亦妙。"

《景岳全书·卷之十六理集·杂证谟·虚损》:"凡火之盛者,以火载血上,而脉证之间自有热证可辨。急则治标,此不得不暂用芩、连、栀、柏、竹叶、童便之属,或单以抽薪饮、徙薪饮之类主之。"

《景岳全书·卷之三十贯集·杂证谟·血证》:"火盛逼血妄行者,或上或下,必有火脉火证可据,乃可以清火为先,火清而血自安矣。宜芩、连、知、柏、玄参、栀子、童便、犀角、天花粉、生地、芍药、龙胆草之属,择而用之。如阳明火盛者,须加石膏;三焦热极,或闭结不通者,须加大黄;如热壅于上,火不能降者,于清火药中,须加泽泻、木通、栀子之属导之泄之,则火可降,血可清也。然火有虚实,或宜兼补,或宜兼清,所当酌也。若以假火作真火,则害不旋踵矣。"

《石室秘录·卷二乐集·寒治法》:"寒治者,乃火盛而正折之也,如人病目痛,口舌生疮,鼻中出血,口中吐血是也。此等之症,乃火气郁勃于上焦,不能分散,故重则上冲,而为吐血衄血,轻者目痛而口舌生疮也。法当用寒凉之品,以清其火热燎原之势,并泻其炎上巅顶之威。方用生地一两,当归一两,川芎五钱,元参五钱,黄芩三钱,三七根末三钱,甘草一钱,荆芥炒一钱,水煎服。此方妙在不纯用寒凉以逐火,而反用微寒之药以滋阴,盖阴气生则阳气自然下降。尤妙用荆芥引血归经,用三七末以上截其新来之路,又加黄芩以少清其奔腾之势,诚恐过于寒凉,恐冷热相战,又加甘草以和之,此治热之最巧、最妙法也。若竟用寒凉折之,非不取快一时,然火降而水不足,则火无所归,仍然焰生风起,必较前更胜,而始以清补之药救之,则胃气已虚,何能胜任?予所以乘其初起,即用之为妙也。"

《证治汇补·卷之四·上窍门·耳病》:"少阳经火,宜柴胡清肝散。少阴经虚,用六味地黄丸,外治用龙骨末吹入。"

《冯氏锦囊秘录·杂症大小合参卷十一·方脉鼻衄齿衄舌衄肌衄合参》:"舌衄者,舌上无故出血如线不止,或如管孔者是也。宜香薷汁一升,日三服,外以槐花炒末,干掺之。"

《张氏医通·卷二·诸伤门·虚损》:"凡失血,无论衄血出于经,咳血出于心,嗽血出于肺,吐血出于胃,咯血出于肾,呕血出于肝,唾血出于脾,但以色紫黑者为瘀积久血,色鲜红者为暴伤新血,色淡清者为气虚挟痰;总属炎火沸腾。故治血以降火下行为首务,不可骤用酸寒收敛,使瘀积发热,转增上炎之势。先用瑞金丹,次用童真丸,引血与火下行最速。"

《症因脉治·卷二·衄血论》:"夫血从胃中呕出名吐血,从肺中咳出名嗽血,从鼻孔流出名衄血。分立三条,则经络各别。夫胃中呕出之血,虽轻于肺中咳血,然有大吐不止而死者;鼻中流血,本为轻症,然有鼻血不止,久久变症。故以三症同名血症,皆因火载上冲。下手真诀,必要先去血中之火。家秘归经汤,以黄芩、黄柏与当归同用,则血中之火去,而血立刻归经。若咳嗽甚者,兼用家秘泻白散；血不上冲，随以家秘肝肾丸，补其真阴。"

《金匮悬解·卷八·内伤杂病·吐衄下血瘀血十四章》："肺金不降，相火失敛，郁生上热，而病吐衄。热伤心气，故心气不足。大黄黄连泻心汤，泻心火以救心气，火泻而气复，则泻亦成补。亡血皆虚寒病，此用三黄者，《经》所谓急则治其标也。"

《本草正义·卷之四·草部·生地黄》："其治鼻衄吐血者，指气火升腾，挟血上逆，妄行汹涌而言，如大吐大衄之属于气火有余者，是宜以大寒直折其逆上之势，而下血溺血之实证、火证，亦同此例。"

《类证治裁·卷之一·暑症论治》："暑热劫阴，咳血吐血，六味汤加阿胶、麦冬、丹皮，或杏仁、西瓜翠衣、竹叶、鲜石斛。"

《类证治裁·卷之二·衄血论治》："若猝视无睹，滋阴地黄丸去柴胡。常流血泪，驻景丸，外以炒黑槐花末研敷眼角。""（脐血）血出脐中，胃受火逼，不得运输。宜熟地、当归、白芍、丹皮、甘草、白芷、侧柏叶、茅根汁、藕汁之属。""大衄而头痛口渴，玉女煎。"

《类证治裁·卷之二·汗症论治》："有血汗，因胆经热血妄行，与少阴气并，夺命散。产后血汗，猬皮汤。"

《证治摘要·卷上·诸失血》："泻心汤，心气不定，吐血衄血，心下痞为准，九窍出血皆用，轻者加地黄，重者加生地黄汁。"

《血证论·卷二·舌衄》："舌乃心之苗，观小儿吐舌弄舌，木舌重舌，皆以去心经风火为主。则知舌衄，皆是心火亢盛，血为热逼而渗出也。治法总宜清泄心火，导赤饮，加黄连、大力、连翘、蒲黄、牛膝、元参治之。舌肿胀，衄血多者，为火太盛，泻心汤主之；心烦神昏者，安神丸，加童便、血余灰治之。夫舌虽心之苗，然口乃胃之门户，舌在口中，胃火熏之，亦能出血。大便秘者，玉烛散，加银花治之；口渴兼发热者，竹叶石膏汤，加蒲黄、藕节治之。舌本乃肝脉所络，舌下渗血，肝之邪热，四物汤，加桃仁、红花、炒栀、丹皮、牛膝、赤苓；重则宜用当归芦荟丸、龙胆泻肝汤。"

《薛氏湿热论歌诀·热邪入营迫血妄行》："热毒入营邪欲泄，上下失血（口鼻及前后二阴皆失血）或汗血（从汗孔出血，名曰"血汗"）。大剂犀角地黄汤（犀角、地黄、丹皮、赤芍）、银花、连翘、茜草、紫草、加无失（热毒入营，营血如沸，而致上下失血，或汗血，势极危矣。而犹不即坏者，以毒从血出，生机在是，大进凉血解毒，救阴泄邪，邪解而血自止矣。血止后须进参、芪善后乃得）。"

《医学刍言·血证》："舌衄、舌上出血，如针孔射出者，内服清心降火药，外以香薷汤含漱，再以槐花、蒲黄炭研末掺之。"

《辨舌指南·卷三·辨舌证治·舌病证治之鉴别》："凡舌上出血，名曰舌衄。多由心脾热甚，逼血妄行。若舌上无故出血，如线不止，乃血热上溢心苗，宜用犀角地黄、黄连泻心汤选用，外以槐花炒研细末，干掺之。或出血，窍如簪孔者，以杜赤豆一升，煎取汁一杯，不拘时服，外亦用槐花末掺之，或用露蜂房顶上实处一两，川贝母四钱，芦荟三钱，为细末，蜜为丸，雷丸大，每含一丸。若舌上出血如泉者，乃心火旺极，血不藏经也，宜用六味地黄汤加炒怀牛膝、槐花，外掺用文蛤散（五倍子炒、白胶香、牡蛎粉等分为末，不令潮），每用少许掺患处，或烧热烙铁烙孔上，亦止。有因肝热血上壅而衄者，先用木贼草四钱，煎浓汁漱口，外掺炒蒲黄末，即止。沈金鳌云：如舌忽然肿硬如石，血出如涌泉者，宜蒲黄散（方见舌肿）掺舌上；亦有不硬肿痛流血者，宜凉血清脾饮、犀角地黄汤。凡红尖舌出血，乃心经热毒壅盛，心血不藏，妄行而溅，用三黄泻心汤加犀角翘柏。《正义》云：舌红而出血如衄，为热伤心胞，犀角地黄汤主之，慎庵将前方加蒲黄、川连更妙。大抵病心经热极者，多舌出血，有病愈而血仍不止者，用煅人中白一钱、冰片五厘，研细末掺之，即止。"

2. 滋阴降火

血证皆有火，而火有虚实不同。实火故应直折，而虚火当另谋他法。有其初起即位阳盛阴虚，或由阳盛而伤阴，或因阴虚而致火，则苦寒直折有所不合，必须取甘寒之法，兼补带清，谓之滋阴降火，亦谓之凉补。若火势不甚，阴伤为主，滋阴即可配阳，则不必去火而火当自去。至于单纯阴虚之证，则更不宜寒药矣。

《明医杂著·卷之一·发热论》："凡酒色过度，损伤脾肾真阴，咳嗽吐痰、衄血、吐血、咳血等症，误服参、芪等甘温之药，则病日增，服之过多则不可治。盖甘温助气，气属阳，阳旺则阴愈消。前项病症,乃阴血虚而阳火旺,宜服苦甘寒之药以生血降火。世人不识,往往服参、芪以为补,予见服此而死者多矣。"

《古今医统大全·卷之四十二·血证门》:"(血证当分上下各经理治)凡诸见血,皆是阳盛阴虚。君相二火亢甚,煎逼其血,而出诸窍也。悉宜四物汤加知母、黄柏补阴降火之剂为主。"

《寿世保元·卷四·吐血》:"其男妇阴血,皆系于心脾,君相二火协动,以致妄行,而成血症。其先天真阴不足者,欲虽不淫,亦作斲丧精竭而论。相火暴炽冲上,血涌诸络管而来。鲜者,宜凉补之剂止之。"

《景岳全书·卷之三道集·传忠录下·论时医》:"凡情欲致伤,多为吐血失血,及或时发热,此真阴受伤之病。若但知治火,而不知治阴,则阴日消亡,而劳瘵反成矣。"

《景岳全书·卷之十六理集·杂证谟·虚损》:"虚损吐血者,伤其阴也。故或吐或衄,所不能免,但当察其有火无火,及火之微甚而治之……若阴虚而兼微火者,宜保阴煎,或清化饮,或加减一阴煎主之。血止即当养血,不宜过用寒凉也。若无实火而全属伤阴,则阴虚水亏,血由伤动而为吐为衄者,此宜甘纯养阴之品,以静制动,以和治伤,使阴气安静得养,则血自归经。宜一阴煎、六味地黄汤,或小营煎之类主之。若阴虚连肺而兼嗽兼血者,宜四阴煎加减主之。若因劳役,别无火证,心脾肾三阴受伤而动血者,宜五阴煎、五福饮、六味地黄丸之类主之。"

《一见能医·卷之六·病因赋中》:"(五劳六极皆缘火烁乎天真)人之一身,阴常不足,阳常有余。况节欲者少,过欲者多,精血既亏,相火必旺,火旺则阴愈消而痨瘵,咳嗽、咯血、吐血等症作矣。故宜常补其阴,使阴与阳齐,则水能制火,而水升火降,斯无病矣。"

(二)温阳补益法

血证大多是实火,法当清泻。但实火证之外,亦有虚寒之证,又当用温补。治血证而用温补,体现了辨证论治的求实精神。

《玉机微义·卷十七·血证门·论衄血下血为伤寒所致》:"《阴证略例》:治三焦出血,色紫不鲜,此重沓寒湿,化毒凝泣,浸渍而成,治要用黑锡丹。"

《医学纲目·卷之十七心小肠部·诸见血门》:"治吐血,以交趾桂五钱为末,冷水调服,亦小建汤治感寒吐血之义。《经》云:太阳司天,寒淫所胜,血变于中,呕血、泄血、鼽衄,平以辛热者,即理中、建中,用干姜、桂枝。治吐血之类皆同也。"

《四圣心源·卷四·劳伤解·衄血》:"若大衄之后,气泄阳亡,厥逆寒冷,宜加参、芪、姜、附,以续微阳,清润之药,切不可用。"

《医学三字经·卷之一·血症第十》:"医书恒谓五脏各有火,五志激之则火动,火动则血随火而溢。然五志受伤既久,则火为虚火,宜以甘温之法治之。"

《医法圆通·卷四·失血破疑说》:"予有见于今之失血家,群皆喜服清凉而恶辛温,每每致死,岂不痛惜。予故为当服辛温者,决其从违焉。不观天之日月,犹人身之气血乎。昼则日行于上,而月伏于下,夜则月行于上,而日伏于下。人身气血同然。失血之人,血行于上,而气伏不升可知。欲求血之伏于下,是必待气之升于上,气升于上,血犹有不伏者乎?知得此中消息,则辛温扶阳之药,实为治血之药也。"

《不知医必要·卷二》:"失血之症,无论上下,皆是经络散行之血,若仍循其经常之道路,自愈。除瘀血与伤寒外,其余俱属七情饥饱劳力等因,可以一味固元汤主之。补药当用温药,亦须急加桂、附,炮姜随宜。或血虚烦渴、躁热,睡卧不安,须服圣愈汤,刚燥之剂,不可用。血气喜温而恶寒,寒则泣而不流。倘服寒药已愈,即宜接服温补,切不可再服凉剂,以致不救。"

1. 温少阴引火归原

血证有少阴受寒而阴盛者,阴盛而格阳,火浮于上,而生血证。徒去其火而不应,反有再伤肾阳之虞。必须先温下焦,去少阴寒盛,下焦暖则上火下归。

《玉机微义·卷十七·血证门·论衄血下血为伤寒所致》:"许氏治少阴误汗衄血,及脐中出血,用姜附汤,治少阴之本。"

《景岳全书·卷之十六理集·杂证谟·虚损》:"若阴虚于下,格阳于上,六脉无根而大吐大衄者,此火不归源,真阳失守而然,宜右归饮加减主之,或八味地黄汤亦可。此惟思虑劳倦过伤者,多有此证。若因劳倦而素易呕泻,多有脾不摄血,而为吐血下血者，宜六味回阳饮大加白术主之，万不可用凉药。"

"若阴虚于下，格阳于上，六脉无根而大吐大衄者，此火不归源，真阳失守而然，宜右归饮加减主之，或八味地黄汤亦可。此惟思虑劳倦过伤者，多有此证。若因劳倦而素易呕泻，多有脾不摄血，而为吐血下血者，宜六味回阳饮大加白术主之，万不可用凉药。若大吐大衄，而六脉细脱，手足厥冷，危在倾刻，而血犹不止者，速宜用镇阴煎，其血自止。若血脱至甚，气亦随之，因至厥逆昏愦者，速当益气以固生机，宜六味回阳饮，或四味四阳饮主之，若再用寒凉即死。总之，失血吐血，必其阴分大伤，使非加意元气，培养真阴，而或专用寒凉，则其阴气愈损，血虽得止，而病必日败矣。"

《景岳全书·卷之三十贯集·杂证谟·血证》："格阳失血之证，多因色欲劳伤过度，以致真阳失守于阴分，则无根虚火浮泛于上，多见上热下寒，或头红面赤，或喘促躁烦，而大吐大衄，失血不止，但其六脉细微，四肢厥逆，或小水清利，大便不实者，此格阳虚火证也。速宜引火归原，用镇阴煎，或八味地黄汤之类，则火自降而血自安矣。若用寒凉，阳绝则死。"

《医贯·卷之三·绛血丹书·血症论》："言少阴司天者，肾经也。凡肾经吐血者，俱是下寒上热，阴盛于下，逼阳于上之假证……但此证有二。有一等少阴伤寒之证，寒气自下肾经而感，小腹痛或不痛，或呕或不呕，面赤，口渴不能饮水，胸中烦躁。此作少阴经外感伤寒看，须用仲景白通汤之法治之，一服即愈，不再作。又有一等真阴失守，命门火衰，火不归元，水盛而逼其浮游之火于上，上焦咳嗽气喘，恶热面红，呕吐痰涎出血。此系假阳之证，须用八味地黄，引火归元。兹二方俱用大热之药。倘有方无法，则上焦烦热正甚，复以热药投之，入口即吐矣。须以水探冷，假寒驱之。下嗌之后，冷性既除，热性始发，因而呕哕皆除。此加人尿、猪胆汁于白通汤，下以通拒格之寒也。用八味汤者，亦复如是。倘一服寒凉，顷刻立死，慎之哉！"

2. 温脾胃理中摄血

凡血证之虚寒者，大概不离开中焦。盖脾胃居中，主统摄血液，又为气血升降之道路，脾胃虚摄血不能，或升降乱则血逆不归，或寒积于中而蓄血不行。唯温补中焦，则脾胃有权；血脉温和，升降有序，自无出血之患。

《证治汇补·卷之五·胸膈门·吐血》："若吐久不止，当用温补以健理脾胃，使脾和则能裹血也。若暴吐不止，当用参、术，以急固元阳，血脱益气，阳生阴长之理也。"

《冯氏锦囊秘录·杂症大小合参卷十一·方脉吐血咳血咯血唾血合参》："血之来也，虽火以迫之，然此火宜导以归源，则血亦归经，切忌凉药，则反激浮火逆上，且伤胃气，脾愈不能统血矣。更宜养肝，使肝气平而血有所归，切忌伐肝。盖《经》曰：五脏者，藏精气而不泻者也。肝为将军之官，而主藏血，吐血者，肝失其职也。若再伐之，则无力摄血收藏，而血愈不止矣。更宜行血不宜止血，盖吐血者，气逆上壅，而血不行经络也。行血则血循经，不止自止。若勉强止之，则瘀血凝滞，胸胁胀满，发热恶食，反成痼疾。况血生化于脾，而脾又统血，倘不以调理脾胃为主，而概用四物纯阴伤胃，徒增其病矣。故《医贯》曰：服寒凉者百不一生，服溲溺者百不一死。然而久则能伤胃气，甚言寒凉之不可用也。"

"曹氏云：吐血须煎干姜、甘草作汤与服，或四物理中汤亦可，如此无不愈者。若服生地黄、藕汁、竹茹去生便远。《仁斋直指》云：血遇热则宣流，故止血多用凉药。然有气虚挟寒，阴阳不相为守，荣气虚散，血亦错行，所谓阳虚阴必走耳。外必有虚冷之状，法当温中，中温则血自归经络，可用理中汤加南木香，或干姜甘草汤，其效甚著。又有饮食伤胃，或胃虚不能传化，其气逆上，亦能吐衄，木香理中汤，甘草、干姜汤最宜。出血诸证，每以胃药收功，切不可投以苦寒之剂。故曰：实火之血，顺气为先；虚火之血，养正为先，气壮自能摄血也。"

《四圣心源·卷四·劳伤解·吐血》："血本下行，肺胃既逆，血无下行之路，陈菀腐败，势必上涌。旧血既去，新血又瘀，逆行上窍，遂成熟路。再投清润之药，助其寒湿，中气败亡，速之死矣。若温中燥土，令其阳回湿去，复以半夏降逆，使胃气下行，瘀血既吐，鲜血自不再来。若下寒甚者，蜀椒、附子亦当大用。"

《罗氏会约医镜·卷十一·杂证》："故治血者，当以辨虚实为要。或热或湿或风或冷或虚，及新久之异以治之，不可纯用寒凉。即用凉药，必加辛味为佐。久不愈者，当用温剂以补脾土，使能统血而血有所归也。又要兼酸涩之味者，是欲少敛之也。药多用酒炒者，是欲升举之也。收敛之后，仍和气血、厚肠胃，使阴络无复伤之患耳。"

《医学三字经·卷之一·血症第十》："理中汤，加木香、当归煎服。凡吐血服凉药及滋润益甚，外有寒冷之象者，是阳虚阴走也，必用此方，血得暖则循行经络矣。"

《医法圆通·卷一·各症辨认阴阳用药法眼·肝病筋挛》："因阳虚失血而致者，由阳气衰弱，不能统血，血亡于外，气衰于内，薰蒸失宜，枯槁渐臻，筋脉失养，故筋挛。法宜大辛大甘以扶阳，如仲景之附子甘草汤、甘草干姜汤皆可服也。"

《医学刍言·血证》："杨仁斋谓：阳虚阴必走。大吐大衄，外有寒冷之状，可用理中汤，干姜须炮黑，加扁豆、茯苓、五味等，余用此法曾验过。兼阴虚加熟地，或保元汤、当归补血汤，皆可选用。"

3. 五脏兼治

脾胃虚而出血，法当取理中汤；肾虚而阴阳不守，则有六味丸、八味丸，皆益肾之法。或有脾肾两虚，甚至五脏皆关者，则有兼治之法。兼补脾肾，固为常法，而心、肺、肝之血证，亦不少矣。凡治脾肾多取温法，以脾肾之阳常虚；治心肝常须凉补，一则心肝阴血易虚，一则心肝之阳易升也。

《医学纲目·卷之十七心小肠部·诸见血门》："胸中聚集之残火，腹里积久之太阴，上下隔绝，脉络部分，阴阳不通。用苦热以定于中，使辛热以行于外，升以甘温，降以辛润，化严肃为春温，变凛冽为和气，汗而愈也。然余毒土苴，犹有存者，周身阳和，尚未泰然。胸中微躁而思凉饮，因食冷物，服凉剂，阳气复消，余阴再作，脉退而小，弦细而迟。激而为衄血、唾血者有之，心肺受邪也；下而为便血、溺血者有之，肾肝受邪也。三焦出血，色紫不鲜，此重沓寒湿，化毒凝泣水谷道路，浸渍而成。若见血证，不详本源，便用凉折，变乃生矣。"

《古今医彻·卷之二·杂症·血症》："每见失血之人……或补其阳，以固脾肺之气，如面色黄白而脉虚大空软者是也；或补其阴，以固肾肝之气，如面赤口干而脉虚细弦数者是也。然补阳无论

矣，而补阴之中，又有火衰者。其症面青白而脉迟弱，或服寒凉而脉反鼓指者，皆当以导火归元，如八味丸，以消阴翳是也。不见立斋治张东谷，遇劳则吐血一二口，用补中益气汤加门冬、五味、山药、熟地、茯神、远志，非补脾肺乎？丹溪每用炮姜止血，缪仲仁用四君、六君加木香，谓古人治血多以胃药收功，非补中焦乎？养葵谓心主血，脾裹血，肝藏血，归脾汤三脏之药毕具，用之鲜不神效，非补心脾乎？余治一友，汪子轶干，应乡试过劳，及归，吐血屡发屡止。遍服补阴药，逾年不效。余见之面色白，脉虚数无力，体中未尝畏热。余曰：此不特脾肺虚，而命门之火亦衰。遂用归脾汤加炮姜、五味，倍人参，而血势少衰。偶加门冬，则又如故。继以八味丸无间服之，血遂止。若八味少弛，则血又复。以后连获二子，应试如初。非补命门乎？乃知有形之血，固于无形之气；无形之气，资于命门之火。所谓精足则气旺，气旺则神生。神者血之华也，不信然哉！及观古人治脱血，必用大剂独参汤以挽之，岂血未至于脱，而反不可用人参乎？此亦余之所不解矣。故余治失血症，上必顾其脾肺，下必滋其肾元；切禁苦寒以伐之，庶几无愧于前哲，而不遗人夭枉也。"

《金匮要略浅注·卷七·惊悸吐衄下血胸满瘀血病脉证第十六》："故治血之良法，大概苦寒不如甘温，补肾必兼补脾。所以黄土汤原治先便后血之证，其方下小注云：亦主吐衄。此即金针之度也。余每用此方，以干姜易附子，以赤石脂一斤代黄土，取效更捷。甚者加干侧柏四两，鲜竹茹六斤。"

4. 甘温益气

血证之形成，有本气虚者也。气属阳，阳动而阴随。今阳气不足，虚寒在内，血乃自走，此必以温补，使血归经。前论四君子汤、理中汤、八味丸等方，皆甘温益气之方也。

《明医杂著·卷之二·痢疾》："大凡血症久而不愈，多因阳气虚而不能生血，或因阳气虚而不能摄血，故丹溪先生治此症久而不愈，用四君子汤以收其功。"

《古今医统大全·卷之四十二·血证门·血证当分上下各经理治》："诸失血证，因为火盛妄行，而不宜于甘温，理固然也。其有虚火，体气弱甚者，宁有不用参芪者乎？葛可久治大吐血后，用

独参汤一味服之,所以治其虚也。《经》云:虚者补之。是以《臞仙集》之以为《十药神书》,今之治劳怯吐血,立有起死回生之效。然则彼以独参汤者,何其神欤!又如丹溪治一人,年五十,劳嗽吐血,用人参、黄芪、白术、茯苓、百合、阿胶、白芍药、桑白皮、杏仁、贝母、栝蒌、海石、五味、天门冬而愈。又如《局方》人参饮专治胃弱吐血、衄血之证,然则彼皆非欤?大抵用药补泻,宜审人之虚实,则无施而不当也,何甘温之必不可用哉?"

《杂病源流犀烛·卷十七·诸血源流(蓄血症、脱血症)》:"低头掬损肺脏,吐血汗血,或口鼻妄行,但声未失者(宜槐花散)。""血汗者,或有病,或无病,汗出而色红染衣,亦谓之红汗,《内经》以为少阴所至,河间以为胆受热而血妄行,《本草》以为大喜伤心,喜则气散,而血随气行。其原虽不同,而治之则一(宜黄芪建中汤兼服妙香散,以金银器、大小麦、麦冬煎汤调下,或定命散)。"

《医学举要·卷三·杂症合论》:"血从毛孔中出者为肌衄,脉数,当归补血汤。脉浮,黄芪建中汤。脉弱,保元汤。脉盛,当归六黄汤。"

(三)调和气血法

调和气血法包括血热清气法、火升降气法、血脱益气法、舒郁调气法等。

1. 血热清气

气有余,便是火。气热则传之血,故血热动。治血证当清其火热,亦即清气也。若气分无热,热在血中,又当凉血,而清气不当。但气血俱热者,热之源总在气,故清气是首选。

《医学入门·外集卷四·杂病提纲·内伤》:"血随气行,气行则行,气止则止,气温则滑,气寒则凝。故凉血必先清气,知血出某经,即用某经清气之药,气凉则血自归队。若有瘀血凝滞,又当先去瘀而后调气,则其血立止。或元气本虚,又因生冷劳役,损胃失血者,却宜温补,敛而降之,切忌清凉,反致停瘀胸膈不散,量之。"

2. 火升降气

火为气之标,气为火之本,故血证之火,实源于气。然火性升散,故火气则气升,而气升则又载血向上,不能归经矣。故明人缪仲醇提出降气大法,以为降气即是降火。又有气乱于经,血乃妄行者,令气降则顺,或使气顺则亦降。又有所谓导火之法,云火归则气亦顺。是知火与气互动也。

《景岳全书·卷之三十贯集·杂证谟·血证》:"气逆于脏,则血随气乱而错经妄行,然必有气逆喘满,或胸胁痛胀,或尺寸弦强等证,此当以顺气为先,宜陈皮、青皮、杏仁、白芥子、泽泻之属主之。有火者,宜栀子、芍药之类,兼以平肝;无火者,宜香附、乌药、干姜、郁金之属用行阴滞。然此必气实多逆者乃堪用此,盖气顺则血自宁也。其或实中有虚,不堪消耗者,则或宜暂用,或酌其佐使,不可拘也。"

《冯氏锦囊秘录·杂症大小合参卷十一·方脉吐血咳血咯血唾血合参》:"凡用药者,要认血来本原,不可妄治,以致变乱。夫治血,当明血出何经,不可概曰吐血衄血,多是火载血上,错经妄行越出上窍,过用寒凉。夫火者,无形之气也,非水可比,安能称载?盖血随气行,气利则血循经,气逆则血乱,气有余即是火也。实由气逆而血妄行,兼于火化,因此为甚。《经》曰:怒则气逆,甚则呕血。暴瘅内逆,肝肺相搏,血溢鼻口是也。又东垣曰:血妄行上出于鼻口者,皆气逆也。况血得寒则凝,得热则行,见黑则止。迹此观之,治血若不行兼之调气,而纯以寒凉是施,则血不归经,且为寒所凝滞,虽暂止而复来也。且脾统诸血,寒凉伤脾,脾虚尤不能约束诸血,其变症可胜言哉!然调气更莫如导火,火归而气自顺矣。""丹溪曰:口鼻出血,皆是阳盛阴衰,有升无降,血随气上,越出小窍,法当补阴抑阳,气降则血自归经矣。"

《类证治裁·卷之二·血症总论》:"上溢之血,火乘之,实气逆之也。故治血宜调气,不宜降火,猛进苦寒,以寒能凝涩,且易伤脾;若脾伤,则愈不能统摄诸血以归经矣。"

3. 血脱益气

血证之后,当有失血,亦有耗气。但血难速生,而气可直补。且气有生血之能,故失血之下,虽不能快速补血,却可以补气以生血。且失血有气脱之险情,得补气则生机不绝,危机可度。所谓"有形之血不能速生,无形之气所当急固"。固气理当用敛法,而补气亦固法也。至于失血之后,生机式微,唯甘温益气,是救脱大法。人参大补元气,是首选之良药,故大失血常取独参汤。但此法绝不可用于早期火盛之时。

《明医杂著·卷之一·痨瘵》:"惟独参汤,止可用于大吐血后,昏倦,脉微细,气虚者。气虽虚而复有火，可加天门冬五钱。若如前所云阴虚火动，潮热，盗汗，咳嗽，脉数，不可用。"

《景岳全书·卷之十六理集·杂证谟·虚损》："若大吐大衄，而六脉细脱，手足厥冷，危在倾刻，而血犹不止者，速宜用镇阴煎，其血自止。若血脱至甚，气亦随之，因至厥逆昏愦者，速当益气以固生机，宜六味回阳饮，或四味四阳饮主之，若再用寒凉即死。总之，失血吐血，必其阴分大伤，使非加意元气，培养真阴，而或专用寒凉，则其阴气愈损，血虽得止，而病必日败矣。"

《医津一筏·治病必求其本·反佐以取之》："血脱益气，是阴虚阳无所附，故不得不先补其阳，然后徐调其阴。此从权之治，寻常阴虚劳瘵，不得以之藉口，而以参耆为家常茶饭。"

《张氏医通·卷二·诸伤门·虚损》："积劳吐血者，血病之余吐血者，吐血多而久不止者，并宜独参汤主之。气虚有热，保元汤加童便、藕汁，即有血亦无碍。一切失血，或血虚烦渴，躁热不宁，五心烦热，圣愈汤。"

《顾松园医镜·卷十一·书集·虚劳》："虽血脱有补气之法，此指卒暴失血，素非血虚之人，如新产之类，非所论于血因火燥致虚之症，其致使火之燥血者，水虚无以制之也。"

《医学心悟·卷一·医门八法·论补法》："更有去血过多，成升斗者，无分寒热，皆当补益，所谓血脱者益其气，乃阳生阴长之至理。盖有形之血，不能速生，无形之气，所当急固。以无形生有形，先天造化，本如是耳。"

《医述·卷二·医学溯源·病箴》："俗说吐血服不得人参。一见血证，便云是火。固不可谓此证必无火，然不可谓此证必皆是火。如担夫出力之人，纵酒受热之辈，初起自当清之，稍久其血去多，便已成虚，亦不得复谓之火矣。若富室娇儿，深闺弱质，不待吐血后血枯气竭，然后成虚，即吐血之先，原因虚而后吐。盖气耗则血出，气固则血止。气虚不能摄血，血乃走漏，冲口而出。气虚不能嘘入经络，血亦渗泄咳咯而出。故不独失血之后，当补气生血，以复其固；即血未止之时，急当重固其气，所谓血脱者必先益气。又谓有形之血不能骤生，无形之气所宜急固也。今人治此证，必曰有火，凉之而血不止也。又曰是肺火，润之而血不止也。又曰是阴火，滋之而血不止也。又曰气逆上行，降之而血不止也。又曰宜去污生新，荡涤之而血不止也，又曰宜保肺清金；保之、清之而血不止也。更有谓宜急于止血者，止之而血愈不止也。且有用大寒以冰伏之，而元气愈亏，血愈不止也。何也？总未得补气固血之法也。故人谓吐血不可用参，余谓吐血必须用参；人谓要用参，须待血止，余谓不用参，血必不止。直待血吐尽，而后议补，用参晚矣。血已竭而难生，气已空而难复，损证成矣，无可救矣。"

4. 舒郁调气

血之运行，必须脉道通畅。若七情不遂，五志内郁，气不舒展，血不能畅行，逆而溢泄；或气郁化火，火动出血。若不舒其郁，气即不散，火亦难息，血即不宁。

《医贯·卷之三·绛血丹书·血症论》："世人因郁而致血病者多……审有如是证，必当舒散其郁为主，木郁则达之、火郁则发之是也。其方惟逍遥散为的药，外加丹皮、茱、连，随手而应。"

《张氏医通·卷二·诸伤门·虚损》："嫠妇师尼，所欲未遂，阴阳离绝，郁火亢极，不得发泄，而成失合证者，较之房劳更甚。始则肝木郁热，继则龙火上煽，致心肺受病而喘嗽烦热，甚则迫血骤亡者有之，经闭不行而吐衄者有之。此证宜开郁降火，增损柴胡汤、加味逍遥散选用。阴火亢极者，可用滋肾丸、玉烛散先泻郁火，后服滋养之药，如乌骨鸡丸之类。若郁火不泄，血气不荣而发痈疽者，去生远矣。"

（四）理血法

理血法是治疗血证的重要方法之一，其主要包括理血归经、炒炭止血、益气止血等。

1. 理血归经

血本循经而行，有血脉约束，自不会妄出。故出血者出于脉外也，若理其血而引之归经，血证自愈。诚然，离经之血不能复归，此必血不肯随经而行，对于欲离未离之血，可领其复行于经脉也。而血流无形，不能形止，只可理之导之，如禹之治水，方可成功，故谓之"理血"。理者，顺也，顺遂血之本性，而不拂逆之，方为正法。

《石室秘录·卷三射集·血治法》："血治者，乃血病不肯归经，或上或下，或四肢皮毛，合处出血者是也。血循经络，外行于皮毛，中行于脏腑，内行于筋骨，上行于头目两手，下行于二便两足一脐。是周身无非血路，一不归经，自然各处妄行，有孔则钻，有洞则泄，甚则吐呕，标出于毛孔，流出于齿缝，渗出于腹脐，而不止大小便之出也。然则血宜顺其性而不宜拂。方用当归三钱，白芍三钱，熟地五钱，川芎一钱，荆芥末一钱，生地五钱，麦冬三钱，茜草根一钱，甘草一钱，水煎服。此方即四物汤加减，妙在用茜草根、荆芥，引血归经，不拂乱其性，则血自归经，各不相犯矣。倘用止血之剂，未尝无效。然而如石压草，一时虽止，而性思冲突，必得空隙，仍飞越沸腾，何如此方顺其性而引之，譬如与强横之人同行，少拂其意，便怀愠怒，愠怒未已，必致斗殴，皮碎血流，是其常也。若赞扬称颂，顺其性而与之饮食，则同群相得，转得其气力，以助我匮乏。同舟无敌国之形，一室无操戈之事，久且为我绸缪，彻我桑土。不特血不妄行，亦将润筋生色，永断覆辙之患，又何必绝之太甚，以自取争斗哉！此血治之法，尤当留意。"

2. 炒炭止血

血证因于火，火畏水，而水色黑，故药用黑色炭灰，便能制火而止血。除炒炭之外，更有专用于止血之炭药，常取单味以成功。

《证治汇补·卷之五·胸膈门·吐血》："血热则行冷则凝，见黑则止，理之必然。（《神书》）故止血之药，必用炒黑，乃水能制火也。"

《医学刍言·血证》："诸窍出血，宜血余炭、棕炭、莲房炭为末服之。"

3. 补气止血

血证之有血虚，或在出血前，或在失血后。在出血前者，平素血虚，阴不配阳，阳亢则热，而成动血之因。在失血后者，阴血因出血而去，虚阳亦亢而发热。此虽血虚，须从气补，所谓"阳生阴长""阳旺生阴血"也。若阳亦不足，是气血两虚，补气更是无疑。

《证治汇补·卷之三·外体门·发热》："一切吐衄便血、产后崩漏，血虚不能配阳，阳亢发热者，治宜养血。然亦有阳虚而阴走者，不可徒事滋阴，所以有脱血益气、阳生阴长之法，使无形生出有形来。此千古传心之法。尝见庸流专执四物以争长，此未明大易之义也。"

《辨证录·卷之三·血症门》："人有九窍流血者，其症气息奄奄，欲卧不欲见日，头晕身困，人以为祟凭之，不知此乃热血妄行，散走于九窍也。视

其症若重，然较狂血走一经者反轻，引血归经则血不再流矣。夫人一身之中无非血也，九窍出血，乃由近而远，非尽从脏腑而出，然而治法，仍须治脏腑，而不可止治经络，以脏腑能统摄经络也。方用当归补血汤加味治之。"

《医贯·卷之三·绛血丹书·血症论》："凡失血之后，必大发热，名曰血虚发热。古方立当归补血汤，用黄芪一两，当归六钱。名曰补血，而以黄芪为主，阳旺能生阴血也。如丹溪于产后发热，用参、芪、归、芎、黑姜以佐之。或问曰：干姜辛热，何以用之？曰：姜味辛，能引血药入气分，而生新血。神而明之。不明此理，见其大热，六脉洪大，而误用发散之剂，或以其象白虎汤证，而误用白虎，立见危殆。慎之哉！"

《杂病源流犀烛·卷十七·诸血源流》："有膈中出血不止，乃血虚者（宜十全大补汤）。"

《医学举要·卷三·杂症合论》："口鼻俱出为大衄血，归脾汤加童便、藕节。"

《医学举要·卷三》："刘宗厚曰：四物汤，此特血病而求血药之属也。若气虚血弱，又当从古人血虚以人参补之，阳旺即能生阴血也。补佐之属，若红花、桃仁、苏木、丹皮、血竭者血滞所宜，蒲黄、阿胶、地榆、百草霜、棕榈灰者血崩所宜，苁蓉、琐阳、牛膝、枸杞、龟板、夏枯草、益母者血虚所宜，乳香、没药、五灵脂、凌霄花者血痛所宜。乳酪血液之物血燥所宜，姜桂血寒所宜，苦参、生地汁血热所宜。"

（五）祛瘀法（兼下法）

出血与瘀血，常相伴也。盖血虽离经而未外出，则内停为蓄血，此必祛之也。此瘀血不去，则脉伤不复，血出不止。若蓄血量多，或自然外溢，或再迫于血脉而续出也。而凡蓄血之证，亦是出血之机。其蓄于上，则为血结胸，发则吐衄，宜犀角地黄汤。其蓄于中，则为发黄，发则呕血，宜桃仁承气汤。其蓄于下，则腹满而发狂，发则下血，宜抵当汤。而治蓄血诸法，总以下行为顺。若蓄血属实，以用大黄之属以攻下之；若瘀血属虚，只可用桃仁之属以润下之。故血证之祛瘀法，下法为第一。然亦有阳虚而瘀，须用温法化瘀者。

《医经秘旨·卷下·明知逆顺正行无间》："呕衄血不止，有当下之者。人皆知血出下窍为顺，故其法应施于妄逆之际也。不知血之妄逆，皆因于

火。治火必用苦寒,苦寒之药,能令血凝而不流,血不流则气逆,呕逆岂能止乎?纵使得药而止,瘀血之患作矣。所以用苦寒下之,俾火降而瘀血不留,斯一举而两得也。"

《证治准绳·杂病第三册·诸血门·诸见血证》:"撄宁生《卮言》云……血溢、血泄、诸蓄妄证,其始也,予率以桃仁、大黄行血破瘀之剂折其锐气,而后区别治之。虽往往获中,然犹不得其所以然也。后来四明遇故人苏伊举,问论诸家之术。伊举曰:吾乡有善医者,每治失血蓄妄,必先以快药下之。或问失血复下,虚何以当?则曰:血既妄行,迷失故道,不去蓄利瘀,则以妄为常,曷以御之?且去者自去,生者自生,何虚之有?予闻之愕然曰:名言也。昔者之疑,今释然矣。"

《明医指掌·卷三·诸血证二》:"六经受伤,血液流迸,聚于两胁胸臆之间,乘火而升。其伤重者,从夹脊而上,如潮涌至,势不可遏,法当从其出,不可强为之御也。盖所出之血,皆败血也,纵能止之,亦不归经,久当复出,故不可御。必服以消血之药,佐以润下之剂,使其败血下行,乃服止血之剂以杜其根,服补血之剂以还其元,庶可以收全功也。"

《证治汇补·卷之五·胸膈门·吐血》:"血不可单行单止。盖血来未多,必有瘀于胸膈,当先消瘀,而佐以润下之品。使败血下行,乃服止血药以固其根,用补血药以还其元。(《指掌》)"

《张氏医通·卷五·诸血门·诸见血证》:"血溢血泻,诸蓄妄证,其始也,宜以行血破瘀之剂折其脱气,而后区别治之。或问失血复下,虚何以当?答曰:血既妄行,迷失故道,不去蓄利瘀,则以妄为常,曷以御之?且去者自去,生者自生,何虚之有?失血家须用下剂破血,盖施之于蓄妄之初?亡血虚家不可下,盖戒之于亡失之后也。"

《顾松园医镜·卷五乐集·论治大纲》:"失血家须用下剂破血,盖施之于妄逆之初;亡血家不可下,盖戒之于亡血之后。"

《杂病源流犀烛·卷十七·诸血源流》:"丹溪曰:凡药治血,不可单行单止,及纯用寒凉,如用,须酒炒酒煮。又曰:血症久服药不效,以川芎为君乃效也。《入门》曰:若呕吐血出未多,必有瘀在胸膈,当先消瘀而凉之止之,消瘀宜犀角地黄汤。"

《医学三字经·卷之一·血症第十》:"(血证)火势盛,脉洪有力,寒凉之剂原不可废。但今人于血症,每用藕节、黑栀、白芨、旧墨之类以止涩之,致留瘀不散,以为咳嗽虚痨之基。《金匮》泻心汤,大黄倍于芩连,为寒以行瘀法;柏叶汤治吐不止,为温以行瘀法,二方为一温一寒之对子。"

（六）服小便法

血证,尤其是上部出血,饮服小便,以降火滋阴,达到止血的目的,确为中医治血证之奇法妙药。盖血证多火,理当用寒药,而寒药却有凝血留瘀之虞,往往反使病情加重。小便虽亦是凉药,然其生于血,而能与血相和,最能清血中虚火,止血特灵。故古人有服寒凉百不一生,饮溲尿者百无一死的传说。

凡用小便,以童子小便为佳,以其出于纯阳之体,而少欲火渣滓。其次为本人小便,取其清晨,弃去头尾,取清净者入药。

《证治汇补·卷之五·胸膈门·吐血》:"凡血症服寒凉药,则百不一生,饮溲溺则百不一死。(褚澄)盖溲溺降火滋阴,又能消瘀血而止吐衄也。"

《济世全书·震集卷四·补益·失血》:"尝治诸虚,吐、衄、咯血,药中每入童便半钟,其效神速。或单用,以重汤炖服,无不应效。盖溲溺降火滋阴,又能消瘀血,止吐衄诸血。先贤有言:凡诸失血,服寒凉十无一生,服溲者百无一死。斯言信矣。每用童便一钟,少入姜汁二三点搅匀,徐徐服之,日进二三次。如天寒,却以重汤煮,温服。此但要与饮食相远为佳。""凡诸失血,此病初起极要谨慎,戒房劳,独宿。每临卧时吃白汤一小钟,至半夜小便解去污秽饮食浊气者一次,至子时却一阳生,到天明有小便,乃一元真气也,却截头,略解出一些,即以碗盛一碗,后去尾,即解去后面些。将小便乘热入甘草末一钱,通口闭眼服,随以甘草末嚼之,或生姜一小片嚼之。此乃轮回返元之丹,服之终身,可延百岁。吐血、衄血、便血、虚损服之,神效。"

（七）调理脾胃及五脏法

脾胃为后天之本,气血生化之源;五脏六腑不和,皆可导致出血诸症,故当重视。

1. 调理脾胃

脾胃属土,土主静,故脾胃有镇血之功,诸书皆云是脾胃统摄之力也。而又云,凡阳虚失血,须补阳气者,往往从脾胃补之而成功。是因脾胃为气血生化之源,阳气必因于脾健而方得圆也。故治血证须理脾胃者,多取理中汤、四君子汤以补脾胃之气,或用补中益气汤以升提中焦之气,或取四物汤以平脾胃之虚热。至于病后气血皆亏,尤当理脾胃而生血,前人所谓"以胃药收功"也。

《仁斋直指方论·卷之二十六·血·血疾证治》:"血遇热则宣流,故止血多用凉药。然亦有气虚挟寒,阴阳不相为守,营气虚散,血亦错行,所谓阳虚阴必走是尔,外证必有虚冷之状。法当温中,使血自归于经络。可用理中汤加南木香,或《局方》七气汤加川芎,或甘草干姜汤,其效甚著。又有饮食伤胃,或胃虚不能传化,其气逆上,亦令吐衄,木香理中汤、甘草干姜汤通用。"

《明医杂著·卷之一·补阴丸论》:"若阴阳络伤,血随气泛行而患诸血症者,宜用四君子加当归,纯补脾气以摄血归经。"

《明医杂著·卷之二·痢疾》:"前症若脾经血热下注而不愈者,用四物汤加白术、茯苓;若脾经气虚不能统血而不愈者,用四君子加川芎、当归;若中气下陷不能摄血而不愈者,用补中益气汤。"

《冯氏锦囊秘录·杂症大小合参卷十一·方脉吐血咳血咯血唾血合参》:"仲景伤寒症中,有云误发少阴汗动其经血者,下竭上厥,为难治……然于法外而求至当之治法,则以健脾中阳气为第一义。"

《张氏医通·卷二·诸伤门·虚损》:"若见腹痛,理中汤。恶心,饮食少,六君子汤。无此二证,用四君、保元服之。盖下血者,邪从下窍而出也。又有变作伤风状者,邪从上窍而散也,当服补肺助脾之药,亦须半月而愈。""血证既久,古人多以胃药收功,异功散加丹皮、山药、泽泻。咳嗽,更加葳蕤。此虚家神剂也。"

《杂病源流犀烛·卷十七·诸血源流》:"血症久,古人多以胃药收功,如乌药、沉香、炮姜、大枣,此虚家神剂也。"

《一见能医·卷之十·病因赋类方卷下·五劳六极门》:"(葛仙翁《十药神书》)凡治血症,不论阴阳,俱以照顾脾胃为收功良策,诚以脾胃者,吉凶之关也。"

《医学指要·卷五·诸血指要》:"夫人之血生于心,藏于肝,统于脾,宣布于肺,施泄于肾,灌溉一身。则知血既统于脾,脾实生化之本,而治失血之症,宜以调理脾胃为主。虽云血来多因火迫,而火宜导以归源,期血乃归经。苟妄用寒凉,则反激浮火逆上,且伤胃气,而脾愈不能统血也矣。"

2. 调治脏腑

脾胃之外,尚有心肝肺肾,皆与血证有关。其肺在上,遇热伤则血衄于鼻,故宜清降;心居胸中,主血之行,而又赖血以养之,气以温之,失血则温养不足,虚火再起,法宜养营益气;肝主藏血,又喜疏利,若肝气郁而不疏,血蓄则溢,或肝伤血不能归,即呕吐难制;肾在下,阴阳之根,而阴阳之偏亏,水火肆起,令血失安守,则非补肾不足以息其虚火。又有理脾胃而安五脏之论,冯楚瞻、张景岳以归脾汤一方,而统治心肝脾三经之血证。或云脾、肾二脏,为先后天根本,补脾与肾,令根本固,则阴阳和,而血证止。

《景岳全书·卷之三十贯集·杂证谟·血证》:"吐血失血等证……凡肺病者,宜清降不宜升浮。心主病者,宜养营不宜耗散。脾病者,宜温中不宜酸寒。肝病者,或宜疏利,或宜甘缓,不宜秘滞。肾病者,宜壮水,宜滋阴,不宜香燥克伐。胃病者,或宜大泻,或宜大补,当察兼证虚实,勿谓阳明证尽可攻也。"

《轩岐救正论·卷之五·治验医案下·肝经暴郁吐血》:"若前症郁热伤肺而衄血者,用黄芪益气汤。肺气虚热,不能摄血而衄者,用四君子加芎归五味。郁结伤脾而嗽吐血者,用归脾汤。胃经有热而嗽吐血者,用犀角地黄汤。胃气弱而嗽吐血者,用四君子加芎归升麻。肾经虚热,阴火内动而咯吐血者,用六味丸、补中益气汤。怒动肝火而见血者,用加味逍遥散。肾涸肝火动而见血者,用六味丸。虽曰血得热而错经妄行,亦有卫气虚,不能统摄荣血而为妄行者,不可不察。以上诸症,皆属足三阴亏损,虚火内动所作,非外因所致者,宜六味丸、补中益气汤滋其化源,是治本也。其因甚多,不能枚举,治者当临症而制宜,庶无误矣。立斋又云:劳嗽见血等症,有劳伤元气,内火妄动而伤肺者;亦有劳伤肾水,阴火上炎而伤肺者;有因过服生地、天门寒药,损伤脾胃,不能生肺金而不愈者,有因误用黄柏、知母之类,损伤阳气,不能生阴精而不愈者,凡此皆脾肺亏损,而肾水不足,以致虚火上炎,真藏为患也。治须补中益气汤补脾土以生肺金,用六味地黄丸滋肾水而生阴精,否则不救。"

《医贯·卷之三·绛血丹书·血症论》:"又问曰:黄柏、知母既所禁用,治之将何如?若与前所论,理中温中无异,法何必分真阴真阳乎?曰:温中者,理中焦也,非下焦也。此系下焦两肾中先天之真气,与心肺脾胃后天有形之体毫不相干。且干姜、甘草、当归等药,俱入不到肾经,惟仲景八味肾气丸斯为对证。肾中一水一火,地黄壮水之主,桂附益火之原,水火既济之道。盖阴虚火动者,若肾中寒冷,龙宫无可安之穴宅,不得已而游行于上,故血亦随火而妄行。今用桂附二味纯阳之火,加于六味纯阴水中,使肾中温暖,如冬月一阳来复于水土之中,龙雷之火,自然归就于原宅,不用寒凉而火自降,不必止血而血自安矣。若阴中水干而火炎者,去桂附而纯用六味,以补水配火,血亦自安,亦不必去火。总之,保火为主。此仲景二千余年之玄秘,岂后人可能笔削一字哉!"

《冯氏锦囊秘录·杂症大小合参卷十一·方脉吐血咳血咯血唾血合参》:"凡治血症,前后调理,须按三经用药,以心主血,脾统血,肝藏血,而归脾汤一方,三经之主剂也。远志、枣仁补肝以生心火;茯神、龙眼补心以生脾土;参芪术草补脾以固肺气;木香者,香先入脾。总欲使血归于脾,故以归脾汤名。有郁怒伤脾,思虑伤脾者,尤宜。火旺者,加山栀、丹皮;火衰者,加丹皮、肉桂。又有八味丸以培先天之根。治无余法矣。"

《张氏医通·卷五·诸血门·诸见血证》:"凡治血证,前后调理,须按心、脾、肝三经用药。心主血,脾裹血,肝藏血。归脾汤一方,三经之药也。远志、枣仁,补肝以生心火;茯神,补心以生脾土;参、芪、甘草,补脾以固肺气;木香者,香先入脾。总欲使血归于脾,故曰归脾。凡有郁怒伤肝、思虑伤脾者尤宜。火旺者,加山栀、丹皮;火衰者,加肉桂、丹皮。又有八味丸以培先天之根,治无余法矣。"

《罗氏会约医镜·卷之九·杂证》:"失血一证,五脏皆致之,得其源,而治自易。若一失治,则连绵不已,虚损便成劳瘵,愈之难矣。盖血即水也,肾主水,水化为液、为痰、为唾、为血,皆属阴也。失血之久则阴虚,阴虚自必相火上炎,则咳嗽骨蒸,咽干气喘,体瘦声喑,百症出焉。医者施以寒凉,虽或暂止而复来,血得凉而凝滞,不惟血不归经,而且阳气由是衰矣。血者阴也,气者阳也,《经》曰:无阳则阴无以生,无阴则阳无以化,原系交重。人知以阳保阴,乃为正本之治。丹溪有言,实火可泻,虚火可补。劳证之火,虚乎实乎?泻之可乎?矫其偏者,辄以桂、附为主,此为火衰者宜之。(以桂、附入于滋阴丸内则可,即配水药,亦宜酌量)若血虚燥热之人,能无助火为害哉!以血本阴精,不宜动也;血主荣气,不宜损也。动者多由于火,火盛则逼血妄行;损者多由于气,气伤则血无以存。

人有以七情而动火伤气者,以劳倦、色欲而动火伤阴者。然此火宜导之以归源,若只用苦寒,则反激逆上,且伤胃气,而脾亦坏,其何以得脾之职,先主生血而后主统血乎?治此证者,五脏六腑,虽有兼及,而要必以脾、肾二经为主。水为万物之元,土为万物之母,二脏安和,百病不生。以脾安能生肺金,金是水源,金旺而水亦旺矣。肾兼水火,肾安则水不上泛而为痰,火能生土而健脾,而食亦益矣。但补肾理脾,法难兼致,方欲以甘寒补肾,其人减食,又恐不利于脾;方欲以辛温快脾,其人阴伤,又恐愈燥其肾,此际难以措手。余因是而分服之:早夜服滋阴之剂以清肺热;中时服补脾之药以益健运,其中当重当轻,因脉因证而权衡之。肾亏甚者,其重在肾,而补脾者亦不可少。脾虚甚者,其重在脾,而补肾者照常用之。每日交进,活人多矣。尝见劳证之死,多死于泄泻,泄泻之因,多因于寒凉。使不知脾之当补于先时,及至脾败泻作,此际虽有妙剂,亦何益哉!"

《古今医彻·卷之二·杂症·血症》:"胃多气多血,暴吐成碗成盂,当火炽方盛时,必用四生丸、生地凉血,荷叶、柏叶破血,假艾叶辛温济之,则血不复滞而归经矣。胸中气塞,血成紫块者,此必血菀于上,宜桃仁、枳壳、陈皮、香附之属,破而降之,则气平而血止矣。小便尿血,心移热于小肠,清心莲子加柏叶、牛膝、小蓟主之。大便下血,元气下陷,补中益气加槐花、槐角、地榆主之,审其虚实而施治可也。至鼻衄,血冲清道,四生丸为最妙;虚则生脉散加黄芪、芍药以摄之。牙宣出血,六味丸加骨碎补;虚寒者,八味丸加骨碎补;生脉散亦效。"

《医方论·卷二·理血之剂》:"胃经之血随火

上升，直从食管而出，往往盈碗、盈盆。至内伤之血，则由肺经气管而出，自是两途。故胃血易治，肺血难治。"

《医学举要·卷三》："血自心来者，补心丹主之。脾来者，归脾汤主之。肺来者，生脉散主之。肾来者，肾气丸主之。此补血之大法也。"

（八）伤寒血证治法

伤寒之血证，兼症也，多不须治血，其邪去则血止。如太阳表证失汗，邪郁化火而鼻衄，仍用麻黄汤发之，汗出则火泄衄止。但蓄血一症，为伤寒所特有，必攻下其瘀，瘀血下而热亦泄，病方得治。凡邪干六经，皆有血证，或热或寒或瘀，皆随证而治之。

《注解伤寒论·卷三》："太阳多热，热在膀胱，必与血相搏。若血不为蓄，为热迫之则血自下，血下则热随血出而愈。若血不下者，则血为热搏，蓄积于下，而少腹急结，乃可攻之。与桃核承气汤，下热散血。"

《伤寒溯源集·卷之二》："言上文所谓脉浮紧、发热、身无汗而自衄者，盖失之于先，以不发其汗，热郁营血之中，因而致衄耳。若见其脉浮紧，即知其寒邪在表，当即以麻黄汤汗之，则邪随汗泄，不至郁热伤营，逼血上行，致伤阴分矣。故当先以麻黄汤主之，则不至于衄也。"

《六因条辨·卷中·伏暑条辨第十》："如太阳初起之头痛发热，恶寒无汗，便有鼻衄肌衄，此太阳经之邪干血分也。宜以开泄透汗，不可因见血而遽用寒凉，反成血结胸等证……又阳明初起之目痛鼻干，不得卧，而致鼻衄吐血，此阳明经之邪干血分也，宜以两清气血，不可因汗少而更大发之。如少腹硬痛，小便自利，上为结胸，或吐血，下为腹痛，或便血，身热犯妄，状如神附，此阳明腑病，而蓄血冲脉也。宜用犀角地黄汤，一清阳明，一祛瘀血。又少阳之额痛胁痛，寒热耳聋，呕苦，而致鼻衄咳血，此少阳经之邪干血分也，宜以小柴胡汤，清泄胆络，不可因见血而妄投滋腻。"

（九）温病血证治法

温病血证多见，以温邪急速传里，深入血分，而动血则出，或衄或吐，或便或斑也。治之无他，祛邪之外，唯清气凉血而已。而其凉血之中，亦当有祛瘀之法。

《温病条辨·卷一·上焦篇·风温温热温疫温毒冬温》："太阴温病，血从上溢者，犀角地黄汤合银翘散主之。其中焦病者，以中焦法治之。若吐粉红血水者，死不治；血从上溢，脉七八至以上，面反黑者，死不治，可用清络育阴法。""血从上溢，温邪逼迫血液上走清道，循清窍而出，故以银翘散败温毒，以犀角地黄清血分之伏热，而救水即所以救金也。"

《温热经纬·卷四·薛生白湿热病篇》："热证，上下失血，或汗血，毒邪深入营分，走窜欲泄。宜大剂犀角、生地、赤芍、丹皮、连翘、紫草、茜根、银花等味。""热逼而上下失血、汗血，势极危而犹不即坏者，以毒从血出，生机在是。大进凉血解毒之剂，以救阴而泄邪，邪解而血自止矣。血止后须进参、芪，善后乃得。[汪按]善后宜兼养血。"

《温热逢源·卷下·伏温内燔营血发吐衄便红等证治》："温邪化热外出……其燔灼于营分者，血为热扰，每每血由肺络而溢出为咳血，由吐而出为吐血，上行清道为鼻衄、齿衄，下行浊窍为溲血、便血。凡此皆血为热邪所迫，不安其络，因而上溢下决……邪重者，宜凉血泄邪，如犀、地、栀、丹、银花、连翘、茅根、侧柏之类；血虚者，宜养血清热，如地、芍、栀、丹、阿胶、元参之类。总以凉阴泄热为主脑，血虚者兼以滋养，邪实者兼以清泄，必使血止而热亦因此而解，斯为顺手耳。"

《重订广温热论·第一卷·温热总论·温热夹症疗法》："（温热症）当病之时，忽然吐衄，女子崩漏，甚至血晕昏厥，热甚危急。病家但知血之可骇，医家亦忽其伏邪，惟汲汲于止血。清凉滋补，多至危殆。不知血由邪逼，惟当清其伏邪，伏邪解，血自止也。"

四、血证外治法

《针灸甲乙经·卷十二·血溢发衄第七》："大衄衃血，取手太阳；不已刺腕骨下；不已，刺膈中出血。"

《赤水玄珠·第九卷·血门·肌衄》："肌衄者，血从毛孔而出，前人多主于肺热。古方以男胎发烧灰扑之。"

《张氏医通·卷五·诸血门·衄血》："舌衄，舌上忽出血如线，先用蒲黄煎汤漱之，次用槐花炒研掺之，黄芪六一汤合生脉散服之。热壅舌上出血如泉，用文蛤一味为散掺之。虚热舌胀大，出血不止,生干姜末、蒲黄末掺之。"

《惠直堂经验方·卷二·心胃门·心漏方》:"胸前有孔,常出血,曰心漏,又方凤凰衣(灰)、乳香(去油)等分吹入愈。"

《类证治裁·卷之二·衄血论治》:"(舌衄)涂舌丹:乌贼骨、蒲黄,等分研末,涂舌上。"

《潜斋简效方·耳目病》:"耳衄:龙骨末吹之,又炒黑蒲黄研末吹之。"

五、治法禁忌

血证治有禁忌,应当阐明。包括慎寒凉、忌留瘀、热证禁温升、虚火禁燥药、失血禁汗、亡血禁吐、亡血禁下等,学者辨之。

(一)慎寒凉

血证多火,人即喜用凉药。而凉药易凝血致瘀,又阻遏阳气,使血寒不运,血证难愈。故阳邪实火,虽必用凉药,亦不可单行单止,当于凉药方中,入辛温之品为佐使,或将凉药炒过再用,使不伤阳气,且保护胃气,是为要点。若阴虚生火,须用滋阴降火,亦不可过用凉药,但取甘寒滋阴补血,如六味汤性不寒凉,不损脾胃,是为良法。

《褚氏遗书·津润》:"便血犹可止,咳血不易医。喉不停物,毫发必咳,血渗入喉,愈渗愈咳,愈咳愈渗。饮溲溺则百不一死,服寒凉则百不一生。血虽阴类,运之者,其和阳乎。"

《苍生司命·卷七贞集·血证》:"故凡血病当辨其的出何经?宜加本经清气之药。又用药不可单行单止,亦不可纯用寒凉,必加辛温之药,如用凉药,必须酒煮酒炒,乃寒因热用之法也。"

《医学纲目·卷之十七心小肠部·诸见血门》:"下血不可用纯寒凉药,必于寒凉药中,加辛味为佐。久不愈者,后用温剂,必兼升举药中加酒浸炒凉药,如酒煮黄连丸之类。"

《景岳全书·卷之三十贯集·杂证谟·血证》:"凡火不盛,气不逆,而血动不止者,乃其元阴受损,营气失守,病在根本而然。《经》曰:起居不节,用力过度,则络脉伤,阳络伤则血外溢,血外溢则吐衄,阴络伤则血内溢,血内溢则后血。此二言者,最得损伤失血之源。故凡治损伤无火无气而血不止者,最不宜妄用寒凉以伐生气,又不宜妄用辛燥以动阳气。盖此二者,大非真阴亏损者所宜,而治此之法,但宜纯甘至静之品培之养之,以完固损伤,则营气自将宁谧,不待治血而自安矣。且今人以劳伤而病者多属此证,若不救根本,终必败亡。"

《张氏医通·卷五·诸血门·诸见血证》:"大抵血气喜温而恶寒,寒则泣不能流,温则消而去之,此轩岐密旨。但世之名于医者,一见血证,每以寒凉济阴为务。其始非不应手,而取效于一时,屡发屡折,而既病之虚阳愈衰,必致呕逆喘乏,夺食泄泻,尚以为药力未逮,猛进苦寒,在阴不济阳而上溢者尚为戈戟,况阳不统阴而亡脱者,尤为砒鸩。盖因阳药性暴,稍有不顺,下咽立见其害,不若阴柔之性,至死不知其误,而免旁人讥谤也。"

《顾松园医镜·卷十一·书集·虚劳》:"阴虚失血一症,分而言之,则有呕血、吐血,或出胃经,或出肝经。咯血出于肾经、或出心经,咳血出于肺经,唾血出于肾经、或出胃经,衄血出于肺经、或胃经,痰涎血者出于脾经。合而言之,皆属于肾。盖肾中之真水干,则真火炎,血亦随火沸腾,故错经而妄行,越出诸窍。褚氏谓服寒凉百不一生,饮溲溺百不一死。愚谓六味汤独补肾水,性不寒凉,不损脾胃,久服则水升火降而愈。又须人参救肺补胃药以收功。盖初时忌用人参者,不欲其补助阳气也,及火已归原,人参又所不禁,然亦宜同滋阴药中用之则善。"

《四圣心源·卷四·劳伤解·吐血》:"血证是虚劳大病,半死半生,十仅救五。而唐后医书,皆滋阴泻火,今古雷同,百不救一,实可哀也。"

《古今医彻·卷之二·杂症·血症》:"凡症之可畏者,莫甚于失血,使不急有以止之,则危亡随焉。然止之而不得止,或屡止而屡发者,何故?良由世之治者,执火载血上、错经妄行之说,不求阴阳原委,漫以寒凉投之。设在火症,偶尔获效,危亡者接踵矣。褚齐贤有'服寒凉百不一生'之叹,岂过甚哉!"

《医法圆通·卷四·失血破疑说》:"今人一见失血诸症,莫不称为火旺也。称为火旺,治之莫不用寒凉以泻火。举世宗之而不疑,群医信之而不察,所以一得失血证,群皆畏死。由其一经失血,死者甚多,不知非死于病,实死于泻火之凉药耳。然则凉药其可废乎?非即谓凉药之可废,但失血之人正气实者少也(正气一衰,阴邪上逆,十居八九,邪火所致十仅一二),不可不慎。""明知血之为水,水既旺极而上逆,何得更以滋水之品以助之?此其中亦有故。故者何?惑于血色之红也。不知血从火里化生出来,经火锻炼,故有色赤之象,岂得以色红,而即谓之火,即宜服凉药乎?此处便是错误关头。毒流有年,牢不可破,予不惮烦,又从而言之,愿与后之来者作一臂力焉。幸甚。"

(二)忌留瘀

血证当用凉药,但不可寒凉过度,使留瘀在中。血证当用止血,又不可但用止法,一时阻塞,后必再溢。血证不可早用补剂,补住邪气,令血涩难行,出血不止。

《金匮钩玄·卷第二·下血》:"凡用血药,不可单行单止。"

《寿世保元·卷四·吐血》:"郁热结于阳明之经,故伤寒鼻流血,名曰红汗,邪随而解矣……瘀者,不可用京墨及十灰散、三七等劫药阻塞,惟清凉引血归元,补益滋阴降火,乃为良策也。"

《温热逢源·卷下·伏温内燔营血发吐衄便红等证治》:"此等症,每有急求止血,过用清凉,以致血虽止,而上则留瘀在络,胸胁板痛;下则留瘀在肠,垢痢瘀紫。甚或留瘀化热,变为暮热朝凉,咳痰带血,见种种阴损之候。昧者不察,误认为虚,漫投补剂,遂迁延不愈,愈恋愈虚,以致不救,可慨也夫。"

(三)热证禁温升

血证之热证,当禁温药,一旦误用,如火上添油,益发燎原,洪血难制矣。又其阴虚火旺,理不当温,温则复耗阴血。又血证多火,而火性升,故不可再用升药,以济其火。

《明医杂著·卷之一·发热论》:"凡酒色过度,损伤脾肾真阴,咳嗽吐痰,衄血、吐血、咳血等症,误服参、芪等甘温之药,则病日增,服之过多则不可治。盖甘温助气,气属阳,阳旺则阴愈消。前项病症,乃阴血虚而阳火旺,宜服苦甘寒之药以生血降火。世人不识,往往服参、芪以为补,予见服此而死者多矣。"

《脉症治方·卷之一·寒门·伤寒》:"设若脉症不明……误用姜附,令人失血发狂。"

《医学心悟·卷一·医门八法·论温法》:然又有不当温而温者何也?如伤寒邪热传里,口燥、咽干、便闭、谵语,以及斑、黄、狂乱、衄、吐、便血诸症,其不可温,固无论矣……又有阴虚脉细数,阳乘阴而吐血者,亦不可温,温之则为逆候,此所谓不当温而温者也。"

《一见能医·卷之二·医门八法·论温法》:"如伤寒热邪传里,口燥咽干,便闭谵语,以及斑黄狂乱,衄血便血诸症,其不可温,固无论矣。又有阴虚脉细数,阳乘阴而吐血者,亦不可温,温之则为逆候。此所谓不当温而温者也。"

《松峰说疫·卷之二论治·瘟症杂症治略·吐血》:"衄血之热在经主表,吐血之热在腑主里。血之存于胃中者,为守营之血,守而不走。诸阳受热,当汗不汗,热毒深入于中,其血为火所逼而上逆,随从肺窍出于咽而为吐矣。亦有蓄血上焦而吐者。瘟疫患此,始终一于为热。实者,犀角地黄汤;稍虚者,黄芩芍药等汤加减出入,便可奏效。仲景治坏病篇麻黄升麻汤,虽治阴阳错杂之唾血,但不善用之,反致害事。至《金匮》之升麻鳖甲汤,虽李彣云此方治疫疠时症,但亦用升麻,似非吐血者所宜。愚意:凡吐衄等症,药性之升者,总在所禁也。"

(四)虚火禁燥药

血证有虚火,是阴血不足者,当禁燥药;而失血之后,阴血不足,亦忌燥品。以燥属阳性,可济火势,且燥则胜阴,而更伤阴血也。半夏、陈皮、肉桂、炮姜,皆燥药也,耗伤阴血之恶品,故血证不可轻易犯之。

《医经秘旨·卷下·胃家湿热》:"近世方书,惟戴元礼《证治要诀》,议论切当,有益后学。但其间有云:诸血药中,半夏、陈皮,自不可少,余窃疑之。半夏性燥,功能去湿健脾,古人发渴者尤且禁用,恐其性燥,捐损耗血分耳。惟气证发渴者,不在此例。当时元礼必因好酒之人,胃气湿热而致吐血者用之则宜,若云诸血药中自不可少,恐非元礼之言,或门人误记之耳。"

《医学刍言·血证》:"血证有虚火,不宜用炮姜、肉桂刚燥之药。若见烦渴燥热,睡卧不安,宜圣愈汤,即四物汤加参、芪,或再加入麦冬、五味,冲入童便服之。"

(五)失血禁汗

失血而复用汗法,血必再伤,证即危亡。以发汗既损阴夜,更耗阳气也。

《金匮玉函要略辑义·卷四·惊悸吐衄下血胸满瘀血病脉证治第十六》:"凡失血之后,血气未复,为亡血也,皆不可发汗。失血之初,固属阳热,亡血之后,热随血去。热虽消,而气逐血虚,阳亦微矣。若发其汗,则阳气衰微,力不能支,故身寒噤栗,而振振耸动也。发阴虚之汗,汗出则亡阴,即发吐衄之汗也,故见不得眠不得眠,亡阴之病也。发阳虚之汗,汗出则亡阳,即发亡血之汗也,故见寒栗而振,亡阳之病也。"

《玉机微义·卷十七·血证门·论治血证大法》:"东垣曰:伤寒家衄血者,仲景言不可发汗,盖为脉微也。若浮紧者,麻黄汤;浮缓者,桂枝汤。脉已微者,二药俱不可用,宜黄芩芍药汤主之。"

(六)亡血禁吐

诸血证,失血而气危,若复用吐法,徒耗胃气,则转生他病,病即转剧,而难再救矣。

《玉机微义·卷九·热门·论骨蒸劳热用吐下法》:"如咯血、吐血、便血,此亡血也,并不宜吐,吐则神昏。"

《古今医统大全·卷之四十三·痰饮门·治法》:"(不可吐例)诸吐血、呕血、咯血、衄血、嗽血、崩血、失血者,皆不可吐,吐则转剧。"

《儒门事亲·卷二·凡在上者皆可吐式十四》:"诸吐血、呕血、咯血、衄血、嗽血、崩血、失血者,皆不可吐。吐则转生他病,浸成不救,反起谤端。"

(七)亡血禁下

血证初起,可以大黄下其瘀和热,令气下降为顺。但既已出血之后,至亡脱之候,一下则万劫不复矣,故禁之。

《张氏医通·卷二·诸伤门·虚损》:"吐血初起,多宜大黄下之。失血以下行为顺,上行为逆。又言:亡血虚家禁下,何也?大抵宜行者,行之于蓄妄之初;禁下者,禁之于亡脱之后,不可不明察也。"

【论用方】

一、血证常用方论

血证用方,多以清火凉血及止血为主,此直治之法,众所周知,故不须多论。唯其调血、健脾、温中、益气、祛瘀等法,曲含治血证之深意,故四物汤、归脾汤、理中汤、当归补血汤、抵当汤、收血汤等,有治血之妙法,亦必有所忌之情形,而为之论宜否也。

1. 论四物汤

《玉机微义·卷十七·血证门·血属阴难成易亏论》:"治血必血属之药,欲求血药,其四物之谓乎。河间谓随证辅佐,谓之六合汤者,详言之矣。余故陈其气味专司之要,不可不察。夫川芎,血中气药也,通肝经,性味辛散,能行血滞于气也。地黄,血中血药也,通肾经,性味甘寒,能生真阴之虚也。当归分三,治血中主药也,通肝经,性味辛温,全用能活血,各归其经也。芍药,阴分药也,通脾经,性味酸寒,能和血,治虚腹痛也。若求阴药之属,必于此而取则焉。《脾胃论》有云:若善治者,随经损益,摘其一二味之所宜为主治可也。此特论血病而求血药之属者也。若气虚血弱,又当从长沙,血虚以人参补之,阳旺则生阴血也。若四物者,独能生血分受伤,为气不虚也。辅佐之属,若桃仁、红花、苏木、血竭、牡丹皮者,血滞所宜;蒲黄、阿胶、地榆、百草霜、棕榈灰者,血崩所宜;乳香、没药、五灵脂、凌霄花者,血痛所宜;苁蓉、锁阳、牛膝、枸杞子、益母草、夏枯草、败龟板者,血虚所宜;乳酪、血液之物,血燥所宜;干姜、桂者,血寒所宜;生地黄、苦参,血热所宜。特取其正治大略耳,以能触类而长,可谓应无穷之变矣。"

《景岳全书·卷之三十贯集·杂证谟·血证》:"治血之剂,古人多以四物汤为主,然亦有宜与不宜者。盖补血行血无如当归,但当归之性动而滑,凡因火动血者忌之,因火而嗽、因湿而滑者皆忌之。行血散血无如川芎,然川芎之性升而散,凡火载血上者忌之,气虚多汗、火不归原者皆忌之。生血凉血无如生地,敛血清血无如芍药,然二物皆凉,凡阳虚者非宜也,脾弱者非宜也,脉弱身凉、多呕便溏者,皆非宜也。故凡四物汤以治血者,不可不察其宜否之性。"

《冯氏锦囊秘录·杂症大小合参卷十一·方脉吐血咳血咯血唾血合参》:"治血必求血属之药,四物是也。川芎,血中气药,通肝经,性味辛散,能行血滞于气也。地黄,血中血药,通肾经,其性味寒,能补真阴之虚也。当归,血中之主药,通肝经,性辛温,分用有三治,全用能活血,各归其经也。芍药为阴分之药,通脾经,味酸寒,能凉血,治血虚腹痛也。然特论治血病而求血药之属者也。若气虚血弱,又当从仲景血虚,以人参补之,阳旺则生阴血也。若四物汤者,独能主血分受伤,为气不虚也。其辅佐之属,若桃仁、红花、苏木、血竭、丹皮者,血滞所宜;蒲黄、阿胶、地榆、百草霜、棕榈灰者,血崩所宜;乳香、没药、五灵脂、凌霄花者,血痛所宜;苁蓉、锁阳、牛膝、枸杞子、益母草、败龟板者,血虚所宜;乳酪、血液之物,血燥所宜;干姜者,血寒所宜;生地、苦参,血热所宜。特取其证治之大概,以明血药之属,岂可以四君、四物,便足以尽气血之用。"

2. 论归脾汤、八味丸、四君子汤

《医贯·卷之三·绛血丹书·血症论》:"凡治血证,前后调理,须按三经用药。心主血,脾裹血,肝藏血。归脾汤一方,三经之方也。远志、枣仁补肝以生心火;茯神补心以生脾土;参、芪、甘草补脾以固肺气;木香者,香先入脾,总欲使血归于脾,故曰归脾,有郁怒伤脾、思虑伤脾者尤宜。火旺者加山栀、丹皮,火衰者加丹皮、肉桂。又有八味丸,以培先天之根。治无余法矣。"

《医学指要·卷五·诸血指要》:"善治者,于外感则顺时气而调之,于内伤则虽因各经之火而消息之,要必以脾胃为主也。尝观先哲之言,血上行为逆,其治难;下行为顺,其治易。究之实火之血,调气为先;虚火之血,养正为急,要莫不以脾胃药收功也。按归脾一方,乃心、肝、脾三经之主剂。远志、枣仁,补肝以生心火;茯神、龙眼,补心以生脾土;参、耆、术、草,补脾以壮阳气;木香者,香先入脾。总欲使血归于脾,故以归脾汤名。是健脾之阳,有三善焉。盖脾中之阳气旺,则如天清日朗,而龙雷潜伏。脾中之阳气旺,则胸中窒塞之阴气,如太空不留纤翳。脾中之阳气旺,则饮食运化精微,复能生其阴血。况地气必先蒸为湿,然后上升为云。若土无蒸而不湿,则地气于中隔绝矣,天气有不清明乎?且万物以土为根,元气以土为宅,可不重欤?至其土旺生金,金以生水,犹其理之显然者也。彼徒泥知柏地黄为滋阴降火,将以寒凉纯阴之气味,吸引阴邪上逆,必致胸膈滞碍,饮食日减,滑泄以作。且阴气久居于上,势必龙雷之火应之于下,燔炽莫遏矣。仲景云:阳旺能生阴血。盖言人之真阳盛旺,自能化生阴血,此八味地黄之所由立也。张璐曰:人生以胃为本。凡久虚不愈,诸药不效者,惟有益胃补肾两途。然当先培中土,使药气四达,则周身之机运流通,水谷之精微敷

布,何患其药不效哉。喻嘉言曰:虚劳病至于亡血失精,精血枯槁,难为力矣,急宜建其中脏,使饮食增而阴血旺,故但用稼穑作甘之味,生其精血,而酸辛咸苦,在所不用,舍是无良法也。故参、苓、术、草,所以为四君子也。外此而张景岳有温甘纯静之用,冯楚瞻有脾胃为主之论,皆得其要也。即或血为火逼,而暴吐暴衄,不得不与为暂止,亦当思时珍之用童便,必乘热而饮,勿以冷进也。"

3. 论理中汤

《冯氏锦囊秘录·杂症大小合参卷十一·方脉吐血咳血咯血唾血合参》:"理中汤能止伤胃吐血,以其方最理中脘,分别阴阳,安定气血。凡患人果身受寒气,口食冷物,邪入血分,血得冷而凝,不归经络而妄行者,其血必黑黯。其色必白而夭,其脉必微迟,其身必清凉,不用姜桂而用凉血之剂,殆矣。"

《伤寒论辑义·卷七》:"施氏《续易简方》:有中寒气虚,阴阳不相守,血乃妄行者,《经》所谓阳虚阴必走是也。咯血、吐血、衄血、便血,皆有此证,理中汤加官桂治之。人皆知此药能理中脘,不知其有分利阴阳、安定血脉之功也。"

4. 论当归补血汤

《冯氏锦囊秘录·杂症大小合参卷十一·方脉吐血咳血咯血唾血合参》:"凡失血之后,必大发热,名曰血虚发热。古方立当归补血汤,用黄芪一两,当归二钱。名曰补血,而以黄芪为君,阳旺能生阴血也。如丹溪于产后发热,用参、芪、归、芎、黑姜以佐之。或问曰,干姜辛热,何以用之?盖姜味辛,能引血药入气分而生新血,况炒黑则止而不走。若不明此理,见其大热,六脉洪大,而误用发散之剂,或以其象白虎汤症,而误用白虎,立见危殆。慎之哉!"

5. 论抵当汤

《温热经纬·卷五·方论》:"章虚谷曰:《经》言阳络伤则血外溢,阴络伤则血内溢。外溢则吐衄,内溢则便血……是故络伤则血不能循行,随阴阳之部而溢出。其伤处即瘀阻,阻久而蓄积,无阳气以化之,乃成死血矣。故仲景用飞走虫药,引桃仁专攻络结之血。大黄本入血分,再用酒浸,使其气浮,随虫药循行表里,以导死血归肠腑而出,岂非为至妙至当之法哉!由是类推,失血诸证,要必以化瘀调经络为主矣。余每见有初治即用呆补之

法，使瘀结络闭，不能开通，终至于死，良可慨也！"

6. 论收血汤

《石室秘录·卷六数集·内伤门》："失血之症，有从口鼻出者，有从九窍出者，有从手足皮毛之孔而出者，症似各异。吾有一方，可统治之，名收血汤。熟地二两，生地一两，荆芥一钱，三七根末三钱，当归一两，黄芪一两，水煎服。此方补血而不专补血，妙在兼补气也；止血而不专止血，妙在能引经也。血既归经，气又生血，自然火不沸腾，相安无事，何至有上中下之乱行哉。故无论各症用之而皆效也。"

二、血证通用方

血证通用方包括温阳摄血类、益气摄血类、凉血止血类、补血止血类、收涩止血类、调气止血类以及其他类的方剂。

（一）温阳摄血方

1. 黄土汤（《金匮要略方论·惊悸吐衄下血胸满瘀血病脉证治第十六》）

下血，先便后血，此远血也，黄土汤主之。亦主吐血，衄血。

甘草　干地黄　白术　附子（炮）　阿胶　黄芩（各三两）　灶中黄土（半斤）

上七味，以水八升，煮取三升，分温二服。

2. 都梁香散（《小品方·卷第四》）

治汗出如水浆，及汗血、衄血、吐血、小便血殆死。

都梁香（二两）　紫菀（一两）　桂肉（一两）　人参（一两）　生竹茹（一两）　肉苁蓉（一两）　干地黄（二两）

凡七物，治筛，以水服方寸匕。

3. 胶艾散（《备急千金要方·卷十二·胆腑方·吐血第六》）

治上焦热膈伤，吐血、衄血，或下血，连日不止欲死并主之方。

艾叶　竹茹（各一升）　阿胶（如手掌大）　干姜（二两）

上四味，㕮咀。以水三升煮取一升，去滓，纳马通汁半升煮取一升，顿服。取新马屎与少水和，绞取汁服。一方不用竹茹，加干姜作七两。

4. 附子地黄散（《鸡峰普济方·卷第六》）

治虚劳吐血、下血、衄血、崩血、漏血。

附子　干姜　桂　黄芪　龙骨　乌鱼骨　白术　牡蛎　生干地黄（各二两）　白芍药（一两）

上为细末。每服二钱，空心米饮调下。

5. 半夏丸（《仁斋直指方论·卷之二十六·血·血疾证治》）

治吐血、下血、崩中带下，喘急痰呕，中满虚肿，亦消宿淤，百病通用。

圆白半夏（刮净，捣扁，以生姜汁调和飞白面，作软饼，包掩半夏，慢火炙令色黄，去面，取半夏为末）

上末，米糊丸绿豆大，晒干。每三四十丸，温熟水下。

6. 拯阳汤（《罗氏会约医镜·卷之九·杂证》）

凡血脱之盛者，气亦随之，因而昏愦者，速宜益气，以固生机，用拯阳汤。

黄芪（蜜炙，一两）　白术（三钱）　附子（二三钱）　干姜（炒黄，钱半）　甘草（炙，一钱）　熟地（一两）　当归身（三钱）

水煎，温服。如泻泄，去当归，加乌梅二枚。此方加参更妙，切忌凉药。

7. 附子理中汤（《不知医必要·卷二》）

补大热。治吐血色黯而非鲜红，或如猪肝色，或如红米粥水色者。此离位之血，非由火逼，其人气息轻微，身体不热，乃系脾肾不能摄血，虚寒大症。若服寒药必死。又治大便下血，其血非鲜红，或淡红色，或灰黑色，或色如红米粥者。此乃气虚，不能摄血，脾元脱绝之症。若加之呕吐，则更为危急。宜速服此汤。服凉药必死。慎之。

党参（去芦，米炒）　附子（制，各二钱）　白术（净炒，二钱）　炮姜（一钱五分）　炙草（一钱）

水煎。

（二）益气摄血方

1. 人参汤方（《圣济总录·卷第三十·伤寒吐血》）

治伤寒吐血下血及血汗。

人参　芍药　桔梗（锉炒）　芎䓖　当归（切焙）　桂（去粗皮）　甘草（炙锉各一两）　竹茹（三分）

上八味，粗捣筛。每服五钱匕，水一盏半，煎至八分，去滓，食后温服。

2. 蓝根人参散（《鸡峰普济方·卷第六·治

吐血等方》)

治一切血。

芦蓝根(一两)　人参(半两)

上细锉。每服二钱,水一大盏煎至六分,去滓温服,食后。

3. 侧柏散(《仁斋直指方论·卷之二十六·附诸血·诸血方论》)

治内损吐血下血。因酒太过,劳伤于内,血气妄行,其血如涌泉,口鼻皆流。须臾不救,服此即安。又治男子妇人九窍出血。

人参(去芦)　荆芥穗(烧灰,各一两)　侧柏叶(蒸干,一两五钱)

上为末。每服三钱,入飞罗面三钱拌和,汲水调粘相似,啜服。

4. 归脾汤(《世医得效方·卷第七·失血》)

治思虑伤脾,心多健忘,为脾不能统摄心血,以致妄行,或吐血、下血。《万病回春·卷之四·健忘》:治脾经失血,少寐,发热盗汗;或思虑伤脾,不能摄血,以致妄行或健忘怔忡、惊悸不寐;或心脾伤痛、嗜卧少食;或忧思伤脾、血虚发热;或肢体作痛、大便不调;或经候不准、晡热内热;或瘰疬流注,不能消散溃敛。

白术　茯神　黄芪　酸枣仁(炒,去壳)　龙眼肉(各一两)　人参　木香(各半两)　甘草(二钱半)

上锉散。每服水一盏,姜五片,枣一枚煎。不拘时候,温服。《万病回春》有当归。

5. 柏叶散(《普济方·卷一百八十八·诸血门·吐血(附论)》引《澹寮方》)

治吐血下血,其证因内损,或因酒食劳损,或心肺脉破,血气妄行,血如涌泉,口鼻俱出,须臾不救。

侧柏叶(蒸干)　人参(各一两,焙干)

上为细末。每服二钱,入飞罗面二钱,新汲水调如稀糊,啜服。涌如血泉,不过二服即止。

6. 黄芪膏子煎丸(《普济方·卷一百九十·诸血门·诸失血(附论)》)

治除烦解劳,去肺热咳衄,心热惊悸,脾胃热口干吐血,肝胆热液出口苦,肾热神志不定,上而酒毒膈热消渴,下而血滞五淋血崩等病。

人参　白术(各一两)　柴胡　黄芩(各一两)　白芷　知母(各半两)　甘草(炒,半两)　鳖甲(一个,醋炙)

上为细末,黄芪膏子丸梧桐子大。每服三十五十丸,百沸汤下,空心服。又用黄芪半斤粗末,以水二斗,熬一斗,去滓再熬,不住搅成膏至半斤,入白蜜一两,饧一两,熬蜜饧热得膏十两,冷丸药。

7. 黄芪汤(《普济方·卷一百九十·诸血门·诸失血(附论)》引《卫生家宝方》)

治诸血妄行。

绵黄芪(打扁二寸许切,以汤炮蜜一大匙,浸半日控干焙黄色,一两)　官桂(八钱,去粗皮,不见火)　川当归(用生地黄汁浸焙干,汁多尤妙)　白芍药(以童子小便浸少时,焙干,一两)　败龟壳(一两,醮醋炙并黄色用)　茅花(八钱,生用)　人参(八钱,紫晕者,焙干)　大蓟(一两,旋取,微焙用)　白茯苓(八钱,米泔净去红丝,焙干)　蒲黄(半两,银器中炒墨紫色用)　伏龙肝(半两)　甘草(一分,炙)

上咬咀。每服五钱,用小盏酒少半盏,煎九分,放温并三服妙。

8. 宁志膏(《普济方·卷一百九十·诸血门·诸失血(附论)》引《如宜方》)

治出血失血过多,心神不安,睡卧不得,语言失当。

人参　酸枣仁(各一两)　辰砂(半两)

上为末,蜜丸如弹子大。每一丸薄荷汤下,一方灯心汤调琥珀末下。

9. 黄芪四君子汤(《苍生司命·卷七贞集·大便血证·大便血方》)

治去血多而虚弱。

人参　黄芪　白术　茯苓　甘草(炙)　升麻

加莲肉去心四个,水煎。

10. 固元汤(《丹台玉案·卷之四·诸血门·立方》)

治血从毛孔中出,名曰血汗,此元气不足。

人参　五味子(各五钱)　黄芪　甘草　枣仁(各二钱)

水煎温服。

11. 温脾汤(《罗氏会约医镜·卷之九·杂证》)

此平补脾胃之药也,与上方(滋阴汤)每日同用。上方早夜服,此方中时服。服此者,一则不畏上方阴药以滞胃,二则脾健而饮食亦加。有是病者,可无虑也。若服之而顺,可照分量加至十倍八倍,研细末,中时加白糖、开水调服,服后须睡一刻。

淮山药(炒,一钱八分) 白茯苓(一钱二分) 白术(制,一钱,或再加) 薏苡仁(炒研,二钱) 芡实(炒研,二钱) 白扁豆(炒研,二钱) 桔梗(八分) 元砂仁(去皮,炒研,五分) 甘草(炙,八分) 神曲(炒,四分) 白莲肉(炒研,二钱) 秫米(炒研,一钱) 红枣(去核,二枚)

水煎服。

12. 圣愈汤(《不知医必要·卷二·血症·吐血列方》)

治一切失血症,或血虚烦渴燥热,睡卧不宁,不宜刚燥之剂者。

炙芪(一钱) 党参(去芦,米炒,二钱) 熟地(三钱) 川芎 白芍(酒炒) 当归(各一钱五分)

水煎。如微有火者,去熟地,加生地二钱。

(三)凉血止血方

1. 地黄散(一名**生地黄饮**)(《备急千金要方·卷六上·七窍病上·鼻病第二》)

治大便出血,及口鼻皆出血,血上胸心,气急,此是劳热所致方。

生地黄(八两) 蒲黄(一升) 地骨皮(五两) 黄芩 芍药 生竹茹(各三两)

上六味㕮咀,以水八升煮取二升七合,分温三服。

2. 犀角地黄汤

1)《备急千金要方·卷十二·胆腑方·吐血第六》

治伤寒及温病应发汗而不汗之内蓄血,及鼻衄、吐血不尽,内余瘀血,大便黑,面黄,消瘀血方。

犀角(一两) 生地黄(八两) 芍药(三两) 牡丹皮(二两)

上四味,㕮咀,以水九升煮取三升,分三服。喜妄如狂者,加大黄二两、黄芩三两。其人脉大来迟,腹不满自言满者,为无热,但依方不须有所增加。

2)《古今医统大全·卷之四十二·血证门·药方》引《济生拔萃方》

治一切失血、血热,三焦热血并治。

犀角(磨汁) 生地黄(各二钱) 黄连 黄芩(各一钱) 大黄(三钱)

上水二盏,煎一盏,去渣,入犀角汁和匀,食后温服。

3)《万病回春·卷之四·失血》

治一切吐血、衄血、咳血、咯血、唾血,并皆治之。

犀角(一钱,镑) 牡丹皮(一钱半) 生地黄(二钱) 赤芍药(一钱半) 当归(一钱) 黄连(一钱) 黄芩(一钱)

上锉一剂。水煎熟,入茅根汁,磨京墨调服。吐血,加天门冬、山栀子、阿胶、蛤粉(炒);衄血,加山栀、阿胶;咯血,加山栀、麦门冬、黄柏、知母、熟地;唾血,加山栀、麦门冬、黄柏、知母、熟地;凡吐紫黑血块,胸中气塞,加桃仁、大黄。

3. 竹皮汤(《千金翼方·卷第七·妇人三·盗汗第二》)

治妇人汗血、吐血、尿血、下血。

竹皮(三升) 干地黄(四两) 人参(半两) 芍药 当归 桔梗 桂心(各二两) 芎䓖 甘草(炙,各二两)

上九味,㕮咀。以水七升煮取三升,分三服。《鸡峰普济方》竹皮作竹茹,方名亦然。

4. 刺蓟散(《太平圣惠方·卷第三十七·治呕血诸方》)

治吐血、衄血,及大小便下血不止。

刺蓟 白芍药 白术 人参(去芦头) 生干地黄 鹿角胶(捣碎,炒令黄燥,以上各一两) 芎䓖 桂心 黄芩(以上各半两)

上件药,捣细罗为散。不计时候,以生地黄汁调下二钱。

5. 地黄煎(《鸡峰普济方·卷第六·治吐血等方》)

治脾虚失血。

生地黄汁(半升) 大黄末(一两)

上将地黄汁熬去一半,内大黄末,一处再熬,和丸如梧桐子大。每服五丸,米饮下,不以时。

6. 龙脑鸡苏丸(《御药院方·卷七·治积热门》)

除烦解劳,消谷下气,散胸中郁热,主肺热咳嗽。治鼻衄吐血,血崩下血,血淋、热淋、劳淋、气淋;止消渴,除惊悸,凉上膈,解酒毒。又治胃热口臭,肺热喉腥,脾疸口甜,胆疸口苦。常服聪耳明目,明心益智。

鸡苏(净叶一斤,龙脑薄荷是也) 真蒲黄(微炒) 阿胶(炒令燥) 人参(去芦头) 木通(锉,各二两) 麦门冬(四两,汤浸去心,焙) 甘草(一两半,炙,锉) 生干地黄末(六两,后入膏) 黄芪(去芦头,锉,一两) 真银州柴胡(二两,锉,将上件二物沸汤半升以上,浸三日,绞取汁,后入膏)

上件另研后入外,并捣罗为细末,将西路蜜二斤,先炼一沸,然后下生干地黄末,不住手搅,时时入绞上者木通、柴胡汁,慢慢熬成膏,勿令焦。然后将其余药末同和为丸如豌豆大。每服二十丸,嚼破熟水下,不嚼亦得。虚劳烦热,消渴惊悸,煎人参汤下;咳嗽唾血、鼻衄吐血,将麦门冬汤浸去心,煎汤下,并食后临卧服之;惟血崩下血、诸淋疾,皆空心食前服,治淋用车前子汤下。

7. 生地黄散(《普济方·卷一百九十·诸血门·诸失血(附论)》引《济生拔萃方》)

治诸血无寒,下血、衄血、吐血、溺血,皆属于热。

生地黄 熟地黄 枸杞子 地骨皮 天门冬 黄芪 芍药 甘草 黄芩(各等分)

为粗末。每服一两,水煎。脉微身凉恶风,每一两,加桂半钱。

8. 生犀散(《普济方·卷一百九十·诸血门·诸失血》)

治一切积毒伏热,吐血、衄血、呕嗽咯血,伤寒杂病下血,皆可服。

升麻(二两) 郁金(半两) 大黄 甘草(各一两)

上为细末。每服三钱,水一盏半煎至七分,去滓,温服无时。

9. 消痞丸(《古今医统大全·卷之五十二·消渴门·药方》)

治三焦壅滞,丹热中消渴,及治心火上炎,上为咳血、衄血,下为大小便血,肠风痔漏,小儿消痞积滞。

黄连 葛根 青黛 牵牛(头末,各半两) 大黄 黄柏 山栀 薄荷 厚朴 藿香(各二钱半) 木香 官桂(各一钱) 黄芩 小茴香(炒,各二钱)

上为细末,水糊丸梧桐子大。每服三十丸,空心白汤下。

10. 清热滋阴汤(《古今医鉴·卷之七·失血》)

此方止瘀血生新血之剂。治吐血、衄血、便血、溺血。

当归(酒洗,三分) 川芎(酒洗,七分) 生地(酒洗,二钱) 黄柏(酒炒,三分) 知母(酒炒,五分) 陈皮(酒洗,三分) 白术(炒,五分) 麦门冬(一钱五分) 牡丹皮(一钱) 赤芍药(七分) 玄参(一钱) 山栀(炒黑,一钱半) 甘草(五分)

上锉一剂,水煎温服。身热,加地骨皮一钱、柴胡五分、子芩一钱。吐、衄血,加炒干姜七分、柏叶、茜根、大小蓟各一钱。大便血,加炒槐花、地榆、百草霜各一钱。溺血,加炒黑山栀子、车前子、小蓟、黄连各八分。四病血俱用阿胶珠五分,姜汁、韭汁、童便同服。

11. 玉女煎(《景岳全书·卷之五十一德集·新方八阵·寒阵》)

治水亏火盛,六脉浮洪滑大,少阴不足,阳明有余,烦热干渴,头痛牙疼,失血等证,如神如神。若大便溏泄者,乃非所宜。

生石膏(三五钱) 熟地(三五钱或一两) 麦冬(二钱) 知母 牛膝(各钱半)

水一钟半煎七分,温服或冷服。

12. 东垣神功丸(《景岳全书·卷之六十宙集·古方八阵·因阵》)

治多食肉人口臭不可近,牙齿疳蚀,牙龈肉脱血出,并治血崩血痢,肠风下血,及逆气上行等证。

黄连(酒洗) 砂仁(各五钱) 生地 甘草(各三钱) 当归 木香 藿香叶 升麻 兰叶(各一钱,无亦可)

上为末,以汤浸蒸饼和丸绿豆大。每服百丸或二百丸,白汤食远服。

13. 刺蓟散(《简明医彀·卷之三·血证》)

治衄血、诸血,经日不止。

刺蓟 苦参 黄连 栀子仁 生地黄 侧柏叶 大黄(炒,各一两)

上咬咀。每服五钱,水二钟,入竹茹五分,煎八分,温服。

14. 地黄饮子(《简明医彀·卷之三·血证》)

治吐血、衄血、下血、溺血等证,皆属于热。

生地　熟地　枸杞子　地骨皮　黄芩　天门冬　芍药　黄芪　甘草(等分)

上咬咀。每服七钱,水二钟煎八分,去渣,食远服。如脉微身凉恶风者,加桂二分。

15. 四红丹(《太医院秘藏膏丹丸散方剂·卷一》)

此药能滋阴降火,润肺清音。新久劳疾,吐血、衄血、咯血、唾血等症,妇人血崩、血漏,并亦治之,大有奇功,无不神效。

当归　槐花　蒲黄　熟军(以上四味均炒黑)　阿胶(各二两,用蛤粉二两五钱炒成珠)

共为细末,炼蜜为丸。每服一丸,细嚼,滚水送下。若吐血、衄血,藕汤送下。

16. 治鼻衄方(《太医院秘藏膏丹丸散方剂·卷二》)

治努伤吐血衄血,痰中带血,一切失血便血等症,皆可服之,大有奇功。或平素不善调摄,过食炙爆辛热之物;或暴怒气郁,以致血脉逆行,经络失度,见红之症,并皆治之。

生地炭(三钱)　薄荷炭(三钱)　侧柏炭(二钱)　蕲艾炭(二钱)

水煎代茶,频频饮之。

17. 凉血地黄丸(《太医院秘藏膏丹丸散方剂·卷四》)

此药治阴虚火动,素有积热,面赤心烦,吐血呕血,咯血衄血,一切失血之症。

生地黄(一两,酒洗)　山栀仁(五钱,炒黑)　当归(一两,酒洗)　青皮(一两,醋炒)　槐花(一两)　牡丹皮(一两,酒洗)　黄柏(二两,盐水炒)　知母(二两,盐水炒)　蒲黄(五钱,隔纸炒)　侧柏叶(五钱,炒黑)

共为细末,滴水为丸如梧桐子大。

18. 血证方(《秘方集验·见血诸症》)

郁热在内,衄血及咯血、吐血、下血。

枸杞子　柴胡　地骨皮　天门冬(去心)　白芍　黄芩　黄芪(各一钱)　黄连(八分)　生地　熟地(各一钱二分)　甘草(四分)

水煎。空心服,若下血,加地榆一钱。

19. 清肝汤(《本草易读·卷三·柴胡》)

托一切两鬓、两胁、两腋诸痈疽、耳衄、耳疮及两耳后锐天诸痈疽。

柴胡　黄芩　半夏　台参　桂枝　甘草　白芍　姜　枣。

20. 滋阴地黄丸(《类证治裁·卷之二·衄血论治·附方》)

治眼衄。

二地　芩　连　参　草　归　五味　柴　枳　天冬　地骨皮

蜜丸,茶下。

21. 驻景丸(《类证治裁·卷之二·衄血论治》)

治眼衄。

杞子　车前子(各二两)　熟地(五两)　菟丝子(八两)

蜜丸,酒下。

22. 柴胡清肝散(《类证治裁·卷之二·衄血论治》)

治耳衄。

小柴胡汤去半夏、枣、姜,加栀子、川芎、连翘、桔梗。

(四) 补血止血方

1. 当归地黄汤(《黄帝素问宣明论方·卷九·劳门》)

治嗽血、衄血,大小便血,或妇人经候不调,月水过多,喘嗽者。

当归　芍药　川芎　白术　染槐子　黄药子(各半两)　生地黄　甘草　茯苓(去皮)　黄芩　白龙骨(各一两)

上为末。每服三钱,水一盏煎至七分,去滓温服,食前。

2. 和济芎归汤(《仁斋直指方论·卷之二十六·血·血疾证治》)

治诸血作痛,血晕沉迷,血涩难产,一切出血过多。

川芎　当归(等分)

上为粗散。每服三钱,水盏半取一盏,稍热服,不拘时。加缩砂,治胎动腹痛漏血,又名芎劳汤。

3. 三黄补血汤(《仁斋直指方论·卷之二十六·附诸血·诸血方论》)

治初见血及血多宜服。

熟地(一钱)　生地(五分)　当归　川芎(各七分半)　柴胡　黄芪　牡丹皮(各五分)　升

麻　芍药(二钱)

上以水煎服。血不止可加桃仁五分,酒大黄斟酌虚实用之,内却去柴胡、升麻。

4. 二黄补血汤(《丹溪心法·卷二·吐血十八》)

治初见血及见血多,宜服。

熟地黄(一钱)　生地黄(五分)　当归(七分半)　柴胡(五分)　升麻　白芍(二钱)　牡丹皮(五分)　川芎(七分半)　黄芪(五分)

上以水煎服。血不止,可加桃仁半钱,酒大黄酌量虚实用之,内却去柴胡、升麻。

5. 生血地黄百花丸(《证治准绳·类方第三册·诸见血证》引《良方》)

治诸虚不足,下血、咯血、衄血、肠澼内痔,虚劳寒热,肌肉枯瘦。

生地黄(十斤,捣汁)　生姜(半斤,捣汁)　藕(四斤,捣汁)　白沙蜜(四两)　无灰酒(一升)

以上五味,用银器或砂锅内熬至二碗许,渐成膏,一半瓷器收之,一半入干山药末三两,再熬一二十沸,次入后药:

当归(焙)　熟地黄(焙)　肉苁蓉(酒浸,焙)　破故纸　阿胶(麸炒)　黄芪(蜜炙)　石斛(去根,焙)　覆盆子　远志(去心)　麦门冬(去心)　白茯苓(去皮)　枸杞子(以上各二两)

上为细末,以山药膏子和丸如梧桐子大。每服五十丸,用温酒调地黄膏子送下,空心食前,日进三服。

6. 神授黑神丸(《太医院秘藏膏丹丸散方剂·卷四》)

此药专治一切失血诸症,急怒伤肝,血不归经,血热妄行,鼻中衄血、口内咯血、吐血、痰中带血,热血便血等症,服之无不神效。

当归(一两,酒炙)　广木香(二钱)　天麻(四钱)　好墨(二钱五分)　高白面(五钱)　百草霜(五钱)

共研细面,清水为丸如弹子大。每服一丸,对症用引。

7. 胶黄散(《医灯续焰·卷十六·小儿脉证第七十八》)

治小儿大衄,口、鼻、耳出血不止。十五六岁儿阳盛,多此病。

阿胶(一两)　蒲黄(半两)

上为末。三岁半钱,生地黄汁微煎,调服,食前。

8. 加味四物汤(《傅青主男科重编考释·吐血及血门·论治血宜顺性》)

凡人出血,乃血病不肯归经,或上或下,或四肢皮毛,各处出血者是也。血循经络,外行于皮毛,中行于脏腑,内行于筋骨,上行于头目、两手,下行于二便、两足、一脐,固身无非血路,一不归经,自然各处妄行,有孔则钻,有洞则泄,甚者呕吐,或见于皮毛,或出于齿缝,或渗于脐腹,或露于二便,皆宜顺其性而引之归经。

熟地(五钱)　生地(五钱)　当归(三钱)　白芍(三钱)　川芎(一钱)　黑荆芥(一钱)　茜草(一钱)　甘草(一钱)

水煎服。此方即加味四物汤,妙在用茜草、荆芥,引血归经,不拂乱其性,则血自归经,各不相犯矣。

9. 收血汤(《石室秘录·卷六数集·内伤门》)

治失血之症,有从口鼻出者,有从九窍出者、有从手足皮毛之孔而出者。

熟地(二两)　生地(一两)　荆芥(一钱)　三七根(末,三钱)　当归(一两)　黄芪(一两)

水煎服。此方补血而不专补血,妙在兼补气也;止血而不专止血,妙在能引经也。血既归经,气又生血,自然火不沸腾,相安无事,何至有上中下之乱行哉。故无论各症用之而皆效也。

10. 滋阴汤(《罗氏会约医镜·卷之九·杂证》)

治肝肾虚弱,不时失血,背痛、咽干、咳嗽、便短、倦怠、遗精等证。早夜服。

熟地(二钱)　淮药(一钱五分)　麦冬(去心,微炒,八分)　当归(酒洗去尾,一钱三分)　白芍(酒炒,一钱)　甘草(炙,六分)　阿胶(蛤粉炒,一钱)　茯苓(一钱)　杜仲(淡盐水炒,一钱)　丹参(一钱三分)

分量称足,水煎服。

11. 补血止血验方(《丹溪心法·卷二·吐血十八》)

治见血后,脾胃弱,精神少,血不止者。

1) 人参(一钱)　黄芪(三钱)　五味(十三

个) 芍药 甘草(五分) 当归(五分) 麦门冬(五分)

上㕮咀,水煎服。加郁金研入亦可。

2) 人参(一钱) 白术(一钱) 茯苓(一钱) 半夏曲(五分) 陈皮(一钱) 甘草 青皮(三分) 川芎(五分) 神曲(三分)

上㕮咀,水煎服。

(五) 收涩止血方

1. 蒲黄散(《鸡峰普济方·卷第六·治吐血等方》)

治大便出血,及口鼻皆出血,血上胸心气急。此是劳热所致。

生地黄(八两) 蒲黄(一升) 地骨皮(五两) 黄芩 芍药 生竹茹(各三两)

上为细末。每服二钱,水一盏煎至六分,去滓,食后温服。

2. 花蕊石散(《古今医统大全·卷之四十六·痨瘵门·药方》)

五脏崩损,涌喷血出斗升,用此止之。

花蕊石(火煅存性,研为粉)

上用童便一钟,煎温调末三钱,甚者五钱,食后服。男子用酒一半,女人用醋一半,与小便和药服,使瘀血化为黄水。服此讫,以后药补之。(指独参汤)

3. 止血汤(《秘方集验·见血诸症》)

蒲黄 生地(各一两)

忌铁器,水二碗煎八分,藕节七枚,捣汁入药,食后温服。

4. 三灰散(《名家方选·内因病》)

止吐衄、崩漏诸血之圣剂。

蒲黄(醋炙) 棕榈(烧存性) 乱发(烧存性,各等分)

上三味细末。每服一钱,童便和下,急则淡醋汤亦佳。

5. 香梅丸(《罗氏会约医镜·卷十一·杂证》)

治气血俱虚,全无火证,而血滑不能止者,宜固涩之。

乌梅肉 白芷 百药煎(烧存性,等分,此五倍子酿成者)

为末,米饮糊丸,空心米欲下。如无百药煎,即五倍子醋炒亦可。肠风下血,服之即止。

(六) 调气止血方

1. 二神散(《普济方·卷一百八十八·吐血》)

治吐血、便血、尿血及妇人血崩不止。

香附子(一两,烧存性) 蒲黄(一两,炒)

上为末。每服三钱,取大眼桐皮,刮去青取白,浓煎汤,调下一二服,立止。

2. 化肝煎(《景岳全书·卷之五十一德集·新方八阵·寒阵》)

治怒气伤肝,因而气逆动火,致为烦热胁痛,胀满动血等证。

青皮 陈皮(各二钱) 芍药(二钱) 丹皮 栀子(炒) 泽泻(各钱半,如血见下部者,以甘草代之) 土贝母(二三钱)

水一钟半,煎七、八分,食远温服。如大便下血者,加地榆;小便下血者,加木通,各一钱五分。

(七) 单方、验方类

1. 蒜连丸(《仁斋直指方论·卷之二十六·血·血疾证治》)

治诸血妄行。

黄连(晒干,为末) 独头蒜(一颗,煨熟,取肉研细)

上,入米醋些子,捣和为丸,桐子大,晒干,每三四十丸,陈米饮下。

2. 血证方(《赤水玄珠·第九卷·血门·咯血唾血痰涎血》引《元戎》)

治鼻血、口血,大小便血。服时随病上下。

丹参 蒲黄 紫苏 滑石(等分)

为末,调服,食前、后服。

3. 海藏愈风汤(一名举卿古拜散)(《景岳全书·卷之五十四书集·古方八阵·和阵》)

治一切失血,筋脉紧急,产后或汗后搐搦。

荆芥穗(为细末)

上先炒大豆黄卷,以酒沃之,去黄卷取净汁,调前末三四钱服之。轻者一服,重者二三服即止。气虚者忌服。童便调亦可。

三、血证后调理方

1. 干地黄丸(《千金翼方·卷第十八·杂病上·吐血第四》)

主失血虚劳,胸腹烦满疼痛,血来脏虚不受谷气,呕逆,不用食,补中治血方。

干地黄(三两) 厚朴(炙) 干漆(熬) 枳实(炙) 干姜 防风 大黄 细辛 白术(各一两) 前胡(一两半) 人参 茯苓(各五分) 蛴虫(去翅足,熬) 虫(熬,各十五枚) 当归 黄芩 麦门冬(去心) 甘草(炙,各二两)

上一十八味,捣罗为末,炼蜜和丸如梧子。先食,酒服五丸,日三。

2. 加味地黄丸(《罗氏会约医镜·卷之九·杂证》)

治阴虚失血,胸背痛,小便赤,遗精潮热,咳嗽气喘等症。此平补肝肾,养肺清热之方。凡一切虚弱之人,每年夏季制服一单,可以扶体,免阴虚火炎之病;但须日中间服上温脾汤,更妙。

怀庆元支地黄(八两,加元砂仁微炒三钱研末,与米酒同蒸同晒九次,勿少) 淮山药(四两) 枣皮(三两,去核酒蒸,若精滑者,可加至四五两) 白茯苓(去皮,四两) 粉丹皮(一两七钱,若血虚有热者,可加至二两四五钱) 建泽泻(淡盐水浸晒,一两三四钱,小便短者,用一两八钱) 甘枸杞(去梗,三两,酒蒸) 菟丝子(淘净泥砂,三两酒漫蒸,晒干) 真阿胶(蛤粉炒成珠,三两) 麦冬(去心,酒蒸,二两) 杜仲(淡盐水炒断丝,三两) 北五味(微炒,七八钱)

先将地黄、枣皮、枸杞、麦冬于石臼内捣成膏,然后将余药磨成细末,合前膏加炼蜜捣匀为丸。每晨用淡盐水服七八钱,忌铁与三白。

3. 养元止血汤(《苍生司命·卷七贞集·血证·血证方》)

治去血过多,脾胃弱,神气亏损,大吐后方可用。

人参(一钱) 黄芪(二钱) 五味(十三粒) 白芍 甘草 当归 麦冬(各五分)

共水煎服。此方以治血脱气虚,古圣人之法也。但只用一二服即止,多服则助阳邪而阴愈虚矣。

4. 独参汤(《不知医必要·卷二·血症·吐血列方》)

治大吐大衄大崩之后,血若稍止,即服此方,听其熟睡,切勿惊醒,则阴血一夜复生。

高丽参(去芦,米炒,一两五钱)

水煎服。

【论用药】

一、血证用药概论

血证用药,有成方,有专药,更有因证而设法,依法而选药者。先贤细究,代代相承,理当遵守。

《儒门事亲·卷十一·论火热二门》:"但诸人咯脓血、衄血、大小便血者,可服三黄丸、黄连解毒丸、凉膈散加桔梗、当归、大黄、芍药,犀角地黄汤,大作剂料,时时呷之。"

《玉机微义·卷十七·血证门·论治血证大法》:"杂病见血,多责其热。如衄血出于肺,以犀角、升麻、栀子、黄芩、芍药、生地黄、紫参、丹参、阿胶之类主之。咯唾血者,出于肾,以天门冬、麦门冬、贝母、知母、桔梗、百部、黄柏、远志、熟地黄之类主之。痰涎血者,出于脾,葛根、黄芪、黄连、芍药、当归、甘草、沉香之类主之。呕吐血,出于胃也,实者犀角地黄汤主之,虚者小建中汤加黄连主之。"

《古今医统大全·卷之四十二·血证门》:"(血证当分上下各经理治)呕吐血,出于胃也,实者,犀角地黄汤。衄血出于肺,以犀角、升麻、栀子、黄芩、芍药、生地黄、紫参、丹参、阿胶之类主之。咯唾血者,出于肾,痰中带出血丝是也,以天门冬、麦门冬、贝母、知母、桔梗、百部、黄柏、远志、熟地黄之类主之。痰涎血者,出于脾,干葛、黄芪、当归、芍药、黄连、甘草、沉香之类主之。吐血觉胸中气塞,上吐紫血者,桃仁承气汤下之。先吐红,后见痰嗽,多是阴虚火动,痰不下降,四物汤为主,兼以痰药、火药。大都吐痰,火载血上,错经妄行,炒栀子、童便、姜汁、竹沥。有暴吐紫成块者,是热伤,血结于中,吐出方好,用四物汤加清热药调之。《大全良方》四生丸治吐血,亦治衄血。炒山栀最能清胃脘之血。童便二分,酒一分,擂侧柏叶温饮之,大能止血。瘀血者,须用韭汁。咳血者,嗽出痰内有血是也,属心热痰盛,用栝蒌仁、青黛、贝母、海石、诃子、山栀子为末,姜汁蜜丸噙化。嗽盛者,加杏仁后以八物汤加减调理。衄吐咳血,及痰中血丝,皆是肺经火盛,宜四物加薄、酒芩、茅花、黄连、犀角等药以泻肺火。呕血吐血,此胃火也,四物加石膏、知母,以泻胃火。唾血咯血,及潮热咳血,此血从肾中来也,四物加盐酒炒栀柏,更加肉桂一分，以泻肾火。小便血出于溺窍中，涩数盛淋作痛，或杂尿而出者，此膀胱火盛也，四物加山栀仁、瞿麦、牛膝、滑石之类，以泻膀胱之火。如小便血出不痛者，此心移热于小肠，故曰血从精窍中出也，四物加条芩、黄连、山栀，以泻本经之火。大便血，先血后粪为近血，来自大肠，四物加槐花、槟榔、枳实、条芩之类以泻大肠之火。先粪后血为远血，来自小肠，四物加木通、栀子、黄连之类以泻小肠之火。血出于口鼻及瘀血者，宜清之以犀角、芩连之类，消之以韭汁、童便、山茶花、牡丹皮之类，止之以茅花、藕节、棕榈灰、炒蒲黄之类。血出于大便者，清之以槐花、柏叶、条芩之类，止之以地榆、茅根、荆芥、白芷、黑倍子、白椿根皮之类。血出于小便，清之以栀子、麦门冬、车前子、瞿麦之类，止之以大小蓟、棕灰之类。舌上无故出血如线，用槐花炒为末，掺之。一方用蒲黄炒焦为末，敷之极妙。大便下血有热，有虚热，用四物加条芩、栀子、秦艽；虚用四物加干姜、阿胶、升麻。便血有风邪下陷者，盖风伤肝，肝主血故也，宜升提之，四物汤加防风、荆芥、升麻、柴胡、秦艽、槐花、条芩、地榆、枳壳之类。下血伤湿热者，宜行湿消热，用苍术、白术、黄连、黄柏、黄芩、生地黄膏为丸服。"

《古今医统大全·卷之四十六·痨瘵门·药方》："衄血、咳血，出于肺也，加桑白皮一钱，黄芩、山栀（炒）各五分。嗽血、痰血，出于脾也，加桑白皮、贝母、黄连、栝蒌仁各七分。呕血、吐血，出于胃也，加栀、连、干姜（炮）、蒲黄（炒）各一钱，韭汁半杯，姜汁一匙。咯唾血，出于肾也，加桔梗、玄参、侧柏叶（炒）各一钱。"

《周慎斋遗书·卷九·腹痛》："亦有血滞作痛者，必大小便见血，口内出血，以四物汤加延胡、香附、肉桂，从血分治之。"

《证治汇补·卷之五·胸膈门·吐血》："主以四物汤去川芎，消瘀加丹皮、茶花、韭汁、童便，清热加玄参、黄芩、麦冬，降气加苏子、枇杷叶，行血加牛膝、丹参，止涩加蒲黄、牛膝、藕节，通导加大黄、桃仁。此常法也。若暴吐不止，气随血脱者，则四物等汤所不及，当以独参汤追其元阳。若真阴失守，血随火沸，则参、附等药尤不相宜，当以地黄汤加五味子滋其化源。如肾中阳虚，下寒上热，宜八味丸以引火归源。此阴阳虚实之机，最宜审察。如久吐不止，加白芨末服之。古人亦有用猪羊肺蘸食之者。"

《石室秘录·卷六数集·燥症门》："燥症，舌干肿大，溺血，大便又便血不止，亦是死症。盖夏感暑热之毒，至秋而燥极，肺金清肃之令不行，大小便热极而齐便血也。论理见血宜治血矣，然而治血，血偏不止，反至燥添而不可救。吾不治血，专治燥，方用兼润丸，熟地一两，元参二两，麦冬二两，沙参二两，车前子五钱，地榆三钱，生地五钱，当归一两，白芍一两，水煎服。一剂轻，二剂血止，便有生机也。此方纯是补血妙品，惟用地榆以清火，车前子以利水，火清水利，不必治血，血自止也。"

《症因脉治·卷二·牙衄总论》："要知血得热而妄行，以当归三黄同煎，则血凉尽而下顺归经。世人不明，妄言当归辛散，不宜治血逆上冲及胎前安胎，岂知血热上冲，凉血则下顺归经。胎前血热，胎气不宁，仲景立安胎饮，用当归、黄芩各一斤，以血中热减，则归经养胎而自安。家秘化四物三黄同用，治血热上冲，开化方妙法。"

《症因脉治·卷二·牙衄总论》："治血症，要明血去火亦去，可用血脱益气；若血去火存，但可补血凉血，切不可用温燥。至牙衄阳明经血热，用升麻清胃汤、酒大黄、生犀角，则血立止；即肾阴不足，亦是阴虚火旺，用知柏肝肾丸；苟大便不滑，亦加大黄、生犀。"

《杂病源流犀烛·卷十七·诸血源流》："治血，防风为上使，连翘、黄连为中使，地榆为下使，不可不知。东垣曰：血不足用甘草，血瘀黑用熟地，血鲜红用生地，若脉洪实痛甚用酒大黄，和血止痛用当归。以上言治血药法也。"

《杂病源流犀烛·卷十七·诸血源流》："以上诸血症，或轻或重，或缓或急，其原各有所因，其症各有所见如此。然而一切去血过多，则必致眩晕闷绝，以虚故也（宜大剂芎归汤煎服救之，全生活血汤、生地芩连汤亦佳）。故凡吐衄太多不止者，当防其血晕，急取茅根烧烟，将醋洒之，令鼻嗅气，以遏其势。或蓦然以冷水噀其面，使惊则止。或浓磨京墨汁饮之，仍点入鼻中。如此预防，庶可免血晕之患。"

《医学实在易·卷四·热证·口糜龈烂诗》："余读《本草经》《内经》《金匮》及《千金》等书，别有所悟。新刮青竹茹一捻,随宜佐以寒热补泻之品,一服即效。所以然者,人身之脉络不和,则充肤热肉,澹渗皮毛之血,不循行其常道,则上吐衄而下崩中。今得竹茹以和之,是以竹之脉络,通人之脉络而为治也。若从风寒得者,麻黄汤加味可用。若从酷暑得者,竹叶石膏汤、白虎汤、六一散可用。若从秋燥得者,泻白散可用。诸经之火炽甚者,四生丸可用,六味地黄汤亦可偶服,皆治标之剂也。若固元汤之平补,理中汤之温补,甘草干姜汤之补其上,黄土汤之益其中、下,与《褚氏遗书》所言'血虽阴类,运之者其阳和'二句,均得各大家不言之秘。余于此证各方,俱加鲜竹茹三四钱,为效甚速。"

二、血证常用药

血证常用药包括温阳摄血类、益气摄血类、凉血止血类、收敛止血类、补血止血类。

(一)温阳摄血药

干姜

《罗氏会约医镜·卷十七·本草(中)·菜部》:"(味辛热,入脾、胃二经)生用辛温,逐寒邪而发表;炮则辛苦大热(干姜水浸,炙焦黄色),除胃冷而守中。(辛则散,炮之稍苦,故止而不移,非若附子走而不守)去脏腑沉寒痼冷,逐风湿冷痹、阴寒诸毒,使阳生阴长。若阴盛隔阳,火不归元,及阳虚不能摄血,而为大吐、大衄、下血,宜炒黑留性用之,最为止血之要药。"

(二)益气摄血药

麦面

《本草易读·卷五·小麦》:"甘,温,无毒。补虚养气,厚肠强力,助益五脏,充实体肤。敷痈肿损伤,止鼻衄吐血。最散血瘀,尤止疼痛。""大衄,口耳皆血。入盐少许冷水下。"

(三)凉血止血药

1. 贝母

《本草述钩元·卷七·山草部》:"疟瘖、鼻衄、舌衄、自汗、小便不通、淋、鼻病、舌病。肺有热因而生痰,或为热邪所干,喘嗽烦闷。必此主之。"

2. 青黛

《本草述钩元·卷九·隰草部》:"咳血久嗽,呕吐舌衄,鼻口唇齿舌咽喉诸治甚多。"

3. 茜草根

《本草述钩元·卷十一·蔓草部》:"味甘,微酸微咸。气温,阴中之阴,入手足厥阴血分,及手足少阴经。主寒湿风痹、黄疸,通经脉、补中,疗热中伤,治六极伤心肺,吐血泻血。""方书治舌衄。"

4. 黄药子

《本草述钩元·卷十一·蔓草部》:"根,味苦气平,平即兼凉,气薄味厚,降多升少,阴也。入手少阴足厥阴经,凉血降火,治肺热咳唾血,鼻衄舌衄。"

5. 萱草

《得配本草·卷三·草部》:"根,甘,凉。治大热大衄,利水通淋,止带疗疸。得生姜,治大便后血。配席草,治通身水肿。酒疸,取汁服。吐衄,稍加姜汁。乳痈,和酒服,渣可敷。"

6. 槐实

《本草汇言·卷之九·木部》:"槐实,凉大肠,润肝燥之药也(李东垣)。故《陈氏方》(门吉士稿)主五痔下血,肠风泻血,赤痢毒血,小便尿血,崩淋下血,及吐血咯血,呕血唾血,或鼻衄齿衄,耳衄舌衄。"

(四)收敛止血药

1. 山黄荆

《本草纲目拾遗·卷四·草部中》:"九窍出血:《救生苦海》:黄荆有二种,赤者为苦,青者为荆,其木心方,其枝对出,一枝五叶或七叶,叶如榆叶长而尖作锯齿。五月时开花红紫色,成穗,子如胡荽子大,有白膜皮包裹,用其叶捣汁,酒和服二合,立止。"

2. 百草霜

《本草纲目·纲目第七卷(下)·土之一》:"治吐血,及伤酒食醉饱,低头掬损肺脏,吐血汗血,口鼻妄行,但声未失者。用乡外人家百草霜末,糯米汤服二钱。一方:百草霜五钱,槐花末二两。每服二钱,茅根汤下。"

(五)补血止血药

芎䓖

《本草述钩元·卷八·芳草部》:"方书治目疾及耳鼻唇齿喉舌髭发。中风眩晕,中寒,伤湿伤劳倦郁,往来寒热疟,破伤风瘈疭,振颤痫痉,颈项强痛,虚劳自汗,盗汗虚烦,循衣撮空,谵妄惊悸,健忘不得卧，不能食，喘厥咳嗽呕吐，喑，鼻衄耳衄，吐血蓄血，溲血下血诸见血证。"

第二节 鼻　衄

鼻衄，即鼻中出血。本节主要探讨鼻衄的病名、病因、病机、辨证、论治、论用方、论用药以及医论医案等。

【辨病名】

鼻衄，指鼻中出血。鼻衄势盛者，也称"脑衄"或"脑漏"。鼻通于脑，故脑热则血出于鼻；在太阳伤寒证中，若因邪气亢盛，腠理郁闭，而见血从鼻出而解者，亦称为"红汗"。

《扁鹊心书·卷下·失血》："凡肺衄不过数杯，如出至升斗者，乃脑漏也（当作脑衄为是），由真气虚而血妄行。"

《金匮钩玄·卷第二·咳血》："衄血者，鼻中出血也。"

《伤寒六书·伤寒家秘的本卷之二·鼻衄》："鼻衄者，经络热盛，迫血妄行于鼻者，为衄也。"

《伤寒论条辨·卷之三·辨太阳病脉证并治下篇第三》："得衄自愈者，汗本血之液，北人谓衄为红汗。"

《寿世保元·卷四·吐血》："郁热结于阳明之经，故伤寒鼻流血，名曰红汗，邪随而解矣。"

《寿世保元·卷四·衄血》："衄血者，鼻中出血也。"

《伤寒括要·卷上·衄血》："衄者，鼻中出血也……古人以血为红汗，故曰夺血者毋汗。"

《张氏医通·卷五·诸血门·诸见血证》："其衄血种种，各有所从，不独出于鼻者为衄也。鼻衄皆火乘肺金，亦有阴盛迫其虚阳而脱者。虽经有脏腑诸衄不同，然不离手太阴之经。所以治有从阴从阳、顺治逆治之辨别，证有久衄暴衄、宜补宜泻之悬殊。"

《医学心悟·卷二·伤寒兼症·衄》："衄者，鼻中出血也。寒气初客于经，则血凝滞而不行，何得有衄？今见衄者，是寒邪将散，荣血周流，病当解也，古人谓血为红汗。"

《伤寒指掌·卷三·伤寒变症·衄血》："衄血者，血从鼻中来也。"

《温热经纬·卷四·余师愚疫病篇·疫证条辨》："疫证鼻衄如泉，乃阳明郁热上冲于脑，脑通于鼻，故衄如涌泉。"

《伤寒捷诀·衄血》："衄血者，经络热甚，迫血妄行，出于鼻者为衄。其热在表，故名红汗是也。"

【辨病因】

鼻衄的病因众多，包括内因、外因、不内外因等。其中外因包括外感六淫、六气失和；内因包括情志内伤；不内外因包括劳伤、饮食失当、误治等。

一、概论

外因者，六淫、时气及运气不调，邪从外来，侵入六经，扰乱气血，上为衄血。内因者，七情五志，郁而化火，外发于经，动其血脉，溢而成衄。不内外因者，则生活起居不慎，外伤筋骨而血逆，内损阴阳而生火，皆可致衄。

《寿世保元·卷六·鼻病》："夫鼻者肺之候，时常和则吸饮香臭矣。若七情内郁，六淫外伤，饮食劳役之过，则鼻气不能宣调，清道壅塞，即为病也，为衄血，为流清涕，为疮疡，为窒塞不通，为浊涕不闻香臭。此皆脏腑不调，邪气郁于鼻，而清道壅塞矣。"

《冯氏锦囊秘录·杂症大小合参卷十一·方脉鼻衄齿衄舌衄肌衄合参》："鼻气能通于脑，血上溢于脑，故从鼻而出，名为鼻衄。若因风寒暑湿，流传经络，涌泄清道而致者，皆外所因；积怒伤肝，积忧伤肺，烦思伤脾，失志伤肾，暴喜伤心，皆能动血，随气上溢而致者，皆内所因；饮酒过多炙爆辛热，或坠车损扑而致者，皆不内外因也。"

《金匮玉函要略辑义·卷二·血痹虚劳病脉证并治第六》："若其人房室过伤，劳倦过度，七情暗损，六淫互侵，后天之真阴已亏，先天之神气并竭，在妇人则半产胞胎，或漏下赤白，在男子则吐衄亡血，或梦交泄精。"

二、外因

外因致衄包括外感六淫致衄、运气失和致衄。

1. 外感六淫

六淫、时气，伤寒、热病之主因。伤寒发衄，从太阳至阳明,寒郁化热,热乘血溢。热病发衄,从少阴客阳明,热盛火迅,从气入血,血动则溢。余如暑、湿、燥等邪,亦常伤肺致衄。

《诸病源候论·时气病诸候》:"时气衄血者,五脏热结所为。心主于血,邪热中于手少阴之经,客于足阳明之络,故衄血也。衄者,血从鼻出也。"

《诸病源候论·小儿杂病诸候二》:"温病者,是冬时严寒,人有触冒之,寒气入肌肉,当时不即发,至春得暖气而发,则头痛壮热,谓之温病。又冬时应寒而反温,其气伤人,即发成病,谓之冬温病,并皆头痛壮热。其鼻衄者,热乘于气,而入血也。肺候身之皮毛,主于气,开窍于鼻。温病则邪先客皮肤,而搏于气,结聚成热,热乘于血,血得热则流散,发从鼻出者,为衄也。"

《三因极一病证方论·卷之九·外因衄血证治》:"病者因伤风寒暑湿,流传经络,阴阳相胜,故血得寒则凝泣,得热则淖溢,各随脏腑经络涌泄于清气道中,衄出一升一斗者,皆外所因。治之各有方。"

《症因脉治·卷二·衄血论》:"外感衄血之症:恶寒身热,头疼身痛,鼻孔出血,此寒伤太阳经,侵入阳明,而成衄血之症也。""外感衄血之因:其人内有积热,外冒风寒,伤于太阳之经,郁而发热,经络热甚,热侵阳明,迫血妄行于鼻。"

《金匮玉函要略辑义·卷二·血痹虚劳病脉证并治第六》:"又除湿汤治冒雨著湿,郁于经络,血溢作衄;或脾不和,湿著经络,血流入胃,胃满吐血。"

《六因条辨·卷中·秋燥条辨第二》:"秋燥汗出,不恶寒,而但发热,咳痰不爽,鼻衄口干,舌白转黄,此邪热伤肺。"

2. 运气失和

运气乃阴阳五行之流转,故时令变化,内应人之阴阳五行、脏腑气血,一旦失和,则火气下临,或风、热、燥、湿来袭,则能致衄,亦同于六淫之伤也。

《黄帝内经素问·五常政大论》:"少阳司天,火气下临,肺气上从,白起金用,草木眚,火见燔焫,革金且耗,大暑以行,咳嚏,衄衄、鼻窒,曰疡,寒热胕肿……少阴司天,热气下临,肺气上从,白起金用,草木眚,喘呕寒热,嚏、衄衄、鼻窒。"

《黄帝内经素问·六元正纪大论》:"凡此阳明司天之政……初之气,地气迁,阴始凝,气始肃,水乃冰,寒雨化。其病中热胀,面目浮肿,善眠,衄衄嚏欠呕,小便黄赤,甚则淋。"

《医学纲目·卷之十七心小肠部·诸见血门》:"(运气)衄有三:一曰热助心火,而血溢为衄。《经》云:少阴所至为衄蠛。又云:少阴司天,热气下临,肺气上从,衄衄鼻窒。又云:少阴司天,热淫所胜,民病衄衄。又云:少阳司天,三之气,炎暑至,其病血溢衄衄。又云:少阳司天,火气下临,肺气上从,衄衄鼻窒。又云:少阳司天,火淫所胜,病甚则衄衄。又云:少阳之复,大热将至,咳衄必也。""二曰寒攻心火,而血逃为衄。《经》云:太阴司天,寒淫所胜,呕血血泄,衄衄善悲,时眩仆也。""三曰寒热相逼而衄。《经》云:阳明司天之政,初之气,阴始凝,气始肃,民病中热衄衄。此外寒郁内热而衄也。又云:少阴司天之政,四之气,寒热互至,民病衄。此下寒迫上热而衄也。"

《医学纲目·卷之二十七肺大肠部·鼻衄》:"(运气)鼻衄有二:一曰火攻肺虚鼻衄。《经》云:少阴司天,热气下临,肺气上从,衄衄鼻窒。又云:少阴司天,热淫所胜,民病衄衄嚏呕。又云:少阳司天,火淫所胜,甚则衄衄。又云:少阳之复,烦躁衄嚏。又云:少阴司天,客胜则衄嚏。又云:岁金不及,炎火乃行,民病衄嚏。又云:金不及曰从革,从革之纪,其病嚏咳衄衄,治以诸寒是也。""二曰金助肺实鼻衄。《经》云:阳明所至为衄嚏,治以温剂是也。"

《增订叶评伤暑全书·卷上·五运六气·十二支年分运气》:"子午年少阴君火司天,岁气热化之候……四之气,太阴湿土用事……天时大雨时行,寒热互作,民病黄疸、衄血、咽干、呕吐痰饮。"

三、内因

内因致衄主要指七情内伤致衄、饮食失节致衄。

1. 七情内伤

七情五志,郁则化而为火,过则伤人气血,极则阴精不守,致五脏之伤,成衄血之根。

《三因极一病证方论·卷之九·内因衄血证治》:"病者积怒伤肝,积忧伤肺,烦思伤脾,失志伤肾,暴喜伤心,皆能动血。蓄聚不已,停留胸间,随气上溢,入清气道中,发为鼻衄,名五脏衄。"

《症因脉治·卷二·衄血论》:"内伤衄血之

因……或恼怒伤肝，肝火易动，阴血随火上升，错经妄越，则内伤衄血之症作矣。"

2. 饮食失当

饮酒多则扰血，多食辛热则助火，血受扰而不宁，发为鼻衄。

《三因极一病证方论·卷之九·不内外因证治》："病者饮酒过多，及啖炙爆五辛热食，动于血，血随气溢，发为鼻衄，名酒食衄。"

《赤水玄珠·第九卷·血门·鼻衄》："饮酒过多而衄，茅花汤加川芎、干葛。"

《寿世保元·卷三·霍乱》："（论理中汤）若饮酒过多，或啖炙爆热食，发为鼻衄，加川芎一钱五分。"

《时病论·卷之一·临证治案》："城西孙某，感冒风邪，丰用微辛轻解法加杏仁、象贝治之。服二剂，复来赶请，谓方药无灵，病忽益剧，息贲胸闭，鼻衄如泉。即往诊之，寸脉皆大，沉按滑数而来。丰曰：此风痰壅闭于肺，化火劫络之证也。方中并无补剂，何得加闭？又无热药，何得动衄？询其曰昨所食之物，乃火酒下鸡，夫鸡乃巽风之物，酒为助火之物，宜乎增剧，无怪方药。遂用金沸草汤去细辛、荆芥，加葶苈、杏仁降肺气以开其闭，黄芩、栀炭清血热而止其衄，连服三煎，即中病机。若以楂肉、鸡金消其积，葛花、枳椇解其醒，便是刻舟求剑矣。"

四、不内外因

不内外因致衄包括劳伤、误治等。

1. 劳伤

劳伤者，劳力及房劳也。或用力过度而血脉伤损，致血上溢；或劳伤元气而阴火起，上逆成衄；或冬不藏精而春阳冲血；或房劳伤精，而火发于水中，是血受火则上升为衄。

《黄帝内经素问·金匮真言论》："故冬不按跷，春不鼽衄。"

《三因极一病证方论·卷之九·不内外因证治》："或堕车马，打扑伤损，致血淖溢，发为鼻衄，名折伤衄。"

《证治汇补·卷之五·胸膈门·吐血》："大抵劳伤元气，阴虚火动，逆于肺而衄者，宜凉血散气；逆于胃而衄者，宜清胃生脉。如六脉弦细而涩。面色枯白不泽者，此脱血大虚而挟寒，宜甘温补血……有下虚上盛而衄者，当辛温以补命门；有上焦积热而衄者，当寒凉以泻心肺。"

《症因脉治·卷二·衄血论》："内伤衄血之因：或房劳伤肾，阴精不足，水中火发……则内伤衄血之症作矣。"

《杂病源流犀烛·卷十七·诸血源流》："衄血者，劳伤元气，阴虚火动，邪火上冲，气归于肺也，宜清肺降火。而其条分缕判，则有由肺经实热者；有由少小鼻破衄血，小劳辄出者；有由病后常衄，小劳即作者；有衄至五七日不住者；有口鼻出血如涌，因酒色太过者；有火热上升，而衄极甚，或不止者。"

2. 误治

凡伤寒见发热即不可用温针，误则火毒内攻；凡阳明热盛即不可用汗法，误则火热伤气血而成蓄血发衄；凡温病不可用伤寒法，误用间温法则劫营动血。

《伤寒论·辨不可发汗病脉证并治第十五》："动气在右，不可发汗，发汗则衄而渴，心苦烦，饮即吐水。"

《伤寒论·辨不可下病脉证并治第二十》："伤寒发热，头痛，微汗，发汗则不识人……加温针则衄。"

《注解伤寒论·卷九》："（伤寒发热）若加温针，益阳增热，必动其血，而为衄也。"

《脉因证治·卷一·伤寒·六经余证》："阳明不当发汗，发汗成蓄血，上焦为衄。"

《古今医统大全·卷之十四·伤寒药方·伤寒药方评》："《活人书》云：服麻黄汤，发烦目眩者，必衄。"

《广瘟疫论·卷之一·辨时行疫疠与风寒异气》："以散寒之剂治瘟疫，轻则衄、渴、谵妄，重则枯竭、亡阴。"

《广瘟疫论·卷之一·辨时行疫疠与风寒异受》："时症从口鼻而入，先中中焦，后变九传。其传自里出表……当其未出表时，强欲温表，在始则引毒热成燎原之势，为斑、衄、狂、喘诸凶；在末则伤真阴，为枯槁、沉昏、厥逆诸危也。"

《温病条辨·卷二·中焦篇·风温温热温疫温毒冬温》："斑疹之邪在血络，只喜轻宣凉解。若用柴胡、升麻辛温之品，直升少阳，使热血上循清道则衄。"

《温病条辨·卷二·中焦篇·寒湿》:"治湿者必须审在何经何脏,兼寒兼热,气分血分,而出辛凉、辛温、甘温、苦温、淡渗、苦渗之治,庶所投必效。若脾病治胃,胃病治脾,兼下焦者,单治中焦,或笼统混治,脾胃不分,阴阳寒热不辨,将见肿胀、黄疸、洞泄、衄血、便血,诸证蜂起矣。"

《金匮玉函要略辑义·卷一·痉湿暍病脉证第二》:"(程)若以火攻之,则湿热相搏,血气流溢,迫而为衄,郁而为黄,非其治法。"

《温热经纬·卷二·仲景疫病篇》:"衄者,温针伤络也。杨云:邪热入营,故衄。"

【辨病机】

鼻衄的病机较为复杂,包括邪气搏血、运气动血、表邪郁遏、卫气冲血、火热致衄、热入营血、经络热盛、蓄血涌溢、气血逆乱、阳络损伤、六经损伤、脏腑伤动、阴虚阳盛、阳虚阴僭、脑热血溢等方面。

一、邪气搏血论

外感之邪,与气血相搏,气血为邪气所扰动,则易上溢为衄。其火热之邪,自能乘于血上,鼓血向上而溢。风寒湿之邪,则常使卫阳郁而不能宣行,以致化热带血上升,发为鼻衄。其燥邪搏血,血不能润养,则鼻燥,而衄自见。

《诸病源候论·时气病诸候》:"时气衄血者,五脏热结所为。心主于血,邪热中于手少阴之经,客于足阳明之络,故衄血也。衄者,血从鼻出也。"

《注解伤寒论·卷一·辨脉法第一》:"《经》曰:表气微虚,里气不守,故使邪中于阴也。阳不为阴守,邪气因得而入之,内搏阴血,阴失所守,血乃妄行,未知从何道而出。若脉浮、鼻燥者,知血必从鼻中出也。"

《三因极一病证方论·卷之九·外因衄血证治》:"病者因伤风寒暑湿,流传经络,阴阳相胜,故血得寒则凝泣,得热则淖溢,各随脏腑经络涌泄于清气道中,衄出一升一斗者,皆外所因。治之各有方。"

《古今医统大全·卷之十三·伤寒门上·证候》:"凡内有热者欲饮水,令欲漱水而不欲咽,是热在经,里无热也。阳明气血俱多,经中热甚,迫血妄行,故知必作衄也。凡伤寒脉浮,鼻中燥口燥,但欲漱水不欲咽者,是欲衄也。"

《医门法律·卷一·申明仲景律书》:"盖阴在内,为阳之守,胃中津液为阳,其不外泄者,赖阴血以守之,故强逼其津液为汗,斯动其所守之血矣。其外邪胜而鼻中燥者必衄,其不衄者亦瘀蓄胃中,而生他患也。此与误发少阴汗者,同科而减等。少阴少血,动其血则下厥上竭而难治;阳明多血,但酿患未已耳。"

《金匮玉函要略辑义·卷二·血痹虚劳病脉证并治第六》:"又除湿汤治冒雨著湿,郁于经络,血溢作衄。"

二、运气动血论

五运六气,客主循环,年年不同,则气候恒变,变则六淫生。人在气交之中,受六淫邪气煎熬,而血气混乱,变生吐衄。故运气致衄者,实质上等同于上节外邪扰血之论。

《黄帝内经素问·五常政大论》:"少阳司天,火气下临,肺气上从,白起金用,草木眚,火见燔焫,革金且耗,大暑以行,咳嚏鼽衄,鼻窒口疡,寒热胕肿……少阴司天,热气下临,肺气上从,白起金用,草木眚,喘呕寒热,嚏鼽衄鼻窒。"

《黄帝内经素问·六元正纪大论》:"凡此阳明司天之政,气化运行后天,天气急,地气明,阳专其令,炎暑大行,物燥以坚,淳风乃治,风燥横运,流于气交,多阳少阴,云趋雨府,湿化乃敷……初之气,地气迁,阴始凝,气始肃,水乃冰,寒雨化。其病中热胀,面目浮肿,善眠,鼽衄嚏欠呕,小便黄赤,甚则淋……四之气,寒雨降。病暴仆,振栗谵妄,少气嗌干引饮,及为心痛痈肿疮疡疟寒之疾,骨痿血便。"

《黄帝内经素问·至真要大论》:"少阳之复,大热将至,枯燥燔焫,介虫乃耗,惊瘛咳衄,心热烦躁,便数憎风,厥气上行,面如浮埃,目乃瞤瘛,火气内发,上为口糜呕逆,血溢血泄。"

三、表邪郁遏论

伤寒表邪,风与寒也,一阴一阳,分伤营卫。营卫受伤,则郁遏不宣,邪乃化热在经。若不及时发汗解表,邪郁久则热盛血升,上为衄血。此即伤寒衄血热生于表,不同于杂病之热生于里也。

《伤寒论·辨太阳病脉证并治中第六》:"伤寒脉浮紧,不发汗,因致衄者,麻黄汤主之。"

《注解伤寒论·卷三·辨太阳病脉证并治》:"风寒在经,不得汗解,郁而变热,衄则热随血散,故云自衄者愈。""若不发汗,则邪无从出,拥甚于经,迫血妄行,因致衄也。""若头疼不已,为表不罢,郁甚于经,迫血妄行,上为衄也。"

《周慎斋遗书·卷七·衄血》:"太阳伤寒,血出于鼻者,盖太阳主表,肺主皮毛,亦属表,鼻为肺窍,表气热甚,故其血出于表之窍。"

《伤寒溯源集·卷之二·太阳中篇·伤寒证治第二·伤寒失治》:"伤寒之衄证既具,自当发其汗矣。盖汗为营血之所化,阳气郁蒸,而使阴液外泄,则营分之寒邪,随汗外泄而解矣。身既无汗,营邪不得外泄,郁热伤营,迫血妄行,从鼻窍而出,热邪亦得随血外泄而愈也。血犹汗也,汗即血也,血与汗皆能泄营分之邪,故自衄者愈。""发热、身无汗而自衄者,盖失之于先,以不发其汗,热郁营血之中,因而致衄耳。若见其脉浮紧,即知其寒邪在表,当即以麻黄汤汗之,则邪随汗泄,不至郁热伤营,逼血上行,致伤阴分矣。故当先以麻黄汤主之,则不至于衄也。"

《订正仲景全书伤寒论注·卷二·辨太阳病脉证并治中篇》:"太阳病脉浮紧,发热无汗,此伤寒脉证也,当发其汗。若当汗不汗,则为失汗。失汗则寒闭于卫,热郁于营,初若不从卫分汗出而解,久则必从营分衄血而愈也。故太阳病凡从外解者,惟汗与衄二者而已。今既失汗于营,则营中血热妄行,自衄,热随衄解,必自愈矣。"

《伤寒论辑义·卷二·辨太阳病脉证并治中》:"(程)大抵伤寒见衄者,由其人营分素热。一被寒闭,营不堪遏,从而上升矣。"

《金匮玉函要略辑义·卷一·痉湿暍病脉证第二》:"又桂枝栝蒌根汤,治伤风汗下不解,郁于经络,随气涌泄,衄出清血。"

四、卫气冲血论

卫为气属阳,主发散向外。因寒邪所困,则郁遏不行,逼而向内,乃冲营血,营血被卫气带动,升而不降,发为鼻衄。或因风邪伤卫,卫随风升,迫营动血,则成鼻衄。

《四圣心源·卷四·劳伤解·衄血》:"外感伤寒之衄,亦非关火盛。缘寒伤营血,营郁而卫闭,卫气壅遏,蓄而莫容,逆循鼻窍,以泻积郁。卫气升发,故冲营血,而为衄证。衄则卫郁泻而表病解,原非火旺金刑之故也。"

《伤寒说意·卷一·太阳经·衄血》:"伤寒皮毛外闭,卫气莫泄,经脉郁隆,而傍无透窍,势必上寻出路,发于鼻孔。卫气升腾,冲逼营血,随而上溢,是为衄证。衄则卫泄病除,亦同汗解。但营血上溢,损伤颇重。此麻黄、青龙之证,失不早服,故至于此。将衄之时,必先脉浮头痛,鼻燥口干。此际早以麻黄发表,则无衄理。若卫郁热盛,宜加石膏、生地,发卫气而凉营血也。"

《伤寒论汇注精华·卷一之中·辨太阳病脉证篇中》:"血从上逆者,是风伤卫;风性上行,故欲衄。血下趋阴窍者,是寒伤营;寒性下行,故圊血。"

五、火热致衄论

火热为血证主要病机,故亦为鼻衄之病机。火热属阳而向上,血因之而亦上而出,则成鼻衄。考火证之病因病机,则外有风热阳邪实火、寒湿郁而化火,内有五志化火、阳盛则热、阴虚火旺等。而医家误治,多是辛温发散太过,或用火针劫之,伤阴助阳,从而生火。

《伤寒论·辨太阳病脉证并治中第六》:"太阳病中风,以火劫发汗,邪风被火热,血气流溢,失其常度,两阳相熏灼,其身发黄。阳盛则欲衄,阴虚则小便难。""太阳病,脉浮紧,无汗,发热,身疼痛,八九日不解,表证仍在,此当发其汗。服药已,微除,其人发烦目瞑;剧者必衄,衄乃解,所以然者,阳气重故也。"

《诸病源候论·小儿杂病诸候一》:"伤寒,是寒气客于皮肤,搏于血气,腠理闭密,气不得宣泄,蕴积毒气,故头痛、体疼而壮热。其鼻衄,是热搏于气,而乘于血也。肺候身之皮毛,其气开窍于鼻。蕴寒先客皮肤,搏于气而成热,热乘于血,血得热而妄行,发从鼻出者,名鼻衄也。"

《诸病源候论·小儿杂病诸候二》:"温病者,是冬时严寒,人有触冒之,寒气入肌肉,当时不即发,至春得暖气而发,则头痛壮热,谓之温病。又冬时应寒而反温,其气伤人,即发成病,谓之冬温病,并皆头痛壮热。其鼻衄者,热乘于气,而入血也。肺候身之皮毛，主于气，开窍于鼻。温病则邪先客皮肤，而搏于气，结聚成热，热乘于血，血得热则流散，发从鼻出者，为衄也。"

《注解伤寒论·卷三·辨太阳病脉证并治法第六》："风为阳邪，因火热之气，则邪风愈甚，迫于血气，使血气流溢，失其常度……若热搏于经络，为阳盛外热，迫血上行必衄。""剧者，热甚于经，迫血妄行而为衄，得衄则热随血散而解。阳气重者，热气重也。"

《伤寒明理论·卷上·衄血》："经络热盛，阳气壅重，迫血妄行，出于鼻则为衄。《经》曰：其人发烦目瞑，剧者必衄，衄乃解。所以然者，阳气重故也。又曰：阳盛则欲衄，阴虚小便难。言衄为经中阳盛也。"

《丹溪手镜·卷之上·衄》："热在表也，是经络热盛，阳气拥，重迫血妄行，衄乃自解，忌汗。"

《丹溪治法心要·卷五·衄血》："大概是血被热气所逼，而随气上行，以散气退热为主，凉血行血为主……鼻衄呕血，及伤寒强发少阴汗者，犀角地黄汤加黄芩。内伤病似伤寒证，汗下后衄血大出不止，真武汤。若烦躁吸水，脉沉细而微，足冷，面脱白红色，此阳脱阴虚。"

《伤寒论注·卷一·辨太阳病脉证并治上篇》："若汗后热退而头痛不除，阳邪盛于阳位也。阳络受伤，故知必衄，衄乃解矣。"

《金匮要略广注·卷下·惊悸吐衄下血胸满瘀血病脉证治第十六》："吐血出于胃，吐行浊道，衄血出于经，衄行清道。盖胃者，守营之血，守而不走，存于胃中。胃气虚不能摄血，故吐血，从喉咙出于口。经者，走经之血，走而不守，火气急迫，随经直犯清道，由督脉斩关而出于鼻，此吐衄血所由异也。"

《伤寒溯源集·卷之一·太阳上篇·中风证治第一·中风火劫》："盖风为阳邪，不当以火劫之法取汗，以邪风而被火热煎迫，则热伤阴分，使血气沸腾，不循其常行之经脉隧道，而横流妄溢，故曰失其常度……阳邪炽盛，血热妄行，故欲衄。"

《伤寒直指·卷三·辨太阳病脉证治中第六》："风为阳邪，因火热之气，则邪风愈甚，迫于血气，使血气流溢，失其常度。风与火气，谓之两阳。两阳相熏灼，热发于外，必发身黄。若热抟于经络，为阳盛外热，迫血妄行，必衄。"

《伤寒论纲目·卷五·鼻衄》："盖衄由乎阴者，以阴虚火动也，故不宜再汗以亡阴；衄由乎阳者，以表邪未解，故当用桂枝、麻黄以发散。""太阳脉从目内眦络阳明脉于鼻，鼻者阳也。血虽阴，从阳气而升，则从阳窍而出，故阳盛则衄。"

《伤寒指掌·卷三·伤寒变症·衄血》："更有温热之症，药宜凉解，误用辛温而动经血，亦能致衄。宜清血分。"

《医法圆通·卷三·辨认邪盛热炽血伤病情》："病人发热烦躁，二便不利，口臭气粗，忽见鼻血如注，发热更甚者。此由邪火太甚，逼血妄行也。法宜清热攻下。苟血出而热退便通，又是解病佳兆。"

六、热入营血论

营血属阴主里，凡表邪入里，先入营血。营血受邪，即逆乱出血。不过伤寒之邪在营血与温病不同。若温病，热毒甚，故热入营血则上下俱热，故吐衄齐作，便溺亦见。此伤寒乃阴邪化热，虽入营血，亦只沿经脉上溢，衄血而已。其先在营而未入血，则营热迫血；然后入血，则血热自溢。伤寒营血乃汗之源，故伤寒衄血，有汗出热泄之效应。

《诸病源候论·小儿杂病诸候四》："小儿经脉血气有热，喜令鼻衄。夫血之随气，循行经脉，通游腑脏。若冷热调和，行依其常度，无有壅滞，亦不流溢也。血性得寒即凝涩结聚，得热即流散妄行。小儿热盛者，热乘于血，血随气发，溢于鼻者，谓之鼻衄。凡人血虚受热，即血失其常度，发溢漫行，乃至发于七窍，谓之大衄也。"

《医方集宜·卷之四·诸血门·病源》："或因热郁久而不散，热乘于血，随气上升，出于鼻中，谓之鼻衄。"

《古今医统大全·卷之六十二·鼻证门·病机》："《巢氏病源》曰：肺开窍于鼻，热乘于血，则气亦热也，血气俱热，血随气发出于鼻为鼻衄，甚则大衄而口耳皆出血也。"

《伤寒溯源集·卷之二·太阳中篇·伤寒证治第二·伤寒失治》："其邪气之剧者，必至郁热伤营，阴受煎迫，血热上行，从鼻窍而衄矣。衄则热邪上越，乃得解也。原其所以然者，以寒邪在太阳之表，阳分郁热之邪气太重故也。阳邪既重，则从前发汗时，当以麻黄汤主之，邪可尽除，不至发烦目瞑,直待衄血而后解矣。"

《医宗己任编·卷七·西塘感症中》:"伤寒热甚,不得汗,衄血者(夺汗者无血,夺血者无汗,若得汗则无衄症矣),乃热入血分,欲从衄解也……亦有衄后病反重者,更伤其阴也,大为危候,其衄势必大甚。"

《订正仲景全书伤寒论注·卷四·辨阳明病脉证并治全篇》:"若跌阳胃脉浮而鼻中燥者,此热据营分,营热迫血妄行,必作衄也。"

《伤寒论纲目·卷十六·仲景辨脉平脉·辨脉篇》:"于是胃气内空,则阳不足而越于外,阴之内守者,亦不能自固于中,且阴既虚,又生邪热,热入阴中,迫血妄行,于是血随邪热而上行,必从鼻而出,故跌阳脉浮而觉鼻中燥者,必衄也。"

《伤寒贯珠集·卷一·太阳篇上》:"乃服药已,病虽微除,而其人发烦目瞑者,卫中之邪得解,而营中之热未除也。剧者血为热搏,势必成衄,衄则营中之热亦除,而病乃解。所以然者,阳气太重,营卫俱实。故须汗血并出,而后邪气乃解耳。阳气,阳中之邪气也。"

《伤寒论汇注精华·卷一之中·辨太阳病脉证篇中》:"衄者,荣分为邪所迫而血妄行也。"

七、经络热盛论

衄血多热,而有气热、血热之分。气血之热,皆在经络,故总言之为经络热盛。经络之热,不在脏腑,故伤寒经络热者,仍为表热。若内伤虽见经络热盛,其根在脏腑,故当为里证。

《伤寒明理论·卷上·衄血》:"既吐血家谓之内衄,则其鼻中出血者,可谓之外衄,是经络之血妄行也。经络热盛,阳气壅重,迫血妄行,出于鼻则为衄。"

《伤寒六书·伤寒家秘的本卷之二·鼻衄》:"鼻衄者,经络热盛,迫血妄行于鼻者,为衄也。是虽热盛,邪犹在经,然亦不可发汗。"

《伤寒论条辨·卷之四·辨阳明病脉证并治第四》:"衄者,以血气俱多,而脉起于鼻,故热甚则血妄行,必由鼻而出也。"

《伤寒捷诀·衄血》:"衄血者,经络热甚,迫血妄行,出于鼻者为衄。其热在表,欲名红汗是也。凡伤寒衄血,有因太阳衄血,及服桂枝汤后而衄者,此皆阳气盛长,病欲解也,宜犀角地黄汤,及黄芩芍药汤、茜根汤、茅花汤加减主之。"

八、蓄血涌溢论

蓄血上焦,经气不得上下,乃逆而溢出于鼻以成衄。

《丹台玉案·卷之二·伤寒门·蓄血症》:"外症寒热往来,但脉芤涩,日轻夜重。蓄于上焦,则衄血,善忘,嗽水不咽,胸胁腹皆满痛,谵语昏愦,谓之血结胸中,用犀角地黄汤。"

《脉因证治·卷一·伤寒·六经余证》:"阳明不当发汗,发汗成蓄血上焦,为衄。"

九、气血逆乱论

气血相随,贵在和调。凡劳伤血气,血虚则气逆;或劳伤脏腑,脏腑乃热,血气亦热,血即流散妄行,发为衄血。凡血热固不得宁,而气热必乘于血。血惟畏火,火气一升,血即升溢于鼻也。

《诸病源候论·虚劳病诸候下》:"肺主气而开窍于鼻,肝藏血。血之与气,相随而行,俱荣于脏腑。今劳伤之人,血虚气逆,故衄。衄者,鼻出血也。"

《诸病源候论·热病诸候》:"心主血,肺主气,开窍于鼻。邪热与血气并,故衄也。衄者,血从鼻出也。"

《诸病源候论·鼻病诸候》:"鼻衄,由热乘血气也。肝藏血,肺主气,开窍于鼻。劳损脏腑,血气生热,血得热则流散妄行,随气发于鼻者,各为鼻衄。脏虚不复,劳热停积,故衄经久不瘥。""肝藏血,肺主气,开窍于鼻。血之与气,相随而行,内荣腑脏,外循经络。腑脏有热,热乘血气,血性得热即流溢妄行,发于鼻者为鼻衄。脏虚血盛,故衄不止。""鼻衄,由血气虚热故也。肝藏血,肺主气,而开窍于鼻。血之与气,相随而行,循于经络,荣于腑脏。若荣伤过度,腑脏生热,热乘血气,血性得热则流散妄行。从鼻出者,谓之衄。其云鼻大衄者,是因鼻衄而口、鼻皆出血,故云鼻大衄也。"

《诸病源候论·妇人杂病诸候》:"鼻衄者,由伤动血气所为。五脏皆禀血气,血气和调,则循环经络,不涩不散。若劳伤损动,因而生热,气逆流溢入鼻者,则成鼻衄也。"

《伤寒兼证析义·亡血家兼伤寒论》:"然惯衄之人,稍有劳动或烦心过饮,受热感寒,血必随火而行熟径。盖火即气,气随血散,久之经气并伤,更加夺汗则血不荣筋,而为两额之动脉收引,瞀急不能卒视也。"

十、阳络损伤论

衄血之阳络损伤论出于《灵枢》。盖由养生失度,络脉损伤,则血溢脉外。其阳络者,三阳脉络之在上也;阴络者,三阴脉络之在下也。上下异途,血溢则有升降顺逆之不同。

《黄帝内经素问·脉解》:"所谓咳则有血者,阳脉伤也。阳气未盛于上而脉满,满则咳,故血见于鼻也。"

《黄帝内经灵枢·百病始生》:"卒然多食饮,则肠满;起居不节,用力过度,则络脉伤。阳络伤则血外溢,血外溢则衄血;阴络伤则血内溢,血内溢则后血。"

《伤寒论注·卷二·麻黄汤证上》:"其人发烦、目瞑,见不堪之状,可知阳络受伤,必逼血上行而衄矣。""脉紧无汗者,当用麻黄汤发汗,则阳气得泄,阴血不伤,所谓夺汗者无血也。不发汗,阳气内扰,阳络伤则衄血,是夺血者无汗也。"

《伤寒论注·卷三·阳明脉证上》:"阳明经起于鼻,系于口齿。阳明病则津液不足,故口鼻干燥。阳盛则阳络伤,故血上溢而为衄也。"

《伤寒论纲目·卷一·太阳经症·太阳经脉》:"黄仲理曰……脉紧无汗,阳气内扰,阳络伤而衄血、夺血者,无汗故也。"

十一、六经伤动论

六经者,三阴三阳之气也。其化现有形,即为手足三阴三阳十二经脉,内合五脏六腑,而为气血之道。故天之六淫邪气,感于人则伤六经之气。六经之气逆,阴阳不和,而乘于有形血脉,则发为血证。其衄血者,多为太阳、阳明受邪。但太阳致衄者,乃表邪壅遏不散,借衄血以为外泄之路,故称红汗,而非正衄之证。故凡衄血证,皆在阳明,由阳明气血热盛所致;亦有太阳热邪加于阳明者。盖鼻虽为肺窍,实阳明经脉所行,受阳明气血也。另亦有误治伤动少阴,而衄发于阴中之类。

《黄帝内经素问·厥论五》:"太阳厥逆,僵仆呕血善衄,治主病者。""阳明厥逆,喘咳身热,善惊衄、呕血。"

《黄帝内经素问·缪刺论》:"邪客于足阳明之经,令人鼽衄、上齿寒。"

《金匮要略方论·卷中·惊悸吐衄下血胸满瘀血病脉证治第十六》:"从春至夏衄者太阳,从秋至冬衄者阳明。"

《伤寒论·辨阳明病脉证并治第八》:"阳明病,口燥,但欲漱水不欲咽者,此必衄。"

《注解伤寒论·卷五·辨阳明病脉证并治法第八》:"阳明之脉起于鼻,络于口……阳明气血俱多,经中热甚,迫血妄行,必作衄也。"

《素问玄机原病式·六气为病·(二)热类·衄》:"衄者,阳热怫郁,干于足阳明而上,热甚,则血妄行为鼻衄也。"

《古今医统大全·卷之六十二·鼻证门·脉候》:"《原病式》曰:肺热则出涕,热甚怫郁于足阳明胃经,血妄上行出于鼻,名曰衄,鼻出清涕名曰鼽。"

《周慎斋遗书·卷七·衄血》:"鼻血,阳明热证也。阳明经挟鼻,热甚故血上行也。治宜清之。"

《景岳全书·卷之三十贯集·杂证谟·血证》:"衄血证,诸家但谓其出于肺,盖以鼻为肺之窍也,不知鼻为手足阴明之正经,而手足太阳亦皆至鼻。故仲景曰:太阳病,脉浮紧,发热身无汗,自衄者愈。此太阳之衄也。"

《景岳全书·卷之八须集·伤寒典下·衄血》:"论曰:阳明病,口燥但欲漱水,不欲咽者,此必衄。盖阳明之脉络于口鼻,今其漱水不欲咽者,以热在经而里无热,故当鼻衄也。"

《景岳全书·卷之三十贯集·杂证谟·血证》:"若以愚见言之,则凡鼻衄之血,必自山根以上,精明之次而来,而精明一穴,乃手足太阳、足阳明、阴阳跷五脉之会,此诸经皆能为衄也。然行于脊背者,无如足太阳为最;行于胸腹者,无如足阳明为最。而尤有其最者,则又惟冲脉为十二经之血海,冲之上俞出足太阳之大杼,冲之下俞会足阳明之气街。故太阳、阳明之至,而冲脉无不至矣;冲脉之至,则十二经无不至矣。所以衄之微者,不过一经之近,而衄之甚者,则甚至数升或至斗许,并通身形色尽脱,又岂特手太阴一经而病至如是耶?临证者不可不察。"

《医门法律·卷一·申明仲景律书》:"盖阴在内,为阳之守。胃中津液为阳,其不外泄者,赖阴血以守之,故强逼其津液为汗,斯动其所守之血矣……少阴少血,动其血则下厥上竭而难治;阳明多血,但酿患未已耳。"

《伤寒缵论·卷上·阳明上篇》:"漱水不欲咽,知邪入血分,血为阴,故不能消水也。阳明之脉起于鼻,血得热而妄行,必由清道出也。"

《伤寒兼证析义·亡血家兼伤寒论》:"详衄血一症,十二经惟手足阳明、太阳四经有之,即使因肺致衄,亦必由手阳明经而至。肺虽清肃之藏,业常少血,且经脉不行于鼻孔,其血从何而至哉?盖阳明多气多血,是以患其症者恬不知怪。"

《伤寒论辩证广注·卷之六·辨阳明病脉证并治法》:"阳明气血俱多,经中热甚,迫血妄行,必作衄也。"

《证治汇补·卷之五·胸膈门·吐血》:"肺开窍于鼻,能为衄血。然肺经多气少血,惟冲任二脉,为血之海,附于阳明,阳明之经上交鼻额,又为多血少气之乡,所以火起冲任,血流阳明,此衄血又属胃经也。"

《冯氏锦囊秘录·杂症大小合参卷十·伤寒发衄》:"然衄虽多属于肺,若在二日间者,系阳明热在经中迫血妄行。阳明脉起于鼻,络于口,其候必欲漱冷水而不欲咽,不欲咽者是里无热,可见其在于阳,而未入于阴也。"

《症因脉治·卷二·衄血论》:"秦子曰:血从鼻孔而出者,衄也。鼻为清道,肺之开窍,阳明主司,以手太阴肺与手阳明大肠,相为表里者也。阳明有热,肺受火制,阳明之脉,入目络鼻,交额中,旁纳太阳之脉,故仲景伤寒条,以太阳有邪,侵入阳明则衄血。又以足太阳膀胱之脉,与足少阴肾,相为表里,故《金匮》内伤条,以肝肾有火,上冲太阳巅顶,传入阳明,亦为衄血。"

"恶寒身热,头疼身痛,鼻孔出血,此寒伤太阳经,侵入阳明,而成衄血之症也。若目痛鼻干不眠,身热口渴,脉长而洪,此阳明本经郁热衄血之症也。"

"若目痛鼻干不眠,身热口渴,脉长而洪,此阳明本经郁热衄血之症也。""又有阳明本经郁热,热邪在经,不得发越;又有过服辛温,或以火劫汗,两阳相搏,此皆外感衄血之因也。"

《伤寒溯源集·卷之六·阳明上篇·太阳阳明证治第十一·阳明中风》:"口燥者,热在上也。但欲漱水不欲咽者,邪热未入于胃也。若热邪入胃,则必渴欲饮水。今但漱而不欲咽,是邪未入里,阳邪独盛于上,故迫血妄行而上溢,所以必衄也。"

《伤寒大白·卷二·衄血》:"衄血,皆阳明血中伏火。""三阴经无衄血,惟阳邪传入少阴,厥而无汗之症,医者见其手足冷而无汗,误认太阳表邪未伸,用麻桂强发其汗,阴血内动血从口鼻而出,名下厥上竭。此少阴里热,误用辛温,触动阴血而上冲者也。"

《伤寒经解·卷一·太阳经上篇》:"阳明上挟鼻孔,热则鼻血妄行。衄乃解者,胃阳所至,寒邪自散也。阳气重者,言发烦、目瞑、鼻衄所以然之故,因服辛温之剂,胃经阳气复之太重耳。南阳恐人误投药剂,故申明之。""自衄者,阳明胃热,则鼻血妄行也。胃阳所至,寒邪自散,故曰愈,不可更服药也。""胃土为燥金,络络于鼻,阳盛,阳明火盛而鼻血也。"

《伤寒经解·卷三·阳明经全篇》:"头痛者,阳明火盛。阳明经结于鼻,火盛则血妄行,故必衄也。宜桂枝汤,解其经中之风邪,而火亦灭也。"

《订正仲景全书金匮要略注·卷三·惊悸吐衄下血胸满瘀血病脉证并治第十二》:"太阳主外,春夏主外,故从春至夏衄血,属太阳也。阳明主内,秋冬主内,故从秋至冬衄血,属阳明也。"

《伤寒瘟疫条辨·卷三·漱水不欲咽》:"伤寒阳明病,凡内有热者欲饮水。今欲漱水而不欲咽,是热在经,里无热也。阳明多血多气,经中热极,迫血妄行,故知必作衄也,犀角地黄汤加茅花。"

《伤寒指掌·卷一·少阳新法》:"凡见舌苔尖红根黑,或边红中黑,或红中带黑点,面红目赤,唇燥口渴,齿缝出血,或鼻流衄血,此少阳毒盛火抑,斑不得透,腠理闭塞,以致阳邪陷入太阴。"

《金匮要略浅注·卷七·惊悸吐衄下血胸满瘀血病脉证第十六》:"衄既为阳经清道之血,总非阴经所主。彼手足少阳之脉,不能入鼻颊,所以不主衄也。主之者,惟手足太阳、手足阳明四经。太阳行身之表,为开。春生夏长,阳气在表,有开之义也,故从春至夏衄者属太阳。阳明行身之里,为阖。秋收冬藏，阳气在里，有阖之义，故从秋至冬衄者属阳明。"

《伤寒寻源·中集·衄血》："盖风寒在表，先犯太阳，从阳化热，逼血妄行。故《经》曰：阳盛则欲衄。又曰：太阳病，脉浮紧，发热，自衄者愈。是在经之邪，随衄而解，则知衄正邪解之候也。至阳明病口燥，但欲漱水不欲咽者，此必衄。阳明热甚则口燥，而热尚在于经，未入于里，故但欲漱水不咽，以此为欲衄之兆，亦以热在表故也。"

《温热经纬·卷四·余师愚疫病篇·疫证条辨》："疫证，鼻衄如泉，乃阳明郁热上冲于脑，脑通于鼻，故衄如涌泉。"

《医学辑要·卷一·看证诀》："伤寒，鼻孔干燥者，乃邪热在阳明肌肉之中，久之必衄血也。"

《高注金匮要略·血痹虚劳病脉证治第六》："夫春生夏长，天地生阳之气内盛，而人身以太阳之经气相应，故春夏之衄属太阳。秋敛冬藏，万物成熟之气内实，而人身以阳明之里气相应，故秋冬之衄属阳明也。"

十二、脏腑伤动论

血虽行于经脉，而脏腑乃藏血之所，脏腑有伤，则血无所归，其上溢则为鼻衄。然证有阴阳虚实，病有寒热相移，气有出入逆顺，变化最多。上述六经伤动，亦关脏腑。故阳明则关胃肠，太阴则关肺脾，少阴则关心肾等。

《黄帝内经素问·气厥论》："脾移热于肝，则为惊衄。"

《华氏中藏经·卷上·论胃虚实寒热生死逆顺脉证之法第二十七》："胃中热则唇黑，甚则登高而歌，弃衣而走，颠狂不定，汗出额上，鼽衄不止。"

《伤寒论·辨不可发汗病脉证并治第十五》："动气在右，不可发汗，发汗则衄而渴，心苦烦，饮即吐水。"

《诸病源候论·伤寒病诸候下》："伤寒病血衄者，此由五脏热结所为也。心主于血，肝藏于血，热邪伤于心肝，故衄血也。衄者，鼻血出也。肺主于气，而开窍于鼻，血随气行，所以从鼻出。"

《诸病源候论·温病诸候》："心主血，肺主气而开窍于鼻。邪热伤于心，故衄。衄者，血从鼻出也。"

《诸病源候论·鼻病诸候》："《经》云：脾移热于肝，则为惊衄。脾，土也；肝，木也，木本克土，今脾热，为土气翻盛，逆往乘木，是木之虚，不能制土，故受脾之移热也。肝之神为魂，而藏血，虚热则魂神不定，故惊也。凡血与气，内荣脏腑，外循经络，相随而行于身，周而复始。血性得寒则凝涩，热则流散。而气，肺之所主也，肺开窍于鼻，热乘于肺，则气亦热也。血气俱热，血随气发出于鼻，为鼻衄。"

《外台秘要·第三十八·石发吐血衄血方七首》："五脏所藏，心藏血也。血之伤盛，则心脱力，制固无守，自然流溢，为阳气伤故也。或有衄血者，加以肺风热之谓也。"

《注解伤寒论·卷七·辨不可发汗病脉证并治法第十五》："发汗则动肺气，肺主气，开窍于鼻，气虚则不能卫血，血溢妄行，随气出于鼻为衄。"

《三因极一病证方论·卷之九·内因衄血证治》："病者积怒伤肝，积忧伤肺，烦思伤脾，失志伤肾，暴喜伤心，皆能动血，蓄聚不已，停留胸间，随气上溢，入清气道中，发为鼻衄，名五脏衄。"

《丹溪手镜·卷之中·吐衄》："衄者出于肺。"

《玉机微义·卷十七·血证门·论衄吐血泄为火热所致》："衄衊血，污血出也。污者，浊也。心火热极，则血有余，热气上甚则为血溢，热势亢极则燥而污浊，害承乃制，故色兼黑而为紫也。"

《普济方·卷一百八十九·诸血门·吐血衄血（附论）》："《内经》云：脾移热于肝，则为惊衄。盖脾土也，肝木也。今脾移热于肝，则木不能克土。肝藏血，其神魂悸，故致衄血之病。""若人腑脏有热，侵乘血气，血性得热，流溢妄行，而肺开窍于鼻，故其发于鼻为衄。鼻衄不止者，脏虚血盛故也。"

《医学入门·外集卷四·杂病分类·血类》："衄血热溢肺与胃：肺窍于鼻，鼻通于脑，血上溢于脑，又行清道，所以从鼻而出。兼以阳明热郁上行，则口鼻俱出。"

《伤寒论条辨·卷之三·辨太阳病脉证并治下篇第三》："鼻为肺之窍，肺为阳中之阴而主气，阳邪上盛，所以气载血上，妄行而逆出于鼻也。阳气，以风而言也。风为阳而由气道，所以得随衄散解，故曰阳气重故也。用麻黄汤者，以寒属阴，性沉滞而难解，所以须发之也。"

《寿世保元·卷四·痨瘵》:"肺受火邪所克,所以为咳为嗽,为热为痰,为喘息,为盗汗,为吐血,为衄血,为便血尿血……为一应难状之症。"

《寿世保元·卷四·衄血》:"衄血者,鼻中出血也。阳热怫郁,致动胃经,胃火上烈,则血妄行,故衄也。"

《证治汇补·卷之五·胸膈门·吐血》:"肺开窍于鼻,能为衄血。然肺经多气少血,惟冲任二脉,为血之海,附于阳明,阳明之经上交鼻额,又为多血少气之乡,所以火起冲任,血流阳明,此衄血又属胃经也。大抵劳伤元气,阴虚火动,逆于肺而衄者,宜凉血散气;逆于胃而衄者,宜清胃生脉。如六脉弦细而涩,面色枯白不泽者,此脱血大虚挟寒,宜甘温补血。如六脉洪大而虚,面赤心动善惊者,此心火上炎而血溢,宜甘寒凉血。有下虚上盛而衄者,当辛温以补命门;有上焦积热而衄者,当寒凉以泻心肺。"

《辨证录·卷之三·血症门》:"夫肺属金,本无火也。肺经之火,仍是肾水之火。肺因心火之侵,肾水救母而致干涸,以肾火来助,乃火与火斗,而血遂妄行,从鼻而上越矣。"

《冯氏锦囊秘录·杂症大小合参卷六·儿科鼻病》:"更有或心或肺或胃,蕴热过极,迫血妄行,上干清道,而为鼻衄者。"

《冯氏锦囊秘录·杂症大小合参卷十·伤寒发衄》:"衄者,是肺经热,其肺气受伤,不能卫血也。故凡脉浮紧、鼻燥、音哑、无汗者,即宜汗之自解,否则邪无由泄,入于里攻于肺,迫于血而衄斯作矣。""若在四日间者,是太阴脉布胃中,胃气攻冲,脾不能为之统血也。""若在三日间者,是邪热乘肝,肝不藏血也。"

《张氏医通·卷五·诸血门·诸见血证》:"鼻衄皆火乘肺金,亦有阴盛迫其虚阳而脱者。虽经有脏腑诸衄不同,然不离手太阴之经。所以治有从阴从阳、顺治逆治之辨别,证有久衄暴衄、宜补宜泻之悬殊。""尺以候肾,肾虚则相火扰其阴血,从膀胱而升,故脉浮也。肾之精上营瞳子,膀胱之脉下额中,二经中有不归经之血,故晕黄。黄退则血亦散,所以知衄止也。《明理论》云:伤寒衄血,责邪在表;杂病衄血,责邪在里。此曰尺浮,不言寸浮,知为肾虚血逆,非外邪也。"

《症因脉治·卷二·衄血论》:"又以足太阳膀胱之脉,与足少阴肾,相为表里,故《金匮》内伤条,以肝肾有火,上冲太阳巅顶,传入阳明,亦为衄血。""或房劳伤肾,阴精不足,水中火发;或恼怒伤肝,肝火易动,阴血随火上升,错经妄越,则内伤衄血之症作矣。"

《济世全书·震集卷四·补益·失血》:"衄血者,鼻中出血也。此出于肺。"

《金匮要略心典·卷下·惊悸吐衄下血胸满瘀血病脉证治第十六》:"尺脉浮,知肾有游火;目睛晕黄,知肝有蓄热。衄病得此,则未欲止。盖血为阴类,为肾肝之火热所逼而不守也。若晕黄去,目睛且慧了,知不独肝热除,肾热亦除矣,故其衄今当止。"

《订正仲景全书伤寒论注·卷十五·辨不可汗病脉证篇》:"动气在右,肺气不治,心不恒德。若误汗之,则心气愈热,血脉沸腾,故衄而渴,苦烦也。"

《金匮悬解·卷八·内伤杂病·吐衄下血瘀血》:"金性收敛,木性疏泄。衄血之病,木善泄而金不敛也。其原总由于土湿,土湿而阳明不降,则辛金上逆而失其收敛;太阴不升,则乙木下陷而行其疏泄……湿气埋郁,肺金失其降敛之性,是以病衄。晕黄既去,云雾消而天光现,故目睛慧了。此其湿邪已退,木达风清,金敛政肃,是以衄止也。"

《四圣心源·卷四·劳伤解·衄血》:"肺窍一鼻,肺气降敛,则血不上溢。肺气逆行,收敛失政,是以为衄,其原因于胃土之不降。""而火炎金伤,不皆实热,多有中下湿寒,胃逆而火泻者。至于并无上热,而鼻衄时作,则全因土败而胃逆,未可清金而泻火也。""肺主卫气,其性收敛,血升而不溢者,赖卫气敛之。而卫气之敛,由于肺降,降则收令行也。而肺气之降,机在胃土,胃土上壅,肺无降路,收令失政,君相升泄,肺金被刑,营血不敛,故病鼻衄。"

《四圣心源·卷四·劳伤解·吐血》:"血敛于肺而降于胃,肺气能收,则鼻不衄,胃气善降,则口不吐。肺气莫收,经络之血,乃从鼻衄;胃气莫降,脏腑之血,因自口吐。而肺气之敛,亦因胃气之降。吐衄之证,总以降胃为主。"

《杂病源流犀烛·卷十七·诸血源流》:"衄血者,劳伤元气,阴虚火动,邪火上冲,气归于肺也,宜清肺降火。而其条分缕判,则有由肺经实热者;

有由少小鼻破衄血，稍劳辄出者；有由病后常衄，稍劳即作者；有衄至五七日不住者；有口鼻出血如涌，因酒色太过者；有火热上升，而衄极甚，或不止者。"

《罗氏会约医镜·卷之四·伤寒下》："杂病衄血，责热在里；伤寒衄血，责热在表。以寒入于皮毛，皮毛通于肺，肺气受伤不能卫血，故衄血也。""太阴脉布胃中，胃气攻冲，脾不能统血也。然则鼻衄岂尽由于肺乎？"

《六因条辨·卷中·秋燥条辨第二》："秋燥汗出，不恶寒，而但发热，咳痰不爽，鼻衄口干，舌白转黄，此邪热伤肺。"

《医学衷中参西录·医方·治吐衄方》："盖胃以消化饮食，传送下行为职，是以胃气以息息下行为顺，设或上行，则为厥逆。胃气厥逆，可至衄血、呕血，因血随胃气上行也。然胃气厥逆因热者固多，因寒者亦间有之。"

十三、阴虚阳盛论

阴虚阳盛，皆从火论。阳盛则热，阴虚而阳盛亦热。有误治而衄者，是不当用火针或温热汗法，使阴津伤而阳火反盛，鼻衄不期而至也。又有所谓阴中火者，乃病起阴中，而血出于阳，故亦归于阴虚阳盛。

《伤寒论·辨不可下病脉证并治第二十》："伤寒发热，口中勃勃气出，头痛，目黄，衄不可制，贪水者必呕，恶水者厥。""伤寒发热，头痛，微汗……加温针则衄。"

《类证活人书·卷第九·问鼻衄》："伤寒太阳证，衄血者乃解，盖阳气重故也，仲景所谓阳盛则衄。"

《注解伤寒论·卷九·辨不可下病脉证并治法第二十》："若加温针，益阳增热，必动其血而为衄也。"

《伤寒论条辨·卷之三·辨太阳病脉证并治下篇第三》："然小便清而头痛，阳邪上盛也，故衄可必，而宜桂枝汤解之。"

《伤寒证治准绳·卷六·衄》："若少阴初得病，医误以发汗之法，致迫血动经妄行而衄，其血非独出于鼻，或从口中，或从耳目。又有阳陷入阴，四肢厥逆。医见其厥，谓寒邪在表，从而汗之。当下反汗，以致动血，是谓下厥上逆，为难治。先哲云：桂枝下咽，阳盛则毙，正以此也。要之，汗不出彻为阳之衄，误发其汗为阴之衄，二者大不同也。"

《明医指掌·卷三·诸血证二》："衄血，鼻中出血也。夫气血调和，则循环经络。若劳伤元气，阴虚火动，气逆于肺，则血随鼻而衄也，犀角地黄汤主之。《经》云：诸见血，身热，脉大者难治，是火邪胜也。身凉，脉静者易治，是正气复也。"

《景岳全书·卷之三十贯集·杂证谟·血证》："衄血虽多由火，而惟于阴虚者为尤多。正以劳损伤阴，则水不制火，最能动冲任阴分之血。"

《伤寒论注·卷二·辨太阳病脉证并治中篇》："太阳脉，从自目内眦络阳明脉于鼻。鼻者阳也，目者阴也，血虽阴类。从阳气而升，则从阳窍而出。故阳盛则衄，阳盛则阴虚，阴虚则目瞑也。"

《订正仲景全书伤寒论注·卷十五·辨不可下病脉证篇》："伤寒发热，口中勃勃气盛而出，头痛目黄，将欲作衄，衄不可制，以阳邪盛，故衄之甚也。"

《伤寒论纲目·卷一·太阳经症·太阳经脉》："魏荔彤曰：衄家血常上溢，由阴不足，血中素有热以鼓荡之，使不循其经而常在颡过山也。"

《金匮玉函要略辑义·卷一·痉湿暍病脉证第二》："（程）若以火攻之，则湿热相搏，血气流溢，迫而为衄，郁而为黄，非其治法。"

《金匮要略浅注·卷七·惊悸吐衄下血胸满瘀血病脉证第十六》："前所谓尺脉浮、目睛晕黄者，言火自阴中出，非言衄自阴中来也。此所谓太阳阳明者，言衄所从出之路也。谁谓病之在阳者，不即为阴之所迫而然耶！"

《温热经纬·卷二·仲景疫病篇》："衄者，温针伤络也。杨云：邪热入营，故衄。"

《医法圆通·卷一·各症辨认阴阳用药法眼·鼻流清涕》："又尚有鼻血一证，有由火旺而逼出，定有火形可征，如口渴饮冷、大小便不利之类。"

十四、阳虚阴僭论

衄血阴虚阳盛而生火者多；阳虚而阴邪僭上，血随成衄者略少。前总论有言，阳虚则阴走，亦不可不知也。

《医法圆通·卷一·各症辨认阴阳用药法

眼·鼻流清涕》："有元阳久虚,不能镇纳僭上阴邪,阴血外越,亦鼻血不止(不仅鼻血一端,如吐血、齿缝血、耳血、毛孔血、便血等)。其人定无火形可征,二便自利,唇舌淡白,人困无神。"

十五、脑热血溢论

鼻衄又称脑衄,是因有脑热血溢之论也。鼻上连脑,凡脑汁皆可下从鼻出。若脑有热,血欲动,别无出路,惟鼻窍可行,故称鼻衄皆因脑热。其云气升血热者,亦必先上于脑,尔后下行于鼻也。

《卫生宝鉴·卷十·鼻中诸病并方》："胆遗热于脑,则嚏频而鼻渊脑热,浊涕不止。如涌泉不常,久而不已,必成衄血之疾。"

《秘传证治要诀及类方·卷之四·诸血门》："鼻通于脑,血上溢于脑,所以从鼻而出。"

《冯氏锦囊秘录·杂症大小合参卷十一·方脉鼻衄齿衄舌衄肌衄合参》："鼻气能通于脑,血上溢于脑,故从鼻而出,名为鼻衄。"

《疫疹一得·卷上·疫疹之症·鼻衄涌泉》："杂症鼻衄,迫于肺经浮游之火,而疫乃阳明郁热上冲于脑。鼻通于脑,热血上溢,故从鼻出如泉。"

【辨病证】

一、辨症候

鼻衄有寒有热,有虚有实,及表里之证,阴阳之变,经络之异,欲辨之,须看诸症,以为凭证。衄血之辨证主症,有头痛、口鼻干燥、面色、寒热身冷、出汗、眩瞑、发黄、眼鼻唇色、衄血量等,皆当细察。此类症候的出现与否及性质状况,是辨证的直接指标。

《黄帝内经素问·六元正纪大论》："热至则身热、吐下霍乱、痈疽疮疡、瞀郁注下、瞤瘛肿胀、呕、鼽衄、头痛、骨节变、肉痛、血溢血泄、淋闭之病生矣。"

《伤寒论·辨脉法第一》："脉浮、鼻中燥者,必衄也。"

《伤寒论·辨太阳病脉证并治中第六》："伤寒,不大便六七日,头痛有热者,与承气汤。其小便清者,知不在里,仍在表也,当须发汗;若头痛者必衄。""伤寒脉浮紧,不发汗,因致衄者,麻黄汤主之。""太阳病,脉浮紧,无汗,发热.身疼痛,八九日不解,表证仍在,此当发其汗。服药已,微除,其人发烦目瞑;剧者必衄,衄乃解,所以然者,阳气重故也。"

《伤寒论·辨阳明病脉证并治第八》："阳明病,口燥,但欲漱水不欲咽者,此必衄。""脉浮发热,口干鼻燥,能食者则衄。"

《金匮要略方论·卷中·惊悸吐衄下血胸满瘀血病脉证治第十六》："病人面无血色,无寒热。脉沉弦者,衄。""师曰:尺脉浮,目睛晕黄衄未止。晕黄去,目睛慧了,知衄今止。"

《诸病源候论·鼻病诸候》："寸脉微弱,尺脉涩,弱则发热,涩为无血,其人必厥,微呕。夫厥当眩不眩,而反头痛,痛为实,下虚上实,必衄也。""脉细而数,数反在上,法当吐而不吐,其面颧上小赤,眼中白肤上自有细赤脉如发,其趣至黑瞳子上者,当衄。""血来鲜红属热,淡色属虚。血色青淡,参汤磨服犀角、羚羊角。阳气上升,其血必能下降。倘气不升上,血必不复下。"

《诸病源候论·小儿杂病诸候》："凡候热病而应衄者,其人壮热,频发汗汗不出,或未及发汗,而鼻燥喘息,鼻气鸣,即衄。"

《注解伤寒论·卷五·辨阳明病脉证并治法第八》："热甚于经,迫血为衄……食入于阴,长气于阳,能食者助阳,血妄为衄。"

《扁鹊心书·卷中·伤寒衄血》："凡鼻衄不过一二盏者,气欲和也,不汗而愈。若衄至升斗者,乃真气脱也,针关元入三寸,留二十呼,血立止;再灸关元二百壮,服金液丹。不然,恐成虚劳中满。"

《伤寒明理论·卷上·衄血》："凡伤寒脉浮,鼻中燥,口燥,但欲漱水不欲咽者,是欲衄也。"

《古今医统大全·卷之十三·伤寒门上·证候》："(漱水不欲咽)此证属阳明。凡内有热者欲饮水,令欲漱水而不欲咽,是热在经,里无热也。阳明气血俱多,经中热甚,迫血妄行,故知必作衄也。凡伤寒脉浮,鼻中燥,口燥,但欲漱水不欲咽者,是欲衄也。""(衄血)伤寒脉浮,口鼻燥,但欲漱水不欲咽,是欲衄也。""伤寒病烦目瞑,剧者必衄,衄为欲解。"

《古今医统大全·卷之十四·伤寒补遗·伤寒诸证所属》："鼻中燥,必衄。""目直视不能瞬,将发衄,欲汗解。"

《古今医统大全·卷之十四·伤寒药方·伤寒药方评》："《活人书》云：服麻黄汤，发烦目眩者，必衄。"

《古今医统大全·卷之八十八·幼幼汇集上·面部分五脏病证》："鼻孔干燥气粗，主衄血。《宝鉴》云：鼻干喘息，鼻气有声，主衄血肺热。"

《古今医统大全·卷之八十八·幼幼汇集上·面部杂病证》："《至圣诀》云：唇红赤，主衄血。"

《伤寒论条辨·卷之三·辨太阳病脉证并治下篇第三》："目瞑，寒郁而血滞也。剧，作衄之兆也。"

《证治准绳·伤寒卷一·总例·察目》："目瞑者，必将衄血也。"

《证治准绳·伤寒卷一·总例·察鼻》："鼻孔干燥者，属阳明之热，必将衄血也。"

《尚论篇·卷一·太阳经上篇》："设见衄血，则邪从衄解，头间且无汗矣。设有汗，则邪从汗解，又不衄矣。后条火邪深入，必圊血一证，亦谓身体枯燥而不得汗者，必致圊血，设有汗更不圊血矣。读古人书，全要会意，岂有得汗而加衄血、圊血之理哉！又岂有遍身无汗，而头汗为亡阳之理哉！"

《广瘟疫论·卷之三·里证·齿燥》："（时疫）轻浅者为阳明经热，前板齿燥，身热目疼，鼻干不得卧，此将发斑疹及衄血之先兆。"

《证治汇补·卷之五·胸膈门·吐血》："大抵劳伤元气，阴虚火动，逆于肺而衄者，宜凉血散气；逆于胃而衄者，宜清胃生脉。如六脉弦细而涩，面色枯白不泽者，此脱血大虚而挟寒，宜甘温补血。"

《冯氏锦囊秘录·杂症大小合参卷十·伤寒发衄》："然衄后而热退，精神爽者，是邪从衄解。即大热，而精神亦爽者，是内热亦泄，因邪气还表，故身大热，皆愈之兆，俗名红汗。若在五六日间而衄者，此余热未清，错经妄行所致，可与导血归经，亦必即愈。如衄后而反大热，烦渴而躁，诸症并作者，此血损气伤，邪乘虚而纵横于中，为邪胜正也，难治。"

《医学真传·衄血》："衄之出也，由阳明经脉之气，不循胃络而横通周遍，致悍热之气伤其荣血，遂迫血妄行而为衄。若伤寒阳热过盛，络脉寒凝，荣卫不调，身发热者，得衄则阴阳和而热气平，其病可愈，故俗称鼻衄为红汗也。其有不病伤寒，时出衄者，乃阳明热气有余，不循经下行，反上逆而伤其络脉之所致也；衄出，则阳明亢热之气亦平，故不药亦愈，此衄至轻者也。"

《伤寒大白·卷二·衄血》："杂症门衄血为里症，宜清里；外感门衄血为表症，宜散表。故曰外感衄血，邪热在经，但有经络之分，总无寒热之异，同归表热而已。三阴经无衄血，惟阳邪传入少阴，厥而无汗之症，医者见其手足冷而无汗，误认太阳表邪未伸，用麻桂强发其汗，阴血内动血从口鼻而出，名下厥上竭。此少阴里热，误用辛温，触动阴血而上冲者也。"

《伤寒经解·卷三·阳明经全篇》："头痛者，阳明火盛。阳明经结于鼻，火盛则血妄行，故必衄也。""守空迫血者，言阴之为中守原空，而医反迫逼其血也。所以曰此为医咎。既重竭其阴，则阳明愈燥。鼻乃阳明经行之地，燥则血热上溢而衄也。同一阳明燥热，脉滑则燥热在内而为哕，脉浮则燥热在经而衄也。"

《伤寒经解·卷一·太阳经上篇》："阳明上挟鼻孔，热则鼻血妄行。衄乃解者，胃阳所至，寒邪自散也。阳气重者，言发烦、目瞑、鼻衄所以然之故，因服辛温之剂，胃经阳气复之太重耳。"

《医宗己任编·卷七·西塘感症中》："伤寒热甚，不得汗，衄血者（夺汗者无血，夺血者无汗，若得汗则无衄症矣），乃热入血分，欲从衄解也。"

《订正仲景全书伤寒论注·卷四·辨阳明病脉证并治全篇》："若跌阳胃脉浮而鼻中燥者，此热据营分，营热迫血妄行，必作衄也。"

《伤寒心法要诀·卷二·衄血》："衄血之后，身凉脉静，知作解也；若仍不解，知衄未尽，热留于营也。"

《伤寒直指·卷九上·望色篇》："鼻孔干燥者，邪热在阳明肌肉之中，必衄血也。"

《医阶辨证·鼻衄血二证辨》："鼻出血少，自脑下，出自肺脉。鼻出血多，夹鼻而下，出于胃脉。"

《伤寒说意·卷一·太阳经·衄血》："将衄之时，必先脉浮头痛，鼻燥口干。"

《一见能医·卷之一·入门看病诀·鼻》："若伤寒，鼻孔干燥者，乃邪热在阳明肌肉之中，久之必将衄血也。"

《伤寒论辑义·卷四·辨阳明病脉证并治》："口中干燥与渴异。漱水不欲咽,知不渴也。阳明气血俱多,以漱水不欲咽,知邪入血分。阳明之脉起于鼻,故知血得热而妄行,必由鼻而出也。"

《金匮玉函要略辑义·卷四·惊悸吐衄下血胸满瘀血病脉证治第十六》："师曰:尺脉浮,目睛晕黄,衄未止。晕黄去,目睛慧了,知衄今止。""高士宗云:欲辨衄之重轻,须察衄之冷热。衄出觉热者,乃阳明络脉之血,轻也,治宜凉血滋阴。衄出觉冷者,乃阳明经脉之血,重也,治宜温经助阳。"

《伤寒广要·卷二·论察·察鼻》:"鼻孔干燥者,属阳明之热,必将衄血也。"

《伤寒广要·卷七·兼变诸证上·失血》:"凡脉浮数,口干鼻燥热者,必衄也。"

《医述·卷六·杂证汇参·补遗》:"鼻中出血,谓之衄衊。盛者为衄,微者为衊。失血既多,目无所养,又以移热灼其阴精,故令人瞑目。"

《家用良方·卷六·各种补遗》:"凡鼻渊脑热,渗下浊涕不止,必成衄血之症。"

《医法圆通·卷三·辨认邪盛热炽血伤病情》:"病人发热烦躁,二便不利,口臭气粗,忽见鼻血如注,发热更甚者。此由邪火太甚,逼血妄行也。法宜清热攻下。苟血出而热退便通,又是解病佳兆。"

《医门补要·附载采集先哲察生死秘法·鼻部》:"鼻孔干燥,脉浮数者,欲衄血。"

《医门补要·附载采集先哲察生死秘法·目部》:"目暗者,欲衄血。""目睛不转,白珠黄者,欲衄血。"

《伤寒论浅注补正·卷一中·辨太阳病脉证篇》:"三阳气盛,汗之而不解者,即可使其从衄血解矣。而太阳本经之热,亦自有衄而解之证。太阳病,脉浮紧,发热,身无汗,不因发汗,而其热自能从衄而解者,其病比上条三阳合并稍轻而易愈。盖血之与汗,异名同类,不得汗必得血,不从汗解而从衄解,此与热结膀胱血自下者,同一局也。"

《伤寒论汇注精华·卷一之中·辨太阳病脉证篇中》:"汗与血,异名而同类,不从汗解,必从衄解。"

(一)辨阴阳

衄血既以热证为多,亦当以阳证为多。盖阳盛则热,阴虚阳亢亦热。阴证有衄否?阳虚阴必走也。气不升上则上虚,血走其空,于是发衄,《诸病源候论》所谓"倘气不升上,血必不复下"也。凡阳证必有火形,阴证自无火征也。

1. 阳证

《伤寒论·辨太阳病脉证并治中第六》:"太阳病中风,以火劫发汗,邪风被火热,血气流溢,失其常度,两阳相熏灼,其身发黄。阳盛则欲衄,阴虚则小便难。"

《类证活人书·卷第九·(七十三)问鼻衄》:"伤寒太阳证,衄血者乃解,盖阳气重故也,仲景所谓阳盛则衄。"

《景岳全书·卷之三十贯集·杂证谟·血证》:"衄血有格阳证者,以阴亏于下,而阳浮于上,但察其六脉细微,全无热证,或脉见浮虚豁大,上热下寒而血衄不止,皆其证也。"

《医学心悟·卷二·伤寒兼症·衄》:"或问曰:动阴血与鼻衄,何以别之?答曰:动阴血者,乃传经里证,热极而反发厥,医家误认为寒,投以干姜、附子,以火济火,迫血妄行,或从耳、目、口、鼻涌出,名曰动阴血,又谓下厥上竭,为难治。与鼻衄症,天渊相隔矣。"

《伤寒六书·伤寒一提金卷之四·一提金贯珠数》:"伤寒,太阳证,发热恶寒,头痛,或微喘,鼻中出血者,为衄血,名阳血,须分点滴成流。此与阴血不同治。"

《医学入门·外集卷三·病机·外感》:"经络中热盛逼血,从鼻出者,为衄,多属太阳,名阳血。"

《类证治裁·卷之二·衄血论治》:"血从清道出于鼻,为衄。症多火迫血逆,亦有因阳虚致衄者。"

2. 阴证

《诸病源候论·鼻病诸候》:"阳气上升,其血必能下降。倘气不升上,血必不复下。可见气有生血之妙,血无益气之功也。"

《张氏医通·卷五·诸血门·诸见血证》:"面者,血之华,血统则华鲜。若有寒热,为伤其血而致。今无寒热,则是因血脱而然矣。夫脉浮以候阳,沉以候阴。若但见沉弦,轻取绝无者,是无阳也,无阳知血之上脱。若止见浮弱,重按绝无者,是无阴也,无阴知血之下脱。而烦渴呕血者,以火气扰乱则神烦,火动于膈则咳逆,咳则涌血而上越也。然则沉之无浮,浮之无沉,何便见为脱血乎？以其面无血色而脉弦弱也。"

《一见能医·卷之一·望闻问切·望色》："面无血色,又无寒热,脉见沉弦,将必衄血。"

《金匮玉函要略辑义·卷二·血痹虚劳病脉证并治第六》："若其人房室过伤,劳倦过度,七情暗损,六淫互侵,后天之真阴已亏,先天之神气并竭,在妇人则半产胞胎,或漏下赤白；在男子则吐衄亡血,或梦交泄精。"

《医法圆通·卷一·各症辨认阴阳用药法眼·鼻流清涕》："有元阳久虚,不能镇纳僭上阴邪,阴血外越,亦鼻血不止。其人定无火形可征,二便自利,唇舌淡白,人困无神。"

（二）辨表里

衄有表里,治各不同。凡伤寒之邪,从太阳至阳明,热在经而不入脏腑,直上鼻窍为衄,皆为表证。凡邪气入里,或内伤热生于内,热发于脏腑,气血为之攻冲,鼻窍不守而发衄,皆为里证。

《伤寒论·辨太阳病脉证并治中第六》："太阳病,脉浮紧,发热,身无汗,自衄者愈。"

《古今医统大全·卷之十三·伤寒门上·证候》："伤寒衄者,经络热盛,迫血妄行出于鼻者为衄也,责其热在表也,阳盛则欲衄。杂病衄者,责其热在里也,又有不应发汗而强汗之,因致衄者。"

《冯氏锦囊秘录·杂症大小合参卷十·伤寒发衄》："然衄虽多属于肺,若在二日间者,系阳明热在经中、迫血妄行。阳明脉起于鼻,络于口,其候必欲漱冷水而不欲咽,不欲咽者是里无热,可见其在于阳,而未入于阴也。若在三日间者,是邪热乘肝,肝不藏血。若在四日间者,是太阴脉布胃中,胃气攻冲,脾不能为之统血也。"

《症因脉治·卷二·衄血论》："内伤门衄血,为热在里,宜凉血；外感门衄血,为热在表,宜解表。"

《医学心悟·卷二·伤寒兼症·衄》："然衄症亦有表里之殊。寒邪在经,头痛发热而衄者,表也,宜微汗之,加味香苏散主之。若邪气入里,燥渴烦心而成衄者,宜急清之,犀角地黄汤主之。"

（三）辨寒热

衄虽多热,亦有寒证,终是热多寒少。其生于外感者,为伤寒化热,或感温热时气、暑热及运气火临,当为热证；若伤寒在经,虽有经热在上,而表邪仍寒,务必明辨。若内伤阴阳不调,其阴虚阳盛,火炎于上,亦是热衄。凡寒衄则源于气虚,或精血不足,或劳伤形体,血失所统。一说气虚则不升,血反上逆。

《伤寒论·辨不可下病脉证并治第二十》："伤寒发热,口中勃勃气出,头痛目黄,衄不可制,贪水者必呕,恶水者厥。"

《伤寒标本心法类萃·卷上·血证》："伤风汗下不解,热郁经络,随气涌泄为衄,或清道闭,流入胃脘,吐出清血及鼻衄。"

《丹溪心法·卷二·咳血十九》："衄血火升,痰盛身热,多退血虚,四物汤加减用。"

《医学纲目·卷之十七心小肠部·诸见血门》："衄有三：一曰热助心火,而血溢为衄。《经》云：少阴所至为衄衊。又云：少阴司天,热气下临,肺气上从,鼽衄鼻窒。又云：少阴司天,热淫所胜,民病鼽衄。又云：少阳司天,三之气,炎暑至,其病血溢鼽衄。又云：少阳司天,火气下临,肺气上从,鼽衄鼻窒。又云：少阳司天,火淫所胜,病甚则鼽衄。又云：少阳之复,大热将至,咳衄必也。二曰寒攻心火,而血逃为衄。《经》云：太阴司天,寒淫所胜,呕血血泄,鼽衄善悲,时眩仆也。三曰寒热相逼而衄。《经》云：阳明司天之政,初之气,阴始凝,气始肃,民病中热鼽衄。此外寒郁内热而衄也。又云：少阴司天之政,四之气,寒热互至,民病鼽。此下寒迫上热而衄也。"

《医学纲目·卷之二十七肺大肠部·鼻塞鼻鼽》："鼻鼽有二：一曰火攻肺虚鼻鼽。《经》云：少阴司天,热气下临,肺气上从,鼽衄鼻窒。又云：少阴司天,热淫所胜,民病鼽衄嚏呕。又云：少阳司天,火淫所胜,甚则鼽衄。又云：少阳之复,烦躁鼽嚏。又云：少阴司天,客胜则鼽嚏。又云：岁金不及,炎火乃行,民病鼽嚏。又云：金不及曰从革,从革之纪,其病嚏咳鼽衄,治以诸寒是也。二曰金助肺实鼻鼽。《经》云：阳明所至为鼽嚏,治以温剂是也。"

《黄帝内经灵枢集注·卷二·经脉第十》："鼽衄者,经气热也。"

《证治汇补·卷之五·胸膈门·吐血》："如六脉弦细而涩,面色枯白不泽者,此脱血大虚而挟寒,宜甘温补血……有下虚上盛而衄者,当辛温以补命门。"

《冯氏锦囊秘录·杂症大小合参卷十·伤寒发衄》："更有以火灸劫汗，以致助其里热，迫血上行，轻则从鼻而出，重则从口而来。自腰以下，重而必痹，痹者痛也，即名火逆，乃治之不得其法，而人自致之病也。"

《医学真传·衄血》："又有阳明经脉虚寒，其人禀质素弱，内则耗其精血，外则劳其形体，衄大出不止，用凉血滋阴药，其衄反甚者，乃阳明阳气失职，必用人参、附子，补气以摄血，助阳以救阴，其血方止，此衄之至重者也。"

《医法圆通·卷一·各症辨认阴阳用药法眼·鼻流清涕》："又尚有鼻血一证，有由火旺而逼出，定有火形可征，如口渴饮冷、大小便不利之类。"

（四）辨虚实

衄血实证，多是热证。然虚证却有寒有热。虚寒是因气虚失温，血失统摄；虚热则是阴虚阳亢。然衄血在上，故虚实呈上下反作之状。唯实在上，热在上，衄血才得发，而下终为虚。

《医心方·卷第五·治鼻衄方第三十六》："《医门方》云：上实下虚，其人必衄。"

《赤水玄珠·第九卷·血门·鼻衄》："有因虚致衄者，此为下虚上热，不宜过用凉剂，宜四物汤加参、芪、沉香磨服。"

（五）辨气血

血因气而动，故衄血必因于气。气实成热，血热而溢；气虚窍空，血凑而涌。气实故因邪侵，而气虚常因养生不当，内伤元气，逆生阴火。故凡治血，常先调气。

《杂病源流犀烛·卷十七·诸血源流》："衄血者，劳伤元气，阴虚火动，邪火上冲，气归于肺也，宜清肺降火。而其条分缕判，则有由肺经实热者；有由少小鼻破衄血，梢劳辄出者；有由病后常衄，梢劳即作者；有衄至五七日不住者；有口鼻出血如涌，因酒色太过者；有火热上升，而衄极甚，或不止者。"

（六）辨脏腑

衄血虽有外感内伤不同，一皆与脏腑相关。鼻为肺窍，肺热则衄；心属火，心火动则肺被焚；或心气不定，血失所守，上溢为衄；或脾胃积热，上熏于肺；或肝虚不能藏血，逆走肺窍；或肾家阴虚，相火不宁，血循经上，冒于肺窍。

《华氏中藏经·卷上·论心脏虚实寒热生死逆顺脉证之法第二十四》："心虚则恐惧多惊，忧思不乐，胸腹中苦痛，言语战栗，恶寒，恍惚，面赤目黄，喜衄血。"

《华氏中藏经·卷上·论胃虚实寒热生死逆顺脉证之法第二十七》："胃中热则唇黑，热甚则登高而歌，弃衣而走，颠狂不定，汗出额上，衄血不止。"

《诸病源候论·伤寒病诸候下》："伤寒病血衄者，此由五脏热结所为也。""衄者，鼻血出也。肺主于气，而开窍于鼻，血随气行，所以从鼻出。""心主于血，肝藏于血，热邪伤于心肝，故衄血也。"

《备急千金要方·卷十·伤寒方下·伤寒杂治第十》："伤寒鼻衄，肺间有余热故也，热因血自上不止。"

《苍生司命·卷七贞集·血证》："衄血者，血出于鼻窍。以鼻通于脑，血上溢于脑，所以从鼻而出，甚则泊泊如泉涌不止。来自肺经，或阳明胃腑。"

《古今医统大全·卷之八十八·幼幼汇集上·面部分五脏病证》："《宝鉴》云：鼻干喘息，鼻气有声，主衄血肺热。"

《医学纲目·卷之二十七肺大肠部·鼻衄》："金助肺实鼻衄。《经》云：阳明所至为衄嚏，治以温剂是也。""鼻衄有二：一曰火攻肺虚鼻衄。《经》云：少阴司天，热气下临，肺气上从，衄衊鼻窒。又云：少阴司天，热淫所胜，民病鼽衄嚏呕。又云：少阳司天，火淫所胜，甚则鼽衄。又云：少阳之复，烦躁鼽嚏。又云：少阴司天，客胜则鼽嚏。又云：岁金不及，炎火乃行，民病鼽嚏。又云：金不及曰从革，从革之纪，其病嚏咳鼽衄，治以诸寒是也。"

《古今医鉴·卷之七·失血》："衄血者，鼻中出血也，此出于肺。"

《云林神彀·卷二·吐血》："衄血出于鼻，火热来克肺，清火与滋阴，服之血自止。"

《证治汇补·卷之一·提纲门·火症》："喘咳烦闷，鼻塞鼽衄，肺火动也。"

《证治汇补·卷之五·胸膈门·吐血》："如六脉洪大而虚，面赤心动善惊者，此心火上炎而血溢，宜甘寒凉血……有上焦积热而衄者，当寒凉以泻心肺。""肺开窍于鼻，能为衄血。然肺经多气少血,惟冲任二脉,为血之海,附于阳明,阳明之经上交鼻额,又为多血少气之乡,所以火起冲任,血流阳明,此衄血又属胃经也。大抵劳伤元气,阴虚火动,逆于肺而衄者,宜凉血散气;逆于胃而衄者,宜清胃生脉。"

《冯氏锦囊秘录·杂症大小合参卷十·伤寒发衄》:"衄者,是肺经热,其肺气受伤,不能卫血也。故凡脉浮紧、鼻燥、音哑、无汗者,即宜汗之自解,否则邪无由泄,入于里攻于肺,迫于血而衄斯作矣。"

《张氏医通·卷五·诸血门·诸见血证》:"尺以候肾,肾虚则相火扰其阴血,从膀胱而升,故脉浮也。肾之精上营瞳子,膀胱之脉下额中,二经中有不归经之血,故晕黄。黄退则血亦散,所以知衄止也。《明理论》云:伤寒衄血,责邪在表;杂病衄血,责邪在里。此曰尺浮,不言寸浮,知为肾虚血逆,非外邪也。"

《症因脉治·卷二·衄血论》:"内伤衄血之脉:左尺脉浮,肝肾阴虚;左寸沉数,心火妄动;右寸脉洪,肺家火旺;右关脉数,脾胃积热。"

"秦子曰:血从鼻孔而出者,衄也。鼻为清道,肺之开窍,阳明主司,以手太阴肺与手阳明大肠,相为表里者也。阳明有热,肺受火制,阳明之脉,入目络鼻交颏中,旁纳太阳之脉,故仲景伤寒条,以太阳有邪,侵入阳明则衄血。"

"又以足太阳膀胱之脉,与足少阴肾相为表里,故《金匮》内伤条,以肝肾有火,上冲太阳巅顶,传入阳明,亦为衄血。"

《杂病源流犀烛·卷十七·诸血源流》:"衄血者,劳伤元气,阴虚火动,邪火上冲,气归于肺也,宜清肺降火。"

《罗氏会约医镜·卷之四·伤寒下》:"又有伤寒至三四日间,邪热乘肝,肝不藏血也。太阴脉布胃中,胃气攻冲,脾不能统血也。然则鼻衄岂尽由于肺乎!治者当因内外详察治之。"

《疫疹一得·卷上·疫疹之症·鼻衄涌泉》:"杂症鼻衄,迫于肺经浮游之火,而疫乃阳明郁热上冲于脑。"

《一见能医·卷之六·病因赋中·衄血出于肺经》:"衄血者,血出于鼻也。鼻为肺窍,故曰本乎肺经。"

《金匮要略浅注·卷七·惊悸吐衄下血胸满瘀血病脉证第十六》:"衄为清道之血,从督脉由风府贯顶下鼻中,其所以上越而妄出者,由肝肾之郁热逼也。"

《校注医醇賸义·卷二·鼻衄》:"鼻衄一证,与吐血不同。吐血者,阴分久亏,龙雷之火犯肺,日受熏灼,金气大伤,其来也由渐,其病也最深,故血从口出,而不从鼻出。鼻衄之证,其平日肺气未伤,只因一时肝火蕴结,骤犯肺穴,火性炎上,逼血上行,故血从鼻出,而不从口出。"

《医学说约·杂症分目·血门》:"衄血,热溢肺胃也,宜凉血为主。若不止,必气郁也,须调气,气行则血自归经。"

(七)辨经络

伤寒分六经,是乃气化之经,而非形体之经也。今衄血出于窍,而血属阴,则病至形体矣。故辨经络者,辨形体之经络,即血行之经也。然气化之经,亦必感于形体之经络而为病,形体经络中亦有气化也。

《伤寒论·辨少阴病脉证并治第十一》:"少阴病,但厥无汗,而强发之,必动其血。未知从何道出,或从口鼻,或从目出者,是名下厥上竭,为难治。"

《伤寒六书·伤寒一提金卷之四·一提金贯珠数》:"伤寒,太阳证,发热恶寒,头痛,或微喘,鼻中出血者,为衄血,名阳血,须分点滴成流。此与阴血不同治。"

《古今医统大全·卷之十三·伤寒门上·衄血》:"阳明病,口鼻干燥而能食,则衄也。"

《医学入门·外集卷三·病机·外感》:"经络中热盛逼血,从鼻出者,为衄,多属太阳,名曰阳血。"

《症因脉治·卷二·衄血论》:"外感衄血之症:恶寒身热,头疼身痛,鼻孔出血,此寒伤太阳经,侵入阳明,而成衄血之症也。若目痛鼻干不眠,身热口渴,脉长而洪,此阳明本经郁热衄血之症也。外感衄血之因:其人内有积热,外冒风寒,伤于太阳之经,郁而发热,经络热甚,热侵阳明,迫血妄行于鼻;又有阳明本经郁热,热邪在经,不得发越;又有过服辛温,或以火劫汗,两阳相搏,此皆外感衄血之因也。""外感衄血之脉:浮大而紧,太阳衄血;脉若弦长,热在阳明。"

《伤寒心法要诀·卷二·衄血》:"阳明衄,血热在里也；太阳衄，血热瘀经也。太阳失汗，则有头痛、目瞑之兆；阳明失下，则有漱水不欲咽之征。"

《伤寒论纲目·卷十四·少阴经症·鼻衄》："刘完素曰：衄为热，无寒，是以三阴无衄。如本条是名下厥上竭，非衄也。"

《金匮要略浅注·卷七·惊悸吐衄下血胸满瘀血病脉证第十六》："高士宗云：欲辨衄之重轻，须察衄之冷热。衄出觉热者，乃阳明络脉之血，轻也，治宜凉血滋阴。衄出觉冷者，乃阳明经脉之血，重也，治宜温经助阳。"

（八）辨时疫

伤寒因寒郁化热而发衄；从太阳至阳明而盛，或有强汗而发动少阴者。时疫、热病，外感温热之毒，太阳不能长留，直趋阳明，迅即成壮热之势，血如沸而衄。伤寒衄是气热逼血，热病衄是血自热而沸也。

《诸病源候论·小儿杂病诸候》："凡候热病而应衄者，其人壮热，频发汗、汗不出，或未及发汗，而鼻燥喘息，鼻气鸣，即衄。"

《诸病源候论·小儿杂病诸候》："凡候热病鼻欲衄，其数发汗、汗不出，或初染病已来都不汗，而鼻燥喘息，鼻气有声，如此者，必衄也。小儿衄，止至一升数合，热因得歇；若至一斗数升，则死矣。"

《广瘟疫论·卷之三·里证·齿燥》："（时疫）轻浅者为阳明经热，前板齿燥，身热目疼，鼻干不得卧，此将发斑疹及衄血之先兆也。"

《疫疹一得·卷上·疫疹之症·鼻衄涌泉》："杂症鼻衄，迫于肺经浮游之火，而疫乃阳明郁热上冲于脑。鼻通于脑，热血上溢，故从鼻出如泉。"

《重订广温热论·第二卷·验方妙用·攻里法》："温热症风火内盛之候：大热无汗，目赤头眩，面红唇焦，口疮唇裂，舌苔黄燥，大小便秘，甚则鼻衄、吐血，手足发痉，发癫发狂，神昏谵语。"

（九）辨杂病

伤寒、热病而外，诸衄皆是杂病。也有感六淫而成者，暑、湿、燥也，无传经之势，无动血之虞，祛其邪、调其血即安。更多七情、饮食所伤，脏腑受损，精血不足，虚火内煽，血自不安。

《赤水玄珠·第九卷·血门·鼻衄》："伏暑而衄，茅花汤调五苓散。上膈极热而衄，犀角地黄汤加黄芩、茅花、荆芥，虚者茯苓补心汤。饮酒过多而衄，茅花汤加川芎、干葛。病衄愈后，血因旧路，一月或三四衄，又有洗面而衄，日以为常，四物汤加阿胶、蒲黄，仍佐以苏子降气汤，使血随气下。"

"有头风自衄，头风才发则血不止，治头风兼止衄之剂。""病衄愈后，血因旧路，一月或三四衄，又有洗面而衄，日以为常，四物汤加阿胶、蒲黄，仍佐以苏子降气汤，使血随气下。"

（十）辨误治

伤寒误治者，不当汗而汗之，动其阴血，助其邪阳，伤其脏腑，乃发为衄。肺心属阳而居上，故误汗先伤此二脏，而肺虚、心热，使血无所归也。

《伤寒论·辨不可发汗病脉证并治第十五》："动气在右，不可发汗，发汗则衄而渴，心苦烦，饮即吐水。"

《注解伤寒论·卷七·辨不可发汗病脉证并治法第十五》："发汗则动肺气，肺主气，开窍于鼻，气虚则不能卫血，血溢妄行，随气出于鼻为衄。"

《订正仲景全书伤寒论注·卷十五·辨不可汗病脉证篇》："动气在右，肺气不治，心不恒德。若误汗之，则心气愈热，血脉沸腾，故衄而渴、苦烦也。"

二、辨色脉

辨色脉包括辨色泽和辨脉象。色泽和脉象对于血证的诊断和预后具有重要的意义。

1. 辨色泽

衄证之辨色，辨面色、唇色及血色也。若面色正常，或色红而明亮，是血未伤或血有热。若面色不荣，定是血败或血脱，唇口色黑，是胃气虚败而有血滞。

《张氏医通·卷五·诸血门·诸见血证》："《金匮》云：病人面无色，无寒热，脉沉弦者，衄；浮弱，手按之绝者，下血；烦渴者，必吐血。面者血之华，血统则华鲜。若有寒热，为伤其血而致。今无寒热，则是因血脱而然矣。夫脉浮以候阳，沉以候阴。若但见沉弦，轻取绝无者，是无阳也，无阳知血之上脱。若止见浮弱，重按绝无者，是无阴也，无阴知血之下脱。"

《张氏医通·卷十一·妇人门下》："产后，口鼻起黑色而鼻衄者，是胃气虚败而血滞也，急用二味参苏饮，稍迟不救。"

《金匮要略心典·卷下·惊悸吐衄下血胸满

瘀血病脉证治第十六》："面无色,血脱者色白不泽也。"

2. 辨脉象

衄血之辨脉,包括辨脉之浮、沉、芤、虚等。若寸芤、脉浮、虚微、沉弦等皆可主衄。

《华氏中藏经·论心脏虚实寒热生死逆顺脉证之法第二十四》："心虚则恐惧多惊,忧思不乐,胸腹中苦痛,言语战栗,恶寒,恍惚,面赤目黄,喜衄血。诊其脉,左右寸口两虚而微者是也。"

《金匮要略方论·卷中·惊悸吐衄下血胸满瘀血病脉证治第十六》："病人面无血色,无寒热,脉沉弦者,衄。"

《诸病源候论·卷之二十九·鼻病诸候》："诊其寸口微芤者,衄血。""肝脉大,喜为衄。脉阴阳错而浮,必衄血。脉细而数,数反在上,法当吐而不吐,其面颧上小赤,眼中白肤上自有细赤脉如发,其趣至黑瞳子上者,当衄。"

《类证活人书·卷第二·脉穴图》："寸口芤主吐血,微芤者衄。"

《伤寒直格·卷上·论脉》："寸芤则吐血,微则衄。"

《古今医统大全·卷之六十二·鼻证门·病机》："右寸脉浮洪而数,为鼻衄、鼻齆。"

《万病回春·卷之一·万金一统述》："鼻衄宜沉细,忌浮大也。"

《张氏医通·卷五·诸血门·衄血》："衄血脉浮大数者,为邪伏于经,宜发汗。大而虚者,为脾虚不能统摄。宜补气。小而数者,为阴虚火乘。宜摄火。弦涩为有瘀积,宜行滞。"

《症因脉治·卷二·衄血论》："外感衄血之脉:浮大而紧,太阳衄血。""内伤衄血之脉:左尺脉浮,肝肾阴虚;左寸沉数,心火妄动;右寸脉洪,肺家火旺;右关脉数,脾胃积热。"

《金匮要略心典·卷下·惊悸吐衄下血胸满瘀血病脉证治第十六》："衄因内伤者,其脉当沉弦,阴气厉也。"

《伤寒心法要诀·卷二·衄血》："衄血之后,身凉脉静,知作解也;若仍不解,知衄未尽,热留于营也。"

《伤寒指掌·卷三·伤寒变症·衄血》："伤寒衄血……如衄后身凉脉静,邪从红汗而解也。"

《金匮玉函要略辑义·卷二·血痹虚劳病脉证并治第六》："若其人房室过伤,劳倦过度,七情暗损,六淫互侵,后天之真阴已亏,先天之神气并竭,在妇人则半产胞胎,或漏下赤白;在男子则吐衄亡血,或梦交泄精。诊其脉,必弦而大,弦为寒,而大为虚,既寒且虚,则脉成革矣。革者,如按鼓皮,中空之象,即芤大之脉。"

三、辨吉凶

鼻衄非大证,多吉。其伤寒表不解,而郁热上冲,得鼻衄则邪有去路,病反得解。然有火热大盛,血溢势洪,见鼻衄不止;或日久病不去,常衄不止者,真阴乃伤,即成危证;或衄后病不解而反重者,亦伤其阴,大危;或鼻衄失血,五脏受伤,脏气衰败,血无归所,亦多不吉。

吉凶逆顺,亦有其脉。凡脉大为逆,数、实、坚、劲,实邪亢盛,皆属逆脉,以其气升不降也。故凡衄血之生脉,皆宜滑、小、细、微,则火不盛也。凡衄血之死脉,亦即逆脉。

辨脉之外,还须辨症。生、逆、死证,均有征象。如衄后热退,皆是将愈;衄后身凉,是邪解之象;衄后反热,发烦燥渴,或病势转重,或衄发于产后之类,或衄血量多不止,或衄血不止又见吐血者,皆是逆危之象。

1. 易治顺证

《经》言汗血同源,故得衄则邪气外泄,如同发汗。故汗透则无衄,有衄则可代汗也。

《类证活人书·卷第九·问鼻衄》："伤寒太阳证,衄血者乃解,盖阳气重故也,仲景所谓阳盛则衄。"

《医宗己任编·卷七·西塘感症中》："伤寒热甚,不得汗,衄血者,乃热入血分,欲从衄解也。"

《伤寒指掌·卷三·伤寒变症·衄血》："伤寒衄血……如衄后身凉脉静,邪从红汗而解也。"

《伤寒广要·卷七·兼变诸证上·失血》："凡得衄血而解者,邪之轻也。若邪重者,虽衄血亦不解也。"

2. 难治逆证

衄证有逆顺,凡逆证皆难治。其气血大衰者,不能速生,则生机窘迫。尤其气血大亏之体,势多危急。

《黄帝内经灵枢·玉版》："黄帝曰:诸病皆有逆顺,可得闻乎?岐伯曰……衄而不止,脉大,是三逆也。"

《丹溪手镜·卷之上·衄·不治证》："少阴病，但厥无汗，强汗之，因致衄者，难治，名曰下厥上竭。"

《黄帝内经灵枢集注·卷七·玉版篇第六十》："肝主藏血，衄而不止，逆伤肝也。"

《冯氏锦囊秘录·杂症大小合参卷十·伤寒发衄》："如衄后而反大热，烦渴而躁，诸症并作者，此血损气伤，邪乘虚而纵横于中，为邪胜正也，难治。"

《张氏医通·卷五·诸血门·衄血》："凡衄血之脉，数实或坚劲，或急疾不调，皆难治。"

《张氏医通·卷十一·妇人门下》："产后，口鼻起黑色而鼻衄者，是胃气虚败而血滞也，急用二味参苏饮，稍迟不救。"

《医宗己任编·卷七·西塘感症中》："亦有衄后病反重者，更伤其阴也，大为危候，其衄势必大甚。"

《伤寒大白·卷二·衄血》："外感之衄，脉大者易治，沉涩者难医；内伤之衄，脉缓者易治，脉数者难医。此脉之分别也。"

《伤寒指掌·卷三·伤寒变症·衄血》："伤寒衄血……若衄后病势反剧者，更伤其阴也，大为危候。其衄势必重，须大剂六味饮加麦冬、五味主之，衄止则生。"

《类证治裁·卷之二·衄血论治·衄血脉候》："衄而不止，脉大者逆。"

《重订广温热论·第一卷·温热总论·论温热与风寒各异》："湿温从膜原而发，温热从血络而发，先踞膜络之中……未出表而误温之，始则引热毒燎原，而为斑、衄、狂、喘；末传则伤真阴，为枯槁、沉昏、厥逆、诸危候矣！"

3. 败绝死证

衄血有败绝死证，不可治也。如衄而脉大、衄而身热、衄而自汗、衄血量多、衄而不止、咳而衄、大衄不止腹痛短气、衄而头汗出下身无汗、久衄鼻流黄水、产后衄而口鼻黑等，皆死证。

《诸病源候论·鼻病诸候》："脉滑小弱者生，实大者死。诊衄人，其脉小滑者生，大躁者死不治也。鼻衄，脉沉细者生，浮大而牢者死。"

《诸病源候论·小儿杂病诸候》："凡衄，小儿止一升数合，则热因之得歇；若一升二升者，死。"

《医心方·卷第十四·伤寒不治候第二十四》："咳而衄者，死。大衄不止，腹中痛，短气者，死。"

《丹溪手镜·卷之上·衄·不治证》："衄，头汗出、身无汗死，及汗出不至足者死。"

《脉因证治·卷一·伤寒》："热病，脉浮大绝，喘而短气，大衄不止，腹中疼，死。"

《脉因证治·卷四·妇人产胎》："产后口鼻黑气起及衄，因胃气绝肺败，气消血散，乱入诸经，却还不得，死矣。"

《苍生司命·卷七贞集·血证》："衄血，身热者死。"

《古今医统大全·卷之十三·伤寒门上·证候》："太阳发热，脉浮紧，身无汗，自衄者愈。若愈，衄不止，头汗出，身无汗，及发热汗不至足者死。"

《赤水玄珠·第九卷·血门·鼻衄》："前人谓身热则死、寒则生，亦是大概言之耳。岂无热生而寒死者乎？必兼详脉症而后可也。"

《赤水玄珠·第十九卷·病人应死证》："鼻衄，自汗者死。"

《辨证录·卷之三·血症门》："人有鼻中流血，经年经月而不止者，或愈或不愈，此虽较口中吐血者少轻，然而听其流血而不治，与治不得其法，皆能杀人。盖吐血犯胃，衄血犯肺，胃为浊道，肺为清道也。犯浊道，则五脏尽皆反覆；犯清道，则止肺经一脏之逆也。气逆则变症多端，故皆能杀人。"

《张氏医通·卷五·诸血门·衄血》："久衄脉虚大，头额痛甚，鼻流淡黄水者死。"

《医学真传·衄血》："夫衄血之病，虽属平常，若出而不止，阴阳离脱，亦有死者。"

《济世全书·震集卷四·补益·失血》："衄血者，鼻中出血也。此出于肺，脉沉细者生，浮大者死。"

《伤寒直指·卷十三·类证四·热病》："凡热病……七八日，衄、吐血、躁热，脉大者死。"

《伤寒广要·卷七·兼变诸证上·失血》："大抵衄血、吐血，脉滑小者生，脉实大者死。或吐或衄后，脉微者易治；若热反盛，脉反数急者，死也。"

《类证治裁·卷之二·衄血论治·衄血脉候》："《灵枢》：脉至而搏，血衄身热者死。"

《医门补要·附载·采集先哲察生死秘法·死诊》:"鼻衄不止,脉大者死。"

【论治法】

鼻衄之治,先须分外感与杂病;外感则又分伤寒与温病或时疫。所病不同,治病之大法不同。然后当辨其证。伤寒须辨经络,审病在太阳、阳明及少阴之不同;温病要辨卫气营血之分。若是杂病里证,则有肺热、阴虚阳盛、阳虚血走、胃气不降等诸般。辨证既出,当选适用之方药,或有外治简法。更须知治疗之禁忌及误治之弊害。

一、治衄大法

治衄大法不仅包括凉血法、降气法,更要择其要领,分辨外感内伤,调和脏腑,学者思之。

1. 鼻衄先凉血

衄血热证为多,故当先凉血。必其有血热之证可辨,若阳气虚、寒湿证即不可用此法。

《丹溪心法·卷二·衄血二十二》:"衄血,凉血行血为主,大抵与吐血同。用山茶花为末,童便、姜汁酒调下。犀角生地黄汤,入郁金同用。如黄芩、升麻、犀角能解毒。又以郁金末、童便、姜汁并酒调服。"

《医方集宜·卷之二·伤寒门·伤寒作衄》:"鼻衄不可用辛热药,盖血得热则行。先须凉血止血,然后调理。宜用柏皮生地黄汤、麦门冬饮,或用茅花一把煎汤服亦可。"

《赤水玄珠·第九卷·血门·鼻衄》:"丹溪云:衄与吐血同,凉血行血为主。犀角地黄汤加郁金。"

2. 治衄分外感内伤

外感邪气在表,必先解表,衄血自愈。唯内伤衄血,为热在里,当用凉血法。

《症因脉治·卷二·衄血论》:"内伤门衄血,为热在里,宜凉血;外感门衄血,为热在表,宜解表。"

3. 鼻衄有止血要领

鼻衄需止血,但有不可止之时。若血色黯黑,是有瘀血,止涩则瘀血更重。或证有邪气在表,衄血为出邪之道路,即不可止之,令毒从衄解。唯邪毒已尽,血色鲜者,方可用止法。

《普济本事方·卷第八·伤寒时疫(上)·滑石丸》:"阳晦叔云:鼻衄者,当汗不汗所致。其血青黑时,不以多少,勿得止,宜服温和药以调其荣卫。才见血鲜,急以此药止之。"

《杂病源流犀烛·卷二·疹子源流》:"(麻疹)至于发热时有汗自出者,有鼻衄血者,皆不得遽止之,以毒能随汗衄泄也。然衄血者少,而自汗者多。以衄必其人阳素盛,复因热毒熏灼而伤血分,故上溢而从鼻出,鼻为肺窍,疹又为肺病故也。然其症必重,衄太过,亦须止之(宜茅花汤)。"

4. 降气是止衄关键

衄血是火热上炎,气逆不降,故唯降气,可引血下行,是止衄关键。降气之法。降胃与肺也。

《四圣心源·卷四·劳伤解·吐血》:"血敛于肺而降于胃,肺气能收,则鼻不衄,胃气善降,则口不吐。肺气莫收,经络之血,乃从鼻衄;胃气莫降,脏腑之血,因自口吐。而肺气之敛,亦因胃气之降,吐衄之证,总以降胃为主。"

《赤水玄珠·第九卷·血门·鼻衄》:"《统旨》谓:风行水动,气行血流。治衄者,则知血药以治衄,而不知气降则血归经。古人所以血药中必加气药一二味,如上所谓苏子降气汤之类是也。"

5. 调肺肾纠阴阳盛衰

肺肾之间,金水相生,其阴常亏,其火常旺。故补肺肾之阴,使阴阳平衡,则虚火不生,血乃不沸。

《张氏医通·卷五·诸血门·诸见血证》:"鼻衄皆火乘肺金,亦有阴盛迫其虚阳而脱者。虽经有脏腑诸衄不同,然不离手太阴之经,所以治有从阴从阳、顺治逆治之辨别,证有久衄暴衄、宜补宜泻之悬殊。"

《辨证录·卷之三·血症门》:"人有鼻中流血,经年经月而不止者,或愈或不愈,此虽较口中吐血者少轻,然而听其流血而不治,与治不得其法,皆能杀人……治法宜调其肺气之逆。但肺逆成于肺经之火。夫肺属金,本无火也,肺经之火,仍是肾水之火,肺因心火之侵,肾水救母而致干涸,以肾火来助,乃火与火斗,而血遂妄行,从鼻而上越矣。然则调气之法,舍调肾无他法也,而调肾在于补水以制火。"

二、常用治法

衄血治法包括发汗法、清凉法、攻下法、温补法、滋阴法、润燥法以及外治法。

1. 发汗

按张仲景原著所载,鼻衄有禁汗之忌,然又有太阳病衄血用麻黄汤、桂枝汤之治例,似乎自相矛盾,而后世医家随议论纷纷。阅诸家所论,亦各自成理。归纳言之,大体有以下三种理解:其一,太阳病邪在表,当及时发汗解表。若发汗不及时,则邪郁不泄,结火上炎,以成鼻衄。故此种发汗,乃预防衄血之法,非治衄法也。其二,太阳邪在表,发寒不及时,或发汗无力而邪未尽泄,郁而致衄,可再发汗,汗出邪泄则衄自止。此汗法不为治衄,而为发表也,虽不治衄而衄亦自止。其邪之是否尽泄,则以衄血成流不成流为判断。其三,太阳病失汗,化热发衄,即不可再汗;或内伤病血热在里,或平素常衄而阴必虚者,皆不可汗,否则助火助热,其阴更伤,衄将更甚。凡衄血而见脉微,皆当补阴救火而禁发汗。

《伤寒论·辨太阳病脉证并治中第六》:"伤寒,不大便六七日,头痛有热者,与承气汤。其小便清者,知不在里,仍在表也,当须发汗;若头痛者必衄。""伤寒,脉浮紧,不发汗,因致衄者,麻黄汤主之。"

《类证活人书·卷第九·问鼻衄》:"伤寒太阳证,衄血者乃解,盖阳气重故也,仲景所谓阳盛则衄。若脉浮紧无汗,服麻黄汤不中病,其人发烦目瞑,剧者必衄。小衄而脉尚浮紧者,宜再与麻黄汤也;衄后脉已微者,不可行麻黄汤也。若脉浮自汗,服桂枝汤不中病,桂枝证尚在,必头疼甚而致衄。小衄而脉尚浮者,宜再与桂枝也。衄后脉已微者,不可行桂枝汤也……然而无汗而衄,脉尚浮紧者,须再与麻黄汤;有汗而衄,脉尚浮缓者,须再与桂枝汤。"

《注解伤寒论·卷三·辨太阳病脉证并治法第六》:"脉浮紧,无汗,发热身疼痛,太阳伤寒也……剧者,热甚于经,迫血妄行而为衄,得衄则热随血散而解。阳气重者,热气重也。与麻黄汤以解前太阳伤寒之邪也。""若不发汗,则邪无从出,拥甚于经,迫血妄行,因致衄也。"

《卫生宝鉴·卷十三·汗之则疮已》:"又问:仲景言鼻衄者不可发汗,复言脉浮紧者当以麻黄汤发之,衄血自止,所说不同,其故何也?愿闻其说。予曰:此议论血正与疮家概同。且夫人身,血之与汗,异名而同类。夺汗者无血,夺血者无汗。今衄血妄行,为热所逼,更发其汗,反助邪热,重竭津液,必变凶证,故不可汗。若脉浮则为在表,脉紧则为寒。寒邪郁遏,阳不得伸,热伏荣中,迫血妄行,上出于鼻,则当麻黄汤散其寒邪,使阳气得舒,其衄自止,又何疑焉!"

《玉机微义·卷十七·血证门·论衄血下血为伤寒所致》:"成无己曰:伤寒衄者,为邪气不得发散,壅盛于经,逼迫于血,则因致衄也。桂枝汤、麻黄汤治衄者,非治衄也,即是发散经中邪气尔。"

《医方集宜·卷之二·伤寒门·伤寒作衄》:"太阳病,过经不得汗,脉紧盛者,不可复汗,复汗则衄血。宜用竹叶石膏汤加白茅根,仍用栀子烧存性,同龙骨为末,吹鼻孔中。"

《古今医统大全·卷之十三·伤寒门上·证候》:"伤寒脉浮紧,不发汗,因致衄者,再与麻黄汤。有汗,脉浮缓而衄,再与桂枝汤。二方盖为脉浮而设,发散经中邪气,须是的当,方可用之……若衄成流者,不服药能自止也。若点滴者,须是药止。衄家不可大汗,汗之则额上陷,脉紧急,直视不能眴,不得眠,不可不慎。"

《医学入门·外集卷三·病机·外感》:"伤寒发烦目盲,甚者必衄。盖肝血为热气所搏,妄行于上而为衄,得衄则热随血散而解。与麻黄汤,或麻黄升麻汤、九味羌活汤。盖伤寒衄为积热在表,用麻黄、羌活者,非治衄也,以解太阳经之邪耳。此与太阳病其人适失血及下利宜桂枝汤法同。"

《证治准绳·伤寒卷六·衄》:"(戴)古论鼻衄属太阳经,风寒皆有之。既衄而表证仍在,于寒当用麻黄汤,于风当再用桂枝汤。"

《景岳全书·卷之八须集·伤寒典下·衄血》:"论曰:伤寒小便清者,知不在里,仍在表也,当发其汗;若头痛者,必衄,宜桂枝汤。曰:伤寒脉浮紧,不发汗,因致衄者,麻黄汤主之。此以伤寒之衄,为其热不在里,在表而然也。然又论曰:衄家不可发汗,而何以复用桂枝、麻黄等汤?盖衄由乎阴者,以阴虚火动也,故不宜再汗以亡阴;衄由乎阳者,以表邪未解也,故当用桂枝、麻黄以发散。又论曰:太阳病,脉浮紧,发热,身无汗,自衄者愈。此以表邪欲解,不从汗而从血,俗人谓之红汗,所以衄后当愈也。由此观之,则有因衄而愈者,以经通而邪散也;有治衄仍当发散者,以邪之将解未解,而因散其余邪也。治衄之法,于斯可见。若寒气不甚,而用麻黄、桂枝,似属太刚,或易以柴葛之类,自无不可,用者其酌之。"

《景岳全书·卷之三十贯集·杂证谟·血证》:"衄血之由外感者,多在足太阳经。观仲景曰:伤寒脉浮紧,不发汗,因致衄者,麻黄汤主之。曰:伤寒不大便,其小便清者,知不在里,仍在表也,当须发汗。若头痛者必衄,宜桂枝汤。成无己曰:伤寒衄者,为邪气不得发散,壅盛于经,逼迫于血,因致衄。麻黄汤、桂枝汤治衄者,非治衄也,即是发散经中邪气耳。按此论治,则凡伤寒因衄而邪得解者,即所以代汗也,不必治之。若虽见衄血而脉仍浮紧,热仍不退,是必衄有未透,而表邪之犹未解耳,故仍宜麻黄、桂枝等汤,然此二汤乃仲景正伤寒之治法,倘病由温热而有未宜于此者,则但于伤寒门择散剂之宜者用之,或于余新方中诸柴胡饮随宜用之,自无不可。"

《伤寒括要·卷上·衄血》:"《经》曰:伤寒失汗致衄,与黄麻汤。六七日不大便,头痛有热,与小承气汤。小便清者,知不在里仍在表也,当发其汗,邪解则血不拥盛而迫上。故伤寒衄为表热也。古人以血为红汗,故曰夺血者毋汗。此为衄过多或脉微者言也。成流者不须服药,当与水解。点滴者邪犹在经,当散其邪。"

《伤寒绪论·卷上·宜禁》:"衄血点滴不成流,热不解,并宜发汗。"

《伤寒绪论·卷下·衄血》:"衄血者,经络热盛,迫血妄行于清道也。《经》曰:以桂枝、麻黄治衄,非治衄也,乃欲解散经中邪气耳。太阳衄血,及服桂枝汤致衄者,为欲解。若衄而成流者,少刻自解;若点滴不成流者,此邪气在经也,若脉浮紧,身疼痛,发热无汗者,麻黄汤汗之。三时感冒衄者,香苏散加葱豉或参苏饮汗之。盖邪热在表不得汗,迫血妄行,夺其汗则血自止。若衄出不止,又当止血为急,不可拘执也。"

《伤寒缵论·卷上·太阳上篇》:"六七日不大便……若小便清者,为里无热,邪未入里可知,则不可下,仍当散表。以头痛有热,寒邪怫郁于经,势必致衄。然无身疼目瞑,知邪气原不为重,故不用麻黄而举桂枝,以解散营中之邪热。则寒邪亦得解散矣。"

《伤寒溯源集·卷之四·太阳下篇·风寒两伤营卫证治第六》:"若不大便六七日,头痛有热而小便清者,则知邪不在里,其头痛发热之邪,仍在表也。若小便清而头痛,则里虽无热而有中风之阳邪盛于上也,如不解散其邪,必至衄血而后已也,故当用桂枝汤微似汗以解之。"

《伤寒直指·卷三·辨太阳病脉证治中第六》:"三阳曰夺血者无汗,既致衄,不可轻用麻黄汤,须审之。如点滴不成流者斯可。观子此言,虽得微衄而邪重未解,必再主麻黄汤。夫衄,必分点滴成流,成流者,邪气已散,不须服药,上条自衄者愈是也。点滴者,邪犹在经,当散其邪,用麻黄汤,非治衄也,邪去衄自止矣。"

《伤寒直指·卷十六·名论二·辨证》:"本经鼻衄,虽为欲解,须分点滴成流。成流者,表邪已解,不必服药自解,或与水解。点滴者,邪犹在经,还宜散邪,脉浮紧麻黄汤,浮缓桂枝汤。成流不止者,芩连汤止之。"

《伤寒论辑义·卷四·辨阳明病脉证并治》:"周氏云:使此时以葛根汤汗之,不亦可以夺汗而无血乎?此必衄者,仲景正欲人之早为治,不致衄后更问成流与否也。汪氏云:常器之曰,可黄芩芍药地黄汤;一云当作黄芩芍药甘草汤。愚以此二汤,乃衄后之药。于未衄时,还宜用葛根等汤加减主之。柯氏云:宜桃仁承气、犀角地黄辈。"

《伤寒贯珠集·卷一·太阳篇上》:"伤寒脉浮紧者,邪气在表,法当汗解。而不发汗,则邪无从达泄,内搏于血,必致衄也。衄则其邪当去,而犹以麻黄汤主之者,此亦营卫并实,如上条所云阳气重之证。上条卫已解而营未和,故虽已发汗,犹须得衄而解。此条营虽通而卫尚塞,故既已自衄,而仍与麻黄汤发汗而愈。然必欲衄而血不流,虽衄而热不解者,乃为合法,不然,靡有不竭其阴者。于是仲景复著夺血无汗之例曰:脉浮紧,发热,身无汗,自衄者愈。谓阳气重者,须汗血并出,以泄其邪。其稍轻者,设得衄血,邪必自解。身虽无汗,固不必更以麻黄汤发之也。"

《医述·卷四·伤寒析疑·问难》:"衄家不可发汗者,乃不病之人,平素惯衄,及病伤寒,则不可发汗,所谓夺血者无汗。若强发其汗,徒动其血,如下厥上竭之类也。伤寒之人,寒气深重,其热亦重。热迫血行,因而致衄。衄乃解者,不过少解其烦瞑,未能解其深重之寒也,故必再用麻黄汤以发其未尽之沉滞，一以尽彻其邪，一以免其再衄，此定法也。仲景复申二法，其一云：太阳病，脉浮紧，发热，身无汗，自衄者愈。此则不用麻黄汤也，曰身无汗，必系已用麻黄汤而未得汗，然亦足以推发其势，而致自衄也。以其人既无发烦、目瞑之证，则一衄而邪从外解矣，何苦复用麻黄汤耶？其一云：伤寒脉浮紧，不发汗，因致衄者，麻黄汤主之。此因全不发其汗，因而致衄，是一衄不能尽彻其邪，仍当用麻黄汤以发之，邪始彻也。参二条以会用法之意，了无疑惑矣。（喻嘉言）"

《伤寒附翼·卷上·太阳方总论》："夫桂枝乃行血之品，仲景用桂枝发汗，不是用桂枝止衄，是用在未衄时，非用在已衄后。且夺血者无汗，此理甚明。麻黄乃上升之品，夫既云衄乃解，又云自衄者愈，若复用升提之药，衄流不止可必矣。且衄家不可发汗，此禁甚明矣……粗工不知倒序等法，又溺于风寒二字，而曰是虽热甚，邪由在经，以麻黄治衄，是发散经中邪气耳。请问邪气寒乎？热乎？若寒邪则血凝不流，焉得有衄？若热邪则清降不遑，而敢升发耶？且云点滴不成流者，必用服药。若成流不止，将何法以善其后乎？此误天下苍生之最盛者，余因表而出之。"

2. 清凉

伤寒化热入里，表无寒邪，即不可发汗，发汗则伤阴助热。衄因热发，必用清凉，以清凉可制火也。或温病热入血分，或杂病肺热逼血，从鼻而出，亦当用清凉法。清气常用黄芩芍药汤、芩连汤之类，凉血多用犀角地黄汤等，是诸血证共法。

《古今医统大全·卷之十三·伤寒门上·衄血》："凉血：太阳病衄血，及服桂枝后衄者，为欲解也，犀角地黄汤。凡伤寒及瘟家，应发汗而失之，热蕴于经而为衄血及吐血者，俱用前方及黄芩芍药汤，不止，用茅花汤。脉浮大，发热下利，鼻衄干呕者，黄芩芍药汤。""清利：衄，烦而渴欲饮水，水入即吐者，先服五苓散，次服竹叶石膏汤。"

《医学入门·外集卷三·病机·外感》："但衄家最忌发汗，邪轻者，犀角地黄汤。"

《景岳全书·卷之八须集·伤寒典下·衄血》："然又论曰：衄家不可发汗，而何以复用桂枝、麻黄等汤？盖衄由乎阴者，以阴虚火动也，故不宜再汗以亡阴。"

《伤寒大白·卷二·衄血》："海藏云：仲景言衄家不可发汗，汗之必额上陷，此为脉微里有热者言也。夫衄家脉浮紧，可发汗。若脉已微，表症已解，再发汗，则额上陷。故《伤寒论》云：衄血脉已微者，用黄芩芍药汤、犀角地黄汤。此言里热衄血，宜凉血，不可用辛温发散也。吴氏云：衄血之症，若脉浮紧，宜发汗；脉不浮紧，不可发汗。东垣治衄血脉已微，黄芩芍药汤；脉沉数，犀角地黄汤。[余按]仲景用麻黄汤治衄，乃是太阳经寒邪未散，脉浮紧之衄；东垣用黄芩芍药汤治衄，乃是表散血热，脉不浮紧而微者。黄芩凉血，芍药敛血、凉血，敛血则衄自止。再按用犀角地黄汤治衄者，是表邪解，脉沉数，里热甚，宜清热之衄也。夫犀角地黄，凉阳明血热，又清肝肾之火。沉数之脉，热在下焦，清肝肾下焦之火，血不上升，而衄不作。故仲景麻黄汤，但治冬月太阳表邪之衄；东垣黄芩犀角汤，治四时里热之衄，兼治内伤之衄。地黄引子、门冬引子，治内伤不治外感者。升麻清胃汤，治外感兼治内伤者。此治之分别也。"

《伤寒直指·卷十六·名论二·辨证》："本经鼻衄，虽为欲解，须分点滴成流。成流者，表邪已解，不必服药自解，或与水解。点滴者，邪犹在经，还宜散邪，脉浮紧麻黄汤，浮缓桂枝汤。成流不止者，芩连汤止之。"

《伤寒指掌·卷一·少阳新法》："凡见舌苔尖红根黑，或边红中黑，或红中带黑点，面红目赤，唇燥口渴，齿缝出血，或鼻流衄血，此少阳毒盛火抑，癍不得透，腠理闭塞，以致阳邪陷入太阴。此病由于失表失清，急宜清解。用犀角、连翘、牛蒡、黄芩、薄荷、丹皮、元参、鲜生地、净银花之类，以化癍解毒。盖病由于失表，恐癍不能外达皮毛，故从解化。"

3. 攻下

衄血则气血盛于上，必其下行，衄方可止。降其气，固要法也，法见"血证总论"章。而仲景有桃仁承气汤法，攻下以导血下行，亦要法也。

《伤寒论辑义·卷二·辨太阳病脉证并治中》："《医史·撄宁生传》：马万户妻，体肥而气盛。自以无子，尝多服暖子宫药，积久火甚，迫血上行为衄。衄必数升余，面赤，脉躁疾，神悦悦如痴。医者犹以治上盛下虚丹剂镇坠之。滑寿曰：《经》云上者下之。今血气俱盛，溢而上行，法当下导，奈何实实耶？即与桃仁承气汤三四下。积瘀既去,继服既济汤,二十剂而愈。"

《医法圆通·卷一·各症辨认阴阳用药法眼·鼻流清涕》:"又尚有鼻血一证,有由火旺而逼出,定有火形可征,如口渴饮冷、大小便不利之类。法宜清火攻下,如大小承气、犀角地黄汤、导赤散之类。"

《医法圆通·卷三·辨认邪盛热炽血伤病情》:"病人发热烦躁,二便不利,口臭气粗,忽见鼻血如注,发热更甚者。此由邪火太甚,逼血妄行也。法宜清热攻下。苟血出而热退便通,又是解病佳兆。"

4. 温补

杂病衄血,多因摄养不当,阴阳有亏。其阳虚者,阳浮于上成衄血之火,而寒反聚于下,成格阳之局;或元阳先亏,阴失镇纳,越上而溢;或湿寒在下,郁火在上,不温则湿寒不去,阳无归处,浮火不平,衄血不止。

《古今医统大全·卷之十三·伤寒门上·衄血》:"温镇:伤寒少阴病,但厥无汗而强发之,必动其血,或从口鼻,或从目出,是名下厥上竭,为难治,当归四逆汤、黑锡丹。"

《景岳全书·卷之三十贯集·杂证谟·血证》:"衄血有格阳证者,以阴亏于下,而阳浮于上,但察其六脉细微,全无热证,或脉见浮虚豁大,上热下寒而血衄不止,皆其证也,治宜益火之源。"

《四圣心源·卷四·劳伤解·衄血》:"若上热非盛,而衄证时作,则全因中下湿寒,当加干姜、茯苓温燥之药。若大衄之后,气泄阳亡,厥逆寒冷,宜加参、芪、姜、附以续微阳,清润之药,切不可用。"

《医法圆通·卷一·各症辨认阴阳用药法眼·鼻流清涕》:"有元阳久虚,不能镇纳僭上阴邪,阴血外越,亦鼻血不止。其人定无火形可征,二便自利,唇舌淡白,人困无神。法宜扶阳收纳,如潜阳、封髓、甘草干姜或加安桂、吴萸之类。"

5. 滋阴

杂病阴虚,阴不制阳,火炎发衄,所谓水不制火也。虽有火当以清凉治其标,而终当补阴以图其本。

《景岳全书·卷之三十贯集·杂证谟·血证》:"衄血虽多由火,而惟于阴虚者为尤多。正以劳损伤阴,则水不制火,最能动冲任阴分之血。但察其脉之滑实有力,及素无伤损者,当作火治如前。若脉来洪大无力,或弦,或芤,或细数无神,而素多酒色内伤者,此皆阴虚之证,当专以补阴为主。若有微火者,自当兼而清之,以治其标。若虽见虚热,而无真确阳证,则但当以甘平之剂温养真阴,务令阴气完固,乃可拔本塞源,永无后患。如一阴煎、三阴煎、左归饮、六味地黄汤之类,皆必用之剂。如兼气虚者,则五福饮、五阴煎之属,皆当随意用之。"

6. 润燥

因燥发衄,感于时气也。燥则肺热,鼻窍失润,其络乃伤,而见衄血。润燥之药,既补其津液,亦清其肺热。

《六因条辨·卷中·秋燥条辨第二》:"秋燥汗出,不恶寒,而但发热,咳痰不爽,鼻衄口干,舌白转黄,此邪热伤肺。宜用沙参、花粉、地骨皮、知母、甜杏、玉竹、元参、甘草、连翘、枇杷叶、西瓜翠衣等味,清肺泄热也。"

7. 外治法

鼻衄用外治法,既简便又快速,疗效确切。计各家所述,外治法有:① 井花水湿纸贴顶或鼻头;② 线扎中指;③ 炒黑蒲黄吹鼻;④ 龙骨末吹鼻;⑤ 百草霜擂水涂鼻孔;⑥ 炒黑山栀末吹鼻;⑦ 蒜泥帖足心;⑧ 温陈酒浸足;⑨ 针灸法。

《黄帝内经素问·缪刺论》:"邪客于足阳明之经,令人鼽衄,上齿寒,刺足中指、次指爪甲上与肉交者各一痏,左刺右,右刺左。"

《扁鹊心书·卷中·伤寒衄血》:"凡鼻衄不过一二盏者,气欲和也,不汗而愈。若衄至升斗者,乃真气脱也,针关元入三寸,留二十呼,血立止;再灸关元二百壮,服金液丹。不然,恐成虚劳中满。"

《严氏济生方·鼻门·鼻论治》:"扎指法:治鼻衄不止。上用线紧扎中指中节。如左鼻出血扎左手中指中节,右鼻出血扎右手中指中节,两鼻出血则左右俱扎之。"

《仁斋直指方论·卷之二十六·附诸血·衄血》:"外迎法:以井花水湿纸,顶上贴之;左鼻衄以线扎左手中指,右出扎右手中指,俱出两手俱扎;或炒黑蒲黄吹鼻中,或龙骨末亦可。"

《苍生司命·卷七贞集·血证》:"衄血者,血出于鼻窍……用百草霜擂水涂鼻孔,及龙骨散吹入鼻中。"

《古今医统大全·卷之十三·伤寒门上·衄血》："汗后热退，鼻血不止，用新汲井水，以草纸数层湿透，贴于顶上及项脊上，温则易之，必止。"

《古今医统大全·卷之十四·伤寒补遗·陶氏伤寒十四法》："伤寒鼻衄成流，久不止者，将山栀炒黑色为细末、吹入鼻内，外将水湿草纸搭于鼻冲，其血自止。若滴点不成流者，其邪在经未解，照后秘方用药，不在此法。"

《寿世保元·卷四·衄血》："衄血者，鼻中出血也……如左孔流，用线将右手中指根紧扎；右孔流，扎左手中指，血自止。如两孔俱流，两手俱扎。"

《景岳全书·卷之三十贯集·杂证谟·血证》："止衄法：凡衄血甚多不能止者，用蒜一头，捣如泥，作饼如钱大，厚一分许，贴脚心。左衄贴右，右衄贴左，两孔俱出者，左右俱贴，即止。"

《医学刍言·第十三章·血证》："鼻血用生茅花一两，煎汤服。如血不止，用好陈酒五六斤，炖温浸两足甚验。"

三、衄血诸证治法

衄血诸证，当分表里；外感、内伤、六经、寒温等分而治之。

1. 外感表里分证治

伤寒、温病、时气、杂病，均有外感。外感之初，邪气在表，或寒或热，皆能致衄，治有发汗及凉解法。从表入里，邪多化热，转属阳明，即当清热凉血。

《古今医统大全·卷之二·内经要旨下·论治篇第四》："风寒外郁而为喘嗽，或为鼻衄等证，宜麻黄、桂枝之类以疏其外，则内患自除，是亦治其本也。"

《症因脉治·卷二·衄血论》："外感衄血之治：恶寒脉浮紧无汗，冬月仲景用麻黄汤；有汗脉浮缓，桂枝汤，三时节庵羌活冲和汤；阳明郁热无汗，干葛解肌汤；有汗犀角地黄汤加升麻、干葛；火劫致衄，黄芩芍药汤。"

《医学心悟·卷二·伤寒兼症·衄》："然衄症亦有表里之殊。寒邪在经，头痛发热而衄者，表也，宜微汗之，加味香苏散主之。若邪气入里，燥渴烦心而成衄者，宜急清之，犀角地黄汤主之。"

2. 内伤脏腑分证治

与外感伤表相对，内伤则先伤脏腑气血，病皆在里。其证有一纵一横两条线路相互交叉，一是气血阴阳，一是脏腑。证性则有寒热虚实，与脏腑、气血阴阳三位联合，而成其证。然论衄血之证，则在肺肾二脏及胃腑最多。在肺为热，肺热则血溢，上出于鼻。肺热则可因外邪化热入里，或肺肾阴虚阳盛而化热，或胃热上炎于肺。胃热则从阳明之经而上，鼻络被灼而成衄。更有强发少阴之汗，动肾中真气，血不能安。其治总宜清热凉血。内伤之病，亦有伤真元之气，而血失统摄致衄者，故亦当有补元气温镇血脉之法。

《丹溪治法心要·卷五·衄血》："（衄血）大概是血被热气所逼，而随气上行，以散气退热为主，凉血行血为主。入方：以犀角地黄汤入郁金同用，犀角、赤芍药、牡丹皮、生地黄，如无犀角，升麻代之……衄血不止，以养胃汤煎服一帖见效。鼻衄呕血，及伤寒强发少阴汗者，犀角地黄汤加黄芩。内伤病似伤寒证，汗下后衄血大出不止，真武汤。"

《苍生司命·卷七贞集·血证》："衄血者，血出于鼻窍……来自肺经，或阳明胃腑。治以凉血行血为主，急用百草霜擂水涂鼻孔及龙骨散吹入鼻中。衄止后，仍服四生丸、犀角地黄汤、凉血散、酒芩、茜根、茅根、甘草、郁金、炒栀子、扁柏、阿胶；胃火甚，用白虎汤；饮酒人衄血，黄连石膏汤加葛根、升麻神效。"

《云林神彀·卷二·吐血》："衄血出于鼻，火热来克肺，清火与滋阴，服之血自止。"

《证治准绳·类方第三册·鼻衄》："六脉细弦而涩，按之空虚，其色必白而夭不泽者，脱血也。此大寒证，以辛温补血养血，以甘温滑润之剂佐之即愈，此脱血伤精气之证也。六脉俱大，按之空虚，心动面赤，善惊上热，乃手少阴心脉也。此因气盛多而亡血，以甘寒镇坠之剂泻火与气，以坠浮气，以辛温微苦峻补其血，再用三黄补血汤。"

《寿世保元·卷四·衄血》："衄血者，鼻中出血也。阳热怫郁，致动经脉，胃火上烈，则血妄行，故衄也。治以凉血行血为主。"

《证治汇补·卷之五·胸膈门·吐血》："大抵劳伤元气，阴虚火动，逆于肺而衄者，宜凉血散气；逆于胃而衄者，宜清胃生脉。如六脉弦细而涩，面色枯白不泽者，此脱血大虚而挟寒，宜甘温补血。如六脉洪大而虚，面赤心动善惊者，此心火上炎而血溢，宜甘寒凉血。有下虚上盛而衄者，当辛温以补命门。有上焦积热而衄者，当寒凉以泻心肺。"

《症因脉治·卷二·衄血论》："内伤衄血之治：肾阴不足，左尺脉浮者，犀角地黄汤、凉八味丸；肝火攻冲，清肝饮；心火刑金，天王补心丹，热甚者，泻心汤；肺火上炎，泻白一物汤；膏粱积热，清胃汤，加酒大黄。"

《医宗己任编·卷七·西塘感症中》："有一种小腹胀满，小便自利，其人如狂，为蓄血，一名热入血室。男女俱有此血室，在男子则下血谵语，在女子则经水适来适断。其血必结，其病必日轻夜重，小柴胡汤加归尾调之。男子谵语，其血自下者结（结当作吉，颇有下后即死者，但血来必骤而多）。结而如狂发黄者，桃仁承气汤。邪犯心胃者，犀角地黄汤。"

《四圣心源·卷四·劳伤解·衄血》："衄血之证，火泄金刑，气伤血沸，宜清金敛肺，以回逆流。"

《类证治裁·卷之二·衄血论治》："血从清道出于鼻为衄，症多火迫气逆。亦有因阳虚致衄者。火亢则治宜清降，生地黄饮子、茜根散。阳虚则治宜温摄，理中汤、黑神散。既于脉之洪滑弦细别之，暴衄则治凉泻，犀角地黄汤、七汁饮。久衄则治须滋养。止衄散、生脉散。更以血色之鲜浓暗淡辨之，且火迫致衄，有六淫之火，有五志之火。如风寒壅盛于经，迫血妄行，表症仍在，脉浮紧用麻黄汤，缓用桂枝汤。成氏谓此非治衄，仍以散邪。仲景固言衄不可汗也。若感温热风暑而衄者，宜辛润清凉，如杏仁、丹皮、山栀、茅花、丹参、鲜地黄、连翘、石斛、犀角、麦冬、阿胶、蔗汁、藕汁。因火邪亢极而衄者，宜苦寒咸寒，如黄连、黄芩、山栀、枳壳、栝蒌、元参、犀角、童便。此治衄外因也。其思伤心脾，惊悸不眠，归脾汤。劳伤元气，咳嗽发热，补中益气汤去白术，加麦冬、五味，或当归补血汤加薄荷、杏仁。怒伤肝阴，火冒头晕，生地、丹皮、白芍、山栀、阿胶、甘菊、鲜桑叶。欲伤肾精，阴虚失纳，上喘下遗，都气丸加杞子、菟丝饼。若火不归源，喘促烦躁，脉微肢厥，八味地黄丸，镇阴煎。阴虚阳浮，六味饮加秋石、龟甲、白芍、五味。卫虚营损，气短色枯，养营汤。气衰血脱，神疲昏愦，独参汤。胃火血升，犀角地黄汤加茅花。此治衄内因也。其酒升血沸，面赤汗多，四生丸。努力负重，伤中损络，保元汤加阿胶。此治衄不内外因也。若衄多，服凉剂不止，系内虚寒而外假热，千金当归汤。衄久不止，热在下焦血分，六味饮加五味、童便。衄久成劳，照虚损治，病后小劳屡衄，石膏牡蛎汤。衄后屡发，或洗面即衄，并以茅花煎汤，调止衄散服。衄血未净，停瘀入胃，致面黄屎黑，加味犀角地黄汤。大衄而头痛口渴，玉女煎。大衄不止，面目浮肿，苏子降气汤。使血随气下，得力全在肉桂。凡久衄须加气药，如木香、黑香附之属。所以引血归经耳。"

《医学说约·杂症分目·血门》："衄血，热溢肺胃也，宜凉血为主。若不止，必气郁也，须调气，气行则血自归经。"

3. 六经寒温分证治

六经为伤寒辨证之纲领，而温病亦有时用之。温病与伤寒，病因虽不同，而病证有相通。但伤寒发衄，太阳、阳明、少阴均有，而温病发衄则多在阳明。伤寒诸经发衄，虽火热为多，而亦有寒郁、阳虚之证，故治有清、温不同。温病热盛于阳明而衄血，总宜清热凉血。然内伤亦有按六经辨证治疗者。然少阴衄血，与诸经衄血不同，是乃强发少阴汗而致之坏证，故当与一般衄血证相区别。仲景原著于此证未有治法，后世医家用姜附汤、当归四逆汤、黑锡丹温之。

《伤寒九十论·脐中出血证》："一妇人得伤寒数日，咽干烦渴，脉弦细。医者汗之，其始衄血，继而脐中出血，医者惊骇而遁。予曰：少阴强汗之所致也。盖少阴不当发汗。仲景云少阴强发汗，必动其血，未知从何道而出，或从口鼻，或从耳目，是为下厥上竭，此为难治。仲景云无治法，无药方，予投以姜附汤，数服血止，后得微汗愈。论曰：本少阴证而误汗之，故血妄行，自脐中出。若服以止血药，可见其标，而不见其本。予以治少阴之本，而用姜附汤，故血止而病除。"

《秘传证治要诀及类方·卷之二·诸伤门·伤风寒》："古论鼻衄属太阳经，风寒皆有之。既衄而表证仍在，于寒当用麻黄汤，于风当再用桂枝汤。且谓发烦目瞑，极者必衄。既发烦目瞑，岂纯是太阳经？兼阳明之脉循鼻，是太阳侵入阳明，汗下俱难。若衄已而热不退者，惟升麻葛根汤、败毒散、阳旦汤为稳。衄而烦渴，饮则吐水，先服五苓散,次服竹叶石膏汤。大衄不止,宜茅花汤,或黄芩芍药汤加茅花一撮。"

《伤寒六书·伤寒家秘的本卷之二·鼻衄》:"太阳证衄血,及服桂枝汤后致衄者,为欲解,犀角地黄汤。无汗而衄,脉浮紧,再与麻黄汤。有汗而衄,脉浮缓,再与桂枝汤。节菴曰:此二者,盖为脉浮而设也。若衄而成流者,不须服药,少刻自解。若点滴不成流者,必用服药无疑。《经》曰:夺血者无汗,夺汗者无血。俗人以血为红汗,厥有旨哉!衄家不可大汗,汗之必额上陷,脉紧,目直视不能眴,不眠,芍药地黄汤。阳明漱水不欲咽,犀角地黄汤。衄而烦渴欲水,水入即吐,先服五苓散,次服竹叶石膏汤。"

《伤寒六书·伤寒家秘的本卷之二·鼻衄》:"若少阴但厥无汗,强发之,必动其血,或从口、鼻、耳、目中出,名下厥上竭,为难治,当归四逆汤是也。"

《医学入门·外集卷三·病机·外感》:"经络中热盛逼血,从鼻出者,为衄,多属太阳,名曰阳血。点滴不成流者,表犹未解,当用辛凉之药解表,九味羌活汤加赤芍,或升麻葛根汤加黄芩,或麻黄升麻汤、双解散;渴者,五苓散;烦者,竹叶石膏汤,以散经中之邪。仲景云:伤寒脉浮紧,不发汗因致衄者,麻黄汤主之是也。如无表证,衄血成流,及因汗而得衄,或下又见血者,不治自愈。不止者,犀角地黄汤、陶氏生地芩连汤、黄芩汤、茅花汤,外用冷水浸纸贴太阳穴,纸热又换,或用百草霜、胎发烧灰吹入鼻中。九窍出血亦效。凡衄不宜即止,恐余血入胃,著于上焦为血结胸证。""直中少阴证,热行于里,先热后厥无汗,亦阴证似阳也。医不能识,强发其汗,必动其经,外则筋惕肉瞤,内则伏热逼血从耳目中出,或从口鼻而出,名曰阴血,是为下厥上竭,不治。但厥为下厥,血出于上为上竭。轻者黄芩汤加生地之类,或当归四逆汤、黑锡丹救之。动经与鼻衄,微有不同如此。"

《景岳全书·卷之三十贯集·杂证谟·血证》:"衄血之由,内热者多在阳明经,治当以清降为主。微热者,宜生地、芍药、天冬、麦冬、玄参、丹参,或《局方》犀角地黄汤、生地黄饮子、麦门冬散之类主之。热甚者,宜芩、连、栀、柏,或茜根散、抽薪饮、加减一阴煎;若兼头痛、口渴者,宜玉女煎、白虎汤之类主之;或阳明热极,下不通而火壅于上者,宜《拔萃》犀角地黄汤之类,通其下而上自愈。"

"衄血有格阳证者,以阴亏于下,而阳浮于上,但察其六脉细微,全无热证,或脉见浮虚豁大,上热下寒而血衄不止,皆其证也。治宜益火之源,古有八味地黄汤,乃其对证之剂,余复有镇阴煎之制,其效尤捷。盖此证不惟内伤者有之,即伤寒者亦有之,然必其素多斫丧,损及真阴者,乃见此证。余尝治一多欲少年,以伤寒七日之后,忽尔鼻衄,以为将解之兆,及自辰至申,所衄者一斗余,鼻息脉息俱已将脱,身凉如冰,目视俱直,而犹涓涓不绝,呼吸垂危。其父母号呼求救,余急投镇阴煎一剂,衄乃止,身乃温。次加调理而愈。自后凡治此证,无不响应,亦神矣哉。"

《医宗必读·卷之五·伤寒·衄血》:"太阳病衄血,及服桂枝后衄者,为欲解,犀角地黄汤。脉浮大,发热下利,鼻衄干呕,黄芩芍药汤。衄、烦渴饮欲水,水入即吐,先服五苓散,次服竹叶石膏汤。自利而衄,麻黄升麻汤。""少阴病,但厥无汗,而强发之,必衄,名下厥上竭,为难治,当归四逆汤、黑锡丹。"

《医学真传·衄血》:"又有阳明经脉虚寒,其人秉质素弱,内则耗其精血,外则劳其形体,衄大出不止,用凉血滋阴药,其衄反甚者,乃阳明阳气失职,必用人参、附子,补气以摄血,助阳以救阴,其血方止,此衄之至重者也。"

《伤寒大白·卷二·衄血》:"戴氏云:仲景论衄血宜发汗,麻黄汤主之,此治冬月伤寒太阳表症里无积热之衄,非言三时时令也。三时衄血,即有太阳表症,宜散表,只用羌活冲和汤,不可用麻黄桂枝汤。若太阳之邪,已经侵入阳明,即要与阳明药互用。若阳明本经热甚以致衄者,不用太阳之药,当用升麻干葛汤,以解阳明气分之邪,随用茅花汤合黄芩芍药汤、犀角地黄汤、升麻清胃汤、以解阳明血分之热。"

《伤寒心法要诀·卷二·衄血》:"阳明衄血,热在里也;太阳衄血,热瘀经也……无汗表热,宜升麻葛根合犀角地黄汤清解之;欲作衄未衄者,表实宜麻黄汤汗之,里热宜犀角地黄汤加芩、连清之。若表实里热者,则又当合二方两解之。"

《四圣心源·卷四·劳伤解·衄血》:"若上热非盛,而衄证时作,则全因中下湿寒,当加干姜、茯苓温燥之药。若大衄之后,气泄阳亡,厥逆寒冷,宜加参、芪、姜、附，以续微阳，清润之药，切不可用。"

《伤寒指掌·卷三·伤寒变症·衄血》："伤寒衄血，其因有三：太阳失表，热瘀于经而衄者，有头疼、目瞑之征，宜清解之，羚羊角、黑栀子、连翘、赤芍、丹皮、元参、薄荷、黑荆芥、鲜生地、牛膝、泽泻、茅根之属，降之清之，不可再汗也。阳明失下，热瘀于里而衄者，有漱水不欲咽之征，宜下解之，生地、赤芍、丹皮、牛膝、楂肉、桃仁、大黄之属，下之清之，此釜底抽薪，大黄不妨重用也。更有温热之症，药宜凉解。误用辛温而动经血，亦能致衄，宜清血分，犀角、连翘、赤芍、丹皮、元参、生地、牛膝、茜根、茅根之属，清之解之。如衄后身凉脉静，邪从红汗而解也。若衄后病势反剧者，更伤其阴也，大为危候。其衄势必重，须大剂六味饮，加麦冬、五味主之，衄止则生。有衄势太甚，阳随阴走，四肢厥冷者，六味加牛膝、肉桂以镇之。"

《温热经纬·卷四·余师愚疫病篇·疫证条辨》："疫证，鼻衄如泉，乃阳明郁热上冲于脑，脑通于鼻，故衄如涌泉。宜本方增石膏、元、地、芩、连，加羚羊角、生桑皮、棕榈灰。"

《医法圆通·卷一·各症辨认阴阳用药法眼·鼻流清涕》："有元阳久虚，不能镇纳僭上阴邪，阴血外越，亦鼻血不止。其人定无火形可征，二便自利，唇舌淡白，人困无神。法宜扶阳收纳，如潜阳、封髓、甘草干姜或加安桂、吴萸之类。"

《伤寒捷诀·衄血》："凡伤寒衄血，有因太阳衄血，及服桂枝汤后而衄者，此皆阳气盛长病欲解也，宜犀角地黄汤及黄芩芍药汤、茜根汤、茅花汤加减主之。有因少阴发汗而动衄者，此症难治，亦可用当归四逆汤主之。"

四、诸衄证治合论

此治衄诸法综合之论。

《医学入门·外集卷四·杂病提纲·内伤》："内伤七情，暴喜动心，不能主血；暴怒伤肝，不能藏血；积忧伤肺，过思伤脾，失志伤肾，皆能动血。治宜开痰行气，二陈汤加酒红花、升麻、归身、黄连。虚者，加参、术及附子一片；热者，加山栀、牡丹皮、茜草、生地、木香；气急者，加栝蒌仁、桔梗；劳心无汗者，茯苓补心汤，有汗者，归脾汤；素郁者，清肝解郁汤；气壅者，苏子降气汤。如失血后被七情，四物汤加木香、槟榔；阴虚者，去木、槟，加玄参、黄柏、枳壳。内伤饮食生冷、滞胃清道、气浊血乱者，理中汤加干葛、川芎，治衄能分阴阳，定血脉。冷晕倒者，加桂、附。伤酒吐血者，四君子汤加干葛、川芎、山栀。内伤劳役，气虚火盛者，单人参汤，或四君子汤加蒲黄、人乳、藕节。伤力吐血者，猪肝蘸白芨末食，或花蕊石散。内伤气散，汗出污衣，甚如血鲊染者，黄芪建中汤、妙香散，或男胎发烧灰饮之……内伤思虑色欲，血衰火燥者，滋阴降火汤、加味逍遥散、节斋四物汤、肾气丸。"

《张氏医通·卷五·诸血门·衄血》："伤寒衄血，责热在表，有麻黄、越婢等法；杂病衄血，责热在里，经络热甚，阳气壅重，迫血妄行而出于鼻，从无发散之理。若因七情喜怒，劳役过伤而致者，无论是何经络，并宜茅花煎汤，调止衄散，或四物加犀角、丹皮、沉香。六脉弦细而涩，按之空虚，色白不泽者，脱血也，此大寒证，理中汤加黄芪。六脉俱大，按之空虚，心动面赤，善惊上热，乃手少阴心火旺，而上熏于肺脉也，三黄补血汤。实热衄血，脉实，大便秘者，犀角地黄汤加木香、大黄。衄血过多，屡服犀角地黄汤不止，此内虚寒而外假热也，千金当归汤，兼标本而治之。若至夜发，此因多汗，卫气大虚，不能固其营血也，当归补血汤；不效加木香；更不效，必是血虚火旺，大剂保元汤。若误用凉血药，致瘀热内结，胸中作痛者，一味木香酒磨，顿服钱许，立效。内伤劳役之人，喘嗽面赤，发热头痛而衄，此肺经气虚，失护卫之职，致心包火炎，经脉热甚，故行清道，当归补血汤加薄荷、荆芥；不应，补中益气倍黄芪；慎不可用辛热之药。兼有风寒，小建中加葱、豉。清道闭塞，流入胃脘，吐出清血，或衄血不尽，瘀积停留，致面目痿黄，大便黑色者，犀角地黄汤。撅扑而衄不止，小乌沉汤调黑神散。伏暑而衄，五苓散加茅花。久衄不止，热在下焦血分，六味丸加五味子作汤；不效，加童便。有先因衄血，衄止而变生诸证，或寒热间作，或喘急无寐，病状不一，渐成劳瘵，当于虚损诸证详之。曾病衄，后血因旧路，或一月三四衄，又有洗面即衄，日以为常，并宜止衄散，茅花煎汤调下。大衄不止，面浮肿者，苏子降气汤，使血随气下，得力全在肉桂一味。久衄不已，须加气药，如木香、香附之类，盖血无气引，则血不归经也。有头风才发，则衄不止，用童便浸川芎一两，童便制香附二两,炙甘草半两,共为末,每服三钱,清茶调下;间用搐鼻法。"

《临证指南医案·卷八·衄》:"但衄之为患,总由乎火……若风寒壅盛于经,阳气郁而迫营者,宜参麻黄桂枝症之大意;若温风暑热怫郁,而动血外溢者,用辛凉清润等剂。认定经络之高下,若火邪极甚,而载血上泛者,有苦寒、咸寒之法。审其原委之浅深,此外因主治法也。至于烦冗曲运,耗及木火之营,肝脏厥阳化火风上灼者,甘咸柔婉,理所必需;多劳过欲,病及天一之真,阳浮引阴血以冒上窍者,滋潜厚味,法从峻补。血脱则挽回元气,格阳则导火归源。因酒,用和阳消毒之剂;因努力,用培中益下之方,此内因主治法也。学者惟审内外两因,庶乎施治无误矣。(邵新甫)"

【论用方】

治衄血诸方可分为温阳摄血类、益气摄血类、清热凉血类、滋阴补血类、收敛止血类等。

一、温阳摄血方

1. 当归汤(《备急千金要方·卷十二·胆腑方·吐血第六》)

治衄血、吐血方。

当归 干姜 芍药 阿胶(各二两) 黄芩(三两)

上五味,㕮咀。以水六升煮取二升,分三服。

2. 治衄血方(《备急千金要方·卷六上·七窍病上·鼻病第二》)

伏龙肝(二枚,如鸡子大) 生地黄(六两) 川芎(一两) 桂心(三两) 细辛(六铢) 白芷 干姜 芍药 吴茱萸 甘草(各三两)

上十味,㕮咀。以水三升,酒七升,煮取三升,分三服。

3. 衄血方(《外台秘要·卷第三十八·石发吐血衄血方七首》)

疗心腑中热甚,鼻中衄血不止方。

胡粉(熬) 光墨(末) 釜下墨(末) 干姜 发灰 伏龙肝(末,等分)

上六种但得一物,以两棋子许,以竹筒吹,令入两鼻孔中,即止。

4. 伏龙肝散(《鸡峰普济方·卷第六·血、小便》)

治衄血。

伏龙肝(二个,如鸡子大) 生地黄(六两) 芍药 干姜 吴茱萸 甘草 白芷 桂(各三两) 芎䓖(一两) 细辛(六铢)

上为细末。每服二钱,水三分,酒七分,煎至七分,去滓温服,不以时。

5. 除湿汤(《三因极一病证方论·卷之九·外因衄血证治》)

治冒雨着湿,郁于经络,血溢作衄;或脾不和,湿着经络,血流入胃,胃满吐血。

茯苓 干姜(各四两) 甘草(炙) 白术(各二钱)

上为锉散。每服四钱,水一大盏,煎六分,去滓服。加川芎二钱。最止浴室中发衄。

6. 一金散(《类编朱氏集验医方·卷之七·黄疸门·失血(附:折伤瘀血)·失血评》)

治鼻衄,出血过多,昏冒欲死,诸药不效。

大蒜研,左鼻贴在左脚心,右贴右,两鼻贴两脚心。

7. 治鼻衄七蒸丸(《类编朱氏集验医方·卷之七·黄疸门·失血》)

治鼻衄。

鹿茸(七两,分七处蒸) 酸枣仁(半两,去壳) 石莲肉(半两,去心) 白茯苓(一两) 菟丝子(一两,净洗) 肉苁蓉(一两) 益智仁(一两,去壳) 北茴香(半两,青盐拌匀)

上将鹿茸切片,分作七份,以碗七只,各蒸一份。以好酒一升,每处用药一份,同浸一宿,连碗排饭上蒸,饭熟取出为度,和匀焙干为末,以山药十两煮糊为丸,如梧桐子大,朱砂为衣。每服五十丸至一百丸,枣汤下。

8. 黑神散(《证治准绳·类方第三册·鼻衄》引《和剂》)

治鼻衄。

黑豆(炒,半升,去皮) 干熟地黄(酒浸) 当归(去芦,酒制) 肉桂(去粗皮) 干姜(炮) 甘草(炙) 芍药 蒲黄(各四两)

上为细末。每服二钱,酒半盏,童子小便半盏,不拘时,煎调服。

9. 一字散(《证治准绳·类方第三册·鼻衄》引《济生》)

治鼻衄。

雄黄　细辛(各半两)　川乌尖(生,五个)

上为细末。每服一字,姜汁、茶芽煎汤,不拘时调服。

二、益气摄血类方

1. 人参丸(《鸡峰普济方·卷第六·治吐血等方》)

治鼻血。

人参　生蒲黄(各半两)　甘草(生一分)　麦门冬(二分)

上为细末,炼蜜和丸如酸枣大。每服一丸,温水化下,含化亦佳。忌热面、炙爆等物。

2. 加味理中丸(《三因极一病证方论·卷之九·不内外因证治》)

治饮酒过多,及啖炙爆热食,动血,发为鼻衄。

人参　白术　甘草(炙)　干姜(炮)　干葛　川芎(各等分)

上为锉散。每服四钱,水一盏煎七分,去滓温服。

3. 止衄散(《三因极一病证方论·卷之九·外因衄血证治》)

治气郁发衄无比神方。

黄芪(六钱)　赤茯苓　白芍药(各三钱)　当归　生干地黄　阿胶(炙,各三钱)

上为细末。煎黄芪汤调下二钱匕,未知再作。《张氏医通》:半饥时,麦门冬汤调服三钱,日三服。

4. 黄芪芍药汤(《兰室秘藏·卷中·衄血吐血门》)

治鼻衄血多,面黄,眼涩,多眵,手麻木。

葛根　羌活(各五钱)　升麻(一两)　炙甘草(二两)　白芍药　黄芪(各三两)

上㕮咀。每服五钱,水二盏煎至一盏,食后。

5. 人参饮子(《兰室秘藏·卷中·衄血吐血门》)

治脾胃虚弱,气促气弱,精神短少,衄血、吐血。

麦门冬(二分)　人参(去芦)　当归身(各三分)　黄芪　白芍药　甘草(各一钱)　五味子(五个)

上为粗末,都作一服,用水二盏煎至一盏,去渣,稍热服。

6. 麦门冬饮子(《卫生宝鉴·卷十·鼻中诸病并方》)

治脾胃虚弱,气促气弱,精神短少,衄血、吐血。

人参(去芦)　麦门冬　当归身(各五分)　五味子(五个)　黄芪　甘草　芍药(各一钱)　紫菀(一钱半)

上㕮咀,分作二服。水二盏煎至一盏,去渣温服,食前。

7. 黄芪建中汤(《古今名医方论·卷一》)

治虚劳里急,悸,衄,腹中痛,梦失精,四肢酸疼,手足烦热,咽干口燥,诸不足。

黄芪　胶饴　白芍　甘草　桂枝　生姜　大枣

上七味,水煎服。

8. 补肺益脾饮(《医门补要·卷中·应用诸方》)

治虚火鼻衄。

党参　玉竹　山药　白术　百合　黄芪　淮牛膝　当归

引大枣。

三、清热凉血方

1. 治鼻衄积年方(《小品方·卷第四·治吐下血鼻衄尿血诸方》)

治鼻衄积年,夜卧起,而肩头有凝血数升,众治不瘥方。

春叶

绞取汁,日饮三升,不过四五饮愈,神良。

2. 伏龙肝汤(《千金翼方·卷第十八·杂病上·吐血第四》)

主鼻衄、五脏热结,或吐血、衄血方。

伏龙肝(鸡子大,一枚)　生地黄(一斤,切)　生竹茹(一升)　芍药　当归　黄芩　芎䓖　桂心　甘草(炙,各二两)

上九味,㕮咀。以水一斗三升煮竹茹,减三升,纳药,煮取三升,分三服。《千金》无桂心。

3. 鼻衄方

1)《备急千金要方·卷十七·肺脏方·肺虚实第二》

治肺热、喘息、鼻衄血方。

羚羊角　元参　射干　鸡苏　芍药　升麻

柏皮(各三两) 生地(切,一升) 栀子仁(四两) 淡竹茹(鸡子大一枚)

上十味㕮咀,以水九升,煮取三升,分三服。须利者,下芒硝三两,更煮三沸。

2)《医学纲目·卷之十七心小肠部·诸见血门》

治鼻衄,脉数有热。

人参(三分) 黄柏(炒二分) 黄连(五分) 地黄(一钱) 归尾(五分) 甘草(二分) 黄芩(五分) 芍药(一钱)

水煎服。

3)《济世全书·震集卷四·补益·失血》

治鼻衄,因肺火太甚,血自鼻中出。

升麻 白芍 牡丹皮(各五钱) 怀生地黄(二两半) 片黄芩(五钱) 侧柏叶(五钱) 荆芥(五钱)

上锉,作五剂,每服一剂,水煎食后服。

4. 麦门冬汤(《备急千金要方·卷五上·少小婴孺方上·伤寒第五》)

治小儿未满百日伤寒,鼻衄身热呕逆方。

麦门冬(十八铢) 石膏 寒水石 甘草(各半两) 桂心(八铢)

上五味,㕮咀,以水二升半,煮取一升,每服一合,日三。《外台秘要》疗伤寒身热、衄血、呕逆主之方。

5. 衄血方

1)《备急千金要方·卷六上·七窍病上·鼻病第二》

治鼻出血不止方。

干地黄 栀子 甘草(等分)

上三味治下筛,酒服方寸匕,日三。如鼻疼者,加豉一合;鼻有风热者,以葱涕和服如梧子五丸。

2)《外台秘要·卷第三十八·石发吐血衄血方七首》

疗头痛壮热,鼻衄血,心上硬,遍身疼痛,四肢烦闷,两膊举不得方。

小蓟(四两) 青竹茹 生麦门冬(去心,碎) 鸡苏(各三两) 生姜(二两,切) 生地黄汁(半斤)

上六味切,以水九升煮取三升,去滓分服之,以止为度,忌如常法。

3)《伤寒直指·卷十四·交通方·衄血》

治阳明病衄血,此缘失于发汗。

荆芥(一钱) 丹皮(钱半) 蒲黄(炒黑) 侧柏叶(炒,各二钱) 地黄 葛根(各三钱) 麦冬(五钱) 茅根(二两)

浓煎,兼饮童便佐之。

6. 深师黄土汤(《外台秘要·卷第三·天行衄血方四首》引《深师方》)

疗鼻衄,去五脏热,气结所为,或吐血者方。

当归 甘草(炙) 芍药 黄芩 芎䓖(各三两) 桂心(一两) 生地黄(一斤) 釜月下焦黄土(如鸡子一枚,碎,绵裹) 青竹皮(五两)

上九味,切,以水一斗三升,煮竹皮,减三升,去滓,纳诸药,煮取三升,分四服。忌海藻、菘菜、生葱。

7. 鼻衄不止方(《鸡峰普济方·卷第六·治吐血等方》)

治鼻衄不止欲绝者。

大刺蓟(一两) 相思子(半两)

上为细末。每服十分,水一盏煎至七分,去滓,不以时温服。

8. 刺蓟散(《鸡峰普济方·卷第六·治吐血等方》)

治鼻衄昼夜不止。

刺蓟 生地黄 黄连 柏子仁 大黄 柏叶 苦参(各一两)

上为粗末。每服五钱,水二盏,入青竹茹半鸡子大同煎,至一盏,去滓温服。《奇效良方》柏子仁作栀子仁。

9. 小伏龙肝散(《鸡峰普济方·卷第六·治吐血等方》)

治五脏经热鼻衄,心胸烦闷。

伏龙肝 赤芍药 当归 黄芪 犀角屑 刺蓟(各一两) 生地黄(三两)

上为粗末。每服五钱,水二盏,竹茹一鸡子大,煎至一盏,去滓温服。

10. 茜梅丸(《普济本事方·卷第五·衄血劳瘵吐血咯血》)

治衄血无时。

茜草根 艾叶(各一两) 乌梅肉(焙干,半两)

上细末,炼蜜丸如梧子大。乌梅汤下三十丸。

11. 三黄散(《普济本事方·卷第五·衄血劳瘵吐血咯血》)

治衄血无时。

大黄(一两,湿纸裹甑上蒸) 黄连(半两,去须) 黄芩(去皮,半两)

上细末。每服二钱,新水调下,蜜水亦得。

12. 茅花汤

1)《洪氏集验方·卷第四·治舌衄》

治鼻衄不可止欲绝者。

上茅花

无即以根代,每服一大把,锉,水两碗,煎浓汁一碗,分二服。

2)《杂病源流犀烛·卷二·疹子源流》

止衄。

茅花 归尾 生地 山栀 元参 黄芩

调百草霜服。

13. 川芎三黄散(《仁斋直指方论·卷之二十一·鼻·鼻病证治》)

治实热衄血。

大黄(湿纸裹蒸) 川芎 黄连(净) 黄芩(等分)

上为末。每服二钱,井水调服,食后。

14. 独胜散(《类编朱氏集验医方·卷之七·黄疸门·失血》)

治鼻衄。

镜面草(又名螺层草,水洗擂烂)

入酒,滤去滓,取汁服。

15. 清肺饮子(《卫生宝鉴·卷十·鼻中诸病并方》)

治衄血、吐血久不愈。

五味子(十个) 黄芪(一钱) 当归身 麦门冬(去心) 生地黄 人参(各半钱)

上为粗末,都作一服,水二盏煎至一盏,去渣温服,不拘时候。服此药,以三棱针刺气冲穴出血,立愈。

16. 茜根散(《世医得效方·卷第七·大方脉杂医科·失血》)

治鼻衄终日不止,心神烦闷。

茜根 黄芩 阿胶(蚌粉炒) 侧柏叶 生地黄(各一两) 甘草(半两)

上锉散。每服四钱,水一盏半,生姜三片煎,不拘时温服。

17. 三黄丸(《丹溪手镜·卷之中·吐衄》)

治衄不止,大便急燥者下之。

栀子 黄芩 黄连 地黄 大黄 朴硝

上蜜丸。

18. 导水丸(《玉机微义·卷十二·湿证治法·宣剂》)

治湿热内郁,胸膈痞闷,衄血,口舌生疮,咽喉不利,牙疳齿蚀口臭,或遍身生湿疮干疥,睡语咬牙,惊惕怔忡,大小便滞涩,风热酒毒蕴热等证。

大黄 黄芩(各二两) 牵牛(头末) 滑石(各四两)

上为末,水丸如梧子大。每四五十丸,煎水下,随证临时加减。

19. 扁柏散(《普济方·卷一百八十九·诸血门·鼻衄》)

治男子衄血。

沿街草 栀子叶 地竹 扁柏

上等分,先将蒜姜水研,浅钟饮之,令睡,随后将四件,用水二碗,煎至浅碗服。

20. 生葛散(《普济方·卷一百八十九·诸血门·鼻衄》引《济生方》)

治鼻衄不止。

生葛根 小蓟根(各半斤)

上洗净捣取汁,每服一盏,烫温服,不拘时候。

21. 刺蓟汤(《奇效良方·卷之五十·诸血门·诸血通治方》)

治热气上行,衄血汗血。

刺蓟 鸡苏叶(各二两) 黄连 生地黄 犀角(镑,各一两)

上咬咀。每服五钱,水一盏半煎至八分,去滓,不拘时温服。

22. 柏皮生地黄汤(《医方集宜·卷之二·伤寒门·治方》)

治鼻衄,先服此止血,然后调理。

生柏皮 生地黄 当归 黄连

不用引,煎服。

23. 清肺饮子(《医方集宜·卷之四·诸血门·治方》)

治衄血。

麦门冬 茅根 桔梗 枯芩 炒栀子 生地 生甘草 归尾 侧柏叶 犀角 藕节

白水煎服。

24. 河间定命散(《赤水玄珠·第九卷·血门·肌衄》)

治胆受热,热血妄行,鼻中衄蔑,并血汗不止。

朱砂　寒水石　麝香(《古今医统》寒水石作水银)

为末。每用五分,新汲水调下,不拘时候。看老幼虚实加减。

25. 黄连散(《赤水玄珠·第九卷·血门·咯血唾血痰涎血》引《经验方》)

治大人小儿盛热,乘于血,血随热气散溢于鼻,谓之鼻衄。凡血得寒则凝涩结聚,得热则流散妄行。

黄连　黄芩　柏叶　甘草(各等分)　豆豉(三十粒)

上,每服一两,水煎服。

26. 枇杷叶散(《赤水玄珠·第二卷·湿门·明暑篇》)

治暑毒攻心,衄血呕血,或吐泻作渴。

香薷(二钱)　厚朴(姜炒,一钱半)　甘草(炙,一钱半)　麦门冬　木瓜　茅根(各一钱)　枇杷叶　陈皮　丁香(各半钱)

每服三五钱,姜水煎服。

27. 生地黄连汤(《赤水玄珠·第十八卷·制药法·小柴胡汤证注释》)

治鼻衄成流,久不止者;或热毒入深,吐血不止。

黄芩　山栀　甘草　桔梗　生地　黄连　柴胡　川芎　芍药　犀角(如无,升麻代之)

水二盅,枣二枚,煎八分。槌法,临服入茅根捣汁,磨京墨调服。如无茅根,以藕捣汁亦可。外用劫法,水纸搭于鼻冲。

28. 生地黄汤(《赤水玄珠·第九卷·血门·咯血唾血痰涎血》)

治荣中有热,及肺壅鼻衄生疮,一切丹毒等疾。

生地　赤芍　当归　川芎(各等分)

水煎,食后温服。若鼻衄加蒲黄,生疮加黄芩,丹毒加防风。

29. 清衄汤(《万病回春·卷之四·失血》)

当归　芍药　生地　香附(炒)　黄芩(各一钱)　栀子(炒,一钱)　黄连(七分)　赤芍　桔梗(各五分)　生甘草　柏叶(七枚)　藕节(五个)

上锉一剂。水煎,入童便共服。

30. 柏皮汤(《证治准绳·类方第三册·诸见血证》引《元戎》)

治衄血、吐血、呕血,皆失血虚损,形气不理,羸瘦不能食,心忪少气,燥渴发热。

生地黄　甘草　黄柏　白芍药(各一两)

上㕮咀,用醇酒三升,渍之一宿,以铜器盛,米饮下蒸一炊时久,渍汁半升服,食后。时对病增损。《肘后》用熟地黄,水、酒煎饮清。

31. 仲景竹叶石膏汤(《景岳全书·卷之五十七宇集·古方八阵·寒阵》)

治阳明汗多而渴,鼻衄,喜水,水入即吐,及暑热烦躁等证。

石膏(一两)　竹叶(二十片)　半夏　甘草(各二钱)　麦冬　人参(各三钱)　粳米(一撮,此系今方,分两非仲景旧法)

水二钟,姜三片,煎服。一方云:石膏二钱,人参一钱,其他以递减之,用者当酌宜也。

32. 三黄石膏汤(《医方集解·卷上·表里之剂第五》)

治伤寒温毒表里俱热,狂叫欲走,烦躁大渴,面赤鼻干,两目如火,身形拘急,而不得汗;或已经汗下,过经不解,三焦大热,谵狂鼻衄,身目俱黄,六脉洪数;及阳毒发斑(陶节庵曰:此因热在三焦,闭塞经络,津液营卫不通,遂成此证)。

石膏(两半)　黄芩　黄连　黄柏(七钱)　栀子(三十个)　麻黄　淡豉(二合)

每服一两,姜三片、枣二枚、细茶一撮煎,热服。

33. 生地黄散(《张氏医通·卷十六·祖方·桔梗汤》)

治斑疹肺热,喘咳衄血。

桔梗汤加麦冬　生地　款冬　杏仁

为散,煎服二钱。一方无杏仁,多橘皮。

34. 加味犀角地黄汤(《济世全书·震集卷四·补益·失血》)

治上焦火盛,口舌生疮,发热,或血热妄行,或吐血或吐衄,或下血及不嗽血自来者。

乌犀角(镑,二钱)　怀生地黄(二钱半)　赤芍(一钱半)　牡丹皮(二钱)　黄连(一钱)　黄芩(一钱)　玄参(一钱)

上锉,水煎服。如吐血成块,加大黄一钱、桃仁十个。

35. 秘传玄明粉方(《济世全书·乾集卷一·积热》)

治上焦邪热,咽喉肿痛,牙痛;伤寒误补,大潮大热,声哑不出,胸膈作痛,鼻衄吐血;痰火壅盛,癫狂谵语,实热之症。

黄连解毒汤加连翘　石膏　泽泻　大黄　枳壳　薄荷　赤苓　玄参　赤芍　牡丹皮　桔梗　防风　荆芥(各等分)

上大合六剂,水八碗煎七碗,去渣,入皮硝一斤,先澄过,入药锅内煎至干,将干时须慢火划起,入新砂锅内,用新灯盏一个盖住,入水在盏内,顶火煅干水,三盏为度,取出放地上出火毒,研末,入甘草五分。每二钱,茶清下。

36. 白虎汤(《杂病源流犀烛·卷十七·诸血源流》)

治衄血。

石膏　知母　粳米　竹叶

37. 黄芩清热汤(《罗氏会约医镜·卷十二·杂证》)

治一切烦热,口疮咽痛,衄血吐血,脉洪数者。

黄芩(二钱)　白芍(钱半)　栀子　生地　麦冬(各一钱)　甘草(八分)　泽泻　木通(各七分)　薄荷(五分)

温服。如胃热,加生石膏三钱;如热盛,加黄连钱半;如大便燥结,加酒炒大黄一二钱。

38. 黄连散(《伤寒广要·卷七·兼变诸证上·失血》)

治伤寒心肺热毒,鼻衄不止,或兼唾血,宜服黄连散方。

黄连(三分)　黄芩(一两)　栀子仁(半两)　甘草(半两)　伏龙肝(三分)　淡竹茹(一两)

上件药,捣筛为散。每服五钱,以水一大盏,入生姜半分,煎至五分,去滓,入生地黄汁一合、乱发灰一钱,搅令匀,更煎三两沸,不计时候,放温,频之,以瘥为度。

39. 黄芩散(《伤寒广要·卷七·兼变诸证上·失血》)

治伤寒上焦壅热,心神烦躁,鼻衄不止。

黄芩(三分)　川大黄(三分)　栀子仁(一分)　犀角屑(半两)　石膏(三两)　羚羊角屑(半两)　蓝叶(三分)　甘草(半两)　川朴消(一两)

上件药,捣筛为散。每服五钱,以水一大盏,煎至五分,去滓,不计时候温服,以瘥为度。

40. 石膏饮子(《伤寒广要·卷七·兼变诸证上·失血》)

治时气鼻衄,烦躁不止,头痛气逆。

石膏(二两)　甘草(半两)　赤芍药(一两)　黄芩(一两)　柴胡(一两)　桂心(半两)　生地黄(三两)

上件药,细锉和匀。每服半两,先以水一大盏半,浸伏龙肝二两,澄取清一大盏,煎至五分,去滓,不计时候温服。

41. 柏艾饮(《不知医必要·卷二·鼻衄列方》)

治鼻衄。

生地(三钱)　淮山(二钱)　莲仁(去心,二钱)　柏子仁(去净油)　丹皮　萸肉(各一钱五分)　泽泻(盐水炒,一钱)　生荷叶(一张,干者不效)

加生艾叶捣汁半酒杯,冲服,治法与吐血略同。

42. 茅根汤(《不知医必要·卷二·鼻衄列方》)

治鼻血。

白茅根(一两)　侧柏(炒成炭,二钱)

水煎。或用生茅花更胜。

43. 羚羊角散(《医方简义·卷二·火症》)

治肝火上升,衄血、牙宣等症。

羚羊角(镑,二钱)　杏仁(光,三钱)　米仁(三钱)　川芎(一钱)　当归(三钱)　茯神(三钱)　枣仁(炒,一钱)　夏枯草(三钱)　甘菊(二钱)　石膏(三钱)　川贝母(一钱)　竹叶(二十片)

水煎服。

三、滋阴补血方

1. 衄血方(《备急千金要方·卷六上·七窍病上·鼻病第二》)

1)主衄方。

生地黄(八两)　黄芩(一两)　阿胶(二

两) 柏叶(一把) 甘草(二两)

上五味,㕮咀,以水七升煮取三升,去滓,纳胶煎取二升半,分三服。

2) 衄血又方。

生地黄三斤(切) 阿胶二两 蒲黄六合

上三味,以水五升煮取三升,分三服。

2. 茯苓补心汤(《备急千金要方·卷十三·心脏方·心虚实第二》)

治心气不足,善悲愁恚怒,衄血,面黄烦闷,五心热,或独语不觉,咽喉痛,舌本强,冷涎出(一作汗出。)

茯苓(四两) 桂心 甘草(各二两) 紫石英 人参(各一两) 麦门冬(三两) 大枣(二十枚) 赤小豆(一十四枚)

上八味,㕮咀,以水七升煮取二升半,分三服。

3. 阿胶散

1)《千金翼方·卷第十八·杂病上·吐血第四》

主衄血不止方。

阿胶(炙) 龙骨 当归 细辛 桂心(各一两) 蒲黄(五合) 乱发(三两,烧灰)

上七味,捣筛为散,先食饮,服方寸匕,日三服,三剂瘥。亦可蜜丸酒服。

2)《鸡峰普济方·卷第六·治吐血等方》

治鼻衄不止,此是阳毒伤肺。

阿胶 伏龙肝 黄芩 地骨皮 葱白连须(二茎) 豉(一合)(重校定此方内四味无分两,其卫生秘方内有黄土汤,与此方治疗药味相类,阿胶等各用二钱半)

上锉令匀,以水一大盏半煎至一盏,去滓,入生地黄汁二合搅匀,分温三服,非时。

4. 生地黄汤

1)《千金翼方·卷第十八·杂病上·吐血第四》

主衄血方。

生地黄 黄芩(各一两) 柏叶(一把) 阿胶(炙) 甘草(炙,各二两)

上五味,㕮咀。以水七升,煮取三升,去滓,纳胶煎取二升五合,分三服。

2)《鸡峰普济方·卷第六·治吐血等方》

治鼻衄,面无颜色。

生干地黄(半两) 赤芍药 赤茯苓(各三分) 柏叶(一两) 阿胶 当归(各半两)

上为细末,煎黄芪汤调下二钱;及搐向鼻内,先含水一口,闭目搐入,然后吐出水即止。神妙。

3)《卫生宝鉴·卷十·鼻中诸病并方》

治鼻衄昏迷不省。

生地黄(三五斤)

不暇取汁,使患衄者生吃,吸汁一二斤许;又以渣塞鼻。须臾血止,取汁服尤佳。

4)《寿世保元·卷四·衄血》

治衄血。

生地黄(三钱) 川芎(一钱) 枯芩(一钱) 桔梗(一钱) 栀子(一钱) 蒲黄(一钱) 阿胶(炒一钱) 侧柏(三钱) 牡丹皮(一钱) 茅根(三钱) 甘草(三分) 白芍(一钱)

上锉一剂,水煎,温服。

5. 地黄汤(《鸡峰普济方·卷第六·治吐血等方》)

治衄血。

生干地黄(一两一分) 芍药 牡丹皮(各四分) 玄参(三分)

上为粗末。每服二钱,水一盏煎至六分,去滓,食后临卧温服。伏热者,以犀角代玄参。

6. 麦门冬饮(《严氏济生方·鼻门·鼻论治》)

治衄血不止。

麦门冬 生地黄

每两,水煎。

7. 生地黄散

1)《仁斋直指方论·卷之二十六·附诸血·衄血》引河间方

治郁热衄血,或咯吐血,皆治之。

枸杞 柴胡 黄连 地骨 白芍 甘草 天门冬 黄芩 黄芪 生地 熟地(各等分)

上㕮咀,水煎服。若下血加地榆。

2)《医学纲目·卷之十七心小肠部·诸见血门》

治诸见血无寒,衄血、吐血、溺血,皆属于热。

生地 熟地 枸杞子 地骨皮 甘草 天门冬 黄芪 芍药 黄芩

上锉。每一两,水盏半煎一盏,去滓,温服。

3)《明医指掌·卷三·诸血证二》

治痰火郁结,衄血、咯血、吐血,阴虚阳亢。

枸杞子(五分)　软柴胡(五分)　黄连(炒,五分)　地骨皮(五分)　天门冬(五分)　白芍药(五分)　甘草(炒,五分)　黄芩(炒,五分)　黄芪(五分)　生地黄(五分)　熟地黄(五分)

水煎服。

8. 地黄散

1)《卫生宝鉴·卷十·鼻中诸病并方》

治衄血往来久不愈。

生地黄　熟地黄　枸杞子　地骨皮(各等分)

上四味,焙干为末。每服二钱,蜜汤调下,日三服,不拘时。

2)《普济方·卷一百九十·诸血门·血妄行》引《经验良方》

治经血妄行,及鼻衄不止。

生干地黄　龙脑薄荷(各二两)　甘草(生用一两)

为末。每服一钱,食后新汲水调下。

9. 黄芩芍药汤(《普济方·卷一百八十九·诸血门·吐血咯血》引《医方大成》)

治虚家不能饮食,衄血、吐血。

黄芩　白芍药　甘草(各等分)

上咬咀,以水二盏煎一盏服。一方加生姜、黄芪。

10. 生地芩连汤(《伤寒六书·杀车槌法卷之三·秘用三十七方就注三十七槌法》)

此汤治鼻衄成流,久不止者,或热毒入深,吐血不止者,宜用。

黄芩　山栀　桔梗　甘草　生地黄　柴胡　川芎　芍药　犀角(如无,升麻代之)

外用劫法,水纸搭于鼻冲。如去血过多,错语失神,撮空闭目,不知人事者,同治法。(《寿世保元》有黄连)水二钟,枣二枚,煎至八分。槌法,临服入茅根捣汁,磨京墨调饮。如无茅根,以藕捣汁亦可。

11. 麦门冬汁(《奇效良方·卷之五十·诸血门·诸血通治方》)

治呕血吐血,及鼻衄血。

麦冬(生取汁)　生地黄(生取汁)　生藕(取汁)　冷熟水(各一盏)　白药(一两,为末)

上和匀。每服二盏,略煎沸,不拘时温服。

12. 济生麦冬饮(《赤水玄珠·第九卷·血门·咯血唾血痰涎血》)

治衄血不止。

麦门冬　生地黄(各等分)

每服一两,水煎服。

13. 三黄补血汤(《证治准绳·类方第三册·鼻衄》引东垣)

治鼻衄。

熟地黄(二钱)　生地黄(三钱)　当归　柴胡(各一钱半)　白芍药(五钱)　川芎(二钱)　牡丹皮　升麻　黄芪(各一钱,补之,治血溢者上竭)

上粗末。每服半两,水二盏煎五沸,去渣温服,食前。

14. 麦门冬散(《景岳全书·卷之五十三图集·古方八阵·补阵》)

治鼻衄。

麦门冬　生地(各一钱)　白芍药　蒲黄(各二钱)

水二盏,姜三片,煎八分,食后温服。

15. 止衄汤(《辨证录·卷之三·血症门》)

生地(一两)　麦冬(三两)　玄参(二两)

水煎服,一服即止。麦冬直治其肺金之匮乏,生地、玄参以解其肾中遏抑之火。火退而气自顺,血自归经矣。倘畏此方之重而减轻,则火势炎炎,未易止遏,不能取效也。

16. 清热养荣汤(《罗氏会约医镜·卷十四·妇科上》)

治血热妄行,或吐或衄或下,皆可频用急服。

生地(二钱)　熟地(五钱)　白芍(酒炒,钱半)　麦冬　阿胶(蛤粉炒)　青蒿　当归(血虚有热者宜少用,各一钱)

水煎。调发灰、棕灰、百草霜、蒲黄(炒黑)等分研匀,共二钱,或再加童便半杯更佳。

17. 加味甘露饮(《医学见能·卷一·证治·鼻孔》)

治鼻中流血,或兼头晕口渴者,阳明经血燥也。

生地(三钱)　熟地(三钱)　黄芩(三钱)　麦冬(三钱)　天冬(三钱)　茵陈(三钱)　石斛(三钱)　枳壳(一钱)　茅根(二钱)　赤芍(二钱)　藕节(三钱)　蒲黄(一钱)　银花(一钱)　甘草(一钱)

水煎服。

18. 清凉甘露饮(《医学见能·卷二·证治·失血》)

治鼻中流血,以及齿缝出血者,胃中之燥热也。

生地(三钱)　熟地(三钱)　麦冬(三钱)　天冬(三钱)　黄芩(三钱)　枳壳(一钱)　石斛(三钱)　茵陈(三钱)　藕节(三钱)　蒲黄(一钱)　牛膝(二钱)　甘草(一钱)　枇杷叶(去毛,蜜炙,二钱)

水煎服。

四、收敛止血方

1. 治鼻衄血出数斗方(《小品方·卷第四·治吐下血鼻衄尿血诸方》)

治鼻衄血出数斗,眩冒,剧者不知人。

1) 干姜屑,龙骨末,吹之即止。

2) 取乱发五两,烧之治末,取如枣核,著筒头,吹著鼻孔中。不止,益末吹之,并服方寸匕,日三,甚者夜二。

3) 末龙骨为散,著苇筒中,吹鼻孔中,即断。若从耳出,亦可吹之。

2. 鼻口沥血方(《千金翼方·卷第十八·杂病上·吐血第四》)

治鼻口沥血三升,气欲绝方。

1) 龙骨细筛一枣核许,微以气吹入鼻中即断,更出者再吹之,取瘥止。

2) 细切葱白,捣绞取汁,沥鼻中一枣许,即断,慎酒、肉、五辛、热面、生冷等。

3. 衄血方(《备急千金要方·卷十·伤寒方下·伤寒杂治第十》)

治伤寒鼻衄,肺间有余热故也,热因血自上不止,用此方。

牡蛎(一两半)　石膏(一两六铢)

上二味,治下筛,酒服方寸匕,日三四。亦可蜜丸如梧子大,用治大病瘥后,小劳便鼻衄者。

4. 立愈丸(《鸡峰普济方·卷第六·治吐血等方》)

治鼻衄不止。

朱砂　硼砂　牙硝(各一钱)

上为细末,醋煮,面糊和丸如麻粒大。遇衄时,先用新汲水洗两脚心净,次用蒜二片研如泥,贴在脚心上,次一药丸贴在蒜上,却以纸裹定,立地抬头三次,立止。

5. 蒲黄散(《鸡峰普济方·卷第六·治吐血等方》)

治鼻血。

蒲黄　龙骨(等分)

上为细末,干搐鼻中。

6. 棕榈散(《鸡峰普济方·卷第六·治吐血等方》)

治久鼻衄不止。

棕榈　刺蓟　桦皮　龙骨

上件等分,为细末。每服二钱,米饮调下。

7. 滑石丸(《普济本事方·卷第八·伤寒时疫(上)》)

治伤寒衄血。

滑石末

不拘多少,饭丸如桐子大。每服十丸,微嚼破,新水咽下立止。只用药末一大钱,饭少许,同嚼下亦得。老幼皆可服。

8. 神白散(《杨氏家藏方·卷第二十·杂方五十八道》)

治鼻衄不止。

蛤粉(一两,研极细,罗五七遍)　槐花(半两,炒令焦,碾为末)

上件令极匀细。每服一钱,新汲水调下。如小,可只用半钱。兼治便血不止,不拘时候。

9. 紫霞丹(《秘传证治要诀及类方·卷之四·丸类丹类膏类》引《杨氏》)

治鼻衄。

硫黄　针砂(各四两)　五倍子(二两)

上用砂锅,水煮一时,放冷,先拣去五倍子,次淘去针砂;次将硫黄,以皮纸于灰上渗干,团作一块,用荷叶裹,安地上,大火炼;候药红,即去火,经宿,研极细,饭膏丸如皂角子大,阴干。白汤下。

10. 麝香散(《普济方·卷一百八十九·诸血门·鼻血不止》引《医方大成》)

治鼻衄不止。

白矾(枯过另研,半两)　麝香(另研,半两)　白龙骨(粘舌者另研,半两)

上研令匀,每用一字,先用冷水净洗,拭去鼻内血渍,然后吹药于鼻中,或以软纸湿过,蘸药鼻内尤妙。

11. 通关止血丸(《古今医鉴·卷之七·失

血》引《秘方》)

治鼻衄。

枯白矾(一钱) 沉香(三分) 半夏(四个) 糯米(十四粒) 麝香(一分)

上为末,面糊为丸如豌豆大。每用二丸塞左右两耳,即服陈槐汤。

12. 止鼻衄方

1)《古今医鉴·卷之七·失血》引《刘尚书传》

百草霜 发灰(二物等分) 清烟墨(一锭) 童便 韭汁 无灰老酒(各一钱)

上下三味合一处,用墨浓磨,调上二物服。

2)《景岳全书·卷之六十宙集·古方八阵·因阵》

龙骨为细末,吹入鼻中少许即止。凡九窍出血者,用此皆能治之。

13. 花蕊石散(《续名家方选·内因病·血证》)

治衄血、吐血,及溜血、打扑出血,血气逆上甚者。

花蕊石(煅,三钱) 辰砂 黄连 甘草(各八分) 龙脑(三分)

上五味为末,白汤送下。

14. 鼻衄方(《伤寒广要·卷七·兼变诸证上·失血》)

治伤寒鼻衄,肺间有余热故也,热因血自上不止。

牡蛎(二两半) 石膏(一两六铢)

上二味,治下筛。酒服方寸匕,日三四。亦可蜜丸,如梧子大,用治大病瘥后,小劳便鼻衄者。

五、治鼻衄单方、验方

1. 川芎散(《鸡峰普济方·卷第六·治吐血等方》)

治男子、妇人、小儿鼻血。

川芎(一两) 甘草(一分)

上为细末。每服半钱,水煎,乘热服,不以时。

2. 治时气鼻衄血方(《鸡峰普济方·卷第六·治吐血等方》)

治时气鼻衄血,五七日不住。

人中白(不以多少,刮在新瓦内,火逼干)

上研过,入麝香少许,温酒调下。

3. 桂枝栝蒌根汤(《三因极一病证方论·卷之九·外因衄血证治》)

治伤风汗下不解,郁于经络,随气涌泄,衄出清血;或清气道闭,流入胃管,吐出清血,遇寒泣之,色必瘀黑者。

桂心 白芍药 栝蒌根 甘草(炙) 川芎(各等分)

上为锉散。每服四大钱,水一盏半,姜三片,枣一枚,煎至七分,去滓服。头痛加石膏。

4. 画粉散(《瑞竹堂经验方·头面口眼耳鼻门》)

治鼻衄血出不止,一二服除根。

白土(即画匠所用画粉)

上极细研,每服五钱,新井花水调服,立止。

5. 寸金散(《卫生宝鉴·卷十·鼻中诸病并方》)

治鼻衄不止。

甘草(生) 土马骔(墙上有者是,各一两) 黄药子(半两)

上为末。每服二钱,新汲水调下,未止再服,立止。

6. 五苓散(《普济方·卷一百八十九·诸血门·鼻血不止》引《如宜方》)

治夏月伏暑,鼻衄不止。

泽泻(二两半) 肉桂(一两) 白术 猪苓 赤茯苓(各一两半)

上为末,同百草霜末,茅根煎汤下。

7. 三奇散(《奇效良方·卷之五十·诸血门·诸血通治方》)

治衄血不止。

乱发灰(一钱) 人中白(半钱) 麝香(一字)

上为细末,鼻内嗅少许,立止。一方不用麝香,发灰垂困者,焙干为末,汤调服,血止。

8. 芎附散(《赤水玄珠·第九卷·血门·呕吐血》)

治衄、吐血不归经。

川芎(二两) 香附(四两)

为末。每服二钱,茶汤调下。

9. 治鼻衄良方(《古今医鉴·卷之七·失血》)

用大蚯蚓数十条捣烂,井花水和稀,候轻澄清饮,重则并渣、汁调服,立愈。

10. 茯苓补心汤(《证治准绳·类方第三册·鼻衄》引《三因》)

治鼻衄。

木香(五分) 紫苏叶 干葛 熟半夏 前胡(去苗) 茯苓(去皮,各七分) 枳壳(去穰麸炒) 桔梗(去芦) 甘草(炙) 陈皮(去白,各五分) 生地黄 白芍药 川芎 当归(各一钱)

姜五片,枣一枚,水二盏,煎一盏,食远温服。

11. 生料鸡苏散(《证治准绳·类方第三册·鼻衄》引《玄珠》)

治鼻衄血者,初出多不能止,用黄丹吹入鼻中,乃肺金受相火所制然也。

鸡苏叶 黄芪(去芦) 生地黄 阿胶 白芍根(各一两) 麦门冬(去心) 桔梗 蒲黄(炒) 贝母(去心) 甘草(炙,各五钱)

每服四钱,姜三片,水煎服。

12. 衄血秘方(《寿世保元·卷四·衄血》)

治衄血秘方。

人乳 童便 好酒

上三味,各等分,碗盛,重汤煮,热饮之,立止。

13. 沈氏止衄丹(《杂病源流犀烛·卷十七·诸血源流》)

香附(二两) 川芎(一两) 黑山栀 黄芩(各五钱)

共为末。每服二钱,开水下,不过一服即止,重者亦止二三服。

14. 柴葛解肌汤(《罗氏会约医镜·卷之四·伤寒下》)

治太阳阳明合病,衄血,脉浮洪而紧者,宜外发表,内清热。

柴胡(钱半) 干葛(二钱) 甘草(一钱) 黄芩 生石膏(各二钱) 白芍 栀子(炒黑,各二钱) 羌活(八分) 白芷 桔梗(各一钱)

水煎服。

15. 加减小柴胡汤(《罗氏会约医镜·卷之四·伤寒下》)

治邪热乘肝鼻衄。

柴胡(钱半) 半夏 人参(弱者用之) 甘草 白芍(各一钱) 当归 黄芩(各钱半)

水煎。百草霜(松柴烧者不用)、血余(即头发,烧灰存性)、蒲黄(炒黑)、各三分,上三味,再研细末,药调服,以红见黑即止。或加阿胶。

16. 平胃敛阴汤(《罗氏会约医镜·卷之四·伤寒下》)

治胃气上冲,脾不统血,致鼻衄而血多者。

扁豆(炒研,三钱) 甘草(一钱) 麦冬(一钱) 牛膝(一钱) 白术(八分) 山药(钱半) 葛根(一钱) 三七(七分) 白芍(一钱) 五味子(微炒捣碎,三四分) 当归(一钱)

加百草霜、发余、蒲黄(炒黑)各三分,药调服。如胃热,加石膏三五钱。

17. 衄血方(《家用良方·卷一·治身体各症》)

鼻血不止。

柏子烧灰,冲酒服。再用甘草捣烂敷足心,男左女右。或用大蒜一个,去皮研如泥,作钱大饼子,左鼻血出,贴左足心;右鼻血出,贴右足心;两鼻血俱出贴两足心。或白芨末,唾津,调涂鼻上山根处,即止。或荸荠去皮,放温茶内泡熟,多食即不发鼻衄。或黑栀、甘草等分为末,吹入鼻孔,血即止。

18. 开肺解毒汤(《医方简义·卷二·湿症》)

治湿温咽痛、衄血等症。

桔梗 牛蒡子 黄芩(酒炒,各一钱五分) 连翘 银花(各二钱) 赤小豆 生甘草(各一钱) 马勃(五分)

加青果二枚、竹叶二十片。

19. 华佗治伤寒衄血神方(《华佗神方·卷四华》)

衄者,鼻出血也。此由五脏热结所为。

左顾牡蛎(十分,熬) 石膏(五分)

上二味捣末、酒服方寸匕,日三四。亦可蜜丸如梧子大,酒服十五丸。

【论用药】

治衄有专方,亦有专药。此类专药功效突出,常成为治衄专方之要药。更有治衄特效单方,可以一味即获大效。其用法因药不同,或有必须饮服者,或有可以外用者,分论如下。

一、温阳摄血药

1. 马通

《神农本草经疏·卷十七·兽部中品·马

通》："微温。主妇人崩中，止渴，及吐、下血，鼻衄，金疮止血。"

2. 石硫黄

《本草经集注·玉石三品·中品·石硫黄》："味酸，温、大热，有毒。主治妇人阴蚀，疽、痔，恶血，坚筋骨，除头秃。治心腹积聚，邪气冷癖在胁，咳逆上气，脚冷疼弱无力，及鼻衄，恶疮，下部䘌疮；止血，杀疥虫。能化金、银、铜、铁奇物。生东海牧羊山谷中，及太山、河西山，矾石液也。"

3. 葱白

《雷公炮制药性解·卷六·菜部·葱白》："味辛，性温无毒，入肺胃肝三经。善发汗，通骨节，逐肝邪，明眼目，去喉痹，愈金疮，安胎气，止鼻衄，治霍乱转筋，理伤寒头痛，杀鱼肉毒，通大小肠，散面目浮肿，止心腹急疼，脚气奔豚气。连须捣，可除蛇伤蚯蚓伤。畏蜜、荩菜、常山，同食杀人。"

4. 鳝鱼

《本草易读·卷八·鲫鱼·鳝鱼》："甘，温，无毒。除风邪湿痹，止恶露淋沥。尾血疗口目㖞斜，点耳聋、鼻衄、目翳。"

二、益气摄血药

麦面

《本草易读·卷五·小麦·麦面》："甘，温，无毒。补虚养气，厚肠强力，助益五脏，充实体肤。敷痈肿损伤，止鼻衄、吐血。最散血瘀，尤止疼痛。"

三、凉血止血药

1. 大小蓟根

《神农本草经疏·卷九·草部中品之下·大小蓟根》："味甘，温。主养精保血。大蓟主女子赤白沃，安胎，止吐血鼻衄。令人肥健。"

2. 大蓟

《滇南本草·第一卷·大蓟》："瘀生新，止吐血、鼻血、小便尿血、妇人红崩下血。补诸经之血，消疮毒，散瘰疬结核，久不能收口，生肌排脓。"

3. 山茶花

《丹溪心法·卷二·衄血二十二》："衄血，凉血行血为主，大抵与吐血同。用山茶花为末，童便、姜汁酒调下。"

4. 生地黄汁、车前草

《医学纲目·卷之三十七·小儿部·鼻衄》："春冬衄者，用生地黄研取汁，加生蒲黄少许，砂糖井花水浸，服之愈。秋夏衄者，用车前草一握洗净，同生姜一处研取汁，入生蜜一匙，先拌渣塞鼻，次用新汲水和蜜，并车前草、生姜汁饮之，即愈。"

5. 生萝卜汁

《医灯续焰·卷十六·小儿脉证第七十八·小儿杂述》："小儿鼻衄者，因肺胃热盛，迫血妄行，出于上窍……生萝卜捣汁，仰头滴入鼻即止。次以新汲水和蜜萝卜汁饮之。又宜服胶黄散。"

6. 白头翁

《本草经集注·草木下品·白头翁》："味苦，温，无毒、有毒。主治温疟，狂易寒热，癥瘕积聚，瘿气，逐血，止痛，治金疮，鼻衄。一名野丈人，一名胡王使者，一名奈何草，生高山山谷及田野，四月采，处处有。近根处有白茸，状似人白头，故以为名。"

7. 白芍

《本草易读·卷三·白芍》："酸，寒，苦，平，无毒，性敛涩。入肝、胆、肺、脾诸经。补血泻肝，安脾宁肺，散瘀利水，除烦退热。固腠理而敛汗，和血脉而收气，解腹痛而平肝，除后重而止痢。心痞胁痛之疾，鼻衄目涩之疴，痈肿疝瘕之凝，痔漏疮疥之科。"

8. 地地藕

《滇南本草·第二卷·地地藕》："止尿血、鼻衄血、血淋，服之最良。"

9. 决明子

《本草蒙筌·卷之一·草部上·决明子》："味咸、苦、甘，气平、微寒。无毒。川泽多生，苗高数尺。叶类苜蓿阔大，堪作菜蔬；子如绿豆锐圆，可入药剂。冬月采曝，捣碎才煎。恶火麻，使蓍实。除肝热尤和肝气，收目泪且止目疼。诚为明目仙丹，故得决明美誉。仍止鼻衄，水调末急贴脑心；更益寿龄，蜜为丸空心吞服。治头风须筑枕卧，消肿毒亦调水敷。头痛兼驱，蛇毒可解。"

10. 茅花

《仁斋直指方论·卷之二十六·附诸血·衄血》："凡鼻衄，并以茅花调止衄散，时进，折二汴，仍令以麻油滴于鼻，或以萝卜汁滴入亦可。又茅花、白芍药对半尤好。"

11. 青葙子

《本草蒙筌·卷之二·草部中·青葙子》："味苦,气平,微寒。无毒。园圃俱有,江淮独多。茎直似蒿青红,叶大如柳柔软。花上红下白,形类鸡冠(即野鸡冠花纯白者胜);子黑扁而光,粒同苋实。六月收取,多治眼科。去肝脏热毒上冲,青盲翳肿;除心经火邪暴发,赤障昏花。坚筋骨镇肝,益脑髓聪耳。茎叶亦妙,春采荫干。治风热瘙痒于皮肤,疗疥痔虫蠹于下部。止金疮去血,塞鼻衄来红。"

12. 炒黑山栀

《伤寒六书·杀车槌法卷之三·劫病法》："伤寒,鼻衄成流久不止者,将山栀炒黑色,为细末,吹入鼻内,外将水纸搭于鼻冲,其血自止。若点滴不成流者,其邪在经未解,照后秘方用药,不在此法。"

13. 侧柏叶

《滇南本草·第一卷·侧柏叶》："鼻衄血、呕血、小便尿血、妇人暴崩下血,并皆治之。"

14. 滑石

《类证普济本事方释义·卷第八·滑石圆》："滑石气味甘凉淡渗,入手太阴、太阳、阳明。米饭糊圆,欲药性之在上也。此伤寒当汗不汗,以致鼻衄不止。若再表汗,恐犯衄家不发汗之例。故以平淡之药治之,得衄缓,再斟酌耳。"

15. 犀角

《冯氏锦囊秘录·杂症大小合参卷十一·方脉吐血咳血咯血唾血合参》："今人一见吐衄,便以犀角地黄为必用之药,以犀为水兽,可以分水,可以通天。鼻衄之血,从任督而至颠顶入鼻中,惟犀角能下入肾水,引地黄滋阴之品由肾脉而上,故变对症。凡阴虚火动,吐血与咳咯者,可以借用成功;若阳虚劳力及脾胃虚者,俱不宜也。"

16. 墨

《本草蒙筌·卷之四·木部·墨》："味辛,无毒。择系松烟造成,磨入药剂主治。烟细才效,烟粗不灵。其桐油烟、石油烟并粟草灰伪为者,俱不可以治病也。止血果捷,因黑胜红。故天行热毒,鼻衄下血数升,水磨滴入;若产后血晕崩中,卒暴来红,磨醋服之。"

17. 薄荷叶

《本草易读·卷四·薄荷茎叶》："辛,平,无毒。入手太阴、足厥阴经。消风散热,清头利目。解瘟疹瘰疬,疮疥惊热;利咽膈口齿,痰嗽瘙痒。含漱去舌苔语涩,揉叶塞鼻衄蛇伤。"

18. 藕汁、童便

《伤寒绪论·卷上·劫法》："凡伤寒衄血不止,用生藕汁,或茅根汁盏许服之,童便亦可。服后微觉寒颤,即止,慎勿用冷水裹额,及湿纸搭天庭鼻柱,使瘀积经络不散,致成痼疾也。"

四、收涩止血药

1. 人中末、百草霜、胎发灰

《证治汇补·卷之五·胸膈门·吐血》："流而不止者,用百草霜,或人中末,或胎发灰,或莱菔汁,或山栀末,或葱汁,吹滴鼻内,再以韭根、葱白,捣如枣核大,塞鼻中。或用茅根烧烟酒醋吸气,或用湿纸搭顶门,或用大蒜捣贴足心,皆法之验而可试者。"

2. 龙骨

《备急千金要方·卷六上·七窍病上·鼻病第二》："凡时行衄不宜断之,如一二升以上恐多者可断,即以龙骨末吹之。九窍出血者,皆用吹之。"

3. 椰子皮

《证类本草·卷第十四·椰子皮》："味苦,平,无毒。止血,疗鼻衄,吐逆霍乱,煮汁服之。壳中肉,益气去风。"

五、化瘀止血药

1. 人指甲

《本草衍义·卷十六·人指甲》："治鼻衄,细细刮取。俟血稍定,去淤血,于所衄鼻中搐之,立愈。独不可备,则众人取之,甚善。衄药,并法最多,或效或不效,故须博采,以备道途、田野中用。"

2. 王不留行

《本草经集注·草木上品·王不留行》："味苦、甘,平,无毒。主治金疮,止血,逐痛,出刺,除风痹内寒。止心烦,鼻衄,痈疽,恶疮,瘘乳,妇人难产。久服轻身,耐老增寿。生太山山谷。二月、八月采。今处处有。人言是蓼子,亦不尔。叶似酸浆,子似松子,而多入痈瘘方用之。"

3. 马兰

《证类本草·卷第九·马兰》："味辛,平,无毒。主破宿血,养新血,合金疮,断血痢,蛊毒,解酒疸,止鼻衄,吐血及诸菌毒。生捣敷蛇咬。生泽旁,如泽兰气臭,《楚词》以恶草喻恶人。北人见其花呼为紫菊,以其花似菊而紫也。又山兰,生山侧,似刘寄奴,叶无桠,不对生,花心微黄赤,亦大破血,下俚人多用之。"

4. 乱发

《本草经集注·虫兽三品·乱发》:"微温。主治咳嗽,五淋,大小便不通,小儿惊痫,止血,鼻衄,烧之吹内立已。"

5. 棕榈皮

《神农本草经疏·卷十四·木部下品·棕榈皮》:"平,无毒。止鼻衄、吐血,破癥,治崩中、带下、肠风、赤白痢。入药烧灰用,不可绝过。"

6. 珊瑚

《新修本草·卷第四·珊瑚》:"味甘,平,无毒。主宿血,去目中翳。鼻衄,末吹鼻中。生南海。似玉红润,中多有孔,亦有无孔者。又从波斯国及师子国来。"

六、其他

1. 人中白

《丹溪心法·卷二·衄血二十二》:"治血汗、血衄,以人中白,新瓦上火逼干,入麝香少许,研细,酒调下。《经验》:人中白,即溺盆白垽秋石也。"

2. 干苔

《本草蒙筌·卷之三·草部下·干苔》:"味咸,气寒,一云温。无毒。即地面青苔是也。渗湿有,背阴生。疗心腹闷烦,研调水饮;治霍乱呕吐,采煎汁尝。发诸般疮疥杀虫,下□切丹石去毒。但服不可过剂,令人少血痿黄。生老屋上者,名屋游,利膀胱吊气,及浮热在皮肤间。生古墙侧者,名垣衣,主黄疸心烦,致暴热攻肠胃内。陟厘生水石面,止泄痢,强胃气,消谷温中。土马鬃,生土墙头,凉骨蒸,止鼻衄,败毒驱热。井苔,从井底觅,疗水肿漆疮热疮。船苔,向船底求,治五淋鼻洪吐血。"

3. 升麻

《医宗己任编·卷七·西塘感症中》:"伤寒热甚,不得汗,衄血者,乃热入血分,欲从衄解也。四物汤去川芎,加升麻、丹皮、黄芩之类清之。升麻一味,加得尤妙,从犀角地黄汤如无犀角以升麻代之之义生来。盖阳明之脉络鼻,是经火盛迫血妄行,从鼻出者曰衄。方书言从肺来,非也。若非升麻,则何以达阳明而清其火哉?"

4. 半夏

《四圣心源·卷四·劳伤解·衄血》:"衄血之证,火泄金刑,气伤血沸,宜清金敛肺,以回逆流,而必并降胃气,降胃必用半夏。近世误以血证为阴虚,半夏性燥,不宜血家,非通人之论也。"

5. 香薷

《本草易读·卷四·香薷》:"辛,温,无毒。止吐泻之腹痛,散气水之肿满,解皮肤之风热,开心腹之凝结,除脚气之寒热,疗霍乱之转筋。降气逆而平呕吐,去口臭而止鼻衄。为清暑之主剂,乃利湿之良药。"

6. 药王

《神农本草经疏·卷六·草部上品之上·药王》:"味甘,平,无毒。解一切毒,止鼻衄,吐血,祛烦躁。苗茎青色,花黄色,叶摘之有汁,捣汁饮验。"

7. 野驼粪

《本草衍义·卷十六·野驼》:"生西北界等处,家生者峰蹄最精,人多煮熟糟啖。粪为干末,搐鼻中,治鼻衄。此西番多用,尝进贡于彼,屡见之。"

8. 猬皮

《本草蒙筌·卷之九·兽部·猬皮》:"味苦,气平。无毒。一云:味甘,有小毒。形赋与貒(音团)貆(音屯)相类,生养各山谷,短足慢行;人见则头足便藏,圆辊如粟房,攒毛外刺。捕者欲执,溺之即开。取皮毛烧灰,调热酒吞下。所畏二药,桔梗、麦门。主五痔血流大肠,理诸疝痛引小腹。治胃逆开胃气殊功,塞鼻衄消鼻痔立效。腹胀痛可止,阴肿痛能祛。"

9. 溺白垽

《神农本草经疏·卷十五·人部·溺白垽》:"疗鼻衄,汤火灼疮。"

10. 梁上尘

《新修本草·卷第五·梁上尘》:"主腹痛,噎,中恶,鼻衄,小儿软疮。"

11. 蓖麻叶

《本草述钩元·卷十·毒草部·蓖麻叶》:"有

毒,治脚气风肿不仁(蒸捣裹之。日二三易。即消),止鼻衄(油涂炙热,熨囟上,大验)。"

12. 壁钱

《证类本草·卷第二十二·下品·壁钱》:"无毒。主鼻衄及金疮,下血不止,捺取虫汁点疮上及鼻中,亦疗外野鸡病下血。"

【医论医案】

一、医论

1. 论火邪鼻衄

《辨证奇闻·卷三·血症》

鼻衄经年不止,或愈或不愈,鼻衄较吐血少轻,然不治或不得法,皆杀人。吐血犯胃,衄血犯肺。胃浊道,肺清道。犯浊,五脏反复;犯清,只肺一脏逆。犯清虽轻,气逆则一,逆则变生,宜调肺气。但肺逆成于肺火。肺无火,肺火仍是肾火。肺因心逼,肾水来救,久之水涸,肾火来助,二火斗,血妄从鼻上越。则调气舍调肾无他法,调肾在补水制火。用止衄汤:生地一两,麦冬三两,玄参二两,一剂止。麦冬治肺乏,生地、玄参解肾火,火退气自顺,气顺血归经。倘畏重减轻,火未易遏,正不效。

《友渔斋医话·第五种·证治指要一卷·鼻衄》

鼻衄因受外感,内有伏火。为疟为单热,数日后忽鼻衄如注。此邪入血分,欲借血而泄,名为红汗。徒伤血分,不及正汗远甚,治须清疏中佐凉血之品。有少年磕伤成病,每逢烦劳即发,宜当归补血汤,加生地炭、牛膝炭、荆芥炭、陈皮、归身亦须炒黑,方能止血,免助火也。有心肺火炎,犀角地黄汤亦可用。

2. 论外感鼻衄

《先哲医话·卷下·高阶枳园》

麻疹初起自汗出者,邪从汗而解。呕吐者,邪从上焦而解。吐泻兼发者,邪从上下二焦而解。鼻衄者,邪从血而解。皆麻疹之佳兆也,不可遽与止汗镇兜涩血之剂。疹快发则诸证自愈。

麻疹初起,与排毒、升麻、葛根、解肌、越婢、连翘、凉膈等汤。不发透者,乃为瘟气收束疹毒之所致,与启蕴汤以散瘟气,则必出透也。

二、医案

1. 治火邪鼻衄

《古今医案按·卷四·衄血》

滑伯仁治一妇,体肥而气盛,自以为无子,尝多服暖宫药,积久火盛,迫血上行为衄,衄必数升余,面赤,脉躁疾,神恍恍如痴。医者犹以上盛下虚,丹剂镇坠之。伯仁曰:《经》云上者下之,今血气俱盛,溢而上行,法当下导,奈何实实耶,即与桃仁承气汤三四下。积瘀去,继服既济汤。二十剂而愈。

项彦章治一妇,患衄三年许,医以血得热则淖溢,服泻心凉血之剂,益困,衄才数滴,辄昏,六脉微弱,寸为甚。曰:肝藏血而心主之,今寸口脉微,知心虚也,心虚则不能司其血,故逆而妄行,法当养心。仍补脾,实其子,子实则心不虚矣。以琥珀诸补心药,遂安。

许学士云,一人膏粱嗜饮,常病衄,医曰:诸见血者为热,以清凉饮子投之,即止。越数日,其疾复作,医又曰:药不胜病故也。遂投黄连解毒汤,或止或作,易数医,皆用寒苦之剂,俱欲胜其热而已。饮食起居,浸不及初,肌寒而时躁,言语无声,口气臭秽,恶吸冷风,其衄之余波,则未绝也。或曰:诸见血者热,衄,热也,热而寒之,理也。今不愈而反害之,何耶?《内经》曰:以平为期,又言下工不可不慎也。彼惟知见血为热,而以苦寒攻之,抑不知苦泻土。土,脾胃也。脾胃人之所以为本者,今火为病而泻其土,火未尝除而土已病矣。土病则胃虚,虚则荣气不能滋荣百脉,元气不循天度,气随阴化而无声肌寒也。噫!粗工嘻嘻,以为可治,热病未已,寒病复起,此之谓也。

汪石山治一人,形魁伟,色黑善饮,年五十余。病衄如注,喘嗽,喘不能伏枕,医以四物汤加麦冬、阿胶、桑白皮、黄柏、知母进之,愈甚。诊之脉大如指。《脉诀》云:鼻衄失血沉细宜,设见浮大即倾危。据此,法不救。所幸者色黑耳。脉大非热,乃肺气虚也,此金极似火之病,若补其肺气之虚,则火自退矣。医用寒凉降火之剂,是不知亢则害,承乃制之旨。遂用人参三钱、黄芪二钱、甘草、白术、茯苓、陈皮、神曲、麦冬、归身甘温之药进之。一帖病减,十帖病愈。[震按]以上四案,首条是实热,次条为心脾两虚,三条病因是热,而过用苦寒,四条脉形是热，而实由气虚。不同如此，临证者可不细辨乎。

又一人形近肥而脆，年三十余，内有宠妻。三月间，因劳感热，鼻衄久而流涕不休，鼻秽难近，渐至目昏耳重，食少体倦。医用四物凉血，或用参芪补气，罔有效者。诊之脉濡而滑，按皆无力。曰：病不起矣。初因水不制火，肺为火扰，流涕不休，《经》云：肺热甚则出涕是也。金体本燥，津液日泄，则燥者枯矣，久则头面诸阳之液，因以走泄。《经》云：枯涩不能流通，逆于肉里，乃生痈肿是也。月余，面目耳旁，果作痈疽而卒。后见流涕者数人，多不救。[震按]流涕鼻秽，即鼻渊之属，何以断其必死，要之脉濡滑而无力，昔贤谓滑脉类数。仲景所云数脉不时，则生恶疮。脉无力者，石山必用参、芪。今参、芪罔效，无路可寻矣。况流涕不休，定然枯涩，故以营气不从，逆于肉里，为是病之指归。魏注云：用滋水生肝养肺药诚佳。然以治流涕不休者，恐亦难效。

朱圣卿鼻衄如崩，三日不止，较之向来所发之势，最剧。服犀角、地黄、芩、连、知、柏、石膏、山栀之属，转盛。第四日，邀石顽诊之。脉弦急，如循刀刃。此阴火上乘，载血于上，得寒凉之药，转伤胃中清阳之气，所以脉变弦紧。与生料六味加五味子作汤，另用肉桂末三钱，飞罗面糊，分三丸。用煎药调下。甫入喉，其血顿止，少顷，口鼻去血块数枚而愈。自此数年之患，绝不再发。

一人衄血不已，医皆以为热，沈宗常投以参附而愈。人骇问之，曰：脉小而衰，非补之不可。[震按]此二条相同，但微有不同者，一系温补元气，一系导火归元也。

徐德古治一人，患衄尤急，灸项后发际两筋间宛宛中三壮，立止。盖血自此入脑，注鼻中。常人以绵勒颈后，尚可止衄，此灸宜效。[震按]是乃截其血之来路也，与湿纸搭囟门者同义。若邵村张教官衄，道人教以生藕一枝，捣贴颅囟，再以海巴烧存性，吹鼻二三次。饶州民季七衄，医用萝卜汁和无灰酒饮之立止。复发，用人中白新刮者，置瓦上焙干，温汤调下，又止。是皆偶合一时之病机，并非诸衄之定法。

《吴鞠通医案·卷二·温毒》
陈，三十二岁。温热面赤，口渴烦躁，六七日壮热大汗，鼻衄，六脉洪数而促，左先生用五苓散双解表里。余曰：此温病阳明经证也，其脉促，有燎原之势，岂缓药所能挽回非白虎不可。生石膏八两，知母一两，生甘草五钱，粳米二合，白茅根一两，侧柏叶炭八钱，煮四碗，分四次服，尽剂而脉静身凉。

《友渔斋医话·第四种·肘后偶钞下卷·衄》
陆(十八)。衄血久而不止，身热脉数，重取豁然，鼻衄方药，施用殆遍，全无一效。不知去血过多，虚而发热也。黄芪四钱，熟地六钱，归身二钱，白芍一钱五分，牛膝二钱，荆芥炭一钱，陈皮八分，侧柏叶汁一小杯。此方出余臆见，名加味补血汤，三服即愈。

《王九峰医案·副卷二·七窍》
1) 身怀六甲，火犯阳络，血溢清空，由窍而出，名曰鼻衄。治宜清金和络。乌犀角五分，杭白芍二钱，淡黄芩五钱，生甘草五分，小生地八钱，大麦冬三钱，白茅根五钱。
2) 风湿扰犯阳明，火干血络，血溢清窍而出，乃鼻衄也。桑麻地黄丸加牛膝、麦冬、茅根、芦根。

《叶天士曹仁伯何元长医案·曹仁伯医案》
鼻衄上流，白浊下注，脉象弦数。中宫之湿火分头而病也。猪肚丸五两，每服三钱，茅根汤送下。

《王氏医案绎注·卷五》
吴酝香仆患感鼻衄数升，苔黄大渴，脉滑而洪。孟英投白虎汤二剂而安。遽食肥甘，复发壮热，脘闷昏倦。孟英以枳实栀豉汤而瘳。数日后，又昏沉欲寐，发热自汗，舌绛溺涩。孟英诊之，左尺细数而芤，右尺洪大，是女劳复也，细诘之，果然。予大剂滋阴清热药，吞瘛鼠矢而愈。羚次尖四钱(先煎)，生石膏(先煎)一两六钱，酒炒知母四钱，石斛(先煎)一两，西洋参三钱，济银花一两五钱，川贝母(杵)四钱，南花粉五钱，晚蚕砂五钱，建兰叶三钱，鲜芦根二两，枳实栀豉汤加味：炒枳实二钱，黑栀皮三钱，炒豆豉三钱，酒炒枯芩三钱，丝瓜络三钱，生冬瓜子八钱，连翘壳三钱，鲜薤白(打)一钱半，焦楂肉(杵)一钱半，整荸荠(打入煎)一两。女劳复方：元参片一两，大生地八钱，明天冬(切)六钱，女贞子(杵)五钱，淡苁蓉一钱半，山萸肉一钱半，石斛(先煎)一两，酒炒知母四钱，血龟板杵四两，血鳖甲(杵)二钱，紫石英五钱，同先煨六句钟，药送鼠矢二钱。

《环溪草堂医案·卷四·鼻渊鼻痔鼻衄》

金。胆热移脑，辛颊鼻渊。鼻渊者，浊涕下不止也。久而不已，传为鼻衄，防其目暗无光。乌犀尖八钱（先煎），京玄参三钱，辛夷二钱，鲜生地八钱（洗切），生锦纹大黄四钱，石决明八钱（先煎），苍耳子三钱。

丁。血热妄行，鼻痔而兼鼻衄，大补阴丸治其本，四生丸治其标。鲜生地、侧柏叶、荷叶、芦根，另：大补阴丸。

《张聿青医案·卷一·衄血》

王（左）。涎涕带血，血从呼出。风邪湿热上蒸。玉泉散三钱，马兜铃二钱，广郁金一钱五分，桑叶一钱，薄荷五分，苍耳子一钱，象贝母二钱，白桔梗八分，枇杷叶（去毛）四片。

李（左）。鼻衄盈碗而来，脉形弦大。此肝火积于内，风热袭于外，以致阳络损破，不能固密。还恐有复涌之势。丹皮一钱五分，青黛五分，煅石膏八钱，黑山栀三钱，赤芍一钱五分，麦冬三钱，鲜石斛八钱，白茅花一两，鲜藕三两。

李（左）。鼻衄如注，脉象弦大。肺胃风热内迫，恐致厥脱。犀角尖五分，细生地三钱，炒丹皮一钱五分，生赤芍一钱五分，绿豆衣五钱，麦冬三钱，黑山栀三钱，大黄二钱（酒蒸），藕汁一杯，元参肉三钱，白茅花一两五钱。

吴（右）。向有鼻衄，势不甚盛。兹以不禁辛辣，以至三次衄血，皆有盈盂之多。阳络损伤也。侧柏炭三钱，丹皮炭一钱五分，鲜竹茹一钱五分，当归炭一钱五分，白茅花一钱，细生地四钱，白茯苓三钱，大麦冬三钱，藕汁半杯，鲜荷叶络三钱。

《也是山人医案·衄》

陶（廿四）。阳升衄血，拟凉解肺胃法。犀角、连翘、元参、细生地、炒牛膝、黑山栀、丹皮、炒黑侧柏叶。

曹（廿八）。鼻衄已止，面白无神，脉细音嘶，血脱恐气无所归，安得不以阳气为首务耶。炙黑黄芪、炒焦白芍、炒牛膝、洋参、炙草、炒山药、茯神。

周（八岁）。痘后衄血，肺胃余火尚炽。地骨皮、犀角、丹皮、川贝、生地炭、连翘、银花。

戴（三三）。议育阴，清气热。熟地炭、拣麦冬、淡菜、清阿胶、淡天冬、女贞子、云茯神（二钱）、龟腹版（五钱）。

戴。瘀略初净，肺胃阴液未充，值天时燥气加临，阳易旋动，清窍不司其肃，衄血乃因复发。脉右寸关搏而疾大，是阳明燥气鼓舞之征。议滋清益阴肃上，候裁。原生地四钱，拣麦冬一钱五分，淮牛膝（炭）、龟腹版（酒炙）五钱，陈阿胶二钱，连翘、稆豆皮一钱五分，真川贝（去心研）二钱，炒黑侧柏叶一钱五分。

又，脉左和静。右动搏已减，衄血渐止，口干。望色紫滞已退，凡动皆火易就燥。议益阴潜阳，佐清阳明燥热。原熟地四钱，龟腹版五钱，拣麦冬一钱五分，陈阿胶（另烊冲）二钱，淮牛膝一钱五分，真川贝二钱，霍石斛一钱五分。

又，原熟地四钱，龟腹版五钱，拣麦冬一钱五分，阿胶（另烊冲）二钱，淡天冬一钱五分，真川贝二钱，川斛一钱五分，制洋参一钱五分。

又，原熟地一钱，真川贝二钱，川斛一钱五分，陈阿胶二钱，建莲二钱，茯神二钱，拣麦冬一钱五分，西党参一钱五分，九孔石决明（煅研）三钱。

《剑慧草堂医案·卷中·鼻衄》

阳明胃火有余，上干清道而为鼻衄，脉弦数。当清营热。生地、山栀、旱莲、知母、怀牛膝、通草、丹皮、茜根、茯神、桃仁、碧玉散、桑叶、竹叶。

《孤鹤医案·鼻》

1）头晕鼻衄，脉来弦数。水亏火旺也。治宜育阴潜阳。制首乌三钱，鳖甲四钱，白芍一钱半，地骨皮二钱，夏枯草一钱，怀膝炭一钱半，元参二钱，丹皮二钱，煅牡蛎四钱，茅根肉一钱。

2）鼻衄咳呛，不时头汗，肝热郁也。法当清解。冬桑叶一钱半，丹皮二钱，地骨皮二钱，麦冬二钱，橘红一钱，北沙参二钱，杏仁三钱，石决明四钱，知母三钱。

3）鼻衄大发，六脉弦数。由阴亏阳亢所致。原地五钱，元参二钱，女贞子二钱，黄柏一钱半，炒黑侧柏叶一钱半，丹皮二钱，龟板四钱，怀膝炭一钱半，知母二钱，茯神三钱。

4）阴虚内热，鼻衄便红。生地炭四钱，炙鳖甲四钱，苡仁三钱，茯苓三钱，血余炭一钱，炒丹皮二钱，炒白芍一钱半，广皮一钱，泽泻一钱半。

5）肝阴内亏，鼻衄时发，脉形濡细。当用培补。熟地六钱，白芍一钱半，橘红一钱，茯神三钱，木香五分，当归二钱，女贞二钱，丹皮二钱，川斛三钱，红枣四枚。

6）木火射肺,郁热上升,鼻衄多涕。肺窍开于鼻,为天气。恐其结菌,养阴为主,参用清泄。熟地六钱,麦冬二钱,天冬四钱,川斛三钱,胡桃肉二钱,洋参一钱半,石膏四钱,决明四钱,茯神三钱,丹皮二钱。

《陈莲舫医案·卷中·四十四·鼻衄》

右。阳络受伤,鼻衄狂溢。薄而有红者,属热为多。脉见细弦,治以清降。沙参、池菊炭、白芍、茜根、茅花、藤炭、会络、侧柏、三七、丹参炭、炒荆芥、旱莲、焦藕节。

左。阳络受伤,鼻衄倾注,甚至痰中亦带,脉见细弦,不加咳嗽,总可调复。沙参、菊炭、降香、白芍、茅花、藤炭、鹿衔、会络、三七、丹参炭、仙鹤、杏仁、藕节、丝瓜络。

2. 治外感鼻衄

《临证指南医案·卷八·衄》

某。温邪衄血。(温邪)连翘、元参、淡黄芩、黑山栀皮、杏仁、郁金。

某。风温衄血。(风温)丹皮、元参、连翘、赤芍、茅花、黑栀皮。

某(三四)。此热蒸于水谷之湿,龈血齿衄,纳谷如昔,治在阳明。(湿热胃火上蒸)熟地、知母、石膏、元参、牛膝。

《张聿青医案·卷六·风温》

居(童)。先是口碎作痛,四日前忽然热起,势甚炽张,胸闷懊𢜶,鼻衄便泄,兹则咽中作痛。舌红苔白,脉数滑大。此风邪先袭于上,复以时令之邪与湿相合,致一阴一阳之火,俱结于上。病属风温,方在五日,邪势炽甚之际,当是易进难退之时也。泡射干六分,广郁金六分(冲),马勃一钱五分,荆芥一钱,牛蒡子三钱,炒银花一钱五分,连翘壳三钱半,玄参三钱,桔梗一钱,杏仁泥三钱,竹叶心十六片,竹叶心、桔梗二味代茶。改方加黄芩、酒炒秦艽。

二诊：前进辛以散风,苦以泄热,汗出邪势从外而泄。而肺胃之热蕴结,痧疹并发而不少衰,痛不少减。脉数滑大,舌红边绛。喉关以内,白腐满布,喉肿关小微咳。此炉烟甫熄,余烬复燃,肺胃之热,冲斥于中,喉痧重症,出入极为迅速。恐火烁肺金,而致气喘。商请专门名家酌夺。郁金一钱五分,山豆根三钱,京玄参三钱,羚羊片(先煎)二钱,连翘三钱,大贝母三钱,桔梗一钱五分,生石膏七钱(打),牛蒡子三钱,射干七分,茅根(去心)一两,芦根(去节)一两,鲜荷叶七钱。

三诊：昨进大剂泄热,热势大为轻减,喉肿较退,痛势大轻。涎水之自涌者,至此渐能下咽。脉洪大略收火风之灼铄肺胃,已退三舍,当乘胜而助鼓再进。羚羊片二钱,玄参肉三钱,牛蒡子三钱,鲜石斛六钱,连翘三钱,生石膏七钱,泡射干六分,荆芥一钱,黑山栀三钱,苦桔梗二分,鲜荷叶络七钱,茅根(去心)一两,芦根(去节)一两。

《王乐亭指要·卷三·衄血》

邹左。脉大而数,左甚于右,鼻衄成碗而色鲜。此炎暑熏蒸,肝阳上逼,肺金受灼,而血妄行也。麦冬一钱五分,夏枯草一钱,元参二钱,丹皮一钱五分,鲜生地四钱,竹茹四分,茅针花一钱,京墨汁五匙。

李左。鼻衄,脉至右寸关独大,此火浮于肺。黄芩二钱,白及一钱五分,麦冬一钱,竹茹(炒)五分。

钱童。鼻衄已久,宜清宜折。猪苓二钱,白及一钱五分,茶叶子五分。

某左。鼻衄头痛,风热上行。猪苓二钱,白及一钱五分,川芎一钱,白芷八分。

3. 治内伤鼻衄

《医验大成·衄血章》

一人为怒气,鼻衄,去血过多,觉神思欠爽,头作眩晕,手足厥冷,脉息左右寸关皆洪数。乃怒则火起于肝,血随火上溢而出清道也。方：生地钱半,牛膝一钱,栀子二钱,玄参一钱,广皮八分,知母一钱,黄连五分,麦冬三钱,藕节。

一人善饮,病衄,嗽喘不能伏枕。余诊之,脉大如指。《脉法》云：鼻衄失血,沉细宜是脉,不然亦为可虑。脉大非热,乃脉气虚也,肺开窍于鼻,故作衄,此金极似火之病。急宜补肺,火自渐退。若竟用寒凉,殊悖"亢则害、承乃制"之旨矣。方：人参一钱,黄芪二钱,归身一钱,甘草五分,白术八分,茯苓一钱,广皮八分,神曲八分,麦冬一钱。

一人右关脉洪实有力,鼻气若燔,衄血如注,此足阳明之火。阳明之脉络鼻,足经气血俱多,阳热拂郁则阳络伤,阳络伤则血外溢;火性炎上,故火旺则血涌如潮耳。宜用凉血行血之剂。方：犀角、生地、白芍、丹皮、郁金。

一人无故鼻出血,滴点不流,其色紫黑,乃阴虚之症，火极而兼水化也，名曰衄血。方：黄芪二钱，茯苓一钱，白芍一钱，当归一钱，生地一钱，阿胶一钱，甘草五分，侧柏叶二钱（炒黑）。

一儿喜啖炙煿，并好饮酒，患衄，此乃胃肺积热所致。用清胃散加减治之。方：黄连、生地、丹皮、当归、山栀、甘草。去升麻，加葛粉以解酒毒。衄血不止，用新绛花三钱、竹茹三钱煎汤，口中屡漱自止，但切不可咽下，应验之极。

《临证指南医案·卷八·衄》

陈（女）。常有衄血，今夏忽起神识如呆。诊脉直上鱼际，大忌惊恐恼怒，天癸得通可愈。（胆火上升心营热）犀角、丹参、元参、生地、连翘、知母。

林（二六）。阳升，鼻衄不止。细生地、乌犀角、炒知母、牛膝、黑山栀、川斛、丹皮、炒黑侧柏叶。

某。努力伤，阳逆鼻衄。犀角二钱（镑），细生地三钱、炒丹皮一钱、元参一钱、炒牛膝一钱半、黑山栀一钱、炒黑侧柏叶五钱。临服冲鲜荷叶汁一小杯。

赵（二十）。脉左数，衄血火升。（阴虚阳冒）生地、阿胶、天冬、麦冬、淡菜、生白芍、茯神、炒山药。

程。从前衄血，都以养阴益气而愈，知非实热，皆劳役阳冒，以致阴血之动也。今壮年肌肉不充，身动气促如喘，口中腻涎浊沫，竟是肾精带伤，收纳失职之象，急急保养，远戒酒色，犹可向安。熟地、人参、黄肉、湖莲、芡实、补骨脂、山药粉丸。

朱（十七）。脉数，阴亏阳升，头晕，心中烦杂，鼻衄。生地、元参、金银花、川斛、丹皮、石决明。

某。咳逆失音，衄血。生地、龟板、丹皮、牛膝、山药、茯苓。

某（十岁）。鼻衄时发。生地、元参、丹皮、山药、茯苓、泽泻、黄柏、人中白。

某。食烧酒辛热，及青梅酸泄，遂衄血咳嗽，心腹极热，五味偏胜，腑阳脏阴为伤。此病以养胃阴和法。（酒热伤胃）生白扁豆、北沙参、麦冬、白粳米。（入外感鼻衄欠妥）

《续名医类案·卷十二·衄血》

李嗣立治赵季修，赴龙泉知县，单骑速行，时值盛暑，未几患鼻衄，日出血升许，李教服藕汁、生地黄膏方。赵云：某往年因赴铨曹听选，省前急走数回，心绪不宁，感热骤得鼻衄之症，寻扣临安一名医，服药遂痊，谢以五万钱。临别时，医再三嘱云：恐后时疾作，万勿轻信医者，服生地黄、藕汁之药，冰冷脾胃，无服可生。半月易医无效。李乃就此方，隐其药味俾服之，三日疾愈。赵问曰：此药如是灵验，得非与临安医之药同乎？李笑曰：即前所献之方也。赵叹曰：前医设为谲谋，几误性命，微君调治，吾其鬼矣。

龚子才治一人，年近五旬，素禀弱怯，患衄血，长流五昼夜，百药不止，脉洪数无力。此去血过多，虚损之极，以八物汤加熟附子等分，又加真茜草五钱，水煎频服，连进二剂，其血遂止。又依前方去茜草，调理十数剂而愈。

李时珍治一妇人，衄血一昼夜不止，诸治不效，令捣蒜敷足心，即时遂愈。

汪石山治陈锐，面黑形瘦，年三十余，患鼻衄，发热恶寒，消谷善饥，疲倦，或自汗呕血。汪诊之，脉细且数，约有六至，曰：丹溪论瘦黑者，鼻衄者，脉数者，参、芪皆所当禁，固也，然不可执为定论。《脉经》云：数脉所主，其邪为热，其症为虚。宜人参三钱，生甘草、陈皮、黄柏、白术、归身、生地、山栀、生白芍，递为佐使，服之果安。

杨乘六治施鸣玉，衄血如注，三日半不止，凡止衄方法，并无一应，气息欲绝。脉之，虚大而缓，面色萎黄，舌嫩黄而胖，知其四肢疲软，浑身倦怠，懒于言语，动辄嗜卧者，匪朝伊夕也。询之果然。而衄起之故，缘自钟溪归家，一路逆风，操舟尽力，不及达岸即衄，至今第四日矣。曰：病人中气大亏，本不足以摄血，复因劳力太甚，重伤胃络。胃络，阳络也，阳络伤则血出上窍，胃脉络鼻，所以血出鼻孔也。乃用补中益气汤加炒黑干姜，一剂而衄止。去干姜，加白芍、五味子，数剂而从前诸症渐除。

王执中母氏，忽患鼻衄，急取药服，凡昔与人服有甚效者，皆不效。因阅《集效方》云：口鼻出血不止，名脑衄，灸上星五十壮，尚疑头上不宜多灸，只灸七壮而止。次日复作，再灸十一灸而愈。有人鼻常出脓血，执中教灸囟会亦愈。则知囟会、上星皆治鼻衄之上法也，医者不可不知。（《资生经》）

一妇人郁结而患前症，用加味归脾汤，其血渐止，饮食渐进。用加味逍遥散，元气渐复，寒热渐止。后因怒仍衄,寒热往来,用小柴胡汤加芎、归、丹皮而愈。

一妇人因劳衄血,服凉药之剂,更致便血。或以血下为顺,仍用治血。薛曰:此因脾气下陷而从,当升补脾气,庶使血归其经。不信,果血益甚,乃朝用补中益气汤,夕用加味归脾汤而愈。此症用寒凉止血,不补脾肺而死者多矣。

马元仪治陆太史母,患衄血不已,两脉浮大而数,重按无神,面赤烦躁,口干发热,心悸恍惚。群作阳明火热阴虚内动之症治,旬日转盛。此因忧思恚郁,致伤阳气,阳气既伤,阴血无主,上逆则衄,下夺则便。当作中虚挟寒治,用附子理中汤,内益人参至三两,众阻之。明日复诊,脉象散失,较之浮数为更天渊。乃谓众曰:症既非实,以补养为主。然气血俱要,而补气则在补血之先,阴阳并需,养阳在滋阴之后,是以非助火而益水,不如是不得其平也。令进前方,不得已减去人参二两,服至第九日,衄血便血俱止。后以归脾汤调理而愈。

谯知阁熙载,壬子年病衄血,用灯草数枚,以百沸汤煮,逐枚漉出,乘热安顶上,冷即易之,遂愈。(《百乙方》,此即灸上星、囟会之意)

苏滔光云:其母夫人,常衄血盈盆,百药不效,用好麻油纸捻纴鼻中,顷之打嚏即愈。此方甚奇。(同上)

杨子县吏陈某,当腊月鼻衄至正月,凡十三日始定。其脉实而数,治当下导,与桃仁承气汤去积瘀,次服既济汤而愈。盖此人过食煎炙,饮醇酒,皆积热所致也。(《白云集》)

4. 治阴虚鼻衄

《叶天士曹仁伯何元长医案·何元长医案·鼻门》

1)头晕鼻衄,脉来细数。水亏火动也。治以育阴潜阳。首乌、生白芍、牛膝、牡蛎、鳖甲、地骨皮、元参、茅根、丹皮、夏枯草。

2)鼻衄咳呛,不时头晕。肺肝热郁也。法当清解。桑叶、知母、麦冬、丹皮、沙参、石决明、杏仁、橘红、地骨皮。

3)鼻衄大发,六脉弦数。由阴虚阳亢所致。元生地、龟板、茯神、炒川柏、丹皮、女贞、知母、炒侧柏、元参、牛膝。

《邵氏方案·卷之乐·鼻衄》

1)痄疟、喉蛾之后,鼻衄时作,此血分太热也。素有遗泄,阴分过虚,现在只宜清化,后必进补为是。鲜地、山栀、土贝三钱、杏仁、桑叶、丹皮、连翘、生草、桔梗。

2)病后伏热未清,所以胃气不醒,鼻衄时作。淡芩钱半、竹茹、连翘、枳实、丹皮、青蒿钱半、泽泻、建曲、山栀、赤芍钱半。

3)鼻衄如注,从上关元度玉堂而来,此督脉病也。痄疟久久,发于少阴,脉芤弦,自汗颇多,深恐暴脱。鹿角霜六钱、生脉散(参、麦、五味)、龙骨六钱、牛膝、龟板胶钱半、大熟地、牡蛎一两。

《王氏医案绎注·卷七》

蒲艾田年逾花甲。陡患鼻衄,诸法不止。孟英诊之,面色黑黯而有红光,脉弦洪而芤。询知冬间广服助阳药,是热亢阴虚之质。予大剂犀角、元参、茅根、女贞、旱莲、石斛、茯苓、泽泻、天冬、知母。脉情为热实阴虚,镑犀角先煎八钟四钱,元参片一两,明天冬(切)八钱,开水泡冲去渣,鲜茅根五钱,女贞(杵先)五钱,旱莲草四钱,石斛(先煎)一两,生泽泻一钱,酒炒知母四钱。投匕而安,续予滋阴药填补而康。鼻衄不止,则风升而肝血随之,故以救液息风为要。

《王旭高临证医案·卷之二·虚劳门》

童,年已十七,天癸未通,骨骼瘦小,先天不足也。不时鼻衄,虚火上炎也。腹痛绵绵,中虚木横也。曾见蛔虫,木横则虫动也。此属童损。先天不足之症,以后天补之,难矣。茯苓、怀山药、陈皮、当归、茜草炭、乌药、冬术、白芍、丹皮、川椒、乌贼骨。

《沈菊人医案·卷上·衄血》

李。营分伏热,鼻衄,中心宕漾,即时而出,八日不止。脉数,头汗,足冷。明是肝胃气火载血上溢,恐其狂出虚脱。犀角汁、侧柏炭、山栀、龟板、旱莲草、鲜生地、蒲黄炭、丹皮、知母、淮牛膝、荷叶汁、金墨汁、藕汁、茅根。

又,鼻衄大夺之后,气阴两虚,头疼晕眩,心宕牙浮,阴亏阳逆不降,咳呛,痰血,大便带血,上下失血。当治其中。西党参、熟地、丹皮、女贞子、金斛、龟板、北沙参、白芍、炙草、旱莲草、侧柏、柏子仁。

张。鼻衄如注,少阴不足,阳明有余,脉象右数,舌白腻,温热内蒸,熏灼营分也。治以气营两顾。川连、怀牛膝、茅根、知母、侧柏叶、丹皮、鲜生地、藕汁、黄芩。

许。童真纯阳禀质阴亏，阴亏则内热，内热则营不足，热郁气分迫动营分，时常鼻衄，脉见细数，面黄形瘦，木火体形也。法以养阴。细生地、丹皮、女贞子、鳖甲、知母、黑山栀、玉竹、云茯苓、青蒿、藕汁。

梁。鼻衄三载，时作时止，脉形细涩，阴分伤矣。细生地、丹皮、生知母、茅柴根、藕节、怀牛膝。

《张聿青医案·卷一·衄血》

潘（左）。咳嗽鼻衄，腰酸肢重。肝肾空虚，恐延衰症。丹皮炭、杜仲、当归、生地炭、炙黑丝瓜络、川断肉、白芍、川贝母、牛膝炭、海蛤粉、白茅花、炒麦冬。

二诊：补肾清金，衄血未来，咳减纳加。的是水亏而虚火上炎，载血逆行也。乘此善调，以图恢复为要。生熟地三钱，杜仲三钱，炒麦冬三钱，川贝母二钱，杭白芍一钱五分，生山药三钱，茯神三钱，牛膝炭三钱，龟甲心五钱（先煎），代赭石四钱。

《王乐亭指要·卷三·衄血》

廉右。质本阴亏，内热鼻衄。拟四阴煎，肺肾同治。北沙参三钱，生地四钱，山药（炒）二钱，扁豆二钱，砂仁四分，丹皮（炒）一钱，川斛三钱，焦谷芽二钱。

秦右。脉数，内热鼻衄，此阴虚火浮。生地四钱，丹皮（炒）一钱，元参一钱，麦冬一钱，北沙参三钱。

陈右。血不归经，逆行于上，而时见鼻衄，脉至弦数甚于左寸关。宜清养肝阴为先。北沙参三钱，麦冬一钱五分，石斛二钱，知母一钱，牛膝一钱五分，女贞子一钱五分，地骨皮一钱。又，原方加大生地五钱，去元参、知母。

《柳选四家医案·评选爱庐医案·失血门案一条》

鼻衄盛发。成流不止者，已三日。面赤，足冷至膝，脉数，寸关尤甚。血去过多，心荡神驰。阴亏内热之体，厥阳化火上逆，扰动脉络，血行清道，从高灌注而下，非若吐红之易定。血有几何，岂堪如此长流。拟仿志火升腾治例，用凉血滋降法。犀角七分，炒女贞子一钱五分，黄连五分，熟地六钱，青铅一枚，炙龟板一两，旱莲草一钱，煅磁石五钱，阿胶一钱五分（蛤粉拌炒），咸水炒牛膝一钱五分。［诒按］此症甚险，用药尚称得力，方中当加童便冲入。

再诊：鼻衄虽止，而面色唇口白，虚阳虽降，而额汗心悸畏明，脉虚而数，舌光而颤。气乏血涵，血无气护，阴阳有离脱之象，气血有涣散之险。急进双补法。庶几有所依附。再佐咸降酸收以摄之。人参一钱，天冬一钱五分，炒枣仁三钱，秋石二分（烊入），熟地一两，枸杞炭三钱，白芍一钱五分，阿胶一钱五分，茯神三钱，大枣二枚。

《王仲奇医案·正文》

陈，澉浦。阳升太过，清窍空，脉络之血难以下趋，血走清道，鼻衄来如涌，涌日屡见不一见，络血由裂伤而出，如走熟径也。治当引阳入阴，安宁督脉，俾阳络之血不至妄行可耳。仙鹤草三钱，煅龙齿三钱，血余炭六分，丹参二钱，丝瓜络二钱，淮牛膝二钱，旱莲草三钱，煅决明四钱，生地黄四钱，丹皮一钱五分，金石斛三钱，胡麻三钱，荷叶筋三钱，白茅根肉二钱，煅龙骨一钱五分，五倍子五分，血余炭五分，上三味研末，以墨纸头蘸末楔鼻孔。

《竹亭医案·卷之三》

治程耀远齿鼻俱衄之验。程耀远。鼻衄属肺，齿衄属胃，而未始不关乎肾。盖齿乃骨之余，因肾主骨也。先天阴虚，血热上冲，或鼻或齿皆可以衄而不归经矣。然徒于血分中求之，恐未得法，且服煎剂。炙黄芪四钱，归身八分，元武板五钱（炙），旱莲草二钱，人中白八分（冲），血余一钱（冲），荷叶灰一钱半，上五味，用河水一碗半煎去一半，去渣，入人中白、血余冲服。服三帖，二衄俱停。

《竹亭医案·卷之五》

萧山胡福堂鼻衄如注极危奇验。萧山胡福堂，戊子季秋，年四十六，鼻衄如注几危治验。左鼻出血，十有二日。昼轻夜重，每至二鼓频频而滴，约有盈盂之多，阴气弥伤。他医妄投苦寒，如犀、羚、知、芩，加以凉膈散辈，屡投不应，衄血反增，而致举头即眩，朝轻暮盛。脉形细数，右脉虚芤，究关阴火潜然，非实火可知。再衄防晕，亟议启玄子益阴济阳以救之。玄武板一两（炙），丹参五钱，侧柏叶四钱（炙），降香一钱半，漂人中白一钱，老枇杷叶三大片（去毛），桑白皮一钱半，上药七味，用新汲水（即井泉水）两钟，缓火煎至一钟，去渣，入血余灰一钱冲服。外用大蒜一瓣，捣烂，贴左足心，血止即去之。当日照方煎服，据述服一帖夜间鼻衄仍然一茶杯许,惟血色转淡红。次日再剂,是夜血止。连进三帖,衄止全愈。

萧山胡福堂鼻衄期年复发治验。萧山胡福堂,己丑八月,鼻衄复发。去秋衄血,几乎昏晕而脱,得余大剂壮水而痊。记前三百五十一页内,可检阅之。今正期年复衄:先觉胸闷不爽,三四日而鼻衄随至。右脉浮软,左弦大。相火上升,治宜养阴降火,兼之逐瘀。大生地五钱,元参三钱,茜草一钱半,漂淡人中白一钱,真降香二钱(劈),甜梨汁一酒杯(冲),藕汁一茶杯(冲),血余炭六分(冲),上五味煎好去渣,入二汁和血余冲前药汤内服。如冷,再隔汤炖温服。服一帖,当夜未衄。至次日早上,又衄血直冲盈盂,原方再剂而血止。

《竹亭医案·女科卷二·妇女经产杂症》

陈元隆妾因咳嗽、喷嚏以致鼻衄常发治验。陈元隆侧室,嘉庆乙亥八月,年近三旬。素有鼻衄,不时举发。经水应期,常多白带。迩来因咳嗽而致鼻衄者居多,亦有时缘喷嚏而来者亦不少。夫鼻乃肺窍,咳嗽、喷嚏皆属于肺。肺为五脏之华盖而属金,金虚木旺,木挟火势而乘金,金叩则鸣,此咳嗽、喷嚏之所由来耶。甚至气逆火升,此又鼻衄直注而出也。再验之脉,右寸虚数,左脉虚弦,又显有明征耶。先治其衄,再商善后。

八月二十四日:白花百合二两,侧柏叶四钱(炙),丹参三钱,知母一钱半,漂人中白一钱,旱莲草二钱,降香一钱,甘草五分(炙),先将百合浸去浮沫,用河水四碗先煎百合,煎至两碗,去渣,入后七味同煎至一碗,去渣,入藕汁一酒杯冲服。服后鼻衄即止,喷嚏减半。进第三剂,因稍有喷嚏,鼻衄又出,些少即止。再剂仍无,共经四剂甚妥。经水昨至,亦无他苦。

又,二十八日:服后方六剂,鼻衄全愈。北沙参三钱,侧柏叶四钱(炙),人中白一钱,降香一钱,白茯苓二钱,桑白皮一钱半,枇杷叶三钱(去毛,炙),丹参三钱,天门冬一钱半,加炒黑荷叶一钱五分。

《王孟英医案·卷二·诸血》

孙执中于春前四日,忽患鼻衄如注,诸法莫塞。寅夜请孟英视之,脉弦而数,曰:冬暖气泄,冬令不主闭藏。今晚雷声大振,人身应之,肝阳乃动,血亦随而上溢。不可以其体肥头汗,畏虚脱而进温补也。投以元参、生地、犀角、牡蛎、知母、生白芍、牛膝、茯苓、侧柏叶、童溺诸药,一剂知,二剂已。既而胁痛流乳,人皆异之,孟英与甘露饮加女贞、旱莲、龟板、鳖甲、牡蛎而瘳。

蒲艾田,年逾花甲,陡患鼻衄,诸法不能止。速孟英救之,面色黑黯而有红光,脉弦洪而芤。询知冬间广服助阳药,是热亢阴虚之证。与大剂犀角、元参、茅根、女贞、旱莲、石斛、茯苓、泽泻、天冬、知母,投匕而安。续予滋阴药,填补而康。

孟英治其令弟季杰之箧室,怀妊患嗽,嗽则鼻衄如喷,憎寒乍热,口渴头疼,右脉洪数,授白虎汤合葱豉,投匕而瘳。或云时已隆冬,何以径投白虎?孟英曰:脉证如是,当用是剂。况今年自夏徂冬,亢旱不雨,寒虽外束,伏热蕴隆。此即麻杏甘膏之变法耳。

《丁甘仁医案·卷六·衄血案》

郭右。发乃血之余,血虚则发落。血虚生热,热搏营分,上为鼻衄,下为便血。宜养血清营主治。细生地四钱,天麦冬各二钱,槐花炭二钱,夏枯草一钱五分,生甘草五分,粉丹皮一钱五分,侧柏炭一钱五分,肥知母一钱五分,冬桑叶三钱,川石斛三钱,鲜藕(切片入煎)二两。

5. 治湿热鼻衄

《张聿青医案·卷六·溲血》

右。由牙痔而至鼻衄,兹则溲血作痛甚剧。此湿热蕴遏膀胱。海金沙三钱,黑山栀三钱,木通五分,滑石四钱,黄柏(盐水炒)二钱,丹皮炭二钱,侧柏炭三钱,小蓟一钱,鲜生地七钱,淡竹叶三钱。

《旌孝堂医案·十一、鼻衄》

1)血行横逆,经鼻而出,谓之鼻衄。已延半载有余,时发时止,加之胆热上移于脑,致成鼻渊,且生瘜肉。头目昏眩,嘈杂吐酸,胸胁胀痛,食入不运,脉象滑数。拟方徐图为宜。苍耳子、木笔花、明天麻、冬桑叶、粉丹皮、制半夏、川贝母、活磁石、石决明、川郁金、木茯神、萎霜、丝瓜藤、苦竹根。

2)由鼻衄而成鼻瘜,血去过多,肝阳上升,脾土受侮,郁痰内扰,头额昏痛,胸次嘈杂,面浮肢肿,脉沉而数。再延防损。木笔花、苍耳子、川芎、冬桑叶、粉丹皮、橘皮络、制半夏粉、木茯神、萎霜、冬瓜皮仁、汉防己、灵磁石、丝瓜藤、黄郁金、白茅花、苦竹根。

3)阳明胃热上升,致成鼻衄,虚阳上僭,头目不清,脉象弦滑。拟方徐图。钗石斛、冬桑叶、粉丹皮、橘皮络、半夏粉、云茯苓、天麻、川郁金、白蝴蝶、鲜柏叶、萎霜、白茅花、荷叶络、又加血见愁、甜瓜瓣、丝瓜络。

《剑慧草堂医案·卷中·淋浊》

劳倦挟湿,蒸精化浊,肢痠头疼,鼻衄身热,脉濡数。当治湿火,兼清阳明。木通、草梢、生牡蛎、泽泻、青蒿、旋覆、茯神苓、川楝、生地(大豆卷拌)、山栀、淡苦参、归须、苡仁、橘络、丝瓜络、车前。

《丛桂草堂医案·卷三》

壬子四月。张兆魁君患温病,头痛发热胸闷,舌苔淡黄腻。与小茈胡合小陷胸汤,去人参、加厚朴。服后热退闷松,至夜间觉烦懑不适,鼻衄如注。次日清晨,速予往诊,血仍未止。诊其脉缓滑不数,扪其身凉如平人,问其苦则但觉心中烧热而已。遂易方用干生地五钱、阿胶五钱、麦冬、牛膝、贝母各三钱、茅根五钱、黄芩二钱、梨汁一小钟和服。覆杯而愈。此四月十三日事也。至五月初二日,张君又病。咳嗽呕吐,潮热胸闷,胁痛,舌苔薄腻,脉滑不数。盖天气骤热,湿秽逼人,而又兼有恼怒郁闷之事,遂酿成湿温而兼胃病也。初用小陷胸汤加茈胡、橙皮、佛手。接服两剂,不见功效。而呕吐益甚。遂改用旋覆代赭汤去人参、加茈胡、黄芩、黄连、青蒿、六一散、苡仁。服后呕吐少平,遂仍用原方。明日午后复诊。则病人方战栗恶寒,厚被覆之,犹觉畏冷,旋即发热。予谓恐将作战汗,否则病将转疟而退也。因仍以原方减轻其剂。至晚间八时,其仆复来延诊。述现在出汗不止,两手俱冷,举家惶恐。诊之,脉息虚缓有根,惟神气疲惫,懒于言动。问其苦,则曰:心内慌慌不宁,盖战汗后元气大虚,能放而不能收也。当以药力助之。用潞党参四钱、生黄芪四钱、枸杞子四钱、炒枣仁四钱、朱拌茯神四钱、甘草一钱、红枣五枚。立遣其仆购药,急煎与服。并力戒其家,不可慌乱偾事。服后汗止神安,酣睡一夜。明日复往诊视,则病人方坐而食粥,言语几如平人。仍以原方减轻其剂。数日后,张君偕其弟小芬君来予寓诊病,则全愈矣。

《陈莲舫医案·卷中·鼻渊》

左。鼻衄屡发,洋人所谓伤脑气筋也。桑叶、杏仁、杭菊、料豆、茅花、川贝、荆芥、通草、脑石、紫菀、白芍、会皮、枇杷叶、红枣。

6. 治虚劳鼻衄

《竹亭医案·卷之二·案32》

婺源曹允功子自幼鼻血,复发将痊,详论速归。婺源曹允功乃郎,年十八岁。据述乃郎素体质薄,自幼有鼻衄、风疹,举发无时。成婚之后,少不节欲,又多咳嗽。于嘉庆辛未二月邸吴,初七日求治于余。病者自云:迩来惟盗汗、腰疼为最。诊其脉,右数急,左弦劲。卫虚营亏,先议固表养血,俾其盗汗止而腰疼平,再为之计。生黄芪皮三钱,归身二钱,白芍一钱半(炒),茯神二钱,酸枣仁二钱(炒),杜仲三钱(盐水炒),续断二钱(炒),甘草五分(炙),服此两剂,盗汗止,腰疼停,颇属合宜。

又,二月初九日复诊:服前方盗汗、腰疼已停,而向有之鼻洪又发,更兼咳嗽。证脉合参,皆由于金虚不能平木而肝火上逆,木来乘金,此衄血、咳嗽之所由来耶。况左右脉来弦数而急,又显有明征欤。素有鼻衄之人,最防目白珠见红色,则鼻衄必发。因鼻为肺窍,火乘金也。元武板四钱(炙)、细生地三钱、款冬花三钱、百合三钱、生蛤壳三钱、叭哒杏三钱(去皮尖炒)、旱莲草三钱,加人中白五分,漂淡研冲。服两帖衄止、咳松。

又,十一日复诊:咳嗽渐缓,而鸡鸣时又少有盗汗。小生地三钱,炒麦冬一钱半,酸枣仁一钱半(炒),茯神一钱半,生蛤壳三钱,黑苏子一钱半(炒),叭哒杏三钱(去皮尖炒),百合三钱,加枇杷膏三钱冲。服两帖,盗汗又止,咳嗽大减。原方再三剂,甚妥。

又,十六日复诊:汗止咳减,脉之数象稍缓,而弦急之势究未平也,弦主于肝。法宜清肺以养肝,肺气旺而木不侮金,金气足而肾水赖以生之,则水能养木,而木自平矣,又合隔三之治。北沙参三钱、款冬花三钱、百合三钱、二原地三钱、女贞子三钱、叭哒杏三钱(去皮尖,炒)、茯苓一钱半、黑苏子一钱半(炒)、炙甘草五分,加雪梨肉一两五钱。服三剂,咳嗽十去其五。

又,十九日复诊:二原地三钱、女贞子三钱、归身一钱半、百合三钱、柏子仁三钱(研)、黑苏子一钱半(炒)、山药三钱(炒)、茯苓一钱半、冬桑叶一钱半,加雪梨肉二两。服此五剂,咳嗽减去七八。

又,二十四日复诊:咳嗽大减,盗汗又来。夫盗汗固阴虚之征,而多汗亦亡阳之渐。法宜固表养营,是为正本清源之治。生黄芪皮二钱,归身一钱半,北沙参三钱,玉竹三钱,北五味子三分(研),茯苓二钱,款冬花三钱,甘草五分,新会皮一钱半,加建莲肉三钱,连心炒。

又,二十七日复诊:盗汗、咳呛,脉仍弦急,益气养营是其治法。生芪皮三钱,制首乌三钱,炙鳖甲三钱,茯神二钱,女贞子三钱,酸枣仁一钱半(炒),左牡蛎三钱(煅),陈皮一钱,淮小麦三钱,加红枣五枚。服此三帖,盗汗又止,咳嗽平静。

又,三月初三日复诊:允功因其汗止咳停,意欲在寓缓缓调理。恐新婚之后早归,究防病覆,假此调治,亦爱子之心也。其如子心非是,终日默默无言,体瘦食减。诊其脉,弦急者究未一减。左右寸口脉仍弦劲,火乘金也。两关弦急,木侮土也。左尺虚数,水不足也。水不足则木失所养,肾阴亏则肺金愈虚,未有子贫而母独富者,无怪乎鼻衄、咳呛、盗汗之常发也。今病虽小愈,而脉仍未平,攸关心病,有诸内而形诸脉也。脉既如斯,强留异地则恐变端莫测,而悔之不及也何。允功谓予曰:"君何知之深,而见之明也?"曰:"病以脉为主,今病减而脉不减,寸脉仍弦急,此心病也。更见肝脉弦,出寸口,上鱼际,则为思室何疑。年少新婚,归心如箭,而必欲阻之,大非所宜。"允功深信余言,恳求丸方途中调理,因以益气养营、壮水滋木之法以应之。于是月初八挂帆回里,与其后悔,莫如早归为善也。后于壬申春仲邱吴,适允功至主戚患病于苏,特荐治于予。述及乃郎回家未几而逝,允功始信予之脉理毫发无爽也。

《陈莲舫医案·卷中·鼻衄》

赵,左。鼻衄狂溢,营伤气痹,两胁作胀,当脘发逆。脉见沉弦,拟以和养。降香、仙鹤、归须、桑叶、全福、丹参、白芍、杏仁、猩绛、藕炭、茯苓、会络、加丝瓜络、藕节。

第三节

齿衄(牙衄、牙宣)

齿衄又称"牙衄",即牙齿出血。此证又有两种情形,一是牙缝出血,一是牙龈出血,后者又称"牙宣"。

【辨病名】

齿衄指齿缝出血,其在中医典籍中又称为牙衄、牙宣。

《医经小学·卷之四·病机第四·病机略一首》:"齿缝中有血出不止为牙宣。"

《景岳全书·卷之三十贯集·杂证谟·血证》:"血从齿缝牙龈中出者,名为齿衄。此手足阳明二经及足少阴肾家之病。""舌上无故出血如缕者,以心脾肾之脉皆及于舌。若此诸经有火,则皆能令舌出血。"

《医灯续焰·卷十八·齿》:"齿缝出血,一名牙宣。"

《医方集解·泻火之剂第十四·甘露饮》:"齿属少阴肾,龈属阳明胃,二经有热,则齿龈齿缝出血,名齿衄,或牙龈袒脱,齿龈宣露也。""牙宣,牙龈出血或齿缝出血也,亦名齿衄,乃肾病。若血多而涌出不止,为阳明热盛,以阳明多气多血也。"

《证治汇补·卷之五·胸膈门·吐血》:"有血从齿缝牙龈中出者,名曰齿衄,属阳明、少阴二经症。"

《冯氏锦囊秘录·杂症大小合参卷十一·方脉鼻衄齿衄舌衄肌衄合参》:"凡血从齿缝中,或齿根出者,谓之齿衄。"

《张氏医通·卷五·诸血门·衄血》:"血从齿缝中或齿龈中出者,曰齿衄,又谓牙宣。"

《医宗己任编·卷五·东庄医案》:"血从齿缝中或牙龈中出,名曰齿衄,系阳明、少阴之症。"

《类证治裁·卷之二·衄血论治》:"齿衄:血出齿缝牙龈,属胃肾二经。"

《类证治裁·卷之二·血症总论》:"齿血为牙衄。"

《望诊遵经·卷下·诊血望法提纲》:"从齿龈出曰齿衄。"

《医学举要·卷三·杂症合论》:"血从齿缝中或齿龈中出者,曰齿衄,又曰牙宣。"

【辨病因】

齿衄的病因较多,但总不离外感六淫之邪以及内伤杂病之外。盖六淫之中,热邪为甚;内伤之中,胃肾为先。

一、概论

《古今医统大全·卷之四十二·下血·医案》："(牙宣血)有三因：一因阳明胃热，一因少阴肾虚，一因厥阴风壅。非此三者，牙不出血也。"

《寿世保元·卷六·牙齿》："牙疳、牙宣，盖由于火之不齐也，故热则生风，风字有虫。又曰，血遇火则沸而出，牙宣也。"

《神农本草经疏·卷一·〈续序例〉上·论治血三法药各不同》："热则为痈肿疮疖，为鼻衄，为齿衄。"

《证治准绳·杂病第三册·诸血门·齿衄》："血从齿缝中或齿龈中出，谓之齿衄，亦曰牙宣。有风壅，有肾虚。"

《症因脉治·卷二·牙衄总论·内伤牙衄》："内伤牙衄之因：膏粱积热，辛辣炙煿，好酒香燥，肠胃有热，血中伏火，则上冲而出，若肾阴不足，水中之火上炎，亦令牙龈出血，久而不愈。"

《疡医大全·卷十六·龈齿部·牙宣门主论》："岐天师曰：牙宣，又名齿衄。齿乃骨之余，肾之所主也。肾火外越，故齿出血。""又曰：胃虚火动，腐烂牙龈，亦能有此；但常常渗流淡血不止，非同实火鲜血直出也。""奎光曰：牙宣，乃齿缝出血，上属脾，下属胃，实火上攻所致。亦有胃虚火动，腐烂牙龈，以致淡血渗漏不止。"

《杂病源流犀烛·卷二十四·咽喉音声病源流》："(通治咽喉口舌唇齿等症君臣佐使药味别名)牙宣，牙缝出血，上属肝，下属胃，实火上攻故也。亦有胃虚火动，腐烂牙根，以致淡血常常渗漏不已。"

《证治针经·卷二·肿胀》："鼻衄、牙宣，由气血之交结。"

《医学入门·外集卷五·外科·痈疽总论》："牙宣龈露，皆因疮疡出血，为火动而错经妄行。"

《医学举要·卷三·杂症合论》："血从齿缝中或齿龈中出者，曰齿衄，又曰牙宣。有风壅，有肾虚，有胃火。"

二、外感风热

《症因脉治·卷二·牙衄总论·外感牙衄》："外感牙衄之因：或太阳表邪，侵入阳明；或阳明自冒风热，本经热甚，阳明多血多气，气血皆热，则上攻阳明所过之经，得牙龈之窍缝而直出也。"

《温热逢源·卷下·伏温内燔营血发吐衄便红等证治》："温邪化热外出，其熏蒸于气分者，为烦热、口渴等证。其燔灼于营分者，血为热扰，每每血由肺络而溢出为咳血，由吐而出为吐血，上行清道为鼻衄、齿衄。"

三、内因

内因包括胃火亢盛、肾虚有热、饮食失节等方面。

1. 胃火亢盛

《普济方·卷六十九·牙齿门·齿间血出》："夫热邪僭在上，流传于手阳明之支脉，入于齿。头面有风，而阳明脉虚，气挟热乘虚入齿龈，搏于血，则令齿龈虚肿，甚者齿间出血，盖血性得温则宣流故也。"

《保命歌括·卷之八·血病》："血从齿缝出者，曰牙宣，此阳明积热症也。"

《保生心鉴·太清二十四气水火聚散图序》："腰臀脾胃蕴积邪毒，目黄、口干、齘衄、喉痹、面肿、暴哑、头风、牙宣。"

《医述·卷六·杂证汇参·衄血》："血从齿缝牙龈中出者，名为齿衄，此手足阳明二经及足少阴之病。盖手阳明入下齿中，足阳明入上齿中，又肾主骨，齿者骨之所终也。此虽皆为齿病，然血出于经，则惟阳明为最，故凡阳明火盛，则为口臭，为牙根腐烂肿痛，或血出如涌而齿不动摇。必其人素好肥甘辛热之物，或善饮胃强者，多有此证。"

《外科心法要诀·卷五·齿部·牙宣》："此证牙龈宣肿，龈肉日渐腐颓，久则削缩，以致齿牙宣露。总由胃经客热积久，外受邪风，寒凉相搏而成。"

《温病之研究·卷下·应下诸证》："齿衄、鼻衄，胃实之溢于经也。"

《三指禅·卷二·血症有不必诊脉、有必须诊脉论》："最轻者齿衄，足阳明胃脉循鼻入上齿，手阳明脉上颈贯颊入下齿，二经热盛，其循经之血从齿溢出。血路一通，即无热，亦时常而来，于体无伤，不必以药治者也。"

《温热经纬·卷四·余师愚疫病篇·疫证条辨》："齿衄乃阳明、少阴二经之热相并。"

《评琴书屋医略·卷三·衄血》："大肠与胃热

上逼,则血从齿出,名曰齿衄。"

《焦氏喉科枕秘·卷一·治喉痹单方》:"牙宣胃火起阳明,缝中出血不留停。"

2. 肾虚有热

《普济方·卷六十九·牙齿门·齿龈宣露》:"夫牙齿者,虽为骨之所终,髓之所养,得龈肉而固济,可以肾坚牢。今气血不足,揩理无方,风邪袭入,客于齿间,则令肌寒血弱,龈肉缩落,渐至宣露,龈肉腐烂,永不附着齿根也。"

《神农本草经疏·卷一·〈续序例〉上·论制方和剂治疗大法》:"阴虚则水不足以制火,火空则发而炎上,其为证也,为咳嗽,为多痰,为吐血,为鼻衄,为齿衄。"

《杂病广要·卷第十九·脏腑类·脏腑总证》:"或思欲不遂,或惧泄忍精,或老人气不足以送精出窍;齿浮,真牙摇动,及下龈软,或齿衄,属肾虚有热。"

《顾松园医镜·卷十一·书集·虚劳》:"至若虚劳之症,是因肾水真阴虚极,水不摄火,火因上炎,而致面赤唇红,口鼻出血,齿痛齿衄。"

3. 饮食不节

《儿科要略·第二章·养育方法·孩童时期》:"小儿宜食之物,为牛肉汁、牛乳、鸡蛋、蔬菜等,鱼肉、兽肉亦可,惟通常蔬菜,常为小儿所厌弃,不知隔绝蔬菜不食者,最易使血分不洁,身体衰弱,呈苍白之面色,及疮肿、败血、齿衄等证。"

四、不内外因

不内外因包括络伤血溢、湿热毒邪等方面。

络伤血溢

《症因脉治·卷首》:"(论《内经》《金匮》阴虚阳虚症因各别治法不同)阳络伤,血外溢,上冲咳血、吐血、鼻衄、牙衄之血也。"

《时方妙用·卷三·血症》:"《经》曰:中焦受气取汁,变化而赤,是谓血。血之流溢,半随冲任而行于经络,半散于脉外而充肌腠皮毛。若外有所感,内有所伤,则血不循经,从上而涌,则为吐血、咳血、咯血、鼻衄、齿衄、舌衄。"

《中风论·论奇经八脉》:"譬如阳维之血溢于上,则为鼻衄、齿衄之类。"

【辨病机】

齿衄的病机较为复杂,但总归于热邪。然其病机有外感内伤之异,脏腑经络有胃肾之别。临床当深辨之。

一、二经热盛论

《医贯·卷之三·绛雪丹书·血症论》:"有血从齿缝中,或牙龈中出,名曰齿衄。亦系阳明、少阴二经之证。盖肾主骨,齿者骨之标,其龈则属胃土,又上齿止而不动属土,下齿动而不止属水。凡阳明病者,口臭不可近,根肉腐烂,痛不可忍,血出或如涌,而齿不动摇,其人必好饮,或多啖炙煿肥甘,豢养所致。内服清胃汤,外敷石膏散;甚者服调胃承气汤,下黑粪而愈;或有胸虚热者,以补中益气加丹皮黄连亦得。少阴病者,口不臭,但浮动,或脱落出血,或缝中痛而出血,或不痛,此火乘水虚而出,服安肾丸而愈。余尝以水虚有火者,用六味加骨碎补,无火者八味加骨碎补,随手而应;外以雄鼠骨散敷之,齿动复固。又有齿痛连脑者,此系少阴伤寒,用麻黄附子细辛汤,不可不知。又小儿疳证,出血口臭肉烂者,芦荟丸主之。"

《一见能医·卷之六·病因赋中·牙宣者阳明之热极》:"齿缝中出血,谓之牙宣,乃阳明经之热也。足阳明胃之脉络,贯上龈;手阳明大肠之脉络,贯下龈,肠胃中湿热上熏,以致齿肉腐坏而出血,清胃汤治之。又有肾经虚热,齿缝中出血条者,宜生脉散治之。"

《医方集解·泻火之剂第十四·甘露饮》:"胃之窍在口,其脉上齿侠鼻,湿热内盛,故口臭口疮;阳热怫郁胃中,越出于口鼻,故吐血衄血;齿属少阴肾,龈属阳明胃,二经有热,则齿龈齿缝出血,名齿衄,或牙龈祖脱,齿龈宣露也。"

《成方切用·卷八下·泻火门·清胃散》:"阳明之脉营于面,故面热。二经热盛,故唇口齿颊病,面肿痛也。齿为骨,属肾,牙宣牙龈出血,或齿缝出血也,亦名齿衄,乃肾病。若血多而涌出不止,为阳明热盛,以阳明多气多血也。"

《疡科心得集·卷上·辨牙漏牙宣牙疔论》:"牙宣又名齿衄,从牙缝中出血,或鲜血时从牙龈外溢。齿乃骨之余,肾之所主也。心肾火邪逼血妄行,故齿出血;然少阴气多血少,血必点滴而出,齿亦隐隐而痛,多欲者恒犯之。""亦有胃经实火上攻,而齿龈出血者,阳明气血俱多,火旺则血如潮涌,善饮者每犯之。"

二、阴虚火热论

《医述·卷六·杂证汇参·虚劳》:"虚劳之证,多因肾水真阴虚极,水不摄火,火因上炎,以致面赤唇红,口鼻出血,齿痛齿衄。"

《内经博议·附录·缪仲醇阴阳脏腑虚实论治》:"阴虚,即精血虚,其证为咳嗽多痰,吐血咯血嗽血,鼻衄齿衄。"

《医方集解·理血之剂第八·咳血方》:"牙宣出血属胃肾虚火。"

《证治汇补·卷之一·提纲门·火症》:"躁扰牙宣,肾火动也。"

《验方新编·卷一·齿部·牙缝出血》:"此名牙宣症,又名牙衄,乃阴虚热极所致。"

《医学入门·外集卷四·杂病提纲·内伤》:"牙宣,胃或肾虚炎也。"

三、阳明胃热论

《丹台玉案·卷之三·齿痛门》:"以阳明有火,热蒸于胃,胃经受热,上通于齿,故其痛也。必臭秽难,近根肉深赤,齿缝流水而味如盐,名为牙宣。而多糜烂,此得之于胃火而成者也。"

《一见能医·卷之五·病因赋上》:"牙宣者,阳明之热极。"

《王九峰医案·上卷·衄血》:"即牙宣出血一症,亦不过胃热炽甚,肉不附骨,故血热而上涌,其牙不宣而出血者,乃阴竭于下,阳亢于上,龙雷之火冲激胃络。"

《诊验医方歌括·中·齿血》:"胃火炽甚,肉不附骨,血热上涌,故牙宣出血。其牙不宣而出血者,乃阴虚阳亢龙雷之火冲激胃经所致。"

四、风热邪毒论

《小儿卫生总微论方·卷十八·牙齿病论》:"小儿牙齿病者,由风热邪毒,干于手太阳之经,随经入于龈龋,搏于血气。"

《医学入门·外集卷四·杂病提纲·内伤》:"牙宣牙肿,斑疹之类,皆风热炎上之所为也。"

五、肾虚痰热论

《景岳全书·卷之四十一谟集·小儿则(下)·五疳证》:"走马疳者,于齿蚀烂。盖齿属肾,肾虚受热,痰火上炎,致口臭齿黑,甚则龈烂牙宣。"

六、湿热毒邪论

《赤水玄珠·第三卷·齿门》:"牙宣出血、臭秽腐烂者,肠胃湿热壅盛也。"

《幼幼集·上卷·孟氏治痘详说·论痘疮首尾当汗当下》:"热毒停于肠胃之间,未有不为口疳、牙宣。"

《医述·卷十一·杂证汇参·齿》:"他如牙宣、牙菌、牙痈、穿牙毒、骨槽风、走马牙疳之类,皆由于湿火热毒蕴结牙床。须分上下二齿,辨明手、足阳明及少阴之异。"

《杂病源流犀烛·卷十七·诸血源流》:"血热宜清之凉之,热则为痈肿疮疖,为齿衄。"

《医学妙谛·卷下·杂症·牙痛章》:"牙宣、牙疳、牙菌、牙痈穿牙、去骨槽风、走马青腿牙疳之类,皆由乎湿火热毒,肝郁湿痰,蕴结牙床。须分上下二齿,辨明手足阳明及少阴之异。"

【辨病证】

辨证候是齿衄辨证论治的核心内容,其主要包括辨外感内伤、辨虚实、辨经络、辨脏腑、辨脉象等。

一、辨症候

1. 辨外感内伤

《张氏医通·卷五·诸血门·诸见血证》:"其齿衄,有阳明少阴及风热之辨。但从板齿出者为牙宣,属阳明。齿动摇者为骨病,属少阴。龈肿上壅者,少阳风热也。"

《症因脉治·卷二·牙衄总论·外感牙衄》:"外感牙衄之症:身发寒热,烦闷不安,目痛头额痛,鼻干不眠,牙血暴出,此阳明经牙衄之症也。""外感牙衄之脉:脉多浮数,浮主表邪,数主血热;左脉浮数,太阳侵邪;右脉浮数,阳明之热。浮数解表,沉数凉血。"

《症因脉治·卷二·牙衄总论·内伤牙衄》:

"内伤牙衄之症：身无表邪，牙龈出血，一涌而上，来血甚多，此阳明经牙衄之症。若身无表邪，牙龈时或出血，来血不多，久而不愈，肌肉消瘦，此少阴肾经牙衄之症也。""内伤牙衄之脉：脉多洪数，右关洪数，阳明经热；两尺洪数，肾经之血。"

《外科心法要诀·卷五·齿部·牙宣》："有喜凉饮而恶热者，系客热遇寒凉，凝滞于龈肉之间；有喜热饮而恶凉者，系客热受邪风，稽留于龈肉之内。客热遇寒者，牙龈出血，恶热口臭。""客热受风者，牙龈恶凉，遇风痛甚""外有牙龈腐臭，齿根动摇者，属胃中虚火，而兼肾虚。""又有牙龈腐臭，时津白脓者，属胃中湿热。"

《秘传证治要诀及类方·卷之四·诸血门·牙宣》："牙宣有二证，有风壅牙宣，有肾虚牙宣。"

2. 辨虚实

《景岳全书·卷之三十贯集·杂证谟·血证》："肾水不足，口不臭，牙不痛，但齿摇不坚，或微痛不甚，而牙缝时多出血，此肾阴不固，虚火偶动而然。""阴虚有火而病为齿衄者，其证或多燥渴，或见消瘦，或神气困倦，或小水短涩而热，或六脉浮大而豁。"

《张氏医通·卷五·诸血门·衄血》："血从齿缝中或齿龈中出者，曰齿衄，又谓牙宣。有风壅、有肾虚、有胃火，风壅者，或齿龈微肿，或牵引作痛，消风散加犀角、连翘，外擦青盐、藁本末；肾虚者，口不臭，齿浮动，齿缝中点滴而出，若隐隐作痛者，虚风袭入肾经。"

《外科心法要诀·卷五·齿部·牙衄》："此证由热而成。当分虚实，无论大人小儿，若胃经实热者，则血出如涌，口必臭而牙不动。""若胃经虚火者，牙龈腐烂，淡血渗流不已。""若肾经虚者，血则点滴而出，牙亦微痛，口不臭而牙动。"

《伤寒指掌·卷一·阳明新法·阳明少阴》："凡见舌苔中黄边紫，前半黄、后半紫，或前半白、后半红。脉左数右洪，外症潮热，舌燥唇焦，口糜气秽，齿衄烦渴。此景岳所谓阳明有余，少阴不足之症也。宜大小甘露、玉女煎之类，随症加减，无不应手。"

《医述·卷六·杂证汇参·衄血》："故凡阳明火盛，则为口臭，为牙根腐烂肿痛，或血出如涌而齿不动摇。""阴虚有火而病为齿衄者，其证或多燥渴，或见消瘦，或小水短涩而热，或六脉浮大而豁，此虽阳明有余，而亦少阴不足。"

《类证治裁·卷之二·衄血论治》："（齿衄）血出齿缝牙龈，属胃肾二经。阳明入下齿，少阴入上齿。阳明火盛必口臭，牙龈腐肿。""少阴虚，口不臭，齿浮动不痛，牙缝中衄，点滴而出，系肾阴不固，虚火偶动。"

《诊验医方歌括·中·齿血》："胃火炽甚，肉不附骨，血热上涌，故牙宣出血。其牙不宣而出血者，乃阴虚阳亢，龙雷之火冲激胃经所致，多则血流盈盏，昼夜十余次，面红目赤，烦扰不安。"

《外科证治秘要·牙痛牙疔牙漏牙宣风热牙疳走马牙疳》："牙宣，有虚火、有实火，牙缝渐渐出血者属虚，骤然出而多者属实。"

3. 辨经络

《证治汇补·卷之五·胸膈门·吐血》："有血从齿缝牙龈中出者，名曰齿衄，属阳明少阴二经症。从阳明者，龈肉腐烂，痛甚口臭，齿不动摇，由好饮及膏粱积热所致。从少阴者，齿浮动脱落，口不臭，由好色火旺水亏所致。其属阳明者，服清胃散；热甚者，承气汤；外敷石膏散。属少阴者，六味丸，加黄柏、骨碎补。阳虚者，八味丸；外敷雄鼠骨散，或青盐炒香附擦之。外治用烧盐、釜墨二物研匀，临卧擦牙漱口亦佳。"

《症因脉治·卷二·牙衄总论》："秦子曰：牙衄者，即牙龈出血之症也。有两经分别，一主阳明肠胃，一主少阴肾经。若血来如涌，来势甚暴，来血甚多，此阳明牙衄之血也，有外感、有内伤。若血来点滴，来势缓慢，来血不多，此少阴肾经之血也，有内伤、无外感。以经络而论，有脏腑阴阳之别；以病因而论，皆属血中有火，但有虚实别，而无阴寒者也。"

《医宗己任编·卷五·东庄医案》："血从齿缝中或牙龈中出，名曰齿衄。系阳明、少阴之症。盖肾主骨，齿者骨之标，其龈则属胃土，又上齿止而不动属土，下齿动而不止属水。凡阳明病者，口臭不可近，根肉腐烂，痛不可忍，血出或如涌，而齿不动摇。""少阴病者，口不臭，但浮动或脱落出血，或缝中痛而出血，或不痛，此火乘水虚而出。"

《金匮翼·卷二·诸血统论·齿衄》："齿衄有手足阳明与足少阴之异，盖手阳明入下齿中，足阳明入上齿中，而肾主骨，齿又为骨之余也。大抵属阳明者多有余，故有便秘、口臭、齿龈肿痛等证。凡素嗜肥甘，或善饮胃强者多有之。属少阴者多不足，故口不臭，牙不痛，虽痛不甚，但齿摇不坚。凡阴虚羸瘦好色者多有之，而宜清宜补，为治迥别，不可不分也。"

《医碥·卷之一·杂症·齿衄》："此胃、大肠、肾三经之病。盖大肠脉入下齿中，胃脉入上齿中，而肾主骨，齿为骨之余也。胃火盛则血出如涌，而齿不动摇，或见口臭，牙龈腐烂肿痛，此浓酒厚味所致，宜清胃火，便结可下之。若口不臭，牙不痛，但齿动不坚，或微痛不甚，而牙缝时多出血者，此肾阴虚，火动而然，宜滋肾水，六味丸主之。若肾火虚而上浮者，八味丸主之。"

4. 辨脏腑

《婴童类萃·中卷·失血论》："牙宣出于胃。"

《医方集解·泻火之剂第十四·清胃散》："牙宣、牙龈出血或齿缝出血也，亦名齿衄，乃肾病；若血多而涌出不止，为阳明热盛，以阳明多气多血也。"

《证治汇补·卷之二·内因门·血症》："牙宣出于肾。"

《尤氏喉症指南·各症形象主治歌》："牙缝出血是牙宣，上属脾兮下属胃，腐烂血溅由二火，扶脾清胃剂为先。"

二、辨色脉

《寿世保元·卷一·七表八里总归四脉》："脾脉数，主口臭胃翻，齿痛牙宣。"

《证治针经·卷二·肿胀》："鼻衄牙宣，由气血之交结。脉实为瘀，骤胀属热。"

《订正太素脉秘诀·卷上·五脏见数脉主病》："脾部数，主口臭翻胃，齿痛牙宣。"

【论治法】

所谓方从法立，法随证出，治则治法多由证候所决定。盖热者宜清、虚者宜补，有外邪者，当疏解之。适宜用外法者，以外用药治之。

一、概论

《古今医统大全·卷之四十二·下血·医案》："戴氏曰：风壅牙宣，消风散搽之。肾虚者，为下虚上盛，宜盐汤下安肾丸。用黑锡丹，仍用姜盐炒附米黑色为末，揩擦，其妙不可言也。"

《赤水玄珠·第三卷·齿门》："牙宣出血、臭秽腐烂者，肠胃湿热壅盛也。虚者补之，湿热者泻之清之，外以末药擦之。如风寒外束者解散之。除肾气虚衰，精元不固，齿无所养，浮豁不坚，隐隐而痛外，其余肿烂出血生虫等症，皆肠胃之疾，甚而龈烂齿落者，犹土崩而木倒也。其治在龈，龈坚则齿自固矣。"

《景岳全书·卷之三十贯集·杂证谟·血证》："（齿衄舌血论治）阳明实热之甚，大便闭结不通，而齿衄不止者，宜调胃承气汤下之。""肾水不足，口不臭，牙不痛，但齿摇不坚，或微痛不甚，而牙缝时多出血者，此肾阴不固，虚火偶动而然。但宜壮肾，以六味地黄丸、左归丸之类主之；或其阳虚于下而虚火上浮者，宜八味丸、小安肾丸之类主之。""阴虚有火而病为齿衄者，其证或多燥渴，或见消瘦，或神气困倦，或小水短涩而热，或六脉浮大而豁。此虽阳明有余，而亦少阴不足，宜玉女煎主之。"

《冯氏锦囊秘录·杂症大小合参卷十一·方脉鼻衄齿衄舌衄肌衄合参》："凡血从齿缝中，或齿根出者，谓之齿衄。有风壅，有肾虚，风壅者，消风散外，以祛风擦牙散；肾虚者，以肾主骨，齿者骨之余，虚火上炎，服凉药而愈甚者，此属肾经下虚上盛，宜盐汤下安肾丸，仍用青盐炒香附黑色为末擦之。然少阴气多血少，故其血必点滴而出，齿亦隐隐而痛，多欲者犯之，亦有胃热而牙龂出血者，阳明气血俱多，火旺则血如潮涌，善饮者多犯此，宜清其热，清胃散主之。"

《医学心悟·卷六·外科症治方药·走马牙疳》："走马牙疳，牙龈红肿，渐变紫黑臭秽，胃热也。牙痈，牙边肿痛灌脓也。牙宣，牙根尽肿，宣露于外也，吹以柳花散，兼服清胃散。牙痛，疗牙止痛散，兼服葛根汤。"

《幼幼集成·卷六·万氏痘麻·痘后余毒证治歌》："凡痘疮后牙龈生疮，时时出血，谓之牙宣；呼吸息臭，谓之息露，此走马疳也。由热在阳明、少阳，宜内服洗心散，外以蚕蜕散敷之。"

《一见能医·卷之六·病因赋中·牙宣者阳明之热极》："牙疳牙宣，盖由于火之不齐也。故热则生风，风字有虫。又曰：血遇火则沸而出，牙宣也。热兼外邪则肿痛，真阴未成而热炽者，曰疳。

乃溃塌之速,凡为治者,保肾水者知其本,清胃火者知其标,疏风邪者知其权。盖风药善通经开腠,则是火郁宜发之义耳。修养家常食淡些,则血不凝;戒慎厚味甘辛香辣,则不积火。治牙至药不效时,热之积也。盖因纵欲而阴虚,嗜味以为补,而益增其火。其目下嗜欲之节,乃为后边晚景,不甚苦于牙也。禀阳明火多者,易作牙病也。凡用椒、姜、巴豆、荜茇性热辣者,擦而定痛。虽快于一时,实乃资邪益深矣,戒之戒之。其小儿牙疳牙痛者,恣以甘,嗜以味,而不知节。厚其衣,重其棉,而不知摄。乳儿作疳者,母之遗热也。烘焙床被夜暖,图于睡寐。况脏腑真阴未成,所以为害暴也。"

《杂病源流犀烛·卷二十四·咽喉音声病源流》:"(通治咽喉口舌唇齿等症君臣佐使药味别名)牙宣牙缝出血,上属肝,下属胃,实火上攻故也。亦有胃虚火动,腐烂牙根,以致淡血常常渗漏不已,内服清胃凉血之剂,外用珍珠散。又胃虚火动,腐烂牙根,外用长肉药吹之,内服扶脾清火之剂。"

《文堂集验方·卷三·牙齿痛》:"凡牙宣服凉药不效者,又宜滋肾水,泻相火。"

《重楼玉钥续编·诸证补遗》:"牙宣龈痒满口牙出血,牙龈肉赤齿缝出血味酸,此实火上攻,宜清胃散加侧柏叶。淡血常渗不已者,胃虚火动也,宜消风清火滋阴凉血之剂,外用珍珠散敷之。海螵蛸一钱,龙骨二钱,珍珠三厘,辰砂、象皮、乳香、没药、冰片各五分,研细,棉花团指大,水湿蘸药,擦患处,以指抵实一二次,即愈。若龈痒者,血虚也,补血药中加白芷。牙宣不止,以丝绵烧灰,存性,加冰硼少许,搽之立效。满口牙出血,枸杞为末,煎汤漱之,然后吞下,立止。"

《疡科心得集·卷上·辨牙漏牙宣牙疔论》:"牙宣又名齿衄,从牙缝中出血,或鲜血时从牙龈外溢。齿乃骨之余,肾之所主也。心肾火邪逼血妄行,故齿出血;然少阴气多血少,血必点滴而出,齿亦隐隐而痛,多欲者恒犯之。治当凉心滋肾""亦有胃经实火上攻,而齿龈出血者,阳明气血俱多,火旺则血如潮涌,善饮者每犯之。宜清热凉血。"

《类证治裁·卷之二·衄血论治》:"(齿衄)血出齿缝牙龈,属胃肾二经。阳明入下齿,少阴入上齿。阳明火盛必口臭,牙龈腐肿,甘露饮;或血涌齿不摇,必酒食炙爆积热,清胃散,外敷冰玉散;甚则衄不止,大便秘,调胃承气汤。阳明风壅,齿龈微肿,或牵引作痛,消风散加犀角、连翘,外擦青盐、藁本末。少阴虚,口不臭,齿浮动不痛,牙缝中衄,点滴而出,系肾阴不固,虚火偶动,六味饮加山栀、赤芍;若隐隐作痛,系阳虚于下,火炎于上,七味地黄丸或盐汤下安肾丸,外擦青盐炒香附末。龈底成块血出,盐汤下六味丸。"

《医学入门·外集卷四·杂病分类·外感》:"牙宣之因只有二,牙缝流血,风热者,消风散加芒硝,内服外擦;肾虚炎者,四物汤加升麻,或牡丹皮、知母、黄柏;阴虚气郁者,四物汤加香附、侧柏叶、牛膝,外敷绿袍散,或香盐散常擦。变骨蚀风,出血骨露者,玉池散。疳𧏾出血多者,用生竹茹二两,醋煮含之。"

《医学举要·卷三·杂症合论》:"血从齿缝中或齿龈中出者,曰齿衄,又曰牙宣。有风壅,有肾虚,有胃火。消风补肾清胃,宜审诊施治。"

《外科备要·卷一证治·齿部·牙宣》:"初起牙龈宣肿,渐溃流血,久则削缩,致牙宣露,由胃经客热积久、外受风邪寒湿搏结而成。有喜凉饮而恶热者,系客热遇寒凉凝滞龈肉之间,牙出鲜血口气必臭,宜服清胃散(日);有喜热饮而恶凉者,系客热受邪风稽留龈肉之间,牙龈恶寒遇风痛甚,宜服独活散(月);又有牙龈腐臭,齿根动摇者,属胃中虚火而兼肾虚,宜服三因安肾丸(月);又有牙龈腐臭,时津白浓者,属胃中湿热,宜服犀角升麻汤(宇),外俱搽胡桐泪散(夜);若牙龈动摇或兼痛者,日以李杲牢牙散(夜),擦之缓缓取效。一方,切碎金刚刺兜煎汁,常噙。"

《秘传证治要诀及类方·卷之四·诸血门·牙宣》:"牙宣有二证,有风壅牙宣,有肾虚牙宣。风壅牙宣,消风散擦之,仍服。肾虚牙宣,以肾主骨,牙者,骨之余。虚而上炎,故宣。服凉剂而愈甚者,此属肾经下虚上盛,宜盐汤下安肾丸,间黑锡丹。仍用姜盐炒香附黑色为末,揩擦。"

《外科证治秘要·第十二章·牙痛牙疔牙漏牙宣风热牙疳走马牙疳》:"牙宣,有虚火、有实火,牙缝渐渐出血者属虚,骤然出而多者属实。虚火宜滋肾,实火宜清胃。知柏八味汤加女贞、阿胶、地骨皮,治虚火;清胃散、犀角地黄汤,治实火;玉女煎治肾阴虚而胃火盛者。"

二、常用治法

齿衄具体治法总在八法之中各有偏重，学者思之。

1. 清法

《神农本草经疏·卷一·〈续序例〉上·论治血三法药各不同》："血热宜清之、凉之。热则为痈肿疮疖，为鼻衄，为齿衄。"

《未刻本叶氏医案·方桉·真元饮》："热伤胃阴，知饥妨食，头胀牙宣，竹叶石膏汤去参、夏加知母。"

《未刻本叶氏医案·方桉·安蛔丸》："疟热逼络牙宣：生地、石膏、知母、麦冬、竹叶。"

《疡科心得集·卷上·辨牙漏牙宣牙疔论》："齿乃骨之余，肾之所主也。心肾火邪逼血妄行，故齿出血；然少阴气多血少，血必点滴而出，齿亦隐隐而痛，多欲者恒犯之，治当凉心滋肾，玉女煎或六味地黄汤，或凉八味加骨碎补、女贞子、阿胶、地骨皮等主之。亦有胃经实火上攻，而齿龈出血者，阳明气血俱多，火旺则血如潮涌，善饮者每犯之，宜清热凉血，犀角地黄汤主之，清胃散亦可。又有胃虚火动，腐烂牙龈，淡血常流者，宜归芍地黄汤；仍不止，亦用犀角地黄汤，或玉女煎；吹以杀疳止血药。"

《麻疹阐注·卷二·牙疳》："牙宣者，口臭龈肿，牙缝出血，欲成牙疳也。宜清胃化毒等方加侧柏叶，或白虎汤加升麻、青黛、栀子、连翘、元参、丹皮，或用益元散冷水调服。如阴虚火旺，用甘露饮。"

《温热经纬·卷四·余师愚疫病篇·疫证条辨》："齿衄乃阳明、少阴二经之热相并，宜本方增石膏、元参、芩、连、犀、地、丹、栀，加黄柏。"

《校注医醇賸义·卷二·火·胃火》："胃火炽盛，烦渴引饮，牙龈腐烂，或牙宣出血，面赤发热，玉液煎主之。"

《重订通俗伤寒论·第九章·伤寒夹证·夹血伤寒》："夹齿血，血从牙龈流出也，故一名牙宣。甚有盈碗成盆，如线索牵拽而出。症见身热口渴，龈肿溺赤便闭者，胃有实火也。治以咸苦泄降，犀连承气汤加藕节、童便。轻则大便通利者，不必凉泻，但用清解，犀地清络饮，去桃仁、姜、蒲二汁，加藕汁、童便。如脉细数，舌光绛，口烂龈糜者，胃中虚火也，宜清热兼滋阴，新加玉女煎去石英、磁石，加骨碎补、黑蒲黄，外用冷醋水漱口，十灰散掺，内外并治，奏功更速。"

《徐渡渔先生医案·杂症》："牙衄阳明胃热也，清降之。"

2. 下法

《温病之研究·卷下·应下诸证》："齿衄、鼻衄，胃实之溢于经也，宜下之。又上盈下虚，亦见此证，宜降火。"

《重订广温热论·第二卷·验方妙用·攻里法》："温热症急下之候：发热汗多，鼻如烟煤，舌干、舌卷、舌短、舌黑焦燥、舌生芒刺，齿燥牙宣。"

3. 补法

《未刻本叶氏医案·方桉·真武汤》："阳升牙宣，宜摄少阴，大补阴汤加人中白。"

《未刻本叶氏医案·方桉·温胆汤》："阴弱阳浮，火升牙宣，六味去萸加二至、海参、湘莲、麦冬、川斛。"

《古今医彻·卷之二·杂症·血症》："牙宣出血，六味丸加骨碎补；虚寒者，八味丸加骨碎补，生脉散亦效。"

4. 外治法

《普济方·卷六十六·牙齿门·牙齿疼痛》："用老生姜切片，安瓦上，用炭火。却将白矾渗姜上，候焦为末，擦疼处。有人牙疼，日夜呻吟，用此有验。治诸牙疼及齿衄。"

《本草述钩元·卷四·五金部·铅丹》："如齿衄属肾虚者，服凉药反甚，宜盐汤下安肾丸，间进黑锡丹。此因火乘水虚而上，或兼痰气壅塞，必用铅硫结砂子者为主剂，而和以温补肾气，方能奏功。"

三、治法宜忌

《神农本草经疏·卷一·〈续序例〉上·五脏六腑虚实门》："齿浮、真牙摇动及下龈软，或齿衄，属肾虚有热。忌：同肾虚，又忌当归、芎䓖。宜：益阴，凉血，固肾。"

《神农本草经疏·卷一·〈续序例〉上·附录诸症主治》："吐血、咯血、鼻衄、齿衄、耳衄、舌上出血。忌：升提发散，下，破血，补气，闭气，破气，温热，辛燥；复忌极苦寒伤胃，诸药俱见前。

宜：降气,清热,凉血益阴,兼行血,咸寒,酸寒,甘寒。"

《内经博议·卷之四·附录·缪仲醇阴阳脏腑虚实论治》："齿浮真牙摇动及下龈软,或齿衄,肾虚有热,宜益阴凉血固肾。应以地黄、黄柏、五味子为君,桑椹、牛膝、沙蒺藜、鹿茸、天冬为臣,龙骨、牡蛎为使。"

【论用方】

夫方之所立,当随证候、治法而设。其类方包括清热去火类、温阳摄血类、收敛止血、滋阴降火类等。

一、清热去火方

1. 柳枝散(《普济方·卷六十九·牙齿门·齿间血出》)

治齿龈血出。

柳枝　桑皮　槐枝　皂荚　丹砂　生地黄　麝香　凝水石　小蓟根

上等分,捣研为细散。每用揩齿良。

2. 郁金散(《普济方·卷六十九·牙齿门·齿间血出》)

治齿出血。

郁金　白芷　细辛

上等分为末,擦牙。仍以竹叶竹皮浓煎,入盐少许含咽,或炒盐敷。

3. 紫金散(《奇效良方·卷之六十二·牙齿门·牙齿通治方》)

解风热,疏积壅,去口气,止牙宣,揩牙白,疗龈肿,及一切痛楚。

上用生大黄不拘多少,入罐内,煅存性,研为细末。早晚用少许擦之,温水漱口,大有奇效。

4. 生肌桃花散(《证治准绳·类方第三册·齿衄》)

治牙断内血出,或有窍,时出血。

寒水石(煅,三钱)　朱砂(飞,一钱)　甘草(炒,一字)　片脑(半字)

上为细末,研匀。每用少许,贴患处。

5. 冰玉散(《景岳全书·卷之五十一德集·新方八阵·因阵》)

治牙疳、牙痛、口疮、齿衄、喉痹。

生石膏(一两)　月石(七钱)　冰片(三分)　僵蚕(一钱)

上为极细末,小瓷瓶盛贮,敷之、吹之。

6. 甘露饮(《类证治裁·卷之二·衄血论治·附方》)

治齿衄。

二地　二冬　石斛　茵陈　黄芩　枳壳　枇杷叶　甘草

7. 清胃散

1)《类证治裁·卷之二·衄血论治·附方》

治齿衄。

生地(四钱)　升麻(钱半)　丹皮(五钱)　当归　川连(各三钱)

为末,分三服。外敷冰玉散：硼砂、元明粉各五钱,辰砂六分。

2)《太医院秘藏膏丹丸散方剂·卷四》

冰片(二钱)　硼砂(五钱)　石膏(五钱,生)

上为细末。此药专治咽喉、口舌诸症,单双乳蛾,红肿疼痛,满口糜烂,汤水不下,口舌生疮,瘟毒发颐,牙痛、牙宣等症,敷之立见奇效。

8. 玉液煎(《诊验医方歌括·上·火症》)

治胃火炽盛,烦渴引饮,牙龈腐烂或牙宣出血,面赤发热。

石膏(五钱)　生地(五钱)　石斛(三钱)　麦冬(二钱)　玉竹(四钱)　葛根(二钱)　桔梗(一钱)　苏荷(一钱)　白茅根(八钱)　甘蔗汁(半杯,冲服)

水煎服。

9. 羚羊角散(《医方简义·卷二·火症》)

治肝火上升,衄血、牙宣等症。

羚羊角(镑,二钱)　杏仁(光,三钱)　米仁(三钱)　川芎(一钱)　当归(一钱)　茯神(三钱)　枣仁(炒,一钱)　夏枯草(三钱)　甘菊(二钱)　石膏(三钱)　川贝母(一钱)　竹叶(二十片)

水煎服。

10. 清上汤(《医方简义·卷三·附〈外台秘要〉三方》)

治六淫侵上,吐咳咯衄,牙宣、舌血等症。

栝蒌仁(炒,四钱)　海石(一钱)　栀子炭(三钱)　杏仁(光,三钱)　煅石膏(二钱)　黄芩(炒,一钱)　茜草(一钱)　生牡蛎(四钱)

水煎服。

11. 清胃搽牙散（《太医院秘藏膏丹丸散方剂·卷二》）

治咽喉口舌诸症，单双乳蛾红肿疼痛，满口糜烂，汤水不下，口舌生疮，瘟毒发颐，牙痛、牙宣等症，敷之立见奇效。

石膏（一两，生用）　白芷（三钱）　青盐（三钱）　熊胆（五分）　青黛（一钱）

上为极细末，每日早晚搽牙漱口。忌羊肉、甜物。

12. 加味八宝清胃散（《太医院秘藏膏丹丸散方剂·卷四》）

专治咽喉诸症，单双乳蛾，红肿疼痛，满口糜烂，汤水不下，口舌生疮，瘟发颐，牙痛、牙宣等症，敷之立见功效。

珍珠（二钱，豆腐煮）　琥珀（一钱五分）　牛黄（五分）　冰片（四钱）　儿茶（二钱）　乳香（五分）　没药（五分）　胡黄连（一钱）

上为细末，搽涂患处。

13. 柴胡地骨汤（《医方絜度·卷二》）

治阴气素亏，热入骨髓，骨蒸内热，盗汗，口糜，牙宣。

银柴胡　地骨皮（各一两）

水煎服。

14. 清瘟败毒饮《重订广温热论·第二卷·验方》

治温疫热毒，气血两燔证。大热渴饮，头痛如劈，干呕狂躁，谵语神昏，视物错瞀，或发斑疹，或吐血、衄血，四肢或抽搐，舌绛唇焦，脉沉数，可沉细而数，或浮大而数。

生石膏（大剂六两至八两，中剂二两至四两，小剂八钱至一两）　鲜生地（大剂八钱至一两，中剂四钱至五钱，小剂三钱至四钱）　乌犀角（大剂二钱至四钱，中剂二钱至三钱，小剂一钱至二钱）　真川连（大剂三钱至四钱，中剂二钱至三钱，小剂一钱至一钱半）　青子芩（二钱至三钱）　生山栀（三钱至五钱）　生甘草（八分）　青连翘（三钱至六钱）　白知母（三钱至六钱）　苦桔梗（二钱）　赤芍（二钱至三钱）　粉丹皮（二钱至三钱）　元参（三钱）

先用鲜竹叶五十片，加水六碗，煮石膏数百沸，后下诸药，犀角磨汁冲服。舌衄、齿衄、鼻衄，加鲜茅根五十支，陈京墨汁、童便各一钟冲。

二、温阳摄血方

1. 当归汤（《普济方·卷六十九·牙齿门·齿间血出》）

治酒醉，牙齿涌血出，亦治齿风痛。

当归　矾石　桂心　细辛　甘草（各一两）

上咬咀，以浆水五升，煮取三升，含之，日五六，夜三二，无细辛，水煎亦可。

2. 龙脑散（《普济方·卷六十九·牙齿门·齿间血出》）

治牙齿疼痛，间出血，去口气，辟风冷。

龙脑　蔓荆实　细辛　升麻（各一两）

上为细散，入龙脑拌匀。每用半钱，揩牙良久，温汤漱口。

3. 胡粉散（《普济方·卷六十九·牙齿门·齿间血出》）

治牙出血不止。

胡粉　麝香（各半钱）

上同研细散，临卧净揩牙，漱口讫，干贴，兼能牢牙。

4. 牙宣散（《古今医统大全·卷之六十四·齿候门·药方》）

良姜　细辛　胡椒　荜茇　乳香（另研）　麝香（另研）　雄黄（另研）　青盐（各等分）

上为细末。先以温水漱净牙，后以末药擦患处，追出涎末吐出，漱十余次，痛立止。忌油盐二日。

5. 安肾丸（《秘传证治要诀及类方·证治要诀类方卷之四·丸类丹类膏类》）

治牙宣。

肉桂　川乌（炮，去皮脐，各两半）　桃仁（炒）　白蒺藜（炒去刺）　巴戟（去心）　山药　茯苓（去皮）　肉苁蓉（酒浸）　石斛（去根，炙）　萆薢　白术　破故纸（各五两）

上为末，炼蜜丸如梧桐子大。每服二十丸，空心酒或汤送下。

三、收敛止血方

1. 必胜散《严氏济生方·口齿门·齿论治》

治齿衄。

蒲黄（略炒）　螺儿青（等分）

上为细末。每用少许，擦患处，少待，用温盐水漱之。

2. 雄黄麝香散《普济方·卷六十九·牙齿门·齿间血出》

治牙齿肿烂出血。

雄黄　铜绿　枯矾　血竭　麝香　轻粉　黄丹　黄连(各一钱)

上为细末。每服少许，随病大小敷上。

3. 龙骨散《普济方·卷六十九·牙齿门·齿间血出》

治齿龈血出不止。

白龙骨　生地黄　干姜　曲头棘刺　白矾

上等分，捣罗为末。每用半钱，揩敷齿龈上，即瘥。

4. 生鸡桃花散《普济方·卷六十九·牙齿门·齿间血出》

治牙齿内血出，并有窍眼，时时吐血。

寒水石粉　朱砂　甘草　脑子

上等分为细末。每用少许，干捻有窍处。

5. 生地黄汤《普济方·卷六十九·牙齿门·齿间血出》

治齿龈血出。

生地黄　大豆　柳枝

上等分，将豆及柳枝炒焦，以无灰酒四盏沃之，即下地黄根，煎五六沸，去滓，热漱冷吐。

6. 灵芝散《普济方·卷六十九·牙齿门·齿间血出》

治出血齿痛。

用川五灵脂

以米醋煎汁含咽。治齿疼，龈间出血极验。

7. 二皂散《万病回春·卷之五·口舌》

治口舌生疮，牙宣出血。

大皂角(烧灰存性)　牙皂(烧灰存性)　铜绿　胆矾　雄黄　孩儿茶　百草霜　枯矾

上各等分，为细末，先将米泔水漱口、洗口疮后搽药。

8. 牙宣膏《万病回春·卷之五·牙齿》

治牙齿动摇不牢、疼痛不止，龈肉出血。

麝香(一字)　白龙骨(二钱半)　官粉(二钱半，另研)

上先将二味为末，后入麝香研匀；用黄蜡一两，瓷器化开，入药于内，又搅匀；用无灰咨呈纸裁作方片，于药内度过剪作条。临卧于齿患处龈肉门封贴一宿。治疳蚀，去风邪，牢牙齿，大效。

9. 小蓟散《本草简要方·卷之三·草部二·大蓟小蓟》

小蓟　百草霜　蒲黄(微炒)　香附子(酒浸晒干，各五钱)

研末，或擦或掺，半刻时温茶漱，立止齿衄。

四、滋阴降火方

加味四物汤《济阳纲目·卷一百零七·牙齿·治牙缝出血方》

治阴虚气郁，牙出鲜血。

当归　川芎　芍药　生地黄(酒洗)　牛膝　香附　生甘草　侧柏叶

上锉，水煎，漱口或服亦可。

五、单方、验方类

1. 二妙丸《类编朱氏集验医方·卷之九·头痛门·齿》

治齿衄。

巴豆(不去壳)　荜澄茄(七枚)

上研烂为细末。绵裹，左齿痛，纳之左耳；右齿痛，纳之右。

2. 方乌金《普济方·卷六十九·牙齿门·齿间血出》

治齿龈血出，及肿痒风冷疼痛。

槐白皮　猪牙皂角　威灵仙　生干地黄　酸石榴皮　何首乌　青盐(各一两)　细辛　升麻(各半两)　麝香

上为细末，入前烧者药并麝，同研令匀。每用半钱，揩牙良久，以温汤漱口。如早作齿药用尤妙。水调药半钱，涂在纸上，于牙齿上贴之，三两次即愈。

3. 角蒿散《普济方·卷六十九·牙齿门·齿间血出》

治齿痛宣露，血出不止。

角蒿　细辛　升麻(各半两)　地骨皮　牛膝(各一分)

上藏瓶内，烧灰存性，捣罗为散。每用一钱，掺湿纸上，患处贴。

4. 神效散《普济方·卷六十九·牙齿门·齿间血出》

治牙缝血出。

草乌头　青盐　皂荚(各一分)

上瓦器内烧灰存性。每用一字揩齿,立效。

5. 七香散《奇效良方·卷之六十二·牙齿门·牙齿通治方》

治风虫牙疼及牙宣。

蔓荆子(去皮) 荆芥穗 香附子(炒,去毛) 地骨皮 白芷 防风(各一分) 草乌(三枚) 麝香(少许,研)

上锉碎。每服三钱,水一盏,煎数沸,去滓澄清,热含冷吐。

6. 谦齿膏《济阳纲目·卷一百零七·牙齿·治齿摇龈露方》

治牙龈宣露。

当归 川芎 白芷 细辛 藁本 防风 独活 槐枝(各等分)

上锉碎,入香油半斤,浸三日,熬焦,去渣,入后药:

白蜡 黄蜡(各一两半) 官粉 乳香 没药 龙骨 白石脂 石膏 白芷(各五钱) 麝香(五分,俱为细末)

上先将二蜡溶化成膏,方下八味药末,搅匀,收瓷器内,好皮纸摊贴牙宣处。

7. 御制平安丹《太医院秘藏膏丹丸散方剂·卷四》

治喉痹、喉痛、缠喉肿毒、单双乳蛾、口舌糜烂、牙宣、牙痛、牙疳、齿漏、风火牙疼、骨槽风疼、小儿走马牙疳、痘疹余毒攻目、眼疾等症。

麝香(四两) 灯草灰(十六两) 猪牙皂(十二两) 闹羊花(八两) 冰片(四两) 细辛(四两) 西牛黄(二两四钱) 明雄黄(四两) 朱砂(四两) 草霜(四两) 大腹子(十两) 炒苍术(十两) 藿香(十二两) 陈皮(八两) 制厚朴(八两) 五加皮(八两) 茯苓(十六两)

共研极细面,用丹外敷,内服三五分,立有神效。

【论用药】

药有寒热温凉,临证当辨。治疗齿衄的药物可分为凉血止血类、温阳摄血类、收敛止血类等。

一、凉血止血药

1. 地骨皮

《本草易读·卷七·地骨皮》:"苦,寒,无毒。入足少阴、手少阳经。退热除蒸,解渴凉血,坚筋助骨,益精祛痹。退传尸有汗之骨蒸,祛在表无定之风邪。除骨槽之风病,疗金疮之折伤,降肺胃之伏火,解肾肝之虚热。善漱齿衄,亦止吐血。"

2. 竹叶

《长沙药解·卷三·竹叶》:"竹叶甘寒凉金,降逆除烦,泻热清上之佳品也。其诸主治,降气逆,止头痛,除吐血,疗发黄,润消渴,清热痰,漱齿衄,洗脱肛。"

3. 苦参

《长沙药解·卷二·苦参》:"苦参苦寒之性,清乙木之瘀热而杀虫,泻壬水之热涩而开癃闭。其诸主治,疗鼻齆,止牙痛,消痈肿,除疥癞,平瘰疬,调痔漏,治黄疸、红痢、齿衄、便血。"

4. 金莲花

《本草征要·第二卷·形体用药及专科用药·头面七窍》:"治口疮喉肿,消浮热牙宣。"

5. 郁金

《本草述钩元·卷八·芳草部》:"味辛而苦,气寒性轻扬,气味俱厚。入手少阴足厥阴,兼通足阳明经。主凉心经,治血气心腹痛,及阳毒入胃,下血频痛,疗失心癫狂,血积蛊毒,尿血血淋,女子产后败血冲心。方书治发热郁,狂痫头痛,眩晕咳嗽,齿衄咳血。"

6. 茅根

《神农本草经疏·卷八·草部中品之上》:"茅根正禀土之冲气,而兼感乎春阳生生之气以生,故其味甘气寒而无毒。入手少阴,足太阴、阳明。""血热则妄行,溢出上窍为吐,为咯,为鼻衄、齿衄。凉血和血则诸证自除。"

7. 侯骚子

《本草纲目拾遗·卷八·果部下》:"甘寒无毒,食之不饥,延年强健,消酒除湿,治黄疸小便不利,溺如黄金色,口渴烦热,齿痛牙宣,出血不止。"

8. 胡桐泪

《得配本草·卷七·木部》:"咸、苦,大寒。泻热杀风虫,疗齿衄。"

9. 蚕蜕

《本草品汇精要·卷之三十·虫鱼部中品·羽虫》:"蚕蜕纸烧灰存性,揩牙宣、牙痛。"

10. 蚕茧

《本草纲目·虫部第三十九卷·虫之一》："牙宣牙痛，牙痈牙疳，头疮喉痹，风癫狂祟；蛊毒药毒，沙证腹痛，小便淋闭，妇人难产及吹乳疼痛。"

11. 原蚕

《本草述钩元·卷二十七·虫部》："（蚕连）蚕纸也。治肠风泻血，崩中带下，小便淋闭，及牙宣牙痛，牙疳喉痹。"

12. 寒水石

《本草征要·第一卷·通治部分·清热药》："味辛、咸，性寒。入胃、肾二经。降火，清热。治天行火症，止躁狂出血，口干齿衄。"

13. 槐实

《本草汇言·卷之九·木部》："主五痔下血，肠风泻血，赤痢毒血，小便尿血，崩淋下血，及吐血咯血，呕血唾血，或鼻衄齿衄，耳衄舌衄。"

14. 楝实

《本草思辨录·卷四·楝实》："即牙宣出血不止，以楝实末裹塞齿龈即止。"

二、温阳摄血药

1. 丁香

《本草纲目·木部第三十四卷·木之一》："风牙宣露，发歇口气：鸡舌香、射干各一两，麝香一分，为末，日揩。"

2. 蜀椒

《本草纲目·果部第三十二卷·果之四》："伤寒齿衄：伤寒呕血，继而齿缝出血不止，用开口川椒四十九粒，入醋一盏，同煎熟，入白矾少许服之。"

三、收敛止血药

1. 五倍子

《本草易读·卷七·五倍子》："酸、涩、咸，寒，无毒。入手太阴、足太阳。敛肺降火，生津化痰，除咳止血，解渴敛汗。敛一切溃疮，金疮脱肛，子肠下坠，收诸般湿烂，脓水牙宣。"

2. 赤土

《本草纲目·纲目第七卷（下）·土之一》："牙宣疳：赤土、荆芥叶同研，揩之，日三次。"

3. 草棉

《本草纲目拾遗·卷五·草部下》："治牙宣：《兰台轨范》用棉花核煅灰擦。"

四、化瘀止血药

翻白草

《本草征要·第一卷·通治部分·理血药》："味甘、微苦，性平无毒。止血，解毒。吐血下血，崩中齿衄。"

【医论医案】

一、医论

1. 论火热齿衄

《普济方·卷六十九·牙齿门·齿间血出》

夫热邪僭在上，流传于手阳明之支脉，入于齿。头面有风，而阳明脉虚，气挟热乘虚入齿龈，搏于血，则令齿龈虚肿，甚者齿间出血。盖血性得温则宣流故也。

《柳宝诒医论医案·医论·肝病证治条例》

一曰肝火之证：有上越巅顶者，为头痛目赤，耳聋颧红，宜羚羊角、黑栀、杭菊、夏枯草。有窜入血络者，为咯血、衄血、牙宣。

2. 论外感齿衄

《友渔斋医话·第二种·橘旁杂论上卷·四时受病原委》

然每有夏秋伏暑在内，至冬至一阳来复，感其气而欲泄，多见形寒肢热，咳嗽吐血，牙宣鼻衄等症。

3. 论内伤齿衄

《怡堂散记·卷上·妇人病》

室女少妇天癸未行，有每月鼻衄者，有每月齿缝中出血者，名齿衄，又谓之倒经，皆经水逆行之病，予所治多人，方用四物加丹参、栀子、元胡、益母草之类，月季花一朵同煎，天癸行而衄止。

《柳选四家医案·评选静香楼医案两卷·上卷·内伤杂病门》

中气虚寒，得冷则泻。而又火升齿衄。古人所谓，胸中聚集之残火，腹内积久之沉寒也。此当温补中气，俾土厚，则火自敛。四君子汤加益智仁、干姜。

二、医案

1. 治火邪齿衄

《不居集·上集卷之十三·血证全书·方见各门》

余治族侄景良，齿衄血不止，用大鹅梨生啖之，不数枚即止。取其味带涩，而性又能清六腑之阳热也。

又治竹林汪秉周翁，六月间齿衄血不止，时无鹅梨，以花下藕令彼生嚼数片，亦即止。盖藕连皮则散血，而且又能清暑热也。

《程杏轩医案·初集·汪氏妇鼻衄止衄奇法》

汪氏妇，夏月初患齿衄，衄止旋吐血，血止鼻又衄，大流三日，诸治不应。诊脉弦搏，知其肺胃火盛，非寒凉折之不可，乃用犀角地黄汤，取鲜地黄绞汁，和童便冲药，外用热酒洗足，独蒜捣涂足心，一昼夜衄仍不止。因忆门人许生曾言：人传止衄奇法，先用粗琴线数尺，两头各系钱百文，悬挂项下，再用手指掐定太溪穴（太溪穴在两足内踝下动脉陷处），神验。外治之法，于病无伤，今既诸治罔效，姑一试之，衄竟止。惟神形疲困，头昏少寐，思血去过多，真阴必伤，改用麦易地黄汤加龟板、石斛、白芍、女贞、沙参、阿胶，旬日霍然。识此以广见闻。

《程杏轩医案·续录·许月邻翁令爱齿衄》

月翁令爱患齿衄，药服生地、丹皮、赤芍、连翘、石膏、升麻之属，衄反甚。予于方内除升麻加犀角，一服即止。翁问曰：古人治血证，用犀角、地黄汤云，无犀角代以升麻。盖升麻能引诸药入阳明也，今服之不效，岂古方不足信与。予曰：朱二允有言：升麻性升，犀角性降，用犀角止血，乃借其下降之气，清心肝之火，使血下行归经耳。倘误用升麻，血随气升，不愈涌出不止乎。古方未可尽泥也。翁又问入阳明清胃热，药品尚多，惟犀角与齿衄相宜者，得无齿属上部，角长于头，本乎天者亲上之义耶？予曰：不宁惟是，人之上齿属足阳明，《礼》云戴角者，无上齿。阳明之血脉，上贯于角，齿衄用之辄应者，职是故也。

《曹仁伯医案·温毒》

谢（琢诊，北码头）。咳伤血络，继以寒热自汗，月余不解。昨日齿衄火出，肤布紫斑，口中干苦，小溲短赤，胸痞。胃本有热，又受温毒，两阳相搏，血自沸腾，非清不可。防昏。黄连解毒汤合犀角地黄汤加玳瑁三钱、青黛五分。

又（师转）：已进解毒法，青紫之斑更多于昨，紫黑之血仍盛于今。身之热，口之臭，便之黑，种种见症，毫无向愈之期。温毒之伏于中者，正不知其多少，然元气旺者，未始不可徐图。而今脉息虽数，按之少神，深恐不克支持，猝然昏喘而败。犀角地黄汤加制军一钱五分、归身炭一钱五分、玳瑁三钱、人中黄一钱五分、芥茶五分。

又（琢转）：青紫之斑，布出更多，紫黑之血，尚涌于齿，口舌糜烂，口气秽臭。温毒之极重极多，不可言喻，大清大化，本非难事。无如脉之无神者，更见数促，神气更疲，面青唇淡，一派无阴则阳无以化之恶候。古云：青斑为胃烂，此等证是也。勉拟方。鳖甲、归身、甘草、雄黄、天冬、生地、洋参、元参、青黛、师加碧雪五分（调入）。

《邵氏方案·卷之乐·牙痛》

阳明伏热，为牙衄。石膏、花粉、赤芍、鲜地、丹皮、旱莲、知母、连翘、山栀。

《沈菊人医案·卷上·牙宣》

朱。牙宣紫色成条，系阳明有热，迫血上行，拟以清胃。鲜生地、知母、黑山栀、丹皮炭、藕节炭、生石膏、淮膝、金墨汁、蒲黄炭。

《竹亭医案·竹亭医案女科卷二·妇女经产杂症》

文学陆鉴亭伯岳次媳齿衄不止治验。文学陆鉴亭四伯岳次媳，孀居，丙子六月。上牙龈齿衄不止，阳明胃土火逆上行。法宜清降，以免眩晕之虞。大生地四钱，旱莲草三钱，侧柏叶三钱（炙），甘草五分，人中白八分，紫降香一钱（炒），蒲黄一钱半，血余五分（冲），加活水芦根八钱（去节），藕节五枚（打碎）。服后衄血即止，再剂霍然矣。

2. 治阴虚齿衄

《临证指南医案·卷六·郁》

王（女）。阴虚，齿衄肠血，未出阁，郁热为多，与养肝阴方。（郁热伤肝阴）生地、天冬、阿胶、女贞子、旱莲草、白芍、茯神、乌骨鸡。

《临证指南医案·卷八·牙》

王（四一）。酒客牙宣，衄血痰血，形寒内热，食少，阴药浊味姑缓。（阴虚火炎）小黑豆皮、人中白、旱莲草、川斛、左牡蛎、泽泻。

《叶氏医案存真·卷一》

1）牙宣春发,继以喘促,乃肾虚不能纳气归元。戌亥阴火,寅卯阳动,其患更剧。阅古人书,急则用黑锡丹、养正丹之属,平时以温暖下元方法。人参、熟地、五味子、胡桃肉、熟附子、舶茴香。

2）有梦遗精,治在心肾,乃二气不交所致。冬令牙宣,亦主藏纳浅鲜,用镇固宁神方。熟地、枣仁、茯神、金箔、人中白、女贞子、湘莲子、旱莲草、远志、龙骨。蜜丸。

《扫叶庄医案·卷一·阴虚阳逆》

向多牙宣,阴虚火炎,三疟入于阴,蒸烁脂液,日加枯槁,消渴多饮,液涸引水自救。急当滋补肝肾之阴,加以血肉填精,包举大气。制何首乌、天门冬、麦门冬、生地黄、熟地黄、各碾末以河车胶和为丸。

《种福堂公选良方·卷一·温热论·续医案》

安。脉小数色苍,心痛引背,胁肋皆胀,早上牙宣龈血,夜寐常有遗泄。此形质本属木火,加以性情动躁,风火内燃,营阴受劫,故痛能进食。历来医药治痛,每用辛温香窜,破泄真气。不知热胜液伤,适令助其躁热,是经年未能痊期。议以柔剂,熄其风,缓其急,与体质病情,必有合窍之机。细生地、阿胶、牡蛎、玄参、丹参、白芍、小麦、南枣。

《王九峰医案(二)·上卷·龋血》

阴虚火动,齿龋消渴,脉来浮滑,神倦气怯,大便坚,小便数。当从阳明有余,少阴不足论治。牛膝、生地、知母、麦冬、甘草、丹皮、泽泻、茯苓。齿者骨之所络也,齿龋动摇,并无火证火脉可据。乃肾阴不固,虚火上升,宜壮水以制之。生地黄汤加牛膝。

《环溪草堂医案·卷四·牙疳牙漏沿牙毒牙宣》

胡。少阴肾水不足,阳明胃火有余。牙宣出血,晡时微寒壮热,而其脉极细,此素体之阴亏也。当凭此论治,用景岳玉女煎。生地、知母、牛膝、川连、石膏、麦冬、薄荷、芦根。

《凌临灵方·牙衄不止》

高(新市西河头,年三十一岁,巧月二十四)。少阴不足为病之本,阳明有余为病之标,血不足气有余,有余便是火。齿是肾之余,牙龈又属阳明经脉所注,火犯阳经,血热妄行,血自齿缝中流出,甚且牙衄不止,去血过多而营阴受伤,内热神疲,四肢酸倦,脉左小弦数,右寸关弦数而芤,舌胎光红甚且起有火沟。治宜壮水之主,以制阳光法。米炒西洋参、东白芍、怀牛膝、鲜佛手、黄衣、米炒大麦冬、左牡蛎、连翘壳、玫瑰花、大生地、粉丹皮、银花露、鲜谷芽、带心竹叶。

《沈菊人医案·卷上·牙宣》

张。齿者骨之余,龈属阳明。牙宣五年,营阴大夺。虚火日旺,脉见寸关独数。宜治心胃与肾,宗景岳少阴不足,阳明有余例。鲜生地、旱莲草、淮牛膝、黑山栀、生石膏、女贞子、蒲黄炭、炒丹皮。外用:煅龙骨、旱莲草、黑山栀、蒲黄炭、青盐、人中白、共研细末擦牙。

陶。厥阴浮阳上扰,阳化内风旋动,头偏痛,牙宣,脉虚而细。营虚风旺不潜,以潜阳化风。制首乌、龟板、石决明、青盐、炒丹皮、旱莲草、白芍、白蒺藜、钩钩、料豆皮。

王。阴虚阳逆,牙宣频来,脉细而迟。法以养阴。炙龟板、女贞子、金石斛、云茯苓、生西洋、旱莲草、淮山药、细生地。

《慎五堂治验录·卷八》

白衣庵本师太,年三十许。同治甲戌十月中旬患牙宣出血如泉,不痛。医投泻火敛补。延至光绪丁丑三月,其血愈多,兼感时邪,凌秀甫用清肝化邪之品,诸恙渐平。劳神太过,背寒身热,时盛时衰,心嘈不寐,咽痒咳呛,足冷至膝,耳鸣头眩,再投前方不效,而反呕吐苦水,色如胆汁,脉形右关弦大,尺部如无,左尺细数,关脉细弦。余曰:此木失血养,冲胃击肺,是震下之阳,坎中之阳孤飞于上,所谓龙雷之火,皆阴中之火也。亢龙有悔,岂不危乎?纯阴之品愈泼愈炽,必当据其窟穴而招之。日月出矣,爝火无光;然火已在上,亦宜苦寒以折之。爰以既济汤意,用连、桂、柏、斛等类,肉桂、黄柏为末饭丸,药汤送下,背寒呕嘈即释。自汗不寐,火升足冷,牙宣不止,以熟地、白芍、归身、安桂、丹皮补摄纳肾,引火归原,一剂汗收咳止,得寐纳加,遂以六味去萸、苓,加肉桂、沙参、白芍、归身,二剂血止,十剂而起榻出外。

《张聿青医案·卷十五·牙痛》

江(右)。阴分素亏,虚阳上亢。牙缝出血,时觉浮动,脉弦带数。虚热走于胃络,此谓齿衄,又谓牙宣。当育阴以制其阳。炙甘草、泽泻、杭白芍、炒麦冬、盐水炒骨碎补、牛膝炭、茯神、黑大豆、炒丹皮。

李（右）。牙龈肿胀，牙缝出脓，畏风肢体疲软。脉象细涩，关部独弦。厥阳走于胃络。拟清胃泄肝。川石斛四钱，炒白归身一钱五分，金铃子一钱五分，海蛤粉三钱（包），川雅连三分（鸡子黄拌炒），朱茯神三钱，炒杭白芍一钱五分，蛤粉拌炒真阿胶一钱五分，半夏曲二钱，潼白蒺藜（盐水炒）各二钱。

《疡科指南医案·牙部》

杨，左。牙衄，上下门牙独甚，以泻南补北法治之。黄连三分，细生地四钱，玄参二钱，丹皮一钱，鲜石斛二钱，生甘草五分，灯心二分，穞豆衣二钱。

《临证一得方·卷一·首部·牙宣》

少阴不足，阳明有余，牙宣经年。生地黄、天冬肉、怀山药、麦门冬、炙元武版、粉丹皮、炒知母、山萸肉、怀牛膝、熟女贞子、润玄参、旱莲草。

《临证一得方·卷一·首部·牙漏》

1）牙漏作痛出血，乃阳明实而少阴亏也。投剂稍减，脉仍细数，依方加减。鲜石斛、石决明、焦米仁、料豆衣、焦山栀、炒川柏、炒黄芩、炒泽泻、赤茯苓、活芦根。

2）牙漏延久，脉弦少神，宜培养之。淮熟地、女贞子、白茯神、沙苑子、牡蛎、淮山药、料豆衣、芡实、旱莲草、蛀湘莲。

3）食甘蛀齿成为牙漏，久有多骨。鲜石斛、麦冬肉、骨碎补、制首乌、申姜、鲜生地、粉丹皮、旱莲草、生甘草。

4）阴虚不能制阳，血乘火越，此齿衄所由来也。脉弦，治在阳明。人参条、鲜石斛、炒丹皮、焦薏仁、炒阿胶、乌犀角、参三七、炒白芍、旱莲草、茅根肉。

《竹亭医案·卷之三》

治程耀远齿鼻俱衄之验。程耀远。鼻衄属肺，齿衄属胃，而未始不关乎肾。盖齿乃骨之余，因肾主骨也。先天阴虚，血热上冲，或鼻或齿皆可以衄而不归经矣。然徒于血分中求之，恐未得法，且服煎剂。炙黄芪四钱，归身八分，元武板五钱（炙），旱莲草二钱，人中白八分（冲），血余一钱（冲），荷叶灰一钱半。上五味，用河水一碗半煎去一半，去渣，入人中白、血余冲服。服三帖，二衄俱停。

《剑慧草堂医案·卷下·女科肿胀》

血虚生热，癸停齿衄，腹膨且胀，肢肿面浮。是血热妄行，气无依附，防成肿胀。归尾、甲片、生白术、茯苓皮、川郁金、丹皮、大腹、桃仁、牛膝、生小朴、青陈皮、泽兰、延胡、茺蔚子、香橼皮。

《曹沧洲医案·唇齿舌门》

吴。齿：阴虚木火乘胃，牙宣盈碗而出，宜潜阳泄热为法。生龟版四钱（先煎），朱茯神四钱，墨旱莲，知母三钱，石决明一两（盐水煅，先煎），朱连翘三钱，熟女贞、金樱子一钱，左牡蛎六钱（煅，先煎），鲜生地三钱，丹皮、元参三钱。

《也是山人医案·耳》

戴（六一）。久患耳鸣，兼有鼻衄、牙宣等症。衄血虽经向愈，仍若是心肾素亏体质，而肝阳上逆，清窍蒙蔽，拟方候裁。原熟地（盐水炒）四钱，拣麦冬二钱，牡蛎二钱，大白芍（刮净酒炙）一钱五分，龟腹版四钱，磁石二钱，云茯神二钱，北五味一钱，泽泻一钱五分，加沉香三分，滚水磨冲。

《陈莲舫医案·卷中·牙宣》

高，左，十八。禀体虚热，牙宣溢血，旋平旋复，寒热头疼，有感即来。脉见细弦，拟以疏和。洋参、旱莲、桑叶（蜜炙）、白蒺藜、料豆、元斛、杭菊、茯苓、女珍、白芍、双钩、会皮、竹心、荷叶。

右。营阴不足，气火有余，心肝两经燔灼，阳明郁热，牙宣半年，诸虚杂出，脘胀发嘈，头蒙艰寐，脉见细弦。急宜调理牙宣，以冀血减，则诸病皆除。洋参、旱莲、桑叶、绿萼梅、料豆、元斛、木神、炒菱皮、女珍、白芍、龙齿、丹参、藕节、红枣。

宋右，二十。牙宣连年，阳明郁热，肝风为之上扰，头发眩晕，脘闷心悸。脉见细弦，治以清养。沙参、元斛、杭菊、佛花、料豆、丹参、双钩、玉蝴蝶、旱莲、白芍、白蒺藜、会白、藕节、白茅花。

《王仲奇医案·正文》

金。嗜饮酒醴，喜吸香烟，足令阳强阴耗。阴阳之要，阳密乃固。阴虚于下，阳浮于上，上则下焦无力，阳益亢害不得其平矣。夫肾主精髓，脑为髓海，其充在骨，齿为骨余，两足酸楚清冷，头脑昏闷，牙宣晨剧，其病在肾，了无疑议。气冲呛逆，原属肾气上冲，胸胁背部胀痛，则由络血随气逆行，其本在肾，其末在肺。急当安肾潜阳，使气不逆，血下行则肺自宁矣。淡秋石一钱五分，旱莲草三钱，海蛤粉三钱，伽楠香一分（研末冲），炒牛膝二钱,炒丹皮一钱五分,扁石斛三钱,琼玉膏五钱(冲),仙鹤草三钱,丝瓜络二钱,炒藕节三钱,还元水一杯(另饮)。

又,二诊:阴阳互为其根,故阴阳之要,阳密乃固。阳苟不密,阴气安能独守?脑者髓之海也,骨者髓之充也,齿者骨之余也。阳但上冒,肾脑不安,是以头脑昏闷,脑后则胀,前极齿缝衄血,两足则清冷而酸,下虚,冲气不纳,致胸胁背部胀痛而有呛逆。前拟纳下引阳入阴,足清转温,牙宣稍住,病机有缓和向安之意,仍从原治。淡秋石一钱五分,仙鹤草二钱,金石斛三钱,木槿花一钱,制磁石二钱,淮牛膝二钱,丝瓜络二钱,夜合花三钱,血余炭八分,旱莲草三钱,白茯苓三钱,白龙骨二钱,琼玉膏四钱,还元水一杯(另饮)。

又,三诊:肝阳升举,血又充盛于上,脑筋气力转感不安,头眩背胀,不得安眠,咳痰且复见血,胸宇微觉不舒,足膝以下则凉,小便短少,颇有上盛下虚之象状。治以清肝宣络,使络血下趋则安。仙鹤草二钱,炒丹皮一钱五分,金石斛三钱,炒蒲黄一钱五分,淮牛膝(炒炭)一钱五分,丝瓜络二钱,香白薇一钱五分,夜合花三钱,抱木神三钱,大丹参二钱,煅石决明四钱,二竹茹二钱,西珀屑四分(饭糊丸)。

又,四诊:营谋不利,又遭大故,志意不乐,精神痛苦,心血脑力交瘁,阳动少藏,头眩畏烦,神思不定,夜眠不安,肉瞤筋惕,头面及掌心炎热,腰背酸痛,不食不饥,食亦不厌,脉濡滑而弦。此为精神衰弱之证,然左肢及偏左头面自觉酸木,或稍有浮肿,是则厥中之萌,当怡悦静养为宜。左牡蛎三钱,金石斛三钱,夜交藤四钱,川续断二钱,煅龙齿三钱,潼沙苑三钱,野料豆三钱,炒白芍二钱,煅决明四钱,抱木神三钱,女贞子三钱,大丹参二钱。

又,五诊(丸方):阳升于上,上体血充络满,然过犹不及,故头眩背胀体痛,不得安眠,牙宣亦由于是纷至沓来,面浮亦气盛络满之过。仍以清肝宣络,俾络血下趋则安。仙鹤草一两五钱,炒丹皮一两五钱,丝瓜络二两,煅决明二两,淮牛膝(炒炭)一两,金石斛二两五钱,大丹参一两五钱,西珀屑四钱,抱木神一两五钱,滁菊花一两,藏红花三钱,柏子霜二两,旱莲草一两五钱,女贞子一两五钱,炒竹茹一两五钱,荷叶筋一两。上药研末,蜜水泛丸。每早晚以开水送下二三钱。

3. 治外感齿衄

《临证一得方·卷四·手足发无定处部·风毒》

葡萄疫,齿衄脉数,清化为主。鲜生地、山栀、象贝、元参、牛蒡子、鲜竹叶、羚羊尖、丹皮、黄芩、赤苓、煅中白、茅柴根。

《陈莲舫医案·卷上·春温》

刘左。春温之邪扰于阳明营分,牙衄口臭,脉息滑大。拟以清降,兼顾痘毒未清。冬桑叶、生甘草、墨旱莲、新会皮、白茅花、板蓝根、绿豆衣、鲜生地、银花炭、炒荆芥、连翘壳、炒丹皮、炒藕节。

4. 治内伤齿衄

《续名医类案·卷十二·衄血》

赵汝隆治一官病齿衄,日流血数升,诸医束手,隆摘苦蒿令细嚼立愈。

吕东庄治一张姓者,好学深思士也,年十八,冬杪得齿衄,及手足心热,恍惚不宁,合目愈甚,盗汗胸前出如油,间或梦遗,或不梦而遗。伊叔录脉症求方,吕曰:脉不敢凭,据所示症,乃三焦胞络火游行也。试用后方:连翘、黄芩、麦冬、生地、丹皮、丹参、茯苓、石斛、滑石、辰砂、甘草、白豆蔻等,二剂而愈。及明年,用功急迫,至夏其症复作。或云:皆不足症,用温补肾经及涩精等剂,服之日剧。又进温补肾经丸料斤许愈剧,至不能立,立则足底刺痛。或谓为虐症矣。乃求诊,吕曰:体虽尪羸,而面色憔悴之中,精神犹在。问所服药,出示方。曰:生药铺矣,何得不凶?且少年朴实人,何必用温补?曰:手足心热奈何?曰:劳心之人,大抵如是。曰:梦泄奈何?曰:梦泄人人各殊,此乃心肾不交所致,与夫盗汗恍惚症,皆三焦胞络之火行游而然。药宜清凉,遂仍前方去滑石、豆仁、辰砂,加升麻五钱,灯草十余茎,又用麦冬、生地、滑石、石斛、茯苓、白芍、丹参、神曲、辰砂作丸,守服而愈。

《王氏医案绎注·卷三》

孙氏女年将及笄。久患齿衄,多医莫疗。孟英诊曰:六脉缓滑,天癸将至耳。予丹参、生地、桃仁、牛膝、茯苓、白薇、滑石、茺蔚子。一剂知,数日愈。寻即起汛,略无他患。

脉缓为脾脏挟湿,脉滑为挟热气不下行,气不下行则血上逆故齿衄,齿衄为血热,血上逆必挟瘀。故治以凉血行瘀,紫丹参四钱,大生地五钱,生桃仁研三钱,白茯苓三钱,西滑石(先煎)五钱,香白薇一钱,茺蔚子(杵先)四钱,酒炒淮牛膝一钱。

《王氏医案绎注·卷七》

沈悦亭妻齿衄。五日不止,去血已多,诸方不应。孟英脉之,弦滑上溢,投犀角、泽兰、元参、旋覆、生地、花粉、茯苓、牛膝、桃仁、泽泻而安。

去血已多合脉弦滑上溢,为阴涸风升,煽痰逆上。镑犀角先煎四钱,泽兰叶(次入)一钱半,元参片一两,旋覆(包先)三钱,大生地八钱,南花粉四钱,云茯苓三钱,制牛膝一钱,生桃仁(研)一钱半,生泽泻一钱半。嗣询经事,本月果已愆期。盖即逆行之候也,继用滋阴清热,乃渐康复。

吴酝香媳时患腹胀减餐,牙衄腿痛,久治不效,肌肉渐消。孟英诊脉,弦细而数。肝气虽滞,而阴虚营热。岂辛通温运之可投耶。以乌梅、黄连、楝、芍、栀子、木瓜、首乌、鳖甲、茹、贝,服之果愈。

脉弦数为阴虚挟热,细为阴虚中兼挟阳虚,腹胀减餐,为肝阳侮胃。牙衄腿痛为肝胃热结,肌肉渐消,为肝风消烁。方义以酸苦泄肝治其标。以首乌、鳖甲、潜阳益肝治其本;乌梅肉杵三钱,酒炒川连一钱,酒炒楝核(先)三钱,整大白芍(杵先)一两,黑栀皮三钱,陈木瓜一钱半,制首乌一钱半,血鳖甲(杵,先煨)八钟二两,姜竹茹(次入)三钱,川贝母(杵)四钱;甘润滋镇方:大生地八钱,柿饼肉五钱,生粉草三钱,肥玉竹三钱,乌梅肉一钱半,楝核(杵先)四钱,青果(杵先)二钱,生冬瓜子四钱,生苡仁(杵)八钱,山萸肉一钱半,血鳖甲二两(杵),煅赭石八钱,紫石英三钱,同先煨八钟。肌充胃旺,汛准脉和,积岁沉疴若失。

《王氏医案绎注·卷八》

谢再华室素患肝厥,孟英于癸卯岁授药一剂,六载安然,今夏偶患齿衄,继见臭腐,头痛汛阻,彻夜无眠。盖秦某作格阳证治,进以肾气汤数服而致剧也。孟英予大剂神犀汤加知柏,旬日而瘳。镑犀角(先煎)八钟四钱,大生地八钱,元参片一两,二味泡煎去渣;酒炒知母四钱,酒炒川黄柏一钱半,济银花一两五钱,血鳖甲(杵)四两,血龟板(杵)二两,生赭石(杵)二两,鲜青果(杵)三个,三味先煎八钟;南花粉五钱,飞青黛一钱。方按神犀汤加减。

《陈莘田外科方案·卷二·瘰疬》

祝右。护街龙。六月十七日。脉来细涩,舌白中心罩黄,牙宣出血,口味或甜或苦,右颈瘰疬,块磊坚硬,肤色泛紫,时痛时制止,窜生左颈。此系木郁,郁则生火,火盛生痰,痰痹络中也。病属内因,药难骤效。拟育阴泄木,咸降化痰法。中生地、西洋参、夏枯草、炒丹皮、黑山栀、淡昆布、川贝、象贝、炙橘红、金石斛、云茯神、石决明、鲜荷叶、鲜藕汁。

二诊:牙宣出血,痰疬作痛,蒸脓。西洋参、牡丹皮、川贝母、云苓、大生地、生鳖甲、麦冬肉、黑山栀、炙橘红、石决明、川石斛、藕汁。

三诊:痰疬已溃,牙宣已止。西洋参、花粉、生鳖甲、怀膝、整玉竹、麦冬肉、知母、炒丹皮、茯苓、川贝。

《曹沧洲医案·肝脾门》

右。肝体虚,肝用强,气窜背胀,中土受戕,运化迟钝,兼之齿衄,懊憹,皆阳气易胀之象。法当求本培养。潞党参二两(直劈,秋石水炒),原金斛四两(打劈断),杜仲三两(盐水炒),上西芪一两五钱(蜜炙),橘白一两,川断三两(盐水炒),大生地四两(海石粉拌),法半夏一两五钱,沙苑子二两(盐水炒),大熟地五两(春砂末五钱拌),茯苓四两,金毛脊三两(炙毛),制首乌四两,整玉竹三两,淡天冬一两五钱(去心),鳖甲胶二两,桑椹子二两,大白芍三两,丹参一两五钱,炒香枣仁二两,沉香曲二两(绢包),煎至三四度,去渣,入鳖甲胶,搅和,再加入鸡内金二只,去垢炙,研细末,调和。每于空心服半调羹,开水化服。

《王仲奇医案·正文》

任姑,高昌庙。生未足月婴时即泻,后天脾胃不振。现当任脉通、太冲脉盛之年,而干瘪不长,无发育气概,牙宣便溏,药饵难治。炒於术一钱五分,肉果霜一钱,蒲公英三钱,使君子肉一钱五分,炒枳壳一钱五分,炒白芍二钱。炒夏曲三钱,炒南瓜子四钱。制禹粮三钱,炙鸡金二钱,佩兰叶三钱,石榴根皮六分。

5. 治湿热齿衄

《临证指南医案·卷三·淋浊》

久疮不愈,已有湿热。知识太早,阴未生成早泄,致阳光易升易降,牙宣龈血,为浊为遗,欲固其阴,先和其阳。仿丹溪大补阴丸,合水陆二仙丹,加牡蛎金樱膏丸。

《沈菊人医案·卷上·牙宣》

徐。久病半载，湿热内盛，热伤营分，牙宣如注。脉象细数，自汗粘手，若不血止，恐难支持。犀角汁、鲜生地、藕节炭、焦黄炭、黑山栀、金墨汁、丹皮炭、蒲黄炭、旱莲草。

6. 治虚劳齿衄

《续名医类案·卷十一·虚损》

太学许韬美，形体卑弱，神气短少，且素耽酒色，时常齿衄。辛未春，偶患右乳傍及肩背作痛异常，手不可近，扪之如火，日夜不眠。医以内伤治之，服桃仁、红花、乳、没、延胡、灵脂等药，二十余剂不效。诊之，六脉虚数，肝肾为甚，断为阴虚火旺之症，当滋阴养血，扶持脾胃，俾阴血渐生，虚火降下，则痛不求止而止矣。如必以和伤治痛为急，则徒败胃气，克削真元，非所宜也。用生地、丹皮、白芍、牛膝、枸杞、续断、石斛、甘草、桑枝、麦冬、苏子，嘱其服十剂方有效，以阴无骤补之法也。八剂后复诊，其脉气渐和，精神渐旺，虽痛未尽除，而生机跃然矣。惜其欲速太过，惑于群小，复以前药杂进。一月后，胃气果败，呕逆，阴血愈耗，潮热腹胀，再半月而死。

《松心医案笔记·卷上·六味加骨碎补川斛方治验案》

蠡市金姓，业农者也，患齿衄，四肢无力，饮食日减，业几废。诣余诊，按其脉，右三部俱洪，知其阳明经气独盛，于是用大剂六味加骨碎补、麦冬、川斛与之，三剂竟止。令常服除根，即将前方改作丸方。

《王孟英医案·卷二·产后》

陈舜廷继室，娩后略有咳嗽，微有寒热，恶露不多，少腹似有聚瘕，时觉窜痛，腰疼不能反侧，齿衄频流，溺少口干，仍不喜饮，舌色无液，善怒不眠，四肢牵掣不舒，易于出汗。逆孟英诊之，脉至虚弦细弱。系素属阴亏，新产血去之后，八脉皆空，阳不能潜，游行于上。见证虽然错杂，治当清息风阳。表散攻瘀，毫不可犯。爰以沙参、竹茹、白薇、丹参、丝瓜络、石斛、栀子、小麦、甘草、红枣、藕为方。服数帖，嗽衄皆瘳，为去丹参、麦、枣、栀、斛，加归身、熟地、枸杞、麦冬、楝实，服之各恙渐瘥。复因卒闻惊吓之声，心悸自汗，肢麻欲厥，乃定集灵膏，加紫石英、牡蛎、龙齿，合甘麦大枣，熬膏服之而康。继有汪少洪令侄女，适孙彬士者，产后患证与此相似，误投温散，发热愈壮。但在上部，医者犹不知为阴虚阳越，仍从感治，迫脉脱汗淋，始邀孟英视之。始知是虚阳外越，然已不能拯救，病者自赋绝命词而逝。盖凡属虚脱之证，至死而神不昏也。医者识之。

7. 治蓄血齿衄

《竹亭医案·竹亭医案女科卷一·妇女经产杂症》

陆氏妪齿衄蓄血有年用釜底抽薪法果验。陆氏妪，年五十四岁，十月二十二日。下齿龈出血，盛则上龈亦出。五六年前，每出三四碗，成条成块者居多。二三年来，不时常发。今齿龈出血两碗余，亦复如前成条成块，病名齿衄。服他医生地、丹皮、侧柏、蒲黄、血余、元参、茅根、旱莲草辈凉血止衄之剂，毫末无功，乃问治于予。方案附下：血蓄阳明，发为齿衄。病经有年，不时举发，瘀血成条。夫阳明为多气多血之乡，蓄而不去，妄行上溢。欲断其根，必获釜底抽薪之法，庶几不致受累于终身也。酒浸生大黄三钱，桃仁泥三钱，当归尾二钱，漂淡人中白一钱，紫降香三分（研细，冲），加荷叶一钱五分，炒黑存性同煎。酒浸、酒洗，各有分别。洗轻于浸，但能至胸中。浸重于洗，故能引于至高之分。服两剂，齿衄未出，解黑粪而止。再以益气养营法，取阳生阴长，血脱固气之义也。西党参三钱，黄芪三钱（盐水炒），大熟地三钱，归身一钱五分，炙甘草八分，降香五分，加人中白五分，漂淡，冲。调理数剂，全安。

第四节

吐血（内崩、内衄）

吐血，又名"内崩""内衄"。吐血名义复杂，古来叙述不一。按出血来源讲，吐血有肺、胃及五脏之不同。其一，血从肺来。此须与咳血、咯血相区分。咳血因咳甚而出血，不咳则不出血；咯血因咯而出，单口而量少；吐血不咳，直从肺中涌出，或因血而轻咳，不出血则不咳。其二，血从胃来。此须与呕血相鉴别。呕血者，血混食物中，因呕吐，则血与食物相混而出，当有呕声；吐血者，血出胃中，蓄积满则吐出，而不夹食物，吐出纯血。其余如齿衄、舌衄等,血出口中,但不归吐血。第三,血从五脏来。五脏气血逆乱,血瘀蓄积,涌而上走,或从气道,或从咽道,经口吐出。《诸病源候论》提出吐血有三种,一为内衄,二为肺疽,三为伤胃。大体与上述归纳相同。

凡咳血量多者,也常称为吐血。吐血常因内衄而瘀积于胸膈或胃脘,再由血满气逆而上溢,乃成吐血。或有血出于肺而不咳,状如今人所说之"咯血",也以吐血名之。或咯血量多,则名吐血。也有以广义吐血之名,而概称诸种经口而出之诸血症者。

【辨病名】

吐血是指血从口而出的疾病,然临床须于咳血相鉴别。

《三因极一病证方论·卷之九·伤胃吐血证治》:"病者因饮食过度,伤胃;或胃虚不能消化,致翻呕吐逆,物与气上冲蹙胃口决裂,所伤吐出,其色鲜红,心腹绞痛,白汗自流,名曰伤胃吐血。"

《苍生司命·卷七(贞集)·血证》:"吐血、呕血俱出胃经,大口倾吐成盆碗者是也。"

《赤水玄珠·第九卷·血门·呕吐血》:"吐血成碗吐出者,甚至有出而盈盆者。"

《古今医鉴·卷之七·失血》:"吐血者,吐出全血是也。"

《万病回春·卷之四·失血》:"吐血者,出于胃,吐出全是血也。"

《医宗说约·卷之一·失血》:"呕吐血出,名吐血。"

《济世全书·震集卷四·补益(虚损百病)·失血》:"吐血,吐出全是血者。"

《症因脉治·卷二·吐血咳血总论》:"咽中胃管呕出,名吐血。"

《一见能医·卷之三·辨症上·吐衄咳咯血辨》:"吐血出于胃,吐行浊道。"

《一见能医·卷之五·病因赋上》:"吐血出于胃脘。"

《一见能医·卷之六·病因赋中·咯血吐血属于肾经》:"吐血者,鲜血随吐而出也。"

《金匮要略浅注·卷三·血痹虚劳病脉证并治第六》:"血从清道出为鼻衄,从浊道出为吐血。"

《三指禅·卷二》:"(血症有不必诊脉、有必须诊脉论)从喉失者,曰咳血,曰咯血,曰吐血。"

《望诊遵经·卷下·诊血望法提纲》:"因吐而出曰吐血。"

《血证论·卷二·呕血》:"吐血者,其血撞口而出,血出无声。"

《温热逢源·卷下·伏温内燔营血发吐衄便红等证治》:"血为热扰,每每血由肺络而溢出为咳血,由吐而出为吐血。"

《脉诀新编·卷二·诊杂病生死脉症歌》:"血不自行,随气而行,从鼻中出曰衄血,从口中出曰吐血。"

【辨病因】

吐血的病因较为复杂,然总不离内因、外因、不内外因。然临床病邪常相兼为患,亦不可不知。

一、概论

《诸病源候论·血病诸候》:"夫吐血者,皆由大虚损,及饮酒、劳损所致也。但肺者,五脏上盖也,心肝又俱主于血,上焦有邪,则伤诸脏,脏伤血下入于胃,胃得血则闷满气逆,气逆故吐血也。"

《太平圣惠方·卷第六·治肺脏壅热吐血诸方》:"若脏腑久积热毒,则胸膈壅滞,血与气逆行,上注于肺,肺壅不利,故令吐血也。又有体虚劳损,酒食过度,愁忧思虑,恚怒气逆,伤于肺者,亦皆吐血不止也。"

《古今医统大全·卷之四十二·血证门·病机》:"(吐呕唾血为内伤气逆所致者多)吐血者,或因四气伤于外,七情动于内,及饮食房室劳役所致。劳血积聚,膈间满则吐溢,世谓妄行,或吐瘀血,此名内伤。"

《古今医鉴·卷之七·失血》:"因血溢妄行,流入胃脘,令人吐血。有因饮食过饱,负重伤胃而吐血者;有因思虑伤心,及积热而吐血者;有伤心肺而吐血者;有因思伤脾而吐血者;有因肺生痈疽而吐血者;有从高坠下,伤损内脏而吐血者;有伤寒不解,邪热在经,随气上涌而吐血者。"

"吐血者,吐出全血是也。因血溢妄行,流入胃脘,令人吐血。有因饮食过饱,负重伤胃而吐血者;有因思虑伤心,及积热而吐血者;有伤心肺而吐血者;有因思伤脾而吐血者;有因肺生痈疽而吐血者;有从高坠下,伤损内脏而吐血者;有伤寒不解,邪热在经,随气上涌而吐血者。"

《神农本草经疏·卷一·〈续序例〉上》:"苟失所养,或纵恣房室,或肆情喜怒,或轻犯阴阳,或嗜好辛热,以致肾水真阴不足,不能匹配阳火,遂使阳气有余。气有余,即是火,故火愈盛而水愈涸。于是发为吐血、咳嗽、吐痰、内热、骨蒸、盗汗,种种阴虚等病。"

《不居集·下集卷之十·失血·肠胃本无血辨》:"其外损吐血者,邪气深入,攻通血络也。其内损吐血者,经脉空虚,络血透迸也。"

《文堂集验方·卷二·血症》:"吐血即呕血。属胃经兼肝经,多因酒过,或食热物太过,或劳伤用力太过。也有瘀血紫黑色者,吐之无妨。若鲜红者,则火太盛。若劳伤而吐者,未尽属火也。"

《时方妙用·卷三·血症》:"血之流溢,半随冲任而行于经络,半散于脉外而充肌腠皮毛。若外有所感,内有所伤,则血不循经,从上而涌,则为吐血、咳血、咯血、鼻衄、齿衄、舌衄。"

《类证治裁·卷之二·吐血论治》:"吐血,阳亢阴虚症也。症有三因,外因系火风暑燥之邪,内因系肝肾心脾之损,不内外因系坠跌努力烟酒之伤。"

二、外因

外因主要为外感风、寒、暑、湿、燥、火六淫而发病。

《诸病源候论·伤寒病诸候下·伤寒吐血候》:"此由诸阳受邪,热初在表,应发汗而汗不发,致使热毒入深,结于五脏,内有瘀积,故吐血。"

《诸病源候论·时气病诸候·时气吐血候》:"诸阳受病,不发其汗,热毒入深,结在五脏,内有瘀血积,故令吐血也。"

《太平圣惠方·卷第十一·治伤寒吐血诸方》:"夫伤寒,诸阳受邪,热初在表,应发汗而汗不发,致使热毒入深,结于五脏,有瘀积故吐血也。"

《圣济总录·卷第三十·伤寒吐血》:"伤寒吐血者,热在阳经,邪盛于表,应汗不汗,热毒入深,结于五脏,遂成瘀热。熏于上焦,血随气行,并入胃中,胃得血则满闷气逆,故吐血也。"

《伤寒直指·卷十四·交通方·吐血》:"夫伤寒吐血,其故有二:一因于表未得汗,邪郁阳明而致吐者,犹如鼻衄之红汗,吐出反身凉而脉静无害也。一因阳邪热伤阴血,动经而致吐者。"

《张氏医通·卷五·诸血门·诸见血证》:"人之吐血,皆风火使然。"

《症因脉治·卷二·吐血咳血总论·外感吐血》:"外感吐血之因:内有积热,诸经火盛;外有风寒,束其肌表,血络热甚,不得外越,妄行上冲,从口呕出,故外感吐血,责之邪热妄行。"

《医学心悟·卷三·虚劳·甲字号方》:"吐血之因,多由于咳嗽,咳嗽之原,多起于风寒。"

《伤寒指掌·卷三·伤寒变症·吐血》:"伤寒吐血,每因失治所致。有因太阳感寒,无汗恶寒,头痛发热,寒邪外束,法当发汗。若失于表散,阳气不得外泄,则逆走阳络,络血妄行,则致吐血。"

《一见能医·卷之十·病因赋类方卷下·五劳六极门》:"予见虚损之成,多由于吐血,吐血之因,多由于咳嗽,咳嗽之原,多起于风寒。仲景云:咳而喘息有音,甚者吐血者,用麻黄汤。东垣师其意,改用麻黄、人参、芍药汤。可见咳嗽吐血之症,多有因于外感者,不可不察也。"

《时病论·卷之四·夏伤于暑大意》:"暑瘵者,暑热劫络而吐血。"

三、内因

内因包括食饮不节、七情内伤等方面。

1. 食饮不节

《脉经·卷八·平肺痿肺痈咳逆上气淡饮脉证第十五》:"夫酒客咳者,必致吐血,此坐极饮过度所致也。"

《金匮悬解·卷八·内伤杂病·吐衄下血瘀血》:"咳而不已,收令失政,必致吐血。此因极饮过度,湿滋土败,肺胃冲逆所致也。"

《金匮翼·卷二·诸血统论·伤胃吐血》:"伤胃吐血者,酒食过饱,胃间不安,或强吐之,气脉贲乱,损伤心胃,血随呕出也。"

2. 七情内伤

《诸病源候论·虚劳病诸候下》:"此内伤损于脏也。肝藏血,肺主气,劳伤于血气,气逆则呕,肝伤则血随呕出也。损轻则唾血,伤重则吐血。"

《太平圣惠方·卷第二十七·治虚劳吐血诸方》:"夫虚劳吐血者,是劳伤于脏腑,内崩之病也。血之与气相随而行,荣养身体。外周养于肌肉,内则荣于脏腑。脏腑伤损，血则妄行。若上胸膈，气逆，则吐血衄血；若流于肠胃，肠虚，则下血。若肠虚而气复逆，上者则吐血；若表里俱虚者，则汗血。此皆由伤损极虚所致也。"

《圣济总录·卷第六十九·呕血》："论曰：愁忧思虑则伤心，恚怒气逆，上而不下则伤肝。盖心主血，肝藏血，二藏俱伤，则血不循经，随气上逆，故因呕而血出也。《内经》曰：怒则气上，甚则呕血。"

《内经博议·卷之二·病能部·手太阴肺脏病论》："至若五志之火上炎，阴虚内铄。肝火挟心而刑金，则亦伤肺。其证为肺痈、肺痿、痿躄、吐血、声嘶、息有音、鼽衄、掌中热、喘不休、白血出、皮毛焦。此皆火燥焦枯之症。"

《脉因证治·卷二·逆痰嗽》："忧伤肺，咳而喘息有声，甚则吐血，吐白沫涎，口燥声嘶。"

《症因脉治·卷二·吐血咳血总论·内伤吐血》："内伤吐血之因：或积热伤血，血热妄行；或失饥伤饱，胃气伤损；或浩饮醉饱，热聚于中，或盐醋辛辣，纵口不忌；或恼怒叫喊，损伤膈膜，则血从口出，而内伤吐血之症作矣。"

《医述·卷六·杂证汇参·虚劳》："大怒，则肝火上升而吐血。"

《类证治裁·卷之二·劳瘵论治》："吐血出于心，惊恐所致也。"

《医学真传·吐血》："惟大怒、大劳，或过思、过虑，伤其经络，逆其气机，致阴阳血气失其循行之常度，则血外溢，而有吐血之病矣。"

四、不内外因

《脉经·卷八·平阳毒阴毒百合狐惑脉证第三》："阳毒为病，身重腰背痛，烦闷不安，狂言，或走，或见鬼，或吐血下痢。"

《诸病源候论·小儿杂病诸候三·吐血候》："小儿吐血者，是有热气盛而血虚，热乘于血，血性得热则流散妄行，气逆即血随气上，故令吐血也。"

《太平圣惠方·卷第五十六·治蛊毒吐血诸方》："夫蛊害人，蚀腑脏。其状，心中切痛，如物啮，或面目青黄，病变无常。是先伤于膈上，则吐血也。不即治之，蚀脏腑伤则死矣。"

《太平圣惠方·卷第六十七·治坠损吐唾血出诸方》："治从高坠下，犯伤五脏。微者唾血，甚者吐血。"

《伤寒心法要诀·卷二·吐血》："伤寒吐血，皆因失汗、失下、火逆，以致邪热炽盛，沸腾经血故也。若血从口鼻耳目而出，小便难，此为强发少阴汗，名曰下厥上竭，为难治也。"

《金匮翼·卷二·诸血统论·劳伤吐血》："劳伤吐血者，《经》所谓用力太过则络脉伤是也。"

【辨病机】

吐血的病机较为复杂，但总不离脏腑、经络、气机、火热等方面。

一、概论

《太平圣惠方·卷第三十七·治吐血不止诸方》："夫吐血不止者，由心肺积热，饮酒劳伤之所致也。为上盖心肝，俱主于血，若上焦壅滞，邪热伤于诸脏，则血下流，入于胃中，胃得血则满闷气逆，故吐血也。或有饮食大饱，未能消化，心胸壅闷，强吐之，所食之物，与气上冲心肺，伤裂胃口，则令吐于鲜血。又有脏腑劳损，气血不和，思虑忧愁，恚怒气逆。结滞于胸膈之间，伤损于肺肝心之脏，则血流散，故令吐血不止也。"

《太平圣惠方·卷第三十七·治吐血诸方》："夫心主血，肝藏于血。是以愁忧思虑，则伤心。恚怒气逆，上而不下，则伤肝。肝心二脏俱伤，故血散不止。若胸胃中气逆，则呕而出血也。"

《太平圣惠方·卷第三十七·治卒吐血诸方》："夫卒吐血者，因心肺二脏壅滞，暴热所伤，或饱食饮酒，劳损所致也。心肺在于上焦，俱主于血。若为邪热所伤，则血下入于脾胃。得血则壅闷气逆，故卒吐血也。"

《太平圣惠方·卷第三十八·治乳石发动吐血衄血诸方》："心主血，血得热则流溢，因胃气逆，则吐血也。"

《圣济总录·卷第六十八·吐血门·吐血不止》："论曰：藏真高于肺而主气，藏真通于心而主血，藏真散于肝而藏血。是三者，或因愁忧思虑，与夫恚怒气逆，伤之则气乱而血妄行，下入于胃，胃受之则满胀，其气贲冲于上，故吐血不止也。"

《理虚元鉴·卷上·吐血论》："有不从劳嗽，而吐血先之者，心火、肝木之为病主也。然又有煎厥、薄厥之分。煎厥者，从阴虚火动，煎灼既久，血络渐伤,旋至吐血,其势较缓。薄厥者,薄乃雷风相薄之薄,心热为火,火热为风,风火相薄,厥逆上冲,血遂菀乱涌出,其势较急。煎厥单动于心火,不得风助,故无势而缓。薄厥兼动于肝火,火得风助,故有势而急。大抵性急多盛怒者,往往成薄厥。"

二、脏腑损伤论

《脉经·卷六·肺手太阴经病证第七》:"肺伤者,其人劳倦则咳唾血。其脉细紧浮数,皆吐血,此为躁扰嗔怒得之,肺伤气拥所致。"

《诸病源候论·虚劳病诸候下》:"劳伤于脏腑,内崩之病也。血与气相随而行,外养肌肉,内荣脏腑。脏腑伤损,血则妄行,若胸膈气逆,则吐血也。"

《诸病源候论·妇人杂病诸候三·吐血候》:"吐血者,皆由伤损腑脏所为。夫血外行经络,内荣腑脏。若伤损经络,脏腑则虚,血行失其常理,气逆者,吐血。又,怒则气逆,甚则呕血。然忧思惊怒,内伤腑脏,气逆上者,皆吐血也。"

《太平圣惠方·卷第二十七·治虚劳吐血诸方》:"夫虚劳吐血者,是劳伤于脏腑,内崩之病也。血之与气相随而行,荣养身体,外周养于肌肉,内则荣于脏腑。脏腑伤损,血则妄行,若上胸膈,气逆,则吐血衄血。若流于肠胃,肠虚,则下血。若肠虚而气复逆,上者则吐血。若表里俱虚者,则汗血。此皆由伤损极虚所致也。"

《太平圣惠方·卷第三十一·治骨蒸肺痿诸方》:"夫肺者为五脏之华盖,盖诸脏腑通于声,主于气。若人劳伤不已,邪气干于肺,则壅生热,故吐血。"

《太平圣惠方·卷第三十七·鼻衄论》:"思虑则伤心,心伤则吐血、衄血也。"

《太平圣惠方·卷第七十·治妇人吐血诸方》:"夫妇人吐血者,皆由伤损脏腑所致。夫血者,外行于经络,内荣于腑脏,若伤损气血,经络则虚,血行失其常理。气逆者,吐血又怒则气逆,甚则呕血,然忧思惊恐,内伤气逆上者皆吐血也。"

《扁鹊心书·卷下·失血》:"若老年多于酒色,损伤脾气则令人吐血。"

《张卿子伤寒论·卷七·辨不可发汗病脉证并治第十五》:"咽门者,胃之系。胃经不和,则咽内不利。发汗攻阳,血随发散而上,必吐血也。"

《医方集解·卷中·理血之剂第八》:"火伤肺络,血随咳出,或带痰中为咳血;吐出多者为吐血。"

《金匮要略广注·卷下·惊悸吐衄下血胸满瘀血病脉证治第十六》:"吐血出于胃,吐行浊道,衄血出于经,衄行清道。盖胃者,守营之血,守而不走,存于胃中,胃气虚不能摄血,故吐血,从喉咙出于口。"

《张氏医通·卷五·诸血门·吐血》:"吐血一证,人惟知气逆血溢,火升血泛。不知血在脏腑,另有膈膜隔定。其血不能渗溢,夫膈膜者,极薄极脆,凡有所伤则破,破则血溢于上矣。故有阳络伤则血上溢。"

《医学实在易·卷四·实证·炙甘草汤诗》:"足少阴肾之寒气,动而为阴血,即上干手少阴心,而为吐血不休。"

《医门补要·卷上·咯血圆点不治》:"吐血虽多,由肺胃肝来者,十中可治七八。"

三、气机逆乱论

《阴证略例·论下血如豚肝》:"若中气逆而上行,故令人呕血吐血也。"

《古今医统大全·卷之八十三·妇科心镜(下)·妇人吐血候》:"(病机)夫血外行于经络,内荣于脏腑。若气血损伤,经络则虚。血行失于常理,气逆者吐血。又怒则气逆,甚则呕血。然忧思、惊恐、内伤、气逆,火载血上,错经妄行,皆吐血也。"

《古今医鉴·卷之十三·幼科·病原论》:"吐血者,荣卫气逆也。"

《黄帝内经灵枢集注·卷二·经筋第十三》:"盖十二经筋,合阴阳六气。气逆则为喘急息奔。血随气奔,则为吐血。"

《内经博议·卷之二·脉法部·附论》:"大怒则形气绝,而血菀于上也。大怒则伤阳,阳既郁逆,则无所行,而菀于上,故有吐血数升而殒者。"

《难经悬解·卷上·十七难》:"吐血衄血,肺胃上逆,收气不行也。"

《金匮悬解·卷八·内伤杂病·吐衄下血瘀血》:"吐血,咳逆上气,肺金之逆也。""吐血不止者,中寒胃逆,而肺金失敛也。"

《医会元要·十二经穴脉筋主病图注·手太阴肺脉主病》:"肺之经筋主病,曰十二经筋秉三阴三阳之气而生,此经气逆则为喘急息贲,血随气奔,则为吐血。"

四、热迫血溢论

《太平圣惠方·卷第八十九·治小儿吐血诸方》:"夫小儿吐血者,是热气盛,而虚热乘于血。血性得热,则流散妄行。若气逆,即随气上,故令吐血也。"

《素问病机气宜保命集·卷下·妇人胎产论第二十九》:"诸见血无寒,衄血下血吐血溺血,皆属于热。"

《伤寒绪论·卷下·唾脓血》:"吐血虽主于火,然有虚实之殊。至唾脓血,无不因邪热郁发所致。"

《医学心悟·卷二·伤寒兼症·伤寒吐血》:"伤寒吐血者,热迫血而上行也。"

五、阴虚阳盛论

《丹溪心法·卷二·吐血十八》:"吐血,阳盛阴虚,故血不得下行。"

《内经博议·卷四·附录·缪仲醇阴阳脏腑虚实论治》:"阴虚,即精血虚。其证为咳嗽多痰,吐血咯血嗽血。"

《脉贯·卷四·十二经络·足少阴肾》:"吐血与喘,水虚而火刑金也。"

《脉确·芄革》:"吐血、衄血、肠痈、血崩、血淋、大便下血等症,皆阳盛阴虚也。"

《金匮悬解·卷八·内伤杂病·吐衄下血瘀血》:"肾肝之阴,沉实于下,不能上吸阳气,金逆而不降,故血外溢而上衄。加以烦躁咳嗽,肺胃冲逆,必吐血也。"

《医学指要·卷六·治疗大法指要》:"如阴虚则水不足以制火,火空则发而炎上,其为症也,咳嗽多痰,吐血鼻衄,头疼齿痛,口苦舌干,骨蒸劳热,是谓上热下虚之候。"

《内伤集要·卷二·内伤虚损证治》:"夫吐血、衄血之类,因虚火妄动,血随火而泛行,或阳气虚而不能摄血归经而妄行,其脉洪弦,乃无根之火浮于外也。"

《类证治裁·卷之二·吐血论治》:"吐血,阳亢阴虚症也。"

《验方新编·卷十·小儿科痘症》:"少年出痘吐血或鼻血不止,此虚火上炎血不归经。"

六、中焦寒湿论

《四圣心源·卷四·劳伤解·吐血》:"胃气不降,原于土湿,土湿之由,原于寒水之旺。水寒土湿,中气堙郁,血不流行,故凝瘀而紫黑。蓄积莫容,势必外脱。土郁而无下行之路,是以上自口出。凡呕吐瘀血,紫黑成块,皆土败阳虚,中下湿寒之证。瘀血去后,寒湿愈增,往往食减而不消,饮少而不化。一旦土崩而阳绝,则性命倾殒,故大吐瘀血之家,多至于死。"

七、血不归经论

《伤寒广要·卷五·兼蓄血治验·挟虚证治》:"盖吐血者,内有结血,正血不归经,所以吐也。"

【辨病证】

一、辨症候

辨证候包括辨外感内伤、辨脏腑经络、辨虚实、辨寒热。

1. 辨外感内伤

《辨证录·卷之六·暑症门》:"中暑热,吐血倾盆,纯是紫黑之色,气喘作胀,不能卧倒,口渴饮水,又复不快,人以为暑热之极而动血也,谁知是肾热之极而呕血乎。夫明是中暑以动吐血,反属之肾热者?"

《症因脉治·卷二·吐血咳血总论·外感吐血》:"外感吐血之症:发热烦躁,面赤目赤,口干唇红,夜不得卧,从口吐出,纯血无痰,此外感吐血之症也。""外感吐血之脉:脉必洪大;或见浮紧,表邪未解;或见沉数,里热炽盛;失血太多,若见芤涩。洪大和缓易治,沉细弦急难医。"

《症因脉治·卷二·吐血咳血总论·内伤吐血》:"内伤吐血之症:身无表邪,脉不浮大,起居如故,饮食自若,时而呕吐纯血,一连数口,此胃家吐血之症。若倾盆大出者,则肝家吐血也""内伤吐血之脉:两关独盛,或见洪大,或见浮数。右关独大,胃家有伤;左关独大,肝家之损。和缓沉小者易治,弦急细数者难治。"

《望诊遵经·卷下·诊痰望法提纲》:"因痰嗽而吐血者,多起于外感。因吐血而痰嗽者,多属乎内伤。"

《医学刍言·第十三章·血证》:"外感吐血,先见头痛,恶寒发热。""瘀伤吐血,必先胸胁痛,其血必紫黑成块,脉必滞涩。""内伤吐血,血证除瘀伤及外感,其余皆属七情饥饱劳碌等因,必见恶心,此内伤心脾失血的证。"

《温病辨症·卷下》:"(治温病要辨得表里、虚实、寒热六字明白,然后用药,方不差误)温邪热伤肺胃,身热咳嗽吐血者,为表。"

2. 辨脏腑经络

《脉经·卷七·热病生死期日证第二十》:"热病,汗不出,出不至足,呕胆,吐血,善惊不得卧,伏毒在肝。"

《诸病源候论·血病诸候》:"但吐血有三种:一曰内衄,二曰肺疽,三曰伤胃。内衄者,出血如鼻衄,但不从鼻孔出,是近心肺间津出,还流入胃内,或如豆汁,或如衄血,凝停胃里,因即满闷便吐,或去数升乃至一斗是也。肺疽者,言饮酒之后,毒满便吐,吐以后有一合二合,或半升一升是也。伤胃者,是饮食大饱之后,胃内冷,不能消化,则便烦闷,强呕吐之,所食之物与气共上冲蹙,因伤损胃口,便吐血,色鲜正赤是也。"

《黄帝内经太素·卷第十三·身度·经筋》:"手太阴之筋……其病当所过者支转筋痛,其成息贲者,胁急吐血。治在燔针劫刺,以知为数,以痛为输。"

《太平圣惠方·卷第三十七·吐血论》:"吐血有三种:一曰内衄,二曰肺疽,三曰伤胃。内衄者出血,但不从鼻出,是近心肺间,津出还流入胃,或如豆汁。凝停胃里,因即满闷,便吐,或去数升,乃至一斗是也。肺疽者,言饮酒之后,毒闷便吐,吐以后,有一合二合,或半升一升血者是也。伤胃者,是饮食大饱之后,胃纳冷,不能消化,则便烦闷。强呕吐之,所食之物,与气共上冲,蹙内伤,损胃口,便致吐血,色鲜正赤是也。凡吐血之后,体恒然,心里烦躁,闷乱纷纷,颠倒不安,寸口脉微而弱。气俱虚则吐血,关上脉微而芤,亦吐血。脉细沉者生,喘嗽上气,脉数浮大者死。久吐不瘥,面色黄黑者,无复气血。或发寒热,或恶寒者,难治也。"

《圣济总录·卷第六十八·吐血门·吐血》:"论曰:吐血病有三种:一则缘心肺蕴热,血得热则妄行,下流入胃,胃受之则满闷,气道贲衡,故令吐血;二则虚劳之人,心肺内伤,恚怒气逆,肝不能藏,血乘虚而出,因怒气逆,甚则呕血;三者缘酒食饱甚,胃间不安,或强吐之,气脉贲乱,损伤心胃,血随食出,此名伤胃。各随证以治之。"

《古今医统大全·卷之四十六·痨瘵门·药方》:"衄血、咳血,出于肺也;嗽血、痰血,出于脾也;呕血、吐血,出于胃也;咯唾血,出于肾也。"

《内经知要·卷下·病能》:"肾,足少阴也。是动则病饥不欲食(水中有火,为脾之母。真火不生土则脾虚,虽饥不能食矣),面如漆柴,咳唾则有血,喝喝而喘(肾之本色见者,精衰故也,吐血与喘,水虚而火刑金也)。"

《轩岐救正论·卷之五·治验医案下·诸失血》:"出于肺者为咳血、为嗽血、为衄血,出于心者为劳血、为舌血,出于脾胃者为吐血、呕血,出于肝者为郁怒吐血,出于肾者为咯血、为唾血,出于皮肤毛孔者为溢血,此皆阳火挟血以上越也。"

《内经博议·卷之四·述病部下·痿痹咳病第六》:"吐血者,随咳而出,其病在肺。"

《内经博议·卷之四·述病部下·厥逆痹病第五》:"手太阴之息贲胁急吐血,手少阴之伏梁吐脓血,虽属筋痹病,而已动脏腑之气矣。"

《内经博议·卷之四·述病部下·痿痹咳病第六》:"肺咳者,咳而喘息有音,甚则吐血。肺主气而司呼吸,故病则喘息有音。吐血者,随咳而出,其病在肺,与呕血不同。"

《证治汇补·卷之五·胸膈门·吐血》:"积热肺胃者,必胸满脉实。大怒气逆者,必面青脉弦。阳虚而血外走,必虚冷恶寒。阴虚而火上亢,必喘咳哄热。劳心不能主血,必烦心躁闷。劳力不能摄血,必自汗倦怠。郁结伤脾,忧恚少食,劳伤肺气,久咳无痰,气虚不统者,其血散漫。积瘀停蓄者,其血成块。热郁在上者,血必紫。虚炎下起者,血必鲜。感寒泣血,血白黑点。肺生痈疽,血必兼脓。先痰带血者,痰火积热。先血兼痰者,阴虚火猖。饮食饱闷而吐血,必食伤胃脘而不运。饮酒过醉而吐血,必酒伤清道而妄行。"

《辨证录·卷之三·血症门》:"人有久吐血而

未止，或半月一吐，或一月一吐，或三月数吐，或终年频吐，虽未咳嗽，而吐痰不已，委困殊甚，此肾肝之吐也。夫吐血未必皆是肾肝之病，然吐血而多，经岁月未有不伤肾肝者。"

《冯氏锦囊秘录·杂症大小合参卷十二·方脉咳嗽合参》："吐血多起于咳嗽，咳嗽血者，肺病也。"

《症因脉治·卷二·衄血论》："夫血从胃中呕出名吐血……夫胃中呕出之血，虽轻于肺中咳血，然有大吐不止而死者。"

《罗氏会约医镜·卷之九·杂证》："呕血出于肝，吐血出于胃，咳血出于肺，咯血出于肾。"

《医学指要·卷五·诸血指要》："吐血出于胃。"

《医阶辨证·口中出血诸证辨》："呕吐血或多或少，或鲜赤或污黩，出于胃之脉。"

《望诊遵经·卷下·诊血望法提纲》："吐血带痰沫及粉红色者，属于肺。正赤如朱漆光泽者，属于心包络。鲜紫浓厚者，属于脾。青紫稠浓，或带血缕，或有结块者，属于肝。咯吐稀痰，中杂如珠，血无几，色不鲜者，属于肾。成盘成盏，多兼水谷痰涎者，属于胃。"

《重订通俗伤寒论·伤寒诊法·看口齿法》："唇红而吐血者胃热。""上齿龈燥者胃络热极，多吐血。"

《重订通俗伤寒论·伤寒夹证·夹血伤寒》："三夹呕血吐血。同是血出口中，呕则血出有声，吐则血出无声。吐则其气尚顺，呕则其气更逆。呕血病在于肝，吐血病在于肺。故呕血重而吐血轻。"

3. 辨虚实

《万病回春·卷之四·失血》："先吐血而后见痰者，是阴虚也。"

《医贯·卷之三·绛雪丹书·血症论》："凡肾经吐血者，俱是下寒上热，阴盛于下，逼阳于上之假证。"

《傅青主先生秘传杂症方论·阳症吐血方》："凡人感暑伤气，忽然吐血盈盆，人以为阴虚，不知阴虚吐血，与阳虚不同：阴虚吐血者，人安静，不似阳虚之躁动不宁；阳虚必大热作渴，欲饮冷水，舌必有刺，不似阴虚之口不渴而舌苔滑也。"

《辨证录·卷之三·血症门》："人有大怒吐血，色紫气逆，两胁胀满作痛，此怒气伤血，不能藏而吐也。"

《杂病源流犀烛·卷十七·诸血源流》："吐血者，吐出全血也。阳症血色鲜红，阴症血色如猪肝紫黯。"

《不居集·上集卷之十三·血证全书·真阴内损失血》："凡吐血咯血，因劳损而气虚脉静，或微弦无力，既非火症，又非气逆，而血有妄行者，此真阴内损，脉络受伤而然。"

《不居集·上集卷之十三·血证全书·阴虚阳胜失血》："凡吐血咯血，兼口咽痛，烦躁喜饮冷，脉滑便实，小水赤热等症，此水不济火，阴虚阳胜而然。"

4. 辨寒热

《万氏家抄济世良方·卷三·吐血》："吐全是血者是乃火载血上，错经妄行，其脉必芤。"

二、辨色脉

辨色脉包括辨色形和辨脉象，此二者包括了望诊、脉诊的内容，对于诊断具有重要的作用，学者思之。

1. 辨色形

《脉义简摩·卷八·儿科诊略·诊虎口法》："白者，血少而气寒也，为盗汗，为泄利，为水肿，为吐血便血久病。"

《脉诀乳海·卷二·心脉歌》："故吐血之时，哮哮有声也。或传于府，而作血痢之证。"

2. 辨脉象

《脉经·卷一·辨脉阴阳大法第九》："阳数则吐血，阴微则下利。"

《脉经·卷二·平三关病候并治宜第三》："寸口脉芤，吐血。"

《脉经·卷八·平惊悸衄吐下血胸满瘀血脉证第十三》："太阳脉大而浮，必衄、吐血。""脉浮弱，手按之绝者，下血，烦咳者，必吐血。""病人身热，脉小绝者，吐血，若下血，妇人亡经，此为寒，脉迟者，胸上有寒，悸气喜唾。""寸口脉微而弱，气血俱虚，男子则吐血。""脉沉为在里，荣卫内结，胸满，必吐血。"

《脉经·卷九·平妊娠胎动血分水分吐下腹痛证第二》："师曰：寸口脉微迟，尺微于寸，寸迟为寒，在上焦，但当吐耳。今尺反虚，复为强下之，如此,发胸满而痛者,必吐血。"

《脉经·卷十·上阳蹻阴蹻带脉》:"寸口芤,吐血;微芤,衄血。"

《太平圣惠方·卷第一·平寸口脉法》:"寸口脉微弱,气血俱虚。男子即吐血,妇人即下血。""寸口脉芤,即吐血。"

《太平圣惠方·卷第一·辨七表八里脉法》:"芤为失血,及血实。左手寸口脉芤,则吐血或衄血。"

《察病指南·卷中·辨七表八里九道七死脉·七表脉》:"左手寸口脉芤,主吐血。微芤者衄血。左手关上脉芤,主腹内作声有瘀血,亦主吐血眼暗。"

《诊家枢要·脉阴阳类成》:"关芤,主胁间血气痛,或腹中瘀血,亦为吐血目暗。"

《普济方·卷二十六·肺脏门·总论》:"肺伤其人劳倦则咳唾血,其脉细紧浮数皆吐血。"

《脉语·卷下·上达篇·阴阳大法》:"关前为阳,关后为阴。阳数则吐血,阴数则下痢。"

《脉诀汇辨·卷三·数脉(阳)》:"右寸数者,咳嗽吐血,喉腥嗌痛。"

《四诊抉微·卷之七·切诊·芤》:"左寸芤,主心血妄行,为吐衄;关芤,主胁间血气痛,肝虚不能藏血,亦为吐血目暗。"

《华氏中藏经·卷上·论心脏虚实寒热生死逆顺脉证之法第二十四》:"其脉急甚,则发狂笑,微缓则吐血。"

《内伤集要·卷四·内伤虚损失血脉法》:"吐血之脉,必大而芤,大为发热,芤为失血。"

《验方新编·卷二十三·跌打损伤·左右论》:"凡受伤不知左右,若有吐血症,见血自明。血黑者左受伤,血鲜者右受伤。"

《脉义简摩·卷八·儿科诊略·诸脉应病》:"微急脉,寒热吐血。"

《脉诀乳海·卷一·诊脉入式歌》:"[按]《脉经》云:关前为阳,关后为阴。阳数则吐血,阴微则下利。"

《脉诀乳海·卷三·又歌曰》:"[按]《脉经》云,寸口芤吐血。"

《诊脉三十二辨·辨肝胆脉》:"芤则血不归宗,主吐血。"

《脉经钞·卷二·五藏杂论十八》:"肺伤者,其人劳倦则咳唾血,其脉细紧浮数皆吐血,此为躁扰,嗔怒得之(躁,旧误操),肺伤气壅所致也。"

三、辨吉凶

《脉经·卷四·诊百病死生诀第七》:"吐血、衄血,脉滑小弱者,生;实大者,死。""吐血而咳,上气,其脉数,有热,不得卧者,死。""卒中恶,吐血数升,脉沉数细者,死;浮大疾快者,生。"

《脉经·卷五·扁鹊诊诸反逆死脉要诀第五》:"病若吐血,复鼽衄者,脉当得沉细,而反浮大牢者,死。"

《脉经·卷七·热病五脏气绝死日证第二十二》:"热病,脾气绝,头痛,呕宿汁,不得食,呕逆吐血,水浆不得入,狂言谵语,腹大满,四肢不收,意不乐,死。"

《脉经·卷八·平肺痿肺痈咳逆上气淡饮脉证第十五》:"夫病吐血,喘咳上气,其脉数,有热,不得卧者,死。"

《诸病源候论·中恶病诸候·中恶候》:"中恶吐血数升,脉沉数细者死,浮焱如疾者生。"

《诸病源候论·血病诸候·吐血候》:"寸口脉微而弱,血气俱虚,则吐血。关上脉微而芤,亦吐血。脉细沉者生,喘咳上气,脉数浮大者死。久不瘥,面色黄黑,无复血气,时寒时热,难治也。"

《诸病源候论·妇人妊娠病诸候上·妊娠吐血候》:"吐血而心闷胸满,未欲止,心闷甚者死。"

《备急千金要方·卷十二·胆腑方·吐血第六》:"凡吐血后体中但自然,心中不闷者辄自愈。"

《备急千金要方·卷二十八·脉法·扁鹊诊诸反逆死脉要诀第十四》:"病吐血鼽衄者,脉当得沉细,而反得浮大牢者死。"

《备急千金要方·卷二十八·脉法·诊百病死生要诀第十五》:"吐血、衄血,脉滑小弱者生,实大者死。""吐血而咳上气,其脉数有热,不得卧者死。""卒中恶,吐血数升,脉浮大疾快者生,沉细数者死。"

《太平圣惠方·卷第一·扁鹊诊诸反逆脉法》:"病若吐血复鼻衄,脉当得沉细,而反浮大牢者死。"

《太平圣惠方·卷第一·诊百病决死生法》:"诊吐血衄血,脉滑小弱者生,实大者死。""夫病吐血而嗽上气,其脉数,有热不得卧者死。"

《察病指南·卷下·审诸病生死脉法·血类》："吐血嗽而上气，脉数有热，不得卧者死。吐血衄血，脉滑小弱者生，实大者死。"

《苍生司命·卷七（贞集）·血证·脉法死症》："吐血、唾血，脉滑小弱者生，实大者死。"

《古今医统大全·卷之四·内经脉候·脉病逆顺》："吐血发热，脉洪大者生，细微者死；不发热，细小者生，洪大者危。"

《寿世保元·卷四·吐血》："一切诸失血症，脉沉小身凉者生，脉大身热者死。吐后，脉微者，可治。吐衄后，复大热，脉反躁，急者死。"

《丹溪手镜·卷之中·溺血·不治证》："吐衄唾血下血，脉浮大而数者死。吐血脉紧弦者死。中恶吐血脉沉细数者死。"

《济阳纲目·卷三十一·喘急·脉法》："脉数有热，喘咳吐血，上气不得卧者死。"

《医宗必读·卷之六·虚痨·死证》："吐血浅红色似肉似肺，谓之咳白血，必死。"

《诊宗三昧·逆顺》："吐血衄血下血，芤而小弱为顺，弦急实大者逆；汗出若衄，沉滑细小为顺，实大坚疾者逆；吐血，沉小为顺，坚强者逆；吐血而咳逆上气，芤软为顺，细数者逆，弦劲者亦为不治。"

《伤寒绪论·卷下·吐血》："凡呕吐血水多者，为肝脏久伤，或胃败所致多不可治。"

《张氏医通·卷一·中风门·中风》："吐血下血，其脉坚急躁疾短涩者，皆不治。"

《医学真传·吐血》："吐心脏之血者，一二口即死；吐肺脏之血者，形如血丝；吐肾脏之血者，形如赤豆，五七日间必死；若吐肝脏之血，有生有死。"

《脉贯·卷五·杂病生死脉摘要》："又吐血宜沉小，忌实大。"

《古本难经阐注·正文》："病若吐血复鼽衄血者，脉当沉细，而反浮大而牢者，死也。"

《不居集·上集卷之十三·血证全书·胃经失血》："伤胃吐血，饮食太饱之后，胃中冷不能消化，便烦闷，强呕吐，使所食之物与气上冲蹙，因伤裂胃口，吐血色鲜正赤，腹亦绞痛，自汗，其脉紧而数者，为难治也。"

《脉确·诸可治病脉》："吐血脉滑者生，小弱滑者生。"

《脉确·诸病死脉》："吐血脉实大者死，脉紧强者死。吐血而咳上气，其脉数有热不得卧者死。"

《金匮悬解·卷八·内伤杂病·吐衄下血瘀血》："吐血之死，死于中气困败，阳泄而根断也。"

《内伤集要·卷二·内伤虚损证治》："吐血后，反骤能食者，亦不可治。"

《先哲医话·卷上·后藤艮山》："专发声音者多吐血，而脉不数，是不足畏。真吐血者，其脉必数急，是大可恐。"

《先哲医话·卷下·永富独啸庵》："吐血因酒者易治，因气者难治。一发尚可，再发多死。吐血后见肿者，危矣。"

《医法圆通·卷三·辨认阴盛阳衰及阳脱病情·吐血脉大》："凡吐血之人，忽见脉来洪大。此阳竭于上，危亡之候也。"

《望诊遵经·卷下·诊血望法提纲》："如吐血先鲜红而后凝紫，先多而后少。先疾而后徐者，其势渐减。先凝紫而后鲜红，先少而后多。先徐而后疾者，其势渐增。"

《血证论·卷一·脉证死生论》："吐血而不发热者易愈。""吐血而不咳逆者易愈。"

《脉义简摩·卷三·形象类·脉贵有根》："劳病吐血脉浮，若重诊无脉，乃无根将脱也。"

《脉义简摩·卷五·脉证顺逆》："吐血、衄血、下血，芤而小弱为顺，弦急实大者逆。汗出若衄，沉滑细小为顺，实大坚疾者逆。吐血，沉小者顺，坚强者逆。吐血而咳逆上气，芤软为顺，细数者逆，弦劲者亦为不治。阴血既亡，阳无所附，故脉来芤软。若细数则阴虚火炎，加以身热不得卧，不久必死。咳嗽吐血，而卧有一边不宁者，脏气偏竭，难治。"

《形色外诊简摩·卷上·形诊病形类·百病头身手足寒热顺逆死生篇》："吐血，咳逆上气，其脉数，而有（一作身）热，不得卧者死。"

【论治法】

吐血治法总不离八法之范围，然临床当灵活选用。

一、概论

《伤寒直指·卷十四·交通方·吐血》："夫伤

寒吐血，其故有二：一因于表未得汗，邪郁阳明而致吐者，犹如鼻衄之红汗，吐出反身凉而脉静无害也。一因阳邪热伤阴血，动经而致吐者，当审多少轻重，如热势炽盛，吐之不止，须三黄、石膏、大青清热解肌，紫草、茜根、茅根、童便凉血止化，人参、当归保正除邪，始为切当。若从以二地等滋补为事，予经见颇多，其变甚速。盖药性沉滞，无化邪泻热之功，反多壅塞之力耳。"

《秘传证治要诀及类方·卷之四·诸血门》："吐血者，血溢入浊道，留聚膈间，满则吐血，名曰内衄，宜苏子降气汤加人参、阿胶各半钱，下养正丹。湿溢血伤，能令吐血，肾著汤加川芎，名除湿汤。此乃湿毒郁于经络，血溢妄行。从鼻则衄，衄行清道；吐行浊道，流入胃脘，令人吐。"

《医方选要·卷之八·诸血门》："盖血者，主于心，藏于肝，而统于脾者也。夫血之妄行，固由积热所致，然其证多端，难以一概而论。有因饮食过饱，负重伤胃而吐者；有因思虑伤心，及积热而吐衄者；有劳伤心肺，而吐血、咳血者；有思虑过多，伤脾而吐血者；有因肺生痈疽而吐血者；有从高坠下，伤损内脏而吐血者；有伤寒不解，邪热在经，随气上涌而为吐衄血者。治疗之法，当究所因。伤胃者调胃安血，劳心者益其心志，积热则清之，气郁则顺之，伤脾则安之，肺痈则消之，坠伤则下之，伤寒邪不解，当分其经而解之。若因吐血后而咳嗽，及嗽中带红丝者，久则必成痨瘵之证，为难治也。"

《苍生司命·卷七（贞集）·血证》："吐血挟痰者，若纯用血药，则泥而不行，兼治火则止，以吐血原火病也。大抵治吐血要法有三：正治犀角地黄、四生丸及清凉四物汤、蒲黄小蓟饮、童便、郁金、山茶花，并炒栀子、蒲黄、藕节、扁柏、小蓟之类；急治辰砂六一散灯心汤灌之，胃强者或稍用石膏汤，但不可轻用黄连，白虎亦常取效；若大便秘结，此承气宜急下之即止；从治炒黑干姜数钱，研末水调服；不效，用韭汁一盏加童便、姜汁，好酒少许和饮有效。又有用苏子降气而愈者，乃气降则血归经之义也，必除半夏、肉桂二味，仍加别血药为稳。以上数条皆为实人暴吐者设，若劳病吐血及身热脉大脱形，一切忌用。然而人病久血去多，咳嗽咽干，劳伤肺胃者，宜加味大阿胶丸为至当。"

《丹溪心法·卷二·吐血十八》："吐血，觉胸中气塞，上吐紫血者，桃仁承气汤下之。先吐绝，后见痰嗽，多是阴虚火动，痰不下降，四物汤为主，加痰药、火药；先痰嗽后见红，多是痰积热，降痰火为急；痰嗽涎带血出，此是胃口清血热蒸而出，重者栀子，轻者蓝实；或暴吐紫血一碗者无事，吐出为好。此热伤血死于中，用四物汤、解毒汤之类。吐血挟痰，积吐一二碗者，亦只补阴降火，四物加火剂之类。挟痰若用血药，则泥而不行，只治火则止。吐血，火病也。大吐红不止，以干姜炮末，童便调从治。喉腕痰血，用荆芥散。舌上无故出血，如线不止，以槐花炒末干掺之。若吐血，一方：童便一分，酒半分，擂柏叶温饮，非酒不行。呕吐，血出于胃。实者，犀角地黄汤主之；虚者，小建中汤加黄连主之。"

《古今医鉴·卷之七·失血》："有先吐血后见痰嗽者，是阴虚火动，痰不下降，四物汤为主，加清痰降火药。有先见痰嗽，后吐血者，是积热，降痰火为急。""有暴吐紫血成块者，是热伤血结于中，吐出为好，用四物汤加清热药调之。吐血亦有因怒而得者。《经》曰：怒则气逆，甚则呕血。怒则暴甚故也。吐血不止，用干姜炮，为末，童便调服，此从治之法也。"

《证治准绳·杂病第三册·诸血门·吐血》："夫口鼻出血，皆系上盛下虚，有升无降，血随气上，越出上窍。法当顺其气，气降则血归经矣。宜苏子降气汤，加人参、阿胶各一钱，下养正丹。亦有气虚不能摄血者，其脉必微弱虚软，精神疲惫，宜独参汤，或人参饮子、团参丸。上膈壅热吐血，脉洪大弦长，按之有力，精神不倦，或觉胸中满痛，或血是紫黑块者，用生地黄、赤芍、当归、牡丹皮、荆芥、阿胶、滑石、大黄、玄明粉、桃仁泥之属，从大便导之，此釜底抽薪法也。血从下出者顺，从上出者逆，一应血上溢之证，苟非脾虚泄泻，羸瘦不禁者，皆当以大黄醋制，和生地黄汁，及桃仁泥、牡丹皮之属，引入血分，使血下行以转逆而为顺，此妙法也。不知此而日从事于芩、连、栀、柏之属，辅四物而行之，使气血俱伤，脾胃两败。今医治血证，百岂有一生者耶。血既下行之后，用薏苡仁、（多用）百合、麦门冬、鲜地骨皮。嗽渴加枇杷叶、五味子、桑根白皮，有痰加贝母。皆气薄味淡，西方兑金之本药，因其衰而减之，自不再发，于虚劳证为尤宜。

急欲止之，用血余灰二钱，以白汤化阿胶二钱，入童便、生藕汁、刺蓟汁、生地黄汁各一杯，仍用好墨磨浓黑，顿温服。胸中烦热，吐血不止，口舌干燥，头疼，石膏散。冒雨著汤，郁于经络，血溢妄行，从鼻则衄。衄行清道，吐行浊道。流入胃脘，令人吐血。用肾著汤，头疼加川芎，最止浴室中发衄。吐血在暑天，病人口渴面垢，头晕干呕，煎茅花灯心麦门冬汤，仍入藕节汁、侧扁柏汁、茅根汁、生姜汁少许、生蜜亦少许，调五苓散。血止用生地黄、当归、牡丹皮、赤芍药、百草霜末，煎服一二帖，却用黄芪六一汤调理。

怒气伤肝者，唇青面黑，当用鸡苏丸，煎四物汤吞下，并用十四友丸、灯心麦门冬汤吞下，盖其中有理肝之药。打扑伤损吐血，先以藕节汁、侧扇柏汁、茅根汁、韭汁、童便磨墨汁、化阿胶止之。却以川芎、当归、白芍药、百合、荆芥穗、阿胶、牡丹皮、紫金藤、大黄、滑石、红花煎汤，调番降香末、白芨末与服。戴复庵先用苏合香丸，却以黑神散和小乌沉汤，童便调治。劳心吐血，用莲心五十粒，糯米五十粒，研末温酒调服，及天门冬汤。劳力太过，吐血不止，苏子降气汤加人参、阿胶，用猪肝煮熟，蘸白芨末食之。吐血久不止，松花散、百花煎，并常服大阿胶丸。未效，以伏龙肝二钱，米饮调下，速止。

或饮酒之后，闷吐之时，血从吐后出，或因啖辛热而得吐血之证，名曰肺疽。宜大蓟散。古方用红枣烧存性，百药煎煅等分为末，米饮调服二钱。饮酒伤胃吐血，理中汤加金钩子、干葛、茅花。酒色过度，饥饱吐血效方：枇杷叶、款冬花、北紫菀、杏仁、鹿茸、桑白皮、木通、大黄为末，炼蜜丸，嚼化。内损吐血下血，或饮酒太过，劳伤于内，其血妄行，出如涌泉，口鼻皆流，须臾不救即死，用侧柏叶蒸焙一两半，荆芥穗烧灰，人参各一两，为细末，入飞罗面一钱，新汲水调如稀糊，不拘时啜服。伤胃吐血，因饮食太饱之后，胃中冷不能消化，便烦闷，强呕吐，使所食之物与气共上冲蹙，因伤裂胃口，吐血色鲜正赤，腹亦绞痛，自汗，其脉紧而数者，为难治也。宜理中汤加川芎、干葛各半钱，或只依理中本方，加川芎、扁豆尤好，不必干葛。若渴甚用葛，丸则白术丸。"

《景岳全书·卷之三十贯集·杂证谟·血证·论治》："吐血失血等证，凡见喘满、咳嗽，及左右腔膈间有隐隐胀痛者，此病在肺也。若胸膈膻中之间觉有牵痛，如缕如丝，或懊憹嘈杂有不可名状者，此病在心主包络也。若胸腹膨膨，不知饥饱，食饮无味，多涎沫者，此病在脾也。若胁肋牵痛，或躁扰喘急不宁，往来寒热者，此病在肝也。若气短似喘，声哑不出，骨蒸盗汗，咽干喉痛，动气忡忡者，此病在肾也。若大呕大吐，烦渴头痛，大热不得卧者，此病在胃也。于此而察其兼证，则病有不止一脏者，皆可参合以辨之也。其于治法，凡肺病者，宜清降不宜升浮。心主病者，宜养营不宜耗散。脾病者，宜温中不宜酸寒。肝病者，或宜疏利，或宜甘缓，不宜秘滞。肾病者，宜壮水，宜滋阴，不宜香燥克伐。胃病者，或宜大泻，或宜大补，当察兼证虚实，勿谓阳明证尽可攻也。"

《景岳全书·卷之三十贯集·杂证谟·血证》："吐血之病当知轻重。凡偶有所伤，而根本未摇者，轻而易治。但随其所伤而宜清则清，宜养则养，随药可愈，无足虑也。惟积劳积损，以致元气大虚，真阴不守者，乃为危证。此惟不慎其初，所以致病于前，倘病已及身而犹不知慎，则未有能善其终者。凡患此者，非加意慎重，而徒恃药力以求免者，难矣。

吐血咯血，凡因劳损而气虚脉静，或微弦无力，既非火证，又非气逆，而血有妄行者，此真阴内损，络脉受伤而然，惟用甘醇补阴培养脉络，使营气渐固，而血自安矣。宜一阴煎、左归饮、六味地黄汤、小营煎之类，酌宜用之。若虚在气分者，宜五福饮或大补元煎为最佳。此等证候，最忌寒凉，亦忌行散，皆非虚损所宜也。

吐血咯血，凡兼口渴咽痛，躁烦喜冷，脉滑便实，小水赤热等证，此水不济火，阴虚阳胜而然。治当滋阴壮水，微佐清凉，宜二阴煎、四阴煎，或加减一阴煎、生地黄饮子、天门冬丸之类，察其脏气随宜用之。若热不甚者，惟一阴煎、左归饮，或六味地黄汤之类为宜。凡此证候，大忌辛温，如芎、归、芪、术、杜仲、破故纸、香附、砂仁、姜、桂之属，皆所当避。

吐血全由火盛而逼血上行者，宜察火之微甚。火微者，宜《局方》犀角地黄汤或清化饮主之。火暴盛而根本无伤者，宜抽薪饮、徙薪饮，或黄连解毒汤、三黄丸之类主之。若胃火热甚而烦热作渴，头痛，脉滑，气壅，而吐血不止者，宜白虎汤或抽薪饮。若胃火炽盛而兼阴虚水亏者，宜玉女煎。若阳明实热之甚，而兼便结、腹胀、气壅不降者，宜《拔萃》犀角地黄汤，或凉膈散，或桃仁承气汤之类主之。然此证不多见，必审知的确，乃可用之，毋孟浪也。凡属火证，皆宜童便。

饮酒过多而吐血者，宜徙薪饮、清化饮，或葛花解醒汤加黄连、丹皮主之。

怒气伤肝，动肝火则火载血上，动肝气则气逆血奔，所以皆能呕血。凡肝火盛者，必有烦热脉证，宜芍药、生地黄、丹皮、栀子、泽泻、芩、连之属，降其火而血自清。若肝气逆者，必有胸胁痛满等证，宜芍药、生地黄、青、陈、枳壳、贝母、泽泻之属，行其气而血自清。若火因气逆者，惟化肝煎为宜。其有病虽因怒，而或逆气已散者，不得再加行散以伤真气。或肝火已平，勿得过用苦寒再损元阳。且凡肝气为邪，每多侮土，故常致脾胃受伤及营血失守等证。若察其无胀无火，脉虚神困而血妄行者，此其病伤在脾，治当专理中气，宜五阴煎、五福饮之类主之。或兼火不生土，则理中汤、理阴煎之属，皆不可少。勿谓始因怒气而专意伐肝也。

忧思过度，损伤心脾以致吐血咯血者，其病多非火证。或常见气短气怯，形色憔悴，或胸怀郁然，食饮无味，或腹虽觉饥而不欲食，或神魂惊困而卧不安，是皆中气亏损不能收摄所致，速宜救本，不得治标，惟五福饮、五阴煎之类为宜；其或气陷而稍滞者，宜归脾汤；若阳分不足者，宜理中汤或理阴煎之类主之。若素多劳倦思虑，或善呕吐，或善泄泻，而忽致吐血下血者，此脾虚不能摄血，非火证也，宜六味回阳饮大加白术主之，切不可用清寒等药。

暑毒伤人，多令人吐衄失血，盖暑气通心，火毒刑肺也。然暑既伤心，热又伤气，其人必脉虚气怯，体倦息微，若但知为热而过用寒凉，则气必愈伤，害斯甚矣。此惟生脉散、人参汤之属为宜。若气虚之甚者，当以人参、黄芪并加用之。若火甚而热渴烦闷者，宜人参白虎汤，或竹叶石膏汤。若气不甚虚者，宜《局方》犀角地黄汤，或枇杷叶散。

格阳失血之证，多因色欲劳伤过度，以致真阳失守于阴分，则无根虚火浮泛于上，多见上热下寒，或头红面赤，或喘促躁烦，而大吐大衄，失血不止，但其六脉细微，四肢厥逆，或小水清利，大便不实者，此格阳虚火证也。速宜引火归原，用镇阴煎，或八味地黄汤之类，则火自降而血自安矣。若用寒凉，阳绝则死。

所吐之血，色黑而黯，必停积失位之血，非由火逼而动也；或面白息微，脉见缓弱，身体清凉者，此必脾肾气虚，不能摄血而然，皆非火证。若用凉血之剂，必致殆矣。"

《医宗必读·卷之六·虚痨·吐血》："上盛下虚，血随气上，法当顺气，气脚则血归经矣，苏子降气汤。脉来微软，精神困倦，是气虚不能摄血，人参饮子或独参汤。脉洪有力，精神不倦，胸中满痛，或吐血块，用生地黄、赤芍药、当归、丹皮、丹参、桃仁、大黄之属，从大便导之。血以上出为逆，下出为顺，苟非大虚泄泻者，皆当行之，以转逆为顺，此釜底抽薪之妙法。若吐血已多，困倦虚乏者，不可行也。吐多而急欲止之，生地黄、当归、丹皮、赤芍药煎汤，入藕汁、童便各一钟，血余炭二钱，墨灰五分调之，热服。怒气伤肝者，丹皮、芍药、木香之属；劳心者，莲子、糯米、柏仁、远志、枣仁、茯神之属；酒伤者，干葛、茅花、侧柏、荆芥穗之属；饮食伤胃者，白术、陈皮、甘草、谷芽、砂仁之属；吐血色黯脉迟而寒者，理中汤；劳力者，苏子降气汤加阿胶，或以猪肺煮熟，蘸白及末食之。"

《理虚元鉴·卷上·红症初起治法》："吐红薄厥之症，初治用犀角地黄汤不效者，以犀、地虽有凉血止血之功，而其力尚缓故也。凡吐血正涌之时，法宜重在止血，宜以炒蒲黄、炒侧柏叶、棕灰三味为主，佐以紫菀、犀角、地黄、白芍之类；若血势过盛不止者，再用清金散、碧玉丹，一坠其火即降；更不止，再加童便。甚至血势涌溢，并汤药无隙可进者，须以热酒濯其两足，自能引火下行，而血渐止，然后投以上药可也。"

《伤寒括要·卷上·吐血》："凡服桂枝汤吐者，其后必吐脓血（黄芩汤）。咽痛，吐血，面赤斑斑如锦纹，为阳毒（升麻鳖甲汤）。燥渴，吐鲜血（黄连解毒汤加丹皮、生地，吞四生丸）。不渴，吐血如猪肝（理中汤加墨汁）。"

《张氏医通·卷二·诸伤门·虚损》："吐血成升斗者，花蕊石散。然必阳虚不能制阴，阴气暴逆者为宜。著气盛血随火涌者，误用必殆，宜十灰散。若胃脘蓄血上溢，犀角地黄汤加大黄下逐之。吐血初起，多宜大黄下之。失血以下行为顺，上行为逆。又言亡血虚家禁下，何也？大抵宜行者，行之于蓄妄之初，禁下者，禁之于亡脱之后，不可不明察也。积劳吐血者，血病之余吐血者，吐血多而久不止者，并宜独参汤主之。气虚有热，保元汤加童便、藕汁。即有血亦无碍。一切失血，或血虚烦渴，躁热不宁，五心烦热，圣愈汤。血证既久，古人多以胃药收功，异功散加丹皮、山药、泽泻，咳嗽更加葳蕤。此虚家神剂也。"

《张氏医通·卷五·诸血门·吐血》："盖吐血出于胃。胃为水谷之海，多气多血，所以吐多而不即凝，以中杂水谷之气也，皆劳力内伤中气而得。亦有醉饱接内而致者，治法，不可骤止，止则使败血留积，为瘀血之根，不时举发，为害非轻。亦不宜峻攻，复伤其血，只宜清理胃气以安其血，如犀角地黄汤，随证加桃仁、茜根、橘红、木香、大黄、童便之属。吐久不止，内虚寒而外假热，千金当归汤，不应，用十灰散遏之。若血色瘀晦如污泥，为阳不制阴，宜花蕊石散温以散之。吐血初起，脉俱洪数者，属外因，须用参苏饮加归身倍茯苓，盖茯苓能守五脏真气，泻肾中伏火，去脾胃中湿。二三剂后，脉数退而洪不退者，用六味地黄丸加沉香以纳气归元。若洪退弱极，用四君子加橘红以补脾生肺，慎不可用凉药。盖火载上行，逆也。复用凉药强为降下，岂非逆而又逆乎？不若发散之为愈也。上膈壅热，胸腹满痛，吐血，脉洪大弦长，按之有力，精神不倦，或觉胸中满痛，或血是紫黑块者，用当归、丹皮、荆芥、阿胶、滑石、酒大黄、玄明粉、桃仁泥之属从大便导之。此釜底抽薪之法，不知此，而从事于芩、连、知、柏之属辅四物而行之，使气血俱伤，脾胃多败，百不一生也。吐血在暑天，病人口渴面垢，头晕干呕，五苓散或桂苓甘露饮，并加麦冬、五味、藕节汁。酒后闷呕，血从吐后出者，新定紫菀茸汤。饮酒过多，伤胃吐血，六君子加香、砂、干葛。伤胃吐血，因饮食太过不能消化，烦闷强呕，因伤胃口吐血，腹中绞痛自汗，其脉紧而数者，难治。枳实理中汤加丹皮、扁豆灰。诸失血后，倦怠昏愦，面失色，懒于言语，浓煎独参汤加橘皮，所谓血脱益气也。劳心太过，吐血不止，归脾汤去木香，加门冬、阿胶。妇人倒经，血溢于上，蒸热咳嗽不除，及男子精未充而御女，而成虚劳失血，并宜乌骨鸡丸、巽顺丸选用。若血色晦淡不鲜，无论上吐下失，俱当用温热之剂。如甘草干姜温理中气，切禁寒凉。若至虾血血水，难已。胃中热甚，迫血妄行，犀角地黄汤加大黄灰、木香、桃仁。吐血势不可遏，胸中觉气塞滞，吐紫黑血者，桃仁承气加茜根。《千金翼》治吐血，用生地汁半升，煎三两沸，调生大黄末一方寸匙，分三服。治热毒吐血有效。有时吐血两口，随即无事，数日又发，经年累月不愈者，小乌沉汤送黑神散，不时常服。吐甚不止者，柏叶、干姜等分，加艾少许，入童便服。失血后，头晕发热者，往往有之。此是虚火上炎外扰之故，不可误认外感而用风药。吐血发渴，名曰血渴，十全大补汤，或生脉散加黄芪、煨葛根、枇杷叶，量胃气虚实用之。暴吐血新止后，丹方用燕窝菜、冰糖各四钱，同煮服之，连服五七日，永不复发。吐血脉以微细为顺，洪大为逆。血若暴涌如潮，喉中汩汩不止，脉见虚大，此火势未敛，不可便与汤药，急以热童便，或藕汁灌之。俟半日许，脉势稍缓，可进调养之剂。倘寸关虽弱而尺中微弦，为阴虚，以防午后阴火上升，上午宜服独参、保元以统其血，午后与六味丸加童便、牛膝以济其阴。服后脉渐调和，饮食渐进，肢体轻捷，面色不赤，足膝不冷，身不灼热，额无冷汗，溲便如常。虽有紫黑血块，时欲略出而无鲜血上行，方许可治。血虽止而脉大不减，或虽小而弦细数疾，或弦硬不和，慎勿轻许可治。亦有他部柔和而左手关尺弦强者，为阴虚火旺，最为危兆。其变有三：一则阴火引血复上而暴脱；一则虚阳发露而发热；一则火上逼肺而喘咳，此终不救。脱血用大剂人参益气以固血，惟血色鲜明或略兼紫块者宜之。若见晦淡者为血寒而不得归经，须兼炮黑干姜，或大剂理中温之。尺部脉弦，大剂生料六味加肉桂引之。亦有用肉桂为末，和独参汤服者。若血色如朱，光亮如漆，吐出即干，以指甲剥之成片而起者，虽能食不倦，后必暴脱而死。若血中见似肉似肺，如烂焦肠，此胃中脂膜为邪火所烁，凝结而成，方书咸谓必死。然吐后凝结既去，而不发热，能进饮食，令服小剂异功、保元，大剂六味、都气，多有得生者，不可尽委之于无救也。"

《症因脉治·卷二·吐血咳血总论·外感吐血》："外感吐血之治：若身痛发热，表邪未解，此太阳邪热攻冲，脉浮大而数者，羌活冲和汤加减治之，佐以清胃之药。若表邪已散，身仍发热，目痛不眠，此阳明经邪热。脉长而数者，干葛石膏汤佐以凉血之药，或用犀角地黄丸；耳聋寒热，兼用小柴胡汤；脉芤而涩者，归芍地黄汤；血紫胸痛，红花桃仁汤。外感门衄血，乃是表邪，今吐血门，乃是热邪在里，故不用麻桂汤。"

《症因脉治·卷二·吐血咳血总论·内伤吐血》："内伤吐血之治：胃家之血，犀角地黄汤，加干葛、知母；积热甚者，加黄连、石膏；大便结，加酒蒸大黄，即釜底抽薪之法。酒客致咳，必至吐血者，干葛石膏汤合泻白散，此胃火上冲伤肺之条。若倾盆大出，肝经血，犀角地黄汤，加黄芩、玄武胶，此清肝摄血之法。面色白，脉沉迟，内无热，阳虚不能摄血，归脾汤主之，此即血脱益气之条。胸前痛，血色紫而成块，红花桃仁汤。失饥伤饱，调理胃气，饮食得法，则胃气自和，而病自愈。"

《医学心悟·卷二·伤寒兼症·伤寒吐血》："然有表里之殊，如当汗失汗，以致邪蕴于经而吐血者，用麻黄汤散之，后人以加味参苏饮代之，其法至稳。若邪气入里，酝酿成热，以致吐血者，宜用犀角地黄汤清之。若大便闭结，热邪上攻者，生地四物汤加大黄下之，釜底抽薪，则火气顿平，而釜中之水，无腾沸之患矣。切忌寻常滋补药，姑息容奸，使邪气流连，反成败症。"

《医学心悟·卷三·吐血》："暴吐血，以祛瘀为主，而兼之降火；久吐血，以养阴为主，而兼之理脾。古方四生丸、十灰散、花蕊散，祛瘀降火之法也；古方六味汤、四物汤、四君子汤，养阴补脾之法也。然血症有外感、内伤之不同。假如咳而喘息有音，甚则吐血者，此风寒也，加味香苏散散之。务农赤日，行旅长途，口渴自汗而吐血者，此伤暑也，益元散清之。夏令火炎，更乘秋燥，发为干咳，脉数大而吐血者，此燥火焚金也，三黄解毒汤降之。此外感之治法也。又如阴虚吐血者，初用四生丸、十灰散以化之，兼用生地、黄汤以清之；吐止，则用地黄丸补之。阳虚大吐，血成升斗者，初用花蕊石散以化之，随用独参汤以补之，继则用四君、八珍等以调之。脏寒吐血，如天寒地冻，水凝成冰也，用理中汤以温之。其或七情气结，怒动肝火者，则用加味逍遥散以疏达之。伤力吐血者，则用泽兰汤行之。此内伤之治法也。夫血以下行为顺，上行为逆，暴吐之时，气血未衰，饮食如常，大便结实，法当导之下行。病势既久，气血衰微，饮食渐减，大便不实，法当养阴血兼补脾气。大凡吐血、咯血，须用四君子之类以收功，盖阴血生于阳气，脾气旺则能生血耳。治者念之。"

《不居集·上集卷之十三·血证全书·治血当分轻重》："吐血之病，当知轻重。凡偶有所伤，而根本未摇者，轻而易治。但随其所伤，而宜清则清，宜养则养，随药可愈，无足虑也。惟积劳积损，以致元气大虚，真阴不守者，乃为危症。此惟不慎其初，所以致病于前，倘病已及身，而犹不知慎，则未有能善其终者。凡患此者，非加意慎重，而徒博药力以求免者，难矣。"

《不居集·上集卷之十三·血证全书·治血不可拘泥》："世治吐血，用竹茹、地黄汁、童便之类止血，此亦不可拘泥。如阳乘于阴，血得热则流散，经水沸溢，理宜凉解，以犀角、大黄之类。如阴乘于阳，所谓天寒地冻，水凝成冰，须当温散，宜干姜、桂、附、理中之类。"

《不居集·下集卷之五·湿劳·吐血治法》："冒雨著湿吐血，以除湿汤。伤胃吐血，以理中汤。因啖辛热吐血，以二合灰散。血热妄行，四生丸。热毒上攻吐血，以五神散。错经逆行吐血，以四物加栀子、童便、姜汁。"

《伤寒心法要诀·卷二·吐血》："三阳热盛吐血，宜升麻葛根合犀角地黄汤，热甚加芩连清解可也。若血瘀则胸满或痛，当以桃仁承气合犀角地黄汤攻之。若暴吐腐臭之血，名曰内溃，内溃者死。若吐血过多，面唇无红色，名曰血脱。救脱，轻者以圣愈汤，重者以人参养荣汤。"

《一见能医·卷之六·病因赋中·吐血出于胃腑》："大法以四物汤为主，饮酒过伤者，加葛根、黄连、茅根、藕节；负重跌打损伤者，加牡丹皮、桃仁、红花、韭汁、童便、醇酒，以活其血，不可就止；阴虚火动者，加知母、黄柏、山栀、犀角、生地、丹皮、竹沥、姜汁；劳心过度者，加茯神、远志、元参、生地、辰砂、犀角；大怒气逆者，加青黛、条芩、丹皮；如精神壮盛，吐血不止，苟非脾虚泄泻，羸瘦不禁者，皆当以大黄醋制和生地汁，及桃仁泥、丹皮、丹参、阿胶、黑荆芥、元明粉、赤芍、当归之属，折其锐气，从大便导之，使血下行，以转逆为顺，然后区别治之。或问失血复下，虚何以当？殊不知血既妄行，迷失坟道，不去蓄利瘀，转逆为顺，则以妄为常，何以御之，且去者自去，生者自生，何虚之有？不知此而徒事于芩、连、栀、柏，辅专四物而行之，未有不伤气血，而败脾胃者。血既下行之后，多用薏仁及百合、麦冬、鲜地骨皮。嗽渴，加枇杷叶、五味子、桑白皮；有痰加贝母。皆气薄味淡，西方兑金之本药。如可用滋补者，以地黄、麦冬、金水二脏之药，相佐之。""如吐血过多，形容脱色，脉微欲绝，但存一息之气者，四物汤禁勿与之，因川芎之气窜，能散几微之气，而当归、芍、地皆滋降阴火之品，不能生血于一时，反失救死之权，而速人夭折矣！急以人参一两，煎汤饮之，所谓血脱益气，气旺则能生血。"

《杂病源流犀烛·卷十七·诸血源流》："而其条分缕判，则有伤酒食醉饱，低头掬损肺脏，吐血汗血，或口鼻妄行，但声未失者（宜槐花散）；有劳瘵而吐血者（宜神传膏）；有劳心而吐血者（宜米莲散）；有肺痿而吐血者（宜黄明胶散）；有阳虚而吐血者（宜生地黄膏）；有忧患吐血，烦满少气，胸中疼痛者（宜柏叶散）；有气郁而吐血者（宜香附散）；有心热而吐血者（宜蒲黄汤）；有吐痰夹血，心烦骨蒸者（宜人中黄散）；有坠跌瘀血，积在胸腹，吐血无数者（宜干藕节散）；有忽然吐血一二口，或心衄，或内崩者（宜阿胶汤、茜根煎），皆当治。"

《伤寒瘟疫条辨·卷二·里证·舌白苔黄苔黑苔》："伤寒诸阳受邪，其邪在表。当汗不汗，热毒深入，故吐血也，麻黄汤汗之。内有瘀血者，桃仁承气汤利之。服桂枝汤后吐血者，犀角地黄汤加茅花。凡久病虚弱，外有寒形，内有火邪，风寒闭塞，壅遏里热，以致吐血者，麻黄芍药人参汤主之。凡吐血鲜红色者，皆热也，犀角地黄汤以凉之。凡吐血紫黑成块，脉沉迟细，口不渴，小便清，为瘀血寒凝也，宜理中汤加丹皮、肉桂之辛温以散之。若脉洪数，仍属热，宜桃仁承气汤以行之。温病吐血与衄血，皆属热毒内郁，经络火盛，火载血液而妄行，大清凉散，或犀角地黄汤合泻心汤。有瘀血紫黑成块者，加桃仁、大黄以利之。"

《内伤集要·卷四·内伤虚损失血症治》："血之来也，虽火以迫之，然此火宜导以归源，则血亦归经；切忌寒凉，则反激浮火上逆，且伤胃气，脾愈不能统血矣。更宜养肝，使肝平而血有所归；切忌伐肝，盖肝为将军之官而主藏血，吐血者肝失其职也，若再伐之则无力摄血收藏，而血愈不止也。更宜行血不宜止血，盖吐血者气逆上壅而血不行，经络行血则血循经，不止自止耳。若勉强止之，则瘀血凝滞，胸胁胀满，发热恶食，反成痼疾。况血生化于脾，而脾又统血，倘不调理脾胃为主，而概用四物纯阴伤胃，徒增其病矣。故失血诸症，每以胃药收功。"

《伤寒广要·卷五·兼蓄血治验·挟虚证治》："假令先虚后实者，或因他病先亏，或因年高血弱，或因先有内伤劳倦，或因新虚下血过多，或旧有吐血及崩漏之证。时疫将发，即触动旧疾，或吐血或崩漏，以致亡血过多，然后疫气渐渐加重，以上并宜先补而后泻。"

《类证治裁·卷之二·吐血论治》："外因者，火灼风温之呛血，暑瘵燥咳之伤血。邪在肺卫心营，理肺卫，宜甘凉肃降，如沙参、麦冬、贝母、花粉、玉竹、石斛。治心营，宜轻清滋养。如生地、元参、丹参、连翘、竹叶、茯神。以此二法为宗，随症加减。火灼则加入苦寒，如山栀、黄芩、知母、地骨皮。风温则参以甘凉，如蔗汁、芦根、羚羊角、桑叶。暑瘵入营，则兼清润，如杏仁、银花、鲜生地、犀角。燥咳在气，则佐纯甘，如天冬、梨、枣、阿胶。别有内热外寒吐血者，宜麻黄参芍汤主之。此治客感吐血大略也。内因者，怒动肝火，宜苦辛降气，如苏子、郁金、降香、丹皮、山栀、栝蒌、橘白。郁损肝阳，宜六郁汤。郁损肝阴，宜甘酸熄风，如阿胶、鸡蛋黄、金橘、白芍、生地。思伤心脾，宜甘温益营，如保元汤、归脾汤。房劳伤肾，其阴虚失纳者，宜壮水镇阳，青铅六味饮加五味、牛膝、童便。阳虚不摄者，宜导火归窟，肉桂七味丸加童便。夺精亡血者，急固真元，大填精血，如人参、海参、熟地、河车胶、杞子、五味、紫石英。此治内损吐血大略也。不内外因者，坠跌血瘀上泛，先须导下，复元活血汤代抵当汤，或用韭白汁散之；再用通补，《元戎》四物汤，或当归、郁金、牛膝、白芍、三七。若努力伤血，调补，忌用凝涩，宜和营通络理虚，当归建中汤、旋覆花汤，或六味饮加牛膝、杜仲。若烟酒伤肺，烟辛泄肺，酒热戕胃，皆能助火动血。呛血，改定紫菀茸汤去术加芍。饮多伤胃失血，六君子汤加香、砂、葛花。此治不内外因大略也。""吐血乍止，用燕窝、冰糖各四钱，煎服七日，可不复发。血出汪洋，不即凝者，烦劳动胃火也，犀角地黄汤加桃仁、藕汁、童便。血出散漫不聚者，烦劳伤肺气也，补中益气汤去柴胡，加麦、味、茯苓、山药。胁痛吐血者，肝气逆也，化肝煎。神劳吐血者，心气损也，天冬汤。龙焰升，则吐衄骤加，宜潜火，海参、淡菜、龟甲心、茯神、熟地、五味子熬膏，秋石汤下。元海空，则行动喘促，速固根蒂，人参、核桃、坎炁、杞子、牛膝、五味、沙苑子、茯苓、人乳粉。胃纳少，则中宫乏镇，须扶胃阳，切勿清嗽，人参建中汤、归芪异功散。胃络虚，则厥阳易犯，急调胃阴，可免升逆，生脉散加白扁豆、沙参、玉竹、石斛、茯神，或《金匮》麦门冬汤去半夏加杏仁。仁斋所谓血症经久，多以胃药收功也。若夫肺痿吐血，人参固本膏。劳怯吐血，四阴煎。血虚发热，当归补血汤。血虚发痉，十全大补汤。脾肺气虚，养营汤。络脉不和，当归须、鸡血藤膏、牛膝、降香、郁金、韭白汁。血色鲜紫，吐后神疲懒言，以补气药摄之，独参汤。血色晦淡，息微脉缓，为血寒不得归经，以辛甘温摄之，大剂理中汤。尺脉虚弦，大剂生料六味丸，加肉桂。其劳动火，口津干，能食，脉洪数，元霜紫雪膏。数吐血两口，不渴不发热，数月又发，胸中刺痛，小乌沉汤送黑神散。吐后胸满痛，脉洪大有力，用当归、丹皮、酒大黄、元明粉、桃仁、延胡，从大便导之。不可骤用止涩，不可专行腻补，不可轻用苦寒，不可妄用攻伐，审症切脉以调之，勿拘成法可耳。"

《医学入门·外集卷四·杂病提纲·内伤》："伤酒吐血者，四君子汤加干葛、川芎、山栀。内伤劳役，气虚火盛者，单人参汤，或四君子汤加蒲黄、人乳、藕节。伤力吐血者，猪肝蘸白芨末食，或花蕊石散。内伤气散，汗出污衣，甚如血虾染者，黄芪建中汤、妙香散，或男胎发烧灰饮之。䐃血，十全大补汤。内伤思虑色欲，血衰火燥者，滋阴降火汤、加味逍遥散、节斋四物汤、肾气丸。"

《医学入门·外集卷四·杂病分类·内伤类》："阴盛多因劳力伤气，吐血鲜红，心腹绞痛，自汗者，四君子汤加黄芪、柴胡、山药、百合、前胡、姜、枣煎服，或用莲心、糯米等分为末，温酒下。劳伤气虚挟寒，阴阳不相为守，血亦错行，所谓阳虚阴必走者是也。外证必有虚冷之状，法当温中，使血自归经络。如胃虚不能化食，其气逆上吐衄者，理中汤加木香；胃寒不能约血者，甘草干姜汤，或七气汤加川芎。自汗者，小建中汤、古桂附汤；下虚极而气壅喘嗽，血不归元者，黑锡丹、金液丹。劳力伤肺，唾内有血，咽喉不利者，鸡苏散；如心肺脉破，血若涌泉，口鼻俱出者，不治。劳心过度，不能统血，反上令人烦闷、倦怠者，茯苓补心汤、归脾汤。古方治血，多以茯苓、茯神为佐者，心主血故也。思色强力入房，劳伤心肾，阴虚火动者，加减四物汤。凡血越上窍，皆是阳盛阴虚，有升无降，俱宜补阴抑阳，气降则血自归经矣。阴盛阳虚者，间有之耳。"

《血证论·卷二·吐血》："一止血。其法独取阳明，阳明之气，下行为顺。所以逆上者，以其气实故也。吐血虽属虚证，然系血虚非气虚。且初吐时，邪气最盛，正虽虚而邪则实。试思人身之血，本自潜藏，今乃大反其常，有翻天覆地之象，非实邪与之战斗，血何从而吐出哉。故不去其邪，愈伤其正，虚者益虚，实者愈实矣。况血入胃中，则胃家实。虽不似伤寒证，以胃有燥屎，为胃家实。然其血积在胃，亦实象也。故必亟夺其实，釜底抽薪。然后能降气止逆，仲景泻心汤主之。血多者，加童便、茅根。喘满者，加杏仁、厚朴。血虚者，加生地、当归。气随血脱不归根者，加人参、当归、五味、附片。有寒热者，加柴胡、生姜，或加干姜、艾叶，以反佐之。随证加减，而总不失其泻心之本意，则深得圣师之旨，而功效亦大。盖气之原在肾，水虚则气热，火之原在心，血虚则火盛，火热相搏则气实，气实则逼血妄行。此时补肾水以平气，迂阔之谈也。补心血以配火，不及之治也。故惟有泻火一法，除暴安良，去其邪以存其正，方名泻心，实则泻胃。胃气下泄，则心火有所消导，而胃中之热气，亦不上壅，斯气顺而血不逆矣。且大黄一味，能推陈致新，以损阳和阴，非徒下胃中之气也。即外而经脉肌肤躯壳，凡属气逆于血分之中，致血有不和处，大黄之性，亦无不达。盖其药气最盛，故能克而制之，使气之逆者，不敢不顺，既速下降之势，又无遗留之邪。今人多不敢用，惜哉！然亦有病之轻者，割鸡焉用牛刀。葛可久十灰散，亦可得效。义取红见黑即止之意，其妙全在大黄降气即以降血。吐血之证，属实证者十居六七。以上二方，投之立效。然亦有属虚属寒者，在吐血家，十中一二。为之医者不可不知也。虚证去血太多，其证喘促昏愦，神气不续，六脉细微虚浮散数。此如刀伤出血，血尽而气亦尽，危脱之证也。独参汤救护其气，使气不脱，则血不奔矣。寒证者，阳不摄阴，阴血因而走溢，其证必见手足清冷，便溏遗溺，脉细微迟涩，面色惨白，唇口淡和，或内寒外热，必实见有虚寒假热之真情，甘草干姜汤主之，以阳和运阴血，虚热退而阴血自守矣。然血系阴汁，刚燥之剂，乃其所忌。然亦有阳不摄阴者，亦当用姜附也。上寒下热，芩连姜附同用亦有焉。以上数法，用之得宜，无不立愈。其有被庸医治坏，而血不止者，延日已久，证多杂见。但用以上诸方，未能尽止血之法，审系瘀血不行，而血不止者，血府逐瘀汤主之。火重者，加黄芩、黄连。痰多者，加云苓、瓜霜。咳逆，加杏仁、五味、寸冬。盗汗身热，加青蒿、冬桑叶、黄柏、牡蛎。喘者，加杏仁、苏子。身痛，胸腹满，大便闭，为瘀结，加大黄。如欲求详，参看痰瘀痨热等门，乃尽其治。

又有审病之因，而分别以止其血者，治法尤不厌详。因于酒及煎炒厚味之物者，其证脉数滑，口干燥。胸中烦热，大小便不利，宜用白虎汤，加茵陈、炒栀、大黄、藕节治之。因于外感者，先见头痛恶寒发热，脉浮而紧者，为寒犯血分，外束闭而内逆壅，是以吐血，麻黄人参芍药汤治之。若脉浮而数者，为伤风，风为阳邪，宜小柴胡汤，加荆芥、防风、当归、白芍、丹皮、蒲黄、知母、石膏、杏仁治之。若因瘟疫，外证颇似伤寒，而内有伏热攻发，口舌苔白，恶热羞明，小便短赤，大便浊垢，心中躁烦，脉见滑数，宜升降散，加桃仁、丹皮、花粉、生地、蒌仁、石膏、杏仁、甘草治之；犀角地黄汤亦治之。若因于暑，则发热心烦，暑者，湿热二气合化之名也，以清热利湿为主，升降清化汤，加防己、木通、蒌仁治之，病轻者去大黄。因于怒气逆上，血沸而吐者，宜丹栀逍遥散，加青皮、牡蛎、蒲黄、胆草治之。气火太甚者，则用当归芦荟丸，以平其横决。因于劳倦困苦饥饱不匀，以及忧思抑郁，心神怔忡，食少气短，吐血虚烦者，宜用归脾汤主之，中土虚寒者加煨姜，虚热者加柴胡、山栀。因于跌打损伤，以及用力努挣，而得失血之证者，法宜补气以续其绝，消瘀以治其伤，四物汤，加黄芪、人参、续断、桃仁、红花、陈酒、童便治之。因于色欲过度，阴虚火旺，其证夜则发热，盗汗梦交，耳鸣不寐，六脉细数芤革，宜地黄汤，加蒲黄、藕节、阿胶、五味治之。

止血之法，此其大略。如欲变化而尽善，非参透全书，不能丝丝入彀。总而论之，血之为物，热则行，冷则凝，见黑则止，遇寒亦止。故有用热药止血者，以行血为止血，姜艾等是也。有用凉水止血者，或用急流水，或用井华水，取冷则凝之义。芩连诸药，亦即冷止之义。有用百草霜、京墨、十灰散等，以止血者，取见黑则止之义。黑为水之色，红为火之色，水治火故止也。此第取水火之色，犹能相克而奏功，则能知水火之性，以消息用药，何血证难治之有。又有用咸以止血者，童便、马通、扬尘水、之类，此《内经》咸走血之义。童便尤能自还神化，服制火邪以滋肾水，大有功用。故世医云：服童便者，百无不生。不服童便者，百无不死。本人小便，清晨每服一碗，名回龙汤。各种随笔，赞回龙汤之妙者，甚夥。病家皆所当服也。

顾止血之法虽多，而总莫先于降气。故沉香、降香、苏子、杏仁、旋覆、枳壳、半夏、尖贝、厚朴、香附之类，皆须随宜取用。而大黄一味，既是气药，即是血药，止血而不留瘀，尤为妙药。识得诸法，其于止血之用，思过半矣。夫所谓止血者，非徒止其溢入胃中之血，使不吐出而已也。盖大吐之时，经脉之血，辐辏而至，其溢入胃中者，听其吐可也，下可也。即停留胃中，亦与糟粕无异，固无大害也。独动于经脉之中，而尚未溢出者，若令溢出，则不可复返矣。惟急止之，使犹可复还经脉，仍循故道，复返而为冲和之血。所谓止血者，即谓此未曾溢出，仍可复还之血，止之使不溢出，则存得一分血，便保得一分命。非徒止已入胃中之死血已耳。今医动言止血，先要化瘀。不知血初吐时，尚未停蓄，何处有瘀？若先逐瘀，必将经脉中已动之血，尽被消逐，则血愈枯而病愈甚，安能免于虚损乎？惟第用止血，庶血复其道，不至奔脱尔。故以止血为第一法。

二消瘀。血既止后，其经脉中已动之血，有不能复还故道者，上则着于背脊胸膈之间，下则着于胁肋少腹之际，着而不和，必见疼痛之证。或流注四肢，则为肿痛；或滞于肌腠，则生寒热。凡有所瘀，莫不壅塞气道，沮滞生机，久则变为骨蒸干血痨瘵，不可不急去之也。且经隧之中，既有瘀血踞住，则新血不能安行无恙，终必妄走而吐溢矣。故以去瘀为治血要法，用花蕊石散，令瘀血化水而下，且不动五脏真气，为去瘀妙药。如无花蕊石，用三七、郁金、桃仁、牛膝、醋炒大黄，亦有迅扫之功。顾旧血不去，则新血断然不生，而新血不生，则旧血亦不能自去也。譬诸君子之道不长，则小人之道亦不消。须知瘀血之去，乃新血日生。瘀血无处可留，迫之不得不去。故或化而走小便，或传而入大肠。花蕊石，化血从小便去。醋黄散，下血从大便去。但能去瘀血,而不能生新血。不知克敌者存乎将,祛邪者赖乎正。不补血而去瘀,瘀又安能尽去哉。治法宜用圣愈汤以补血,加桃仁、丹皮、红花、枳壳、香附、云苓、甘草,补泻兼行,瘀既去而正不伤。治瘀之法,大旨如是。然亦有宜用温药者。《内经》曰:血者喜阴而恶寒,寒则涩而不流,温则消而去之。且有热伏阴分,凉药不效,而宜用从治之法,以引阳出阴者,方用仲景柏叶汤。为寒凝血滞之正治,亦瘀血伏于阴分之从治法也。然三药纯温,设遇火烈之证,非其所宜。或略加柔药调之,则合四物汤用,又有合泻心汤用者,则直以此反佐之也。以上通论治瘀之法,而瘀血着留在身,上下内外,又各有部分不同。分别部居,直探巢穴,治法尤百不失一。审系血瘀上焦,则见胸背肩膊疼痛麻木、逆满等证,宜用血府逐瘀汤,或人参泻肺汤,加三七、郁金、荆芥,使上焦之瘀,一并廓清。血瘀中焦,则腹中胀满,腰胁着痛。带脉绕脐一周,下连血室,女子以系胎,男子以束体,乃血之管领也。凡血证,未有带脉不病者,今瘀血滞于其分,则宜去之以安带脉。带脉在中焦脾之部分,即从脾治之。观仲景肾着汤,可知治脾即是治带。带有瘀血,宜用甲己化土汤,加桃仁、当归、姜黄、主之。腰痛甚者,加鹿角尖。胁腹痛甚者,加蒲黄、灵脂。血瘀下焦,腰以下痛,小腹季胁等处胀满,是血瘀肝之部分,或积胞中血海为痛,宜归芎失笑散主之。大便闭结者,均加大黄。仲景逐瘀大剂,则有抵当汤、桃仁承气汤数方。皆苦寒大破下,为治瘀能事。亦有当用温药下之者,生化汤及牛膝散主之。本女科治产后恶露,及胞衣不下之方。余谓男女虽异,其血则同。同是下焦瘀血,故借用其方,往往有验。且下焦原系阴分,上焦之瘀多属阳热,每以温药为忌。下焦之瘀多属阴凝,故产妇喜温而忌寒,以其血在下焦也。知此,则知以温药,治下焦瘀血,尤为合宜。然亦须审系寒凝乃用温药,若血室热,则仍是桃仁承气之证。又有瘀血流注,四肢疼痛肿胀者,宜化去瘀血,消利肿胀,小调经汤,加知母、云苓、桑皮、牛膝治之。又有瘀血客于肌腠,阻滞荣卫,发寒发热,似疟非疟,骨蒸盗汗,咳逆交作,用小柴胡汤,加当归、桃仁、丹皮、白芍主之。寒甚者,再加艾穗、细辛。热甚者,再加花粉、粉葛、青蒿、知母。咳有痰火,加瓜霜、杏仁、寸冬、五味、云苓、知母。水饮上冲,加葶苈子。益小柴胡,原是从中上疏达肝气之药,使肝气不郁,则畅行肌腠,而荣卫调和。今加去瘀之品,则偏于去瘀,凡瘀血阻滞荣卫者,用之立验。总而论之,血瘀于脏腑之间者,久则变为干血,化为痨虫。血瘀于躯壳之间者,或病偏枯,或化痈脓。血瘀于肌腠之间者,则变骨蒸,毛发焦折,肢体瘦削。一切不治之证,总由不善去瘀之故。凡治血者,必先以去瘀为要,另详瘀血门。

三宁血。吐既止,瘀既消,或数日间,或数十日间,其血复潮动而吐者,乃血不安其经常故也。必用宁之之法,使血得安乃愈。其法于止吐消瘀中,已寓厥治。然前药多猛峻以取效,乃削平寇盗之术,尚非抚绥之政。故特将宁血旨意,重加发明,以尽其用。有外感风寒,以致吐血,止后荣卫未和,必有身痛寒热等证,香苏饮,加柴胡、黄芩、当归、白芍、丹皮、阿胶治之。有胃经遗热,气燥血伤,而血不得安者,其证口渴哕气,恶闻人声,多躁怒,闻木音则惊,卧寐烦而不安,犀角地黄汤主之,重则合白虎汤,大清大凉,以清胃热;轻则止用甘露饮,以生胃津,而血自愈。有因肺经燥气,气不清和,失其津润之制节,而见喘逆咳嗽等证,以致其血牵动,清燥救肺汤主之。火甚,加犀角;血虚加生地;痰多加尖贝,润燥宁血,为肺痿等证之良方。葛可久《十药神书》,专医虚损失血,用保和汤亦佳。润肺利气,平燥解郁。前方清纯,此方活动,随宜取用,血自安静而不动矣。有因肝经风火,鼓动煽炽,而血不能静者,则见口苦咽干,目眩耳鸣,胁痛逆气,躁怒决裂,骨蒸妄梦,以逍遥散平剂和之。审系肝经风气鼓动,而血不宁者,再加桑寄生、僵蚕、玉竹、枣仁、牡蛎、青蒿。此从仲景白头翁汤得来。仲景治产后血痢,取白头翁平木息风。盖肝为藏血之脏,风气散而不藏,则必平之使安,而从血乃得安也。又或肝火偏胜,横决而不可遏,致令血不能藏者,则宜加阿胶、山栀、胆草、胡黄连、萎仁、牛膝、青皮、牡蛎。当归芦荟丸,尤破泻肝火之重剂,但不如逍遥散加减之稳。又有冲气上逆,其证颈赤头晕,火逆上气,咽喉不利,乳下动脉,辟辟弹指,颈上动脉,现出皮肤。冲脉原不上头项,咽干者,以冲为血海属肝,因肝脉而达于咽也。颈脉动面赤色者,以冲脉丽于阳明。冲气逆,则阳明之气随逆故也。《内经》谓冲为气街,又谓冲为血海。气逆血升,此血证之一大关键也。

故仲景治血以治冲为要，麦门冬汤主之。陈修园谓去粳米，加白蜜，尤能滋补其阴。予谓治冲脉独取阳明，仲景既引其端，后人亦即当扩而充之。审其冲阳太旺者，知母、枳壳、白芍、煅石膏，均可加入，以清折之；栀子、黄芩、木通、萎仁、牛膝，利阳明之水者，尤可加入，以分消之。此冲脉之气，上合阳明之治法也。然冲为气街，气根于肾。血海即丹田，肾气之所藏也。若冲脉挟肾中虚阳，上逆喘急者，宜用四磨汤，调纳逆气，是仲景桂苓甘草五味汤意。但仲景用桂枝化膀胱之寒水，谓气从少腹，上冲咽喉，面热如醉，或热流于两股，或小便难而昏冒，忽上忽下，如电光之闪灼无定，乃阴盛格阳，而阳气飞越，故以辛温化之。今系失血，阴气既伤，再用桂枝，岂不犯阳盛则毙之戒，故用沉香代桂，以纳浮阳。而即用人参以滋阴，沉香直走下焦，乌药治膀胱肾间之气。冲为血海，居膀胱肾间之地。治阳明者，治其末。治膀胱肾间者，是治其本也。若肾中阴气大虚，而冲阳不能安宅，则用四磨汤，加熟地、枣皮、山药、五味、枸杞子，滋阴配阳以安之。若其人素有水饮，格阳于上，因而动血者，仲景桂苓甘草五味汤，又为对证。第其方，与血证本不相关，可加当归、白芍、丹皮、阿胶；或用苏子降气汤，利痰降气，以靖冲逆；或用小柴胡汤，加龙骨、牡蛎，以导冲逆。桂苓苏子汤，是治痰饮以治冲之法。小柴胡，又是清火以治冲之法。本方治热入血室，血室者，肝之所司也。冲脉起于血室，故又属肝，治肝即是治冲。血室，在男子为丹田，在女子为子宫，其根系于右肾，肾中真阳寄于胞中，为生气之根，乃阴中之阳。肝木得之，发育条达，是为相火。其火如不归根，即为雷龙之火。龙骨、牡蛎，乃阳物而能蛰藏，取其同气，以潜伏阳气。此尤治冲脉，更进一层之法。合小柴胡，大有清敛相火之功。若肾经阴虚，阳无所附，雷龙之火上腾者，用二加龙骨汤，加阿胶、麦冬、五味，以引归其宅亦妙。肾气丸、麦味地黄汤，皆可酌用。二方，一以温药化气，一以阴药滋降。肾居冲脉之下，又为冲脉之根。安肾气，即是安冲气。冲气安而血海宁，自不至于潮上矣。总而论之，血之所以不安者，皆由气之不安故也。宁气即是宁血。以上所论各气治法，亦云详备，在临证者细审处之。

四补血。邪之所凑，其正必虚，不独补法是顾虚，即止血消瘀，用攻治法，亦恐其久而致虚。故亟攻之，使邪速去，以免其致虚耳。但彼时虽恐其虚，而犹未大虚，故以去邪为急。若延日已久，未有不虚怯者，即血既循经，一如平人，而前次所吐之血，已属有去无回。其经脉脏腑，又系血所走泄之路，非用封补滋养之法，乌能完全。补法不一，先以补肺胃为要。肺为华盖，外主皮毛，内主制节。肺虚则津液枯竭，喘嗽痿燥诸证作焉。因其制节不得下行，故气上而血亦上。未有吐血，而不伤肺气者也。故初吐必治肺，已止，尤先要补肺，用辛字润肺膏，滋补肺中阴液。肺既津润，则其叶下垂，气泽因之得以下降，利膀胱，传大肠，诸窍通调，五脏受益。如肺叶枯焦，不能覆下，则翘举而气亦上逆，不得卧息，外应皮毛不荣，下则二便不调，足痿肠燥，百病俱生。惟此膏润津，为痿燥良剂。近人黄坤载，所立地魄汤，补土生金，补金生水，于补肺之法颇得。平时代茶可用生脉散，黄芪糯米汤加阿胶、麦冬，尤能充补肺脏。凡此皆滋补肺阴，为失血必有之证治也。而陈修园谓血虽阴类，运以阳和，心肺之阳一宣，如日月一出，爝火无光，诸般邪热俱除，血自不扰，而循经矣。故又有温补肺阳之法，用保元汤，甘温除大热，使肺阳布濩，阴翳自消。设有痰饮咳嗽者，加五味、杏仁；或用六君汤，加炮姜、五味。《内经》云：形寒饮冷则伤肺。上二方，为形寒者立补肺之法。凡阳虚生外寒，及浊阴干上焦者，用以扶肺之阳，洵属良剂。然失血之人，多是阴虚，若执甘温除大热之说，妄投此等药料，鲜不致误。故年来从修园法者，能医杂证，而不能医虚痨，以其偏于补阳故也。第以理论之，原有气不摄血之义，故什百之中，亦有一二宜补阳者，因并列其方，使人参观，以尽其变。心为君火，主生血，血虚火旺，虚烦不眠，怔忡健忘，淋遗秘结，神气不安，用天王补心丹。启肾之水，上交心火，火不上炎，则心得所养。心经水火不相济者，以此补水宁心。若不关水虚，但由本脏之血虚火旺者，则但用养血清心之药而已，朱砂安神丸，泻心火，补心血，并安心神。凡怔忡昏烦不寐之证，皆可治之。若心阳不收，汗出惊悸，以及心火不下交于肾，而为梦遗溺赤等证者，随用上二方，再加龙骨、牡蛎、枣仁、莲心、浮麦等，以敛戢之。此为心经血虚火旺之大法。其有心经火虚，不能生血，瘦削悸怯，六脉细弱，宜用人参养荣汤，补脾胃以补心。《内经》云：中焦受气取汁，变化而赤是为血。是汤补心化血，以奉周身，名养荣者，专主以阳生阴，和畅荣血。凡气血两虚，变见诸证，皆可服也。然女人血崩，及产后亡血过多，均以温补为主。因其血下泻，属于脱证故也。至于吐血，乃血脉奋兴，上干阳分，是为逆证，宜温补者最少。然亦有阳不统阴，暴脱大吐，阴亡而阳亦随亡者，温补又为要法。甚矣，医者辨证不可不详，而用药不可执一也。故近日从丹溪者，专用苦寒。从修园者，专用温药，皆是一弊。脾主统血，运行上下，充周四体，且是后天。五脏皆受气于脾，故凡补剂，无不以脾为主。思虑伤脾，不能摄血，健忘怔忡，惊悸盗汗，嗜卧少食，大便不调等证，归脾汤统治之。脾虚发热，加丹皮、炒栀；兼肺气燥者，加麦冬、五味；胀满而水谷不健运者，加陈皮、煨姜。或加阿胶以滋血，或加柴胡贝母以解郁，或加鱼胶以固血。独于熟地不可加入，以碍其统摄运行之用。盖此乃以阳生阴，以气统血之总方，不似四物六味，以阴益阴也。且脾与肝肾，滋阴之法，亦各不同。若脾阴虚，脉数身热，咽痛声哑，《慎柔五书》用养真汤，煎去头煎，止服二三煎，取无味之功以补脾，为得滋养脾阴之秘法。杨西山专主甲己化土汤，亦颇简当。而人参、花粉，尤滋生津液之要药。世但知砂半姜蔻，为扶脾进食之要药，不知脾阳不足，不能熏化水谷者，砂半姜蔻自系要药，若脾阴不足，津液不能融化水谷者，则人参、花粉又为要药。试观回食病，水谷不下，由于胃津干枯，则知津液，尤是融化水谷之本。近日西洋医法书传中国，与《内经》之旨，多有牴牾。实则《内经》多言其神化，西洋多滞于形迹。以《内经》之旨通观之，神化可以该形迹。然西人逐迹细求，未尝无一二通于神化者也。《内经》之旨，谓脾主消磨水谷。肝胆之气，寄在胃中，以疏泄水谷。西医则云，谷入于胃，有甜肉汁来注以化之，又苦胆汁注于小肠以化之，与胃津合并，化其谷食。《内经》所言，化谷以气。西医所言，化谷以汁。有此气，自有此汁。今人读《内经》，不知经文举精以该粗，竟至得用而遗体，反不若西医逐迹以求。尚知谷食之化，在于汁液也。但西医有此论，而用药不经，不足为训。吾于滋胃汁，每用甘露饮、清燥养荣汤、叶氏养胃汤。滋脾汁，用人参固本汤、炙甘草汤，去桂枝加白芍。滋胆汁，用小柴胡汤，去半夏加花粉。生津化谷，以折衷中西之医法，而为补养脾阴要义。知此，庶可补李东垣《脾胃论》之所不足。若果脾阳不旺，不能磨化水谷者，则用六君子加香砂以燥之。如欲专意填补，则仲景小建中汤尤胜。补阳致阴，为虚痨圣方。今即不能恪遵，但得其意，则于归脾六君补中益气诸方，可以变化神奇，用收广效。归脾汤，从建中汤重浊处用意。补中汤，从建中汤轻清处用意。第此方，桂枝阳燥，于血证有宜不宜，用者审之。如命门真火，不能生土，吐利厥冷，阴火上冲，头面赤色，恶心逆满，用正元丹温补少火，而又无壮火食气之虞，是能得小建中之遗意者也。葛可久白凤膏，化平胃散之燥，变为柔和，又用酒送，取五谷之精，合诸药以养脾胃，治饮食不进，发热劳倦，和血顺气，功效最大。肝为藏血之脏，血所以运行周身者，赖冲任带三脉以管领之，而血海胞中，又血所转输归宿之所，肝则司主血海，冲任带三脉，又肝所属。故补血者，总以补肝为要。李时珍谓肝无补法，盖恐木盛侮土，故为此论。不知木之所以克土者，肝血虚，则火扰胃中。肝气虚，则水泛脾经，其侮土也如是。非真肝经之气血有余也。且世上虚痨，多是肝虚。此理自东垣脾胃论后，少有知者。肝血虚，则虚烦不眠，骨蒸梦遗，宜四物汤，加枣仁、知母、云苓、柴胡、阿胶、牡蛎、甘草，敛戢肝魂，滋养肝血，清热除烦，为肝经阴虚滋补之法。又有肝经气虚，脏寒魂怯，精神耗散，桂甘龙牡汤，以敛助肝阳。阳虚遗精，惊悸等证宜之。独与失血未尽合宜，以其纯用气分药故也。仁熟散，用血分药较多，温润养肝血，功与炙甘草汤相近。若肝之血不畅和，亦可用滑氏补肝散，以酸味补肝体，以辛味补肝用，妙独活一味，借风药以张其气。若去独活，加桑寄生，则又有宁息风气之妙。方意实从逍遥散套出，但此方气味厚，俱纯于补肝，逍遥散气味较薄，故纯于和肝。凡肝有郁火，胸胁刺痛，头眩心悸，颊赤口苦，寒热盗汗，少食嗜卧，无不治之。又有肝经血脉大损，虚悸脉代者，法宜大生其血，宜仲景炙甘草汤，大补中焦，受气取汁，并借桂枝入心，化赤为血，使归于肝，以充百脉，为补血第一方。世医补血，而不得血之化源，虽用归地千石无益，果参透此旨，则归脾汤之用远志、枣仁，是入心理血之源也。逍遥散之用丹栀，是入心清血之源也。从此一隅三反，自有许多妙用。肾为水脏，上济君火，则水火既济，上交肺金，则水天一气，水升火降，不相射而相济，安有不戢自焚之患。设水阴之气虚，而火热之气亢，喘咳蒸灼，痰血痨瘵均作矣。凡人后天之病，久则及于先天。寇深矣，若之何？凡治虚者，不可以不早也。地黄汤主之，补肾之阴，而兼退热利水，退热则阴益生，利水则阴益畅。盖膀胱化气，有形之水气下泄，则无形之水阴，如露上腾而四布矣。以济君火，则加枸杞、元参；以输肺金，则加生脉散；火甚者再加黄柏、知母。如小便清和，无痰气者，只须专意滋肾，左归饮多服为佳。回龙汤滋阴降火，同气相求，视无情草木尤胜。如阴虚火旺，足痿筋焦，骨蒸头晕，用丹溪大补阴丸，滋阴潜阳，以苦寒培生气，较地黄汤更优。以上补肾阴法，又有宜补肾阳者，肾为水脏，而内含阳气，是为命火。此火上泛，则为雷龙之火，下敛则为元阳之气，引雷龙之火以归根，则无上热下寒，头晕腰痛，肿喘癃闭之证，用肾气丸，从阴化阳，补火济水以治之。再加牛膝、车前，或黄柏、知母，更能利水折火。如不须化水，但须补阳者，则用黄芪天魂汤，是从仲景附子汤套出，虽不及附子汤力量之厚，较附子汤药尤纯和。血家忌刚燥，间有宜补元阳者，亦以此等为佳。夫肾中之阳，达于肝，则木温而血和。达于脾，则土敦而谷化，筋骨强健，手足不清冷，卫气固，不恶寒，皆肾阳足故也。然肾水赖阳以化，而肾阳又赖水封之。此理不可偏废，补肾者所宜细求。以上所论补法，轻重进退，各有法度。非如张景岳辈，多集补药而已也。总而论之，血证属虚痨门，固宜滋补，第恐瘀邪未清，骤用补法，则实以留邪为患，而正气反不受益。历见干血痨瘵等证，皆系医人横用滋补，以致旧血不去，新血不生。不知旧血，客于经络脏腑之间，如木之有蛀，不急去之，非木死，其蛀不止也。故仲景治干血，用大黄䗪虫丸。夫既成虚痨之证，而内有干血，犹须峻药去之。则其虚未成者，更不可留邪为患。故实证断不可用补虚之方，而虚证则不废实证诸方，恐其留邪为患也。或虚中实证，则攻补兼用，或十补一攻，在医者之善治焉。"

《脉义简摩·卷七·妇科诊略·带下崩漏脉证》："吐血有因经水逆行，每月依期从口鼻出者，治宜降肝逆，疏肺壅，清养胃液，仍温固下元。血上出者，下不受也。"

《医学摘粹·伤寒证辨·吐血》："伤寒吐血，皆因失汗失下，火逆以致邪热炽盛，沸腾经血故也。若血从口鼻耳目而出，小便难，此为强发少阴汗，名曰下厥上竭，为难治。如三阳热盛，吐血者，宜葛根合犀角地黄汤，热甚加芩连清解。若血瘀则胸满或痛，当以桃仁承气合犀角地黄汤攻之。若暴吐腐臭之血，名曰内溃，内溃者死。若吐血过多，面唇无红色，名曰血脱无救，脱轻者宜圣愈汤，重者宜人参荣汤。"

《伤寒捷诀·吐血》："吐血者，诸阳受热，其邪在表，当汗不汗，致使热毒入腑，积瘀于内，迫血妄行而吐也，宜以桃仁承气汤主之。亦有服桂枝汤而吐血者，宜犀角地黄汤主之。大抵吐血衄血，有阳乘阴者，有阴乘阳者。阳乘阴者，血热妄行是也。阴乘阳，血不归经是也。"

《秘传证治要诀及类方·卷之四·诸血门·吐血》："吐血者，血溢入浊道，留聚膈间，满则吐血，名曰内衄，宜苏子降气汤加人参、阿胶各半钱，下养正丹。湿溢血伤，能令吐血，肾著汤，加川芎名除湿汤。此乃湿毒郁于经络，血溢妄行，从鼻则衄，衄行清道，吐行浊道，流入胃脘，令人吐。血妄行于上，或吐或咯或嗽，用琥珀效者，固多有之，宜择末药中，入此一味，或煎药去滓，可调服。一吐血咯血，炒绿豆粉，和小乌沉汤，白汤点服。吐血不止者，菜头捣汁呷之。咯血者，每日空心进一二呷，入侧柏一两，沙参一两，焙研末，入飞面二钱，调如稀糊啜服。上膈壅热吐血，四物汤，加荆芥、阿胶各半钱。更不止，于本方中，加大黄、滑石各半钱；或降气汤，吞木香槟榔丸，从大便导之（此实热则可，虚劳则不可）。吐甚头晕发为寒热者，降气汤，加四物汤各半帖，加阿胶一钱。若单单发热者，茯苓补心汤。胃伤吐血，宜理中汤，加川芎、干葛，俱各半钱；或只依理中本方，加川芎、扁豆尤好，不必干葛。若渴甚，用葛。打损恶血，渗入胃中，以致吐血，宜先进苏合香丸，仍以黑神散，和小乌沉汤，童便调治。夏月伏暑吐血，茅花汤调五苓散。有因劳力太过，吐血不止。苏子降气汤，加人参半钱煎。有时或吐血两口，随即无事，数日又发，经年累月不愈者，宜黑神散，和小乌沉汤常服。吐血，人多发渴，名为血渴，四物汤、十全大补汤，量胃气虚实用之。"

《医学心悟杂症要义·吐血》："暴吐血，以祛瘀为主，而兼之降火。久吐血，以养阴为主，而兼之理脾。古方四生丸、十灰散、花蕊石散,祛瘀降火之法也。古方六味汤、四物汤、四君子汤,养阴朴脾之法也。然血症有外感内伤之不同,假如咳而喘息有音,甚则吐血者,此风寒也,加味香苏散散之。务农赤日,行旅长途,口渴自汗而吐血者,此伤暑也,益元散清之。夏令火炎,更乘秋燥,发而干咳,脉数大而吐血者,此燥火焚金也,三黄解毒汤降之,此外感之治法也。又如阴虚吐血者,初用四生丸、十灰散以化之,兼用生地黄汤以清之。吐止,则用地黄丸补之。阳虚大吐,血成升斗者,初用花蕊石散以化之,随用独参汤以补之,继则用四君八珍等以调之。脏寒吐血,如天寒地冻,水凝成冰也,用理中汤以温之。其或七情气结,怒动肝火者,则用加味逍遥散以疏达之。伤力吐血者,则用泽兰汤行之,此内伤之治法也。夫血以下行为顺、上行为逆。吐暴之时,气血未衰,饮食如常,大便结实,法当导之下行。病势既久,气血衰微,饮食渐减,大便不实,法当养阴血兼补脾气。大凡吐血咯血,须用四君子之类以收功。盖阴血生于阳气,脾土旺则能生血耳,治者念之。"

二、常用治法

常用治法包括补法、温法、清法、消法、固涩法、降气法等。

1. 补法

《医贯·卷之三·绛雪丹书·血症论》:"凡内伤暴吐血不止,或劳力过度,其血妄行,出如涌泉,口鼻皆流,须臾不救即死。急用人参一两或二两为细末,入飞罗面一钱,新汲水调如稀糊,不拘时啜服,或用独参汤亦可。古方纯用补气,不入血药何也?盖有形之血,不能速生,无形之气,所当急固,无形自能生有形也。若有真阴失守,虚阳泛上,亦大吐血,又须八味地黄汤固其真阴,以引火归原,正不宜用人参,及火既引之而归矣。人参又所禁,阴阳不可不辨,而先后之分,神而明之,存乎人耳。"

《景岳全书·卷之十六理集·杂证谟·虚损》:"虚损吐血者,伤其阴也,故或吐或衄,所不能免,但当察其有火无火,及火之微甚而治之。凡火之盛者,以火载血上,而脉证之间自有热证可辨。急则治标,此不得不暂用芩、连、栀、柏、竹叶、童便之属,或单以抽薪饮、徙薪饮之类主之。若阴虚而兼微火者,宜保阴煎或清化饮,或加减一阴煎主之。血止即当养血,不宜过用寒凉也。若无实火而全属伤阴,则阴虚水亏,血由伤动而为吐为衄者,此宜甘纯养阴之品,以静制动,以和治伤,使阴气安静得养,则血自归经,宜一阴煎、六味地黄汤,或小营煎之类主之。若阴虚连肺而兼嗽兼血者,宜四阴煎加减主之。若因劳役,别无火证,心、脾、肾三阴受伤而动血者,宜五阴煎、五福饮、六味地黄丸之类主之。若阴虚于下,格阳于上,六脉无根而大吐大衄者,此火不归源,真阳失守而然,宜右归饮加减主之,或八味地黄汤亦可。此惟思虑劳倦过伤者,多有此证。若因劳倦而素易呕泻,多有脾不摄血,而为吐血下血者,宜六味回阳饮大加白术主之,万不可用凉药。若大吐大衄,而六脉细脱,手足厥冷,危在顷刻,而血犹不止者,速宜用镇阴煎,其血自止。若血脱至甚,气亦随之,因至厥逆昏愦者,速当益气以固生机,宜六味回阳饮或四味回阳饮主之,若再用寒凉即死。总之,失血吐血,必其阴分大伤,使非加意元气,培养真阴,而或专用寒凉,则其阴气愈损,血虽得止,而病必日败矣。"

《理虚元鉴·卷上·吐血论》:"大凡治吐血,宜以清金保肺为主,金令既肃,肝木得其平,而火自不敢肆。至于骨蒸之久,煎灼真阴,火炎伤肺,亦宜急化其源,庶乎水得所养,而火渐熄,不至为劳嗽之渐也。"

《伤寒绪论·卷下·吐血》:"本虚损吐血人,复感寒嗽血,黄芪建中汤,轻者则用桔梗汤加葱豉。"

《辨证录·卷之三·血症门》:"人有一时狂吐血者,未有不本之火者也。然血已吐出如倾盆,则火必变为虚火矣。实火可泻,而虚火断不可泻,况血已吐出,无血养身,而又用泻火之药,以重伤其胃气,毋论血不能骤生,而气亦不能遽转,往往有至气脱而死者:治法不可止血,而当活血,尤不可活血,而急当固气。盖气固则已失之血可以渐生,未失之血可以再旺耳。"

"人有久吐血而未止,或半月一吐,或一月一吐,或三月数吐,或终年频吐,虽未咳嗽,而吐痰不已,委困殊甚,此肾肝之吐也。夫吐血未必皆是肾肝之病,然吐血而多,经岁月未有不伤肾肝者。肾肝既伤,则水不能养肝,而肝木必燥,龙雷之火不能安于木中，必下克于脾胃，而脾胃寒虚，龙雷之火，乃逆冲于上，以欺肺金之弱，挟胃中之血，遂火旺而沸腾，随口而出矣。治法必肾、肝、肺三经统补之。"

《不居集·上集卷之十三·血证八法扼要证治》："（虚火则阳亢阴微而上泛，离卦统之）凡吐血咯血，兼口渴咽痛，躁烦喜冷，脉滑便实，小水赤热等症，此水不济火，阴虚阳胜而然。治当滋阴壮水，微佐清凉，宜二阴煎、四阴煎，或加减一阴煎、生地黄饮子、天门冬丸之类。若不甚者，惟一阴煎、左归饮、六味地黄汤之类。"

《神仙济世良方·上卷·吕祖论治病法》："吐血用当归、黄芪；中寒用附子、人参；中热用元参、麦冬之类是也。夫吐血者，必虚，用当归一味可矣，何佐之黄芪？盖血乃有形之物，不能速生，必得气旺以生血，故黄芪以补气也；中寒阴气逼人，阳气外越，祛寒用附子足矣，加人参者，元阳既不归合，则一线之气若存若亡之间，不急补其气，元阳出走不返，故必兼用参以挽回于绝续之顷也。"

《医学指要·卷五·诊病方脉总论》："且如左手肝肾二脉三按无力，其外症热发于午夜之间，肌消于骨肉之际，咳嗽不已，吐血交作，此为真阴亏损，阳火煎熬，宜茯苓补心汤去半夏加淮药，或四物汤去地芎加淮药、菟丝，或地黄汤去丹皮、泽泻，加龟（胶）（板）、鹿（胶）（茸）、苁蓉，或七宝美髯丹加淮药、金狗，或还少丹，或养荣汤去陈（皮）芍（药）而加苁蓉、淮药，或添淮（药）附（子）而倍五味术者，脾虚要去地黄，遗泄须加龙骨。"

《医学指要·卷六·用方举要》："如遇吐血、衄血、呕血、崩产及诸般失血过多，百药罔效，脉因亡血尽见代芤濡弱，捉摸甚难，法取细料薄纸或湖绵，蘸收本血，晒焙毋拘，速以烧灰调入养气补血安血药内，重用人参，无不应手取效。"

《笔花医镜·卷二·脏腑证治·肾部》："吐血者，血虚血热也，生地黄汤主之。"

《医学摘粹·杂证要法·虚证类·血证》："如阴虚有火而吐血者，以六味地黄汤主之。如阳虚有寒而吐血者，以甘草干姜汤主之。如吐血穷极者，以当归补血汤主之。"

《傅氏杂方·治腹痛寒积食积方·阳症吐血方》："凡人吐血，人以为火也，用凉药以泻火，乃火愈退而血愈多；或用止血之品仍不效，此乃血不归经也，当用补气之药，而佐以归经之味，不必止（血）而自止矣。"

《傅青主男科重编考释·吐血及血门·大怒吐血》："有大怒后吐血，或倾盆而出，或冲口而来，一时昏晕，死在顷刻也。以止血治之，则气闷而不安；以补血治之，则胸满而不受；有变症蜂起而死者，不可不治之得法也。"

《周慎斋遗书·卷三·二十六字元机·清》："凡衄血吐血，势未甚者，当行从治，补中益气汤，加麦冬、五味之类为宜。若用寒凉，理无是处。"

《周慎斋遗书·卷七·吐血》："凡咳嗽吐血有汗，用茯苓补心汤，或潮热咳嗽，八珍汤加陈皮、贝母、五味子，以泻胸中之痰。老痰是热，宜贝母、花粉；清痰是虚，宜人参、白术。"

"吐血，先血病而后吐泻者，无忘其吐泻，四君子加归、芍之类；先吐泻而后血病者，无忘其血病，四君子加山栀、川连之类。吐血宜行血、凉血、和血、补血，茯苓补心汤、六味汤，或四物汤加炮姜，八珍汤加陈皮、贝母、麦冬、五味子。血病必从血治，此为正法。吐血久而不愈者，肾虚不纳气故也；杂病久而不愈者，脾虚不能统血故也。故血病宜求之肾，杂病宜求之脾。吐血因阳胜阴虚，故血不得下行，乘炎上之势而出，大法补阴抑火，使复其位。山栀只清胃脘之血，桃仁承气治气壅火塞而吐紫血者，然非治血之正法也。先吐血后见痰嗽，皆是阴虚火动，气不得下降也；先痰嗽后见红者，是痰积热壅，火炎吐血也。以炮姜末、童便调服，或天一丸，盖壮水之主，以制阳光也。"

2. 温法

《不居集·上集卷之十三·血证八法扼要证治》："（气滞则血随气积，艮卦统之）凡大吐血不止，以干姜一味炮为末，吸血归经，童便调服，从治之法。可见止血之味，干姜亦为吐血要药，不专寒冷冰凝也。"

《医学实在易·卷四·实证·炙甘草汤诗》："吐血不已者，理中汤、甘草干姜汤。"

《验方新编·卷十八·吐血部·引血归源方》："忽然血晕吐血，多至数升者，一时切勿服药，急服童服二三碗，后得血止神安，再用广西真山羊血，临卧每服三分，不过三服，引血归源，即自止矣。"

《医法圆通·卷三·辨认阴盛阳衰及阳脱病

情·吐血身热》:"凡吐血之人,多属气衰,不能摄血。吐则气机向外,元气亦与之向外,故身热。急宜回阳收纳为主,切不可见吐血而即谓之火,以凉剂施之。"

《医法圆通·卷三·用药须知·阳虚吐血忌滋阴也》:"凡吐血之人,由正气已衰,中宫不运,阴邪僭居阳位,久久积聚,阳无力以施运行之权,阳无力以申乾刚之令,一触即发,血所以出也。只宜甘温扶阳,以申其正气,正气日申,阴血自降,一定之理。"

3. 清法

《伤寒六书·伤寒家秘的本卷之二·吐血》:"服桂枝汤吐者,其后必吐脓血,犀角地黄汤。血热者,黄连阿胶汤也。"

《内经博议·卷四·附录·缪仲醇阴阳脏腑虚实论治》:"咳嗽吐血痰属肺热甚,宜降气清热,润肺生津液凉血益血,甘寒甘平咸寒,佐以苦寒。"

《张氏医通·卷五·诸痛门·胁痛》:"有胁痛而吐血者,此热伤肝也,小柴胡去半夏、黄芩,加丹皮、鳖甲。"

《不居集·下集卷之十二·酒伤》:"饮酒过多而吐血者,宜徙薪饮、清化饮、葛花解醒汤加黄连、丹皮主之。"

《金匮翼·卷二·诸血统论·蓄热吐血》:"蓄热吐血者,热蓄血中,因而妄行,口鼻皆出,热如涌泉,膈上热,胸中满痛,脉洪大弦长,按之有力,精神不倦,或血是紫黑成块者,须用生地黄、赤芍、茜根、牡丹皮、三制大黄、滑石、桃仁泥之属,从大便导之。此非釜底抽薪之法,不能夺火热上涌之势也。"

《伤寒指掌·卷三·伤寒变症·吐血》:"至见吐血衄血,其邪已化热入里,岂有再用辛温表散之理。麻桂二方,断非治血之方。古人所言风寒在表时,不用麻桂发表,以致邪郁成热,热入伤营分而吐血衄血。非见血之后,再用麻桂止血也。学者切勿以麻桂二汤治血症,致误大事。此方实治寒邪不从表达,郁而成热,热入于里,营络伤而吐血之正法。"

《笔花医镜·卷二·脏腑证治·肺部》:"吐血者,火动其血也,四生散、犀角地黄汤主之。"

《笔花医镜·卷二·脏腑证治·胃部》:"吐血者,胃火迫血妄行也,白虎汤主之。"

《医法圆通·卷三·用药须知·阴虚吐血忌温补也》:"凡阴虚吐血之人,多半精神有余,火伏于中,逼血妄行,吐后人不困倦,此乃有余之候,百中仅见一二,只宜清凉,平其有余。若照阳虚吐血治之必殆,不可不知。"

《医学入门·外集卷四·杂病分类·内伤类》:"盖吐血,火病也,虽挟痰者,亦只治火则止。"

4. 消法

《苍生司命·卷五(利集)·眩晕证》:"吐血即眩晕者,胸中有死血,迷闭心窍而然,是宜行血清心自安。"

《石室秘录·卷六(数集)·血症》:"人有大怒而吐血者,或倾盆而出,或冲口而来,一时昏晕,亦生死顷刻也。倘以止血药治之,则气闷而不能安;倘以补血药治之,则胸痛而不可受,往往有变症蜂起而毙者,不可不治之得法也。方用解血平气汤,白芍二两,当归二两,荆芥炒黑三钱,柴胡八分,红花二钱,炒栀子三钱,甘草一钱,水煎服。一剂而气舒,二剂而血止,三剂而病全愈。盖怒气伤肝,不能平其气,故致一时吐血,不失去舒气,而遽去止血,愈激动肝木之气,气愈旺而血愈吐矣。方中芍药多用之妙,竟去平肝,又能舒气,荆芥、柴胡皆引血归经之味,又适是开郁宽胁之剂,所以奏功甚速,而止血实神,全非用当归补血之故,当归不过佐芍药以成功耳。"

《金匮翼·卷二·诸血统论》:"凡呕吐血,若出未多,必有瘀于胸膈者,当先消而去之。骤用补法,血成瘀而热,多致不起。"

5. 固涩法

《类证治裁·卷之二·血症总论》:"吐血服药而血不止,乃肺上有窍也。用白芨末,以猪肺煮熟蘸食之,日服三四次,使窍为芨末填满,其血自止。"

6. 降气法

《四圣心源·卷四·劳伤解·吐血》:"而肺气之敛,亦因胃气之降,吐衄之证,总以降胃为主。"

三、治法宜忌

吐血治有宜忌,学者宜遵之。

(一)适宜治法论

适宜治法包括宜升提、宜补气、宜降气、宜滋阴。

1. 宜升提

《不居集·上集卷之十三·血证八法扼要证治》:"（气下陷则脱血，坤卦统之）今人见吐血，只知用降药，而不敢用升提。盖血已上越，清降犹恐不止，而再提补，不益甚乎？不知有一种劳伤之人，中气下陷而吐血者，徒用归脾无益。"

2. 宜补气

《不居集·上集卷之十三·血证八法扼要证治》:"（气虚不能摄血，乾卦统之）今人凡见吐血，喜用血分之药，而不敢补气，恐助火也。人但知火克金，而不知气能胜火。人但知金生水，而不知气即是水。惟东垣有曰：甘温能除大热，参、芪、甘草除烦热之圣药。要知气旺自能摄血，阳生阴长，一定之理也。故补气实有起死回生之功。"

3. 宜降气

《不居集·上集卷之十三·血证八法扼要证治》:"（气逆则血随气升，震卦统之）气逆于上，血随气乱，吐血不止，宜用降气不降火之法。气顺而火而自熄，血自宁。"

4. 宜滋阴

《金匮要略浅注·卷五·痰饮咳嗽病脉证治第十二》:"又有先吐血，后咳嗽者。吐血则足厥阴肝脏内伤，而手厥阴心包亦虚，致心包之火，上克肺金。心包主血脉，血脉虚，夜则发热，日则咳嗽，甚则日夜皆热皆咳。此为虚劳咳嗽，先伤其血，后伤其气，阴阳并竭，血气皆亏。服滋阴之药则相宜，服温补之药则不宜。"

（二）禁忌治法

吐血禁忌治法包括忌汗、忌吐、忌热、忌补、忌食发物、忌用寒凉等。

1. 忌汗

《脉经·卷七·病不可发汗证第一》:"咽中闭塞，不可发汗。发汗则吐血。"

《伤寒广要·卷七·兼变诸证（上）·失血》:"凡吐血衄血，无表证，脉不浮紧者，不可发汗也。"

2. 忌吐

《儒门事亲·卷二·凡在上者皆可吐式十四》:"诸吐血、呕血、咯血、衄血、嗽血、崩血、失血者，皆不可吐。吐则转生他病，浸成不救，反起谤端。"

3. 忌热

《圣济总录·卷第三·叙例·禁忌》:"凡咳嗽咯血吐血，忌诸热物。"

《医学心悟·卷一·医门八法·论温法》:"又有阴虚脉细数，阳乘阴而吐血者，亦不可温，温之则为逆候，此所谓不当温而温者也。"

《药治通义·卷八·温法》:"又有阴虚脉细数，阳乘阴而吐血者，亦不可温，温之则为逆候。"

《重订通俗伤寒论·伤寒兼证·风温伤寒》:"风温证服桂枝生姜，必吐血。"

4. 忌补

《验方新编·卷三·劳症诸方·吐血治法》:"吐血最忌用参，无论人参、高丽参、党参，均不可服。"

《验方新编·卷十八·吐血部·吐血验方》:"凡吐血症，切不可吃药，误用寒凉之药，固不得法，而骤投滋补之剂，亦非所宜。"

5. 忌食发物

《验方新编·卷三·咳嗽·劳伤吐血》:"凡劳伤吐血咳嗽等症，忌食春芽，食则病发难愈。"

6. 忌用寒凉

《周慎斋遗书·卷七·吐血》:"吐血概用滋阴清火，则胃失生发之气，脾肺先绝，血从何生？必至于死矣！"

【论用方】

治吐血诸方可分为温阳摄血类、清热凉血类、滋阴补血类、化瘀止血类、收敛止血类等。

一、温阳摄血方

1. 柏叶汤（《金匮要略·惊悸吐衄下血胸满瘀血病脉证治第十六》）

主治脾阳不足，脾不统血之吐血。症见吐血不止，血色清稀黯淡，面色㿠白或萎黄，舌淡苔白，脉象虚弱无力。

柏叶　干姜（各三两）　艾（三把）

上三味，以水五升，取马通汁一升合煮，取一升，分温再服。

2. 黄土汤（《备急千金要方·卷十二·胆腑方·吐血第六》）

治吐血方。

伏龙肝（鸡子大，二枚）　桂心　干姜　当归　芍药　白芷　甘草　阿胶　芎䓖（各一两）　生地黄（二两）　细辛（半两）　吴茱萸（二升）

上十二味哎咀,以酒七升、水三升合煮,取三升半,去滓,纳胶,煮取三升,分三服。亦治血衄。

3. 胶艾汤(《备急千金要方·卷二十五·备急方·诸般伤损第三》)

治丈夫从高堕下伤五脏,微者唾血,甚者吐血,及金疮伤经崩中皆主之方。

阿胶　艾叶　干姜(各二两)　芍药(三两)

上四味哎咀,以水八升,煮取三升,去滓纳胶令烊,分二服,羸人分三服。兼主女人产后崩伤下血过多,虚喘腹中绞痛,下血不止者,服之悉愈。

4. 大胶艾汤(《备急千金要方·卷二十五·备急方·诸般伤损第三》)

治男子伤绝,或从高堕下伤五脏,微者唾血,甚者吐血及金疮伤经者方。

阿胶　艾叶　甘草　当归　芎䓖(各二两)　干姜(一两)　芍药　地黄(各三两)

上八味哎咀,以水八升煮取三升,去滓,纳胶令烊,分再服,羸人分三服。此汤治妇人产崩伤下血过多,虚喘欲死,腹中急痛,下血不止者神良。

5. 伏龙肝散

1)《太平圣惠方·卷第十一·治伤寒吐血诸方》

治伤寒吐血,心烦不食。

伏龙肝〔一(三)两〕　生干地黄(一两)　柏叶(一两)　茜根(一两)　阿胶(一两,捣碎,炒令黄燥)　黄芩(一两)　黄连(一两,去须)　甘草〔一两(半),炙微赤,锉〕

上件药,捣粗罗为散。每服四钱,以水一中盏煎至六分,去滓,不计时候温服。

2)《太平圣惠方·卷第二十七·治虚劳吐血诸方》

治虚劳吐血,心烦头闷。

伏龙肝(二两)　生干地黄(二两)　鹿角胶(二两,捣碎,炒令黄燥)　芎䓖　当归　桂心　白芍药　白芷　麦门冬(去心,焙)　细辛　甘草(炙微赤,锉,以上各一两)

上件药,捣粗罗为散。每服三钱,以水一中盏煎至六分,去滓,不计时候温服。

6. 黄芪散

1)《太平圣惠方·卷第二十七·治虚劳吐血诸方》

治虚劳,补肺气止吐血。

黄芪(一两,锉)　露蜂房(一两,微炒)　川楝子(三分,微炒)　白蒺藜(半两)　桑根白皮(三分,锉)　阿胶(二两,捣碎,炒令黄燥)　薯蓣(一两)　麝香(二两,细研)

上件药,捣细罗为散,入麝香,研令匀,不计时候,以糯米粥饮调下二钱。

2)《太平圣惠方·卷第三十七·治吐血诸方》

治吐血者,皆由脏气虚,气上冲所为。

黄芪(锉)　白芍药　芎䓖　当归　桂心　黄芩　甘草(炙微赤,锉,以上各一两)

上件药,捣粗罗为散。每服五钱,以水一大盏,入竹茹一鸡子大,煎至五分,去滓,每于食后温服。

3)《圣济总录·卷第六十六·咳嗽唾脓血》

治吐血。

黄芪(锉)　白芨　白蔹　黄明胶(炒令燥,各二两)

上四味,捣罗为散。每服二钱匕,糯米饮调下。

7. 补肺散(《太平圣惠方·卷第二十七·治虚劳吐血诸方》)

治虚劳吐血失声。

干姜(半两,炮裂,锉)　当归(三分)　白芍药(半两)　黄芩(三分)　阿胶(一两,捣碎,炒令黄燥)　伏龙肝(一两)　白芷(半两)　甘草(一分,炙微赤,锉)　桂心(半两)

上件药,捣粗罗为散。每服三钱,以水一中盏煎至六分,去滓,不计时候温服。

8. 鹿角胶散(《太平圣惠方·卷第二十七·治虚劳吐血诸方》)

治虚劳,内伤寒热,吐血。

鹿角胶(一两,捣碎,炒令黄燥)　白芍药(一两)　生干地黄(二两)　羚羊角屑(一两)　柏叶(一两)　黄芪(一两)　刺蓟(一两)

上件药,捣粗罗为散。每服四钱,以水一中盏,入竹茹一分,煎至六分,去滓,入砂糖如枣大,更煎三二沸,不计时候温服。

9. 桂心煎(《太平圣惠方·卷第二十七·治虚劳吐血诸方》)

治虚劳吐血,胸膈不利。

桂心末(二两)　生姜汁(二合)　白蜜(十

两） 生地黄汁（一升）

上件药，先以水一大盏，煎桂心取五分，去滓，入生地黄及蜜等，以慢火熬成煎，不计时候，含一茶匙咽津。

10. 艾叶散

1）《太平圣惠方·卷第三十七·治吐血诸方》

治吐血内崩上气，面色如土。

艾叶（二两） 阿胶（二两，捣碎，炒令黄燥） 柏叶〔一（二）两〕 干姜（一两，炮裂，锉）

上件药，捣粗罗为散。每服三钱，以水一中盏煎至六分，去滓，每于食后温服。

2）《太平圣惠方·卷第六十七·治坠损吐唾血出诸方》

治从高坠下，伤于五脏，微者唾血，甚者吐血，及金疮伤经，血出不止。

艾叶（三分，炒） 白芍药（三分） 熟干地黄（一两） 干姜（半两，炮裂，锉） 阿胶（一两，捣碎，炒令黄燥） 甘草（一分，炙微赤，锉）

上件药，捣粗罗为散。每服五钱，以水一大盏，入竹茹一分，煎至五分，去滓，温服，日三四服。

11. 甘草散（《太平圣惠方·卷第三十七·治卒吐血诸方》）

治卒吐血不止。

甘草（锉，生用） 白术 阿胶（捣碎，炒令黄燥） 干姜（炮裂，锉） 黄芩（以上各一两） 伏龙肝（一合）

上件药，捣粗罗为散。每服三钱，以水一中盏煎至六分，去滓，不计时候，温服。

12. 鸡苏散《太平圣惠方·卷第三十七·治卒吐血诸方》

治劳伤，或饱食气逆，致卒吐血不止。

鸡苏茎叶（一两） 黄芪（一两，锉） 甘草（一两，生用） 干姜（半两，炮裂，锉） 艾叶（半两） 阿胶（一两，捣碎，炒令黄燥）

上件药，捣筛为散。每服三钱，以水一中盏煎至五分，去滓，入赤马通汁一合，搅令匀，不计时候，温服。

13. 鹿角胶方《太平圣惠方·卷第三十七·治吐血不止诸方》

治吐血不止。

鹿角胶（一两，炙黄，为末） 生地黄汁（一升二合）

上件药，同于铜器中盛蒸之，令胶消，分温二服。

14. 薤白汤（《圣济总录·卷第六十六·咳嗽唾脓血》）

治久患咳嗽，肺虚吐血，将成劳瘵。

鳖甲（去裙襕，醋炙） 阿胶（炙令燥，各二两） 鹿角胶（炙令燥） 甘草（炙，锉，各一两）

上四味，粗捣筛。每服二钱匕，水一盏，入薤白二寸，同煎至七分，去滓食后临卧服。

15. 绿云散《圣济总录·卷第六十六·咳嗽唾脓血》

治吐血。

柏叶 百合 人参 阿胶（炙令燥，各二两）

上四味，捣罗为散。每服二钱匕，用糯米粥饮调下。

16. 太乙备急散《医灯续焰·卷十六·小儿脉证第七十八》

主卒中恶、客忤，五尸入腹，鬼刺、鬼痓及中蛊疰，吐血、下血及心、腹卒痛，腹满，伤寒阴毒病六七日。

雄黄 芫花 桂心（各二两） 丹砂 蜀椒（各一两） 藜芦 巴豆（各一分） 附子（炮裂，去皮脐，五分） 野葛（三分）

上九味，巴豆别治如脂，余合治下筛，以巴豆合和，更捣令匀，以铜器密贮之，勿泄。有急疾，水服一字匕，可加至半钱匕。老、小半之。病在头，当鼻衄，在膈上吐，在膈下利，在四肢当汗出。神效。

二、清热凉血方

1. 红蓝花散（《太平圣惠方·卷第六·治肺脏壅热吐血诸方》）

治肺壅热，吐血不止。

红蓝花（一两） 犀角屑（三分） 茅根（三分，锉） 麦门冬（三分，去心） 伏龙肝（半斤，以水五大盏浸滤取汁）

上件药，捣筛为散。每服三钱，以浸伏龙肝水一中盏，入竹茹一分，煎至六分，去滓，不计时候温服。

2. 刺蓟散

1）《太平圣惠方·卷第六·治肺脏壅热吐血

诸方》

治肺壅热,吐血不止。

刺蓟(半两) 川升麻(半两) 鹿角胶(半两,捣碎,炒令黄燥) 羚羊角屑(半两) 青竹茹(半两) 当归(半两,锉,微炒) 生干地黄(一两) 甘草(一分,生用)

上件药,捣筛为散。都以水二大盏半煎至一盏半,去滓,分温五服,不计时候。

2)《太平圣惠方·卷第十一·治伤寒吐血诸方》

治伤寒烦热,吐血不止,心胸痛。

刺蓟(一两) 赤芍药(一两半) 茅根(二两) 麦门冬(三两,去心,焙) 犀角屑(一两半) 甘草(半两,生用)

上件药,捣粗罗为散。每服半两,以水一大盏煎至六分,去滓,入藕汁生地黄汁各半合,更煎一两沸,不计时候,分为二服。

3)《太平圣惠方·卷第十八·治热病吐血诸方》

治热病,吐血,并鼻衄不止,头面俱热。

刺蓟(一两) 川升麻(一两) 子芩(一两半) 大青〔六(三)分〕 紫苏茎叶(一两) 赤芍药(一两半) 犀角屑(三分) 川朴硝(一两) 生干地黄(一两) 甘草(三分,炙微赤,锉)

上件药,捣筛为散。每服四钱,以水一中盏煎至六分,去滓,不计时候,温服。

3. 天竺黄散(《太平圣惠方·卷第六·治肺脏壅热吐血诸方》)

治肺脏壅热吐血,心膈烦闷。

天竺黄 人参(去芦头) 侧柏叶(微炙) 川大黄(锉碎,微炒) 鹿角屑 黄芪(锉) 赤茯苓 马兜铃(以上各半两) 鹿角胶(一两,捣碎,炒令黄燥)

上件药,捣细罗为散。每服,不计时候,暖生地黄汁,调下一钱。

4. 百花煎(《太平圣惠方·卷第六·治肺脏壅热吐血诸方》)

治肺壅热,吐血后咳嗽虚劳少力。

白蜜(五合) 生地黄汁〔三分(合)〕 生姜汁(一合) 黄牛乳(五合) 藕汁(三合) 秦艽(一两,去苗) 白茯苓(一两) 柴胡(一两,去苗) 干柿(五枚,煮软,细研如糊) 杏仁(二两,汤浸去皮尖、双仁,麸炒微黄) 黄明胶(五两,捣碎,炒令黄燥)

上件药,捣细罗为散,与蜜及诸药汁,兼干柿,同于银锅子内,以慢火煎成膏,别收于合器中。每服,不计时候,以粥饮调下一茶匙。

5. 吐血方(《太平圣惠方·卷第六·治肺脏壅热吐血诸方》)

治肺壅热极,肺胀喘,吐血不止。

1)生藕汁(二合) 生地黄汁(二合) 刺蓟根汁(二合) 牛蒡根汁(二合) 生蜜(一合) 生姜汁(半合)

上件药汁,调和令匀。每服一小盏,不计时候温服。

2)黄明胶〔一合(两),捣碎,炒令黄燥〕 桑叶(一两) 伏龙肝(一两半)

上件药,捣细罗为散。每服,不计时候,以糯米粥饮调下一钱。

3)生地黄(四两,研取汁) 鹿角胶(一两,捣碎,炒令黄燥为末)

上件药,以童子小便一中盏,于银器中,下地黄汁及胶末,搅令匀,煎三两沸。分温三服。

6. 子芩散(《太平圣惠方·卷第十一·治伤寒吐血诸方》)

治伤寒吐血,心神烦闷。

子芩(三分) 栀子仁(半两) 远志(一分,去心) 桂心(半两) 黄连(三分,去须)

上件药,捣筛为散。每服四钱,以水一中盏,煎至六分,去滓。不计时候温服。

7. 茅根饮子(《太平圣惠方·卷第十一·治伤寒吐血诸方》)

治伤寒,心肺热,因嗽吐血或唾血。

茅根(三两) 犀角屑(一两) 黄芩(一两) 桑根白皮(二两) 竹茹(一两) 刺蓟(一两半) 紫菀(二两,洗去苗、土)

上件药,细锉和匀。每服半两,以水一大盏,煎至六分,去滓,入生地黄汁一合,更煎一两沸,不计时候,分温二服。

8. 生干地黄散(《太平圣惠方·卷第十八·治热病吐血诸方》)

治热病发汗,而汗不发,致内有积瘀,故吐血不止。

生干地黄(一两) 赤芍药(一两) 牡丹(三

分） 犀角屑(半两) 刺蓟(一两) 柏叶(三分)

上件药,捣筛为散。每服四钱,以水一中盏煎至六分,去滓,不计时候,温服。

9. 大黄散(《太平圣惠方·卷第十八·治热病吐血诸方》)

治热病吐血不止,心神烦闷。

川大黄(三分,锉碎,微炒) 犀角屑(一两) 赤芍药(一两) 黄芩(一两) 生干地黄(一两) 甘草(三分,炙微赤,锉)

上件药,捣筛为散。每服四钱,以水一中盏,煎至五(六)分,去滓,不计时候,温服。

10. 竹茹饮(《太平圣惠方·卷第十八·治热病吐血诸方》)

治热病,吐血,兼鼻衄不止。

青竹茹〔一两(半)〕 子芩(一两) 蒲黄(二钱) 伏龙肝(二钱,末) 生藕汁(二合)

上件药,先以水一大盏半,煎竹茹子芩至一盏,去滓,下蒲黄等三味,搅令匀,不计时候,分为三服。

11. 犀角散(《太平圣惠方·卷第十八·治热病吐血诸方》)

治热病,毒气未解,心肺积热,吐血不止,心中壅闷。

犀角屑〔一(半)两〕 栀子仁(半两) 地骨皮(半两) 子芩(半两) 川大黄(半两,锉碎,微炒) 麦门冬(三分,去心) 甘草(半两,炙微赤,锉) 茯神(半两) 川升麻(半两) 生干地黄(一两) 茅根(半两,锉) 芦根(半两,锉)

上件药,捣筛为散。每服四钱,以水一中盏煎至六分,去滓,不计时候,温服。

12. 红蓝花散

1)《太平圣惠方·卷第十八·治热病吐血诸方》

治热病吐血,心胸不利。

红蓝花(一两) 川大黄(一两,锉碎,微炒) 诃黎勒皮(三分) 羚羊角屑(三分) 黄芩(三分) 刺蓟(三分)

上件药,捣粗罗为散。每服五钱,以水一大盏煎至五分,去滓,下赤马通汁半合,更煎一两沸,不计时候,温服。

2)《太平圣惠方·卷第三十七·治吐血不止诸方》

治心热吐血不止。

红蓝花(二两) 伏龙肝(一升,以水二升半浸滤取汁) 乱发灰(一两) 甜竹茹(三合)

上件药,捣筛为散。每服三钱,以伏龙肝水一中盏煎至六分,去滓,频频温服。

13. 茜根散

1)《太平圣惠方·卷第二十七·治虚劳吐血诸方》

治虚劳少力吐血,心闷,头旋目晕。

茜根(锉) 羚羊角屑 柏叶 刺蓟 阿胶(捣碎,炒令黄燥) 白芍药 白术 黄芪(锉) 当归(锉,微炒) 黄芩(以上各一两) 生干地黄(二两) 甘草(半两,炙微赤,锉) 伏龙肝(二两) 乱发灰(半两)

上件药,捣粗罗为散。每服四钱,用水一中盏,入竹茹一分,煎至六分,去滓,不计时候温服。

2)《太平圣惠方·卷第三十七·治吐血不止诸方》

治吐血不止,心胸烦热。

茜根(二两,锉) 白芍药(三两) 麦门冬(三两,去心) 鸡苏叶(四两) 小蓟根(三两) 青竹茹(四两)

上件药,捣筛为散。每服三钱,以水一中盏煎至五分,去滓,入生地黄汁一合,搅令匀,不计时候温服。

14. 天竹黄散(《太平圣惠方·卷第二十七·治虚劳吐血诸方》)

治虚劳,心肺烦热吐血。

天竹黄 知母 川大黄(锉碎,微炒) 人参(去芦头) 犀角屑 黄芪(锉) 白茯苓 马兜铃 麦门冬(去心,焙) 生干地黄 鹿角胶(捣碎,微炒令黄燥,以上各一两) 甘草(半两,炙微赤,锉)

上件药,捣粗罗为散。每服三钱,以水一中盏煎至六分,去滓,不计时候温服。

15. 黄芩散(《太平圣惠方·卷第三十七·治吐血诸方》)

治心热,吐血不止。

黄芩(一两半) 地榆(一两半,锉) 玄参(二两) 茜根(二两,锉) 寒水石(一两) 麦门冬(二两半,去心,焙) 川升麻(二两) 犀角屑(一两) 甘草(一两,炙微赤,锉)

上件药,捣粗罗为散。每服五钱,以水一大盏,入竹叶二七片,煎至五分,去滓,每于食后温服。

16. 地榆散

1)《太平圣惠方·卷第三十七·治吐血诸方》

治心肺热盛,吐血不止。

地榆(半两,锉) 柏叶(三分) 甘草(半两,锉,生用) 吴蓝(三分) 黄芩(三分) 刺蓟(一两)

上件药,捣粗罗为散。每服四钱,以水一中盏,入青竹茹一分,煎至六分,去滓,每于食后温服。

2)《太平圣惠方·卷第三十七·治吐血不止诸方》

治吐血不止。

地榆(一两,净洗去泥土) 白芍药(一两) 阿胶(三分,捣碎,炒令黄燥) 甘草(一分,生用) 艾叶(一两) 小蓟根(一两)

上件药,捣筛为散。每服三钱,以水一中盏煎至六分,去滓,不计时候温服。

17. 羚羊角散(《太平圣惠方·卷第三十七·治吐血不止诸方》)

治吐血不止。

羚羊角屑(三两) 伏龙肝(五两) 熟艾(一两) 地榆(二两,锉) 牛膝〔三(二)两,去苗〕 牡丹(二两) 白芍药(四两) 生干地黄(二两) 柏叶(二两) 大蓟根(三两) 鸡苏叶(一两) 蛴螬(五枚,切破,慢火炙黄)

上件药,捣筛为散。每服三钱,以水一中盏,入生姜半分,煎至六分,去滓温服。

18. 杏仁散(《太平圣惠方·卷第三十七·治吐血口干诸方》)

治心肺客热吐血,唇口干燥。

杏仁(汤浸去皮尖、双仁,麸炒微黄) 赤茯苓 黄连(去须) 栀子仁 黄芩 川大黄(锉碎,微炒,以上各一两) 桂心(半两) 栝蒌根(三分)

上件药,捣筛为散。每服三钱,以水一中盏煎至六分,去滓,不计时候温服。

19. 犀角散(《太平圣惠方·卷第三十七·治吐血口干诸方》)

治心肺壅热,上焦不利,吐血口干。

犀角屑(一两) 黄芩(一两) 人参(一两,去芦头) 生干地黄(一两) 麦门冬(一两,去心) 栝蒌根(一两) 甘草(半两,炙微赤,锉) 杏仁(二两,汤浸去皮尖、双仁,麸炒微黄)

上件药,捣筛为散。每服三钱,以水一中盏煎至六分,去滓,不计时候温服。

20. 石膏散《太平圣惠方·卷第三十七·治吐血口干诸方》

治心胸烦热,吐血不止,口舌干燥,头疼。

石膏(二两) 甘草(半两,炙微赤,锉) 麦门冬(二两,去心) 黄芩 川升麻 生干地黄 青竹茹 栝蒌根 葛根(以上各一两)

上件药,捣筛为散。每服三钱,以水一中盏煎至六分,去滓,不计时候温服。

21. 紫参散(《圣济总录·卷第六十六·咳嗽唾脓血》)

治热极吐血。

紫参 阿胶(炒燥,各二两) 甘草(炙,锉,一两)

上三味,捣罗为散。每服二钱匕,温糯米饮调下,不计时候。

22. 贯众散(《圣济总录·卷第六十六·咳嗽唾脓血》)

治暴吐血、嗽血。

贯众(一两) 黄连(去须,年老者半两,年少者三分)

上二味,捣罗为细散。每服二钱匕,浓煎糯米饮调下,立止。

23. 云雪散(《圣济总录·卷第六十六·咳嗽唾脓血》)

治吐血。

云雪(寒食面是) 蒲黄(各一两)

上二味,并生用,研匀。每服二钱匕,冷水调下。

24. 十灰散(《济阳纲目·卷六十五·劳瘵·服药之法》)

治劳证,呕血,吐血,咯血,嗽血。

大蓟 小蓟 侧柏叶 荷叶 茅草根 茜根 牡丹皮 棕榈皮 山栀仁 大黄(各等分)

上俱烧灰存性,研极细末,用纸包,以碗盖于地上一夕,出火毒。用时先将白藕捣绞汁或萝卜汁,磨真京墨半碗,调前药灰五钱,食后服下。

三、滋阴补血方

1. 当归散(《太平圣惠方·卷第十一·治伤寒吐血诸方》)

治伤寒吐血,目眩烦闷。

当归 赤芍药 黄芩 伏龙肝 阿胶(捣碎,炒令黄燥,以上各一两) 干姜(半两)

上件药,捣筛为散。每服四钱,以水一中盏煎至六分,去滓,不计时候温服。

2. 生干地黄散(《太平圣惠方·卷第十一·治伤寒吐血诸方》)

治伤寒心热,及余毒不退,吐血一二升不止。

生干地黄(一两) 黄柏(三分,锉) 黄芩(一两) 吴蓝(一两) 黄连(三分,去须) 伏龙肝(一两) 麦门冬(一两,去心)

上件药,捣筛为散。每服五(四)钱,以水一中盏,入竹茹一分,煎至五(六)分,去滓,不计时候温服。

3. 柏叶散(《太平圣惠方·卷第十一·治伤寒吐血诸方》)

治伤寒吐血不止。

青柏叶(一两) 生干地黄(一两) 阿胶(一分,捣碎,炒令黄)

上件药,捣筛为末。以水一大盏半煎至一盏,去滓,别搅马通汁一合相和,更煎一两沸,不计时候,分温三服。

4. 白芍药散(《太平圣惠方·卷第二十七·治虚劳吐血诸方》)

治虚损劳极,面色枯悴,时或唾血吐血等。

白芍药(一两) 当归(一两,锉,微炒) 附子(一两,炮裂,去皮脐) 黄芩(一两) 白术(一两) 阿胶〔一(二)两,捣碎,炒令黄燥〕 生干地黄(四两) 甘草(一两,炙微赤,锉)

上件药,捣细罗为散。每服,不计时候,以糯米粥饮调下二钱。

5. 阿胶散(《太平圣惠方·卷第二十七·治虚劳吐血诸方》)

治虚劳频吐血,心膈四肢疼痛,头目旋闷。

阿胶〔一(二)两,捣碎,炒令黄燥〕 当归(一两,锉,微炒) 伏龙肝〔一(二)两〕 白芍药(一两)白芷(一两) 甘草(一两,炙微赤,锉) 生干地黄(四两) 细辛(半两) 芎䓖(一两) 桂心(一两)

上件药,捣粗罗为散。每服四钱,以水一中盏,煎至六分,去滓,不计候温服。

6. 地黄散(《太平圣惠方·卷第二十七·治虚劳吐血诸方》)

治虚劳吐血不止。

生干地黄(一两) 黄芩(一两) 白芍药(一两) 阿胶(二两,捣碎,炒令黄燥) 当归(一两) 伏龙肝(二两)

上件药,捣细罗为散。每服,不计时候,以糯米粥饮调下二钱。

7. 天门冬丸(《太平圣惠方·卷第二十七·治虚劳吐血诸方》)

治虚劳,肺热吐血烦闷,咽喉不利。

天门冬(一两半,去心,焙) 麦门冬(一两半,去心,焙) 人参(去芦头) 前胡(去芦头) 桑根白皮(锉,以上各一两) 射干 百合 杏仁(汤浸去皮尖、双仁,麸炒微黄) 五味子 紫菀(去苗、土) 贝母(煨令微黄) 甘草(炙微赤,锉,以上各三分)

上件药,捣罗为末,炼蜜和捣百余杵,丸如弹子大。每服,不计时候,以薄绵裹一丸,含咽津。

8. 地黄金粉散(《太平圣惠方·卷第二十七·治虚劳吐血诸方》)

治虚劳,心肺热吐血。

地黄(半斤,取自然汁) 飞罗面(四两)

上件药,同调成糊,摊于漆盘内,候干取下,捣罗为末。每服,不计时候,以陈米粥饮调下二钱。

9. 紫苏散(《太平圣惠方·卷第三十七·治吐血诸方》)

治吐血并衄血不止。

紫苏〔一(二)两〕 桂心(一两) 生干地黄(二两) 当归(一两) 牛膝(一两,去苗) 阿胶(一两,捣碎,炒令黄燥)

上件药,捣筛为散。每服五钱,以水一中盏,煎至五分,去滓,每于食后温服。

10. 干地黄散(《太平圣惠方·卷第三十七·治卒吐血诸方》)

治卒吐血,皆因心肺暴热,毒入胃,致吐不止。

生干地黄〔三(二)两〕 黄芩〔二(三)两〕 阿胶(二两,捣碎,炒令黄燥) 甘草(二两,锉,生

用）　柏叶（一两）　犀角屑（一两）　刺蓟（一两）

上件药,捣筛为散。每服三钱,以水一中盏,入青竹茹一鸡子大,煎至六分,去滓,不计时候,温服。

11. 生地黄煎（《太平圣惠方·卷第三十七·治吐血口干诸方》）

治肺热吐血,口干心燥。

生地黄汁（一升）　生姜汁（一合）　白蜜（五合）　生麦门冬汁（三合）　酥（五合）　白沙糖（三两）　杏仁（三两,汤浸去皮尖、双仁,麸炒研）

上件药,都煎成膏。不计时候,服半匙,含化咽津。

12. 阿胶丸（《太平圣惠方·卷第六十七·治坠损吐唾血出诸方》）

治从高坠下,伤折跪损,内伤五脏,微者唾血,甚者吐血。

阿胶（二两,捣碎,炒令黄燥）　肉苁蓉（一两,酒浸一宿,刮去皱皮,炙干）　艾叶（一两半,微炒）　川椒（一两,去目及闭口者,微炒去汗）　白芍药（一两）　当归（一两,锉,微炒）　芎䓖（一两）　延胡索（一两）　熟干地黄（一两）　桂心（一两）　川大黄（一两,锉碎,微炒）　牛膝（一两,去苗）　牡丹（一两）　附子（一两,炮裂,去皮脐）　黄芪（一两,锉）

上件药,捣罗为末。先用酒一升,煎三五沸,将一半药末入酒内,调如面糊,以慢火煎令稠,入余上药末,和捣三二百杵,丸如梧桐子大。每服,以豆淋酒下三十丸,日三四服。

四、散瘀止血方

1. 红花散（《太平圣惠方·卷第三十七·治吐血诸方》）

治吐血。

红花（一两）　诃黎勒（三枚,兼核生用）　川朴硝（五两）

上件药,捣粗罗为散。每服三钱,以酒半中盏,水半中盏煎至六分,去滓,入赤马通一合,不计时候温服。

2. 鳖甲丸（《黄帝素问宣明论方·卷九·痰饮门·痰饮总论》）

治吐血咳嗽。

鳖甲（一个,九肋者,醋炙黄）　柴胡（一两,醋浸一宿）　杏仁（一两,童子小便浸炒）　甘遂（一两,炙）　人参（半两）

上为末,炼蜜为丸如桐子大。每服十丸至十五丸,生姜汤下。

五、收涩止血方

1. 通圣散（《圣济总录·卷第六十八·吐血门·吐血》）

治肺损,吐血嗽血。

金星石　银星石　太阴玄精石　云母　阳起石　不灰木

上六味,等分,以砂锅子一枚,先入罗过紫冬灰（水牛粪是也）,可厚一二寸,铺药一重,以灰一二寸筑令实;又铺药一重,准前以灰盖后铺药为度,上下以灰封盖,以盐泥固济,不限药多少,皆用炭一秤,于静室中周密不通风处,火煅一日一夜,候冷取出。于净地掘一坑子,深一尺许,埋锅子一宿,取出先拣出药块子,余以粗罗罗去灰,取药碾为末,更入乳钵研令极细,即入罐子内收之。每药末一两,入龙脑、麝香各半钱,阿胶一分（炒）同研,入前件药末一两内,合和令匀。每服一钱或半钱匕,以糯米少许研细,入薄荷汁、蜜各少许,同煎为饮,候温调下,空心、日午、临卧各一服。

2. 神效金朱丸（《圣济总录·卷第六十六·咳嗽唾脓血》）

治吐血。

丹砂（半两）　金箔（四片）　蚯蚓（三条）

上三味,先将丹砂、金箔研细,后将蚯蚓同研,和前二味为丸如小皂子大。每服一丸,冷酒下,不嚼。

3. 双荷散（《冯氏锦囊秘录·杂症大小合参卷十一·吐血》）

治卒暴吐血。

藕节（七个）　荷叶顶（七个）

同蜜擂细,水煎去滓,温服。

六、治吐血单方、验方

1. 坚中汤（《备急千金要方·卷十二·胆腑方·吐血第六》）

治虚劳内伤,寒热呕逆吐血。

糖（三斤）　芍药　半夏　生姜　甘草（各三两）　桂心（二两）　大枣（五十枚）

上七味，㕮咀，以水二斗煮取七升，分七服，日五夜二。

2. 治吐血验方（《太平圣惠方·卷第三十七·治吐血诸方》）

1）治吐血久不止。

生藕汁（二合）　刺蓟汁（二合）

上件药。合搅令匀，入生蜜一匙，调和令细呷之。

2）治吐血立效方。

白蒲薄纸（五张，烧灰）

上将纸灰以水调，顿服之。立效。

3）治吐鲜血方。

红锦（三寸）

上将锦烧灰，研为末，水调服之瘥。

4）治吐血及鼻衄不止方。

上以伏龙肝二两，用新汲水一大盏，淘取汁，入蜜一匙，搅匀，顿服之。

上以乌贼鱼骨，捣细罗为散，不计时候，以清粥饮调下二钱。

生刺蓟（三两）　生地黄（五两）

上捣绞取汁，入白蜜一两，煎三五沸，不计时候，温服。

上以生葛根捣绞取汁，每服一小盏，宜频服，以止为度。

上以刺蓟根叶，捣绞取汁一中盏，分为二服，相次服之。

5）治卒吐血不止。

柏叶（半斤，洗净）

上件药，捣碎，以水三大盏，煎取一盏半，去滓，分为三服。

上以葛粉细研，用新汲水，调下三钱。

上浓煮鸡苏汁饮之，以多为妙。亦疗下血佳。

上用东向襄荷根一握，绞取汁服之。亦疗虫毒。

桂心〔一（二）两〕　羊角（二枚，炙令黄焦）

上件药，捣罗为末，不计时候，以糯米粥饮，调下二钱。

上以肉桂四两，去粗皮，捣罗为末。以糯米粥饮，调下一钱服，日夜可十服，神验。亦治下血不止。

上以蒲黄半两，温水调下，未瘥再服。

黄连末（一两）

上于铫子内，先熔黄蜡一两，纳黄连末，候稍凝，分为三丸。以糯米粥化一丸服之，日尽三丸瘥。

3. 麦门冬散（《太平圣惠方·卷第四·治心气不足诸方》）

治心气不足，多汗，心烦喜怒，独话（语），多梦，不自觉知，咽喉痛，时吐血，舌本强，水浆不通。

麦门冬（一两，去心）　白茯苓（一两）　紫菀（三分，去苗、土）　甘草（一分，炙微赤，锉）　赤小豆（半两，炒熟）　紫石英（一两，细研如粉）　桂心（三分）　人参〔二（一）两，去芦头〕

上件药，捣粗罗为散。每服三钱，以水一中盏，煎至六分，去滓，微温渐渐服之。

4. 紫菀散（《太平圣惠方·卷第六·治肺气不足诸方》）

治肺气不足，逆满上气，咽喉中闭塞，寒从背起，口中如含霜雪，言语失声，甚者吐血。

紫菀（一两，洗去苗、土）　五味子（一两）　款冬花（一两）　桂心（一两）　麦门冬（二两，去心）　桑根白皮（二两，锉）

上件药，捣筛为散。每服四钱，以水一中盏，入生姜半分，枣三枚，粳米五十粒，煎至六分，去滓，不计时候温服。

5. 止血蒲黄散（《太平圣惠方·卷第十一·治伤寒吐血诸方》）

治伤寒温病，时气疫毒，及饮酒伤中，吐血不止，面黄干呕，心烦。

蒲黄（二两）　栝蒌（二两）　犀角屑〔一（二）两〕　甘草（二两，炙微赤，锉）　桑寄生（二两）　葛根〔三（二）两，锉〕

上件药，捣粗罗为散。每服五钱，以水一大盏煎至五分，去滓，不计时候温服。

6. 石膏散（《太平圣惠方·卷第二十七·治虚劳吐血诸方》）

治虚劳吐血，喘促，头痛，吃食全少。

石膏（四两）　麻黄（去根节）　五味子　半夏（汤洗七遍去滑）　黄芪（锉）　麦门冬（去心，以上各一两）　杏仁（一两，汤浸去皮尖、双仁，麸炒微黄）　生干地黄（二两）　甘草（半两，炙微赤，锉）

上件药，捣筛为散。每服四钱，以水一中盏，入生姜半分，小麦一百粒煎至六分，去滓，不计时候温服。

7. 蒲黄散(《太平圣惠方·卷第二十七·治虚劳吐血诸方》)

治虚劳肺热吐血。

蒲黄(三分)　甘草(一分,炙微赤,锉)　当归(锉,微炒)　人参(去芦头)　白芍药　阿胶(捣碎,炒令黄燥)　麦门冬(一两,去心,焙)　黄芪(锉)　刺蓟　生干地黄(以上各半两)

上件药,捣细罗为散。每服,不计时候,以粥饮调下二钱。

8. 猬皮散(《太平圣惠方·卷第二十七·治虚劳吐血诸方》)

治虚劳吐血。

猬皮(一两,烧灰)　硫黄(一分)

上件药,都研令匀细。每服空心,以温酒调下一钱。

9. 松花散(《太平圣惠方·卷第三十七·治吐血诸方》)

治吐血久不止。

松花(一两半)　甘草(半两,炙微赤,锉)　紫菀(半两,去苗)　百合(半两)　薯蓣(一两)　人参(半两,去芦头)　鹿角胶(一两,捣碎,炒令黄燥)　生干地黄(一两)　白茯苓(半两)　茜草根(半两,锉)　刺蓟(半两)　艾叶(一分)

上件药,捣细罗为散。不计时候,以粥饮调下二钱。

10. 吐血方(《太平圣惠方·卷第三十七·治吐血诸方》)

治卒吐血不止。

生地黄汁(一大盏)　黄明胶(一两,炙令黄燥)

上件药,捣胶细罗为散,纳地黄汁中,以瓷器盛,于一斗米饭甑上蒸之,候饭熟,分为二服,甚者不过再剂。

11. 白前散(《太平圣惠方·卷第三十七·治唾血诸方》)

治吐血日夜不止。

白前(二两半)　桑根白皮(二两,锉)　桔梗(一两,去芦头)　甘草(一两半,炙微赤,锉)

上件药,捣筛为散。每服三钱,以水一中盏,煎至六分,去滓,每于食后温服。

12. 雄黄散(《太平圣惠方·卷第五十六·治蛊毒吐血诸方》)

治中蛊毒吐血。

雄黄(一分,细研)　釜下黄土(半两,细研)　獭肝(如枣大,微炙)　斑蝥(十四枚,糯米拌炒令黄色,去翅足)

上件药,捣细罗为散。每服空腹,以酪浆调下二钱,或吐虾蟆及蛇等出,即瘥。

13. 五通散(《圣济总录·卷第六十六·咳嗽唾脓血》)

治吐血。

巴豆(五十枚,去皮)　白面(一两)　郁李仁(三百五十枚)　盐豉(三百五十粒)　伏龙肝(二两)

上五味,锅子内炒熟,不住手搅,以烟青为度,倾出放湿地出火毒,捣罗为散。每服半钱匕,温蜜水调下。如患咯血,用前件药末一两,郓州蛤粉二两,同研罗细,每服一钱匕,藕汁半盏,生油两点,食后调服。

14. 乌金散(《圣济总录·卷第六十六·咳嗽唾脓血》)

治吐血及一切血病,诸药不效者。

鲮鲤甲　犀角(镑)　黄明胶　赤鲤鱼皮(各一两)　胎发(一两半)　独角仙(一枚,去翅、头、足)

上六味,用瓦瓶一枚,底下开窍,纳药以纸筋泥固济,曝干,用炭五斤簇烧,候烟绝,拨去火,放冷取出,细研为散。每服一钱匕,旋入腻粉少许,吐血鼻衄不止,新汲水调下;产后血运,昏迷闷乱,不知人,冷醋汤下;血气,温酒调下;咯血及血积、藏毒、下血、赤痢、血痢、蛊毒痢、肠风及五痔下血,并米饮调下。临卧空腹服,更相度虚实,可加至二钱匕。服药后,取下积聚物为效。

15. 五胜汤(《圣济总录·卷第六十六·咳嗽唾脓血》)

治饮食伤肺,吐血并嗽血。

木香　蜜陀僧　蝉壳(去足)　甘草(炙,锉,各半两)　黄明牛胶(两片,将一片酥炙,一片生锉)

上五味,粗捣筛。每服三钱匕,水一盏,煎至五分,去滓,食后良久温服。

16. 金粉汤(《圣济总录·卷第六十六·咳嗽唾脓血》)

治吐血。

熟干地黄（焙） 蒲黄（各一两） 芎䓖（半两）

上三味，粗捣筛。每服三钱匕，水一盏半，入糯米十四粒，同煎至七分，去滓温服。

17. 杏蜜膏（《圣济总录·卷第六十六·咳嗽唾脓血》）

治吐血。

猪肤（一具，用瓷器煮烂，冷水浸去膜） 杏仁（去皮尖，双仁，炒） 蜜（熬熟，各二两）

上三味，同研，饭上蒸，入木香、附子末各二钱，和匀成膏。每服半匙，酒一盏调下，日三。

18. 补肺煮肺散（《圣济总录·卷第六十六·咳嗽唾脓血》）

治吐血。

杏仁（一百二十粒，去皮尖，新瓦上焙，研） 百合（四两） 糯米（一合） 葱白（三茎，并同杏仁法）

上四味，和匀，猪肺一具，入药在内，麻线系，沙锅内煮水去一半，翻转令熟，竹片切，连药细嚼，蜜汤下，服至五具为度。

【论用药】

药性有寒热温凉之别，药性有升降浮沉之异。治疗吐血的药物可分为温阳摄血类、清热凉血类、滋阴补血类、收敛止血类，临床选用应当甄别。

一、温阳摄血药

1. 大蒜

《本草通玄·卷下·菜部》："辛温。健脾下气，消谷化肉，破结杀鬼。捣烂同道上热土，新汲水服，能救中暑。捣汁饮，主吐血心病。"

2. 水苏

《本草经集注·果菜米谷有名无实·菜部药物·中品》："味辛，微温，无毒。主下气，杀谷，除饮食。辟口臭，去毒，辟恶气。久服通神明，轻身，耐老。主吐血、衄血、血崩。一名鸡苏，一名劳祖，一名芥苴，一名瓜苴，一名道华。生九真池泽，七月采。"

3. 艾叶

《本草经集注·草木中品》："味苦，微温，无毒。主灸百病，可作煎，止下痢，吐血，下部䘌疮，妇人漏血；利阴气，生肌肉，辟风寒，使人有子。一名冰台，一名医草。生田野。三月三日采，曝干。作煎勿令见风。"

4. 白胶

《本草经集注·虫兽三品·上品》："味甘，平、温，无毒。主治伤中，劳绝，腰痛，羸瘦，补中益气，妇人血闭无子。止痛，安胎。治吐血，下血，崩中不止，四肢酸疼，多汗，淋露，折跌伤损。久服轻身，延年。一名鹿角胶。生云中，煮鹿角作之。"

5. 地笋

《证类本草·卷第九》："温，无毒。利九窍，通血脉，排脓治血，止鼻洪吐血，产后心腹痛，一切血病。肥白人、产妇可作蔬菜食，甚佳。即泽兰根也。"

6. 伏龙肝

《神农本草经疏·卷五·玉石部下品》："味辛，微温，主妇人崩中，吐血，止咳逆，止血，消痈肿毒气。"

7. 韭菜、韭菜子

《滇南本草·卷下·草部》："嚾散结。主治吐血、衄血、尿血，生捣汁服，除胃脘瘀血，熟吃滑润肠胃中积，或食金、银、铜、铁、锡器于腹内，吃之立下。"

8. 柏叶

《千金翼方·卷第三·本草中·木部上品》："味苦，微温，无毒。主吐血衄血，利血崩中，赤白。轻身益气，令人耐寒暑，去湿痹，止饥，四时各依方面采，阴干。"

9. 莱菔根

《本草蒙筌·卷之六·菜部》："味辛、甘，气温。属土，有金与水，无毒。南北郡州，处处俱种。一名萝卜，逢冬拔收。根啖可生，叶啖须煮。制白面豆腐二毒，忌何首乌、地黄同餐。倘误犯之，须发易白。消食，去痰癖，止咳嗽，解消渴。捣生汁，磨墨下咽；止吐血，去血甚捷。"

10. 益智仁

《医学摘粹·本草类要·热药门·微热类》："味辛，气温，入足太阴脾、足阳明胃经。和中调气，燥湿温寒，遗精与淋浊俱疗，吐血与崩漏兼医。去壳炒研，消食亦良。"

11. 假苏

《滇南本草·卷上·草部》："味辛，性温，无毒。主治口眼歪斜，通利血脉，化瘀血死血，驱风利窍，治头风如神。用此治跌打损伤，并敷毒疮亦效。治吐血，清目，疏风化痰，养肌，筋骨疼痛，解酒即醒，目昏，效如神。勐笼地区作菜食，令不染瘟疫。兼之，男妇老幼从不落齿，皆呼为稳齿菜。"

二、清热凉血药

1. 土牛膝

《滇南本草·卷上·草部》："红牛膝，一名相牛膝，一名杜牛膝，又名鸡豚草，又名鸡豚膝。味酸、辛，性微寒。阴也，降也。入肝脾二经，行十二经络，行血，破瘀血、血块，凉血热。治妇人室女经行月事之期。恶寒怯冷、发热、腹痛、胸胁气胀。错经妄行、吐血、衄血、咳痰带血，此由阴虚火盛，虚火逼血以致妄行，治宜滋阴降火。"

2. 大、小蓟根

《千金翼方·卷第二·本草上·草部中品之下》："味甘，温。主养精保血。大蓟主女子赤白沃，安胎，止吐血，衄鼻。令人肥健。五月采。"

3. 石布

《滇南本草·卷上·草部》："气味苦，性微寒。主治吐血、血衄、血痢、血崩，去湿痹，生肌。治冷风历节疼痛，止尿血。取汁润发，敷汤火伤，止痛。煎汤服之，杀虫，疗蛊痢。"

4. 皮茹

《千金翼方·卷第三·本草中·木部中品》："微寒，主呕哕，温气，寒热，吐血崩中，溢筋。"

5. 白牛膝

《滇南本草·第二卷·白牛膝》："酸，性温。补肝，行血，破瘀块，凉血热。治月经闭涩，腹痛，产后发热，虚烧蓐痨，室女逆经，衄呕吐血，红崩白带，尿急淋沥，寒湿气盛，筋骨疼痛，强筋舒筋，攻疮痈热毒红肿，痄腮乳蛾，男子血淋，赤白便浊，妇人赤白带下。但坠胎，孕妇忌服，水酒为使。"

6. 戎盐

《本草经集注·玉石三品·下品》："主明目，目痛，益气，坚肌骨，去毒虫。味咸，寒，无毒。治心腹痛，溺血，吐血，齿舌血出。一名胡盐。生胡盐山及西羌北地，及酒泉福禄城东南角，北海青，南海赤。十月采。"

7. 地榆

《本草正·山草部》："味苦、微涩，性寒而降。既清且涩，故能止吐血、衄血，清火明目，治肠风血痢及妇人崩漏下血、月经不止、带浊、痔漏、产后阴气散失；亦敛盗汗，疗热痞，除恶肉，止疮毒疼痛。凡血热者，当用；虚寒者，不相宜也。"

8. 苦马菜

《滇南本草·卷上·草部》："凉血，治血热妄行。止一切血症：吐血、呕血、咯血、咳血、衄血、大肠下血、女子逆经倒血。消痰，消瘿瘤，消咽喉结气，化痰毒，洗疮毒。"

9. 知母

《本草正·山草部》："味苦，寒。阴也。其性沉中有浮，浮则入手太阴、手少阴，沉则入足阳明、足厥阴、足少阴也。故其在上，则能清肺，止渴，却头痛，润心肺，解虚烦喘嗽、吐血、衄血，去喉中腥臭。"

10. 青黛

《本草征要·第三卷·肝胆二经·凉肝》："味咸，性寒，无毒。入肝经。清肝火，解郁结，幼稚惊疳，大方吐血。伤寒发斑，疮生口舌。"

11. 胡黄连

《本草正·山草部》："味大苦，大寒。其性味、功用大似黄连，能凉肝明目，治骨蒸劳热、三消、吐血、衄血、五心烦热，疗妇人胎热虚惊、热痢，及小儿疳热、惊痫。"

12. 栀子

《本草正·竹木部》："味苦，气寒。味厚气薄，气浮味降，阴中有阳。因其气浮，故能清心肺之火，解消渴，除热郁，疗时疾躁烦、心中懊侬、热闷不得眠、热厥头疼、耳目风热赤肿疼痛、霍乱转筋；因其味降，故能泻肝、肾、膀胱之火，通五淋，治大小肠热秘、热结、五种黄疸、三焦郁火、脐下热郁疝气、吐血、衄血、血痢、血淋、小腹损伤瘀血。"

13. 羚羊角

《本草经集注·虫兽三品·中品》："味咸、苦，温、微寒，无毒。主治青盲，明目，杀疥虫，止寒泄，辟恶鬼、虎、狼，止惊悸。治百节中结气，风头痛及蛊毒、吐血、妇人产后余痛。烧之杀鬼魅，辟虎狼。久服安心，益气力，轻身。生河西川谷。取无时，勿使中湿，湿有毒。"

14. 绿豆

《本草正·谷部》："味甘，性凉。能清火，清痰，下气，解烦热，止消渴，安精神，补五脏阴气，去胃火吐逆及吐血、衄血、尿血、便血、湿热泻痢、肿胀，利小水，疗丹毒、风疹、皮肤燥涩、大便秘结，消痈肿、痘毒、汤火伤痛，解酒毒、鸩毒、诸药、食、牛马、金石毒，尤解砒霜大毒。或用囊作枕，大能明耳目，并治头风头痛。"

15. 船底苔

《证类本草·卷第九·船底苔》："冷，无毒。治鼻洪吐血，淋疾。以炙甘草并豉汁，浓煎汤旋呷。"

16. 淡竹叶

《本草正·竹木部》："味甘、淡，气平、微凉。阴中微阳，气味俱轻。清上气咳逆喘促，消痰涎，解热狂，退虚热，烦躁不眠，壮热头痛，止吐血；专凉心经，亦清脾气，却风热，止烦渴，生津液，利小水，解喉痹并小儿风热惊痫。"

17. 淡竹茹

《本草正·竹木部》："味甘，微凉。治肺痿唾痰唾血、吐血、衄血、尿血、胃热呕哕、噎膈、妇人血热崩淋、胎动及小儿风热癫痫、痰气喘咳、小水热涩。"

18. 梨

《滇南本草·卷上·草部》："花梨、桑梨，治吐血。棠梨，润肺止咳。御儿梨，治肝火目痛。茅梨，治胃寒。蜜梨，治小儿吼。赤梨，治大疮，敷患处。雪梨，治热嗽，止渴。"

19. 滑石

《本草正·金石部》："味微甘，气寒。性沉滑，降中有升。入膀胱、大肠经。能清三焦表里之火，利六腑之涩结，分水道，逐凝血，通九窍，行津液，止烦渴，除积滞，实大肠，治泻痢、淋秘、白浊，疗黄疸、水肿、脚气、吐血、衄血、金疮出血、诸湿烂疮肿痛。通乳亦佳，堕胎亦捷。"

20. 犀角

《本草正·禽兽部》："味苦、辛、微甘，气寒。气味俱轻，升也，阳也。其性灵通，长于走散，较诸角为甚。药用黑色，功力在尖。专入阳明，清胃火，亦施他脏。凉心定神镇惊，泻肝明目，能解大热，散风毒、阳毒、温疫热烦。磨汁，治吐血、衄血、下血及伤寒蓄血发狂、发黄、发斑、谵语、痘疮稠密、内热黑陷或不结痂；亦散疮毒痈疡、脓血肿痛，杀妖狐精魅、鬼疰、百毒、蛊毒、钩吻、鸩羽、蛇毒、辟溪瘴山岚恶气。其性升而善散，故治伤寒热毒闭表、烦热昏闷汗不得解者。磨尖，搀入药中，取汗，速如响应。"

21. 蓝靛

《本草正·隰草部》："蓝叶，气味苦，寒，微甘。善解百虫、百药毒，及治天行瘟疫、热毒发狂、风热斑疹、痈疡肿痛，除烦渴，止鼻衄、吐血，杀疳蚀、金疮箭毒。凡以热兼毒者，皆宜捣汁用之。"

22. 槐蕊

《本草正·竹木部》："味苦，性寒。清心、肺、脾、肝、大肠之火，除五内烦热、心腹热疼，疗眼目赤痛热泪。炒香嚼咽，治失音、喉痹，止吐血、衄血、肠风、下血、妇人崩中漏下及皮肤风热，凉大肠，杀疳虫，治痈疽疮毒、阴疮湿痒、痔漏，解杨梅恶疮、下疳伏毒，大有神效。"

23. 鲛鱼皮

《名医别录·下品·卷第三·鲛鱼皮》："生南海，味甘、咸，无毒。主心气，鬼疰，蛊毒，吐血。皮上有真珠斑。"

三、滋阴补血药

1. 干地黄

《本草经集注·草木上品·干地黄》："味甘、苦，寒，无毒。主治折跌，绝筋，伤中，逐血痹，填骨髓，长肌肉。作汤除寒热，积聚，除痹。主男子五劳七伤，女子伤中，胞漏，下血，破恶血，溺血，利大小肠，去胃中宿食，饱力断绝，补五脏内伤不足，通血脉，益气力，利耳目。生者尤良。生地黄，大寒。主妇人崩中血不止，及产后血上薄心闷绝，伤身胎动下血，胎不落；堕坠，踠折，瘀血，留血，衄鼻，吐血，皆捣饮之。"

2. 阿胶

《本草正·禽兽部》："味甘、微辛，气平，微温。气味颇厚，阳中有阴。制用蛤粉炒珠。入肺、肝、肾三经。其气温，故能扶劳伤，益中气；其性降，故能化痰清肺，治肺痈、肺痿、咳唾脓血，止嗽定喘；其性养血，故能止吐血、衄血、便血、尿血、肠风下痢及妇人崩中、带浊、血淋、经脉不调；其味甘缓，故能安胎固漏，养血滋肾，实腠理，止虚汗，托补痈疽肿毒。用惟松脆气清者为佳，坚硬、臭劣者不美。"

四、收敛止血药

1. 发髲

《本草蒙筌·卷之十二·人部》："味苦，气温、小寒。无毒。髭及发根,用宜陈久。烧灰存性,入剂汤调。一名血余,补阴甚捷。口吐血、鼻流血、血闷、血晕、血痢、血淋,服之即止;燕口疮、豌豆疮、伤风、风痓、惊热、惊痫,得此易痊。通关格五癃,利小便水道。"

2. 金箔

《本草正·金石部》:"味辛,平,性寒。生者有毒。气沉质重,降也,阴也。能镇心神,降邪火,坠痰涎,疗风热上壅、吐血、衄血、神魂飞荡、狂邪躁扰及小儿惊风、癫痫、痰滞心窍、上气咳喘,安魂魄,定心志。凡邪盛于上,宜降宜清者,皆所当用;若阳虚气陷,滑泄清寒者,俱当避之。"

3. 金星石

《证类本草·卷第五·金星石》:"寒,无毒。主脾肺壅毒,及主肺损吐血、嗽血,下热涎,解众毒。今多出濠州。又有银星石,主疗与金星石大体相似。"

4. 金樱子

《本草正·木部》:"味涩,性平。生者色青,酸涩;熟者色黄,甘涩。当用其将熟、微酸而甘涩者为妙。其性固涩,涩可固阴治脱,甘可补中益气,故善理梦遗、精滑及崩淋、带漏,止吐血、衄血,生津液,安魂魄,收虚汗,敛虚火,益精髓,壮筋骨,补五脏,养血气,平咳嗽,定喘急,疗怔忡惊悸,止脾泄血痢及小水不禁。此固阴养阴之佳品,而人之忽之亦久矣,此后咸宜珍之。"

5. 柿

《本草蒙筌·卷之七·果部》:"味甘,气寒。属金有土,阴也。无毒。各处俱产,青州(注前)独佳。虽多种类之名,并有收敛之义(属金故也)。润心肺住嗽,开胃脘消痰。腹内宿血旋除,口中吐血易止。"

6. 海鳔蛸

《本草征要·第一卷·通治部分·理血药》:"即乌贼骨。味咸,性温,无毒。入肝经。恶白及、白蔹、附子。炙黄。止吐衄肠风,涩久虚泻痢。外科燥脓收水,眼科去翳清烦。吐血下血,腹痛环脐,女子血枯,漏下赤白。"

7. 桑花

《证类本草·卷第十三·桑花》:"暖,无毒。健脾涩肠,止鼻洪、吐血、肠风、崩中带下。此不是桑椹花,即是桑树上白癣,如地钱花样,刀削取入药微炒使。"

8. 黄丹

《本草正·金石部》:"味辛、微咸、微涩。性重而收,大能燥湿,故能镇心安神,坠痰降火,治霍乱吐逆、咳嗽、吐血,镇惊痫、癫狂、客忤,除热,下气,止疟,止痢,禁小便,解热毒,杀诸虫毒,治金疮、火疮湿烂、诸疮血溢,止痛,生肌长肉,收阴汗,解狐臭,亦去翳障,明目。"

9. 棕榈木

《本草衍义·卷十五·棕榈木》:"今人旋为器。皮烧为黑灰,治妇人血露及吐血,仍佐之他药。每岁剐取棕皮,不尔,束死。花如鱼子,渫熟,淹为果。"

五、化瘀止血药

1. 三七

《本草正·山草部》:"味甘,气温。乃阳明、厥阴血分之药。故善止血、散血、定痛,凡金刃刀箭所伤及跌仆杖疮,血出不止,嚼烂涂之,或为末掺之,其血即止;亦治吐血、衄血、下血、血痢、崩漏、经水不止、产后恶血不下,俱宜自嚼,或为末,米饮送下二三钱。若治虎咬蛇伤等证,俱可服、可傅。"

2. 降真香

《本草征要·第一卷·通治部分·气血兼理药与理气药》:"味辛,性温,无毒。色红者良。行瘀滞之血如神,止金疮之血至验。理肝伤吐血,胜似郁金;理刀伤出血,过于花蕊。"

3. 香附

《本草正·芳草部》:"味苦、辛、微甘,气温。气味俱厚,阳中有阴,血中气药也。专入肝、胆二经,兼行诸经之气。用此者用其行气血之滞。童便炒,欲其下行;醋炒,则理气痛。开六郁,散寒邪,利三焦,行结滞,消饮食、痰涎、痞满腹胀、胕肿脚气,止心腹、肢体、头目、齿耳诸痛,疗霍乱吐逆、气滞泄泻及吐血、下血、尿血、妇人崩中带下、经脉不调、胎前产后气逆诸病。"

4. 蛴螬

《本草经集注·虫兽三品·中品》:"味咸,微温、微寒,有毒。主治恶血,血瘀痹气,破折血在胁下坚满痛,月闭,目中淫肤,青翳白膜。治吐血在胸腹不去,及破骨蹉折,血结,金疮内塞,产后中寒,下乳汁。"

5. 蒲黄

《本草正·水石草部》:"味微甘,性微寒。解心腹、膀胱烦热疼痛,利小便,善止血,凉血,活血,消瘀血。治吐血、衄血、痢血、尿血,通妇人经脉,止崩中带下、月经不调、妊妇胎漏、坠胎、血运、血症、儿枕气痛及跌仆气闷,疗疮疡,消舌肿,排脓消毒,亦下乳汁,亦止泄精。凡欲利者,宜生用;欲固者,宜炒熟用。"

6. 翻白草

《本草征要·第一卷·通治部分·理血药》:"味甘、微苦,性平无毒。止血,解毒。吐血下血,崩中齿衄。口疮常发,频餐可复。浑身疥癞,臁疮湿毒,溃疡不愈,用之洗浴。速效难期,贵在持续。"

六、其他治吐血药

1. 天门精

《滇南本草·卷上·草部》:"疗伤折、金疮,拔肿毒疗痛,兼能下气,祛瘀血,除血瘕,利小便,逐积水,除结热,止渴烦,追小虫,去湿痹,逐痰涎,止吐血,敷治蛇螫毒诸伤。噙于口内,可疗缠喉风。"

2. 柏叶

《本草经集注·草木上品·柏叶》:"柏叶,味苦,微温,无毒。主治吐血、衄血、痢血、崩中,赤白,轻身益气,令人耐风寒,去湿痹,止饥。四时各依方面采,阴干。"

3. 药王

《证类本草·卷第六·药王》:"味甘,平,无毒。解一切毒,止鼻衄、吐血,祛烦躁。苗茎青色,叶摘之有乳汁,捣汁饮验。"

4. 铛墨

《证类本草·卷第五·铛墨》:"主蛊毒中恶,血晕吐血。以酒或水细研温服之。亦涂金疮,生肌止血。疮在面,慎勿涂之,黑入肉如印。此铛下墨是也。"

【医论医案】

一、医论

《辨证奇闻·卷三·血症》

一时狂吐血,必本于火。然吐血虽本于火,吐多火必为虚。况血去无血养身,又用泻火,重伤胃气,无论血不骤生,气亦不转,必至气脱死。法禁止血,当活血。不仅活血,急固气。盖气固则已失之血渐生,未失之血再旺。用固气生血汤:黄芪一两,当归五钱,炒黑荆芥二钱。二剂血止气旺,四剂血归。此即补血汤之变。妙在荆芥引血归于气中,引气生于血内,血气之阴阳交,水火之阴阳自济,脏腑经络不致再沸。至于有形之血不能速生,无形之气所当速固。大约此方治初起呕吐狂血最妙,若吐血久,不可多服。

久吐血未止,或半月或一月一吐,或三月数次,或经年一次,虽未咳嗽,吐痰不已,委因殊甚,此肾肝吐也。吐血未必皆肝肾病,然吐久未有不伤肝肾者。肾枯肝燥,龙雷之火不安于木中,下克脾胃,脾胃虚寒,火逆冲上,欺肺金,挟胃血沸腾,随口而出。必肾、肝、肺三经统补为妙。用三合救命汤:熟地半斤,麦冬三两,丹皮二两。水煎一二碗,日尽服。方用熟地补肾滋肝,麦冬清肺制肝,丹皮去肝浮游之火,又引火归肾,使血归经,然非大用重剂不济。至火息血静后,以地黄丸服之,愿世人守此以当续命丹。

吐黑血,虽未倾盆,痰咳必甚,口渴思饮,此肾经实火。肾有虚无实,盖肾火又挟心包相火,并起上冲耳。肾火禁泻,心包火亦禁泻乎?然泻心包火必致伤肾,将何以泻之?吾泻肝,肝为心包母、肾子,母弱不能强,子虚而母亦自弱。用两泻汤:白芍、丹皮、地骨皮、玄参一两,炒栀子三钱。服二剂,黑变红,四剂咳除血止。黑,北方水色,黑血兼属心火,乃火极似水,如火投水中,必为乌薪。方泻肝,仍泻心包与肾,火得水而解,血得寒而化,所以神效。

感暑,一时气不及转,狂呕血块,此暑邪犯胃。必头痛如破,汗出如雨,口大渴,狂叫,作虚治反剧,如补血汤不可轻用。宜清暑热,佐下降归经药,则气顺血自安。用解暑止血汤:青蒿、石膏一两,当归、麦冬、玄参五钱,炒黑荆芥三钱,大黄一钱。一剂暑消渴止,二剂尽愈,不可用三剂。青蒿于解暑中退阴火,则阴阳济,拂逆自除,石膏退胃火,麦冬退肺火,玄参退肾火,荆芥引火下行,又得大黄,不再停胃,又恐血既上越,大肠必燥,加当归助速行之势,故旋转如环,取效甚捷。

痰中吐血丝,日少夜多,咳嗽不已,多不能眠,此肾火冲咽喉,不归命门,故沸为痰上升。心火又欺肺弱，复来相刑，是水中兼有火气，所以痰中见血丝。用化丝汤：熟地、麦冬一两，贝母、苏子、荆芥一钱，玄参、茯苓五钱，地骨皮、沙参三钱。二剂血丝除。此肺、肾、心三经兼治，加去痰退火，倘不用补，吾恐痰愈多，血愈结。但愈后不可仍服，用益阴地黄丸：熟地一斤，山药、枣皮半斤，麦冬、地骨皮十两，北味三两，丹皮、茯苓六两，泽泻四两。蜜丸，日服三钱。

久吐血，百计莫止，盖血犯浊道也。夫火不盛，气不逆，则血不吐，然气逆由于火盛，治气逆必须降火。然久则火不能盛，气更加逆，似泻火易，转气难。然火泻气亦随转。但火久必虚，虚火宜引，引火多辛热，用之反助逆，不若壮水以镇阳火。用壮水汤：熟地二两，生地一两，炒黑荆芥二钱，三七末三钱。煎，调服一二剂不发。二地补精，寓止血之妙，荆芥引血归经，三七随断路径，入不再出。火得水消，气得水降，此理莫与浅见寡闻道。

大怒吐血，色紫气逆，两胁胀满作痛，此因怒而吐血。肝藏血，怒则肝叶开张，血即不藏。肝气急，怒则更急，血自难留，故涌出，往往有倾盆者。血涌肝无所养，自两胁痛，轻则胀满。急宜平肝，少加清凉，龙雷必收。一味止血，反拂火性，动其呕逆之机。用平肝止血散：白芍二两，当归一两，荆芥、丹皮三钱，炒栀子二钱，甘草一钱。一剂肝平，三剂血除。芍药平肝又益肝，同当归用，生血活应，实有神功。丹皮、栀子不过少凉血以清火，俟荆芥引经，甘草缓急耳。

《先哲医话·卷下·惠美宁固》

吐血下血色黑者不可止，鲜血者可止，灸命门捷效。

二、医案

1. 治火热吐血

《不居集·下集卷之十·论治吐血三要·治案》

李士材治上海邑尊高道泉，大醉大饱，吐血二十余碗，服滋阴止血等剂不应，征治于李。见其两颊俱赤，六脉洪大，按之有力，时当仲春，尚衣重裘，且登火坑。李曰：此因形体过暖，为有余之症，法当凉之。以生地、白芍、栀子、川连、蔻仁、橘红、甘草，十剂而血止。更以清胃汤料为丸，服之而安。

《王旭高临证医案·卷之二·吐血门》

吕。脉数左寸独锐，心经有火，吐血不止，法宜清养。犀角、鲜生地、淡芩、阿胶（蒲黄炒）、丹皮（炒焦）、山栀、杏仁、茜草炭、茅根、藕节。

薛。吐血鼻血，牙血发斑，斑中出血，阳明之火极炽。而腹满濡软，少阴之气不运。病已三月，血有间断，有瘀血在腹中故也。食少，身热，脉数，其阴已虚。拟养阴化瘀，清胃和中。大生地、五灵脂（醋炒）、归身炭、犀角、白芍、炮姜炭、茜草炭、茯苓、丹皮炭、焦山栀、荆芥炭、延胡索（醋炒）、陈皮（盐水炒）、鲜藕。又血上下溢，责之中虚，而邪复扰之。血去既多，余热上炽，鼻血时流，便血时下，中州之扰犹未已也。安中州，清热邪，理中汤加味治之。西洋参（元米制）、白术炭、牛膝炭、黄芩、炙甘草、茜草炭、丹皮炭、炮姜炭、赤苓、百草霜、伏龙肝。［渊按］脾阴虚而伏热扰血分，黑归脾，黑地黄最合。

某。吐血时发时止，阳络受伤，或夹瘀凝而然，不足虑也。血止之后，喉痒干咳，却不相宜。夫干咳则气热而火动，火动则难免其血之不来。倘加内热，易入损途。刻下胃纳甚少，先议养胃阴一法。川石斛、丹皮、郁金、茯苓、炙甘草、生苡仁、麦冬、沙参、川贝、白扁豆、鲜藕。

《慎五堂治验录·卷九》

金惠，西新桥。壮热少汗，咳嗽痰多，溲红吐血，口渴面赤，脉细濡，苔化黄。温邪从气入血，治当凉血下气，气为血帅，使血由下泄为顺也。茅根一两，辰砂三分，羚羊角一钱半，嫩白前三钱，丹皮一钱半，川贝四钱，山栀炭一钱，瓜蒌壳七钱，竹茹三钱，竹叶三钱，旋覆花一钱半，金银花三钱。呕血止而泻血，泻后热淡，诸症悉减，温邪从血而泄，拟就其近而逐之，用师愚法。犀角三分，黄芩二钱（炒炭），侧柏叶二钱（炒炭），竹茹三钱，丹皮一钱半（炒炭），川贝四钱，冬瓜子三钱，冬瓜皮五钱，藕节三枚，银花一钱半（炒炭），山栀一钱（炒炭），金石斛三钱，茅根一两。

《张聿青医案·卷六·吐血》

右。血之涌溢者已定。然咯吐犹然带红，色兼紫晦，离宫之物也。气逆较定，脉象亦略柔敛，种属转机之兆。无如心中仍有灼热之意，咳嗽随气而来，舌红苔白而糙。此由肝升太过，肺降无权。所恐血止之后，咳不得定，而缠入损门。拟清金平木，降气育阴。南北沙参各三钱，川贝母三钱，炙桑皮二钱，沉香（乳汁磨）二分，川石斛五钱，紫菀（蜜炙）二钱，肥知母一钱五分，郁金五分（磨冲），地骨皮二钱（炒），竹茹一钱五分（水炒），赤白芍各一钱，苏子（盐水炒）三钱，藕节四枚（煎）。改方去知母，加丹皮一钱五分、黑山栀二钱。首方服犀角地黄汤案未录。

又，清养肺胃，平肝降气，咳嗽稍减。然血室尚未扃，固痰中夹带粉红，热势虽退，心中尚觉热辣，纳食之后，仍复饥嘈，寐中汗出。脉细软弱，而两寸动数。体稍转动，气辄上冲，大势较前虽称平定，而阳气犹升动不息。其上愈甚，其下愈虚，所以摄纳无权，肺降失职。非有情有质之物，不足以达其病所也。从前法进而扩充之。龟甲心（炙，先煎）八钱，代赭石四钱（煅打），煅牡蛎四钱，丹皮炭二钱，生赤白芍各一钱，真阿胶（蛤粉拌）二钱，郁金五分（磨冲），川贝二钱，炒麦冬三钱，枇杷叶一两（去毛），藕汁一杯（冲）。

左。失血盈碗而来。今发热不退，咳甚则血仍上涌。节令之交，深恐复溢。丹皮炭、栝萎皮、水炒竹茹、磨犀角尖、茜草炭、黑山栀、代赭石、磨郁金、单桃仁、藕节。

又，投剂之后，症属和平，而稍涉行动，血又随气上升。恐致再溢。磨犀尖三分，丹皮炭一钱五分，炒赤芍一钱五分，茜草炭一钱五分，郁金（磨冲）五分，三七二分（磨冲），生地炭四钱，单桃仁（打）一钱五分，炒麦冬一钱五分，川贝母二钱，藕汁一杯（冲），南沙参五钱。

某。心中似有气冲，则咯吐全红。今血虽止住，而气冲未定。脉来弦大。肝火撼胃，胃气逆，血因之而上矣。代赭石、丹皮炭、竹茹、牛膝炭、藕节、枳实、云苓、黑山栀、栝萎炭、磨郁金。

《费绳甫先生医案·吐血》

肺有蕴热，耗气灼荣，络血上溢。今早咯血，口干不欲多饮。痰为热遏，无从宣泄，清肃无权，已可概见。脉来弦细。治宜化痰清热，兼肃肺气。京元参一钱，牡丹皮一钱半，鲜竹茹一钱，冬瓜子四钱，白茅根（去心）二钱，川石斛三钱，川贝母二钱，瓜蒌皮三钱。

《陈莲舫医案·卷上·吐血》

左。咳呛失血，内热脉数，治以清降。南沙参、旱莲、杏仁、冬瓜子、竹三七、女珍、川贝、青蒿子、仙鹤草、茜根、川斛、蛤壳、藕节。

左。阳明为多气多血之经，血随气沸，或紫或红，皆属整口。久防损及肝肺，渐加咳嗽。脉见弦数，治以和降。细生地、旱莲草、白芍、茯苓、川石斛、女珍子、蛤壳、归须、参三七、盆秋石、仙鹤草、鲜藕汁（一小杯）。

左。素有遗泄，以致龙相失潜，燥灼之势上冲于胃，阳明之血随气火上腾，每发血时心烦神躁，坐立不安。热迫营阴，气火用事。脉见芤弦，治以和养。细生地、白芍、元斛、生熟谷芽、煨石膏、旱莲、木神、淮膝、沙参、丹参、莲须、会皮、藕节、红枣。

《陈莲舫医案·卷上·肺脾病》

右。吐血咳嗽，近来虽不加重，病情杂出，潮热盗汗，胃纳甚微，大便多次。上损及脾，月事渐枯；下损过胃，脾胃两伤，过中最险。脉见细软，舌光属虚多邪少，治以和养。於术、元斛、粟壳、川贝、夏曲、补骨、扁豆衣、淮麦、白芍、菟丝、茯苓、新会、红枣。

《丁甘仁医案·卷四·吐血案》

楮左。伤寒两感证已半月，叠投温经达邪，诸恙向安，昨忽吐血，鼻衄、牙龈舌衄俱见，昼夜不止，盈盏成盆，幸脉象濡中不洪，神识尚清，盖由气分大伤，邪热入营，逼血妄行，虽曰衄解，然尚在危险中也。今拟大剂育阴清营，以制炎上之火，未识能得挽回否？西洋参三钱，京玄参三钱，大麦冬三钱，大生地一两，生白芍三钱，犀角片（煎冲）四分，粉丹皮二钱，侧柏叶二钱，鲜藕（切片入煎）四两，鲜竹茹三钱。

二诊：服育阴清营之剂，诸衄已见轻减，原方去犀角，加川石斛三钱。三诊：加清阿胶三钱。

2. 治外感吐血

《滇南本草·第一卷·苦马菜》

昔有一人，吐血、咳血、咳嗽，痰带血，发热恶寒，肢体酸疼，自汗、盗汗，饮食无味。吐痰又如玛瑙红白，形样似脓。一医授以此方，后救数十人，其功良效，真乃奇方。苦马菜（捣汁）一小钟，全秦归三钱，怀熟地二钱，杭芍一钱，怀生地一钱五分，粉丹皮一钱，陈皮一钱，川贝母一钱，黑元参一钱，白茯苓一钱，天门冬三钱，浙麦冬二钱，百合一钱，甘草五分，不用引，水煎服。忌鱼、羊、煎炒热物。

《续名医类案·卷一·伤寒》

陆养愚治周两峰,头痛身热,又舟行遇风,几覆。比至家,胁大痛,耳聋,烦渴谵语。医来诊,忽吐血盘许。医曰:两尺不应,寸关弦紧,烦渴谵语,是阳症也。弦乃阴脉,仲景曰阳病见阴脉者死,况两尺乃人之根蒂,今不起,根蒂已绝,孤阳上越,逼血妄行,据症脉不可为矣。辞去。陆至,血已止而喘定。脉之,两寸关弦而微数,两尺果沉而不起。盖症属少阳,弦数宜矣;胁痛耳聋,亦少阳本症;两尺不起,亦自有故。《经》云南政之岁,阳明燥金司天,少阴君火在泉,故不应耳。吐血者,因舟中惊恐,血菀而神摄,为热所搏也。谵语者,三阳表症已尽,将传三阴也。先以小柴胡和之,俟坚实而下之,旬日当愈,因与二剂。明日胁痛减,耳微闻,但仍谵语,胸膈满闷,舌上薄黄苔,仍以小柴胡加桔梗、黄连,日服一剂,二日胸膈少宽而苔黑有刺,大便不行约七日矣,乃以润字丸三钱,煎汤送下。至夜,更衣身洁,诸症顿失。后去枳、桔,加归、芍,调理旬日而起。

《续名医类案·卷四·伤风》

陆肖愚治吴逊斋夫人,年六旬外,素有脾泄之症,三月间患咳嗽吐血,痰多而咯之不易出,日潮热,胸膈支结,不能就枕,畏风寒。或以脉数吐红,身热咳嗽,皆血虚火盛也,与养血清凉,泄未已而痰壅益加。更医,以高年久泻,用六君子,泻未已而痰壅殊甚。二医商治,一以吐血不宜身热脉大,一以泄泻不宜身热脉大,俱辞不治。脉之左寸关浮洪,右寸关滑数,两尺弱。此表邪不清也。盖脾泄乃宿疾,吐血乃表气之郁矣。询之,果受风数日后而病作。用炒黑麻黄、苏叶、前胡解表为君,杏仁、苏子、陈皮利气为臣,桑皮、片芩、花粉、石膏清热为佐,甘草、桔梗散膈和中为使。二剂后,微汗,症顿减。去麻黄、苏叶、石膏,加白芍、茯苓,二剂症如失。与丸方治其脾泻,人参、白术、茯苓为君,白芍、霞天曲为臣,炙草、干姜、砂仁为佐,枣肉、神曲糊丸以为使,服数旬而痊。

《续名医类案·卷五·疫》

吴江沈氏妇,少寡,多郁怒,而有吐血症,岁三四发,吐后即已。三月间,小发热,头疼身痛,不恶寒而微渴,次日旧病大发,吐血逾常,更加眩晕,手振烦躁,饮食不进,且热加重。医但见吐血,以为旧病,不知其时疫也。以发热为阴虚,头疼身痛为血虚,不知吐血前一日,已发热头痛,非吐血后所加也。众议用补,问吴可否?吴曰:失血补虚,权宜则可,今兼时疫,非昔比也。于是用人参二钱,茯苓、归、芍佐之。两服后,虚症咸退,热减六七。医者、病者皆谓用参得效,欲速进,吴禁之不止。遂觉心胸烦懑,腹中不和,求哕不得,终夜不寐。盖虚邪得补而退,实邪得补而剧也,因少与承气微利之而愈。按此病设不用利药,静养数日亦愈,以其人大便一二日一解,则知地气自通,邪气在内,日从胃气下趋,故自愈也。

《友渔斋医话·第四种·肘后偶钞下卷·吐血》

陈女(二十)。春末起咳呛,长夏吐红,恶风潮热脉数。盖由肺受风热,气不外泄,致血妄行,非阴虚火升之比,可以勿忧,但轻疏太阴,弹指奏功。杏仁二钱(研),防风一钱,薄荷一钱,桑叶一钱五分(蜜水炒),丹皮一钱五分,前胡一钱五分,连翘一钱五分,甘草四分。又前方理表降气,热退嗽宁,可见吐红一症,屡有外感。昧者不察,润补杂投,竟有弄假成真。治病求本,医门要诀,今但清养肺胃。麦冬二钱,茯苓二钱,苡仁三钱,橘红八分,杏仁二钱(研),北沙参二钱,连翘一钱五分,甘草四分。

徐(四五)。劳伤营气,复感新寒,发热喘促吐红,病甚危急,姑用解表以救里逆。香豉三钱,紫苏一钱五分,杏仁三钱,前胡一钱五分,桔梗一钱,橘皮一钱,丹皮一钱五分,连翘一钱五分,甘草四分,姜皮四分,细葱头五个。两服热缓嗽减,吐血未止,脉左细软,右浮弦皆数,舌苔淡黄,脉症可补,因右于浮弦,风邪未尽,佐理表一二味为稳。党参、苡仁、生地、归身炭、麦冬、茯苓、甘草、橘皮、半夏、杏仁、薄荷。三帖去杏、薄,加于术、黄芪、炙草,十余剂方起。

陈(四三)。咳嗽吐血,或稠或稀,时觉左腹气升,卧着尤甚,形淡畏风,脉软微数。前医先用杏仁、薄荷,疏降肺气,其咳更频。或以燥火刑金,投洋参、麦冬之类,并纳大减。逆予诊治,此土虚不能生金,金虚不能制木,致肝气上逆,胃受木侮,传导失宜,饮食不化精微,而成痰涎,一派浊气熏蒸,凝行上腾,肺为华盖,焉得不为之病乎?所以疏散则愈耗其金,凉润则虚其母,治法必滋化源,平其所胜,方可奏效。党参三钱(本应用人参,因价极贵，姑以代之），于术二钱，茯苓一钱五分，炙草四分，橘皮一钱，半夏一钱五分，牛膝一钱五分，通草七分，丹皮一钱五分，桑叶一钱。十帖病去大半，继进人参生脉散三服，仍用前方，去桑、丹，加肉桂、黄芪、苡仁而痊愈。[按]此症治之不当，必致肌肉日削，痰涎日多，不消数月，危境立至。所以详论病情，俾业斯道者，得其涯涘焉。

吴（二一）。前投解肌，汗出热退，咳血仍然。究其病因，深受寒邪，肺气不舒，致血妄行。姑再疏利元府，以解里逆。杏仁、前胡、苏叶、防风、橘皮、石膏、甘草。此方代青龙汤，两服嗽缓，吐红止，胸宽，食进，已得生机。

赵（二十）。夜热盗汗，咳嗽红痰，脉弦而数。证属劳怯，自宜保护，兼助药物，以冀延龄。北沙参、麦冬、茯神、苡仁、牛膝、白芍、桑叶、钩藤、茅根。前投清金和肝之法，夜热盗汗愈；今但治其咳嗽。究其源，因劳而得，宜益土生金法，而培化源之意。党参、蒸于术、茯苓、半夏、五味子、麦冬、苡仁、橘皮、炙草、茅根古称嗽症用异功散收功者，可不复发，所谓补土以生金也。

姚氏（二四）。旧冬起咳嗽，延至二月，复吐红痰而臭，脉来细数异常，自汗。屡次更医，皆谓阴虚，投四物六味之类。后一医以为肺痈，今往专科诊治，病家有亲，知予能治难病，相邀诊治。观其脉症，若为阴虚必燥，焉得有汗？内痈胁上必痛，脉必洪大，今皆无有。以予观之，属肺受外邪，此脏最娇，久嗽必伤其膜，红痰因此而出；更土生金，子夺母气，臭痰属脾虚，试观世间腥秽浊物，土掩一宿，其气立解。治法必须从标及本，先用疏散肺邪。杏仁、薄荷、防风、橘红、桔梗、桑皮、连翘、甘草两服咳嗽大减，改用培土生金法，稍佐利肺，六君子加苡仁、扁豆、山药、杏仁、前胡，四服痰少而腥气无矣，嗽痊愈。原方去后五品，加麦冬、归、地，调补复元。

《王九峰医案（一）·副卷一·吐血》

1）肺无因而不咳，络不伤血不出。客秋感冒，呛咳不已，呕恶，饮食不香，逮至冬日，吐血甚多，其色鲜红。今春又吐，咳不能寐，身痛麻木，脉不安静。气分有火，血分有热。犀角地黄汤加淮牛膝、甘草、旱莲、茅根、童便。

2）客秋寒热干呛，或愈或发，九月吐血十余日，腊月又发寒热咳嗽，今正咳嗽带红，昼少夜多，脉来虚数，中虚肺虚，湿热郁痰为患。生地炭五钱，杏桃仁六钱，云茯苓二钱，肥玉竹四钱，杭白芍二钱，参三七五分，炙甘草五分，川贝子（去心）三钱，白茅根四钱。

3）三月初旬，风湿上受，发热三日，吐血鲜红。四月中旬，血又复来，至今不断，两胁微痛，胸次亦然，仍防涌逆。失血之脉，贵乎宁静，脉来滑数，火犯阳络，极难奏效。犀角地黄汤加山旱莲、山栀、甘草、童便、藕、赤砂糖。痰血未清，右胁痛止，左胁依然，脉之数象稍平。原方兼和肝胃。前方去犀角、山栀、红糖，加参三七、牛膝、杏仁、紫苏梗。

《王氏医案绎注·卷二》

王某久患吐血，体极羸弱，孟英治之小愈。酷暑患霍乱转筋，大汗如雨，一息如丝。孟英视曰：阴血久夺，暑热鸱张，吾霍乱论中缺典也。姑变法救之，用北沙参、枇叶、龙牡、木瓜、扁豆、苡仁、西滑石、桑叶、蚕砂、石斛、豆卷投之良愈。嗣后每日调理，仍服滋补以治宿恙。

此证危险在大汗如雨。汗为阴液，汗多则阴伤，汗止则阴复，阴复则转筋止、脉息起。阴血久夺句本病重，暑热鸱张句标病轻。北沙参四钱，生龙骨（杵）二两，煅牡蛎（杵）八两，二味炭先煨六句钟取汤煎药，鲜枇叶（刷包）三钱，陈木瓜三钱，生扁豆（杵）三钱，生苡仁（杵）八钱，西滑石四钱（包先），冬桑叶四钱，晚蚕砂五钱，钗石斛（杵先）一两，大豆卷（次入）三钱。龙牡重镇止汗为君，沙参石斛顾阴止汗为臣，木瓜扁豆酸涩止汗，苡仁滑石蚕砂清肝泻暑，使以枇叶桑叶轻浮止汗，豆卷反佐清余热。豆卷在热霍乱证本禁药，入大剂重镇清肝药中，反能上清浮热。

《张聿青医案·卷六·吐血》

汪（右）。幼时曾有血症，血膜已有破绽。去秋燥气加临，咳嗽不已，金气暗伤，不能制木，当一阳来复之际，厥阳从而上逆，失血满碗而来。数月之中或涌或夹带，竟无全止之时，胸中隐隐掣痛。脉象细弦，右部兼滑。良以厥阳逆冲，肺胃之络，为之激损，一时络难肩固，所以夹杂而不能净尽也。若不急急图治，深恐络之损处日甚，而致暴涌，不可不慎。钉头赭石四钱（煅），郁金五分（磨冲），川贝母二钱，百草霜二分（包），茜草炭一钱，丹皮炭二钱，金石斛四钱，桑叶一钱三分，栝蒌霜四钱,降真香一钱(劈),竹茹一钱五分(盐水炒),苏子三钱(炒研),鲜藕节一两(煎汤代水)。

顾(左)。风温袭肺,由咳而致见红,至今时来时止。脉象浮芤。恐其复涌。丹皮二钱,栝蒌霜三钱,川贝三钱,石斛四钱,青黛五分(包),山栀三钱,生扁豆衣四钱,郁金五分(磨冲),连翘三钱,竹茹一钱五分(盐水炒),藕节二枚。

左。本是风湿留络,遍体酸楚。二旬以来,由咳而致痰红。风伤阳络,与水亏金损者有间也。蜜炙桑叶、象贝母、丹皮炭、光杏仁、连翘壳、广郁金、荆芥穗、川贝母、炒蒌皮、紫菀肉、藕节。

顾(左),咽痛过食甘寒,风热内郁,激损肺络,由呛咳而致带红,痰稠而厚,颧红火升,血来每在清晨。脉象数大。宜泄膈热。甘草三分,防风七分,薄荷五分,海蛤粉三钱,天花粉一钱,柿霜一钱,桔梗八分,磨犀尖二分,贝母一钱五分。

某。肺感风邪,胃停湿热,风湿热交迫,肺胃渐损,络血外溢。血从咳中而来,咳从邪起,若不急散其邪,必至延损。制香附、光杏仁、橘红、生薏仁、茯苓、黑山栀、炒枳壳、前胡、丹皮炭、泽泻。

《竹亭医案·卷之三》

杨德裕向有吐血症,今夏冒暑身热治验。杨德裕,六月二十九日诊,年十八岁。向有吐血症,体羸瘦。近冒暑风,身热,舌苔白,口干,溲赤,便结。法宜清解暑邪,当用香薷饮合六一散,去厚朴,加藿香、薄荷、赤苓、白蔻仁等。服后热势稍减,其余如前。次日用薄荷、葛根、藿香、半夏曲、赤苓、车前子,合六一散,加荷梗。煎服一帖,身热大减,溲稍赤,出时溺管不痛,惟头胀兼咳。肺金之气未疏也,再以瓜蒌皮、蔓荆子、杏仁、橘红、贝母、赤苓、甘草、黑山栀辈。煎服一帖,热退咳平,而头额作胀,溲出尚赤,犹未平也。

复诊:用后方两帖而瘳,方列下:鲜荷叶三钱,薄荷叶一钱半,藿香一钱半,通草一钱,冬桑叶一钱半,生甘草八分,黑山栀一钱半,橘红七分(蜜炙),车前子一钱半(炒研),加薏苡仁三钱,河水煎。

《丁甘仁医案·卷四·吐血案》

包左。仲秋,上失血下便血,治愈之后,季冬又发,吐血盈盆,便血如注,发热形寒,头痛骨楚,咳嗽胁肋牵疼,艰于转侧,舌苔罩白,脉象浮滑芤数,良由阴分大伤,肝火内炽,蓄瘀留恋,复感新邪,蕴袭肺胃,引动木火上炎,损伤血络,血不归经,邪不外达。书云:夺血者不可汗,然不汗则邪无出路,病已入险,用药最难着手。暂拟轻剂解表,以透其邪,清营祛瘀,引血归经,冀其应手为幸。炒黑荆芥一钱五分,桑叶二钱,丹皮二钱,清豆卷四钱,薄荷叶八分,茜草根二钱,炙柏炭一钱五分,川象贝各二钱,马勃八分,鲜竹茹三钱,白茅根(去心)二扎,白茅花(包)一钱,参三七(另研末冲)三分,藕汁(冲服)二两。

二诊:服药后,烦躁得汗,表热头痛均已减轻,温邪虽有外解之势,而吐血不止,咳呛胁肋牵痛,寐不安,便血依然,舌苔转黄,脉弦芤而数。此阴分素亏,君相之火内炽,逼冲任之血妄行,假肺胃为出路。肺受火刑,肺炎叶举,清肃之令,不得下行,颇虑血涌暴脱之险!亟拟养阴凉营,清肺降气,冀水来制火,火降气平,气为血帅,气平则血自易下行。然乎否乎?质诸高明。西洋参一钱五分,粉丹皮二钱,炙白苏子二钱,玄参二钱,桑叶二钱,茜草根二钱,羚羊片(煎冲)四分,川贝母三钱,侧柏叶二钱,甜杏三钱,犀角尖(煎冲)四分,鲜竹茹三钱,茅芦根(去心节)各一两。

三诊:投养阴凉营清肺降气之剂,吐血大减,咳呛依然,里热口干,内痔便血,舌边红苔黄,脉芤数不静。此坎水早亏,离火上亢,肺金受制,清肃之令不得下行,肺与大肠为表里,肺移热于大肠,逼血下注,内痔便血,所由来也,虽逾险岭,未涉坦途。既见效机,仍守原意扩充。西洋参一钱五分,羚羊片(煎冲)四分,生石决八分,冬桑叶二钱,丹皮二钱,茜草根二钱,侧柏炭一钱五分,槐花炭三钱,川贝三钱,甜杏三钱,鲜竹茹三钱,冬瓜子三钱,枇杷叶露(后入)四两,蚕豆花露(后入)四两,活芦根(去节)一尺。

四诊:吐血渐止,便血亦减,而咳呛内热,胁肋牵痛,动则气逆,舌质红苔黄,脉芤数不静,血去阴伤,木扣金鸣,肺炎络损,清肃无权。再以凉肝清肺,养阴生津,冀阴平阳秘,水升火降,始能出险入夷。西洋参一钱五分,川石斛三钱,桑叶二钱,丹皮二钱,生石决八钱,茜草根二钱,侧柏炭一钱五分,川贝二钱,甜杏三钱,槐花炭三钱,鲜竹茹三钱,冬瓜子三钱,活芦根(去节)一尺,枇杷叶露(后入)四两。

五诊:吐血便血均止,里热亦减,惟咳呛依然,痰多而稠,动则气逆,脉数较缓,舌质红苔黄,阴液难复,木火易升,肺受其冲,不能输布津液,而反化为稠痰也。今拟补肺阿胶汤合清燥救肺汤意,滋养化源,而清木火。蛤粉炒阿胶二钱,川贝二钱,甜光杏三钱,生石决八钱,川石斛三钱,粉丹皮一钱五分,桑叶二钱,茜草根二钱,生甘草五分,大麦冬二钱,鲜竹茹三钱,冬瓜子三钱,活芦根(去节)一尺,北秫米(包)三钱,枇杷叶露(后入)四两。

六诊:投补肺阿胶清燥救肺以来,咳呛已见轻减,肺获滋润之力也。脉濡软而数,胁肋痛亦止,木火有下降之势。再守原法,加入培土生金之品,取虚则补母之意。蛤粉炒阿胶二钱,川贝二钱,甜光杏三钱,左牡蛎四钱,大麦冬二钱,茜草根二钱,桑叶二钱,抱茯神三钱,淮山药三钱,鲜竹茹三钱,冬瓜子三钱,北秫米(包)三钱,干芦根(去节)一两,枇杷叶露(后入)四两,另琼玉膏三两,每日用三钱,分早晚二次开水冲服。

赵左。春令木旺,肝胆之火升腾,风燥之邪外袭,肺金受制,阴络损伤,咳呛吐血,胁肋牵痛,燥化火,火刑金,肺炎叶举,脉数苔黄,虑其血涌狂吐,亟拟凉肝清燥,润肺去瘀。冬桑叶二钱,粉丹皮二钱,生石决八钱,马勃八分,茜草根二钱,侧柏叶一钱五分,川象贝各二钱,甜光杏三钱,竹茹三钱,白茅花(包)一钱,冬瓜子三钱,活芦根(去节)一尺,蚕豆花露、枇杷叶露(冲服)各四两。

3. 治内伤吐血

《医宗必读·卷之六·虚痨·医案》

南群许输所孙女,吐血痰嗽,六月诊之,两尺如烂绵,两寸大而数,余曰:金以火为仇,肺不浮涩,反得洪大,贼脉见矣,秋令可忧。八月初五复诊,肺之洪者变为细数,肾之软者变为疾劲。余曰:岁在戊午,少阴司天,两尺不应,今尺当不应而反大,寸当浮大而反沉细,尺寸反者死。肺至悬绝,十二日死。计期当死于十六日,然能食者过期,况十六、十七两日皆金,未遽绝也。十八日交寒露,又值火日,《经》曰:手太阴气绝,丙日笃,丁日死,言火日也。寅时乃气血注肺之时,不能注则绝,必死于十八日寅时矣。输所闻之,潸然泪下,以其能食,犹不肯信,至十八日未晓而终。

给谏章鲁斋,在吾邑作令时,令郎凌九,吐血发热,遗精盗汗,形肉衰削。先有医士戒之曰:勿服人参。若误服之,无药可救矣,两月弗效,召余诊。曰:此脾肺气虚之候,非大剂参芪不可。鲁斋骇曰:前有医者戒之甚严,而兄用之甚多,何相悬也?曰:此医能任决效否?曰:不能也。余曰:请易参五斤,毋掣其肘,期于三月,可以报绩。陈论甚力,鲁斋信而从之,遂用六君子,间用补中益气及七味丸疗之,日轻一日,果如所约。

尚宝卿须日华,林下多郁,且有暴怒,吐血甚多,倦怠异常,余以六君子,纳参一两、干姜一钱、木香八分,四日而血止。后因怒气,血复大作。余曰:先与平肝,继当大补,然夏得秋脉,所谓早见非时之脉,当其时不能再见矣。果如期而殁。

大宗伯董玄宰,乙卯春有少妾吐血蒸嗽,先用清火,继用补中,俱不见效,迎余治之。余曰:两尺沉实,少腹按之必痛,询之果然。此怒后畜血,经年弗效,乃为蒸热,热甚而吐血,阴伤之甚也。乃与四物汤加郁金、桃仁、穿山甲、大黄少许,下黑血升余,少腹痛仍在,更以前药加大黄三钱,煎服,又下黑血块如桃胶、蚬肉者三四升,腹痛乃止。虚倦异常,与独参汤与之,三日而热减六七,服十全大补汤百余日、而康复如常。

刑部主政唐名必,劳心太过,因食海鲜吐血,有痰,喉间如鲠,日晡烦热,喜其六脉不数,惟左寸涩而细,右关大而软,思虑伤心脾也。以归脾汤大料加丹参、丹皮、麦门冬、生地黄,二十余剂而证减六七,兼服六味丸三月,遂不复发。

《北山医案·卷上·纵饮冷酒吐血》

伊丹性有年四十许,性嗜冷饮醇酒。闻一月前,吐出紫血,倭量三升许。其为人也,勇健而不求医。而乃云我平生所饮冷酒,何翅三升而已哉。若不吐去瘀血,日后生变未可料也,吐去酒瘀,正好多饮,恬不挂怀,任意饮啜不已。一朝又多饮而酒器在手未放,忽又吐出鲜血盈盆。若量之,亦不下壹升矣。命仆将酒来洗我胸膈,言犹未了,又吐鲜血数口,眼黑头旋,忽尔昏倒。时仆从急请青木玄知老医父子齐到其家,议药。其仆有颇学医药名目者云,家主素嫌芳药之气,不待到口,嗅鼻亦呕,望名手察之。老医遂调五味异功散去人参而与之,煎成服之,元气弥弱,手足不能举动。有一世家与渠近邻,又与之雅好,时适予过门,就拉予同往看病。予诊其脉甚微,闻其呼吸不紊,乃大声曰:性有性有,子平素喜饮冷酒不悟,有今日之事乎?渠脉脉不言。予于是用茅花一钱五分、拣参一钱五分，以河水二钟，煎一钟，徐徐服之。即日服一贴，次日又服二贴。进些稀粥，第三日脉色稍和，又教服二贴。与淡粥鳘鱼，如此补养十日许而安。本当多养数日，填补血气。因渠素恶药气故已之，而择谷果肉菜，充其仓廪而已，良由年壮气行而自愈也。或问失血过多，奈何不令多服补气养血之剂，而只服人参不及三两，即便止药，无乃阿顺人情乎？《经》曰：临病人问所便，渠既不便服药，岂宜强之乎？予所以择其谷果肉菜者，正为此也。'藏气法时论'有曰：五谷为养者，养生气也。五果为助者，助其养也。五畜为益者，益精血也。五菜为充者，实藏府也。《经》所谓气味合而服之，以补精益气。此五者各有所利，此圣言可师也。又闻之先师云：药之治病，因毒为能。毒也者，以气味之有偏也。盖气味之正者，谷食之属是也。所以养人之正气，气味之偏者，药饵之属是也。所以治人之疾病也。'五常政大论'曰：大毒治病，十去其六；常毒治病，十去其七；小毒治病，十去其八；无毒治病，十去其九。谷肉果菜，食养尽之，无使过之，伤其正也。不尽行复如法云云。由是言之，用治之法，在医者眼力定夺，或有未尽，再行前法，以渐平之，宁从乎小心之谓也。

《续名医类案·卷十二·吐血》

钟鸣宇苦志萤窗，忽吐血碗许，医以芩、连、栀、柏、生地、白芍辈投之，一帖而止。后数日，喉中复有血腥，似有汹涌之意，又投前剂，亦一帖而止。自此，渐发热，咳嗽痰红。又以吐血为阴虚火旺，以滋阴清火疗之，逾两月不减，而大便不洁，面黄带青，喘促声哑，不能仰卧，胸膈痛应于背。脉之，两寸不起，两关尺沉迟，曰：寸脉不起，上焦有痛也；关脉沉迟，中下有寒也。用元胡索、红花、苏木、茅根、丹皮、紫菀、桑皮、贝母、枇杷叶，大料浓煎，徐徐服之。又以白术、干姜、茯苓、泽泻、好陈米为丸，日三服。煎药仅二剂而喘痛减，又二剂而声稍清，丸药约二钱而泻止，十日俱瘳，以补气养荣汤调理之。

闵巽峰性躁急，素有痰火，三月间患吐血，医以涩药止之，血止而喉常有腥气。至六月，医令乘伏天灸之，曰：自此永不发矣。忽一日，血从口鼻喷出，势如泉涌。脉之，六部皆洪大而稍数，乃用芩、连、石膏、丹皮、红花、犀角等药，进二剂不甚减。以润字料合桃仁丸之，顿服五钱，少顷，又进三钱，五更连下数行，出稠痰瘀血缸许，身凉血止，得稍睡。以前汤加生地，数剂，又去犀角、红花，加天麦冬、花粉，便结则用前丸，调理五十日，血全止，半年复故。

潘碧泉女，年十八，经行有拂意事，悲忿极，血行一日即止。后患吐血，每吐碗许，日晡潮热，饮食不思，大便不通。医以犀角地黄汤投之，心下痞胀，呕吐或痰或血或酸水，胸胁亦时时胀痛。脉之，洪大而弦，此有瘀血也。旧者凝滞，则新者渐积，故溢而妄行，法宜通其瘀血，则自归经矣。以润字丸配桃仁、红花合丸之，日进三服，另以调气养荣汤间投之，去瘀垢甚多，热退经行，吐血即止。

陆祖愚治俞姓人，素性急躁善怒，一日忽吐血七八碗，身热气喘，腹胀满，终夜不寐，饮食不进，自用滋阴止血药而愈甚。脉之，六部俱如弹石，将及七至，右关更劲，腹上一搽，血即喷出，此有余之症也，乃与小陷胸汤二剂，加铁锈水，明日减半。大便第七八日不行，必下之方愈，以润字丸加桃仁合丸之，书其帖曰止血丸。服之，夜下瘀血宿垢半桶，而吐血顿止矣。

吴实子，年十六。患吐血，面色萎黄，形容憔悴，泄泻肢肿，向有遗精，近来更甚，六脉虚数。或服清凉之剂，红减而发热作呕，肿泻更甚，诚所谓以寒凉治，百无一生也。乃与开胃温中健脾养血之剂，月余，便实肿消，热退食进。后用六味丸加知、柏、杜仲、枸杞、牡蛎、麦冬，五更吞服，又与煎药五十余剂，诸症脱然。

章氏子。吐血发热，遗精盗汗，形肉衰削，先有医戒之勿服人参，若误服无药可救，治勿效。延李诊，曰：此脾脉气虚之候，非大剂参、芪不可。病家曰：前医戒之甚严，而君用之甚多，何相悬也？李曰：此医能任决效否？曰：不能也。李曰：请易参五斤，毋掣其肘，期于三月，可以报绩。彼信而从，遂用六君间补中益气，及七味丸疗之，日轻一日，果如所约。

林上舍多郁，且有暴怒，吐血甚多，倦怠异常，李以六君子，纳参一两，干姜一钱，木香八分，四日而血止。后因怒气，血复大作，李先与平肝，继当大补，然后得脉。所谓早见非时之脉，当其时不能再见矣。果如期而殁。

董元宰少妾，吐血蒸嗽，先用清火，继用补中，俱不效。李脉之，两尺沉实，曰：少腹按之必痛。

询之果然。此怒后蓄血,经年不行,乃为蒸热,热甚而吐血,阴伤之甚也。乃与四物汤加郁金、桃仁、穿山甲,大黄少许,下黑血升余。少腹痛仍在,更以前药加大黄三钱煎服,又下黑血块,及如桃胶蚬肉者三四升,腹痛乃止。虚倦异常,与独参汤饮之,三日而血减六七。服十全大补汤,百余日而痊。

唐主政。劳心太过,因食河鲜,吐血有痰,喉间如梗,日晡烦热。喜其六脉不数,惟左寸涩而细,右关大而软,思虑伤心脾也。以归脾汤大料,加丹参、麦冬、生地,二十剂,症减六七。兼服六味丸三月,遂不复发。

冯楚瞻治杨某吐血之后,大渴不止,两寸甚洪,关尺甚弱,此阴血暴亡,脏腑失养,津液槁燥,阴火上炎,名为血竭也。以熟地三两,麦冬五钱,五味子一钱,附子二钱,浓煎二碗,代茶饮之,日三剂,渴止而寸脉和平。若作胃火,妄用石膏、栀子、芩、连,反激阴火上炎,益增躁烦喘乏患矣。喻嘉言曰:津液结则病,津液竭则死。故救病而不知救津液者,真庸工也。

吴孚先治何氏女,患吐血咳嗽,食减便难,六脉兼数,左部尤甚。医用四物汤加黄芩、知母。吴曰:归、芎辛窜,吐血不宜,芩、母苦寒伤脾,咳嗽在所禁用。乃与米仁、玉竹、白芍、枸杞、麦冬、沙参、川续断、建莲、百合,二十剂稍缓,五十剂渐瘳。

林西仲春间吐血,医用苦寒过剂,口胃不开,大便不实。脉之,左关沉弦,右关弦数,得之劳神伤脾,而后郁怒也。宜归脾汤合逍遥散,加莲实为丸,补脾开郁乃愈。

王监司妾,吐血既久,犹进苦寒,脉芤带数,不思饮食,大便微溏,此凉剂太过,阴阳两损也。人参、莲肉、山药、麦冬、五味、白芍,兼左归丸而愈。黑虎丹,治一切吐血衄血诸失血之症。便血血淡,以黄柏易黄芩,亦名清炎散。荆、黄、黄芩各等分,炒极黑为末,每服三钱,丹参汤调下。丹参色赤气轻,能于气分中生血去瘀,贤于四物远矣。此方活人甚多。血止后,单服丹参半载,永不复发。每月参一斤,合陈细茶半斤,用以代茶服,不可间断。

钱曙昭。久咳吐血,四五日不止,不时哄热面赤,或时成盆成碗,或时吐粉红色痰,夜热自汗,一夕吐出一团,与鱼肠无异,杂于血红中,薄暮骤涌不已,神昏欲脱,灌童便亦不止。因思瘀结之物既去,正宜峻补,遂进独参汤稍定。缘脉数疾无力,略加肉桂、炮姜、童便少许,因势利导,以敛虚阳之逆,一夜尽参二两。明晨势稍定,血亦不来,糜粥渐进,脉色渐和,改用六味丸作汤,调补真阴,半月而愈。

张飞畴治苏氏子,新婚后暴吐血数升,命煎人参五钱,入童便与服。明日,医谓人参补截瘀血,难以轻用,议进生地、山栀、牛膝等味。张曰:六脉虚微而数,无瘀可知,血脱益气,先正成法。若谓人参补瘀,独不思血得寒则凝,反无后患耶?今神魂莫主,转侧昏晕,非峻用人参,何以固其元气之脱乎?遂进参一两,二服顿安。次与四君、保元、六味间服,后以乌骨鸡丸,调理而痊。

《王九峰医案(一)·副卷一·吐血》

1)失血多年,朝暮呛咳,交节尤甚。现三五日一发,吐血不止,胸次作胀,气阻中宫,不饥不纳,身热巅疼,脉象沉弦,思虑烦心。肝郁中伤,肺胃交病。杭生地、淮牛膝、上广皮、女贞子、粉丹皮、谷芽、云茯苓、山旱莲、杭白芍、春柴胡。

2)惊则气乱伤心,恐则气下伤肾,气血紊乱,致有吐血。一日寒热两次,阳维为病。慎防喘促呃逆。补中益气汤去芪、陈皮,加桃仁、枣仁、牛膝、山楂、茯苓、半夏。

《王旭高临证医案·卷之二·吐血门》

薛。痰饮久咳,咳伤肺络,失血。脉不数,舌苔白。不必过清,但顺气化痰,气顺则血自归经,痰化则咳嗽可止。苏子、杏仁、川贝、茜草炭、郁金、桑白皮、丹皮、蛤壳、冬瓜子、藕节、枇杷叶。〔渊按〕非但不可过清,直不宜清耳。仲景云:痰饮须以温药和之。可谓要言不繁。

华。咳嗽内伤经络,吐血甚多。脉不数,身不热,口不渴,切勿见血投凉。法当益胃,拟理中加味。党参(元米炒)、白扁豆(炒焦)、炙甘草、炮姜、白芍、归身炭、血余炭、丹皮炭、杏仁、藕节、陈粳米。

《慎五堂治验录·卷一》

刘茂,西二泾。吐血斗余,脉细数,舌边紫,尖赤,苔黄。自述近日过劳,是络松血溢。拟和络止血为治。侧柏叶炭三钱,细生地二钱,生苡仁五钱,生丝瓜络三钱,参三七四分(冲),生竹茹三钱,炒黑山栀三钱,丹参炭三钱,藕节三枚,血止加石斛、黄芪。

《慎五堂治验录·卷三》

张君彩,戊寅,小无浦。年逾花甲,素性躁急,呕血、便血紫黑而多,头痛眩晕,两胁俱疼,口不作渴,纳食大减,脉左沉弦,右手五至一歇。夫肝藏血,脾统血,大怒伤肝,喜饮伤脾,二脏一病,藏统失职,故血失藏而外溢也。法当调血,佐参化肝启脾。是耶?否耶?明眼正之。潞党参二钱,茯神四钱,代赭石四钱,竹茹一钱半,伏龙肝一两,香附四钱,旋覆花二钱,苡仁四钱,新绛炭五分,金斛三钱,绿萼白梅蕊一钱。药后吐血即定,便血一次,头不痛眩,纳食渐加,胁不痞痛,代脉亦续。惟苔仍白,目胞浮,神倦怠,口不渴。治当扶脾之不及,调肝之愤懑,冀肝脾各守乃职,庶可免其再来克土而为反复之险,然怡情颐养工夫,又宜加意于药饵之先。潞党参二钱,茯神三钱,合欢花一钱半,苡米四钱,于邑术一钱半,谷芽一两,金萱花五钱,石斛二钱,新绛炭五分,香附二钱,金沸花二钱,梅花一钱。夏四月,大气发泄,复因嗔怒呕血盈斗,下血亦多,汗出神倦,胸闷不受饮食,脉右弦,苔黄腻,唇、爪、肤、目色黄。此《内经》所谓薄厥也,治以降逆止血。侧柏叶炭三钱,赭石三钱,金斛二钱,竹茹一钱半,山茶花炭一钱半,猩绛一钱(炒),苡仁五钱,三七七分,净旋覆花二钱,茜炭一钱半,藕节三枚,灶心土二两(煎汤代水煎药)。各恙皆安,仍主两和颐养之道,戒之在怒。潞党参四钱,茯神三钱,山茶花二钱(炒),黄土一两,金石斛二钱,兰叶三钱,合欢花二钱,生苡米四钱,谷芽五钱,绿萼白梅花七分。

《张聿青医案·卷六·吐血》

某。吐血时止时来,胸脘作痛,时易火升。此由努力任重,伤损肺胃之络。缪仲醇谓宜降气不宜降火,宜行血不宜止血,旨哉言乎。磨郁金、侧柏炭、丹皮炭、磨三七、茜草炭、栝蒌炭、黑山栀、代赭石、生赤芍、醋炒当归炭、鲜藕煎汤代水。此症经陈莲舫治过,用止血药,故案有隐射语。

曹(左)。内伤营络,吐血盈碗者再。涌溢之际,血难骤出,以致瘀血散入肺中,肺之降令不行。咳嗽气逆,将入损途。旋覆花二钱(包),延胡索一钱五分(酒炒),赤芍一钱五分(炒),红花四分(酒炒),锦纹大黄一钱五分(酒炙成炭),桃仁泥二钱,川郁金一钱五分,桂枝尖二分,土鳖虫三枚(去头足,炙)。

又,咳嗽稍减,气升略定。大便解出带黑,瘀从下行之征。然猛药不能频进,再降肺化痰。旋覆花三钱(包),桃仁泥二钱,炒苏子三钱(炒研),紫丹参二钱,冬瓜子三钱,局猩绛五分,川郁金一钱五分(切),白茯苓四钱,红花四分(酒炒),枇杷叶(去毛,炙)四片。

祝(左)。血仍不止,头胀少寐,吸气短促。脉象左弦。无非阳气上逆,载血妄行。还恐涌溢。羚羊片、磨郁金、炒赤芍、代赭石、丹皮炭、墨汁旱莲草、磨三七、牛膝炭、百草霜、细生地、鲜藕二两(煎汤代水)。

又,血虽渐少,而腹满不舒。良由肝脏之气不和,肝火不能藏蛰。前法参以调气,气降即火降也。磨郁金、乳汁磨沉香、炒赤芍、太阴元精石、炒黑丹皮、黑山栀、白蒺藜、墨汁旱莲草、茜草炭、藕节。

吴(右)。向是肝胃不和,发则嗳噫胸痞。日前忽然吐血,甚至盈盂而来,今血止而至暮身热。此由肝火上凌肺胃,血去阴伤,肝火不能敛静也。川石斛四钱,丹皮炭二钱,茜草炭一钱,黑豆衣四钱,郁金五分(磨冲),生扁豆衣三钱,水炒竹茹一钱,代赭石四钱,炒苏子三钱,降香一钱,女贞子三钱。

陆(右)。吐血时止时来,今则凝厚,色带紫殷。此由肝络而来者,肝病先厥后逆,肝主乎左所以左卧则咽痒气冲。非静养不能回复。大生地五钱,生白芍三钱,丹皮炭二钱,海蛤粉三钱,阿胶珠三钱,生甘草五分,旱莲草二钱,川贝母二钱,女贞子三钱,天麦冬各二钱。

朱(左)。吐血频来,不时嗳噫,大便数日方行。未吐之先,觉胸腹作痛,既吐之后,其痛转定。脉濡而弦。踊跃损伤肝胃之络。拟降胃而除陈补新。煅赭石五钱,鲜竹茹三钱(水炒),磨三七三分,干橘叶一钱五分,丹皮炭二钱,栝蒌炭五钱,炒白芍三钱,当归炭二钱,枳实七分,牛膝炭三钱,藕节三枚。

严(左)。性情躁急,肝经之气火上凌,吐血屡屡,气升呛咳。脉象细弦。气为血帅,降血尤当降气也。炒竹茹、蒌皮炭、贝母、郁金、降香、丹皮炭、炒苏子、代赭石、杏仁、赤芍、黑山栀、枇杷叶。

二诊:熄肝降气,呛咳较平,脉亦略缓。此无根之木,上凌肺金。前法参以育阴。阿胶珠、大天冬、赭石、炒苏子、生赤芍、金石斛、淡秋石、川贝母、丹皮炭、黑山栀、茜草炭。

三诊：血渐止住，气冲亦减。效方出入，再望应手。生地、龟板、牡蛎、白芍、牛膝炭、茜草炭、代赭石、淡秋石、川贝母、白蒺藜、炒苏子。

四诊：血虽止住，血络未屈。气火上凌不平，气每上冲，甚则胸中霍霍有声。非声也，火也。非火也，阳也。阳一日不平，则干系一日难释，不可不知。代赭石、白芍、牡蛎、光杏仁、炒蒌皮、旋复花、生地、川贝、黑山栀、枇杷叶。

《贯唯集·吐血》

邹，左。据述病由仲春患咳，略见吐血，迨秋季大咯，所吐之血，浓厚沉着而黑，此离络之瘀也。刻诊脉象苋涩而细。法当降气通络，以杜其发病之渐。生锦纹、川郁金、粉归身、粉丹皮、茜草根、旱莲草、上沉香、桃仁泥、紫丹参、瓜蒌仁、杜苏子、丝瓜络。

刘，左。吐血久延十四五载，屡止屡作，或轻或重，近以过劳伤及阳气，血随阳冒，盈盆盈碗，有不可遏制之势，殊为深虑。诊得脉左弦洪，右弦数。阴气日渐枯索矣，犹幸胃纳颇甘，起居尚健，还可措手。一切语言动作、饮食寒暄，自宜加慎。粉归须（酒炒）一钱，粉丹皮（炒）一钱，牛膝炭二钱，茜草根一钱，生锦纹五分，丹参（炒）一钱，花蕊石（醋煅）一钱半，真阿胶（蛤粉炒）四钱，炙黑草五分，蒲黄炭五分，参三七（另冲）二钱，宝珠山茶。

又，二次复诊。血液大吐之后，阴气日伤，则胃气日索，精神顿惫，有不可支持之态。尝考古法治血辄以温补，所谓治血先治气也。刻诊脉左部渐平，右部细涩，两尺如无。急宜峻补两仪，俾后天生气复得一分，便能生一分阴气也。上洋参（元米、桂圆肉同蒸）二钱，炙绵芪一钱半，天麦冬各一钱半，粉归炭一钱，茜草根（炒）七分，旱莲草三钱，清阿胶一钱半，大生地三钱，炙甘草五分，白茯苓一钱半，生谷芽（檀香汁炒）三钱，女贞子三钱，参三七（另研，冲）一钱，宝珠山茶、藕节、红糯稻根三味煎汤代水。

《医学衷中参西录·医案·血病门·吐血证》

天津张××，年三十五岁，得吐血证，年余不愈。

病因：禀性褊急，劳心之余又兼有拂意之事，遂得斯证。

证候：初次所吐甚多，屡经医治，所吐较少，然终不能除根。每日或一次或两次，觉心中有热上冲，即吐血一两口。因病久身羸弱，卧床不起，亦偶有扶起少坐之时，偶或微喘，幸食欲犹佳，大便微溏，日行两三次，其脉左部弦长，重按无力，右部大而芤，一息五至。

诊断：凡吐血久不愈者，多系胃气不降，致胃壁破裂，出血之处不能长肉生肌也。再即此脉论之，其左脉之弦，右脉之大，原现有肝火浮动挟胃气上冲之象，是以其吐血时，觉有热上逆，至其脉之弦而无力者，病久而气化虚也。大而兼芤者，失血过多也。至其呼吸有时或喘，大便日行数次，亦皆气化虚而不摄之故。治此证者，当投以清肝、降胃、培养气血、固摄气化之剂。

处方：赤石脂两半，生怀山药一两，净萸肉八钱，生龙骨六钱（捣碎），生牡蛎六钱（捣碎），生杭芍六钱，大生地黄四钱，甘草二钱，广三七二钱。药共九味，将前八味煎汤送服三七末。

方解：降胃之药莫如赭石，此愚治吐衄恒用之药也。此方中独重用赤石脂者，因赭石为铁养化合，其重坠之力甚大，用之虽善降胃，而其力达于下焦，又善通大便，此证大便不实，赭石似不宜用；赤石脂之性，重用之亦能使胃气下降，至行至下焦，其黏滞之力又能固涩大便，且其性能生肌，更可使肠壁破裂出血之处早愈，诚为此证最宜之药也。

效果：将药煎服两剂，血即不吐，喘息已平，大便亦不若从前之勤，脉象亦较前和平，惟心中仍有觉热之时。遂即原方将生地黄改用一两，又加熟地黄一两，连服三剂，诸病皆愈。

天津冯××，年三十二岁，得吐血证久不愈。

病因：因劳心劳力过度，遂得此证。

证候：吐血已逾二年，治愈，屡次反复。病将发时，觉胃中气化不通，满闷发热，大便滞塞，旋即吐血，兼咳嗽多吐痰涎。其脉左部弦长，右部长而兼硬，一息五至。

诊断：此证当系肝火挟冲胃之气上冲，血亦随之上逆，又兼失血久而阴分亏也。为其肝火炽盛，是以左脉弦长；为其肝火挟冲胃之气上冲，是以右脉长而兼硬；为其失血久而真阴亏损，是以其脉既弦硬（弦硬即有阴亏之象）而又兼数也。此宜治以泻肝降胃之剂，而以大滋真阴之药佐之。

处方：生赭石一两（轧细），玄参八钱，大生地八钱,生怀山药六钱,栝蒌仁六钱(炒捣),生杭芍四钱,龙胆草三钱,川贝母三钱,甘草钱半,广三七二钱(细末)。药共十味,先将前九味煎汤一大盅,送服三七细末一半,至煎渣重服时,再送服其余一半。

效果:每日煎服一剂,初服后血即不吐,服至三剂咳嗽亦愈,大便顺利。再诊其脉,左右皆有和柔之象,问其心中闷热全无。遂去蒌仁、龙胆草,生山药改用一两,俾多服数剂,吐血之病可从此永远除根矣。

天津张姓,年过三旬,偶患吐血证。

病因:其人性嗜酒,每日必饮,且不知节。初则饮酒过量即觉胸间烦热,后则不饮酒时亦觉烦热,遂至吐血。

证候:其初吐血之时,原不甚剧,始则痰血相杂,因咳吐出。即或纯吐鲜血,亦不过一日数口,继复因延医服药,方中有柴胡三钱,服药半点钟后,遂大吐不止,仓猝迎愚往视。及至,则所吐之血已盈痰盂,又复连连呕吐,若不立为止住,实有危在目前之惧。幸所携药囊中有生赭石细末一包,俾先用温水送下五钱,其吐少缓须臾,又再送下五钱遂止住不吐。诊其脉弦而芤,数逾五至,其左寸摇摇有动意,问其心中觉怔忡乎?答曰:怔忡殊甚,几若不能支持。

诊断:此证初伤于酒,继伤于药,脏腑之血几于倾囊而出。犹幸速为立止,宜急服汤药以养其血,降其胃气保其心气,育其真阴,连服数剂,庶其血不至再吐。

处方:生怀山药一两,生赭石六钱(轧细),玄参六钱,生地黄六钱,生龙骨六钱(捣碎),生牡蛎六钱(捣碎),生杭芍五钱,酸枣仁四钱(炒捣),柏子仁四钱,甘草钱半,广三七三钱(细末)。此方将前十味煎汤,三七分两次用,头煎及二煎之汤送服。

效果:每日服药一剂,连服三日血已不吐,心中不复怔忡。再诊其脉芤动皆无,至数仍略数,遂将生地黄易作熟地黄,俾再服数剂以善其后。

《医学衷中参西录·医案·血病门·咳血兼吐血证》

堂侄女某,适邻村王氏,年三十岁。于乙酉仲春,得吐血证。

病因:因家务自理,劳心过度,且禀赋素弱,当此春阳发动之时,遂病吐血。

证候:先则咳嗽痰中带血,继则大口吐血,其吐时觉心中有热上冲,一日夜吐两三次,剧时可吐半碗。两日之后,觉精神气力皆不能支持,遂急迎愚诊治。自言心中摇摇似将上脱,两颧发红,面上发热,其脉左部浮而动,右部浮而濡,两尺无根,数逾五至。

诊断:此肝肾虚极,阴分阳分不相维系,而有危在顷刻之势。遂急为出方取药以防虚脱。

处方:生怀山药一两,生怀地黄一两,熟怀地黄一两,净萸肉一两,生赭石一两(轧细)。急火煎药取汤两盅,分两次温服下。

效果:将药甫煎成未服,又吐血一次,吐后忽停息闭目惛然罔觉。诊其脉跳动仍旧,知能苏醒,约四分钟呼吸始续,两次将药服下,其血从此不吐。俾即原方再服一剂,至第三剂即原方加潞党参三钱、天冬四钱,连服数剂,身形亦渐复原。继用生怀山药为细面,每用八钱煮作茶汤,少调以白糖,送服生赭石细末五分,作点心用之以善其后。

《医学衷中参西录·医案·血病门·吐血兼咳嗽》

天津王某,年二十四岁,得咳嗽吐血证。

病因:禀赋素弱,略有外感,即发咳嗽,偶因咳嗽未愈,继又劳心过度,心中发热,遂至吐血。

证候:先时咳嗽犹轻,失血之后则嗽益加剧。初则痰中带血,继则大口吐血,心中发热,气息微喘,胁下作疼,大便干燥。其脉关前浮弦,两尺重按不实,左右皆然,数逾五至。

诊断:此证乃肺金伤损,肝木横恣,又兼胃气不降,肾气不摄也。为其肺金受伤,是以咳嗽痰中带血;为胃气不降,是以血随气升,致胃中血管破裂而大口吐血;至胁下作疼,乃肝木横恣之明证;其脉上盛下虚,气息微喘,又肾气不摄之明征也。治之者,宜平肝、降胃、润肺、补肾,以培养调剂其脏腑,则病自愈矣。

处方:生怀山药一两,生赭石六钱(轧细),生怀地黄一两,生杭芍五钱,天冬五钱,大甘枸杞五钱,川贝母四钱,生麦芽三钱,牛蒡子三钱(捣碎),射干二钱,广三七三钱(细末),粉甘草二钱(细末)。药共十二味,将前十味煎汤一大盅,送服三七、甘草末各一半,至煎渣再服,仍送服其余一半。

效果:服药一剂,吐血即愈,诸病亦轻减。后即原方随时为之加减，连服三十余剂，其嗽始除根，身体亦渐壮健。

天津孙某，年二十八岁，得吐血兼咳嗽证。

病因：因事心中着急起火，遂致吐血咳嗽。

证候：其吐血之始，至今已二年矣。经医治愈，屡次反复，少有操劳，心中发热即复吐血。又频作咳嗽，嗽时吐痰亦恒带血。肋下恒作刺疼，嗽时其疼益甚，口中发干，身中亦间有灼热，大便干燥。其脉左部弦硬，右部弦长，皆重按不实，一息搏近五至。

诊断：此证左脉弦硬者，阴分亏损而肝胆有热也；右部弦长者，因冲气上冲并致胃气上逆也。为其冲冲胃逆，是以胃壁血管破裂以至于吐血咳血也。其脉重按不实者，血亏而气亦亏也。至于口无津液，身或灼热，大便干燥，无非血少阴亏之现象。拟治以清肝、降胃、滋阴、化瘀之剂。

处方：生赭石八钱（轧细），生怀地黄一两，生怀山药一两，生杭芍六钱，玄参五钱，川楝子四钱（捣碎），生麦芽三钱，川贝母三钱，甘草钱半，广三七二钱（细末）。药共十味，将前九味煎汤一大盅，送服三七末一半，至煎渣重服时，再送服其余一半。

方解：愚治吐血，凡重用生地黄，必用三七辅之，因生地黄最善凉血，以治血热妄行，犹恐妄行之血因凉而凝，瘀塞于经络中也。三七善化瘀血，与生地黄并用，血止后自无他虞；且此证肋下作疼，原有瘀血，则三七尤在所必需也。

复诊：将药连服三剂，吐血全愈，咳嗽吐痰亦不见血，肋疼亦愈强半，灼热已无，惟口中仍发干，脉仍有弦象。知其真阴犹亏也，拟再治以滋补真阴之剂。

处方：生怀山药一两，生怀地黄六钱，大甘枸杞六钱，生杭芍四钱，玄参四钱，生赭石四钱（轧细），生麦芽二钱，甘草二钱，广三七二钱（细末）。服法如前。

效果：将药连服五剂，病全愈，脉亦复常，遂去三七，以熟地黄易生地黄，俾多服数剂以善其后。

《也是山人医案·吐血》

徐（三二）。嗔怒肝阳上升，胃络血涌，诸气皆以下行为顺，拟降气法。苏子（炒研）一钱，郁金一钱，南楂肉二钱，桃仁（炒）一钱，丹皮（炒）一钱五分，黑山栀一钱五分，降香末（冲入）五分。

《竹亭医案·卷之三》

范秋坪素有吐血症，迩来咳喘气逆，痰块凝结，肌肉消瘦。脉右弱，左虚弦。正值春令，防其见血。北沙参三钱，款冬花三钱，百合三钱，海浮石三钱，薏苡仁四钱，炙甘草六分，茯苓二钱，黑苏子一钱半（炒），叭哒杏三钱（去皮尖炒），加老枇杷叶三大片（去毛，蜜炙），水煎服。服四帖，痰渐少，咳呛上气如前。原方去苡仁、沙参，加党参、川贝母。再四帖，气逆稍平，痰色转黄，惟咳呛未减。

又，复诊方：西党参三钱，北沙参三钱，山药三钱（炒），茯苓一钱半，炙甘草六分，川贝母一钱半（去心），百合三钱，蛤壳三钱，二原地三钱，加叭哒杏三钱（去皮尖炒）。服此四帖，咳呛、气逆、痰稠俱减。停药数日，又多步劳力，忽于三月初五日气逆呛血，色红无块，火升面热，约吐血一茶杯。右寸虚数，关脉见芤，左关弦数。速宜益气养阴，佐以引血归经之法，冀其渐止为最。北沙参三钱，参三七五分（开水磨冲），紫菀一钱半，川贝母一钱半（去心），款冬花三钱，侧柏叶三钱（炙），血余八分（研冲），人中白一钱（漂淡），黑苏子一钱半（炒），二原地三钱，加藕节七枚。服后是夜未吐血，至清晨稍吐几口。

又，复诊换方：北沙参三钱，丹参三钱，参三七五分（磨冲），茯苓二钱，蛤粉炒阿胶三钱，山药三钱（炒），旱莲草三钱，人中白一钱（漂淡），侧柏叶三钱（炙），叭哒杏三钱（去皮尖），加藕节七枚。服两帖仍未吐，惟痰中带红。是日少劳动，至酉后忽又吐血几次，共约杯许。戌时延诊，其脉右虚、左弦、尺濡。随诊足脉，趺阳、太溪两脉尚存。然血吐过多，究防陡然汗脱，亟亟固气以统血，益阴以降火，不致再吐为最。西党参四钱，参三七六分（磨冲），炒熟地四钱，麦冬一钱半，陈阿胶三钱（蛤粉炒），旱莲草三钱，侧柏叶三钱（炙），蒲黄一钱半（炒黑存性），五味子三分（研），加藕汁一酒杯冲。用陈仓米一合煎汤代水，药渣内米须倒河内。服两帖，安妥如前，惟咳痰中挟血五六次，食饮稍增。

又，复诊方：咳呛痰红，益气润肺，兼养肝肾之阴。西党参四钱，清阿胶三钱（血余一钱同炒），百合三钱，女贞子三钱，大熟地四钱，炙鳖甲三钱，紫菀一钱半，川贝母一钱半，侧柏叶三钱（炙），旱莲草三钱，茯苓二钱，五味子三分（研）。上药仍用仓米煎汤代水,临服藕汁冲如前。

又,复诊:进前方,痰红甚少,而咳呛气逆之势午后尤甚。阴火潜燃,治当保肺清金,降火止血,以冀呛停,庶免血溢之虞。北沙参三钱,淮山药三钱(炒),款冬花三钱,百合三钱,叭哒杏三钱(去皮尖),清阿胶三钱(蛤粉炒),侧柏叶三钱(炙),鳖甲三钱(炙),制首乌三钱,藕节七枚。上药煎好去渣,投梨汁一酒杯,再煎二三滚,倒碗内,入血余末八分冲服。服两剂,咳呛气逆顿平,再两剂而痰红渐少。明日午刻立夏,再拟益气养阴,佐以清之、降之,以杜虚火上炎,是为上策。方用人参、熟地、生地、天冬、麦冬、茯苓、炙甘草、人中白等,煎服两帖而痊。

《竹亭医案·卷之四》

胡恒大劳力吐血治验。胡恒大,去冬劳力损膜,以致吐血,今夏复发。诊得脉象过硬,知其素性刚勇,遇事不耐,性急火升,此血之所由来也。从此耐性,庶可无虞。今血止之后,忽尔得食即呕吐者,胃病也。细审之,吐血时前医过用寒凉之剂,血虽止而胃土为寒凉所遏,以故食入即吐。不容少待,余以治呕药中而佐温胃之法,故一剂而呕吐立止,效如桴鼓之相应也,快哉!生姜汁炒半夏一钱半,盐水炒橘红一钱,旋覆花二钱(生绢包扎),生姜汁炒生山栀一钱半,盐水炒枳壳一钱半,代赭石三钱(煅红醋淬)。上药六味如法煎服,未三时进饭一盏半,呕吐顿止。

《竹亭医案·卷之六》

汀州傅上镛吐血论治奇验并收功丸方。汀州傅上镛,年二十三岁,乙未闰六月廿八日延诊。病原:吐血起自去秋八月初旬,忽吐血几口,当即停止。直至今夏前六月下浣,忽又吐血,连吐旬日,每约吐五六口,一日共约杯许。延钟先生治,以凉血清火法,服之不应。更方三次,尤觉血增,胸中不爽,呛咳口甜,因问治于余。案云:血吐数日,两关弦数,肝火冲胃。《经》云:"阳络伤则血上溢。"病关肝胃,再吐非宜,亟于静养调治,免其再吐。况值盛夏,溽暑方殷,引动相火,尤非所宜,拟引血归经法。参三七一钱(藕汁磨冲),丹参四钱,丹皮一钱半(炒),贝母二钱(去心),旱莲草三钱,藕节七枚,生蛤壳六钱,陈棕三钱(炒黑存性),怀牛膝一钱半,血余六分(冲),加元武板一两(炙),河水三盏先煎,煎至两盏,入后药再煎至一盏服。服一

剂,咳血、气逆俱稍减。原方再剂,血未吐,咳呛亦缓。

又,咳血虽止,脉仍弦数,究宜静养为最。北沙参四钱,元参三钱,参三七五分(如前磨冲),紫菀三钱,川石斛五钱,麦冬一钱半(去心),巴旦杏三钱(去皮尖),苏子一钱半(炒),水炙草五分,侧柏叶四钱(炙),加元武板一两(炙),如前法煎。

又,昨日痰中咳血一点,如瓜子大,幸食饮渐贪。制西洋参一钱半,山药三钱(炒),建莲肉五钱(去心),茜草一钱,女贞子四钱,侧柏叶四钱(炙),人中白八分,陈皮一钱,炙甘草五分,云茯苓一钱半,加参三七五分,藕汁(磨冲)。服后血平。

又,闰六月十四日立秋诊:右脉软,左寸虚、关弦、尺浮小数。肺胃虚而肾水不足,相火易升,此吐血之所由来耶。北沙参三钱,中生地四钱,百合四钱,元参三钱,桑白皮一钱半,炙鳖甲三钱,蛤壳八钱,山药三钱,(炒)、人中白(八分)、炙甘草(五分)加血余灰六分,冲。

又,连进益阴法,血停有日,左关弦硬渐平。中宫坤土未健,油泥大荤究不宜进。宜以调中养胃之剂,俾坤土得令,再为善后之谋。玉竹四钱,扁豆四钱(炒),川石斛四钱,茯苓一钱半,木香四分,建莲四钱去心,炙甘草五分,砂仁壳八分,加鸡内金一钱五分(炙脆)。服五帖,神健食贪。原方去鸡内金,加白花百合(二两),用河水三盏煎至两盏,去百合,煎药一盏服。再五帖,更妥。

又,仍拟脾肺并治,再调肝肾之阴,是为上策。潞党参二钱,薏苡仁五钱(炒),山药三钱(炒),芡实三钱,天门冬一钱半(去心),酸枣仁一钱半(炒),茯苓一钱半,陈皮一钱(炒),当归身一钱(炒),用白花百合二两,如前法。

又,前方进五剂,甚妥。惟大便忽结忽溏,为不能戒油泥大荤耳。每每病将小愈,口味不节而致病复者,皆自误之也。方用五味异功散加首乌、女贞、归身、芡实、枣仁、柏子仁霜、大南枣一枚(去核,内填益智仁末二分,线扎同煎)。

又,进前方,便溏日减,昨只一次,仍用五味异功散加扁豆、苡仁、山药、女贞、枸杞、广木香等十一味,仍以大南枣一枚照前同煎,服之大便渐结。

又,益气以保肺胃,调荣以养心脾,俾氤氲之气得以融和,再为良图。绵黄芪一钱(盐水炒),西党参三钱,建莲肉四钱,茯神三钱,益智仁一钱,柏

子仁一钱半(去油),煨木香七分,归身八分(炒),炙甘草七分,淮山药三钱(炒),大南枣两枚(去核)。是方服四五剂,饮食渐自复原,睡卧亦安。惟易怒心嘈,偶有呛咳不宁,而稍知其口干舌燥也。即此观之,虽非紧要,而究其源,实亦五藏之不足耳。静养调摄,食饮节制,毋贪厚味,庶乎渐安。

又,昨辰诊脉左关弦硬,相火上炎,防吐血复发。至夜果然胸膈热闷、喉痒,忽吐血一口,随又痰中带一二口。今日肝脉反不过弦,而按之不静,犹恐再吐。自前吐血迄今,约有二十四五日未吐。已后咳呛、便溏,脾肺并治,食增泻平,皆得于用药之权衡也。细审之,其中有不相宜处在于日贪肥甘厚味,朝夕必啖肉食,未免生湿成痰,而脾胃弗克健旺者有之。古人云:宁食淡茹蔬,莫贪肥与甘。旨哉斯言!予深嘱之,料知命者依法调治,庶可无妨。

七月初七日方:西党参三钱,生黄芪一钱(盐水炒),参三七五分(开水磨冲),降香一钱,旱莲草一钱半,人中白七分,白花百合一两,苏子一钱半(炒),生蛤壳五钱,加藕汁一小杯(冲)。

又,自前月初七日方服后,痰血即止。停药匝月,于八月初六忽又痰中带血,虽不多,而右寸、关软小乏力,左寸细小,关弦硬,尺濡。合而参之,是脾肺虚而肝肾之阴不足,相火易动,此痰血之所由来也。正值秋分之后,加意图之,以杜再吐。制首乌四钱,炙鳖甲四钱,潞党参三钱,丹参三钱,黑苏子一钱半(炒),怀牛膝一钱半(炒),巴旦杏三钱(去皮尖),茜草一钱半,加鲜藕节七枚。

又,进前方痰红即止,再二剂如前安妥。惟耳鸣,睡醒喉中似干,日间并不喜饮,食贪睡安,所嫌脉未平静耳。用沙参、首乌、元参、龟腹心、巴旦杏、山药、苡仁、芡实、炙甘草、白花百合等十味,煎服五六帖,诸恙向安。煎帖屡效,继以丸剂调补,列下,丸方。

八月二十一日诊:左关虚弦、尺濡,右脉虚软无力,自是肺、脾、肝、肾皆虚。肺何以虚,土不生金也。肝何以虚,水不养木也,木无水养,而相火易升。肾何以虚,金不生水也,水无金生,而肾精易竭。且子虚者,必求救于母,肺求脾,肝求肾,而肾复求肺,肺金之虚愈加亏缺。夏间之吐红未必不由于此也。调治虽痊,脾肺久虚,第知补肝肾之阴,而不思调脾固肺,究非挈领提纲之治。木棉仁四两(白仁,拣去黄而走油者,用女贞子三两煎浓汤浸透,蒸晒九次,余汁同捣拌和药内),大生地六两(用福珍酒煮透半日,以砂仁研末五钱同拌,蒸晒九次,入后药同捣,务要和匀),潼蒺藜三两(陈酒拌蒸,晒干焙研),真黄精二两(用益智仁一两陈酒浸透,用磁盆荷叶托底,将浸透黄精置饭锅上,九蒸九晒,入后药捣匀),元武板五两(蜜水炙脆勿焦),山萸肉二两,百合二两,杜芡实三两(焙黄勿焦),建莲肉三两(连心炒),牡蛎三两(煅粉),淮山药三两(炒),叭哒杏二两(去皮尖),另用西党参五两、生黄芪三两,两味煎膏代蜜为丸。上药十二味照方制焙,和研细粉,用前参芪膏代蜜为丸如桐子大。每服五钱,清晨滚水送,或莲心汤送亦可。

《费绳甫先生医案·吐血》

胸腹作痛,牵引腰背,纳谷无多,吐血而痛不减。病不在血而在气,肝阳上升,挟湿痰阻塞胃气,宣布无权。脉来弦细。治宜养血清肝,化痰和胃颇合,宜宗前法进治。生白芍一钱半,全当归二钱,吉林参须五分,白茯苓三钱,生甘草五分,陈广皮一钱,制半夏一钱半,生杜仲三钱,枸杞子三钱,金香附一钱半,荜澄茄一钱半,补骨脂一钱,生熟谷芽各四钱。

《丛桂草堂医案·卷三》

杨某年近三旬,素有吐血病,遇劳则发。今年五月,因劳役愤怒,血症又作,吐血成碗,发热咳嗽。延医服药,始尚小效,继则大吐不止,服药不效。其戚王姓延予治。问其情形,每日上午四句钟时,即大吐血,咳嗽有痰,心烦口渴,欲饮冷水,自觉胸部烧热,心胸间喜以冷水浸手巾覆之。知饥能食,舌苔薄腻微黄,两手脉数不大,形容消瘦。予谓此暑热伏于肺胃,热迫血而妄行,欲止其血,当先降其热,热降则血安于其位,不治而自止矣。以玉女煎合清燥救肺汤为剂。生石膏四钱,桑叶一钱,干地黄四钱,阿胶三钱,贝母、麦冬、沙参各二钱,杏仁一钱,枇杷叶一片。服后觉凉爽异常,腹中雷鸣,心内空虚,身热亦稍平。上午四时未吐,至午后始吐,咳嗽痰多。仍以原方加竹叶三钱、栝蒌根二钱、枣仁、柏子仁各四钱,接服两剂,血几全止矣。惟精神疲惫,时出冷汗,脉息夬大无力,舌上无苔。乃热退而元气虚也,况吐血多日,亡血已多,安有不虚之理。易方用生脉散加黄芪、熟地、枸杞、枣仁、阿胶。接服两剂,汗渐少,能进粥两大碗,惟咳嗽痰中带血,嗽甚则亦或吐一二口,但迥非从前之汹涌耳。乃以百合固金汤合千金苇茎汤,出入调治。数日后能起床行走,饮食亦大进矣。遂以饮食滋补,兼服琼玉膏而瘳。

《陈莲舫医案·卷上·吐血》

1）左。勃然吐血,两胁作痛,脉见沉弦。治以和降。降香、全福、白芍、膝炭、归须、猩绛、旱莲、茯苓、仙鹤草、丹参、竹三七、会络、丝瓜络、藕节。

2）左。血随气沸,勃然吐血,当脘发进,两胁引痛,内伤胃络显然。脉见沉弦,治以和降。降香、全福、白芍、膝炭、归须、猩绛、鹿衔、茯苓、仙鹤草、丹参、参三七、会络、藕节、丝瓜络。

3）左。无端失血,整口色鲜。由胃络而伤肝肺,渐加咳嗽。脉见芤大,治以清降。沙参、仙鹤草、杏仁、淮膝、三七、女珍、川贝、蛤壳、旱莲、茜根、冬瓜子、会络、藕肉（两许）。

4）左。吐血连日未止,由阳明而传肝肺,渐加咳嗽。脉见芤弦,治以和降。降香、杏仁、淮膝、全福、仙鹤草、石英、茯苓、川贝、三七、白芍、会络、冬瓜子、藕节。

《丁甘仁医案·卷四·吐血案》

周左。始由胁肋作痛,烦躁少寐,继则吐血不止,内热口干,舌质红苔黄,脉弦芤而数,良由郁怒伤肝,操烦劳心,气郁化火,火炽气焰,扰动阳络,则血上溢也。亟拟清气凉肝,祛瘀生新。生白芍三钱,茜草根二钱,川贝母三钱,粉丹皮二钱,侧柏炭一钱五分,黛蛤散（包）四钱,黑山栀二钱,山茶花一钱五分,羚羊角（煎冲）四分,竹茹三钱,鲜藕汁（冲服）二两,白茅根（去心）二扎。

二诊：服清气凉肝,祛瘀生新之剂,吐血渐减,而未能尽止,烦躁不寐,胁痛依然,脉弦数而芤,按之不静。气火入络,络热则痛,水不制火,心肾不交,还虑血涌！今拟壮水清肝,泄热和络。大麦冬三钱,生白芍二钱,生甘草五分,粉丹皮二钱,川贝二钱,茜草根二钱,侧柏叶一钱五分,黛蛤散（包）四钱,生石决八钱,茯神三钱,制军炭一钱五分,真新绛八分,鲜竹茹三钱,白茅花（包）一钱,白茅根（去心）二扎。

三诊：胁痛减,夜寐稍安,吐血不止,而反狂涌,幸脉转小数,神疲萎顿,缘已入络之血尽去,阴分大伤,虚火炎炎,大有吸尽西江之势,颇为可虑。今仿血脱益气之例治之。西洋参三钱,大麦冬三钱,左牡蛎四钱,阿胶珠三钱,石斛三钱,茜草根二钱,侧柏炭一钱五分,生白芍二钱,丹皮二钱,怀牛膝二钱,抱茯神三钱,鲜竹茹三钱,鲜藕汁（冲服）二两。

四诊：吐血已止,原方去藕汁,加琼玉膏三钱（冲服）。

喻左。负重努力,血络损伤,血由上溢,吐血盈碗。胁肋牵痛,艰于转侧,脉象芤数,去瘀生新主治。全当归二钱,紫丹参二钱,怀牛膝二钱,茜草根二钱,川贝二钱,刘寄奴一钱五分,仙鹤草三钱,真新绛八分,川郁金一钱五分,竹茹三钱,白茅花（包）一钱,茺蔚子三钱,参三七（另研细末冲）三分,藕汁（冲服）二两。

4. 治虚劳吐血

《儒门事亲·卷六·热形·吐血四十三》

岳八郎,常日嗜酒,偶大饮醉,吐血近一年,身黄如橘,昏愦发作,数日不省,浆粥不下,强直如厥,两手脉皆沉细。戴人视之曰：脉沉细者,病在里也,中有积聚。用舟车丸百余粒,浚川散五六钱,大下十余行,状若葵菜汁,中燥粪,气秽异常。忽开两目,伸挽问左右曰：我缘何至此？左右曰：你吐血后数日不省,得戴人治之乃醒。自是五六日必以泻,凡四五次,其血方止,但时咳一二声,潮热未退。以凉膈散加桔梗、当归,各秤二两,水一大盂,加老竹叶,入蜜少许,同煎去滓,时时呷之,间与人参白虎汤,不一月复故。

《石山医·卷之中·吐血（咳血）》

一人年三十余,形瘦神悴,性急好劳,伤于酒色,仲冬吐血二盂盆,腹胀肠鸣,不喜食饮。医作阴虚治,不应。明年春,又作食积治。更灸中脘、章门,复吐血碗许。灸疮不溃,令食鲜鱼,愈觉不爽。下午微发寒热,不知饥饱。予诊其脉,涩细而弱,右脉尤觉弱而似弦。曰：此劳倦饮食伤脾也,宜用参、芪、白术、归身、甘草,甘温以养脾；生地、麦门冬、山栀,甘寒以凉血；陈皮、厚朴,辛苦以行滞。随时暄凉,加减煎服,久久庶或可安。三年病愈。后往临清买卖,复纵酒色,遂大吐血,顿殁。

一人形瘦色悴,年三十余,因劳咳嗽吐血,或自汗痞满。每至早晨嗽甚,吐痰如腐渣乳汁者一二碗，仍复吐尽所食稍定。医用参苏饮及枳缩二陈汤，弥年弗效，众皆危之。邀予诊治。脉皆濡弱近驶。曰：此脾虚也，宜用参、芪。或曰：久嗽肺有伏火。《杂著》云：咳血呕血，肺有火邪，二者禁用参、芪。今病犯之，而用禁药，何耶？予曰：此指肺嗽言也。五藏皆有嗽，今此在脾。丹溪曰：脾具坤静之德，而有乾健之运。脾虚不运，则气壅逆，肺为之动而嗽也。故脾所裹之血，胃所藏之食，亦随气逆而呕吐焉。兹用甘温以补之，则脾复其乾健之运，殆必壅者通，逆者顺，肺宁而嗽止，胃安而呕除，血和而循经，又何病之不去哉？遂以参、芪为君，白术、茯苓、麦门冬为臣，陈皮、神曲、归身为佐，甘草、黄芩、干姜为使。煎服旬余遂安。

一人形色颇实，年四十余，病嗽咯血而喘，不能伏枕。医用参苏饮、清肺饮，皆不效。予诊之，脉皆浮而近驶。曰：此酒热伤肺也。令嚼太平丸六七粒，其嗽若失。

《古今医统大全·卷之四十二·血证门·医案》

朱丹溪治一人咳嗽吐血。四物汤加贝母、栝蒌、五味子、桑皮、杏仁、冬花、柿霜。一人年五十，劳嗽吐血。以人参、白术、茯苓、百合、白芍药、红花、黄芪、半夏、桑白皮、杏仁、甘草、阿胶、诃子、青黛、栝蒌、海粉、五味子、天门冬。

一人年三十，咳嗽吐血，以四物、生地、桑皮、杏仁、冬花、五味、天门冬、桔梗、知母、贝母、黄芩。

《孙文垣医案·卷一·三吴治验·温天衢病目吐血》

温天衢氏，冬月病目，医为发散太过，至春间吐血碗余，及夏，下午潮热咳嗽，胸膈胀疼，早晨冷汗淋漓，大便溏，一日两行，饮食少，肌肉消十之七，脉数。据症脉，法在不治。里中诸长老，以其素行端厚，群然恳予措剂。予以众恳不能辞，乃用泻白散加五味子、白芍药、贝母、马兜铃。服下，其夜帖然而卧，不嗽，惟大便溏。前药加白扁豆、山药、茯苓，汗亦渐止，复与泻白散，加石斛、马兜铃、贝母、陈皮、薏苡仁、白芍药、山药、五味子、桔梗，调理三月而痊。

《孙文垣医案·卷三·新都治验·胡邻泉女吐血潮热》

胡邻泉令媛及笄后，患吐血，每吐碗余，下午倦怠，夜分潮热，呕吐不食，大便秘结，时师视为阴虚火动，投以滋阴之剂，反加饱闷，背心胀痛。予诊其脉，两寸洪大，两尺弱，知其有瘀血凝滞，以致新血不得归经，故满而溢也。法当消瘀为主，用白芍药、枳壳、前胡、益元散、桃仁、红花、牡丹皮、山栀子、贝母、水煎，临服入萝卜汁一小酒杯。服后呕吐如旧，大便仍秘，乃以龙荟丸通之，更以石膏三钱、橘红、半夏曲、姜连、茜根、竹茹、黄连、枳壳各一钱，白茯苓八分，甘草三分，服后大便行三次，吐止食进。后用二陈汤加滑石、丹参、丹皮、茜根、白芍药、香附。二十剂后，经行热退背胀悉愈。从此经调血不上逆。

《张氏医通·卷五·诸血门·蓄血》

李士材治张鸣之，吐血两年，面色痿黄，潮热咳嗽，膈有微痛。脉数而沉且搏，其痛不可按，而甚于夜分，是坚血蓄积，非大下之不可。又以久病未敢峻攻，用郁金、降真、归、地、山甲、蓬术、人参。下血如漆者数次，而痛减。月余复痛，此病重而药轻也。乃以大黄、干漆、蓬术、郁金、山甲、肉桂、归尾、桃仁、虻虫为丸。每日服参、芪之剂，午后服丸药钱许。十日，血积大下。数次而安。

《医宗己任编·卷五·东庄医案》

亡友孙子度侄女。适张氏，病半产，咳嗽吐血，脉数而涩。色白，胃满脾泄。医用理气降火止血药，益甚。予投理中汤，加木香、当归、倍用参术而血止。继用归脾汤及加减八味饮子，诸症渐愈。时鼓峰从湖上来，邀视之。鼓峰曰：大虚症得平至此，非参术之力不能。今尚有微嗽，夜热时作，急宜温补以防将来。因定朝进加减八味丸，晡进加减归脾汤。未几过粗工语之，诧曰：血病从火发，岂可用热药。遂更进清肺凉血之剂。病者觉胃脘愈烦惋，饮食不进，而迫于外论，强服之。逾月病大发，血至如涌，或紫或黑或鲜红。病者怨恨，复来招予往视之。曰：败矣，脏腑为寒凉所逼，荣卫既伤，水火俱竭，脉有出而无入，病有进而无退，事不可为也。未几果殁。《仁斋直指》云：荣气虚散，血乃错行，所谓阳虚阴必走也。《曹氏必用方》云：若服生地黄、藕汁、竹茹等药，去生便远。故古人误解滋阴二字，便能杀人。况粗工并不识此，随手撮药，漫以清火为辞，不知此何火也，而可清乎。所用药味，视之若甚平稳，讵知其入人肠胃，利如斧锯，如此可畏哉。夫血脱益气，犹是粗浅之理，此尚不知。而欲明夫气从何生血从何化，不亦难乎。操刀必割，百无一生。有仁人之心者，愿于此姑少留意也欤。

《不居集·上集卷之八·薛新甫治虚损法·附案》

又治一童子，年十四岁，发热吐血。余谓宜补中益气，以滋化源。不信，乃用寒凉降火，前症愈甚。或谓曰：童子未室，何肾虚之有？参、术补气，奚为用之？余述丹溪先生曰：肾主闭藏，肝主疏泄，二脏俱有相火，而其系上属于心。心为君火，为物所感，则相火翕然而起，虽不交会而精已暗耗矣。又褚氏"精血篇"曰：男子精未满，而御女以通其精，则五脏有不满之处，异日有难状之疾。正此谓也。遂用补中益气汤及地黄丸而痊。

《不居集·下集卷之七·屡散·治案》

予在武林江干，陈尔迪因病目，医为发散太过，至春末吐血碗余，咳嗽潮热，胁痛，饮食减，肌肉消。武林诸医尽以为瘵，俱辞不治。予诊之，见其气倦神疲，脉浮弦而不细，微带数，知其表邪未清，乃以理阴煎，间以益营内托散，数剂服之，贴焉而卧。饮食仍未进，以资成汤加减，又以参苓白术散，调理而痊。

《不居集·下集卷之十一·积瘀·治案》

予治族弟九尧，劳力吐血，误服栀子、黄芩、知、柏寒凉之剂，咳嗽吐痰，发热，两胁胀痛，不能贴席而眠，夜则咳嗽不止，每晚吐白稠痰一铜盆，肌肉消瘦，厌厌待毙。予甚悯之，乃自造其门，请以诊之。见其发热虽类外感，而不头疼口渴，天明少间，日午复剧，头汗至颈而还。与以复元活血汤二剂，解下积瘀甚多，痰嗽减半。再以参苓白术散，迭为加减而痊。

又治淳安进贤埠方天祺兄，吐血头眩，咳嗽，腰膝乏力。诸医皆用滋降之剂，服数十帖，饮食减少，精神渐疲。予适至，恳而治之。按其脉，乃上部有余，下部虚弱；据其症，乃痰挟瘀血也。宜仿生生之法治之，当先清上焦，化去瘀血宿痰，再以补阴药收功。以贝母、枳壳、桑皮，以清肺化痰；再以滑石、桃仁、丹皮、小蓟，消除瘀血；栀子、甘草、白芍，养血以除余热。三帖红渐止，前后心痛渐除，仍痰嗽不止，大便燥结，去滑石、桃仁，加瓜蒌、黄芩、紫菀，调理而安。

《续名医类案·卷七·疟》

徐氏妇七十余，患疟，上则咳嗽吐血，下则泄泻，粒米不进，人事不省，胸膈胀闷。脉则两寸细数，左关弦大，右关甚微，两尺重按不起，势甚危笃。知为阴虚内热外寒，肝无血养而强，脾无气充而弱，血无所统而吐，谷无所运而泻，气无所纳而胀，悉属本源为病。用重剂熟地、白术、麦冬、五味、牛膝、制附子，参汤冲服，疟止神清。既而病人自谓胸膈有停滞，不肯用补，乃诡以八味丸为消食丸，参汤送下，遂诸症悉痊。

《古今医案按·卷四·血证》

东垣治一贫者，脾胃虚弱，气促，精神短少，衄血吐血。以麦门冬二分，人参、归身各三分，黄芪、白芍、甘草各一钱，五味五枚。作一服，水煎，稍热服愈。继而至冬，天寒居密室，卧大热炕，而吐血数次，再求治。此久虚弱，外有寒形，而有火热在内，上气不足，阳气外虚。当补表之阳气，泻里之虚热。夫冬寒衣薄，是重虚其阳。表有大寒，壅遏里热。火邪不得舒伸，故血出于口。忆仲景《伤寒论》云：太阳伤寒，当以麻黄汤发汗而不与之，遂成衄，却与麻黄汤立愈。此法相同，遂用之。以麻黄桂枝汤，人参益上焦元气而实其表，麦门冬保肺气，各三分；桂枝以补表虚，当归身和血养血，各五分；麻黄去根节，去外寒；甘草补脾胃之虚，黄芪实表益卫，白芍药各一钱，五味三枚，安其肺气。卧时热服，一服而愈。[震按]此案认病制方，其义最精，药之分两甚轻者，因受病在卫在肺，皆系亲上部位。《经》云：补上治上制以缓，缓则气味薄也。然系久虚之体，热为寒束。故用法若此，体不虚而热为寒束者，又当以麻杏甘膏汤，加血药以治之。

滑伯仁治一人，盛暑出门，途中吐血数口，亟还则吐甚。胸拒痛，体热头眩，病且殆。或以为劳心焦思所致，与茯苓补心汤。仁至，诊其脉洪而滑。曰：是大醉饱，胃血壅遏，为暑迫血上行。先与犀角地黄汤，继以桃仁承气汤去瘀血宿积，后治暑即安。

陈斗严治薛上舍，高沙人，素无恙，骤吐血半缶。陈诊之曰：脉弦急，此薄厥也。病得之大怒，气逆，阴阳奔并。饮六郁汤而愈。

孙东宿治臧六老。上吐血，下泻血，胸膈背心皆胀。原从怒触，又犬肉所伤，故发热而渴。医者用滋阴降火药，胸背愈胀，血来更多。孙诊之两关俱洪滑有力，曰，此肝脾二经有余证也。作阴虚治,左矣。阴虚者脉数无力,今之脉既不同,午后潮热,夜半而退。与今之昼夜常热者,亦不同也。《经》云:怒伤肝,甚则呕血并下泄,胸背胀痛,瘀血使然;脾为犬肉所伤,故不能统血。误用地黄、知、柏等剂,是以脾益伤,而上焦瘀血愈滞也。即与山楂、香附、枳实,调气消导为君;丹参、丹皮、桃仁、滑石、茅根,化瘀血为臣;黄连、芦根,解犬肉之热为佐。四帖胸背宽,吐血止,惟腹中不舒,仍以前药同保和丸与之,大下臭黑粪而全安。

周慎斋治陈姓人,年三十五岁,性嗜酒色,忽患吐血,一日三五次,不思饮食,每日食粥一碗,反饮滚酒数杯,次日清晨再食粥,前粥尽行吐出,吐后反腹胀,时时作痛作酸,昼夜不眠,饮滚酒数杯略可。来日亦如此,近七月矣。医人并无言及是积血者,俱言不可治。周诊之,六脉短数。曰:吐后宜宽反胀,饮滚酒略可,此积血之证也。盖酒是邪阳,色亦邪阳,邪阳胜则正阳衰。又兼怒气伤肝,肝不纳血,思虑伤脾,脾不统血。中气大虚,血不归络,积血中焦无疑。宜吐宜利,但脾胃大虚,不使阳气升发,阴寒何由而消。先用六君子汤,白术以苍术制之,加丁香温胃,草蔻治中脘痛,三十余帖。再用良姜一两,百年陈壁土四两同煎,待土化切片,陈皮去白、草蔻、人参、白术、茯苓、甘草、胡椒、丁香各五钱,细辛四钱,共末,空心,清盐汤或酒送下二钱。此药专在扶阳,积血因阴寒凝结,阳旺而阴自化。服药后,血从下行者吉。乃血从上吐,约六七碗,胸中闷乱,手足逆冷,不省人事。急煎人参五钱,炮姜八分,遂静定。后胸中闷乱,脐下火起而昏,用茯苓补心汤,一剂而安。后用六味加人参、炮姜而痊。

《友渔斋医话·第四种·肘后偶钞下卷·吐血》

沈(三八)。脉虚数,逢劳吐血,此得之劳伤脾气,脾不统血。《经》云:劳者温之。是证必当温养,若见脉数咳呛吐红,辄投寒凉,损抑中气,其病必增。党参二钱,生于术二钱,黄芪二钱(炒)、归身一钱五分(黑),桂枝木五分,五味子十粒,橘皮八分,炙草四分,加姜、枣。

蔡(三四)。胸胀喘促,咳嗽吐红,脉大而数。古称脉大为劳,数为虚,证由劳伤脾元,土不生金,肺失清降,治当滋其化源。党参二钱,黄芪三钱,生于术一钱五分,当归一钱五分(炒黑),橘皮一钱,麦冬二钱,苡仁二钱,五味子十粒,炙草四分。此方余出臆见,名培源益肺汤,治劳倦吐血有神功。

曹(五五)。形寒咳嗽吐红,两脉弦软,是为劳倦伤脾,积寒伤肺。治当温补手足太阴肺脾,略佐疏理客邪。党参、蒸于术、茯苓、橘皮、前胡、归身、薏仁、桂枝木、紫苏、炙草、煨姜、大枣。两帖血止嗽减。

浦女(十一)。久呛伤肺,痰内带红,左脉弦数,肝火刑金。丹皮、桑叶、钩藤、白芍、苡仁、茯神、杏仁、橘红、麦冬、甘草、沙参。四服减半,改用而痊。

《王九峰医案(一)·副卷一·吐血》

始因伤力,中伤肺虚,咳嗽痰红,红紫不一,未吐之先,心中作痒如蟹行,吐沫随即吐血,已历数载,得黄痰咳喘乃平,积饮为患。杏苏二陈丸加桔梗、桃仁、款冬、藕肉。

《王氏医案绎注·卷一》

范庆簪年逾五十,素患痰嗽。乙酉秋在婺,骤然吐血,势颇可危。孟英诊曰:气虚而血无统摄也,虽向来咳嗽阴亏,阴药切不可服。然非格阳吐血,附桂更为禁剂。乃以潞参、芪、术、苓、草、山药、扁豆、橘皮、木瓜、酒炒芍药为方。五帖而安。(素患痰嗽,病在气分,不在血分。孟英诊断气虚,必左右脉皆无力,右脉重按尤软。气虚忌用冬地阴药固己,但非格阳吐血,若用一毫附桂,便伤其兼证之阴亏。宜用炒潞参五钱,炒西芪四钱,炒白术三钱,云苓片三钱,炒粉草一钱五分,炒山药三钱,炒扁豆三钱,陈橘皮一钱五分,陈木瓜一钱五分,酒炒白芍一钱五分。此证注重气虚,但补气不可伤阴。方中甘草木瓜并用,于补气中取酸甘化阴之义,亦即引阳入阴之法。但主要病情在气虚,参芪少用不足补气。全方一时全服,亦恐非重药轻投之义。宜仿仲景、许叔微成法,分次徐服。此必孟英当日所有)继去甘草木瓜,加熟地、阿胶、紫石英、麦冬、五味子、龙骨、牡蛎熬膏,服之全愈。〔更方系从阳引阴之义。除前方各加十倍外,去甘草木瓜,恐甘酸之性滞腻气分,不能摄阳入阴,使阴亏咳嗽之兼证并蠲。宜用熟地二两,阿胶二两,紫石英一两,整麦冬一两,五味子一两(杵),煅龙骨二两,煅牡蛎二两,石英、龙牡先煨。熟地、阿胶、麦冬治阴虚,石英、五味龙牡敛镇,为阴药下行

之使〕

《王氏医案绎注·卷三》

锁某弱冠吐血,医进归脾汤,吐益甚。孟英视之,面有红光,脉形豁大。因问曰:足冷乎?探之果然,遂与六味地黄汤送饭丸肉桂心一钱,覆杯而愈。(面有红光,为虚火上炎。脉形豁大及足冷,为阴中之阳亦虚,肾气不能潜纳。归脾中参芪性皆上升,故吐益甚。易以引火归原之法斯愈矣。大熟地八钱,淮山药四钱,白茯苓三钱,山萸肉三钱,药送饭丸肉桂心一钱)

《王旭高临证医案·卷之二·吐血门》

叶。血止咳不已,脉沉带数,其根犹未去也。盖气犹风也,血犹水也,咳则气逆不顺,血亦逆而不顺矣。经络不和,血不宁静,必降其气而后血不复升,亦必充其阴而后火乃退耳。大生地、紫菀、丹皮、川贝、赤苓、元精石、甜杏仁、沙参、赤芍、枇杷叶。[渊按]此喻妙极,从《内经》天暑地热悟会得来。

尤。血止干咳,阴虚也。急以生津救肺。沙参、丹皮、麦冬、茯神、五味子、桑白皮、蛤壳、川贝、鲜藕、甜杏仁。

侯。脉数血涌,胃气大虚。胸中痞塞,大便带溏,是痞为虚痞,数为虚数。咳血三月,今忽冲溢,唇白面青,断非实火。大凡实火吐血,宜清宜降;虚火吐血,宜补宜和。古人谓见痰休治痰,见血休治血,血久不止,宜胃药收功。今援引此例。人参一钱,白扁豆一两,川贝三钱,茯苓三钱,藕汁一杯(冲),好墨汁三匙(冲)。

又,脉数退,血少止,而反恶寒汗出。盖血脱则气无所依,气属阳,主外,卫虚则不固也。最怕喘呃暴脱。犹幸胸痞已宽,稍能容纳。仿血脱益气例。《经》曰阳生阴长,是之谓耳。人参、炒扁豆、五味子、炙甘草、炮姜炭、怀山药、藕汁。

又,血脱益气,前贤成法。今血虽大止,而神气益惫,唇白面青,怕其虚脱。欲牢根底,更进一层。人参、炮姜、陈皮、大熟地(砂仁拌炒)、麦冬、冬术、炒扁豆、五味子、附子(秋石汤制)、灶心黄土煎汤代水。

又,肝肾之气从下泛上,青黑之色见于面部。阴阳离散,交子丑时防脱。勉拟镇摄,希冀万一。人参、大熟地、紫石英、五味子、麦冬、肉桂、茯苓、青铅、坎炁。

又,血止三日,痰吐如污泥且臭,是胃气大伤,肺气败坏而成肺痿。痿者,萎也。如草木萎而不振,终属劳损沉疴。《外台》引用炙甘草汤,取其益气生津,以救肺之枯萎。后人用其方,恒去姜、桂之辛热,此症面青不渴,正宜温以扶阳。但大便溏薄,除去麻仁可耳。人参、炙甘草、麦冬、阿胶、大生地、炮姜、五味子、肉桂、紫石英。

又,病势仍然,从前方加减。前方去炮姜,加制洋参。

又,连进炙甘草汤,病情大有起色。但咳呛则汗出,肺气耗散矣。散者收之,不宜再兼辛热,当参收敛之品。人参、大熟地(沉香末拌炒)、炙甘草、阿胶、五味子、黄芪、粟壳、大枣。[渊按]如此险证,一丝不乱。景岳所谓非常之病,非非常之医不能治。

朱。中气素虚,兼患痰饮,冬必咳嗽。近劳碌感寒,忽气升吐血,微寒发热,汗则心嘈。其血必三日一来,寒热亦三日一作。盖热邪内炽,逼血上行,病在三阴之枢,恐其下厥上竭,冲溢喘脱。麻黄、西洋参、白芍、麦冬、五味子、归身、炙甘草、黄芪、川贝、荆芥炭、茅根、藕汁。[渊按]汗出心嘈,营阴虚矣。麻黄总属不宜。

邢。先天不足之体,曾发虚痰,溃而将敛。交春阳气升发,渐觉喉痒,咳嗽,二三日来,忽然吐血。今又大吐血,色鲜红。诊脉细促,心嘈若饥。一团虚火,炎炎莫御。用药虽已清降,亦当预顾真阴。否则恐血脱阴伤而晕。生地、沙参、丹皮炭、茜草炭、小蓟炭、阿胶、麦冬、五味子、朱茯神,京墨汁三匙、童便一杯(冲)。又,照前方加川贝、茅根。又,节届春分,阳气勃勃升动。血证际此,稍平复盛。良以身中之肝阳,应天时之阳气上升无制,故又忽然大吐。急当休养其阴,兼以清降。所恐火愈降而阴愈伤耳。羚羊角、元参、鲜生地、丹皮、大生地、茯神、麦冬、阿胶、茜草炭、石决明、侧柏叶汁、茅根、藕汁。[渊按]降火滋阴,亦不得不然之势。

某。咳嗽吐血,晡热便溏,腹中有块攻痛。肺肾阴伤,脾阳复弱,肝木横于中矣。饮食少纳,仓廪空虚,心如悬磬,何恃不恐?党参、白芍(吴萸三分,拌炒)、怀山药、枣仁、新会皮、川贝、款冬花、丹皮(炒焦)、茯神、沙苑子、生谷芽。

庞。去秋咳嗽,些微带血,已经调治而痊。交春吐血甚多，咳嗽至今不止，更兼寒热，朝轻晡甚，饮食少纳，头汗不休。真阴大亏，虚阳上亢，肺金受烁，脾胃伤戕，津液日益耗，元气日益损。脉沉细涩，口腻而干。虚极成劳，难为力矣。姑拟生脉六君子汤，保肺清金，调元益气。扶过夏令再议。生洋参、沙参、麦冬、五味子、白扁豆、制半夏、茯神、陈皮、炙甘草，枇杷露一小杯（冲服），野蔷薇露各一小杯（冲服），生脉散保肺清金。六君子去术嫌其燥，加扁豆培养脾阴，土旺自能生金也。不用养阴退热之药，一恐滋则腻肠，一恐凉则妨胃耳。从来久病总以胃气为本，《经》云有胃则生，此其道也。

李。伤酒吐血，血出于胃。虽属无妨，其阴久亏。拟和胃降火法。鲜石斛、川贝、丹皮、白扁豆、茯苓、山栀、白芍、沙参、炙甘草、元参、茅根、鲜藕。

《慎五堂治验录·卷六》

钱，左，三桥。吐血盈盆，交节遇劳则发，面色黄而带青，脘痛脉细便溏。昔人血病，每以胃药收功，兹宗其法，然难速功。金石斛二钱，宋半夏一钱，苡米四钱，黄土一两，山茶花四分（炒炭），旋覆花一钱半，茯神三钱，丝瓜络三钱，生香附七分，谷芽七钱。又用归脾汤收功。

《慎五堂治验录·卷十》

周亦新茂材。癸酉年患吐血，服清降而血止，而舌赤如朱。昆医屡用犀角地黄汤、三黄汤、补心丹均不效。诊得脉如平人，余曰：此症颇奇，谅是误饵伏火丹砂而毒入心、胃、肾也。昔贤张石顽亦曾见过，非杜撰也。方以人中黄、甘草、黑豆、阿胶、秋石、生地、女贞、首乌、旱莲之类，三进而舌淡，十剂而全退矣。

《退庵医案·正文》

秦，右，五十一岁，洞庭山人。连年患吐血、血崩，及三阴虚，舌脱液，中心猪肝色，脉两手软弱无力，腰痛，头晕，手麻，耳鸣，小溲频数不禁，种种虚象叠现。今因新感咳呛，痰中映红，音嘶。久病难以骤复，先治其标，后治其本。经霜桑叶一钱半，水炙紫菀七分，川贝母三钱，白池菊一钱半，枇杷叶（刷毛去筋，蜜炙）两张，款冬花（蜜炙）三钱，甜杏仁（杵三钱），生苡仁三钱，净蝉衣八分，甜梨肉一两。

《张聿青医案·卷四·虚损》

朱（左）。先自经络抽掣，继而吐血盈碗，血从脘下上升。今血虽渐定，而呛咳气逆，脉象虚弦。肝肾阴虚，虚火载血上行，遂至阴不收摄。恐咳不止而致入损。大生地四钱，怀牛膝（盐水炒）三钱，杭白芍一钱五分，川贝母二钱，煅磁石三钱，青蛤散三钱（包），丹皮炭一钱五分，淡秋石一钱五分，侧柏炭三钱，藕节炭两枚。

二诊：吐血仍未得定，血散鲜赤，食入胀满，气冲作呛。脉象虚弦。阴虚木火上凌，激损肺胃之络，络损血溢。再降胃凉营止血，参以降气，所谓气降即火降也。侧柏炭三钱，代赭石（煅）五钱，杭白芍（酒炒）二钱，丹皮炭二钱，栝蒌仁五钱（研），上广皮（盐水炒）一钱，竹茹（水炒）三钱，藕汁一两（冲），沉香（乳汁磨）二分。

《张聿青医案·卷六·吐血》

顾（左）。咳经数月，渐至吐血盈盆，至今仍然夹带。脉象细弦，舌红少苔。阴虚木火上凌，营络损破，而气火仍然不平。还恐暴涌。大生地五钱，大天冬三钱，侧柏炭三钱，茜草炭一钱五分，藕汁一杯，竹茹一钱五分（水炒），生白芍二钱，丹皮炭一钱五分，蒲黄炭八分，阿胶珠三钱。

又，滋肾水以制木火，血已止住，而呛咳仍然不减。金水并调，一定之理。大生地四钱，川贝母二钱，蛤黛散四钱（包），阿胶珠二钱，大天冬三钱，生白芍一钱五分，茜草炭二钱，怀牛膝（盐水炒）三钱，枇杷叶（去毛炙）三钱，都气丸四钱（开水先服）。

王（右）。吐血大势虽定，痰中仍然带红，气冲呛咳。脉细弦而数。阴虚木火凌金，冲气从而上逆。拟育阴以制冲阳上逆之盛。阿胶珠二钱，生甘草三分，怀牛膝（盐水炒）三钱，茜草炭一钱五分，川石斛三钱，生白芍一钱五分，川贝母三钱，蛤黛散三钱，生山药三钱，藕节三枚。

二诊：痰红已止，咳亦略减。脉细弦数稍缓。冲阳稍平，肺肾阴伤不复。再金水双调。炙生地四钱，川贝母二钱，生白芍一钱五分，茜草炭一钱五分，白茯苓四钱，北沙参四钱，蛤黛散四钱，生山药三钱，冬瓜子三钱，藕节炭三枚，都气丸三钱（先服）。

王（左）。水亏木旺，虚火上凌，咳嗽不已，吐血时止时来。冲阳逆上，咳甚则呕，以冲脉在下，而布散于胸中也。症入损门，何易言治。大生地四钱，阿胶珠三钱，淡秋石一钱五分，牛膝炭三钱，丹皮炭二钱，大麦冬三钱，生白芍三钱，青蛤散三钱，生山药三钱，冬虫夏草二钱，金石斛三钱。

二诊：血未复来，咳嗽递减，呕吐亦止，而腰府作酸。肺肾皆亏，显然可见。药既应手。姑守前意，再望转机。大生地、生甘草、阿胶珠、青蛤散、生山药、大麦冬、生白芍、牛膝炭、川贝母、都气丸。

三诊：咳嗽大退，腰酸稍减，脉亦渐和。然肺肾皆虚，何能遽复，调理之计，非旦夕间事也。诸宜自卫。清阿胶(溶化冲)三钱，大麦冬三钱，青蛤散三钱，怀牛膝三钱，生白芍一钱五分，大生地五钱，川贝母二钱，厚杜仲三钱，茜根炭一钱，冬虫夏草一钱五分，都气丸四钱(二次服)。

四诊：滋肾养肝保肺，咳嗽十退四五，血亦未来，惟根蒂不除。虚损之症，本无遽复之理，仍从金水两调主治。大生地四钱，生山药二钱，海蛤粉三钱，茯苓三钱，怀牛膝三钱，阿胶珠三钱，川贝母二钱，生白芍一钱五分，杜仲三钱，枇杷叶(去毛炙)三钱，琼玉膏五钱(二次冲)。

五诊：金水双调，脉症相安，惟胸次时觉窒闷。冲脉气逆，亦属阴亏所致。大生地四钱，生白芍三钱，白茯苓三钱，川贝母二钱，甘杞子三钱，牛膝(盐水炒)三钱，炒萸肉一钱五分，白芍一钱五分，青蛤散四钱，枇杷叶(去毛蜜炙)四钱。

六诊：膏方。吐血之后，久咳不止，投滋肾养肝保肺，咳减大半。然血去之后，肺肾皆虚，安能遽复，所以咳嗽根蒂不除，损而未复。病情尚有出入，本难作简便之计，然道远往还非易，姑迁就拟定膏方，不用大剂以留出入地步。大生地四两，生白芍一两五钱，川石斛二钱，怀牛膝(盐水炒)二两，川贝母二两，白茯苓二两，大熟地二两，肥玉竹二两，青蛤散三两，天麦冬各一两五钱，西洋参一两，炒萸肉一两，当归炭一两，奎党参二两，生甘草七钱，生山药二两，冬瓜子一两五钱，丹皮炭一两，炙紫菀一两，阿胶三两，龟板胶一两，枇杷膏二两，三胶溶化收膏，晨服七八钱，午后饥时服五六钱。

钱(左)。屡次失血，血止之后，神色淡白，动辄气逆带咳，大便溏行。脉形沉细。夫脾为统血之脏，以阳为运，脾阳不振，则统摄无权，血遂得而妄行矣。病久不复为损，损久不复为劳，恐涉不复之虞耳。生地炭四钱，牛膝炭三钱，炮姜炭二分，茜草炭一钱，厚杜仲三钱，炒於术一钱五分，茯苓神各二钱，橘白(盐水炒)一钱。

左。失血盈口而来，血止之后，腰背作酸，火时上升。脉象两关弦滑。此由中气不足，痰湿内阻，胆胃之气不能下降。宜调中降胃，而益肝肾。人参须(另煎冲)五分，炒麦冬一钱五分，川石斛四钱，茜草炭一钱五分，煅赭石四钱，桑叶一钱，厚杜仲三钱，川断肉三钱，牛膝炭三钱，丹皮一钱五分，橘白(盐水炒)一钱。

又，阳本上升，阴从下吸则降，阴本下降，阳从上挈则升。阳降则为蒸变生化之源，阴升则为滋养濡润之助。今水亏于下，火升于上，其阴津之不能下吸，阳气才得上浮。滋益之品，无不黏滞，湿痰素盛之躯，势必有碍胃纳。再以清养胃气，补益肝肾而参咸化。人参须(另煎冲)五分，金石斛四钱，生扁豆三钱，茜草炭一钱五分，龟甲心(刮白炙，先煎)四钱，煅蛤壳四钱，厚杜仲三钱，牛膝炭三钱，秋石二分，泽泻一钱五分，橘白(盐水炒)一钱。

尤(左)。喘咳者久。兹则肺胃络损，血来如涌。脉气口浮弦。有涌溢之虞。炒苏子三钱，代赭石四钱，广郁金五分(磨冲)，沉香(乳汁磨)三分，杏仁泥三钱，侧柏炭二钱，蒲黄炭一钱，旋覆花二钱(包)，川贝母二钱，磨三七三分(冲)，牛膝炭三钱，百草霜一钱(包)。

又，昨宗缪仲醇宜降气不宜降火之说立方，气降即火降，如鼓应桴，吐血顿止。无如咳延已久，劳损根深，虽解目前之危，仍难弥后日之虑也，得寸则寸，已为幸事矣。有仓扁其人者，尚宜就而正之。旋覆花二钱，代赭石四钱，炒苏子三钱，沉香(乳汁磨冲)三分，藕节二枚，杏仁泥三钱，牛膝炭三钱，郁金五分(磨冲)，百草霜一钱(包)，茯苓二钱，蒲黄炭五分。

左。肝肾素亏，分节之后，阳气上升，鼓击损络，络血外溢，以致吐血盈口而来。今血虽止住，而腰府作痛。此由血去之后，肝肾愈形空乏。脉象细弱，尤属不足之征。宜益肝肾而清肺胃。牛膝炭三钱，厚杜仲三钱，炒川断三钱，橘红(盐水炒)一钱，茯苓四钱，金毛脊(去毛炙)三钱，茜草炭一钱五分，炒苏子三钱，丹皮炭一钱五分，泽泻一钱五分。

又，腰痛稍减，脉象稍振。的是吐血之后，肝肾空虚。效方再为扩充。金毛脊(去毛炙)四钱，菟丝子(盐水炒)三钱，炒牛膝三钱，泽泻一钱五分,茯苓三钱,茜草炭一钱五分,川断肉(盐水炒)三钱,藕节二枚,杜仲三钱,潼沙苑(盐水炒)三钱,八仙长寿丸三钱(清晨服)。

俞(左)。失血之后,火升内热,而脐下自觉有形坚满。脉数细沉。足膝欠暖。此由气虚而脾不统摄,阳气不能转旋于下,则虚火尽越于上。将入损途。炮姜四分,当归炭二钱,牛膝炭三钱,侧柏炭三钱,茜草炭一钱五分,茯苓三钱,炙黑草六分,单桃仁(打)一钱五分,丹皮炭二钱。

又,药进之后,胃纳稍增,然脐下仍然坚满,食入脘痞。脾阳不司旋转。再从前方出入。生地炭、炮姜炭、茜草炭、牛膝炭、当归炭、炙黑草、单桃仁、侧柏炭。

又,腹偏左较舒,然结块未化。脉形濡细。太阴无旋运之权,效方出入主治。生地炭四钱,炮姜炭五分,茜草炭一钱五分,南楂炭三钱,当归炭二钱,炙黑草三分,茯苓神各二钱,生熟谷芽各二钱。

张(左)。先自木火刑金吐血,继而火郁胸中,胃口刮痛,旋至木克土而脾虚发胀,甚至吐血频年迄无止期。良以脾土虚极,不能统摄,致谷气所生之血,渐长渐吐,所以吐血无止时,而亦并未冲溢也。兹以温助命火,致肝火逆上,血溢盈口,由此而脾土益衰,大便作泻。六脉细涩,按之无神,苔红黄糙露底。重地深入。勉拟仲圣柏叶汤意,合理中理阴两方,以备采择。侧柏叶三钱,大熟地五钱,生於术二钱,炮姜炭五分,蕲艾炭五分,生熟草各三分,热童便半茶杯(乘热和药冲服)。

又,土中泻木,痛已全止,便泄亦减大半,未始不为转机。无如胃仍不起,中气虚耗,不能推送,中脘之上,咽喉之下,似有黏腻窒塞之状,动辄恶心,由此而饮食更多窒碍。再从前意参以和胃,即请正之。野於术(枳实煎汁炒)、青盐半夏、茯苓、广皮(盐水炒)、台参须(另煎冲)一钱、金石斛、杭白芍(防风煎汁炒)、薏仁、竹茹(盐水炒)、香稻根须五钱。

《柳选四家医案·评选环溪草堂医案三卷·上卷·虚损门》

先吐血,而后咳逆喘急,延及半载,寒热无序,营卫两亏,舌色光红,阴精消涸,不能右卧,为肺伤,大便不实,为脾伤,水落石出之时,难免致剧,北沙参、茯苓、扁豆、玉竹、五味子、金石斛、川贝、百合、麦冬、功劳叶。[诒按]上两案,均属阴损已成之候,调治不易奏效,而此症大便不实,难进清滋,较前症更剧。然用药亦不过如此,少年自爱者,当慎之于早也。

《旌孝堂医案·劳损》

阳络受伤,吐血盈碗,血后咳逆,愈而复作,已经两次,侧眠于右,尚未成怯,脉细数。拟方力图之。紫菀茸、川贝母、南沙参、云茯苓、橘皮络、制半夏、杏仁、乌扇、粉甘草、野百合、枇杷叶花。

《医学衷中参西录·医案·虚劳喘嗽门·肺病咳嗽吐血》

天津张某,年二十六岁,得肺病咳嗽吐血。

病因:经商劳心,又兼新婚,失于调摄,遂患劳嗽。继延推拿者为推拿两日,咳嗽分毫未减,转添吐血之证。

证候:连声咳嗽不已,即继以吐血。或痰中带血,或纯血无痰,或有咳嗽兼喘。夜不能卧,心中发热,懒食,大便干燥,小便赤涩。脉搏五至强,其左部弦而无力,右部浮取似有力,而尺部重按豁然。

处方:生怀山药一两,大潞参三钱,生赭石六钱(轧细),生怀地黄六钱,玄参六钱,天冬五钱,净萸肉五钱,生杭芍四钱,射干二钱,甘草二钱,广三七二钱(轧细)。药共十一味,将前十味煎汤一大盅,送服三七末一半,至煎渣重服时,再送服其余一半。

复诊:此药服两剂后,血已不吐;又服两剂,咳嗽亦大见愈,大小便已顺利,脉已有根,不若从前之浮弦。遂即原方略为加减,俾再服之。

处方:生怀山药一两,大潞参三钱,生赭石六钱(轧细),生怀地黄六钱,大甘枸杞六钱,甘草二钱,净萸肉五钱,沙参五钱,生杭芍二钱,射干二钱,广三七钱半(轧细)。药共十一味,将前十味煎汤一大盅,送服三七末一半,至煎渣重服时,再送其余一半。

效果:将药连服五剂,诸病皆愈,脉已复常,而尺部重按仍欠实。遂于方中加熟怀地黄五钱,俾再服数剂以善其后。

《也是山人医案·吐血》

蒋(三六)。吐血已止。脉象弦数,胃纳不减,咳嗽气冲。少阴久虚之象,防血复来。大淡菜一两,牛膝炭一钱五分,白扁豆五钱,川斛三钱,参三七五分,糯稻根须五钱,白茯苓三钱。

魏（四八）。心肾精血不充，痰中带血，胃纳颇佳。后天生气甚好，不致损怯之虞。熟地四两，远志五钱，山药二两，萸肉二两，五味子一两，茯苓三两，芡实二两，建莲三两。

雷（五四）。脉左坚，肝肾阴伤失血。生地炭三钱，川斛三钱，山药二钱，清阿胶二钱，麦冬二钱，茯苓二钱，左牡蛎三钱，五味子一钱五分。

陆（五三）。吐血已止，咳痰晡甚，暮热气喘，肺胃阴虚所致。兼以养阴和阳。川斛四钱，白扁豆五钱，炙草四分，生地炭三钱，麦冬二钱，茯神二钱，清阿胶二钱。

又，昨进养阴和阳，痰咳已缓，暮热盗汗，寐醒即止，再当镇摄可安。生左牡蛎三钱，五味子一钱五分，炙草四分，清阿胶三钱，麦冬二钱，云茯神二钱，熟地炭四钱，远志八分。

戴。少阴久亏，阳不潜藏，肝肾之血，亦随气升，冲胃犯肺，震动络脉，溢于其上，以致咯出。左关脉渐平，右关濡软略旺。瘀行未尽，略有咳逆。前议熟地，又取壮水，乃阴旺阳乃复辟之意。即经旨所谓阳在外，阴之使也。拟方候裁。熟地四钱，拣麦冬二钱，淮牛膝炭一钱五分，陈阿胶（另烊冲）二钱，川贝母（去心研）一钱五分，左牡蛎（煅研）三钱，云茯神二钱，北沙参一钱五分，苡仁二钱。

又，熟地四钱，白蒺藜一钱五分，云茯神二钱，拣麦冬二钱，霞天曲（炒）三钱，制女贞一钱五分，北沙参三钱，川贝（去心研）二钱。

《竹亭医案·卷之五》

管芝亭吐血三载，梦泄五年，体瘦食减治验。管芝亭，年二十五，道光己丑季春。向有吐血症，已三年矣。又有梦泄病，迄今五载矣。吐血屡发，刻下虽日吐无多，而体瘦食少，究非所宜，况又有梦泄耶。案云：脉右软左濡，上则吐红，下则遗白。病经有年，屡发无时。攸关坤土之不足，坎水之有亏。而脾恶湿，肾恶燥，二者最难调摄。善治者，于先后缓急轻重间而求之，斯为善矣。生黄芪三钱（盐水炒），丹参五钱，山药三钱（炒），天冬一钱半（去心），玄武板五钱（炙），侧柏叶三钱（炙），茯苓一钱半，炙草八分，真降香一钱（劈），加参三七四分（磨冲）、藕汁一酒杯（冲）。服两剂，血止未吐，惟痰中血丝未净耳。

复诊：西党参三钱，淮山药三钱（炒），建莲肉四钱（去心），芡实三钱（炒），玄武板五钱（炙），漂淡人中白一钱，生黄芪二钱（盐水炒），茯苓一钱半，天冬一钱半（去心），炙甘草八分，加参三七四分（磨冲）、藕汁一酒杯（冲）。服前方五帖，痰中之血又止矣。

《丁甘仁医案·卷四·吐血案》

戚左。吐血四天，盈盏成盆，色不鲜红，脉象芤数无力，舌苔淡白。阅前服之方，均是凉血清营，未能应效，今脉舌参看，阴分本亏，阳气亦虚，不能导血归经，而反上溢妄行也，势非轻浅。姑仿《金匮》侧柏叶汤加味。蛤粉炒阿胶三钱，侧柏叶三钱，炮姜炭六分，丹参二钱，茜草根二钱，怀牛膝二钱，茯神三钱，川贝二钱，竹茹二钱，藕节炭三枚，清童便（冲服）一酒杯。

二诊：前方服二剂，吐血已止，原方加茺蔚子三钱。

崔右。《经》云：中焦受气取汁，变化而赤是为血。血属阴，主静，赖阳气以运行，内则洒陈五脏，外则循行经络。今阳虚气滞，不能导血归经，血因停蓄，蓄久则络损血溢，上为吐血，盈盏成盆，下为便血，色黑如墨。舌淡白，脉芤无力。所谓阳络损伤，则血上溢，阴络损伤，则血下溢是也。上下交损，宜治其中，理中汤加味。炒潞党参一钱五分，生白术一钱五分，云苓三钱，清炙草四分，炮姜炭八分，陈广皮一钱，全当归二钱，丹参二钱，怀牛膝二钱，藕节炭二枚。

二诊：投两剂，上下之血均止，惟胃呆纳少，加砂仁八分、焦谷芽四钱。

翁左。吐血已延数月之久，时发时止，形神萎顿，面无华泽，所吐之血，色淡红不鲜，脉象虚细，良由烦劳太过，心脾并亏，络损血溢，气不摄纳。拟归脾汤加减，徒恃养阴凉营，无益也。潞党参三钱，炙黄芪三钱，淮山药三钱，茯神三钱，炙远志一钱，酸枣仁二钱，白归身二钱，大白芍二钱，清炙草五分，橘络一钱，红枣五枚，藕节三枚。

凌左。水不涵木，肝火升腾，阳络损伤，则血上溢，血去阴伤，阴不抱阳，阳不摄阴。宜益气养阴，清肺凉肝。西洋参一钱五分，生白芍二钱，粉丹皮二钱，栝蒌皮三钱，细生地三钱，生石决八钱，怀牛膝二钱，生牡蛎四钱，大麦冬一钱五分，茜草根二钱，川贝母三钱，藕节炭二枚，童便（冲服）一酒杯。

匡左。水亏不能涵木，木火升腾，阳络损伤，则血上溢，咯血内热，舌质红，脉芤数，还虑血涌。宜壮水柔肝，祛瘀生新。天麦冬各二钱，左牡蛎四钱，粉丹皮二钱，生石决八钱，白芍二钱，茜草根二钱，侧柏炭一钱五分，川贝母二钱，紫丹参二钱，牛膝二钱，鲜竹茹二钱，白茅花（包）一钱，白茅根（去心）两扎，鲜藕（切片入煎）二两。

莫左。肾阴不足，肝火有余，吐血屡发，脉微寡神，血不华色，舌苔淡白，血去阴伤。阴不抱阳，则阳益亢；阴不胜阳，故阴愈亏。脉症相参，损症已著。姑仿王太仆壮水之主，以制阳光，以冀万一之幸。大生地三钱，淮山药二钱，生石决五钱，熟女贞三钱，粉丹皮一钱五分，生白芍三钱，旱莲草三钱，茜草根一钱四分，抱茯神三钱，清炙草五分，潼蒺藜三钱，鲜竹茹一钱五分，鲜藕二两。

祈左。肾阴早亏，龙雷之火，肆逆于上，逼血妄行，以致涌吐六七日，盈盏盈盆，汗多气喘，脉细如丝，有欲脱之象，阴不抱阳，阳不摄阴，气血有涣散之虞，阴阳有脱离之险，病势至此，危在顷刻！宗经旨血脱益气之法，峻补其气，以生其血，未识能得挽回否。吉林人参二钱，黑锡丹五分。

二诊：涌吐大减，气喘略平，脉细无力，是血去阴伤，龙雷之火上升，肺气不能下降。古人云：天下无逆流之水，人身无倒行之血，水之逆流者因乎风，血之倒流者因乎气，气逆则血溢矣。症情尚在险关，还虑意外之变。再宜益气益阴，顺气降逆，以望转机。吉林参一钱五分，当归身三钱，陈广皮八分。

黄左。吐血后，咳嗽吐涎沫，形瘦色萎，阴损及阳，土不生金。脾为生痰之源，肺为贮痰之器，脾虚不能为胃行其津液，水谷之湿，生痰聚饮，渍之于肺，肺失清肃之权，涎出于脾，脾无摄涎之能，谷气既不化精微，何以能生长肌肉，形瘦色萎，职是故也。《经》云：一损损于皮毛，皮聚而毛落；三损损于肌肉，肌肉消瘦。病情参合，肺劳之势渐著。书云：损之自上而下者，过于胃则不可治；自下而上者，过于脾则不可治。盖深知人身之气血，全赖水谷之所化。当宜理胃健脾，顺气化痰，取虚则补母之意，《金匮》薯蓣丸加减。淮山药三钱，炙甘草五分，仙半夏一钱五分，旋覆花（包）一钱五分，潞党参二钱，云茯苓三钱，炙苏子一钱五分，川贝母三钱，野於术一钱，薄橘红五分，甜光杏三钱，炙远志五分，核桃肉二个。

5. 治湿热吐血

《王氏医案绎注·卷八》

王子能妻久患吐血，医不能愈。孟英视之，脉弦滑而搏指，右手较甚，渴喜冷饮。米谷碍于下咽，小溲如沸，夜不成眠。久服滋阴，毫无寸效。孟英以苇茎汤合雪羹加石膏、知母、花粉、枇杷叶、竹茹、旋覆、滑石、梨汁，大剂投三十剂而瘥。

脉弦滑而搏指六句，全系痰热窒肺。久服滋阴，是肺病治肾，宜乎不效。鲜芦根二两，生冬瓜子八钱，整荸荠二两，淡海蜇先煎一两，生石膏（先煎）一两六钱，浓酒炒知母四钱，姜花粉五钱，姜枇叶三钱，姜竹茹三钱，旋覆（包先）三钱，西滑石（包先）四钱，生梨一两（绞汁冲）。

《王旭高临证医案·卷之二·吐血门》

顾。酒客湿热熏蒸，肺受火刑而失清肃之令。咳嗽音哑，吐血痰红，喉痹干燥，是皆肺火见证，尚非全属阴虚。虽然火亢不息，久必伤阴，究宜戒酒为上。治以清肃高源，兼养胃阴为法。沙参、甜杏仁、丹皮、元参、山栀、川贝、茜草炭、鸡距子、藕汁、茅根。

《张聿青医案·卷六·吐血》

胡（左）。痰带血点，痰稠如胶，心中有难过莫名之状。此本水亏于下，痰热扰上，切勿以其势微而忽之也。海浮石三钱，煅决明四钱，川石斛四钱，丹皮炭一钱五分吗，藕节二枚，黑山栀二钱，钩钩三钱（后入），竹茹一钱（水炒），栝蒌霜三钱，蛤黛散四钱，煅磁石三钱。

又，痰血已止，痰稠稍稀。的是肝火上撼心肺。再为清化。海浮石三钱，煅决明四钱，川石斛四钱，丹皮炭一钱五分，栝蒌霜三钱，煅磁石二钱，川贝母二钱，海蛤粉四钱，茯神（辰砂拌）三钱，麦冬一钱五分（辰砂拌）。

又，血止而心阴未复，再平肝养阴。朱茯神、楝麦冬（辰砂拌）、当归炭、柏子仁、磁石（煅）、金铃子、醋炒枣仁、丹参炭、煅龙骨、代赭石、香附（盐水炒）。

某。湿热熏蒸，面色油晦小溲浑赤，咯血鲜红再淡以渗之，苦以泄之。碧玉散、冬瓜子、生薏仁、郁金、盐水炒竹茹、泽泻、丹皮炭、杏仁泥、赤白苓、川黄柏、枇杷叶。

某。天下无倒行之水，因风而方倒行，人身无逆行之血，因火而即逆上。湿热有余，肝阳偏亢，肺胃之络。为阳气所触,遂致络损不固,吐血频来,时易汗出,阳气发泄太过,不言可喻。脉象弦,两关微滑,亦属火气有余之象。清养肺胃益水之上源,方可不涉呆滞而助湿生痰,特王道无近功耳。金石斛、茜草炭、女贞子、茯苓神、黑豆衣、北沙参、牡蛎(盐水炒)、炒白薇、川贝。

金。类疟之后,湿热未清,蕴结膀胱。溲血两次,咳恋不止,旋即咯吐见红。今虽止住,咳嗽仍然未尽。脉濡微数。良由湿热熏蒸肺胃,遂致络损血溢。拟开肺气以导湿热下行。冬瓜子三钱,薏仁三钱,象贝母二钱,丝瓜络一钱五分,绿豆衣二钱,杏仁三钱,茯苓三钱,竹茹一钱,鲜荷叶络三钱,生扁豆衣二钱,枇杷叶四片(去毛),活水芦根一两。

又,咳嗽咯血之后,元气未复,阳虚肝旺,脐下漉漉鸣响,两目干涩。脉沉而弦,苔白而腻。膀胱之湿,为风所激,所以鼓动成声。宜分利水湿,参以养肝。生於术一钱五分,木猪苓二钱,泽泻一钱五分,炒白芍一钱五分,橘叶三钱,白茯苓三钱,野黑豆三钱,女贞子三钱(酒炒),池菊花一钱五分。

陈(左)。吐血数载不止,色淡不鲜。此湿热袭入营分,血中有湿也。血室不靖,用介宾法。丹皮炭、炒蒌皮、赤白苓、荆芥炭、二妙丸、黑山栀、半夏曲、防风根、炒广皮。[原注]此人吐血已七八年矣,其色淡红,血少而夹湿也。

6. 治外伤吐血

《慎五堂治验录·卷三》

杨胜,同上。始由腰臀闪伤,渐至肿痛吐血,医投敛补,脘间胀块一条,横格且痛。腰即肿退,脘上之块若隐,则腰间肿痛难支,咳嗽痰中有血,纳食不能下膈,脉沉弦,舌色紫。此乃淤血久留,病成伏梁,虽治以镇降,然亦危矣哉。代赭石四钱,五灵脂一钱半,三七四分,香附一钱半,灵磁石四钱,旋覆花三钱,桃花一钱,茯神二钱,山茶花一钱半,沉香四分,白螺蛳壳一两半。大便下血颇多,各恙霍然若蜕,微咳胁痛,络虚所致,再当抚养。旋覆花二钱,金石斛一钱半,生谷芽一两,猩绛炭五分,丝瓜络五钱,山茶花二钱。

7. 治痰湿吐血

《张聿青医案·卷六·吐血》

俞(左)。吐血四日不止,昨晚胸闷恶心,有似痧秽之象,非痧也,木旺而清肃不行,肺肝气逆故

也。人身之津液,流布者即为清津,凝滞者即为痰湿,痰湿内阻,升降之机,不循常度,气火上逆,载血逆行,是失血之因于胃中寒湿,原属至理。特寒湿而致阻塞升降,甚至失血盈碗,则是非寻常之湿矣。可疑者,初无痞满等象,而此时转觉气阻脘痞,呃忒频频,连宵不寐。脉象细数不调,而右关独见弦滑。良由肝升太过,胃府之气,为之耸涌,不能通降,所以血之出于胃者,愈出愈多,浊之聚于胃者,愈聚愈满。自觉胸中有物窒塞,大便不行,九窍不和,皆属胃病。《经》云:六腑以通为补。前方专主通降者为此。拟方如左,以急降其胃气,总期呃止血止,方可续商。代赭石四钱,杏仁泥三钱,茯苓五钱,枳实一钱,上湘军一钱,竹茹一钱五分(盐水炒),栝蒌炭六钱,莱菔子四钱,西血珀三分,侧柏炭七分,白蒺藜(去刺炒)三钱。

又,吐血之症,或出于肺,或出于肝,各经不同。人身喉属肺,主气之出,咽属胃,主气之入,所以各经之血,其出于口也,莫不假道于胃,而溢于喉。今吐血九日不止,左脉并不浮露,病非肝肾而来。虽倾吐之时,足冷面赤,未始无龙相上越之象。然倾吐之时,气血紊乱,虽有见象,难为定凭。多饮多溲,其肺气能通调水道,下输膀胱,其病不由于肺可知。间有一二呛咳,亦由肝火上烁,木叩之而金偶鸣耳。下不由于肝肾,上不由于心肺,推诸两胁不舒。中脘自喜挫磨等象,则是病之由于肝胃,已可显见。良由平素郁结,郁则伤肝,木为火母,阳明胃府居肝之上,为多气多血之乡,肝郁而气火上浮,则阳明独当其冲,胃络损破,血即外溢。胃府以通为用,九日以来,所进实胃滞胃之品多,降胃通胃之物少,胃不降而独欲其气之与血皆从下行,不能也。于此而曰血无止法,医无确见,遂曰天也命也。岂理也哉。曰:前论未及于心,而不关心肺。何所见而与心无涉哉。夫心为君主,凡血出于心,断无成口之多,虽有不寐,则胃不和耳。世无伯乐,何必言马,子诚真伯乐也,言者谆谆,未识听者何如。代赭石四钱,炒竹茹一钱五分,郁金六分(磨冲),茯苓六分,杏仁泥三钱,丹皮炭一钱五分,枳实七分,苏子(盐水炒)三钱,山栀三钱,侧柏炭四分,降香一钱五分(劈),百草霜三分,湘军七分(酒炒),三七三分(磨冲)。

陈(左)。屡次失血,渐致呛咳咽痒,气从上升,而痰中时仍带红,痰稠而厚。脉细弦数。是肾

水不足，木火上凌损肺，遂令络血外溢，血去阴伤，气不收摄，出纳因而失常。恐入损门。冬瓜子四钱，生薏仁四钱，炙桑皮二钱，车前子三钱，青芦尖一两，光杏仁三钱，川贝母二钱，怀牛膝（盐水炒）三钱，茜草炭一钱五分，都气丸五钱（二次服）。

二诊：血已止住，略能右卧然仍咽痒呛咳，气从上升。脉细弦数，气口独大。血去既多，肾阴安得不伤，然上焦定然未肃。再清其上。冬瓜子四钱（打），生薏仁三钱，丝瓜络一钱五分，炒蒌仁三钱，鲜荷叶三钱，鲜桑叶络三钱，象贝母二钱，光杏仁三钱（打），炒栀皮三钱，鲜枇杷叶一两（去毛），活水芦根一两（去节）。

三诊：偏右能卧，气升大退。然呛咳不爽，痰不易出。肺气不克清肃。再清其上。栝蒌皮三钱，光杏仁三钱，炒苏子三钱，象贝母二钱，冬瓜子四钱，鲜桑叶络三钱，生薏仁四钱，盐水炒橘红一钱，白茯苓三钱，青芦尖八钱，枇杷叶露一两。

四诊：偏右虽能着卧，呛咳气升，减而不止，痰出不爽，日晡发热。肺热阴伤。再润肺清金。栝蒌仁三钱，炙桑叶一钱五分，生甘草五分，冬瓜子四钱，川贝母二钱，甜杏仁三钱，生薏仁三钱，北沙参三钱，山栀皮三钱，青芦尖八钱，肺露一两（冲）。

五诊：清金润肺，暮夜呛咳已定，而每晨咳甚，痰不爽出，色带青绿，脉数内热。血去过多，阴伤难复，阳升凌犯肺金。拟育阴以平阳气之逆。阿胶珠二钱，生甘草五分，蛤黛散三钱，雪梨膏五钱，炙生地四钱，川贝母三钱，甜杏仁三钱。

六诊：呛咳时轻时重，气火之升降也。频渴欲饮，咳甚则呕。肺胃阴伤难复，气火凌上不平。从肺胃清养。大天冬三钱，生甘草五分，炒蒌皮三钱，冬瓜子三钱，川石斛三钱，北沙参四钱，川贝母二钱，黑山栀皮三钱，蛤黛散四钱，琼玉膏五钱（冲）。

戴（左）。吐血成盆成碗今虽大势已定，而仍气冲咽痒。脉形沉细，舌淡苔白。胃钝纳减据述临涌之际，四肢厥逆。良由感寒不解，与湿相合，脾阳遏郁，遂致统摄无权。还恐涌溢。生於术二钱，丹皮炭一钱五分，茜草炭一钱五分，白茯苓三钱，炮姜炭五分，炙黑草六分，磨三七三分，侧柏炭二钱，藕节二枚。

左。痰饮而致咯血，中州痞满不舒，噫出腐气。脉象沉弦。此脾土为湿痰困乏，不能统血，恐损而难复。川雅连（姜汁炒）三分，制半夏二钱，上广皮一钱五分，焦白术一钱五分，郁金（磨冲）五分，炮姜五分，白茯苓五钱，炒竹茹一钱，炒枳实一钱，沉香曲（炒）一钱五分。

8. 治危重吐血

《竹亭医案·卷之四》

妹倩王履安吐血垂危治验。王履安妹倩，道光三年十月初十日诊。素有血症，因咳而吐者居多。忽于立冬前三日，呕血几口渐止，至初八日夜，骤然大吐，据述约有四五大菜碗，甚至血涌不及吐，以致从鼻内喷出。当饮童便，血势少平。是日夜深，在城中过宿，初九买舟送归已夜。至初十日邀余往诊：身壮热，头少疼，咳呛气逆，痰稠。舌胖苔白，不饥纳少，面带浮光，痰中挟血，脉见芤数，按之无力。气血大亏，深恐汗脱，亟宜益气养荣法以固之。生黄芪三钱，西党参四钱，大生地五钱，炮姜五分，侧柏叶四钱（炙），人中白八（分漂），真降香八分，白芍一钱半（炒），旱莲草三钱，炙甘草八分，茯神二钱，加白花百合二两，煎汤代水煎药。服此热退，自早至未时进粥两盏。惟脉象仍空虚无力为虑耳，痰血渐止。

复诊（十月十一日）：生黄芪三钱，西党参四钱，元武板四钱（炙），鳖甲三钱，陈阿胶二钱（蛤粉炒），淮山药三钱（炒），巴旦杏三钱（去皮尖），炙草八分，云茯苓一钱半，款冬花三钱，血余四分（冲），百合二两（如前）。服此，咳呛、气逆渐减，饮粥如前，痰血将停。

复诊（十月十二日）：炒熟地四钱，西党参五钱，北沙参三钱，山药三钱（炒），茯神二钱，炒枣仁二钱，巴旦杏三钱（去皮尖），紫菀二钱，天冬一钱半（去心），五味子三分，炙甘草八分，南枣三枚（去核）。服后，咳呛气逆十减其七，痰亦甚少。惟脉右软大无力，食饮未健，入夜心神不静，交阳分渐安。仍将前方略为加减，再服四剂。昨大便一次，不结不溏，舌苔白退，口苦亦减，仍不知饥。

复诊（十月十七日）：炙黄芪一钱半，丹参三钱，北沙参三钱，炙草八分，白茯苓一钱半，茯神二钱，款冬花三钱，归身一钱，柏子仁三钱，远志一钱（去心，炒），淮山药三钱（炒），海石三钱，五味子三分（研），加白花百合五钱。服后咳减痰少，早进粥盏许，午吃饭半盏，夜饮粥如前。再剂，夜睡渐安，胃口渐开。

复诊（十月十九日）：胃气渐和，脾土未运，仍宜先调坤元，少佐养心益阴之法，再为之计。斯时食饮渐贪，滋阴腻补之剂缓进为妥。若以为血吐四五大碗而重投滋补群阴之品，固恐腻膈生痰，亦虑胃气难复、脾土壅滞耳。起初缘大血去多，气血两伤之际，阴火扰乱之时，固气中暂佐滋阴者，取气血并固权拟之法也，又不可一概论之。西党参四钱，丹参三钱，淮山药三钱（炒），茯苓一钱半，炙甘草八分，归身一钱，黑芝麻三钱，石斛三钱，枸杞子三钱，山萸肉一钱半，北沙参三钱，柏子仁三钱，加白花百合五钱。

复诊（十月二十三日）：气血渐和，食饮渐增，咳呛大减。惟两寸脉究嫌细耎难寻，夜寐不安，左尺虚濡。法宜荣卫并治，佐以养神安魂为善耳。西党参四钱，焦冬术一钱半，茯神二钱，炙草八分，大熟地三钱，归身一钱（炒），远志一钱半（去心炒），龙齿三钱（煅），柏子仁三钱，左牡蛎五钱（煅），百合五钱，南枣两个（去核）。

复诊（十月二十七日）：服前方颇合，自觉左乳下板滞不疏，夜间痰中挟血几次。幸食饮未减，速止为妥。西党参四钱，北沙参三钱，山药三钱（炒），茯苓一钱半，人中白七分（漂淡），炙甘草八分，柏子仁三钱，降香八分，叭哒杏三钱（去皮尖），款冬花三钱，元武板五钱（炙），血余五分（冲）。服一剂，痰中仍有血，再剂血止。

复诊（十月二十九日）：炙黄芪三钱，北沙参三钱，丹参三钱，山药三钱，制首乌三钱，巴旦杏三钱（去皮尖），茯神三钱，天冬一钱半，炙鳖甲三钱，炙甘草八分，白花百合五钱，血余五分（冲），加老枇杷叶三大片（去毛蜜炙）。

复诊（十二月初九日）：吐血之后，调治颇宜，食饮如常，精神渐健。遵俗见"药补不如食补"，图口腹之欲，而竟忘气血之未充，精神之未旺耶，停药月余。渐自咳呛气逆，稠痰盈盂。从此食减，舌色呆白，胃气攸关。脉右急，关滑，皆无力；左关弦，两尺浮濡。乃病后气血大亏，又值严冬水冷金寒之际，子母并虚已属棘手，若再见血尤非所宜。生黄芪三钱，北沙参三钱，山药三钱（炒），炙草八分，云茯苓一钱半，巴旦杏三钱，陈阿胶三钱（蛤粉炒），桔梗一钱，枇杷叶三钱（去毛炙），广皮白八分，黑南枣三枚（去核），百合四钱。服此，当夜咳缓。次日再剂，夜间咳止，痰亦全无，惟饮食未贪。

十一日原方去阿胶、桔梗、陈皮，加制首乌、归身、款冬花，加北五味子三分同煎。服后日间咳呛大减，稠黏之痰亦甚少。服六剂，大为合宜，惟身中气荣两虚有畏寒发热之势。

复诊（十二月十七日）：入晨畏寒，午后微热，卫阳虚而荣阴亏。日咳痰出，则夜必安。小便如常，大便两日一解，解时气急难忍。服药数日，咳减其半，知饥食有味，而精神未旺。究宜加意调摄，不致前病复发为善耳。炙黄芪三钱，西党参四钱，山药三钱（炒），炙草八分，鹿角霜二钱，淡苁蓉一钱半，大熟地五钱，归身一钱半，制首乌三钱，白芍药一钱半（炒），五味子四分（研），大枣三个（去核），黑芝麻三钱（炒），加生姜皮五分。服七八剂，虚寒虚热之象大减。所咳之痰皆自左乳下上升，俟痰咳出方平，痰不升则不咳。所咳之痰，稠薄有小沫。余思胃之大络出于左乳下，究属脾胃大虚、肺气不固也。当用异功散加首乌、熟地、叭哒杏、芝麻、归身、山药辈，取其扶土生金、固气养水。亦宗经旨脾肾交通，金水相生之意云。嘱服三四剂后，至来年新正用归芍六君子丸。每清晨服四钱，滚水送下。晚间以都气丸五钱，开水送之。暂停煎剂三二日。

复诊，道光甲申正月初四日案：咳呛气喘，因痰而至，痰去咳平，宜乎治痰为最。然脾肺久亏者，又不专乎治痰为先。盖脾虚生痰，气虚发喘。金不生水，相火易升。

初六交春，深虑喘汗交加。为此时计，究宜益气调中，加之养荣，以冀喘咳渐平，庶乎可也。人参五分（冲），炙黄芪三钱，焦冬术一钱半，茯神三钱，归身一钱，制首乌四钱，柏子仁四钱，炙草八分，山药三钱（炒），五味子四分（研），海浮石三钱，加蛤蚧一钱（去头足用尾尖，酥炙），黑大枣三枚（去核）。服后，至立春夜半，稍有喘，汗之势幸而得免，足征固气养荣之力欤。

正月初九日：原方去蛤蚧、大枣、山药、海石，以党参易人参，加大熟地、天冬等。十一味照煎方分量十倍，内党参五两，五味子一两，其余照煎方十倍。如常法煎膏，候至滴水不散，贮瓶内，置井水盆内一宿退火气。每晨用膏五六钱，隔汤炖温服。服此后，咳痰俱无，食饮渐复，睡卧安宁。惟多步劳力则左乳下辘辘有声，行至中脘即有气急之势。没不远步多劳，则精神如常。

甲申三月十七日：又定丸方于下，是方颇有至理。照方制度修合，得血肉有情之品而同治之，不无小补云尔。生黄芪二两（用防风一两五钱煎浓汤同黄芪拌透，晒干焙研），西党参三两（用北沙参二两煎浓汤拌透党参，晒干同焙同研），焦冬术二两，干百合四两，山药三两（炒），巴旦杏三两（去皮尖），大熟地六两（用砂仁末一两同捣），元武板四两（炙），天冬一两半（去心），五味子一两，白丑筋四两（切片砂炒），猪脊髓五条（蒸熟捣），归身一两半（酒洗），炙甘草一两半，云茯苓一两半，白芍药一两半（炒），陈皮一两半。上药十七味为细末，先将熟地、脊筋同捣入药，加炼白蜜再捣和匀，丸如桐子大。每服五钱，清晨滚水送下。此丸服毕，诸恙向安矣。

萧斗光阴虚吐血几危，亟救治验。萧斗光，年逾二旬，道光丙戌五月九日诊。素体阴亏，骤然血吐两三盏，申后又吐如前之多，今早复吐两盏。两日间约吐七八盏，特求救于余。诊得脉形虚芤，左弦数无力。深虑汗脱，亟亟扶正，犹恐鞭长莫及。后方服两剂，午后约痰红数口，再五六剂而血停、食健矣。大生地七钱，元武板八钱（炙），西党参四钱，丹皮一钱半，侧柏叶四钱（炙），炙鳖甲四钱，淮山药三钱（炒），麦冬一钱半，陈阿胶三钱（蛤粉炒），叭哒杏三钱（去皮尖），北五味子三分（研），茯神二钱，加藕节七个，血余八分（研冲）。

《丁甘仁医案·卷四·吐血案》

支左。吐血七昼夜，狂溢不止，有数斗许，神志恍惚，气短，四肢逆冷过于肘膝，舌质红苔灰黄，脉象微细，似有若无。此乃阴不敛阳，阳不抱阴，气难摄血，血不归经，虚脱之变，即在目前。先哲治血，有血脱益气之例，有形之血，势将暴脱，无形之气，所当急固。益气纳气，大剂频进，冀挽回于万一。吉林人参（另煎冲服）三钱，蛤粉炒阿胶三钱，炙白苏子二钱，左牡蛎五钱，花龙骨五钱，川贝母三钱，白归身二钱，怀牛膝二钱，养心丹分三次吞服（三十粒），水、童便各半煎服。

二诊：连服益气纳气，气平血止肢温，脉渐起，汗亦收，阴平阳秘，大有生机。仍守原法，毋庸更张。原方去养心丹，加抱茯神三钱、淮山药三钱。

三诊：原方加旱莲草二钱。[原按]此吐血中之最剧者，家祖连诊十余次，守方不更，至半月后停药，每日吞服人参粉一钱五分，琼玉膏三钱，开水冲服，服至一月后，诸恙已愈，精神渐复，亦可谓幸矣。孙济万志。

第五节

咳血（嗽血）

咳血又称"嗽血"，常与嗽痰相伴。有因咳而出血者，有因出血而致咳者，则咳与血有先后之别。凡因咳出血者，是咳伤肺脏，故先咳嗽吐痰而后痰中见血；因血而咳者，是火先伤肺经之血，日久肺气伤而咳甚，故先咳出鲜血而后咳嗽吐痰。咳血多者，即为"吐血"。

【辨病名】

咳血者，血由咳而出或痰中带血，临床当与咯血、吐血相鉴别。

《古今医鉴·卷之七·失血》："咳血者，嗽出痰内有血者是也，因热壅于肺而成。"

《万病回春·卷之四·失血》："咳血者，出于肺，咳嗽痰中带血也。"

《万氏家抄济世良方·卷三·咳血》："因嗽而去痰，痰内有血者是。"

《寿世保元·卷四·咳血》："一论咳血出于肺。咳嗽痰中带血也。"

《济阳纲目·卷六十一·咳血嗽血咯血唾血·论》："咳血者，嗽出痰内有血。"

《医宗说约·卷之一·失血》："痰内有血名咳血。"

《冯氏锦囊秘录·杂症大小合参卷十一·方脉吐血咳血咯血唾血合参·麻黄桂枝汤》："嗽出痰内有血者，名咳血。"

《张氏医通·卷五·诸血门·吐血》："咳血者，因咳嗽而见血，或干咳，或痰中见红丝血点一两口。"

《不居集·上集卷之十三·血证全书·咳血》："咳血者，干咳有声，而痰内有血是也。"

《三指禅·卷二·血症有不必诊脉、有必须诊脉论》："从喉失者，曰咳血。"

《望诊遵经·卷下·诊血望法提纲》："因咳而出曰咳血。因嗽而出曰嗽血。"

《症因脉治·卷二·吐血咳血总论》："喉中肺

管嗽出名咳血。"

《医碥·卷之五·四诊·问汗液及血》:"咳血者,因咳嗽而出,痰中见血丝血点,此乃热伤肺络。"

《增订通俗伤寒论·第三编·证治各论·第九章·伤寒夹证·第五节·夹血伤寒》:"咳血,血从咳嗽而出也。"

【辨病因】

咳血的病因包括外感六淫、运气失常、七情内伤以及脏腑损伤等。

一、概论

《寿世保元·卷十·灸法·灸诸疮法》:"夫肺为五脏之华盖,声音之所出入,皮毛以之滋润,肾水由之而生。腠理不密,则为风寒暑热,乘虚而入矣。有七情当调抑之,有郁结当解利之,或不审而伤于辛燥之药,则气不散,留滞于肺中,多生黏痰,而喘急咳嗽,或伤于房劳,饮食不节,致使吐血咳血。"

《冯氏锦囊秘录·杂症大小合参卷十一·方脉吐血咳血咯血唾血合参·麻黄桂枝汤》:"嗽出痰内有血者,名咳血。其因有二,热壅于肺者易治,不过疏之而已;久嗽损于肺者,难治,此已成劳也。痰中带血丝者,此阴虚火动,劳伤肺脏也。盖血虽生于心,统于脾,藏于肝,然实宣布于肺,静则归经,热则妄行,火伤肺络,血随咳出,或带痰中为咳血,吐出多者,为吐血。若喉中常有血腥,一咯血即出,或鲜或紫或细屑者,谓之咯血。若鲜红随唾而出者,谓之唾血,二者皆出于肾,亦有瘀血内积,肺气壅遏。若能下降者,更有口中津唾,皆是紫黑血水,如猪血之色晦而不鲜,形瘦体热盗汗者,为有佛郁所致也。"

《伤寒广要·卷十一·别证·感冒》:"有体肥气盛,情性素暴,不耐病苦。偶冒风寒,而烦躁愈甚。酒色不戒,饮食失调,以致痰嗽咳血。""有劳形役心,负重疾走,因躁热而浴寒饮冷。当风露坐,以致感冒咳血。""有师尼寡妇,嫁娶愆期,忧思积怨,以致心相二火,炽然日甚。偶感风邪,内外郁蒸,而成痨嗽咳血者。"

《医述·卷六·杂证汇参·血证》:"嗽出痰内有血者,名咳血。其因有二:热壅于肺者易治,不过凉之而已;久嗽损于肺者难治,此已成劳也。痰中带血丝者,此阴虚火动,劳伤肺脏也。盖血虽生于心,统于脾,藏于肝,然实宣布于肺。静则归经,热则妄行。火伤肺络,血随咳出者,为咳血。"

《王乐亭指要·卷一·咳血》:"咳血者,由于肺气不宁,失于潜降之司,或胃气逆行,上犯金肺,或肝阴不足厥阳上越,或脾不统血游溢于上,或肾真不固而不司收摄纳气,或君火内炽而脏阴不安其位,或房事不节而相火煽其中,或风温内侵而逼血妄行,或寒郁于肺而久咳伤络,或饮酒过度酒热伤营,或暴怒斗殴而气郁血凝。然由内伤损者多,而外感者少,究其所以然,皆由营虚不足,气衰不固也。盖血随气行,气为血帅。凡血溢者必先补气,气固而血自止矣。"

二、外因

外因包括外感六淫、运气失常等方面。

1. 外感六淫

《本草乘雅半偈·第十二帙·芷园素社痎疟论疏》:"更有一种,肺素有热,厥逆上冲,中气实而不泄,因有所用力,腠理开,风寒舍于皮肤之肉,分肉之间而发,证见肌肉消烁,亦但热不寒,同名瘅疟者,不亟正治,或早加禁截,多致喘咳血溢,毛发焦折,或致肺痿肺痈,吐涎沫及脓血也。"

《伤寒指掌·卷三·伤寒变症·吐血》:"或由其人素有血症,寒邪犯肺而咳,震伤血络,亦致咳血。"

《温热逢源·卷下·伏温内燔营血发吐衄便红等证治》:"温邪化热外出,其熏蒸于气分者,为烦热、口渴等证;其燔灼于营分者,血为热扰,每每血由肺络而溢出为咳血。"

《六因条辨·卷中·秋燥条辨第七》:"秋燥犯肺,其人素有咳血,更加身热头汗,舌赤脉数,呛咳益剧,此热逼动血。"

《医碥·卷之二·杂症·咳嗽》:"外感风寒,失于解表,久不愈,因而咳血。"

2. 运气失常

《运气易览·卷之二·六气主病治例·五运所化之图》:"肺金胜肝木,火为木之子,复能克金,则反寒湿,疮疡,痤痱,肿痈,咳血,夏生大热,温变为躁,草木槁,下体再生。"

《脉诀汇辨·卷八·不及之纪·金曰从革之

纪》:"谓乙巳、乙亥二年也。岁金不及,热气妄行,肺反受邪,草木焦黄,天暑地热,荧惑光芒。民病肺痿寒热咳血。"

《医门补要·附载·五运六气全图要诀·巳亥二年六气主客图》:"丑未二年太阴湿土司天,主病骨痛,痹症,胕肿,腰脊头项皆痛,头眩便难,饥不欲食,咳血,心如悬。""寅申二年少阳相火司天,主病头痛,疟疾,皮肤痛,水肿疮疡,咳血心烦,下痢胸热,鼻衄,鼻流清涕。"

《运气证治歌诀·〈三因〉司天运气方·升明汤》:"三之气,少阳相火加临少阳相火,民病热中,耳聋目瞑,血溢疮疡,咳血衄血,渴欠喉痹,目赤,善暴死。"

三、内因

内因包括七情内伤、脏腑虚损等方面。

1. 七情内伤

《普济方·卷一百八十八·诸血门·总论》:"有劳伤心肺,又为七情所干,而咳血吐血者。"

《症因脉治·卷二·嗽血论·内伤嗽血》:"内伤嗽血之因:有膏粱积热,痰火伏于肺胃之间,久嗽失治,土中之火刑金,即《金匮》所云:酒客致咳,必致吐血之一条也。有房劳精竭,肾火刑金;有思虑伤脾,脾火消阴;有郁怒伤肝,肝火怫郁;有用心太过,心火妄动,即《金匮》咳逆上气,脉数有热之一条也;有阳虚不足,血虚气弱,土不生金,即《金匮》病人面色白,内无热,脉沉迟之一条也。"

《文堂集验方·卷二·血症》:"因色欲太过者,多咳血、嗽血,出于肺经兼肝经。乃酒色怒气,种种不节,咳嗽有痰,痰中带血也。"

2. 脏腑受损

《普济方·卷一百九十·诸血门·唾血》:"夫邪热熏于肺则损肺,恚怒气逆伤于肝则损肝。肺肝伤,则令人唾血。"

《一见能医·卷之六·病因赋中·咯血吐血属于肾经》:"咳血,是肺中有窍,肺乃清虚之脏,纤芥不容,一有其窍,则血渗入肺矣,愈渗愈咳,愈咳愈渗,此为难医。"

【辨病机】

咳血的病机可分为肺气虚损、热伤脏腑、阴虚火旺等。

《血证论·卷二·咳血》:"人必先知咳嗽之原,而后可治咳血之病。盖咳嗽固不皆失血,而失血则未有不咳嗽者,或外感失血,病由皮毛,内合于肺,自应咳嗽;或由胃中积热,火盛乘金,气上而咳;或由肝之怒火上逆而咳,此失血之实证,必致咳嗽者也;或由阴虚火旺,肺失清肃之令,痿燥作咳;或挟脾经忧郁,心经虚火,以致咳嗽;或肾经阴虚,阳气不附,上越而咳,此失血之虚证,不免咳嗽者也。又有痰咳,界在半虚半实之间。又有气咳,属在虚多实少之证。或先咳而后失血,或先失血而后咳,或暂咳即愈,或久咳不止。种种不一,必细推究之,而于失血虚劳,庶得调治之法。"

一、肺气虚损论

《仁斋直指方论·卷之一·总论·五脏病证虚实论》:"肺虚则呼吸少气,鼻涕,嗌干,肺中声鸣,喘之咳血。"

二、热伤脏腑论

《症因脉治·卷二·内伤嗽血》:"咳血即嗽血。外感咳血之症,乃是邪壅于肺,择其何邪而施治,则愈矣。""先嗽痰,后见血,皆是胸膈痰盛。此膏粱积热,实火攻冲,先伤肺经之气,煅炼而咳白痰,日久不愈,因伤肺经之血,逼迫而嗽血者也……若先咳血,后嗽痰,皆是阴虚火动,津竭血燥,水中火发,先伤肺经之血,故先咳纯血,日久不愈,后伤肺经之气,然后而嗽白痰。"

《普济方·卷一百十九·积热痼冷门·诸热》:"心火有余而妄行,上为咳血衄血。"

《苍生司命·卷七(贞集)·血证》:"咳血者,咳出痰内有血是也。出于肺经,由痰盛心热,致煎耗血。"

《保命歌括·卷之八·血病》:"肺经郁热,为衄血,为咳血。"

《医方集解·卷中·理血之剂第八》:"血生于心、统于脾、藏于肝、宣布于肺,静则归经,热则妄行。火伤肺络,血随咳出,或带痰中为咳血。"

《证治汇补·卷之五·胸膈门·吐血》:"咳血者,火乘金位,肺络受伤。"

《素问灵枢类纂约注·卷中·病机第三》:"又有久病,火热伤肺,而为咳痰咳血声哑声嘶者,此病久传变之咳。"

《针灸逢源·卷六·论治补遗·咳血吐血》："咳血少痰，亦名干嗽；嗽血多痰，随嗽而出，此皆肺受热邪也。"

三、阴虚火旺论

《景岳全书·卷之三道集·传忠录（下）·命门余义》："命门有阴虚，以邪火之偏胜也。邪火之偏胜，缘真水之不足也。故其为病，则或为烦渴，或为骨蒸，或为咳血吐血。"

《血证论·卷七·方解上》："凡是虚劳咳血，皆肺中阴津不足，火热乘之使然。"

【辨病证】

一、辨症候

辨症候包括辨外感内伤、辨脏腑、辨虚实等方面。

1. 辨外感内伤

《症因脉治·卷二·嗽血论·内伤嗽血》："内伤嗽血之症：身无表邪，咳嗽吐血，《金匮》有三大法门，若先咳嗽吐痰，后咳嗽吐血者，此是肺胃积热，痰火上冲之症也；若先咳吐纯血，后乃咳嗽吐痰者，此是阴虚阳旺，劳瘵骨蒸之症也；若面色白，脉沉迟，内无热者，此是土不生金，阳虚不能收摄之症也。"

2. 辨脏腑

《景岳全书·卷之三十贯集·杂证谟·血证》："凡咳血嗽血者，诸家皆言其出于肺；咯血唾血者，皆言其出于肾。是岂足以尽之？而不知咳、嗽、咯、唾等血，无不有关于肾也。何也？盖肾脉从肾上贯肝膈，入肺中，循喉咙，挟舌本，其支者从肺出络心，注胸中，此肺肾相联而病则俱病矣。且血本精类，而肾主五液。故凡病血者，虽有五脏之辨，然无不由于水亏。水亏则火盛，火盛则刑金，金病则肺燥，肺燥则络伤而嗽血，液涸而成痰。此其病标固在肺，而病本则在肾也。苟欲舍肾而治血，终非治之善者。第肾中自有水火，水虚本不能滋养，火虚尤不能化生，有善窥水火之微者，则洞垣之目无过是矣。"

《张氏医通·卷二·诸伤门·虚损》："咳血出于心，嗽血出于肺。"

《不居集·上集卷之十三·血证全书·咳血》："伤肺者，其人劳倦则咳血，其脉细紧浮数，皆咳吐血。此为躁扰嗔怒得之，脉伤气壅所致。"

《医学指要·卷五·诸血指要》："咳血、衄血出于肺。"

《医阶辨证·口中出血诸证辨》："咳血而出血如丝缕，出肺络。咳血，不咳，痰中带血，出于脾脉。咳唾血，咳而唾出纯血，出肺、肝、肾三脉。"

《内伤集要·卷四·内伤虚损失血症治》："咳血出于心。""咳血者，因咳嗽而见血，或干咳，或痰中见红丝、血点一两口，气急喘促，此虽肺体自燥，亦为火逆咳伤血膜，而血随痰出也。其脉微弱平缓，易治；弦数紧实，气促、声嘶、咽痛者，不治。"

《医述·卷六·杂证汇参·血证》："咳血、咯血，是从心、肺、肾而来，三经皆气多血少，气多则火易升，血少则火易炽，故渐见脉洪而数，身热咳嗽，失血虽少，多致不起。"

《血证论·卷二·咳血》："肺主气，咳者气病也。故咳血属之于肺。"

3. 辨虚实

《女科百问·卷上·第二十四问咳嗽有红痰》："咳血不易医，所以咳嗽有红痰者，多成虚劳之疾也。"

《丹台玉案·卷之四·痨瘵门》："咳血即出者，有面常颊热忽洒淅而似寒者；有胸前如火，而两足冰冷者；有腰疼背痛，而筋骸无力者，总属于虚。"

《类证治裁·卷之二·虚损劳瘵论治》："若怔忡盗汗，咳血吐衄，淋遗崩漏，经闭骨蒸，皆阴虚症也。"

二、辨色脉

辨色脉包括辨色形、辨脉象两个方面。

1. 辨色形

《四诊抉微·卷之三·经证考·足少阴肾经》："面黑咳血，肾火。"

2. 辨脉象

《脉经·卷十·上阳跷阴跷带脉》："中央直前者，手少阴也……紧涩者，胸中有积热，时咳血也，有沉热。"

《医方集宜·卷之四·咳嗽门·脉法》："咳脉浮濡者，生紧涩者死，肺脉沉数者咳血。"

《奇经八脉考·气口九道脉》："后部中央直

者,手太阴肺、手阳明大肠也,动苦咳,逆气不得息,浮为风,沉为热,紧为胸中积热,涩为时咳血。"

《症因脉治·卷二·嗽血论·内伤嗽血》:"内伤嗽血之脉:右手洪数,膏粱积热;若见滑大,痰火内结;左尺躁疾,房劳精竭;右关细数,脾阴消竭;左关弦数,肝家郁结;左寸躁疾,心火妄动;六脉沉迟,阳虚之别。"

《医碥·卷之五·四诊·〈内经〉诊寸口》:"浮虚,为表阳虚,伤暑,(大热伤气,汗出过多故虚)劳倦,喘,咳血。"

三、辨吉凶

《黄帝内经素问·至真要大论》:"阳明司天,清复内余,则咳衄嗌塞,心膈中热,咳不止而白血出者死。"

《太平圣惠方·卷第八·辨伤寒热病不可治形候》:"伤寒咳血而衄,汗不出,出不至足者。不可治。"

《严氏济生方·血病门·失血论治》:"且咳血一证,不嗽者易治,兼嗽者为难愈,为肺伤故也。"

《脉诀刊误·卷下·诊诸杂病生死脉候歌》:"咳血之脉沉弱吉,忽若实大死来侵。"

《苍生司命·卷七(贞集)·血证·脉法死症》:"咯血、咳血脉弦数者,死。""咳血脉坚强者死,滑濡者生。"

《景岳全书·卷之五道集·脉神章(中)·通一子脉义》:"喘急浮洪者危,咳血沉弱者康。"

《济阳纲目·卷六十一·咳血嗽血咯血唾血·论》:"咳血咽疮者,不治。"

《傅青主男科重编考释·吐、衄血门·吐白血》:"血未有不红者,何以名白血?不知久病之人,吐痰皆白沫,乃白血也。白沫何以名白血?以其状似蟹涎,无败痰存其中,实血而非痰也。若将所吐沫,露于星光之下,一夜必变红矣。此沫出于肾,而肾火沸腾于咽喉,不得不吐之者也。虽是白沫,而实肾中之精,岂特血而已哉?苟不速治,则白沫变为绿痰,无可如何矣。"

《冯氏锦囊秘录·杂症大小合参卷十一·方脉吐血咳血咯血唾血合参》:"若咳出白血浅红色,似肉似肺者,必死。"

《杂症会心录·卷上·知生死》:"有咳血如泉,急冲而上,内挟血块,其大如拳,壅塞喉窍,吞之而上,送之血又至,咯之而结块之血不出,气道不通。真气暴绝矣。"

《类证治裁·卷之二·吐血论治》:"咳血之脉,微弱平缓易治;弦数急实,气促声嘶咽痛者,不治。"

《证治摘要·卷上·诸失血》:"吐血出于肺者,胸中微痛而热,口中甘,咽喉中痒。咳血,其血必为泡沫。甚则立死,血线亦出于肺,恶候也。"

《脉义简摩·卷八·儿科诊略·小儿五脏证治》:"如肺久病,咳嗽连绵,喘息不休,或肩息,或龟胸,或咳血不止,或咳而惊,或鼻干黑燥,或鼻孔张开而喘,或泻利不休,大孔如筒,或面目虚浮,上喘气逆,此肺绝也。肺不治。"

《华佗神方·卷一·论肾脏虚实寒热生死逆顺脉证之法》:"又喉鸣坐而喘咳血出,亦为肾虚,寒气欲绝也。"

【论治法】

咳血的治法包括综合治法、补法、清法、汗法、和法等。

一、概论

《察病指南·卷下·五脏虚实外候》:"肺实则肩背股胫皆痛,喘嗽上气,宜泻之。虚则少气咳血,耳聋嗌干,宜补之。"

《卫生易简方·卷之四·咳血》:"治久病肺损咯血、咳嗽血妄行:用剪草一斤净洗为末,入生蜜一斤,和为膏,瓷器盛之,勿犯铁器,九蒸九曝。病人五更面东不得语,以匙抄药和粥服约三四两,良久用温稀粥压之;亦治劳瘵,三四服即愈。治咯血、吐血:用山御桃为末,每服一二钱,冷水调服。治肺痿咳血多痰:用防己、葶苈等分为末,每服一钱匕,糯米饮调下。治咯血:用黄药、防己各一两为末,每服一钱匕,水一盏,小麦二十粒,煎七分,食后温服。又方:用新绵烧灰半钱,食后好酒调服。"

《医旨绪余·上卷·论咳血》:"生生子曰:咳血多是火郁肺中,治宜清肺降火,开郁消痰,咳止而血亦止也。不可纯用血药,使气滞痰塞,而郁不开,咳既不止,血安止哉!设下午身热,而脉细数,此真阴不足,当清上补下。"

《古今医鉴·卷之七·失血》:"咳血者,嗽出痰内有血者是也,因热壅于肺而成。久嗽损肺,亦能嗽血,壅于肺者易治,不过凉之而已;损于肺者难治,以其不足也。热嗽有血者,宜金沸草加阿胶;劳嗽有血者,补肺汤加阿胶、白芨;嗽血损肺,宜薏苡仁炒为末,蘸熟猪肺食之;如热嗽咽痛,痰带血丝,或痰中多血而色鲜者,并宜服金沸草散。如服凉剂不愈,此非热症,宜杏子汤主之。"

《济阳纲目·卷六十一·咳血嗽血咯血唾血·论》:"嗽痰带血属脾经虚者,六君子汤加桑白皮、黄芩、枳壳、五味子;有火者,加减逍遥散。咳血属肺火上升,痰盛身热者,龙脑鸡苏丸、鸡苏散、滋阴降火汤、古百花膏、黄连阿胶丸;虚者二陈芎归汤、八物汤,或二陈汤加嫩桂枝、桑白皮、杏仁、桔梗、知母、贝母、阿胶、生地黄、山栀子。盖嫩桂枝能治上焦故也。愈后调理,玄霜膏。"

《杂病源流犀烛·卷十七·诸血源流》:"先痰嗽而后见红者,是积痰生热,宜急降痰火(宜橘红、苏子、贝母、麦冬、黄连、栝蒌霜)。先见红而后痰嗽者,是阴虚火动,痰不下降,宜滋阴降火(宜补阴丸加麦冬)。而其条分缕判,则有肺家热郁而咳血者(宜紫菀丸),有咳血而极甚不止者(宜桑白皮散),有肺破而嗽血不止者(宜海犀膏散)。"

《大方脉·杂病心法集解·卷三·失血诸症》:"治肺伤咳血,咳者,声从肺来,血随咳而出也。劳伤咳血,服加味救肺饮。若郁热咳血,服鸡苏丸。咳嗽痰血,服咳血方。肺痿咳血,服独圣散。若肺痈咳出脓血,服保肺汤。"

《伤寒指掌·卷三·伤寒变症·吐血》:"若内有伏火,外感寒邪,热被寒束,火逼络血,而致衄血咳血者。外症小恶寒发热,但兼口渴舌干为异。治宜辛凉,清解营卫。须用川芎、桂枝、石膏、羚羊角、黑栀、丹皮、黄芩、桑杏之属,散之清之。次用和血清络之品调之。"

《杂病广要·诸血病·咳血》:"咳血多是火郁肺中,治宜清肺降火,开郁消痰,咳止而血亦止也。不可纯用止血药,使气滞痰塞而郁不开,咳既不止,血安止哉。设下午身热而脉细数,此真阴不足,当清上补下。"

《医学入门·外集卷四·杂病分类·内伤类》:"嗽痰带血本脾经,虚者,六君子汤加桑白皮、黄芩、枳壳、五味子;有火者,加减逍遥散。"

《医学举要·卷三·杂症合论》:"叶天士曰:凡咳血之脉,右坚者,治在气分,系震动胃络所致,宜薄味调养胃阴,如生扁豆、茯神、北沙参、苡仁等类;左坚者,乃肝肾阴伤所致,宜地黄、阿胶、枸杞、五味等类;脉弦胁痛者,宜苏子、桃仁、郁金、降香等类;成盆盈碗者,葛可久花蕊石散,或大黄黄连泻心汤。"

《血证论·卷二·咳血》:"一实咳。外感风寒,先见头痛,恶寒发热等证。仲景云:咳而喘息有音,甚则吐血者,用麻黄汤。李东垣师其意,用麻黄人参芍药汤。可见咳嗽吐红之证,多有因外感者。古法用麻黄,乃劫病之剂,且是气分之药,于血分尚少调治。须知咳固气病,然使不犯血分,又何缘而失血也哉,故必以兼顾血分为宜。《医宗金鉴》用苏子降气汤,予则用小柴胡汤,加紫苏、荆芥、当归、白芍、丹皮、杏仁,于气分血分两兼治之,最得和表清里之法。火重秘结者,加酒军;恶寒无汗者,加麻黄;胸胁腰背刺痛胀满者,为有瘀血,再加桃仁、红花。盖小柴胡,为通利三焦,治肺调肝,和荣卫之良方。加减得宜,左宜右有。凡血家兼有表证者,以此方为主,极为妥当。普明子止嗽散亦可用,但药力薄,不堪治重病。如咳嗽轻带血少者,又须用此轻剂以调之,斯为中病,而不致太过。止血者,再加蒲黄、藕节;清火者,再加枯芩、寸冬;降痰加尖贝、茯苓;降气加杏仁、枳壳;补血加当归、生地。凡上两方,及加减之法,皆为新病咳血而设。

其有外感既久,陈寒入肺,久咳喘满,因而失血者,乃咳嗽气逆,牵动诸经之火,以克肺金。肺气亦能牵动胸背脉络之血,随咳而出,是病虽生于寒,而实因寒动火。治法但温其寒,益动其火,宜清火疏寒,面面俱到,斯不差爽。用《千金》麦门冬汤,并小柴胡加苏子、冬花。盖寒中包火者,宜小柴胡加减,以清郁火;火中伏寒者,宜《千金》麦门冬汤,以搜陈寒;或用细辛代麻黄,再加黑姜、五味,尤去肺寒要药。但血证多忌刚燥,更合枯芩、寸冬、玉竹、瓜霜以柔之。用去火中伏寒,庶几调剂得法。然而寒在肺中,久亦变从火化,既化为火,便当专治其火,兼温其寒,是犹抱薪救火矣。以上所论,外感风寒,变为咳血,此证最多,医者误治,往往酿成痨瘵,慎之慎之。

此外又有内受温暑湿热者,亦能攻发而为咳血。其证身热口渴,小便不利,胸腹烦满,与外感风寒相似。治宜专清其里，忌发其表。盖此病皆袭人口鼻，侵入脉络，伏留肠胃膜原之间，不似伤寒，从肤表入者。故但用清里之药，不可发表，以张病势，里清则表自和，咳血自止，人参泻肺汤治之。若其人素嗜厚味，胃火炎上作咳者，用犀角地黄汤，加麦冬、五味、杏仁、枳壳、藕节。又或肝经怒火逆上，侮肺作咳，则用柴胡梅连散，加青皮、牡蛎、蒲黄、丹皮、生地。又有热邪激动水气，水上冲肺，咳逆不得卧，或其人面目浮肿者，仲景谓之风水，用越婢汤。血家风火相动，激水气上升者，毋庸以麻桂发表，平肝风，宜柴胡、白芍、桑寄生、僵蚕、青蒿、荆芥、薄荷之属。清肺火，宜枯芩、知母、石膏、天麦冬；清肝火，宜胆草、黄柏；清心火，宜黄连、炒栀；治激动冲上肺中之水，宜葶苈、苡仁、防己、桔梗、杏仁、云苓。合此数品药，以求方治。其于风火激动水气冲肺，肺胀咳嗽之证，乃为合宜。盖仲景越婢汤，是治外感肺胀之法。吾所论者，乃血证内伤肺胀之法。吾曾治数人，有用泻白散，合葶苈泻肺汤而效者；有用二陈汤，和知母、石膏、荆芥、薄荷、防己、木通而效者；有用小柴胡，加荆芥、紫苏、杏仁、防己、木通、寸冬、兜铃而效者。又丹溪云，此证多系痰挟瘀血，碍气为病，若无瘀血，何致气道如此阻塞，以致咳逆倚息，而不得卧哉？用四物汤，加桃仁、诃子、青皮、竹沥、姜汁治之。丹溪此论，洞中病情。盖失血之家，所以有痰，皆血分之火，所结而成。然使无瘀血，则痰气有消容之地，尚不致喘息咳逆，而不得卧也。血家病此，如徒以肺胀法治之，岂不南辕北辙。丹溪此论，可谓发矇振聩。第其用四物汤加减，于痰瘀两字，未尽合宜。予谓可用通窍活血汤，加云苓、桔梗、杏仁、桑皮、丹皮、尖贝；小柴胡加当、芍、桃仁、丹皮、云苓、尤妥。此皆血家咳嗽属实证者，再兼参咳嗽条更详。

一虚咳。肺为娇脏，无论外感内伤，但一伤其津液，则阴虚火动。肺中被刑，金失清肃下降之令，其气上逆，嗽痰咳血，变为肺痿重病。吐白沫如米粥，咽痛声哑，皮毛洒淅，恶寒憎热，皆金损之证，不易治也。此病无论寒久变火，火郁似寒，总以《十药神书》保和汤治之。盖肺金火甚，则煎熬水液而为痰。水液伤，则肺叶不能腴润下垂。其在下之肝肾，气又熏之，肺叶焦举，不能制节，故气逆为咳。气愈逆，所以久咳不止也。此方润肺涤痰、止血和气，无论寒久变火、火郁似寒、痰血痿燥等证，皆统治之。凡由外伤，变作虚咳劳证者，以此方为第一。又有肺中阴虚，本脏气燥，生痰带血，发为痿咳，以及失血之后，肺燥成痿。痰凝气郁，久咳不止，此乃内伤所致，不必治其余病，但补其肺，诸病自愈。用清燥救肺汤，甘凉滋润，以补胃阴，而生肺金，肺金清润，则火自降，痰自祛，气自调，咳自止。血枯加生地，火甚加犀角，痰多加贝母，带血加蒲黄。以上二方，于肺经虚火治法綦详。失血之人，多是阴虚火旺，照上治法者，十居八九。亦有一二属肺经虚寒者，《内经》云：形寒饮冷则伤肺。肺恶寒，多漩唾上气。仲景用甘草干姜汤治之。然《金匮》自言遗溺小便数，所以然者，以上虚不能制下故也。则明见有虚冷遗溺之实据，乃用甘草干姜以温之。且其脉必沉弦迟微，痰必清稀泛溢。不似清燥保和二汤所治，故主温药。吾谓可用六君子为主，再加当归、白芍、炮姜、五味，则于止咳止血皆宜。脾经虚寒，痰动咳嗽者，此方亦宜。若脾经虚火，生痰带血，则宜逍遥散，加寸冬、藕节、蒲黄。若肝经虚火生痰带血，亦宜逍遥散，加丹皮、山栀、五味。又有肾经虚火，生痰带血者，另详唾血咯血门。肝肾虚证，均详吐血门。降冲气条。并详见六卷咳嗽门。

一痰咳。肺中痰饮实热，气逆而咳血者，扬汤止沸，不如釜底抽薪，泻肺丸主之。夫咳血之证，未有不与痰为缘者。人身之气以运血，人身之血，即以载气，血少，则气多不能载之。壅于内而为热，热则水津被灼，煎熬成痰。是以火旺则痰盛，痰盛则滞气之往来，气阻则壅积，而益生其热，故痰甚而火益旺。此时补虚，则助邪；此时逐邪，则重虚。是惟攻补兼用，庶几两得其治。先用《十药神书》消化丸，临卧用饴糖拌吞，以攻其实；即嚼化太平丸以补之，攻补兼施，为除暴安良之妙法。时医但事滋补，岂不误了多人。若病家兢业，不敢用消化丸者，可用二陈汤以初解之。二陈降气利水，为祛痰通剂，若欲兼利肺气，加杏仁、苏子、桑皮。咳逆倚息不得卧者，为水饮冲肺，肺叶不得下降，加葶苈、大枣。若火甚者，加栝蒌、霜黄芩、老连；火轻者加寸冬、知母；兼理风寒，加柴胡、荆芥、防风；兼理血分，加当归、白芍、丹皮、桃仁。上方皆是去实痰之治法。又有虚痰，乃肺经阴虚，燥气生痰，粘着喉间，滞涩声音，喘咳发热，脉细数者，不宜渗利,再伤水津。但宜滋润以生津,津生则痰豁,宜保和汤、清燥救肺汤、紫菀散。如喉中有痰核气核,哽塞不得吞吐者,为梅核证。乃心火凝痰,宜豁痰丸加牛蒡子,香苏饮加桔梗、枳壳、尖贝、云苓、旋覆、甘草,亦治之。又有胃中疼气动膈,证见胸胁逆满,咳喘哕呃者,失血家往往有之,宜用礞石滚痰丸治之。若胃中气虚挟痰饮者,宜旋覆代赭石汤。兼治血分,则加当归、白芍、苏木;兼治火热,则加寸冬、枯芩。哕呃详六卷。兹论痰咳,未及备载。痰咳之证,又在肝气上逆,干犯肺经,挟痰滞气,以致咳嗽。其证口苦头痛,颊赤多怒,两胁作痛,宜温胆汤,加青皮、白芥、柴胡、山栀。若肝火横决怒逆者,加姜黄、大黄;若肝经虚火郁而生痰,宜用丹栀逍遥散,加龙骨、牡蛎、阿胶、贝母。夫痰饮之病,其标在肺,其本在肾。肾水上泛,是为痰饮。痰饮冲肺,乃生咳嗽。故治痰饮以肾为主。肾经阳虚,不能镇水,水气泛上,振寒喘咳者,用真武汤,加细辛、干姜、五味。若肾水因寒而动,上凌心火,心悸喘咳,虚阳上浮,咽痛面热,宜用苓桂术甘汤,加细辛、五味,温寒利水。然此乃单为痰饮立法,血家阴虚阳亢,多忌刚燥,往往以此等药剂为忌,即系肾阳不能化水,以致便短、喘咳、痰饮上干,亦只宜肾气丸,从阴化阳,温而不烈。此方自宋元来,莫不珍为至宝。谓失血虚痨,上热下寒,阳浮于外,阴孤于内,唯此方引阳入阴,用药神妙。顾肾阳虚浮者,此方诚为至宝。若肾阴虚浮者,此方又非所宜。夫失血之人,浮热昏烦,痰喘咳嗽,多是真阴内虚,阳无所守,究阳之所以不守,实由阴虚使然,非阳虚也。径投此方,阴未生而阳愈亢,名为以阳生阴,实则以阳促阴也。如果上热下寒,外阳内阴之证,则尺脉必微弱,大小便必溏泄,手足必清冷,即渴欲饮,亦是饮一溲二,乃用此方最为神效。设纯是阴虚,则此方又不宜用,即欲以阳生阴,亦只可少用桂附,以反佐之,如滋肾用知柏各五钱,而桂只五分,借以从阳引阴耳,岂可多用桂附,而助阳以敌阴哉。若是肾中阴虚,火上水升,凝滞为痰,则宜猪苓汤主之;地黄汤加麦冬、五味、旋覆、阿胶、杏仁、蛤蚧、牛膝,亦仲景猪苓汤意,而滋补之功尤多。”

《增订通俗伤寒论·证治各论·伤寒夹证·夹血伤寒》:"风寒咳血有四:一因素有血证,风寒犯肺而咳,震伤血络而上溢者,证必兼头痛身热,形寒怕风,喉痒胸痛,治宜清疏营卫,吴氏泄卫安营汤加减(苏叶梗、炒黑荆芥、苏薄荷各一钱,光杏仁、紫菀、生白芍各钱半,蜜炙橘红、片芩各八分,清炙草五分,生藕汁二瓢冲),庶几营卫之邪解,自然咳止身凉,血不治自止矣。或用疏风止嗽汤(方载兼风勘语中)加藕汁、童便,亦多奏效。二因内有伏火,外感风寒,热被寒束,火逼络伤而致咳血者,外证同前,更兼口渴舌干,亦宜清解营卫,银翘麻黄汤去麻黄、桔梗,加桑叶、丹皮、藕汁、童便;次用和血清络,五汁一枝煎去姜,加梨汁、童便,参甘咸以安宁之。三因素饮烧酒,及吸水旱烟过多,一经风燥犯肺,干咳失血者,治宜祛风润燥,清燥救肺汤、桑杏蒌贝汤二方增减。止血加地锦、藕节;清火加枯芩、寸冬;降痰加竹沥、梨汁;降气加白前、蜜炙苏子;补血加生地、鲜藕。继用胡氏保肺雪梨膏(雪梨六十枚,压取汁二十杯,生地、白茅根、生藕合取汁十杯,白萝卜、麦冬、荸荠合取汁五杯,再入白蜜一斤,饴糖八两,竹沥一杯,柿霜一两,熬成膏,每饭后及临卧取汁一杯,冲开水服之。并治肺痿失血,肺痈大势已退,余热未除,多服自愈,须痛戒烟酒,方除根。胡在兹先生方)。终用参燕麦冬汤(北沙参、麦冬各三钱,光燕条一钱,奎冰糖四钱)清补肺脏以善后。四因外感既久,陈寒入肺,久咳喘满,因而失血者,乃咳嗽气逆,牵动诸经之火以烁肺,肺气亦能牵动胸背脉络之血,随咳而出,是病虽生于寒,而实因寒动火,火中伏寒,寒中包火,治宜清火之中,佐以搜剔陈寒,用《千金》麦门冬汤(麦冬三钱,桑皮三钱,生地、紫菀、竹茹各三钱,竹沥半夏钱半,苦桔梗八分,蜜炙麻黄、北五味各五分,炙甘草四分,或用细辛二三分代麻黄,再加黑炮姜五分拌捣五味,尤去肺寒要药)。虽然,寒伏肺中,久亦都从火化,即上焦血滞痰凝,亦属因火所致,便当专清其火,佐以消痰宁络,人参泻肺汤加减(西洋参、片黄芩、青连翘各钱半,生桑皮、焦山栀、甜杏仁各三钱,生枳壳一钱,苦桔梗、苏薄荷各六分,酒炒生军八分,淡竹茹四钱),送下葛氏保和丸(知母、川贝、天门冬、款冬花、天花粉、生苡仁、马兜铃、生地、紫菀、苏百合、蜜炙百部、生姜、阿胶、当归身各三钱,紫苏二钱,五味子、薄荷、甘草各一钱,各研细末,饴糖二两为丸,每服二钱,早晚空心服)。如咳犹不止,痰中兼有血丝血珠者,防变肺痿肺痈,宜早服吴氏宁嗽丸(南沙参、桑叶、薄荷、川贝、前胡、茯苓、甜杏仁、竹沥半夏各二两，苏子、橘红各一两，生苡仁三两，炙草五钱，各研细末，用川斛一两、生谷芽二两煎汤法丸，每服二三钱）、夜服五汁猪肺丸（雄猪肺一具去筋膜，藕汁、蔗汁、梨汁、茅根汁、百合汁各一碗代水，将猪肺入白砂罐内煮烂滤去渣，再将肺之浓汁煎成如膏，量加白莲粉、米仁粉、粳米粉、川贝末、人乳，共捣为丸，每服二三钱），清金保肺、止嗽宁血以除根。"

二、常用治法

常用治法包括补法、清法、汗法、和法。

1. 补法

《仁斋直指方论·卷之八·咳嗽·咳嗽治例》："然亦有气虚而咳血者，则宜用人参、黄芪、款冬花三药。"

《脉症治方·卷之三·血门·诸血》："咳血，痰火伤血也。加贝母、栝蒌仁、青黛香附、杏仁、阿胶各八分，童便二盏，姜汁半盏。肾虚肺痿咳血，加天门冬、麦门冬、知母、贝母、紫菀、桔梗、玄参、杏仁、阿胶、薏苡仁各等分。"

《景岳全书·卷之三十贯集·杂证谟·血证》："咳血、嗽血，皆从肺窍中出，虽若同类，而实有不同也。盖咳血者少痰，其出较难；嗽血者多痰，其出较易。咳而少痰者，水竭于下，液涸于上也，亦名干嗽。嗽而多痰者，水泛于上，血化为痰也，亦谓之白血。此二者之治，虽皆宜壮水补阴，凡一阴煎、四阴煎、六味地黄汤、麦门冬汤、天门冬丸、贝母丸之类，皆必用之药也。然干咳者，宜加滋润为佐，如天冬、麦冬、百合、柏子仁、茜根之属，或当归亦可酌用；多痰者宜加清降为佐，如贝母、海石、阿胶、竹沥之属，而当归则非所宜也。"

《张氏医通·卷五·诸血门·吐血》："咳血者，因咳嗽而见血。或干咳，或痰中见红丝血点一两口，气急喘促。此虽肺体自燥，亦为火逆。咳伤血膜而血随痰出也。其脉微弱平缓易治；弦数急实，气促声嘶，咽痛者不治。得此证者，若能静养，庶有生理。治宜六味丸加门冬、五味清金壮水为生，略兼阿胶、贝母、百合、款冬、紫菀润肺止咳之剂。血止后胃虚少食，气息不续者，劫劳散去半夏加紫菀茸及琼玉膏调理之。咳血久而成劳，或劳而咳血，肌肉消瘦，四肢倦怠，五心烦热，咽干颊赤，心冲潮热，盗汗减食，异功散加阿胶，或四君子加黄芪、鳖甲、麦冬、五味。阴虚火动而咳血，或痰中有血星如珠者，生料六味丸加茜根、乌贼骨、童便。咳血不止，至夜发热吐痰，或带血丝者，六味丸加蛤粉、童便。临卧服。肥盛酒客辈，痰中有血，滚痰丸搜涤之。"

《症因脉治·卷二·嗽血论·内伤嗽血》："内伤嗽血之治：膏粱积热，热伤肺金之气，泻白散合干葛石膏汤。热伤肺金之血，黄芩一物汤。胃火上冲，清胃汤、化痰丸。房劳精竭，肾火刑金，先用犀角地黄汤，后用归芍天地煎、三才丹。脾阳不足，土不生金者，加味归脾汤。脾阴不足，土中之火刑金，加味戊己汤。怒动肝火，木火刑金者，柴胡饮子。肝血不足者，加味补肝散。心火妄动者，导赤各半汤。心血不足者，天王补心丹。肾火不足，阳虚不能摄血者，八味肾气丸。"

《不居集·上集卷之十三·血证全书·咳血》："若阴中之阳不足而咳血者，宜培土养阴汤。若心气不足而咳血者，宜资成汤。若脾气不足者，宜理阴煎正方。若真阴不足而咳血者，味补饮。"

《大方脉·杂病心法集解卷三·虚痨门·治法》："肺脏虚损，咳血嗽血，金被火刑者，服加味救肺饮。"

《内伤集要·卷四·内伤虚损失血症治》："咳血，久而成痨，或劳成而咳血，肌肉消瘦，四肢倦怠，五心烦热，咽干颊赤，心中潮热，盗汗减食，异功散加阿胶，或四君子加鳖甲、麦冬、黄芪、五味。阴虚火动而咳血，或痰中有血星如珠者，生料六味丸加茜草根、乌贼骨、童便。咳血不止，至夜发热，吐痰或带血丝者，六味丸加蛤粉、童便，临卧服。"

《类证治裁·卷之一·暑症论治》："（暑瘵）暑热劫阴，咳血吐血，六味汤加阿胶、麦冬、丹皮，或杏仁、西瓜翠衣、竹叶、鲜石斛。"

《类证治裁·卷之二·虚损劳瘵论治》："若怔忡盗汗，咳血吐衄，淋遗崩漏，经闭骨蒸，皆阴虚症也。此心肝肾亏损，由君相火炎，精髓枯竭，惟补心、三才、六味、大造、固本诸汤宜之。"

《类证治裁·卷之二·肺痿肺痈论治》："其肺劳成痿，虚热咳血者，人参固本丸，不时噙化。"

2. 清法

《保命歌括·卷之八·血病》："咳血者，出于肺也。肺主气，心主热，热则伤肺，故咳不已而有血也。宜以清金降火为主，茯苓补心汤、鸡苏散、天麦门冬汤。如咳久不止，只三两声，痰中带血者，此肾咳嗽也，不可治。"

《医方集宜·卷之四·痨瘵门·治方》："（滋阴保肺汤）若衄血咳血，出于肺也，加桑皮、炒栀子、阿胶珠、天门冬。""若咳血痰血，出于脾也，加贝母、黄连、蒌实。"

《古今医统大全·卷之四十二·血证门·治法》："（血证当分上下各经理治）咳血者，嗽出痰内有血是也，属心热痰盛，用栝蒌仁、青黛、贝母、海石、诃子、山栀子为末，姜汁蜜丸噙化。嗽盛者加杏仁，后以八物汤加减调理。""衄吐咳血及痰中血丝，皆是肺经火盛，宜四物加薄、酒芩、茅花、黄连、犀角等药以泻肺火。""唾血咯血及潮热咳血，此血从肾中来也，四物加盐酒炒栀柏，更加肉桂一分，以泻肾火。"

《一见能医·卷之九·病因赋类方卷上·咳嗽门》："大抵咳嗽见血，多是肺受热邪，气得热而变为火，火盛而阴血不得安宁，从火上升，故治宜泻火滋阴，忌用人参等甘温补气之药。"

《血证论·卷六·时复》："若是秋时得病，是病本得于肺。次逢秋月，本脏不润，复发痿燥，而咳血者，清燥救肺汤加生地、蒲黄治之；人参清肺汤加紫菀、当归、蒲黄亦可。"

《六因条辨·卷中·秋燥条辨第七》："素有咳血，肺气已伤，加以身热头汗，舌赤脉数呛咳，是外来之燥火，消烁肺金而致动血。故用苇茎、桃仁、冬瓜仁、薏仁、杏仁、川贝、沙参、西瓜翠衣、地骨皮清肺通络，如再不止，以清燥汤育阴清金，方为妥贴。"

3. 汗法

《医学心悟·卷三·咳嗽》："《经》云：咳而喘息有音，甚则唾血者，属肺脏，此即风寒咳血也，止嗽散加荆芥、紫苏、赤芍、丹参。"

4. 和法

《六因条辨·卷中·伏暑条辨第十》："又少阳之额痛胁痛，寒热耳聋，呕苦，而致鼻衄咳血，此少阳经之邪干血分也，宜以小柴胡汤，清泄胆络，不可因见血而妄投滋腻。"

三、其他

《杂病源流犀烛·卷三十·跌扑闪挫源流》："若咳血衄血，气逆血蕴于肺也，宜十味参苏饮加芩、连、山栀、苏木。"

《证治摘要·卷上·诸失血》："麦门冬汤，或加地黄或石膏，治咳血并血症后上逆。"

《血证论·卷三·跌打血》："内伤咳血，是气蕴于血分之中。若发其气，愈鼓动其血，而不宁矣。故以清理其血为主。"

【论用方】

咳血方可分为清热止血类、益气摄血类、收敛止血类等。

一、清热止血方

1. 消痞丸（《黄帝素问宣明论方·卷四·热门·诸病总论》）

治积湿毒热甚者，身体面目黄，心胁腹满呕吐，不能饮食，瘘弱难以运动，咽嗌不利，肢体焦厄，眩悸膈热，坐卧不宁，心火有余而妄行，上为咳血衄血，下为大小便血，肠风痔瘘，三焦壅滞，闷瘅热中消渴，传化失常，小儿疳积热。

黄连　甘葛（各一两）　黄芩　大黄　黄柏　栀子　薄荷　藿香　厚朴　茴香（炒，各半两）　木香　辣桂（各一分）　青黛（一两，研）　牵牛（二两）

上为细末，滴水丸如小豆大。每服十丸，新水下，温水亦得；小儿丸如麻子大。病本湿热内甚，本自利者，去大黄、牵牛。忌发热诸物。

2. 咳血丹（《脉因证治·卷二·吐衄下血》）

治因身热，痰盛血虚。

青黛　栝蒌仁（二味治痰）　诃子　海石（涩）　杏仁（治嗽甚）　四物汤（治虚）　姜汁　童便　山栀

蜜调噙化。

3. 紫菀散（《普济方·卷一百九十·诸血门·唾血》引《圣济总录》）

治肺气内伤，邪热熏蒸，咳唾有血。

紫菀（去苗、土）　款冬花　当归（切，焙）　桂（去粗皮）　芎䓖　五味子（炒）　附子（炮去皮脐）　细辛（去苗叶）　贝母（去心）　柏叶（炒）　白术　甘草（炙，锉）　生干地黄（焙）　杏仁（汤浸去皮尖并双仁，炒，各一两）

上为散。每服三钱，蜜汤调下，日三服，不

拘时。

4. 石膏散(《普济方·卷一百九十·诸血门·唾血》引《千金方》)

治噫,止唾血。

石膏(四两) 厚朴(三两) 麻黄 生姜 五味子 半夏 杏仁(各二两) 小麦(一升)

上咬咀,以水一斗,煮麻黄去沫,澄取七升,内药煮取二升半,分再服。

5. 白前汤(《普济方·卷一百九十·诸血门·唾血》引《圣惠方》)

治肺热唾血,日夜不止。

白前 桑根白皮(锉) 桔梗(锉,炒,各二两) 甘草(炙,锉,一两)

上粗捣筛。每服三钱,水一盏煎至七分,去滓,不拘时候温服。

6. 豆苏汤(《普济方·卷一百九十·诸血门·唾血》引《直指方》)

治上焦有热,咯血瘀血,烦闷燥渴。

黑豆(二合) 紫苏叶茎(二握) 乌梅(两个)

上水一大碗同煎,临熟入姜汁三大匙,食后旋服。

7. 清火滋阴汤(《万病回春·卷之四·失血》)

治吐血、咳血、嗽血、唾血、呕血。

天门冬(去心) 麦门冬(去心) 生地黄 牡丹皮 赤芍 栀子仁 黄连(去毛) 山药 山茱萸(酒蒸,去核) 泽泻 赤茯苓(去皮) 甘草

上锉。水煎,入童便同服。

8. 清阳降火汤(《痰火点雪·卷二·痰火潮热》)

治男妇咳血,子午二潮,脉沉数。

山栀仁(八分,童便炒) 知母(一钱,乳蒸) 黄柏(八分,盐水蒸) 青皮(去穰,八分) 橘红(五分) 丹参(九分) 麦门冬(去心,四分) 沙参(一钱,童便炒) 茜根(九分) 姜(一片) 茅根(一撮)

水煎,空心服。

9. 鸡苏丸(《大方脉·伤寒杂病医方·卷五·医方理血门》)

治肺有郁热,咳血嗽血,衄血便血,热淋消渴,口苦口臭等症。

鸡苏叶(一名龙脑薄荷,似苏叶而皱面,尤香者,一两六钱) 生地(晒灼,一两) 去心麦冬(晒灼,五钱) 蛤粉炒阿胶 炒黑蒲黄 蜜黄芪 银柴胡 炙草 木通(各三钱) 沙参(四钱)

研末,蜜为小丸。白汤,每下一钱。

10. 咳血方(《时病论·卷之七·备用成方》)

治咳嗽痰血。

青黛(水飞) 栝蒌(去油) 海石 栀子 诃肉

等分为末,蜜丸。噙化。嗽甚加杏仁。

二、益气摄血方

1. 白凤膏(《仁斋直指方论·卷之九·痨瘵》)

治一切久怯弱极虚惫,咳嗽吐痰,咳血发热。

黑嘴白鸭(一只) 大京枣(二升) 参苓平胃散(一升) 陈煮酒(一瓶)

先将鸭缚定脚,量患人饮酒多少,随量以酒烫温,将鸭项割开滴血入酒,搅匀饮之,直入肺经,润补其肺。却将鸭干拌去毛,于胁边开一孔,取其肠杂拭干,次将枣子去核,每个中实纳参苓平胃散末,填满鸭肚中,用麻扎定,以沙瓮一个置鸭在内,四围用火慢煨,将陈煮酒作三次添入,煮干为度,然后食,其枣子阴干,随意食用,参汤送下。后服补髓丹,则补髓生精,和血顺气。

2. 矾石丸(《普济方·卷一百九十·诸血门·唾血》)

治忧恚气逆,肝气不足,唾血不止。

矾石(熬令汁枯) 生干地黄(焙) 干姜(炮制) 桂(去粗皮) 皂荚(炙焙,剖去皮并子) 桔梗(锉,炒) 附子(炮制,去皮脐,各一两)

上为末,炼蜜和丸如梧桐子大。每服二十丸,温水下,日三。

3. 团参散(《普济方·卷一百九十·诸血门·唾血》)

治唾血嗽咳,服凉药不得者。

人参 黄芪(蜜水炙) 飞罗面(各一两) 百合(蒸,半两)

上为细末。每服二钱,食后,用白茅根煎汤调服,茅花煎汤亦可。

4. 五加皮散(《普济方·卷一百九十·诸血

门·唾血》)

治久嗽咯血,痨瘵骨瘦羸弱欲死者。

椿头根(新握者,锉,即椿树) 五加皮(新空,锉)

用无灰酒煮,去滓饮酒,神效。

5. 六一散(《普济方·卷一百九十·诸血门·唾血》)

治咯血、发寒热。

黄芪(六两,炙) 甘草(一两,炙)

上为细末,如常服,不拘早晚,干吃亦得。

6. 血竭散(《普济方·卷一百九十·诸血门·唾血》)

治一切伤力咯血。

人参 血竭 款冬花 鹅管石 甘草

上等分,研为极细末。先取生姜汁,另以盏盛之,以芦筒微微吸药末,入喉中,次吸生姜汁少许,送下。忌湿面鱼鲤生冷之物。

7. 黄芪散(《丹溪心法·卷二·咳血十九》)

治咳血成劳。

甘草(四钱) 黄芪 麦门冬 熟地黄 桔梗 白芍(各半两)

上咬咀。每服半两,水煎服。

8. 人参五味子汤〔《古今医统大全·卷之八十一·外科理例(下)·外科附方》〕

治劳复咳脓或咳血,寒热往来,盗汗羸瘦,一切虚损并治。

人参 五味子(微炒) 前胡 桔梗 白术 茯苓 陈皮(去白) 甘草(炙) 熟地黄(酒浸) 当归(酒洗,各一钱) 地骨皮 黄芪 桑白皮(炒) 枳壳 柴胡(各七分)

上水盏半,姜三片,煎八分,食后服。

9. 补肺汤(《证治准绳·类方第三册·咳嗽血》)

治肺气不足,久年咳嗽,以致皮毛焦枯,唾血腥臭,喘乏不已。

钟乳(碎如米粒) 桑白皮 麦门冬(去心,各三两) 白石英(碎如米粒) 人参(去芦) 五味子(拣) 款冬花(去梗) 肉桂(去粗皮) 紫菀(洗去土,各二两)

上为粗末。每服四钱,水二盏,姜五片,大枣一枚,粳米三十余粒,煎一盏,食后温服。

10. 人参蛤蚧散(《证治准绳·类方第三册·咳嗽血》)

治三二年间肺气上喘咳嗽,咯唾脓血,满面生疮,遍身黄肿。

蛤蚧(一对全者,河水浸五宿,逐日换水,洗去腥气,酥炙黄色) 杏仁(去皮尖,炒,五两) 甘草(炙,三两) 人参 茯苓 贝母 知母 桑白皮(各二两)

上为细末,瓷器内盛。每日如茶点服,神效。

11. 固本汤(《大方脉·伤寒杂病医方·卷六·医方补养门》)

治肺肾两虚成劳,咳血。

人参(一钱) 去心麦冬 天冬 生地 熟地(各二钱)

若脾肺三藏虚损,再加蜜芪、炙草、五味子。

12. 黄芪散(《秘传证治要诀及类方·证治要诀类方卷之三·散类》)

治咳血成劳。

甘草(四钱) 黄芪 麦门冬 熟地 桔梗 白芍(各半两)

咬咀,每服半两,水煎服。

三、滋阴补血方

1. 经效阿胶丸(《严氏济生方·诸虚门·劳瘵论治》)

治劳嗽,并咳血唾血。

阿胶(蛤粉炒) 生地黄(洗) 卷柏叶(锉,炒) 山药(锉,炒) 大蓟根 五味子 鸡苏(各一两) 柏子仁(炒,别研) 人参 茯苓(去皮) 百部(洗,去心) 防风(去芦) 远志(甘草水煮,去心) 麦门冬(去心,各半两)

上为细末,炼蜜为丸如弹子大。每服一丸,细嚼,浓煎小麦汤或麦门冬汤咽下。

2. 鸡苏散(《普济方·卷一百九十·诸血门·唾血》引《医方大成》)

治劳损肺经,唾内有血,咽喉不利。

鸡苏叶 黄芪(去苗) 生地黄(洗) 阿胶(蛤粉炒) 白茅根(各一两) 桔梗(去芦) 麦门冬(去心) 蒲黄(炒) 贝母(去心) 甘草(炙,各半两) 桑白皮(半两)

上咬咀。每服四钱,水一盏半,姜五片,煎至七分,去滓温服,不拘时候。一方无桑白皮。

3. 前胡汤《《普济方·卷一百九十·诸血

门·唾血》引《圣济总录》）

治肺伤唾血。

前胡（去芦，二两）　小麦　茅根（锉）　麦门冬（去心，焙）　麻黄（去根节）　石膏（碎）　甘草（炙，锉，各一两）

上粗捣筛。每服三钱，水一盏，入生姜汁、地黄汁、各半两合，同煎至七分，去滓温服。

4. 天门冬丸（《普济方·卷一百九十·诸血门·唾血》）

治咯血。

天门冬（去心）　青黛（晒干，各四钱）　生蒲黄　油发灰（各一钱）　川姜黄（一钱）

上为末，炼蜜丸如梧桐子大。每五十丸，入松阳柿中，湿纸包，煨熟候冷，桑白皮煎汤，临卧嚼下。柿能敛肺，咯血属肺，呕血属脾。

5. 阿胶地黄汤（《普济方·卷一百九十·诸血门·唾血》引《圣惠方》）

治热伤肺脏，唾血不止。

生干地黄（四两）　阿胶（捣碎，炒令黄燥）　蒲黄（各二两）

上为散。每服三钱，以水一中盏，入竹茹一鸡子大，煎至五分去滓，每服食后温服。一方衄血汗血，用糯米饮，无竹茹。

6. 生地黄饮（《普济方·卷一百九十·诸血门·唾血》引《圣济总录》）

治肺肝内伤，卒唾血。

生地黄（二十两，捣绞取汁）　阿胶（二两，每片如两指大）

上每以胶一片，入地黄汁一盏内，饭甑蒸之，取出放温旋服。

7. 当归地黄汤（《奇效良方·卷之二十二·痨瘵门·痨瘵通治方》）

治咳血衄血，大小便血，或妇人经候不调，月水过多，喘嗽。

当归　芍药　川芎　白术　黄药子　槐子（以上各半两）　生地黄　白龙骨　茯苓（去皮）　黄芩　甘草（以上各一两）

上为末。每服三钱，水一盏，煎至七分，食前服。

8. 五味麦冬汤〔《苍生司命·卷七（贞集）·血证·血证方》〕

治咳血。

麦冬　百部　款花　片芩　白芍　阿胶　贝母　花粉（各七分）　五味（七粒）　归身　生地（各八分）　茅根　茜根

共水煎服。

9. 天麦二冬散（《保命歌括·卷之八·血病》）

治咳血。

二冬　二母　桔梗　甘草　阿胶　生地黄　桑白皮（蜜）　真苏子（炒，各等分）　黄连（炒，减半）

每服五钱，水一盏，煎八分，入阿胶，再煎一服。

10. 当归芍药汤（《古今医统大全·卷之四十二·血证门·蒸法》）

治咳血。

当归　芍药　白术（各一钱）　牡丹皮　桃仁　栀子（炒黑，各八分）　甘草（三分）　青皮（五分）

上水盏半，煎七分，食远服。

11. 天一丸（《赤水玄珠·第九卷·血门·咳血》）

治阴虚火动咳血等症。

怀地黄　牡丹皮　黄柏（童便浸，晒干）　知母（童便浸，晒干）　枸杞子　五味子　麦门冬　牛膝　白茯苓

为末，炼蜜为丸梧子大。空心，白汤吞下八九十丸。

12. 阿胶丸（《周慎斋遗书·卷七·劳伤》）

治劳证，咳血吐血。

阿胶　生地黄　白茯苓　侧柏　山药　苏叶（各一两）　柏子仁　麦冬　人参　防风（各五分）

蜜丸弹子大。每服一丸，食后细嚼，煎苏梗汤下。

13. 保和汤（《仁术便览·卷三·虚损》）

治劳嗽肺燥成痿者，亦治咳血，呕血，吐血。

知母（去毛，酒炒）　贝母（去心）　天门（去心）　麦门（去心）　款冬花（各三钱）　薏苡仁（二钱）　杏仁　五味子　甘草　马兜铃　紫菀　百合　桔梗　阿胶　当归　生地（各钱半）　紫苏　薄荷（各一钱）

每服八钱，水一钟半，姜三片，煎服。

14. 补荣汤(《万病回春·卷之四·失血》)

治吐血、衄血、咯、咳血、唾血。

当归　芍药　生地　熟地　人参减半　茯苓(去皮)　栀子　麦门冬(去心)　陈皮(各等分)　甘草(减半)　乌梅(一个)

上锉一剂，枣二枚，水煎，温服。

15. 辟谷丹(《万氏家抄济世良方·卷三·咳血》)

治咳血。

天门冬(一斤)　熟地黄(半斤)

上为末，炼蜜丸弹子大。每服三丸，温酒下或汤下，日进三服。

16. 滋肾丸《古今名医方论·卷四》

治肺痿声嘶，喉痹，咳血，烦躁。

黄柏(二两，酒炒)　知母(二两，酒浸炒)　肉桂(一钱)

上为细末，熟水丸桐子大。每服五十丸，空心下。

17. 大补阴丸(《删补名医方论·卷二》)

治阴亏火旺，肺痿咳血，骨蒸盗汗，虚劳之证。

黄柏(盐酒炒)　知母(盐水炒，各四两)　熟地(酒蒸)　败龟版(酥炙，各六两)

猪脊髓和炼蜜为小丸，日干。每服三钱，淡盐汤下。

18. 生脉散(《杂症会心录·卷上·知生死》)

治咳血，真气暴绝，急用此饮。

麦冬(三钱)　五味子(五分)　人参(二钱)

加童便一杯，水煎服。

19. 五汁膏(《杂病源流犀烛·卷一·脏腑门·咳嗽哮喘源流》)

治虚劳咳血。

天冬　麦冬(各二钱半)　生地　薄荷(各二钱)　贝母　丹皮(各一钱)　茯苓(八分)　犀角　羚羊角(各五分)　梨汁　藕汁　莱菔汁　蔗汁　人乳汁(各二杯)

水八杯，将诸药煎至三杯，去渣，入五汁炼成膏，收蜜二两，重汤顿半日。

20. 补阴丸(《杂病源流犀烛·卷十七·诸血源流·治诸血方一百零三》)

治咳血。

龟板　杞子　黄柏　知母　杜仲　砂仁　甘草　五味子　侧柏叶

用猪脊髓、地黄膏为丸。

21. 古天地胶(《医学入门·外集卷六·杂病用药赋》)

治咳血，又可辟谷。

古天地胶(一斤)　天门冬(一斤)　熟地黄(八两)

蜜丸，酒下。或用生地、麦门冬等分，水煎服，治吐衄诸药不止。

四、收敛止血方

1. 锦节膏(《普济方·卷一百九十·诸血门·唾血》引《济生方》)

治唾血呕血。

真锦灰　藕节灰(各半两)　滴乳香(一钱，别研)

上为细末，炼蜜为丸如龙眼大。每服一丸，食后及临卧含化，盖藕节灰，大能破血也。

2. 蒲黄散(《普济方·卷一百九十·诸血门·唾血》引《圣惠方》)

治唾血不止。

用蒲黄(一两，研碎)

每服三钱，冷水调下，不拘时候，温酒服亦可。一方藕节煎汤服。

3. 龙须散(一名甘草散)(《奇效良方·卷之五·暑门·暑证通治方》)

治冒暑伏热，心膈燥闷，饮水过度，不知人事，及霍乱作泻作渴，咳血吐血，小便下血，头旋目晕。

五倍子(一作五味子，二两)　乌梅(去仁，二两)　甘草(炙，一两半)　飞罗面(二两，一方用清明日面，尤佳)　白矾(枯，一两，一方生用)

上为细末。每服二大钱，新汲水调下一服即愈。亦解诸毒物，虽平日不饮冷者服之，亦有奇效。一方加诃子肉，滴水为丸，谓之龙涎丸，仍以末调下。翟公巽参政易名濯热饮子，水为丸，弹子大，阴干细嚼，水送下。

4. 白芨散(《冯氏锦囊秘录·杂症大小合参卷十一·方脉鼻衄齿衄舌衄肌衄合参》)

治咯血并肺损咳血。

白芨(一两)　藕节(五钱)

为细末。每服一钱，白汤调下。白芨下咽直至血窍，窍填而血止也。

5. 化血丹（《医学衷中参西录·医方·治吐衄方》）

治咳血,兼治吐衄,理瘀血,及二便下血。

花蕊石(三钱,煅存性) 三七(二钱) 血余(一钱,煅存性)

共研细,分两次,开水送服。

6. 补络补管汤〔《医学衷中参西录·医方·(七)治吐衄方》〕

治咳血吐血,久不愈者。

生龙骨(一两,捣细) 生牡蛎(一两,捣细) 萸肉(一两,去净核) 三七(二钱,研细药汁送服)

服之血犹不止者,可加赭石细末五六钱。

五、其他

1. 羊肺汤（《普济方·卷一百九十·诸血门·唾血》引《圣济总录》）

治肺伤唾血。

钟乳粉(三两) 半夏(生姜同捣作饼,曝干,半两) 桂(去粗皮) 白石英(碎) 射干 桃仁(汤浸去皮尖、双仁,炒) 贝母(去心) 陈橘皮(去白,焙) 百部(切) 五味子(炒) 款冬花 甘草(炙,锉) 厚朴(去粗皮,生姜汁炙,各一两)

上粗捣筛。每服三钱,用水二盏,煮羊肺一两,至一盏,去肺入药末,煎取七分,去滓温服,日三夜一。

2. 香附子散（《普济方·卷一百九十·诸血门·唾血》引《百一选方》）

治肺破咯血。

香附子

去皮毛为细末,以米饮调下。

3. 圣饼子（《普济方·卷一百九十·诸血门·唾血》引《华佗中藏经方》）

治咯血。

青黛(一钱) 杏仁(四十粒,去皮尖,用黄明胶煎黄色,取出细研)

上同研匀,却以所煎胶少许熔开,和捏作钱大饼子。每服用干柿子一个,中破开入药一饼合定,以湿纸裹,慢火煨熟取出,以糯米粥嚼下。

4. 五味子汤（《奇效良方·卷之九·伤寒门·伤寒通治方》）

治伤寒喘促,脉伏而厥,及汗下后气闭咳血。

五味子(二钱) 麦门冬(去心,二钱) 人参(三钱) 杏仁(一钱,去皮尖) 陈皮(二钱)

上作一服,水二盅,生姜七片,红枣三个,煎一盅,不拘时服。

5. 是斋白术散（《奇效良方·卷之五十·诸血门·诸血通治方》）

治积热,吐血咳血,若因饮酒过度,负重伤胃而吐血者。

白术(三钱) 白茯苓 黄芪(蜜浸炒) 人参(去芦,各一钱半) 百合(去心) 柴胡 山药 前胡(去芦,各一钱) 甘草(炙,七分半)

上作一服,水二盅,生姜三片,枣一枚,煎至一盅,食远服。忌湿面、煎爆之物。

6. 桔梗汤〔《苍生司命·卷三(亨集)·咳嗽·咳嗽方》〕

治肺痈咳脓咳血,咽干多渴,二便赤涩。

桔梗 贝母 当归 瓜蒌 枳壳 桑皮 苡仁 防己(各一两) 甘草节 百合(各五钱) 黄芪(一两五钱) 杏仁(五钱)

加姜五片,大便秘加大黄,小便秘加木通。

7. 茯苓补心汤（《丹溪心法·卷二·咳血十九》）

治心气虚耗,不能藏血,以致面色痿黄,五心烦热,咳嗽唾血。

茯苓 半夏 前胡 紫苏 人参 枳壳(炒) 桔梗 甘草 葛根(各半分) 当归(二两) 川芎(七钱半) 陈皮 白芍(各二两) 熟地黄

上哎咀,水姜枣煎。

8. 七伤散（《证治准绳·类方第三册·咳嗽血》）

治劳嗽吐血痰。

黄药子 白药子(各一两半) 赤芍药(七钱半) 知母 玄胡索(各半两) 郁金(二钱半) 当归(半两) 山药 乳香 没药 血竭(各二钱)

上为末。每服二钱,茶汤下。

9. 独圣散（《大方脉·伤寒杂病医方·卷五·医方理血门》）

治久嗽肺痿,咳血红痰,肺叶伤损。

白芨(半斤,切片)

晒切,研末。每用一二钱,临卧,用糯米汤

调服。

10. 秘制兔血丸（《春脚集·卷之四·内科》）

治吐血，及男妇一切咳血，努血，便血，溺血，崩漏带下，产后恶露不行，或行血不止，或老妇倒开花症。连服三付即愈。但此药不可见日月灯火三光，及妇人手。病好后忌房欲、腥辣、生冷百日。

藿香（二两）　乳香（两半）　沉香（两半）　木香（一两）　母丁香（四两）　麝香（四钱）

共为细末，必于腊八日用活兔血，以手就荞麦面，再沾老酒为丸重五分，用无灰老酒送下，或一丸或二三丸，斟酌用之。

11. 通关饮（《不知医必要·卷一·痨瘵列方》）

治肺痿，声嘶喉痹，咳血烦躁者。

黄柏　知母（各一钱五分）　肉桂（去皮，另炖，六分）

水煎。

【论用药】

治疗咳血的药物可分为收敛止血类、凉血止血类、益气摄血类等。

一、收敛止血药

1. 五味子

《本草述钩元·卷十一·蔓草部》：“方书治虚劳咳血遗精。”

2. 没石子

《本草征要·第三卷·肺经及大肠经》：“固肠医泻利，敛肺治咳血，兴阳事，止遗泄。”

3. 荷叶藕

《滇南本草·卷上·草部》：“藕节，止咳血、唾血、血淋。”

二、凉血止血药

1. 大一支箭

《滇南本草·卷上·草部》：“治发烧，五劳可疗。攻疮毒，利小便，洗疮神效。止咳血。”

2. 白茅根

《本草简要方·卷之二·草部一》：“主治，表散肺经之热，止咳血，利小便，水肿黄疸。”

3. 金丝草

《本草纲目·草部第十三卷·草之二》：“主治吐血咳血，衄血下血，血崩瘴气，解诸药毒，疗痈疽疔肿恶疮，凉血散热。”

4. 青黛

《本草述钩元·卷九·隰草部》：“方书治中风头风胁痛，阳毒发斑，瘛疭颤振眩晕，咳血久嗽，呕吐舌衄，鼻口唇齿舌咽喉诸治甚多。”

5. 柿

《本草便读·果部·果类》：“入肺胃大肠血分，清胸中烦热，止渴生津，润心肺，治咳血吐血。”

6. 桑白皮、桑椹

《滇南本草·卷上·草部》：“止喘促吼咳，消肺痰咳血，利小便，消气肿面浮，肺气上逆作喘，开胃进食，盖气降痰消则食进，非脾气虚弱。”

7. 桑叶

《本草撮要·卷二·木部》：“味甘，入手足阳明经。功专清风热，得麦冬治劳热；得生地、阿胶、石膏、枇杷叶治肺燥咳血。”

8. 栝蒌实

《本草撮要·卷一·草部》：“味苦，入手太阴经。功专润燥降火，得文蛤治痰嗽；得杏仁、乌梅治肺痿咳血。”

9. 童便

《本草正·人部》：“味咸，气寒。沉也，阴也。咸走血，故善清诸血妄行，止呕血、咳血、衄血、血闷热狂，退阴火，定喘促，降痰滞，解烦热，利大小两便，疗阳暑中暍、声喑、扑损瘀血晕绝、难产、胎衣不下及蛇犬诸虫毒伤。若假热便溏、胃虚作呕者，俱不可妄用。”

三、益气摄血药

1. 人参

《本草征要·第一卷·通治部分·补益药》：“参须：性专下行，宜于胃虚呕逆、咳血等。”

2. 伏龙肝

《本草详节·卷之十·土部》：“主吐血，咳血，尿血，肠风，反胃，心痛，狂癫，风邪，蛊毒，崩带，产后血攻心痛，小儿脐疮，重舌，风噤，丹毒，及痈肿，发背，臁疮，杖疮，狐臭。”

3. 黄芪

《本草述钩元·卷七·山草部》：“治消瘅，中风著痹挛痿，鹤膝风，脚气，吐血咳血，鼻衄溲血诸见血证。"

四、滋阴补血药

紫菀
《滇南本草·卷上·草部》:"治咳嗽、痰气喘促、补肺、阴虚痨嗽、衄血、咳血、阴虚、痰上带血丝。"

五、其他

1. 丁香叶
《滇南本草·卷上·草部》:"治咳嗽,或咳血,或痰上带血。"

2. 续断、鼓槌草
《滇南本草·卷上·草部》:"续筋骨,走经络,止经中酸痛,安胎,治妇人白带,生新血,破瘀血,落死胎,止咳嗽,咳血,治赤白便浊。"

3. 款冬花
《本草分经·原例·手太阴肺》:"辛温,润肺消痰理嗽,能使肺邪从肾顺流而出,治逆气咳血,主用皆辛温,开豁却不助火。"

【医论医案】

一、医论

1. 论咳血出于肺
《推求师意·卷之上·杂病门·咳血》

止从肺出,他无可言耶? 曰:肺不独咳血,而亦唾血。盖肺主气,气逆为咳;肾主水,水化液为唾。肾脉上入肺,循喉咙挟舌本,其支者从肺出,络心注胸中,故二脏相连,病则俱病,于是皆有咳唾血也。亦有可分别者,涎唾中有少血散漫者,此肾从相火炎上之血也。若血如红缕在痰中,咳而出者,此肺络受热伤之血也,其病难已。若咳白血,必死。白血浅红色,似肉似肺也。然肝亦唾血,肝藏血,肺藏气,肝血不藏,乱气自两胁逆上,唾而出之。

《王九峰医案(一)·副卷一·吐血》

咳血与呕血不同,咳血嗽起,呕血逆来。呕血者,肺血也;咳血者,脏血也。呕血者易治,咳血难疗。咳嗽发热,午后尤甚,所服养阴是理。但胸闷呕吐清水,肺胃中伤,从中胃调治,畅胸开怀,乃有转机。

2. 论咳血出于肾
《辨证奇闻·卷三·血症》

咳血,血不聚出,先咳嗽,觉喉下气不能止,必咯出其血而后快,人谓肺逆,谁知肾气逆乎。肾气者,肾中虚火也。虚火盛由于真水衰,水衰则不能制火,火逆上冲,血宜大吐,何以必咳而出?盖肺气阻也。夫肺乃肾母,肾水,肺顺子。肾火,肺娇子。肺本生水不生火,恶娇子也。骄子于是骂诟呼号,上夺肺血,肺又不肯遽予,故两相牵而咯血。

3. 论咳血出于胃
《临证指南医案·卷二·吐血》

凡咳血之脉,右坚者,治在气分,系震动胃络所致,宜薄味调养胃阴。如生扁豆、茯神、北沙参、苡仁等类。左坚者,乃肝肾阴伤所致。宜地黄、阿胶、枸杞、五味等类。脉弦胁痛者,宜苏子、桃仁、降香、郁金等类。成盆盈碗者,葛可久花蕊石散。仲景大黄黄连泻心汤一症而条分缕晰,从此再加分别,则临症有据矣。

《王旭高临证医案·卷之二·吐血门》

咳血一证,非尽由阴虚。若痰饮久咳,乃胃络受伤,胃气不降,血从气逆而来。治痰饮,降胃气,血自止矣。徒事滋阴,恐气愈逆而血愈多也。

仁渊曰:少年咳血,多起于遗精,遗精多由于妄想。夫男子二八精道通,情欲念起。起而不遂,则相火时动。动而不已,致精关不得闭固,则梦交精滑。阴精下虚,相火上炎,迫其血府,咯血之症生焉。中年之辈,由劳碌伤阴,阴气内虚,最易怒动肝火。火迫其血,血遂上溢。始也咯血不咳嗽;既而胃气失降,肺脏为相火燔灼,或稍感微邪,渐增咳嗽,劳损成矣。夫咯血易治,咳嗽难医。所以然者,咯血为火炎迫血,气逆血溢,寻其源而清之,降之、养之、和之,或不因火迫而吐者,亦随其证而调之,无有不止者。若咳嗽则下焦阴气既虚,胃气逆而肺气亦耗,阴火时时上炎,肺无宁静之日,愈咳愈伤,愈伤愈咳,不至水涸、金枯、土败不已。故咯血证一加咳嗽,十死八九。亦有先咳嗽而后带血者,此先损其肺,后及其肾也。其寒热者,营卫虚而金火相争也。盗汗者,肺气虚而卫不固,营为热迫也。咽痛者,肺阴枯而虚火上冲。便溏者,脾不守而金绝土败,死期至矣,即越人上损下及中不治之谓,盖后天之生生亦绝矣。此论阴虚咳血则然,若不由阴虚者,如痰饮久咳,胃气逆而络伤,过饥过饱,疾行伤其胃络,郁热壅于肺胃,负重努力,斗殴伤络,更有妇人肝经壅热,经不顺行,皆有咯血呕血证,未可见血即事滋阴凉降,须求其本而治之。夫治血莫若顺气,气为血帅,气降而血自降,气顺而血自归经。即咳嗽一证,切勿沾沾治肺。盖咳虽属肺,其致咳不在肺而在肾。夫肾,藏精者也。肾藏精虚,肾气无所依恋,上冲阳明,煽动肺脏,胃气逆不得降,肺欲不咳,安可得乎?古人谓肺犹钟也,钟不自鸣,有击之而后鸣。医者不去其鸣钟之具,而日磨沙其钟,钟破而鸣如故。此言深有至理。王应震云:见痰休治痰,见血休治血;喘生勿耗气,遗精不渗泄;明得此中趣,方是医中杰。当三复斯言。

4. 论咳血出于水

《先哲医话·卷上·和田东郭》

病咳血心下有水,左肋及胁下拘急动悸者,与柴胡姜桂汤加吴茱萸、茯苓愈。此治腹而血自治也。

5. 论虚劳咳血

《叶选医衡·卷下·诸血病论》

咳血者,其证必先病咳嗽,咳之不已,复有鲜血,即世所谓虚劳之证。或痰内有红丝,是为肺痿,皆阴精亏损,阳火亢极,销铄肺金所致,患此必十死八九,最为难治。嗽血者,素未尝病咳,而又无咳逆声,但痰嗽则必有血,四肢无力,或兼泄泻,乃郁结伤脾,或久坐卧伤气所致,宜培补真元,虽人参、煨姜,亦可选用,惟忌苦燥,以苦伤阳而燥伤阴也。

二、医案

1. 治热邪咳血

《叶天士曹仁伯何元长医案·何元长医案·吐血门》

1) 咳痰带血,六脉洪大。温邪伤肺,不宜早进补。桑白皮、丹皮、川贝、橘红、地骨皮、知母、杏仁、米仁、冬瓜子、茅根。

2) 咳频震络,络伤,痰中带血,脉来弦大。只宜薄味,以清上焦。桑叶、沙参、知母、茜草、地骨皮、麦冬、花粉、川贝、郁金、藕节。

3) 咳逆见红,脉象弦大。肺胃之火迫血妄行。治以甘寒。犀角、丹皮、知母、茜草、鲜生地、麦冬、丹参、淮牛膝、生白芍、茅根。

4) 上焦郁热,咳血多痰,六脉弦紧。治以清润。桑叶、地骨皮、杏仁、茜草、紫菀、麦冬、川贝、郁金、蛤壳、犀角、茅根。

5) 骤然咳血,膈闷顿痛,举动气促,脉来洪数。此温邪震络也。恐有留瘀未净,不必急于止涩。犀角、丹皮、郁金、石决明、制军、茜草、苏子、橘红、牛膝、生山七(磨冲)。

《徐养恬方案·卷上·春温》

温邪咳血,音嗄。冬瓜子、苡仁、桃仁泥、茜草、紫菀茸、犀角尖、白薇、人中白。

《王乐亭指要·卷一·咳血》

蒋左。脉至右大于左,咳嗽见红,内热。宜调和营卫。玉竹、怀药、炙草、北沙参、熟地、川斛、川贝、百合。

王左。右寸关洪弦搏大,咳嗽见血。此胃火刑金,金宜清降。熟石膏三钱,黄芩一钱五分,天冬一钱,丹皮一钱五分,桑皮一钱五分,元参三钱,川贝二钱,雪梨一两,桑叶一钱五分。

《孤鹤医案·吐血》

咳血见红,脉来洪大。此肺胃之火迫血妄行也。治以甘寒。乌犀角一钱,鲜生地一两,丹皮二钱,知母二钱,怀牛膝一钱半,紫丹参一钱半,茜草一钱半,麦冬二钱,白芍一钱半,加茅根肉四钱。

2. 治外感咳血

《临证指南医案·卷五·暑》

某(十八)。劳伤挟暑,肺气受戕,咳血口干。先清暑热。(暑兼血症)鲜荷叶、白扁豆、大沙参、茯神、苡仁。

徐(三六)。劳伤挟暑,咳血不饥。鲜荷叶汁(冲)、大沙参、生苡仁、六一散、绿豆皮、杏仁、橘红、白蔻仁。

《徐养恬方案·卷上·风温》

咳血,脉浮,背恶寒,寐则盗汗。此少阴不足,近受风温也。小心调摄为要。软白薇、桑皮、炒苏子、紫菀、全当归、青防风、荆芥、苡仁、浮麦。

《慎五堂治验录·卷五》

史,右。长途奔走即起咳血,额右胁臂皆痛,时有壮热,此感受风温,热伤阳络也。清熄和络为主。桑叶二钱半,羚羊角一钱半,侧柏叶三钱,杏仁三钱,桑枝三钱,元参心三钱,枇杷叶三钱,藕节五钱,竹茹一钱半,川贝母三钱,丝瓜络三钱,茅根五钱。

《慎五堂治验录·卷七》

张小轩,南码头。初起伤风鼻塞,咳嗽有血,点在痰中而色紫,投和木肃金,咳血未止,脉仍洪弦。拟平肝降逆。石决明五钱,旋覆花三钱,杏仁三钱,白前二钱,代赭石三钱,白石英三钱,新绛五分(炒),桑叶一钱半,冬瓜子五钱,丝瓜络三钱,甘草五分,欢皮三钱。咳血渐见鲜红,脉平溲淡。侧柏叶炭三钱,竹茹三钱,谷芽五钱,藕节五枚,蛤粉阿胶二钱,赭石三钱,川石斛三钱,野田三七七分,芩炭一钱,冬瓜子三钱。血止,晨呛未除,纳谷稍安,胃虚火逆,宜麦门冬汤止逆下气。麦冬一钱半,生甘草五分,金石斛三钱,茯神三钱,沙参三钱,冬瓜子三钱,宋半夏五分,白米一合,甜杏仁三钱,牛蒡子三钱。咳呛止,去南沙参,加西洋参。

《王乐亭指要·卷一·咳血》

某左。咳嗽时而见红,寒热久而不已,脉见浮数。究由表邪不尽。桑白皮一钱五分,地骨皮一钱五分,苡米四钱,玉竹四钱,青蒿一钱,杏仁二钱,穞豆皮一钱,枇杷叶(去毛,蜜炙)二钱。

秦。内热本属阴虚,咳嗽良由外感,络伤则见红,血虚则肉。议保清金主治。玉竹(炒)四钱,陈皮一钱,杜仲三钱,川贝一钱五分,茯苓三钱,红花五分,川斛三钱,大红山茶花二朵。又,熟地五钱,北沙参五钱,百合三钱,玉竹四钱,杜仲二钱,陈皮一钱,款冬花二钱,川斛三钱,穞豆衣二钱,川金一钱。

惠左。病后不避风寒,不慎劳碌,咳伤血络,宜乎发热失血等症迭出,速速安养,勿事操劳为嘱。北沙参、元参、生地、丹皮、天冬、荆芥、茜草、竹茹、穞衣、藕节。

某左。咳嗽痰多带血,声音不扬,据述受寒起见。理当温散。叭杏仁二钱,苏子二钱,百部三钱,款冬花三钱,陈皮一钱,荆芥(炒)八分,细辛一分,炮姜二分,此二味三帖后不用。

3. 治内伤咳血

《临证指南医案·卷二·吐血》

某(二八)。努力咳血,胸背悉痛,当用仲淳法。苏子、降香汁、炒丹皮、苡仁、冬瓜仁、炒桃仁、牛膝、川贝母。

某。向有背痛,尚在劳力,气逆咳血。乃劳伤病也。(劳力伤)归建中去姜加茯苓。

李(氏)。情志久郁,气逆痰喘,入夏咳血,都因五志阳升。况脘有聚气,二年寡居,隐曲不伸,论理治在肝脾。然非药饵奏功。降香末、枇杷叶、苏子、郁金、栝蒌皮、黑栀皮、茯苓、苡仁。

吴(氏)。郁损,咳血频发,当交节气逆,呕吐肢冷厥逆,所现俱是虚劳末路,岂是佳景。勉拟方:生白芍、乌梅、炙草、炒麦冬、茯神、橘红。

《临证指南医案·卷八·胁痛》

汤(十八)。气逆,咳血后,胁疼。(金不制木)降香汁八分(冲),川贝一钱半,鲜枇杷叶三钱,白蔻仁五分,杏仁二钱,橘红一钱。

《临证指南医案·卷九·调经》

尼(十七)。少年形色衰夺,侧眠咳血,天柱骨垂,经水已闭。皆不治症。归芪建中汤去姜。

某。营虚寒热,咳血,经闭。当归、炒白芍、丹参、枣仁、远志、茯苓、炙草、广皮、桂圆肉。

《续名医类案·卷十二·吐血》

黄锦芳治刘某,咳血有年,时发时止。审其血,虽色红不黑,而半杂白饮;望其色,虽红而不白,而却倏忽不定;察其气息,虽奔迫上急,但静坐则平,动作则剧;听其声音,则暴迫不响,询其饮食,则阴润之物,不敢习进。先服之药,类多清润,初服似效,再服即觉不宜。偶服柿饼,遂觉冷气沁心。诊其脉,左右二关俱弦数击指,而却无力。用苡仁三钱,麦冬五钱,下气为君;龙骨、首乌、阿胶各一钱,养肝为臣;牛膝钱半,引气及血归左;附子五分,五味子五粒,引火及气归右;用厚朴、广皮以除脾胃痰湿。服二剂,气平大半,左关数脉亦减。但脾肺脉仍鼓指未平,是肺之寒,脾之湿,尚未除也。去五味、麦冬,加广皮、厚朴以疏脾,枳壳、桔梗以开肺,咳嗽即止,但日间劳动则复发。病者问善后之图,黄曰:是病诸经虚损,先宜息气凝神,节劳欲以立其基,次宜节饮食以保其脾,终宜调寒温以补其肺,然后随病症之虚实寒热,用药饵以调其偏。大约症见肝燥咳红,脉见左关独数,非用首乌、阿胶不能润;肝气上逆,非用龙骨不能镇;肺气随湿上涌,非用苡仁不能泻;肝气燥而不收,非用牛膝、车前不能使气归阴,下朝于左;火衰气浮,非用附子、五味不能使阳阴下行于右。至或脾湿痰涌,不思饮食,则当重陈皮、厚朴以疏之,或加半夏以降之。肺有感冒而见胸痹,微用枳壳、桔梗以开之,盖重用则恐其肾气上浮也。若更见哮喘,则又当用麻黄、杏仁,使血归经而不上溢。但总不宜过润过清致伤脾胃,俾流为呕吐泄泻之症。又不宜碍肝碍气,使血随气涌,而致不可救也。

《吴鞠通医案·卷三·肝痈》

谢,四十四岁。辛巳三月二十四日,病起肝郁胁痛,痰中带血,病名肝着。医者不识络病因由,与络病治法,非见血投凉,即见血补阴,无怪乎愈治愈穷也。大凡血症之脉,左脉坚搏,治在下焦血分;右坚搏,治在上焦气分。兹左手脉浮取弦,沉取洪大而数,重按即芤,前曾痰有气味,现在痰挟瘀滞黑色,唇舌皓白,其为肝经络瘀挟痰饮,咳血无疑。势已急极,勉与宣络止血,兼之两和肝胃,以逐痰定咳。(方此未服)新绛纱三钱,旋覆花三钱,归须钱半,桃仁泥三钱,半夏三钱,广皮炭二钱,苏子霜一钱,降香末钱半,广郁金二钱。煮两茶杯,分四次服,二帖。

四月初三日:血家左手脉坚搏,治在下焦血分。此症先因肝络瘀滞,以致血不归经,日久不治,由阴经损及阳气,自汗溺变痿弱,阳虚也,左脉洪数而芤,阴伤也。如是阴阳两伤之极,而瘀滞仍然未净,通络则虚急,补虚又络滞,两难措手。不得已用新绛一方,缓通其络,其补药则用阴阳两摄法,聊尽人力而已。(从此服起)辽参一钱,麦冬四钱(连心),海参二钱,五味子一钱,沙苑蒺藜三钱,茯神五钱,枸杞子三钱,龟板五钱,牡蛎六钱。

初四日:病起于胁痛,瘀血致壅,久嗽成劳,至骨痿不能起床,仍有瘀滞不化之象,且痰有臭味,即系肝着成痈。前日脉虽芤大而涩,昨日大见瘀血后,今日则纯然芤矣,岂非瘀血之明征乎?若一味贪补,断难再起,兼之宣络,万一得苏,妄诞之诊,高明酌之。新绛纱二钱,旋覆花二钱,归横须八分,半夏钱半,广皮炭一钱,桃仁泥三钱,丹皮炭五钱。此方《金匮》载在"妇人虚劳门",有识者其悟之。上半日服此方完,下半日服前补方。

初五日:痰中臭味太甚,黑痰未净,是活络之方不能除;脉芤自汗甚,是补摄之方又不可缓。痰稀纯白,内有支饮,于补方中去牡蛎、海参盐味之碍饮者。此症极虚极实,时人但知其虚而不知其实,所以日误一日,以至于此。治实碍虚,治虚碍实,焉望成功。一通一补,俱每日照前服法未改。

初七日:脉较前敛戢,于新绛方内半夏加钱半,作三钱,余仍旧,服法亦如之。

初八日:今日左尺脉独大,加封固肾气法,余有原案二方,每日间服如前。人参一钱,炙龟板八钱,莲子五钱,炙甘草三钱,制五味一钱,杞子三钱(炒黑),沙蒺藜二钱,左牡蛎六钱,云茯苓五钱,麦冬三钱(连心),炒白芍三钱。

初十日:于前方内加辽参五分作钱半,又加海参一条、淡苁蓉三钱,四帖,余悉如前。

十三日:仍照前服,每日间服一通一补方。

十七日:左脉空大未敛,精神较前虽好,犹宜收摄下焦,于前方内去龟板、五味子、白芍、海参、苁蓉,余如旧间服法。煮好去渣,再上火煎成二杯,分二次服。同日,痰色犹不能清白,气味亦不净,仍须宣络。新绛纱三钱,旋覆花二钱,半夏五钱(姜制),广皮炭钱半,广郁金钱半,当归须一钱。上半日服,四帖。

二十一日:脉少敛,通补二方间服如前,四帖。

二十四日:痰浊未变,脉象少敛,午后微热不寐,饮食由渐而加,不可太过不及。人参钱半,莲肉五钱(连心皮),炙甘草三钱,枸杞三钱(炒黑),沙蒺藜三钱,云茯苓五钱,左牡蛎五钱,麦冬三钱(连心),熟五味子一钱,炒枣仁三钱,海参二条(洗去砂),大淡菜三钱。午后服此。又方:新绛纱二钱,旋覆花二钱,半夏三钱(姜制),广郁金二钱,归须一钱,桃仁泥二钱,广陈皮八分,香附二钱,煮两小茶杯,午前服。

初九日复诊:于补方去牡蛎、五味子,余仍二方间服如前。

十三日:痰已渐清,肝亦渐平,精神渐旺,拟去搜逐而补中,与《外台》茯苓饮意。(专用一方)云茯苓块六钱,人参二钱,香附三钱,生于术五钱,炙甘草二钱,半夏五钱,生薏仁五钱,小枳实二钱。

《王九峰医案(一)·副卷一·吐血》

肺气郁而音不开,咳嗽喉哑,咳血红紫不一,风热郁扰肺络。仍防血上。假苏炭八分,光桃杏仁各三钱,湖丹皮一钱,化橘红八分,青防风一钱二分,中生地三钱,玉桔梗一钱,白茅根三钱。服药五帖,咳热俱减,咳则汗多,痰吐不爽,气急,饮食不香,动劳头晕心悸。原方进步,前方加镜面茯苓。

《叶天士曹仁伯何元长医案·何元长医案·吐血门》

努力络伤,膈痛咳血。苏子、丹参、丹皮、川贝、郁金、茜草、橘红、牛膝。

《慎五堂治验录·卷十二》

王巧，网船。咳血时盛时止，右寸洪搏绕指，肺虚火盛，血热妄行也。刻下大势已平，余氛未尽，届此三冬久旱，燥火刑金，金不受刑，血更妄升，所以血不肯停净也。喻氏清燥救肺汤原方，人参易西洋参。

《龙砂八家医案·王钟岳先生方案》

苏载舆令政咳血泄泻症。夫人之症，由肝及脾，由脾及肺，致左胁呼吸引痛，中脘嘈杂，呕吞酸水，甚至脾虚上泛，面目色黄，燥咳动络，血随上溢，三者之恙，总不离乎燥火内伏，气逆上膈。故肝邪犯胃，且肺之清肃失司，不能平木，肝气上涌无制，变生不测。今和脾胃，滋肝木，俾气火之燥逆渐平，再商后治。枇杷叶、冬桑皮、丹皮、天冬、谷芽、白芍、生鳖甲、稆豆衣。又大凡阴虚则火亢，内劫其津液，致咳无痰，又复脾虚，大便多泄，元气津液亦从下走，且肝之燥逆，横格于中，上凌肺，下侵脾，以致咳泻不止。因思古人云：肝苦急，急食甘以缓之。又云：治肝必先实脾，况脾为肺之母，万物赖土以生。今拟养脾保肺和肝，不燥不滋，固本为先，庶几有合于病情。麦冬、茯苓、白芍（炒）、人参、扁豆（炒）、谷芽、北沙参、南枣。

《王乐亭指要·卷一·咳血》

宗左。咳吐见红，时作时止，由来已久，脉至左关独见弦数，面色带青。纯乎肝阳亢逆，缘水亏无以涵木也。大红山茶花三朵，生地（炒）八钱，丹皮（炒）一钱，怀药（炒）三钱，茯苓一钱五分，泽泻（盐水炒）一钱五分，白芍一钱，石决明四钱，川金五分，川贝一钱，稆衣皮一钱。

张右。清晨咳逆已久，必出酸水而止，此由胃有停饮，而肺气不降也。近系风热感肺，咳而见红，咽喉肿痛，肺络受伤。先为清理时邪。川贝三钱，桔梗一钱，橘红（盐水炒）一钱，红花三分，山茶花三朵，竹茹八分。

某。咳血而见腰痛，指足节骱亦见红肿而痛。不特肺金有邪，肝肾无不有邪矣。红花三分，川牛膝二钱，桑白皮一钱，桑枝一两，苡米一钱，荆芥炭一钱，生地一两，秦艽一钱，南沙参四钱，川贝二钱。

某右。清晨心荡如饥，近又见红，平日素有咳嗽呕吐之恙。营卫无不伤矣。生熟砂仁八分，丹参三钱，川贝一钱，洋参一钱，香附一钱五分，玫瑰一朵，红花，生熟枣仁二钱。

某。久咳见红，络伤血溢。静养勿劳，为嘱。川贝三钱，生地炭一两，红花三分，荆芥（炒）一钱，藕节一枚，丝瓜络三分，莲须二钱，参三七一钱，竹茹三分。

某左。咳嗽见红之后，不时寒热，近因负重远行以致腰膝作痛，咳逆更甚。此内伤而兼外感，外感而兼不内外因。川芎一钱，当归三钱，熟地六钱，白芍一钱，党参三钱，冬术三钱，茯苓一钱，炙草六分，杏仁二钱，杜仲六钱，续断三钱，牛膝二钱，红花三分，前胡七分。

赵左。肺有伏寒，久咳不已，近见痰中见血，而纳谷减，腰痛。损及脾肾，图痊甚难。党参四钱，冬术三钱，茯苓二钱，炙草八分，陈皮一钱五分，杜仲四钱，款冬花三钱，百部三钱，苏子二钱，杏仁二钱，白及二钱，五味三分，炮姜三分（二味合捣）。

某左。始于咳嗽，近见寒热，今又见血，右乳下作痛。此肺络有伤，兼感时邪。法当清降。北沙参四钱，麦冬一钱，川贝一钱五分，红花三分，陈皮一钱，广玉金一钱，玉竹二钱，荆芥炭参七一钱，竹茹一钱，藕一两，茅根三钱。

张左。先于右肋乳下作痛，继见咳嗽吐血。因伤损络居多。元胡索一钱，川郁金七分，荆芥炭一钱，参三七一钱，陈皮一钱，白及一钱五分。

某左。络伤血溢。当归（炒）三钱，红花三分，川贝一钱，白及二钱，杜仲三钱，川断一钱五分，山茶花三朵，百草霜二钱。

许右。脉至滑数而大，疟后咳嗽见血，又胁肋作痛。此系木火刑金。北沙参三钱，川贝二钱，麦冬二钱，赤白芍一钱，荆芥炭一钱，竹叶五张，前胡，大生地六钱，丹皮一钱，玉金七分，元胡一钱。

秦左。久咳见红，脉至左关浮大。此肝阳灼肺，方不外乎育阴以制阳，清金以保肺。北沙参三钱，芍药（炒）一钱五分，生地一两，丹皮（炒）一钱五分，天冬一钱，川贝二钱，郁金七分，藕节二，稆豆衣三钱，荆芥（炒）一钱五分。

过左。火酒之性热而毒，加温燥之药浸之，以火济火，火上添油。积热为胃，熏蒸灼肺，咳嗽吐血所由来也。脉至右寸关独见有力而大。理当清热保肺，但见饮食骤减，大便溏薄，又因饮食不节。此病中加病，且先为见病治病。楂肉（炒）二钱，神曲(炒)一钱,焦谷芽一钱五分,陈皮一钱五分,麦芽(炒)一钱五分。接方:竹茹(炒)五分,藕节二钱,绿豆三钱,葛花一钱,天冬一钱,香稻根须三钱,鲜百合根须一钱。

又,不能多言者气弱,大便燥结者血枯。多食胸脘不宽者,胃虽强而脾气不足。脉似有力,自述身静心定之时则细小。种种见象,纯乎虚症见端,急宜培补其本,无徒从事其标。洋参三钱,生地一两,红枣五,芝麻二钱。

《邵兰荪医案·卷二·咳血》

陡豐王(妇)。肝气作痛,脉弦,经闭,咳痰带红,损怯已成,非轻觑之症。(六月初九日)紫菀钱半,广橘红钱半,左金丸八分,白石英三钱,光杏仁三钱,川贝三钱,降香七分,绿萼梅钱半,生牡蛎四钱,茜草钱半,泽兰钱半,藕节三个,四帖。[介按]左升属肝,右降属肺,兹以胃惫而肝阳横逆无制,肺失下降之权,以致咳血经闭,此方是泄肝降气,和血通络之意。

安昌庞。肝阳烁肺,咳痰带红,脉弦数,舌色透明,便血,防损。(二月初十日)霜桑叶三钱,光杏仁三钱,焦山栀三钱,粉丹皮二钱,炒驴胶钱半,生石决明六钱,川贝钱半,生米仁四钱,山茶花钱半,银花炭二钱,橘络钱半,清煎四帖。

又,痰红较差,脉弦劲,呛咳不已,咽痛已减。宜清肺化痰。(二月二十日)生地四钱,生石决明六钱,川石斛三钱,炒驴胶钱半,杏仁三钱,川贝二钱,生白芍钱半,鸡子黄一枚,元参二钱,侧柏炭三钱,女贞子三钱,清煎五帖。

又,咳嗽仍属带红,脉劲数,肝阳上升。宜清降为主。(三月初七日)生地四钱,桑叶三钱,侧柏炭三钱,小苏草二钱,光杏仁三钱,生石决明六钱,天冬二钱,茜根三钱,元参三钱,焦山栀三钱,橘红钱半,茅根一两(煎汤),五帖。[介按]《内经》云:阳络伤则血外溢,阴络伤则血内溢。谅以怒劳动肝,暗耗营阴,肺与大肠均受其戕,而逼血妄行,久延愈剧。前后三方,金以柔肝肃肺,清热育阴,深合病机,故多奏效。

安昌胡。咳血气促,脉弦数,舌微黄,寒热交作,此木火刑肺。宜清少阳为主。霜桑叶三钱,杜栝蒌皮钱半,小蓟草三钱,淮牛膝三钱,生石决明六钱,川贝二钱,淡竹叶钱半,白薇三钱,焦栀子三钱,茜草根二钱,橘络钱半,清煎三帖。

又,血已除,咳嗽气促不已,脉数,舌黄,肝火犹炽。宜清降为妥。(十二月初二日)紫菀钱半,桑叶三钱,白前钱半,女贞子三钱,天冬二钱,生石决明六钱,川贝二钱,谷芽四钱,遍金钗三钱,光杏仁三钱,淡秋石八分,清煎四帖。[介按]阳明脉络日衰则发冷,阴亏而阳不潜藏则发热,总之,肝阳横逆而血上溢,故初方以柔肝肃肺,降气凉血而获效。次方于清降之中,参用养胃,立法秩序井然。

安昌徐。遭忿动肝,气冲咳血,脉弦细,舌微黄。姑宜清降消痰。(三月初七日)苏子钱半,焦山栀三钱,茜根三钱,紫菀钱半,川贝二钱,橘络钱半,光杏仁三钱,天冬二钱,降香七分,白薇二钱,小蓟草三钱,清煎五帖。[介按]嗔怒动及肝阳,血随气逆,此方宗缪仲醇气为血帅之意,确是对症良剂。

安昌黄。肝阳烁肺,咳嗽带红,脉弦,迎风头疼,舌心光,耳鸣作痛。宜清少阳为主。冬桑叶三钱,甘菊二钱,光杏仁三钱,焦栀子三钱,石决明六钱,川贝二钱,侧柏炭三钱,苦丁茶钱半,炒驴胶钱半,丹皮三钱,钗斛三钱,淡竹叶钱半,清煎五帖。[介按]阴液未能上承,厥阳燔燎不已,冲肺则咳嗽带红,挟胆热而上蒙清窍,则头疼耳鸣。此方养胃肃肺,兼清肝胆之热,确是治病必求于本之义。

安昌徐。痰血已除,脉虚数,咳嗽不已,气逆。宜清降为主。(四月初七日)霜桑叶三钱,广橘络钱半,淡竹叶钱半,栝蒌皮钱半,光杏仁三钱,焦栀子三钱,生石膏六钱,象贝三钱,马兜铃一钱,白前钱半,前胡钱半,清煎三帖。[介按]此是痰血已除。肺胃余热未清之证,故治以降气清胃为主。

《张畹香医案·卷下》

高年素有咳血,兹又发作,肋背抽痛,痰中带血,脉弦细,舌白,有寒热,当用肝风射肺法。青蒿梗三钱,炙鳖甲五钱,生地五钱,当归三钱,川续断三钱,冬桑叶一钱半,生牡蛎五钱,橘红八分,生白芍三钱,象贝三钱。

《孤鹤医案·吐血》

张,左。肝肾阴亏,木火用事,素日嗜饮,肺胃郁热,咳呛失血,连次发作。月初兼见身热,现已凉静,惟咳不减,血止,痰稠,火旺烁金则呛,络伤则咳血,脉细涩,火动则数。此方专主清降,从肝、肺、胃三经调治。生地四钱,川贝二钱,丹皮二钱,决明四钱,全福花一钱半,羚角一钱半,橘红一钱,紫菀一钱半,川斛三钱,生藕节一两,枇杷叶二片。

又,阴亏火旺,素体如此,心跳即干咳,时或见红。相火引动君火,射肺所致,金被火烁,则金无以生水。清肃之令行矣,腰背酸疼,未识曾否全愈。拟用滋补,入秋得金令之助,当渐复矣。总须静摄为要。牡蛎炒熟地六钱,石决明炒阿胶二钱,川贝二钱,川斛三钱,元参二钱,龟板四钱,麦冬二钱,丹皮二钱,橘红一钱,生藕节一两,枇杷叶二片。

《江泽之医案·吐血》

1）素本二天不足,客夏六月,酒伤肺络,咳血频来,肺肾交亏,动则气短。每咳血之时,先行脘痛。脉象沉弦而数,若不调治,再延防成虚劳。务宜静养为要。茶花、茅花、茯苓神、丝瓜藤、杏仁、丹皮、山栀子、蒌皮霜、诃子皮、海浮石、橘络、藕节。

2）木火凌金,咳逆不已,阳络受戕,血随火溢,形气消索,脉象细数,延久恐成损怯。咳血方加生地、丹皮、石斛、毛燕、旱莲草。

3）劳伤咳血,血来甚涌。勿以浅视,虑其暴涌生变。咳血方加生地、茅根、藕节、羚羊角、牛膝、丹皮。

《剑慧草堂医案·卷中·失血》

木火刑金,气促咳血。粉参、白前、川贝、苏子、紫石英、旋覆、洋青铅、蛤粉、紫菀、杏仁、淡草、怀牛膝、代赭、枇杷叶。

4. 治虚劳咳血

《石山医案·卷之中·吐血（咳血）》

一人年二十余,形瘦色脆,病咳血。医用滋阴降火及清肺之药,延及二年不减。又一医用茯苓补心汤及参苏饮,皆去人参,服之病增。邀予诊之。脉细而数有五至余。曰:不可为也。或曰:《脉诀》云"四至五至,平和之则",何谓不可为?予曰:《经》云"五藏已衰,六府已极,九候须调犹死"是也。且视形症,皆属死候。《经》曰:肉脱热甚者死,嗽而加汗者死,嗽而下泄上喘者死。嗽而左不得眠,肝胀右不得眠,肺胀,俱为死症。今皆犯之,虽饮食不为肌肤,去死近矣。越五日,果卒。凡患虚劳,犯前数症,又或嗽而喉痛声哑不能药,或嗽而肛门发瘘,皆在不救,医者不可不知。

旸源谢大尹,年四十时,房劳,病咳血,头眩脚弱,口气梦遗,或时如冷水滴于身者数点,诣予诊视。脉皆濡缓而弱,独左关沉微,按之不应。曰:此气虚也。彼谓房劳咳血梦遗皆血病也,左关沉微亦主血病,且闻肥人白人病多气虚,今我形色苍紫,何谓气虚?予曰:初病伤肾。《经》云肾乃胃之关也。关既失守,胃亦伤矣,故气壅逆,血随气逆而咳也。又,《经》云二阳之病发心脾,男子少精,女子不月。二阳者,肠胃也。肠胃之病,必延及心脾,故梦遗亦有由于胃气之不固也。左手关部,细而分之,须属肝而主血;概而论之,两寸俱主上焦而察心肺,两关俱主中焦而察脾胃,两尺俱主下焦而察肝肾,是左关亦可以察脾胃之病也。古人治病,有凭症,有凭脉者,有凭形色者。今当凭症凭脉,而作气虚证治焉。遂用参、芪各三钱,白术、白芍、归身、麦门冬各一钱,茯神、栀子、酸枣仁各八分,陈皮、甘草各五分,煎服。朝服六味地黄丸加黄柏、椿根皮,夜服安神丸,年余而安。

《北山医案·卷中·卷下》

咳血。一男,患咳血。寝汗脉数。陈皮、白茯苓、甘草、桑白皮、当归、天门冬、麦门冬、黄芩、山栀子、芍药、生地黄、紫菀、阿胶。

《临证指南医案·卷二·吐血》

某（五十）。脉数咳血。曾咯腥痰若作肺痈,体质木火。因烦劳阳升逼肺,肺热不能生水,阴愈亏而阳愈炽,故血由阳而出也。当金水同治为主。熟地四两,生地二两,天冬二两,麦冬二两,茯神二两,龟版三两,海参胶二两,淡菜胶二两,川斛膏四两,女贞一两半,北沙参二两,旱莲草一两半,胶膏丸。

某（三二）。诊脉数涩,咳血气逆,晨起必嗽,得食渐缓。的是阴损及阳,而非六气客邪,可通可泄。法当养胃之阴,必得多纳谷食。乃治此损之要着。生扁豆五钱,北沙参一钱半,麦冬一钱半,川斛三钱,生甘草三分,茯神三钱,南枣肉一钱半,糯稻根须五钱。

《续名医类案·卷十·痞》

陈三农治一少年,体薄弱,且咳血,左边一块,不时上攻作痛,左金、芦荟俱不应。诊其脉,三部虽平,而细涩不流利,因作阴虚治,四物汤加知、柏、元参、丹参、鳖甲,数剂顿愈。

《程杏轩医案·续录·黄敬修兄咳血》

敬兄向在金华贸易,恙患咳血,医治无效,食微肌瘦,虑成损怯。予时至兰溪,友人荐延诊视。阅前诸方,偏于温补,谓曰:古人治血证,虽有此法,然须审其证属虚寒,方为合辙。据兹脉证,责诸肺肾阴亏,肝阳上僭,咳甚火炎,血随溢出,理应滋水生木,润肺保金,得以咳稀,血当自止。服药投机,予欲辞回,敬兄固留,为治月余,咳血全好,餐加神旺,肌肉复生。

《叶天士曹仁伯何元长医案·何元长医案·吐血门》

1) 久嗽见红,脉来细数。肺络伤也。殊非轻恙。紫菀、丹皮、沙参、川贝、阿胶、茜草、麦冬、米仁、橘红、桑叶。

2) 阴不恋阳,咳血脉数。乃劳怯之见端,切勿轻视。生地、苏子、牛膝、女贞、丹皮、橘红、元武板、石决明、生白芍、桑叶。

《古今医案按·卷八·积块》

张三锡曰,曾治一少年,体薄弱,且咳血。左边一块,不时上攻作痛。左金、芦荟俱不应。诊其脉三部虽强,而细涩不流利。因作阴虚治。四物加知、柏、元参、丹皮。不六剂顿愈。此阴虚似肝积也。由此推之,虽因部分为名积。诊视之际,犹当详审。惟圆机者,乃不昧此。

《王旭高临证医案·卷之四·咳嗽门》

张。十年前三疟之后,盗汗常出,阴津大伤。去秋咳嗽气升,痰中带血。至今行动气喘,内热多汗,食少无力,脉虚细数,劳损根深。四君子汤加五味子、熟地、焦六曲、粟壳、紫石英、熟附子、黄芪、白芍、麦冬。又,肺主出气,肾主纳气。肾虚不能纳气,气反上逆而喘。痰饮留中,加以汗出阳虚,咳血阴虚,内热食少,肺肾虚劳之候。四君子汤加麦冬、紫石英、熟附子、丹皮、大熟地、半夏、白芍、沉香、五味子、粟壳、乌梅。

《环溪草堂医案·卷二·吐血咯血鼻衄》

侯。脉数血涌,胃气大虚。胸中痞塞,大便带溏,是痞为虚痞,数为虚数。咳血三月,今忽冲溢,唇白面青,断非实火。大凡实火吐血,宜清宜降。虚火吐血,宜补宜和。古人谓见痰休治痰,见血休治血,血久不止,宜胃药收功。今援引此例。人参一钱,白扁豆一两,川贝三钱,茯苓三钱,藕汁一杯(冲),好墨汁三匙(冲)。[诒按]此方于扶胃药中,参以止血之意,固属正治。惟唇白面青,既见虚寒确据,似宜于此方中参入炮姜等温摄之品,以敛浮阳而止血也。

复诊:脉数退,血少止,而反恶寒汗出。盖血脱则气无所依,气属阳,主外卫,虚则不固也。最怕喘呃暴脱。犹幸胸痞已宽,稍能容纳。仿血脱益气例。《经》曰阳生阴长,是之谓耳。人参、炒扁豆、五味子、炙甘草、炮姜炭、怀山药、藕汁。[诒按]此方与前方同意,以恶寒故加炮姜。

三诊:血脱益气,前贤成法。今血虽大止,而神气益惫,唇口面青,怕其虚脱。欲牢根底,更进一层。人参、炮姜、陈皮、大熟地(砂仁拌炒)、麦冬、冬术、炒扁豆、五味子、附子(秋石汤制)、灶心黄土煎汤代水。[诒按]伏龙肝未审何意。此方大意,亦与第一方相似,渐参温补之意,以防其虚脱故耳。

四诊:肝肾之气从下泛上,青黑之色见于面部。阴阳离散,交子丑时防脱。勉拟镇摄,希冀万一。人参、大熟地、紫石英、五味子、麦冬、肉桂、茯苓、青铅、坎炁。[诒按]此方急于固脱,故用药如是。

五诊:血止三日,痰吐如污泥且臭,是胃气大伤,肺气败坏而成肺痿。痿者,萎也,如草木萎而不振,终属劳损沉疴。《外台》引用炙甘草汤,取其益气生津,以救肺之枯萎。后人用其方,恒去姜、桂之辛热。此证面青不渴,正宜温以扶阳。但大便溏薄,除去麻仁可耳。人参、炙甘草、麦冬、阿胶、大生地、炮姜、五味子、肉桂、紫石英。

六诊:病势仍然,从前方加减。前方去炮姜,加制洋参。[诒按]以后方均是复脉加减。

七诊:连进炙甘草汤,病情大有起色。但咳呛则汗出,肺气耗散矣。散者收之,不宜再兼辛热,当参收敛之品。人参、大熟地(沉香末拌炒)、炙甘草、阿胶、黄芪、五味子、粟壳、大枣。[渊按]如此险证,一丝不乱。景岳所谓非常之病,非非常之医不能治。

《徐养恬方案·卷中·虚劳》

张,右,二十余。咳血时发,近来入暮体热,肌肉渐削,脉弦数而驶。虚损之象日著,防血冒。冬瓜子、苡仁、真青黛、蛤壳、紫菀茸、陈阿胶、炙草、鲜百合、湖藕、青蒿子,加西瓜翠衣。

《何澹安医案·吐血》

1) 内热咳血,本元虚也。清阴润肺治。地骨皮、玉竹、知母、生蛤壳、藕节、北沙参、麦冬、橘红、老桑叶。

2）阳络受伤，咳血膈痛病久脉虚，愈期难决。熟地、麦冬、北沙参、橘红、淮牛膝、阿胶、丹皮、石决明、茜草、冬桑叶。

3）气喘咳血中虚，阳气易浮，固表纳喘兼治。炙绵芪、煅牡蛎、山药、麦冬、北沙参、炒熟地、淮牛膝、茯苓、橘白、胡桃肉。

4）质弱火炎，骨蒸不退，痰中虽有血点，幸不咳呛。当此春令，须滋肝肾调理。银柴胡、熟首乌、茯苓、秦艽、淮山药、北沙参、川柏、泽泻、麦冬。

5）咳血久缠，痰多咽痛。蛤粉炒阿胶、制洋参、橘白、生米仁、冬瓜子、北沙参、人中白、茜草、冬桑叶、燕窝（一钱五分）。

6）咳血反复，咽关不利，左脉弦数，木火刑金也。熟地、北沙参、枇杷叶、茜草、牛膝炭、阿胶、川百合、麦冬肉、橘红、青盐。

7）咳血气秽，六脉弦数模糊，此温邪入络，肺胃受伤，以清理救肺治之。羚羊角、地骨皮、象贝、知母、橘红、藕节、枇杷叶、冬瓜子、茜草、米仁、茅根。

8）咳血复萌，近兼遗泄，幸不脉数气喘，想见阴分不致大亏，乃阳络伤也，先理后补。北沙参、川百合、茜草、阿胶、花粉、大麦冬、白莲须、丹参、茯神。

9）咳血咽痛，恶寒喘逆，中虚肺液亏也。以补气保肺治。炙绵芪、北沙参、山药、阿胶、橘白、熟地炭、大麦冬、牛膝、米仁、桑叶。

《何澹安医案·肺痿》

1）患疟时失于表理，肺气不宣，膀痿咳血，延久不瘥，表虚自汗，并神色㿠白，症属肺痿，不宜过用凉剂。（痰腥大失血）生芪、枇杷叶、橘红、蛤粉炒阿胶、藕汁、米仁、淮牛膝、茜草、川百合、冬瓜子。

2）肺气素虚，又感温邪，身热咳血，肺络伤也。所以咯痰胶腻，六脉数大，正气虽虚，温补不合。生洋参一钱五分、生米仁四钱、川百合三钱、茅柴根四钱、陈阿胶二钱、橘红一钱、沙参二钱、枇杷叶一钱五分（刷）、茜草一钱、淮膝炭一钱五分。

《何澹安医案·虚劳》

气喘咳血，恶寒自汗，脉数腹痛，大便不结，不但营液内亏，肝胃亦困败，均非佳境。姑拟补土宁金法，以望奏效。炙绵芪、淮山药、茯神、菟丝、蛤粉炒阿胶、北沙参、牡蛎、湘莲、枇杷叶。

《何澹安医案·遗精》

咳血复萌，近兼遗泄，幸不脉数气喘，想见阴分不致大亏，乃阴络伤也。先理后补。北沙参、陈阿胶、丹参、莲须、花粉、麦冬肉、川百合、茜草、茯神。丸方：西党、麦冬、茯神、白线胶、龟板、北沙参、熟地、五味、枣仁、煅牡蛎、湘莲、丹皮，藕汁泛丸。

《慎五堂治验录·卷十》

罗少耕室，庚午。血厥时发，醒不咳血，见在厥缓，咳血不止，脉右细，左寸动搏，舌边微红。怀麟五月，治当扶土生金。北沙参、毛燕、川贝母、生竹茹、川石斛、紫菀、甜杏仁、丝瓜络、生甘草、桑叶、侧柏叶。血止咳减，去柏叶、紫菀，加枇杷叶。又，用敛神散。

《龙砂八家医案·戚云门先生方案》

江辅臣，咳血脉弦，此肝血失藏，肺气不降，从清阳治法。桑叶、阿胶、紫菀、麦冬、川贝、郁金、杏仁、丹皮、生苡仁。又，血脱日久，阴气难以骤复，过劳脊膂微痛。此因营虚失守，致督脉亦伤。平旦口苦舌干，脉反见数，可知阴液内损，则君相之火，易以升动也。生地、茯神、枣仁、紫菀、天冬、女贞子、阿胶、芡实、丹皮、麦冬、枇杷叶。

《王乐亭指要·卷一·咳血》

王左。久咳见红，脉至无力，声音怯弱。宜培脾肺肾三脏。黄芪五钱，熟地六钱，款冬花三钱，荆芥（炒）一钱，冬术三钱，诃子四分，百合三钱，蝉衣一钱。

殷左。咳血腰痛，足膝无力，脉见软弱，由来已久，更兼盗汗，肺肾两伤。熟地炭六钱，炙草炭四分，当归炭一钱五分，川断一钱五分，萸肉一钱，荆芥（炒）一钱，牛膝炭一钱，杜仲四钱，红花三分，百草霜一钱。

沈左。阴虚之质，又兼时令之邪，咳血胸痞，牙龈碎烂，脉至浮而带数。拟清上实下之法。川贝三钱，枳壳八分，丹皮一钱，知母一钱，生地五钱，橘红一钱，荆芥（炒）一钱，茅根二钱，竹茹八分。

某左。年高久咳，痰中见红，脉至左关弦数，右寸关细弱。脾肺气伤，肝肾阴亏。党参四钱，冬术三钱，玉竹四钱，熟地一两，白芍（炒）一钱，山药四钱，苡米四钱，冬花三钱，五味十四，百合三钱，藕节一个。

某左。脉数无力，咳嗽见红，肌肉消瘦，纳谷不旺。凡纯阳之药有益于肺胃，不利乎脾土，以脉症合参，方以补土生金，能守养节欲，缓缓图痊。四君子汤加白及、苡米、黄芪。

吴左。久咳络伤而见血。但清肺凉血之药，施于土衰便溏者不宜，须以培土生金为治。四君子汤，加山药、砂仁、大麦仁、玉竹、冬花。

邵左。病起咳嗽见红，失治于初，今形瘦食减音哑，左脉细数而右细弱。金裹盗起于母，脾土亦伤。水无所生，肾阴亦损，阴亏夜热。所谓虚而不复即是损，损而不复即是劳。法当温益，大忌见血见热而用耗散寒凉，以伤生生之气。黄芪（炙）六钱，怀药（炒）四钱，萸肉（炒）三钱，丹皮（炒）一钱，川贝一钱五分，玉竹（炒）四钱，炙草、冬花三钱，熟地（炙）八钱，砂仁（盐水炒）三分，陈皮一钱，百合三钱，元米煎汤代水。

曹左。阴虚发热，咽喉肿痛。此属虚阳上浮，上则咳嗽见红，下则梦遗精滑。肺肾两亏，法当壮水制阳，清金保肺。拟四阴甘桔二方合投。生甘草一钱，桔梗一钱，北沙参五钱，生地八钱，甘菊一钱，元参一钱，山药四钱，川贝母一钱五分，灯心一丈，青果一枚，建莲心一钱、肉五钱。

杨左。咳血形瘦，痰多胸痞。脾肺两伤，为症重险。砂仁（炒）六分，陈皮八分，焦白术一钱五分，茯苓一钱五分，当归一钱，谷芽（炒）三钱。

邵左。六脉虚数，咳嗽见红，发热。此虚阳无制，由水之亏也。议二冬六味，以壮水养金。生地一两，丹皮一钱五分，萸肉一钱，泽泻一钱五分，茯苓二钱，山药二钱，天麦冬各一钱，女贞一钱五分，旱莲草一钱五分，竹茹八分。

某。久咳失血，多年屡发屡止，今脉右三部细弱无神，脾肺气虚。议归脾汤，使血归经。党参三钱，黄芪三钱，冬术二钱，当归二钱，炙草四分，茯神一钱五分，远志七分，枣仁二钱，木香三分，五味三分。

汪左。久咳，痰中见血，脉数，下午发热。至于梦遗气短，无非肾肺两亏。宜与八仙长寿饮加味治之。生熟地八钱，丹皮一钱五分，山药四钱，萸肉二钱，茯苓一钱五分，泽泻一钱，麦冬一钱，五味子三分，牡蛎（煅）四钱，莲须二钱。

蒋左。阴虚于下，火炽于上，血随咳溢，脉至数而甚于右寸。宜育阴，以潜阳逆。生地八钱，北沙参三钱，丹皮一钱五分，山药三钱，茯神一钱五分，泽泻一钱，天冬一钱，竹茹五分，旱莲草一钱，百合三钱，藕节一钱，女贞子一钱。

黄左。久咳见红，肌肉消瘦，更兼便溏，脉至细弱。上损及下，气血两亏，难以图痊，勉作肺胃肾兼补。黄芪三钱，冬术三钱，山药三钱，桑皮一钱，熟地五钱，甘草三分，苡米三钱，款冬花三钱，百合三钱。

杨左。秉质阴亏，兼以课读耗气劳神，两头份结块，有时见红。脉至左三部细数，寸尤甚，右三部细软。显系气分有亏，肝肾阴虚，厥阳上炽。生地一两，山药三钱，白芍一钱五分，丹皮一钱。茯苓一钱五分，元参二钱，草节一钱，川贝一钱，黄芪三钱，牡蛎（煅）五钱，青莲心十。

边左。咳血如涌泉，脉至细弱，面无华色。法当益气，以防血脱。绵芪一两，当归（醋炒）二钱，芦根一两，竹茹一钱，参七一钱，大麦冬二钱，藕节三个。

又，脉虽虚弱，较前有神，血虽未止，大势已退。兹当气血并培。绵芪（元米炒）一两，熟地一两，当归（醋炒）二钱，扁豆（炒）二钱，荆芥（炒）一钱，藕节一个，陈棕炭一钱。

又，凡病调理，两得其宜，重亦可医，如不遵戒守，服药难救。况血症，更当调养为先。奔走于风热之中，外受客邪，内伤筋骨，若仍前冲呕，虽妙丹亦莫能止，何况柳皮草根乎？北沙参三钱，熟地一两，当归炭一钱五分，绵芪（盐水炒）六钱，扁豆（炒）四钱，川玉金七分，炙草炭五分，荆芥炭一钱五分，茅针花一钱，陈棕炭一钱。

又，真阴未复，虚阳未能潜藏。宜乎壮水为主，以制阳光。生地一两，怀药（炒）四钱，萸肉六分，丹皮（炒）一钱五分，茯神二钱，泽泻一钱五分，麦冬（炒）一钱，扁豆（炒）一钱，茅针花一钱，陈棕炭一钱。

又，右关脉见软弱，便溏后见红而腹痛，改投理脾益气。此血家善养之事。大黄芪（元米炒）六钱，冬术（炒）三钱，炙草六分，云苓一钱五分，熟地八钱，当归（盐水炒）二钱，荆芥炭一钱，白芍药一钱。

《柳选四家医案·评选环溪草堂医案三卷·上卷·失血门》

脉数血不止，胃气大虚，胸中痞塞，大便常溏。

是痞为虚痞,数为虚数。咳血三月,今忽冲溢,唇白面青,断非实火。大凡实火吐血,宜清宜降。虚火吐血,宜补宜和。古人谓见痰休治痰,见血休治血。血久不止,宜以胃药收功。今拟一方,援引此例。未知有当高明否。人参、扁豆、川贝、茯神、藕汁、京墨。

《医学衷中参西录·医案·虚劳喘嗽门·肺病咳吐痰血》

天津乔××,年三十余,得咳吐痰血病。

病因:前因偶受肺风,服药失宜,遂息咳嗽,咳嗽日久,继患咳血。

证候:咳嗽已近一年,服药转浸加剧,继则痰中带血,又继则间有呕血之时,然犹不至于倾吐。其心中时常发热,大便时常燥结,幸食欲犹佳,身形不至羸弱,其脉左部近和平,右部寸关俱有滑实之象。

诊断:证脉合参,知系从前外感之热久留肺胃,金畏火刑,因热久而肺金受伤,是以咳嗽;至于胃腑久为热铄,致胃壁之膜腐烂连及血管,是以呕血;至其大便恒燥结者,因其热下输肠中,且因胃气因热上逆失其传送之职也。治此证者,当以清肺胃之热为主,而以养肺降胃之药辅之。

处方:生石膏二两(细末),粉甘草六钱(细末),镜面朱砂二钱(细末),共和匀,每服一钱五分。

又方,生怀山药一两,生赭石八钱(轧细),天冬六钱,玄参五钱,沙参五钱,天花粉五钱,生杭芍四钱,川贝母三钱,射干二钱,儿茶二钱,甘草钱半,广三七二(钱轧细)。共药十二味,将前十一味煎汤送服三七一钱,至煎渣再服时再送服一钱。每日午前十点钟服散药一次,临睡时再服一次,汤药则晚服头煎,翌晨服次煎。

效果:服药三日,咳血吐血皆愈。仍然咳嗽,遂即原方去沙参,加生百合五钱、米壳钱半。又服四剂,咳嗽亦愈,已不发热,大便已不燥结。俾将散药惟头午服一次,又将汤药中赭石减半,再服数剂以善后。

《邵兰荪医案·卷二·咳血》

安昌王。阴虚内热,便结,脉细数,精关不固,咳痰带红。宜存阴为主。(六月念七日)遍金钗三钱,焦栀子三钱,光杏仁三钱,茜根钱半,川贝二钱,侧柏炭三钱,炒知母钱半,小蓟草三钱,生地四钱,柏子仁三钱,广橘络钱半,鲜荷叶一角,四帖。

[介按]夏月藏阴,冬月藏阳,兹际夏令,适逢液亏之体,而阳不潜伏,升则血溢,降则遗精。此方滋阴清热,和血肃肺,治法极佳。

《邵氏医案·正文》

1)肺劳咳血,脉细数,苔黄,腹痛便结,胃钝背寒,究非轻藐之症。瓜蒌子三钱(杵),小苏草三钱,炒栀子三钱,茜根三钱,薤白一钱五分,川贝一钱五分(不杵),广郁金三钱,海浮石三钱,光杏仁三钱,紫苑一钱五分,白前一钱五分,引藕节三个。

2)经停两月,脉沉涩,咳血气促,脘中空闷,此属倒经,宜清降为主。苏子一钱五分(杵),光杏仁三钱,桑叶三钱,紫苑二钱,川贝二钱,白薇一钱五分,栀子三钱,炒知母一钱五分,侧柏炭三钱,降香五分,丹皮一钱五分,引鲜荷叶一角,二帖。

3)咳血较瘥,肺气不降,脉右涩数,左弦细,苔滑,脏腹痛,便清,离络之血未净,宜降气化痰利便,防剧。苏子二钱(杵),淮牛膝炭三钱,紫苑一钱五分,泽兰一钱五分,川贝一钱五分,制半夏二钱,橘络一钱五分,丹皮一钱五分,白薇三钱,小苏草三钱,光杏仁三钱,三帖。

《孤鹤医案·虚劳》

1)咳血久,缠延,至食少便溏。是阴损及阳也。姑从中治为急。炙绵芪一钱半,制於术一钱半,茯苓三钱,炙甘草四分,扁豆三钱,米仁三钱,沙参一钱半,橘白一钱半,加建莲肉七粒。

2)积劳,内伤咳血,延至气喘,脉来软弱,阴损及阳也。防其虚脱。西党参三钱,五味子三分,麦冬二钱,橘白一钱半,怀山药三钱,制於术一钱半,枸杞子二钱,茯苓三钱,牡蛎四钱,加轧河车一钱半。

3)咳血便溏,六脉无力,怯之渐也。当用补土生金法。西党参三钱,於术二钱,蛤粉拌阿胶二钱,橘白一钱半,炙甘草四分,枸杞子二钱,沙参一钱半,怀山药二钱,茯苓三钱,加红枣四枚。

4)咳血气喘,寒热便溏。病起肝肾下损,迫及脾胃,二气交备,恐草木难以奏效。西党参三钱,阿胶二钱,炙五味三分,茯神三钱,怀山药二钱,制於术二钱,麦冬二钱,炒枣仁三钱,橘红一钱半,加红枣四枚。

5)咳血延至便溏,此劳怯之末传也,甚为辣手。炙绵芪二钱,焙麦冬二钱,怀山药二钱,橘白一钱半,云苓三钱,制於术一钱半,炙五味三分,炒米仁三钱,京川贝二钱,加冬桑叶二钱,红枣仁四个。

《叶天士曹仁伯何元长医案·何元长医案·虚劳门》

1) 咳血久延,至于便溏纳减。阴损及阳,姑从中治为急。黄芪、炙草、北沙参、米仁、淮山药、於术、茯苓、扁豆、橘白、建莲。

2) 积劳内伤,咳血,延至气喘,脉来软弱。阴损及阳,防其虚脱。党参、五味、杞子、橘白、牡蛎、於术、麦冬、茯神、山药、干河车。

3) 咳血便溏,六脉无力。怯症之渐,当用培土生金。党参、阿胶、杞子、山药、橘白、於术、茯苓、炙草、沙参、红枣。

4) 遗精咳血,脉络空虚,腰背作痛,神色㿠白。怯症之根,当以甘温补养。党参、阿胶、茯神、麦冬、牡蛎、於术、杞子、枣仁、橘白、莲肉。

《曹沧洲医案·咳血门》

右。三月前咳血涌吐,刻下痰红,头晕心恐,脉软,口腻。阴薄火浮,不可忽视。细生地五钱,生蛤壳一两(先煎),知母三钱五分,鲜竹茹三钱,玉泉散五钱(绢包),墨旱莲三钱,丝瓜络三钱,白薇三钱五分,川贝三钱(去心),熟女贞三钱,冬瓜子一两,藕节五钱。

右。素体劳乏,内伤营络。近日咳嗽已经见血,舌苔白腻,不渴脉来濡软。以泄降宣络,淹缠非宜。荆芥三钱五分,光杏仁三钱(去尖),旋覆花三钱五分(绢包),茯苓三钱,水炒桑白皮三钱五分,归须三钱五分,炒白芍三钱五分,竹二青三钱五分,杜苏子三钱,新绛七分,煅石决明八钱(先煎)。

左。用力受损,痰中带红,脉软弦。阴分受伤,须善为调理。归身一钱,参三七五分(磨冲),熟女贞三钱,白茅根一两(去心),白芍三钱五分,知母三钱,墨旱莲三钱,细生地四钱,甘草四分,川贝三钱(去心),藕节五钱。

5. 治湿热咳血

《王九峰医案(二)·上卷·咳血》

去年咳血,调治已痊,近乃五心蒸热,痰嗽在夜,痰色多黄。阴亏脾湿生痰,渍之于肺,慎防血溢。孩儿参、杏仁、生地、赤苓、陈皮、冬术、苡米。

《王乐亭指要·卷一·咳血》

鲁左。脾胃素有湿热,为此眼弦赤烂,湿热熏蒸,肺络受灼,以致咳而见红,舌苔白滑,未便滋腻。苡米五钱,玉竹四钱,川贝一钱五分,黄芪三钱,青桑枝皮二钱,穞豆衣二钱,藕节一钱,红枣三。三剂后,加丹参二钱,洋参一钱五分。

过左。嗜饮,不贪冷暖,湿热蕴于胃而蒸灼肺,焉得不咳而见血?苡米二两,百合一两,鸡巨子一两,葛花一钱,白及二钱,藕节二个,绿豆一撮。

《邵兰荪医案·卷二·咳血》

张溇俞。咳血未除,脉数,右关弦,胸闷,舌微黄。宜清降消痰。杜栝蒌皮钱半,淡竹叶钱半,焦栀子三钱,赤芍钱半,京川贝二钱,广橘络钱半,光杏仁三钱,参三七一钱,小蓟草三钱,白前钱半,紫菀钱半,清煎四帖。[介按]胃热冲肺,逼血上溢,诚以胃脘当心,是肝经交络所过之处。兹因肝胃郁热冲肺,而觉脘闷,治以清肺和络,凉血消瘀,用药颇为稳妥。

《剑慧草堂医案·卷中·失血》

湿热伤络,络血上溢,咳血屡发,脉苋弦。劳损之基。紫石英、海石、生地、旱莲、橘络、黛蛤散、茜根、灵磁石、代赭、丹皮、仙鹤草、牛膝、抱茯神、藕节。

6. 治瘀血咳血

《临证指南医案·卷二·吐血》

吴。脉涩,能食咳血。降香、桃仁、郁金、苏子、炒山楂、苡仁、韭白汁(冲入)。

《得心集医案·卷一·伤寒门·咳嗽失血》

徐晓窗,年逾五十,形伟体强,忽患潮热咳血,楚南诸医,咸称血因火动,叠进寒凉,渐至胸紧头疼,不能自支。于是检囊归家,坐以待毙。延医数手,无非养阴清火。迨至饮食愈减,咳红日促,予按脉象,紧数之至,且病经数月,而形神未衰,声音犹重,肌肤虽热,而厚衣不除。久病面色苍黑,额痛时如锥刺。内外谛审,并无内伤依据,一派外感明征。伏思表邪入阴,扰乱营血,必当提出阳分,庶几营内可安,乃以参苏饮除半夏,加入止嗽散与服二剂,助以热粥,始得微汗,似觉头疼稍减,潮热颇息。以后加减出入不越二方,或增金钗麦冬,或参泻白散,调理一月,药仅十服,沉疴竟起。未尝稍费思索也。

第六节

尿血（溲血、溺血）

尿血，《内经》又称"溲血"，即小便出血。"尿"也写作"溺"，而又"溺血"之名。血淋也有小便出血，其痛者为淋，不痛者为尿血。又小便出血与大便出血，统称为"下血"。

【辨病名】

尿血者，血由小便而出也。其痛者属淋病，不痛者属尿血，临床当辨之。

《诸病源候论·淋病诸候·血淋候》："血淋者，是热淋之甚者，则尿血，谓之血淋。"

《仁斋直指方论·卷之二十六·附诸血·诸血方论》："其血出于小便来者，曰溺血。"

《金匮钩玄·卷第二·咳血》："溺血，小便出血也。"

《医学正传·卷之五·血证》："其血出于小便者，曰溺血。"

《苍生司命·卷七（贞集）·小便血证》："尿血不痛，血从精窍出来也。"

《古今医统大全·卷之七十一·淋证门·治法》："便血不痛者，为血尿。"

《医宗说约·卷之一·失血》："小便尿血为溺血。"

《冯氏锦囊秘录·杂症大小合参卷十四·淋症大小总论合参》："然尿血而痛者为血淋，若尿血而不痛者，则又为溺血也。"

《济世全书·震集卷四·补益·失血》："溺血者，小便出血也。乃心移热于小肠，故血从精窍中出而不清。"

《伤寒大白·卷二·下血》："血从小便出者，名尿血。"

《杂病心法要诀·卷二·失血总括》："尿血从精窍而出。"

《种福堂公选良方·卷二·公选良方·内外科》："溺血者，不痛而小便出血也。"

《一见能医·卷之六·病因赋中·肠红者大便之下血》："溺血者，小便中鲜血，来之不止也。"

《温热经纬·卷四·余师愚疫病篇·疫证条辨》："溺血，小便出血而不痛。"

《望诊遵经·卷下·诊血望法提纲》："出于小便曰尿血，曰血淋。"

《医学入门·外集卷五·妇人门·胎前》："尿血自尿门下血，胎漏自人门下血。"

《医碥·卷之五·四诊·问证》："溲血，痛为血淋，不痛为尿血，皆与尿同出。"

《傅青主男科重编考释·两病同治门·便血又尿血》："尿血出于前阴。"

【辨病因】

便血的病因包括外感六淫、运气失常、七情内伤、余毒侵扰、方药误用、房劳过度、饮食不节等。

一、概论

《三因极一病证方论·卷之九·尿血证治》："病者小便出血，多因心肾气结所致，或因忧劳，房室过度，此乃得之虚寒。"

《景岳全书·卷之三十贯集·杂证谟·血证·溺血论治》："溺孔之血，其来近者，出自膀胱。其证溺时必孔道涩痛，小水红赤不利，此多以酒色欲念致动下焦之火而然。常见相火妄动，逆而不通者，微则淋浊，甚则见血。《经》曰：胞移热于膀胱，则癃而溺血，即此证也。""溺孔之血，其来远者，出自小肠。其证则溺孔不痛而血随溺出，或痛隐于脐腹，或热见于脏腑。盖小肠与心为表里，此丙火气化之源，清浊所由以分也。故无论焦心劳力，或厚味酒浆，而上中二焦五志口腹之火，凡从清道以降者，必皆由小肠以达膀胱也。"

《血证论·卷四·尿血》："膀胱与血室，并域而居。热入血室，则蓄血。热结膀胱，则尿血。尿乃水分之病，而亦干动血分者，以与血室并居，故相连累也。其致病之由，则有内外二因。

一外因。乃太阳阳明传经之热，结于下焦。其证，身有寒热，口渴腹满，小便不利，溺血疼痛。宜仲景桃仁承气汤治之。小柴胡汤，加桃仁丹皮牛膝，亦治之。

一内因。乃心经遗热于小肠，肝经遗热于血室。其证，淋秘割痛，小便点滴不通者，呼赤淋。治宜清热，治心经遗热，虚烦不眠，或昏睡不醒，或舌咽作痛，或怔忡懊恼，宜导赤饮，加炒栀、连翘、丹皮、牛膝。治肝经遗热，其证少腹满，胁肋刺痛，口苦耳聋,或则寒热往来。宜龙胆泻肝汤,加桃仁、丹皮、牛膝、郁金。"

二、外因

外因包括外感六淫、运气失常等方面。

1. 外感六淫

《脉经·卷四·辨三部九候脉证第一》:"大风邪入少阴,女子漏白下赤,男子溺血,阴痿不起,引少腹痛。"

2. 运气失常

《内经博议·卷之二·病能部·少阳岁气病疏》:"血便有痢纯血与尿血之证,皆病在中下二焦,而内伤血分使然也。此所谓在泉也。大概热淫所胜,虽肺金受病,而胸中烦热。血干右胠满,血泄溺色变。"

《医门补要·附载·五运六气全图要诀》:"己亥二年厥阴风木司天,主病脘痛,喉肿舌强腹胀,便泻,成瘕。少阳相火在泉,痢疾,腹痛,溺血。"

三、内因

内因包括饮食失节、七情内伤、房劳过度等方面。

1. 饮食失节

《不居集·下集卷之十二·酒伤·纵酒成劳》:"阴虚者纵饮之,则质不足以滋阴,而性偏动火,故热者愈热,而病为吐血、衄血、便血、尿血、喘嗽、烦躁狂悖等症,此酒性伤阴而然也。"

2. 七情内伤

《黄帝内经素问·痿论》:"悲哀太甚,则胞络绝,胞络绝则阳气内动,发则心下崩,数溲血也。"

《黄帝内经素问·评热病论》:"胞脉者属心而络于胞中。故悲哀太甚,则心系急而胞络绝,上下不交,亢阳内动,逼血下崩,令人数为溺血也。"

《诸病源候论·虚劳病诸候下》:"劳伤而生客热,血渗于胞故也。血得温而妄行,故因热流散,渗于胞而尿血也。"

《诸病源候论·妇人杂病诸候四·尿血候》:"血性得寒则凝,得热则流散。若劳伤经络,其血虚,热渗入胞,故尿血也。"

《医学入门·内集卷一·诊脉·气口人迎脉诀》:"大惊入心者,尿血怔忡。"

《养生四要·卷之二·慎动第二》:"人之悲者,或执亲之丧,而惨切于中,或势位之败,而慨叹于昔,乃悲也。悲则哽咽之声不息,涕泣之出不止,而气消矣。其病也,为目昏,为筋挛,为肉痹,为胸中痛。男子为阴缩,为溺血。"

3. 房劳过度

《古今医统大全·卷之四十二·血证门·治法》:"(血证当分上下各经理治)溺血者,因心肾气结、房劳,致伤精气,肾脱阴虚,火入膀胱腑而为溺血也。"

《赤水玄珠·第九卷·血门·诸见血藏总论》:"尿血因房劳过度,阴虚火动,以致营血妄行,而或者又以此为得之虚寒,当以脉别。"

《医学指要·卷五·诸血指要》:"尿血因房劳过度,阴虚火动。"

《内伤集要·卷四·内伤虚损失血症治》:"人有尿血痛涩,马口如刀刺,人谓小肠火,不知小肠出血人立死,安得痛楚犹生,此因不慎酒色,欲泄不泄,受惊而成。"

《医述·卷六·杂证汇参·血证》:"尿血因房劳过度,阴虚火动,营血妄行,血色黑黯,面色枯白,尺脉沉迟者,此下元虚冷,所谓阳虚阴必走也。"

四、不内外因

不内外因包括余毒侵扰、方药误用等方面。

1. 余毒侵扰

《景岳全书·卷之四十三烈集·痘疹诠·痘疮(上)》:"毒归于膀胱,为小腹满痛,为溺血。"

2. 方药误用

《杂病源流犀烛·卷三十·跌扑闪挫源流》:"凡伤损劳碌,怒气,肚腹胀闷,误服大黄等药,致伤阳络,则有吐血、衄血、便血、尿血等症。"

【辨病机】

尿血的病机主要为脏腑热盛、气虚火旺、络伤血溢、下焦失渎、上下失交、肾气亏虚、肝血下渗等。

一、概论

《圣济总录·卷第九十六·小便出血》:"论曰:《内经》谓悲哀太甚,则胞络绝,阳气动中,数溲血;又曰:胞移热于膀胱,为癃溺血,二者皆虚热妄溢，故溲血不止也，治宜去邪热，调心气。"

《证治准绳·杂病第三册·诸血门·溲血》："《经》云：悲哀太甚则胞络绝，胞络绝则阳气内动，发则心下崩，数溲血也。又云：胞移热于膀胱则癃、溺血，是溺血未有不本于热者。陈无择以为心肾气结所致，曾不思圣人之言简意博，举一而可十者也。血虽主于心，其四脏孰无血以为养，所尿之血，岂拘于心肾气结者哉。若此类推之，则五脏凡有损伤妄行之血，皆得如心下崩者渗于胞中，五脏之热，皆得如膀胱之移热传于下焦。何以言之？肺金者，肾水之母，谓之连脏，况恃之通调水道下输膀胱也。肺有损伤妄行之血，若气逆上者，既为呕血矣。气不逆者如之何？不从水道下降入于胞中耶，其热亦直抵肾与膀胱可知也。脾土者，胜水之贼邪也，水精不布则壅成湿热，湿热必陷下，伤于水道，肾与膀胱俱受其害，害则阴络伤，伤则血散入胞中矣。肝属阳，主生化，主疏泄，主纳血。肾属阴血，闭脏而不固，必渗入胞中。正与《内经》所谓伤肝血枯症，时时前后血者类也。大抵溲血、淋血、便血三者，虽以前后阴所出之窍血有不同，然于受病则一也。故治分标本亦一也。其散血止血之药，无越于数十品之间，惟引导佐使、各走其乡者少异耳。"

《金匮翼·卷二·大便下血统论·溲血》："溲血有虚有实，实者下焦积热，血为热迫，尿血成淋。虚者房劳内作，血失统御，溺血不已。亦有心脏有热，热乘于血，血渗小肠而尿血者。"

《杂病源流犀烛·卷十七·诸血源流》："溺血者，一因膀胱火，即血淋之属，溺出必痛。一因下元虚冷，即尿血，溺出不痛。"

二、脏腑热盛论

《黄帝内经素问·气厥论》："胞移热于膀胱，则癃、溺血。"

《金匮要略方论·卷中·五脏风寒积聚病脉证并治第十一》："热在下焦者，则尿血，亦令淋秘不通。"

《诸病源候论·血病诸候·小便血候》："心主于血，与小肠合。若心家有热，结于小肠，故小便血也。下部脉急而弦者，风邪入于少阴，则尿血。尺脉微而芤，亦尿血。"

《诸病源候论·妇人妊娠病诸候上·妊娠尿血候》："尿血，由劳伤经络而有热，热乘于血，血得热流溢，渗入于胞，故尿血也。"

《诸病源候论·妇人产后病诸候下·产后尿血候》："夫产伤损血气，血气则虚，而挟于热，搏于血，血得热流散，渗于胞，故血随尿出，是为尿血。"

《诸病源候论·小儿杂病诸候五·尿血候》："血性得寒则凝涩，得热则流散，而心主于血。小儿心脏有热，乘于血，血渗于小肠，故尿血也。"

《备急千金要方·卷二十一·消渴淋闭方·淋闭第二》："热结中焦则为坚，下焦则为溺血，令人淋闭不通。"

《黄帝内经太素·卷第二十六·寒热·寒热相移》："女子胞中有热，传与膀胱尿胞，尿脬得热，故为淋病尿血也。"

《太平圣惠方·卷第三十七·治小便出血诸方》："若心脏有热，积蓄不散，流注于小肠，故小便血也。下部脉急强者，风邪入于少阴，则小便出血。尺脉微而芤，亦尿血也。"

《太平圣惠方·卷第五十八·治尿血诸方》："夫尿血者，是膀胱有客热，血渗于脬故也。血得热而妄行，故因热流散，渗于脬内而尿血也。"

《太平圣惠方·卷第七十二·治妇人小便出血诸方》："夫妇人小便出血者，由心主于血。血之行身，通遍经络，循环脏腑。血性得寒则凝涩，得热则流散。失其常经，溢渗入于脬，故小便血也。"

《太平圣惠方·卷第九十二·治小儿尿血诸方》："夫小儿尿血者，为血性得寒则凝涩，得热则流散，而心主于血。小儿心脏有热，热乘于血，血渗于小肠，则尿血也。"

《注解伤寒论·卷九·辨不可下病脉证并治法第二十》："若热气深陷，则客于下焦，使小便淋沥，小腹甚硬，小便尿血也。"

《医方选要·卷之八·诸血门》："其尿血乃膀胱蕴热所致也。"

《苍生司命·卷七贞集·小便血证》："小便下血，由心与小肠热甚，故阴血错经妄行。其血出涩痛者，为血淋；不痛者，为溺血，即尿血也。"

《医方考·卷三·血证门第二十一·玄胡索散》："阳邪者，热病伤寒之毒也。下焦者，阴血所居，阳邪入之，故令尿血。"

《证治准绳·杂病第一册·寒热门·发热》："热在下焦者，为尿血。"

《寿世保元·卷四·溺血》："溺血者,小便出血,乃心移热于小肠也。"

《明医指掌·卷三·诸血证二》："溺血者,小便血也。盖心主血,通行经络,循环脏腑。若得寒则凝涩,得热则妄行,失其常道,则溢渗于胞,小便出血也。"

《景岳全书·卷之四十三烈集·痘疹诠·痘疮(上)》："里热者……衄血溺血,皆火在脏腑之症。治宜清热解毒。"

《温疫论·上卷·小便》："热到膀胱,小便赤色;邪到膀胱,干于气分,小便胶浊;干于血分,溺血蓄血。"

《素问经注节解·外篇卷之五·至真要大论》："火在上焦则咽逆躁烦,在中焦则腹满痛,在下焦则溏泄,传为赤沃。赤沃者,利血尿血也。"

《伤寒论注·卷二·抵当汤证》："阳气太重,标本俱病,故其人如狂。血得热则行,故尿血也。"

《伤寒论注·卷四·麻黄附子汤证》："太阳经多血,血得热则行。阳病者,上行极而下,故尿血也。"

《张氏医通·卷五·诸血门·溲血》："可知溺血之由,无不本诸热者,多欲之人,肾阴亏损,下焦结热,血随溺出。"

《张氏医通·卷十一·婴儿门上·便血》："热入小肠则尿血。"

《医学心悟·卷三·尿血》："心主血,心气热,则遗热于膀胱,阴血妄行而溺出焉。又肝主疏泄,肝火盛,亦令尿血。"

《素问悬解·校余偶识·第六卷·气厥论》："脾移热于膀胱,则癃,溺血。"

《金匮悬解·卷二·外感·五脏风寒》："热在下焦者,则为木陷而尿血,亦令淋闭而不通,缘土湿木陷,郁生下热,风木疏泄而水不能藏,则为尿血。"

《一见能医·卷之六·病因赋中》："溺血者,小便中鲜血,来之不止也,此乃心火郁热下流,心与小肠,为受盛之官,则小便出焉。"

《杂病源流犀烛·卷十七·火病源流》："如热在下焦,尿血淋闭,或小便赤涩,大便秘结。"

《大方脉·伤寒辨证篇·卷二·辨别诸证》："阳经之热下注膀胱,伤其营分,热少血多,瘀成血蓄,热多血少,热迫血行,血不得蓄而走下窍,故小便尿血。"

《笔花医镜·卷二·脏腑证治·心部》："心之热,火迫之也。脉左寸必数,舌尖赤。其症为目痛,为重舌、木舌,为烦躁,为不得卧,为癫狂,为谵语,为赤浊,为尿血。"

《类证治裁·卷之二·血症总论》："溺血多因气化移热。"

《类证治裁·卷之七·溺血论治》："溺血与血淋异,痛为血淋,出精窍;不痛为溺血,出溺窍。痛属火盛,不痛属虚。然《经》云:胞移热于膀胱,则癃溺血。膀胱者,胞之室,惟房欲损肾,热注膀胱,肾与膀胱相表里。故血随溺出,亦火所迫也。"

《素问绍识·卷第二·宣明五气篇第二十三》："膀胱不利为癃,不约为遗溺。《金匮》热在下焦者,则尿血。"

《杂病广要·卷第十九·脏腑类·脏腑总证》："小肠实一证,小水不利及赤,或涩痛尿血。"

《高注金匮要略·五脏风寒积聚病脉证治第十一》："热在下焦,膀胱之血分受伤,则吸入胞中,而血与尿并见,故尿血。"

《医学入门·外集卷三·病机·外感》："膀胱移热于小肠则尿血。"

《血证论·卷四·尿血》："膀胱与血室,并域而居。热入血室,则蓄血。热结膀胱,则尿血。"

《脉诀乳海·卷五·杂病生死歌》："尿血,心火传于小肠也。"

《医学衷中参西录·医方治淋浊方·理血汤》："溺血之证,不觉疼痛,其证多出溺道,间有出之精道者。大抵心移热于小肠,则出之溺道。肝移热于血室,则出之精道。"

《脉诀新编·卷二·诊杂病生死脉症歌》："心生血,与小肠合为表里。今咳嗽尿血,身体瘦怯,是房劳虚损之甚,乃阴虚肾水枯竭,水不能制火,心火亢甚而热传于小肠,故尿血也。"

三、气虚火旺论

《周慎斋遗书·卷七·尿血》："尿血者,精不通行而成血,血不归经而入便,然其原在肾气衰而火旺,治当清肾。"

《内经博议·卷四·附录·缪仲醇阴阳脏腑虚实论治》："溺血、血淋属肾虚有火。"

《金匮要略广注·卷中·五脏风寒积聚病脉

证治第十一》:"热在下焦者,尿血,肾虚而膀胱热也。"

四、络伤血溢论

《太平圣惠方·卷第七十四·治妊娠尿血诸方》:"夫妊娠尿血者,由首伤经络而有热,热乘于血,血得热则溢渗入于胞,故尿血也。"

《病机沙篆·卷下·腹痛》:"阴络伤则血内溢而尿血。"

五、下焦失渎论

《本草乘雅半偈·第八帙·莎草》:"若膀胱气妨,或崩漏带下,或下血尿血者,此正下焦失于宣渎。"

六、上下失交论

《医经原旨·卷六·疾病第十三·痿》:"胞络者,子宫之络脉也。胞脉属心而络于胞中,故悲哀太甚则心系急而胞络绝,上下不交,亢阳内动,逼血下崩,令人数为溺血也。"

七、肾气亏虚论

《杂病源流犀烛·卷九·五淋二浊源流》:"尿血,溺窍病也。其原由于肾虚,非若血淋之由于湿热。其分辨处,则以痛、不痛为断。盖痛则血淋,不痛则为尿血也。"

八、肝血下渗论

《血证论·卷四·便血》:"肝血下渗,从清道则尿血。"

【辨病证】

一、辨症候

辨症候包括辨病位、辨虚实、辨寒热等。

1. 辨病位

《苍生司命·卷七贞集·小便血证》:"尿血不痛,血从精窍出来也。"

《古今医鉴·卷之七·失血》:"溺血者,小便中出血也,乃膀胱所致。"

《证治准绳·杂病第三册·诸血门·诸见血证》:"下而为便血、溺血者有之,肾肝受邪也。"

《景岳全书·卷之三十贯集·杂证谟·血证》:"溺孔之血,其来远者,出自小肠。其证则溺孔不痛而血随溺出,或痛隐于脐腹,或热见于脏腑。盖小肠与心为表里,此丙火气化之源,清浊所由以分也。故无论焦心劳力,或厚味酒浆,而上中二焦五志口腹之火,凡从清道以降者,必皆由小肠以达膀胱也。治须随证察因,以清脏腑致火之源,宜于寒阵中择方用之。""精道之血,必自精宫血海而出于命门。盖肾者主水,受五脏六腑之精而藏之,故凡劳伤五脏,或五志之火致令冲任动血者,多从精道而出。然何以辨之?但病在小肠者,必从溺出;病在命门者,必从精出。凡于小腹下精泄处觉有酸痛而出者,即是命门之病,而治之之法亦与水道者不同。盖水道之血宜利,精道之血不宜利;涩痛不通者亦宜利,血滑不痛者不宜利也。""血从精道出者,是即血淋之属,多因房劳以致阴虚火动,营血妄行而然。凡血出命门而涩痛者为血淋,不痛者为溺血。"

《医方论·卷二·理血之剂·槐花散》:"故血淋、尿血,血之由小肠而出者也。"

《医方集解·卷中·理血之剂第八·咳血方》:"溺血属小肠、膀胱经。"

《金匮玉函经二注·卷十一·五脏风寒积聚病脉证治第十一》:"亦有不因下焦而溺血者,如《内经》悲哀太过,阳气内动,发则心下崩数溲血之类。"

《辨证录·卷之三·血症门》:"人有小便溺血者,其症痛涩,马口如刀割刺触而难忍,人以为小肠之血也,而不知非也。小肠出血,则人立死,安得痛楚而犹生乎?因人不慎于酒色,欲泄不泄,受惊而成之者。精本欲泄,因惊而缩,入则精已离宫,不能仍反于肾中,而小肠又因受惊,不得直泄其水,则水积而火生,于是热极而煎熬,将所留之精化血而出于小便之外,其实乃肾经之精,而非小便之血也。"

《济世全书·震集卷四·补益·失血》:"溺血者,小便出血也。乃心移热于小肠,故血从精窍中出而不清。"

《疫疹一得·卷上·疫疹之症·小便溺血》:"小便出血,小腹必胀而痛。至于血出不痛,乃心移热于小肠,故血从精窍中来也。"

《杂病广要·卷第十七·诸血病·小便血》:

"凡溺血证,其所出之血有三,盖从溺孔出者二,从精孔出者一也。溺孔之血,其来近者,出自膀胱。其来远者,出自小肠。精道之血,必自精宫血海而出。多因房劳,以致阴虚火动,营血妄行而然。"

《医学入门·外集卷四·杂病提纲·内伤》:"溺血,小肠、膀胱也。"

《医学心悟杂症要义·尿血》:"尿血,危症也。方书以血在溺前者非,在溺前乃与溺俱出者也,非仅膀胱之血,其中有肾血焉。血在溺后者,非仅小肠之血,其中有心血焉。"

2. 辨虚实

《四诊抉微·卷之三·经证考·足太阳膀胱经》:"溺血者,血虚。"

《金匮翼·卷二·大便下血统论·溲血》:"溲血有虚有实,实者下焦积热,血为热迫,尿血成淋。虚者房劳内作,血失统御,溺血不已。亦有心脏有热,热乘于血,血渗小肠而尿血者。"

《杂病源流犀烛·卷九·五淋二浊源流》:"尿血,溺窍病也。其原由于肾虚,非若血淋之由于湿热,其分辨处,则以痛不痛为断,盖痛则血淋,不痛则为尿血也,而以尿血亦为有火者非。"

《成方便读·卷二·理血之剂·犀角地黄汤》:"至于便血、溺血、蓄血等证,各有虚实成病之源,又不可概作火论。"

3. 辨寒热

《验方新编·卷九·妇人科产后门·产后尿血》:"尿血而小腹痛,乃败血流入膀胱;小腹不痛,但尿时虚痛者,乃内热也。"

《类证治裁·卷之七·溺血论治》:"溺血与血淋异。痛为血淋,出精窍;不痛为溺血,出溺窍。痛属火盛,不痛属虚。然《经》云:胞移热于膀胱,则癃、溺血。膀胱者胞之室,惟房欲损肾,热注膀胱,肾与膀胱相表里,故血随溺出,亦火所迫也。"

二、辨色脉

辨色脉包括辨色泽和辨脉象。

《脉经·卷二·平三关病候并治宜第三》:"尺脉滑,血气实,妇人经脉不利,男子尿血。"

《千金翼方·卷第二十五·色脉·诊尺中脉第六》:"尺中微而芤,尿血。"

《史载之方·卷上·诊失血》:"心肺芤而尺脉紧,膀胱滑,小肠溺血。""六脉如常,心脉动,肾脉搏而沉,又细而数,血泄,或溺血,便血。"

《察病指南·卷中·辨七表八里九道七死脉·八里脉》:"左手尺内脉微,主败血不止,男子溺血。"

《脉诀刊误·卷上·七表》:"诸家论芤皆为失血之诊。今日邪风入小肠而淋沥,非其证也。盖是尿血之证矣。"

《诊家枢要·脉阴阳类成》:"尺微,败血不止,男为伤精尿血。"

《医经小学·卷之四·病机第四·病机略一首》:"气虚脉洪,火载血上,错经妄行,溺血便血。"

《脉理集要·原序要略·统属诊法》:"芤为失血,各验所出。左寸吐红,右衄溲咳,右血吐逆,左关淤血,左尺女崩,男为尿血。"

《寿世保元·卷一·七表八里总归四脉》:"心脉沉,主小便淋沥,咯血尿血。"

《脉贯·卷六·微脉(阴)》:"尺微,败血不止,男为伤精尿血。"

《四诊抉微·卷之六·切诊二十九道脉析脉体象主病·滑》:"右尺得滑,溺血经郁。"

《医学入门·内集卷一·诊脉·诸脉相兼主病》:"尺芤则下虚有瘀,崩漏尿血。"

《医学入门·内集卷一·诊脉·脏腑六脉诊法》:"浮芤尿血女经漏,浮芤,肾虚也。男子尿血,女人经漏。"

《脉义简摩·卷六·名论汇编·齐德之》:"芤者,小便溺血而下虚也。"

《脉简补义·卷下·经义丛谈·再论瘆数之义》:"微弱在关,胸下为急,喘汗而不得呼吸,呼吸之中,痛在于胁,振寒相搏,形如疟状。医反下之,故令脉数发热,狂走见鬼,心下为痞,小便淋沥,小腹甚硬,小便则尿血也。"

《诸病主病诗·正文·迟》:"左尺微,伤精尿血。"

《订正太素脉秘诀·卷上·五脏见沉脉者主病》:"心部沉,主小肠淋沥,咯血溺血。"

三、辨吉凶

《千金翼方·卷第二十五·色脉·诊杂病脉第七》:"咳而尿血,羸瘦,脉大者,死。"

《察病指南·卷下·审诸病生死脉法·杂病类》:"咳而尿血,脉微细者生,大者死。"

《仁斋直指方论·卷之一·总论·脉病逆顺论》:"久嗽、尿血、羸瘦者,其正则脉微,其反则洪急。"

《医门法律·卷六·黄瘅门》:"夫男子血化为精,精动则一身之血俱动,以女劳而倾其精,血必继之,故因女劳而尿血者,其血尚行,犹易治也。"

《医门补要·卷下·附载·采集先哲察生死秘法》:"咳嗽,尿血,形瘦脉小硬者死。"

《脉诀乳海·卷五·杂病生死歌》:"咳而尿血,以至羸瘦,则病已剧矣。倘脉缓而小,则金不受火克,而咳可已。肺为水之上源,源清则流洁,而尿血可愈。形虽羸瘦,犹有望其生也。今脉反见疾大,则火愈炽,而咳愈增。而小便愈血,欲其生也难矣。"

《脉诀新编·卷二·诊杂病生死脉症歌》:"脉疾大者难治,是阴虚得阳脉也。亦有下部脉浮弦急者,是风邪入少阴而尿血,易治。"

【论治法】

尿血的治法总不离八法之外,然临床当分证之虚实,或补或清或收或涩,不可偏执。

一、概论

《丹溪心法·卷二·溺血二十三》:"溺血属热,用炒山栀子,水煎服,或用小蓟、琥珀。有血虚,四物加牛膝膏;实者,用当归承气汤下之,后以四物加山栀。""溺血先与生料五苓散加四物汤,若服不效,其人素病于色者,此属虚,宜五苓散和胶艾汤,吞鹿茸丸,或辰砂香散。四物加生地黄、牛膝,或四物加黄连、棕灰。又六味地黄丸为要药,茎中痛,用甘草梢,血药中少佐地榆、陈皮、白芷、棕灰。"

《周慎斋遗书·卷七·尿血》:"小便尿血,升麻葛根汤调益元散,上下分消之也。尿血久不愈,阳陷于阴者,补中益气汤。"

《寿世保元·卷四·溺血》:"治尿后有鲜血:用柿子三枚,烧灰,陈米煎汤调服,因柿性寒故也。一治尿血,六味地黄丸,加黄柏、知母。殊效。一尿血,因心肾气结所致,或忧劳房室过度而得之。实因精气滑脱,阴虚火动,荣血妄行耳。尿行则不痛,尿淋血行则痛。一治暴热尿血,山栀子去皮炒,水煎服。一治小便出血,以车前草根叶,多取洗净。取汁频服,可通五淋。"

《景岳全书·卷之三十贯集·杂证谟·血证》:"精道之血,必自精宫血海而出于命门。盖肾者主水,受五脏六腑之精而藏之,故凡劳伤五脏,或五志之火致令冲任动血者,多从精道而出。然何以辨之?但病在小肠者,必从溺出;病在命门者,必从精出。凡于小腹下精泄处觉有酸痛而出者,即是命门之病,而治之之法亦与水道者不同。盖水道之血宜利,精道之血不宜利;涩痛不通者亦宜利,血滑不痛者不宜利也。若果三焦火盛者,惟宜清火凉血为主,以生地、芍药、丹皮、地骨、茜根、栀子、槐花及芩、连、知、柏之类主之,或约阴丸、约阴煎俱可用。若肾阴不足而精血不固者,宜养阴养血为主,以左归饮,或人参固本丸之类主之。若肾虚不禁,或病久精血滑泄者,宜固涩为主,以秘元煎、苓术菟丝丸、金樱膏、玉锁丹、金锁思仙丹之类主之。或续断乌梅之属,亦所宜用。若心气不定,精神外弛,以致水火相残,精血失守者,宜养心安神为主,以人参丸、天王补心丹、王荆公妙香散之类主之。若脾肺气虚下陷,不能摄血而下者,宜归脾汤、人参养营汤、补中益气汤、举元煎之类主之。"

《傅青主先生秘传杂症方论·病在下而求诸上》:"如尿血,用凉血利水药不效,宜清心莲子饮。若清心不止,再加升(麻)、柴(胡)。"

《冯氏锦囊秘录·女科精要卷十八·产后杂症门·产后大小便出血》:"有产妇尿血面黄,胁胀少食者,此肝木乘脾土也,用加味逍遥散、补中汤兼服而愈。"

《张氏医通·卷十·妇人门上·经候》:"妇人尿血,或因膏粱炙爆,或因醉饱入房,或因饮食劳役,或因六淫七情,以致元气亏损,不能收摄归源。若因怒动肝火者,加味逍遥散调送发灰。肝经风热者,送一味子芩丸。久而血虚者,八珍汤送发灰。膏粱积热者,清胃散加槐花、甘草。房劳所伤者,六君子加升、柴。风热所伤者,四君子加防风。凡久而亏损元气者,补中益气为主。郁结伤脾者,归脾汤为主。"

《张氏医通·卷五·诸血门·溲血》:"可知溺血之由,无不本诸热者。多欲之人,肾阴亏损,下焦结热,血随溺出,脉必洪数无力。治当壮水以制阳光。六味加生牛膝。溺血不止,牛膝一味煎膏,不时服之。有气虚不能摄血者，玉屑膏最妙。方用人参、黄芪等分为末，以白莱菔切片蜜炙，不时蘸末食之。岂非虚火宜补宜缓之意欤。然痛属火盛，则谓之血淋，不痛属虚，谓之溲血。二者不可不辨。溲血，先与导赤散加桂、苓作汤。若服药不效，此属阴虚，五苓散加胶、艾，下四味鹿茸丸。小便自利后有血数点者，五苓散加桃仁、赤芍。暴病脉滑实者，加大黄、滑石、甘草、延胡索下之。溲血日久，元神大虚而挟虚热，所下如砂石而色红，有如石淋之痛，神砂妙香散加泽泻、肉桂。病久滑脱者，去黄芪、山药、桔梗、木香，加煅飞龙骨、益智仁，即王荆公妙香散。虚寒，以此汤吞四味鹿茸丸。老人溲血，多是阴虚，亦有过服助阳药而致者，多难治，惟大剂六味丸加紫菀茸作汤服之。咳而溲血脱形，脉小劲而搏，逆也。溲血日久，形枯六味加五味子作汤，另用肉桂末三钱，飞罗面糊，分三丸，用煎药调下。甫入喉，其血顿止；少顷，口鼻去血块数枚而愈。自此数年之患，绝不再发。"

《张氏医通·卷十·妇人门上·胎前》："妊妇尿血，热乘血分，以致流渗于脬，名子淋，导赤散。若因怒动肝火，小柴胡加山栀。若脾气下陷，及劳动脾火，补中益气加茯苓、车前。若因厚味积热，加味清胃散。若因肝脾血热，加味逍遥散。"

《医学心悟·卷三·尿血》："心主血，心气热，则遗热于膀胱，阴血妄行而溺出焉。又肝主疏泄，肝火盛，亦令尿血。清心，阿胶散主之；平肝，加味逍遥散主之。若久病气血俱虚而见此症，八珍汤主之。"

《医学心悟·杂症要义·尿血》："尿血，危症也。方书以血在溺前者非，在溺前乃与溺俱出者也，非仅膀胱之血，其中有肾血焉。血在溺后者，非仅小肠之血，其中有心血焉。肾血动由于色欲过度，相火沸腾；心血动由于忧愤不解，君火离位；皆情志内生之火，芪、术之补以伤阴，知、柏之清以亡阳，是速其死耳！治肾血者，用枸杞子、地骨皮、沙苑子、五味核、淡菜、龟胶以柔养之；治心血者，以柏子仁、松子仁、阿胶、麦冬、枣肉、朱砂以镇养之；庶可多延风月。三十年来，历见前辈名医，从无治愈此症者。全在病人心境开阔，回头是岸耳。"

《杂病源流犀烛·卷十七·诸血源流》："溺血者，一因膀胱火，即血淋之属，溺出必痛（宜小苏饮子，或四物汤加发灰、山栀、牛膝）。一因下元虚冷，即尿血，溺出不痛（宜《金匮》肾气丸）。而其条分缕判，则有由劳伤者（宜茅根汤），有由阴虚者（宜参芪萝卜散），有卒然尿血不止者（宜龙胆草汤），有不问男妇患溺血者（宜龙骨散、郁金散、二草丹），皆当治。"

《大方脉·杂病心法集解卷三·二便下血·尿血》："血与尿先后出，茎中不痛，此为精窍之病，阴络受伤也，主以四物汤加牛膝。若因提气采战，忍精不泄，或因年老竭欲而成尿血者，其血成块，窍滞不利，茎中急痛欲死，服诸药不效，用珀珠散如法常服。若大便燥结，先用八正散加牛膝、郁金下之，下后方服前散。若尿闭不通，先用导赤散加牛膝、郁金利之，利后仍服前散。"

《内伤集要·卷四·内伤虚损失血症治》："溲血，《经》云胞移热于膀胱则癃浊，可知溺血之由，无不本诸热者。多欲之人，肾阴亏损，下焦结热，血随溺出，脉必洪数无力，治当壮水以制阳光。溺血不止，牛膝一味煎熬，不时服之。有气虚不能摄血者，玉屑膏最妙，方用人参、黄芪等分，为末，以白莱菔切片，蜜炙，不时蘸食之，岂非虚火宜补、宜缓之意欤。"

《医述·卷十三·女科原旨·产后》："有产妇尿血，胁痛少食，此肝木乘脾土也。用加味逍遥散、补中汤兼服而愈。"

《类证治裁·卷之七·溺血论治》："其脉洪数，法当滋化源，六味饮加生牛膝。如肺肾阴虚，口干腰酸，六味丸合生脉散。小肠火盛，血渗膀胱，导赤散。肝火脉洪，不能藏血，龙胆草汤加法。胆火溺血，头痛眩晕，当归饮。溺血日久，肾液虚涸，六味阿胶饮。阴虚火炎，一切溺血血淋，保阴煎。小溲自利，后沥血点，痛如血淋，小蓟饮子。小水不利，赤浊淋闭，大分清饮。通治溺血，益母草捣汁一升，服效。槐花炒、郁金煨各一两，研，每用三钱，豆豉煎汤下效。治血淋，琥珀研细，以灯心、薄荷煎汤下二钱。脾虚不能摄血，久而滑脱，妙香散去桔梗、麝，加煅龙骨、益智仁。"

《医学入门·外集卷四·杂病提纲·外感》："如心神恍惚，用五苓散，灯心同煎，入朱砂末调服，有汗加黄芪。因酒引暑入腹尿血者，去桂加黄连。"

《医学入门·外集卷四·杂病分类·内伤类》："溺血纯血全不痛，血从精窍中来，乃心移热小肠,四物汤加山栀、芩、连;单发灰散,入麝半厘,淡苦酒汤下;单苦荬菜饮、单琥珀散。暴热实热利之宜,暴起热者,山栀一味水煎服。实热者,承气汤加当归下之,或小蓟饮子,后以四物汤加山栀调之。心经热者,导赤散;暑热者,益元散,升麻煎汤下,或五苓散。虚损房劳兼日久,滋阴补肾更无疑。久虚者,四物汤加山栀、牛膝,或单牛膝膏。房劳伤精,火动溺血者,胶艾四物汤、肾气丸、小菟丝子丸。虚甚病久者,鹿角胶丸、秋石固真丸、金樱膏。痛不可忍者,单豆豉一撮,煎汤温服,甚效。此疾日久中干,非清心静养不可救也。"

《医学入门·外集卷五·妇人门·胎前》:"妊娠尿血属胞热者多,四物汤加山栀、发灰,单苦荬菜饮亦妙。因暑者,益元散加升麻煎汤下;稍虚者,胶艾四物汤;久者,用龙骨一钱,蒲黄五钱为末,酒调服。"

《血证论·卷四·尿血》:"以上结热之证,其血溺出,皆有淋滴不通之象,乃尿血之实证也。此外又有虚证,溺出鲜血,如尿长流,绝无滞碍者,但当清热滋虚,兼用止血之药,无庸再行降利矣。盖前阴有二窍,一为水窍,一为血室之窍。血窍在女子,则为胎孕之门。血窍在男子,则为施精之路。故女子血室之血,能由此崩漏而下。男子血室之血,亦能由此走泄而出。是以血尿之虚证,与女子崩漏之证无异,宜用四物汤加减治之。肝经郁火者,加丹皮、炒栀子、柴胡、阿胶、芥灰。心经血虚火旺者,加黄连、阿胶、血余。脾气虚寒,不能摄血者,四肢清冷,脉微迟,面黧淡,加鱼鳔、黄芪、人参、艾叶、黑姜、甘草、五味治之。房劳伤肾,加鹿胶、海螵蛸、发灰散治之。又有肺虚,不能制节其下,以致尿后渗血者,审系肺阴虚,则兼气逆痰咳口渴等证,人参清肺汤主之。若肺阳虚,不能治下,则必有遗溺足冷,水饮喘嗽之证,甘草干姜汤治之。"

《秘传证治要诀及类方·卷之四·诸血门·小便血》:"尿血,先与生料五苓散和四物汤。若服药不效,其人素病于色者,此属虚证,宜五苓散和胶艾汤,吞鹿茸丸,或附子八味丸,或辰砂妙香散,加五苓散,吞二项丸子。若小便自清,后有数点血者,五苓散加赤芍药一钱。亦有如砂石,色红,却无石淋之痛亦属虚证,宜五苓散和胶艾汤,或五苓散和辰砂妙香散,吞鹿茸丸、八味丸。"

二、常用治法

常用治法包括补法、清法、下法、温法、汗法等。

1. 补法

《医方选要·卷之八·诸血门》:"尿血者,则当清利膀胱,滋其化源,使血得归源矣。"

《景岳全书·卷之三十八人集·妇人规(上)·胎孕类》:"若血虚微热,漏血尿血者,续断汤。"

《医述·卷六·杂证汇参·溺血》:"尿血,虚者居多,有火亦能作痛,当与血淋同治。清之不愈,专究乎虚,上则主于心脾,下则从乎肝肾,久则主于八脉。"

《类证治裁·卷之七·淋浊论治》:"此外有溺血症,其原由于肾虚,无比山药丸去巴戟、苁蓉,加阿胶、丹皮、麦冬、赤芍。"

《医学入门·外集卷四·杂病分类·内伤类》:"若或肾脉浮大芤紧,遗精尿血,法当补阴;若带洪数,兼以泻火。"

《医学衷中参西录·医方·治淋浊方·理血汤》:"又有非凉非热,但因脾虚不能统血而溺血者,方书所谓失于便溺者,太阴之不升也。仍宜用四君子汤,以龙骨、牡蛎佐之。"

《济世珍宝·二、广嗣要语本序·调理精血要论》:"若见肾脉洪大,或遗精尿血,是为阴虚,法宜补阴。"

《济世珍宝·二、广嗣要语本序·调元》:"阴虚,左尺肾脉洪大或数,遗精、尿血、淋涩等症,服丹溪大补阴丸、加味虎潜丸。"

2. 清法

《医方集宜·卷之四·诸血门·治法》:"尿血不止者,宜用槐花龙骨散。"

《种杏仙方·卷二·小便闭》:"治心肾有热,小便不通并血淋尿血,用车前草,不拘多少,连根带叶捣取自然汁,入蜜少许同煎服。"

《景岳全书·卷之四十五烈集·痘疹诠·失血》:"溺血者,大分清饮或八正散。"

《冯氏锦囊秘录·杂症大小合参卷十四·淋症大小总论合参》:"若小便尿血而不痛者,此为茎衄也。当用清利膀胱溺血之药,如山栀、小蓟、琥珀、归尾、生地、牛膝之类,务使脏腑和平,其血不治自愈。"

《伤寒大白·卷二·下血》："亦有心移热于小肠而尿血,用导赤各半汤者。""膀胱下焦热结而尿血,用木通车前汤加知、柏、栀、连者。"

《伤寒心法要诀·卷二·大小便脓血》："阳经之热,下注膀胱,伤其营分,热少血多,瘀成血蓄。热多血少,热迫血行,血不得蓄,而走下窍,故尿血也,以八正散、导赤散利而清之。"

《一见能医·卷之四·辨症下·下病治上辨》："如治溺血,用凉血利水不效,宜清心莲子饮清心。复不止,宜加升麻、柴胡。"

《伤寒瘟疫条辨·卷三·小便不利不通·小便自利》："若温病小便自利,无阴证,乃邪热干于血分,蓄血尿血,邪留欲出,小便数急,膀胱不约而自遗也,升降散,或桃仁承气汤去桂加丹皮、牛膝、枳壳,合黄连解毒汤去其邪热,自愈。"

《神仙济世良方·上卷·李铁拐大仙治大小便杂症》："再如人之便血溺血虽不同,然总之出血于下,用生地一两、地榆三钱治之。大小便有经络,其源同,因膀胱之热得之也。"

《医述·卷十三·女科原旨·胎前》："尿血之血,自尿门而下。妊娠尿血,属胞热者居多,治宜四物汤加发灰、山栀、阿胶。"

《类证治裁·卷之八·胎前论治》："妊娠溺血,胎漏血自人门出,尿血血自溺门出,热乘血分,渗入脬中,续断汤。兼痛,导赤散。怒动肝火,小柴胡汤加山栀。膀胱血热,四物汤加山栀、发灰。"

《增订通俗伤寒论·第三编·证治各论·第九章·伤寒夹证·第五节·夹血伤寒》："若无淋毒,但心经遗热于膀胱,膀胱热结则尿血,症见虚烦不寐,或昏睡不省,或舌咽作痛,或怔忡懊恼,治宜凉血泄热,导赤清心汤去茯、麦,加焦栀、瞿麦、琥珀。"

《简明医彀·卷之三·血证》："小便血,小肠与心为表里,心热则尿血,兼有膀胱火,山栀、滑石、瞿麦、木通。"

3. 下法

《丹溪治法心要·卷五·溺血》："尿血实者,可下,当归承气汤下之,后以四物汤加炒山栀服之。妇女无故尿血,龙骨一两,酒调方寸匕。"

4. 温法

《仁术便览·卷三·溺血》："溺血属热盛。下焦痛者为血淋,不痛者为溺血。不必纯用寒凉药,必用辛温升药,如酒煮、酒炒之类。"

5. 汗法

《脉诀乳海·卷六·妊娠伤寒歌》："斑黑溺血者,升麻六物汤。"

三、治法宜忌

《医学心悟·卷三·尿血》："凡治尿血,不可轻用止涩药,恐积瘀于阴茎,痛楚难当也。"

《罗氏会约医镜·卷十一·杂证·论淋癃》："尿血者,由心肾气结,或忧思房劳所致,多属虚寒,不可专作热治。"

【论用方】

尿血的方剂可分为清热凉血类、滋阴补血类、益气摄血类、收敛止血类等。

一、清热凉血方

1. 瞿麦散(《太平圣惠方·卷第十三·治伤寒小便不通诸方》)

治伤寒,小便不通,尿血涩痛。

瞿麦(三分) 车前根(三分) 木通(一两,锉) 栀子仁(一两) 川大黄(一两,锉碎,微炒) 黄芩(一两) 川升麻(一两) 牵牛子(三分,微炒) 滑石(半两) 川朴硝(一两) 甘草(半两,炙微赤,锉)

上件药,捣筛为散。每服五钱,以水一中盏,入葱白二茎,灯心半束,煎至六分,去滓。不计时候温服,以通利为度。

2. 车前叶散(《太平圣惠方·卷第二十九·治虚劳小便出血诸方》)

治虚劳内伤,小便出血,下焦客热。

车前叶(一两) 石苇(三分,去苗) 当归(三分) 白芍药(三分) 蒲黄(三分)

上件药,捣筛为散。每服三钱,以水一中盏煎至六(五)分,去滓,入竹沥半合,藕节汁半合,更煎一两沸,食前温服。

3. 茅根散

1)《太平圣惠方·卷第二十九·治虚劳小便出血诸方》

治虚劳小肠热,小便出血,水道中不利。

茅根(一两半,锉) 赤茯苓(一两) 瞿麦

（一两）　生干地黄（一两）　滑石（一两）　黄芩（一两）

上件药，捣粗罗为散。每服三钱，以水一中盏煎至六分，去滓，食前温服。

2)《太平圣惠方·卷第五十八·治尿血诸方》

治尿血，水道中痛不可忍。

白茅根（三两，锉）　赤芍药（一两）　滑石（二两）　木通（二两，锉）　子芩（一两半）　葵子〔二两（合）〕　乱发灰（一两半）

上件药，捣粗罗为散。每服四钱，以水一中盏煎至六分，去滓，每于食前温服。

4. 葵子散（《太平圣惠方·卷第二十九·治虚劳小便出血诸方》）

治虚劳小肠不利，出血。

木通（一两，锉）　冬葵子（一合）　滑石（二两）　石苇（一两，去毛）　当归（一两）　生干地黄（二两）

上件药，捣粗罗为散。每服四钱，以水一中盏煎至六分，去滓。食前温服。

5. 木通散（《太平圣惠方·卷第二十九·治虚劳小便出血诸方》）

治虚劳房损过伤，小便出血。

木通（一两，锉）　甜葶苈（一两，微炒）　白茯苓（二两）

上件药，捣细罗为散。每服，食前以粥饮调下一钱。

6. 生干地黄散

1)《太平圣惠方·卷第三十七·治小便出血诸方》

治小便出血，皆因心脏积邪，毒流于小肠。

生干地黄（二两）　芎䓖（二两）　黄芩（二两）　赤芍药　茅根　车前　人参（去芦头）　甘草（生用，以上各一两）

上件药，捣筛为散。每服五钱，以水一中盏，入青竹茹一鸡子大，煎至五分，去滓，温温空腹服之。

2)《太平圣惠方·卷第七十二·治妇人小便出血诸方》

治妇人尿血不止。

生干地黄（二两）　柏叶（一两，微炙）　黄芩（半两）　阿胶（一两，捣碎，炒令黄燥）

上件药，捣粗罗为散。每服三钱，以水一中盏，入生姜半分，煎至五分，去滓。每于食前温服。

又方，羚羊角屑　龙骨　当归（锉，微炒）　蒲黄（以上各半两）　生干地黄（一两）

上件药，捣细罗为散。食前，以粥饮调下二钱。

7. 茜根散（《太平圣惠方·卷第七十二·治妇人小便出血诸方》）

治妇人小便出血，心神烦闷。

茜根　当归（锉，微炒）　甘草（炙微赤，锉）　贝母（煨微黄）　牡丹　瓜蒂　羚羊角屑　柏叶（微炙，以上各一两）　红蓝花（二两）　生干地黄（三两）

上件药，捣粗罗为散。每服三钱，以水一中盏煎至五分，去滓，食前温服。

8. 大黄散（《太平圣惠方·卷第七十二·治妇人小便出血诸方》）

治妇人卒伤热。尿血。

川大黄（半两，锉，微炒）　川芒硝（半两）　蒲黄（三分）

上件药，捣细罗为散。食前，以冷水调下二钱。

9. 当归散（《太平圣惠方·卷第七十二·治妇人小便出血诸方》）

治妇人小便出血，或时尿血。

当归（半两锉微炒）　刺蓟叶（三分）　赤芍药（半两）　生干地黄（一两）　羚羊角屑（半两）

上件药，捣筛为散。每服三钱，以水一中盏，煎至六分，去滓。食前温服。

又方，龙骨　黄芩　当归（锉，微炒）　生干地黄　茜根（以上各三分）

上件药，捣细罗为散。每服，煎青竹茹汤调下二钱，日三四服。

10. 榆白皮汤（《圣济总录·卷第九十六·小便出血》）

治小便出血，水道中涩痛。

榆白皮（锉，三两）　冬葵子（一合）　滑石（二两）　石苇（去毛）　瞿麦（用穗）　生干地黄（各一两）

上六味，粗捣筛。每服五钱匕，水一盏半煎至六分，去滓入笔头灰半钱匕搅匀，食前温服。

11. 金黄汤（《圣济总录·卷第九十六·小便

出血》）

治小便出血，水道中涩痛。

郁金（锉）　瞿麦穗　生干地黄　车前叶　芒硝　滑石（各一两）

上六味，粗捣筛。每服五钱匕，水一盏半同煎至七分，去滓温服，不拘时候。

12. 木通汤（《圣济总录·卷第九十六·小便出血》）

治小便失血，面色萎黄，饮食不进。

木通（锉）　冬葵子（各半两）　灯心（切，一握）

上三味，粗捣筛。每服五钱匕，水二盏煎至一盏，去滓温服，不拘时候。

13. 槐金散（《圣济总录·卷第九十六·小便出血》）

治小便出血。

槐花（炒）　郁金（锉，各一两）

上二味，捣罗为散，每服二钱匕，煎木通汤调下，不拘时候。

14. 滑石丸（《圣济总录·卷第九十六·小便出血》）

治小便出血疼痛。

滑石　车前子　海蛤（各一两）　瞿麦穗　牡蛎（烧）　海金沙　木通（锉）　甘草（炙，各半两）

上八味，捣罗为末，炼蜜和丸如梧桐子大。每服二十丸，小蓟汤下，不拘时候。

15. 车前叶汤（《圣济总录·卷第九十六·小便出血》）

治小便出血。

车前叶（干者）　茜根（洗锉）　黄芩（去黑心）　阿胶（炒燥）　地骨皮（洗）　红蓝花（炒，各一两）

上六味，粗捣筛。每服三钱匕，水一盏煎至七分，去滓温服，不拘时候。

16. 木通饮（《圣济总录·卷第九十六·小便出血》）

治小便出血。

木通（锉，一两半）　冬葵子（炒，半两）　滑石（碎，二两）　石苇（去毛炙，一两）

上四味，粗捣筛。每服五钱匕，水二盏煎至一盏，去滓温服，不拘时候。

17. 柏叶汤（《圣济总录·卷第九十六·小便出血》）

治小便出血不止。

柏叶（去梗，焙）　甘草（炙，锉）　阿胶（炒燥）　黄芩（去黑心，锉）　竹茹（切）　生干地黄（切，各一两）

上六味，粗捣筛。每服四钱匕，水一盏半同煎至八分，去滓温服。不拘时候。

18. 鸡苏汤（《圣济总录·卷第九十六·小便出血》）

治小便出血不绝。

鸡苏（去土）　石膏（各二两）　竹叶（锉，一两）

上三味，粗捣筛。每服四钱匕，水一盏半煎至一盏，去滓温服，不拘时候。

19. 蒲黄散（《圣济总录·卷第九十六·小便出血》）

治膀胱热，小便血不止，蒲黄散方。

蒲黄（微炒，二两）　郁金（锉，三两）

上二味，捣罗为散。每服一钱匕，粟米饮调下，空心晚食前服。

20. 车前子散（《圣济总录·卷第九十六·小便出血》）

治小便赤色，或小便鲜血。

车前子　木通（锉）　泽泻　当归（切，焙）　桑螵蛸（炙）　桂（去粗皮）　滑石（等分）

上七味，捣罗为散。每服二钱匕，煎冬葵根汤下。

21. 黄芩汤（《圣济总录·卷第九十六·小便出血》）

治小便出血。

黄芩（去黑心）　阿胶（炒燥）　甘草（炙，锉，各二两）　柏叶（一把，锉）

上四味，粗捣筛。每服五钱匕，水一盏半，入生地黄一分拍碎，同煎至八分，去滓温服食前。

22. 栀子大青汤（《妇人大全良方·卷之十四·妊娠伤寒方论第四》）

治妊妇发斑，变为黑色，尿血。

升麻　栀子仁（各二两）　大青　杏仁　黄芩（各一两半）

上㕮咀。每服五钱，水一盏半，葱白三寸，煎至一盏，去滓温服。

23. 琥珀饮（《仁斋直指方论·卷之十六·诸

淋·诸淋证治》）

治尿血。

琥珀

为细末。每服二钱,灯心一握,脑荷少许,煎汤调下。

24. 增味导赤散（《仁斋直指方论·卷之十六·诸淋·诸淋证治》）

血淋、尿血通用。

生干地黄（洗,晒） 木通 黄芩 生甘草 车前子（不炒） 山栀仁 川芎 赤芍药（以上等分）

上件为末。每服三钱,入竹叶十叶,姜三片,煎服。

25. 瞿麦汤（《仁斋直指方论·卷之十六·诸淋·诸淋证治》）

血淋、尿血通用。

烂滑石 赤芍药 瞿麦穗 车前子（不炒） 赤茯苓 石苇（去毛） 桑白皮（炒） 阿胶（炒酥） 黄芩 生干地黄（洗,焙） 甘草（炙） 白茅根（以上并等分,晒干）

上为细末。每服二钱,入生发烧灰一钱,沸汤调下。如无茅根,止用茅花。

26. 小蓟饮子（《仁斋直指方论·卷之二十六·附诸血·溺血》）

治下焦结热,血淋尿血。

生苄 小蓟 滑石 通草 淡竹叶 蒲黄（炒） 藕节 当归（酒浸） 栀子（炒） 甘草（炙,各半两）

上用水煎,空心服。

27. 尿血方（《世医得效方·卷第十二·小方科·淋闭》）

生蒲黄 生地黄 赤茯苓 甘草（炙,各等分）

上锉散。每服一钱,水一小盏煎,调油发灰少许,食前服。

28. 如神散（《普济方·卷二百十五·小便淋秘门·小便出血》）

治小肠有热,如血渗小肠。故尿血也。

阿胶 山栀子 车前子 黄芩 甘草

上等分为末,井华水调下半钱,加至一钱,日三服。

29. 二圣散（《普济方·卷二百十五·小便淋秘门·小便出血》）

治男女人小儿小便出血。

芍药 黄柏（各等分）

上为末。每服三钱,温浆水调下。食前服。

30. 小蓟根散（《仁术便览·卷三·溺血》）

治溺血,治下焦结热血淋最好。

小蓟根 生地（各二钱） 通草（炒） 滑石 蒲黄（炒） 淡竹叶 当归 藕节 山栀仁 甘草（各六分） 赤茯 车前子（炒）

水二钟,空心热服。

31. 清肠汤（《寿世保元·卷四·溺血》）

当归 生地黄（焙） 栀子（炒） 黄连 芍药 黄柏 瞿麦 赤茯苓 木通 萹蓄 知母（各一钱） 甘草（减半） 麦门冬（一钱,去心）

上锉一剂。灯心、乌梅,水煎,空心服。溺血茎中痛,加滑石、枳壳,去芍药、茯苓。

32. 大金花丸（《冯氏锦囊秘录·杂症大小合参卷九·方脉火门合参》）

治诸热寝汗咬牙,尿血淋闭,衄血喘嗽。

黄连 黄柏 黄芩 大黄（各等分）

如自利去大黄加栀子,名栀子金花丸,又名既济解毒丸。为末,水丸如小豆大。每服二三十丸,新汲水下。

33. 水火两通汤（《内伤集要·卷六·内伤失血方法》）

治尿血痛涩。

车前子（三钱） 栀子（五钱） 茯苓 当归（各五钱） 木通 黄柏 扁蓄（各一钱） 白芍 生地（各一两）

三剂愈。

34. 生地黄饮（《不知医必要·卷二·尿血列方》）

凉,治血热,小便出血。

生地（一钱） 阿胶（蛤粉炒珠） 侧柏叶（炒黑,各一钱五分）

水煎。

35. 地黄赤茯散（《不知医必要·卷二·尿血列方》）

凉,治尿血。

生地 赤茯苓 海螵蛸（去硬皮）

等分为末。每服三钱,柏叶、车前煎汤调下。此方血淋亦治。如痛兼以藕汁、萝卜汁调服。

二、滋阴补血方

1. 麦门冬散（《太平圣惠方·卷第二十九·治虚劳小便出血诸方》）

治虚劳小便出血,心神烦热。

麦门冬（一两半,去心,焙）　当归（三分）　黄芩（三分）　黄芪（一两,锉）　熟干地黄（一两）　蒲黄（半两）　人参（三分,去芦头）　白芍药（三分）　阿胶（一两,锉碎,炒令黄燥）

上件药,捣粗罗为散。每服三钱,以水一中盏,入淡竹茹一分,煎至六分,去滓,食前温服。

2. 熟干地黄散（《太平圣惠方·卷第二十九·治虚劳小便出血诸方》）

治虚劳内伤,小便出血,阴道中痛,时加寒热。

熟干地黄（一两）　柏叶（三分）　黄芩（三分）　当归（一两）　甘草（半两,炙微赤,锉）　阿胶（一两,捣碎,炒令黄燥）　黄芪（一两,锉）　车前叶（一两）

上件药,捣粗罗为散。每服三钱,以水一中盏,煎至六分,去滓,食前温服。

3. 阿胶散（《太平圣惠方·卷第九十二·治小儿尿血诸方》）

治小儿尿血,水道中涩痛。

阿胶（一两,捣碎,炒令黄燥）　黄芩（一分）　栀子仁（一分）　车前子（一分）　甘草（一分,炙微赤,锉）

上件药,捣细罗为散。每服,用新汲水调下半钱,日三四服。量儿大小,以意加减。

4. 阿胶汤（《圣济总录·卷第九十六·小便出血》）

治肾客热连心,小便出血疼痛。

阿胶（炒燥）　黄芩（去黑心,各三分）　甘草（炙,半两）　生地黄（绞取汁）　车前叶（生者,绞取汁）　藕节（绞取汁,各四合）　生蜜（一盏）

上七味,将前三味粗捣筛,同后四味搅匀。每服一大匙,水一盏,煎至七分,去滓温服,不拘时候。

5. 地黄饮方（《圣济总录·卷第九十六·小便出血》）

治小便出血。

地黄汁（一升）　生姜汁（一合）

上二味,并取自然汁相和,分作三服,每服煎一沸温服,自早至日中服尽。

6. 熟地黄汤（《妇人大全良方·卷之十五·妊娠尿血方论第七》）

疗妊娠尿血。

阿胶　熟地黄

上各等分,为细末,空心,粥饮调二钱。

7. 加味四物汤（《济阳纲目·卷六十二·溺血·治虚损尿血方》）

治血虚尿血。

当归　川芎　芍药　生地黄　牛膝　栀子（炒）

上锉,水煎,空心服。一方加黄连、棕灰。

三、温阳摄血方

1. 鹿茸散

1)《太平圣惠方·卷第二十九·治虚劳小便出血诸方》

治虚劳内伤,小便出血,水道中痛。

鹿茸（二两,去毛,涂酥炙微黄）　当归（一两）　熟干地黄（二两）　冬葵子（一两）　蒲黄（一两）　阿胶（一两,捣碎,炒令黄燥）

上件药,捣细罗为散。每服,食前以暖酒调下二钱。

2)《太平圣惠方·卷第七十二·治妇人小便出血诸方》

治妇人劳损虚羸,尿血。

鹿茸（一两,去毛,涂酥炙微黄）　当归（一两,锉,微炒）　熟干地黄（一两）　葵子（一两）　蒲黄（一两）　续断（一两）

上件药,捣细罗为散。每服,以温酒调下二钱,日三四服。

2. 熟干地黄丸（《太平圣惠方·卷第二十九·治虚劳小便出血诸方》）

治虚劳内损,小便出血,时复涩痛。

熟干地黄（一两）　黄芪（一两,锉）　蒲黄（三分）　鹿茸（一两,去毛,涂酥炙微黄）　菟丝子（一两,酒浸三宿曝干,别捣为末）　葵子（一两）　当归（三分）　车前子（一两）　赤茯苓（三分）

上件药,捣罗为末,炼蜜和捣三二百杵,丸如梧桐子大。每服,食前以粥饮下三十丸。

3. 鹿茸丸（《太平圣惠方·卷第三十七·治

小便出血诸方》）

治下元虚惫尿血。

鹿茸（酒洗去毛，涂酥炙令黄） 当归 生干地黄 冬葵子（微炒，以上各二两） 蒲黄（二合）

上件药，捣罗为末，炼蜜和捣三二百杵，丸如梧桐子大。每于食前，以炒盐汤，下二十丸。

4. 人参汤（《圣济总录·卷第九十六·小便出血》）

治小便出血。

人参 生干地黄（锉） 芍药（锉） 桔梗（锉） 当归（切，焙） 甘草（炙，锉） 桂（去粗皮） 芎䓖（锉，各一两） 淡竹茹（二两）

上九味，粗捣筛。每服四钱匕，水二盏煎至一盏，去滓温服，不拘时候。

5. 鹿角胶丸（《严氏济生方·小便门·淋利论治》）

治房损伤中，小便尿血。

鹿角胶（半两） 油头发灰 没药（别研，各三钱）

上为末，用茅根汁打糊为丸，如梧桐子大，每服五十丸，空心盐汤下。

6. 苁蓉丸（《普济方·卷二百十五·小便淋秘门·小便出血》）

治虚损溺血。

肉苁蓉 菟丝子 桑螵蛸（半两） 干地黄 鹿茸（各一两）

上为细末，酒糊为丸如梧桐子大。每服三十丸，盐汤送下。

7. 玉屑膏《古今医统大全·卷之四十二·血证门·蒸法·小便血》

治尿血不止。久则属虚，宜服此。

人参 黄芪（各等分，为末）

大萝卜切一指四五片，蜜淹少时，又蘸蜜，炙干为末，尽二两许，同参芪末盐汤点服。

8. 玄菟丹（《济阳纲目·卷六十四·虚损·治右肾命门火衰方》）

治肾气虚损，目眩耳鸣，四肢倦怠，遗精尿血，心腹胀满，脚膝痿弱，股内湿痒，小便滑数，水道涩痛，时有遗沥等证。

菟丝子（五两） 山药（二两七钱） 莲肉（二两） 白茯苓（一两） 五味子（二两）

上为末，山药留一半，打糊丸桐子大。每服五十丸，空心盐汤下。脚无力，木瓜煎汤下。本方去五味子，名小菟丝子丸。更加枸杞子二两，合人参固本丸，名玄菟固本丸。

9. 辰砂妙香散（《张氏医通·卷十四·溲血门》引《局方》）

治心脾不足，恍惚不睡，盗汗遗精，衄血溺血。

黄芪（蜜炙） 人参（各二两） 甘草（炙） 桔梗 山药 远志（甘草汤泡去骨） 茯神 茯苓（各一两） 木香（煨，二钱五分） 辰砂（另研，水飞净，三钱） 麝香（另研，一钱）

上十一味，为散。每服二钱，不拘时温酒调服。（《秘旨》：无木香，有缩砂三钱）本方去黄芪、山药、桔梗、木香，加龙骨、益智。即王荆公妙香散。

四、收敛止血方

1. 牡蛎散（《太平圣惠方·卷第三十七·治小便出血诸方》）

治劳损伤中尿血。

牡蛎（烧为粉） 车前子 桂心 黄芩 熟干地黄 白龙骨（烧令赤，以上各一两）

上件药，捣细罗为散。每于食前，以粥饮调下二钱。

2. 五倍汤（《赤水玄珠·第九卷·血门·小便血》）

治尿血不止。

五倍子

煎汤，露一宿，次早取上面清者，温服。

3. 发灰散（《不知医必要·卷二·尿血列方》）

治尿血及一切血症。

乱发（洗净，煅透成炭）

研细末。每服二钱，米醋汤调下。

4. 理血汤（《医学衷中参西录·医方·治淋浊方》）

治血淋及溺血、大便下血，证之由于热者。

生山药（一两） 生龙骨（六钱，捣细） 生牡蛎（六钱，捣细） 海螵蛸（四钱，捣细） 茜草（二钱） 生杭芍（三钱） 白头翁（三钱） 真阿胶（三钱，不用炒）

溺血者，加龙胆草三钱。大便下血者，去阿胶，加龙眼肉五钱。

五、治尿血单方、验方

1. 牡蛎散

1)《太平圣惠方·卷第二十九·治虚劳小便出血诸方》

治虚劳小便出血。

牡蛎（一两烧为粉） 车前子（一两） 桂心（三分） 黄芩（一两） 泽泻（三分） 葵子（一两）

上件药，捣细罗为散。每服，食前以清粥饮调下二钱。

2)《太平圣惠方·卷第七十二·治妇人小便出血诸方》

治妇人伤中尿血。牡蛎散方。

牡蛎粉 车前子 桂心 黄芩（以上各半两）

上件药，捣细罗为散。每服以粥饮调下二钱，日三四服。

2. 蒲黄丸（《太平圣惠方·卷第二十九·治虚劳小便出血诸方》）

治虚劳小便出血。

蒲黄（一两） 菟丝子（一两半，酒浸三宿，曝干别捣为末） 熟干地黄（一两） 蔓荆子（二两） 葵子（一两） 续断（一两） 芎䓖（二两） 当归（一两）

上件药，捣罗为末，炼蜜和捣二三百杵，丸如梧桐子大。每服食前以粥饮下三十丸。

3. 柏叶散

1)《太平圣惠方·卷第三十七·治小便出血诸方》

治因虚损，小便出血。柏叶散方。

柏叶 黄芩 桂心 阿胶（捣碎，炒令黄燥，各一两） 甘草（半两，锉，生用） 熟干地黄（以上各一两）

上件药，捣筛为散。每服五钱，以水二（一）大盏煎至五分，去滓，温温频服。

2)《太平圣惠方·卷第五十八·治尿血诸方》

治小便出血，心神烦热，口干，眠卧不安。

柏叶（二两，微炙） 黄芩（二两） 车前子（二两） 甘草（二两，炙微赤，锉） 阿胶（二两，捣碎，炒令黄燥）

上件药，捣粗罗为散。每服四钱，以水一中盏，入生地黄半两，竹叶二七片，煎至六分，去滓。每于食前温服。

4. 蒲黄丸

1)《太平圣惠方·卷第五十八·治尿血诸方》

治虚损，膀胱有热，尿血不止。

蒲黄（一两） 生干地黄（二两） 葵子（一两） 黄芪（一两，锉） 麦门冬（二两，去心，焙） 荆实（三分） 当归（三分，锉，微炒） 赤茯苓（一两） 车前子（三分）

上件药，捣罗为末，炼蜜和捣三二百杵，丸如梧桐子大。每于食前，以粥饮下三十丸。

2)《奇效良方·卷之三十五·诸淋门·诸淋通治方》

治虚损，膀胱有热，尿血不止。

蒲黄 葵子 赤茯苓 黄芪（以上各一两） 车前子 当归（微炒） 荆实（以上各三分） 麦门冬（去心） 生地黄（各二两）

上为细末，炼蜜和捣二三百杵，丸如梧桐子大。每服三十丸，食前用米饮送下。

5. 地黄丸（《圣济总录·卷第九十六·小便出血》）

治小便出血。

生干地黄（焙） 菟丝子（酒浸一宿曝，别捣） 白芷 牡荆实（去萼） 冬葵子（炒） 当归（切焙） 芎䓖 赤茯苓（去黑皮） 败酱 蒲黄（各一两）

上一十味，捣罗为末，炼蜜和丸如梧桐子大。每服二十丸，煎粟米饮下，日三。

6. 尿血方（《杨氏家藏方·卷第二十·杂方五十八道》）

治男子、妇人、老幼小便溺血。

荆芥（锉碎，一合） 大麦（一合，生） 黑豆（一合，生） 甘草（二钱，生）

上件拌匀，用水一盏半，煎至一盏，去滓，作两次温服，食后、临卧。

7. 续断汤《（妇人大全良方·卷之十五·妊娠尿血方论第七·地黄酒》）

治妊娠下血及尿血。

当归 生地黄（各一两） 续断（半两） 赤芍药（一分）

上为末，空心，葱白煎汤调下二钱。

8. 茯苓调血汤(《世医得效方·卷第七·大方脉杂医科·失血》)

治酒面过度,房劳后小便出血。

半赤茯苓(一两) 赤芍药 川芎 半夏曲(各半两) 前胡 柴胡 青皮 枳壳 北梗 桑白皮 白茅根 灯心 甘草(各二钱半)

上锉散。每服三钱半,姜五片,蜜二匙,新水煎服。

9. 姜蜜汤(《世医得效方·卷第七·大方脉杂医科·失血》)

治小便出血不止。

生姜(七片) 蜜(半盏) 白茅根(一握)

上用水同煎服,神效。

10. 圣金丸(《世医得效方·卷第七·大方脉杂医科·失血》)

治肠风下血,溺血。

百药煎(三两,一两生,一两炒焦,一两烧存性)

上为末,炼蜜丸如梧子大。每服五十丸,空心米饮下。

11. 香附地榆汤(《普济方·卷二百十五·小便淋秘门·小便出血》引《指南方》)

治尿血。

香附子(切) 新地榆(切,各不以多少)

上各浓煎汤一盏,先呷附子三五呷,地榆汤以尽为度,未效再进。

12. 四苓散(《奇效良方·卷之三十五·诸淋门·诸淋通治方》)

治尿血。

茯苓(去皮) 猪苓(去皮) 白术 泽泻(各等分)

上为细末。每服二钱,空心用前煎药调服。

13. 延胡散(《古今医统大全·卷之十四·伤寒药方·诸方目》)

治尿血。

延胡索(三钱) 朴硝(一钱)

水盏半煎七分,温服。

14. 防风黄芩丸(《赤水玄珠·第二十一卷·胎漏下血》)

治肝经有风热致血崩,便血尿血。

用条芩(炒焦) 防风

等分,为末,酒糊丸梧子大。每服三五十丸,食前米饮或酒下。

15. 当归承气汤(《仁术便览·卷三·溺血》)

溺血实者,以此下之后,以四物汤加炒山栀调理。

当归 厚朴 枳实 大黄 芒硝

水煎,空心热服。

16. 灵效散(《丹台玉案·卷之五·胎前门·立方》)

治妊娠尿血。比漏胎更甚。

当归 生地(各一两) 赤芍 川芎 山栀(各六钱) 血余(煅存性) 升麻 龙骨(各三钱,煅,黄芩水浸) 艾叶(五钱)

上为末。每服二钱,空心童便调下。

17. 地王止血散(《惠直堂经验方·卷二·二便门》)

治尿血。

海螵蛸 生地 赤茯苓

等分为末,柏叶、车前子煎汤下一钱,神效。

【论用药】

治疗尿血的药物可分为清热凉血类、收涩止血类。

一、清热凉血药

1. 小一支箭

《滇南本草·卷上·草部》:"散瘰疬结核,利小便,止尿血,止大、小肠下血,利热毒,止膀胱偏坠气痛,疗乳蛾、痄腮红肿。"

2. 王不留行

《滇南本草·卷上·草部》:"消诸疮肿毒,治小儿尿血、血淋,祛皮肤瘙痒,消风解热。"

3. 水芹

《得配本草·卷五·菜部》:"甘,平。去热除烦,养精保血。退急黄,利二便,女子赤白带下,男子尿血淋痛。"

4. 必提珠

《滇南本草·卷上·草部》:"治热淋疼痛,治尿血、溺血、淋血、玉茎疼,胎坠,消水肿。"

5. 地榆

《本草通玄·卷上·草部》:"苦寒微酸,肝家药也。善入下焦理血,凡肠风下血、尿血、痢血、月经不止,带下崩淋、久泻者,皆宜用之。"

6. 郁金

《新修本草·卷第九·郁金》："味辛、苦,寒,无毒。主血积,下气,生肌,止血,破恶血,血淋,尿血,金疮。"

7. 侧柏叶

《滇南本草·卷上·草部》："小便尿血、妇人暴崩下血,并皆治之。"

8. 泽泻

《本草正·水石草部》："味甘淡、微咸,气微寒。气味颇厚,沉而降,阴也,阴中微阳。入足太阳、少阳。其功长于渗水去湿,故能行痰饮,止呕吐,泻痢,通淋沥、白浊,大利小便,泻伏火,收阴汗,止尿血,疗难产、疝痛、脚气肿胀,引药下行。"

9. 益母草

《本草正·隰草部》："味微苦、微辛,微寒。性滑而利。善调女人胎产诸证,故有益母之号。能去死胎,滑生胎,活血,凉血,行血,故能治产难、胎衣不下、子死腹中及经脉不调、崩中漏下、尿血、泻血、瘀血等证。然惟血热、血滞及胎产艰涩者宜之,若血气素虚兼寒,及滑陷不固者,皆非所宜,不得以其益母之名,谓妇人所必用也,盖用其滑利之性则可,求其补益之功则未也,本草言其久服益精轻身,诚不足信。此外,如退浮肿,下水气及打扑瘀血,通大小便之类,皆以其能利也。"

10. 漏芦

《本草正·隰草部》："味微咸,性寒,有小毒。主热毒恶疮、瘰疬、乳痈、痔漏,排脓长肉,止金疮血出,亦下乳汁,通经脉,消赤眼,利小便,止尿血、肠风、淋沥、遗溺及小儿壮热,疗跌扑损伤,可续筋骨。"

二、收涩止血药

1. 乌梅

《本草正·果部》："味酸涩,性温、平。下气,除烦热,止消渴,吐逆反胃,霍乱,治虚劳骨蒸,解酒毒,敛肺痈、肺痿、咳嗽喘急,消痈疽疮毒、喉痹、乳蛾,涩肠,止冷热泻痢、便血、尿血、崩淋、带浊、遗精、梦泄,杀虫伏蛔,解虫、鱼、马汗、硫磺毒。"

2. 五倍子

《得配本草·卷八·虫部》："咸酸、寒涩,入大肠经气分。敛肺止血,收痰止汗,除泻敛疮。得盐梅,治小便尿血。"

3. 代赭

《万氏家抄济世良方·卷八·药性石部》："代赭(臣,一云使。味苦甘,气寒,无毒)主女子赤沃漏带下,产难堕胎,血痹血瘀,小儿惊痫,疳疾,止泻痢脱肛,尿血遗溺,金疮长肉。"

三、辛温发散药

白芷

《本草正·芳草部》："味辛,气温。气厚味轻,升也,阳也。其性温散,败毒,逐阳明经风寒邪热,止头痛头风、头眩、目痛、目痒泪出,散肺经风寒、皮肤斑疹燥痒,治鼻衄、鼻渊、齿痛、眉棱骨痛、大肠风秘、肠风、尿血。"

四、温阳摄血药

1. 肉苁蓉

《雷公炮制药性解·卷三·草部中》："味甘酸咸,性微温无毒,入命门经。兴阳道,益精髓,补劳伤,强筋骨,主男子精泄尿血,溺有遗沥,女子癥痛崩带,宫寒不孕。酒浸一宿,去浮甲,劈破中心,去白膜,蒸半日,酥炙用,润而肥大者佳。"

2. 沙苑蒺藜

《得配本草·卷三·草部》："甘,温。入足少阴经气分。固肾水之泄,暖少阴之精。其能去燥热、治烦渴,疗尿血、止余沥,皆得精之固而并效也。"

3. 续断

《雷公炮制药性解·卷三·草部中》："味苦辛,性温无毒,入肝肾二经,主伤寒不足,折伤金疮诸痛肿,治漏尿血,益气力,续筋骨散诸血,暖子宫,疗腰痛,缩小便,止梦泄,利关节,调血和血,生肌止痛。酒浸一宿,焙干用,地黄为使,恶雷丸。"

4. 鹿茸

《本草正·禽兽部》："味甘、咸,气温。破开,涂酥炙黄脆入药。益元气,填真阴,扶衰羸瘦弱,善助精血,尤强筋骨,坚齿牙,益神志。治耳聋目暗、头脑眩运,补腰肾虚冷,脚膝无力,夜梦鬼交、遗精滑泄、小便频数、虚痢、尿血及妇人崩中漏血、赤白带下。"

五、滋阴补血药

1. 女贞子

《本草正·竹木部》："味苦,性凉。阴也,降也。能养阴气,平阴火,解烦热骨蒸,止虚汗、消渴及淋浊、崩漏、便血、尿血、阴疮、痔漏疼痛,亦清肝火,可以明目、止泪。"

2. 芝麻

《得配本草·卷五·谷部》:"甘,平。入足三阴经血分。补精髓,润五脏,通经络,滑肌肤。治尿血,祛头风,敷诸毒不合,并阴痒生疮。"

六、其他治尿血药

1. 人爪甲

《本草易读·卷八·人爪甲》:"甘,咸,无毒。催生下胞,血翳退瞖。治阴阳易病,疗破伤中风。最利小便,尤治尿血。"

2. 虫白蜡

《得配本草·卷八·虫部》:"甘,温。生肌止痛,止血接骨。得鲫鱼,治肠红。配合欢皮为膏,长肌肉。入凉血滋肾药,疗尿血。入丸散,杀瘵虫。"

3. 怀牛膝

《得配本草·卷三·草部》:"苦、酸,平。入足厥阴、少阴经血分。益肝肾之精气,破瘀血之癥结。治筋骨痿痹,久疟下痢,淋痛尿血,并心腹诸痛。"

4. 香附

《本草正·芳草部》:"香附,味苦辛微甘,气温。气味俱厚,阳中有阴,血中气药也。专入肝胆二经,兼行诸经之气。用此者,用其行气血之滞。童便炒,欲其下行;醋炒,则理气痛。开六郁,散寒邪,利三焦,行结滞,消饮食痰涎,痞满腹胀,跗肿脚气,止心腹肢体头目齿耳诸痛,疗霍乱吐逆。气滞泄泻,及吐血下血尿血,妇人崩中带下,经脉不调,胎前产后气逆诸病。"

5. 蠹鱼

《得配本草·卷八·虫部》:"咸,温。入手足太阳经。主中风项强,治惊痫天吊,除淋秘尿血。"

【医论医案】

一、医论

1. 论脏腑尿血

《医验大成·溺血章·附溺血总论》

心移热小肠,故有小便出血症,竟以清肠汤主之可也。方:当归、生地、山栀(炒)、黄连、白芍、黄柏、瞿麦、茯苓、木通、萹蓄、知母、麦冬、甘草梢、灯芯。水便、尿血者,竟以甘草、升麻煎汤,调益元散服之。房劳尿血,用自己发一握,洗净烧灰,作一服,酒下。

《医医病书·三十二、溺血论》

溺血一症,今人概用导赤散,不知此症肝郁最多,当活肝络。其所以当活肝络之故,盖由饮食入胃,取汁变化而赤是谓血,心主之,脾统之,肝藏之,由肝下注冲脉,肝郁则血瘀滞,血瘀滞则失其常行之路,非吐血、咳血,则溺血矣。不吐、不溺,其胁必痛甚,皆以活肝络为要。主在诊病时,问其曾有怒郁否,或肝络所行之道有痛楚否。其脉必弦甚,或微数,或竟不数,导赤法即不合。盖肝藏血,肝病则疏泄太过,由冲脉而注前阴。若女子崩症,亦多有因肝郁而得者,女子更以肝为先天也。予素治溺血,用新绛旋覆花汤合缪氏法苏子降气汤、虎杖散法,应手而效不一矣,敢以质之同志。

2. 论痧毒尿血

《齐氏医案·卷六·摘选〈痧胀玉衡〉要略·痧证变吐衄亡血》

痧毒冲心则昏迷,冲肺则气喘痰涌,甚则鼻衄,痧毒入肝则胸胁疼痛,入大肠则便血,入膀胱则尿血。此等证治,宜先清痧毒之气,顺其所出之路,则气顺而血和矣。设不知此,紧痧变在顷刻,慢则变成痨弱,或便血、溺血,难愈。

3. 论尿血预后

《怡堂散记·卷上·见而不能治者录四》

大便下血者不死,小便尿血者多死。予曾治毕文高兄,溺血二三年一发,甚至岁发一二次,服补中益气加炒黄柏、山栀数剂而止。年过七旬服药无效,竟以尿血死。后又见胡秉轴兄、毕振宇兄尿血成条,药皆不应,逾月而死。

二、医案

1. 治火热尿血

《吴鞠通医案·卷一·温疫》

刘,六十岁。癸丑年七月初九日,温病误表,津液消亡。本系酒客,热由小肠下注,溺血每至半盆,已三四日矣。又亡津液,面大赤,舌苔老黄而中黑,唇黑裂,大便七日不下,势如燎原,与急下存津液法。大承气,减枳朴分量,加丹皮、犀角。

初十日，昨日下午，舌上津液已回，溺血顿止，与清血分之热。焦白芍四钱，犀角四钱，麦冬四钱，丹皮五钱，银花五钱，细生地五钱，生甘草二钱，天冬二钱。十一日，照前方。十二日，前方加麻仁三钱。十三日，前方四帖。十七日，邪去七八，已能进粥，阴虚甚于余邪。复脉汤去参、桂、姜、枣，二帖。十九日，照前方加生牡蛎、生鳖甲，二帖。二十一日，照前方又加生龟板，服二十一帖。

八月初十日，照前方又加海参二条、鲍鱼片五钱，服二十帖。

《何澹安医案·尿血》

女。腹膨便溺，下注尿血，由肝经热郁，膀胱络伤也。先宜疏滞，然后培补奏效。川黄连、当归须、赤芍、车前、枳壳、制生军、牛膝炭、赤苓、泽泻、新绛屑。接服方生於术、琥珀屑、赤苓、泽泻、荷蒂、生米仁、川郁金、萆薢、生草。

一童年六七岁，尿血，苦痛，元旺。投川连、大黄、生于术、赤苓、泽泻、牡丹皮、冬瓜子、生米仁、萆薢、川柏、生甘草。

心火内迫，膀胱络伤，以致尿血。生洋参、元生地、丹参、血余灰、萆薢、大麦冬、牡丹皮、茯神、琥珀屑。

《陈莲舫医案·卷中·尿血》

左。高年阳盛阴热，向来便血，今复血渗膀胱，渐成尿血，连发未止。脉见细数，治以清养。洋参、木神、料豆、牡蛎、蓟炭、龙骨、女珍、沙苑、白芍、石斛、旱莲、丹参、藕汁（一小杯）、侧柏。

《丁甘仁医案·卷六·溲血案》

赵左。溺血之症，痛者为血淋，不痛者为尿血，肾阴不足，君相之火下移小肠，逼血下行，小溲带血，溺管不痛，脉象细小而数。王太仆曰：壮水之主，以制阳光。当宜育坎藏之真阴，清离明之相火。大生地三钱，抱茯神三钱，小川连四分，蒲黄炭三钱，粉丹皮一钱五分，玄武版四钱，生甘草六分，生白芍二钱，淮山药三钱，阿胶珠三钱，黄柏炭一钱，藕节炭二枚。

2. 治内伤尿血

《医验大成·溺血章》

一人因悲而溺血，两尺脉沉涩带数，盖悲极伤肺，肺失生化之令，金水不清而浊，治当澄其源，则流自清。方：人参、甘草、升麻、黄芪、当归、白术、陈皮、柴胡、白芍、麦冬、丹皮、五味。

一人小便出血，不痛，左寸脉洪数。此血从精孔中来。巢氏曰：心主血，与小肠合。血之流行，宣通经络，循环脏腑，惟心家有热，则移于小肠，失其常经，溢渗于脬内，故尿血也。小蓟散主之，方：小蓟、生地、滑石、通草、蒲黄、淡竹叶、当归、山栀、生草梢、藕节。

《古今名医汇粹·卷八病能集六·女科三·胎前诸证》

一妊妇，因怒尿血，内热作渴，寒热往来，胸乳间作胀，饮食少思，肝脉弦弱。此肝经血虚而热也，用加味逍遥散、八味地黄丸兼服，渐愈。又用八珍汤加柴胡、山栀、丹皮而愈。

《不居集·上集卷之十三·血证全书·淋血》

林回甫小便下血，医用八正散，服后不胜其苦，小腹、前阴痛益甚。一医俾服四君子汤送下，稍瘥。后服菟丝子山药丸，气血渐充实而愈。

一产妇小便下血，面色青黄，胁胀少食，此肝乘脾土之症。用加味逍遥散、补中益气汤，数服而愈。后为怀抱不乐，食少体倦，惊悸无寐，血乃作。用加味归脾汤二十余剂将愈，惑于众论，用犀角地黄汤之类，一剂诸症复作，仍服前药而愈。

《叶氏医案存真·卷一》

久劳郁悖，夏季尿血，延及白露，溺出痛涩，血凝成块，阻著尿管。夫淋症，方书列于肝胆部，为有湿热阻其宣化气机，故治法苦辛泄肝，淡渗通窍，施于壮实颇效。今望八老翁，下焦必惫，况加精血自败，化为瘀浊，真气日衰，机窍日闭。诊候之际，病人自述，梦寐若有交接，未尝遗泄。心阳自动，相火随之，然清心安肾等法，未能速效，暂以清营通瘀，宣窍之剂。天冬、生蒲黄、龙胆草、龟板、生地、阿胶、丹皮、焦黄柏。

《续名医类案·卷十二·溺血》

薛立斋治一妇人，因怒尿血，内热作渴，寒热来往，胸乳间作胀，饮食少思，肝脉弦弱，此肝经血虚而热也。用加味逍遥散、六味地黄丸，兼服渐愈。又用八珍汤加柴胡、丹皮、山栀而痊。

薛立斋治一妇人尿血，阴中作痛，服清心莲子饮不应，服八正散愈盛，以发灰醋汤调服少愈，更以斑龙丸而平。

有文学宋孝先，年七十余，溺血点滴涩痛，诸药不效，服生六味亦不应。云是壮岁鳏居，绝欲太早之故,令以绿豆浸湿,捣绞取汁微温,日服一碗,煮熟即不应也。

《何澹安医案·尿血》

膈胀尿血,由厥阴气郁,膀胱络伤也。暂用破瘀导下法。川连、制军、川郁金、泽泻、甘草梢、赤苓、归须、延胡索、蒌皮、琥珀屑。接服方,萆薢、淡苓、牛膝炭、泽泻、生藕、赤苓、丹皮、生米仁、莲须。

《竹亭医案·卷之四》

休邑黄其祥尿血数月,渐自小便涓滴,甚至茎中疼刺,便溺不爽,必得小便先出而大便始解,亦由溺情所致,治法颇验。休宁黄其祥。素多劳苦,娶妻甚迟。于道光辛巳五月初十日延诊:尿血数月,日渐小便涓滴,甚至疼刺难出,大便欲解不能,必得溲先出而大便始解,小便时刻渗出,大便愈难一解,迩来以绢围扎阴头使其渗入。有时小腹疼痛,茎中又有鲜血频滴。面带虚浮,食饮如常,睡卧尚安。脉象虚软,左关弦劲,尺脉濡细小数。缠绵日久,深虑头倾背曲,变证蜂起,岂是小恙而可藐视之乎。其人中年娶妻,肌体羸瘦,嗜欲无度而致溲便难艰,皆为色欲所累。褚待中云:男子阴已耗而思色以降其精,则精不出而内败,小便秘涩如淋。阳已痿而复竭之,则大小便牵痛,愈痛则愈便,愈便则愈痛。按其言则阴中有水有火,水虚者固多,火衰者亦不少,未有精泄已虚而元阳独存者。况阴阳互为其根,议补阴者须以阳为主,盖无阳则阴无以生也。此论可与黄氏之症合而参之。(乙未夏日竹亭识于有竹居,时年七十有一)生黄芪五钱,生香附四钱,柴胡一钱,上三味,用大荷叶一个(泡软)包前三味,线扎;用福珍酒一饭碗、顺流水两饭碗和匀煎药,煎至一碗半,去荷叶包,将此汤煎后药(煎时以铁物压煎,不然恐荷叶包浮于面上):蜜炙黄柏二钱,蜜炙知母二钱,土牛膝二钱,黑牵牛一钱半,上肉桂二分(去粗皮),五味以前汤一碗半煎药至八分一碗,入血余六分,研极细冲服。进药约在申初,至戌时知饥,吃饭两瓯。少顷先欲大便,解时甚畅。随后溲出杯余,顷之又出,非前之涓滴难忍,亦非前之先小便而后大便始出者可比。况未服余方前之欲大便而不能,必得用力睁之,甚至头眩眼花,如斯弩睁,而大便解出不过些少,而小便则仍涓滴,究不能如服前方后之通畅可较也。

又,十一日复诊方:生黄芪五钱,小茴香一钱半,小青皮一钱,柴胡一钱,上四味用童便一杯以拌透为度,仍照昨用大鲜荷叶包药,线扎;仍以福珍酒一瓯、顺流水两瓯和匀煎药,煎至一碗半,去荷叶包,将汤煎后药:蜜炙黄柏二钱,盐水炒知母三钱,黑牵牛一钱半,黑山栀一钱半,上肉桂二分(去粗皮),上五味用前汤一碗半煎至一半,临服仍用血余灰六分冲服。自五月初十、十一两方虽略为变易,亦各有取意存焉。服后果然奇妙,小溲出时不用并气而出,出后不尽少有溜出,却非前之涓滴可比。次日早晨大便结粪,出时甚爽,亦非前之胀坠可较,据述病象三减其二矣。

又,十二日复诊:侵晨出街,步行劳力,午前陡然尿血如箭,内有紫块。前后胀急,大便欲解不能,尿血仍频滴不止。少顷大便解出成条粪些少,溺管中解出血块一二,立觉松爽。病在二阴之间,迄今半载余矣,不无溺情所累,况血从精窍而出,非比血淋之茎痛由膀胱溺窍而出者可较也。当急以半通半涩之法,兼以治本,以照顾左关、尺之弦急小数之意耳。服后尿血减而胀急未除,更医用龟板、熟地、知、柏、麦冬辈,反增胸前胀闷,二便秘结难忍,气壅于上,面浮㿠白,不饥不纳,较前之进食如常者大不同矣,因于十四日复求治于余。诊其脉,右寸、关虚滞,左关、尺弦紧小数。二便不通,弩力并睁,不由自主。前阴血出涓滴、胀急,必得瘀块出、大便稍通,渐自宽松。二三日来无一刻之安宁,甚至小肋胀痛。证属险极,姑念告治情殷,亟以升降通幽法,或可望诸。生黄芪五钱,生香附五钱,柴胡一钱,淡茱萸五分,四味用童便浸透,以荷叶一小个包紧,线扎;用顺流水四碗煎至一半,去荷叶包,只用此汤煎后药:大生地六钱,藕节一两(切),紫沉香一钱(切),黑牵牛一钱半,人中白一钱(漂),小蓟一钱,用前汤煎至一饭碗服。未进药前先用陈酒炖温,送更衣丸二钱可以不必用。

[按]细阅病情,竟服煎方不用更衣丸则更妥、更稳。竹亭自识,时在壬辰十一月二十五日午刻注。据述先进丸,后服煎剂,少顷即睡。睡醒觉面浮稍退,口干舌糙亦少润。至夜半又少有小腹并紧之势,至天明解出粪如大指粗者三二条,小溲稍增,却无尿血。少顷饮粥杯许,忽然欲呕,呕出盈碗之水。顷之又呕,其味带酸,非痰非涎,中兼

黄色,好似昨进更衣丸外之朱砂也。想连日下焦秘结不通者,上焦必壅而不能下达者有之。更兼前医用寒凉无温热之佐,不无阻滞中宫,假此米饮而痛呕,呕后反觉上部稍宽,况有余之升降、疏补、通幽之法,是以前后二阴稍通,故小腹不觉并紧胀急也,药服颇合。第右脉如昨,左关、尺弦紧小数未平。肾为胃关,胃土壅滞,故胸中胀而兼疼,而食不贪也。厥阴不舒,郁结前阴。肾关不利,幽门难通。深虑复闭,闭则必结,结则必厥。当以和法开其上壅,佐以疏通下焦,仍不外乎升降一法。冀其二便通利,庶几可图。

十五日复诊方:小川连五分(姜汁炒)、制香附三钱(盐水炒)、淡茱萸二分、柴胡六分、小青皮八分、川楝子二钱(打碎)、黑山栀一钱半、黑丑(即牵牛)一钱半、小茴香一钱(盐水炒)、加藕汁半茶杯(冲)、血余灰八分(冲)。服此,知饥进粥,小便频滴渐稀,稍有约束。天明时大便成堆,毫不觉坠,出如平时。小溲亦增,却非涓滴可比。惟小腹下两傍少疼,尚欠柔软。至于大腹之胀、脐之突、面之浮俱已十去八矣。

又,复诊方:右脉虚奘,左关、尺弦细小数。固气养荣,兼理肝肾。俾二阴之气调匀,则气旺水充,肝木滋而相火不升。心不下荡,血自归经,而尿血可止矣。当加意图维,耐性静养斯可矣。生黄芪三钱(盐水炒)、丹参三钱、淮山药三钱(炒)、白芍一钱半(炒)、川楝子一钱半(研)、青皮八分、生益智八分、乌药一钱(盐水炒)、桑螵蛸二钱(炙)、血余八分(冲)、人中白六分(漂)。服前方,大便通畅,小便频滴又减,少腹两傍亦渐柔和不疼。复诊又以"四君子"加首乌、女贞、白芍、淡茱萸、杜仲、小茴香等服之。小便每次可杯许,大便日解带结,腰间疼已,食饮亦增。连进数剂,大为合宜。又以"四六君"佐养荣汤出入之,继以壮水滋木之法调理渐安。

3. 治虚劳尿血

《不居集·上集卷之十三·血证全书·淋血》

薛立斋治一人尿血,久用寒凉止血药,面色痿黄,肢体倦怠,饮食不甘,晡热作渴三年矣。此前药复伤脾胃,元气下降,而不能摄血也。盖病久郁结伤脾,用补中益气以补元气,用归脾汤以解脾郁,使血归经,更用加味逍遥以调养肝血,不月诸症渐愈,三月而痊。

《临证指南医案·卷六·疟》

朱(十五)。疟久后,阴伤溺血。炒焦六味加龟甲、黄柏。

《未刻本叶氏医案·方桉·滋肾丸》

年已望七。尿血腰痛,此非阴亏阳亢,乃无阴,阳无以化耳。熟地、天冬、川石斛、阿胶、龟版、稆豆皮。

《未刻本叶氏医案·方桉·苓桂术姜汤》

精泄后尿血,阴伤气失宣化耳。琥珀屑、细生地黄、粗木通、甘草梢、大黑豆皮、淡竹叶。

《未刻本叶氏医案·方桉·香山丸》

尿血脉微,年已花甲。此肾阴下夺,阳失其化,是以血从小肠而下,肾藏失封固之本也。紫巴戟、粉萆薢、黑豆皮、生菟丝子、淡苁蓉、鸡内金、大麋茸、明琥珀屑。

《叶天士医案精华·便血》

患溺血症,已三月矣。前用升补法不应。右脉涩无神,左关独弦,茎中作痛,下多血块,形色憔悴,又多嗳气。据脉论症,乃肝脾积热也。肝热则阴火不宁,而阴血自动。以血为肝脏所藏,而三焦之火,又寄养于肝也,故溺血,茎中作痛。脾热则湿气内壅,而生气不伸。以脾为湿土之化,而三焦之气,又运行于脾也。故时时嗳气,形色憔悴。法当益肝之阴,则火自平。利脾之湿,则气自和。生地、白芍、萆薢、丹皮、甘草、车前。

《扫叶庄医案·卷四·遗精淋浊尿血》

尿血即血淋,热遗小肠膀胱为多。今四肢不温,膝酸足软,天暖犹欲火烘,脉缓小弱。此系八脉不摄,以壮冲任督脉,佐以凉肝,乃复方之剂。鹿茸、鹿角霜、炒黑杞子、归身、生地、天冬。

《续名医类案·卷十二·溺血》

张路玉治徐中翰夫人,溺血两月不止。平时劳心善怒,有时恼怒则膈塞气塞,诸治不效,又进香薷饮一服。诊之,两手关尺俱弦而少力,两寸稍大而虚,遂疏异功煎方,令其久服,可保无虞。若有恼怒,间进沉香降气散,一切凉血滋阴咸宜远之。别后更医,究不出参、术收功耳。

内弟顾元叔溺血,溺孔不时酸疼,溺则周身麻木,头旋眼黑,而手足心常见发热,酸麻尤甚。脉来弦细而数,两尺搏坚。与生料六味,或加牛膝或加门冬,服之辄效。但不时举发,以六味合生脉,用河车熬膏代蜜,丸服而痊。

马元仪治顾逊昭，患溺血已三月，或屡与升补不应。诊其右脉虚涩无神，左关独弦，茎中作痛，下多血块，形色憔悴，又多嗳气，此肝脾积热之候也。肝热则阴火不宁，而阴血自动，以血为肝脏所藏，而三焦之火，又寄养于肝也，故溺血茎中作痛等症作矣。脾热则湿气内拥而生气不伸，以脾为湿土之化，而三焦之气，又运行于脾也，故时时嗳气，形色憔悴之候生矣。法当益肝之阴，则火自息，利脾之湿，则气自和，用生地、白芍、黄芩、萆薢、丹皮、甘草、车前，调理半载，痛定浊止而安。

钱国宾治广灵王，初右足拐外患毒，长八寸，横四寸，溺血如妇人之经，二月一来，自长流至点滴，约两铜盘，日夜方止，昏迷卧床，姜汤半月始生，病已二载，历治罔效。每临溺期，府中怖甚，脉沉细无力，右手少强。《经》云男子久病，右手脉盛者可治，因立法内治升提药。荣行脉中，卫行脉外，气引血行，自归经络而止。外用雄黄、儿茶、乳香、没药、血竭各三钱，麝香五分，朱砂二钱，百草霜一钱五分，共末，以真蕲艾作条，安绵纸上，散药一钱，搓成捻子，长八寸，以麻油蘸透，在无风处侧卧，患处朝上，燃捻离疮尺二许，觉热远些，如冷近些，日熏二次。一捻作三次用，内外分治，溺血竟止，其疮四月亦痊。

《李冠仙医案·包式斋治效》

包式斋患尿血二年未痊，后觅予诊治而愈。盖肾虚人也，偶然伤风，某医发散太过，转致喘不能卧者累日，急乃延余。余曰："咳出于肺，喘出于肾。肺肾为子母之脏，过散伤肺，母不能荫子，则子来就母，而咳变为喘，肾虚人往往如此。今已肾气上冲，脉来上部大，下部小，而犹以为风邪未尽。更加发散，无怪乎喘不能卧也。"与以都气全方，加紫衣胡桃肉三钱，纳气归肾，一药而愈。越三年后，又因伤风，某医仍肆发散致喘，不能卧者三日。又请予治，曰："此与前症无异，彼昏不知，子何毫无记性耶？"曰："因伊在舍诊病，偶贪顺便，不意至此。"予曰："无他，仍服前方可也。"其内因夫病着急，忽得笑症，终日哑哑不止，亦求予诊。其左关寸皆数甚，予曰："膻中为臣使之官，喜乐出焉。此肝火犯心包络也。"与犀角地黄汤加羚羊角，次日复请予至，则笑病一药而痊。而式斋则夜仍喘不得卧，惟下半夜稍平耳。余曰："异哉，何药之灵于当年，而不灵于此日哉。"细诊脉象，上部大，下部小，实属肾气不纳，毫无他疑。静思良久，因问："昨何时服药？"曰："晚饭后。"予曰："是矣。今可于晚饭前服药，当必有效。"次日问之，则喘气下，一夜安眠矣。伊问："何故？"曰："药本纳气归肾，饭后服药，为饭阻不能直达于肾，故上半夜全然不效，下半夜药性渐到，故稍平也。今于饭前服药，腹中空空，药力直达肾经，然后以饭压之，肾气岂有不纳者哉。"嘱其多服数帖，后加十倍为丸，常服。并嘱偶有外感，不可任医发散，其症乃不复发。盖尝览《石室秘录》陈氏假托乱方，直至岐伯、雷公、华佗、仲景，古之圣神，无不毕集，可谓怪诞。至其方药议论，亦甚平平，而大其制，一药必数两，一方必二斤。万难取法，惟其主意先分治法，则群书罕见，可称独得之奇。如教包式斋饭后服药，即内卧治法，是下治法也。是故医书汗牛充栋，而除《内经》《难经》，仲景《伤寒》《金匮》二书，无可疵议。其余则各有所偏，亦各有所得。惟在学者自知所取，而勿尚其偏而已。然则不读书固不可，而读书亦岂不贵善读哉。

《何澹安医案·尿血》

1）尿血溺痛，久延不痊，六脉无力。须标本兼顾。西党参、炒丹皮、萆薢、炒阿胶、湖藕、云茯苓、炒杞子、升麻、甘草梢。

2）尿血久缠，腰腹作痛，屡投利剂，气陷伤津，以致精神委顿，六脉细软。若不升清培补，恐交秋病剧。西党参、赤茯神、升麻、沙苑、木香、制於术、甘草梢、杞子、萆薢、藕节。

《王应震要诀·王震云先生诊视脉案·云间程氏绍南先生医案》

一少年初起便精，续得溺血。原生地、麦冬、赤神、丹参、山栀、人中白、阿胶、小蓟、茅根、金沙。

《张聿青医案·卷六·溲血》

左。尿血而不作痛。叠投壮水益肾，诸恙渐平无如平。素多湿，水得补而渐复，湿得补而渐滞，所以目眦带黄，而食不馨香也。急宜流化湿热。制半夏二钱，制香附一钱五分，大腹皮二钱，生熟薏仁各二钱，上广皮一钱，建泽泻一钱五分，西茵陈二钱，猪茯苓各二钱。又，小溲渐清，而面目尚带浮黄，还是气滞湿郁情形。前方去茵陈、香附，加於术、砂仁、玫瑰花、广藿香。

《孤鹤医案·八、淋浊》

1）症患尿血，太阳少血，皆肝脾阴络内伤，渗入下焦者也。脉浮大而数。养营为主,参用清络。生地四钱,川柏一钱半,泽泻一钱半,丹皮一钱半,归身二钱,阿胶二钱,猪苓一钱半,白芍一钱半,赤苓一钱半,淡竹叶一钱半。

2) 气不摄血,血无所归。归于厥阴则为尿血,随时发作,脉来弦大。培补为主,参以温宣。熟地六钱,肉桂三分,香附三钱,新会一钱,泽泻一钱半,枸杞二钱,归身二钱,杜仲二钱,阿胶二钱,胡桃二钱,芡实二钱。

《孤鹤医案·二十二、杂记》

久患溺血,气不摄阴。禀体本虚,近感暑邪。身热多汗,舌红作渴。右脉浮濡,左较细,并无数象。古人治暑未有不用补者。拟方酌进,参清暑益气法。人参一钱,麦冬三钱,枣仁三钱,葛根一钱半,新会一钱,灯心一札,生芪二钱,五味三分,柏子一钱半,滑石三钱,荷叶一角。

《剑慧草堂医案·卷下·女科尿血》

经来后期,崩漏尿血,是奇经冲任少贮,脉小弦。切宜调养。归身炭、生地炭、乌鲗骨、血余炭、川断、菟丝、陈棕炭、焦白芍、紫丹参、茜根炭、制香附、杜仲、茯神、莲房炭。复方:小溲滴滴,兼有尿血,脉小弦。谅系热迫膀胱,冲海受灼。西珀、生地、木通、赤芍、茜根炭、川断、车前子、小蓟、丹皮、草梢、泽泻、茯苓神、菟丝。

《陈莲舫医案·卷中·尿血》

董左。谨读证情当是尿血,与血淋诸症有别。考此证多属腑病,由小肠之热瘀注膀胱,惟病久而由腑及脏,心与小肠,肾与膀胱,本关表里,以故数年来溺血频仍,血色不一,紫黑鲜红,日夜无度。大致紫黑者出于管窍,鲜红者随溢随下,精溺管异路同门,势当混淆,甚至茎梗、毛际隐痛,或似精泄,或似溺进。至头眩目花,胁胀腰酸,亦为应有之义。心与肝同气,肾与肝又同源,从中肝邪尤为之煽烁。用药之义,腑泻而不藏,脏藏而不泻,极多牵制。照病处方,温气兼以潜阳,滋阴更须利窍,与中虚呃忒亦有照顾。九制熟地三钱,生甘草、东白芍、吉林须五分,熟甘草、冬葵子、安南肉桂四分、凤凰衣、木神、真西珀末四分、西赤芍、莲须、乱头发(肥皂水洗)乙团,黄绢三寸一方(化灰冲入)。

《丁甘仁医案·卷六·溲血案》

黄左。肝为藏血之经,脾为统血之脏。肝脾两亏,藏统失司,溲血甚多,小便频数,大便溏薄,舌中剥边黄腻,脉濡弦而数。阴无阳化,阳不生阴,膀胱宣泄无权,足肿面浮,脾虚之象见矣。拟归脾汤法引血归经,合滋肾通关丸生阴化阳。西洋参三钱,抱茯神三钱,紫丹参二钱,焦谷芽三钱,清炙黄芪三钱,炒枣仁三钱,茜草根炭一钱,焦白芍一钱五分,活贯众炭三钱,炒於术一钱五分,滋肾通关丸(包煎)二钱。

二诊:溲血有年,血色紫黑,少腹胀满,小溲频数。大便溏薄,内热心悸,耳鸣头眩,面色萎黄,腿足浮肿,脉左弦小而数,右濡弦。肝虚不能藏血,脾虚不能统血,血随溲下。色紫黑,少腹满,宿瘀尚未清也。前进归脾法合滋肾丸,尚觉合度,再从原方复入通瘀之品。前方去活贯众,加生草梢、蒲黄炭、琥珀屑、鲜藕。

三诊:溲血色紫,小溲频数,少腹酸胀,大便溏薄,兼有脱肛,头眩心悸耳鸣,腿足浮肿,两进归脾,病无进退,脾虚固属显然;小溲频数,少腹酸胀,肝热有瘀,亦为当不移之理。惟病本虽在肝脾,病标却在膀胱。《经》云:胞移热于膀胱,则病溺血。膀胱者,州都之官,藏津液而司气化。气化不行,则病肿满。肺者,膀胱水道之上源也。治肝脾不应,治膀胱不应,今拟清宣肺气,去瘀生新,下病上取,另辟途径,以观后效。西洋参三钱,抱茯神三钱,茜草根二钱,通天草一钱五分,川贝母二钱,炙远志一钱,紫丹参二钱,活贯众炭三钱,清炙枇杷叶(去毛、包)三钱,生草梢八分,另鲜车前汁、鲜藕汁各一两,炖温冲服。

四诊:昨投清宣肺气,去瘀生新之剂,溲血已减,小便亦爽,下病治上,已获效征。惟面浮足肿,脘腹作胀,纳谷减少,头眩心悸,大便不实。明系肝体不足,肝用有余,脾弱不磨,运化失其常度。急其所急,缓其所缓,又当从肝脾着手。肝为乙木,脾为戊土,脾虚木横,顺乘脾土,固在意中,则治肝实脾,下病治上,亦一定不移之法矣。生於术三钱,扁豆衣三钱,紫丹参二钱,荸荠梗一钱五分,远志肉一钱,云茯苓三钱,陈广皮一钱,生草梢八分,生熟苡仁各三钱,生熟谷芽各三钱,清炙枇杷叶(去毛、包)三钱。

五诊:溲血已止,小便不爽,足肿面浮,纳谷减少,脉尺部细小,寸关濡弦。此血虚肝气肝阳易升,脾弱水谷之湿不化也。血虚宜滋养,脾弱宜温燥，顾此失彼，动形掣肘。今拟健运中土，而化水湿。炒白术三钱，陈广皮一钱，炒神曲三钱，滋肾通关丸（包煎）三钱，连皮苓四钱，煨木香五分，谷麦芽各三钱，冬瓜皮（煎汤代水）一两，清炙草八分，春砂壳八分，炒苡仁三钱。

六诊：健运分消，肿仍不退，便溏口干不欲饮，面无华色，头眩耳鸣，纳谷减少，脉象尺部细小，寸关虚弦。血虚之体，肝阳易升，脾弱水谷之湿泛滥，欲扶脾土，须益命火，《经》所谓少火生气，气能生血，血不能自生，全赖水谷之精液所化。拟崇土渗湿法，再进一层。炒於术三钱，连皮苓四钱，煨木香五分，滋肾通关丸（包煎）一钱，红枣三枚，熟附片五分，陈广皮一钱，炒神曲三钱，焦苡仁三钱，清炙草四分，春砂壳八分，焦谷芽三钱，冬瓜皮五钱。

七诊：身半以下肿依然，胸闷纳少，大便溏泄，小便短少，口干不多饮，舌薄腻，脉象尺部细小，寸关濡弦无力。皆由肝肾阳虚，水谷之湿，生痰聚饮，横溢于募原之间。中气已虚，肝木来乘，气化不及州都，膀胱宣化无权也。再拟崇土渗湿，滋肾通关。前方去木香、神曲，加炒淮药、炒车前子。

《顾氏医案·淋症门》

1) 尿血三载，阴络大伤，理之极难。洋参、甘草梢、白丝绵灰、生地、血余炭、醋炒升麻、阿胶、藕节炭、白绵纸灰。

2) 跌伤阴络，溲难尿血，理之极难。生地、牛膝、草梢、归尾、阿胶、琥珀、血余、川柏。

4. 治湿热尿血

《续名医类案·卷十二·溺血》

一徽商，夏月过饮烧酒，溺血，或用辰砂益气散不效，服六味汤亦不效，张用导赤散三啜而愈。

《回春录·内科·血证》

祝氏妇，患溺血五六年矣，医皆作"淋"治。孟英诊视，脉弦数，苔黄口苦，头痛溺热。曰：是溺血也。法当清肝。与久淋当滋补者迥殊。病者极为首肯。盖其出路自知，而赧于细述，故医者但知其为淋也。

《邵氏方案·卷之御·淋浊》

肾阴虚而湿热重，初起小便混浊，继以尿血，病起三月余。姑与通因通用法。导赤散、萆薢、泽泻、西琥珀、丹皮。

《何澹安医案·尿血》

尿血兼浊，频解溺痛，左肋不和。恐有蓄血，此方暂服。川连、萆薢、瓦楞子、甘草、归须、赤苓、元胡索。

《张聿青医案·卷六·溲血》

倪（左）。小便浑浊如泔，有时带出血条，却不作痛。此肾虚而湿热袭入肾与膀胱。宜泄热利湿。海金沙三钱，当归炭二钱，川萆薢二钱，泽泻一钱五分，生地四钱，滑石块三钱，丹皮炭二钱，赤白苓各二钱，鲜藕三两（煎汤代水）。

二诊：尿血不止，尿管并不作痛。脉形细弱。肾虚湿热内袭，实少虚多之象也。炙生地四钱，当归炭二钱，蒲黄六分，牛膝炭三钱，炒萸肉一钱五分，生甘草三分，丹皮炭二钱，山药四钱，藕节炭三枚。

三诊：膀胱湿热稍化，血稍减少，小溲仍然浑浊。前法再进一筹。大生地四钱，当归炭二钱，蒲黄炭五分，沙苑（盐水炒）三钱，生山药三钱，丹皮炭二钱，牛膝炭三钱，炒萸肉一钱五分，淡秋石一钱，藕汁一杯（温冲）。

四诊：尿血渐减，脉亦稍缓。痛者为火，不痛者为虚。再益肾之阴。大生地三钱，粉丹皮一钱五分，白芍一钱五分，大熟地二钱，山药三钱，旱莲草三钱，炒萸肉一钱五分，泽泻一钱五分，潼沙苑三钱，藕节二枚。

五诊：尿血递减，尚未能止。脉象微数，肾虚而虚火内迫，再育阴泄热。大熟地四钱，炒五味三分，茯神三钱，旱莲草三钱，淡秋石一钱，大麦冬二钱，炒萸肉二钱，丹皮二钱，生山药三钱，白芍一钱五分，藕节炭三枚。

六诊：尿血渐退。再壮水益阴。生熟地各三钱，粉丹皮二钱，炒萸肉二钱，炙五味三分，麦冬三钱，杭白芍一钱五分，淡秋石二钱，生山药三钱，泽泻（盐水炒）三钱，藕节三枚。

七诊：尿血之后，肾阴不复。再壮水育阴。生熟地各三钱，生山药三钱，白芍一钱五分，大天冬二钱，党参三钱，生熟草各三分，炙五味三钱，泽泻一钱五分，大麦冬一钱五分。

八诊：溲血之症，原由肾水内亏，虚火郁结，迫损血分。前投壮水制火，诸恙得平，调理之计，自宜扩充前意。兹参入清养中上，以肺阴在上，而为水之上源也。西洋参二两，奎党参四两，生山药三两,生於术二两,炒萸肉一两,炒扁豆三两,云茯苓三两,川石斛四两,粉丹皮二两,肥玉竹三两,怀牛膝(盐水炒)三两,生熟地各二两,天麦冬各三两,甘杞子三两,白芍(酒炒)一两五钱,生熟草各五钱,当归炭一两五钱,女贞子(酒炒)三两,潼沙苑(盐水炒)三两,厚杜仲(盐水炒)二两,炒知母二两,泽泻一两,用清阿胶三两、龟板胶三两、鱼鳔胶二两、冰糖三两,四味溶化收膏,每日晨服一调羹。

某。尿血并不作痛。益元散、黑山栀、龙胆草、制香附、黄柏(盐水炒)、甘草梢、川萆薢、赤白苓、车前子、泽泻。

《剑慧草堂医案·卷中·淋浊(附溲血)》

1) 气虚湿胜,湿火下趋,膀胱溲浊尿血,脉濡弦。治以清渗。西珀三分,生地、苡仁、丹皮、橘红、半夏、益元散、小蓟、萆薢、泽泻、山栀、茯苓、佩兰、竹二青。

2) 湿火下趋,灼伤阴络,溲血并不刺痛,脉左弦。治以清泄。生地、山栀、川萆薢、泽泻、血余炭、生草、丹皮、茜根、苡仁、桑叶、赤白苓、银花、忍冬藤。肝肾下虚,龙相火炽。龙骨、桑叶、根地、知母、丹皮、茯苓、旱莲草、牡蛎、石决、龟板、川柏、萸肉、泽泻、白螺蛳壳三钱。

《马培之医案·风注》

湿热溺血。川萆薢三钱,车前子三钱,茯苓二钱,小蓟炭二钱,麦冬钱半,莲肉七粒,甘草梢四分。

5. 治危重尿血

《泻疫新论·卷下·治验》

一儿二岁。忽然尿血二行,面色青惨,乳哺不进,啼声不出,举身振颤。恐惶请治诊之。六脉沉伏,唇舌清洁,更无热候。以为此亦泻疫之变局,盖邪气伏于里,阳气郁壅不伸,热逼下焦血分之所致。与《外台》《崔氏》疗卒伤热往来尿血方。服后振颤顿止,啼声渐出。半时许,小溲清利,气宇稍加,乳哺嬉戏全复。常因忆去夏五月一儿七岁,雨后入渠中弄水,忽发腹痛。因请一医曰:胃中虚寒之候。与药数贴,服后痛益剧,且数登圊。家人视之,所下尽鲜血仓黄。请治。予诊之,通身冰冷,脉沉如丝,口渴好冷,唇舌洁净无胎。按其腹则痛滋益甚,展转不安床。予亦不解为何等症。意是邪犯血分之症也,因与桃仁承气汤数贴,痛稍减。翌日遂死。如此儿疑亦与彼儿同。因若不经前医之误治,则或可以得救疗焉。不堪遗憾,因并以记。

《竹亭医案·卷之四》

溧阳金元恺溺血成条几危治验。溧阳金元恺,年逾二旬,道光三年六月二十八。得溺血证,日三十余次,中夹血条,约长四五寸,去后茎管中始松。少顷或尿血,或纯鲜红血,忽又出血条如前,或努力睁出,尿管中渐松。顷之,觉管中空冷如冰,应心而疼。腰腿痠软,食饮无味,大便欲出不能。缘前阴之血去过多,后阴之肠燥不润耳。脉右细小乏力,左手反关,弦细小数。深虑神疲难支,议益气养水、去瘀生新之法,以冀转机。炙黄芪二钱,大熟地四钱,山药三钱(炒),丹皮一钱半(炒),炒黑蒲黄一钱半,炒黑荷叶二钱,丹参三钱,炮姜三分,炒黑柏叶四钱,炙甘草八分,血余五分(冲),人中白八分(漂淡)。服药三剂,据述溺血减半,食增便通,惟溺管中仍觉冷疼。细审之,炮姜三分未用,因药店人云,此物性热,故去之。甚矣!不知妙在此君,岂可不用乎。

又,七月初二方:进前方,溺血减半,脉仍细软无力。试思人身血有几何,而能当此之去血过多也,阴固亏而阳亦伤。血之瘀条尚有,茎中仍觉冷疼。人第知血之热,而不知虚冷而见瘀也,庸工焉能明此,近代惟薛立斋深得其旨。照方服之,毋得妄为增减。炙黄芪三钱,大熟地三钱,大生地三钱,丹皮一钱半,炒黑荷叶二钱,炒黑柏叶四钱,旱莲草二钱,降香一钱,炮姜三分,血余五分(冲),炙甘草八分,丹参四钱。服三帖,溺血十减其八,成条之瘀血顿止,惟有点滴未尽,茎中疼缓,溲出少有不爽,食饮渐增。再三剂,尿血止而安妥如常。后以气荣两补之法,未一月而精神渐复、食饮倍增而收全功矣。

第七节

便血(下血、后血)

便血,《内经》又称为"后血",即大便出血。但个别情形下亦可指小便出血。从广义来说,大便出血可包括所有大便见血之病症,故下血、血泄、肠风、脏毒亦有混称"便血"者。由于下血、血泄、肠风、脏毒等内容多与痢疾下血有关,故此处只选取指单纯性便血资料。

【辨病名】

便血在古籍中病名甚多，包括下血、肠风、肠澼、脏毒等。然本章节以单纯性大便下血的病名资料。

《脉症治方·卷之三·血门·诸血》："大便下血，即肠风下血也。"

《古今医鉴·卷之八·肠澼》："夫肠澼者，大便下血也，又谓肠风、脏毒是也。"

《素问吴注·黄帝内经素问第八卷·通评虚实论二十八》："便血，赤利也。"

《寿世保元·卷四·便血》："一论下血者，大便出血也。"

《明医指掌·卷三·诸血证二》："便血者，大便血也。"

《景岳全书·卷之三十贯集·杂证谟·血证》："盖便血者，大便多实而血自下也。"

《医学真传·便血》："便血，俗名肠红，血从大便出也。"

《伤寒大白·卷二·下血》："从大便出者，名便血。"

《文堂集验方·卷二·大小便症》："（大便血）血清色鲜者，肠风也。"

《素问识·卷三·通评虚实论篇第二十八》："故肠澼为总名，有等俗名肠风下血。有粪前来者，为近血。粪后来者，为远血。今兹肠澼便血，凡下血皆是。"

《难经疏证·黄帝八十一难经疏证卷下》："而便血，即血泄也。"

《类证治裁·卷之二·血症总论》："色稠红为结阴便血。"

《华佗神方·卷四·华佗治便血神方》："便血，一名肠风，又名肠红。其原为湿热相侵，或酒毒深结。"

【辨病因】

便血的病因包括外因、内因、不内外因等。

《太平圣惠方·卷第三十七·治大便下血诸方》："夫大便下血者，皆因五脏伤损，脏气既伤，则风邪易入。热气在内，亦大便下鲜血而腹痛。冷气在内，亦大便下血，色如小豆汁，出而疼时不甚痛。"

《太平圣惠方·卷第六十·治肠风下血诸方》："夫肠风下血者，由脏腑劳损，气血不调，大肠中久积风冷，中焦有虚热，冷热相攻，毒气留滞，传于下部，致生斯疾也。皆由坐卧当于风湿，醉后房劳，恣食猪鸡果实羊面，酒食之毒，滞于脏腑，脏腑停留毒气，日久不能宣通。风冷热毒，搏于大肠。大肠既虚，时时下血。故名肠风也。"

《普济方·卷三十七·大肠腑门·肠风下血》："夫肠风脏毒下血者，皆由饱食过度，房室劳损，坐卧当风，恣餐生冷，或啖炙爆，或饮酒过度，营卫气虚，风邪冷气，进袭脏腑。因热乘之，使血性流散，积热壅遏，血渗肠间。故大便下血，血清而色鲜者，肠风也。浊而色黯者，脏毒也。肛门射如血线者，虫蛀也。又有阳气不升，血随气降而下血者，下虚也。下血之脉，脉多洪大而芤。盖弦者劳也，芤者下血也。治疗之法，风则散之，热则清之，寒则温之，虚则补之。治法合宜，无不效者也。大便下血，或清或浊，或鲜或黑，或在便前，或在便后，或与泄物并下。此由内外有所伤感，凝停在肠胃，随气不通，亦妄行之类，故曰便血。方书以鲜血为肠风，瘀血为热毒，溅注为肠痔。受病之初，或因大肠有热毒，血潮于下；或因下虚而肠脏无脂膜，血得以渗入，及其久则成痼疾矣。亦时有所感触而发之。如遇热发则为瘀血，遇寒发则为清鲜，遇湿发则为豆汁，血色亦因而转，不可拘以一说。"

《普济方·卷三百八十九·婴孩诸血痔疾门·总论》："夫大便血者，大肠热结，损伤所为也。脏气既伤，风邪自入。或蓄热或积冷，或湿毒传于脾胃，或疳食伤于脏腑。因兹冷热交击，疳湿互作，致动血气，停留于内，凝涩无归，渗入肠中，故大便下血也。又有或腹胀，冷气在内攻冲，亦令大便下血。又因风冷乘虚，客入脾胃，或瘀血肠胃，湿毒一如豆汁。又疳伤于脏，亦能便血。若上焦心肺积热，流注大肠，亦令大便下血也。"

《丹溪心法·卷二·肠风脏毒二十五》："肠胃不虚，邪气无从而入。人惟坐卧风湿，醉饱房劳，生冷停寒，酒面积热，以致荣血失道，渗入大肠，此肠风脏毒之所由作也。挟热下血，清而色鲜，腹中有痛；挟冷下血，浊以色黯，腹中略痛。清则为肠风，浊则为脏毒。"

《医方选要·卷之八·诸血门》："盖便血乃脏

腑积滞，湿热之毒而成也。或因气郁，酒色过度，及多食炙煿热毒之物，或风邪入胃，或七情六淫所伤，使血气逆乱，荣卫失度，皆能令人下血。"

《明医指掌·卷三·诸血证二》："便血者，大便血也。多因饮食起居，或六淫七情致伤，令元气亏损，阳络外伤而然也。"

《古今医鉴·卷之八·肠澼》："夫肠澼者，大便下血也，又谓肠风、脏毒是也。皆由饱食炙煿生冷酒色，并伤坐卧当风，荣卫气虚，风斜冷气进袭脏腑，因热乘之，血渗肠间。肠风邪气入脏，脏毒是脏中积毒。"

《寿世保元·卷四·便血》："一论下血者，大便出血也。乃脏腑蕴积湿热之毒而成。或因气郁，酒色过度，及多食炙煿热毒之物；或风邪之冒，或七情六淫所伤，使气血逆乱，荣卫失度，皆能令人下血。"

《医学研悦·病机要旨卷之五·八节之风考》："便血，大便出血也。虽有先粪后粪，总由七情六淫，酒色炙煿，致伤肠胃也。"

《证治汇补·卷之八·下窍门·便血》："盖因邪犯五脏，内伤三阴。或循经之阳血，阻结不和，漏泄于外；或居络之阴血，着留不运，僻裂而出。""皆由七情六淫，饮食不节，起居不时。或坐卧湿地，或醉饱行房，或生冷停寒，或酒面积热，触动脏腑。以致荣血失道，渗入大肠。"

《冯氏锦囊秘录·杂症大小合参卷十三·方脉肠风脏毒合参》："肠胃本无血，而有下血者，大肠之病也。大肠何以病下血，邪以感之也。盖阴络不伤，肠胃不虚，虽有外邪，亦不能患，惟醉饱房劳，坐卧风湿，恣啖生冷，以致湿热阴络受伤，外邪得以乘之。"

《验方新编·卷二十·妇科产后门·大小便血论》："至于大便便血，或因饮食起居失宜，或因六淫七情过极，至元气亏损，阴络受伤也。"

《不知医必要·卷二·血症》："凡人身之血，半随冲任而行于经络，半行于脉外而充肌腠皮毛。若外有所感，内有所伤……从下而走，则为大小便血。"

一、外因

外因包括外感六淫、运气失常。

（一）外感六淫

外感六淫包括风、寒、暑、湿、燥、火。

1. 风

《黄帝内经素问·太阴阳明论》："阳受之则入六腑，阴受之则入五脏。入六腑，则身热不时卧，上为喘呼。入五脏则䐜满闭塞，下为飧泄，久为肠澼。"

《医学入门·外集卷四·杂病分类·内伤类》："原因伤风犯胃飧泄，久而湿毒成癖，注于大肠，传于少阴，名曰肠癖，俗呼血箭。因其便血即出有力，如箭射之远也。又有如筛四散漏下者。"

《类经·十五卷·疾病类·风证》："久风不散，传变而入于肠胃之中，热则为肠风下血。"

《素问灵枢类纂约注·卷中·病机第三》："久风入中，则为肠风（便血）、飧泄。"

《伤寒经解·卷二·太阳经下篇》："脉浮为风，脉滑为热，风热入中，则为便血。"

《华氏中藏经·卷上·论大肠虚实寒热生死逆顺脉证之法第二十九》："又风中大肠则下血。"

2. 暑

《扁鹊心书·卷下·下血》："暑中于心，传于小肠，故大便下血。"

《内经博议·卷之二·病能部·少阳岁气病疏》："暴热销铄者，溽暑使然矣。少腹痛，下沃赤白者，二肠络为阳明、太阳，故俱受暑也。若相火在下而不升，则必内乘三焦，而伤血分。民病注泄赤白，少腹痛溺赤，甚则便血者，即今所谓时行痢也。血便有痢纯血与尿血之证，皆病在中下二焦。而内伤血分使然也，此所谓在泉也。"

（二）运气失常

《史载之方·卷下·治痢诸方》："己卯、己酉年，土运不足，然木受天刑，必难相犯，忽于岁中风湿交争，痢之所作，其鬼在脾，卯年宜有此候，酉年差减，若有此疾，治之亦同，辛卯、辛酉年，水运不足，反与土同化，而岁水不及，火化妄行，与土相持，胜热客于胃，多下赤痢，忽作便血，土胜则溽火而注下赤白，是岁若有痢疾之生，一起于心，一起于脾。"

《普济本事方·卷第五·肠风泻血痔漏脏毒·槐花散》："《巢氏病源》论肠澼为痔，久因饱食过度，房室劳损，血气流溢，渗入大肠，冲发于下，时便清血，腹中刺痛，病名脉痔。"

《素问要旨论·卷第五·六步气候变用篇第六·所在傍通》："巳亥岁，下徵，火胜，则焰明郊野,寒热更至,民病注泄赤白,少腹痛,溺赤,甚则便血。"

《普济方·卷六·五运六气图·六气时行民病证治》:"阳明司天,少阴在泉。病者中热,面浮鼻鼽,小便赤黄,甚则淋;或疠气行,善暴仆振栗,谵妄寒疟,痈肿便血。"

《运气易览·卷之二·六气时行民病证治》:"四之气,太阳寒水,加临太阴湿土,此下土克上水,民病暴仆,振栗,谵妄,少气咽干,引饮,心痛,痈肿,疮疡,寒疟,骨痿,便血。"

《黄帝内经素问集注·卷八·六元正纪大论篇第七十一》:"岁半以后,乃少阴君火主气,反为寒湿相加,故民病振栗谵妄,嗌干便血等证。"

《素问悬解·卷十一·运气·气交变大论》:"岁金不及,炎火乃行,生气乃用,长气专胜,庶物以茂,燥烁以行,上应荧惑星,民病肩背瞀重,鼽嚏,便血注下。"

《素问悬解·卷十二·运气·至真要大论》:"岁少阳在泉,火淫所胜,则焰明郊野,寒热更至,民病少腹痛,注泄赤白,溺赤,甚则便血。少阴同候。少阳在泉,火淫所胜,则肺金被克,故民生金败之病。少腹痛,注泄赤白,溺赤便血,皆相火刑金,阳明大肠失敛之证也。""太阴在泉,湿淫所胜,则肾水被克,故民生水败之病。肾开窍于二阴,土湿脾陷,肝血不升,故二阴下血。"

《素问悬解·卷十三·运气·六元正纪大论》:"四之气,寒雨降,病暴仆,振栗谵妄,少气嗌干引饮,骨痿便血,痈肿疮疡,及为心痛疟寒之疾。"

《松峰说疫·卷之六运气·六气天时民病·卯酉之岁》:"四之气,寒雨降(太阳用事于湿土之时)。民病暴仆振栗,谵妄少气,嗌干引饮,及为心痛,痈肿疮疡,寒疟骨痿便血。"

《医学指要·卷二·运气论》:"水用事于湿,土王时,寒雨降,四气后,在泉君火所主,而寒水临之,水火相犯,人病暴仆、振栗、谵妄、嗌干、心痛、痈疮、疟疾、骨痿、便血。"

《医门补要·卷下·附载五运六气全图要诀·巳亥二年六气主客图》:"子午二年少阴君火司天,主病胸烦,喉干胁痛,皮肤痛,喘咳,失血便血""辰戌二年太阳寒水司天,主病善悲,疮疡心痛,失血鼻衄,便血眩仆,善噫喉干,胸腹满,肘挛

腋肿。太阴湿土在泉,主病饮积心痛,耳聋喉肿,喉痹,便血,溺闭,腹肿痛,头痛,腰膝痛难动,足肚痹。"

二、内因

内因包括七情内伤、饮食失节等。

1. 七情内伤

《诸病源候论·妇人杂病诸候》:"劳伤经脉则生热,热乘于血,血得热则流散,渗入于大肠,故大便血也。"

《三因极一病证方论·卷之九·便血证治》:"病者大便下血,或清或浊,或鲜或黑,或在便前,或在便后,或与泄物并下,此由内外有所感伤,凝停在胃,随气下通,亦妄行之类,故曰便血。"

《内经博议·附录·张子和九气感疾论》:"悲气所至,为阴缩筋挛,为肌痹脉痿,男为数便血。"

《四圣悬枢·卷三·痘病解第三·少阴经证》:"水寒土湿,风木郁陷,疏泄不藏,是以便血。"

《四圣悬枢·卷三·痘病解第三·厥阴经证》:"血藏于肝,谷消于脾,土败木贼,风令疏泄,脾伤则清谷不止,肝伤则便血不收。"

2. 饮食不节

《黄帝内经灵枢·百病始生》:"卒然盛食多饮则脉满,起居不节,用力过度,则络脉伤,阳络伤则血外溢,外溢则衄血,阴络伤则血内溢,内溢则便血。"

《石室秘录·卷二乐集·敛治法》:"下血之症,多因好酒成病。"

《未刻本叶氏医案·方桉·还少丹》:"癖积便血,此饥饱伤及脾胃所致。"

三、不内外因

不内外因包括失治误治、毒邪侵袭等。

1. 失治误治

《伤寒论·辨太阳病脉证并治中第六》:"太阳病,以火熏之,不得汗,其人必躁;到经不解,必清血,名为火邪。"

《伤寒溯源集·卷之一·太阳上篇·中风证治第一》:"太阳中风,不用汗解,以火熏逼而终不得汗。阳邪被火,热郁愈甚,其人必烦躁不宁。至七日以上,行其经尽之时,当解而不得解,则热邪必入里而内伤阴血,火热煎逼,故溢入肠胃,下行

而圊血也。"

《伤寒贯珠集·卷二·太阳篇下·太阳救逆法第四》："太阳表病,用火熏之,而不得汗,则邪无从出。热气内攻,必发躁也。六日传经尽,至七日则病当解。若不解,火邪迫血,下走肠间,则必圊血。圊血,便血也。"

2. 毒邪侵袭

《奇效良方·疮诊论卷之六十五·论疮痘初出证第一·论杂病第四》："疮疹病后,余毒不解,毒热入胃,令儿便血。"

《冯氏锦囊秘录·痘疹全集卷二十三·腹痛》："更有毒气弥蔓,阳毒入胃,是以便血无度。"

《验方新编·卷二十二·痧症·痧变吐血鼻衄便红》："痧毒流于大肠则大便血。"

3. 其他

《黄帝素问直解·卷之一·阴阳别论第七篇》："血乃阴属,故结阴者,便血一升,瘀血去而阳气和。若阳气不和,仍为阴结之病,而便血一升,是再结二升也。瘀血去而阳气不和,仍为阴结之病,而便血一升,是三结三升也。"

《医经原旨·卷四·疾病第九·阴阳》："阴主血,邪结阴分则血受病,故当便血。其浅者便血一升,则结邪当解;若不解而再结,以邪盛也,故便血二升;若又不解,则邪为尤甚,故曰'三结三升'也。"

【辨病机】

便血的病机包括湿热蕴结、经络损伤、脏腑虚损、火毒壅盛等。

一、概论

《轩岐救正论·卷之五·治验医案下·诸失血》："便血固主大肠,有属风邪下陷者,有属郁火侵脾者,有属湿热伤脾者,有属积热滞下者此皆阴火烁血而下行也又有热入血室。"

《冯氏锦囊秘录·杂症大小合参卷十三·便血(儿科)》："至于常人便血者,因脏气衰弱,风邪乃入,是以或积冷蓄热,或湿毒传于肠胃,冷热交攻,损伤血气,渗入肠中而便血也。亦有上焦心肺积热,流注大肠而便血者。"

《张氏医通·卷十一·婴儿门上·摇头便血》："便血者,风木摇动,则土受凌虐而不能统血也。或因乳母恚怒,风热炽盛,肝木伤脾,使清阳不升。亦有风邪侵入大肠者。"

二、湿热蕴结论

《明医指掌·卷一·病机赋》："便血者,湿热乘于大肠也。"

《万病回春·卷之四·失血》："便血者,大便出血,脏腑蕴积湿热也。"

《杂病源流犀烛·卷十七·诸血源流》："肠澼者,东垣谓为水谷与血,另作一派,如唧筒涌出也。长夏湿热太甚,正当客气盛而主气弱,故肠澼之病甚也。""肠风者,肠胃间湿热郁积,甚至胀满而下血也。"

《医学妙谛·卷中·杂症·便血章》："便血不外风淫肠胃、湿热伤脾二义。"

三、经络损伤论

《诸病源候论·妇人杂病诸候四·大便血候》："劳伤经脉则生热,热乘于血,血得热则流散,渗入于大肠,故大便血也。"

四、脏腑虚损论

《诸病源候论·解散病诸候·解散大便血候》："将适失度,或取热,或伤冷,触动于石,冷热交击,俱乘于血,致动血气,血渗入于大肠,肠虚则泄,故大便血。"

《诸病源候论·血病诸候·大便下血候》："此由五脏伤损所为。脏气既伤,则风邪易入,热气在内,亦大便下血,鲜而腹痛。冷气在内,亦大便血下,其色如小豆汁,出时疼而不甚痛。"

《太平圣惠方·卷第六十·治肠风下血诸方》："夫肠风下血者,由脏腑劳损,气血不调,大肠中久积风冷,中焦有虚热,冷热相攻,毒气留滞,传于下部,致生斯疾也……风冷热毒,搏于大肠,大肠既虚,时时下血,故名肠风也。"

《太平圣惠方·卷第六十·治积年肠风下血不止诸方》："夫积年肠风下血不止者,由人气血衰弱,脏腑虚怯,或饮食劳损,或毒气风邪蕴蓄在脏腑,流注于大肠,大肠既虚,下血,致面色萎黄,四肢消瘦,或累月连年,诸医不瘥,故曰积年肠风下血也。"

《灵素节注类编·卷八·内伤诸病·血枯》：

"肝伤,故目眩而唾血、便血。"

《医述·卷六·杂证汇参·血证》:"下血由气虚肠薄,故血渗入而下出也。"

《〈内经〉运气病释·〈内经〉运气病释八》:"肺与大肠为表里,气不下摄,则为便血、注下。"

五、火热壅盛论

《注解伤寒论·卷六·辨厥阴病脉证并治法第十二》:"厥阴肝主血,后数日热不去,又不得外泄,迫血下行,必致便血。"

《圣济总录·卷第一百四十三·久痔》:"肠风下血者,肠胃有风,气虚挟热。血得热则妄行,渗入肠间,故令下血。"

《素问玄机原病式·六气为病·热类》:"血泄,热客下焦,而大小便血也。"

《黄帝素问宣明论方·卷一·诸证门·诸证标目》:"心热内掣,阴阳之结,四肢浮肿,便血不已。"

《丹溪手镜·卷之中·下血》:"肺受风热,传下大肠,名肠风。"

《普济方·卷一百十九·积热痼冷门·诸热》:"心火有余而妄行,上为咳血衄血,下为大小便血。"

《奇效良方·疮诊论卷之六十五·论疮痘初出证第一·论杂病第四》:"气不通,又热毒之气壅盛,毒在肠中,则血渗入肠,为便血。"

《古今医统大全·卷之十三·伤寒门(上)·证候》:"冲脉得热,血必妄行。男子则为下血谵语。"

《万病回春·卷之七·小儿杂病》:"便血者,热传心肺也。"

《景岳全书·卷之三十贯集·杂证谟·血证》:"大便下血,多由肠胃之火。"

《医方集解·祛寒之剂第十·四逆汤》:"热在后而不退,则阳过胜而阴不能复,遂有喉痹、便血等证。"

《石室秘录·卷六(数集)·内伤门》:"盖降火则火引入脾而流入于大肠,必变为便血之症。"

《辨证录·卷之三·血症门》:"人有大便出血者,或粪前而先便,或粪后而始来,人以为粪前来者属大肠之火,粪后来者属小肠之火,其实皆大肠之火也。"

《症因脉治·卷首》:"(论《内经》《金匮》阴虚阳虚症因各别治法不同)又阳明大肠有火,而发肠红便血,下脱之血也。"

《伤寒经解·卷七·厥阴经全篇》:"若呕厥而烦满者,厥阴之邪本重,上逆而呕,内壅而烦满,则阳邪偏盛,肝经血热,必至便血也。"

《伤寒贯珠集·卷八·厥阴篇·厥阴诸法》:"凡病上行极者,必下行主血,而病为热。血为热迫,注泄于下,则其后必便血也。"

《伤寒医诀串解·卷六·厥阴篇》:"少阳枢转不出,胸胁烦满者,阴阳并逆,不得外出。内伤阴络,其后必便血。热邪内陷为便血。""厥少热多,阳气太过,阴血受伤,其后必便血。以厥阴主包络而主血。"

《笔花医镜·卷二·脏腑证治·肺部》:"便血者,肺与大肠相表里,火迫血行也。"

《伤寒论述义·卷四·血热瘀血》:"有热陷入里,及阴变阳,而便血。"

《验方新编·卷十·小儿科杂治·初生大小便出血》:"男子热入于肺,故大便血。"

《重订广温热论·第二卷·验方妙用·清凉法》:"热在胃肠之候:便血,便脓血。"

《华氏中藏经·卷上·论大肠虚实寒热生死逆顺脉证之法第二十九》:"热极则便血。"

《顾松园医镜·卷十五·数集·大便血》:"盖气为阳,血为阴,邪热结于阴分,故当便血。"

六、脏腑受邪论

《针灸甲乙经·卷十一·足太阴厥脉病发溏泄下痢第五》:"肠中有寒热,泄注肠澼便血。"

《圣济总录·卷第九十七·结阴大便血》:"夫邪在五脏,则阴脉不和,阴脉不和,则血留之。结阴之病,以阴气内结,不得外行,血无所禀,渗入肠间,故便血也。"

《普济方·卷六·五运六气图·金柜十全五泄论》:"若小肠泄不已,变而为肠澼。肠澼不已,变而为脏毒。脏毒不已,变而为前后便血。"

七、阴虚便血论

《黄帝素问直解·卷之三·通评虚实论第二十八篇》:"热气盛而血溢肠外,则便血""肠澼便血,则阴虚于内,身热则阳虚于外。"

《黄帝素问直解·卷之七·六元正纪大论第七十三篇》："阳虚则骨痿，阴虚则便血。"

《伤寒论纲要·辨太阳病脉证并治法中》："阴虚阳盛，遂至便血。"

八、中焦虚寒论

《四圣心源·卷四·劳伤解·便血》："便血之证，亦因水土寒湿，木郁风动之故。"

《素问悬解·卷十一·运气·气交变大论》："肺与大肠表里，大肠失敛，故便血注下。"

《金匮悬解·卷二·外感·五脏风寒》："小肠有寒者，肝脾湿陷，下重而便血。"

《金匮悬解·卷八·内伤杂病·吐衄下血瘀血》："便血之证，总缘土湿木遏，风动而疏泄也。其木气沉陷而风泄于魄门，则便近血，其木气郁冲而风泄于肠胃，则便远血。"

《素问绍识·卷第二·宣明五气篇第二十三》："小肠有寒者，其人下重便血。"

九、其他

《伤寒论汇注精华·卷六·辨厥阴病脉证篇》："厥阴病多有便血者，以厥阴主包络而主血也。"

《邹氏寒疫论·续寒疫痢证》："便血者，血海之血下渗也。"

【辨病证】

一、辨症候

辨症候包括辨外感内伤、辨脏腑、辨虚实、辨寒热等方面。

1. 辨外感内伤

《普济方·卷三十七·大肠腑门·肠风下血》："人之滋养一身，惟气与血，血为营，气为卫。营行行脉中，卫行行脉外。故心主血，肝藏之，而脾为之统。贵于气顺则血调。若内因七情，并酒食所伤，外为四气相干，则血气逆乱，营卫失度，皆能令人下血。若风入肠胃者，其脉浮，下血必在粪前，是名近血。停积于大肠者，其脉沉滞，血在粪后，又名远血。脏寒者其脉沉微，下血无痛。积热者其脉洪数，纯下鲜血，甚则鲜血多而不止。兼痛伤湿者。脉沉而迟，下血如豆汁，令人面无颜色，时寒时热，脉浮弱按之绝者，下血也。"

《古今医鉴·卷之八·肠澼》："肠风下血，必在粪前，是名近血；色清而鲜，其脉必浮，宜败毒散主之……肠风者，邪气外入，随感随见，所以其色清也。"

《类证治裁·卷之七·便溺血论治》："（肠风）血清色鲜，远射四散如筛，风性疏也。经言：久风入中，则为肠风飧泄。"

《医学入门·外集卷四·杂病分类·内伤类》："便血须先分内外，自外感得者，曰肠风，随感随见，所以色鲜，多在粪前，自大肠气分来也；自内伤得者，曰脏毒，积久乃来，所以色黯，多在粪后，自小肠血分来也；又有不拘粪前后来者，气血俱病也。皆因七情六淫、饮食不节、起居不时，或坐卧湿地，或醉饱行房，或生冷停寒，或酒面积热，以致荣血失道，渗入大肠。"

2. 辨脏腑

《诸病源候论·血病诸候·大便下血候》："前便后下血者，血来远；前下血后便者，血来近。远近者，言病在上焦、下焦也。令人面无血色，时寒时热。"

《太平圣惠方·卷第七十二·治妇人大便下血诸方》："若前便后下血者，血来远；前下血后便者，血来近。远近者，言病在上焦、下焦也。"

《证治准绳·杂病第三册·诸血门·诸见血证》："下而为便血、溺血者有之，肾肝受邪也。"

《景岳全书·卷之三十贯集·杂证谟·血证》："盖大肠、小肠皆属于胃也。但血在便前者，其来近，近者，或在广肠，或在肛门；血在便后者，其来远。远者，或在小肠，或在于胃。虽血之妄行，由火者多，然未必尽由于火也。故于火证之处，则有脾胃阳虚而不能统血者，有气陷而血亦陷者，有病久滑泄而血因以动者，有风邪结于阴分而为便血者。大都有火者多因血热，无火者多因虚滑。故治血者，但当知虚实之要。"

《证治汇补·卷之八·下窍门·便血》："先血后便，此近血，也由手阳明随经入肠渗透而出也。先便后血，此远血也，由足阳明随经入胃，淫溢而下也。""右关沉紧，是饮食伤脾，不能摄血而下走也。右寸浮洪，是积热肺经，下传大肠而便血也。"

《医学指要·卷五·诸血指要》："凡下血先见血后见便为近血，自大肠来。先有便后见血为远血,自肺胃来。"

《医学入门·内集卷一·脏腑·脏腑条分》:"便血有远近者,肠系心肾膀胱故也。"

《未刻本叶氏医案·方桉·安蛔丸》:"脉迟,便血,心中嘈杂,由操劳使然,伤在心脾。"

3. 辨虚实

《赤水玄珠·第九卷·血门·诸见血癥总论》:"便血清者属营虚有热,浊者属热与湿,色鲜者属火,黑者火极,血与滞物并下者属有积,或络脉伤也。"

《罗氏会约医镜·卷十四·妇科(上)·经脉门》:"凡血之色,浓而多者,血之盛也;淡而少者,血之衰也,此固易知者也。至于紫与黑,辨之不真,有如冰炭。紫而红者,或成片成条,是皆新血妄行,多由内热而然。若紫而黑者,或散或薄,或沉暗色败等象,多以真气内损,必属虚寒。由此而甚,或如屋漏水,或如腐败之宿血,是皆紫黑之变象也。"

《医学指要·卷五·诸血指要》:"便血清者属营虚有热,浊者属热与湿,色鲜者属火,色黑者火极。"

《类证治裁·卷之二·血症总论》:"凡血色鲜浓者属火,紫黑者火极;晦淡无光者,阳衰不能摄阴。"

4. 辨寒热

《伤寒绪论·卷下·便脓血》:"便血有阴阳冷热之不同,若便脓血,则皆湿热无疑。昔人有言,见血无寒,又言血热妄行,则知下血属热者,十常八九,间有一二属寒者,阳证内热则下鲜血,阴证内寒则下瘀血,若紫黑成块,或如豚肝,及下血水多者,皆难治也。"

二、辨色脉

辨色脉包括辨色泽和辨脉象。

1. 辨色泽

《太平圣惠方·卷第七十二·治妇人大便下血诸方》:"妇人面无血色,时寒时热,脉浮弱,按之绝者,为下血也。"

《古今医统大全·卷之八十八·幼幼汇集(上)·面部杂病证》:"唇白主吐涎呕逆,亦主吐血便血。"

《四诊心法要诀·四诊心法要诀(上)》:"恍白者,浅淡白色也,主大吐衄、下血。"

2. 辨脉象

《脉经·卷七·病发汗吐下以后证第八》:"其脉浮而滑者,必下血。"

《脉经·卷八·平惊悸衄吐下血胸满瘀血脉证第十三》:"脉浮弱,手按之绝者,下血。""寸口脉微而弱,气血俱虚,男子则吐血,女子则下血。"

《脉经·卷十·上阳跷阴跷带脉》:"尺中芤,下血。"

《诸病源候论·血病诸候·大便下血候》:"脉浮弱,按之绝者,下血。"

《太平圣惠方·卷第一·平关脉法》:"关脉芤,大便下血。"

《史载之方·卷上·诊失血》:"心脉芤而肺脉软沉,尺脉沉伏,微微带紧,肠风下血。""胃脉轻弦而濡,此三焦血泛,胃虚下血。"

《史载之方·卷上·诊失血》:"六脉如常,心脉动,肾脉搏而沉,又细而数,血泄,或溺血,便血。"

《类证活人书·卷第二·脉穴图》:"关上芤,大便血。""尺中洪,主大小便血。"

《伤寒直格·卷上·论脉·七表》:"尺芤则大便血。"

《察病指南·卷中·辨七表八里九道七死脉·七表脉》:"右手尺内脉芤,主大肠血痢或下血。"

《诊家枢要·脉阴阳类成》:"尺洪,腹满,大便难或下血。"

《古今医统大全·卷之四十二·血证门·脉候》:"太阴脉芤主下血。"

《订正太素脉秘诀·卷上·五脏见浮者主病》:"肝部浮,主肝虚,中风瘫痪,筋脉拘挛,面痛牙痛,肠风下血。"

《丹溪手镜·卷之中·下血》:"下血脉浮弱,按之绝者,下血。因荣卫之气妄行,在春夏为溢上,在秋冬为泄下,左脉洪大伏毒下血;脉虚而数,毒者暑也。内热下血,关后沉数。肺受风热,传下大肠,名肠风。先因便结而后下血,右尺脉浮,食毒物积于肠中,血随粪下,遇食则发,名藏毒下血,脉见积脉。"

《证治汇补·卷之八·下窍门·便血》:"尺脉芤涩,关脉微缓,俱为便血。"

《脉贯·卷六·数脉（阳）》："尺数大便涩，有力则为痔、为漏、为肠风便血。"

《四诊抉微·卷之七·切诊·芤（阳中阴）》："尺芤，大便血。"

《脉确·芤革》："尺部崩淋便血流。"

《灵素节注类编·卷四上·四诊合参总论·经解》："微滑者，气热动血而妄行，上为鼻衄，下为便血。"

《类证治裁·卷之七·便血论治》："其结阴便血，脉必虚涩。"

《脉诀乳海·卷三·又歌曰》："尺脉洪大，小便秘涩，便血脚酸。"

《脉诀乳海·卷四·歌曰》："沉而滑为下血。"

三、辨吉凶

《黄帝内经素问·大奇论》："肾脉小搏沉，为肠澼下血，血温身热者，死；心肝澼，亦下血，二脏同病者，可治。"

《黄帝内经素问·通评虚实论》："问曰：肠澼便血何如？答曰：身热则死，寒则生。"

《黄帝内经灵枢·玉版》："腹胀便血，其脉大时绝，是二逆也。"

《脉经·卷四·诊百病死生诀第七》："腹胀满便血，脉大时绝，极下血；脉小疾者，死。"

《脉经·卷七·热病十逆死证第二十一》："热病，呕且便血，夺形肉，身热甚，脉绝动疾，四逆见，死。""热病，腹胀便血，脉大，时时小绝，汗出而喘，口干舌焦，视不见人，七逆见，一旬死。""热病，身热甚，脉转小，咳而便血，目眶陷，妄言，手循衣缝，口干，躁扰不得卧，八逆见，一时死。"

《儒门事亲·卷十·〈金匮〉十全五泄法后论》："凡脏血便血，两手脉俱弦者死绝，俱滑大者生，血温身热者死。"

《金匮钩玄·卷第二·下血》："脉沉小流连或微者，易治。脉浮大洪数者，难愈。宜滑不宜弦。"

《普济方·卷一百四十八·时气门·总论》："病者便血，口中干，一日半而死。脉代者，一日死。"

《奇效良方·疮诊论卷之六十五·论疮痘初出证第一·论杂病第四》："若便血疮陷无脓者，死。"

《济阳纲目·卷二十二上·泄泻滞痢·论五泄之变无湿不成》："凡脏血便血，两手脉俱弦者死绝，俱滑大者生，血温身热者死。"

《诊宗三昧·逆顺》："吐血衄血下血，芤而小弱为顺，弦急实大者逆。"

《证治汇补·卷之八·下窍门·便血》："脉小留连者生，数疾浮大者死。"

《冯氏锦囊秘录·杂症大小合参卷十三·方脉肠风脏毒合参》："凡下血身凉血寒者生，身热血温者死。"

《张氏医通·卷十二·婴儿门下·失血》："若下血不止，昏睡不醒者危。"

《顾松园医镜·卷八御集·痢》："肠澼便血，身热则死。"

《医经原旨·卷六·疾病第十三·肠澼》："便血，赤利也。身热者，阳胜阴败，故死；寒则荣气未伤，故生。"

《医经原旨·卷六·疾病第十四·五逆》："腹胀便血，阴病也，脉大时绝，孤阳将脱也，故为二逆。"

《医学指要·卷三·二十八脉指要》："凡失血下血，久嗽久病之人，俱忌洪脉。"

《灵素节注类编·卷八·病邪胜负传变·五逆五夺》："腹胀便血，阴阳两伤，其脉反大，是真脏脉现，绝则气绝也。"

《素问绍识·卷第四·大奇论篇第四十八》："下血家脉静身凉者愈，身热则阴阳离绝，故死。"

《医学真传·便血》："便血，俗名肠红，血从大便出也。或在粪前，或在粪后，但粪从肠内出，血从肠外出。肠外出者，从肛门之宗眼出也。此胞中血海之血，不从冲脉而上行外达，反渗漏于下，用力大便，血随出矣。此病初起，人多不觉；及至觉时，而身体如常，亦玩忽不治，即或治之，无非凉血清火，暂止复发，数年之后，身体疲倦，恣投药饵，总不除根，遂成终身之痼疾矣。痼疾虽成，不致殒命。其治法总宜温补，不宜凉泻；温暖则血循经脉，补益则气能统血。初便血时，治得其宜，亦可全愈；若因循时日，久则不能愈矣。"

《望诊遵经·卷下·诊血望法提纲》："便血浅褐色者已重，深褐色者尤重，褐色变黑者极重。"

《温疫明辨歌诀·辨温疫夹亡血》："便血如注身热除，神昏舌燥为难治。"

【论治法】

便血治法包括清热法、收涩法、补虚法、温阳法等,然临床当据证选用,不可拘泥。

一、概论

《金匮钩玄·卷第二·下血》:"不可纯用寒凉药,必于寒凉药中用辛味并温,如酒浸炒凉药、酒煮黄连之类。有热,四物汤加炒栀子、升麻、秦艽、阿胶珠。下血属虚,当归散四物汤加炮干姜、升麻,又方用白芷五倍子丸。凡用血药,不可单行单止。有风邪下陷,宜升提之,盖风伤肝、肝生血故也。有湿伤血,宜行湿消热可也。"

《普济方·卷三十七·大肠腑门·肠风下血》:"治法大要,先当解散肠胃风邪。热者与败毒散,冷者与不换金正气散。风邪既去,然后随其冷热而对治之。或曰,血遇热则行,止血多用凉药,如地榆散、柏皮汤、黄连阿胶丸、酒蒸黄连丸辈。施之热证,固当然尔。其或阳虚阴走,正气不得归元,则用理中汤、附子理中汤、震灵丹、黑锡丹辈治之。如之何而废之。要之芎𦰩汤一剂,又调血之上品,热者加茯苓、槐花,冷者加茯苓、木香,此则自根自本之论也。虽然,精气血气,生于谷气旺。惟大肠下血,大抵以胃药收功。真料四君子汤、参苓白术散、及枳壳散、小乌沉汤和之。胃气一回,血自循于经络矣。然肠风之血,自肠中来。虫痔之血,肛门边傍,别有小窍,射如血线是也。肛门既脱,腐血浸淫于其间,则俱化为虫,蛊蚀肠口,滴血淋漓,自此又不能约而收之矣。当以芫荑、艾叶、苦楝根辈,为之化虫。血属于心,虽曰川芎、当归主血,当以茯苓、茯神佐之。前辈止血,亦不用甘草,但增枣入药用之。"

《丹溪心法·卷二·下血二十四》:"下血,其法不可纯用寒凉药,必于寒凉药中加辛味为佐。久不愈者,后用温剂,必兼升举,药中加酒浸炒凉药、和酒煮黄连丸之类,寒因热用故也。有热,四物加炒山栀子、升麻、秦艽、阿胶珠,去大肠湿热;属虚者,当温散,四物加炮干姜、升麻。凡用血药,不可单行单止也。""下血当别其色,色鲜红为热,以连蒲散。又若内蕴热毒,毒气入肠胃,或因饮酒过多,及淡糟藏炙爆引血入大肠,故下血鲜红,宜黄连丸,或一味黄连煎。余若大下不至者,宜四物汤加黄连、槐花,仍取血见愁少许,生姜捣取汁,和米大服。于血见愁草中,加入侧柏叶,与生姜同捣汁,尤好。毒暑入肠胃下血者,亦宜加味黄连、槐花入煎服。血色瘀者为寒,血逐气走,冷寒入客肠胃,故上瘀血,宜理中汤温散。若风入肠胃,纯下清血,或湿毒,并宜胃风散加枳壳、荆芥、槐花。擦扑损恶,血入肠胃,下血浊如瘀血者,宜黑神散加老黄茄为末,酒调下。"

《医学正传·卷之五·血证》:"大便下血,有热有虚,热用四物汤加炒山栀子、升麻、秦艽、阿胶,虚用四物汤加干姜(炮)、升麻。便血,用白芷、五倍子为丸服效。

便血,有风邪下陷者,盖风伤肝、肝生血故也,宜升提之,四物汤加防风、荆芥、升麻、柴胡、秦艽、槐花、条芩、地榆、枳壳,煎服。

有湿伤血者,宜行湿清热,苍术、白术、黄连、黄柏、当归、川芎、芍药、地榆、槐花,水煎服之。

因积热下血,用苍术、陈皮各一两半,连翘五钱,黄连、黄芩、黄柏各七钱半,炒为末,生地黄膏丸服。

肠风下血,独在胃与大肠出,用黄芩、秦艽、槐角、青黛、升麻。"

《证治准绳·杂病第三册·诸血门·下血》:"先血而后便,此近血也。由手阳明随经下行,渗入大肠,传于广肠而下者也,赤小豆当归散主之。先便而后血,此远血也。由足阳明随经入胃,淫溢而下者也,黄土汤主之。下血腹中不痛,谓之湿毒下血,血色不鲜,或紫黑,或如豆汁,黄连汤主之。下血腹中痛,谓之热毒下血,血色鲜,芍药黄连汤主之。东垣治宿有肠血症,因五月大热吃杏,肠澼下血远三四尺,散漫如筛,腰沉沉然,腹中不痛,血色紫黑,是阳明、少阳经血证,升麻补胃汤。(湿毒)太阴、阳明腹痛,大便常溏泄,若不泄,即秘而难见,在后传作湿热毒,下鲜红血,腹中微痛,胁下急缩,脉缓而洪弦,中指下得之,按之空虚,和中益胃汤。(湿热)肠澼下血,另作一派,其血唧出有力而远射,四散如筛下,腹中大作痛,乃阳明气冲热毒所作也,升阳除湿和血汤。(湿热)肠澼下血,红或深紫黑色,腹中痛,腹皮恶寒,右三部脉,中指下得之俱弦,按之无力,关脉甚紧,肌表阳明分凉,腹皮热,而喜热物熨之,内寒明矣,益智和中汤。(挟寒)夫肠澼者,为水谷与血另作一派,如唧桶涌出也。夏湿热太甚，正当客气盛而主气弱，故肠澼之病甚也，以凉血地黄汤主之，黄柏、知母炒各一钱，青皮炒、槐子炒、当归、熟地各五分，水一盏，煎七分，温服。如小便涩，脐下闷，或大便前后重，调木香、槟榔细末各半钱，稍热于食前空心服。"

《医辨·卷之下·下血》："血之在身，有阴有阳，阳者顺气而行，循流脉中，调和五脏，洒陈六腑，如是者谓之荣血也。阴者居于络脉，专守脏腑，滋养神气，濡润筋骨。若其脏感内外之邪，伤则或循经之阳血至其伤处，为邪气所阻，漏泄经外，或居络之阴血，因著留之邪，僻裂而出，则皆渗入肠胃而泄矣。世俗每见下血，率以肠风名之，不知风乃六淫中之一耳。或风有从肠胃经脉而入客者，或肝经风木之邪内乘于肠胃者，则可谓之肠风。若其他不因风邪而肠胃受火热二淫，与寒、燥、湿怫郁其气，乃饮食用力过度，伤其阴络之血者，亦谓之肠风，可乎？许学士谓：下清血色鲜者，肠风也。血浊而色暗者，脏毒也。肛门射如血线者，脉痔也。然肠风挟湿者，亦下如豆汁及紫黑瘀血，不必尽鲜，正当以久暂为别耳，然要之皆俗名也。世医编书者，或以泻血为肠风，或分泻血与肠风、脏毒为二门，皆非也。"

《景岳全书·卷之三十贯集·杂证谟·血证》："下血因火者，宜清热为主，惟约营煎最佳，次以地榆散、槐花散、黄连丸、槐角丸之类主之。若热在脾胃小肠之间，而火之甚者，宜抽薪饮、黄连解毒汤之类主之。若素以肠脏多火，而远年近日脏毒下血久不能愈者，宜脏连丸、猪脏丸主之。若大肠风热而血不止者，宜防风黄芩丸主之。

酒毒湿热结蓄大肠下血者，宜约营煎、聚金丸，或槐角丸之类主之。若但以寒湿而无火下血者，宜二术煎，或四君子汤主之，或葛花解醒汤亦佳。

脾胃气虚而大便下血者，其血不甚鲜红，或紫色，或黑色，此阳败而然，故多无热证，而或见恶心呕吐。盖脾统血，脾气虚则不能收摄，脾化血，脾气虚则不能运化，是皆血无所主。因而脱陷妄行，速宜温补脾胃，以寿脾煎、理中汤、养中煎、归脾汤或十全大补汤之类主之。

气陷不举而血不止者，宜补中益气汤或寿脾煎、归脾汤主之。若微陷而兼火者，宜东垣加减四物汤主之。若气大虚而大陷者，宜举元煎主之。

血滑不止者，或因病久而滑，或因年衰而滑，或因气虚而滑，或因误用攻击，以致气陷而滑。凡动血之初，多由于火。及火邪既衰而仍有不能止者，非虚即滑也。凡此之类，皆当以固涩为主，宜胜金丸、香梅丸之类主之。然血滑不止者，多由气虚，宜以人参汤送之尤妙；或以补中益气汤、归脾汤、举元煎、理中汤加乌梅、文蛤、五味子之类主之。若滑甚不能止者，惟玉关丸最佳。

结阴便血者，以风寒之邪结于阴分而然，此非伤寒之比，盖邪在五脏留而不去，是谓之结阴。邪内结不得外行，则病归血分，故为便血。《经》曰：结阴者，便血一升，再结二升，三结三升，正此之谓。此宜外灸中脘、气海、三里以散风邪，内以平胃地榆汤温散之剂主之。

怒气伤肝，血因气逆而下者，宜化肝煎、枳壳汤之类主之。若逆气散而微有火者，宜黄芩芍药汤主之。若肝邪乘胃，以致脾虚失血者，自无烦热气逆等证，宜从前脾胃气虚证治，不得平肝以再伤脾气也。

凡因劳倦，七情，内伤不足，而致大便动血者，非伤心脾，即伤肝肾。此其中气受伤，故有为呕恶痞满者，有为疼痛泄泻者，有为寒热往来、饮食不进者。时医不能察本，但见此证，非云气滞，即云痰火，而肆用寒凉，妄加攻击，伤而又伤，必致延绵日困。及其既甚，则多有大便下紫黑败血者，此胃气大损，脾元脱竭，血无所统，故注泄下行。阳败于阴，故色为灰黑。此危剧证也，即速用回阳等剂犹恐不及，而若辈犹云：今既见血，安可再用温药，必致其毙。吁！受害者殊为可悯，害人者殊为可恨。"

《济阳纲目·卷六十三·便血·论》："外感风者，色青或纯下清血。实者，人参败毒散加槐花、荆芥。虚者，不换金正气散。久虚者，胃风汤、古榉参散、苦参丸、结阴丹。热者鲜红，用黄芩、秦艽、槐角、升麻、青黛等分，水煎服，酒蒸黄连丸、香连丸、苍地丸、龟柏丸。挟风者，藏头丸。暑月，黄连香薷饮。热甚则黑者，解毒散合四物汤加大黄。有瘀血者，桃仁承气汤。寒者色黯，平胃散合理中汤，加葛根、升麻、益智、神曲、当归、地榆、姜、枣煎服。毒者，病邪蕴久色浊，后重疼坠，四物汤加木香、槟榔，或四味香连丸。湿者，直来不痛，白柏丸。湿兼热者，古连壳丸。又因伤风犯胃，飧泄久而湿毒成澼，注于大肠，传于少阴，名曰肠澼，俗呼血箭，因其便血，即出有力，如箭射之远也。又有如筛，四散漏下者。初起湿热，或发当长夏者，当归和血散、凉血地黄汤，加木香、槟榔。久而色紫黑者，湿毒甚也，升阳除湿和血汤、升阳补胃汤，或补中益气汤去柴、陈、加芥、连、川芎、槐角、枳壳。内伤饮食，腹必胀满，糟粕与血同来，平胃散加槐角、枳壳、当归、乌梅、甘草，或通玄二八丹。虚者，六君子汤加芎、归、神曲或六神丸。内伤劳伤，元气下陷者，补中益气汤。脱肛者，榆砂汤。内伤中气虚弱者，四君汤或单人参汤加炒干姜少许，古卷柏散、乌荆丸、剪红丸。阳虚甚者，矾附丹。内伤阴虚血弱者，四物汤加干姜、龟柏丸、活龟丸。内伤脉络下血者，古连壳丸，虚者十全大补汤主之。内伤忧思，怔忡，少寝，有汗者，归脾汤。或寒热胁痛，小便闷坠拘急者，逍遥散、六君子汤，俱加柴胡、山栀，或木香少许。以上粪前俱加吴茱萸，粪后俱加黄连，二味须用热汤同浸拌湿，再顿滚汤半日久，令药气相合方妙。各拣出，若生则偏寒偏热。初起和血，祛风湿，当归和血散或凉血地黄汤。实者槐角丸、黄连阿胶丸，虚者加味槐角丸、四物坎离丸。通用四物汤，随证加余药。又古芎归汤，调血上品，加别药用之。妇人胎前患者，古芩术汤、芎归汤、六一散三方合服。产后患者，补中益气汤加吴茱萸、黄连，或八物汤，随证选用。久用补脾，补中益气汤、参苓白术散、厚朴煎。盖精气血，皆生于谷气，胃气一复，血自循轨。不受补者，宜涩剂，香梅丸，肠风黑散。单方，粪前，酸石榴为末一钱，荔枝煎汤下。粪后，艾叶为末，生姜汁下；或干柿烧灰为末，米饮下，亦好。抑考肠风脏毒，血自肠脏中来。虫痔之血，肛门傍生小窍，射如血线来。肛门既脱，腐血侵淫，化为虫蛊，蚀伤肠口，滴血淋沥，当以芫荑、艾叶、苦楝根等化虫，或烧鳗鲡骨薰之，内服黑玉丹。"

《寓意草·卷二·面议陈彦质临危之证有五可治》："陈彦质患肠风下血，近三十年。体肥身健，零星去血，旋亦生长，不为害也。旧冬忽然下血数斗。盖谋虑忧郁，过伤肝脾。肝主血，脾统血，血无主统，故出之暴耳。彼时即宜大补急固，延至春月，则木旺土衰，脾气益加下溜矣。肝木之风，与肠风交煽，血尽而下尘水，水尽而去肠垢，垢尽而吸取胃中所纳之食。汩汩下行，总不停留变化，直出如箭，以致肛门脱出三五寸，无气可收。每以热汤浴之，睁叫托入。顷之去后，其肛复脱。一昼夜下痢二十余行，苦不可言。面色浮肿，夭然不泽，唇焦口干，鼻孔黑煤，种种不治，所共睹矣。仆诊其脉，察其证，因为借箸筹之。得五可治焉。若果阴血脱尽，则目盲无所视。今双眸尚炯，是所脱者下焦之阴，而上焦之阴犹存也。一也。若果阳气脱尽，当魄汗淋漓。目前无非鬼像，今汗出不过偶有，而见鬼亦止二次。是所脱者脾中之阳，而他脏之阳犹存也。二也。胃中尚能容谷些少，未显呕吐哕逆之证，则相连脏腑，未至交绝。三也。夜间虽艰于睡，然交睫时亦多，更不见有发热之候。四也。脉已虚软无力，而激之间亦鼓指，是禀受原丰，不易摧朽。五也。但脾脏大伤，兼以失治旷日，其气去绝不远耳。《经》云：阳气者如天之与日，失其所，则折寿而不彰。今阳气陷入阴中，大股热气，从肛门泄出，如火之烙，不但失所已也。所以犹存一线生意者，以他脏中未易动摇，如辅车唇齿，相为倚藉，供其绝乏耳。夫他脏何可恃也。生死大关，全于脾中之阳气，复与不复定之。阳气微复，则食饮微化，便泄微止，肛门微收。阳气全复，则食饮全化，便泄全止，肛门全收矣。然阴阳两竭之余，偏驳之药，既不可用。所藉者必参术之无陂，复气之中，即寓生血，始克有济。但人参力未易办，况才入胃中，即从肠出。不得不广服以继之，此则存乎自裁耳。于是以人参汤调赤石脂末，服之稍安。次以人参、白术、赤石脂、禹余粮为丸服之，全愈。其后李萍槎先生之病，视此尚轻数倍。乃见石脂、余粮之药，骇而不用，奈之何哉。胡卣臣先生曰：似此死里求生，谁不乐从。其他拂情处，不无太直，然明道之与行术，则径庭矣。"

《医验大成·便血章·便血总论》："夫便血者，因脏腑蕴积湿热所致。清脏汤主之，四物加苓、连、栀、榆、槐角、柏叶、阿胶。如腹胀，加陈皮；伤风，加荆芥；气陷，加升麻；心血不足，加茯神；虚寒，加炒黑干姜；虚，加参、术。"

《傅青主男科重编考释·上病下治下病上治门·病在下而求诸上》："如治便血，用止涩之药不效，或兼泄泻，须察其脉，如右关微或数大无力，是脾虚不摄血，宜六君子汤加炮姜。若右关沉紧，是饮食伤脾，不能摄血，加沉香二分。右寸洪数，是实热在肺，宜清肺，用麦冬、花粉、元参、枯芩、桔梗、五味子、枳壳等味。"

《证治汇补·卷之八·下窍门·便血》："大要：初起当清解肠胃之湿热，久则调和中焦之气血。服凉药不愈者，必佐以辛味。服辛味不愈者，必治以温中。（《医统》）下陷既久，升提可用。（《汇补》）益精气血气，皆生于谷气。胃气一复，血自循轨。""主以四物汤。风加荆芥、防风；湿加苍术、秦艽；热加槐角、芩、连；寒加木香、干姜；气加香附、枳壳；瘀加桃仁、韭汁；久虚者，加参、芪、术、草；下陷者，加升麻、柴胡；虚热者，加阿胶、生地；虚寒者，加附子、炮姜。古方，阴结用平胃地榆汤。"

《冯氏锦囊秘录·痘疹全集卷二十三·失血》："凡便血，而从粪前来者为近血，是大肠积热所致也。从粪后来者为远血，是胃间积热所致也，皆宜清热固荣为主。若于久泻久利之后者，是脾气虚寒不能摄血所致也，宜温补，而兼升提。"

《冯氏锦囊秘录·杂症大小合参卷十三·方脉肠风脏毒合参》："有脾虚阳气下陷，不能统血，以致血随气降而下者，盖阴必从阳，血必从气，脾为气血生化之源，故必赖补中升阳，以胃药收功。有以先便后血者为远血，由足阳明随经入胃；先血后便者为近血，由手阳明大肠随经下渗；有以心肺为远血而属阳，肝肾为近血而属阴。以论者名为肠风脏毒，实非外感之风、肿热之毒之谓，盖阳明之气不能上越，下陷大肠，肠胃之脉随气虚陷，陷久则湿热蕴毒，随气陷而先至，其腹不痛，血清而色鲜者名曰肠风，邪气外入，随感而见者也。谓之挟寒下血，后人因古方多用荆防升散，而窒之为风，实非风也。脏毒者肠风日久，气血俱虚，下陷日甚，大肠湿热蕴积，遂生窠穴，为积血之器，从便之前后而来，其腹痛则痛，血浊而色黯者名曰脏毒，内伤蕴积，久而始发者也。谓之挟热下血，虽有毒名，实非毒也。肠风者，风邪淫乎肠胃也；脏毒者，湿邪淫乎肠胃也；若血射如线者，虫痔也。肠风脏毒之血，自肠脏而来；五痔之血，自肛门蚀孔处出也。"

《广瘟疫论·卷之三·里证·便血》："时疫便血，热邪深入也，先当辨其血色。鲜红者，清热为主，黄芩汤、三黄石膏汤、犀角地黄汤；血色紫黯成块下者，逐瘀为主，桃仁承气汤、抵当汤，须按腹胁有痛处，用之为确。时疫便血，散晦夹涎水者，脾胃虚而脏腑伤也，归脾、补中、八珍可借用，并加乌梅。"

《医学心悟·卷三·便血》："便血症，有肠风、有脏毒、有热、有寒。病人脏腑有热，风邪乘之，则下鲜血，此名肠风，清魂散主之。若肠胃不清，下如鱼肠，或如豆汁，此名脏毒，芍药汤主之。凡下血症，脉数有力，唇焦、口燥、喜冷、畏热，是为有火，宜用前方加黄芩、丹皮、生地之属。若脉细无力，唇淡、口和、喜热、畏寒，或四肢厥冷，是为有寒，宜用温药止之，理中加归、芍主之。若便久不止，气血大虚，宜用归脾、十全辈统血归经。血本属阴，生于阳气，治者宜滋其化源。"

《不居集·上集卷之十三·血证全书·大便血》："脾胃气虚，而大便下血者，其血不甚鲜红，或紫色或黑色，此阳败而然，故多无热症，而或见恶心呕吐。盖脾统血，脾气虚则不能收摄；脾化血，脾气虚则不能运化。是皆血无所主，因而脱陷妄行，速宜温补脾胃，以寿脾煎、理中汤、养中汤、归脾汤、十全大补汤之属主之。

气陷不举而血不止者，宜补中益气汤、寿脾汤、归脾汤主之。若气大陷而大虚者，宜举元煎主之。

血滑不止者，或以病久而滑，或因年衰而滑，或因气虚而滑，或因误用攻击，以致气陷而滑。凡动血之初，多由于火，及火邪既衰，而仍有不能止者，非虚即滑也。凡此之类，皆当以固涩为主，宜胜金丸、香梅丸之类主之。然血滑不止者，多由气虚，宜以人参汤送之尤妙。或以补中益气汤、归脾汤、举元煎、理中汤，加文蛤、乌梅、五味子之类主之。若滑甚不能止者，惟玉关煎最佳。

怒气伤肝，血因气逆而下者，宜化肝煎、枳壳汤之类主之。若肝邪乘脾，以致脾虚失血者，自无烦热气逆等症，宜从脾胃气虚症治，不得平肝，以再伤肝气也。

凡因劳倦七情，内伤不足，而致大便动血者，非伤心脾，即伤肝肾。此其中气受伤，故有为呕恶痞满者，有为疼痛泄泻者，有为寒热往来，饮食不进者，时医不能察本，但见此症，非云气滞，即云痰火，而肆用寒凉，妄加攻击，伤而又伤，必致延绵日困，及其既甚，则多有大便下紫黑败血者。此胃气大损，脾元脱绝，血无所统，故注泄下行。阳败于阴，故色为灰黑。此危剧症也，即速用回阳等剂，犹恐不及，而若辈犹云，今既见血，安可再用温药，必致其毙呀！受害者殊为可悯，害人者殊可恨。

脾统血，脾虚则血无所统，而大便下血者，宜资成汤。饮食短少，中焦气滞，而大便下血者，宜理脾阴正方。若肝木侮土，而大便下血者，宜畅郁汤。若阴分不足，而大便下血者，宜培土养阴汤。若脾虚血少者，理脾益阴汤。"

《临证指南医案·卷七·便血》："便血一症，古有肠风脏毒脉痔之分。其见不外乎风淫肠胃，湿热伤脾二义。不若《内经》谓阴络受伤，及结阴之旨为精切。仲景之先便后血，先血后便之文，尤简括也。阴络即脏腑隶下之络，结阴是阴不随阳之征。以先后分别其血之远近，就远近可决其脏腑之性情，庶不致气失统摄，血无所归，如漏卮不已耳。肺病致燥涩，宜润宜降，如桑麻丸及天冬、地黄、银花、柿饼之类是也。心病则火燃血沸，宜清宜化，如竹叶地黄汤及补心丹之类是也。脾病必湿滑，宜燥宜升，如茅术理中汤及东垣益气汤之类是也。肝病有风阳痛迫，宜柔宜泄，如驻车丸及甘酸和缓之剂是也。肾病见形消腰折，宜补宜填，如虎潜丸及理阴煎之类是也。至胆经为枢机，逆则木火煽营，有桑叶、山栀、柏子、丹皮之清养。大肠为燥腑，每多湿热风淫，如辛凉苦燥之治。胃为水谷之海，多气多血之乡，脏病腑病，无不兼之，宜补宜和，应寒应热，难以拘执而言。若努力损伤者，通补为主；膏粱蕴积者，清疏为宜；痔疮则滋燥兼投；中毒须知寒热。余如黑地黄丸，以治脾湿肾燥；天真丸，以大补真气真精。平胃、地榆之升降脾胃，归脾之守补心脾，斑龙以温煦奇督，建中之复生阳，枳术之疏补中土，禹粮、赤脂以堵截阳明，用五仁汤复从前之肠液，养营法善病后之元虚。此皆先生祖古方而运以匠心，为后学之津梁也。"

《医碥·卷之一·杂症·血》："便血治法：发热烦躁，不欲近衣，大渴脉洪，以无目痛鼻干，知非白虎证，此阴虚发躁，当以黄芪一两，当归二钱煎服。风冷入客肠胃，下瘀血如豆汁，八珍汤去生地、甘草，加桂，名胃风汤。暑毒入肠胃下血者，一味黄连煎汤饮。酒积下血不止，粪后见，神曲一两半，白酒药二丸，为末，水调作饼，慢火炙黄为细末，每服二钱，白汤调下。肠风腹痛肛肿，败毒散加槐角、荆芥，或槐花汤、枳壳散。脏毒腹略疼，肛肿凸，大便难通，先以拔毒疏利之剂，追出恶血脓水，然后内托，并凉血祛风，虚兼参、术，助养胃气。下血久，面色痿黄，渐成虚怠，宜用黄芪四君子汤，下断红丸；气虚脱血，补中益气汤。中蛊脏腑败坏，下血如鸡肝如烂肉，其证唾水沉，心腹绞痛，马蔺根末，水服方寸匕，蛊随吐出。猬毛烧末，水服方寸匕，亦吐。苦瓠一枚，水二升煮取一升服，亦吐。"

《杂病源流犀烛·卷十七·诸血源流》："肠风者，肠胃间湿热郁积，甚至胀满而下血也（宜槐花散，或四物汤加阿胶、山栀、地榆）。而其条分缕判，则有风入大肠，留滞不散，挟湿而成者（宜加减四物汤）；有阴分虚，血不循经而成者（宜四物汤、地榆散合用），皆当治。便血者，《内经》谓之结阴病，由于阴气内结，不得外行，血无所禀，渗入肠间，遂成此症，与肠风不同，《内经释》云，其脉必虚涩者是也（宜平胃地榆汤、结阴丹、清脏汤、榆砂汤）。而其条分缕判，有先便后血，仲景谓之远血者（宜黄土汤）；有先血后便，仲景谓之近血者（宜赤小豆当归散）。有内伤下血，必有以解脉络之结者（宜连壳丸）；有实热积于内而便血者（宜当归承气汤）。有结阴下血，而腹痛不已者（宜地榆甘草汤）；有由脾湿便血者（宜苍术地榆汤）；有大便泻血，三代相传者（宜砂仁末米汤热服二钱，以愈为度）。有脏毒下血者（宜大蒜丸、旱莲草散、干柿散）；有痔漏脱肛泻血，面色萎黄，积年不瘥者（宜白术丸）。有五种肠风痔漏泻血：粪前有血，名外痔。粪后有血，名内痔。大肠不收，名脱肛。谷道四面胬肉如奶，名举痔。头上有孔，名瘘疮。内有虫，名虫痔者（宜槐角丸）。有瘀血内漏者（宜蒲黄散子）；有下血虚寒，日久肠冷者（宜熟附子丸）。有便血及肠风用寒药热药及脾虚药俱不效者（宜山楂子散）；有便血止后，但觉丹田元气虚乏，腰膝沉重少力者（宜桑寄生散）；有卒泻鲜血，喷出如竹筒者（宜小苏打汁，温服一升）；有肠胃积热，及因酒毒下血，腹痛作渴，脉弦数者（宜黄连丸、酒蒸黄连丸）；有大肠素虚挟风，又饮酒过度挟热，下痢脓血，且痛甚，多日不瘥者（宜乌梅丸、樗白皮散）。"

《罗氏会约医镜·卷十五·妇科(下)·产后门》："大便血者，其因不一，须分微甚源流治之，不可概视。有肠胃虚弱，六君加升麻、柴胡。若虚寒，加干姜、肉蔻。如元气下陷，用补中加茯苓、半夏。若大肠血热，四物加黄芩、槐花。若血虚，四物加升麻。若气血俱虚,用八珍加升麻、柴胡。若因膏粱积热,用加味清胃散。若怒动肝火,加味小柴胡汤或逍遥散。若郁结伤脾而不能统血,归脾汤。若脾气虚寒,加炮姜,或加附子。如病源已得,而或血滑下走,凡止血涩血之味亦须拣用,如发灰、棕灰、百草霜及蒲黄(炒黑)、莲蓬灰与艾叶、阿胶之类,可用之而无伤损,加入随证药中,自有其效。"

《大方脉·杂病心法集解卷三·二便下血·肠风》:"肠风与脏毒皆属热伤阴络,热与风合,为肠风下血,其血色鲜而清,肛不肿痛,先粪后血,乃为远血,从胃腑、小肠中来,故名肠风。初起用槐花散加秦艽、防风,或服槐角丸。若便血日久不愈,用和血汤升补之,或人参养荣汤。"

《感症宝筏·卷之三·伤寒变证·下利》:"便血而脉数有力者,宜滋阴清热,从阳治之;脉沉无力者,当温中和营,从阴治之。"

《笔花医镜·卷二·脏腑证治·大肠部》:"便血者,肢冷喜热,寒在肠也。附子理中汤加归、芍主之。""便血者,口燥唇焦,热在肠也。芍药甘草汤加黄芩、丹皮、生地。"

《医学妙谛·卷中·杂症·便血章》:"何书田曰:便血一症,古有肠风、脏毒、脉痔之分,其实不外乎阴络受伤也。能别其血之远近而决其脏腑之性情,则不致气失统摄,血无所归,如漏卮不已耳。肺府致燥,涩宜润降,如桑麻丸及天冬、地黄、银花、柿饼之类。心病则火燃,血沸宜清化,如竹叶地黄汤及补心丹之类。脾病必湿滑,宜燥升,如茅术理中汤及东垣益气汤之类。肝病有风阳,痛迫宜柔泄,如驻车丸及甘酸和缓之剂。肾病见形消腰拆,宜填补,如虎潜丸及理阴煎之类。至胆经为枢机,逆则木火燔营,宜桑叶、山栀、丹皮之清养。大肠为燥腑,每多温热,风淫宜辛凉苦燥。胃为水谷之海,多气多血,脏病腑病无不兼之,宜和宜补,应热应寒,难以尽言。脾胃为柔脏,可受刚药;心肝为刚脏,可受柔药。罗谦甫治便血以平胃散作主,加桂、附、干姜,重加炒地榆以收下湿,颇见神效。温煦奇肾用斑龙丸,疏补中土用枳术丸,守补心脾用归脾丸,脾湿肾燥用黑地黄丸,大补精气用天真丸,升降脾胃用平胃散,堵截阳明用禹余粮赤石脂丸。复从前之汤液用五仁汤,善病后之元虚用养营汤。"

《类证治裁·卷之七·便血论治》:"便血由肠胃火伤,阴络血与便下,治分血之远近、虚实新久,不可概行凉血涩血。"

《类证治裁·卷之八·产后论治》:"大便血,郁结伤脾也,加味归脾汤。若因思虑伤心者,炒香散。膏粱积热者,加味清胃散。醇酒湿毒者,葛花解醒汤。怒动肝火者,加味小柴胡汤。大肠风热者,四物汤加侧柏、槐花。大肠血热者,四物汤加芩、连、槐花。肠胃虚弱者,六君子汤加升麻、柴胡。元气下陷者,补中汤加茯苓、半夏。气血虚者,八珍汤加升、柴。"

《医学入门·外集卷五·小儿门·附小儿病机》:"便血粪黑,毒并大肠,犀角地黄汤,或小柴胡汤加生地。痘出下利黄赤脓血,身热作渴者,薤白汤、三黄熟艾汤,解其毒而痘自出。便血神昏不醒者,抱龙丸救之。盖痘虽内毒,运之者血,心主血藏神,今便血神昏,宜乎危矣。如大小便血及七孔流血者,即死。有因服凉药以致毒陷,泻血有如豆汁黑者,急用理中汤、胃风汤,得便闭、疮红活者生。若胀贯时便血而疮坏无脓者,胃烂必死。痘愈后便血,或下肠垢身热者,升麻葛根汤加黄连、生地;身热烦渴者,解毒汤;热势盛者,小承气汤;下利者,黄连阿胶丸、小驻车丸。"

《血证论·卷四·便血》:"肠风者,肛门不肿痛,而但下血耳。脏毒下血多浊,肠风下血多清。仲景书无肠风之名。然《伤寒论》云:太阳病,以火攻之,不得汗,其人必躁,到经不解,必圊血。太阳病下之,脉浮滑者,必下血。两条皆谓太阳,外邪内陷而下血。又云阳明病,下血谵语者,为热入血室。'厥阴篇'云:若厥而呕,胸胁烦满者,其后必便血。此即今所谓肠风下血之义。夫肠居下部,风从何而袭之哉。所以有风者,外则太阳风邪,传入阳明,协热而下血。内则厥阴肝木,虚热生风,风气煽动而血下,风为阳邪,久则变火,治火即是治风。凡治肠风下血,总以清火养血为主,火清血宁,而风自熄矣。《寿世保元》用槐角丸统治之,而未明言其义。吾谓此方,荆防,治太阳阳明传入之风;乌梅川芎,治肝木内动之风;余药宁血清火,以成厥功,宜其得效。然而外风协热,宜得仲景葛根黄连黄芩汤之意,使内陷之邪,上升外达,不致下迫,斯止矣。治病之法,高者抑之,下者举之,吐衄所以必降气,下血所以必升举也。升举,非第补中益气之谓,开提疏发,皆是升举。葛根黄连黄芩汤,加荆芥、当归、柴胡、白芍、槐花、地榆、桔梗治之。若肝经风热内煽,而下血者,必见胁腹胀满,口苦多怒,或兼寒热,宜泻青丸治之,逍遥散、小柴胡,均可加减出入。[谨按]肝风所以能下血者何也?肝主血,血室又居大肠膀胱之间,故热入血室。有小便下血之证,内有积血,有大便黑色之证。盖肝血上干,从浊道则吐,从清道则衄。肝血下渗,从清道则尿血,从浊道则下血。肝为风木之脏,而主藏血,风动血不得藏,而有肠风下血之症。上数方,力足平之,或用《济生》乌梅丸亦妙,以乌梅敛肝风,以僵蚕息肝风,风平火息,而血自宁矣。然肝风动血,宜得仲景白头翁汤之意,以清火消风较有力量,或四物汤合白头翁汤,兼补其血。治风先治血,血行风自灭,此之谓也。如无白头翁,则择柴胡、青蒿、白薇代之。桑寄生得风气而生,代白头翁更佳。又曰:肝经之横,以肺经不能平木故也。肺与大肠又相表里,借治肺经,亦隔治之一法。虚者人参清肺汤,实者人参泻肝汤。

凡肠风脏毒,下血过多,阴分亏损,久不愈者,肾经必虚。宜滋阴脏连丸,启肾阴以达大肠最妙,六味丸加苁蓉槐角皆宜。

先便后血为远血,谓其血在胃中,去肛门远,故便后始下,因名远血,即古所谓阴结下血也。黄土汤主之,黄土名汤,明示此症,系中宫不守,血无所摄而下也。佐以附子者,以阳气下陷,非此不能举之。使黄芩者,以血虚则生火,故用黄芩以清之。仲景此方,原主温暖中宫,所用黄芩,乃以济附子之性,使不燥烈,免伤阴血。普明子谓此症必脉细无力,唇淡口和,四肢清冷,用理中汤加归芍,或归脾汤、十全大补汤。时医多用补中益气汤,以升提之,皆黄土汤之意。凡中土不能摄血者,数方可以随用。但仲景用温药,兼用清药,知血之所以不宁者,多是有火扰之。凡气实者则上干,气虚者则下陷。今医但用温补升提之药,虽得治气虚之法,而未得治血扰之法。予即仲景之意,分别言之。若阴虚火旺,壮火食气,脾阴虚而肺气燥,失其敛摄之制者,人参清肺汤治之。若肝经怒火,肺经忧郁,以致血不藏摄者,归脾汤加炒栀、麦冬、阿胶、五味,或用丹栀逍遥散加阿胶、桑寄生、地榆,此即黄土汤主用黄芩之义也。若系虚损不足,下血过多,脾气不固,肾气不强,面色萎黄,手足清厥,六脉微弱虚浮者,宜大补肝脾肾三经,人参养荣汤补脾,胶艾四物汤加巴戟、甘草补肝,断红丸补肾,此即黄土汤主用附子之义也。能从此扩而充之,自有许多变化,岂楮墨间所能尽者。""便血出后阴,故兼治肺肾以固肠气。肾主下焦,主化气上升,肾足则气不下陷。肺与肠相表里,肺气敛则肠气自固。"

《重订通俗伤寒论·第九章·伤寒夹证·第四节·夹血伤寒》:"《金匮》但分远血近血,先粪后血曰远血,属小肠寒湿;先血后粪曰近血,属大肠湿热。寒湿用黄土汤(焦冬术、熟地炭各三钱,条芩炭、陈阿胶各二钱,淡附片、清炙草各六分,先用灶心黄土一两,冷水搅化,澄清取水煎药),湿热用赤豆当归散(赤豆芽五钱,全当归三钱,研细,每服三钱,清浆水调下)。岂知便血一证,外感六淫,皆能致病,非黄土汤、当归散二方所可统治。必先治肠以去其标,后治各脏以清其源。若纯下清血,其疾如箭,肛门不肿痛,而肠中鸣响者,此为肠风下血,治以清火疏风为主,清肝达郁汤去归菊,送下保元槐角丸(槐角、当归、生地、黄芩、黄柏、侧柏叶各三钱,枳壳、地榆、荆芥、防风各二钱,黄连、川芎、生姜各一钱,乌梅三枚,用鲜荷叶汁白蜜炼丸,每服二三钱);继用加味白头翁汤去贯仲、茉莉,加阿胶、炙甘草,清肝坚肠,凉血滋阴以善后。若粪前下血,散而紫黯,或血色淡红,胃弱便溏,素无痔漏证者,此为小肠寒湿下血。治以温补敛肠为主,加减黄土汤(土炒白术、花龙骨、地榆炭各三钱,陈阿胶二钱,黑炮姜、炙甘草、春砂仁各八分,先用伏龙肝一两,水化搅烊,澄清煎药,胡在兹先生验方);继用加味石脂禹粮汤(赤石脂、禹余粮各三钱,土炒川楛子、生于术、川芎炭各二钱,醋炒蕲艾一钱),填窍补络以善后。若下血色如烟尘,沉晦瘀浊,便溏不畅,胃气不健,肢体倦怠者,此由膏粱积热,酒酪聚湿,而为脏毒下血。宜以苦辛淡泄,芩连二陈汤去姜沥二汁,加炒槐米二钱、大黑木耳三钱、茅根藕节各一两,重则清肠解毒汤(焦山栀三钱,银花炭、青子芩、连翘、赤芍各二钱,川连、川柏、生川军、焦枳壳、煨防风各一钱);继用木耳豆腐煎(大黑木耳五钱,生豆腐四两,食盐一钱),送下加味脏连丸(川连五两,苦参三两,生川军二两,圆皂角仁、白芷各一两五钱,光桃仁一两,各为细末,取猪大肠洗净,纳入肠中,酒水各半,煮烂捣研,和入百草霜一两、红曲三两,共捣为丸,每服三钱,朝晚空肚服。胡在兹先生验方),清涤肠浊以除根。若粪后下血,鲜红光泽,或色深紫,或有凝块紫亮者,此为肠热下血。宜以凉血泄热,地柏清肠汤(鲜生地六钱,生侧柏叶四钱,银花、茜草、赤芍、夏枯草、血见愁各二钱,紫葳花二钱,先用鲜茅根、生藕各二两,煎汤代水。胡在兹先生验方);继用脏连六味丸(熟地五钱,萸肉、山药、赤苓、丹皮、泽泻、川连各三钱,白矾一钱嵌柿饼焙焦二枚,入猪大肠内,同糯米煮熟,去米,共捣为丸,每服二三钱,朝晚空肚服)。如肛门肿坠,滴血淋漓,或血线如溅,里急后重,因大便随下清血不止,甚则焮赤肿痛,此为内痔下血,名曰血痔。治先荡涤瘀热,清肠解毒汤去防风,加槐米、桃仁、生地、炒猬皮。痛极而下血多者,加乳香、没药、发灰。红肿痛而不克收进者,外用点痔法(大水田螺一个,挑去靥,入冰麝少许,过一宿,即化水,点上痔即收进,如无水田螺,用大蜗牛一个去壳,生白果一枚,同捣烂,代之亦效),俟肿痛血止,即用补阴益气煎去熟地,加阿胶、生地、黑木耳,升气滋阴以善后。"

《温病辨症·卷下·十、治温病要辨得表里、虚实、寒热六字明白,然后用药,方不差误》:"温邪初起,身热口渴恶风,而便鲜红血者,为表(清露饮加牛蒡子、薄荷、黄芩、地榆);有壮热,热极烦渴谵语而便血者,为里热(犀角地黄汤加赤芍、山栀)。有少腹欲痛,血色紫黯者,此因新邪触动宿恙(桃仁承气去桂枝,加归尾、赤芍、丹皮、地榆)。有邪热已撤,下焦虚寒,寒则阴血凝滞,气不能统,脉反濡小,而或便脓血者,为里虚(桃花汤主之)。"

《顾松园医镜·卷十五数集·大便血》:"初起宜清热凉血为主,久远不愈,阴分大伤,当滋阴(二地、龟甲)养血(枣仁、白芍)清热(银花、麦冬),佐以酸敛收涩(萸、味、首乌)引导(或肚入莲肉,或脏入槐花,煮烂为丸)之品。"

《秘传证治要诀及类方·卷之八·大小腑门·泻血》:"泻血,当辨其色。色鲜为热,色瘀为寒。热血连蒲饮,寒血理物汤。血色鲜红者,多因内蕴热毒,毒气入肠胃,或因饮酒过多,及啖糟藏炙爆,引血入大肠,故泻鲜血,宜连蒲散,吞黄连阿胶丸及香连丸,或一味黄连煎饮。大泻不止者,四物汤加黄连槐花,仍取血见愁草少许,生姜捣取汁,和米饮服。于血见愁草中加入侧柏叶,与生姜同捣汁尤好。有毒暑入肠胃下血者,一味黄连煎汤饮。有肠风下血,以香附末加百草霜,米饮调服,加入麝香少许,其应尤捷。泻血色瘀者,为寒血。逐气走,冷气入客肠胃,故下瘀血。理中汤不效,宜黑神散,米饮调下,中用附子者佳;或用胶艾汤加米煎,吞震灵丹。撷扑内损,恶血入肠胃,下出浊如瘀血者,宜黑神散,加老黄茄为末,酒调下。有风入肠胃,纯下清血,或风湿入肠胃,下如豆汁,或下瘀血,并宜胃风汤胶艾汤。泻血或淡或浊,或鲜或瘀,亦宜胃风汤,吞驻车丸。或独泻血,或与粪俱出,当辨其色与所感施治。有腹痛者,乃是血不循理,故尔作痛,却无里急后重及缠坠等患,不可因痛认为血痢。妇人因月事不通,血不循故道,从后分出者,当调其经。泻血过多,手足厥冷而眩晕者,当审其寒热施治,不可因眩晕而便用附子热药。寒血犹可,热血为害不少。"

二、常用治法

常用治法总不离八法之外,其各有偏重耳。

1. 清热

《丹溪治法心要·卷五·肠风》:"肠澼下血,湿热两感,起居不节,为飧泄肠澼,凉血地黄汤。"

《普济方·卷一百八十八·诸血门·总论》:"但人之咯脓血、衄血、大小便血者,可服三黄丸、黄连解毒丸、凉膈散加桔梗、当归、大黄、芍药,犀角地黄汤。大作剂料,时时呷之。"

《赤水玄珠·第九卷·血门·下血》:"伏暑纯下鲜血,黄连香薷饮治之。风热流入大肠经,下血不止,败毒散治之。风湿乘虚入于肠胃,下清血,或下瘀血,胃风汤治之。"

《明医指掌·卷三·诸血证二》:"若膏粱积热者,加味清胃散。大肠风热者,四物加侧柏、荆芥、秦艽、枳壳、丹皮、柴胡。阴结者,平胃地榆汤。"

《内经博议·卷四·附录·缪仲醇阴阳脏腑虚实论治》:"肠风下血属大肠湿热,宜清热凉血兼升,甘寒苦寒。"

《张氏医通·卷十一·婴儿门上·便血》:"热入大肠则便血,补中益气加黄连、柴胡。热入小肠则尿血,六味丸。小儿多因胎中受热,或乳母六淫七情厚味积热,或儿自食甘肥积热,或六淫外侵而成,粪前见血者,清胃散加槐米;粪后见血者,清胃散加犀角、连翘。"

《张氏医通·卷十二·婴儿门下·失血》："有毒盛壅炽，肺金受制，流注大肠而便血者，四物汤换生地加芩、连。"

《伤寒大白·卷二·下血》："肺移热于大肠为便血，用凉膈散者。大肠本经自热而病，用当归大黄汤加栀、连、芍药者。"

《广瘟疫论·卷之三·里证·便脓血》："便血属燥热，凉润为主。"

《医碥·卷之一·杂症·血》："下血太甚，人参、升麻、牡蛎、粟壳。瘀血不可止，待色鲜红，略加涩药，椿皮、乌梅最妙。用寒凉药须酒煮或炒，恐血凝。便血日久，服凉药不应，宜升补，升阳除湿和血汤。有热略加黄连，以吴萸泡水炒用；虚加人参。"

《金匮翼·卷二·大便下血统论·湿热便血》："湿热便血者，血浊而色黯，滑氏所谓足太阴积热久而生湿，从而下流也，赤豆当归散主之。若但热而无湿者，腹中痛，血色鲜，连蒲散主之。"

《本草求真·上编·卷六杂剂·解毒》："症见肠澼便血，宜用白头翁以解之。"

《一见能医·卷之六·病因赋中》："（肠红者大便之下血）大便下血，清而色鲜者，名肠风；浊而色黯者，名脏毒。粪前来者为近血，粪后来者为远血。富贵之人，淫色厚味；藜藿之人，劳役忧思。均致热积于中，风生于内，血溢流走，尽属于热，总用犀角地黄汤，加芩、连、槐花、荆芥、地榆，三味炒黑，凡水煮侧柏煎服。若久而不已，面黄体倦，四肢无力，身发浮肿，饮食不化者，治以地黄汤加百药煎、白芷、槐花、乌梅，极效。或服加味补中益气汤而愈。不宜妄投苦寒伐胃之剂，使气血凝滞，难以奏效。"

《医医偶录·卷二·肺部》："便血者，肺与大肠相表里，火迫血行也，芍药甘草汤加黄芩、丹皮、生地主之。"

《笔花医镜·卷二·脏腑证治·肺部》："便血者，肺与大肠相表里，火迫血行也。芍药甘草汤加黄芩、丹皮、生地主之。"

《先哲医话·卷上·和田东郭》："下血有下焦湿热而虚者，宜茵陈四苓加附子。属肠胃实火者，宜三黄汤。肠风下血，肠胃中蓄水饮者，宜四君子汤加黄芪、白扁豆。胃中及下焦虚寒者，宜真武汤。如痔下血，亦可因此法通治。"

《医学入门·外集卷五·外科·痈疽总论》："便血瘀滞者，犀角地黄汤饮之。"

2. 补虚

《古今医统大全·卷之四十二·血证门·治法》："大便血，先血后粪为近血，来自大肠，四物加槐花、槟榔、枳实、条芩之类以泻大肠之火。先粪后血为远血，来自小肠，四物加木通、栀子、黄连之类以泻小肠之火。""便血有风邪下陷者。盖风伤肝，肝主血故也，宜升提之。四物汤加防风、荆芥、升麻、柴胡、秦艽、槐花、条芩、地榆、枳壳之类。"

《内伤集要·卷四·内伤虚损失血症治》："阴结便血者，厥阴肝血内结，不得阳气统运，渗入肠间而下，非谓阴寒内结也，补中益气倍黄芪，加炮姜。"

《验方新编·卷二十·妇科产后门·大小便血论》："至于大便便血，或因饮食起居失宜，或因六淫七情过极，至元气亏损，阴络受伤也。四君子加生地、升麻、归身、白芍、发灰治之。"

《先哲医话·卷下·福井枫亭》："下血多属脾劳，而脾劳下血忌妄止血，是古所谓肠风属也，宜赤小豆当归散。若动悸甚下血者，宜香艾汤。若牵挛下焦者，宜铁刷汤。"

3. 温阳

《医医偶录·卷二·大肠部》："便血者，肢冷喜热，寒在肠也，附子理中汤加归、芍主之。"

《医法圆通·卷三·辨认阴盛阳衰及阳脱病情·小便下血》："凡久病与素秉不足之人，忽然大便下血不止，此是下焦无火，不能统摄，有下脱之势。急宜大剂回阳，如附子理中、回阳饮之类。"

《医法圆通·卷四》："（麻黄附子细辛汤、四逆汤圆通应用法）治大便下血、气短少神。夫大便下血，固有虚实之分，此则气短少神，必是下焦之阳不足，不能统摄血液。四逆汤力能扶下焦之阳，阳旺则开阖有节，故治之而愈。"

《医学举要·卷三·杂症合论》："便血有肠风脏毒脉痔之分，又有阳气不升，下部虚而下血者，一见革脉，即宜温补。"

4. 收涩

《医述·卷六·杂证汇参·便血》："便血下久，则涣散无统，药中须兼用乌梅为妙。盖乌梅味酸，酸以收之，如今人染红用红花，非此不得颜色。"

《医学刍言·血证》:"大便血,先便后血为远血,宜黄土汤,熟地、白术、炙草、附子、阿胶、黄芩、灶心土。先血后便为近血,宜清,当归赤小豆汤加槐花、地榆、侧柏叶、荆芥炭。大便下血,诸药不效者,宜乌梅、地榆等涩之。"

【论用方】

便血方可分为凉血止血类、温阳止血类、益气止血类、收涩止血类等。

一、凉血止血方

1. 赤小豆当归散(《金匮要略方论·卷上·百合狐惑阴阳毒病证治第三》)

主脉数,无热,微烦,默默但欲卧,汗出,目赤如鸠眼,七八日,目四眦黑。

赤小豆(五两,水浸令芽出,曝干) 当归(一两)

上捣为末,浆水服方寸匕,日三服。

2. 地榆散(《太平圣惠方·卷第三十七·治大便下血诸方》)

治大便下血,久不止。

地榆(锉) 赤芍药 生干地黄 茜根(锉) 龙骨 黄芩 鸡苏苗(以上各一两)

上件药,捣筛为散。每服三钱,以水一中盏,煎至六分,去滓。每于食前温服。

3. 生地黄散(《太平圣惠方·卷第三十七·治大便下血诸方》)

治大便下血,皆因心肺积热,流注大肠。

生干地黄(二两) 黄芩 赤芍药 黄连(去须) 蒲黄 地骨皮(以上各一两)

上件药,捣筛为散。每服五钱,以水一大盏,入竹茹一鸡子大,煎至五分,去滓,频温服之。

4. 黄芩散(《太平圣惠方·卷第三十七·治大便下血诸方》)

治大肠积热,下血不止,日夜度数无恒。

黄芩 黄柏 黄连(去须) 生干地黄 地榆(锉) 犀角屑(以上各一两)

上件药,捣筛为散。每服三钱,以水一中盏,入青竹茹半鸡子大,煎至六分,去滓。每于食后(前)温服。

5. 茜根散(《太平圣惠方·卷第五十六·治蛊毒下血诸方》)

治中蛊,下血如鸭肝,腹中疗痛,急者。

茜根(一两) 川升麻(一两) 犀角屑(一两) 地榆(二两,锉) 白蘘荷(二两) 桔梗(半两,去芦头) 黄柏(半两,锉) 黄芩(半两)

上件药,捣粗罗为散。每服五钱,以水一大盏煎至五分,去滓,不计时候温服。

6. 芍药散(《博济方·卷三·大便证》)

治非时下血,及血刺。

赤芍(一两半) 官桂(去皮,三两) 甘草(半两,炮)

上药同为末。每服一钱,水一盏,生姜半斤,饧少许,同煎至七分,温服。

7. 地榆汤(《黄帝素问宣明论方·卷一·诸证门·结阴证》)

治结阴,下血不止,渐渐极多,腹痛不已。

地榆(四两) 甘草(三两,半炙半生) 缩砂仁(七枚,每服可加为妙)

上为末。每服五钱,水三盏,缩砂仁同煎至一半,去滓,温服。

8. 黄连散(《黄帝素问宣明论方·卷十三·痔瘘门·痔瘘总论》)

治肠风下血,疼痛不止。

鸡冠花 黄连 贯众 川大黄 乌梅(各一两) 甘草(三分,炙)

上为末。每服二钱,用温米饮调下,日三服,不计时候。

9. 地黄煎丸(《圣济总录·卷第九十七·结阴大便血》)

治结阴便血。

生地黄(汁) 小蓟(汁,各一升) 砂糖(一两,同上二味熬成膏) 地榆根(锉,焙) 阿胶(炙令燥) 侧柏(焙,各二两)

上六味,除上三味外,捣罗为末,入膏中和丸如小弹子大。每服一丸,水一盏煎至六分,和滓温服。

10. 立效汤(《圣济总录·卷第九十七·结阴大便血》)

治大便下血。

瞿麦穗(一两) 甘草(炙,锉,三分) 山栀子仁(微炒,半两)

上三味,粗捣筛。每服五钱匕,水三盏,入葱根连须三茎劈破,灯心二十茎,生姜七片,同煎至一盏半,去滓分温二服。

11. 鸡冠丸(《圣济总录·卷第九十七·结阴大便血》)

治结阴便血不止,疼痛无时。

鸡冠花　椿根皮(并锉,等分)

上二味,捣罗为末,炼蜜和丸如梧桐子大。每服三十丸,浓煎黄芪汤下,空心食前,日三服。

12. 紫参汤(《圣济总录·卷第九十七·结阴大便血》)

治便血。

紫参(一两)　黄芩(去黑心,三分)　茜根(锉)　赤芍药　阿胶(炙令燥)　蒲黄(各一两)　鸡苏叶　小蓟根(去土,各三分)　青竹茹(一两)

上九味,粗捣筛。每服三钱匕,水一盏,入生姜一块半枣大拍碎,同煎至七分,去滓食后温服。

13. 金虎丸(《圣济总录·卷第九十七·结阴大便血》)

治结阴便血。

黄柏(一两,去粗皮,用鸡子清涂炙)

上一味,捣罗为末,滴水丸绿豆大,温水下七丸。

14. 审平汤(《三因极一病证方论·卷之五·六气时行民病证治》)

治卯酉之岁,阳明司天,少阴在泉,病者中热,面浮鼻鼽,小便赤黄,甚则淋,或疮气行,善暴仆,振栗谵妄,寒疟痛肿,便血。

远志(去心,姜制炒)　紫檀香(各一两)　天门冬(去心)　山茱萸(各三分)　白术　白芍药　甘草(炙)　生姜(各半两)

上锉散。每服四钱,水盏半煎七分,去滓,食前服。自大寒至春分,加白茯苓、半夏(汤洗去滑)、紫苏、生姜(各半两);自春分至小满,加玄参、白薇(各半两);自小满至大暑,去远志、山茱萸、白术,加丹参、泽泻(各半两);自大暑至秋分,去远志、白术,加酸枣仁、车前子各半两;自秋分直至大寒,并依正方。

15. 聚金圆(《活人事证方后集·卷之十二·肠风门》)

治大便下血,发热烦躁,腹中热痛,作渴喜妄,舌涩目昏,脉来弦数。多因蓄热,或有酒毒,即此见证。

黄连(四两,一两水浸,晒干;一两炒,一两灰火炮,一两生用)　黄芩(一两)　防风(去芦头,一两)

上件为细末,煮面糊为丸如梧桐子大。每服五十丸,量意加减,以米泔浸枳壳水下,不拘时候。冬月入大黄一两,三时不须。

16. 黄连贯众散(《儒门事亲·卷十五·肠风下血第十一》)

治肠风下血。

黄连　鸡冠花　贯众　大黄　乌梅(以上各一两)　甘草(三钱,炙)　枳壳(炮)　荆芥(以上各一两)

上为细末。每服二三钱,温米饮调服,食前。

17. 如圣散(《类编朱氏集验医方·卷之六·积聚门·肠风》)

治肠风下血等疾。

草薢(细锉)　贯众(去土)

上等分,为细末。每服二钱,空心,温酒调下。

18. 牛黄散(《普济方·卷一百十九·积热瘟冷门·诸热》)

治一切热毒黄疸,衄血发斑,口咽疮烂,吐血便血,时气发狂,神昏不省。

川大黄　郁金(各一两)

上为细末。每服二钱。鸡子清汁调下,加减服之。

19. 地榆槐角丸(《滇南本草·第二卷·赤地榆》)

治肠胃积热,大肠经便血,或肠风便血,红白痢症。

赤地榆(一两,炒)　槐角(三钱,炒,或花亦可)　枳壳(五钱)　黄芩(三钱)　荆芥穗(二钱)　全秦归(五钱)　黄连(二钱,酒炒)

共为细末,合丸桐子大。每服二钱,米汤送下。

20. 黄连汤(《奇效良方·卷之十三·痢门·痢疾通治方》)

治大便后下血,腹中不痛者,谓之湿毒下血。

黄连(三钱)　当归(五钱)　甘草(二钱半)

上作一服,水二盅煎至一盅,不拘时服。

21. 生地黄膏(《古今医统大全·卷之四十二·下血·药方》)

治结阴便血。

生地黄(汁)　小蓟(汁)　砂糖(熬膏约一大碗)　阿胶(一两)　侧柏叶　地榆(各末,一两)

上用四味汁熬成膏,方入柏叶、地榆末和匀,空心米饮调下三匙许。

22. 聚金丸(《古今医统大全·卷之四十二·下血·药方》)

治酒毒下血,大肠蓄热。

黄芩　防风(各二两)　黄连(四两,半生半酒炒)

上为末,醋糊丸梧桐子大。每服七十丸,空心米饮下。

23. 三黄丸(《明医指掌·卷六·肠风脏毒证十三》)

治积热便血。

苍术(一两半)　陈皮(一两半)　黄连(七钱半)　连翘(半两)

末之,生地捣烂糊丸桐子大。白汤下。

24. 芍药黄连汤(《仁术便览·卷三·下血》)

治便血腹中痛,谓之热毒。

芍药　黄连　当归(各二钱半)　淡竹叶　大黄(各一钱)　甘草(炙,一钱)

腹痛甚,调木香、槟榔末各五分,水煎,空心温服。

25. 清荣槐花饮(《万病回春·卷之四·失血》)

治便血不拘新久。

当归(一钱,酒洗)　白芍(一钱)　生地黄(一钱)　川芎(盐酒制,六分)　槐花(一钱)　槐角(八分)　黄连(酒炒,八分)　枳壳(麸炒,七分)　黄芩(酒炒,七分)　苍术(八分)　防风(六分)　升麻(四分)　荆芥穗(八分)　生甘草(四分)

上锉一剂。水煎,空心热服,渣再煎服。

26. 解毒汤(一名八宝汤)(《万病回春·卷之四·失血》)

治脏下血。

黄连　黄芩　黄柏　栀子　连翘　槐花(各二钱半)　细辛　甘草(各四分)

上锉一剂。水煎,空心服。

27. 柏叶汤(《万病回春·卷之四·失血》)

侧柏叶　当归　生地　黄连　枳壳　槐花　地榆　荆芥(各等分)　甘草(炙,减半)

上锉一剂。乌梅一个,生姜三片,水煎,空心服。

28. 清脏汤(《万病回春·卷之四·失血》)

治大便下血,不问粪前粪后,并肠风下血。

当归(酒洗,八分)　川芎(五分)　生地(二钱)　白芍(炒)　黄连(炒,各六分)　黄芩(炒)　栀子(炒黑)　黄柏(炒,各七分)　地榆(八分)　槐角(炒,五分)　柏叶(炒)　阿胶(炒,各六分)

上锉一剂。水煎,空心服。腹胀,加陈皮六分;气虚,加人参、白术、木香各三分;肠风,加荆芥五分;气下陷,加升麻五分;心血不足,加茯苓六分;虚寒,加炒黑干姜五分。一方去阿胶,加苦参七分。

29. 槐花散(《万病回春·卷之四·失血》)

治粪后红。

当归　地榆(各一钱)　生地　芍药　黄芩　升麻(各七分)　枳壳　槐花　阿胶(各八分)　防风　侧柏叶(各五分)

上锉一剂。水煎,空心服。

30. 实肠化毒丸(《万病回春·卷之四·失血》)

治肠风下血,赤白痢疾。

黄连(一斤,摘去须芦)　猪大肠(一条,洗净,将黄连入内煮一日,晒干)　当归(酒洗)　川芎(酒浸)　芍药　生地黄(酒洗,各二两)　猪蹄甲(一付,洗净,酥油炙)

上各为细末,炼蜜为丸如梧桐子大。每服百丸,空心,滚水下。

31. 解毒四物汤(《寿世保元·卷四·便血》)

当归(酒洗,五分)　川芎(五分)　白芍(炒,六分)　生地黄(一钱)　黄连(炒,一钱)　黄芩(炒,八分)　黄柏(炒,七分)　栀子(炒黑,七分)　地榆(八分)　槐花(炒,五分)　阿胶(炒,六分)　侧柏叶(六分)

上锉一剂,水煎服。腹胀,加陈皮六分;气虚,加人参三分、白术三分、木香三分;肠风下血,加荆芥五分;气下陷,加升麻五分;心血不足,加茯苓六分;虚寒,加炒黑干姜五分。一方,去阿胶,加苦参七分。

32. 加味解毒汤(《寿世保元·卷四·便血》)

大黄　黄连　黄芩　黄柏　栀子　赤芍　连翘　枳壳(麸炒)　防风　甘草

上锉,水煎,空心服。

33. 槐黄丸(《寿世保元·卷四·便血》)

槐花(四两)　黄连(酒炒,四两)

上为细末,入猪大肠内,两头扎住,入韭菜二斤,水同煮烂。去菜,用药肠捣烂,为丸如栀子大。如湿加些面。每服八十丸,空心米汤送下。

34. 防风黄芩丸(《济阴纲目·卷之八·胎前门·上·胎漏下血》)

治肝经有风热,致血崩便血尿血。

黄芩(炒焦)　防风(各等分)

上为末,酒糊丸如桐子大。每服三五十丸,食远或食前米饮或温酒送下。

35. 加味清胃散(《济阴纲目·卷之十四·产后门下·大便出血》)

治因膏粱积热便血。

当归身(酒浸,一钱)　黄连　生地黄(酒洗)　升麻(各二钱)　牡丹皮(一钱半)　石膏(三钱)

上锉,水煎服。一方无石膏,有犀角、连翘、甘草。

36. 约营煎(《景岳全书·卷之五十一德集·新方八阵·寒阵》)

治血热便血,无论脾胃、小肠、大肠、膀胱等证,皆宜用此。

生地　芍药　甘草　续断　地榆　黄芩　槐花　荆芥穗(炒焦)　乌梅(二个)

水一钟半,煎七分,食前服。如下焦火盛者,可加栀子、黄连、龙胆草之属;如气虚者,可加人参、白术;如气陷者,加升麻、防风。

37. 除湿和血汤(《景岳全书·卷之五十四书集·古方八阵·和阵》)

治阳明经湿热虚陷,便血腹痛。

当归身(酒拌)　牡丹皮　生地黄　熟地黄　黄芪(炙)　炙甘草(各一钱)　白芍药(钱半)　生甘草　升麻　陈皮　秦艽　苍术　肉桂(各五分)

水二钟煎八分,空心,候宿食消尽热服。

38. 枳壳散(《景岳全书·卷之五十七宇集·古方八阵·寒阵》)

治便血,或妇人经候不调,手足烦热,胸膈不利。

枳壳(麸炒)　半夏曲　赤芍药　柴胡(各一钱)　黄芩(一钱半)

水二钟,姜三片,枣一枚,煎八分,食远服。

39. 黄连丸(《景岳全书·卷之五十七宇集·古方八阵·寒阵》)

治肠红便血,痔疮肿痛。

黄连　吴茱萸(等分)

上二味,用滚汤同渫过,罨一二日,同炒拣开,各另为末,米糊丸桐子大。每服二三钱。粪前红,服茱萸丸;粪后红,服黄连丸,俱酒上。此与左金丸稍同。

40. 连蒲散(《济阳纲目·卷六十三·便血·治脏毒下血方》)

治饮酒过多及食辛辣炙煿,以致蕴热入于肠胃,下血色鲜。

黄连　蒲黄(炒,各一钱二分)　黄芩　当归　生地(酒炒)　枳壳(麸炒)　槐角　芍药　川芎　甘草(五分)

上锉,水煎,食前服。酒毒加青皮、干葛,去枳壳;湿毒加苍白二术。

41. 加味四物汤(《济阳纲目·卷六十三·便血·治脏毒下血方》)

治下血有热。

当归　川芎　芍药　生地(酒炒)　山栀(炒)　升麻　秦艽　阿胶珠

上锉,水煎服。过多不止者,加黄连、红花。

42. 三黄凉血汤(《济阳纲目·卷六十三·便血·治脏毒下血方》)

治肠胃积热下血。

黄连　黄芩　黄柏　枳壳　甘草(各一钱)　生地黄(二钱)　地榆(五分)

上作一服,水煎,空心服。血盛加当归、防风、槐角子。

43. 苍地丸(《济阳纲目·卷六十三·便血·治脏毒下血方》)

治积热便血。

苍术　陈皮(各一两半)　黄连　黄柏　条芩(各七钱半)　连翘(半两)　生地膏(六两)

上为末,用地黄膏为丸如桐子大。每服五七十丸,白汤下。

44. 神宝饮(《丹台玉案·卷之四·诸血门·

治风邪入于胃经,下血鲜紫,及肠胃湿毒下如豆汁。

苍术 白术 人参(各五钱) 茯苓 当归 白芍 川芎 槐角(炒黑,各一钱五分) 升麻(一钱)

水煎食前服。

45. 对金饮(《丹台玉案·卷之四·诸血门·立方》)

治大肠下血。

黄连 槐花 苍术(各一钱二分) 甘草 白术 厚朴 枳壳 陈皮 藿香 当归(各一钱) 升麻(八分)

水煎,食前服。

46. 火吐方(《傅青主先生秘传杂症方论》)

火吐若降火,则火由脾而入于大肠,必变为便血之症,方宜清水(火)止吐汤。

茯苓(一两) 人参(二钱) 砂仁(三粒) 黄连(三钱)

水煎服。

47. 国老丸(《惠直堂经验方·卷二·二便门》)

治内热便血,或血痔下血。

生甘草

为末,蜜调丸芡实大。清汤下七丸,即日愈。

48. 泻青丸(《张氏医通·卷十四·下血门》)

治肝经实热,大便不通,肠风便血,阴汗燥臭。

当归 川芎 栀子(炒黑) 大黄 羌活 防风 草龙胆(等分)

滴水为丸,空心茶清下,七八十丸至百丸。

二、滋阴补血方

1. 阿胶丸(《太平圣惠方·卷第七十二·治妇人大便下血诸方》)

治妇人大便下血不止。

阿胶(二两,捣碎,炒令黄燥) 乌贼鱼骨〔一(二)两〕 白芍药(二两) 当归(一两,锉,微炒) 刘寄奴(一两)

上件药,捣罗为末,炼蜜和捣三二百杵,丸如梧桐子大。食前,以粥饮下二十丸。

2. 阿胶芍药汤(《圣济总录·卷第九十七·结阴大便血》)

治便血如小豆汁。

阿胶(炙令燥) 赤芍药 当归(切,焙,各一两) 甘草(炙,锉,半两)

上四味,粗捣筛。每服五钱匕,水一盏半,入竹叶二七片,同煎至八分,去滓,温服食前。

3. 神仙必效丸(《圣济总录·卷第九十七·结阴大便血》)

阿胶(炙令燥,二两) 当归(切,焙) 乌贼鱼骨(去甲) 白芍药 刘寄奴(各一两)

上五味,捣罗为末,炼蜜和丸如梧桐子大。空心米饮下三十丸,加至五十丸。

4. 滋阴脏连丸(《万病回春·卷之四·失血》)

治大便下血去多,心虚,四肢无力,面色痿黄。

怀生地 熟地(各四两) 山茱萸(酒蒸,去核) 牡丹皮 泽泻 白茯苓(去皮,以上各三两) 山药(四两) 川黄连(酒炒) 槐花(人乳拌蒸) 川大黄(酒蒸九次,以上各三两)

上俱为细末,装入雄猪大肠内,两头用线扎住;糯米三升,水浸透米去水,即将药肠藏糯米甑内,蒸一炷香时为度,捣药肠为丸如梧桐子大。每服八十丸,空心,盐汤送下。

5. 保阴煎(《景岳全书·卷之五十一德集·新方八阵·寒阵》)

治男妇带浊遗淋,色赤带血,脉滑多热,便血不止,及血崩血淋,或经期太早,凡一切阴虚内热动血等证。

生地 熟地 芍药(各二钱) 山药 川续断 黄芩 黄柏(各一钱半) 生甘草(一钱)

水二钟煎七分,食远温服。如小水多热,或兼怒火动血者,加焦栀子一二钱;如夜热身热,加地骨皮一钱五分;如肺热多汗者,加麦冬、枣仁;如血热甚者,加黄连一钱五分;如血虚血滞,筋骨肿痛者,加当归二三钱;如气滞而痛,去熟地,加陈皮、青皮、丹皮、香附之属;如血脱血滑,及便血久不止者,加地榆一二钱,或乌梅一二个,或百药煎一二钱,文蛤亦可;如少年,或血气正盛者,不必用熟地、山药;如肢节筋骨疼痛或肿者,加秦艽、丹皮各一二钱。

6. 龟柏丸(《济阳纲目·卷六十三·便血·治内虚下血方》)

治便血久而致虚,腰脚软痛,及麻风疮痒见于面者。

龟板(二两,酥炙)　侧柏叶　芍药(各一两半)　椿根皮(七钱半)　升麻　香附(各五分)

上为末,粥丸。以四物汤加白术、黄连、甘草、陈皮煎汤下。

7. 血余丸(《惠直堂经验方·卷二·二便门》)

治便血,并一切血症。

血余(八两)　阿胶(一斤,面炒成珠)

为末,炼老蜜作丸桐子大。每服三十丸,清汤下。

三、温阳止血方

1. 黄土汤(《金匮要略方论·卷中·惊悸吐衄下血胸满瘀血病脉证治第十六》)

主下血,先便后血。亦主吐血,衄血。

甘草　熟地黄　白术　附子(炮)　阿胶　黄芩(各三两)　灶中黄土(半升)

水八升煮取三升,分温二服。

2. 艾叶丸(《太平圣惠方·卷第七十二·治妇人大便下血诸方》)

治妇人腹肚胀满,脐下疼痛,大便下血不止。

艾叶(一两,微炒)　鳖甲(一两半,涂醋炙令黄,去裙襕)　当归(一两,锉,微炒)　卷柏(一两半)　白龙骨(二两)　附子(一两,炮裂,去皮脐)　干姜(一两,炮裂,锉)　赤芍药(三分)

上件药,捣罗为末,炼蜜和捣三五百杵,丸如梧桐子大。食前,以粥饮下三十丸。

3. 踯躅花散(《太平圣惠方·卷第五十六·治蛊毒下血诸方》)

治蛊毒腹痛下血。

踯躅花(一两,酒拌炒令干)　干姜(一分,炮裂,锉)　藜芦(一分,去芦头)　附子(一分,炮裂,去皮脐)　巴豆(一分,去皮心研,纸裹压去油)　野葛根皮(一分)　桂心(一分)　朱砂(一分,细研)　雄黄(一分,细研)　蜈蚣(一分,微炙去足)

上件药,捣细罗为散。每服空腹,以冷水调下一字。

4. 栝蒌丸(《太平圣惠方·卷第六十·治积年肠风下血不止诸方》)

治积年肠风下血不止,面色萎黄,肌体枯悴。

栝蒌(二枚,割去盖子)　硫黄(一两,锉碎)　附子(一两,炮裂,去皮脐)　干姜(一两,炮裂,锉)　猪牙皂荚(一两,去皮,生捣碎)

上件药,都捣为散,入栝蒌内,却以盖子盖之,用竹签子扎定,以面厚裹,慢火烧面黄焦为度,候冷取出,重研令细,以软饭和丸如梧桐子大。每于食前,以黄芪汤下十五丸。

5. 睨香子汤(《圣济总录·卷第九十七·结阴大便血》)

治结阴下血腹痛。

睨香子(炒,三两)　草乌头(蛤粉同炒裂,去皮脐,锉,一两)

上二味,拌令匀。每服三钱匕,水一盏,入盐少许,煎至八分,去滓,露至五更冷服。

6. 大效胜金丸(《圣济总录·卷第九十七·结阴大便血》)

治结阴便血,及肠风不止。

羊肉(精者,去筋膜一斤半,切如柳叶,用硫黄末糁在肉中,以好醋一斗于银石器中浸一复时,慢火煎如泥,入白杵千下)　硫黄(滴生甘草水,研三日极细,候干糁入肉中)　葫芦巴　荜澄茄　沉香(锉,各半两)　巴戟天(去心)　补骨脂(炒)　牛膝　肉苁蓉(与牛膝同用酒浸,切,焙)　海桐皮(锉)　桂(去粗皮)　白茯苓(去黑皮)　甘草(炙,锉)　人参(各一两)　丁香(一分)　肉豆蔻(去壳,三枚)　附子(炮裂,去皮脐,用大者二枚)

上一十七味,除羊肉外,捣罗为末,以羊肉膏拌和令匀,更杵千余下,丸如梧桐子大。每服二十丸,空心温酒下,加至三十丸。

7. 黑神散(《圣济总录·卷第九十七·结阴大便血》)

治久下血。

藁本(去土)　乌头(炮裂,去皮脐)　皂荚(酥炙,去皮子)　密陀僧(捣碎,研)

上四味等分,熨斗内用炭火烧黑,取出捣罗为散。每服二钱匕,入腻粉一筒子和匀,前胡荽酒调下。

8. 桂芎汤(《圣济总录·卷第九十七·结阴大便血》)

治结阴便血至二三升者。

桂(去粗皮)　赤芍药　芎䓖　当归(切,焙)　黄芩(去黑心,各一两)　甘草(炙,锉,

半两）

上六味，粗捣筛。每服三钱匕，水一盏，入竹茹弹子大一块，同煎至七分，去滓空心温服，日二服。

9. 金液丹（《太平惠民和剂局方·卷之五·治痼冷》）

固真气，暖丹田，坚筋骨，壮阳道，除久寒痼冷，补劳伤虚损。治男子腰肾久冷，心腹积聚，胁下冷癖，腹中诸虫，失精遗溺，形羸力劣，脚膝疼弱，冷风顽痹，上气衄血，咳逆寒热，霍乱转筋，虚滑不利。又治痔瘘湿䘌生疮，下血不止，及妇人血结寒热，阴蚀疽痔。

硫黄（净拣去砂石，十两，研细飞过，用瓷盒子盛，以水和赤石脂封口，以盐泥固济晒干，地内先埋一小罐子，盛水令满，安盒子在上，用泥固济讫，慢火养七日七夜，候足，加顶火一斤煅，候冷取出，研为细末）

上药末一两，用蒸饼一两，汤浸握去水，搜为丸如梧桐子大。每服三十丸，多至百丸，温米饮下，空心服之。又治伤寒阴证，身冷脉微，手足厥逆，或吐或利，或自汗自止，或小便不禁，不拘丸数，宜并服之。得身热脉出为度。

10. 断红丸（《寿世保元·卷四·便血》）

鹿茸（去毛，醋煮）　大附子（炮，去皮脐）　当归（酒洗）　续断（酒浸）　黄芪（炒）　阿胶（蛤粉炒）　侧柏叶（炒，各一两）　白矾（枯，五钱）

上为细末，醋煮米糊为丸如梧桐子大。每服七十丸，空心，米汤下。

11. 矾附丸（《济阳纲目·卷六十三·便血·治内虚下血方》）

治阳虚，肠风下血，当日立止，一月除根。久服助下元，除风气，益脏腑。

青矾（四两，用瓦罐盛，火煅食顷，候冷入盐一合，硫黄一两，再煅食顷，候冷取出）　附子（一两，为末）

上粟米粥丸如桐子大。每服三十丸，空心生地黄汁下。

12. 回阳汤（《罗氏会约医镜·卷十一·杂证·论便血》）

治阴阳将脱，便血大下。

当归（三钱，泄泻者去之）　白术（三四钱）　附子（制，二三钱）　干姜（炮，二三钱）　熟地（五钱）　黄芪（蜜炙，四五钱，或加倍）　乌梅（二三个）

水煎服。加人参二钱，更效。若血再不止者，加醋炒五倍子钱半。

四、益气止血方

1. 槐花散（《太平圣惠方·卷第九十二·治小儿大便血诸方》）

治小儿大便出血，腹痛黄瘦，不欲饮食。

槐花（微炒）　白术　熟干地黄　芎䓖（以上各半分）　黄芪（锉）　木香　当归（锉，微炒）　甘草（炙微赤，锉，以上各一分）

上件药，捣粗罗为散。每服一钱，以水一小盏煎至六分，去滓，不计时候，量儿大小，分减温服。

2. 卷柏丸（《太平圣惠方·卷第九十二·治小儿大便血诸方》）

治小儿大便出血，久不止，面色萎黄，肌体羸瘦，或时腹痛，不欲饮食。

卷柏（半两）　赤石脂（半两）　阿胶（半两，捣碎，炒令黄燥）　槐花（微炒）　黄牛角䚡（炙黄焦）　当归（锉，微炒）　黄芪（锉）　芎䓖（以上各一分）

上件药，捣罗为末，炼蜜和丸如麻子大。三岁儿每服，以粥饮下七丸，日三服。量儿大小，以意加减。

3. 内补黄芪散（《太平圣惠方·卷第六十·治肠风下血诸方》）

治肠风下血不止，面色萎黄，气力全少。

黄芪（二两，锉）　当归（一两，锉，微炒）　芎䓖〔二（一）两〕　甘草〔二（一）两，炙微赤，锉〕　龙骨（二两）　槐子（二两，微炒）　附子（一两，炮裂，去皮脐）　白芍药（二两）

上件药，捣筛为散。每服四钱，以水一中盏，入饧一分，煎至六分，去滓，每于食前温服。

4. 五香散（《太平圣惠方·卷第六十·治肠风下血诸方》）

治肠风气滞，流注下部，致生肿结。牵引脏腑不和，时发疼痛，经久下血，大肠虚乏羸瘦。

沉香（一两）　麝香（半两，细研）　木香（三分）　藿香（三分）　乳香（一分）　黄芪（一两，锉）　槟榔（三分）　当归（三分，锉，微炒）　枳壳（一两，麸炒微黄去瓤）　白茯苓（三分）　白蒺藜

(三分,微炒去刺) 川大黄(三分,锉碎,微炒) 白芍药(三分) 卷柏(三分,微炒) 芎䓖(三分) 熟干地黄(一两)

上件药,捣细罗为散。每于食前,以粥饮调下二钱。

5. 内补散(《太平圣惠方·卷第六十·治肠风下血诸方》)

治大肠风毒,下血不止。

黄芪(一两,锉) 枳壳(一两,麸炒,微黄去瓤) 侧柏叶(一两,炙微黄)

上件药,捣细罗为散。每于食前,以粥饮调下二钱。

6. 防风丸(《圣济总录·卷第五十·大肠门·大肠虚》)

治大肠气虚,又因伤风冒雨,大肠中下血。

防风(去叉) 芎䓖(各一分) 黄芪(锉) 术(各半两) 五味子 续断 陈橘皮(汤浸去白,各一分) 石硫黄(研,一两)

上八味,捣罗为末,炼蜜和丸如梧桐子大。空心盐米汤下三十丸。

7. 寿脾煎(《不居集·上集卷之十四·便血方》)

治脾虚不能摄血。凡忧思、郁怒、积劳及误用攻伐等药,犯损脾阴,以致中气亏陷,神魂不宁,大便脱血不止,及妇人无火崩淋等症。

白术(二三钱) 当归 山药(各二钱) 炙甘草(一钱) 枣仁(一钱五分) 远志(三五分) 干姜(一二钱) 莲肉(二十粒,炒) 人参(随宜)

一加乌梅,一加醋炒文蛤。

五、收涩止血方

1. 乌贼鱼骨丸(《太平圣惠方·卷第七十二·治妇人大便下血诸方》)

治妇人大便下血,或似小豆汁。

乌贼鱼骨(一两) 芎䓖(三分) 熟干地黄(一两半) 茜根(一两) 当归(一两,锉,微炒) 白芍药(三分) 阿胶(二两,捣碎,炒令黄燥)

上件药,捣罗为末,炼蜜和捣三五百杵,丸如梧桐子大。食前,以粥饮下三十丸。

2. 乌金散(一名黑龙散,《十便良方》)(《博济方·卷三·大便证》)

治远年近日,肠风,下血不止。

枳壳(不计多少,烧成黑灰存性,便以盏子合定为细末) 羊胫炭(不拘多少,为细末)

上二件,用枳壳末五钱,炭末三钱,和令匀,用米饮一中盏,调下,空心服,再服见效。

3. 龙骨饼子(《圣济总录·卷第九十七·结阴大便血》)

治脏毒,便血不止。

龙骨 乌贼鱼骨(去甲,等分)

上二味,捣罗为末。每服一钱匕,入鸡子清一枚,用白面同和捏作饼子三枚,塘火内煨熟,细嚼用温米饮送下,空心食前服。

4. 石榴散(《圣济总录·卷第九十七·结阴大便血》)

治结阴泻血不止。

酸石榴皮 陈橘皮(汤浸去白) 甘草(微炙,锉) 干姜(炮)

上四味等分焙干,捣罗为散。每服二钱匕,陈米饮调下,日三服。

5. 钓肠丸(《太平惠民和剂局方·卷之八·治杂病》)

治久新诸痔,肛边肿痛,或生疮痒,时有脓血;又治肠风下血,及肛门脱出,并宜服之。

栝蒌(二枚,烧存性) 猬皮(两个,锉碎,罐内烧存性) 鸡冠花(锉,微炒,五两) 胡桃(取仁一十五个,不油者,入罐内烧存性) 白矾(枯) 绿矾(枯) 白附子(生用) 天南星(生用) 枳壳(去瓤,麸炒) 附子(去皮脐,生用) 诃子(煨,去皮) 半夏(各二两)

上为细末,以醋煮面糊为丸如梧桐子大。每服二十丸,空心,临卧温酒下,远年不瘥者,服十日见效,久服永除根本。小可肠风等疾,一二年内者,只十服,瘥,永不发动。

6. 松皮散(《活人事证方后集·卷之十二·肠风门》)

治肠风下血过多。

松木皮(就木上以刀刮去粗浮者,只取贴木嫩皮)

上锉细,焙令半干,再入铫子内,慢火炒干,为细末。每服一钱,入腊茶一钱,白汤点服,食前。

7. 橄榄散(《活人事证方后集·卷之十二·

肠风门》)

治肠风下血,久不瘥者。

橄榄核(不以多少)

上件灯上烧灰,为细末。每服二钱,陈米饮调下,空心。

8. 四神丸(《类编朱氏集验医方·卷之六·积聚门·肠风》)

治一切大便下血。

香白芷　枳壳(烧存性)　川百药煎(烧)　乌梅(并烧存性)

上等分,为末,糊为丸。每服五十丸,空心,米饮下,熟水亦得。

9. 香梅丸(《世医得效方·卷第七·大方脉杂医科·失血》)

治肠风脏毒下血。

乌梅(同核烧灰存性)　香白芷(不见火)　百药煎(烧存性,各等分)

上为末,米糊丸梧桐子大。每服七十丸,空心,米饮下。

10. 胜金丸(一名百药散)(《景岳全书·卷之五十九宙集·古方八阵·固阵》)

治肠风下血,溺血不止,及脏毒便血。

百药煎(三两)　生用(一两)　炒焦(一两)　烧存性(一两)

上为末,软饭和丸或蜜丸桐子大。每服五七十丸,空心米饮下,或人参汤下。

11. 乌梅丸(《赤水玄珠·第九卷·血门·下血》)

治便血下血。

乌梅(三两,烧存性)

为末,醋糊丸桐子大。空心米饮下七十丸。

12. 地榆散(《万病回春·卷之四·失血》)

乌梅(一两,焙干,去核)　五倍子(炒,五钱)　槐花　枳壳(麸炒,一钱)　黄连(三钱,炒)　地榆(二钱)　荆芥穗(三钱)　白芷(一钱)

上为细末。每服三钱,空心酒调下。远年者,服至断根为度。

13. 真人养脏汤(《医灯续焰·卷四·泄泻脉证第四十四》)引《太平惠民和剂局方》

治大人小儿冷热不调,下痢赤白,或便脓血,有如鱼脑,里急后重,脐腹疗痛,及脱肛坠下,酒毒湿毒,便血,并宜服。

人参　白术　当归(各六钱)　白芍药　木香(各一两六钱)　甘草　肉桂(各八钱)　肉果(面裹煨,半两)　御米壳(蜜炙,三两六钱)　诃子肉(一两二钱)

上咬咀,每服四钱,水一盏半煎八分,去滓,食前温服。忌酒面、生冷、腥腻之物。滑泄夜起,久不瘥者,加附子四片。

14. 玉关丸(《不居集·上集卷之十四·便血方》)

治肠风血脱,崩漏带浊不固。

白面(炒熟,四两)　枯矾(二两)　文蛤(醋炒黑,二两)　北五味(一两,炒)　诃子(二两五钱,生半炒)

上为末,用熟汤和丸梧桐子大。以温补脾肾等症随症加减,煎汤送下,或人参汤亦可。如血热妄行者,以凉药送下。

六、治便血单方、验方

1. 蒲黄散(《外台秘要·卷第二十五·卒下血方七首》)

又疗卒下血。

蒲黄(三合)　当归(一两)　鹿茸(一枚,烧)

上三味捣筛为散,饮服方寸匕,先食,日三。

2. 荆芥散(《太平圣惠方·卷第七十二·治妇人大便下血诸方》)

治妇人风虚,大便后,时时下血。

荆芥　黄芪(锉)　熟干地黄　当归(锉,微炒)　桑耳　地榆(锉)　樗白皮(微炙,锉)　皂荚刺(微炒)　干姜(炮裂,锉)　槐豆(微炒)　牛蒡子(微炒)　甘草(炙微赤,锉,以上各半两)

上件药,捣细罗为散。食前,以粥饮调下二钱。

3. 羚羊角散(《太平圣惠方·卷第九十二·治小儿大便血诸方》)

治小儿大便出血,体热黄瘦,不欲饮食。

羚羊角屑　黄芪(锉)　川升麻　黄芩　地榆(锉)　甘草(炙微赤,锉,以上各一分)　生干地黄(半两)

上件药,捣粗罗为散。每服一钱,以水一小盏,入苦竹茹半分,煎至六分,去滓,不计时候,量儿大小,分减温服之。

4. 乌龙丸(《太平圣惠方·卷第七十二·治

治妇人大便后下血不止,腹内疼痛。

乌龙尾煤(一两) 伏龙肝(一两) 香墨(一两) 当归(一两,锉,微炒) 皂荚仁(半两,微炒)

上件药,捣细罗为末,以面糊和丸如梧桐子大。每服食前,以生姜艾叶煎汤下二十丸。

5. 桑耳散(《太平圣惠方·卷第七十二·治妇人大便下血诸方》)

治妇人大便下血,小腹中切痛不止。

桑耳(微炒) 牡蛎粉 龙骨 当归(锉,微炒) 白芍药(以上各一两) 黄芩(半两) 甘草(半两,炙微赤,锉)

上件药,捣细罗为散。食前,以粥饮调下二钱。

6. 臭椿皮散(《太平圣惠方·卷第六十·治积年肠风下血不止诸方》)

治积年肠风泻血,谷食不消,肌体黄瘦。

臭椿树白皮(二两,微炙,锉) 干姜(三分,炮裂,锉) 甘草(三分,炙微赤,锉) 鸡冠花(一两,炙微黄) 附子(一两,炮裂,去皮脐) 槐鹅(一两,炙令黄)

上件药,捣细罗为散。每于食前,以枳壳汤调下二钱。

7. 牛角散(《太平圣惠方·卷第六十·治积年肠风下血不止诸方》)

治积年肠风,或发或歇,不止。

牛角(二两,烧灰) 槐耳〔一(二)两,微炙〕 臭椿根(二两,微炙) 屋松(二两,微炙)

上件药,捣细罗为散。每于食前,以温粥饮调下一钱。

8. 猬皮散(《太平圣惠方·卷第六十·治肠风下血诸方》)

治肠风下血久不瘥,面色萎黄。

猬皮(烧灰) 蒻菜〔(茎)烧灰〕 干姜(炮裂,锉,各三两) 牡蛎(烧为粉) 黄牛角(烧灰) 枳壳(麸炒微黄,去瓤) 酸石榴皮(炙令微黄,以上各一两)

上件药,捣细罗为散。每于食前,以粥饮调下二钱。

9. 侧柏散(《太平圣惠方·卷第七十二·治妇人大便下血诸方》)

治妇人大便后下血不止。

侧柏(二两,微炒) 龙骨(二两) 鹿角胶(捣碎,炒令黄燥) 熟干地黄 木香 当归(锉,微炒,以上各一两)

上件药,捣细罗为末。食前,以粥饮调下二钱。

10. 熟干地黄丸(《太平圣惠方·卷第三十七·治大便下血诸方》)

治内伤风冷,大便下血不止。

熟干地黄 龙骨(烧赤) 黄芪(锉) 紫苏子(微炒) 蒲黄 当归 附子(炮裂,去皮脐) 艾叶(微炒) 白矾(烧令汁尽) 阿胶(捣碎,炒令黄燥,以上各一两) 枳壳(半两,麸炒微黄去瓤)

上件药,捣罗为末,炼蜜和捣三二百杵,丸如梧桐子大。每日空心及晚食前,以粥饮下三十丸。

11. 桂心散(《太平圣惠方·卷第三十七·治大便下血诸方》)

桂心 赤芍药 芎䓖 当归 黄芩(以上各一两) 甘草(半两,炙微赤,锉)

上件药,捣筛为散。每服三钱。以水一中盏,入青竹茹半鸡子大,煎至六分,去滓,空腹及晚食前温服。

12. 牛膝散(《太平圣惠方·卷第六十·治肠风下血诸方》)

治肠风下血不止,风毒气流注,发歇疼痛。

牛膝(一两,去苗) 侧柏(一两,炙微黄) 荆芥穗(一两) 棕榈皮(二两,烧灰) 黄牛角(一只,烧灰)

上件药,捣细罗为散。每于食前,以粥饮调下二钱。

13. 白花蛇丸方(《太平圣惠方·卷第六十·治肠风下血诸方》)

治肠风下血,日夜不绝,疼痛至甚。

白花蛇(二两,酒浸炙微黄,去皮骨) 杏仁(半两,汤浸去皮尖双仁,麸炒微黄) 黄芪(一两,锉) 葫荽子(一两,微炒) 猬皮(一两,炙黄焦) 人参(一两,去芦头) 鲤鱼皮(一两,烧灰) 附子(一两,炮裂,去皮脐) 枳壳(二两,麸炒微黄去瓤) 男儿发(二两,烧灰) 肉桂(二两,去皱皮) 当归(一两,锉,微炒) 皂荚树耳(一两,微炒)

上件药,捣罗为末,炼蜜和捣三二百杵,丸如梧桐子大。每于食前,煎人参汤下三十丸。

14. 野狸骨散(《太平圣惠方·卷第六十·治肠风下血诸方》)

治大肠风毒,下血不止,心神虚烦。

野狸骨(一两,涂酥炙微黄)　防风(半两,去芦头)　益母草(半两)　腻粉(一钱)

上件药,捣细罗为散。每于食前,以温酒调下半钱。

15. 治便血验方

1)《太平圣惠方·卷第六十·治肠风下血诸方》

治大肠风毒,下血不止。

枸杞子(二两)　槐子(二两,微炒)　桑木耳(二两,微炙)

上件药,捣细罗为散。每于食前,以黄芪粥饮调下二钱。

枳壳〔二(一)两,麸炒微黄去瓤〕　何首乌(一两)　干姜(一两,炮裂,锉)

上件药,捣细罗为散。每于食前,以粥饮调下一钱。

2)《赤水玄珠·第九卷·血门·下血》
治便血。

白芷　五倍子

为末,粥丸桐子大。每服五十丸,米汤下。

3)《惠直堂经验方·卷二·二便门》
治便血及一切下血。

古墨(一两,用湿草纸包煨透)　冬青子(八两九蒸晒)　苔菜饼(一个晒干)

共为末,用陈米糊为丸。每早白滚汤送下三钱,晚二钱。

又方,荆芥　槐花
同炒为末,清茶下三钱。

又方,用木耳(一两)
炒黑。

生木耳(一两)　芝麻(五钱)
水煎,作茶饮甚效,不伤人。

16. 芫荑丸(《圣济总录·卷第九十七·结阴大便血》)

治下血。

芫荑仁(一两)

上一味,捣研令细,用纸裹压去油,再研为末,用雄猪胆为丸如梧桐子。每服九丸,甘草汤下,日五六服,连三日可断根本。

17. 金屑丸(《圣济总录·卷第九十七·结阴大便血》)

治便血,一切血妄行。

叶子雌黄(不计多少入,在枣内满线系定煎汤,用黑铅一两半熔成汁,倾入汤内同煮,自早至晚不住添沸汤,取出研令极细,其枣以盏盛饭上蒸过)

上一味,以煮药枣取肉和丸如梧桐子大。每服三丸,煎黑铅汤下,便血甚者,只三服瘥。

18. 猬皮灰散(《圣济总录·卷第九十七·结阴大便血》)

治大便下血,猬皮灰散方。

猬皮(烧灰存性)　黄芪(锉)　熟干地黄(焙)　续断　柏叶　地榆(锉)　白芷　黄连(去须,各等分)

上八味,捣罗为散。每服二钱匕,食前温汤调下。

19. 修善散(《鸡峰普济方·卷第六·血小便》)

治肠风大便血。

当归(不拘多少)

上为细末,食前空心,一大钱浓煎赤小豆汁取一盏,与当归同煎五七沸,通口顿三服,立效。

20. 沉香断红丸(《杨氏家藏方·卷第十九·小儿下·痢疾方九道》)

治小儿下利,赤多白少,或纯便血,或如豆汁。

沉香(半两)　当归(酒浸一宿,焙干)　川芎　白芍药　熟干地黄　阿胶(切碎,蛤粉炒成珠子)　续断(六味各一两)

上件为细末,煮面糊为丸如黍米大。每服三十丸,温米饮送下,乳食前。

21. 当归地黄汤(《黄帝素问宣明论方·卷九·劳门》)

治嗽血衄血,大小便血,或妇人经候不调,月水过多,喘嗽者。

当归　芍药　川芎　白术　染槐子　黄药子(各半两)　生地黄　甘草　茯苓(去皮)　黄芩　白龙骨(各一两)

上为末。每服三钱,水一盏煎至七分,去滓,温服,食前。

22. 苍术地榆汤(《素问病机气宜保命集·卷中·泻痢论第十九》)

苍术(二两) 地榆(一两)

下使上剂,同前煎服。以上证,如心下痞,每服加枳实一钱;如小便不利,各加茯苓二钱;如腹痛渐已,泻下微少。

23. 猪牙皂角散(《活人事证方后集·卷之十二·肠风门》)

治五种肠风下血:粪前有血,名外痔;粪后有血,名内痔;大肠名脱肛;谷道四旁有胬肉,如乳头,名鼠奶痔;有穴,肠出血,名漏,并皆治之。

黄牛角(一枚,捶碎) 白蛇蜕(一条) 猬皮(一两) 猪牙皂角(七铤) 穿山甲(一片,七十鳞)

上并锉碎,入砂瓶内,以盐泥封固,候干。先少着火烧,令烟出,后用大火煅,令通赤为度。取出摊冷,为末。先以胡桃一个,分四分。一分临卧时,细研如糊,酒调下便睡,先引出虫。至五更时一服,次日辰时一服,并三钱药末。久患者不过三服即愈。

24. 黄芪圆(《活人事证方后集·卷之十二·肠风门》)

治肠风泻血。

黄芪 黄连(各等分)

上件药为末,以面糊为丸如赤豆大。每服二三十丸,米饮下。

25. 凤眼草散(《活人事证方后集·卷之十二·肠风门》)

治肠风下血。

凤眼草(拣净,即拣荚也) 褐油麻(水淘净,二味各四两) 枳壳(去瓤,二两,麸炒) 轻粉(一字)

上件为细末。每服二钱,温酒调下,米饮亦得,食前服。

26. 结阴丹(《仁斋直指方论·卷之二十三·肠风·附诸方》)

治肠风下血,脏毒下血,诸大便血疾。

枳壳(去瓤,麸炒) 威灵仙 黄芪 陈皮(去白) 椿根白皮 何首乌 荆芥穗(各半两)

上为末,酒糊丸梧子大。每服五七十丸,陈米饮入醋少许煎过,要放温水送下。

27. 橡斗散(《类编朱氏集验医方·卷之六·积聚门·肠风》)

治便血。

橡斗子(一合,内以生硫黄合之,纸裹,以盐泥固济,火煅存性,候冷)

上细研。空心,酒调下。二服立效。

28. 槐荆丸(《御药院方·卷八·治杂病门》)

治男子、妇人肠风痔漏,先脏腑后便血,宜服之。

槐花(微炒) 荆芥穗(去土) 枳壳(麸炒,去穰,各一两) 白矾(生) 薄荷叶 郁金(各半两)

上为细末,水面糊为丸如梧桐子大。每服六十丸,空心食前,温粥饮送下,日进二服。

29. 枳壳散(《御药院方·卷八·治杂病门》)

治肠风痔瘘,便血无数,疼痛不可忍者。

枳壳(麸炒,去穰) 槐子(微炒黄色) 荆芥穗(各半两)

上为细末。每服三钱,薄粟米粥调下,如人行一二里地,再用粥压之,空心,日进二三服。

30. 止血散(《御药院方·卷八·治杂病门》)

治阳风下血,或在便前,或在便后。在便前者,其血近,肾肝血也;在便后者,心肺血也,其血远,此药并主之。

皂角刺(烧灰,二两) 胡桃仁(去皮) 破故纸(炒) 槐花(各一两半)

上为细末。每服二钱,清米饮点下,温酒亦得。

31. 平胃地榆汤(《卫生宝鉴·卷十六·泄痢门·结阴便血治验》)

苍术(一钱) 升麻(一钱) 黑附子(炮,一钱) 地榆(七分) 陈皮 厚朴 白术 干姜 白茯苓 葛根(各半钱) 甘草(炙) 益智仁 人参 当归 曲(炒) 白芍药(各三分)

上十六味,作一服,水二盏,生姜三片,枣子二个,煎至一盏,去渣,温服。

32. 小乌沉汤(《世医得效方·卷第七·大方脉杂医科·失血》)

治肠风、痔漏。

香附子(杵去皮毛,焙,二两) 天台乌药(去心,一两) 甘草(炒,一分)

上为末。每服一钱,空心,盐汤点服,治同上。

33. 固肠丸(《医学纲目·卷之三十四·妇人

部·调经》）

治湿气下利,大便血,白带。去脾胃陈积之后,用此以燥下湿,亦不曾单用,看病作汤使。

椿根皮

为末,粥糊为丸。此药性凉而燥,须炒用。一方加滑石一半。

34. 川连茯苓汤（《运气易览·卷之二·五运主病治例》）

治心虚为寒冷所中,心热躁,手足反寒,心腹肿痛,病喘咳,自汗,甚则大肠便血。

黄连（去须） 茯苓（各一两） 麦门冬（去心） 车前子（炒） 通草 远志（去心,姜汁制炒,各半两） 半夏（洗去滑） 黄芩（去外腐） 甘草（炙,各半两）

上为㕮咀,每服四钱,水一盏,姜三片,枣一枚,煎七分,去滓,食前服,以效为度。

35. 胡桃散（《古今医统大全·卷之四十二·下血·药方》）

治肠风下血,老人更宜服。

胡桃仁（去油,四两） 皂角刺（炒焦,二两） 故纸（微炒,两半） 槐花（炒,一两）

上为末。每服二钱,米饮或汤调下。

36. 败毒散（《明医指掌·卷六·肠风脏毒证十三》）

治协寒便血。

羌活（一钱,去芦） 独活（一钱,去芦） 柴胡（一钱,去毛） 前胡（一钱,去芦） 枳壳（炒,八分） 茯苓（八分,去皮） 川芎（七分） 甘草（五分,炙） 桔梗（八分,去芦）

姜三片,水二钟,煎一钟服。

37. 牛膝膏（《脉症治方·卷之四·附载名方·血门方》）

治便血,血淋。

牛膝（去芦,二两）

以水五钟煎至一钟,入射少许,空心服。

38. 越桃散（《丹溪手镜·卷之中·下血》）

治下血与血利。

栀子仁 槐花 枣 干姜

上各烧存性,米饮下三钱。

39. 槐角散（《济阳纲目·卷六十三·便血·治肠澼湿毒下血方》）

治肠胃有湿,胀满下血。

苍术 厚朴 陈皮 当归 枳壳（各一两） 槐角（二两） 甘草 乌梅（各半两）

上锉,每服七八钱,水煎,空心服。

40. 榆砂汤（《济阳纲目·卷六十三·便血·治结阴下血方》）

治结阴,便血不止,渐而极多。

地榆（四钱） 砂仁（七枚,另研） 生甘草（一钱半） 炙甘草（一钱）

上锉,作一服,水煎,温服。

41. 连壳丸（《济阳纲目·卷六十三·便血·治结阴下血方》）

治内伤经络下血,用此以解之,一料愈。

黄连 枳壳（各二两,同用槐花炒过,槐花不用）

上为末,蒸饼为丸服。

42. 椿皮丸（《济阳纲目·卷六十三·便血·治结阴下血方》）

臭椿皮（刮去粗皮,焙,十四两） 苍术 枳壳（各一两）

上为末,醋糊丸如桐子大。每服三十丸,空心食前米饮下。

43. 厚朴煎（《济阳纲目·卷六十三·便血·治内虚下血方》）

治气虚肠薄,荣血渗下,亦治五痔。

厚朴 生姜（各一两,同捣烂炒黄） 白术 神曲 麦芽 五味子（各一两,同炒黄）

上为末,水糊丸如桐子大。疾作时空心米饮下百丸,平时只服五十丸。

44. 和血汤（《大方脉·伤寒杂病医方卷五·医方理血门》）

治久便血。

制苍术 秦艽 当归 蜜芪 白芍 桂心 丹皮 陈皮 生地 熟地 炙草 生草 酒炒升麻（有热,加吴萸汤炒黄连,等分）

煎服。

【论用药】

药有寒热温凉之性,临证宜斟酌选用。

一、凉血止血药

1. 土贝母

《本草正·山草部》："味大苦,性寒。阴也,降也。乃手太阴、少阳，足阳明、厥阴之药。大治肺痈、肺痿、咳喘、吐血、衄血，最降痰气，善开郁结、止疼痛、消胀满、清肝火、明耳目，除时气烦热、黄疸、淋闭、便血、溺血，解热毒，杀诸虫，及疗喉痹、瘰疬、乳痈、发背、一切痈疽肿毒、湿热恶疮、痔漏、金疮出血、火疮疼痛。为末可敷，煎汤可服。性味俱厚，较之川贝母清降之功，不啻数倍。"

2. 女贞子

《本草正·竹木部》："味苦，性凉。阴也，降也。能养阴气，平阴火，解烦热骨蒸，止虚汗，消渴及淋浊、崩漏、便血、尿血、阴疮、痔漏疼痛，亦清肝火，可以明目、止泪。"

3. 牛角䚡

《本草衍义·卷十六·牛角䚡》："此则黄牛角䚡。用尖，烧为黑灰，微存性，治妇人血崩、大便血及冷痢。"

4. 车前子

《本草经集注·草木上品·车前子》："味甘、咸，寒，无毒。主治气癃，止痛，利水道小便，除湿痹。男子伤中，女子淋沥，不欲食，养肺，强阴，益精，令人有子，明目，治赤痛。久服轻身，耐老。叶及根，味甘寒。主金疮，止血，衄鼻、瘀血、血瘕，下血，小便赤，止烦，下气，除小虫。"

5. 石燕

《玉楸药解·卷三·金石部》："味甘，性凉，入足少阴肾、足太阳膀胱经。利水通淋，止带摧生。石燕甘寒渗利，泻膀胱湿热，治淋沥热涩，溺血便血，消渴带下，痔瘘障翳，齿动牙疼，卷毛倒睫。"

6. 石鳖

《玉楸药解·卷三·金石部》："味甘，性凉，入足太阳膀胱经。通淋沥，止便血。"

7. 石龙子

《神农本草经·卷二·中经》："味咸，寒。主五癃邪结气，破石淋，下血，利小便水道。一名蜥易，生川谷。"

8. 地榆

《本草纲目·草部第十二卷·草之一》："苦，微寒，无毒。时珍曰：地榆除下焦热，治大小便血证。止血取上截切片炒用。其梢则能行血，不可不知。"

9. 赤小豆

《雷公炮制药性解·卷一·谷部》："味甘酸，性平无毒，入心经，主消热毒，排痈肿，解烦热，补血脉，止泄泻，下水气，利小便，除大便血，解小麦毒。"

10. 鸡冠

《本草易读·卷四·鸡冠八十六》："甘，凉，无毒。赤白带痢皆医，痔漏崩中悉疗。子同治。""大便血，同椿根皮丸服。"

11. 苦参

《滇南本草·卷上·草部》："血风癣疮、顽皮白屑，肠风下血便血。消风，消肿毒，消痰毒。"

12. 荸荠

《得配本草·卷六·果部》："甘，微寒，滑。入足阳明经。消坚积，止消渴，疗黄疸。除胸中实热及五种膈疾，误吞铜物。得烧酒浸，封贮，治赤白痢。配海蜇煮食，治痞块虫积。入雄猪肚，瓦器煮食，治腹胀。捣汁和酒温服，治便血。"

13. 狼牙草

《长沙药解·卷二·狼牙草》："狼牙草苦寒清利，专洗一切恶疮。其诸主治，止便血，住下痢，疗疮疡蚀烂，治疥癣瘙痒，女子阴痒，理虫疮发痒，杀寸白诸虫。"

14. 黄芩

《本草正·山草部》："味苦，气寒。气轻于味，可升可降，阴中微阳。枯者，善于入肺；实者，善入大肠。欲其上者，酒炒；欲其下者，生用。枯者，清上焦之火，消痰，利气，定喘嗽，止失血，退往来寒热、风热、湿热、头痛，解瘟疫，清咽，疗肺痿、肺痈、乳痈、发背，尤祛肌表之热，故治斑疹、鼠瘘、疮疡、赤眼；实者，凉下焦之热，能除赤痢、热蓄膀胱、五淋涩痛、大肠闭结、便血、漏血。"

15. 槐实

《本经逢原·卷三·乔木部》："苦酸咸寒，无毒。取子入牛胆中，阴干，日服七枚，久服有明目通神，白发还黑之功。有痔及便血者尤宜服之。"

16. 槐花

《本经逢原·卷三·乔木部》："槐花苦凉，阳明、厥阴血分药也。故大小便血，及目赤肿痛皆用之。"

17. 槐蕊

《得配本草·卷七·木部》："苦，凉。入手阳明、足厥阴经血分。除五内之邪火，祛皮肤之风热，除痢杀虫。得郁金，解热结溲血。配桃仁，治疗疮肿痛。配栀子,治酒毒下血。佐荆穗,除风热便血。"

二、收敛止血药

1. 乌梅

《冯氏锦囊秘录·杂症痘疹药性主治合参卷四十四·果部》:"乌梅,收敛肺气,生津止嗽,解渴除烦,涩肠止泻,伤寒温疟,休息久痢,便血血痢,安蛔厥而止虫痛,去黑痣而蚀恶胬肉。"

2. 石榴皮

《本草撮要·卷三·果部》:"味酸涩温,入手太阴足少阴经。功专涩肠止痢,便血崩中带下之病。"

3. 诃子

《本草正·竹木部》:"味苦酸涩,气温。苦重酸轻,性沉而降,阴也。能消宿食膨胀,止呕吐霍乱,定喘止嗽,破结气,安久痢,止肠风便血,降痰,下气开滞,涩肠,通达津液,疗女人崩中胎漏、带浊、经乱不常。"

4. 砂仁

《本草易读·卷四·砂仁五十九》:"辛温苦涩,无毒,性浮。入手足太阴、阳明、太阳、足少阴七经。行气调中,消食醒酒,止痛安胎,除呕住泻。噎膈胀痞之疾,崩带喘痰之疴。上气咳嗽之剂,霍乱转筋之药。散咽喉口齿之热,化铜铁骨哽之坚。除腹痛而通结滞,治奔豚而疗惊痫。为温燥肝肾之良剂,乃补益脾胃之灵丹。""大便血,末服。"

5. 茜草

《本草易读·卷五·茜草百九十二》:"苦酸,无毒。补中益气,祛寒除湿。解黄疸而通经,止风痹而活血。吐衄崩中,便血诸血。治痔瘘疮疖,息扑损诸伤。"

6. 栗子花

《滇南本草·第一卷·栗子栗子花》:"味苦涩,性微温。止日久赤白带下,休息痢疾,止大肠下血。栗子,味甜,性温。生吃,止吐血、衄血、便血,一切血症。"

7. 绿矾

《玉楸药解·卷三·金石部》:"味酸,性凉,入手太阴肺、手阳明大肠经。消痈化积,止血平疮。绿矾燥烈收涩,治痰涎疟痢,积聚胀满,喉痹牙虫,耳疮眼疼,弦烂水肿,崩中便血,疥癣秃疮之烂蛆生者。亦外用,未可轻服。"

8. 粟壳

《本草易读·卷五·粟壳二百零六》:"酸涩,微寒,无毒。敛肺涩肠。止泻痢而固脱肛,疗遗精而止久嗽。""热痢便血,醋炙,同陈皮末,乌梅汤下。"

9. 御米壳

《本草撮要·卷五·五谷部》:"味涩平酸,入足少阴经。功专止泻,得乌梅治久嗽不止,得陈皮乌梅治热痢便血。"

三、温阳摄血药

1. 白胶

《本草经集注·虫兽三品·上品》:"味甘,平温,无毒。主治伤中,劳绝,腰痛,羸瘦,补中益气,妇人血闭无子。止痛,安胎。治吐血,下血,崩中不止,四肢酸疼,多汗,淋露,折跌伤损。久服轻身,延年。一名鹿角胶。生云中,煮鹿角作之。"

2. 伏龙肝

《本草经集注·玉石三品·下品》:"味辛,微温。主治妇人崩中,吐下血,止咳逆,止血,消痈肿毒气。"

3. 韭菜

《医学入门·内集卷二·本草分类·治寒门》:"韭菜辛温性最急,温中又除胃客热,中风中恶腹心疼,消瘀破积止便血,根同捣汁利膈胸,子主精寒多梦泄。"

四、活血止血药

1. 天名精

《神农本草经·卷一·上经》:"味甘,寒。主瘀血、血瘕欲死、下血。止血,利小便。久服轻身耐老。一名麦句姜,一名虾蟆蓝,一名豕首。生川泽。"

2. 血竭

《玉楸药解·卷二·木部》:"味咸,气平,入足厥阴肝经。破瘀行血,止痛续伤。血竭破瘀血,癥瘕积块,跌扑停瘀皆良,亦止鼻衄便血,并治恶疮疥癣。"

3. 草棉

《本草简要方·卷之四·草部三》:"主治止血,散瘀,益精,补气,强筋骨助阳道。治痔漏肠风大小便血,血淋,沙淋牙宣,妇人经水过多,下血。"

4. 寄奴草

《本草易读·卷四·寄奴草八十三》:"苦,温,无毒。破血通经,除癥消胀。金疮止血极效,产后余疾亦疗。忌多服。""大小便血,为末茶下。"

5. 僵蚕

《玉楸药解·卷六·鳞介鱼虫部》:"味辛咸,气平,入足厥阴肝经。活络通经,驱风开痹。僵蚕驱逐风邪,治中风不语,头痛胸痹,口噤牙痛,瘾疹风瘙,瘰疬疔毒,黯斑粉刺,痔瘘金疮,崩中便血;治男子阴痒,小儿惊风诸证。"

五、祛风止血药

荆芥茎穗

《本草易读·卷四·荆芥茎穗七十三》:"辛,温,无毒。入足厥阴肝经。祛风发表,理血散瘀,清头利咽,消毒散疮。治中风口噤项直、口面㖞斜,疗诸血吐衄肠风、崩漏血痢。""大便血,米饮下末。"

六、其他治便血药

1. 牛血

《本草纲目·兽部第五十卷·兽之一》:"咸,平,无毒。主治解毒利肠,治金疮折伤垂死,又下水蛭。煮拌醋食,治血痢便血。"

2. 贝子

《神农本草经·卷三·下经》:"味咸,平。主目翳、鬼注虫毒、腹痛、下血、五癃,利水道。烧用之,良。生池泽。"

3. 赤箭

《本草经集注·草木上品》:"味辛,温。主杀鬼精物,蛊毒,恶气,消痈肿,下肢满疝,下血。"

4. 陈曲

《本草易读·卷六·神曲》:"甘,温,无毒。""酒毒便血,湿纸包煨,为末,米汤下。"

5. 肥皂荚

《本草崇原·卷中·本经中品》:"气味辛温,微毒。主治去风湿,下痢便血,疮癣肿毒。"

6. 麻蕡

《神农本草经·卷一·上经》:"味辛,平。主五劳七伤,利五脏,下血,寒气。多食,令人见鬼狂走。久服,通神明、轻身。一名麻勃。麻子:味甘,平。主补中益气,肥健、不老、神仙。生川谷。"

【医论医案】

一、医论

1. 论便血当用益气

《轩岐救正论·卷之五·治验医案下·肝经暴郁吐血》

乙丑岁余寓楚时,适有仆妇年逾二旬。每患便血,医投以藏连丸随服随愈。先是同社一刘友貌英伟善属文,亦病便血,服香连丸,经岁不瘳。饮食如常,抵冬娶亲,辍前药却愈。次夏患痢,且能健啖,起居不倦。医者投香连丸之剂,仅四服,至夜发厥而死,惜哉。大都积服寒剂,脾气由渐而伤。及娶亲后,精血日耗,元气不支,故遇蹶即仆理也。譬如家国之亡,任用匪类,非阳丧于刚愎之小人,则必阴败于柔逊之奸儒。祸非旦夕,有由来矣。再按妇人崩漏诸症虽云血热妄行,治以四物汤加芩连之属,此古今通用常法也。多有先由劳伤中气,或脾气素虚,不能统血,继因邪热迫致妄行者。初起用前汤数服不止,则当东垣当归芍药汤补之。若因循日久,清气下陷,则服补中益气汤以升举之。《经》云阳密乃固,先哲云血脱益气,此良法也。盖血虚须兼补气,夫血犹水也,气犹堤也,堤坚则水不横决,气固则血不妄行,自然之理。此方用芪术为主,所以神验。世医不达此理,拘执方书,率用凉药伤脾。脾气既弱,安能固血?因误于刘守真谓诸血无寒,岂知诸血无实乎?无实则虚,虚则不得以无寒论也。故特表而正之。

2. 论便血当辨寒热

《阴证略例·论下血如豚肝》

下血如豚肝者,饮冷太极,脾胃过寒,肺气又寒,心包凝泣,其毒浸渗入于胃中,亦注肠下,所以便血如豚肝,非若热极妄行下血而为鲜色也。此中气分而下行,故令人便血。

《医医病书·便血论》

便血一症,今人舍槐花、地榆、生地、丹皮,无二法焉。《金匮》明分远血、近血。先血后粪曰近血,乃大肠湿热,治以当归散;先粪后血曰远血,乃小肠寒湿,治以黄土汤。黄土汤中用附子峻温之。即或先后难辨,总有色脉可凭,岂可一概寒凉哉!更有粪之先后俱见血者,当从远血例治。

3. 论便血止血

《医镜·卷之三·诸血》

大便血者，看其色鲜者，急宜止之，如黄连、槐花、乌梅、地榆、熟地、牡蛎之类煎之，调藕节汁，空心大口咽下，送丸子二三百粒，其丸用五倍子、发灰、败龟板灰、釜底墨、牡蛎、棕灰之类，为末，将乌梅肉煮烂，捣和如泥，丸之。

二、医案

1. 治火邪便血

《医验大成·便血章》

一人善饮酒食，便血色清而鲜，六脉浮数。叔和曰：浮则为风。风，阳邪也。血得之则善行，数则为热。《仁斋》曰：血遇热则流通，风热相搏，血不自宁，《经》所谓清色为肠风是也。属胃与大肠经症。方：条芩、丹皮、黄连、槐花、秦艽、地榆、生地、当归、白芍、荆芥。

《临证指南医案·卷七·便血》

某。便红脉数。（大肠血热）生地三钱，银花三钱，黄芩一钱，白芍一钱半，槐花一钱。

程（二三）。脉数，能食肠红。阴日下泄，肠腑热炽所致。非温补之症。细生地、丹参、黄柏、黑稆豆皮、地榆炭、柿饼灰、槐花、金石斛。

某（三七）。内热，肠红发痔。当清阴分之热。生地、炒丹皮、酒炒黄芩、炒黑槐花、柿饼灰、元参、银花、黑山栀。

汪。嗽血已止，粪中见红。中焦之热下移，肠胃属腑。止血亦属易事，花甲以外年岁，热移入下，到底下元衰矣。细生地、川石斛、柿饼灰、天冬。

《续名医类案·卷十二·下血》

薛立斋治一男子，素有湿热，便血，以槐花散治之而愈。

立斋治张刑部德和，便血数年，舌下筋紫，午后唇下赤，胃肺脉洪。谓大肠之脉散舌下，大肠有热，故舌下筋紫又便血。胃脉环口绕承浆，唇下即承浆也。午后阴火旺，故承浆发赤。盖胃为本，肺为标，乃标本有热也，遂以防风通圣散为丸，治之而愈。后每睡忽惊跳而起，不自知其故，如是者年余，脑发一毒，焮痛，左尺脉数，此膀胱积热而然，以黄连消毒散数剂少愈。次以金银花、栝蒌、甘草节、当归，服月余而平。（此肝经血虚而燥也。患此者颇多，以其不甚为害，故医亦莫之知耳）

《类证治裁·卷之七·便血论治·便血脉案》

服侄。壮岁，便后沥血色鲜，乃肠胃远血，症属肠风。用升降法，荆芥、当归（俱醋炒）、白芍、槐米（俱酒炒）、黑山栀、生地、甘草（炙黑）、侧柏叶。三服愈。

《邵氏方案·卷之书·便血》

1）温邪本未尽化，引动肠红旧恙。豆豉、当归、侧柏三钱，赤芍、细地、地榆三钱，丹皮、青陈。

2）肠胃伏热，为便后血，嗜好素重。极要小心。泼火散（连、榆、青、芍）、归身、丹皮、青木香七分，红曲、炒楂。

3）由红痢而转便血，肠胃积热颇重。泼火散、丹皮、黑栀、细生地、侧柏、木香、苦参子九粒，包龙胆肉一枚，日进三服。

4）便血不止，而暑疖遍生。血分伏热颇重也。鲜地、川连、银花三钱，草节一钱，侧柏、黄柏、淡芩、枯草三钱，地榆、槐米。

《环溪草堂医案·卷二·便血》

蒋。便血如射，此属肠风。荆芥炭一钱五分，白术三钱，淡芩三钱（醋炒），槐花三钱（炒），细生地四钱，党参三钱，归身炭一钱五分，阿胶一钱五分（蒲黄炒），地榆炭一钱五分，荷叶蒂二个，另用棉子肉（炙炭）四钱，柿饼（炙炭）一两，共研和，每服三钱。此方治诸便血皆效。

《医学衷中参西录·医论·太阳病炙甘草汤证》

一叟，年过六旬，大便下血，医治三十余日病益进，日下血十余次，且多血块，精神昏愦。延为诊视，其脉洪实异常，至数不数，惟右部有止时，其止无定数乃结脉也。其舌苔纯黑，知系外感大实之证，从前医者但知治其便血，不知治其外感实热可异也。投以白虎加人参汤，方中生石膏重用四两，为其下血日久，又用生山药一两以代方中粳米，取其能滋阴补肾，兼能固元气也。煎汤三盅，分三次温服下，每次送服广三七细末一钱，如此日服一剂，两日血止，大便犹日行数次，脉象之洪实大减，而其结益甚，且腹中觉胀。询其病因，知得于恼怒之后，遂改用生莱菔子五钱，而佐以白芍、滑石、天花粉、甘草诸药，外用鲜白茅根（切碎）四两煮三四沸，取其汤以代水煎药，服一剂胀消，脉之至数调匀，毫无结象而仍然有力，大便滑泻已减半,再投以拙拟滋阴清燥汤(方系生怀山药、滑石各一两,生杭芍六钱,甘草三钱),一剂泻止,脉亦和平。观上所录二案,知结脉现象未必皆属内亏,恒有因气分不舒,理其气即可愈者。

《剑慧草堂医案·卷下·女科便血》

热灼阴络,血从下溢为便血,瘀虾肛门疼痛。热炽于里,兼有咳呛少寐口渴,舌尖绛苔糙,脉弦而数。当和阴络以清营热。归身炭、银花炭、乌鲗骨、血余炭、焙丹皮、茯神、青陈皮、赤白芍(炒焦)、地榆炭、茜根炭、槐米炭、炒川贝、山栀、香附炭、椿树根。

复方:便血渐止,咳呛未已,脉右数。再以清解。生地、山栀、银花、炒槐米、川贝、茯苓、焙丹皮、桑叶、炒条芩、旱莲、杏仁、竹茹、忍冬藤。

2. 治外感便血

《吴鞠通医案·卷三·便血》

福,二十九岁。初因恣饮冰振黄酒,冰浸水果,又受外风,致成风水。头面与身,肿大难状,肿起自头,先与越婢汤发其汗,头面肿消,继与利小便,下截三消胀减,后与调理脾胃,自上年十月间服药,至次年三月方止,共计汤一百四十三帖,其病始安,嘱其戒酒肉生冷。不意夏月暑热甚时,仍恣吃冰冷水果,自八月后粪后大下狂血,每次有升数之多。余用黄土汤去柔药,加刚药,每剂黄土用一斤,附子用六钱,或止复来。伊本人见其血之不止也,加附子至八钱,或一两,他药接是,服至九十余帖,始大愈。

《沈菊人医案·卷下·便血》

陆。暑湿风浑蒸中焦,身热之下触发便血,腹鸣且痛,初色淡,后鲜红,脾虚、营血为湿所逼迫而下渗。脾阳呆钝,早食荤腥,致身热复作。脉弦口干舌白,法以养营化湿。焦白术、白芍、赤豆、木香、地榆、炒归身、炒芩、荆芥、煨葛、炙草。

《王乐亭指要·卷二·便血》

章左。质本肝肾阴亏,大肠火燥,肛痔便红,时发时止,秋夏之变,又感暑风,为热重寒轻之疟。皆因不能节养,屡发屡止,新邪触动旧恙,以至便血,成碗盈盆。今脉见细数而弦,右关更甚,大便血虽止,而见溏薄,肝用日强,脾体日弱矣。幸而胃气颇醒,乃是生机。用壮水清金,培土而木自平矣。北参四钱,麦冬一钱,白芍(炒)一钱五分,生地八钱,山药二钱,防风一钱,谷芽一钱五分,川贝一钱,穞豆衣一钱,丹皮一钱五分,神曲(炒)一钱,竹茹八分。

《张聿青医案·卷六·便血》

某。便血四溅如筛,脉形浮大。此风邪袭入肠胃,所谓肠风是也。宜泄热化风。侧柏炭、炒防风、当归炭、炙黑大红鸡冠花、炒槐花、炒丹皮、荆芥炭、枳壳、桔梗。

某。风伤卫阳,咳剧自汗,今忽便血。风邪陷入肠胃,表里合病。势多变局。荆芥炭、侧柏炭、炒槐花、茯苓、炒黄桑叶、防风炭、丹皮炭、杏仁泥、泽泻、枳壳。

3. 治内伤便血

《卫生宝鉴·卷十六·泄痢门·结阴便血治验》

真定总管史侯男十哥,年四十有二。肢体本瘦弱,于至元辛巳,因收秋租,佃人致酒,味酸不欲饮,勉饮三两杯。少时腹痛,次传泄泻无度,日十余行。越十日,便后见血,红紫之类,肠鸣腹痛。求医治之,曰诸见血皆以为热。用芍药柏皮丸治之,不愈。仍不欲食,食则呕酸,形体愈瘦,面色青黄不泽,心下痞,恶冷物,口干,时有烦躁,不得安卧。请予治之。具说其由。诊得脉弦细而微迟,手足稍冷。《内经》云:结阴者便血一升,再结二升,三结三升。《经》云:邪在五脏,则阴脉不和,阴脉不和,则血留之。结阴之病,阴气内结,不得外行,无所禀,渗入肠间,故便血也。宜以平胃地榆汤治之。

《古今医统大全·卷之四十二·下血·医案》

一老妇多怒,大便下血十余年。食减形困心摇动,或如烟熏,早起面微浮。血或暂止则神思清,若忤意则复作,百法不治。脉左浮大虚甚,久取带涩而不匀;右沉涩细弱,寸沉欲绝。此气郁生涎,涎郁胸中,清气不升,经脉壅遏不降,心血绝少,不能自养故也。非开涎不足以行气,非气升则血不归隧道。以壮脾之药为君,佐之二陈加酒红花、升麻、归身、酒连、青皮、贝母、泽泻、参芪、白术、酒芍。每帖用附子一片,煎服四帖。血止后去附子加干葛、牡丹皮、栀子,而烟熏除乃止。所加之药再加神曲、砂仁、地黄、木香,倍参、芪、白术,月半愈。

《孙文垣医案·卷五·宜兴治验》

吴中翰汉源先生肠风下血腹中微痛。吴中翰

汉源先生，肠风下血，腹中微痛，脉左寸短，右关滑，两尺弦大，以地榆、槐花、枳壳各三钱，荆芥穗、秦艽、青蒿、葛根各一钱半，黄连二钱，两剂而愈。

《周慎斋遗书·卷七·肠风》

一人患肠风，下血不止，头目眩晕，三四年不愈，皆云不治。予诊脉，左手沉细，右手豁大。此因内伤寒凉太过，致阳不鼓，故左脉沉细；血不归络，火浮于中，故右脉豁大。用补中益气汤十帖，再用荆芥四两、川乌一两，醋面糊丸，空心服愈。

一妇年四十八，八月患痢，所服清凉消导，以致脾胃受伤，血无所统，日下数碗，或住一二日，遇有所触，即下不止，至十月肌肉渐瘦。欲补血而脾胃寒冷，欲引血归经，而血枯待尽。只宜温养中气，阳生阴长，用理中汤一二帖，后以补中益气汤加防风三分，炮姜八分，煎服愈。

《医学穷源集·卷五·土运年》

[案] 外象虽平，而腹痛下血未已，仍因土虚木浮之故。白苏子三钱，木瓜三钱，赤石脂钱半，半夏二钱，自然铜二钱，焦术二钱，嫩黄芪二钱，杜仲二钱，桑白皮三钱，服十剂。

[释] 此霜降前五日方也。天运少角，客气太阳主事，太阳之气上合辛金，金气不降，水无从生，此重用苏子、桑皮、杜仲之意也。然木气犹浮，非石以压之，金以镇之，虽用木瓜不效。若徒视为散血止痢之用，犹浅之乎论医者矣。

《素圃医案·卷四·女病治效》

殷凌霄兄令眷，年近年十，体肥便血，先医皆用芩连凉血寒中之剂，将两月而未瘥。仲秋忽遍身发麻，合目更甚，因不敢合目，遂不寐者半月矣。诸医作风痰治疗，用星、夏、天麻、秦艽，病益甚。请余求治，病人畏怖，许以重酬。诊其脉虚大而濡，便血犹未止，胃弱不能食，面上时有火起，此气随血下而虚也。盖卫气行阳则寤，行阴则寐，卧则卫气行于阴，气虚行于阴，遂不能周于阳，故合目则身麻也。正合东垣补气升阳和中汤证，即用补中益气汤，加苍术、黄柏、干姜、麦冬、芍药各五分，二剂病知，四剂病减，十剂血止病瘥。予再往诊，病者托故他出，以避药矣。夫对证合方，其应如响，于此可见。

《不居集·上集卷之十三·血证全书·大便血》

一人患下血，诸治不效。一教以老丝瓜，去向里上筋，烘燥，不犯铁器，为末，空心酒下二三匙，连服数朝愈。

一妇但怒便血，寒热口苦，或胸胁胀痛，或小腹痞闷。此怒动肝火而侮土，用六君子加柴胡、山栀而愈。用补中益气、加味逍遥二药而不复作。

《临证指南医案·卷七·便血》

刘(六一)。郁怒，肠红复来。木火乘腑络，腹中微痛。议与和阴。(郁怒木火犯土)冬桑叶、丹皮、生白芍、黑山栀、广皮、干荷叶边、生谷芽。

张。二年前冲气入脘，有形痛呕，粪前后有血。此属厥阳扰络，风动内烁，头巅皆眩痛。每日用龙荟丸。

叶。嗔怒动肝，络血乃下，按之痛减为虚。夫肝木上升，必犯胃口，遂胀欲呕。清阳下陷，门户失藏，致里急便血。参术炮姜，辛甘温暖，乃太阴脾药，焉能和及肝胃。丹溪云：上升之气，自肝而出。自觉冷者，非真冷也。驻车丸二钱。

程(四六)。少阳络病，必犯太阴。脾阳衰微，中焦痞结，色痿如瘵，便后有血。论脾乃柔脏，非刚不能苏阳。然郁勃致病，温燥难投。议补土泄木方法。人参、当归、枳实汁、炒半夏、桑叶、丹皮。参归养脾之营，枳半通阳明之滞，桑丹泄少阳之郁。

某。凡有痔疾，最多下血。今因嗔怒，先腹满，随泻血。向来粪前，近日便后。是风木郁于土中，气滞为膨。气走为泻，议理中阳，泄木佐之。(木郁土中)人参、附子、炮姜、茅术、厚朴、地榆、升麻(醋炒)、柴胡(醋炒)。

赵(三六)。劳倦，便后血。炒黑樗根皮一两，炒黑地榆二钱，炒黑丹皮一钱，五加皮三钱，炒焦银花一钱半，苍术一钱，茯苓二钱，炒泽泻一钱。

吴(二八)。中满过于消克，便血，食入易滞，是脾胃病。血统于脾，脾健自能统摄。归脾汤嫌其守，疏腑养脏相宜。(脾胃气滞)九蒸白术、南山楂、茯苓、广皮、谷芽、麦芽、姜枣汤法。

程(十七)。脉沉粪后下血，少年淳朴得此。乃食物不和，肠络空隙所渗。与升降法。茅术、厚朴、广皮、炮姜、炙草、升麻、柴胡、地榆。又，脉缓濡弱，阳气不足，过饮湿胜，大便溏滑，似乎不禁。便后血色红紫，兼有成块而下。论理是少阴肾脏失司固摄。而阳明胃脉，但开无合矣。从来治腑，以通为补，与治脏补法迥异。先拟暖胃通阳一法。

生茅术、人参、茯苓、新会皮、厚朴、炮附子、炮姜炭、地榆炭。

朱。入暮腹痛鸣响，睾丸久已偏坠。春正下血经月，颜色鲜明。此痛决非伤瘀积聚，乃营损寒乘，木来侮土，致十四载之缠绵。调营培土，以甘泄木，散郁宜辛。节口戒欲，百天可效。人参、炒当归、炒白芍、肉桂、炮姜、茯苓、炙草、南枣。又，细推病情，不但营气不振，而清阳亦伤。洞泄不已，而辛润宜减，甘温宜加。从桂枝加桂汤立法。人参、桂枝、茯苓、生白芍、炙草、肉桂、煨姜、南枣。又，仍议理营。人参、于术、茯苓、炮姜、桂心、白芍、真武丸（二钱）。

某。肠红黏滞，四年不瘥。阴气致伤，肛坠刺痛，大便不爽。药难骤功。当以润剂通腑。（阴虚血涩）生地、稆豆皮、楂肉、麻仁、冬葵子、归须。

姚。劳伤下血，络脉空乏为痛，营卫不主循序流行，而为偏寒偏热。诊脉右空大，左小促。通补阳明，使开合有序。（劳伤营卫）归芪建中汤。

张（三九）。劳力见血，胸背胁肋诸脉络牵掣不和。治在营络。（劳力伤络）人参、归身、白芍、茯苓、炙草、肉桂。

计（五三）。瘀血必结在络，络反肠胃而后乃下，此一定之理。平昔劳形奔驰，寒暄饥饱致伤，苟能安逸身心。瘀不复聚，不然年余再瘀，不治。（血瘀在络）旋覆花、新绛、青葱、桃仁、当归须、柏子仁。

宋（氏）。当年肠红，继衄血喉痛。已见阳气乘络，络为气乘。渐若怀孕者，然气攻则动如梭，与胎动迥异。倘加劳怒，必有污浊暴下，推理当如是观。柏子仁、泽兰、卷柏、黑大豆皮、茯苓、大腹皮。

《续名医类案·卷十二·下血》

陆养愚治姚天池室，素有肠红症，服山栀、丹皮、芩、连凉血之剂即止。近因恼怒饮食，遂患痞满，按之急痛，大便不行。医以丸药下之，大便已通，按之不痛，而胸膈仍不舒，饮食不进。再以行气药投之，痞胀不减，而便血大作，三四日不止。又以凉血药投之，血不止而反增呕恶，身体微热，旬日间，肌肉削其半。脉之，人迎沉而涩，气口弦而急。夫沉涩者，血失也；弦急者，肝盛也。肝盛则脾虚，而痞满下血之症并作矣。用参、术、归、芍、芪、草、枯姜、阿胶，数剂血止胀宽，饮食渐进。

去枯姜，加熟地，调理月余而瘥。

《续名医类案·卷三十·便血》

汤某治郑都丞子，患七年摇头，三年下血，已服百余方。前后所服，治摇头者，无非风药；止血者，或在肠风，俱不效。视之，亦不明其标本。退而思之，乃肝血盛，外有风热乘之。（谓肝病则得之矣，谓血病盛而风热外乘，则未必然耳）肝属木，盛而脾土为木所克，脾与肺是子母，俱为肝所胜，而血遂溃于大便，故便血不止。遂处一方，但损肝祛风而益脾。初亦一时之见，只数服而愈。十余日后，血止而下白脓，遂安。用犀角屑、甘草各一钱，栝蒌半两、蛇蜕（炙）一钱，防风五钱，钩藤一钱，麻黄去节一钱，炙芪半两，羌活、白芍各半两，为末，枣肉丸，食后薄荷汤下。只二服已效，头摇即止，便血随愈。次开服胃风汤，数日顿除。沈舍人子服之亦效。

蒋仲芳治周忠介公孙女，年七八岁，大便下血不止。有用黄连、犀角者，有用人参、阿胶者，俱不效。诊得气口沉紧，服末子三进而血止。问故，曰：人但知脾虚不能摄血，不知饮食伤脾，亦不摄血。今用消导之剂，食去则脾气复，而血自摄，焉得不愈？其末子，即沉香末也。

《吴鞠通医案·卷三·便血》

胡，三十岁。乙酉年九月十七日。本系酒客，湿中生热，久而发黄，颜色暗滞，六脉俱弦，其来也渐，此非阳黄，况粪后见红，非又为小肠寒湿乎。灶中黄土八两（代水先煎），熟附子三钱，茵陈五钱，苍术炭三钱，黄柏三钱（炒），猪苓三钱，泽泻三钱，云茯苓三钱。煮三杯，分三次服，五帖全愈。

《友渔斋医话·第四种·肘后偶钞下卷·便血》

张僮（十四）。自述前年嬉戏举石，旋即便血。此为努力伤脾，脾不统血；久则肾亦不固，肾为胃之关，当双补之。党参一两五钱，蒸冬术一两五钱，生茅术一两，黄芪二两，橘皮一两，山药一两五钱，山萸肉一两五钱，菟丝子饼二两，砂仁末七钱，茯苓一两五钱，炙草五钱，侧柏叶一两。枣肉为丸，晨服四钱，一料痊愈。

顾（三二）。肠风便血，下必有声，兼见咳嗽，当宗东垣法。茅术、防风、荆芥炭、羌活、柴胡、升麻、川连、侧柏叶（炒黑）。投升阳散风燥血之剂，数服后，血嗽俱减。肺与大肠相为表里，然今脉软弱，脐不快而痛。此失血过多所致，当补中气，仍佐升发。党参、白术、黄芪、归身炭、杜仲、防风、升麻、橘皮、荆芥炭、生地炭、炙草。

《邵氏方案·卷之书·便血》

1）咳嗽止而复作，大便后血颇多。治宜兼顾。马兜铃、白杏仁、淡芩（钱半）、侧柏、丹皮、桑白皮、细生地、槐米、归身、赤芍。

2）舌苔颇化，便血大减。拟资生丸之辈。党参、川朴、陈皮、苓皮、谷芽、於术、半夏、建曲、米仁。

3）努力伤络，胁痛腹膨，不能卧下，大便下血。殊非细事。三物旋覆花汤、吴萸、青皮、乳香七分、当归、杜仲、陈皮、没药七分。

4）自七月间痢积而起，延今五月，转为便血腹痛，舌不立苔。阴分伤矣。党参、苓皮、白芍、木香、五味子、於术、炙草、归身、泽泻、补骨脂。

5）脾不统血为便血，加以肝火灼肺。治宜兼顾。四君子汤、马兜铃、归身、川贝、炙黄芪、阿胶、白芍、橘红。

《沈菊人医案·卷下·便血》

1）幼。饮食不节，致伤脾胃，血溢于肠胃，阴络伤也。槐米、焦白术、淡芩、木香、炒荆芥、地榆、焦归身、茯苓、枳实、归脾丸。

2）钱。便血红紫不定，腹中鸣响且痛，脱肛，疝气，脉弦。治从肝脾。吴萸、川芎、归身、橘核、地榆炭、川楝、荆芥、木香、山楂、驻车丸。

《王乐亭指要·卷二·便血》

史右。上升之气，多属于肝，良由病后失调，又经便血，肝木之横，水不足以涵之。白芍（炒）一钱，当归一钱五分，香附（炒）一钱，石决明四钱，川玉金七分，川贝一钱五分，茯苓一钱五分，生地三钱，丹参三钱，降香三分。

周左。劳力受伤，步履不健，继见便血，色带紫暗。不可再以劳动。川断二钱，牛膝一钱，当归二钱，狗脊（炒）二钱，冬术二钱，杜仲三钱，棕炭三钱。

许左。便血少腹痛，当从肝脾肾治之。生熟地四钱，炮姜一个，榆炭一钱五分，乌梅炭一个，白芍（炒）一钱五分，炙草炭六分，当归炭二钱，荆芥炭一钱，丹皮炭一钱，木耳炭一钱。

某。血见便后，所为远血。当兼肺治。鲜石榴子五钱，荷叶五钱，苡米（炒）八钱，当归三钱，五味十，炙草六分，生地五钱，丹皮一钱，黄芩一钱，侧柏叶三钱。

某。便血不止。茅术炭一钱，当归炭二钱，地榆炭一钱，熟地炭六钱，姜炭四分，槐米炭一钱，红曲炭一钱，炒苡米三钱，荷叶蒂（炒）二个。

蒋。两胁胀痛，便时见红，肛门肿痛。此属肝脾失统失藏，兼有湿热。先为清邪，续投培固。地榆炭二钱，槐米（炒）一钱五分，银花三钱，神曲（炒）一钱，荆芥（炒）一钱五分，桔梗一钱，枳壳（炒）一钱，炙草五分，白芍（炒）一钱五分，侧柏叶二钱，鲜艾二钱，荷叶二钱。

毛左。便血两月，阴分已亏而肛门重坠，少腹作痛。气分不能调达。桔梗一钱，荆芥一钱，枳壳一钱，白芍（炒）一钱五分，炙草五分，当归二钱，中生地四钱，防风一钱，神曲（炒）一钱，山药三钱，地榆一钱五分，银花三钱，洋参三钱，谷芽五钱，荷叶（炒）一钱，椿根白皮（炙）四钱。

《医学衷中参西录·医案·血病门》

天津袁××，年三十二岁，得大便下血证。

病因：先因劳心过度，心中时觉发热，继又因朋友宴会，饮酒过度遂得斯证。

证候：自孟夏下血，历六月不止，每日六七次，腹中觉疼即须入厕，心中时或发热，懒于饮食。其脉浮而不实有似芤脉，而不若芤脉之硬，两尺沉分尤虚，至数微数。

诊断：此证临便时腹疼者，肠中有溃烂处也。心中时或发热者，阴虚之热上浮也。其脉近芤者，失血过多也。其两尺尤虚者，下血久而阴亏，更兼下焦气化不固摄也。此宜用化腐生肌之药治其肠中溃烂，滋阴固气之药固其下焦气化，则大便下血可愈矣。

处方：生怀山药两半，熟地黄一两，龙眼肉一两，净萸肉六钱，樗白皮五钱，金银花四钱，赤石脂四钱（研细），甘草二钱，鸦胆子仁八十粒（成实者），生硫黄八分（细末）。药共十味，将前八味煎汤，送服鸦胆子、硫黄各一半，至煎渣再服时，仍送服其余一半，至于硫黄生用之理，详于敦复汤下。

方解：方中鸦胆子、硫黄并用者，因鸦胆子善治下血，而此证之脉两尺过弱，又恐单用之失于寒凉，故少加硫黄辅之，况其肠中脂膜，因下血日久易至腐败酿毒，二药之性皆善消除毒菌也。又其腹疼下血，已历半载不愈，有似东人×××所谓阿米巴赤痢，硫黄实又为治阿米巴赤痢之要药也。

复诊：前药连服三剂，下血已愈，心中亦不发热，脉不若从前之浮，至数如常。而其大便犹一日溏泻四五次，此宜投以健胃固肠之剂。

处方：炙箭芪三钱，炒白术三钱，生怀山药一两，龙眼肉一两，生麦芽三钱，建神曲三钱，大云苓片二钱，共煎汤一大盅温服。

效果：将药连服五剂，大便已不溏泻，日下一次，遂停服汤药。俾用生怀山药细末煮作粥，调以白糖，当点心服之以善其后。

崔童，年十三岁，得大便下血证。

病因：仲夏天热，赛球竞走，劳力过度，又兼受热，遂患大便下血。

证候：每日大便，必然下血，便时腹中作疼，或轻或剧，若疼剧时，则血之下者必多，已年余矣。饮食减少，身体羸弱，面目黄白无血色，脉搏六至，左部弦而微硬，右部濡而无力。

诊断：此证当因脾虚不能统血，是以其血下陷至其腹，所以作疼，其肠中必有损伤溃烂处也。当用药健补其脾胃，兼调养其肠中溃烂。

处方：生怀山药一两，龙眼肉一两，金银花四钱，甘草三钱，广三七二钱半（轧细末），鸦胆子八十粒（去皮，拣其仁之成实者）。共药六味，将前四味煎汤，送服三七、鸦胆子各一半，至煎渣再服时，仍送服其余一半。

效果：将药如法服两次，下血病即除根矣。

阜城杜××，年四十五岁，得大便下血证。

病因：因劳心过度，每大便时下血，服药治愈。因有事还籍，值夏季暑热过甚，又复劳心过度，旧证复发，屡治不愈。遂来津入西医院治疗，西医为其血在便后，谓系内痔，服药血仍不止，因转而求治于愚。

证候：血随便下，且所下甚多，然不觉疼坠，心中发热懒食，其脉左部弦长，右部洪滑。

诊断：此因劳心生内热而牵动肝经所寄相火，致肝不藏血而兼与溽暑之热相并，所以血妄行也。宜治以清心凉肝兼消暑热之剂，而少以培补脾胃之药佐之。

处方：生怀地黄一两，白头翁五钱，龙眼肉五钱，生怀山药五钱，知母四钱，秦皮三钱，黄柏二钱，龙胆草二钱，甘草二钱，共煎汤一大盅，温服。

复诊：上方煎服一剂，血已不见，服至两剂，少腹觉微凉。再诊其脉，弦长与洪滑之象皆减退，遂为开半清半补之方以善其后。

处方：生怀山药一两，熟怀地黄八钱，净萸肉五钱，龙眼肉五钱，白头翁五钱，秦皮三钱，生杭芍三钱，地骨皮三钱，甘草二钱。共煎汤一大盅，温服。

效果：将药煎服一剂后，食欲顿开，腹已不疼，俾即原方多服数剂，下血病当可除根。

《也是山人医案·便血》

曹（十六）。春源气泄，少阳木火，乘太阴脾阳愈竭。腹中微痛，便后始有血下。焦白术、桑叶、茯苓、当归、丹皮、泽泻、地榆炭。

程（六岁）。当脐腹痛，晨泄数次便血，不嗜食饮。冲年脾胃气滞，兼生冷内停，当和中疏滞驱寒。焦白术二钱，南山楂一钱五分，炙草五分，煨益智五分，当归一钱，炮姜六分，厚朴一钱，地榆炭一钱五分。

《孤鹤医案·杂证案例》

便血不止，肝脾阴络内伤，下焦不摄。脉来沉细。拟用温健。熟地炭六钱，潞党参三钱，炮姜六分，煨木香六分，炙升麻四分，炙五味四分，炒冬术一钱半，归身炭二钱，川芎一钱，制香附三钱，炒扁豆三钱，白茯苓三钱。

《陈莲舫医案·卷中·便血》

左。痢久渐成便血，便之前后俱溢，昼夜六七行，腹痛里急，脉见沉弦，形黄肢肿，应月枯少。能否得复，治以和养。珠儿参、木神、椿皮、丹参、脏连丸、龙骨、赤曲、於术、白芍、会皮、地榆、香附、侧柏、枣。

左。便血绵延，脱肛腹痛，脉息濡细。治以疏和。党参、香附、丹参、楂炭、白术、木香、侧柏、炮姜、赤曲、地榆、白芍、新会、荷蒂、枣。

4. 治虚劳便血

《古今医统大全·卷之四十二·下血·医案》

一人虚损，大便下血，每日三四碗，身黄瘦。以四物汤加藕节汁一台，红花、蒲黄一钱，白芷、升麻、槐花各五分，服之愈。

《周慎斋遗书·卷七·肠风》

一人大便去血盈盆，血来即晕，此饮食劳碌所伤。血脱补气，用人参、炮姜、黄芪各一钱，甘草七分，腹胀加白芍，水煎服。后用补中益气汤调之。

《寿世保元·卷四·便血》

一儒者素勤苦。因饮食失节，大便下血，或赤或黯。半载之后，非便血则盗汗。非恶寒则发热。血汗二药，用之无效。六脉浮大，心脾则涩。此思伤心脾，不能摄血归源。然而即汗，汗即血，其色赤黯。便血盗汗，由火之升降微甚。恶寒发热，气血俱虚也。在午前，用补中益气汤。以补肺脾之源，举下陷之气。午后，用归脾加麦冬、五味。以补心脾之血，收耗散之液。不两月，诸症悉愈。

一人素善饮酒，不时便血。或在粪前，或在粪后。食少体倦，面色痿黄。此脾气虚而不能统血，以益气汤加茱萸、黄连。

一男子便血，精滑发热。一男子便血发热。一男子发热遗精，或小便不禁。俱是脾肾亏损。用六味地黄丸、益气汤，以滋化源。并皆全愈。

《医学穷源集·卷六·水运年》

曹氏，廿六。便血屡年不愈，脉右寸数、左寸沉，两关无力。[案]当用调脾滋血之味，服十余剂可愈。山萸肉二钱（旱莲汁炒），当归二钱（土炒），白芍一钱，桑枝二钱（蜜炙），血余炭二钱，五倍子一钱，茯苓二钱（酒炒），青皮一钱，白术一钱，泽泻一钱，女贞子三钱，地骨皮三钱。[汤批]概云调脾滋血，而方以萸肉为君者，以少阳木火之气将至，故先机而迎之也。大凡积弱之疾，非借天地之气，虽补难起。解得此秘，则运气乃为我用矣。至方内滋血之外，或敛或降或清，而绝无激动火气者，则亦未尝不防少阳也，观其以旱莲汁炒萸肉之意可见。

《医宗必读·卷之六·虚痨·医案》

学宪黄贞父，卜血甚多，面色痿黄，发热倦怠，盗汗遗精。余诊之曰：脾虚不能统血，肾虚不能闭藏，法当以补中益气，五贴并一而进之。十日汗止，二十日血止，再以六味地黄丸间服，一月而安。

《删补颐生微论·卷之四·医案论第二十三》

嘉善孝廉叶行可，腹胀而泻，肠风下血，用凉血行气之剂，反深不快，用黄柏、知母，胃气愈伤，饮食减少。余曰："此土气虚甚，因而下陷，不能摄血也。"以异功散加升麻、干姜，数十剂而痊。

《轩岐救正论·卷之五·治验医案下·脾肾两经虚寒下血》

甲申夏庠友林鼎万长女适余内侄陈昌元者，年甫二十。元气虚寒，面色青白，肢体频冷，呕痰饱胀，小便清利。患大便脱血，数月不瘳。脉沉伏如无，着骨重寻，方见蠕动。余曰脉症相符。此藏气虚寒脱血也。投以十全大补汤，去川芎、白芍，加熟附、炮姜，少佐升麻。仅服四剂便血顿止神思健爽，胃强亦喜纳食。若以为此症属热，妄投寒剂，必无幸矣。

《医验大成·便血章》

一人便血已久，近两月脾胃不知，竟得体倦，六脉虚濡，是阴血亏而阳无所依，则浮散而为热，或为耳鸣也。东垣谓：阳旺则能生阴血，阳生阴长。宜用补气健脾胃，兼佐以生血之剂。方：人参一两，黄芪二两，白术一两半，茯苓一两，生地二两，萸肉二两，槐角二两，地榆二两。

一人便血，其血与水谷另作一派，四散远射，腰沉沉然，腹中大痛。此因酒色过度，劳动之中，或骤饮大吞，致水谷酿成瘀血，乃阳明少阳经湿热之毒也。《经》曰：饮食不节，起居不时，则阴受之；阴受之，则入五脏；入五脏，则填满闭塞，下为飧泄，久易为肠澼也。治直升阳气，祛湿热，和血脉。方：白芍、升麻、黄芪、秦艽、生熟地、丹皮、甘草、柴胡、苍术、归身、葛根、桂少许。

《不居集·上集卷之十三·血证全书·大便血》

一人虚损，大便下血，每日二三碗，身黄瘦，以四物汤加藕节一合，红花、蒲黄一钱，白芷、升麻、槐花各五分，服之愈。

周辉患大便下血，百药俱尝，止而复作，循十五年不愈，或以人参平胃散，逐日进一服，至月余，而十五载之病瘳。

薛立斋治一男子，每饮食劳倦，便血，饮食无味，口干，此中气不足也。用六君子汤加芎、归而脾胃健，又用补中益气而便血止。

一妇人久下血在粪前，属脾胃虚寒，元气下陷。用补中益气加黄连炒茱萸一钱，数剂稍缓。乃加用生吴茱萸三分，数剂而愈。

江应宿治一人，便血七年，或在粪前，或在粪后，面色萎黄，百药不效，每服寒凉，其下愈多。诊得六脉濡弱无力，乃中气虚寒，脾不能摄血归经。用补中益气汤加灯烧落、荆芥穗一撮，橡斗灰一钱，炮姜五分，二剂而血止。单用补中益气十余剂，不复作矣。

《未刻本叶氏医案·方桉·大补阴汤》

脉涩,便血心悸头胀。此营虚阳浮不潜为病。生地、牡蛎、白芍、阿胶、茯神、条芩。

《未刻本叶氏医案·方桉·黑地黄汤》

诊脉细涩,便血已二十余年,不时举发。近来头眩耳鸣,身若浮云,似难撑持。肉𥆧肢麻。此络血下渗,营阴暗耗,厥阳无制,化风内煽。此属脏病,关系甚巨。议用填固脏阴,收摄浮阳。以息内风。是其治也。熟地、五味、人参、茯神、龙骨、牡蛎、天冬、湘莲。

《临证指南医案·卷七·便血》

某。阳虚体质,食入不化,饮酒厚味即泻,而肠血未止。盖阳微健运失职,酒食气蒸湿聚,脾阳清阳日陷矣。当从谦甫先生法。(中虚湿下陷)人参二钱半,干姜二钱半(煨),附子三钱,茅术五钱,升麻三钱,白术二钱半,厚朴二钱半,茯神二钱半,广皮二钱半,炙草二钱半,归身一钱半,白芍一钱半,葛根二钱半,益智一钱半,地榆三钱半,神曲一钱半。上药各制。姜枣汤丸。

钱(十八)。阴虚内热。肠红不止。炒黑樗根皮一两,炒生地三钱,炒银花一钱半,炒黑地榆二钱,归身一钱半,生白芍一钱半,炒丹皮一钱,茯苓一钱半。

蔡(三八)。脉濡小,食少气衰,春季便血。大便时结时溏。思春夏阳升,阴弱少摄。东垣益气之属升阳,恐阴液更损。议以甘酸固涩,阖阳明为法。(阳明不阖)人参、炒粳米、禹粮石、赤石脂、木瓜、炒乌梅。

某。能食,肠血。脉细色痿,肛痔下坠。议酸苦熄风坚阴。萸肉炭、五味炭、黄柏炭、地榆炭、禹粮石、赤石脂。

某(二三)。便血如注。面黄,脉小。已经三载。当益胃法。(脾胃阳虚)人参一钱,焦术三钱,茯苓三钱,炙草五分,木瓜一钱,炮姜五分。

李(三十)。上年夏季。络伤下血。是操持损营。治在心脾。(心脾营损)归脾饴糖丸。

某(十八)。便后下血,此远血也。(脾不统血)焦术一钱半,炒白芍一钱半,炮姜一钱,炙草五分,木瓜一钱,炒荷叶边二钱。

方。脉小左数,便实下血。乃肝络热腾,血不自宁。医投参、芪、归、桂、甘辛温暖。昧于相火寄藏肝胆,火焰风翔,上蒙清空,鼻塞头晕,呛咳不已。一误再误,遗患中厥。夫下虚则上实,阴伤阳浮冒。乃一定至理。(血去阴伤虚阳上冒)连翘心、竹叶心、鲜生地、元参、丹皮、川斛。

又,下血阴伤走泄。虚阳上升,头目清窍。参芪术桂辛甘助上,致鼻塞耳聋。用清上五六日,右脉已小,左仍细数,乃阴亏本象。下愈虚则上愈实。议以滋水制火之方。生地、元参、天冬、川斛、茯神、炒牛膝。

又,脉左数,耳聋胁痛。木失水涵养,以致上泛用补阴丸。补阴丸五钱,又虎潜丸羊肉胶丸。

唐(四七)。内经以阴络伤,则血内溢。盖烧酒气雄,扰动脏络聚血之所,虽得小愈,而神采爪甲不荣,犹是血脱之色。肛坠便甚,治在脾肾。以脾为摄血之司,肾主摄纳之柄故也。(脾肾虚)晚归脾去木香、早六味去丹、泽、加五味、芡实、莲肉、阿胶丸。

沈(五五)。酒湿污血,皆脾肾柔腻主病。当与刚药,黑地黄丸。凡脾肾为柔脏,可受刚药。心肝为刚脏,可受柔药。不可不知。谦甫治此症,立法以平胃散作主,加桂附干姜归芍,重加炒地榆以收下湿,用之神效,即此意也。

吴(四二)。腹痛下血,食荸荠豆浆而愈。乃泄肺导湿之药。既愈以来,复有筋骨痿㾓寒热,夜卧口干。乃湿去气泄,阳明脉乏,不主用事,营卫失度,津液不升之象。天真丸主之,去人参。

支(五六)。痔血久下,肌肉痿黄。乃血脱气馁,渐加喘促浮肿。再延腹胀,便不可为。此症脏阴有寒,腑阳有热。详于《金匮》谷疸篇中,极难调治。人参、焦术、茯苓、炒菟丝子、广皮、生益智、木瓜。

杨(四八)。中年形劳气馁,阴中之阳不足,且便血已多,以温养固下。男子有年,下先虚也。(肾阳虚)人参、茯苓、归身、淡苁蓉、补骨脂、巴戟、炒远志、生精羊肉熬膏丸。服五钱。

田(三八)。久矣晨泄腹痛,近日有红积。此属肾虚。补骨脂、大茴香、五味、茯苓、生菟丝。

陈(三七)。脉左虚涩,右缓大,尾闾痛连脊骨。便后有血,自觉惶惶欲晕,兼之纳谷最少。明是中下交损,八脉全亏。早进青囊斑龙丸,峻补玉堂关元。暮服归脾膏,涵养营阴。守之经年,形体自固。鹿茸(生切薄,另研)、鹿角霜(另研)、鹿角胶(盐汤化)、柏子仁(去油烘干)、熟地(九蒸)、韭子(盐水浸炒)、菟丝子(另磨)、赤白茯苓(蒸)、补骨脂(胡桃肉捣烂蒸一日,指净炒香),上溶膏炼蜜为丸,每服五钱,淡盐汤送。鹿茸壮督脉之阳;鹿霜通督脉之气;鹿胶补肾脉之血;骨脂独入命门,以收散越阳气;柏子凉心以益肾;熟地味厚以填肾;韭子、菟丝就少阴以升气固精;重用茯苓淡渗。本草以阳明本药,能引诸药,入于至阴之界耳。不用萸味之酸,以酸能柔阴,且不能入脉耳。

胡(十八)。上下失血,先溺血,后便泻。逾月,阴伤液耗,胃纳颇安。且无操家之劳,安养闲坐百日,所谓静则阴充。(肾阴虚)熟地、萸肉、茯神、山药、五味、龙骨。

汪。肾虚,当春阳升动咳嗽。嗽止声音未震,粪有血,阴难充复,不肯上承。用阴药固摄。熟地、白芍、茯神、黑穞豆皮、炒焦乌梅肉。

陈(三十)。肾阴虚络中热,肝风动,肠红三载不已,左胁及腹不爽。少阳亦逆,多以补中调摄,故未见奏功。姑用疏补,为益脏通腑。熟地炭、炒当归、炒楂肉、炒地榆、炒丹皮、冬桑叶。又,益阴泄阳,四剂血止。但腰酸脘中痹,咽燥喜凉饮,肛热若火烙。阳不和平,仍是阴精失涵。用虎潜法。熟地炭、白芍、当归、地榆炭、龟胶、知母、黄柏、猪脊髓丸。

某。沫血鲜红凝块紫黑。阴络伤损,治在下焦。况少腹疝瘕,肝肾见症。前此精浊日久,亦令阴伤于下。人参、茯神、熟地炭、炒黑杞子、五味、炒地榆、生杜仲。又,左脉小数坚,肛坠胀。人参、茯神、湖莲肉、芡实、熟地炭、五味。

陈(氏)。脉小,溺血有二十年。《经》云:阴络伤,血内溢。自病起十六载,不得孕育。述心中痛坠,血下不论粪前粪后。问脊椎腰尻酸楚,而经水仍至。跗膝常冷,而骨髓热灼。由阴液损伤,伤及阳不固密。阅频年服药,归芪杂入凉肝。焉是遵古治病。议从奇经升固一法。(奇脉伤)鹿茸、鹿角霜、枸杞子、归身、紫石英、沙苑、生杜仲、炒大茴、补骨脂、禹余粮石,蒸饼浆丸。

《扫叶庄医案·卷二·痢疾泄泻便血》

1) 血奔肠红,都是阴液走泄,阳浮发泄易汗,背寒心热,脏阴腑阳交损,形体日渐消瘦,皆衰老液枯之象。鲜生地、阿胶、茯神、火麻仁、柏子仁、天冬。

2) 脉两关弦虚,先血后粪,两月未已。当年原有病根,遇劳而发属虚,仿仲景黄土汤。黄土汤加炒焦白术,四剂后加人参一钱。

3) 阴络伤,则血内溢,久药鲜当,以甘药投之。人参、生地黄、升麻、槐米、血余、龟版。又方:人参、桂圆肉、炒白芍、白糯米、赤石脂、炙草炭。

《种福堂公选良方·卷一·温热论·续医案》

吕,脉动如数,按之不鼓,便血自去秋大发,今春频发不已,凡夜寐梦泄,便血随至,平时身动,吸促如喘,气冲咳呛,心悸耳鸣,足肢痿弱,不耐步趋。种种见症,显然肝肾真阴五液大伤,八脉无以摄固;阴既亏损,阳无有不伤,此滋补原得安受。尝读仲景少阴病治例,有填塞阳明一法,意谓脂液大去,关闸皆撤,而内风虚阳,得以掀旋内扰,屡投补阳,暗风随至,圣人每以填塞其空,似与《内经》腑通为补之义相左;然关门不固,焉有平期。既验之后,再以血肉有情,另佐东垣升阳之法,安养调摄,自有成验。先用方:禹粮石、赤石脂、人参、五味、萸肉、木瓜,蒸饼为丸。李先知曰:下焦有病人难会,须用余粮、赤石脂。以土属外刚内柔,味酸质厚,能填阳明空漏。人参益气生津,合木瓜以入胃,更味酸收,敛液固阴,以熄肝风。盖阳明阳土,宜济以柔,不用刚燥,虑其劫液耳。前方用二十日后接服:腽肭脐、鹿茸、家韭子、补骨脂、生菟丝子粉、赤白茯苓。暮夜兼进东垣升阳法:人参、黄芪、熟术、广皮、炙草、炒归身、防风、羌活、独活。

《续名医类案·卷十二·下血》

一妇人粪后下血,面色萎黄,耳鸣嗜卧,饮食不甘,服凉血药愈甚。诊之,右关脉浮而弱,以加味四君子汤加升麻、柴胡,数剂脾气已醒,兼进黄连丸数剂而愈。大凡下血,服凉血药不应,必因中虚,气不能摄血,非补中升阳之药不能应,切忌寒凉之剂。亦有伤湿热之食,成肠澼而下脓血者,宜苦寒之剂,以内疏之。脉弦绝涩者难治,滑大柔和者,易治也。

一男子粪后下血,久而不愈,中气不足,以补中益气汤数剂,更以黄连散数服血止。又服前汤,月余不再作。

马元仪治汪氏妇,患便血症,时适澡浴,忽下血不已,遂汗出躁烦,心悸恍惚,转侧不安。诊得两脉虚涩,虚为气虚,涩为阴伤。人身阳根于阴,阴近于阳,两相维倚者也。今阴血暴虚,阳无偶必致外越,阳越则阴愈无主,其能内固乎?当急固其气,气充则不治血而血自守矣。先以参附理中汤,继以归脾汤及大造丸,平补气血而安。

蒋氏妇便血久不愈,脉右虚微,左弦搏,此郁伤肝,肝病传脾,二经营血不守。以人参逍遥散和肝益脾,二剂右脉稍透,症减一二。欲速愈,请用苦寒。曰:肝脾两经为相胜之脏,木旺则土虚,用苦寒之剂则重损其脾,惟此方益土之元,可以柔木,养肝之阴,可以安土。遂守前方,三十余剂而痊。

萧万舆治陈克元,年二十八,元气虚寒,面青白,肢体频冷,呕痰饱胀,小便清利,患大便下血,数月不出,脉沉伏如无,重按著骨,方见蠕动。曰:脉症相符,此脏气虚寒血脱也。以十全大补汤去川芎、白芍,加熟附子、炮姜,少佐升麻,服四剂,便血顿止。若以此属热,妄投寒剂,必无生矣。

朱孝廉明耻,面色青黄,初为感寒,过饮姜汤,患内热脱血,服芩、连寒剂即愈。后因劳复发,再服不纳,惟静养两旬方瘥。近因惊复作,仍倦怠增剧。脉之,六部皆沉缓濡弱。曰:始受辛热,投以苦寒,宜乎即愈,但热气既消,而广肠血窍尚未敛,血故遇劳即发。夫劳则伤脾,脾伤则不能统血,致下陷循故窍而出,此因于劳,非由于热也。今屡发而元气愈虚,惟至静固中之剂庶可耳。以熟地为君,参、芪、归、术为臣,丹皮、炙草、知母、茯苓、阿胶为佐,引用升、柴,为丸与服,仍兼饮加减归脾汤,月余诸症如失。(虚寒积热之外,又有此一症,但既云至静固中之剂,则当归、丹皮似尚未合法)

彭予白病脱血,久不痊,因积劳所致。万以为劳伤脾肺,即肾家伎巧亦为之竭。曰:得无遇事过时而失食,热升燎于首面乎?曰:正苦此耳,屡服芩、连清火之剂漫不应。脉之,六部沉缓,与六味加肉桂、人参、五味子丸服,不数月沉痾顿瘥。

聂久吾表侄,年三十,初咳红,服滋养清凉而愈。忽大便下血,血在下为顺,勿遽止之,半月后,用新制脏连丸与服之愈。川连为末,酒拌入猪大肠,韭菜盖蒸烂,捣匀晒干仍为末。每连一两,入侧柏叶、当归末各二钱,和匀,米糊为丸梧子大,空心,温酒或白汤下二钱五分。

魏玉横曰:赵正为室人,年近四旬,便血,面黄肢肿。凡补气补血,及气血两补,升提固涩,凉血温中之剂,莫不备尝,而归脾为多,均罕验。方书谓粪前血,其来近,粪后血,其来远。今则二者皆有。脉之,关前盛,关后衰,且弦且数,曰:此非脾不统血也,乃肝木挟火上乘于胃,血因之上逆,以病人肺气强,不为呕血,反侧溢入于大肠而为便血。故有时血先注,渣滓后注,则便前有血;有时渣滓先注,血后注,则便后有血;有时渣滓前后与血俱注,则便前后俱有血。盖阳明为多气多血之府,血去虽多,而不甚困也。第峻养其肝,使不挟火上逆,血自止矣。与生地黄、熟地炭、白芍、枣仁、杞子各五钱,炙甘草、酒黄芩各五分,川楝肉一钱,八剂全安。

《吴鞠通医案·卷三·便血》

孙男,三十八岁。戊寅七月初一日、湖州孝廉其人,素有便红之症,自十八岁起至今不绝,现面色萎黄,失血太多,急宜用古法,有病则病受,虽暑月无碍也。方法分两同前,服一帖即止,次日停后服,半月复发,再服一帖痊愈。

《友渔斋医话·第四种·肘后偶钞下卷·便血》

张(六岁)。赤痢三月,延为便血,日数回,肌色惨淡,而不可遽补,因腑阳困塞故也。生茅术一钱,橘皮一钱,厚朴一钱,砂仁壳一钱,鸡内金一具(炙),炙草四分。

陆(六三)。便红有年,大便常泄,左尺独小。古有病久不愈,责诸肾者,盖因肾为胃之关,今用其意。生地四钱,萸肉二钱,菟丝子饼二钱,山药二钱,荆芥炭一钱,茅苍术一钱五分,厚朴一钱,橘皮一钱,茯苓一钱五分,侧柏叶一钱五分,山楂肉二钱。

张(六十)。大肠之气虚滞不和,腹痛便血。生地、茅术、厚朴、橘皮、砂仁壳、白芍、黄芪、蒸於术、党参、楂肉、炙草、蚌大枣。四服其病顿愈。此方黑地黄丸与补中益气相配成方,疗虚人便血最效。

《叶天士曹仁伯何元长医案·何元长医案·便血门》

1)阴虚内热,肠红脉数。生地炭、地榆、陈皮、血余炭、丹皮、槐米、炙草、柿饼炭、白芍、茯苓。

2)便后下血,阴络伤也。熟地炭、山药、陈皮、地榆、焦白术、白芍、炙草、荷蒂、茯苓、萸肉。

3)便溏下血,脾肾两伤。刻难取效。党参、木香、茯苓、於术、广皮、五味、炮姜、炙草、红枣。

4)便血过多,脾失健运,神色萎黄。惟恐中满。兹拟归脾法，以图向愈。制於术、枣仁、菟丝、泽泻、炒归身、远志、川斛、谷芽、茯神、木香。

《曹仁伯医案·胀满痞》

祁（昆山）。便血日久不瘥，腹形渐满，是血虚不能敛气也。当时大补其血，以敛其气，病情无有不和，既失此着，血反凝而内阻，大腹更满，甚至脐突筋露，妨食气短，变为棘手之候，奈何？四物合附子理中加牛膝、车前、桃仁、琥珀屑。

《类证治裁·卷之七·便血论治·便血脉案》

夏。便红，遇劳辄甚，初服苦参子（俗名鸦胆子），以龙眼肉裹，开水送下十粒效。后屡试不验，予按东垣论脾为生化之源，心统诸经之血，思虑烦劳，致心脾不司统摄。宜用归脾丸或暂服加味归脾汤，其血自止，如言而瘥。（汤丸内俱去焦白术）

幼侄。鼻衄便红，寒热无汗，食减神疲，脉大而数。此脾肺气虚，阴火乘络，致血从清浊道横溢而出。用补中益气汤去升麻，加山栀、白芍。一服，五更大热，比晓微汗身凉。次日寒热除，脉顿敛，三服而病已。

张。辛苦佣作，日夜便血数次，由冬入夏未止。阴络已伤，渐至食减无味，神色惨悴，脉来沉细而数，势必寒热，延成损怯。勉用摄血，佐以益脾，以脾统血也。仿驻车丸（去黄连）、阿胶（水化）、炮姜、当归（土炒）、白芍、熟地、甘草（俱炒黑）、莲子（炒）、红枣、南烛子、茯神。三服红痢减，寒热亦止，口中和。据述，腹不痛，但里急，必连便二次，此属气虚不摄。专用潞参、炙芪、茯苓、山药、地榆（酒炒）、赤石脂，便血遂止。

《邵氏方案·卷之书·便血》

1）半产后气血交亏，肠红复发。治宜补养。生地、归芍、冬术、陈皮、党参、杜断、青皮、香附。

2）便血久久不止，加以痎疟发子午卯酉及辰丑未戌。此脾肾交病也。党参、防风、归身、槐米、侧柏炭、冬术、黄芪、白芍、丹皮、化肝煎。

3）气不摄血。以黑归脾主方。高丽参、带芦党参三钱，黄芪、木香、龙眼肉五枚，生於术、炒松熟地六钱，归芍、枣仁、广陈皮。

4）肠红久久，气虚下陷。拟东垣法。参芦三钱，於术、归芍、柴胡、木香七分，党参、黄芪、升麻、苓皮、青陈。

5）便血得减，仍从前法大其利。四君子汤、枣仁、木香、枸杞、黄芪、归芍、杜断、菟丝。

6）痎疟便血得止，而阴气并虚。党参、冬术、归芍、陈皮、益智、首乌、茯皮、青皮、木香、枣仁。

7）便血久而脾经大伤，面色萎黄，有湿气，恐成中满。党参、归芍、杜仲、冬术、木香、鸡金散。

《王氏医案绎注·卷四》

男子患便血，医投温补。血虽止而反泄泻浮肿。延及半年，脉数舌绛。此病原湿热，温补翻伤阴液。与芩、连、栀、芍、桑叶、丹皮、银花、石斛、楝实、冬瓜皮、鳖甲、鸡金等药。旬余而愈。〔脉数舌绛，均属阴虚挟热。酒炒枯芩一钱五分，酒炒川连六分，黑栀皮一钱五分，川楝核（杵先）二钱，整大白芍（杵先）八钱，冬桑叶四钱，丹皮二钱，济银花一两，鲜石斛（杵先）一两，冬瓜皮三钱，血鳖甲一两（杵，先煨八句钟），炙鸡金（研）三钱〕

《临症经应录·卷四·妇女疾病门·便血》

某（妇），经闭，发烧，便血日久，脾胃之正气皆虚，行动则喘，心中跳跃，其动应手，皮黄，面浮，食少，脉细。近防泻血汗脱，远防木旺于春，克土肿胀。仿归脾实脾法。土炒冬术、北沙参、炙黄芪、土炒归身、炙黑甘草、茯神、远志肉、枣仁、煨木香、橘皮、小枣、龙眼肉、籼稻叶露。

《王旭高临证医案·卷之四·杂病门》

某。久虚不能统血，并不能转运其气，是以便血时作，而又腹微满也。吐出之痰结硬，此为老痰，乃湿热所结，法当兼理。四物汤去川芎，加党参、冬术、怀山药、陈皮、龟板、蛤壳、荸荠、海蜇。

《环溪草堂医案·卷二·便血》

某。脾虚不能摄血，便后见红。脾虚不能化湿，腹臌足肿。病根日久，肾阴亦伤，肾司二便，故小便不利。是皆脾肾二经之病也。法以温摄双调。熟地、炮姜、茯苓、泽泻、陈皮、车前子、川朴、茅术、五味、丹皮、山药、阿胶。〔诒按〕凡脾肾两伤者，当斟酌于润燥之间，用药极难。古方惟黑地黄丸最佳，方亦从此化出。

再诊：熟地、茅术炭、白头翁、黄柏（盐水炒）、炮姜炭、阿胶、五味、秦皮。

三诊：山药、川连（酒炒）、泽泻、车前子、茯苓、川朴、陈皮（盐水炒）、伏龙肝煎汤代水。炒黑肾气丸合黑地黄丸，加阿胶、龙骨、鹿角霜、益智仁。

〔原注〕第一方，用黑地黄丸加阿胶，治脾肾两虚，兼以摄其阴血。第二方，用白头翁汤，清厥

阴之热以止血。第三方，暗用平胃散以化湿，治其腹鸣外，合车前子、泽泻、山药，仍用六味地黄意，补其肾，以利膀胱，而通水道也。又再加伏龙肝，仍暗合黄土汤意，治少阴便血，层层回顾如此。

某。便血肠燥，脉大气虚。补气则清阳自升，清肠则便血自止。黄芪（炒黑）、防风根、阿胶、地榆炭、当归炭、五味、荷蒂炭。另：金银花（炒黑）一两，柿饼灰一两，槐米（炒）一两，猪胆汁泛丸，每朝服一钱。[诒按]立方用药，颇有思路可取，丸方尤佳。

某。久虚不能统血，并不能转运其气，是以便血时作，而又腹微满也。吐出之痰结硬，此为老痰，乃湿热所结，法当兼理。四物汤去川芎，加党参、冬术、怀山药、陈皮、龟版、蛤壳、荸荠、海蜇。[渊按]不能统血，不能转运其气，腹微满，皆脾虚也。

《汪艺香先生医案·下》

1）便血日久，用补中归脾，而觉气坠多泄者，是脾气大伤，统摄无权也。西党参、大生地、白芍、升麻、诃子肉、御米壳、大有芪（防风根炒）、野於术、淡芩、柴胡、石榴皮，驻车丸、十灰丸各钱半。

2）便血不已，治宜补中归脾，冀其引血归经也。于白术、升麻、白茯苓、柴胡、十灰丸、党参、当归头、白芍、大有芪、藕节、石榴皮。

《徐养恬方案·卷下·便血》

1）便血三年，脉细数，舌白，面无华色。血脱须补气，苦乏真参，恐难见效。熟地炭、冬术炭、炮姜炭、醋归身、炙甘草、陈阿胶、生白芍、五味子、荷叶筋。

2）王，右，十八。热移下焦，阴络受伤，血从便溢，脉细数，舌干，身热不净，胃不思谷。久病正阴大亏，势难轻许无妨。炒银花三钱，生首乌五钱，酒归身一钱半，生白芍三钱，甘草五分，鲜石斛四钱，炒阿胶一钱，酒黄芩一钱，茅根肉一两。

《沈菊人医案·卷下·便血》

褚。昔年似利非利，系脾积阻滞，继则便行时或带血，脾失守御。仲圣主以黄土汤；《济生》主以归脾汤，引血归经，皆治远血之法，便时后重，乃脾气下陷，血亦随之而下渗也，暂与东垣法。党参、炙芪、升麻、归身、地榆、冬术、陈皮、茯苓、炮姜、炙草。又，便血原系湿热上及中焦，迫血下渗，血止湿邪未化。胃呆，目黄。无形无质之邪留恋不去，治以疏补淡渗。党参、归身、茯苓、蔻仁、半夏曲、冬术、川斛、泽泻、神曲、麦芽。

庄。肠红三载，腹痛，血紫，神疲，色萎。经阻三年，脾虚生化无权，营阴暗耗，肝不藏血，脾不统血，所以经停也，先治便血。焦茅木、炒归身、焦白术（防风炒）、地榆炭、米仁、伏龙干、苓皮、黄明胶（蒲黄炒）、荆芥炭。

张。脾不统血，肝不藏血。血液下渗，而为肠红，或紫或鲜，其色不一，脉弦。肝脾两伤。法以引血归经。《济生》归脾汤去龙眼，加蒲黄炭、赤豆。

张。便血六年，营虚脾损，腹痛，血紫，舌光且红，脉虚数，少纳，溲赤。中焦湿郁，面肿足浮，近有寒热似疟，伏邪乘虚而发也。补中益气加赤苓、泽泻、炮姜、米仁、地榆。

《王乐亭指要·卷二·便血》

曹左。粪后见红，日夜八九次，或十余次，肛门气注下坠似胀。此肝脾不藏不运，气虚下陷也，须防腹满之变。下者举之，脱者固之。升麻三分，柴胡三分，党参三钱，冬术三钱，山药三钱，熟地四钱，白芍（炒）二钱，当归一钱五分，炙草六分，五味子三分，赤石脂三钱，煅牡蛎三钱，焦谷芽三钱。

周左。便血便溏，肝脾肾亏矣。茅术（炒）一钱，熟地（炙）六钱，白芍（炒）一钱，炮姜炭六分，土艾叶（炒）一钱五分，乌梅炭一个，五倍子炭一钱，荆芥炭一钱，山药（炒）三钱。

蒋左。便溏便血，脉弱面黄。脾失统，肝失藏。白术（炒）三钱，白芍（炒）三钱，炙草一钱，山药一两，神曲（炒）一钱，炮姜六分，熟地炭五钱，艾炭六分，五味炭五分，乌梅炭三，党参四钱。

某。肝肾亏损，便血，腹痛，气逆，脉至细涩沉迟。胃关煎，加味治之。熟地一两，吴萸三分，冬术三钱，山药八钱，炙草五分，白芍（炒）一钱，当归（土炒）一钱五分，炮姜一钱，杞子二钱，杜仲五钱，乌梅一个，芦巴（炙）三钱。

吴左。便血多年，血多则汗多，肠鸣谷减，脉至左弦数。肝肾之阴大亏，脾胃之气亦弱。稽豆衣三钱，山茶花一朵，熟地一两，山药一两，丹皮一钱，萸肉二钱，泽泻一钱，炒白芍二钱，女贞子一钱五分，当归一钱五分。

周左。旬前便难见红，继发蒸热，脊背更甚，腰中大痛，纳谷不旺，脉至右弱左弦。此脾失统，肝失藏。拟木土并调。黄芪六钱,熟地(炙)八钱,川断二钱,炙草炭五分,潞党三钱,归身二钱,陈皮一钱,杜仲三钱,茯苓二钱,地榆炭一钱,乌梅一钱。

吴左。见血便溏,脉至左细右大,时而身热。黑归脾加减。黄芪四钱,党参三钱,怀药三钱,炙草炭五分,冬术(炒)二钱,白芍(炒)一钱五分,荆芥炭一钱,建莲(炒)一两。

某。便后见血,脉至软弱,气血两亏。当营卫兼补为主。洋参三钱,绵芪六钱,冬术三钱,熟地八钱,当归二钱,炙草三分,荷叶(炒)三钱,五倍子一钱。

汪。耳聋面黑,责在肾也。指甲青暗,责在肝也。大便色如猪肝,不思纳谷,土虚则水来侮之,肝旺则脾受克制,脉至细数无情,均属三阴亏损。理阴加疏泄。制熟地八钱,当归(炒)二钱,怀药(炒)四钱,炙草炭五分,荆芥炭一钱,生熟谷芽三钱,独活六分。

丁右。脉至细数便红,此血分有热。丹参(炒)三钱,熟地四钱,当归二钱,条芩五分,扁豆(炒)二钱,丹皮(炒)一钱,川斛三钱,稽皮(炒)二钱,红曲(炒)一钱,竹茹(炒)五分。

马右。头痛,时作时止,时常便红,脉至细弱,此血虚所致。宜养营阴。熟地四钱,川芎八分,白芍一钱,当归一钱五分,桑叶二,砂仁三分。

王左。便红已久,脾胃纳谷不旺,当培中土。扁豆(炒)三分,山药(炒)三钱,冬术(炒)三钱,炙熟地四钱,谷芽(炒)三钱,荷叶(炒)一钱。

侯左。脉至重按无力,右手微弱弦,便溏见红,经年不愈。《经》云:血出十粪后者,属肝脾,名远血。归脾汤加枣仁、地榆、白芍、杜仲、棕炭、荷叶(炒)。

陈左。肛门重坠,大便带红。此气虚下陷,而不能摄血。陷者举之。升麻三分,柴胡三分,党参五钱,当归(炒)二钱,炙熟地八钱,冬术二钱,炙龟板四钱,茯苓二钱,五味三分,乌梅炭一个。

宗左。便血多年,宜以摄固。茅术一钱,当归(炒)一钱,熟地炭六钱,五味(炒)四分,炙草六分,炮姜八分,党参(炒)三钱,椿根白皮(炒焦)四钱。

张左。劳力伤络,脾肾有亏,便血如注。茅术炭一钱,熟地炭五钱,地榆炭一钱,槐米炭一钱,陈棕炭一钱,侧柏叶炭一钱。

《张聿青医案·卷六·便血》

某。便血复发,每至圊后,气即下坠,坠则小溲欲解不爽。此气虚统摄无权,清阳沦陷也。党参、黄柏炭、槐花炭、炙黄芪、醋炙柴胡、炙草、丹皮炭、炮姜炭、地榆炭、醋炙升麻、於术、当归炭。

洪(左)。肛门烙热稍退,然便血仍然不止。脉象细数,的是湿热损伤营分,阴络内伤。再拟养肝滋阴壮水。生地炭五钱,丹皮炭二钱,黄柏炭一钱五分,酒炒白芍一钱五分,川连炭四分,地榆炭二钱,当归炭一钱五分,炒黑樗白皮三钱,清阿胶二钱,炒槐花二钱。

二诊:育阴泄热,便血递减。药既应手,当为扩充。炙生地四钱,丹皮炭二钱,炒槐花二钱,炙黑樗白皮三钱,清阿胶二钱,黄柏炭二钱,当归炭二钱,炙元武板三钱(先煎),泽泻一钱五分,白芍二钱,茯神三钱。

三诊:便血递减。再养血育阴,而固阴络。清阿胶三钱,丹皮炭二钱,樗白皮一钱(炒黑),炙龟甲心六钱,大生地四钱,地榆炭二钱,建泽泻一钱五分,酒炒白芍二钱,炒槐花二钱,蒲黄炭一钱,赤小豆二钱,藕节二枚。

叶(右)。向有肠红,春末夏初,渐觉肿胀,日来肠红大发,血出稀淡,脘痞腹胀,难于饮食。脉形沉细,苔白质淡。肝为藏血之海,脾为统血之帅,今脾阳不能统摄,所以血溢下注,脾难旋运。恐肿胀日甚。生於术一钱,炙黑草三分,砂仁(后入)五分,生熟谷芽各二钱,制茅术一钱,炮姜五分,大腹皮二钱,百草霜一钱。

二诊:用苍术理中,便血大减,而便泄腹痛,胸脘痞满气分攻撑,腹膨肤肿。脉沉细,苔淡白,脾稍统摄,而旋运无权,遂致肝木偏亢,气湿不能分化。前法再参以分化。茅术一钱五分,木香五分,陈皮一钱,川朴四分,白芍一钱五分(吴萸二分同炒),连皮苓四钱,炮姜五分,炙草三分,砂仁五分,大腹皮一钱五分。

三诊:便血已止而脘腹仍然胀满,大便泄泻,小溲不畅。脾虚不能旋运,气湿不行,升降失司。再运土利湿。大腹皮二钱,连皮苓四钱,猪苓一钱五分,生熟米仁各二钱,上广皮一钱,广木香五分,泽泻一钱五分,炙鸡内金一钱五分,制香附二钱,生姜衣三分。

四诊：运土利湿，便血未来，而脘腹满胀，仍然不减，小溲不利，大便泄泻，两足厥逆。脉形沉细。肢体虚浮。阳气不能敷布，以致水湿之气，泛溢肌肤。再宣布五阳，以望转机。熟附片五分，淡吴萸五分，泽泻二钱，薄官桂六分（后入），炙内金二钱，公丁香三分，白茯苓四钱，猪苓二钱，台白术二钱。

五诊：胀由于气，肿由于湿，宣布五阳，肿胀稍定，仍然不退，咳嗽气逆。肺主一身气化。再疏肺下气，参以理湿。砂仁五分，甜葶苈六分，大腹皮二钱，花槟榔一钱，青陈皮各一钱，木香五分，炒苏子三钱，制香附二钱，连皮苓二钱，炙内金一钱五分，姜衣三分。

《柳选四家医案·评选继志堂医案两卷·下卷·大便门》

1）脾虚不能化湿，焉能统血。血杂于水湿之中，下注不止。茅术、地榆皮、槐花炭、郁金。

再诊：无毒治病，不必愈半而不取也。仍服原方可耳。[原注] 此茅术地榆汤。其人便血，挟水而下，已及半载。人不困惫而面黄，大约湿热有余之体。此病两帖愈半，四帖全愈。[诒按] 审症的确，用药精当，有以匙勘钥之妙。

2）肠澼便血，时重时轻，或痛或否，脉形细小，饮食少。此虚也，恐增浮喘。归脾汤加荠菜花、荷叶、粳米。[诒按] 此补脾摄血之正法也。稍加和胃之品，如广皮、砂仁辈，更为周密。

3）便血之前，先见盗汗。盗汗之来，由于寒热。寒热虽已，而盗汗便血之症不除。脉小而数，气阴两虚之病也。归脾汤去桂圆，加丹皮、山栀、地榆、桑叶。[诒按] 此症，营分中必有留热。宜于清营一边着意。但顾其虚，犹未周到。

4）阴络伤，则血内溢。为日已久，阴分固伤，阳分亦弱。而身中素有之湿热，仍未清楚。恐增浮喘。大熟地、伏龙肝、阿胶、白术、赤小豆、附子、黄芩、炙草、当归、地榆炭、乌梅肉。[诒按] 此《金匮》黄土汤加味。阴阳并治，而兼清湿热，立方颇为周到。

《柳选四家医案·评选环溪草堂医案三卷·下卷·便血门》

便血肠燥，脉大气虚。补气，则清阳自升。清阳，则便血自止。黄芪（炒黑）、防风根、阿胶、地榆炭、当归炭、五味、荷蒂炭。另金银花（炒黑）一两、柿饼灰一两、槐米（炒）一两，猪胆汁泛丸，每朝服一钱。[诒按] 立方用药，颇有思路可取，丸方尤佳。

《医学衷中参西录·医案·血病门》

高××，年三十六岁，得大便下血证。

病因：冷时出外办事，寝于寒凉屋中，床衾又甚寒凉遂得斯证。

证候：每日下血数次，或全是血，或兼有大便，或多或少，其下时多在夜间，每觉腹中作疼，即须入厕，夜间恒苦不寐，其脉迟而茫，两尺尤不堪重按，病已二年余，服温补下元药则稍轻，然终不能除根，久之，则身体渐觉羸弱。

诊断：此下焦虚寒太甚，其气化不能固摄而血下陷也。视其从前所服诸方，皆系草木之品，其质轻浮，温暖之力究难下达，当以矿质之品温暖兼收涩者投之。

处方：生硫黄半斤（色纯黄者），赤石脂半斤（纯系粉末者），将二味共轧细过罗，先空心服七八分，日服两次，品验渐渐加多，以服后移时微觉腹中温暖为度。

效果：后服至每次二钱，腹中始觉温暖，血下亦渐少。服至旬余，身体渐壮，夜睡安然，可无入厕。服至月余，则病根被除矣。

方解：按硫黄之性，温暖下达，诚为温补下焦第一良药，而生用之尤佳，惟其性能润大便（《本草》谓其能使大便润、小便长，西医以为轻泻药），于大便滑泻者不宜，故辅以赤石脂之黏腻收涩，自有益而无弊矣。

《也是山人医案·便血》

杨（廿三）。肠风便血，腹痛，脉濡弱。脾胃气馁。拟疏风、凉血、和阴。荆芥穗、炒白芍、炒银花、丹皮、炙草、地榆炭、炒当归。

沈（四五）。便后下血，属远血也。细生地、炒黑槐花、酒炒黄芩、炒丹皮、柿饼灰、地榆炭。

《孤鹤医案·便血》

1）阴虚内热，肠红脉数。生地炭五钱，炒丹皮二钱，炒白芍一钱半，炙甘草五分，柿饼炭三钱，炒槐花二钱，广皮一钱，地榆皮一钱半，血余炭一钱，茯苓三钱。

2）便后下血，阴络伤也。熟地炭五钱，萸肉一钱半，炒白芍一钱半，炙甘草五分，茯苓三钱，焦白术一钱半，山药二钱，炒地榆一钱半，广陈皮一钱，荷蒂二枚。

3）便溏下血，脾肾两伤也。刻难取效。党参二钱，煨木香五分，炮姜五分，白芍一钱半，茯苓三钱，白术一钱半，北五味三分，广皮一钱，炙草五分，红枣四枚。

4）便血过多，脾失健运，神色萎黄，唯恐中满。拟归脾法，以图痊愈。制於术一钱半，煨木香五分，川石斛三钱，枣仁三钱，焦谷芽三钱，焦归身二钱，菟丝子三钱，远志肉一钱，茯神三钱，泽泻一钱半。

《丛桂草堂医案·卷四》

隆盛祥纸号王某，年二十五岁。自今年四月患便血症。初仅大便带血，缠延三月余，始来诊治。每日下血二十余次，血色或鲜或紫或淡，头晕心悸，精神疲惫，面色黄淡，脉息弦缓无力。此平日劳神太过。《经》云：阴络伤则血内溢。而缠延日久，失血过多，故气血大亏如此也。急宜止血，否则将暴脱而逝矣。遂以补养气血止血敛血之方。服一剂后，血即大减。二剂血即减至五六次，接服五剂全愈。方用潞党参、白术、当归各二钱，炒熟地炭、白芍、赤石脂、枣仁、续断各三钱，升麻五分。煎服。

《丁甘仁医案·卷六·便血案》

丁左。便血色紫，腑行不实，纳谷衰少，此远血也。近血病在腑，远血病在脏，脏者肝与脾也。血生于心，而藏统之职，司于肝脾。肝为刚脏，脾为阴土，肝虚则生热，热迫血以妄行；脾虚则生寒，寒泣血而失道，藏统失职，血不归经，下渗大肠，则为便血。便血之治，寒者温之，热者清之，肝虚者柔润之，脾虚者温运之，一方而擅刚柔温清之长，惟《金匮》黄土汤最为合拍，今宗其法图治。上炒於术一钱五分，阿胶珠二钱，炒条芩一钱五分，灶心黄土（荷叶包煎）四钱，陈广皮一钱，炙甘草五分，炒白芍一钱五分，抱茯神三钱，炮姜炭五分，炙远志一钱。

《顾氏医案·便血门》

肝脾受伤，腹痛便血，块攻有形，理之不易。人参、炙草、炮姜、藕节、黄芪、归身、川柏、於术、木香、升麻。

5. 治湿热便血

《医验大成·便血章》

一人好饮患便血症，一日如厕二三次，每次便血碗许，后重腹痛，此湿热酒毒所伤也。治以苦寒，始能胜热，佐以苦燥，始能胜湿。果服之而痊。方：黄连（酒炒）、木香、当归、白芍、生地、川芎、条芩、防风、荆芥、白芷，煎好入橡斗子灰二钱，调服。

《未刻本叶氏医案·方桉·真武汤》

下体热。肛痒便血。湿热郁于阴分耳。生地、黄柏、苦参、槐花、牡蛎、秦皮。

《临证指南医案·卷七·便血》

郑。夏至后，湿热内蒸，肠风复来。议酸苦法。（湿热）川连、黄芩、乌梅肉、生白芍、广皮、厚朴、荆芥炭、菊花炭，又驻车丸二钱。

某。脉右数，形色苍黑，体质多热，复受长夏湿热内蒸，水谷气壅，血从便下。法以苦寒，佐以辛温，薄味经月，可冀病愈。茅术、川连、黄芩、厚朴、地榆、槐米。

程。年前痰饮哮喘，不得安卧，以辛温通阳劫饮而愈。知脾阳内弱，运动失职，水谷气蒸，饮邪由湿而成。湿属阴，久郁化热。热入络，血必自下。但体质仍属阳虚。凡肠红成方，每多苦寒，若脏连之类，于体未合，毋欲速也。生於术、茯苓、泽泻、地榆炭、桑叶、丹皮。

程（三一）。食入不化，饮酒厚味即泻，而肠血未已。盖阳微健运失职，酒食气蒸，湿聚阳郁，脾伤清阳日陷矣。议用东垣升阳法。（湿遏脾阳）人参、茅术、广皮、炙草、生益智、防风、炒升麻。

温。湿胜中虚，便红。焦术、炒当归、炒白芍、炙草、防风根、煨葛根、干荷叶。

《扫叶庄医案·卷二·痢疾泄泻便血》

1）先粪后血为远血，临便先痛，恐有湿热凝阻，分利逐湿主之。生于术、炒槐花、木瓜、茯苓、地榆、广皮。

2）酒客便溏肠红，是内伤之湿，戒饮酒既愈。夏天湿胜气泄病发，自述食腥油，大便即频。宗损庵劫胃水法。生白术、熟附子、生白粳米、炮黑姜。

《续名医类案·卷十二·下血》

一男子便血，每春间尤甚，且兼腹痛，以除湿和血汤治之而愈。

南昌郑思济传便红方：或因酒毒发者，先用川黄连，去须切片，酒炒细末，每服三钱，空心白酒调下，忌荤腥一月。服连末后，必腹痛去血愈多，复用白芍一两，白术五钱，甘草三钱，同炒拣开，先用白芍煎汤服，腹痛自止。后以白术、甘草同煎服，遂愈。又一法，以粳米三分，糯米三分，煮粥空腹

服,遂愈。此无他,补胃气则阳明调,所以便红自除也。(《广笔记》:制方精妙)

乙丑岁,萧寓楚中时,适有仆妇每患便血,投以脏连丸,随服随愈。

《类证治裁·卷之七·便血论治·便血脉案》

何。童年便血,面黄瘦,能食。此脾气郁而生火也,用清理湿热。山栀、赤苓、生白芍、生薏仁、石斛、当归、柿饼(炭)、陈皮、地榆,数服效。

《邵氏方案·卷之书·便血》

1) 肠胃湿热久郁,便血两月,往来寒热。童年殊非所宜。小生地、丹皮、归身、泼火散、侧柏、山栀。

2) 湿热郁蒸为便血。冬术、归身、赤芍、侧柏、青皮、黄柏、丹皮、米仁、槐米、陈皮。

《环溪草堂医案·卷二·便血》

某。肠胃有湿热,湿郁生痰,热郁生火,大便下血,晨起吐痰。热处湿中,湿在上而热在下。治上宜化痰理湿,治下宜清热退火,用二陈合三黄为法。半夏、陈皮、茯苓、川连、黄芩、杏仁、胡黄连、地榆皮、侧柏叶、百草霜。[诒按]两面周到,于此可得上下合治之法。

《剑慧草堂医案·卷中·便血》

1) 湿火下趋蒸伤肠,肠红腑中红,便积溲涩,脉细弦。势颇纠缠。川连、炮姜、归身炭、地榆、赤白芍、於术(土炒)、升麻炭、阿胶(蒲黄炒成珠)、炙草、血余炭、泽泻、猪苓、陈皮、车前子。

2) 宿恙肠红,历久年数,幸胃纳尚可,力能支持,脉濡弦。以驻车丸、脏连丸两种早晚频服,断根极难。驻车丸早晨开水送,二钱五分;脏连丸晚卧开水送,八分。

《汪艺香先生医案·下》

便血复来,前后不一,脘腹时觉作痛,舌苔黄腻。乃湿邪蕴于大肠,肝脾胃三经不和也。荆芥炭、地榆炭、川朴、於术、乌药、茯苓、槐米炭、上雅连、白芍、红曲、藕节、驻车丸。

《徐养恬方案·卷上·暑湿热》

伏邪,寒热便血,脉郁数,舌胎黄白。法宜疏解表里。净柴胡、枳实、炒白芍、生甘草、银花、炒荆芥、楂炭、豆卷、槟榔。

《沈菊人医案·卷下·便血》

陈。湿热肠红腹痛,澼澼不爽,紫赤兼行,脉数,病经年余,饮食如常,非不足之症,乃湿热交逼,血渗下行也。炒芩、地榆、泽泻、蒲黄炭、白术、槐米、柿饼、丹皮、炒荆芥。

《王乐亭指要·卷二·便血》

徐左。嗜饮积热,努力伤络,便血不已,脉至左三部细弱,右三部沉分,按之有力。阴分固伤,而肠胃之热毒究未清解,不独右脉有据,而小溲热痛,此其征也。用拟育阴清泄法。生地一两,怀药八钱,扁豆一两一钱,丹皮一钱,参七一钱,荆芥炭一钱,洋参三钱,葛花一钱,竹茹一钱,藕二两,绿豆,荷叶一张。

杨左。便血,脉至右大于左,肠胃湿不清。荆芥炭一钱,侧柏叶二钱,苡米(炒)一两,地榆炭二钱,条芩一钱,炒槐米三钱,茅术一钱,玉竹(炒)四钱,防风一钱。

章。大肠湿火不清,时常便红,脉至右寸关尺数大。亦属实邪,年轻体壮,不妨直折。条芩一钱,槐米(炒)三钱,桔梗五分,地榆(炒)二钱,银花(炒)三钱,丹皮(炒)一钱,鲜地四钱,穞豆衣三钱,侧柏叶一钱。

《王乐亭指要·卷二·便血》

陆左。便血,手足生疮,浸淫湿烂。先以培土法祛风渗湿治之,续商补剂可也。防风一钱,荆芥(炒)一钱,苡仁八钱,银花三钱,当归(炒)三钱,赤苓二钱,茅术一钱,黄芪三钱,红枣一个,桑枝三钱。

《张聿青医案·卷六·便血》

周(左)。湿热未愈,肠红又至,腹痛便血,血块紫殷。良以湿蒸热腾,血遂凝结。未便止遏,宜和营化瘀。当归炭、粉丹皮、炒槐花、川连炭、荆芥炭、南楂炭、延胡索、炒赤芍、血余炭、泻青丸、上湘军(酒炒后入)。

二诊:辛以燥湿,苦以泄热,并以丸药入下,使直达病所,湿热既退三舍,则凝瘀自然默化,所以腹痛渐定,便血大减。然肝为藏血之海,为神魂之舍,血去则肝虚,怒火则木动,此少寐多梦之所由来也。纳不馨旺,木气盛则土气衰。但阴络未扃,恐血再渗漏,仍须务其所急。生于术七分,川连炭四分,荆芥炭一钱五分,大红鸡冠花(炒黑)四钱,防风炭一钱,赤白苓各二钱,茅术一钱(麻油炒黄),制香附(炒透)一钱五分,黄柏炭二钱,泽泻一钱五分,猪苓一钱五分,煅龙齿三钱,夜交藤四钱。

席(左)。向是肠痔,兹则大便之后,滴沥下血。此湿热蕴结肠中。侧柏炭、枳壳、炒槐花、荆芥炭、制半夏、丹皮炭、泽泻、炒竹茹、黄柏炭、炒防风、当归炭、广皮。

陈（左）。肠红日久不止。脉细濡弱，而右关独觉弦滑。此风湿热袭入大肠营分，非沉阴苦降，不足以达肠中也。焦苍术一钱、炒荆芥一钱五分、黄柏炭三钱、秦艽一钱五分、丹皮炭二钱、生白术一钱五分、川连炭五分、泽泻一钱五分、炒防风一钱、大红鸡冠花（炙黑）三钱。远血为脾不统血，黄土汤。近血乃肠胃湿热，赤小豆当归散。此人数月便血，精神如旧。师以为非身所藏之血，其血自痔中来，与遗泄属湿同。（正蒙志）

陆（左）。下血如注，面色浮黄，中州痞满。此风邪入于肠胃，迫损营分，风性急速，所以血来如矢。拟凉血宽肠和中利湿。侧柏炭、黄柏炭、苍术、枳壳、川朴、泽泻、荆芥炭、炒槐花、广皮、制半夏、白茯苓。

二诊：血仍如注，气仍秽臭，散者鲜赤，瘀者如胶，良以脾土气虚，脏寒腑热，拟温脏清腑。参须一钱、黄柏炭三钱、当归炭二钱、炮姜炭三分、炒于术二钱、茯苓四钱、川连炭五分、丹皮炭二钱、血余炭一钱、炒槐花二钱、黄芩炭一钱五分、上湘军一钱五分（酒炒透后入）。

某。下血如注，用断下渗湿法。薏仁、黄柏炭、炒荆芥、苍术、炒黑樗白皮、猪苓、丹皮炭、炒防风、陈皮、地榆炭。

许。大便带血，肛门作痛。湿热损伤大肠血分。宜宽肠凉血。侧柏炭三钱、炒槐花一钱五分、酒炒白芍一钱五分、左秦艽一钱五分、丹皮炭二钱、黄芩炭一钱五分、大红鸡冠花（炙黑）二钱、枳壳一钱、阿胶珠二钱。

郑（左）。阴有二窍，一窍通精，一窍通水，水窍开则精窍常闭。无梦而泄，二十余年，而起居如常。其兼证也，上则鼻红，下则便血。其脉也，滑而实。其苔也，白而腻。此皆湿热盛极，致湿扰精宫，渐至阴络内伤。《经》云：阴络伤则血内溢，血内溢则后血。其病虽殊其源则一。苍术、防风炭、炒荆芥、川连炭、川草薢、米仁、黄柏炭、炒槐花、丹皮炭、猪苓、泽泻、大淡菜。

黄（左）。肠红止而复来，腹中疼痛。良由湿热未清。再从苦泄之中，兼和营卫。当归炭一钱、荆芥炭一钱、左秦艽一钱五分、炙黑红鸡冠花三钱、血余炭三钱、炒丹皮二钱、炒枳壳一钱五分、苍术（麻油炒黄）一钱、黄柏炭三钱、炒槐花二钱、于术一钱五分、川连炭三分。

《柳选四家医案·评选继志堂医案两卷·下卷·大便门》

1）湿热伤营，腹膨便血，久而不愈。左脉细涩，右芤，寸大尺小，加以浮肿，气分亦虚。不但不能摄血，而且不能清化湿热。防喘。黄土汤（黄、地、术、附、胶、芩、土）加大腹皮、桑皮、五加皮、党参、槐花。［原注］原方之妙，附子扶脾之母，黄芩清肝之热，熟地滋肾之阴，白术培脾之本，阿胶凉血之热，各脏照顾。非仲景不能作也。［诒按］增入之药，亦能与病机恰当。

2）红白痢变为便血。当时血色尚鲜，后又转为紫黑，或带血水，而不了结。暑湿深入营中，气虚无力以化，降而不升也。驻车丸（连、胶、姜、归）加广木香、党参、甘草、伏龙肝、荠菜花。［诒按］此症血分中有留邪。尚宜参用和血之品。

再诊：血虽渐止，气犹降而不升。补中益气汤去陈皮合驻车丸，加赤芍、伏龙肝。

《柳选四家医案·评选环溪草堂医案三卷·下卷·便血门》

肠胃有湿热，湿郁生痰，热郁生火。大便下血，晨起吐痰。热处湿中，湿在上而热在下。治上宜化痰理湿，治下宜清热退火。用二陈合三黄为法。半夏、陈皮、茯苓、川连、黄芩、杏仁、胡黄连、地榆皮、侧柏叶、百草霜。［诒按］两面周到。于此可得上下合治之法。

《也是山人医案·便血》

高（三四）。湿热壅于脾络，腑肠空隙，粪前先有血下。然脾属柔脏，非刚不能苏阳。茅术炭、新会皮、炒银花、川黄柏、地榆炭、煨葛根、厚朴、炒焦荷蒂。

凌（四六）。湿胜中虚，便红已久。炒黑樗根皮一钱、炒黑地榆三钱、茯苓二钱、当归炭一钱五分、炒焦丹皮一钱五分、炒泽泻一钱、炒槐花一钱。

6. 治寒湿便血

《未刻本叶氏医案·方桉·真元饮》

湿盛，飧泄便血。茅术、炙草、茯苓、炮姜、木瓜、广皮。

《临证指南医案·卷七·便血》

俞阳虚，肠红洞泻，议劫胃水。（阳虚寒湿）理中换生茅术、生厚朴、附子炭、炮姜。

《吴鞠通医案·卷三·便血》

毛,十二岁。癸亥十二月初二日。粪后便红,责之小肠寒湿,不与粪前为大肠热湿同科,举世业医者,不知有此,无怪乎十数年不愈也,用古法黄土汤。灶中黄土二两,生地黄三钱,制苍术三钱,熟附子三钱,阿胶三钱,黄芩二钱(炒),炙甘草三钱,加酒炒白芍、全归钱半,水八碗,煮成三碗,分三次服。

初七日:小儿脉当数而反缓,粪后便血,前用黄土汤,业已见效,仍照前法加刚药,即于前方内去白芍、全当归,加附子一钱、苍术二钱。

陈,三十五岁。乙酉四月二十一日。粪后便红,寒湿为病,误补误凉,胃口伤残,气从溺管而出,若女子阴吹之属瘕气者然。左胁肝部,卧不着席,得油腻则寒战发冷无伦,几于无处下手。议治病必求其本,仍从寒湿论治,令能安食再商。与黄土汤中去柔药,加刚药。川椒炭三钱,广陈皮三钱,生姜二钱,灶中黄土四两,云茯苓五钱,生茅术三钱,香附三钱,熟附子三钱,益智仁三钱,煮三杯,分三次服,服三帖。

五月初二日:又服二帖。初三日,心悸短气,加小枳实四钱、干姜二钱,已服四帖。十一日,去川椒三钱,已服三帖。二十一日,诸症皆效,大势未退,左脉紧甚,加熟附子一钱、降香末三钱、干姜一钱,已服三帖。

二十七日:诸症向安,惟粪后便血又发,与黄土汤法,粪后便血,乃小肠寒湿,不与粪前为大肠热湿同科。灶中黄土八两,广皮炭三钱,熟附子四钱,益智仁二钱,黄芩炭四钱,云茯苓五钱,苍术四钱(炒),煮三杯,分三次服,以血不来为度。

七月十四日:面色青黄滞暗,六脉弦细无阳,胃口不振,暂与和胃,其黄土汤,俟便红发时再服。姜半夏六钱,云苓块五钱,广陈皮三钱,生苡仁五钱,益智仁三钱,川椒炭一钱,白蔻仁一钱,煮三杯,分三次服。十七日,加桂枝五钱。

十一月十五日:肝郁挟痰饮,寒湿为病,前与黄土汤,治粪后便血之寒湿,兹便红已止,继与通补胃阳,现在饮食大进,诸症渐安,惟六脉细弦,右手有胃气,左手弦紧,痰多畏寒,胁下仍有伏饮,与通补胃阳,兼逐痰饮。桂枝六钱,小枳实三钱,川椒炭三钱,旋覆花三钱,香附四钱,广皮五钱,炒白芍三钱,干姜三钱,云苓五钱,姜半夏八钱,煮三杯,分三次服。

十二月初十日:脉弦紧痰多畏寒,冲气上动,与桂枝茯苓甘草汤,合桂枝加桂汤法。桂枝一两,茯苓块二两(连皮),炙甘草五钱,全当归三钱,川芎二钱,徭桂五钱(去粗皮),服一帖,冲气已止,当服药后,吐顽痰二口。

十一日:冲气已止,六脉紧退,而弦未除,可将初十日方,再服半帖,以后再服二十九日改定方,以不畏寒为度。十三日,服十一月十五日疏肝药二帖。十四初,背畏寒,脉仍弦紧,再服十二月初十日桂枝加桂汤二帖,以峻补冲阳,服药后吐顽痰二口。十七日,脉仍弦紧,背犹畏寒,阳未全复,照原方再服二帖,分四日服。十九日,前之畏寒,至今虽减,而未痊愈,脉之弦紧,亦未冲和,冲气微有上动之象,可取初十日桂枝加桂汤法,再服二帖,分四日,立春以后故也。

丙戌正月初五日:六脉俱弦,左脉更紧,粪后便红,小肠寒湿,黄土汤为主方,议黄土汤去柔药,加淡渗通阳,虽自觉胸中热,背心如热水浇,所云热非热也,况又恶寒乎。灶中黄土八两,生苡米五钱,云苓块六钱,熟附子四钱,苍术炭四钱,桂枝五钱,黄芩炭四钱,广皮炭四钱,煮四碗,分四次服。血多则多服,万一血来甚涌,附子加至八钱,以血止为度,再发再服,切勿听浅学者妄转一方也。

丸方:阳虚脉弦,素有寒湿痰饮,与蠲饮丸方,通阳渗湿而补脾阳。桂枝八两,苍术炭四两,生苡仁八两,云苓块八两,干姜炭四两,炙甘草三两,益智仁四两,半夏八两,广皮六两,神曲糊丸小梧子大,每服三钱,日三服。忌生冷、猪肉介属。

初十日:粪后便红虽止,寒湿未尽,脉之紧者亦减,当退刚药,背恶寒未罢,行湿之中,兼与调和营卫。苍术炭三钱,黄芩炭钱半,灶中黄土一两,焦白芍四钱,生苡仁三钱,煮三杯,分三次服,以背不恶寒为度,戒生冷、介属、猪肉。

《吴鞠通医案·卷五·疟》

朱,三十三岁。八月二十五日,体厚本有小肠寒湿,粪后便血,舌苔灰白而厚,中黑,呕恶不食,但寒不热,此脾湿疟也,与劫法。生苍术五钱,生草果三钱,槟榔三钱,生苡仁五钱,杏仁三钱,茯苓五钱,熟附子一钱,黄芩炭二钱。

二十八日:前方服三帖而病势渐减,舌苔化

黄,减其制,又三帖而寒来甚微,一以理脾为主。于术三钱(炒)、蔻仁二钱、益智仁二钱、广皮三钱、半夏三钱、黄芩炭二钱、苡仁五钱。服七帖而胃开。

《汪艺香先生医案·下》

便血不止,圊数不减,尾闾酸,舌黄,纳减。想其不但脾胃之湿浊未化,抑且督阳衰罢也,当更叶氏法出入。毛鹿角三分、益智二钱、茯苓三钱、车前子三钱、樗白皮一钱、脏连丸、菟丝饼一钱、白芍一钱、五味四分、禹余粮三钱、荷叶蒂。

7. 治瘀血便血

《孙文垣医案·卷一·三吴治验·董龙山夫人便血》

大宗伯郎君董龙山公夫人,为宪副茅鹿门公女,年三十五而病便血,日二三下,腹不疼,诸医诊治者三年不效。予诊之,左脉沉涩,右脉漏出关外,诊不应病。予窃谓,血既久下,且当益其气而升提之,以探其症。乃用补中益气汤,加阿胶、地榆、侧柏叶,服八剂,血不下者半月。彼自喜病愈矣。偶因劳而血复下,因索前药。予语龙山公曰:夫人之病,必有瘀血积于经隧,前药因右脉漏关难凭,故以升提兼补兼涩者,以探虚实耳。今得病情,法当下而除其根也。龙山公曰:三年间便血,虽一日二三下,而月汛之期不爽,每行且五日,如此尚有瘀血停蓄耶?予曰:此予因其日下月至而知其必有瘀血停蓄也。《经》云:不塞不流,不行不止。今之瘀,实由塞之行也,不可再涩。古人治痢,必先下之,亦此意也。公曰:明日试卜之。予曰:卜以决疑,不疑何卜?公随以语夫人,夫人曰:孙先生非误人者,识见往往出寻常,宜惟命。盖夫人读书能文,聪明谋断,不啻丈夫,故言下便能了悟。即用桃仁承气汤,加丹参、五灵脂、荷叶蒂,水煎,夜服之,五更下黑瘀血半桶,其日血竟不来,复令人索下药。予曰:姑以理脾药养之,病根已动,俟五日而再下未晚也。至期复用下剂,又下黑血如前者半,继补中益气汤、参苓白术散,调理痊愈。

《种福堂公选良方·卷一·温热论·续医案》

胡,胸臆不爽,食入内胀,粪后便血,病已二年。诊脉左小涩,右微弦,食减形瘦,是内伤悒郁。初病在气,久延血络。而瘀腐色鲜,血液皆下,从怒劳血郁治。桃仁、杏仁、柏子仁、归尾、紫菀、冬葵子。

《续名医类案·卷十二·下血》

近见一症,寒热微渴,胸满微烦,小便利,大便稀而少,状如鸡粪,其色黑。蒋谓大便黑者,血之瘀,稀者,中之寒。血瘀间寒,积在下焦,不得不下,遂用当归活血汤加熟大黄,温而行之,下尽黑物而愈。盖瘀血在下,兼热者多,兼寒者少,故古人未有陈案,此又出古法之外也。

《续名医类案·卷三十·便血》

高存之幼郎,病内伤,大小便俱红。诸医竞用红花、桃仁,病愈甚。仲淳曰:桃仁之类,疏其瘀也。血且行,奈何又重伤之?伤则补之而已,以生地四钱,续断及杜仲、牛膝等饮之稍平,而腹痛不已。仲淳曰:是在《内经》强者气行则愈,弱者著而成病。加人参二钱,一剂而愈。

《邵氏方案·卷之书·便血》

大便下黑粪,亦瘀血也,所谓"阴络伤则血下溢"。腹不再膨,即可收功。丽参、吴萸、归身、青陈、肉桂、五味、白芍、苓皮。

8. 治危重便血

《不居集·上集卷之十三·血证全书·大便血》

王庭,王府长史也。病大便下血,势颇危殆,一日昏愦中,闻有人云:服药误矣,吃小水好。庭信之,饮小水一碗顿苏,逐日饮之而愈。

《续名医类案·卷十二·下血》

一男子粪后下血,诸药久不愈,甚危。诊之,乃湿热,用黄连丸二服顿止,数服而痊。

钱国宾治戴思云妻,得病年余,大便下血如腐,或紫或红,身体昏晕,久病虚且损矣。其脉浮滑沉滞,脾部更甚。细思血脉病久,当见芤虚数涩,此痰脉也。以导痰汤加九制大黄,二三服愈。

蒋仲芳治徐万寿,年二十余,七月中,下血不止,遍医不效。至十月初,屡次昏晕,事急矣。诊之,右寸独得洪数,是必实热在肺,传于大肠也。用麦冬、花粉、桔梗、元参、黄芩、山栀、五味、沙参,服数剂而愈。

刘友善属文病便血,服香连丸,经岁不愈,饮食如常。冬娶妇辍药,却愈。次夏患痢,且能健啖,起居不倦,投香连丸四剂,至夜发厥而死。此症全属肝火,于此可见。大都此积服寒凉,脾气渐伤,又娶亲后,精血日耗,元气不支,故遇血即仆,理可知也。祸非旦夕，有由来矣。

吴桥治婺源令君，入府城乃病溲血，昼夜凡百行，溲皆纯血，咳逆绝食且昏沉。医者以为新病也，请宣之。姚令君曰：不然，公止中道宿，就近召吴医乃可。桥暮至，六脉沉微，乃曰：明府下元极虚，误下且不救。甲夜进温补之剂，熟寐至夜分，觉乃啜粥汤，病去十七八，惊自语曰：何速也？试再诊之。曰：明府无忧，脉归矣。再剂而起，三剂乃归。

程氏兄弟并溲血，兄瘥弟剧，则以弟逆桥入中庭，必由兄室，见兄在室烦乱，其言支离，户外徐视之，死气黯黯。弟妇速桥未入，则弟自房内号咷。桥作而叹曰：异哉，两君子俱死矣。然瘥者顾急，则予望而知之；剧者顾缓，则予闻而知之。长君色有死征，次君声有余响故也。既而诊之，兄脉将绝，病得之内，重以误下伤阴，家人以为然。病者始病而内，以故里急厚重乘之，族医递为之下，急重乃通。今绝水浆，四肢逆冷，法曰：下痢烦躁者死，语言错乱者死，四肢厥冷者死，水浆不入者死。四端皆在不治中者，兄死。诊其弟病，视乃兄为轻，或当小愈，第多嗜多怒，亦必不终。旬日溲血平，寻以过饱，淫怒伤脾，未几卒。

一少年素有便血，自言触秽腹痛，经日不止，因觅土医刺委中穴，出血如注，是即大发寒热，头痛如捣，腹胁满痛，不能转侧，谵语如鬼状。一馆中师，以大柴胡下之而愈。愈后，不时寒热咳嗽，服滋阴清肺之药两月，而其咳嗽愈甚。近日饮食多进，大便作泻而兼下血，左右关尺皆弦细而数。张飞畴曰：此必刺委中时，感冒风寒，因其人素有便血，邪乘虚入，而为热入血室，如阳明病下血谵语之例。用大柴胡得愈者是偶中，痛随利减之效，原非正治，所以愈后不时寒热咳嗽，脾胃清阳之气下陷，而肺失通调输化之气也。斯时不与调补脾胃，反与清肺，则脾气愈伤，不能统血，而为下脱泄泻之患。虚损已成，虽可久，复生恐难为力矣。

《王乐亭指要·卷二·便血》

钱左。素有便血，去秋又见咳嗽发热。三月来，热不已，咳不减，亦脉弦数无神，力乏神倦而畏寒。阴阳俱亏，脾肺两伤，乃下损及上之重险症也。黑归脾汤，加姜炭、元米、麦冬、五味、白芍、山药，去远志、木香。

张右。便血月余，继以腹胀便溏，脐凸足肿，脉至细弱而数。此系肝体弱而用强，脾土受克，失运失健，水反来侮使然，险症也。用拟三合汤法。八珍汤，加大腹皮一钱五分，川朴七分，广木香五分，香附二钱，焦曲二钱，苡米（炒）五钱，车前子二钱，杜赤豆一两，椒目一钱。

第三章

痰 饮

痰饮,是指体内水液分布、运化失常,停积于某些部位的一类病证,有广义和狭义之分。广义痰饮包括痰饮、悬饮、溢饮、支饮四类,是诸饮的总称。痰,古通"淡",是指水一类的可以"淡荡流动"的物质。饮也指水液,作为致病因素,则指病理性质的液体。为此,古代所称的"淡饮""流饮",实均指痰饮而言。"饮"始见于《黄帝内经》,其中有"水饮""积饮"的记载。而《素问·至真要大论》《素问·气交变大论》以及《素问·六元正纪大论》也指出,脾肾功能失调,湿邪淫溢,可发生停饮之病。

【辨病名】

痰饮有广义狭义之分,广义痰饮按病位可分为痰饮、悬饮、溢饮、支饮,按病性可分为留饮、癖饮、流饮、伏饮、酒癖。

一、概论

《严氏济生方·卷二·咳喘痰饮门·痰饮论治》:"饮凡有六,即悬饮、溢饮、支饮、痰饮、留饮、伏饮,《巢氏》载之详矣。"

《景岳全书·卷之三十一贯集·杂证谟·痰饮》:"痰之与饮,虽曰同类,而实有不同也。盖饮为水液之属,凡呕吐清水,及胸腹膨满,吞酸嗳腐,渥渥有声等证,此皆水谷之余,停积不行,是即所谓饮也。若痰有不同于饮者,饮清澈而痰稠浊。饮惟停积肠胃,而痰则无处不到。水谷不化而停为饮者,其病全由脾胃;无处不到而化为痰者,凡五脏之伤皆能致之。故治此者,当知所辨,而不可不察其本也。"

《症因脉治·卷二·饮症论》:"秦子曰:浓浊者为痰,清稀者为饮;痰属火化,饮属水湿,《金匮》论之甚详,分立痰饮、悬饮、溢饮、支饮。四者条目外,又有留饮、伏饮二者。今余先将仲景所立六者,详别明之。至燥痰、火痰、风痰等,另立痰症内。"

《医阶辨证·卷一·饮生诸病五证辨》:"饮留于上,喘,咳嗽,短气不得卧,时呕清水,或酸或苦,头目眩晕,面目胕肿,胸中结满。饮留于中,喘不得卧,卧则喘,胸满呕吐,肠鸣有声,渴,饮入即吐,胸中瘗,食易消。饮留于下,脚胕肿,阴囊肿,大如斗。饮留于外,身肿注痛,咳唾引胁痛,通身洪肿,水壅皮肤,聂聂而动,行则濯濯有声,喘咳不定。饮留于内,腹中满而肿大,四肢亦肿,按之凹……痰,精液所生也。饮,水饮所化也。留之为病多端。凡病不可名目者,痰饮病也。"

二、按病位命名

1. 痰饮

《诸病源候论·痰饮病诸候·痰饮候》:"痰饮者,由气脉闭塞,津液不通,水饮气停在胸腑,结而成痰。又其人素盛今瘦,水走肠间,沥沥有声,谓之痰饮。"

《太平圣惠方·卷第二十八·治虚劳痰饮诸方》:"夫劳伤之人,则脾胃气虚弱,不能消化水浆,故为痰也。痰者是涎液,结聚在于胸膈,停积不散,故为痰饮也。"

《活人事证方后集·卷之九·痰饮门》:"痰饮者,其人素盛今瘦,肠间沥沥有声。"

《素灵微蕴·卷四·噎膈解》:"痰饮者,土金湿旺,雾气堙郁所化。"

《杂病心法集解·卷三·痰饮门·总括》:"平日肥盛,今忽消瘦,水走肠间,沥沥有声者,此饮留行于肠胃,名曰痰饮也。"

2. 悬饮

《圣济总录·卷第六十三·痰饮门·痰饮统论》:"水流胁下,咳唾引痛,谓之悬饮。"

《活人事证方后集·卷之九·痰饮门》:"悬饮

者,饮水流在胁下,咳唾引痛。"

《杂病心法集解·卷三·痰饮门·总括》:"咳嗽呕涎,引胁疼痛,此饮留于胁下,名曰悬饮也。"

3. 溢饮

《圣济总录·卷第六十三·痰饮门·痰饮统论》:"饮水流行,归于四肢,当汗出而不汗,身体疼重,谓之溢饮。"

《活人事证方后集·卷之九·痰饮门》:"溢饮者,饮水流于四肢,当汗出而不汗,身体疼重。"

《杂病心法集解·卷三·痰饮门·总括》:"饮散四肢,身常重痛,此饮留行于体,名曰溢饮也。"

4. 支饮

《圣济总录·卷第六十三·痰饮门·痰饮统论》:"其人咳逆倚息短气,不得卧,其形如肿,谓之支饮。"

《活人事证方后集·卷之九·痰饮门》:"支饮者,咳逆倚息,短气不得卧,其形如肿。"

《杂病心法集解·卷三·痰饮门·总括》:"若喘咳面肿,不得卧,此饮留于肺,名曰支饮也。"

三、按病性命名

1. 留饮

《圣济总录·卷第六十三·痰饮门·痰饮统论》:"及水在五脏,病各立名不同,与夫聚而不散曰留饮。"

《活人事证方后集·卷之九·痰饮门》:"又有留饮者,背寒如手大,或短气而渴,四肢历节疼,胁下痛引缺盆,咳嗽则转甚。"

2. 癖饮

《圣济总录·卷第六十三·痰饮门·痰饮统论》:"及水在五脏,病各立名不同……僻于胁肋曰癖饮。"

3. 流饮

《圣济总录·卷第六十三·痰饮门·痰饮统论》:"及水在五脏,病各立名不同……流移不定曰流饮。"

4. 伏饮

《圣济总录·卷第六十三·痰饮门·痰饮统论》:"及水在五脏,病各立名不同……沉伏于内曰伏饮。"

《活人事证方后集·卷之九·痰饮门》:"又有伏饮者,膈满,喘咳,呕吐,发则寒热,腰背痛,目泪出,其人振振恶寒,身瞤。"

《杂病心法集解·卷三·痰饮门·总括》:"饮色清稀,膈满而吐涎者,此饮留于膈间,名曰伏饮也。"

5. 酒癖

《圣济总录·卷第六十三·痰饮门·痰饮统论》:"及水在五脏,病各立名不同……因酒而成曰酒癖。"

【辨病因】

痰饮病因以外感为多,外感六淫侵冒肌肤以致腠理不开,汗不得泄,遂成痰饮。脾为生痰之源,痰饮内伤致病,病位多在脾脏。

《三因极一病证方论·卷之十三·痰饮叙论》:"人之有痰饮病者,由荣卫不清,气血败浊凝结而成也。内则七情泊乱,脏气不行,郁而生涎,涎结为饮,为内所因;外有六淫侵冒,玄府不通,当汗不泄,蓄而为饮,为外所因;或饮食过伤,嗜欲无度,叫呼疲极,运动失宜,津液不行,聚为痰饮,属不内外因。三因所成,证状非一,或为喘,或为咳、为呕、为泄,晕眩嘈烦,忪悸惧慑,寒热疼痛,肿满挛癖,癃闭痞膈,如风如癫,未有不由痰饮之所致也。"

《医方选要·卷之六·痰饮门》:"痰饮为病,所感不同,有因气脉闭塞,津液不通,水饮停留,脾胃郁结而成痰者;有脾胃虚弱,不能运行水谷而成痰者;有因酒后,饮水停滞胃中而成痰者;有风、寒、湿、热之气,入脾相搏而成痰者;或喜怒哀乐之过情,饮食起居之不节,湿热内蕴,风寒外搏,皆为痰饮。"

一、外感

《医门法律·卷五·痰饮门·痰饮留伏论》:"痰饮总为一证,而因则有二。痰因于火,有热无寒;饮因于湿,有热有寒,即有温泉无寒火之理也。人身热郁于内,气血凝滞,蒸其津液,结而为痰,皆火之变现也。水得于湿,留恋不侑,积而成饮。究竟饮证,热湿酿成者多,寒湿酿成者少。盖湿无定体,春曰风湿,夏曰热湿,秋曰燥湿,冬曰寒湿。三时主热,一时主寒,热湿较寒湿三倍也。《内经》湿土太过,痰饮为病,治以诸热剂,非指痰饮为寒。后人不解,妄用热药,借为口实,讵知凡治下淫之邪，先从外解，故治湿淫所胜，亦不远热以散其表邪，及攻里自不远于寒矣。况于先即不可表，而积阴阻遏身中之阳，亦必借温热以伸其阳，阴邪乃得速去。若遂指为漫用常行之法，岂不愚哉！"

《脉简补义·卷下·经义丛谈·外感夹内伤脉辨》："凡久受风寒湿寒，渐渍筋骨之中，年深岁久，但觉遍身疲软，骨节不便，渐渐内侵脏络，时作呛咳，胃阳被抑，渐成痰饮，口淡食少，四肢胕肿，日久胁痛、背痛、胃脘痛、肩胛、髀膞尽痛，时发寒热，颇似外感，不禁风寒，不任劳苦，呼吸短气，大便溏泄，小便赤涩，面色痿黄，神识昏迷，直与劳损相同。若加感新寒，便作咳嗽喘促。"

二、劳伤

《诸病源候论·虚劳病诸候上·虚劳痰饮候》："劳伤之人，脾胃虚弱，不能克消水浆，故为痰饮也。痰者，涎液结聚在于胸膈；饮者，水浆停积在膀胱也。"

三、内生病邪

《太平圣惠方·卷第五十一·治痰饮诸方》："夫痰饮者，由血脉壅塞，饮水积聚而不消散，故成痰也。或冷或热，或结实，或食不消，或胸腹痞满，或短气好眠，诸候非一，故云痰饮也。"

《圣济总录·卷第六十三·痰饮门·痰饮统论》："论曰：人之有形，借水饮以滋养；水之所化，凭气脉以宣流。盖三焦者水谷之道路，气之所终始也。三焦调适，气脉平匀，则能宣通水液，行入于经，化而为血，溉灌周身。三焦气涩，脉道闭塞，则水饮停滞，不得宣行，聚成痰饮，为病多端。"

四、饮食不节

《症因脉治·卷二·饮症论·痰饮》："饮食不节，水浆不忌，胃虽能纳，脾不能运，肺不通调，停积于胃，则成痰饮。痰饮内积，外不荣于肌表，则素肥渐瘦；由胃下流，水走肠间，则沥沥有声矣。"

《一见能医·卷之五·病因赋上·痰有十因》："痰属湿，如津液所化，因风寒湿热之感，或七情饮食所伤，以致气逆液浊，变为痰饮，或吐咯上出，或凝滞胸膈，或留聚肠胃，或客于络经四肢，随气升降，遍身上下，无处不到。"

【辨病机】

正常生理情况下，水液的输布与排泄主要依靠三焦的气化作用和肺、脾、肾的功能活动，若三焦功能失司，则水液不运，易生痰饮。因此痰饮病之病机以脏腑功能失调为主，气血停滞与正气虚弱亦可导致痰饮。

《景岳全书·卷之三十一贯集·杂证谟·痰饮》："痰即人之津液，无非水谷之所化。此痰亦既化之物，而非不化之属也。但化得其正，则形体强，营卫充，而痰涎本皆血气；若化失其正，则脏腑病，津液败，而血气即成痰涎。此亦犹乱世之盗贼，何孰非治世之良民。但盗贼之兴，必由国运之病。而痰涎之作，必由元气之病。尝闻之立斋先生曰：使血气俱盛，何痰之有？余于初年，颇疑此言，而谓岂无实痰乎？及今见定识多，始信其然也。何以见之？盖痰涎之化，本由水谷，使果脾强胃健，如少壮者，流则随食随化，皆成血气，焉得留而为痰？惟其不能尽化，而十留一二，则一二为痰矣；十留三四，则三四为痰矣；甚至留其七八，则但见血气日削，而痰涎日多矣，此其故正以元气不能运化，愈虚则痰愈盛也。然则立斋之言，岂非出常之见乎。今见治痰者，必曰痰之为患，不攻如何得去？不知正气不行，而虚痰结聚，则虽竭力攻之，非惟痰不可去，而且益增其虚。故或有因攻而逐绝者，或偶尔暂苏而更甚于他日者，皆攻之之误也。又孰知痰之可攻者少，而不可攻者多也。故凡将治痰者，不可不先察虚实……五脏之病，虽俱能生痰，然无不由乎脾肾。盖脾主湿，湿动则为痰；肾主水，水泛亦为痰，故痰之化无不在脾，而痰之本无不在肾。所以凡是痰证，非此则彼，必与二脏有涉。但脾家之痰，则有虚有实，如湿滞太过者，脾之实也；土衰不能制水者，脾之虚也。若肾家之痰，则无非虚耳。盖火不生土者，即火不制水，阳不胜阴者，必水反侵脾，是皆阴中之火虚也；若火盛烁金，则精不守舍，津枯液涸，则金水相残，是皆阴中之水虚也。此脾肾虚实之有不同者，所当辨也。又若古人所云湿痰、郁痰、寒痰、热痰之类，虽其在上在下，或寒或热，各有不同，然其化生之源，又安能外此二脏？如寒痰湿痰，本脾家之病，而寒湿之生，果无干于肾乎？木郁生风，本肝家之痰，而木强制土，能无涉于脾乎？火盛克金，其痰在肺，而火邪炎上，有不从中下二焦者乎？故凡欲治痰，而不知所源者，总惟猜摸而已耳。"

一、脏腑失调论

1. 脾胃失司

《太平圣惠方·卷第五十一·治冷痰饮诸方》："夫冷痰饮者，由胃气虚弱，不能宣行水谷，故使痰水结聚，停于胸膈之间，时令人吞酸气逆，四肢变青，不能食饮也。"

《古今医统大全·卷之三·翼医通考（下）·病证》："脾土上应于天，亦属湿化，所以水谷津液不行，即停聚而为痰饮也。"

《素问吴注·黄帝内经素问第二十一卷·六元正纪大论七十一》："太阴所至为积饮否隔，湿土用事，则脾部多湿，故停积痰饮。"

《医门法律·卷五·痰饮门·痰饮论》："痰饮之患，未有不从胃起者矣。其深者，由胃上入阳分，渐及于心肺；由胃下入阴分，渐及于脾肝肾。"

《黄帝内经素问集注·卷八·气交变大论篇第六十九》："饮者，脾气不能转输，而为痰饮、水饮也。"

《素灵微蕴·卷四·噎膈解》："丹溪论病，悉归于痰，不知痰饮化生，全因土败湿滋，乃于噎膈痰多，竟以为燥，此狂夫之下者。"

《医述·卷十·杂证汇参·饮》："按痰饮病者，痰为物化之病，而饮为物不化之病也。饮食入胃，胃中阳盛气足，则俱为正气正血，灌滋脏腑，敷通营卫矣，何有于痰饮？痰饮者，胃阳不足以腐消，脾气不足以旋运，而痰饮成矣。痰即食物也，入胃而胃冷不足以消之，斯化为痰；饮即水也，入胃而脾湿不足以输之，斯留为饮。二者虽常相附而居，而其实所因各异。皆应责之以脾胃虚寒，俾有用之饮食，成为害之痰饮。"

《中西汇通医经精义·上卷·五脏所主》："脾土能制水，所以封藏肾气也。脾不统摄，则遗精，脾不制水则肾水泛，而为痰饮。"

2. 脾肾失司

《仁斋直指方论·卷之七·痰涎》："痰者，病名也。人之一身，气血清顺则津液流通，何痰之有？惟夫气血浊逆，则津液不清，熏蒸成聚而变为痰焉。痰之本，水也，原于肾；痰之动，湿也，主于脾。"

3. 三焦失司

《四圣心源·卷五·杂病解上·痰饮根原》："痰饮者，肺肾之病也，而根原于土湿，肺肾为痰饮之标，脾胃乃痰饮之本。盖肺主藏气，肺气清降则化水，肾主藏水，肾水温升则化气。阳衰土湿，则肺气壅滞，不能化水，肾水凝瘀，不能化气。气不化水，则郁蒸于上而为痰；水不化气，则停积于下而为饮。大凡阳虚土败，金水堙菀，无不有宿痰留饮之疾。"

《金匮翼·卷二·痰饮统论》："人之有形，藉水饮以滋养，水之所化，凭气脉以宣流。盖三焦者，水谷之道路，气脉之所终始也。若三焦调适，气脉平均，则能宣通水液，行入于经，化而为血，灌溉周身。设三焦气涩，脉道不通，则水饮停滞，不得宣行，因之聚成痰饮，为病多端。"

4. 肝气乘脾

《脉诀新编·卷二·四言脉诀》："木旺者脉必弦，木旺必来侮土，土虚不能制湿，而痰饮之证生焉。"

二、气血停滞论

《圣济总录·卷第一百五十六·妊娠痰饮》："论曰：痰饮者，由气道涩滞，水饮停积，结聚而不散，令人膈脘痞闷，呕逆恶心，体重多唾，不思食饮。"

《严氏济生方·卷二·咳喘痰饮门·痰饮论治》："庞安常云：人身无倒上之痰，天下无逆流之水，诚哉斯言。以此思之，人之气道贵乎顺，顺则津液流通，决无痰饮之患。调摄失宜，气道闭塞，水饮停于胸膈，结而成痰，其为病也，症状非一，为喘，为咳，为呕，为泄，为眩晕，心嘈怔忡，为惊悸寒热疼痛，为肿满挛癖，为癃闭痞隔，未有不由痰饮之所致也。"

三、正气虚弱论

《素问悬解·卷十二·运气·至真要大论》："若阳虚火衰，太阴独胜，则但有湿气内郁，胃脘胀满，痰饮内发，胕肿外生。"

【辨病证】

痰饮之病证以湿邪困重为主要特点，结合所

在病位各有不同。

一、辨症状

《诸病源候论·痰饮病诸候·痰饮候》:"其为病也,胸胁胀满,水谷不消,结在腹内两肋,水入肠胃,动作有声,体重多唾,短气好眠,胸背痛,甚则上气咳逆,倚息,短气不能卧,其形如肿是也……脉偏弦为痰,浮而滑为饮。"

《症因脉治·卷二·饮症论·痰饮》:"其人素肥渐瘦,水走肠间,沥沥有声,心下胸胁支满,目眩,谓之痰饮。"

《一见能医·卷之五·病因赋上·痰有十因》:"(痰饮)其为病也,为喘,为咳,为恶心、呕吐,为痞膈、壅塞、关格,略异,病为泄,为眩晕,为嘈杂,怔忡、惊悸,为癫狂,为寒热,为肿痛,或胸膈辘辘有声,或背心一点常如冰冷,或四肢麻痹不仁,皆痰所致。百病中多有兼痰者,世所不知也。痰有新久轻重之殊,新而轻者,形色清白稀薄,气味亦淡,久而重者,黄浊稠黏凝结,咳之难出,渐成恶味,酸辣辛苦,甚至于带血而出。"

《温病条辨·卷三·下焦篇·寒湿》:"盖痰饮蟠踞中焦,必有不寐、不食、不饥、不便、恶水等证,脉不数而迟弦,其为非津液之枯槁,乃津液之积聚胃口可知。"

《中西温热串解·卷六·中焦篇·温病传入中焦治法》:"湿饮久羁,脾胃不和,气虚挟痰,胸膈间漉漉有声,乃痰饮积聚,酒湿所伤,多有此证。"

《医学摘粹·卷五·杂证要法·里证类·痰饮》:"痰饮伏留,清道堵塞,此壅嗽发喘,息短胸满,眠食非旧,喜怒乖常,诸变证所由作也。"

二、辨色脉

《素问吴注·黄帝内经素问第十四卷·虚实要论五十三》:"有痰饮者,脉来弦小。"

《形色外诊简摩·卷下·色诊面色应病类·杂病面部五色应证篇》:"眼黑而行步艰难,呻吟者,骨节疼痛,痰饮入骨也。"

《身经通考·身经通考卷三·脉说·何谓伤气之脉》:"下手脉沉,便知是气,沉极则伏,濡弱难治。其或沉实,气兼痰饮。"

三、辨舌象

《温热逢源·卷上·附注仲景兼感湿温证治各条》:"王梦隐曰:胸中有寒之寒字,当作痰字解。胸中有痰,故舌上如苔。其津液为痰所阻,故口燥烦。而痰饮乃水之所凝结,故虽渴而不能饮也。"

《辨舌指南·卷二·观舌总纲·辨舌之津液》:"舌上白苔而腻滑,咳逆短气者,痰饮也。"

《察舌辨症新法·卷一·黄苔类分别诊断法》:"水黄苔,如鸡子黄白相间染成,此黄而润滑之苔,为痰饮停积,是湿温正候。"

《察舌辨症新法·卷一·白苔类分别诊断法》:"白如豆浆敷舌,此白而滑润,伤寒、中寒、湿邪、痰饮等病也。"

《察舌辨症新法·卷一·厚腐与厚腻不同辨》:"若厚腻则中心稍厚,其边则薄,无毛孔,无颗粒,如以光滑之物剧刮一过者,此为厚腻,为阳气被阴邪所抑,必有湿浊、痰饮、食积、瘀血、顽痰为病,宜宣化。"

四、辨病位

1. 狭义痰饮

《症因脉治·卷二·饮症论》:"痰饮之症:其人素肥渐瘦,水走肠间,沥沥有声,心下胸胁支满,目眩,谓之痰饮……痰饮之因:饮食不节,水浆不忌,胃虽能纳,脾不能运,肺不通调,停积于胃,则成痰饮。痰饮内积,外不荣于肌表,则素肥渐瘦;由胃下流,水走肠间,则沥沥有声矣……痰饮之脉:或见弦数,或见弦紧,或见双弦,甚则沉伏。弦紧寒饮,弦数热痰。"

2. 悬饮

《症因脉治·卷二·饮症论》:"悬饮之症:饮后水流在胁下,咳唾气逆,引痛胸胁,谓之悬饮,此即《金匮》悬饮症也……悬饮之因:饮食不节,水浆不忌,脾肺不能运化,水流在胁下,上攻肺家,故咳而吐,气逆,阻绝肝胆生升之令,是以痛引胸胁,而成悬饮之症矣……悬饮之脉:或沉或弦,沉为有水,故曰悬饮。弦为气结,故曰内痛。"

3. 溢饮

《症因脉治·卷二·饮症论》:"溢饮之症:水气流行,归于四肢,身体疼重,支节烦疼,谓之溢饮也……溢饮之因：饮入于胃，游溢精气，上输于脾，脾气散精，上归于肺，通调水道，下输膀胱，若饮水多，水性寒冷，停滞气逆，逆则溢于四肢，当汗不得汗，不能外散，身得湿则重，复得寒则疼，故曰身疼重而成溢饮之症矣……溢饮之脉：《金匮》曰：脉沉而数，脉沉而弦，悬饮也。又云：病溢饮者，当发汗，不言脉象，桢意其必浮大浮紧，未必沉弦沉数。"

4. 支饮

《症因脉治·卷二·饮症论》："支饮之症：咳逆倚息，气短不得卧，其形如肿，即《金匮》支饮症也……支饮之因：饮邪偏注，停留曲折之间，盖肺与大肠之脉，下膈络肠，今饮积于中，外不得达于表，内不得循于里，而偏碍肺与大肠交通之气道，则咳逆倚息，呼吸不得流利，气逆而咳，喘促而不得卧矣。形如肿者，水饮之外现也……支饮之脉：脉多沉紧，脉弦为水，脉弱可治，数实者死。其脉虚者，必苦眩晕。"

5. 留饮

《症因脉治·卷二·饮症论》："留饮之症：《金匮》云：心下有饮，其人背寒冷如掌大。又云：留饮者，胁下痛，引缺盆，咳则辄已。又云，胸中有留饮，其人短气而渴，四肢历节痛，脉沉者，必有留饮……留饮之因：始因水饮停积，结成痰饮，日久不化，即曰留饮。夫留者，聚而不散之谓也。饮留于背，妨督脉上升之阳，而为背寒，少阳肝胆之脉，由缺盆过季胁，饮留于胁，阻绝肝胆生升之气，故胁下痛引缺盆，留饮胸中，其人短气而渴，四肢历节痛……留饮之脉：脉多沉者，胸有留饮；双弦者寒，偏弦者饮。"

6. 伏饮

《症因脉治·卷二·饮症论》："伏饮之症：痰满喘咳，吐发则寒热、背痛腰疼、目泪自出，其人振振身剧，名曰伏饮之症也……伏饮之因：水饮不散，伏于胸中，阻其肺气，则痰满喘咳；阻其中气，则吐发；伏于腰背，太阳表邪外束，则寒热背痛；伏于上焦，阻绝清升之气，则目泪自出；饮伏胃家，胃阳凝塞，不能四布，振振瞤剧。夫曰吐发，则寒热背痛，可见不发即不吐，不吐即不发矣。以其有饮内伏，故外邪触之即发也……伏饮之脉：左脉浮紧，寒邪束饮；寸脉沉弦，上焦阻绝；关脉沉弦，中脘凝塞；沉脉主伏，弦脉主饮，沉弦之脉，伏饮之诊。"

【论治法】

一、内治法

1. 概论

《周慎斋遗书·卷九·痰饮》："凡痰饮涌甚，用六君子汤加干姜，宜多服之。腹痛、身胀加肉桂。痰涌难言，用山楂根、青木香，磨水服。痰之本在肾，人参、黄芪、甘草、天冬、麦冬、生地、熟地、北味、苁蓉。凡用苁蓉，必配北五味为使。盖苁蓉补阴，五味补阴中之阳也。二味丸服，则痰从大便下，信乎治其本也。

痰来多而连吐不绝，六君子汤加生姜，人参多用；或四君子汤加半夏、生姜汁。痰之本在肾者，肾主五液也。若脾不虚，痰从何来？盖土有防水之功，水有润土之力也。

痰攻两臂，南星、白术、甘草、陈皮、半夏、香附、茯苓各五分，姜水煎服。痰饮由于脾虚、肾弱，若不温之，水何由散？小青龙汤、温肺汤、六君子汤、二陈汤加细辛，皆饮证大法也。"

《景岳全书·卷之三十一贯集·杂证谟·痰饮》："脾胃之痰，有虚有实。凡脾土湿胜，或饮食过度，别无虚证而生痰者，此乃脾家本病，但去其湿滞而痰自清，宜二陈汤为主治，或六安煎、橘皮半夏汤、平胃散、润下丸、滚痰丸之类，皆可择而用之。若胃寒生痰而兼胀满者，宜和胃二陈煎；或兼呕吐而痛者，宜神香散。或为饮食所致，宜加麦芽、神曲、山楂、枳实之类。然脾胃不虚，则虽生痰饮，不过微有留滞，亦必不多，且无大害，惟脾虚饮食不能消化而作痰者，其变最多。但当调理脾胃，使其气强，则自无食积之患。而痰饮即皆血气矣。若脾气微虚，不能制湿，或不能运化而为痰者，其证必食减神倦，或兼痞闷等证，宜六君子汤，或五味异功散之类主之，金水六君煎亦妙。若微虚兼寒者，宜苓术二陈煎主之。若脾气大虚，或兼胃寒呕恶而多痰者，宜六味异功煎、温胃饮、理中汤、圣术煎之类主之。又有劳倦本以伤脾，而疲极又伤肝肾。脾气伤则饮食减少，或见恶心；肝肾伤则水液妄行，或痰饮起自脐下，直冲而上。此脾肾俱伤，命门土母之病也。虽八味地黄丸乃其正治，然无如理阴煎，其效更如神也，或加白术、陈皮亦可……肾经之痰,水泛为痰者也,无非虚证。有以肿胀而生痰者,此水入脾经,谓之反克,脏平者,宜六味地黄丸、左归饮之类主之;脏寒者,宜理阴煎、加减《金匮》肾气丸、八味地黄丸之类主之。其或但宜温燥者,则单助脾经,亦能化湿,惟六味异功煎及理中汤、圣术煎俱可酌用。有以虚损而生痰者,此水亏金涸,精不化气,气不化精而然,使不养阴以济阳,则水气不充,痰终不化,水不归源,痰必不宁,宜以左归、右归、六味、八味等丸,酌其寒热而用之。若阴火乘肺,津液干枯,或喉痛,或烦热,或喜冷,或便实,必察其真有火邪,而痰嗽不已者,宜四阴煎、一阴煎之类加减主之;若火本非真,则但宜纯补,庶保万全也……风寒之痰,以邪自皮毛内袭于肺,肺气不清,乃致生痰,是即伤寒之类。但从辛散,其痰自愈。宜六安煎、二陈汤,甚者,小青龙汤之类主之。其有风寒外袭,内兼火邪者,亦可兼用黄芩。若血气兼虚者,不得单用消耗,宜金水六君煎主之。若伤寒见风而兼发热嗽痰者,宜柴陈煎主之,或金水六君煎加柴胡亦妙……中风之痰,本非外感,悉由脾肾虚败所致,治痰之法,详载非风门,当与此互察之……治痰当分缓急。凡非风等证,其有痰涎壅盛,闭塞上焦,而药食不能进者。此不得不先治其痰,以开清道。若痰之甚者,惟用吐法为最妙。若痰气不甚,食饮可进,便当从缓,求其本而治之,不宜妄行攻击。或但以六安煎、二陈汤、润下丸、橘皮半夏汤之类,调之为宜。若火盛生痰者,宜清膈煎、抽薪饮之类主之。若类风等证,但察其上焦无滞,或见其神昏困倦,而胸喉之间,气清息平,本不见痰者,切不可疑其为痰。而妄用克伐消痰等剂,则无有不败者矣。若杂证势已至剧,而喉中痰声漉漉,随息渐甚者,此垂危之候,不可治也。诸吐痰治痰之法,俱详载非风门痰治条中……治痰当知求本,则痰无不清。若但知治痰,其谬甚矣。故凡痰因火动者,宜治火为先。痰因寒生者,宜温中为主。风痰宜散之,非辛温不可也。湿痰宜燥之,非渗利不除也。郁痰有虚实,郁兼怒者,宜抑肝邪;郁兼忧者,宜培肝肺。饮食之痰,亦自不同,有因寒者,有因热者,有因肥甘过度者,有因酒湿伤脾者,此皆能生痰,而其中各有虚实,辨之不可不真也。又如脾虚不能制湿,肾虚不能约水,皆能为痰,此即寒痰之属也。或以脾阴干烁,而液化为胶,或以金水偏枯,而痰本乎血,此即热痰之属也。凡此二者,于痰证中十居八九,是皆虚痰之不可攻者也。又或有过用峻利,以致痰反日甚者,亦皆脾肾受伤之候。治不求本,济者,鲜矣……诸家治痰之法,多有治其标者,虽不可执,亦不可废也,详列如下。痰因表者汗之,因里者下之,挟湿者分利之。痰在膈上,必用吐法,泻亦不去。胶固稠浊之痰,必用吐。痰在经络中,非吐不可,吐中就有发散之义。痰在肠胃间,可下而愈。痰在四肢,非竹沥不能达。痰在胁下,非白芥子不能除。痰在皮里膜外,非姜汁、竹沥不能达。热痰火痰,宜青黛、黄芩、天花粉、连翘、石膏。火炎上者,用流金膏。老痰,宜海石、栝蒌、贝母。兼火盛胶固者,节斋化痰丸。实痰火痰,滚痰丸最效,但不宜多用。风痰,用南星、白附子。湿痰,用苍术、白术、半夏、茯苓、泽泻。食积痰,用神曲、山楂、麦芽。酒痰,用天花粉、黄连、白术、神曲,或五苓散、四苓散分利之。痰结核在咽喉,咯唾不出,化痰药中加咸药以软其坚,栝蒌仁、杏仁、海石、朴硝、海藻,佐以姜汁。竹沥导痰,非姜汁不能行经络。荆沥治痰速效,能食者用之。二沥佐以姜汁,治经络之痰最效。痰中带血者,宜加韭汁。海粉,热痰能清,湿痰能燥,坚痰能软,顽痰能消,可入丸药,亦可入煎药。南星、半夏,治风痰、湿痰。石膏坠痰火极效。黄芩治热痰,假其下行也。枳实治痰,有冲墙倒壁之功。五倍子能治老痰,佐以他药,大治顽痰,人鲜知也。天花粉治热痰、酒痰最效,又云大治膈上热痰。玄明粉治热痰、老痰速效,能降火软坚故也。硝石、礞石,大能消痰结,降痰火,研细末,和白糖,置手心中,以舌舔服,甚效。苍术治痰饮成窠囊,行痰极效;又治痰挟瘀血成窠囊者,即神术丸之类。润下丸降痰最妙,可常服。小胃丹,治实痰积饮必用之药,不过二三服而已,虚者不可用之。中气不足之痰,须用参、术。内伤挟痰,必用参、芪、白术之属,多用姜汁传送,或加半夏、茯苓。中焦有痰,胃气亦赖所养,卒不可用峻攻,攻尽则大虚矣。"

《医门法律·卷五·痰饮门·痰饮留伏论》:"后世治痰饮有四法:曰实脾、燥湿、降火、行气。实脾燥湿,二陈二术,最为相宜,若阴虚则反忌之矣。降火之法,须分虚实:实用苦寒,虚用甘寒,庶乎可也。若夫行气之药,诸方漫然,全无着落,谨再明之。风寒之邪,从外入内,裹其痰饮,惟用小青龙汤,则分其邪从外出,而痰饮从下出也。浊阴之气,从下入上,裹其痰饮,用茯苓厚朴汤,则分其浊气下出,而痰饮上出也。多怒则肝气上逆,而血亦随之,气血痰饮,互结成癖,用柴胡鳖甲散以除之。多忧则脾气内郁,而食亦不食,气食痰饮,亦互结成癖,用清痰丸以除之。多欲则肾气上逆,直透膜原,结垒万千,䐜胀重坠,不可以仰,用桂苓丸引气下趋,痰饮始去也。虚寒痰饮少壮,十中间见一二。老人小儿,十中常见四五。若果脾胃虚寒,饮食不思,阴气痞塞,呕吐涎沫者,宜温其中。真阳虚者,更补其下,清上诸药,不可用也。小儿慢脾风,痰饮,阻塞窍隧,星附六君汤以醒之。老人肾虚水泛,痰饮上涌,崔氏八味丸以摄之。痰在膈上,大满大实,非吐不除,然非定法也。使为定法,人人能用之矣,何必独推子和哉?子和必相其人可吐,后乃吐之。一吐不彻,俟再俟三。缓以开之,据云涌痰之法,自有擒纵卷舒,其非浪用可知。谨再论《金匮》不言之意以明之,伤寒论用汗、吐、下、和、温之法矣。至痰饮首当言吐者,仲景反不言之,何耶?其以吐发二字为言者,因喘满而痰饮上溢,从内而自发也。其曰医吐下之不愈,亦非以吐下为咎也。其曰呕家本渴,渴者为欲解,又属望于从吐得解也,胡竟不出可吐一语耶?仲景意中谓痰饮证内,多夹带气眩冒等证,吐之则殆。故不烦辞说,直不以吐立法,开后世之过端,所以为立法之祖也。自子和以吐法擅名,无识者争趋捷径,贻误不可胜道,必会仲景意以言吐,然后吐罔不当也。"

《医学心悟·卷三·痰饮》:"凡病未有不发热,不生痰者。是痰与热,乃杂病兼见之症,似无容专立法门矣。然而有杂病轻而痰饮重,则专以痰饮为主治。书有五痰之名,以五脏分主之也;五饮之名,随症见也。其实犹未确当,大抵痰以燥湿为分;饮以表里为别。湿痰滑而易出,多生于脾,脾实则消之,二陈汤,甚则滚痰丸;脾虚则补之,六君子汤。兼寒、兼热,随症加药。燥痰涩而难出,多生于肺,肺燥,则润之,贝母栝蒌散。肺受火刑,不能下降以致真水上泛,则滋其阴,六味丸。饮有在表者,干呕,发热而咳,面目、四肢浮肿,香苏五皮散。饮有在里者,或停心下,或伏两胁,咳则相引而痛,或走肠间,辘辘有声,用小半夏加茯苓汤,随其部位而分治。此治痰饮之大法也。书云:治痰须理脾,以痰属湿,脾土旺则能胜湿耳。治痰如此,饮亦宜然。然脾经痰饮,当健脾以祛其湿。若肾虚水泛,为痰为饮者,必滋其肾。肾水不足,则用六味;若命门真火衰微,寒痰上泛者,则用八味肾气丸,补火生土,开胃家之关,导泉水下流而痰饮自消矣。"

2. 调治脾胃

《古今医统大全·卷之二十四·呕吐哕门·治法》:"痰饮为患,或因多食生冷,脾胃不和,以致呕吐恶心,或头眩,或胃脘懊侬不快,或发寒热,二陈汤加丁香、乌梅、生姜煎服。"

《一见能医·卷之五·病因赋上·痰有十因》:"治法,痰生于脾胃,宜实脾燥湿;又随气而升,宜顺气为先,分导次之;又气升属火,顺气在于降火,热痰则宜清之,湿痰则宜燥之,风痰则散之,郁痰则开之,顽痰则软之,食积则消之。在上者吐之,在中者下之。又中气虚者,宜固中气以运痰。若攻之太重,则胃气虚而疾愈重矣,治宜加味二陈汤。"

《温热论笺正·卷一·正文》:"宿有痰饮之疾者,其脘中痞痛,系湿阻气化,中焦失运所致,故宜从事开泄。"

3. 调治三焦

《圣济总录·卷第八十八·虚劳痰饮》:"论曰:虚劳之人,阳气不足,水饮下咽,入于胃腑,不能流传,致多痰饮,其候胸膈痞闷,倚息短气,怠惰嗜卧,心下悸动,咳嗽痰水,不欲饮食是也,治法宜调顺三焦,升降阴阳,使气道通流,即痰饮自消。"

4. 调治肝胆

《医方考·卷五·腹痛门第五十六·盐汤探吐法》:"烧盐半升,温汤五大升,和服探吐……诸腹痛,连于胁膈,手足冷,脉来伏匿者,此方主之……凡腹痛连于胁膈,多是饮食、痰饮填塞至阴,抑遏肝胆之气。肝者将军之官,胆者少阳上升之令,抑之不得敷畅,两实相搏,令人自痛。所以痛连胁膈者,少阳之经行于两胁,厥阴肝脉贯于膈也。手足冷者,少阳之气不敷也。脉来伏者为痛甚,阳气闭藏之象也。《经》曰:木郁则达之,故用吐法。咸能软坚,故用烧盐。"

5. 清利膀胱

《推拿抉微·第一集认症法·脏腑通治》:"肺病则水停为痰饮,故宜清利膀胱以泻之。"

6. 清肺化痰

《中西汇通医经精义·下卷·脏腑通治》:"肺病则水停为痰饮,故宜清利膀胱以泻之。膀胱病,多由肺之上原,不得疏通,故宜清肺气为主。"

7. 温热化痰

《圣济总录·卷第六十三·痰饮门·痰饮统论》:"所以治痰饮者,当以温药和之,以人之气血得温则宣流也,及其结而成坚癖,则兼以消痰破饮之剂攻之。"

《圣济总录·卷第六十四·冷痰》:"论曰:气为阳,阳不足者,不能销铄水饮。遇脾气虚弱,气道痞隔,则聚饮而成痰。浸渍肠胃,上为呕逆吞酸,下为洞泄寒中。久不已,则令人消瘦,倚息短气,妨害饮食。昔人治痰饮,多以温药和之,正为此也。"

8. 清化痰饮

《敖氏伤寒金镜录·卷一·结语》:"如全舌滑腻中见蓝色者,为湿痰或痰饮化热之候,治宜清化为主。"

《辨舌指南·卷二·观舌总纲·辨舌之颜色》:"舌白不燥,或黄白相兼,或灰白不渴,此湿热郁而未达,或素多痰饮,虽中脘痞痛,亦不可攻,宜用开肺化浊……苔白不燥,而渴喜热饮者,邪已化热,而痰饮内盛也,宜用清热而蠲饮。"

《薛氏湿热论歌诀·卷一·湿热挟痰饮》:"湿热内留挟痰饮,呕吐黏痰清水并。涤饮降逆和少阳,温胆栝蒌碧玉进。"

9. 调气治痰

《丹溪心法·卷二·痰十三》:"凡痰之为患,为喘为咳,为呕为利,为眩为晕,心嘈杂怔忡惊悸,为寒热痛肿,为痞隔,为壅塞,或胸胁间辘辘有声,或背心一片常为冰冷,或四肢麻痹不仁,皆痰饮所致。善治痰者,不治痰而治气,气顺则一身之津液,亦随气而顺矣。"

《医方选要·卷之六·痰饮门》:"夫人之气,贵乎顺,气顺则津液流通,而无痰饮之患也。其脉偏弦为饮,浮而滑为痰。治法宜先顺气除湿,次消导之,或汗,或下,或温,或利,在乎临病消息焉。"

10. 解暑祛痰

《六因条辨·卷上·伤暑条辨第十九》:"伤暑初起,恶寒发热,咳逆气喘,此素有痰饮,复挟暑秽。宜用温胆汤,合苏子降气汤,清暑化痰也……凡有痰饮,阳气必虚,加以暑秽乘袭,则痰动气升,肺失清降,故喘咳并作。用温胆汤以逐饮,苏子以降气,俾痰开气顺,则暑邪不攻自走矣。"

二、针灸疗法

1. 巨阙

《圣济总录·卷第一百九十二·任脉》:"巨阙一穴,心之募也,在鸠尾下一寸,人有鸠尾短者,少饶分寸,任脉气所发。治心中烦满,热病胸中痰饮,腹胀暴痛,恍惚不知人,息贲时唾血,蛔虫心痛,蛊毒霍乱,发狂不识人,惊悸少气。针入六分,留七呼,得气即泻,灸亦良,可灸七壮至七七壮止。"

《针灸聚英·卷一下·任脉》:"巨阙,鸠尾下一寸,心之募。《铜人》:针六分,留七呼,得气即泻,灸七壮,止七七壮。主上气咳逆,胸满短气,背痛胸痛,痞塞,数种心痛,冷痛,蛔虫痛,蛊毒猫鬼,胸中痰饮,先心痛,先吐,霍乱不识人,惊悸,腹胀暴痛,恍惚不止,吐逆不食,伤寒烦心,喜呕发狂,少气腹痛,黄疸,急疳急疫,咳嗽,狐疝,小腹胀满,烦热,膈中不利,五脏气相干,卒心痛,尸厥,妊娠子上冲心昏闷。"

《金针秘传·卷一·腹部及侧胁各经穴主治病症》:"巨阙:一穴,心之募也。在鸠尾下一寸。鸠尾拒者,少令强一寸,中人有鸠尾拒之,任脉气所发。治心中烦满,热病,胸中痰饮,腹胀暴痛,恍惚不知人,息贲,时唾血,蛔虫心痛,蛊毒,霍乱,发狂不识人,惊悸少气。针入六分,留七呼,得气即泻。灸亦佳,可灸七壮,至七七壮止。忌猪、鱼、生冷、酒、热面物等。"

2. 屋翳

《针灸大成·卷六·足阳明经穴主治·考正穴法》:"屋翳,库房下一寸六分陷中,去中行各四寸,仰而取之。《素注》针四分;《铜人》灸五壮,针三分。主咳逆上气,唾血多浊沫脓血,痰饮,身体肿,皮肤痛不可近衣,淫泺,瘈疭不仁。"

《针方六集·卷之五·纷署集》:"屋翳二穴,主咳逆上气,唾脓血浊沫痰饮,阳明湿热水肿,皮痛不可近衣。"

3. 中脘

《勉学堂针灸集成·卷四·任脉流注及孔穴》:"中脘,在脐上四寸,上脘下一寸。针八分,灸七壮。一云二七壮至百壮,孕妇不可灸。主治心下胀满,伤饱食不化,五隔五噎,翻胃不食,心脾烦热疼痛,积聚痰饮面黄,伤寒饮水过多,腹胀气喘,温疟,霍乱吐泻,寒热不已,或因读书得奔豚气上攻,伏梁,心下寒癖结气。凡脾冷不可忍,心下胀满,饮食不进不化,气结疼痛雷鸣者,皆宜灸之。此为腑会,故凡腑病者,当治之。虚劳吐血,呕逆不下食,多饱多睡百病,灸三百壮;又治胀满水肿,气聚寒冷,灸百壮三报之。主治咳嗽喘息上气,吐沫舌纵,舌下肿难言,舌根急缩不食,涎出口疮。兼中冲,堪攻舌下肿痛。"

4. 肺俞

《针方六集·卷之五·纷署集》:"肺俞二穴,主痨瘵,劳热骨蒸,痰饮嗽喘,呕吐,支满,背偻,肺中风,偃卧,胸满短气,不嗜食,五劳七伤,盗汗,久嗽不愈,肺胀,腰背强痛,食后吐水,黄疸,瘿气,小儿龟背。"

5. 膈俞

《针方六集·卷之五·纷署集》:"膈俞二穴,主心痛,周痹,吐食翻胃,胸满咳逆,呕吐痰饮,食不下,胁痛腹胀,水肿积癖,喉痹,胃脘当心痛,四肢怠惰,嗜卧身重,自汗盗汗,热病汗不出。一方云:心生血,肝藏血,此穴居于心肝二俞之间,故为血会,血病宜主此。"

6. 丰隆

《针方六集·卷之五·纷署集》:"丰隆二穴,主腿膝酸,屈伸难,痰饮壅盛,喘不得宁,头风厥逆,胸满腹痛,面浮四肢肿,足清身寒,胫枯,喉痹不能语言,二便不利,登高而歌,弃衣而走,见鬼好笑。实者泻之,虚者补之。"

7. 其他穴位

《扁鹊神应针灸玉龙经·一百二十穴玉龙歌·哮喘痰嗽》:"哮喘咳嗽痰饮多,才下金针疾便和。俞府乳根一般刺,气喘风痰渐渐磨。俞府:在巨骨下,璇玑旁二寸陷中。针三分,灸三壮,看虚实补泻。乳根:在乳下一寸六分陷中,仰而取之。针一分,灸五壮至七壮,看病补泻。"

《普济方·针灸卷十四·针灸门·痰涎》:"治热病、胸中痰饮、腹胀暴痛、恍惚不知人(《资生经》),穴巨阙;治痰饮吐逆、汗出、寒热骨痛、虚胀支满、痰疟,穴膈俞;治胸中痰饮、蛊毒、霍乱、惊悸、腹胀暴痛、恍惚不止、吐逆不食,刺巨阙,用毫针针入六分即止,此穴化气除涎大妙,次针足阳明经三里二穴,应时立愈。"

《勉学堂针灸集成·卷一·奇穴》:"取膏肓腧穴法,此穴主阳气亏弱,诸虚痼冷,梦遗,上气咳逆,噎膈,狂惑忘误百病,尤治痰饮诸疾。须令患人就床平坐,曲膝齐胸,以两手围其足膝,使胛骨开离,勿令动摇,以指按四椎微下一分,五椎微上二分,点墨记之,即以墨平画相去二寸许,四肋三间,胛骨之里,肋间空处,容侧指许,摩膂肉之表,筋骨空处,按之,患者觉牵引胸户,中手指瘴即真穴也。灸后觉气壅盛,可灸气海及足三里,泻火实下;灸后令人阳盛,当消息以自保养,不可纵欲。(《入门》)又法,令病人两手交在两膊上,则胛骨开,其穴立见,以手揣摸第四椎骨下两旁各开三寸、四肋三间之中,按之酸是穴。灸时手搭两膊上,不可放下,灸至百壮为佳。"

《勉学堂针灸集成·卷二·内景篇针灸》:"痰饮,针灸法:诸痰饮病,取丰隆、中脘。胸中痰饮、吐逆不食,取巨阙、足三里。(《纲目》)溢饮,取中脘。(《甲乙》)三焦停水、气攻不食,取维道、中封、胃俞、肾俞。(东垣)痰涎等疾,不一而足,惟劳瘵有痰为难治,最宜早灸膏肓穴,壮数既多当有所下,咙咙然如流水之壮者,是痰下也。(《资生》)"

《灸法秘传·卷一·应灸七十症·腹鸣》:"腹鸣者,腹中鸣响也。其因痰饮者,灸上脘。因胃寒而肠鸣者,灸胃俞穴,或灸足三里。"

三、治疗禁忌

《圣济总录·卷第三·叙例·禁忌》:"凡痰饮忌酒醋。"

《形色外诊简摩·卷下·色诊舌色应病类·伤寒舌苔辨证篇二》:"又中宫有痰饮水血者,舌多不燥,不可因其不燥,而延缓时日致误也。"

【论用方】

隋唐至金元时期发展的有关痰的病理学说,提出了"百病兼痰"的论点,结合古今临床案例能够发现痰饮往往伴有其他脏腑相关疾病,单从"痰饮"立方用药者甚少。且古人在遣方用药时少有区分狭义痰饮,故将历代方剂以"痰饮兼脏腑病"的形式分类,部分痰饮常见病亦单独列出,以便参考。

一、常用治痰饮方论

1. 论加味磁朱丸

《世医得效方·卷第十六·眼科·七十二症方》："丹砂之畏磁石，犹火之畏水，今合用之，砂法火入心，磁法水入肾，心肾各得其养，则目自然明。盖目疾多因脾胃有痰饮渍侵于肝，久则昏眩。神曲倍于二味，用以健脾胃消痰饮，极有方效。"

2. 论大黄泻心汤

《敖氏伤寒金镜录·第二十八·纯黄隔瓣舌》："心下痞，按之濡而不硬，是内陷之邪，与无形之气，抟聚不散而为热痞，故用苦寒能降之品，以泄无形之热，不用枳朴者，非荡实热之剂也。若兼宿食、痰饮为患者，再用半夏曲以开痞而蠲饮也。"

3. 论二陈汤

《医方考·卷一·湿门第五·二陈汤》："水谷入胃，无非湿也。脾土旺，则能运化水谷，上归于肺，下达膀胱，无湿气可留也，惟夫脾弱不能制湿，则积而为痰饮。半夏之辛能燥湿，茯苓之淡能渗湿，甘草之甘能健脾，陈皮之辛能利气。脾健则足以制湿，气利则积饮能行。东南之人，多有湿饮之疾，故丹溪恒主之。其曰加升提之剂者，亦清气升而浊气自降之谓。"

4. 论清脾饮

《医方考·卷二·疟门第十·清脾饮》："此条皆太阴证也，太阴脾主湿，湿生痰，痰生热，故见上件诸证。脉来弦数，弦为痰饮，数为热也。方曰清脾者，非清凉之谓，乃攻去其邪而脾部为之一清也。故青皮、厚朴清去脾部之痰，半夏、茯苓清去脾中之湿，柴胡、黄芩清去脾中之热，白术、甘草清去脾脏之虚，而草果仁又所以清膏粱之痰也。刘宗厚先生因草果仁之温热而讥焉，盖未达严用和氏之清矣。《机要》云：疟在三阴经，总谓之湿疟，当从太阴经论之。此言可谓知要。今即古方审择而用焉，则本方为切当矣。"

5. 论丁香半夏丸

《医方考·卷二·咳嗽门第十七·丁香半夏丸》："脾胃温暖，则能运行痰饮；脾胃虚寒，则痰饮停于胸膈，肺气因之不利，乃作咳嗽。咳是有声，嗽是有痰，有声有痰，名曰咳嗽。《经》曰：治病必求其本。证本于脾胃虚寒，则脾胃为本，咳嗽为标。故半夏之辛，所以燥脾；人参之甘，所以养胃，脾胃治则不虚；丁、姜之温，所以行痰；细辛之辛，所以散饮。辛温用则不寒，不虚不寒，则脾胃治而痰饮散，咳嗽止矣。用槟榔者，取其性重，可以坠痰，《经》所谓高者抑之是也。"

6. 论苓桂术甘汤

《成方切用·卷九上·除痰门·苓桂术甘汤》："痰饮阴象，阻抑其阳，用此阳药化气以伸其阳，此正法也。兹所主乃在胸胁支满目眩者，何耶？《灵枢》谓心包之脉，是动则病胸胁支满。然则痰饮积于心包，其病自必若此。目眩者，痰饮阻其胸中之阳，不能布水精于上也。茯苓治痰饮，伐肾邪，通水道。桂枝通阳气，和营卫，开经络。白术治风眩，燥痰水，除胀满。"

7. 论润下丸

《成方切用·卷九上·除痰门·润下丸》："陈皮燥湿而利气，湿去则痰消，气顺则痰下；食盐润下而软坚，润下则痰降，软坚则痰化。痰在膈中，故用甘草引之入胃。甘草经蜜炙，能健脾调胃，脾胃健，则痰自行矣。"

8. 论和胃饮

《成方切用·卷四下·消导门·和胃饮》："此即平胃散之变方也。凡呕吐等证，多有胃气虚寒，一闻苍术之气，亦能动呕，故以干姜代之。凡藿香、木香、丁香、茯苓、半夏、扁豆、砂仁、泽泻之类，皆可随宜增用之。若胸腹有滞，而兼时气寒热，加柴胡以清利之。"

9. 论控涎丹

《温病条辨·卷三·下焦篇·暑温伏暑》："痰饮，阴病也。以苦寒治阴病，所谓求其属以衰之是也。按肾经以脏而言，属水，其味咸，其气寒；以经而言，属少阴，主火，其味苦，其气化燥热。肾主水，故苦寒为水之属，不独咸寒之水之属也，盖真阳藏之于肾，故肾与心并称少阴，而并主火也，知此理则知用苦寒咸寒之法矣。泻火之有余用苦寒，寒能制火，苦从火化，正治之中，亦有从治；泻水之太过，亦用苦寒，寒从水气，苦从火味，从治之中，亦有正治，所谓水火各造其偏之极，皆相似也。苦咸寒治火之有余，水之不足为正治，亦有治水之有余，火之不足者，如介属芒硝并能行水，水行则火复，乃从治也。"

10. 论理饮汤

《治医学衷中参西录·医方·治痰饮方·理

饮汤》："方中用桂枝、干姜，以助心肺之阳，而宣通之。白术、茯苓、甘草，以理脾胃之湿，而淡渗之（茯苓、甘草同用最泻湿满）。用厚朴者，叶天士谓：厚朴多用则破气，少用则通阳。欲借温通之性，使胃中阳通气降，运水谷速于下行也。用桔红者，助白术、茯苓、甘草以利痰饮也。至白芍，若取其苦平之性，可防热药之上僭（平者主降）；若取其酸敛之性，可制虚火之浮游（《神农本草经》谓芍药苦平，后世谓芍药酸敛，其味实苦而微酸）。且药之热者，宜于脾胃，恐不宜于肝胆，又取其凉润之性，善滋肝胆之阴，即预防肝胆之热也。况其善利小便，小便利而痰饮自减乎。"

二、治痰饮专方

1. 甘草汤（《备急千金要方·卷十八·大肠腑方·痰饮第六》）

治心下痰饮，胸胁支满目眩方。

甘草（二两）　桂心　白术（各三两）　茯苓（四两）

上四味㕮咀，以水六升宿渍，煮取三升，去滓，服一升，日三，小便当利。

2. 大茯苓汤（《备急千金要方·卷十八·大肠腑方·痰饮第六》）

主胸中结痰饮澼结，脐下弦满，呕逆不得食，亦主风水方。

茯苓　白术（各三两）　半夏　桂心　细辛（一作人参）　生姜（各四两）　橘皮　附子　当归（各二两）

上九味㕮咀，以水一斗煮取三升，去滓，分三服，服三剂良。

3. 姜椒汤（《备急千金要方·卷十八·大肠腑方·痰饮第六》）

治胸中积聚痰饮，饮食减少，胃气不足，咳逆呕吐方。

姜汁（七分）　川椒（三合）　桂心　附子　甘草（各一两）　橘皮　桔梗　茯苓（各二两）　半夏（三两）

上九味㕮咀，以水九升，煮取二升半，去滓纳姜汁，煮取二升，分三服，服三剂止。若饮服大散诸五石丸，必先服此汤，及进黄芪丸，佳。一方不用甘草。

4. 撩膈散（《备急千金要方·卷十八·大肠腑方·痰饮第六》）

治心上结痰饮实寒冷心闷方。

瓜丁（二十八枚）　赤小豆（二七枚）　人参　甘草（各一分）

上四味治，下筛为末，酒服方寸匕，日二。亦治诸黄。

5. 大五饮丸（《备急千金要方·卷十八·大肠腑方·痰饮第六》）

主五种饮：一曰留饮，水停在心下；二曰澼饮，水澼在两胁下；三曰痰饮，水在胃中；四曰溢饮，水溢在膈上五脏间；五曰流饮，水在肠间，动摇有声。夫五饮者，由饮酒后及伤寒饮冷水过多所致方。

茯苓　远志　苦参　藜芦　乌贼骨　白术　甘遂　大黄　石膏　栝蒌根　桔梗　半夏　紫菀　前胡　五味子　芒硝　桂心　芫花　大戟　葶苈　黄芩　贝母　人参　茯苓　当归　芍药（各一两）　甘草　恒山　山药　厚朴　细辛　附子（各三分）　巴豆（三十枚）

上三十三味治下筛，蜜和丸如梧子大。饮服三丸，日三，稍稍加之，以知为度。

6. 枇杷叶散（《太平圣惠方·卷第五十一·治痰饮诸方》）

治痰饮，发即烦闷不安，兼吐痰水。

枇杷叶（一两，拭去毛，炙微黄）　人参（一两，去芦头）　半夏（一两，汤洗七遍去滑）　陈橘皮（一两，汤浸去白瓤，焙）　白术（一两）

上件药，捣筛为散。每服三钱，以水一中盏，入生姜半分，煎至六分，去滓，不计时候温服。

7. 半夏散（《太平圣惠方·卷第五十一·治痰饮诸方》）

治痰饮，冷气上冲，胸膈满闷，吐逆不下饮食。

1）半夏（二两，汤浸七遍去滑）　陈橘皮（三分，汤浸去白瓤，焙）　草豆蔻（二两，去皮）

上件药，捣筛为散。每服三钱，以水一中盏，入生姜半分，煎至六分，去滓，不计时候温服。

2）甘草（一两，炙微赤，锉）　桂心（三两）　半夏（一两，汤洗七遍去滑）

上件药，捣筛为散。每服三钱，以水一中盏，入生姜半分，煎至六分，去滓，不计时候温服。

8. 槟榔散（《太平圣惠方·卷第五十一·治痰饮诸方》）

治胸膈痰饮，腹中虚鸣，食不消化，或加吐逆。

槟榔（一两）　人参（一两，去芦头）　半夏（一两，汤洗七遍去滑）　杏仁（半两，汤浸去皮尖、双仁，麸炒微黄）　桔梗（半两，去芦头）　陈橘皮（三分，汤浸去白瓤，焙）　干姜（一分，炮裂，锉）　甘草（半两，炙微赤，锉）　白术（一两）

上件药，捣筛为散。每服五钱，以水一大盏，入生姜半分，煎至五分，去滓，不计时候温服。

9. 倍术丸（《太平惠民和剂局方·卷之四·治痰饮》）

治五饮酒癖：一曰留饮，停水在心下；二曰澼饮，水澼在两胁下；三曰痰饮，水在胃中；四曰溢饮，水溢在膈上五脏间；五曰流饮，水在肠间，动摇有声。皆因饮酒冒寒，或饮水过多所致。此药并治之。

干姜（炮）　肉桂（去粗皮，各半斤）　白术（一斤）

上三味捣筛，蜜和丸如梧桐子大。每服二十丸，温米饮下，加至三十丸，食前服，日二服。

10. 四七汤（《太平惠民和剂局方·卷之四·[续添诸局经验秘方]》）

治喜、怒、悲、思、忧、恐、惊之气，结成痰涎，状如破絮，或如梅核，在咽喉之间，咯不出，咽不下，此七气所为也。或中脘痞满，气不舒快；或痰涎壅盛，上气喘急；或因痰饮中结，呕逆恶心，并宜服之。

半夏（五两）　茯苓（四两）　紫苏叶（二两）　厚朴（三两）

上咬咀。每服四钱，水一盏半，生姜七片，枣一个，煎至六分，去滓，热服，不拘时候。

11. 藿香散（《太平惠民和剂局方·卷之四·治痰饮·藿香散》）

温脾胃，化痰饮，消宿冷，止呕吐。治胸膈痞满，腹胁胀痛，短气噎闷，咳呕痰水，噫醋吞酸，哕逆恶心，及治山岚瘴气。

厚朴（去粗皮，姜汁炙）　甘草（炙）　半夏（切作四片，姜汁浸一宿，以粟炒黄）　藿香叶（各一两）　陈皮（去白，半两）

上为粗散。每服二钱，水一盏，入生姜三片，枣一枚，同煎七分，去滓，热服，不计时候，日二三服。

12. 枳实半夏汤（《杨氏家藏方·卷第八·痰饮方一十八道》）

治痰饮停留，胸膈痞闷，或咳嗽气塞，头目昏重，呕哕恶心，项背拘急。

半夏（一两，切作片子，汤洗七次，去滑）　陈橘皮（去白，一两）　枳实（汤浸去穰，薄切，麸炒黄，半两）

上件咬咀。每服五钱，水一盏半，生姜十片，煎至一盏，去滓温服，不拘时候。

13. 天麻白术丸（《杨氏家藏方·卷第八·痰饮方一十八道》）

治风湿痰饮，攻冲头目，昏运重痛，咽膈壅滞不利，应一切痰饮，悉皆主之。

天麻（去苗）　白术　天南星（炮）　半夏（汤洗净）　白附子（炮）　川芎　白僵蚕（炒去丝嘴）　寒水石（煅过）　薄荷叶（去土）　赤茯苓（去皮）　旋覆花（以上一十味各等分）

上件为细末，以生姜自然汁煮面糊为丸如梧桐子大，细研雄黄为衣。每服四十丸，温生姜、紫苏汤送下，食后。

14. 清壶丸（《叶氏录验方·中卷·痰饮咳嗽》）

治痰饮。

半夏（一斤）　天南星（半斤）　神曲（半斤）

上为末，生姜自然汁和饼，焙干，每曲四两，入白术二两，枳实一两为末，姜糊丸如梧桐子大。每服三五十丸，姜汤下。

15. 茱苓丸（《叶氏录验方·上卷·治气》）

治痰饮。

吴茱萸（四两，汤洗七遍）　白茯苓（四两）

上为末，面糊丸桐子大。每服五十丸，米饮熟水下。

16. 桂辛汤（《是斋百一选方·卷之五·第六门》）

下痰饮，散风邪，止涎嗽，聪耳鼻，宣关窍，利咽膈，清头目，解冒眩，进饮食。

桂（去粗皮）　细辛（去苗、土）　干姜（炮）　人参（去芦）　白茯苓（去皮）　甘草（炙，各二两）　五味子　陈皮（去白）　白术　半夏（汤浸洗七遍，细切如豆，不捣，各三分）

上件除半夏外，捣罗为粗末，再同拌匀。每服二钱，水二盏同煎至一盏，去滓，食前温服。

17. 枳壳半夏散（《活人事证方后集·卷之九·痰饮门》）

治远年痰饮,发作有时,诸药未效者。

半夏(汤洗七遍)　枳壳(麸炒黄)　缩砂仁　陈皮(去白)　白茯苓(各半两)　丁香(二钱半)　木香(二钱半)

上件七味,并为粗末。每服四大钱,水一盏半,煎八分,食前热服,可断根本。

18. 半夏汤

1)《活人事证方后集·卷之九·痰饮门》

治痰饮。

白茯苓　半夏(汤洗七遍)

上等分,各锉如小豆。每服秤三钱,水一盏半,生姜十片,煎至七分,去滓服。

2)《类编朱氏集验医方·卷之五·痰饮门·治方》

治痰饮。

南星　半夏(各四两)　生姜(半斤)　皂角(二定)

上以白水淹过得药一寸许,同煮干,仍用温水浴过,锉片,日干,为末。入丁香、缩砂各半两,甘草一两半,再入熟粟米粉半升。空心,沸汤点服。

19. 玉尘散(《活人事证方后集·卷之九·痰饮门》)

治痰饮。

桑白皮(自取东向未出土者,净洗,二两)　桔梗(三两)　半夏(一两,沸汤泡七遍)　南星(一两,沸汤泡七遍)

上为粗末。每服三钱,水一盏半,生姜七片,煎至七分,去滓,温服。一方加北五味子各等分。

20. 导痰汤(《严氏济生方·咳喘痰饮门·痰饮论治》)

治一切痰厥,头目旋运,或痰饮留积不散,胸膈痞塞,胁肋胀满,头痛吐逆,喘急痰嗽,涕唾稠黏,坐卧不安,饮食可思。

半夏(汤泡七次,四两)　天南星(炮,去皮)　橘红　枳实(去瓤,麸炒)　赤茯苓(去皮,各一两)　甘草(炙,半两)

上㕮咀。每服四钱,水二盏,生姜十片,煎至八分,去滓,温服,食后。

21. 神术丸(《仁斋直指方论·卷之七·痰涎·痰涎证治》)

治痰饮妙。

茅山苍术(一斤,米泔浸一宿,去皮,切片,焙干为末)　生油麻(半两,水二盏,研细取浆)　大枣(十五个,煮,取肉研,旋入磨浆拌和药)

上末,为丸桐子大,晒干。每五七十丸,空心温汤下。

22. 白术丸(《类编朱氏集验医方·卷之五·痰饮门·治方》)

治痰饮,以久服、多服而后效。

白术(八两)　半夏(汤泡七次)　赤茯苓(去皮)　干姜　肉桂(去皮)　枳壳(麸炒,各二两)

上为细末,生姜自然汁,煮面糊为丸如梧桐子大。服多至二百丸,日三服。

23. 玉壶丸(《类编朱氏集验医方·卷之五·痰饮门·治方》)

治一切痰饮。

大半夏(二十五两)　雪白南星(一十五两)

上二件,用野外地上清洁水满满浸,逐日换水,浸十日,将半夏切作两片,南星大者切作六片,中者作四片。再逐日换水浸,五日足。每五两研细末,生白矾一两,添半夏、南星,则亦添矾,却用井水浸,须令水满,只以此水浸一月。日取些半夏或南星尝看,以不麻为度,如尚麻更浸。候不麻漉起,晒干,和脚下水浸矾碾细收之。每末七两,入全蝎七个(炒)、白附子二钱半(炒为末),甘草二钱(炒),和匀,用炊饼干末三两半,用生姜半斤研取自然汁,煮炊饼末,和为丸如梧桐子大,或干添些白汤为丸。每服二三十丸,随意咽下亦可。此药不问是何证候,痰涎作壅,或有异证、风证、小儿惊痫之类,应手而愈。多服之勿妨。勿拘二三十丸之说,以姜汤、白汤或药咽下皆可。无病人咽服二三十丸亦佳,永无痰证。

24. 赤茯苓丸(《御药院方·卷三·治一切气门上》)

治痰饮气痞。

赤茯苓(去皮)　槟榔　枳实(麸炒,去穰)　白术　半夏曲(各等分)

上为细末,生姜汁面糊为丸如梧桐子大。每服五十丸,温生姜汤下;或风眩头痛,则荆芥汤下,食后。

25. 涤痰丸(《御药院方·卷五·治痰饮门》)

治三焦气涩,痰饮不利,胸膈痞满,咳唾稠浊,面目热赤,肢体倦怠,不思饮食。常服升降滞气,清膈化痰。

木香　槟榔　青皮(去白)　陈皮(去白)　京三棱(煨,锉碎)　枳壳(麸炒,去瓤)　大黄(湿纸裹煨,令香熟)　半夏(汤洗七次,以上各一两)　黑牵牛(微炒,二两)

上件为细末,白面糊为丸如梧桐子大。每服四五十丸,食后生姜汤下。

26. 开结枳实丸(《御药院方·卷五·治痰饮门》)

宣导凝滞,消化痰饮,升降滞气,通行三焦,滋荣心肺,溉灌肾肝,补助脾元,养胃转行血脉,去风结恶气,流畅大小肠。专主中痞痰逆,恶心呕哕,膈实酒醒不解,宿物停积,两胁膨闷,咽嗌不利,上气咳嗽等。

枳实(麸炒)　白术　半夏(汤洗)　天南星(炮)　白矾(枯)　苦葶苈(隔纸炒)　大黄(各半两)　木香(二钱)　黑牵牛(头末,二两)　大皂角(去皮子,酥炙,一两)　青皮(去白,半两)　或加旋覆花(一两)

上同为末,入牵牛头末令匀,生姜汁煮面糊为丸如梧桐子大。如单腹胀,上喘涎多,四肢肿满,生姜汤下三四十丸,食后,以微利为度。妇人干血气,膈实肿满,或产后有伤,面目浮肿,小便不利,生姜葱白汤下。酒疸病,温酒下。

27. 木香半夏丸(《御药院方·卷五·治痰饮门》)

治痰涎上壅,恶心,胸膈不利。常服消痰饮。

木香(七钱半)　半夏(一两,汤洗七次,切片,焙干)　陈皮(去白,半两)　白茯苓(半两)　干生姜(半两)　草豆蔻仁(半两)　白附子(半两)　人参(半两)

上件为细末,用面糊和丸如梧桐子大。每服二三十丸,不拘时候,煎生姜汤下。

28. 辰砂利膈丸(《御药院方·卷五·治痰饮门》)

治胸膈痞满,痰饮气滞,上焦窒塞,肺气不利,咳嗽喘满,呕吐痰涎,咽嗌不利,风热相搏,头目昏痛,精神困倦,并皆治之。

天南星(炮)　白茯苓　干生姜　生犀(各二两)　半夏(半斤)　白矾(三两,一半生一半枯)　干山药(三两)　皂角(一斤,去皮子弦,水三升,熬膏子)

上件为细末,以皂角膏子和丸如梧桐子大,朱砂为衣。每服六十丸至七十丸,食后生姜汤下。

29. 异功丸(《御药院方·卷五·治痰饮门》)

升降阴阳,逐痰饮。治咳嗽喘逆,痰实昏眩,和气止渴。

半夏　大腹子　人参　赤茯苓(各一两)　甘草(炙,半两)　生姜(五两)　白术　紫苏叶(半两)　加乌梅肉(半两)

上生姜外并捣为粗末,将生姜和皮锉碎,与药末同和,杵匀和丸鸡黄大。每服一丸,捶破,入紫苏连茎五叶、乌梅肉一个,水一大盏半,同煎至一盏,去滓温服。

30. 二贤汤(《世医得效方·卷第四·大方脉杂医科·痰饮》)

治痰实,食后胸满,远年痰饮,服之愈。

薄橘红(四两)　甘草(一两)

上为末,沸汤调服。其功在茯苓、半夏、枳实、南星之上。

31. 滚金丸(《普济方·卷三百八十七·婴孩咳嗽喘门·痰实》)

治一切痰饮涎吐,胸满呕逆。

南星(四两,生)　枳壳(一两,麸炒)

上为末,姜汁糊为丸如绿豆大。每服二十丸,金银箔为衣,薄荷汤下。

32. 黄连磨积丸(《扶寿精方·卷中·脾胃门》)

治一切痰饮痰积,积聚佛郁,胁下闷倦,懒惰饮食不消,或吐逆,恶心,眩晕怔忡,时作时止,用之如神。

黄连(一两,内五钱吴茱萸同炒,五钱益智仁同炒,去二味不用,止用黄连)　栀子(炒,去朽)　白芥子(醋浸炒,各五钱)　川芎　苍术(米泔浸七日)　桃仁(去皮存尖)　青皮(去瓤)　香附子(童便浸炒)　莪术(酒浸炒)　山楂肉　莱菔子(炒研)　白术(各一两)　三棱(用西安府者,一两五钱)

上为细末,量用汤浸蒸饼为丸梧桐子大。每服五七十丸,茶汤白汤下。

33. 清热化痰丸(《扶寿精方·卷一·痰门》)

治痰饮为患,恶心头眩,心悸,中脘不快,或因食生冷饮酒过多,脾胃不和。

半夏(汤泡七次,五钱)　陈皮(去白,四钱)　白茯苓　当归(酒洗)　川芎(各三钱)　黄

苓（酒炒） 生甘草 栀子（各一钱半,去朽） 黄连（去毛炒,一钱）

上为细末,面糊丸梧桐子大。食远白汤下,五十丸。

34. 沉香化滞丸（《扶寿精方·卷一·气门》）

消结滞,化痰饮,去恶气,解酒积,中满呕哕恶心。

沉香（五钱） 蓬术（三两） 香附 陈皮（各二两） 甘草 木香 砂仁 藿香 麦芽（炒） 神曲

上为末,酒糊丸绿豆大。每服五十丸,空心沸汤下。

35. 海藏五饮汤（《医方选要·卷之六·痰饮门》）

治留饮心下、澼饮胁下、痰饮胃中、溢饮膈上、流饮肠间。凡此五饮,酒后饮冷过多,故有此疾。

旋覆花（去梗） 人参（去芦） 陈皮（去白） 枳实（麸炒） 茯苓（去皮） 白术 厚朴（姜制） 半夏（汤泡） 猪苓 泽泻 前胡 桂心 芍药 甘草（炙,以上各一钱）

上作一服,用水二盏,生姜十片,煎至一盏,不拘时服。或因饮酒多,加干葛、砂仁。

36. 控涎丹（《医方选要·卷之四·积聚门》）

治痰饮停积胸膈,或结为块,喘满不安,痛连胸胁,走注不定,决不可误作风痛、瘫痪等证治之。

甘遂（去心） 紫大戟（去皮） 白芥子（真者,各等分）

上为细末,水煮面糊和丸如梧桐子大,晒干。每服三十丸,临睡用淡生姜汤,或熟水送下,以下痰饮为愈。

37. 神仙坠痰丸（《医方选要·卷之四·积聚门》）

治痰饮,胸膈痞塞。此药下痰。

皂角（无虫蛀者,刮去皮弦,酥炙黄色,去子,净一两六钱） 白矾（生用,一两一钱） 黑牵牛（一斤取头末,四两）

上为细末,滴水和丸如梧桐子大。每服三十丸,渐加至百丸,空心用温酒送下。看病轻重,轻者五日、十日愈,重半月、一月愈。久服,永无瘫痪之疾。

38. 祛痰饮子（《医方选要·卷之四·积聚门》）

治痰饮,如人头痛背疼,饮食呕恶,皆痰饮之证。

天南星（切作十片,汤浸七次） 半夏（汤浸七次） 青皮（去穰） 陈皮（去白,各一两） 赤茯苓 草果仁 甘草（炙,各半两）

上㕮咀。每服四钱,水一盏,生姜七片、红枣一枚,煎至七分,去柤,不拘时通口服。如遇饮酒,先进一服,后再一服,或次日夜醒又一服,永无痰饮。

39. 三花神祐丸（《医方考·卷二·痰门第十五》）

痰饮变生诸病,风热郁燥,肢体麻痹,走注疼痛,痰嗽,气血壅滞,不得宣通,人壮气实者,此方主之。

甘遂（面裹煨） 大戟（拌湿炒） 芫花（各半两,炒） 轻粉（一分） 大黄（一两） 黑丑（二两,取头末）

前药为末,滴水为丸如小豆大。初服五丸,每服加五丸,温水下,日三服,以利为度。服后痞闷极甚者,此痰涎壅塞,顿攻不开,转加痛闷,即初服三丸,每加二丸,至快利即止。

40. 三因七气汤（《仁术便览·卷二·气滞》）

治喜、怒、忧、思、悲、恐、惊之气,结成痰涎,状如破絮,或如梅核在咽喉之间,咯不出,咽不下,此七情所为也。或中脘痞满,气不舒快,或痰涎壅盛,上气喘急,或因痰饮所阻,呕逆恶心,并亦服之。

半夏（五两） 茯苓（四两） 厚朴（三两） 紫苏梗（二两）

每服四钱,水一钟半,姜七片,枣二枚煎。若因思虑过度,小便白浊,此汤下青州白丸子最妙。若妇人恶阻病,尤宜服之,但半夏必姜制。

41. 神木丸（《万氏家抄济世良方·卷二·痰》）

治痰饮或成窠囊者,行痰极效。

苍术（一斤,米泔浸一宿切片,为末） 生油麻（五钱,水二钟研细取浆） 大枣（十五枚,煮取肉研,旋入麻浆水拌）

上和丸桐子大。每服五七十丸,温酒空心下。

42. 竹沥达痰丸（《身经通考·身经通考卷四·方选·痰火门》）

治一切痰饮,胸膈壅塞,脾虚不运,咳嗽吐痰、咽喉不利。

橘红(一斤,去白) 枳壳(八两,麸炒) 黄芩(八两,酒洗) 白茯苓(四两) 半夏曲(四两,炒) 生甘草(四两) 白芥子(四两,炒) 神曲(四两,炒) 贝母(四两) 天花粉(五两) 竹沥汁一碗

上为末,竹叶汤合竹沥,滴丸绿豆大。食远,白汤下百丸。

43. 清气化痰饮(《痧胀玉衡·卷之下·备用要方》)

治痧痰气壅塞之剂。

贝母(二钱) 姜黄(一钱) 细辛 橘红(各八分) 青皮 紫朴(各七分) 荆芥(六分) 乌药(五分)

水煎,冲砂仁末五分,微冷服。

44. 加味导痰汤(《医通祖方·二陈汤》)

治湿热痰饮,眩晕痰窒。

导痰汤加人参 白术 黄芩 黄连 栝蒌霜 桔梗 大枣 竹沥 姜汁

45. 小半夏加茯苓汤(《医通祖方·二陈汤》)

治痰饮多汗,小便不利。

二陈汤去陈皮、甘草、乌梅,用半夏一两、生姜汁半合、茯苓三钱。

46. 硇砂丸(《成方切用·卷四上·攻下门》)

治一切积聚痰饮,心胁引痛。

硇砂 巴豆(去油) 三棱 干姜 白芷(五钱) 木香 青皮 胡椒(二钱半) 干漆(炒) 大黄(一两) 槟榔 肉豆蔻(一个)

为末,酽醋二升,煮巴豆五七沸,再下三棱大黄末,同煎五七沸,入硇砂熬成膏。和诸药杵丸绿豆大。每服五丸,姜汤下。

47. 苓桂术甘汤(《成方切用·卷九上·除痰门》)

治心下有痰饮,胸胁支满,目眩。

茯苓(四两) 桂枝 白术(三两) 甘草(二两)

水煎服。

48. 润下丸(《成方切用·卷九上·除痰门》)

治膈中痰饮。

广陈皮(去白八两,盐水洗浸) 甘草(二两,蜜炙)

蒸饼糊丸。或将陈皮盐水煮烂,晒干,同甘草为末,名二贤散,姜汤下。湿胜加星夏,火盛加芩连。

49. 理饮汤(《治医学衷中参西录·医方·治痰饮方》)

因心肺阳虚,致脾湿不升,胃郁不降,饮食不能运化精微,变为饮邪。停于胃口为满闷,溢于膈上为短气,渍满肺窍为喘促,滞腻咽喉为咳吐黏涎。甚或阴霾布满上焦,心肺之阳不能畅舒,转郁而作热。或阴气逼阳外出为身热,迫阳气上浮为耳聋。然必诊其脉,确乎弦迟细弱者,方能投以此汤。

於术(四钱) 干姜(五钱) 桂枝尖(二钱) 炙甘草(二钱) 茯苓片(二钱) 生杭芍(二钱) 橘红(钱半) 川厚朴(钱半)

服数剂后,饮虽开通,而气分若不足者,酌加生黄芪数钱。

50. 治痰饮验方

1)《太平圣惠方·卷第五十一·治痰饮诸方》

治痰饮,胃口久寒,吞酸吐水。

半夏(一两,汤洗七遍去滑) 附子(一两,炮裂,去皮脐) 吴茱萸(半两,汤浸七遍,焙干微炒)

上件药,捣筛为散。每服三钱,以水一中盏,入生姜半分,煎至六分,去滓,不计时候温服。

治心下有水不散,是胸中痰饮,不能下食。

白术(一两) 泽泻(二两) 半夏(一两,汤洗七遍去滑)

上件药,捣筛为散。每服三钱,以水一中盏,入生姜半分,煎至六分,去滓,不计时候温服。

治痰饮,胸膈不利。

半夏(一两) 天南星(二两) 白矾灰(一两)

上件药,先以半夏天南星二味,用醋浆水煮一日,晒干,捣罗为末,研入白矾灰令匀,以蒸饼和丸如梧桐子大。每服不计时候,以生姜汤下二十丸,日三服。

2)《喻选古方试验·卷三·痰饮》

治胸胁痰饮。

白芥子(五钱) 白术(一两)

为末,枣肉和捣,丸梧子大,每沸汤下五十丸。

治痰饮吐水,此冷饮过度,脾胃气弱,不能消化饮食,饮食入胃,变化冷水,反吐不停。

赤石脂(一斤)

捣筛,酒服方寸匕,日住。加至三七,服尽一斤,终身不吐痰水。有人痰饮,服诸药不效,用此遂愈。

治诸风痰饮。

藜芦(一钱) 郁金(一分)

为末,每以一字,温浆水一盏和服,探吐。

3)《春脚集·卷之二·胸胁部》

治肋痛走注有声,痰饮也。

半夏(二钱) 南星(一钱) 枳实(一钱) 赤苓(一钱) 橘红(一钱) 炙草(五分) 白芥子(一钱)

水煎服。

4)《溪秘传简验方·卷上·痰饮门》

治痰饮。瓦楞子壳(煅,研末),黄熟瓜蒌,捣和作饼,晒干为末,蜜汤调一钱,或为丸入药,效过海粉。

热痰。用漂淡陈海蛰,煎汤,生萝卜捣汁和服。

化痰。丝瓜通条,烧,研细末,枣肉为丸弹子大。每服一丸,好酒化下。

痰火。枇杷叶五十叶,水五十杯,煎至五六杯,再重汤炖至三四杯,每药三匙,用蜜一匙调下,愈。

痰饮,率十日一发,头痛,背寒,呕酸,不食。茯苓、吴茱萸等分,蜜丸,效。

痰火咳嗽,面鼻发红者。青黛(细研)三四钱,蛤粉三钱,炼蜜为丸,如指大,临卧口含三丸,效。

风痰。白僵蚕七条(细研)姜汁一匙,温水调灌。

饮酒痰癖,两胁胀满,时复呕吐,腹中如水声。瓜蒌实(去壳,焙)一两,神曲(炒)半两,为末,每服二钱,葱白汤下。

痰气膈胀。砂仁,捣碎,以萝卜汁浸透,焙干,为末。每服一二钱,食远沸汤服。

痰厥气绝,心头尚温者。千年石灰一合,水一盏,煎滚,去清水,再用一盏煎极滚,澄清灌之,少顷痰下自省。

化痰治嗽。明矾(半生半烧)、山栀子(炒黑)等分,为末,姜汁糊丸,眠时茶下。

化痰降气,止嗽解郁,消食除胀。贝母(去心)一两,姜制厚朴半两,蜜丸梧子大,每白汤下五十九。

肺家吐臭痰,或吐如鱼腥痰。川通草、芦根、苡仁、桔梗等分,煎服。

三、治冷痰饮方

1. 半夏汤(《备急千金要方·卷十八·大肠腑方·痰饮第六》)

治痰饮澼气吞酸方。

半夏 吴茱萸(各三两) 生姜(六两) 附子(一枚)

上四味,以水五升,煮取二升半,分三服,老少各半,日三。

2. 半夏散(《太平圣惠方·卷第五十一·治冷痰饮诸方》)

治胸中冷痰饮,气满,不欲食饮。

半夏(一两,汤洗七遍去滑) 陈橘皮(三分,汤浸去白瓤,焙) 桂心(一两) 赤茯苓(一两) 人参(三分,去芦头) 白术(一两) 细辛(三分) 甘草(三分,炙微赤,锉) 干姜(三分,炮裂,锉)

上件药,捣粗罗为散。每服五钱,以水一大盏,入生姜半分,煎至五分,去滓,不计时候温服。

3. 前胡散(《太平圣惠方·卷第五十一·治冷痰饮诸方》)

治痰饮,腹胁胀满,呕逆,不下食,胸中冷。

前胡(一两,去芦头) 半夏(一两,汤洗七遍去滑) 桂心(半两) 干姜(半两,炮裂,锉) 陈橘皮(一两,汤浸去白瓤,焙) 白术(半两) 人参(半两,去芦头)

上件药,捣筛为散。每服五钱,以水一大盏,入生姜半分,枣三枚,煎至五分,去滓,不计时候温服。

4. 草豆蔻散(《太平圣惠方·卷第五十一·治冷痰饮诸方》)

治心膈冷气痰饮,胸中滞闷,或吐清水,不纳饮食。

草豆蔻(一两,去皮) 泽泻(半两) 人参(半两,去芦头) 桂心(三分) 白术(三分) 赤茯苓(半两) 半夏(三分,汤洗七遍去滑) 陈橘皮(三分,汤浸去白瓤,焙) 细辛(半两) 附子(三分,炮裂,去皮脐) 厚朴(一两,去粗皮,涂生姜汁炙令香熟) 甘草〔三(一)分,炙微赤,锉〕

上件药,捣筛为散。每服五钱,以水一大盏,入生姜半分,枣三枚,煎至五分,去滓,不计时候温服。

5. 高良姜散(《太平圣惠方·卷第五十一·治冷痰饮诸方》)

治胸膈冷气,痰饮,口中清水自出,胁急胀痛,不欲饮食,此由胃气虚冷。

高良姜(三分,锉) 诃黎勒皮(一两) 白术(三分) 赤茯苓(三分) 半夏(三分,汤洗七遍去滑) 细辛(半两) 桂心(三分) 桔梗(半两,去芦头) 陈橘皮(三分,汤浸去白瓤,焙) 厚朴(一两,去粗皮,涂生姜汁炙令香熟) 人参(半两,去芦头) 甘草〔半两(一分) 炙微赤,锉〕

上件药,捣筛为散。每服五钱,以水一大盏,入生姜半分,枣三枚,煎至五分,去滓,不计时候温服。

6. 诃黎勒散(《太平圣惠方·卷第五十一·治冷痰饮诸方》)

治心膈冷滞,痰饮呕逆,不下饮食,四肢不和。

诃黎勒皮(三分) 厚朴(一两,去粗皮,涂生姜汁炙令香熟) 人参(三分,去芦头) 白术(三分) 半夏(一两,汤洗七遍去滑) 桂心(一两) 甘草(半两,炙微赤,锉) 陈橘皮(三分,汤浸去白瓤,焙) 干姜(半两,炮裂,锉)

上件药,捣筛为散。每服五钱,以水一大盏,入生姜半分,枣三枚,煎至五分,去滓,不计时候温服。

7. 木香散(《太平圣惠方·卷第五十一·治冷痰饮诸方》)

治冷痰饮,气滞,心胸满闷,不下饮食。

木香(半两) 赤茯苓(三分) 槟榔(半两) 木通〔二(三)分,锉〕 前胡(三分,去芦头) 半夏〔三分,汤浸(洗)七遍去滑〕 枳壳(半两,麸炒微黄去瓤) 草豆蔻(三分,去皮) 甘草(一分,炙微赤,锉) 人参(半两,去芦头) 白术(三分) 陈橘皮(三分,汤浸去白瓤,焙)

上件药,捣筛为散。每服五钱,以水一大盏,入生姜半分,枣三枚,煎至五分,去滓,不计时候温服。

8. 藜芦丸(《太平圣惠方·卷第五十六·治诸疰诸方》)

治诸疰,及冷痰痰饮,宿酒癖疰悉主之。

藜芦(一两,去芦头,微炙) 皂荚(三分,去黑皮,涂酥炙焦黄,去子) 桔梗(三分,去芦头) 附子(三分,炮裂,去皮脐) 巴豆(一分,去皮心研,纸裹压去油)

上件药,捣罗为末,炼蜜和捣三二百杵,丸如小豆大。每服空心,以温酒下二丸,利下恶物即住服。

9. 治冷痰饮验方(《肘后备急方·卷四·治胸膈上痰饮诸方第二十八》)

治冷痰饮恶心。

荜拨(一两)

捣为末,于食前,用清粥饮调半钱服。

四、治痰饮兼心系病方

1. 白术散(《太平圣惠方·卷第四十三·治心痛多唾诸方》)

治心痛,痰饮多唾,腹胀不能下食。

白术(三分) 半夏(三分,汤浸七遍去滑) 槟榔(半两) 桂心(半两) 陈橘皮(三分,汤浸去白瓤,焙) 丁香(一分) 高良姜(半两,锉) 木香(一分)

上件药,捣罗为散。每服三钱,以水一中盏,煎至六分,去滓,不计时候,温服。

2. 前胡散(《太平圣惠方·卷第四十三·治心痛多唾诸方》)

治心痛气胀,心胸不利,痰饮不消,多唾。

前胡(一两,去芦头) 槟榔(一两) 半夏(半两,汤浸七遍去滑) 枳实(三分,麸炒微黄) 诃黎勒(一两,煨用皮) 桂心(半两) 赤茯苓(三分) 陈橘皮(一两,汤浸去白瓤,焙) 旋覆花(半两) 吴茱萸(一分,汤浸七遍焙干,微炒)

上件药,捣粗罗为散。每服三钱,以水一中盏,入生姜半分,煎至六分,去滓,不计时候,稍热服。

3. 人参散(《太平圣惠方·卷第四十三·治心痛多唾诸方》)

治心痛,痰饮多唾,不能食。

人参(一两,去芦头) 赤茯苓(一两) 白术(一两) 枇杷叶(半两,拭去毛,炙微赤) 厚朴(一两半,去粗皮,涂生姜汁炙令香熟) 桂心(一两) 陈橘皮(一两,汤浸去白瓤,焙) 木香(三

分）　桔梗（一两，去芦头）

上件药，捣粗罗为散。每服三钱，以水一中盏，入生姜半分，煎至六分，去滓，不计时候，温服。

4. 人参丸（《太平圣惠方·卷第四十三·治心痛不能饮食诸方》）

治心痛腹满，痰饮不能食。

人参（一两，去芦头）　白术（一两）　枳壳（半两，麸炒微黄去瓤）　赤茯苓（半两）　厚朴（一两，去粗皮，涂生姜汁炙令香熟）　木香（一两）　诃黎勒（一两半，煨用皮）　青橘皮（半两，汤浸去白瓤，焙）　川大黄（半两，锉碎，微炒）　槟榔（半两）

上件药，捣罗为末，炼蜜和捣三二百杵，丸如梧桐子大。不计时候，以橘皮汤下二十丸。

5. 半夏汤（《圣济总录·卷第五十六·停饮心痛》）

治痰饮在心，久不散，痛不可忍。

半夏（汤洗七遍曝干）　干姜（炮，各三分）　槟榔（半生半炮，锉）　桂（去粗皮）　旋覆花（微炒）　高良姜（各半两）　丁香　木香（各一分）

上八味，粗捣筛。每服五钱匕，水一盏半，入生姜一分拍破，同煎至八分，去滓温服。

6. 旋覆花汤（《圣济总录·卷第五十六·停饮心痛》）

治痰饮在心不散，痛不可忍。

旋覆花（微炒）　桔梗（锉，炒，各一两）　半夏（汤洗七遍曝干，一两半）　柴胡（去苗，三分）　槟榔（微煨锉，二枚）

上五味，粗捣筛。每服五钱匕，水一盏半，入生姜一分拍碎，同煎至八分。去滓温服，如人行六七里再服。

7. 大川芎丸（《黄帝素问宣明论方·卷二·诸证门·首风证》）

治首风，旋晕眩急，外合阳气，风寒相搏，胃膈痰饮，偏正头疼，身拘倦。

川芎（一斤）　天麻（四两，用靳州者）

上为末，炼蜜为丸，每两作十丸。每服一丸，细嚼，茶酒下，食后。

8. 茯苓饮子（《世医得效方·卷第八·大方脉杂医科·心恙》）

治痰饮蓄于心胃，怔忡不已。

赤茯苓（去皮）　半夏（汤泡七次）　茯神（去木）　麦门冬（去心）　橘皮（去白，各一两）　沉香（不见火）　甘草（炙）　槟榔（各半两）

上锉散。每服三钱，姜五片，不拘时候，温服。

9. 丹溪海蛤丸（《医灯续焰·卷八·心腹痛脉证第六十三·附方》）

治痰饮心痛。

海蛤（烧为灰，研极细，过数日火毒散，用之）　栝蒌仁（带瓤同研）

上以海蛤入栝蒌内，干湿得所为丸。每服五十丸。

五、治痰饮兼脾胃病方

1. 大半夏汤

1）《肘后备急方·卷四·治卒胃反呕啘方第三十》

治反胃呕吐。

半夏（三升）　人参（三两）　白蜜（一升）

以水一斗二升，煎扬之一百二十遍，煮下三升半，温服一升，日再，亦治膈间痰饮。

2）《备急千金要方·卷十八·大肠腑方·痰饮第六》

治冷痰饮澼胸膈，中气不运方。

半夏（一升）　白术（三两）　茯苓　人参　甘草　桂心　附子（各二两）　生姜（八两）

上八味㕮咀，以水八升，煮取三升，分三服。

3）《妇人大全良方·卷之六·妇人风痰方论第十五》

治痰饮及脾胃不和。

半夏　白茯苓　生姜（各一分）

上㕮咀，作一服。每遇膈间有寒痰，以水二盏，煎至一盏，去滓，临卧温呷。如有热痰，加炙甘草一分。如脾胃不和，去甘草，加陈橘皮一分同煎。此即二陈汤加减得理。

4）《仁斋直指方论·卷之七·痰涎·痰涎证治》

治痰饮。

半夏（制）　茯苓　生姜（等分）

上锉碎。每服三钱，水二盏煎至一小盏，温服。如热痰，加甘草少许；胃不和，去甘草加陈皮。

2. 白术散（《太平圣惠方·卷第五十一·治痰饮食不消诸方》）

治气膈痰饮，两肋下痛，食不消化。

白术(一两) 柴胡(一两,去苗) 赤芍药(三分) 陈橘皮(三分,汤浸去白瓤,焙) 厚朴(一两,去粗皮,涂生姜汁炙令香熟) 赤茯苓(三分) 槟榔(一两) 桔梗〔二(一)两,去芦头〕 诃黎勒皮(三分) 桂心(半两) 甘草〔一(二)分,炙微赤,锉〕

上件药,捣筛为散。每服五钱,以水一大盏,入生姜半分,枣三枚,煎至五分,去滓,不计时候温服。

3. 半夏散(《太平圣惠方·卷第五十一·治痰饮食不消诸方》)

治痰饮积聚,食不消化。

半夏(一两,汤浸七遍去滑) 赤茯苓(一两) 诃黎勒皮(一两) 陈橘皮(一两,汤浸去白瓤,焙) 附子(一两,炮裂,去皮脐) 枳实(半两,麸炒微黄) 紫苏茎叶(一两) 皂荚(一挺,去皮,涂酥炙令焦黄,去子) 甘草(半两,炙微赤,锉)

上件药,捣粗罗为散。每服五钱,以水一大盏,入生姜半分,煎至五分,去滓,不计时候温服。

4. 前胡散(《太平圣惠方·卷第五十一·治痰饮食不消诸方》)

治脾胃虚冷,痰饮结聚,饮食不消。

前胡(一两,去芦头) 丁香(三分) 陈橘皮(一两,汤浸去白瓤,焙) 大腹皮(一两,锉) 枇杷叶(三分,拭去毛,炙微黄) 草豆蔻(一两,煨去皮) 半夏(三分,汤洗七遍去滑) 甘草(半两,炙微赤,锉) 干姜(半两,炮裂,锉)

上件药,捣粗罗为散。每服五钱,以水一大盏,入生姜半分,煎至五分,去滓,不计时候温服。

5. 人参散

1)《太平圣惠方·卷第五十一·治痰饮食不消诸方》

治胸中积聚痰饮,时有呕逆,胃气不和,食不消化。

人参(一两,去芦头) 桂心(一两) 附子(一两,炮裂,去皮脐) 甘草(半两,炙微赤,锉) 半夏(一两,汤洗七遍去滑) 桔梗(半两,去芦头) 川椒(半分,去目及闭口者,微炒去汗) 陈橘皮(三分,汤浸去白瓤,焙) 槟榔(一两)

上件药,捣粗罗为散。每服五钱,以水一大盏,入生姜半分,煎至五分,去滓,不计时候温服。

2)《圣济总录·卷第六十七·诸气门·上气呕吐》

治上气呕吐,或胸中痰饮,停积呕吐。

人参 白术(锉,炒,各二两) 白茯苓(去黑皮,一两) 甘草(炙,锉) 干姜(炮,各半两) 粟米(一合)

上六味捣罗为散。每服二钱匕,用竹茹生姜煎汤调下。

6. 厚朴散(《太平圣惠方·卷第五十一·治痰饮诸方》)

治心腹胀满,痰饮不下食。

厚朴(一两,去粗皮,涂生姜汁炙令香熟) 紫苏茎叶(三分) 陈橘皮(三分,汤浸去白瓤,焙) 赤茯苓(三分) 前胡(三分,去芦头) 半夏(三分,汤洗七遍去滑) 槟榔(三分)

上件药,捣筛为散。每服五钱,以水一大盏,入生姜半分,煎至五分,去滓,不计时候温服。

7. 枳实散(《太平圣惠方·卷第五十一·治痰饮食不消诸方》)

治胸中痰饮,冷热不调,食不消化,体重多卧。

枳实(三分,麸炒微黄) 附子(一两,炮裂,去皮脐) 紫苏茎叶(三分) 白术〔二(一)两〕 人参(三分,去芦头) 川大黄(三分,锉碎,微炒) 大腹皮(三分,锉) 麦门冬(三分,去心) 半夏(三分,汤洗七遍去滑) 甘草(一分,炙微赤,锉) 吴茱萸(一分,汤浸七遍,焙干微炒)

上件药,捣粗罗为散。每服五钱,以水一大盏,入生姜半分,枣三枚,煎至五分,去滓,不计时候温服。

8. 赤茯苓散(《太平圣惠方·卷第五十一·治痰饮食不消诸方》)

治痰饮干呕,食不消化,及脾胃气隔。

赤茯苓(一两) 柴胡(一两,去苗) 枳壳(一两,麸炒微黄去瓤) 白术(一两) 人参(半两,去芦头) 旋覆花(半两) 半夏(三分,汤浸七遍去滑) 杏仁(三分,汤浸去皮尖、双仁,麸炒微黄) 槟榔(一两)

上件药,捣粗罗为散。每服五钱,以水一大盏,入生姜半分,煎至五分,去滓,不计时候温服。

9. 高良姜散(《太平圣惠方·卷第五十一·治痰饮食不消诸方》)

治痰饮,破冷气,化宿食。

高良姜(三分,锉)　肉桂〔三(一)两,去皱皮〕　厚朴(一两,去粗皮,涂生姜汁炙令香熟)　白术(一两)　陈橘皮(三分,汤浸去白瓤,焙)　木香(三分)　赤茯苓(一两)　诃黎勒皮(二分)　大腹皮(三分,锉)　人参(一两,去芦头)　草豆蔻(半两,去皮)　甘草(半两,炙微赤,锉)

上件药,捣粗罗为散。每服五钱,以水一大盏,入生姜半分,煎至五分,去滓,不计时候温服。

10. 诃黎勒丸(《太平圣惠方·卷第五十一·治痰饮食不消诸方》)

治痰饮,心胸积滞,气不宣通,饮食不消。

诃黎勒皮(一两)　前胡(一两,去芦头)　白术(一两)　草豆蔻(三分,去皮)　人参(三分,去芦头)　神曲(三分,炒微黄)　枳壳(三分,麸炒微黄去瓤)　川大黄(一两,锉碎,微炒)　桂心(一两)　木香(一两)　槟榔(一两)

上件药,捣罗为末,炼蜜和捣三二百杵,丸如梧桐子大。每服不计时候,以生姜橘皮汤下三十丸。

11. 二陈汤

1)《太平惠民和剂局方·卷之四·绍兴续添方》

治痰饮为患,或呕吐恶心,或头眩心悸,或中脘不快,或发为寒热,或因食生冷,脾胃不和。

半夏(汤洗七次)　橘红(各五两)　白茯苓(三两)　甘草(炙,一两半)

上为㕮咀。每服四钱,用水一钱,生姜七片,乌梅一个,同煎六分,去滓,热服,不拘时候。

2)《医方考·卷一·湿门第五》

脾弱不能制湿,内生积饮者,此方主之。

半夏(姜制)　陈皮　茯苓(各一钱半)　甘草(七分半,炙)

3)《奇效良方·卷之十七·脾胃门·脾胃通治方》

理脾胃,消痰饮。

陈皮(去白)　茯苓(去皮)　半夏(汤洗)　甘草(炙,各三钱)

上作一服,水二盏,生姜三片,煎至一盏,食远服。

12. 枳实理中丸(《太平惠民和剂局方·卷之三·淳祐新添方》)

理中焦,除痞满,逐痰饮,止腹痛。大治伤寒结胸欲绝,心膈高起,实满作痛,手不得近。

枳实(麸炒,一两)　白术　人参(去芦)　甘草(炙)　白茯苓(去皮)　干姜(炮,各二两)

上捣,罗为细末,炼蜜为丸如鸡子黄大。每服一丸,热汤化下。连进二三服,胸中豁然,不拘时候。

13. 蓬煎丸(《太平惠民和剂局方·卷之三·吴直阁增诸家名方》)

治脾胃虚弱,久有伤滞,中脘气痞,心腹膨胀,胁下坚硬,胸中痞塞,噫气不通,呕吐痰水,不思饮食;或心腹引痛,气刺气急;及疗食癥酒癖,血瘕气块,时发疼痛,呕哕酸水,面黄肌瘦,精神困倦,四肢少力。又治女人血气不调,小腹疼痛,并皆治之。

猪胰(一具)　京三棱　蓬莪术(二味醋煮令透,切,焙,为末,各四两)

以上二味,同猪胰入硇砂熬膏。

川楝子(去核)　山药　槟榔　枳壳(去瓤麸炒)　茴香(炒)　附子(炮,去皮脐,各三两)　硇砂(半两)

上件碾细末,入猪胰、硇砂膏,同醋糊为丸如梧桐子大。每服十九至十五丸,生姜汤下,妇人淡醋汤下,不拘时候,更量虚实加减。常服顺气宽中,消积滞,化痰饮。

14. 降气汤(《太平惠民和剂局方·卷之三·新添诸局经验秘方》)

治中脘不快,心腹胀满,阴阳壅滞,气不升降,胸膈噎塞,喘促短气,干哕烦满,咳嗽痰涎,口中无味,嗜卧减食,宿寒留饮,停积不消,胁下支结,常觉妨闷。专治脚气上冲,心腹坚满,肢体浮肿,有妨饮食。

紫苏叶(去梗,四两)　厚朴(去粗皮,姜汁制)　肉桂(去粗皮,不见火)　半夏(汤洗七次,去滑)　川当归(去芦)　前胡(去芦,洗)　甘草(爁,各三两)　陈皮(去白,三两半)

上为㕮咀。每服二钱至三钱,水一大盏,生姜三片,煎至七分,去滓,温服,不拘时候。常服消痰饮,散滞气,进饮食。

15. 枣肉平胃散(《太平惠民和剂局方·卷之三·新添诸局经验秘方》)

治脾胃不和,不思饮食,心腹、胁肋胀满刺痛,口苦无味,胸满短气,呕哕恶心,噫气吞酸,面色萎黄,肌体瘦弱,怠惰嗜卧,体重节痛,常多自利,或发霍乱,及五噎八痞,膈气反胃,并宜服之。

陈橘皮(去皮) 厚朴(去粗皮,姜制炒香,各三斤二两) 甘草(锉,炒) 生姜 红枣(各二斤) 苍术(去粗皮,米泔浸二日炒,五斤)

上件锉碎,拌匀,以水浸过面上半寸许,煮令水干,取出焙燥,碾为细末。每服二钱,用盐汤点,空心,食前。常服调气暖胃,化宿食,消痰饮,辟风、寒、冷、湿四时非节之气。

16. 新法半夏汤(《太平惠民和剂局方·卷之四·淳祐新添方》)

治脾胃气虚,痰饮不散,呕逆酸水,腹胁胀痞,头旋恶心,不思饮食。

缩砂仁 神曲(炒) 草果仁 橘红(净洗,去白,各五两) 白豆蔻仁 丁香(各半两) 甘草(生炙,二两) 大半夏(四两,汤浸洗七次,每个切作二片,用白矾末一两,沸汤浸一昼夜,滤出,别用汤洗去矾,候干,一片切作两片,再用生姜自然汁于银盂中浸一昼夜,却于汤中炖,令姜汁干尽,以慢火焙燥,为细末,再用生姜自然汁搜成饼子,日干或焙干,炙黄勿令色焦)

上为细末。每服一钱,先用生姜自然汁调成膏,入炒盐少许,沸汤点服。

17. 丁香五套丸(《太平惠民和剂局方·卷之四·淳祐新添方》)

治胃气虚弱,三焦痞涩,不能宣行水谷,故为痰饮,结聚胸膈之间,令人头目昏眩,胸膈胀满,咳嗽气急,呕吐腹疼。伏于中脘,亦令臂疼不举,腰腿沉重。久而不散,流入于脾,脾恶湿,得水则胀,胀则不能消化水谷,又令腹中虚满而不食也,此药主之。

南星(每个切作十数块,同半夏先用水浸三日,每日易水,次用白矾二两研碎,调入水内,再浸三日,洗净,焙干) 半夏(切,破,各二两) 干姜(炮) 白术 良姜 茯苓(各一两) 丁香(不见火) 木香 青皮 陈皮(去白,各半两)

上为细末,用神曲一两,大麦糵二两,同研取末,打糊和药为丸如梧桐子大。每服五十丸至七十丸,温熟水下,不拘时候。常服温脾胃,去宿冷,消留滞,化饮食,辟雾露风冷,山岚瘴疠,不正非时之气。但是酒癖停饮,痰水不消,屡服汤药不能作效者,服之如神。

18. 人参藿香汤(《太平惠民和剂局方·卷之四·续添诸局经验秘方》)

治男子、妇人脾胃气弱,呕吐哕逆,饮食不下,手足逆冷,涎痰稠黏;又治似喘不喘,欲呕不呕,彻心愤愤,闷乱不安;或瘴疟诸疾,水浆粥药入口便吐,服之立效。久病翻胃,服之百日痊安。此药温脾胃,化痰饮,消宿冷,止吐呕。

藿香(去梗) 人参(切片,各六两) 半夏(汤洗七次,姜汁制,二两半)

上捣为粗末,入人参令匀。每服三钱,水一盏半,生姜十片,煎至一盏,去滓,通口服。孕妇忌。

19. 木香丸(《圣济总录·卷第六十二·膈气门·膈气呕逆不下食》)

治膈气痞闷,痰饮恶心,呕逆不下饮食。

木香(炮,半两) 莎草根(炒) 京三棱(煨,锉) 白术(各一两) 沉香(锉) 硇砂(别研) 好茶末 益智子(去皮炒,各半两) 桂(去粗皮) 丁香(炒,各一分) 乌梅肉(炒,一两) 巴豆(二七粒,去皮研出油) 肉豆蔻(去壳,三枚)

上一十三味,除巴豆外,捣罗为末,醋煮面糊丸如绿豆大。每服三丸至五丸,食后生姜汤下。

20. 温白丸(《圣济总录·卷第四十四·脾脏门·宿食不消》)

治脾胃虚寒,宿食不消,痰饮留滞。

半夏(二两,为末,生姜汁和作饼曝干) 白术(一两) 丁香(一分)

上三味,捣罗为末,用生姜自然汁煮面糊,丸如梧桐子大。每服二十丸,空心煎生姜汤下,如腹痛并呕逆食后服。

21. 和胃丸(《圣济总录·卷第四十七·胃门·噫醋》)

治噫酸恶心,痰饮呕逆,不思饮食。

诃黎勒(炮去核,四两) 厚朴(去粗皮,生姜汁炙,二两) 陈橘皮(汤浸去白,焙,四两) 青橘皮(汤浸去白,焙) 京三棱(炮,锉,各三两) 芍药(一两) 麦糵(炒,二两) 槟榔(锉,一两半) 干姜(炮裂,三分) 鳖甲(九肋大者一枚,硇砂一两,米醋一碗,化硇砂入鳖甲黄泥外固,慢火熬干,取鳖甲二两杵末) 甘草(炙,一两) 赤茯苓(去黑皮,三分) 枳壳(去瓤麸炒) 人参

（各三两）　陈曲（二两）　半夏（二两半，洗去滑）　白术　桂（去粗皮，各二两）　当归（切，焙，一两半）

上一十九味，捣为末，炼蜜丸如小豆大。不拘时候，温水微嚼下二十丸，渐加三十丸，老幼皆可服。

22. 丁香丸（《圣济总录·卷第四十七·胃门·噫醋》）

治胃寒痰饮，噫醋吞酸，胸膈妨闷。

丁香　母丁香　丹砂（研）　麝香（研）　硫黄（研）　干姜（炮裂）　矾石（飞过）　附子（炮裂，去皮脐）　吴茱萸（汤洗，焙干）　杏仁汤（去皮尖、双仁，麸炒，各一分）

上一十味，捣研为末拌匀，别用肥好巴豆三十枚，去皮心膜净，别研为膏，出八分油了，与前末同研拌匀，用蒸枣肉如剂，丸如豌豆大，放干。每服三五丸，不拘时候，温生姜汤下。

23. 豆蔻汤（《圣济总录·卷第六十三·呕吐门·呕吐》）

治脾胃虚寒，痰饮停滞，呕吐不止。

肉豆蔻（三枚，去壳）　桂（去粗皮）　零陵香　芎䓖（各一两）　莎草根（二十一枚，炮）　陈橘皮（去白炒，一两）　甘草（炙，三分）

上七味，粗捣筛。每服二钱匕，水一盏，入生姜三片，枣二枚劈，煎至六分，去滓温服。

24. 桂香匀气丸（《圣济总录·卷第七十二·积聚宿食不消》）

消积滞，化宿食、痰饮，治胸膈痞闷。

桂（去粗皮）　丁香皮　缩砂仁　益智（去皮，炒）　陈橘皮（汤浸去白，焙）　青橘皮（汤浸去白，焙）　槟榔（锉，木香）　蓬莪术（煨，各一两）　乌梅（和核一两半）　巴豆（去皮心膜研出油，六十四粒）

上一十一味，除巴豆外，捣罗为末，和匀，煮面糊丸如麻子大。每服七丸至十丸，茶酒任下，食后服。

25. 白术汤（《圣济总录·卷第八十八·虚劳呕逆》）

治虚劳胸中气满，痰饮澼结，或时呕逆，不欲饮食。

白术　陈橘皮（汤浸去白，炒）　桂（去粗皮）　白茯苓（去黑皮）　前胡（去芦头，各一两）　枳实（麸炒）　半夏（汤洗去滑七遍）　附子（炮裂。去皮脐，各三分）　甘草（炙。半两）

上九味，锉如麻豆。每服三钱匕，以水一盏半，生姜半分，煎至一盏，去滓不计时候温服。

26. 人参半夏汤（《圣济总录·卷第八十八·虚劳痰饮》）

治虚劳脾胃不调，痰饮留滞，心胸烦闷，不思饮食，呕逆头眩。

人参　半夏（汤洗二七遍去滑）　赤茯苓（去黑皮，各一两）　大腹皮（二枚）　前胡（去芦头）　陈橘皮（汤浸去白，焙）　枇杷叶（去毛，炙）　鳖甲（去裙襕，醋炙黄）　柴胡（去苗，各三分）　芍药（半两）

上一十味，粗捣筛。每服三钱匕，水一盏，生姜三片，同煎至七分，去滓温服食后。

27. 渗湿汤（《扁鹊心书·卷四·神方》）

治脾胃虚寒，四肢困倦，骨节酸疼，头晕鼻塞，恶风，多虚汗，痰饮不清，胸满气促，心腹胀闷，两胁刺痛，霍乱吐泻。此药能暖脾胃，辟风寒，祛瘴疫，除风湿。

厚朴（二两）　丁香　甘草　附子（各一两）　砂仁　干姜　肉果（面裹煨透）　高良姜（各八钱）

锉碎。每用五钱加姜三片，枣三枚，水一盏煎七分，去渣空心服。

28. 三花神佑丸

1）《黄帝素问宣明论方·卷八·水湿门·水湿总论》

治中满腹胀，喘嗽淋闷，一切水湿肿满，湿热肠垢沉积，变生疾病。久病不已，黄瘦困倦，气血壅滞，不得宣通。或风热燥郁，肢体麻痹，走注疼痛，风痰涎嗽，头目旋运。疟疾不已，癥瘕积聚，坚满痞闷，酒积食积，一切痰饮呕逆；及妇人经病不快，带下淋沥，无问赤白；并男子妇人伤寒湿热，腹满实痛，久新瘦弱。俗不能别，辨或寻常，只为转动之药。兼泻久新腰痛，并一切下痢，及小儿惊疳积热乳癖满，并宜服之。

甘遂　大戟　芫花（醋拌湿炒，各半两）　牵牛（二两）　大黄（一两，为细末）　轻粉（一钱）

上为细末，滴水为丸如小豆大。初服五丸，每服加五丸，温水下，每日三服。加至快利，利后却常服，病去为度。

2)《身经通考·身经通考卷四·方选·湿治门》

治一切沉积痰饮,食下即吐,风湿诸病,或风热燥郁,肢体麻痹,走注疼痛症,风痰涎嗽等症。

大黄一两　牵牛二两　芫花(醋拌炒)　甘遂　大戟(各半两)

上为细末,滴水丸小豆大。初服五丸,每服加五丸,温水下,无时。

29. 白术厚朴汤(《黄帝素问宣明论方·卷九·痰饮门·痰饮总论》)

治痰饮呕吐,利胸膈,除寒热,美饮食。

白术　甘草(炙)　葛根(各一两)　厚朴(半两)

上件为末。每服一二钱,水一大盏,生姜五片,煎至六分,去滓,食前服。

30. 小沉香丸(《杨氏家藏方·卷第五·积聚方一十二道》)

治五积气滞,腹满胀痛,吐逆噎塞,胸膈痞闷,吞酸呕哕,面黄羸瘦,脾胃气弱不能克化水谷,痰饮癖块,发歇疼痛,不思饮食。

青橘皮(去白)　陈橘皮(去白)　缩砂仁　木香　京三棱(炮)　蓬莪术(炮,以上五味各半两)　丁香皮(六钱)　乌梅(去核,焙干,二两)　巴豆(三十粒,不去皮油)　硇砂(别研)　肉桂(去粗皮,二味各一分)

上件为细末,面糊为丸如绿豆大。每服十五丸,生姜汤送下,食后。

31. 香术散(《杨氏家藏方·卷第六·脾胃方六十一道》)

和脾胃,养三焦,美饮食,化痰饮,破滞气。

木香　人参(去芦头)　白术　白茯苓(去皮)　草豆蔻仁　陈橘皮(去白)　肉桂(去粗皮)　枳壳(去穰麸炒,以上八味各半两)　细辛(去叶土,一分)　神曲(一两,炒)

上件为细末。每服三钱,水一盏,生姜三片,盐少许,同煎至七分热服,空心。

32. 兴脾汤(《叶氏录验方·上卷·治气》)

治脾胃久冷,心腹疼痛,胸膈痞闷,噫气不透,困倦好睡,痰饮结聚,胁肋胀痛,吞酸呕逆,动则劳倦,心意冥然,终日忘食,脾寒久疟,肠虚滑泄,一切脾胃虚寒并皆治之。

良姜(一两,炒)　陈皮(一两,洗净)　厚朴(一两,生姜一两制)　附子(一两,炮,半两)　甘草(八钱,炙)　白术(半两)　藿香叶(一分)　木香(一分)　丁香皮(一分)

上件同为哎咀。每服五钱,水二盏,煎至一盏,去滓,温服,不拘时候。

33. 灵液丹(《活人事证方后集·卷之十·呕吐门·寒呕证治》)

治胃中虚寒,聚结痰饮,食饮不化,噫醋停酸,大便反坚,心胸胀满,恶闻食气,妇人妊娠恶阻,呕吐,不纳食者。

硫黄(打碎,一两)　附子(一两,去皮脐,切绿豆大)　绿豆(四两,水一碗煮干,焙)

上为末,生姜自然汁煮面糊为丸如梧子大。每服五十丸,米汤下,食前服。

34. 五套丸(《严氏济生方·咳喘痰饮门·痰饮论治》)

治胃气虚弱,三焦痞塞,不能宣行水谷,故为痰饮。结聚胸臆之间,令人头目昏眩,胸膈胀满,咳嗽气急,呕逆腹痛。伏于中脘,亦令臂疼不举,腰脚沉重。久而不散,流入于脾,脾恶湿,得水则胀,胀则不能消化水谷,又令腹中虚满,而不食也。

半夏(一两,切破)　天南星(一两,每个切作十数块,二味洗,水浸三日,每日易水,次用白矾三两研碎,调入内再浸三日,洗净,焙)　干姜(炮)　高良姜(锉,炒)　白茯苓(去皮)　白术(各一两)　木香(不见火)　丁香(不见火)　青皮(去白)　陈皮(去白,各半两)

上十味为细末,用神曲一两、大麦糵二两同碾,取末打糊,和药为丸如梧桐子大。每服三十丸至五十丸,温熟水送下,不拘时候。常服温脾胃,去宿冷,消留滞,化饮食,辟雾露风冷,山岚瘴疠不正非时之气,但是酒癖停饮,痰水不消,累服汤药不能作效者,服之如神。

35. 螺蛳壳丸(《仁斋直指方论·卷之六·心气》)

治痰饮积胃脘,当心而痛。

螺蛳壳(墙头年久者佳)　滑石(炒)　苍术　山栀　香附　南星(各二两)　枳壳(去瓤,炒)　青皮　木香　半夏　砂仁(各半两)

上为末,生姜汁浸,蒸饼为丸如绿豆大。每服三四十丸,姜汤下。春加川芎、夏加黄连、冬加吴茱萸各半两。

36. 加减二陈汤(《仁斋直指方论·卷之七·附吞酸·吞酸方论》)

治痰饮为患,呕吐,头眩心悸,或因食生冷,脾胃不和。

丁香(一两) 半夏 陈皮(各五两) 茯苓(三两) 甘草(一两半)

上㕮咀。每服四钱,水煎,入生姜三片,煎服。

37. 姜附汤(《类编朱氏集验医方·卷之四·脾胃门·治方》)

治脾虚腹胀,呕吐痰饮,食不进或发寒热。

白豆蔻(半两,去壳) 附子(一个七钱,炮) 缩砂仁(三钱) 白姜(一两,炮) 甘草(半两)

上㕮咀。每服三钱,水一盏半煎八分,空心服。屡用取效。

38. 大荜澄茄丸(《御药院方·卷三·治一切气门上》)

和脾胃,美进饮食。治腹胸虚满,消积滞,化痰饮。

荜澄茄(一两) 青皮(去白) 陈皮(去白) 广术(煨) 川丁皮 厚朴(去粗皮,姜制,各二两) 赤茯苓(去皮,四两) 麦蘖(三两,炒) 半夏(汤洗七次,二两)

右为细末,生姜汁面糊为丸如梧桐子大。每服六七十丸,不拘时候,温生姜汤下。

39. 荜澄茄丸(《御药院方·卷四·治一切气门下》)

宽中顺气,消积滞,化痰饮及水谷不化。疗心腹满闷,大便闭涩。

京三棱(锉碎,二两) 陈皮(去白,一两半) 蓬莪术(锉碎,三两) 枳实(生,一两) 槟榔(一两) 黑牵牛(微炒,五两)

上为细末,水面糊和丸如梧桐子大。每服五六十丸,煎淡生姜汤送下,食后。虚实加减。

40. 紫沉丸(《御药院方·卷四·治一切气门下》)

治宿食不化,痰饮留滞,心腹胀满,胁肋㽲刺,胸膈痞满,噎塞不通,呕哕吞酸,噫气生热,并宜服之。

丁香(一两) 青皮(去白) 陈皮(去白) 荆三棱(锉,炒) 蓬莪术(锉,炒) 缩砂仁 桂(去粗皮,以上各半两) 硇砂(飞研,一钱) 木香(三钱) 乌梅(和核令碎,去子,四两) 巴豆(三十个,去皮心出油,另研)

上为细末,将巴豆、硇砂和合极匀,面糊和丸如绿豆大。每服十五丸至二十丸,食后温生姜汤下。

41. 豆蔻木香丸(《御药院方·卷四·治一切气门下》)

宣通一切滞气,消化宿食痰饮,清利头目,消磨积蕴疼癖等疾,形体瘦弱,不禁宣泻,并宜服之。

商枳壳(一两半,麸炒去穰) 益智 玄胡 雷丸 京三棱(炮赤,捣碎) 蓬莪术(炮熟,捶碎,各一两) 白豆蔻仁(半两) 缩砂仁(七钱半) 青皮(一两,去白) 当归(七钱半,去芦头) 木香 胡椒(各半两) 白术 陈皮(去白,各一两) 牵牛(八两,微炒,取头末二两四钱) 半夏(一两,汤洗七遍,生姜汁制)

上件为细末,生姜汁、面糊为丸如梧桐子大。每服三四十丸,食后生姜汤下;诸痰饮皆下,如觉内伤,可用七八十丸。有益无损,令人肥壮,老幼都得服之,一月以后,但觉身轻为验。

42. 橙香饼子(《御药院方·卷四·治一切气门下》)

温脾益胃,降气宽中,生津液,止烦渴,消逐痰饮,大治中酒不散。

木香 橘皮红 白檀 甘松(各半两) 白豆蔻仁 橙皮(各一两) 荜澄茄 沉香(各三钱) 姜黄(四两) 龙脑(一钱)

上件为细末,用甘草膏子和作饼子。每服二三饼子,细嚼白汤送下。

43. 宽中祛痰丸(《瑞竹堂经验方·痰饮门》)

治男子妇人饮食过多,色欲太过,食喜酸咸,作成痰饮于胸膈,满则呕逆恶心;流则臂膊大痛;升则头目昏眩;降则腰脚重痛;沉则左瘫右痪;轻则猛然倒地。此药宽中理气,祛痰搜风。

半夏(四两,汤泡七次,晒干,研为末,用生姜自然汁捏作饼子,阴干) 荆芥穗(一两) 白矾(枯,一两) 麻黄(四两,去节净用) 槐角子(一两,麸炒) 陈皮(汤洗去白,一两) 朱砂(一两,研细,水飞过,半入药,一半为衣)

上为细末,生姜自然汁打糊为丸如梧桐子大。每服三十丸,空心临卧,用皂角子仁炒黄,同生姜煎汤送下。忌食猪羊血、猪肉、桑鹅、蘑菇、黄瓜、茄子等物。

44. 大黄泻心汤(《敖氏伤寒金镜录·卷一·纯黄隔瓣舌》)

治伤寒大下之后而复汗之,则正虚邪入,心下成痞。攻痞而涤热。

大黄(五钱) 黄连 黄芩(各二钱五分)

上作一服,水二钟,煎一钟,去渣。通口服,若有宿食痰饮者,加半夏曲二钱。

45. 鸡舌香散(《丹溪心法·卷四·破滞气七十九》)

治脏腑虚弱,阴阳不和,中脘气滞,停积痰饮,胸膈胀闷,心脾引痛。

台乌 香附 良姜 芍药 甘草 肉桂

上以水煎服。

46. 枳缩二陈汤(《丹溪心法·卷四·附脾胃八十》)

理脾胃,顺气宽膈,消痰饮。

砂仁 枳实 茯苓 半夏 陈皮 甘草(炙)

水煎,生姜五片。

47. 木香通气饮子(《普济方·卷三百八十七·婴孩咳嗽喘门·痰实》)

治一切气病噎塞,痰饮不下。

青皮(去瓤,半两) 木香(半两) 槟榔(半两) 香白芷(二钱半) 陈皮(去白,半两) 萝卜子(半两,炒) 藿香叶(一两) 枳壳(去瓤麸炒) 人参(各半两) 甘草(炙,半两)

上为细末。每服三钱,水一大盏,煎至八分,去滓,温服,不拘时。

48. 芒硝紫丸(《普济方·卷三百九十一·婴孩癖积胀满门·癖气》)

治小儿宿食,癖气痰饮,往来寒热,不欲饮食,日渐羸瘦。

芒硝 大黄(各四两) 半夏(汤浸七次) 甘遂(各二两) 代赭(一两) 巴豆(二百枚,去皮膜) 杏仁(一百二十枚,汤浸去皮尖)

上为末,别捣巴豆、杏仁研为膏,纳药末捣三千杵,令相和合,强者内少蜜。百日儿服如胡豆一丸,过百日至一岁服二丸,随儿大小,以意节度,当候儿大便中药出为愈,若不出,更服之。

49. 清脾汤(《医方选要·卷之二·疟疾门》)

治因食伤脾,停滞痰饮,发为寒热疟。

厚朴(四两) 乌梅 半夏(汤泡七次) 青皮(去穰) 姜(各二两) 草果(一两) 甘草(炙,半两)

上咬咀。每服七钱,水二盅,姜三片、枣二枚,煎八分,未发时服。

50. 枳术二陈汤(《古今医统大全·卷之二十三·脾胃门·药方》)

治脾胃痰饮,胸膈不利。

枳实(炒,半两) 白术(炒) 半夏(制) 茯苓 陈皮(各八分) 甘草(炙,五分)

水盏半,姜枣煎,温服。

51. 铁刷汤(《证治准绳·类方第一册·卷一·恶寒》)

治积寒痰饮,呕吐不止,胸膈不快,不下饮食。

半夏(四钱,汤泡) 草豆蔻 丁香 干姜(炮) 诃子皮(各三钱) 生姜(一两)

上六味咬咀,水五盏,煎至二盏半,去滓,分三服无时。大吐不止,加附子三钱、生姜半两。

52. 平胃散(《医灯续焰·卷五·泄泻脉证第四十四·附方》)

治脾胃不和,不思饮食,心腹胁肋胀满刺痛,口苦无味,胸满短气,呕哕噫气吞酸,面黄肌瘦,体倦节痛。常自利,常发霍乱、反胃等证。

苍术(去粗皮,米泔浸,五斤) 陈皮(三斤二两,去白) 甘草(锉,炒,三十两) 厚朴(去粗皮,姜制炒,三斤二两)

上为细末。每服二钱,水一盏,姜三片,枣二枚,同煎七分,去滓温服,或去姜、枣带热服,空心食前;入盐一捻,沸汤点服亦得。常服调气暖胃,化宿食,消痰饮,辟风寒冷湿不正之气。

53. 和胃饮(《成方切用·卷四下·消导门》)

治寒湿伤脾,霍乱吐泻,及痰饮水气,胃脘不清,呕恶胀满等证。

陈皮 厚朴(各一钱五分) 干姜(炮,一二钱) 炙甘草(一钱)

54. 神香散(《成方切用·卷四下·消导门》)

治胸膈胃脘逆气难解,疼痛,呕哕胀满,痰饮,隔噎,诸药不效者,惟此最妙。

丁香 白豆蔻仁(或砂仁亦可)

等分为末,清汤调下七分甚者一钱,日数服不拘。若寒气作痛者,姜汤送下。

55. 归芍二陈汤(《古方汇精·卷一·内症门》)

治痰饮呕恶、风寒咳嗽,或头眩心悸,或中脘不快,或吃生冷饮酒过多,脾胃不和等症。

当归　白芍(炒)　广皮　茯苓(各一钱)　炙甘草(五分)　法制半夏(三钱)

引加生姜一片、枣二枚,食远服。

56. 暖胃膏(《验方新编·卷四脾胃·胃寒呕吐黄水》)

治痰饮吐水。

生姜(一斤)

捣取自然汁碗许,入牛皮胶、乳香末、没药末各五钱,同煎,胶化离火,将药作三四大膏药,以一张贴胃脘痛处,用绸捆绑三个时辰,然后取周岁小孩所穿之鞋一双,铜锣上烘极热,生膏上轮流熨之,熨至膏硬,换膏再贴,再绑三时,再熨至愈为止。

57. 熨胃丸(《验方新编·卷四脾胃·胃寒呕吐黄水》)

温中降气,暖胃消爽,大有奇效。治痰饮吐水。

紫油厚朴(三两,用老姜二两切片,同煮一时,去姜不用)　干姜(四两,用甘草二两同煮一时,去甘草不用)

将二味炒干为细末,黑枣煮汤(去皮核)为丸。每服二钱,开水送下,久服断根。

58. 二术半夏汤(《不知医必要·卷二·痰饮腹痛列方》)

和治痰饮,此症痰聚则痛,散则响。

白术(净,三钱)　苍术(米泔水浸,一钱)　半夏(制)　白茯苓(各二钱)　炙草(七分)

加生姜二片煎。如寒,干姜、附子任加随宜。

59. 豆蔻散(《奇效良方·卷之十六·膈噎门·膈噎通治方》)

治五种膈气,能治气补劳,通血脉,益脾胃,去痰饮。

肉豆蔻(五枚)　木香　人参　厚朴(姜制)　赤茯苓　官桂　槟榔　诃子(煨,去核)　青皮　陈皮　甘草(炙)　郁李仁(去皮,炒)　半夏(同生姜捣成泥,瓦上焙干,以上各半两)

上为细末。每服一钱半,盐汤调,不拘时服。

上㕮咀,每服七钱,水二盏,姜枣各三枚,煎至一盏,去滓,不拘时服亦可。

60. 秘传掌中金丸(《奇效良方·卷之四十二·积聚门·积聚通治方》)

凡真气衰弱,饮食多伤,停于胸膈,往往用感应丸、如圣膏、理中丸之类。又不能克化,任意取转,致伤真元脏腑,别生他疾,惟此药能消酒食,化痰饮,宽中利膈,久服永无胸膈不快之疾,不动脏腑,不损真元。

陈皮(一斤,去白湿秤,生姜净洗,与陈皮对下切片,如伏中二味晒炒)　白豆蔻(一两)　半夏(三两,汤洗七次,生姜汁和饼,伏中晒炒)　砂仁(一两)　神曲(炒)　麦蘖(炒)　甘草(各二两)

上为细末,生姜汁煮糊为丸如梧桐子大。每服三四十丸,食前生姜汤送下。

61. 治痰饮兼脾胃病验方

1)《备急千金要方·卷十八·大肠腑方·痰饮第六》

治痰饮饮食不消干呕方。

人参　旋覆花　橘皮　细辛(各一两)　泽泻　白术　杏仁　枳实(各一两)　茯苓　半夏　生姜　柴胡　芍药(各三两)

上十三味㕮咀,以水九升,煮取二升七合,分三服,日二。

治胸中痰饮肠中水鸣,食不消呕吐水方。

槟榔(十二枚)　生姜　杏仁　白术(各四两)　半夏(八两)　茯苓(五两)　橘皮(三两)

上七味㕮咀,以水一斗,煮取三升,去滓,分三服。

2)《卫生易简方·卷之一·诸寒》

治胃脘虚寒,痰饮留滞,痞塞不通,气不升降。

良姜　干姜炮　陈皮　青皮(各一两)　半夏(汤洗去滑,二两)

为末,姜糊丸如桐子大。每服三十丸,生姜汤下。

3)《卫生易简方·卷之五·宿食》

治停食或因醉饱即睡,胸膈痰饮积热,气结满闷。

陈皮(半两)

微炒为末,以水浓煎如茶,呷服即宽。

4)《验方新编·卷四·痰疾·痰饮吐水》

凡食冷物过度,或气虚脾弱,不能消化,饮食入胃皆变成水,呕吐无时,名曰痰饮。

好赤石脂(一斤)

研末,每服二钱,酒送下,至多服三钱,服至一斤,则终身不吐痰水,又不下痢。此药能补五脏,令人肥健。有人痰饮,百药不效,服此而愈。

六、治痰饮兼肺系病方

1. 杏子汤(《太平惠民和剂局方·卷之四·续添诸局经验秘方》)

治一切咳嗽,不问外感风寒,内伤生冷,及虚劳咯血,痰饮停积,悉皆治疗。

人参(去芦) 半夏(汤洗七次) 茯苓(去皮) 芍药(去粉) 官桂(去皮,不见火) 干姜(炮,洗) 细辛(去苗) 甘草(炙) 五味子(去苗,各等分)

上咬咀。每服四钱,水一盏半,杏仁(去皮尖,锉)五枚,姜五片,煎至六分,去滓,食前服。或感冒得之,加麻黄等分。如脾胃素实者,用罂粟壳去筋,碎锉,以醋淹炒,等分加之,每服添乌梅一个煎服,其效尤验。若呕逆恶心者,不可用此。

2. 蜀漆汤(《圣济总录·卷第六十六·咳嗽面目浮肿》)

治三焦咳嗽,中满气逆,面目浮肿,咯唾痰饮。

蜀漆 郁李仁(去皮,炒) 甘草(炙,锉) 当归(切焙) 柴胡(去苗) 黄连(去须,各一两) 射干 大腹 桑根白皮 芎䓖 牵牛子(炒) 天雄(炮裂,去皮脐,各一两半) 陈橘皮(去白,焙) 桂(去粗皮) 苍术(去皮,各三分) 桃仁(去皮尖、双仁,二十枚)

上一十六味,锉如麻豆。每服五钱匕,水一盏半,入生姜五片,煎八分,去滓温服,不拘时。

3. 人参半夏丸(《黄帝素问宣明论方·卷九·痰饮门·痰饮总论》)

治一切痰饮,喘嗽不已。

白矾 天南星 半夏(各半两) 甘草(二钱半,炙) 人参(二钱) 赤小豆(四十九粒) 杏仁(四十九粒) 猪牙皂角(一钱)

上为末,秫米三合,醋一升,熬粥和丸如桐子大。每服十五丸,炒萝卜子汤临卧下。

4. 人参丸(《普济方·卷三百八十七·婴孩咳嗽喘门·咳逆上气》)

治小儿咳嗽,有痰气急,恶心不食,消痰饮,止嗽。

人参 半夏(泡) 白术 川姜 南星(炮)

上等分为末,姜糊丸如小豆大。三十丸,姜汤下;月内百日婴儿,如针头大,沾在乳头上,令儿吮之。

5. 人参饮(《奇效良方·卷之三十·咳嗽门·咳嗽通治方》)

治咳嗽痰饮通用。

人参 桔梗 半夏曲 五味子 细辛 枳壳 赤茯苓(去皮) 杏仁(以上各一钱半) 甘草(炙,半钱)

上作一服,用水二盏,生姜五片,乌梅半个,煎至一盏,食后服。一方无杏仁,不用乌梅煎服,痰嗽加紫菀,添甘草。

6. 五味子散(《医方选要·卷之六·喘门》)

治肺虚寒,理喘下气,去痰饮。

五味子 官桂(去粗皮) 茯苓(以上各一两) 陈皮(去白,三分) 干姜(炮) 甘草(炙,各半两)

上咬咀。每服五钱,水一大盏,煎至六分,食远热服。陈皮三分,即七钱半。

7. 通宣理肺丸(《太医院秘藏膏丹丸散方剂·卷二》)

治一切风寒咳嗽,痰饮壅满,气促作喘等症。

沙参(二两) 苏叶(四两) 陈皮(四两) 枳壳(四两) 前胡(四两) 半夏(四两) 干葛(四两) 桔梗(八两) 茯苓(四两) 木香(二两) 蜜麻黄(二两) 甘草(一两,制)

共为细末,水叠为丸,如梧桐子大。

8. 治痰饮兼肺系病验方

1)《卫生易简方·卷之十二(小儿)·感冒嗽喘》

治大人小儿一切咳嗽痰饮。

生南星 生半夏(各四两) 白矾(二两,飞时放去壳巴豆二十一粒,候矾冷定去豆)

三味为末,生姜自然汁丸如桐子大,小儿丸如麻子大。每服二十丸,食后姜汤下。

治一切痰饮积滞。

大黄(酒浸) 黄芩(各八两) 青礞石(一两,以硝煅) 沉香(半两)

为末,水糊丸如桐子大,小儿丸如麻子大。丸数量大小、虚实加减,惟泻痢并双身者,不宜服。

2)《溪秘传简验方·卷上·咳嗽门》

治痰饮咳嗽。

真蚌粉,新瓦炒红,入青黛少许,淡韭水滴麻油数点,调服二钱。

七、治痰饮兼肝胆病方

1. 泻肝汤(《千金翼方·卷第十一·小儿眼病第三》)

主漠漠无所见,或时痛赤,腹有痰饮,令人眼暗方。

大黄 白术(各二两) 甘草(炙) 芍药 当归 茯苓 桂心 人参 黄芩 细辛(各一两半) 生姜(三两,切) 半夏(四两,洗)

上十二味,㕮咀,以水一斗煮取三升,分四服。

2. 独活丸(《圣济总录·卷第一百八·眼眉骨及头痛》)

治肝脏受风,胸膈痰饮,头目俱痛,渐生翳障。

独活(去芦头,二两) 旋覆花(去土,半两) 牵牛子(微炒,半两) 天南星(炮,半两) 藁本(去苗、土,半两) 天麻(二两) 芎䓖(二两) 细辛(去苗叶,半两) 菊花(一两)

上九味,捣罗为细末,生姜汁煮糊,丸如梧桐子大。每服二十丸,荆芥汤下,食后服。

八、治痰饮兼肾系病方

1. 泽泻散(《太平圣惠方·卷第七·治肾脏虚损多唾诸方》)

治肾脏虚损,上焦烦壅,痰饮结聚,常唾不休,胃虚食(气)少。

泽泻(一两) 人参(三分,去芦头) 旋覆花(三分) 麦门冬(三分,去心) 枳壳实(半两,麸炒微黄) 前胡(三分,去芦头) 赤茯苓(三分) 桔梗(三分,去芦头) 甘草(半两,炙微赤,锉) 杏仁(三分,汤浸去皮尖、双仁,麸炒微黄) 半夏(一两,汤浸七遍去滑)

上件药,捣筛为散。每服三钱,以水一中盏,入生姜半分,煎至六分,去滓,食前温服。

2. 苁蓉獭肝丸(《圣济总录·卷第八十六·虚劳门·肾劳》)

治肾虚劳气,腰疼耳聋,目黄睛痛,面常青黑,四肢羸弱烦闷,痰饮气攻,肢节酸疼。补益。

肉苁蓉(酒浸切,焙,二两) 獭肝(酥炙,一具) 柴胡(去苗) 秦艽(去苗、土) 当归(切,焙) 石斛(去根) 白茯苓(去黑皮) 泽泻 附子(炮裂,去皮脐,各一两半) 远志(去心) 巴戟天(去心,各二两) 蒺藜子(炒去角) 熟干地黄(焙) 厚朴(去粗皮,生姜汁炙) 五味子(炒) 桂(去粗皮) 桃仁(去皮尖、双仁,炒) 丁香 木香 山芋 芍药 陈橘皮(汤去白,焙) 赤石脂(研) 槟榔(锉) 白术(炒) 干姜(炮) 郁李仁(汤去皮尖,研) 甘草(炙,锉) 牡丹皮 蜀椒(去目并合口者,炒出汗) 山茱萸 芎䓖 牡蛎(煅,研) 人参(各一两) 黄芪(锉,炒,二两半)

上三十五味,捣罗为末,炼蜜和丸如梧桐子大。每服四十丸,空心酒下。

3. 秘传酸枣仁汤(《证治准绳·类方第一册·卷一·虚劳》)

治心肾水火不交,精血虚耗,痰饮内蓄,怔忡恍惚,夜卧不安。

酸枣仁(泡去皮,炒,一两半) 远志肉 黄芪 莲肉(去心) 罗参 当归(酒浸焙) 白茯苓 茯神(各一两) 陈皮(净) 粉草(炙,各半两)

㕮咀。每服四钱,水一盏半,姜三片,枣一枚,瓦器煎七分,日三服,临卧一服。

九、治虚劳痰饮方

1. 枇杷叶散(《太平圣惠方·卷第二十八·治虚劳痰饮诸方》)

治虚劳,消痰饮,顺气思食。

枇杷叶(半两,拭去毛,炙微黄) 前胡(一两,去芦头) 半夏(三分,汤洗七遍去滑) 人参(三分,去芦头) 大腹皮(半两,锉) 桂心(半两) 白茯苓(一两) 白术(一两) 陈橘皮(三分,汤浸去白瓤,焙) 木香(半两) 甘草(半两,炙微赤,锉)

上件药,捣粗罗为散。每服三钱,以水一中盏,入生姜半分,煎至六分,去滓,不计时候稍热服。

2. 白术散(《太平圣惠方·卷第二十八·治虚劳痰饮诸方》)

治虚劳,胸中气满,痰饮滞结,时或呕逆不食。

白术(一两) 陈橘皮(一两,汤浸去白瓤,焙) 枳实(三分,麸炒微黄) 半夏(三分,汤洗七遍去滑) 桂心(一两) 白茯苓(一两) 附子(三分,炮裂,去皮脐) 前胡(一两,去芦头) 甘草(半两,炙微赤,锉)

上件药,捣粗罗为散。每服三钱,以水一中盏,入生姜半分,煎至六分,去滓,不计时候稍热服。

3. 半夏散(《太平圣惠方·卷第二十八·治虚劳痰饮诸方》)

治虚劳痰饮,心腹烦满,不欲饮食。

半夏(三分,汤洗七遍去滑) 防风(半两,去芦头) 大腹皮(三分,锉) 麦门冬(三分,去心,焙) 枇杷叶(半两,拭去毛,炙微黄) 白茯苓(三分) 白术(三分) 桔梗(三分,去芦头) 青橘皮(三分,汤浸去白瓤,焙) 前胡(三分,去芦头) 人参(三分,去芦头) 厚朴(一两,去粗皮,涂生姜汁炙令香熟)

上件药,捣粗罗为散。每服四钱,以水一中盏,入生姜半分,煎至六分,去滓,不计时候稍热服。

4. 前胡散(《太平圣惠方·卷第二十八·治虚劳痰饮诸方》)

治虚劳,心胸痰饮不散,少欲饮食。

前胡(一两半,去芦头) 旋覆花(半两) 桑根白皮(一两,锉) 陈橘皮(一两,汤浸去白瓤,焙) 枇杷叶(一两,拭去毛,炙微黄) 白术(一两)

上件药,捣粗罗为散。每服三钱,以水一中盏,入生姜半分,煎至六分,去滓,不计时候稍热服。

5. 桔梗散(《太平圣惠方·卷第二十八·治虚劳痰饮诸方》)

治虚劳痰饮,胸胁气不利。

桔梗(一两,去芦头) 柴胡(一两,去苗) 赤芍药(三分) 赤茯苓(三分) 旋覆花(半两) 五味子(三分) 人参(一两,去芦头) 鳖甲〔一两,涂醋(酥)炙微黄,去裙襕〕 陈橘皮(一两,汤浸去白瓤,焙) 白术(三分) 槟榔(三分) 甘草(一分,炙微赤,锉)

上件药,捣粗罗为散。每服三钱,以水一中盏,入生姜半分,枣三枚,煎至六分,去滓,不计时候稍热服。忌苋菜。

6. 桂心散(《太平圣惠方·卷第二十八·治虚劳痰饮诸方》)

治虚劳痰饮,呕吐涎沫。

桂心(一两) 甘草(半两,炙微赤,锉) 皂荚(三寸,去皮,涂酥炙微黄焦,去子) 白术(三分) 陈橘皮(一两,汤浸去白瓤,焙) 前胡(三分,去芦头)

上件药,捣粗罗为散。每服三钱,以水一中盏,入生姜半分,枣三枚,煎至六分,去滓,不计时候稍热服。

7. 草豆蔻丸(《太平圣惠方·卷第二十八·治虚劳痰饮诸方》)

治虚劳,脾胃气弱,痰饮不散,呕逆不下食。

草豆蔻(半两,去皮) 桂心(半两) 丁香〔三(一)分〕 高良姜(半两,锉) 附子(半两,炮裂,去皮脐) 半夏(半两,汤洗七遍去滑) 人参(半两,去芦头) 白茯苓(三分) 诃黎勒(三分,煨,用皮) 厚朴(一两,去粗皮,涂生姜汁炙令香熟) 白豆蔻(半两,去皮) 陈橘皮(二两,汤浸去白瓤,焙)

上件药,捣罗为末,酒煮面糊和丸如梧桐子大。每服食前,以姜枣汤下二十丸。

8. 旋覆花丸(《太平圣惠方·卷第二十八·治虚劳痰饮诸方》)

治虚劳,胸膈积痰饮,不思食。

旋覆花(半两) 细辛(三分) 前胡(一两,去芦头) 桂心(三分) 赤茯苓(一两) 半夏(三分,汤浸七遍去滑) 枇杷叶(三分,拭去毛,炙令黄) 枳实(三分,麸炒微黄) 诃黎勒皮(一两)

上件药,捣罗为末,炼蜜和丸如梧桐子大。每服食前,以生姜汤下二十丸。

9. 半夏汤

1)《圣济总录·卷第八十八·虚劳痰饮》

治虚劳寒热进退,痰饮不消,四肢拘急,手足时冷。

半夏(汤洗去滑,焙干) 槟榔(各半两) 柴胡(去苗) 桔梗(炒) 人参 赤茯苓(去黑皮) 白术(各一两) 陈橘皮(去白,三分)

上八味,粗捣筛。每服五钱匕,水一盏半,生姜一分拍碎,煎至一盏,去滓空腹分温二服。

2)《证治准绳·类方第一册·卷一·虚劳》

治肉虚极,体重,连肩胁不能转,动则咳嗽,胀满痰饮,大便不利。

制半夏 白术 人参 茯苓 陈皮(净) 附子(炮) 木香 肉桂 大腹皮 炙甘草(各

10. 黄芪汤(《圣济总录·卷第八十八·虚劳痰饮》)

治虚劳不足,四肢羸瘦,脾胃虚冷,痰饮停积,不欲饮食,食即汗出。

黄芪(锉,焙) 甘草(炙,锉) 当归(切,焙) 细辛(去苗叶) 五味子(去茎叶) 人参 桂(去粗皮,各半两) 芍药(三分) 前胡(去芦头,一分) 白茯苓(去黑皮,一两) 半夏(汤浸去滑,焙干) 麦门冬(去心,焙,各二两)

上一十二味,粗捣筛。每服五钱匕,水一盏半,生姜半分拍碎,枣三枚去核,煎至一盏,去滓分温二服,空心一服,如人行三五里再服。

11. 茯苓汤(《圣济总录·卷第八十八·虚劳痰饮》)

治五劳七伤,脾胃气弱,痰饮不消,胸满气逆,呕吐减食。

赤茯苓(去黑皮) 前胡(去芦头) 人参 附子(炮裂,去皮脐,各半两) 黄芪(锉) 鳖甲(去裙襕,醋浸炙黄) 半夏(汤洗七遍去滑,炒干,各一两) 陈橘皮(汤浸去白,焙) 木香(各一分)

上九味,粗捣筛。每服三钱匕,水一盏,生姜半分拍碎,枣两枚去核,煎至六分,去滓空腹温服,日午、临卧再服。

12. 木香汤(《圣济总录·卷第八十八·虚劳痰饮》)

治脾胃虚冷,痰饮不消,心腹时痛。

木香 半夏(汤洗七遍去滑) 人参 赤茯苓(去黑皮) 白术(各一分) 干姜(炮) 甘草(炙,锉) 桂(去粗皮) 厚朴(去粗皮,涂姜汁炙熟) 枳壳(去瓤麸炒,各半两) 陈橘皮(汤浸去白,焙,一两) 草豆蔻(去皮,二个) 槟榔(鸡心大者一个,锉) 诃黎勒(五个,煨去核)

上一十四味,粗捣筛。每服五钱匕,水一盏半,枣两枚劈破,生姜一分拍碎,同煎取八分,去滓热服,不拘时候。

13. 白术汤(《圣济总录·卷第八十八·虚劳痰饮》)

治虚劳痰饮,心胸烦满,气逆呕吐,补暖水脏,和益脾胃。

白术 木香 人参 白茯苓(去粗皮) 草豆蔻(去皮) 陈橘皮(汤浸去白,焙) 桂(去粗皮) 枳壳(去瓤麸炒) 细辛(去苗叶) 陈曲末(各半两) 诃黎勒(三枚,煨取皮用)

上一十一味,粗捣筛。每服三钱匕,水一盏,入盐少许,生姜五片,煎至七分,去滓空心热服。

14. 五补汤(《圣济总录·卷第八十八·虚劳痰饮》)

治虚劳痰饮,脾胃不和,四肢乏力,不思饮食。

五味子 黄芪(锉) 白术(各一两) 桂(去粗皮) 人参 厚朴(去粗皮,涂姜汁炙熟) 白茯苓(去黑皮) 当归(切,焙) 甘草(炙,锉) 沉香(锉) 熟干地黄(焙) 陈橘皮(汤浸去白,焙) 半夏(汤洗七遍去滑,各半两)

上一十三味,粗捣筛。每服三钱匕,水一盏,生姜一小块拍破,枣二枚,同煎至七分,去滓温服食前。

15. 理中汤(《圣济总录·卷第一百八十七·补虚消痰》)

补虚,治痰饮,兼患后余毒,不思饮食,三焦气急。

槟榔(锉) 赤茯苓(去黑皮) 木通(锉) 桂(去粗皮) 陈橘皮(汤浸去白) 半夏(用生姜捣碎,焙) 沉香(各等分)

上七味,粗捣筛。每服三钱匕,水一盏,生姜半分切,煎至八分,去滓,食前温服。

16. 前胡汤(《圣济总录·卷第一百八十七·补虚消痰》)

补益五脏,去痰饮,三焦虚热,风劳毒气攻手足,寒热烦躁。

枇杷叶(去毛) 前胡(去芦头) 白茯苓(去黑皮) 木香 泽泻 五味子 诃黎勒皮 桔梗(炒,各三分) 白芷 防风(去叉) 鳖甲(醋炙去裙襕) 木通(锉) 大腹皮(锉) 京三棱(炮,锉) 厚朴(去粗皮,生姜汁炙,各半两) 当归(切,焙) 芍药 牡丹皮 枳壳(去瓤,锉,炒) 甘草(炙) 知母(焙,各一分) 人参 藿香 白术(各一两一分) 半夏(汤洗十,米炒微黄,一两)

上二十五味,粗捣筛。每服五钱匕,入生姜半分拍破,枣二枚擘,水二盏,煎至一盏,去滓稍热服,空心晚食前各一。

十、治妊娠痰饮方

1. 半夏汤(《圣济总录·卷第一百五十六·妊娠痰饮》)

治妊娠痰饮不消,呕逆不食。

半夏(汤洗七遍去滑)　人参　芎䓖　赤茯苓(去黑皮)　桑根白皮(炙,锉)　生干地黄(焙)　芍药(各三分)　陈橘皮(汤洗去白,焙,一两)　甘草(炙,半两)

上九味,粗捣筛。每服四钱匕,水一盏,入生姜半分,煎取七分,去滓温服。不拘时候。

2. 前胡汤(《圣济总录·卷第一百五十六·妊娠痰饮》)

治妊娠痰饮留滞,不思饮食。

前胡(去芦头,锉,一两)　半夏(二两,以生姜自然汁一升、半浆水一升,同于银器内,慢火煮令水与姜汁尽,薄切,焙干)　人参　木香(各一两,锉)　厚朴(涂生姜汁炙令香熟,细锉)　枳壳(去瓤麸炒)　旋覆花　陈橘皮(汤浸去白,焙干)　桔梗(炒,各半两)　赤茯苓(去黑皮,锉)　白术(各一两)　甘草(三分,炙微令黄,锉)

上一十二味,粗捣筛。每服三钱匕,水一盏,入生姜五片,同煎至七分,去滓不计时候温服。

3. 赤茯苓汤(《圣济总录·卷第一百五十六·妊娠痰饮》)

治妊娠痰饮不除,胸胁支满,呕逆不思饮食。

赤茯苓(去黑皮)　前胡(去芦头)　白术　紫苏(各一两)　半夏(汤洗七遍)　大腹皮(锉)　人参　麦门冬(去心,焙,各半两)

上八味,粗捣筛。每服四钱匕,水一盏半,入生姜半分,煎取八分去滓,不计时候温服。

4. 木香丸(《圣济总录·卷第一百五十六·妊娠痰饮》)

治妊娠痰饮,咳嗽呕逆,不思饮食。

木香　甘草　白术　陈橘皮(汤洗去白,焙,各一两)　天南星　半夏(生姜汁浸一宿炒)　白芷(各半两)　干姜(一分,炮)

上八味,捣罗为末,同粟米饭为丸如梧桐子大。每服二十丸,食后煎生姜枣汤下。

5. 利膈丸(《圣济总录·卷第一百五十六·妊娠痰饮》)

治妊娠痰饮,呕逆恶心。

半夏(三两,汤洗七遍去滑,捣罗为细末,生姜汁和作饼子,焙干用)　前胡(去芦头,一两)　赤茯苓(去黑皮)　槟榔(锉,碎)　百合　陈橘皮(汤浸去白,焙干)　诃黎勒(煨,去核)　桔梗(炒)　枳壳(去瓤麸炒微黄)　人参(各半两)

上一十味,捣罗为细末,水煮面糊和丸如梧桐子大。每服十五丸至二十丸,食后温生姜汤下。

6. 旋覆花汤(《圣济总录·卷第一百五十六·妊娠痰饮》)

治妊娠痰饮,胸膈不利,不思饮食。

旋覆花(去萼)　枳壳(去麸炒,各半两)　半夏(汤洗七遍,姜汁浸焙干)　木通(各一两,锉)　前胡(去芦头,二两)　白术　赤茯苓(去黑皮)　陈橘皮(汤浸去白,焙)　槟榔(各六两)

上九味,粗捣筛。每服五钱匕,水一盏半,入生姜五片,煎至八分,去滓空心服,午前再服。此药利胸膈,行滞气,消痰饮。疗胀满极效,有风痰人,常宜服。一方有甘草(炙)三钱。

7. 天南星丸(《圣济总录·卷第一百五十六·妊娠痰饮》)

治妊娠痰饮,膈脘痞闷,呕逆恶心。

天南星　半夏(二味并去脐,用生姜自然汁浸三宿,细切焙干用)　人参　白茯苓(去黑皮,各一两)　白矾(一两半,研细)

上五味捣罗四味为末,入白矾和药,再研令匀,用生姜汁煮面糊软硬得所,和丸如梧桐子大。每服十五丸,熟水下,空心、日午、晚食前各一。

8. 干姜丸(《圣济总录·卷第一百五十六·妊娠痰饮》)

治妊娠痰饮浸渍膈脘,目运头旋。

干姜(炮裂)　白矾(熬令汁尽)　芎䓖　半夏(生姜汁同炒黄,各一两)　白术(二两)

上五味捣罗为末,煮枣肉和丸如小豆大。每服十五丸,温淡生姜汤下,不计时候服。

十一、治乳石痰饮方

1. 前胡散(《太平圣惠方·卷第三十八·治乳石发动虚热痰饮呕逆诸方》)

治乳石发动,热毒上攻,心神烦躁,痰饮呕逆,不纳饮食。

前胡(一两,去芦头)　赤茯苓(三分)　陈橘皮(三分,汤浸去白瓤,焙)　黄芪(三分,锉)　枳壳(一两,麸炒微黄去瓤) 芦根(一两,锉) 甘草(半两,炙微赤,锉) 川大黄(一两,锉碎,微炒) 麦门冬(三分,去心) 枇杷叶(三分,拭去毛,炙微黄)

上件药,捣筛为散。每服四钱,以水一中盏,入生姜半分,竹茹一分,煎至六分,去滓,不计时候温服。

2. 人参散(《太平圣惠方·卷第三十八·治乳石发动虚热痰饮呕逆诸方》)

治乳石发动,虚热烦闷,痰饮呕逆。

人参(一两,去芦头) 甘草(半两,炙微赤,锉) 白术(半两) 栝蒌根(一两) 黄芩(半两)

上件药,捣粗罗为散。每服四钱,以水一中盏,入生姜半分,煎至六分,去滓,不计时候,温服。

3. 雁肪汤(《太平圣惠方·卷第三十八·治乳石发动虚热痰饮呕逆诸方》)

治乳石发动,结热痰饮,心中痞塞,呕逆不止。

雁肪(二两,去羽) 甘草(一分,炙微赤,锉) 当归(一分,锉,微炒) 大枣(五枚) 赤芍药(一分) 人参(一分,去芦头) 石膏(一两,捣碎) 桂心(一分) 川大黄(半两,锉碎,微炒) 枳实(一分,麸炒微黄) 桃仁(一分,汤浸去皮尖、双仁,麸炒微黄)

上件药,细锉,都以水五大盏,入生姜三分,煎至二盏半,去滓,分为五服,频服之效。

4. 黄芩汤(《太平圣惠方·卷第三十八·治乳石发动虚热痰饮呕逆诸方》)

治乳石发动,心躁烦热,痰饮呕逆,不下饮食。

黄芩(半两) 薤白(一握) 陈橘皮(半两,汤浸去白瓤,焙) 豉(一合) 石膏(一两,捣碎) 麦门冬(半两) 粟米(半两) 生姜(半两)

上件药,细锉,都以水三大盏煎至一盏半,去滓,分为三服,不计时候温服。

5. 白茅根汤(《太平圣惠方·卷第三十八·治乳石发动虚热痰饮呕逆诸方》)

治乳石发动,虚热痰饮呕逆,不可饮食。

白茅根(一握) 麦门冬(一两,去心) 陈橘皮(半两,汤浸去白瓤,焙) 淡竹茹(半两) 赤茯苓(半两) 甘草(半两,炙微赤) 生姜(半两) 枇杷叶(半两,拭去毛,炙微黄)

上件药,细锉,以水三大盏煎至一盏半,去滓,分为三服,不计时候温服。

6. 黄芪散(《太平圣惠方·卷第三十八·治乳石发动虚热痰饮呕逆诸方》)

治乳石发动,头面虚热,心胸痰饮,呕逆,不下饮食。

黄芪〔三两(分),锉〕 甘草(半两,炙微赤,锉) 麦门冬(一两半,去心,焙) 地骨皮(三分) 人参(一两,去芦头) 前胡(一两,去芦头)

上件药,捣粗罗为散。每服四钱,以水一中盏,入生姜半分,煎至六分,去滓,不计时候温服。

7. 栝楼根汤(《圣济总录·卷第一百八十四·乳石发呕逆》)

治乳石发动,虚热,痰饮呕逆,饮食不下。

栝蒌根 麦门冬(去心,焙) 人参 甘草(炙) 黄芩(去黑心,各半两) 半夏(汤洗七遍去滑) 芦根(锉,各一两) 前胡(去芦头,三分)

上八味,㕮咀如麻豆。每服五钱匕,水一盏半,入生姜五片,煎至八分,去滓温服,不拘时候。

8. 治乳石痰饮验方(《太平圣惠方·卷第三十八·治乳石发动虚热痰饮呕逆诸方》)

1) 治乳石发动,虚热痰饮,呕逆烦闷,不下饮食。

人参(半两,去芦头) 甘草(半两,炙微赤) 栝蒌根(半两) 麦门冬(半两,去心) 黄芩(半两) 芦根(一两) 半夏(一两,汤浸七遍去滑) 前胡(三分,去芦头)

上件药,细锉和匀。每服一两,以水一大盏,入生姜半分,煎至七分,去滓,不计时候,分温三(二)服。

2) 治乳石发动,虚热痰饮,头目不利,食即呕逆,四肢烦痛。

前胡(一两,去芦头) 石膏(二两) 黄芪(一两,锉) 甘草(半两,生,锉) 芦根(二两,锉) 麦门冬(一两,去心) 子芩(一两) 赤芍药(一两) 枇杷叶(半两,拭去毛,炙微黄)

上件药,捣筛为散。每服四钱,以水一中盏,入生姜半分,煎至六分,去滓,不计时候,温服。

十二、治诸病痰饮方

1. 桔梗丸

1)《备急千金要方·卷十七·肺脏方·飞尸鬼疰第八》

治毒痎,鬼痎,食痎,冷痎,痰饮,宿食不消,酒癖诸病方。

桔梗　藜芦　皂荚　巴豆　附子(各二两)

上五味为末,蜜和捣万杵,丸如梧子大。宿不食,平旦饮服二丸,仰卧服,勿眠至食时,膈上吐,膈下下去恶物如蝌蚪虾蟆子,或长一二尺,下后当大虚。口干可作鸡羹饮五合,太极饮食粥一升,三四日病未尽,更服。忌如药法。

2)《太平圣惠方·卷第四十二·治气逆诸方》

治逆气,胸中痞满,不能喘息,脏腑虚寒,心腹坚痞,痰饮留滞,宿食不消。

桔梗(一两,去芦头)　胡椒(三分)　荜茇(三分)　青橘皮(半两,汤浸去白瓤,焙)　川椒(半两,去目及闭口者,微炒去汗)　川乌头(半两,炮裂,去皮脐)　人参(三分,去芦头)　干姜(半两,炮裂,锉)　桂心(三分)　细辛(三分)　厚朴(一两,去粗皮,涂生姜汁炙令香熟)　枳壳(半两,麸炒微黄去瓤)　附子(三分,炮裂,去皮脐)　前胡(三分,去芦头)　甜葶苈(三分,隔纸炒令紫色)　白术(三分)　防葵(三分)　槟榔(一两)　川大黄(一两,锉碎,微炒)　甘草(半两,炙微赤,锉)　吴茱萸(三分,汤浸七遍,焙干微炒)

上件药,捣罗为末,炼蜜和捣三二百。

2. 大蒜煎(《备急千金要方·卷十七·肺脏方·积气第五》)

治疝瘕积聚,冷癖痰饮,心腹胀满,上气咳嗽刺风,风癫偏风,半身不遂,腰疼膝冷,气息痞塞百病方。

蒜(六片四两,去皮切,水四斗煮取一斗去滓)　酥(一升,纳蒜汁中)　牛乳(二升)　荜茇　胡椒　干姜(各三两)　石蜜　阿魏　戎盐(各二两)　石菖蒲　木香(各一两)　干蒲桃(四两)

上十二味为末,纳蒜汁中,以铜器微火煎,取一斗,空腹酒下一两,五日以上稍加至三两,二十日觉四体安和,更加至六两。此治一切冷气甚良。

3. 参苏饮

1)《太平惠民和剂局方·卷之二·淳祐新添方》

治感冒发热头疼,或因痰饮凝结,兼以为热,并宜服之。若因感冒发热,亦如服养胃汤法,以被盖卧,连进数服,微汗即愈。面有余热,更宜徐徐服之,自然平治。因痰饮发热,但连日频进此药,以热退为期,不可预止。虽有前胡、干葛,但能解肌耳。既有枳壳、橘红辈,自能宽中快膈,不致伤脾,兼大治中脘痞满,呕逆恶心,开胃进食,无以逾此。毋以性凉为疑,一切发热皆能取效,不必拘其所因也。小儿、室女亦宜服之。

木香(半两)　紫苏叶　干葛(洗)　半夏(汤洗七次,姜汁制炒)　前胡(去苗)　人参　茯苓(去皮,各三分)　枳壳(去瓤麸炒)　桔梗(去芦)　甘草(炙)　陈皮(去白,各半两)

上吹咀。每服四钱,水一盏半,姜七片,枣一个,煎六分,去滓,微热服,不拘时候。《易简方》不用木香,只十味。

2)《妇人大全良方·卷之三·妇人中风方论第一》

治痰饮停积胸中,中脘闭塞,呕吐痰涎,眩晕嘈烦,忪悸哕逆;及痰气中人,停留关节,手足軃曳,口眼㖞斜,半身不遂,食已即呕,头疼发热,状如伤寒。

人参　紫苏叶　半夏　茯苓　干葛　前胡(各三分)　甘草　木香　陈皮　枳壳(制)　苦梗(各半两)

上吹咀。每服四钱,水一盏半,姜七片,枣一枚,煎七分,去滓,空心温服。腹痛加芍药。

3)《世医得效方·卷第一·大方脉杂医科·阳证》

治一切发热,头疼体痛,服之皆效,不必拘其所因。小儿、室女,尤得其宜,用药致和而且平故也。痰饮停积,中脘闭塞,眩晕嘈烦,忪悸惧懊,呕逆不食,有如气隔。痰气停滞,关节不利,手足軃曳,筋脉挛急,类乎中风。食已即吐,发热头痛,百节烦疼,状似伤寒。但连日频进此药,以病退为期,不可预止。盖本方乃集二陈汤、半夏茯苓汤、枳实半夏汤也。

人参(去芦)　白茯苓(去皮)　紫苏叶　半夏(汤洗七次)　干姜(去皮)　前胡(去芦,各七钱半)　枳壳(去穰面炒)　陈皮(去白)　桔梗(去芦)　粉草(炙,各半两)

上锉散。每服四钱,水一盏半,生姜三斤,红枣二枚同煎,热服不拘时候。

4)《辨舌指南·卷六·杂论方案·辨舌证治

要方》

治外感风寒，内积痰饮，虚热便血，表里虚实兼治之剂。

西党参　紫苏叶　干姜　前胡　半夏　茯苓　陈皮　生甘草　炒枳壳　桔梗　木香

加姜、枣煎。外感多者，去枣，加葱白。肺中有火者，去人参，加杏仁、桑叶；泄泻者加扁豆、白术。

4. 人参散（《太平圣惠方·卷第五十·治五膈气诸方》）

治五膈气，心胸不利，痰饮留滞，宿食不消，或为霍乱，心痛醋心，心腹气满，积冷时多。

人参（三分，去芦头）　甘草（三分，炙微赤，锉）　赤茯苓（三分）　干姜（三分，炮裂，锉）　桂心（三分）　细辛（三分）　赤芍药（三分）　诃黎勒皮（一两半）　槟榔（一两）　陈橘皮（一两，汤浸去白瓤，焙）　厚朴（二两，去粗皮，涂生姜汁炙令香熟）　草豆蔻（一两，去皮）

上件药，捣罗为末，炼蜜和捣三二百杵，丸如梧桐子大。每服不计时候，以生姜枣汤下二十丸，如似有物在咽喉中，即取十丸并成一丸，含化咽津。

5. 桃花散（《太平圣惠方·卷第四十五·治湿脚气诸方》）

治湿脚气，及腰肾膀胱宿水，并痰饮，不下食。

桃花（阴干）

上捣细罗为散。每服不计时候，以温酒调下三（二）钱，以利为度。

6. 五积散（《太平惠民和剂局方·卷之二·治伤寒》）

调中顺气，除风冷，化痰饮。治脾胃宿冷，腹胁胀痛，胸膈停饮，呕逆恶心；或外感风寒，内伤生冷，心腹痞闷，头目昏痛，肩背拘急，肢体怠惰，寒热往来，饮食不进；及妇人血气不调，心腹撮痛，经候不调，或闭不通，并宜服之。

白芷　川芎　甘草（炙）　茯苓（去皮）　当归（去芦）　肉桂（去粗皮）　芍药　半夏（汤洗七次，各三两）　陈皮（去白）　枳壳（去瓤炒）　麻黄（去根节，各六两）　苍术（米泔浸去皮，二十四两）　干姜（燖，四两）　桔梗（去芦头，十二两）　厚朴（去粗皮，四两）

上除肉桂、枳壳二味别为粗末外，一十三味同

为粗末，慢火炒令色转，摊冷，次入桂、枳壳末令匀。每服三钱，水一盏半，入生姜三片，煎至一中盏，去滓，稍热服。如冷气奔冲，心胁脐腹胀满刺痛，反胃呕吐，泄利清谷，及痃癖癥瘕，膀胱小肠气痛，即入煨生姜三片、盐少许同煎；如伤寒时疫，头痛体疼，恶风发热，项背强痛，入葱白三寸、豉七粒同煎；若但觉恶寒，或身不甚热，肢体拘急，或手足厥冷，即入炒茱萸七粒、盐少许同煎；如寒热不调，咳嗽喘满，入枣煎服；妇人难产，入醋一合同煎服之，并不拘时候。

7. 三棱煎丸

1）《太平惠民和剂局方·卷之三·治一切气》

顺气宽中，消积滞，化痰饮。治中脘气痞，心腹坚胀，胁下紧硬，胸中痞塞，喘满短气，噫气不通，呕吐痰逆，饮食不下，大便不调，或泄或秘。

杏仁（汤浸，去皮、尖，麸炒黄色）　硇砂（飞研，各一两）　神曲（碎，炒）　麦蘖（炒，各三两）　青皮（去白）　干漆（炒）　萝卜子（微炒，各二两）　三棱（生，细锉，捣罗为末，八两，以酒三升，石器内熬成膏）

上件为末，以三棱膏匀搜和丸如梧桐子大。每服十五丸至二十丸，温米饮下，食后服。

2）《医方选要·卷之四·积聚门》

消癥瘕积聚，化痰饮，宽中顺气，治心腹坚胀，胁下紧硬，喘满短气，不进饮食，大便或泄或闭。

荆三棱（生锉另为末，以酒三升石器内熬膏）　神曲（炒）　萝卜子（微炒）　麦蘖（炒）　硇砂（飞煎如盐，研）　青皮（去穰）　干漆（炒，以上各二两）　杏仁（去皮尖，炒，一两）

上为细末，以三棱膏和丸如梧桐子大。每服十五丸至二十丸，食前米饮下。加阿魏半两，名阿魏丸。

8. 如圣饼子（《太平惠民和剂局方·卷之三·绍兴续添方》）

治男子、妇人气厥，上盛下虚，痰饮风寒，伏留阳经，偏正头疼，痛连脑巅，吐逆恶心，目瞑耳聋。常服清头目，消风化痰，暖胃。

防风　天麻　半夏（生，各半两）　天南星（洗）　干姜　川乌（去皮尖，各一两）　川芎　甘草（炙，各二两）

上为细末，汤浸蒸饼和丸如鸡头大，捻作饼子

曝干。每服五饼,同荆芥三五穗细嚼,茶、酒任下,熟水亦得,不拘时候。

9. 旋覆花丸

1)《圣济总录·卷第七十九·水肿门·涌水》

治涌水,腹中动摇作水声,兼痰饮腹胁胀满。

旋覆花　桂(去粗皮)　枳实(去瓤麸炒)　人参(各一两一分)　干姜(炮)　芍药　白术(各一两半)　赤茯苓(去黑皮)　狼毒　乌头(炮裂,去皮脐)　礜石(各二两)　细辛(去苗叶)　大黄(锉,炒)　黄芩(去黑心)　葶苈(隔纸炒)　厚朴(去粗皮,姜汁炙)　吴茱萸(汤浸洗炒)　芫花(醋浸半日炒焦)　陈橘皮(汤浸去白,焙,各一两)　甘遂(炒,三分)

上二十味,捣罗为末,炼蜜丸如梧桐子大。每服五丸,酒下,日二,不知,稍加丸数,以知为度。

2)《叶氏录验方·中卷·痰饮咳嗽》

治停痰饮癖结在胸膈,支满倦息,不思饮食,食则不下,逆气上冲,喜唾干呕,温温恶心,腹中有水声,两胁坚痛,及理风虚体弱,头痛眩悸,心忪目晕。

旋覆花(去梗,二两)　川乌头(炮,去皮脐,二两)　半夏(汤洗七遍,四两)　赤茯苓(一两半)　干姜(炮,一两)　陈橘皮(洗净,焙,一两)

上为细末,用白面糊和丸如梧桐子大。每服五十丸,熟水下,食后,临卧服。

10. 大芎丸(《圣济总录·卷第一十五·首风》)

治头风旋运,目昏眩急,宣行阳经风寒,化导胸膈痰饮,疗偏正头痛,解身体拘倦,清爽神志,通利关窍。

芎䓖(一斤,大者)　天麻(四两)

上二味,同捣罗为末,炼蜜为丸如樱桃大。每服一丸,茶酒嚼下,荆芥汤嚼下亦得,不计时候。

11. 鳖甲丸(《圣济总录·卷第三十八·霍乱门·霍乱心腹胀》)

治霍乱一切冷气,宿食不消,心腹胀痛,胃冷呕哕,并诸痰饮。

鳖甲(九肋厚重绿色者,一枚,打铁脚子格得鳖甲者,平稳安于炉中,下用麸炭火炙之,取好米醋五大合,少倾于甲中,旋以鸡翎涂于甲内令匀,炙尽米醋即得,切不得令火猛,及鳖甲背上色变,炙了以薄醋刷洗打碎,烈日中曝干,捣罗成粉,取五两入后药)　京三棱(炮)　附子(炮裂,去皮脐,各二两)　白石脂(研)　赤石脂(研)　白龙骨(研,各半两)　肉豆蔻仁(一两)　白豆蔻仁(一两半,如无以草豆蔻二两代之)　木香　牛膝酒浸(去苗,焙)　枳壳(去瓤麸炒)　当归(洗净,焙)　白术　桂(去粗皮)　防风(去叉)　陈橘皮(汤去白,焙)　芍药　荜茇(各二两)　牛乳(一升,不得令有水)

上一十九味,除牛乳外,捣罗为细末,别取荜茇末一两和牛乳慢火煎如饧,与众药杵匀,众手丸如梧桐子大。霍乱甚者,取五十丸嚼破,以人参橘皮汤下立愈,未痊愈,更服三十丸。

12. 玉粉丸(《圣济总录·卷第六十三·痰饮门·痰癖》)

治痰癖,胁下硬痛,呕吐痰饮。

凝水石(四两,炭火煅及三五时辰,取出于地坑内安放,盖令出火毒一复时,以温水飞研如粉,取二两)　腻粉(半两)　粉霜(别研锉,一两)　白矾(枯过)　半夏曲(各三分)

上五味,同研细,煮面糊和丸如梧桐子大。食后温水下三丸,取转积滞者,七丸至十丸,欲微利者五丸。

13. 三建散(《圣济总录·卷第六十三·痰饮门·痰癖》)

治一切风冷,痰饮坚癖,痃疟等疾,久疗不瘥者。

芫花(醋炒)　桔梗(炒)　紫菀(去土)　大戟　乌头(炮裂,去皮脐)　五加皮　附子(炮裂,去皮脐)　天雄(炮裂,去皮脐)　白术　王不留行　莨花　狼毒　荠草　栝蒌　蔓荆实(接去皮)　踯躅　麻黄(去根节)　白芷　荆芥(穗)　茵芋(各二两半)　石斛(去根)　人参　石南　石长生　车前子(各一两三分)　萆薢(三分)　牛膝(去苗,酒浸切,焙)　蛇床子(炒)　菟丝子(酒浸一宿别捣)　藜芦(一两一分)　狗脊(去毛)　肉苁蓉(酒浸去粗皮,焙)　秦艽(去苗、土,各一两)　山芋　细辛(去苗叶)　熟干地黄(焙)　当归(锉,焙)　薏苡仁　芎䓖　杜仲(去粗皮,锉,炒)　厚朴(去粗皮,生姜汁炙)　黄芪(细锉)　干姜(炮)　芍药　桂(去粗皮)　山茱萸　黄芩(去黑心)　吴茱萸(汤洗,焙微炒)　五

味子　柏子仁　远志(去心)　防己　蜀椒(去闭口者及目,微炒出汗)　独活(去芦头)　牡丹皮　陈橘皮(汤去白,焙)　木通(锉)　薰本(去苗、土)　柴胡(去苗)　菖蒲　赤茯苓(去黑皮)　续断　食茱萸　巴戟天(各三分)

上六十四味,捣罗为细散。每服三钱匕,温汤调下。

14. 前胡饮(《圣济总录·卷第六十四·膈痰风厥头痛》)

治痰饮呕逆,头目不利。

前胡(去芦头)　赤茯苓(去黑皮)　陈橘皮(汤浸去白,焙)　人参　半夏(汤洗七遍去滑)　枇杷叶(炙去毛)　旋覆花(等分)

上七味,锉如麻豆大。每服五钱匕,水一盏半,入生姜七片,煎取七分,去滓温服,食后良久服。

15. 三生丸(《普济本事方·卷第三·风痰停饮痰癖咳嗽》)

治中脘风涎痰饮,眩瞑呕吐酸水,头疼恶心。

半夏(二两)　南星　白附子(各一两)

上并生为末,滴水丸如梧子大,以生面衮衣,阴干。每服十丸至二十丸,生姜汤下。

16. 扶老强中丸(《传信适用方·卷上·治脾胃》)

服温暖五脏,大建脾胃,充实肌体,安养真气,通和血脉,能愈众疾,逐宿食,除痰饮,散滞积,消胀满,破癥结,化水谷,补中壮气,令人喜食。

神曲(锉碎,炒,二十两)　大麦蘖(炒,十两)　吴茱萸(洗,炒,五两)　干姜(炮,五两)

上件药为细末,炼蜜圆如梧桐子大。每服一百粒,不拘时候,任汤使下,只用白糊圆亦得,临时加减圆数。又一方,加乌梅肉(锉,炒)、陈皮(去白)五两。

17. 消饮丸(《叶氏录验方·中卷·痰饮咳嗽》)

治五脏气虚,痰饮停积,多呕恶心,腹胀大便秘涩。

干姜(二两)　茯苓(一两半)　白术(四两)　枳壳(一两,炒)　山药(二两)

上为末,面糊丸如梧桐子大。每服三十丸至五十丸,用生姜汤吞下,食后夜卧服。

18. 茱萸丸(《叶氏录验方·中卷·痰饮咳嗽》)

治停痰饮癖,腹胀呕吐,头晕胸膈刺痛。

半夏(七两)　桂(三两)　干姜(五钱)　吴茱萸(四两,汤洗七遍)　槟榔(一两)　赤茯苓(四两)　陈皮　枳壳(各二两)

上件并为细末,水面糊为丸如梧桐子大。每服五十粒,米饮或熟水吞下。

19. 小半夏汤(《叶氏录验方·中卷·痰饮咳嗽》)

治痰饮头眩及臂痛。

半夏(汤浸七遍)　白茯苓(半两)　甘草(一分,炙)　橘红(半两)

上㕮咀。每服三大钱,水一盏半,姜七片,煎至七分,去滓,通口服,不拘时候。

20. 五痹汤(《叶氏录验方·中卷·痰饮咳嗽》)

大治风痰饮攻作,臂膊疼痛。

姜黄(二两)　羌活(一两)　白术(一两半)　甘草(一两,以上皆生用)

上㕮咀。每服约用五大钱,水二盏,姜十片,煎至七分,去滓,温服,无时,日二服或三服。

21. 半夏橘皮汤(《叶氏录验方·中卷·痰饮咳嗽》)

治阳浊不清,上焦壅塞,失于下降,阴气轻疏,上下不得相滋,心生恍惚,神志不宁,下部乏怯,津液不蜜,脾脏不和,痰饮留滞宜服。

人参(三分,去芦头,锉,焙)　白术(半两,锉,焙)　川芎(一分,不见火)　北桔梗(一分,去须头,锉,焙)　橘皮(去白,汤洗焙,干秤四钱)　半夏(汤洗七次,切片子,用一分)　白茯苓(一分,锉,焙)

上件七味作粗散。每服三钱,用水一盏,入生姜五片,同煎至五分,去滓,温服,不计时候。

22. 吴仙丹(《是斋百一选方·卷之五·第六门》)

治痰饮上气,不思饮食,小便不利,头重昏眩。

白茯苓　吴茱萸(汤泡,去沫)

上等分为末,炼蜜丸如梧桐子大。每服三十丸,不拘时候,熟水吞下,酒饮亦可。

23. 倍术散(《活人事证方后集·卷之九·痰饮门》)

治酒癖痰饮,此药大有功效。

白术(二两)　附子(炮,去皮脐,一两)

上㕮咀,分三服,水一大,姜十片,煎七分,去滓,空心服。脏腑微动即安。

24. 茯苓饮子(《严氏济生方·惊悸怔忡健忘门·怔忡论治》)

治痰饮蓄于心胃,怔忡不已。

赤茯苓(去皮)　半夏(汤泡七次)　茯神(去木)　橘皮(去白)　麦门冬(去心,各一两)　沉香(不见火)　甘草(炙)　槟榔(各半两)

上㕮咀。每服四钱,水一盏半,生姜五片,煎至七分,去滓,温服,不拘时候。

25. 赤石脂散(《严氏济生方·咳喘痰饮门·痰饮论治》)

治引饮过度,遂成痰饮,吐水无时,服诸痰药不效者。

赤石脂(煅,二两)

上为细末。每服二钱,用姜汤或酒调服,不拘时候。

26. 沉香磁石丸(《严氏济生方·眩晕门·眩晕论治》)

治上盛下虚,头目眩晕,耳鸣耳聋。

沉香(半两,别研)　磁石(火煅醋淬七次,细研水飞)　葫芦巴(炒)　川巴戟(去心)　阳起石(煅,研)　附子(炮,去皮脐)　椒红(炒)　山茱萸(取肉)　山药(炒,各一两)　青盐(别研)　甘菊花(去枝萼)　蔓荆子(各半两)

上为细末,酒煮米糊为丸如梧桐子大。每服七十丸,空心盐汤送下。

27. 二芎饼子(《严氏济生方·头面门·头痛论治·二芎饼子》)

治气厥,上盛下虚,痰饮,风寒伏留阳经,偏正头疼,痛连脑巅,吐逆恶心,目瞑耳聋。常服清头目,化风痰。

抚芎　川芎　干姜(炮)　藁本(去芦)　苍耳(炒)　天南星(炮,去皮)　防风(去芦)　甘草(炙)

上等分,为细末,生姜汁浸蒸饼为丸如鸡头大,捏作饼子,晒干。每服五饼,细嚼,茶酒任下,不拘时候。

28. 神芎丸(《仁斋直指方论·卷之十五·附火证·火证方论》)

治一切热证。常服保养,除痰饮,消酒食,清头目,利咽膈,能令遍身结滞宣通,气利而愈,神强体健,耐伤省病。

大黄　黄芩(各二两)　牵牛　滑石(各四两)　黄连　薄荷　川芎(各半两)

上为末,水为丸如小豆大。温水下十丸至十五丸、二十丸。

29. 加味枳术汤(《仁斋直指方论·卷之十七·虚肿·虚肿证治》)

治气为痰饮所隔,心下坚胀,名曰气分。

枳壳(制)　白术　紫苏茎叶　辣桂　陈皮　槟榔　北梗　木香　五灵脂(炒,各一分)　半夏(制)　茯苓　甘草(炙,各一分半)

上锉。每服三钱,姜四片,煎服。

30. 沉香和中丸(《御药院方·卷四·治一切气门下》)

治痰饮气痞,呕吐涎沫,粥药难停。

沉香　丁香　木香　肉豆蔻(麸裹煨熟)　半夏(汤洗七次,生姜制)　人参　吴茱萸(汤洗,焙干)　白茯苓(去皮,以上各半两)　水银　硫黄(各半两,二味研结砂子)

上件为细末,生姜汁煮面糊为丸小豆大。每服三四十丸,生姜汤下,食空时服。

31. 四兽饮(《世医得效方·卷第二·大方脉杂医科·痎疟》)

治五脏气虚,喜怒不节,劳逸兼并。致阴阳相胜,结聚痰饮,与卫气相搏,发为疟疾。

人参(去芦)　白术(去芦)　白茯苓(去皮)　甘草　橘红　半夏　草果(去皮)　乌梅(去核)　红枣　生姜

上等分,锉散。每用半两,以盐少许淹少时,厚皮纸裹,水湿,慢火煨香熟,取出,用水二盏煎,未发前服。

32. 真方不换金正气散(《世医得效方·卷第十九·疮肿科·通治》)

治疽疮未安之间,遍身寒热,或先寒后热,先热后寒,或连日作,或间日作,必先呕痰而后寒热,大汗出然后止。服此祛寒邪,正脾气,痰饮自消,寒热不作。

苍术(米泔浸半日,炒令黄色)　大厚朴(紫色者,去粗皮切,姜汁炒,各二两)　粉草(炙,一两)　真橘红(水洗净去白,两半,以上四味并入锅内炒,去火毒)　半夏(汤洗七次)　藿香叶　人参

（去芦） 木香（去芦） 白茯苓（去皮，各一两）

上锉散。每服三钱，水一盏半，生姜三片，红枣二枚，煎八分，入盐少许，温服，不拘时候。

33. 摄生饮（《普济方·卷三百六十七·婴孩诸风门·中风》）

治中风，一切卒中，不论中寒、中暑、中湿、中气，及痰饮之类。

南星（大者，湿纸略炮用，二钱） 半夏（用白者，汤四七次） 南木香（各二钱） 细辛 石菖蒲 苍术 甘草（炒，各二钱）

上锉散。每服一钱，姜三片，慢火煎，取其半，调苏合香丸一粒，灌下，痰盛者，又加全蝎。

34. 三生饮（《普济方·卷三百六十七·婴孩诸风门·中风》）

治一切卒中。不论中风、中寒、中暑、中湿、中气，及痰饮之类。

南星（生） 川乌（生） 半夏（生） 木香（各一钱）

上锉，生姜煎服。

35. 救急中军候黑丸（《普济方·卷三百七十八·婴孩一切痫门·截痫法》）

疗诸癖结痰饮等大良，及治小儿欲发痫。

杏仁（去皮尖，五分，两仁者，熬） 桔梗 桂心（各四分） 巴豆（八分，去心皮，熬） 芫花（十二分，熬）

上先捣桂心、桔梗、芫花成末，别捣巴豆、杏仁如膏，合和又捣一千杵，下蜜又捣二千杵，丸如胡豆大。浆水服一丸取利，可至二三；儿生十日欲痫发，可与一二丸，如黍米大；诸腹不快，体中觉患便服之，得一两行即好。忌猪肉、葱芦、笋等物，不拘时服。

36. 仙术芎散（《古今医统大全·卷之八·中风门·药方》）

治风热壅塞，头目昏眩，明耳目，消痰饮，清神。

川芎 连翘 黄芩 山栀子 菊花 防风 大黄 当归 芍药 桔梗 藿香 苍术 石膏 滑石 甘草 荆芥穗 薄荷叶 缩砂仁（等分）

上水二盏，煎八分，去渣，通口温服。

37. 茯苓丸（《古今医统大全·卷之十一·痹证门·药方》）

治痹痛，两臂不能举，左右时复转移，由伏痰饮在内，中脘停滞，脾气不行，上与气搏，四肢不用。

茯苓（二两） 半夏（四两） 枳壳（麸炒，一两） 风化朴硝（三钱）

上为末，姜汁糊丸梧桐子大。每服五十丸，姜汤下。

38. 清脾饮

1）《医方考·卷二·疟门第十》

疟发时，热多寒少，口苦咽干，大小赤涩，脉来弦数者，此方主之。

青皮（去穣，炒） 厚朴（姜汤炒） 白术（炒） 黄芩（炒） 半夏（制） 柴胡（去芦） 茯苓（去皮） 草果 甘草

2）《症因脉治·卷四·疟疾总论·内伤疟疾》

治食滞太阴，脾有痰饮，寒热发疟之症。

青皮 厚朴 白术 草果 柴胡 黄芩 茯苓 半夏 甘草

加生姜、大枣。寒热，加柴胡。恶寒发热，加羌活。口干，加知母、葛根、天花粉。

39. 丁香半夏丸（《医方考·卷二·咳嗽门第十七》）

脾胃虚寒，痰饮积于胸膈之间，令人咳嗽者，此方主之。

槟榔（三钱） 细辛 干姜（炒） 人参（各五钱） 丁香 半夏（各一两）

40. 乌梅丸（《医便·卷三·冬月诸症治例》）

治酒积，消食积，化痰饮，神效。

乌梅（去核，净肉半斤） 半夏（四两） 生姜（自然汁，半斤） 白矾（四两）

上先将半夏、乌梅粗末，次将白矾化开，并姜汁共前末拌匀，新瓦二片夹定，炭火上焙三日三夜，以干为度，次入：

神曲 麦芽 陈皮 青皮 莪术 枳壳 丁皮 槟榔（各二两）

共为细末，酒糊为丸如梧桐子大。每服五十丸，食远姜汤下。

41. 止麻消痰饮（《鲁府禁方·卷一福集·麻木》）

治口舌麻木，涎及嘴角，头面亦麻，或呕吐痰涎，或头眩眼花，恶心，并遍身麻木。

黄连 半夏 栝蒌 黄芩 茯苓 桔梗 枳

壳　陈皮　天麻　细辛　甘草　南星

血虚加归,气虚加参。亦有十指麻木,胃中有湿痰死血,加二术,少佐熟附子;行经中死血者,四物加桃仁、红花、韭汁。忌生冷鱼腥、发风发热之物。

42. 祛风丸(《证治准绳·类方第二册·卷二·痰饮》)

有人喜食酸咸,酒色过节,渗注成痰饮,聚于胸膈,满则呕逆,恶心涎流,一臂麻木,升则头目昏眩,降则腰脚疼痛,深则左瘫右痪,浅则厥然仆地。此药宽中祛痰,搜风理气,和血驻颜,延年益寿。

半夏曲　荆芥(各四两)　槐角子(炒)　白矾(生)　橘红　朱砂(各一两)

上为末,姜汁糊丸。每服五六十丸,生姜、皂角子仁汤送下,日三服。

43. 指迷茯苓丸

1)《医通祖方·二陈汤》

治中脘留伏痰饮,臂痛难举,手足不能转移,背上凛凛恶寒。

半夏曲(二两)　茯苓(一两)　枳壳　风化硝(各半两)

姜汁调神曲糊丸梧子大。每服三五十丸,空心淡姜汤下。

2)《症因脉治·卷二·痰症论·丹溪杂治》

痰饮在胃,每多攻注,四肢肩背,或为麻木,软痹肿痛。消胃家上结之痰,化大肠下凝之垢。

半夏(四两)　白茯苓(三两)　广皮(三两)　枳壳(一两)　元明粉(一两)　甘草(五钱)

上为细末,竹沥为丸,钩藤汤送下。肝胆有火,加胆星;痰积不消,加海石。

44. 追风通气散(《良朋汇集经验神方·卷之五(外科)·痈疽门》)

治痈疽、发背、脑疽、流注、肿毒,救坏病,活死肌,弥患于未萌之前,拔根于即愈之后。此药顺气、匀血、扶植胃土,不伤元气,涤荡邪秽,自然通气,不生变症。兼治打伤、疝气、脚气、诸气、痞寒、腰痛、一切痰饮等症。

当归　何首乌　木通　赤芍　白芷　小茴香　乌药　枳壳(麸炒)　甘草(各等分)

水二钟,煎一钟,温服。病在上食后服;病在下食前服。

45. 三消丸(《灵验良方汇编·卷之下·产后恶露日久不散》)

治妇人死血,食积痰饮。

黄连(一两,内五钱,用吴茱萸三钱煎汁浸,炒燥;又五钱,用益智仁五钱同炒,拣去益智仁)　莱菔子(一两五钱,炒)　川芎　桃仁　山栀子　麦曲(并酌用)　莪术(醋煮)　三棱(醋炙,各五钱)　香附(童便浸炒)　山楂(各一两)

蒸饼糊丸,食远,补中汤送。

46. 藿香散(《奇效良方·卷之二十四·头痛头风大头风门·头痛头风大头风通治方》)

治体虚伤风,停聚痰饮,上厥头痛,或偏正头疼,及治诸风等证。

草乌(炮,去皮尖)　藿香(洗去土,各半两)　川乌(炮,去皮脐,一两)　乳香(如皂角子大,三块)

上为细末。每服一钱,食后薄荷汤调下。

47. 旋覆花汤(《奇效良方·卷之六十三·妇人门·调经通治方》)

治妇人心胸嘈杂,中脘痰饮冷气,心下汪洋,口中清水自出,腹胁急胀满痛,不欲饮食。

旋覆花　人参　桔梗　白芍药(各一钱)　橘皮(去白,钱半)　赤茯苓　半夏(各二钱)　官桂(去皮)　细辛　甘草(各半钱)

上作一服,水二盏,生姜五片,煎至一盏,食前服。

48. 开郁正元散(《资生集·卷二·诸积·通治诸积》)

治痰饮血气郁结食积。

白术　陈皮　茯苓　甘草　香附　延胡　青皮　神曲　楂肉　麦芽　海粉　桔梗　砂仁(等分)　生姜

每一两水煎服。[按]此方治气血痰食和平之剂,海粉不入煮,若作丸更佳。

49. 化精丸(《资生集·卷二·诸积·治食症》)

治妇人死血、食积、痰饮成块,在两胁动作,雷鸣嘈杂,眩晕身热,时作时止。

黄连(一两五钱,同吴萸、益智各炒一半,去萸、智)　萝卜子　香附　楂肉(各一两)　川芎　山栀(炒)　三棱(煨,切)　神曲(炒)　桃仁(去皮尖,各五钱)

上为末,蒸饼丸服。此丹溪先生法也,缘古方率多香燥温热,仅能助火损气,此方以茱萸制连而治,佐以益智制连而治;上以山栀治块中之火,其余破气消食散血,诚稳当方也。

50. 生料五积散(《身经通考·卷四·方选·感冒门》)

治身体拘急,四肢浮肿,腰膝疼痛,胸膈停寒,脐腹胀满,脾胃宿食不消,痰饮不行,呕逆恶心,内伤生冷,外感风寒,妇人经事不通,饮聚膈上,可以探吐。

陈皮　干姜　半夏　茯苓　枳壳　麻黄　桔梗　官桂　厚朴　苍术　白芷　川芎　当归　芍药(各八分)　甘草(炙,五分)

上水二钟,姜三五片、枣一枚,煎八分,食远服。

51. 摄生散(《身经通考·卷四·方选·中风门》)

治一切卒中,不论中风、中寒、中暑、中湿及痰饮、痰厥、气厥之类,初作即用此剂。

南星　半夏(姜汁泡)　木香(各一钱五分)　苍术　细辛　石菖蒲　生甘草(各一钱)

上水一钟半,生姜七片,煎至八分,温服。痰盛加全蝎(炙)二枚,仍先用通关散搐鼻。若牙噤者,用乌梅肉擦牙,和南星、细辛末,以中指蘸药擦,自开。

52. 治诸病痰饮验方

1)《千金翼方·卷第十九·杂病中·痰饮第四》

治痰饮头痛,往来寒热方。

常山(一两)　云母粉(二两)

上二味,捣筛为散。热汤服一方寸匕,吐之,止;吐不尽,更服。

2)《集验方·卷第四·治痰饮久癖方》

治痰饮积聚,呕逆,兼风、虚劳、阴疝方。

霜后蒴藋苗子

捣汁一石,先以武火煎减半,即以文火煎,搅勿停手,候可丸止,空腹酒下梧子大三十丸,煎服亦得。

3)《温隐居海上仙方·新刻温隐居海上仙方前集》

治饮结气结结胸,皆因邪痰停积,胸满气噎。

银朱　白矾

二味等分,熔化作剂。每服一丸如弹大,用生姜自然汁化下。

4)《卫生易简方·卷之三·痰饮》

治痰饮胸膈痞满。

大栝蒌(洗净,槌碎)　半夏(汤浸七次,锉)

俱焙干为末,用洗栝蒌水熬成膏,研为丸如桐子大。生姜汤下二十丸。

治痰饮流注疼痛。

大半夏(二两,汤浸洗过为末)　风化朴硝(一两)

以生姜自然汁打糊丸如桐子大。每服五丸,姜汤下,痛在上临卧服,痛在下空心服。

治痰饮上气,不思饮食,小便不利,头目昏眩。

吴茱萸(汤泡)　白茯苓(去皮,等分)

为末,炼蜜丸如桐子大。每服三十丸,熟水、温酒任下。

治中脘气滞,胸膈烦满,痰饮不利,头目不清。

生南星(去皮)　半夏(汤泡七次,各五两)

为末,以姜汁和软,摊在筛中,以楮叶盖之,令发黄色,晒干收之,须五六月内做;用香附子一两炒去毛,以做成曲二两,共为末,水糊丸如桐子大。每服四十丸,食后姜汤下。

5)《卫生易简方·卷之六·积热》

治邪气腹内热结,目黄不下食,大小便涩,骨间热,咳嗽痰饮,杀虫去蛊,小儿寒热不定。

并用皮弁草子煮汁服之。

6)《万氏家抄济世良方·卷三·胁痛》

治痰饮流注作胁痛。

陈皮　半夏(姜汁制)　南星(姜制)　苍术(米泔水制炒,各钱半)　茯苓(八分)　甘草(五分)　川芎(七分)

水二钟、姜三片煎八分,通口服。咳嗽而痛者去苍术、川芎,加香附、青皮、青黛、姜汁。

7)《喻选古方试验·卷二·头病》

治头风旋运,及偏正头疼,多汗,恶风,胸膈痰饮。

川芎(一斤)　天麻(四两)

为末,蜜丸弹子大。每嚼一丸,茶清下。

8)《疑难急症简方·卷三·痰饮喘哮》

治肩背连臂酸痛方,甚则两手软痹,由痰饮流入四肢也。

陈皮(二钱)　半夏(二钱)　茯苓(二钱)　南星(一钱五分)　木香(一钱)　姜黄(一钱)

甘草(五分)

生姜三片,水煎服。

【论用药】

结合痰饮治法,痰饮用药有利水药物如甘遂、芫花等,有调治脾胃以健脾祛除的药物如陈皮,有行气化痰除湿的药物如槟榔、厚朴等,温热化痰药有赤石脂、肉豆蔻,清热化痰药有竹叶。此外,古代治疗痰饮亦用狼毒、接骨木等现代中医临床不常用药物。

《本草经集注·序录下》:"痰饮:大黄、甘遂、芒硝、茯苓、莞花、此胡、芫花、前胡、术、细辛、旋覆花、人参、厚朴、枳实、橘皮、半夏、生姜、甘竹叶。"

一、治痰饮专药

1. 巴豆

《证类本草·卷第二·序例下》:"巴豆,温。主痰饮留结,利水谷,破肠中冷。"

《证类本草·卷第十四·巴豆》:"陈藏器《本草》云:巴豆,主癥癖痃气,痞满,腹内积聚,冷气血块,宿食不消,痰饮吐水。"

2. 肉豆蔻

《证类本草·卷第九·肉豆蔻》:"[臣禹锡等谨按]《药性论》云:肉豆蔻,君,味苦,辛能主小儿吐逆、不下乳,腹痛,治宿食不消、痰饮。"

3. 竹叶

《证类本草·卷第十三·竹叶》:"主咳逆、消渴、痰饮、喉痹、鬼疰、恶气,杀小虫,除烦热。"

4. 麦门冬

《证类本草·卷第六·麦门冬》:"去心煮饮,止烦热消渴,身重目黄,寒热体劳,止呕开胃,下痰饮。"

5. 赤石脂

《本草图经·玉石上品卷第一·赤石脂》:"《千金翼》论曰:治痰饮吐水无时节者,其源以冷饮过度,遂令脾胃气羸,不能消于饮食,饮食入胃,则皆变成冷水,反吐不停,皆赤石脂散主之。"

6. 杜衡

《证类本草·卷第八·杜衡》:"《药性论》云:杜衡,使。能止气奔喘促,消痰饮,破留血,主项间瘤瘿之疾。"

7. 陈皮

《救生集·卷二·痞积门》:"停食,或因醉饱即睡,胸膈痰饮积热,气结满闷。陈皮五钱(微炒)研末;以水浓煎,如茶呷即宽。"

8. 苦瓠

《证类本草·卷第二十九·苦瓠》:"其苦瓠瓢,味苦,冷,有毒。主水肿,石淋,吐呀嗽,囊结,痓蛊,痰饮。"

9. 茅苍术

《成方切用·卷三上·表散门·神术散》:"九制苍术散,茅山苍术九蒸九晒为末,治痰饮腹痛。"

10. 枕材

《证类本草·卷第十三·枕材》:"味辛,小温,无毒。主咳嗽,痰饮积聚胀满,鬼气注忤。"

11. 莞花

《本草经集注·草木下品·莞花》:"味苦、辛,寒、微寒,有毒。主治伤寒,温疟,下十二水,破积聚,大坚,癥瘕。荡涤肠胃中留癖,饮食寒热邪气,利水道。治痰饮咳嗽。"

12. 胡桃

《证类本草·卷第二十三·下品·胡桃》:"[臣禹锡等谨按]孟诜云:胡桃,不可多食,动痰饮,除风,令人能食,不得并,渐渐食之,通经脉,润血脉,黑鬓发。"

13. 厚朴

《证类本草·卷第十三·厚朴》:"能主疗积年冷气,腹内雷鸣虚吼,宿食不消,除痰饮,去结水,破宿血,消化水谷,止痛,大温胃气,呕吐酸水,主心腹满,病人虚而尿白。"

14. 盐附子

《证类本草·卷第十四·盐麸子》:"味酸,微寒,无毒。除痰饮瘴疟,喉中热结喉痹,止渴,解酒毒黄疸,飞尸蛊毒,天行寒热,痰嗽,变白,生毛发。"

15. 鸭跖草

《证类本草·卷第十一·鸭跖草》:"味苦,大寒,无毒。主寒热瘴疟,痰饮疔肿,肉癥涩滞,小儿丹毒,发热狂痫,大腹痞满,身面气肿,热痢,蛇犬咬,痈疽等毒。和赤小豆煮,下水气湿痹,利小便。"

16. 蚌

《证类本草·卷第二十二·下品·蚌》:"烂壳粉,饮下,治反胃,痰饮。"

17. 狼毒

《证类本草·卷第十一·狼毒》:"治痰饮癥瘕,亦杀鼠。"

18. 离鬲草

《证类本草·卷第八·离鬲草》:"味辛,寒,有小毒。主瘰疬丹毒,小儿无辜寒热,大腹痞满,痰饮膈上热。"

19. 接骨木

《证类本草·卷第十四·接骨木》:"〔臣禹锡等谨按〕陈藏器云:接骨木,有小毒。根皮主痰饮,下水肿及痰疟。"

20. 旋覆花

《本草图经·草部下品之上卷第八·旋覆花》:"胡洽有除痰饮在两胁胀满等旋覆花丸,用之尤多。"

《溪秘传简验方·卷上·胁门》:"痰饮结聚,两胁胀痛:旋覆花,水煎服。"

21. 续随子

《证类本草·卷第十一·续随子》:"味辛,温,有毒。主妇人血结月闭,癥瘕痃癖瘀血,蛊毒鬼疰,心腹痛,冷气胀满,利大小肠,除痰饮积聚,下恶滞物。"

22. 葶苈

《证类本草·卷第十·葶苈》:"陶隐居云:出彭城者最胜,今近道亦有。母则公荠,子细黄至苦,用之当熬。今按此药亦疗肺壅上气咳嗽,定喘促,除胸中痰饮。"

《万氏家抄济世良方·卷八·药性草部》:"葶苈(味辛苦,气大寒,无毒。人虚禁用)破坚逐邪、利水降气,治皮间邪水上出面目浮肿,及肺壅咳嗽、喘促痰饮。"

23. 槟榔

《证类本草·卷第十三·槟榔》:"《齐民要术》槟榔下气及宿食,白虫,消谷,痰饮。"

24. 醋

《证类本草·卷第二十六·醋》:"〔臣禹锡等谨按〕陈藏器云:醋,破血运,除癥块坚积,消食,杀恶毒,破结气,心中酸水,痰饮。"

【医论医案】

一、医论

1. 概论

《推求师意·卷之下·痰饮》

《内经》有脾胃湿土太过,为积饮痞膈与饮积于中者数条,未有痰之名也。至仲景始分饮为四:一曰痰饮,二曰悬饮,三曰溢饮,四曰支饮。而痰之义始见河间,分五运六气之病,于火淫条下则云:中风、风癫等病痰涎,因水衰热甚,津液涌溢,聚于胸膈,热燥以为痰涎,初虞世言涎者,乃遍身之脂液津液。于湿土条下云:湿气自甚,则为积饮痞膈、中满霍乱。又云:喘嗽之痰,为因外感风寒,寒化为热,热则生痰。张戴人谓留饮一症,不过蓄水而已。又谓四饮者,观病之形状而定名也。其来有五,有膺郁而得之者,其气抑郁不伸,则肝气乘脾,脾气不濡,故为留饮;有劳役乘困饮水,脾胃力衰,因时睡卧,不能布散于脉,亦为留饮;肝主虑,久虑不决则肝气不行,脾主思,久思不已则脾气结,亦为留饮;饮酒过多,以乘燥金,胞不渗泄,亦为留饮;隆暑津液焦涸,喜饮寒水过多,逸而不动,亦为留饮。又谓痰有五:曰风痰,曰热,曰湿,曰酒,曰食。五者先生遵张、刘之说,谓痰饮之初起也,或饮食不谨,或外伤六淫,或内感七情,或食味过厚,皆致谷气不升资发,荣卫先郁滞而成膈热,故津液不行,易于攒聚,因气成积,积气成痰。痰饮既聚,展转传变,生病不一,为呕吐,为反胃,为喘满,为咳逆,为膈噎,为吞酸,为嘈杂,为膨胀,为痞,为痛,为泄利,为不食冲上,为头痛,为眩运、嗌下,为足肿,为颓疝;散于表为寒热,为胕肿,为肢节痛,聚于心为狂,为癫昏仆,为不语。凡人之病,皆痰为邪,此数家叙痰为病之始末也。后世论治痰饮,必得温乃行,及有痰因火热反见水化,而觉其冷乃不知其热也。先生故多不取,独称长沙治四饮之法,可表者汗之,可下者利之,滞者导之,郁者扬之,热者寒之,寒者温之,塞者通之,虚者补而养之,深得《内经》各随攸利所治之意。窃谓痰饮之生,有生于脾胃,有生于六经,所起不同,若论感邪与为病之形症则一也。至于治之,必先从其邪之所起,而后及于病之所止。曰:痰饮因足太阴湿土之化,生于脾胃,宁不生于六经乎? 初虞世谓涎为遍身之脂脉津液也，此非六经中之津液灌注于内外者欤？原其在经脉之由，即《内经》所谓饮入于胃，游溢精气，散精于脾，上归于肺，通调水道，下输膀胱，水精四布，五经并行。又谓水入于经，其血乃成。谓五脏化五液：心为汗，肝为泣，肺为涕，脾为涎，肾为唾。故经脉之津液与血者，皆四布水精之所化。然经脉以胃气为本，则其所化，亦六经中胃气土德之冲者以成之，由是同归乎湿，滋育百体者矣。苟不善于化，则水积不行，亦如湿漂之为害。故其水盛与血杂混，而不滋荣气之运，或不化液而不从卫气之用，聚于经脉以为病，冷则清如其饮，热则浊如其痰，设值风火之迫，则涌溢而起，无处不到，痰饮为病莫大于此。

《叶选医衡·卷下·痰论》

痰之为病，仲景论四领六证，无择叙内外三因，俱为切当。盖四领则叙因痰而显诸证者，三因则论因有所伤而成痰者也。惟王隐君论人之诸疾悉出于痰，此发前人所未论，可谓深识痰之情状而得其奥者矣。制滚痰丸一方，总治斯盛，固为简便。较之仲景无择，有表里内外而分汗下温利之法，则疏阔矣，况又有虚实寒热之不同哉。夫痰之为病，有因热而生痰者，热则熏蒸津液而成痰；亦有因痰而生热者，痰则阻碍气道而生热；有因风寒火热而得者，有因惊而得者，有因气而得者；有因饮酒而得者；有因食积而得者；有脾虚不能运化而生者；有肾虚水泛为痰者。风痰多成中风瘫痪奇证，寒痰多成冷痹骨痛，火痰多成烦热喘嗽，湿痰多成倦怠嗜卧，惊痰多成心痛癫痫，气痰多成胸腹膨胀，酒痰多成呕吐泄泻。痰饮多成胁满胸臂痛，食积痰多成癖块痞满。脾虚之痰，因劳倦伤脾，痰清食少；肾虚之痰，因房劳伤肾，痰冷昏晕。然亦有痰冷而属热者，其为病状，种种难名，王隐君论中颇为详尽。学者当察其病形脉证，则知所挟之邪，随其表里上下虚实治之可也。大凡病久淹留，卒不致死者，多因食积痰饮所致。此何以故？盖胃气亦赖痰积所养，饮食虽少，胃虚猝不便虚故也。亦有治痰用峻利药过多，则脾气愈虚，津液不运，痰反生而愈甚，法当补胃清中气，则痰自然运下，此法之本也。

2. 论痰唾之异

《研经言·卷二·释痰》

仲景书有浊唾，有涎唾。涎唾，后人或称淡唾。淡言其薄，以别于浊唾也。淡字去氵加疒即为痰。《巢源》而下，唾皆称痰，即于唾之不薄者，亦称痰不称唾。如凝唾谓之胶痰，黏唾谓之腻痰，皆与古书相戾也。第古人名病，必名其所可见，薄唾称淡，有淡可见，若无淡可见，焉得冒淡之名？因知《金匮》四饮中之痰饮，虽本一作痰，而走于肠间之水，淡不淡尚未可卜，仲景亦必不凭空名之。淡饮之淡，当为流字之误。走于肠间，正谓其流，与溢字、悬字、支字，皆是状其水行以为别。水之行象，必得此四者方备。《巢源》论饮，悉本《金匮》，于四饮独无淡饮，有流饮，所列流饮症状，正即《金匮》之淡饮，隋时《金匮》不误，巢所据足为的证。《千金翼》配入留饮为五次，改悬饮为澼饮，支饮为淡饮，而于肠间动作有声之饮，亦作流饮，与巢氏合。缘"流"字似淡，传写误之，寻又改为痰，其迹显然。近有粗知训诂者，谓痰字从炎，病必属火。依彼论治，岂不大谬信乎？辨之不可不审也！

3. 论二冬二母六味治痰饮

《医医病书·痰饮用二冬二母六味论》

黄帝问曰：肺之令人咳，何也？岐伯对曰：形寒饮冷则伤肺也。虽五脏六腑俱能令人咳，外有风温、温热之咳不在痰饮之中者，究系痰饮居多。仲景谓：病痰饮者，当以温药和之。所以必用温药者，补脾阳与三焦之火也，坎中满水，非阳气不行也。其《金匮》痰饮门与咳嗽门中，佥用温药，何近世一概以二冬、二母之苦寒，不然则以六味之酸甘化阴？如果肺胃燥热，用之诚善。风温、温热之咳，只用辛凉甘润，亦不用苦寒。若遇痰饮阴邪，或兼风寒及燥金本气，岂非见苦寒如雠仇乎！古人有因咳致痰、因痰致咳之辨，学者不可不知。盖因痰致咳者，半日无痰绝不咳嗽。且痰饮夜咳必甚，亥、子、丑，水旺时也。其声重浊属土，饮本两太阴病也。若因咳致痰者，必无甚多痰，或稍有痰，或竟无痰，唇、口、舌、面多赤色，脉多数，或舌有黄苔，或寅、卯时咳甚胁痛，为木扣金鸣之咳，面色不改，舌多白，脉必弦，或双弦，或单弦，病至极，亦有洪大、滑数者，乃反象也，为难治。阴阳现症，不可不辨。再痰饮之所以不可用一毫苦寒凉药者，经谓饮食入胃，脾气散精，上输于肺，历络三焦，通调水道，下达膀胱。三焦之火不足，不能生土，脾虚不能代胃行津液，遂成支饮射肺之咳。脾为太阴，饮为阴邪，弦为阴脉（脾病而现肝之脉也），再投凉药或柔药，岂非为贼立帜乎？吾又见有肝郁者，多兼痰饮。盖木病必克土，克胃土则不食或呕，克脾土，不泄则咳，脾受克则失其散津之职也。今人见肝郁，多用黄芩、冬、地，亦大与痰饮不合。且无饮者，服久必致成饮矣。见痰饮之咳，又谓为劳病，恣用补阴，不可为矣！

4. 论痰饮诸脉

《医学原理·卷之五·痰门·痰症脉法》

《要略》云：脉双弦者，寒饮也。又云：饮脉不弦，但苦喘当气。

又云：脉浮而细滑者，伤饮。脉弦数，有寒饮，春夏难治。

又云：脉沉而弦者，悬饮，内痛。又云：短气，四肢历节走痛，脉沉者，留饮。陈无择又云：饮脉皆弦微沉滑。

又云：左右手关前脉浮弦大而实者，乃膈上有稠痰也，宜吐之而愈。又云：滑者，痰也。眼胞及目下如烟熏者，亦痰也。

丹溪云：久得涩脉，痰饮胶固，脉道阻涩，卒难得升，必须调理。

5. 论治痰饮大法

《医学原理·卷之五·痰门·治痰饮大法》

痰饮之症，丹溪分而为七，曰酒痰，曰食积痰，曰风痰，曰寒痰，曰热痰，曰老痰，曰湿痰，故此治法亦异。

如酒痰，用青黛、瓜蒌、葛花蜜丸，嚼化。如食积痰，用神曲、麦芽、山楂之类，或化痰丸及消积之药攻之，极妙。如风痰，宜用南星、白附子之类。如热痰，宜用青黛、黄连及青礞石丸之类。如寒痰，宜用南星、姜半夏及诸辛凉药之类。如老痰，宜海石、香附、半夏、瓜蒌、五倍子之类。丹溪云：五倍子佐他药，大能治顽痰。如湿痰，身多软而重，宜苍术、白术、黄芩、香附、半夏、贝母，或加青黛、瓜蒌。

如痰结核在咽喉间，嗽不出，咽不下，宜化痰，加咸能软坚之剂，如瓜蒌、杏仁、海石、连翘、桔梗等，少佐朴硝，蜜丸，嚼化。如痰在胁下，非白芥子不能达。如痰在四肢，非竹沥、姜汁不能行。如痰在肠胃间，下之而愈。盖痰之为物，随气升降，无处不到。痰症脉浮，当吐痰；在膈上，亦宜吐；痰胶固稠浊，亦宜吐；痰在经络中，非吐不可。盖吐中就有发散之义，其吐法必先升提其气，用防风、山栀、川芎、桔梗、芽茶、生姜之类，或就以此探吐，吐须用布勒腰腹，于不通风处行之。其法用萝菔子半升，擂，和浆水一碗，去渣，少入油与蜜，温服；或用虾半斤，入酱、葱、姜等料，水煮，先吃虾，后饮汁，少时以鹅毛探吐，其翎毛先以桐油浸，后以皂角水洗，晒干待用。如服瓜蒂、藜芦等药即吐，不必用吐法。姜煎半夏，大治湿痰，又有治喘心痛。粥丸生姜汤下。

如枳实泄痰，如冲墙倒壁。黄芩治痰，假其下行也。天花粉大能降上焦热痰。海粉治痰大有力，以其热痰能降，湿痰能燥，顽痰能消。人中黄大能降火消痰，又能治食积痰。用饭捣丸如绿豆大，每服十数丸，效。

凡痰因火盛逆上者，法当治火为先，宜白术、黄芩、石膏之类。凡久病阴火上升，津液生痰不生血者，宜补阴血，制相火其痰自降，其药必姜汁制，以助传送。

凡痰成块，吐咯不出，气郁滞者，难治。凡痰症多有作过者，盖由津液凝滞，积聚成痰，不能荣润三焦之故。凡痰在左同肥气，在右同息贲，入肺则咳，流大肠则泻，入肾为涌水，在上则面浮，在下则跗肿，在中则肢满痞膈，隔于经隧则偏枯，寒于肉分则麻木不仁。

凡痰药中多用利气药者，正先哲所谓顺气则痰自行之意。大抵痰症多生于湿，是以古方多用燥药为君，利气为臣，如二术、南星、半夏、橘红之类。

《医学原理·卷之五·痰门·丹溪治痰活套》

凡痰症皆以二陈汤为主。欲上，加柴胡、升麻；欲下，加木通、黄柏。如偏头痛在右，本方加川芎、白芷、防风、荆芥、薄荷、升麻之类；在左，本方合四物汤，加防风、荆芥、薄荷、细辛、蔓荆子、柴胡、酒芩之类。

如头项痛者，本方加川芎、藁本、升麻、柴胡、菟丝子、细辛、薄荷之类可也。如痰在腰胯膝下肿痛者，本方加苍术、防己、木通、黄柏、牛膝、川草薢之类。

如痰在胸腹中作痛，或痞满者，本方加白术、神曲、麦芽、砂仁之类。如在经络中，胸、背、臂、膝作痛者，在上加防风、羌活、威灵仙，在下加牛膝、木通之类。冬加乌、附、竹沥。

如风痰壅塞，喘急、咳嗽不宁者，本方加防风、羌活、南星、枳壳、皂角之类。其症多奇形怪状。凡热痰，如病腹胀满，本方加芩、连、栀子、瓜蒌仁、石膏、滑石、竹沥之类。凡湿痰，身重倦怠，本方加苍术、白术、南星之类。凡寒痰，本方加干姜、附子、益智、甘草、豆蔻之类。凡酒痰，本方加葛粉、枳壳、神曲、砂仁、麦芽之类。凡气痰，本方加木香、槟榔、砂仁、枳壳、乌药、香附之类。凡燥痰，本方加瓜蒌、杏仁、贝母、五味之类。

如阴虚咯血痰嗽者，本方加知母、贝母、黄柏、款冬花、紫菀茸、马兜铃之类。

如痰在中焦，作嗳气吞酸，胃脘当心而痛，或呕清水，恶心等症，本方倍白术，加苍术、神曲、麦芽、川芎、砂仁、草蔻、猪苓、泽泻、黄连、吴茱萸、栀子、木香、槟榔之类，作丸服。

如内伤挟痰，本方加参、芪，倍白术，多用姜汁以为传送。凡风痰必用白附子、防风、天麻、雄黄、牛黄、片黄芩、白僵蚕、牙皂之类。凡眩晕、嘈杂者，乃火动其痰也。本方加栀子、芩、连之类。凡嗳气吞酸，乃食郁有热，因火气上动所致。黄芩为君，半夏、南星为臣，橘红为使。热甚加青黛。

大抵善治痰者，不治痰而治气，盖气顺则一身之津液流通，痰饮自不生矣。

《古今名医汇粹·卷三·病能集一·痰饮门》

王节斋曰：痰者病也。人之一身，气血清顺则津液流通，何痰之有？惟夫气血浊逆，则津液不清，熏蒸成聚，而变为痰焉。痰之本水也，原于肾；痰之动湿也，主于脾。古人用二陈汤为治痰通用者，所以实脾燥湿，治其标也。然以之而治湿痰、寒痰、痰饮、痰涎，则固是矣。若夫痰因火上，肺金不清，咳嗽时作，及老痰、郁痰，结成粘块，凝滞喉间，吐咯难出，此等之痰，皆因火邪上炎，熏于上焦，肺气被郁，故其津液之随气而升者，为火熏蒸，凝浊郁结而成，岁月积久，根深蒂固，故名老痰、郁痰。而其原则火邪也，病在上焦心肺之分，咽喉之间，非中焦脾胃湿痰、冷痰、痰饮、痰涎之比也。故汤药难治，亦非半夏、茯苓、苍术、枳实、南星等药所能治也。惟开郁降火，清润肺金，而消化凝结之痰，缓以治之，庶可取效；天冬、黄芩、海粉、栝蒌仁、桔梗、香附、连翘。青黛、芒硝、橘红。大率饮酒之人，酒气上升为火，肺与胃脘皆受火邪，故郁滞而成，此天冬、黄芩泻肺火也，海粉、芒硝咸以软坚也，栝蒌润肺除痰，香附开郁降气，连翘开结降火，青黛解郁火，故皆不用辛燥之药。

痰属湿热，乃津液所化，因风寒湿热之感，或七情饮食所伤，以致气逆液浊，变为痰饮。或吐咯不出，或凝滞胸膈，或留聚肠胃，或流注经络、四肢，随气升降，遍身上下，无处不到。其为病也，为喘，为咳，为恶心、呕吐，为痞膈壅塞、关格异病，为泄，为眩运，为嘈杂、怔忡、惊悸，为颠狂，为寒热，为肿痛。或胸间辘辘有声，或背心一点常如冰冷，或四肢麻痒不仁，皆痰所致。百病中多有兼痰者，世所不知也。痰有新久轻重之殊，新而轻者，形气清白稀薄，气味亦淡；久而重者，黄浊稠粘凝结，咳之难出，渐成恶味，酸辣咸苦，甚至带血而出。治法：痰生于脾胃，实脾燥湿。又随气而升，宜顺气为先，分导次之，又气升属火，顺气在于降火，热痰则清之，湿痰则燥之，风痰则散之，郁痰则开之，顽痰则软之，食积痰则消之，在上者吐之，在中者下之。又中气虚者，宜固中气以运痰。若攻之太重，则胃气虚而痰愈盛矣。主方用二陈汤，总治一身之痰。如要下行加引下药，上行加引上药。湿痰多饮，如身体倦怠之类，加苍术，白术。寒痰痞塞胸中，加半夏，甚者加麻黄、细辛、乌头之类。痰厥头痛，亦加半夏。风厥加南星、枳壳、白附子、天麻、僵蚕、猪牙皂角之类。气虚者则更加竹沥，气实加荆沥，俱用姜汁。热痰加黄芩、黄连，痰因火盛逆上，降火为先，加白术、黄芩、石膏、黄连之类。眩运嘈杂，火动其痰也，亦加山栀、黄连、黄芩。血虚有痰者，加天冬、知母、栝蒌、香附、竹沥、姜汁。带血者，更加黄芩、白芍、桑皮。血滞不行，中焦有饮者，取竹沥，加姜、韭自然汁。气虚有痰者，加人参、白术。脾虚者，宜补中益气以运痰。下陷加白术、白芍、神曲，兼用升麻提起。内伤挟痰，加参、芪、白术之类，姜汁传送，或加竹沥尤妙。食积痰，加神曲、山楂、麦芽、炒黄连、枳实以消之。甚者必用攻之，宜丸药。兼血虚者，用补血药送下。中焦有痰者，食积也。胃气亦赖所养，若攻之，尽则虚矣。老痰用海石、半夏、栝蒌仁、香附、连翘之类。五倍子佐他药，大治顽痰，宜丸药。喉中有物，咯不出，咽不下者，此痰结也。用药化之，加咸味软坚之类，宜栝蒌、海石、桔梗、连翘、香附，少佐朴硝、姜汁，蜜化噙服。脉涩者，卒难开，痰在膈上，必用吐法。胶固稠黏者，脉浮者，痰在经络间者，必用吐,吐中有发散之义。凡用吐,升提其气便吐,如防风、川芎、桔梗、芽茶、生姜、韭汁之类,或瓜蒂散。凡吐,用布紧勒肚,于不通风处。痰在肠胃可下,枳实、甘遂、巴豆、大黄、芒硝之类,凡痰用利药过多,肠胃易虚,则痰易生而多。痰在胁下,非白芥子不能除。痰在皮里膜外,非姜汁、竹沥不可及。在四肢,非竹沥不开。在经络中,亦用竹沥,必佐以姜汁、韭汁。膈间有痰,或颠狂,或健忘,或风痰,俱用竹沥,与荆汁同功。气虚少食,用竹沥。气实能食,用荆沥。凡人身上中下有块,是痰也,问其平日好食何物,吐下后方用药。凡人头面颈颊身中有痰核,不痛不红,不作脓者,皆痰疰也,宜随处用药消之。滚痰丸功泻肠胃痰积,及小儿食积痰,急惊痰盛者,最为要药,常令合备,但量人虚实用之。

薛立斋曰:痰者脾胃之津液,或为饮食所伤,或因七精六淫所扰,故气壅而痰聚。谚云肥人多痰,而在瘦人亦有之者,何也?盖脾统血,行气之经,气血俱盛,何痰之有?皆由过思与饮食所伤,损其经络,脾血既虚,胃气独盛,是以湿因气化,故多痰也。游行周身,无所不至,痰气既盛,客必胜主,或夺于脾之大络之气,则倏然仆地者,此痰厥也。升于肺者则喘急咳嗽,迷于心则怔忡恍惚,走于肝则眩运不仁、胁肋胀满,关于肾不咯而多痰唾,留于胃脘则呕泄而作寒热,注于胸则咽嗝不利、眉棱骨痛,入于肠则辘辘有声,散则有声,聚则不利。窃谓若脾气虚不能消湿,宜用补中益气汤加茯苓、半夏。若脾气虚弱,湿热所致,宜用东垣清燥汤。若因胃气虚弱,寒痰凝结,宜用人参理中汤。若因脾胃虚寒,而痰凝滞者,宜理中化痰丸。若因脾虚而痰滞气逆者,宜用六君子加木香。若因脾胃虚弱而肝木乘侮,宜六君子加柴胡,头痛宜用白术半夏天麻汤。若因脾胃虚弱,寒邪所乘以致头痛,宜用附子细辛汤。《脉诀》云热则生风,故云风自火出。若风邪气滞,痰蕴于胸中者,宜用南星、枳壳、白附子、天麻、僵蚕、牙皂之类。若因肺经风热而生痰者,宜用金沸草散。若因风火相搏,肝经风热炽盛而生痰者,宜用牛黄抱龙丸,或牛黄清心丸。若因肝经血燥而生痰者,宜用柴胡栀子散。若因中气虚弱,不能运化而生痰者,宜用六君、柴胡、钩藤。

李士材曰:五痰五饮症各不同,至于脾、肺二家之痰,尤不可混。脾为湿土,喜温而恶寒润,故二术、星、夏为要药;肺为燥金,喜凉润而恶温燥,故二母、二冬、地黄、桔梗为要药。二者易治,鲜不危困。每见世俗恶半夏之燥,喜贝母之润,若是脾痰,则土气益伤,饮食忽减矣。即使肺痰,毋过于凉润以伤中州,稍用脾药以生肺金,方为善治。故曰:不理脾胃,非其治也。

王中旸曰:古今医方,痰论已尝喻及。顾外淫之病,当祖仲景专科。若七情之方,虽有多门,原其本标,半因痰病,盖亦有因病而生痰者也。故痰之为病,不出六经。医书以脾为中州,合胃为表里,胃为水谷之海,其气熏蒸,上朝肺为华盖,主司皮毛,周流内外,充润百骸,氤氲为荣卫之气,合会为津液不源。随经变化,在肝名津,在肺名液,在心名血,在肾为精,在胃为涎。元和纯粹,谷气相资,升降无穷。髓、脑、涕、唾、精、津、气、血、液,同出一源,而随机应感,故凝之则为败痰。夫痰者,湿类也,属足太阴湿土所司,故肿满至极则必浮,在方则有理气消肿之药。故不言痰也。肺为贮痰之器,痰实郁勃而湿热化,化属乎少阴君火所司,在方则有除热清剂,故不言痰也。火盛金衰,木无以制,属足厥阴风木所司,风性飘荡,动静不常,干犯诸经,在方则有一百二十种风,故不言痰也。痰乃败精结实之形,窒碍朝会隧道,气不流畅,在方则有七十二般气,故不言痰也。津既为痰,不复合气,氤氲停留肺胃之间,自为恶物,其冷如冰。积之日久,或咳不咳,或喘不喘,或呕哕涎沫,或不吐痰,或面青唇黑,四肢厥逆,或恶风,或恶寒,或头疼身痛,或多汗如雨,或即无汗。本因肺气,状若伤寒,属足太阳寒水所司,在方则合分治法,故不言痰也。或因志不遂,忧思郁结,或因惊伏痰,或因伏痰怔忡,如畏人捕,拂勃至甚,火气上炎;性好夸大;语言错谬,狂乱悲笑,逾垣上屋,邪阳独盛,膂力过人,属少阳相火所司,在方则有宁志镇心之剂,故不言痰也。中风者,涎痰浮凝,津不润下,大便燥涩。有伏者,肺气不治,开合失常,衣食辛热,或天气抑蒸,内外交烁而壅,或冲冒风寒,则毛窍骤开,肺壅痰塞,甚至皮毛枯竭皴燥,并属阳明燥金所司,在方则各方证类,故不言痰也。盖因痰而致病者,先治其痰,后调余病;因病而致痰者,先调其病,后逐其痰。其有败痰既下,诸症悉除。经又云:有治本而得者,有治标而得者。此之谓也。

戴元礼曰：凡人忽患胸、背、手、足、头、项、腰、胯痛不可忍，连筋骨，牵引吊痛，坐卧不安，走易不定，俗医不晓，谓之走疰，用风药及针灸，非也。以药贴，亦非也。或头痛不可举，或神思昏倦多睡，或饮食无味，痰唾稠粘，夜间喉中如锯声，多流涎唾，手足重坠痹冷，脉不通，误认为瘫痪，亦非也。乃是痰饮顽涎伏在心膈上下，变为此疾。

张子和曰：留饮之证，不过蓄水而已。然其得之，由来有五：肝愤郁而不得伸则乘脾，脾气不化，故为留饮。肝主虑，久虑而不决，则饮食不行。脾主思，久思而不已则脾结，故亦为留饮。因劳役远行，乘困饮水，脾胃力衰，因而嗜卧，不能布散于脉，亦为留饮。饮酒过多，肠胃已满，又复增之，脬经不及渗泄，久久如斯，亦为留饮。隆暑津液焦涸，喜饮寒水，本欲止渴，乘快过多，逸而不勤，亦为留饮。人病饮者，不能出此五者之外。然水者阴物也，积水则生湿，停酒则发燥，久则成痰。在左胁者同肥气，在右胁者同息贲，上入肺则多嗽，下入大肠则为泄，入肾则为涌水，濯濯如囊浆，上下无所不之，故在太阳则为支饮，皆由气逆而得之。故湿在上者，目黄面浮。在下者，股膝肿厥；在中者，支满痞膈。痰逆在阳不去者，久则化气。在阴不去者，久则成形。今代刘河间，依仲景十枣汤，制三花神佑丸，而加大黄、牵牛。新得之痰，下三五十丸，气流饮去。在上可以瓜蒂散通之，下以禹功丸之，然后以痰剂流其余蕴。复未尽者，可以苦葶苈、杏仁、桑皮、椒目等逐水之药，伏水皆去矣。夫黄连、黄柏可以清上燥湿，黄芪、茯苓可以补下渗湿，二者可以收后，不可以先驱。治病有先后，邪未去时，慎不可补耳。

戴院使曰：有饮癖积成块，在腹胁之间，类积聚，用破块药多不效，此当行其饮，宜导痰汤。何以知其为饮？其人先曾病瘥，口吐涎沫、清水，或素来多痰者是也。又多饮人结成酒癖，腹胁积块，胀急疼痛，或全身肿满，肌黄少食，宜十味大七气汤，红花酒煎服。

王中旸曰：一切无痰不嗽不哕者，世人莫知为痰。又见之于脉，有虾游、雀啄、代止之形，亦时有痰气关格者。若非谙练扬历，未免依经断病，而贻笑大方。盖痰凝气滞，关格不通，其脉固有不可动者。有两三路乱动，时有时无者，或尺寸一有一无者，有关脉绝滑不见者，或时动而大小不常者，有平居之人忽然而然者，有素禀痰病不时而然者，有僵仆暴中而然者，非皆死脉也，实因乎痰而然。

然痰之为症，方书散入杂症，是以大小七气汤、治中、二陈、半夏茯苓汤、细辛、白术、薄荷、石膏、白矾、皂角、南星、贝母、常山，以至青州白丸子、寿星散，利种消酒化气、去风宽膈、止恶诸方，皆显仁藏，用于其间。古人治痰，莫不在斯。

而余因制滚痰丸一方，获效万无一失。惟脱形不食，及水泄并孕妇不服外，自数岁以上至八旬者，皆可量度饵之。或常人大便频去，或稍腹痛，或微觉后重，但看其色焦黄稠粘者，并是痰泻，正宜服之。逐去顽痰，脏腑清利，自然不泄也。

喻嘉言曰：痰饮之证，留伏二义，最为难明。《金匮》论留饮者三，伏饮者一。曰：心下有留饮，其人背寒如掌大。曰：留饮者，胁下痛引缺盆。曰：胸中有留饮，其人短气而渴，四肢历节痛。言胸中留饮，阻抑上焦心肺之阳而为阴噎，则有深入于背者有冷无热，并阻督脉上升之阳，而背寒如掌大，无非阳火内郁之象也。胁下为手足厥阴上下之脉，而足少阳之脉，则由缺盆过季胁，故胁下引缺盆而痛，为留饮偏阻，是木火不升之象。饮留胸中，短气而渴，四肢历节痛，为肺不行气，脾不散精之象也。合三条而观之，心、肺、肝、脾，痰饮皆可留而累之矣。至伏饮，曰：膈上病痰，饮喘嗽吐，发则寒热，背痛腰疼，目泣自出，其人振振身𥆧剧，则必有伏饮。言胸中乃阳气所治，留饮阻抑其阳，则不能发动。然重阴终难蔽睨，有时阳伸，忽而吐发。然伸而复屈，太阳不伸，作寒热、腰背痛、目泣；少阳不伸，风火之化，郁而并于阳明土中，阳明主肌肉，遂振振身𥆧而剧也。留饮之伏而不去，其为累更大若此。治法无大于用温药和之，而急以通其阳，若仲景苓桂术甘汤等，虽治支满目眩，可于此仿其意矣。

又曰：小儿慢脾风，痰饮阻塞窍隧，星附六君汤以醒之。老人肾虚水泛，痰饮上涌，崔氏八味丸以摄之。若脾胃虚寒，饮食不思，阴气痞塞，呕吐涎沫者，宜温其中。真阳虚者，更补其下。然热痰乘风火上入，目暗耳鸣，多似虚证，误行温补，转锢其痰，永无出路，医之过耳。

《医学读书记·卷中·饮证类伤寒》

伤寒若吐若下后，心下逆满，气上冲胸云云。按此非伤寒症，乃属饮家也。《金匮》云：膈间支饮，其人喘满,心下痞坚,得之数十日,医吐下之不愈,木防己汤主义。又云:其人振振身瞤动者,必有伏饮。又云:心下有痰饮,胸胁支满,目眩是也。成氏以为里虚气逆,与此药和经、益阳、散气,恐未切当。

病如桂枝症,头不痛,项不强,寸脉微浮,胸中痞硬,气上冲咽喉不得息者,此为胸有寒也,当吐之,宜瓜蒂散。寒,谓寒饮,非寒邪也。此亦痰饮类伤寒症。《活人书》云:痰饮之为病,能令人增寒发热,状类伤寒,但头不痛、项不强为异耳!

《一得集·卷上诸论·痰症随宜施治论》

人之痰病甚多,全部内经,无一痰字,《金匮》又以痰饮咳嗽同列一门,以致后世治痰,专责于肺。不知古人以肾为生痰之本,胃为贮痰之器,理固甚精。盖肾主五液,入肺为涕,痰与涕,同为津液之化,而津液又生于胃,为水谷所归,炼气存精,为之津液,上升肺而下输脾,则又随气运行。痰因气而周历四肢巅顶,无所不到,故内伤外感,皆能生痰。治外感寒则温之,火则清之;治内伤虚则补之,实则泻之,壅上宜吐,滞下宜攻,此大略也。如痰因风生,则用轻剂疏其表,风为阳邪,从皮毛而入腠理,渐渐达于肺胃,必致水谷之精液,不能上升,因郁结而化痰,仍当从肺窍咳出,肺位最高,故宜轻剂。风淫于内,治以辛凉,佐以苦甘,吴氏之银翘散、桑菊饮、是也;如风已化热,热蒸胃液而成痰,宜佐以清胃之品,知母、花粉、石膏、竹叶等是也;如感寒邪而生痰,则毛窍闭拒,肺气逆满,太阳之气,无以发泄于外,宜杏苏散、麻杏甘石汤之类,热盛则佐以条芩、知母、桑皮、山栀等;如暑邪由口鼻吸受,直趋中道,入于胃府,积滞而为热痰,宜白虎汤、竹叶石膏汤之类,宜泄热邪。如湿郁于中,脾胃不克升降,壅阻为痰,务须运脾清胃,运脾宜厚朴、干姜、腹皮、山楂、茯苓、苍术、藿香、豆蔻、橘皮之类;清胃宜竹茹、条芩、知母、甘草、花粉之类,或加淡渗利水之味;如湿郁变成热症,又宜透湿清热,如芩、连、知、柏、豆卷、通草、滑石之类,详见《吴氏条辨》《薛氏湿热病篇》。如伤秋金燥气,消烁肺胃之津液而化痰,宜滋养肺胃之阴,喻氏主清燥救肺汤,或佐以五汁养阴甘凉润燥,即雪羹之类亦是。且六淫之中,火最生痰,火有君相之别、五志之分,治肝火以苦泄,治胃火以苦降。苦泄与苦降不同,苦泄如山栀、青黛、龙胆、芦荟、猪胆等;苦降如大黄、黄连、黄芩、知母、黄柏、枳实等。又痰郁久而化火,其升于上则怔忡眩晕,嘈杂不寐;入于经络,则疼痛、瘫痪、麻木、结核;入于肌腠,则凝滞而成痈疽;流于下焦,则必痿痹鹤膝骨疽;入于胞络,则又痰厥、癫痫、痴呆、昏迷。大抵怔忡眩晕,嘈杂不寐,宜清火以治肝,佐以安神之药,如羚羊角、桑叶、丹皮、山栀、钩藤、天竺黄、连翘、麦冬、茯神、远志、青黛、牡蛎、石决明之属;疼痛、瘫痪、麻木,则宜控涎丹、滚痰丸及荆沥、竹沥之属。盖痰居深远,不克吐出,不得不从下也。凝结肌腠而成痈疽,宜调和营卫,佐以芳香透络,开腠如归、芍、穿山甲、白芥子、桃仁、乳香、没药、皂角之属,攻其瘀积而导散之。痿、痹、鹤膝、骨疽,则宜大活络、控涎丹之属,诚以下焦之痰,非峻药不能通达也。痰、厥、癫、痫、痴、呆、昏迷,又宜运出胞络之痰,先用藜芦汤吐之,至症急口噤,用藜芦为末,搐入鼻内,亦能致吐,若过吐不止,用葱汤饮之即解,次用牛黄清心丸或白金丸以清余邪,又次用安魂定神丸以善其后,无不效验如神。以上皆六淫外邪之治法也。

至有因内伤者,形寒饮冷则伤肺,肺被伤则寒邪郁结于内,而下得出,势必喘逆咳嗽,喉中作水鸡声,即《金匮》支饮、悬饮是也。轻则苏子降气汤,重则小青龙汤、射干麻黄汤,以寒邪非温散不可耳。如饮食不调,失饥伤饱,劳倦伤脾,脾阳不升,宜补中益气汤、小建中汤,调其中而痰自化。如暴怒伤肝,肝气逆而犯胃,亦能生痰,又必胁痛呕吐,口苦嗳酸,宜逍遥散加丹皮、山栀、青黛、竹茹,或越鞠丸用青黛为衣,或加石斛、木瓜、乌梅、川连、辈以平胃气,或用代赭、海石、蒺藜、辈以镇肝,使土木无忤则安矣。如因房劳伤肾,水泛为痰,亦必喘逆倚息不能卧,然与寒邪伤肺之喘逆有间,气邪伤肺,其脉必弦,或沉细而寸口滑数,肾虚之喘逆,其脉必虚大,尺脉反浮,可按验也。水泛为痰,宜治温补,轻则建中汤,重则二加龙牡汤,或八味肾气丸作煎剂,使肾中温暖,水不上泛,而痰喘自除矣。《经》云:精不足者,补之以味,故必用杞子、当归、鹿角胶、潼蒺藜、海螵蛸、杜仲、补骨脂雄骏之物,乃克有济。年久老痰,窠囊锢结,当遵喻氏法以运出之,又须继以补脾,而为填空之计。胸腹堆积酿成痰癖,坚大如盂如盘,当用丸药攻之,如大黄、三棱、莪术、归须、桃仁、巴豆、莱菔子等为丸,然终不可过服,以伤正气。予因治痰古无成法，妄为评论，尚希高明裁正。

《读医随笔·卷三·证治类·痰饮分治说》

饮者，水也，清而不黏，化汗、化小便而未成者也；痰者，稠而极黏，化液、化血而未成者也。饮之生也，由于三焦气化之失运；三焦之失运，由于命火之不足。《经》曰：三焦者，决渎之官，水道出焉。膀胱者，州都之官，津液藏焉，气化则能出矣。盖水入于胃，脾气散精，上输于肺，此即津也。其渣滓注于三焦，为热气蒸动，则不待传为小便，即外泄而为汗，故汗多则小便少也。下行入于膀胱，而膀胱有上口，无下口，仍借三焦之气化，始能下出，故曰气化则能出矣。其在三焦，则曰水；在膀胱，则曰津液者，水在三焦，质清味淡，外泄为汗则味咸，下泄为溺则气臊，皆受人气之变化，而非复清淡之本质矣。故汗与小便，皆可谓之津液，其实皆水也。火力不运，水停中焦，上射于肺。治之法，补火理气，是治本也；发汗利小便，是治标也。痰则无论为燥痰，为湿痰，皆由于脾气之不足，不能健运而成者也。盖水谷精微，由脾气传化，达于肌肉而为血，以润其枯燥；达于筋骨而为液，以利其屈伸。今脾气不足，土不生金，膻中怯弱，则力不能达于肌肉，而停于肠胃，蕴而成痰矣；已达于皮膜者，又或力不能运达于筋骨，故有皮里膜外之痰也。又多痰者，血必少，而骨属屈伸，时或不利，此其故也。治之之法，健脾仍兼疏理三焦，以助其气之升降运化，是治本也；宣郁破瘀，是治标也。燥痰则兼清热生津，痰乃有所载而出矣。所以必用破瘀者，痰为血类，停痰与瘀血同治也。治痰不得补火，更不得利水；补水、利火，即湿痰亦因火热郁蒸，愈见胶固滋长，而不可拔矣。此痰饮分治之大义也。至于患饮之人，必兼有痰；患痰之人，亦或有饮，二证每每错出，此古人治法所以不别也。不知病各有所本，证各有所重。患饮兼痰者，治其饮而痰自消，痰重者，即兼用治痰法可也；因痰生饮者，治其痰而饮自去，饮重者，即兼用治饮法可也。

二、医案

1. 治痰饮咳嗽

《临证指南医案·卷五·痰饮》

沈(妪)。冬温，阳不潜伏，伏饮上泛。仲景云：脉沉属饮，面色鲜明为饮，饮家咳甚，当治其饮，不当治咳。缘高年下焦根蒂已虚，因温暖气泄，不主收藏，饮邪上扰乘肺，肺气不降，一身之气交阻，熏灼不休，络血上沸。《经》云：不得卧，卧则喘甚痹塞，乃肺气之逆乱也。若以见病图病，昧于色诊候气，必致由咳变幻，腹胀胀满，渐不可挽，明眼医者，勿得忽为泛泛可也，兹就管见，略述大意，议开太阳，以使饮浊下趋，仍无碍于冬温，从仲景小青龙越婢合法。杏仁、茯苓、苡仁、炒半夏、桂枝木、石膏、白芍、炙草。

《环溪草堂医案·卷二·痰病》

陆。素有痰饮咳嗽，土弱金虚，金虚不能制木，并不能生水，土弱不能御木之侮，并不能生金而化痰，病情有似风痰瘫痪，足软难行，口流涎沫，舌左半无苔，口常不渴，脉虚弦滑，大便坚燥，种种见症，皆显金土水不足而风痰有余。病根日久，调之不易，姑拟一方备采。苁蓉干、半夏、五味、牛膝（盐水炒）、麦冬（元米炒）、巴戟天、麻仁、熟地、茯神、陈皮、肉桂、竹沥、姜汁。

某。痰饮咳嗽已久，其源实由于脾肾两亏。柯氏云：脾肾为生痰之源，肺胃为贮痰之器也。近增气急，不得右卧，右卧则咳剧，肺亦伤矣，素患肛门漏疡，迩来粪后有血，脾肾亏矣，幸胃纳尚可，议从肺脾肾三经合治，然年近六旬，爱养为要，否则虑延损证。熟地（砂仁末拌炒）、半夏、陈皮、五味子、川贝、冬术、阿胶（蒲黄拌炒）、炮姜炭、归身炭、款冬花、茯苓。

[原注] 此金水六君煎合黑地黄丸加阿胶、款冬、川贝三味，补金水土之虚，上能化痰，下能止血，其中虽有炮姜，勿嫌温燥，有五味以摄之。

[诒按] 此等病立方最难安放平稳，似此周到熨贴，自非老手不办。

《曹沧洲医案·痰饮门》

左。咳嗽痰多，气急，脉微数，此属痰饮，治在肺脾。瓜蒌皮（切）三钱，归身三钱五分，生米仁三钱，玉蝴蝶七分，薤白头（去苗，酒浸）三钱五分，茯苓五钱，生蛤壳一两（先煎），川断（盐水炒）二钱，宋半夏三钱五分，甘草炭四分，冬瓜子七钱，资生丸三钱（绢包）。

2. 治痰饮头痛

《周慎斋遗书·卷九·痰饮》

一妇年六旬，患痰饮，头目疼痛，身热不食，二便俱闭，脉洪大有力，右关略弦。此君主失令，相火横行而伤金，故头目疼痛，木不受制，则肝邪起，脾土受侮，则肺金更弱。须泻火补金，则木自平，火自降，所谓金浮水升、木沉火降也。宜用麦冬、甘草、白芍清心肺肝之火；苏梗、广皮引阳气下达，使胃无凝滞；茯苓、山药固其脾阴：病可瘥也。若云脾恶湿，且有痰饮，麦冬似非所宜，是正不然。盖脾虽恶湿，今之脾病，邪在肝木，清火则木安，木安则土宁，病自已矣。若必用半夏治其饮，燥则火就之，又将奈何？古人云：见痰休治痰，正此法也。

3. 治痰饮肿胀

《孙文垣医案·卷二·三吴治验》

施泾阳先生内人，年五十八，左胁有痰饮，每升至咽间，即胀闷不知人事，遍身皆胀，不能卧，小水赤。诊其脉，两寸关洪滑，六部皆数，予谓此痰火症也。痰生热，热生风，故每发人事不知尔。乃与牛黄清心、凉膈丸同黑虎丹服之，夜遂得睡，人事亦安静，再以二陈汤加滑石、竹茹、郁金、薄荷、黄芩、前胡，加灯心、生姜煎服，全安矣。

《孙文垣医案·卷三·新都治验》

程六十者，原有喘嗽，今肿发于面，四肢俱浮，大便溏，小水少，时多怔忡，此痰饮症也，以旋覆花汤加桑白皮、薏苡仁主之。旋覆花、桑白皮各一钱，半夏、人参、橘红、茯苓各七分，厚朴五分，桂心、甘草各三分，薏苡仁一钱五分，生姜三片，水煎服。一剂而怔忡除，四剂喘肿俱消。

4. 治痰饮泄泻

《孙文垣医案·卷二·三吴治验》

方东野。两胁痛，上壅至胸，发热，饮食不进，脉左手沉而弦数，乃积气也，右手滑，痰饮也。关脉濡弱，脾气不充也。据症或触于怒，故痛之暴耳。治当先去积热，消痰气，然后用补。栝蒌仁六钱，枳壳、姜连、半夏各一钱半，白芥子一钱，牡蛎二钱，炙甘草五分，柴胡一钱五分。二帖，诸症尽去，饮食进矣。然恐其复发也，与当归龙荟丸使行之，以刈其根，服下果行两次。

《孙文垣医案·卷五·宜兴治验》

宜兴令君镜阳先生，上焦有浮热，胃中有食积痰饮，平常好食热物，稍凉即腹痛泄泻，大便后，间有红，又因劳心动火，头面生疮疖作疼，脉左数，右滑数。以玄参、石斛、白芍药各二钱，甘草一钱，天花粉、连翘、贝母各一钱，茯苓八分，薄荷五分，四帖，疮疖皆愈。再以保和丸加姜连、滑石、红曲、白术丸与服，半月全安。

5. 治痰饮便秘

《孙文垣医案·卷二·三吴治验》

沈大参玉阳老先生，中焦有食积痰饮而作痞滞，以故大便了而不了，间或作胀，予脉之，两寸短弱，关滑，两尺沉滑有力。予曰：脾胃经有湿痰，蕴而为热，但清其中宫，使清阳升，浊阴降，而气血自旺，此不补之补也。以二陈汤加枳实、酒连、酒芩、滑石、姜黄、木香、干葛、山楂，两剂而愈。

6. 治痰饮呕吐

《孙文垣医案·卷二·三吴治验》

王敬泉。头晕且痛，起则倒仆，胸膈胀闷如绳束缚，呕吐而食饮皆不得入，六脉俱涩，此痰饮挟木火之势而作晕也。先以《济生》竹茹汤而吐不止，且烦躁发眊、发热，再与芦根汤，连进二碗，气眊稍定；再以吴茱萸一两为末，以鸡子心调涂两足心，引火下行；外用二陈汤加姜汁炒黄芩、黄连、旋覆花、枇杷叶、丁香、白豆仁、槟榔、柴胡，水煎服之。服后热退，大便亦行，头晕呕吐皆止，惟胃脘有一块作痛，仍与前药两剂，而块亦消。

7. 治痰饮疟疾

《孙文垣医案·卷三·新都治验》

朱宅女眷。经水行，一月不止，每黄昏先寒后热，夜遍身疼痛，胸前胀闷不通，必欲大喊叫嘶，用手于喉中斡而吐出痰涎乃宽，今且渴甚，此痰饮疟疾。今饮食不进，夜间见鬼者，乃热入血室也。用小柴胡汤加生地黄、丹皮、陈皮、桃仁两帖后，以白术三钱，何首乌二钱，陈皮、麦芽各一钱，乌梅一枚，生姜三片，水煎服之，而寒热止，诸症皆安。

8. 治脾虚痰饮

《得心集医案·卷三·痰饮门·喘息不已》

王毅垣先生，平日操劳，劳倦思虑俱伤脾气，素有痰饮，稍饮食未节，或风寒偶感，必气喘痰鸣。十余年来，临病投药，无非括痰降气之品，迄来年益就衰，病亦渐进。值今秋尽，天气暴寒，饮邪大发，喘息不休，日进陈、半、香砂之属，渐至气往上奔，咽中窒塞，喉如曳锯，密室中，重裘拥炉，尚觉凛凛，痰如浮沫，二便艰涩。余见其面赤，足胫冷（阳被阴逼外出），两人靠起扶坐，气逼咽嗌，不能发声，脉得左手沉涩，右手缓大。因思喘急沉涩，已属败症，且四肢虽未厥逆，而足胫已冷，实未易治；继思胸中乃太空阳位，今被饮邪阴类僭踞，阴乘于阳，有地气加天之象。急以仲景苓姜术桂汤加附子一两，连进二剂，病全不减。再诊左涩之脉已转滑象，而右大之形仍然如昨，乃知中土大虚，不能制水，饮即水也。嘉言喻氏曰：地气蒸土为湿，然后上升为云，若中州土燥而不湿，地气于中隔绝矣。天气不常清乎？遂将原方重加白术，减附子，大剂再进，而阴浊始消，胸次稍展，溺长口渴。毅翁恐药过燥，余曰：非也，此症仲景所谓短气有微饮者，当从小便去之，况渴者，饮邪去也，何惧其燥耶？仍将前药叠进，乃得阳光复照，阴浊下行。其善后之计，仍仿嘉言崇土填臼之法，缘饮水窈踞，必有科囊故耳。

9. 治肾虚痰饮
《临证指南医案·卷五·痰饮》

程（五七）。昔肥今瘦为饮，仲景云：脉沉而弦，是为饮家。男子向老，下元先亏，气不收摄，则痰饮上泛，饮与气涌，斯为咳矣。今医见嗽，辄以清肺降气消痰，久而不效，更与滋阴。不明痰饮皆属浊阴之化，滋则堆砌助浊滞气。试述着枕咳呛一端，知身体卧着，上气不下，必下冲上逆。其痰饮伏于至阴之界，肾脏络病无疑，形寒畏风，阳气微弱，而藩篱疏撤，仲景有要言不烦曰：饮邪必用温药和之，更分外饮治脾，内饮治肾，不读圣经，焉知此理。（脾肾阳虚饮逆咳呕）桂苓甘味汤，熟附都气加胡桃。

10. 治瘀血痰饮
《孙文垣医案·卷四·新都治验》

有邵兄而讳马者，年五十患呕吐，吐物如烂猪肺状，胸背胀。市上诸医皆以翻胃治之不效，而反加潮热烦躁，饮食不入口。歙医谓肺坏，辞去不治，延予治之。诊其脉两寸滑数，左关尺涩，予曰：此瘀血痰饮症也，非肺坏，果若肺坏，声音当哑，今声亮而独胸背作胀，瘀血痰饮明矣。此症殆由酒后怒发所致，盖肝藏血，脾统血，酒伤脾，怒伤肝，以故不能藏，不能统，血随气上积于胸膈，必吐出而胀斯宽也。法当消瘀血、调气化痰，气调瘀消，则新血始得归经，大本端而病根可除矣。乃为立方：滑石三钱，甘草五分，茜根二钱，小蓟一钱五分，桃仁、贝母、归尾、香附各一钱，山栀仁、枳壳、桑白皮各八分，服十帖而全安。

《齐氏医案·卷三·痰论》

曾治明经某，素称实学，举动狂傲，不善保养。忽饮食无味，口干吐痰，肚腹膨胀，二便不利。医家不问虚实，便与之化痰行气，转见胸满痞闷，痰饮愈甚；与之导痰，又与分消，腹胀胁痛，坐卧不安；又与破血耗气，两足浮肿。知予在英公署内，告急求治，即谓余曰：贱躯被诸医治坏，请问先生还可救否？予诊其脉，右寸大而无力，右关微弦，右尺倏有倏无，左三部软而无力，余曰：足下脾肾两伤之证，令以午前服补中益气汤，早晚服《金匮》肾气丸。初服数剂更胀，余曰：不妨，久服则不胀。果信余言，逾月而诸证尽退，饮食渐进，继服八味丸去附子加北味，兼服归脾汤去木香、甘草，加五味子、肉桂，半载而康，元气大复。

第四章

消 渴

消渴,是以多饮、多食、多尿、消瘦、乏力或尿有甜味为主要症状的病证。由外感、情志失调、饮食不节、脏腑内伤、久病失治等导致。西医学中的糖尿病即属于本病范畴;其他以多饮、多尿、烦渴等为主要表现的疾病,亦可参照消渴来进行辨证与治疗。

【辨病名】

"消渴"之名,首见于《黄帝内经》,而后历代的文献对消渴之名的记载不尽相同。按照病位命名,消渴分为上消、中消、下消,其中上消又分鬲消、高消、消心等,中消分为消中、痹中、脾消、消脾、食亦等,下消又分为肾消、消肾、痹肾、内消、消浊等;按照病性命名,消渴又名肺消、脾瘅、消瘅、阳消、阴消等;按照病因命名,消渴又名风消、内伤三消、外感三消等,其中内伤三消又分积热三消、精虚三消,外感三消又分燥火三消、湿火三消;按照症状命名,消渴又名渴利、消谷、消利等。

一、概论

《诸病源候论·消渴病诸候·消渴候》:"夫消渴者,渴不止,小便多是也。"

《万病回春·卷之五·消渴》:"消渴者,口常渴也。小便不利而渴者,知内有湿也。小便自利而渴者,知内有燥也。大抵三消者,俱属内虚有热也。"

《类经·十三卷·疾病类·阴阳发病》:"二阳结谓之消,胃与大肠经也。阳邪留结肠胃,则消渴善饥,其病曰消。"

《类经·十六卷·疾病类·消瘅热中》:"若饮水多而小便多,名曰消渴。"

《内经博议·卷之四·述病部下·胀卒痛肠澼如疟积消瘅病第七》:"《内经》消自为一种,即后世所谓三消也。如'气厥论'之肺消鬲,'奇病论'之消渴,此上消也。多饮而渴不止者也,'脉要精微论'瘅成为消中,'师传篇'胃中热则消谷,令人善饥,此中消也。溲便频而膏浊不禁,肝肾主之,此下消也。"

《证治汇补·卷之五·胸膈门·消渴》:"二阳结,谓之消渴。(《内经》)二阳者,手阳明大肠,主津液;足阳明胃,主血气。津血不足,发为消渴。(《入门》)"

《金匮悬解·卷十一·内伤杂病·消渴小便不利淋》:"寸口脉浮而迟,浮即为虚,迟即为劳,虚即卫气不足,劳则营气竭。趺阳脉浮而数,浮即为气,数即消谷而大便坚,气盛则溲数,溲数即坚,坚数相抟,即为消渴。"

"趺阳脉数,则胃中有热,胃热即善饥善渴,消谷而引饮。谷消水化,中气有余,则谷传于后而大便必坚,水渗于前而小便即数。便坚溲数,土金俱燥,是以消渴也。"

二、按病位命名

1. 上消

《扁鹊心书·卷中·消渴》:"上消者,《素问》谓之鬲消,渴而多饮,小便频数。"

《类经·十五卷·疾病类·移热移寒》:"膈消者,膈上焦烦,饮水多而善消也。"

2. 中消

《仁斋直指方论·卷之十七·消渴·消渴方论》:"热蓄于中,脾虚受之,伏阳蒸胃,消谷善饥,饮食倍常,不生肌肉,此渴亦不甚烦,但欲饮冷,小便数而甜,病属中焦,谓之消中。"

《类经·十六卷·疾病类·消瘅热中》:"若饮食多,不甚渴,小便数而消瘦者,名曰消中。"

《类经·三十二卷·会通类·疾病(下)》:"大肠移热于胃,善食而瘦,又谓之食亦。"

《济阳纲目·卷三十三·三消论》:"消中者,

渴而饮食俱多，或不渴而独食是也。"

《罗氏会约医镜·卷十二·杂证·论三消》："中消者，中焦脾胃病也，多食善饥，而身日瘦，又谓之消中。"

3. 下消

《诸病源候论·消渴病诸候·渴利候》："内消病者，不渴而小便多是也。"

《太平圣惠方·卷第五十三·三消论》："三则饮水随饮便下，小便味甘而白浊，腰腿消瘦者，消肾也。"

《太平圣惠方·卷第九十六·食治三痟诸方》："若渴饮水不绝，甚者腿膝瘦弱，小便浊，有脂胲，名曰痟肾。"

《黄帝素问宣明论方·卷十·燥门·诸燥总论》："世传消渴病及消瘦弱，或小便有脂液者，为肾消也。"

《儒门事亲·卷三·三消之说当从火断二十七》："肾热病者，苦渴数饮，此皆燥热之渴也。"

《仁斋直指方论·卷之十七·消渴·消渴方论》："热伏于下，肾虚受之，腿膝枯细，骨节酸痛，精走髓虚，引水自救，此渴水饮不多，随即溺下，小便多而浊，病属下焦，谓之消肾。"

《医方集宜·卷之五·消渴门·形证》："下消者，肾也，烦渴引饮，耳轮干焦，小便如膏。叔和云：焦烦水易亏，谓之肾消者是也。"

《古今医统大全·卷之五十二·消渴门·病机》："下焦受病，初发小便淋下如膏油之状，小便浊而有脂，甚至面色黧黑，形瘦而耳焦，知其病在下焦，属于肾也，又名肾消。"

《古今医统大全·卷之五十二·消渴门·治法》："下消，肾也，小便淋浊，如胶油之状。东垣云：下焦者，烦躁引火，耳轮焦干，小便如膏，肾水竭也，此为肾消。"

《明医指掌·卷七·三消证九》："热伏于下，肾受之，腿膝枯细，骨节酸疼，精竭髓枯，引水自救，饮而随溺，稠浊如膏，曰肾消。"

《类经·十六卷·疾病类·消瘅热中》："若渴而饮水不绝，腿消瘦而小便有脂液者，名曰肾消。"

《景岳全书·卷之十八理集·杂证谟·三消干渴》："下消者，下焦病也。小便黄赤，为淋为浊，如膏如脂，面黑耳焦，日渐消瘦，其病在肾，故又名肾消也。"

《冯氏锦囊秘录·杂症大小合参卷十二·消渴大小总论合参》："消肾者，燥热消渴，瘦弱面黑，小便浊淋，有脂液如膏者是也。"

《幼幼集成·卷三·消渴证治》："消浊，乃上消之传变。肺胃之热久不清，乃致动而消肾，移热于膀胱，小便浑浊，色如膏脂，名曰下消。"

《类证治裁·卷之四·三消论治》："下消主肾，虚阳烁阴，引水自救，溺浊如膏，精髓枯竭，是为肾消，《经》所谓肾热病苦渴数饮身热也。"

《杂病广要·内因类·消渴》："若热伏于下焦，肾虚受之，致精髓枯竭，引水自救而不能消，饮水一斗，小便反倍，味甘而气不臊，阴强而精自走，腿膝枯细，渐渐无力，名曰痟肾，又曰急痟，属于下焦，病在本也。"

三、按病性命名

1. 肺消

《黄帝内经素问·气厥论》："心移寒于肺，肺消，肺消者，饮一溲二，死不治。"

《黄帝内经太素·卷第二十六·寒热·寒热相移》："心移寒于肺，肺消者，饮一溲二，死不治。（心得寒气，传与肺者，名曰贼邪。心将寒气与肺，肺得寒发热，肺焦为渴，名曰肺消。饮一升，溲一升，可疗；饮一升，溲二升，肺已伤甚，故死也）"

《金匮要略广注·卷中·消渴小便利淋病脉证治第十三》："且消渴为上消，即肺消也，故但饮水不欲食。"

《黄帝素问直解·卷之四·气厥论第三十七篇》："心脏受寒，转移于肺，则为肺消。申明肺消者，消渴欲饮，饮一溲二也。水精不布，下而不上，故死不治。"

《医经原旨·卷五·疾病第十二·寒热》："夫肺者，水之母也，水去多则肺气从而索矣，故曰肺消。"

2. 脾瘅

《黄帝内经素问·奇病》："黄帝曰：有病口甘者，名为何？何以得之？岐伯曰：此五气之溢也，名曰脾瘅。夫五味入于口，藏于胃，脾为之行其清气，液在脾，令人口甘，此肥美之所致也。此人必数食甘美而多肥者，令人内热，甘者令人满，故其气上溢转，转为消渴。"

《圣济总录·卷第四十五·脾瘅》："论曰：

《内经》曰:有病口甘者,此五气之溢也,名曰脾瘅。夫食入于阴,长气于阳,肥甘之过,令人内热而中满,则阳气盛矣。故单阳为瘅,其证口甘,久而弗治,转为消渴,以热气上溢故也。"

《类经·三十卷·会通类·气味》:"有病口甘者,名曰脾瘅。"

《医经原旨·卷五·疾病第十二·瘅》:"有病口甘者,此五气之溢也,名曰脾瘅。"

《素问识·卷四·疟论篇第三十五》:"'瘅疟志'云:瘅,单也。谓单发于阳,而病热也。《圣济总录》云:单阳为瘅。《万氏育婴家秘》云:《经》中只言瘅,俗称为疸。瘅者,单也,谓单阳而无阴也。[简按]瘅为单阳之义,在瘅疟则可。至脾瘅胆瘅消瘅,及瘅成为消中等,则不通焉。王注为热,最为明确。盖瘅乃燀之从疒者,燀说文,炊也,广韵,火起貌。国语周语,火无炎燀,瘅之为热,其在于此耶。"

3. 消瘅

《黄帝内经灵枢·五变》:"黄帝曰:人之善病消瘅者,何以候之?少俞答曰:五脏皆柔弱者,善病消瘅。"

《儒门事亲·卷三·三消之说当从火断二十七》:"故消瘅者,众消之总名。"

《黄帝内经灵枢注证发微·卷之六·本脏第四十七》:"消瘅者,消渴而瘅热也。"

《医经原旨·卷五·疾病第十二·瘅》:"消瘅者,三消之总称,谓内热消中而肌肤消瘦也,邪热在内,脉当实大者为顺,故病虽久犹可治;若脉悬小,则阳实阴虚,脉证之逆也,故不可治。五脏皆柔弱者善病消瘅,又热则消肌肤,亦为消瘅也。"

《杂病源流犀烛·卷十七·三消源流(消瘅)》:"消瘅,肝、心、肾三经之阴虚而生内热病也。即《经》所谓热中,与三消异。《灵枢经》言:五脏皆柔弱者,善病消瘅。夫皆柔弱者,天元形体不充也。其本大气不足,五脏气馁,阴虚生内热,自是内热不解,而外消肌肉,故五脏之脉,皆以微小者为消瘅,是五脏之气,不能充满于荣分,而内有郁热以烁之也。故法以脉实大者为顺,虽病可治。若脉悬小而坚,则精枯血槁,必不能耐久矣。"

《灵素节注类编·卷八·诸瘅病·消瘅》:"消瘅者,渴饮多食,而肌肉消瘦也。"

4. 阳消

《景岳全书·卷之十八理集·杂证谟·三消干渴》:"消证有阴阳,尤不可不察。如多渴者曰消渴,善饥者曰消谷,小便淋浊如膏者曰肾消。凡此者,多由于火,火甚则阴虚,是皆阳消之证也。"

《类证治裁·卷之四·三消论治》:"消之由于火盛者,阳消症也。"

5. 阴消

《景岳全书·卷之十八理集·杂证谟·三消干渴》:"至于阴消之义,则未有知之者。盖消者,消烁也,亦消耗也,凡阴阳血气之属日见消败者,皆谓之消,故不可尽以火证为言。何以见之?如'气厥论'曰:心移寒于肺,为肺消,饮一溲二,死不治。此正以元气之衰,而金寒水冷,故水不化气,而气悉化水,岂非阳虚之阴证乎?又如'邪气脏腑病形篇'言五脏之脉细小者,皆为消瘅,岂以微小之脉而为有余之阳证乎?此《内经》阴消之义固已显然言之,而但人所未察耳。"

《类证治裁·卷之四·三消论治》:"亦有气血消乏而为阴消症者,如《经》曰心移寒于肺,为肺消,饮一溲二,死不治。景岳以为元阳大衰,金寒水冷,水不化气,而气悉化为水也。《脉经》曰:心脉微小为消瘅,可知症多阳虚,而火多假火。"

四、按病因命名

1. 风消

《黄帝内经素问·阴阳别论》:"二阳之病发心脾,有不得隐曲,女子不月,其传为风消,其传为息贲者,死不治。"

《类经·十三卷·疾病类·阴阳发病》:"阳明受病,久而传变,则木邪胜土,故肌体风消。"

《类经·三十二卷·会通类·疾病(下)》:"二阳之病发心脾,其传为风消。"

《症因脉治·卷三·三消总论·外感三消》:"燥火三消之症,即风消也。多饮渴不止,唇口干裂,烦躁不宁,此燥火伤于肺,即上消症也。多食易饥,不为肌肉,此燥火伤于胃,即中消症也。小便频数,淋沥如膏如油,此燥火伤于小肠、膀胱,即下消之症也。"

《冯氏锦囊秘录·杂症大小合参卷十一·方脉痨瘵合参》:"风消者,肌肉尽削,如风消之也。"

《素问识·卷二·阴阳别论篇第七》:"风消,

诸家皆仍王注,为枯瘦之义。独汪心谷为上消渴。风消二字,他无所考,未知孰是,今两存之。"

2. 内伤三消

（1）积热三消

《症因脉治·卷三·三消总论·内伤三消》:"积热三消之症,烦渴引饮,口臭消渴,上消症也。烦热多食,食下即饥,中消症也。小便频数,如膏如油,足心下部常热,下消症也。"

（2）精虚三消

《症因脉治·卷三·三消总论·内伤三消》:"精虚三消之症,口干消渴,饮水不多,气怯喘咳,上消症也。时食时饥,饥不欲食,中消症也。小便频数,牵引作痛,如沥如膏,下消症也。"

3. 外感三消

（1）湿火三消

《症因脉治·卷三·三消总论·外感三消》:"湿火三消之症,烦渴引饮,咳嗽面肿,此湿热伤肺,即上消症也。面黄身肿,消谷易饥,此湿热伤胃,即中消症也。小便频数,如膏如油,或如米泔,其味反咸为甘,此湿热伤于小肠、膀胱,即下消症也。"

（2）燥火三消

《症因脉治·卷三·三消总论·外感三消》:"燥火三消之症,即风消也。多饮渴不止,唇口干裂,烦躁不宁,此燥火伤于肺,即上消症也。多食易饥,不为肌肉,此燥火伤于胃,即中消症也。小便频数,淋沥如膏如油,此燥火伤于小肠、膀胱,即下消之症也。"

五、按症状命名

1. 渴利

《小品方·卷第三·治渴利诸方》:"渴利之病,随饮小便也。"

《诸病源候论·妇人产后病诸候下·产后渴利》:"渴利者,渴而引饮,随饮随小便,而谓之渴利也。"

《太平圣惠方·卷第五十三·治渴利成痈疽诸方》:"夫渴利者,为随饮即小便也。"

2. 消谷

《黄帝内经灵枢·经脉》:"盛则身已前皆热,其有余于胃,则消谷善饥,溺色黄。"

《黄帝内经灵枢·师传》:"胃中热则消谷,令人悬心善饥,脐以上皮热。"

《黄帝内经灵枢·大惑论第八十》:"精气并于脾,热气留于胃,胃热则消谷,谷消故善饥。"

《普济方·卷三百八十六·婴孩诸热疸肿门·寒热往来羸瘦》:"胃气挟热则消谷,消谷则引饮,使阴阳气血不和,不能充养身体故寒热,虽能食不生肌肉也。"

《医灯续焰·卷六·三消脉证第五十五》:"消谷善饥为中消。"

《针灸逢源·卷五·证治参详·三消》:"多食善饥而日渐消瘦,名曰消中,亦曰消谷。"

3. 消利

《小品方·卷第三·治渴利诸方》:"消利之病,不渴而小便自利也,亦作消渴,消渴之疾,但渴不利也。"

《诸病源候论·卷之五·消渴病诸候·渴利候》:"由肾盛之时,不惜其气,恣意快情,致使虚耗,石热孤盛,则作消利,故不渴而小便多也。"

【辨病因】

消渴之病因,分为外因、内因两个方面。其外感,多因感受燥火、风热之邪;内伤多由情志失调、饮食失宜、劳倦内伤等,且饮食失宜和劳倦内伤往往并见;此外,外感合并内伤亦是导致消渴的原因。

一、六淫外袭

燥火为外邪,若年岁燥气从令,或秋燥太过,邪犯肌表,酿成三消。

《症因脉治·卷三·三消总论·外感三消》:"燥火三消之因,或赫义羲年,燥气从令;或干旱之岁,燥火行权;或秋令之月,燥气太过。燥火伤人,上则烦渴引饮,中则消谷易饥,下则小便频数,燥万物者,莫燥乎火,而三消之症作矣。"

《素问绍识·卷第一·阴阳别论篇第七》:"风消者,为风所鼓,消渴肠胃。其状口干,虽饮水而不咽,此风热拒于贲门也。"

二、情志失调

七情,即喜、怒、忧、思、悲、恐、惊。此七情,皆由五脏所主,七情过度能损伤五脏,扰乱五脏之气血,而消渴生焉。

《黄帝内经灵枢·五变》:"黄帝曰:何以候柔弱之与刚强?少俞答曰:此人薄皮肤,而目坚固以深者,长衡直扬,其心刚,刚则多怒,怒则气上逆,胸中畜积,血气逆留,䐃皮充肌,血脉不行,转而为热,热则消肌肤,故为消瘅。此言其人暴刚而肌肉弱者也。"

《太平圣惠方·卷第五十三·治消渴口舌干燥诸方》:"夫消渴之病,常饮水而小便少也,若因虚而生热者,则津液少,故渴也。是以心气通于舌,脾气通于口,怒气在内,乘于心脾,津液枯竭,故令口舌干燥也。"

《症因脉治·卷三·三消总论·内伤三消》:"精虚三消之因,或悲哀伤肺,煎熬真阴,或思虑伤脾,脾阴伤损……此精虚三消之因也。"

《辨证录·卷之七·五瘅门》:"惟七情伤损于内,则阴阳不相和合,胃无阴以和阳,则热聚而消谷。"

《类证治裁·卷之四·三消论治》:"又《经》云:二阳之病发心脾,有不得隐曲,其传为风消。谓忧伤心,思伤脾,郁结不遂,则营液暗耗,胃大肠俱失通润,而肌肉风消也。"

三、饮食失宜

脾为后天之本、气血生化之源,主运化。若过食辛辣、过食甘肥、酗酒、服用五石诸丸散,均可损伤脾气,进而酿生消渴。

1. 伤食

《普济方·卷一百七十六·消渴门·总论》:"肺消热在上焦,可用凉药,如黄连等皆可用。此疾多出于饮酒人,冬月盛寒,多以葱椒鸠鸽煮酒,或加食热面,遂得此疾,故可用凉药解之。"

《症因脉治·卷三·三消总论·内伤三消》:"积热三消之因,膏粱厚味,时积于中,积湿成热,熏于肺则成上消,伤于胃则成中消,流于下则成下消。"

《症因脉治·卷三·三消总论·外感三消》:"湿火三消之因,酒湿水饮之热,积于其内,时行湿热之气,蒸于其外,内外合受,郁久成热,湿热转燥,则三消乃作矣。"

2. 过服石药

《小品方·卷第三·治渴利诸方》:"说曰:少时服五石诸丸散者,积经年岁,人转虚耗,石热结于肾中,使人下焦虚热,小便数利,则作消利。"

《诸病源候论·消渴病诸候·消渴候》:"由少服五石诸丸散,积经年岁,石势结于肾中,使人下焦虚热。"

《诸病源候论·消渴病诸候·渴利候》:"由少服五石,石热结于肾,内热之所作也。"

《太平圣惠方·卷第五十三·治消渴诸方》:"夫消渴者,为虽渴而不小便是也,由少年服五石诸丸,积经年岁,石势结于肾中,使人下焦虚热,及至年衰,血气减少,不复能制于石,石势独盛,则肾为之燥,故引水而小便少也。"

《圣济总录·卷第五十八·消渴门·消渴后虚乏》:"论曰:久病消渴之人,营卫不足,筋骨羸劣,肌肤瘦瘁,故病虽瘥而气血未复,乃为虚乏。又有缘少服乳石而消渴者,病后津液虚竭,经络痞涩。亦令虚乏,须防痈疽之变。"

《普济方·卷一百七十八·消渴门·消肾》:"夫消肾者,是肾脏虚惫,膀胱冷损,脾胃气衰,客邪热毒转炽,纵然食物,不生肌肤,腿胫消细,骨节酸疼,小便滑数,故曰消肾也。凡人平生放恣者,壮时不自慎惜,极意房中,至年长肾气虚弱,百病即生。"

3. 过食甘肥

《诸病源候论·消渴病诸候·消渴候》:"有病口甘者,名为何,何以得之。此五气之溢也,名曰脾瘅。夫五味入于口,藏于胃,脾为之行其精气。溢在脾,令人口甘,此肥美之所发。此人必数食甘美而多肥,肥者令人内热,甘者令人中满,故其气上溢,转为消渴。"

《黄帝内经太素·卷第三十·杂病·脾瘅消渴》:"黄帝曰:有病口甘者,名为何?何以得之?岐伯曰:此五气之溢也,名曰脾瘅。夫五味入于口,藏于胃,脾为之行其清气,液在脾,令人口甘,此肥羹之所致也。此人必数食甘美而多肥者,令人内热,甘者令人满,故其气上溢转,转为消渴,治之以兰,兰除陈气。(五气,五谷之气。液在脾者,五谷液也。肥羹令人热中,故脾行涎液,出廉泉,入口中,名曰脾瘅。内热气溢,转为消渴,以兰为汤饮之,可以除陈气也)"

《类经·十六卷·疾病类·消瘅热中》:"盖富贵者以肥甘为事,肥者令人内热,甘者令人中满,气积成热,则转为消中消渴之病。"

《内经博议·卷之四·述病部下·胀卒痛肠澼如疟积消瘅病第七》:"脾瘅者,口甘肥美之所发也。肥令人内热,甘令人中满,中满郁热,其气上溢,转为消渴。"

《素问经注节解·内篇·卷之三·通评虚实论》:"夫肥者令人热中,甘者令人中满,故热气内薄,发为消渴、偏枯、气满逆也。"

《医经原旨·卷五·疾病第十二·瘅》:"此肥美之所发也(肥甘太过,故发为病),此人必数食甘美而多肥也。肥者令人内热,甘者令人中满,故其气上溢,转为消渴。肥者,味厚助阳,故能生热,甘者,性缓不散,故能留中。热留不去,久必伤阴,其气上溢,故转变为消渴之病。"

《医述·卷十二·杂证汇参·补遗》:"口甘一证,《内经》谓之脾瘅。此甘非甘美之甘,瘅即热之谓也。人之饮食入胃,全赖脾真以运之,命阳以腐之,譬犹造酒蒸酿者然。一有不和,则肥甘之疾顿发,五味精华,失其本来之真味,则淫淫之甜味上泛不已也。胸脘必痞,口舌必腻,不饥不食之由,从此至矣。"

《灵素节注类编·卷八·诸瘅病·脾瘅》:"瘅者,湿热病也。脾为湿土,恶湿而喜香燥,主鼓运而为胃行津液者也。厚味浊阴,遏其清阳,变成湿热,津液不得输布而壅于脾,乃上溢而口甘,甘者,脾之味也。热积久,则必转为消渴之病。"

四、劳倦内伤

若劳伤日久,不知持满,不时御神,纵欲过度,以致脾肾气虚,久而病变消渴。

《太平圣惠方·卷第五十三·治消中诸方》:"夫消中病者,出渴少而饮食多是也……皆由劳伤过度,爱欲恣情,致使脾肾气虚,石势孤盛,则作消中。故渴少食多,而小便赤黄也。"

《普济方·卷一百八十·消渴门·消肾小便白浊》:"夫消肾小便白浊如脂者,此由劳伤于肾,肾气虚冷故也。肾主水而开窍在阴,阴为小便之道,消令肾损。"

《症因脉治·卷三·三消总论·内伤三消》:"精虚三消之因……或房劳伤肾,精日耗而亏损,此精虚三消之因也。"

五、食倦并伤

夫消渴之因,往往饮食内伤和房劳过度并见,患者年少之时多服石药或暴饮暴食,及其成年,又房事过度,以致肾气虚耗,生消渴之疾。

《诸病源候论·消渴病诸候·渴利候》:"渴利者,随饮小便故也。由少时服乳石,石热盛时,房室过度,致令肾气虚耗,下焦生热,热则肾燥,燥则渴,然肾虚又不得传制水液,故随饮小便。"

《诸病源候论·消渴病诸候·渴利后发疮候》:"渴利之病,随饮小便也。此谓服石药之人,房室过度,肾气虚耗故也。"

《太平圣惠方·卷第五十三·治渴利成痈疽诸方》:"由少时服乳石,乳石热盛,房令过度,致令肾气虚耗,下焦生热,热则肾燥则渴也。"

《太平圣惠方·卷第五十三·治渴利后发疮诸方》:"谓服石药之人,房室过度,肾气虚耗故也。"

《太平圣惠方·卷第五十三·治消肾诸方》:"夫消肾者,是肾脏虚惫,膀胱冷损,脾胃气衰,客邪热毒转炽,纵然食物,不作肌肤,腿胫消细,骨节酸疼,小便滑数,故曰消肾也。凡人处生,放恣者众,盛壮之时,不自慎惜,极意房中,稍至年长,肾气虚弱,百病既生。又年少惧不能房,多服石散,而取极情,遂致过度,真气既尽,石气孤立,唯有虚耗。"

《太平圣惠方·卷第五十三·三消论》:"论曰:三消者,本起肾虚,或食肥美之所发也……夫三消者,一名消渴,二名消中,三名消肾。此盖由少年服乳石热药,耽嗜酒肉荤辛,热面炙爆,荒淫色欲,不能将理。"

《圣济总录·卷第五十九·渴利》:"论曰:消渴小便利多随饮而出,故名渴利。此盖少服乳石,房室过度,致肾虚精耗,热气独留,肾为之燥,故渴而引饮,肾虚不能制水,则饮随小便利也。病久津液耗竭,经络痞涩,营卫不通,热气留滞,必变痈脓也。"

《圣济总录·卷第五十九·消肾》:"论曰:消肾者,由少服石药,房室过度,精血虚竭,石势孤立,肾水燥涸,渴引水浆,下输膀胱,小便利多,腿胫消瘦,骨节酸疼,故名消肾。"

《圣济总录·卷第五十九·消中》:"论曰:病消中者,不渴而多溲,一名内消。以邪热熏烁五脏,然后外及肌肉形体也。得之年少饵石,房室太甚,真气耗惫,石气孤立,结于肾则实,肾实则消水浆，故不渴而小便利多，不得润养五脏，使所食之物，皆消为小便。"

《严氏济生方·消渴门·消渴论治》："消渴之疾，皆起于肾，盛壮之时，不自保养，快情纵欲，饮酒无度，喜食脯炙醴醢，或服丹石，遂使肾水枯竭，心火燔炽，三焦猛烈，五脏干燥，由是消渴生焉。"

《圣济总录·卷第五十八·消渴门·消渴统论》："论曰：消瘅者，膏粱之疾也。肥美之过积为脾瘅，瘅病既成，乃为消中，皆单阳无阴，邪热偏胜故也。养生之士，全真炼气，济其水火，底于适平，若乃以欲竭其精，以耗散其真，所受乎天一者，既已微矣。复饫肥甘，或醉醇醴，贪饵金石以补益，引温热以自救，使热气熏蒸，虚阳暴悍，肾水燥涸，无以上润于心肺，故内外消铄，饮食不能滋荣，原其本则一。"

《黄帝素问宣明论方·卷十·燥门·诸燥总论》："又如胃膈瘅热烦满，饥不欲食；或瘅成消中，善食而瘦；或燥热郁甚，而成消渴，多饮而数小便。（或因热病，或恣酒欲，误服热药，以致脾胃真阴阳损虚，肝心衰弱也）狂阳心火，燥其三焦，肠胃燥涩怫郁，而水液不能宣行也，则周身不得润泽，故瘦悴黄黑也。而燥热消渴，然虽多饮，亦其水液不能浸润于肠胃之外，渴不能止而便注，为小便多出。俗未明，妄为下焦虚冷，误人多矣。又如周身热燥怫郁，故变为雀目或内障，痈疽疮疡，上为咳嗽喘，下为痔利。或停积而湿热内甚，不能传化者，变为水肿湿胀也。世传消渴病及消瘦弱，或小便有脂液者，为肾消也。此为三消病也。消渴、消中、消肾，《经》意但皆热之所致也。"

《仁斋直指方论·卷之十七·消渴·消渴方论》："水包天地，前辈尝有是说矣。然则中天地而为人，水亦可以包润五脏乎？曰天一生水，肾实主之，膀胱为津液之府，所以宣行肾水，上润与肺，故识者以肺为津液之脏，自上而下，三焦脏腑皆囿乎天一真水之中，《素问》以水之本在肾，末在肺者此也。真水不竭，安有所谓渴哉！人惟淫欲恣情，酒面无节，酷嗜炙爆糟藏、咸酸酢醢、甘肥腥膻之属，复以丹砂五石济其私，于是炎火上熏，脏腑生热，燥气炽盛，津液干焦，渴引水浆而不能自禁矣！"

《普济方·卷一百七十六·消渴门·总论》："夫三消者，本起肾虚或食肥美之所发也……夫消者，消渴消中消肾也。此由少年服乳石热药，耽嗜酒肉、荤辛、热面、炙爆，荒淫色欲，不能将理，致使津液耗竭，元气受克，热毒积聚于心肺，腥膻并伤于胃腑，脾中受热。水脏干枯，四体尫羸，精神恍惚，口苦舌干，日加燥渴，饮水多而小便少者，消渴也。吃食多而饮水少，小便赤黄者，消中也。饮水味甘，随饮便下，小便而白浊，腰腿消瘦者，消肾也。斯皆五脏精液枯竭，经络血涩，营卫不行，热气留滞，遂成斯疾矣。"

《普济方·卷一百七十八·消渴门·消肾》："又年少惧不能房，多服石散而取极情，遂致过度，真气既尽，石气孤立，惟有虚耗。唇口干燥，精液自泄，或小便白浊，大便干实，或渴而且利，或渴而不利，所食之物，皆作小便，肾气消损，故名消肾也。"

《古今医统大全·卷之五十二·消渴门·病机》："消渴虽有数者之不同，其为病之肇端，则皆膏粱肥甘之变，酒色劳伤之过，皆富贵人病之，而贫贱者鲜有也。"

《类经·十六卷·疾病类·消瘅热中》："又按《袖珍方》云：人身之有肾，犹木之有根，故肾脏受病，必先形容憔悴，虽加以滋养，不能润泽，故患消渴者，皆是肾经为病。由壮盛之时，不自保养，快情恣欲，饮酒无度，食脯炙丹石等药，遂使肾水枯竭，心火燔盛，三焦猛烈，五脏渴燥，由是渴利生焉。"

《简明医彀·卷之四·三消》："多因脾不输精于肺，肺乏生化之源。《经》曰：多食肥，令人内热，恣食肥甘炙爆咸物，及醉饱入房，斫丧伤肾；或大病阴虚，或过劳血耗，所因多种，燥热则一。"

《证治汇补·卷之五·胸膈门·消渴》："水之本在肾，末在肺，（《内经》）真水不竭，何渴之有。人惟酒色是耽，辛热太过，或以甘肥爆炙适其口，或以丹砂玉石济其私，于是火炎上熏，津液干枯而病生焉。"

《灵素节注类编·卷八·诸瘅病·消瘅》："由五脏柔弱，而其目坚固以深，其光长冲直扬者，心性刚暴多怒，则心肝火炽而气逆，血脉因之不行，久郁而成邪热，以致此病。然此但言其人刚暴，而肌肉弱者也。或有饮食及酒色所伤，而成消瘅者，亦皆邪热蕴蓄之所致也。"

六、外感并内伤

若外感寒邪，内有火燥，则成肺消，此亦为消渴之因。

《叶选医衡·卷下·三消从火断论》:"肺消者,肺外为寒邪所搏,阳气不施,内为火所燥,元极水复。"

【辨病机】

消渴的病机,有风热燥火之邪侵袭于外,饮食不节、七情太过、劳倦过度消烁于内,或内外并感,或久病失治,以致脏腑运化失司,气血津液失调,故生消渴。其主要病机为阴津亏虚,燥热偏盛,且以阴虚为根本。

一、风热燥火侵袭论

若外感风热及燥火之邪,且失于调护,从而消渴生焉,故有六淫侵袭论。

1. 风热格拒

《类经·十五卷·疾病类·风传五脏》:"弗治,肝传之脾,病名曰脾风发瘅,腹中热烦心,出黄,当此之时,可按可药可浴。在肝弗治,则肝木乘土,风热入脾,病名脾瘅。其在内则腹中热而烦心,在外则肌体出黄,可按可药可浴,在解其表里之风热耳。"

《素问绍识·卷第一·阴阳别论篇第七》:"风消者,为风所皷,消渴肠胃,其状口干,虽饮水而不咽,此风热拒于贲门也。"

2. 燥火伤人

《症因脉治·卷三·三消总论·外感三消》:"燥火三消之因,或赫义羲年,燥气从令;或干旱之岁,燥火行权;或秋令之月,燥气太过。燥火伤人,上则烦渴引饮,中则消谷易饥,下则小便频数,燥万物者,莫燥乎火,而三消之症作矣。"

二、气血津液失调论

若气血失调或津液失调,如气血郁滞、气血亏虚、津液虚耗等,则脏腑经脉失养、荣卫不行,从而导致消渴。

1. 气血失调

《黄帝内经灵枢·五变》:"黄帝曰:何以候柔弱之与刚强?少俞答曰:此人薄皮肤,而目坚固以深者,长冲直扬,其心刚,刚则多怒,怒则气上逆,胸中畜积,血气逆留,髋皮充肌,血脉不行,转而为热,热则消肌肤,故为消瘅。此言其人暴刚而肌肉弱者也。"

《太平圣惠方·卷第五十三·三消论》:"夫三消者,一名消渴,二名消中,三名消肾。此盖由少年服乳石热药,耽嗜酒肉、荤辛、热面、炙煿,荒淫色欲,不能将理,致使津液耗竭,元气衰虚,热毒积聚于心肺,腥膻并伤于胃腑,脾中受热,小脏干枯,四体尫羸,精神恍惚,口苦舌干,日加燥渴。一则饮水多而小便少者,消渴也。二则吃食多而饮水少,小便少而赤黄者,消中也。三则饮水随饮便下,小便味甘而白浊,腰腿消瘦者,消肾也。斯皆五脏精液枯竭,经络血涩,荣卫不行,热气留滞,遂成斯疾也。"

《圣济总录·卷第一十三·风消》:"论曰:《内经》谓二阳之病发心脾,有不得隐曲,女子不月,其传为风消。夫肠胃发病,传于心脾。心主血,心病则血不流。脾主味,脾病则味不化而精不足。精血不足,故其证不能隐曲,女子不月,既久则传为风消也。盖精血已亏,则风邪盛而真气愈削也。"

《三因极一病证方论·卷之十·消渴叙论》:"夫消渴,皆由精血走耗,津液枯乏,引饮既多,小便必利,寝衰微,肌肉脱剥,指脉不荣,精髓内竭,推其所因,涉内外与不内外。"

《症因脉治·卷三·三消总论·内伤三消》:"精虚三消之因,或悲哀伤肺,煎熬真阴;或思虑伤脾,脾阴伤损;或房劳伤肾,精日耗而亏损,此精虚三消之因也。"

《素问悬解·卷三·脉法·阴阳别论》:"二阳结,谓之消,大肠手阳明结则燥金司令,胃足阳明结则戊土化燥,传于厥阴,血燥风生,则为消渴也。"

《医述·卷十二·杂证汇参·补遗》:"二阳者,足阳明胃经也。此病由心脾所发,正以女子有不得隐曲之事,郁之于心,故心不能生血,血不能养脾,始焉胃有所受,脾不能运化,继则胃渐不纳受矣,故知胃病发于心脾也。由是则水谷衰少,无以化精微之气,而血脉遂枯,月事不能时下矣。血枯气郁而热生,热极则风生,而肌肉消烁,故谓之风消。(马元台)"

2. 津液失调

《诸病源候论·大便病诸候·大便难候》:"渴利之家,大便也难,所以尔者,为津液枯竭,致令肠胃干燥。"

《太平圣惠方·卷第五十三·治消渴后成水病诸方》:"夫五脏六腑皆有津液,若腑脏因虚,而生热气,则津液竭,故渴也。夫渴数饮水,其人必眩,背寒而呕者,因利虚故也。诊其脉滑甚,为喜渴,其病变成痈疽,或为水病也。"

《圣济总录·卷第五十八·消渴门·消渴口舌干燥》:"论曰:脾主口,心主舌,消渴口舌干燥者,邪热积于心脾,津液枯耗,不能上凑故也。"

《三因极一病证方论·卷之十·消渴叙论》:"夫消渴,皆由精血走耗,津液枯乏,引饮既多,小便必利,寝衰微,肌肉脱剥,指脉不荣,精髓内竭。"

《奇效良方·卷之三十三·消渴门》:"《经》云:有言心肺气厥而渴者,有言肝脾而渴者,有言脾热而渴者,有言肾热而渴者,有言胃与大肠热结而渴者,有言脾痹而渴者,有言小肠痹热而渴者,有因病疟而渴者,有因肥甘石药而渴者,有因醉饱后入房而渴者,有远行劳倦大热而渴者,有因伤胃干而渴者,有因病风而渴者,虽五脏部分所感不同之病,皆因燥热亡液一也。三消之疾,本湿寒相搏,阴气极为燥热,阳气太甚,亦皆饮食服饵失宜,肠胃干涸,而气液不可宣平,或耗乱精神,过违其度;或因大病,阴气损而液衰,虚阳气悍,而燥热亦甚;或因久嗜咸物,恣食炙爆,饮酒过度。亦有年少服金石丸散,久积金石之毒,热结于胸中,下焦虚热益甚,因而肾水不能制,金石热燥甚于肾,故渴而引饮。若饮水多而小便多者,名曰消渴;若饮食多而不甚渴,小便数而消瘦者,名曰消中;若渴而饮水下不绝,肌消瘦而小便有脂膏者,名曰肾消。此三消者,其燥热同也。"

《医方选要·卷之六·消渴门》:"消渴之证,乃水火不能既济,阴虚阳盛之病也。夫天一生水,肾实主之。膀胱为津液之腑,所以宣行肾水,上润于肺。故识者以肺为津液之脏,自上而下,三焦脏腑皆围乎天一真水之中,《素问》以水之本在肾,末在肺者,此也。真水不竭,安有所谓渴哉?人惟淫欲恣情,酒面无节,酷嗜炙煿糟藏、咸酸酢醢、肥甘腥羶之属,复以丹砂五石济其私,于是炎火上薰,脏腑生热,燥气炽盛,津液干焦,渴引水浆而不能自禁矣。"

《古今医鉴·卷之十·消渴》:"《内经》曰:二阳结,为之消。又曰:瘅成为消中。东垣曰:二阳者,阳明也。手阳明大肠主津液,病消则目黄口干,乃津液不足也;足阳明胃主血,若热则消谷善饥,血中伏火,乃血不足也。结者,津液不足,结而不润,皆燥热为病也。此因数食甘美而多肥,故其气上溢,转为消渴。"

《医灯续焰·卷六·三消脉证第五十五》:"一皆以燥热太甚,三焦肠胃之腠理,怫郁结滞,致密壅滞,复多饮于中,终不能浸润于外,荣养百骸,故渴不止,小便多出或数溲也。戴人之论,则曰火能消物,燔木则为炭,燔金则为液,燔石则为灰,煎海水则为盐,鼎水则干。人之心肾为君火,三焦胆为相火,得其平,则烹炼饮食,糟粕去焉。不得其平,则燔灼脏腑,而津液耗焉。"

《金匮悬解·卷十一·内伤杂病·消渴小便不利淋》:"阳明盛而腑中之气旺,是以趺阳浮数,戊土溲数而庚金大坚。此以燥热烁其津液,津液枯涸及消谷引饮之根。"

《四圣悬枢·卷二·疫病解第二·厥阴经证》:"肺津枯燥,则为消渴。"

《四圣悬枢·卷四·疹病解第四·水停腹胀》:"厥阴以风木主令,木郁风盛,津血耗伤,必生消渴。渴而多饮,土燥木达者,下窍疏泄,则水不停留。"

《四圣心源·卷五·杂病解上·消渴根原》:"消渴者,足厥阴之病也。厥阴风木与少阳相火,相为表里,风木之性,专欲疏泄,土湿脾陷,乙木遏抑,疏泄不遂,而强欲疏泄,则相火失其蛰藏。手少阳三焦以相火主令,足少阳胆从相火化气,手少阳陷于膀胱,故下病淋癃,足少阳逆于胸膈,故上病消渴。缘风火合邪,津血耗伤,是以燥渴也。"

《素问悬解·卷五·病论·痹论》:"肝为风木,风动津耗,则为消渴,是以多饮。木主疏泄水道,故数小便。"

《杂病源流犀烛·卷十七·三消源流(消瘅)》:"阳明气盛热壮,然以血多津守,未尝有所结,今言其结,则阳邪盛而伤阴,枯其津液,故结在中焦。阳明亢甚,故消谷善饥。又热亢能消,精液不荣肌肉,故名曰消也。"

《灵素节注类编·卷三·营卫经络总论》:"心劳则火邪内生,而烦恼、消渴等病现矣。"

《灵素节注类编·卷四下·经解·辨阴阳脏腑脉象病证》:"盖血伤气耗,津液不生,当病消渴。"

三、脏腑失调论

若脾胃失调、心肺失调、肾脏失调、水火不济，以致脾胃积热、心火传肺、肾气虚耗、心肾气虚，均可导致消渴，病变脏腑与脾、心、肺、肾密切相关。

1. 脾胃失调

《诸病源候论·大便病诸候·大便难候》："渴利之家，大便也难，所以尔者，为津液枯竭，致令肠胃干燥。"

《黄帝内经太素·卷第二十六·寒热·寒热相移》："大肠移热于胃，善食而瘦，入胃之食亦。大肠得热，传与胃者，名曰虚邪。大肠将热与胃，胃得热气，实盛消食，故喜饥多食。以其热盛，食入于胃，不作肌肉，故瘦。亦，义当易也，言胃中热，故入胃之食变易消无，不为肌肉故瘦。"

《太平圣惠方·卷第五·治胃实热诸方》："夫胃实则热，热则恒渴引水，头痛如疟，唇口皆干，喜哕，或生乳痈，及缺盆腋下肿，腹胀，身热心悬，消谷喜饥，溺色黄者，则是胃实热之候也。"

《太平圣惠方·卷第五十三·治消中诸方》："夫消中病者，由渴少而饮食多是也。此由脾脏积热，故使消谷也。"

《圣济总录·卷第四十七·胃门·食亦》："胃移热于胆，亦曰食亦，以胆为阳木，热气乘之，则铄土而消谷也。"

"论曰：《内经》曰，大肠移热于胃，善食而瘦，谓之食亦；胃移热于胆，亦曰食亦。夫胃为水谷之海，所以化气味而为营卫者也。胃气冲和则食饮有节，气血盛而肤革充盈。若乃胃受邪热，消铄谷气，不能变精血，故善食而瘦也，病名食亦，言虽能食，亦若饥也。"

《圣济总录·卷第五十四·三焦门·中焦热结》："论曰：中焦者在胃中脘，不上不下，主腐熟水谷，其气和平，能传糟粕，蒸津液，变精微，上注于肺，通行营卫。仲景曰：热在中焦，则为坚，故其气实，则闭塞不通，上下隔绝，热则身重目黄口甘脾瘅之证生焉。"

《圣济总录·卷第五十八·消渴门·消渴腹胀》："论曰：脾土制水，通调水道，下输于膀胱。消渴饮水过度，内溃脾土，土不制水，故胃胀则为腹满之疾也。《内经》谓水为阴，腹者至阴之所居，是以水饮之证，先见于腹满。"

《黄帝素问宣明论方·卷十二·补养门·补养总论》："及或肠胃燥热怫郁，而饥不欲食，或湿热内余，而消谷善饥，然能食而反瘦弱。"

《普济方·卷一百七十六·消渴门·总论》："有病口甘，此病何以得之？盖五气之溢也，名曰脾瘅。夫五味入口，藏于胃，脾为之行其精气，溢在于脾，令人口甘，此肥美之所发也。此人饮不欲食，甚者则欲吐下，肥者令人内热，甘者令人中满，故其气上溢为消渴也。"

《类经·十五卷·疾病类·移热移寒》："大肠移热于胃，善食而瘦，又谓之食亦。大肠移热于胃，燥热之气上行也，故善于消谷。阳明主肌肉而热铄之，则虽食亦病而瘦，所以谓之食亦。"

《症因脉治·卷三·三消总论·内伤三消》："积热三消之因，膏粱厚味，时积于中，积湿成热，熏于肺则成上消，伤于胃则成中消，流于下则成下消。"

《辨证录·卷之七·五瘅门》："惟七情伤损于内，则阴阳不相和合，胃无阴以和阳，则热聚而消谷。"

《杂病源流犀烛·卷十七·三消源流（消瘅）》："中消脾也，由脾家实火，或伏阳蒸胃。"

《医经原旨·卷四·疾病第九·阴阳》："二阳结，谓之'消'，胃与大肠经也。阳邪留结肠胃则消渴善饥，其病曰消。"

《素问悬解·卷三·脉法·阴阳别论》："二阳结，谓之消，大肠手阳明结则燥金司令，胃足阳明结则戊土化燥，传于厥阴，血燥风生，则为消渴也。"

《灵素节注类编·卷八·病邪传变·六腑移热》："大肠经脉络肺，肺胃相连，故大肠亦能移热于胃，胃受邪热而善食，热烁肌肉而反瘦，以脾胃主肌肉也，此即中消之病，古名食亦也。"

《灵素节注类编·卷八·诸瘅病·脾瘅》："瘅者，湿热病也。脾为湿土，恶湿而喜香燥，主鼓运而为胃行津液者也。厚味浊阴，遏其清阳，变成湿热，津液不得输布而壅于脾，乃上溢而口甘，甘者，脾之味也。热积久，则必转为消渴之病。"

《形色外诊简摩·卷下·色诊舌色应病类·温热舌苔辨证篇》："乃湿热气聚，与谷气相搏，土有余也，盈满则上泛。"

2. 心肺失调

《圣济总录·卷第四十八·肺脏门·肺消》："论曰：《内经》谓心移寒于肺为肺消，肺消者饮一溲二死不治。夫病必有传，传有顺逆，传其所生者顺，顺则易治；传其所胜者逆也，逆则难已。心火受邪传之于肺是为逆，盖寒随心火，内铄金精，肺脏销铄，气无所持，故其证饮少而溲多也。"

《圣济总录·卷第四十九·膈消》："论曰：《内经》曰心移热于肺，传为膈消。夫心肺二脏，皆居膈上，心火既炽，移以烁金，二脏俱热，熏蒸膈间，而血气消烁也。心主血，肺主气，俱受邪热，宜不息而消，故久则引饮为消渴之疾。"

《黄帝素问宣明论方·卷一·诸证门·膈消证》："心移热于肺，名曰膈消，二者心膈有热，久则引饮，为消渴耳。"

《普济方·卷一百七十八·消渴门·肺消》："《内经》谓心移寒于肺为肺消者，饮一溲二，死不治。夫心病有传，传有顺逆，传其所生者顺，顺则易治；传所胜者逆，逆则难治。心受邪，传之于肺，是为逆。盖寒随心火，内铄金精，肺脏销铄，气无所持，故其证饮少而溲多也。"

《古今医统大全·卷之五十二·消渴门·病机》："消渴病总为心火所乘，肺金太燥，故渴而引饮，为气旺血衰，水不制火。"

《素问吴注·黄帝内经素问第十卷·气厥论三十七》："肝为将军之官，气之急疾猛于风火。若肝木上逆，移其热邪上并于心，心受其邪，其身失其主，故死。心移热于肺，传为鬲消。肺属金，其化本燥，心又以热移之，则传为鬲消。"

《类经·十五卷·疾病类·移热移寒》："肺属金，其化本燥，心复以热移之，则燥愈甚而传为膈消。""心与肺，二阳脏也。心移寒于肺者，君火之衰耳。心火不足则不能温养肺金，肺气不温则不能行化津液，故饮虽一而溲则倍之。夫肺者水之母也，水去多则肺气从而索矣，故曰肺消。门户失守，本元日竭，故死不能治。"

《内经博议·卷之三·述病部上·寒热顺逆第三》："心移热于肺，传为鬲消。肺本燥金，心复以热移之，是火燥相即也。因而鬲上焦烦，饮水多而善消也。"

《素问经注节解·内篇·卷之三·气厥论》："[按]心火刑金，金不胜热，故致消渴。膈者，上膈也。火上冲肺，病止膈上，所以别于中下，上消是也。"

《温热暑疫全书·卷三·暑病方论》："心移热于肺，传为膈消，膈消则渴也，皆相火伤肺之所致。"

《黄帝素问直解·卷之四·气厥论第三十七篇》："心脏受热，转移于肺，膈之上，心肺也，故传为膈消，消，消渴也。"

《素问悬解·卷六·病论·气厥论》："心移热于肺，君火刑金，传为膈消。膈消者，膈上燥热，水至膈间，而已消也。"

《灵素节注类编·卷八·病邪传变·五脏移寒》："心移寒于肺，是传其所胜，肺金寒，无阳气以化津上升，故消渴，下元无火，津液反从下溜，故饮一溲二，此火土俱败，水冷金寒，故死也。"

3. 肾脏失调

《小品方·卷第三·治渴利诸方》："说曰：少时服五石诸丸散者，积经年岁，人转虚耗，石热结于肾中，使人下焦虚热，小便数利，则作消利。"

"论曰：消渴者，原其发动，此则肾虚所致，每发即小便至甜，医者多不知其疾，所以古方论亦缺而不言，今略陈其要。按《洪范》稼穑作甘，以物理推之，淋饧醋酒作脯法，须臾即皆能甜也。足明人食之后，滋味皆甜，流在膀胱，若腰肾气盛，则上蒸精气，气则下入骨髓，其次以为脂膏，其次为血肉也。其余别为小便，故小便色黄，血之余也。臊气者，五脏之气；咸润者，则下味也。腰肾既虚冷，则不能蒸于上，谷气则尽下为小便者也。故甘味不变，其色清冷，则肌肤枯槁也。犹如乳母，谷气上泄，皆为乳汁。消渴疾者，下泄为小便，此皆精气不实于内，则便羸瘦也。"

《诸病源候论·消渴病诸候·消渴候》："由少服五石诸丸散，积经年岁，石势结于肾中，使人下焦虚热。及至年衰，血气减少，不复能制于石。石势独盛，则肾为之燥，故引水而不小便也。其病变多发痈疽，此坐热气，留于经络不引，血气壅涩，故成痈脓。"

《诸病源候论·消渴病诸候·渴利候》："渴利者，随饮小便故也。由少时服乳石，石热盛时，房室过度，致令肾气虚耗，下焦生热，热则肾燥，燥则渴，然肾虚又不得传制水液，故随饮小便。以其病变，多发痈疽。以其内热，小便利故也，小便利则津液竭,津液竭则经络涩,经络涩则荣卫不行,荣卫不行,则热气留滞,故成痈疽脓。"

"所以服石之人,小便利者,石性归肾,肾得石则实,实则消水浆,故利。利多不得润养五脏,脏衰则生诸病。由肾盛之时,不惜其气,恣意快情,致使虚耗,石热孤盛,则作消利,故不渴而小便多也。"

《诸病源候论·消渴病诸候·渴利后发疮候》:"下焦生热,热则肾燥,肾燥则渴。然肾虚又不能制水,故小便利。其渴利虽瘥,热犹未尽,发于皮肤,皮肤先有风湿,湿热相搏,所以生疮。"

《诸病源候论·伤寒病诸候下·伤寒病后渴利候》:"此谓大渴饮水,而小便多也。其人先患劳损,大病之后,肾气虚则热,热乘之则肾燥,肾燥则渴,渴则引水,肾虚则不能制水,故饮水数升,小便亦数升,名曰渴利也。"

《太平圣惠方·卷第五十三·治渴利成痈疽诸方》:"由少时服乳石,乳石热盛,房令过度,致令肾气虚耗,下焦生热,热则肾燥则渴也。令肾气已虚,又不得制于水液,故随饮即小便也。"

《太平圣惠方·卷第五十三·治渴利后发疮诸方》:"谓服石药之人,房室过度,肾气虚耗故也。下焦既虚,虚则生热,热则肾燥,肾燥则渴,渴则饮水。肾气既虚,又不能制水,故小便利也。其渴利虽瘥,热犹未尽,发于皮肤,皮肤先有风湿,湿热相搏,所以生疮也。"

《太平圣惠方·卷第五十三·治消渴诸方》:"夫消渴者,为虽渴而不小便是也,由少年服五石诸丸,积经年岁,石势结于肾中,使人下焦虚热,及至年衰,血气减少,不复能制于石,石势独盛,则肾为之燥,故引水而小便少也。其病变者多发痈疽,此由滞于血气,留于经络,不能通行,血气壅涩,故成痈脓也。"

《太平圣惠方·卷第五十三·治消中诸方》:"又有脏腑虚冷,小便利多,津液枯竭,则得润养五脏,而生诸疾。皆由劳伤过度,爱欲恣情,致使脾肾气虚,石势孤盛,则作消中。故渴少食多,而小便赤黄也。"

《圣济总录·卷第五十九·渴利》:"论曰:消渴小便利多随饮而出,故名渴利,此盖少服乳石,房室过度,致肾虚精耗,热气独留,肾为之燥,故渴而引饮,肾虚不能制水,则饮随小便利也。病久津液耗竭,经络痞涩,营卫不通,热气留滞,必变痈脓也。"

《圣济总录·卷第五十九·消肾》:"论曰:消肾者,由少服石药,房室过度。精血虚竭,石势孤立,肾水燥涸,渴引水浆,下输膀胱,小便利多,腿胫消瘦,骨节酸疼,故名消肾。"

《圣济总录·卷第五十九·久渴》:"论曰:消渴之病,本于肾气不足,下焦虚热,若病久不愈者,邪热蕴积,营卫涩滞。精血衰微,病多传变,宜知慎忌,凡忌有三,一饮酒,二房室,三咸食及面。"

《普济方·卷一百七十八·消渴门·消肾》:"夫消肾者,是肾脏虚惫,膀胱冷损,脾胃气衰,客邪热毒转炽,纵然食物,不生肌肤,腿胫消细,骨节酸疼,小便滑数,故曰消肾也。凡人平生放恣者,壮时不自慎惜,极意房中,至年长肾气虚弱,百病即生。又年少惧不能房,多服石散而取极情,遂致过度,真气既尽,石气孤立,惟有虚耗。唇口干燥,精液自泄。或小便白浊,大便干实,或渴而且利,或渴而不利。所食之物。皆作小便,肾气消损,故名消肾也。"

《古今医统大全·卷之五十二·消渴门·病机》:"不渴而小便多者,是为内消,由肾气虚耗,热之所作,亦名肾消。"

《冯氏锦囊秘录·杂症大小合参卷十二·消渴大小总论合参》:"故肾消者,乃上消之传变,肺胃之热入肾,消烁肾脂,饮一溲二,溲如膏油,令肾枯燥,盖肺主气,肺无病则气能管束津液精微,使之上潮咽嗌,荣养筋骨血脉,其余者为溲,肺病则津液无气管摄,而精微亦随溲下如膏油也。"

4. 水火不济

《太平圣惠方·卷第五十三·治消渴烦躁诸方》:"夫消渴烦躁者,由肾气虚弱,心脏极热所致也。"

《圣济总录·卷第五十八·消渴门·消渴烦躁》:"论曰:消渴烦躁者,阳气不藏,津液内燥,故令烦渴而引饮且躁也,内经谓诸躁狂越,皆属于火,盖以心肾气衰,水火不相济故也。"

《严氏济生方·消渴门·消渴论治》:"消渴之疾,皆起于肾,盛壮之时,不自保养,快情纵欲,饮酒无度,喜食脯炙醯醢,或服丹石,遂使肾水枯竭,心火燔炽,三焦猛烈,五脏干燥,由是消渴生焉。"

《类经·十六卷·疾病类·消瘅热中》:"又按

《袖珍方》云：人身之有肾，犹木之有根，故肾脏受病，必先形容憔悴，虽加以滋养，不能润泽，故患消渴者，皆是肾经为病。由壮盛之时，不自保养，快情恣欲，饮酒无度，食脯炙丹石等药，遂使肾水枯竭，心火燔盛，三焦猛烈，五脏渴燥，由是渴利生焉。"

"此又言三消皆本于肾也。又何柏斋曰：造化之机，水火而已，宜平不宜偏，宜交不宜分。水为湿为寒，火为热为燥，火性炎上，水性润下，故火宜在下，水宜在上，则易交也。交则为既济，不交则为未济，不交之极，则分离而死矣。"

《内经博议·卷之四·述病部下·胀卒痛肠澼如疟积消瘅病第七》："夫三消之成，皆以水火不交，偏胜用事，燥热伤阴之所致。而要之五行之气相乘，阳胜固能消阴，阴胜亦能消阳，如风木乘二阳胃为肌肉风消，心移寒于肺，饮一溲二为肺消，则亢阳之衰而金寒水冷之为也。故由其燥热伤阴而气不化水为消，亦由阴邪偏盛，阳不帅阴而水不化气为消，其谓一也。"

《类证治裁·卷之四·三消论治》："消分上中下三症，谓消渴、消谷、消肾也。皆水火不交，燥热伤阴所致。"

四、外感并内伤论

若素体湿热，复外感湿热，内外合受，郁久成热，湿热转燥，可成消渴。

《症因脉治·卷三·三消总论·外感三消》："湿火三消之因，酒湿水饮之热，积于其内，时行湿热之气，蒸于其外，内外合受，郁久成热，湿热转燥，则三消乃作矣。"

五、久病失治论

若饮酒中风，失于调护，久不治疗，可恶化为消渴。

《黄帝素问宣明论方·卷二·诸证门·漏风证》："饮酒中风，或汗多，不可单衣，食则汗出，多如液漏。久不治，为消渴疾。"

【辨病证】

一、辨症候

消渴之症候，或多饮少食，大便如常，溺多而频；或善渴善饥，能食而瘦，溺赤便闭；或精枯髓竭，引水自救，随即溺下，稠浊如膏。若按其病位、病因、病性等分类，相应的症候亦有所不同。其外感内伤、六经、脏腑、寒热、阴阳、虚实当予以辨析。

（一）辨外感内伤

1. 六淫消渴

《类经·十五卷·疾病类·风传五脏》："弗治，肝传之脾，病名曰脾风发瘅，腹中热烦心，出黄，当此之时，可按可药可浴。在肝弗治，则肝木乘土，风热入脾，病名脾瘅。其在内则腹中热而烦心，在外则肌体出黄，可按可药可浴，在解其表里之风热耳。"

《症因脉治·卷三·三消总论·外感三消》："燥火三消之因，或赫羲羲年，燥气从令，或干旱之岁，燥火行权，或秋令之月，燥气太过。燥火伤人，上则烦渴引饮，中则消谷易饥，下则小便频数，燥万物者，莫燥乎火，而三消之症作矣。"

《素问绍识·卷第一·阴阳别论篇第七》："风消者，为风所皷，消渴肠胃，其状口干，虽饮水而不咽，此风热拒于贲门也。"

2. 内伤消渴

《黄帝内经灵枢·五变》："黄帝曰：何以候柔弱之与刚强？少俞答曰：此人薄皮肤，而目坚固以深者，长冲直扬，其心刚，刚则多怒，怒则气上逆，胸中畜积，血气逆留，髋皮充肌，血脉不行，转而为热，热则消肌肤，故为消瘅。此言其人暴刚而肌肉弱者也。"

《诸病源候论·消渴病诸候·消渴候》："有病口甘者，名为何，何以得之？此五气之溢也，名曰脾瘅。夫五味入于口，藏于胃，脾为之行其精气。溢在脾，令人口甘，此肥美之所发。此人必数食甘美而多肥，肥者令人内热，甘者令人中满，故其气上溢，转为消渴。"

《普济方·卷一百七十八·消渴门·消肾》："夫消肾者，是肾脏虚惫，膀胱冷损，脾胃气衰，客邪热毒转炽，纵然食物，不生肌肤，腿胫消细，骨节酸疼，小便滑数，故曰消肾也。凡人平生放恣者，壮时不自慎惜，极意房中，至年长肾气虚弱，百病即生。"

《普济方·卷一百八十·消渴门·消肾小便白浊》："夫消肾小便白浊如脂者，此由劳伤于肾，肾气虚冷故也。肾主水而开窍在阴，阴为小便之道,消令肾损。"

《辨证录·卷之七·五瘅门》:"惟七情伤损于内,则阴阳不相和合,胃无阴以和阳,则热聚而消谷。"

《类证治裁·卷之四·三消论治》:"又《经》云:二阳之病发心脾,有不得隐曲,其传为风消。谓忧伤心,思伤脾,郁结不遂,则营液暗耗,胃大肠俱失通润,而肌肉风消也。"

(二)辨六经消渴

《金匮悬解·卷十一·内伤杂病·消渴小便不利淋》:"阳明盛而腑中之气旺,是以趺阳浮数,戊土溲数而庚金大坚。此以燥热烁其津液,津液枯涸及消谷引饮之根。"

《四圣心源·卷五·杂病解上·消渴根原》:"消渴者,足厥阴之病也。厥阴风木与少阳相火,相为表里,风木之性,专欲疏泄,土湿脾陷,乙木遏抑,疏泄不遂,而强欲疏泄,则相火失其蛰藏。手少阳三焦以相火主令,足少阳胆从相火化气,手少阳陷于膀胱,故下病淋癃,足少阳逆于胸膈,故上病消渴。缘风火合邪,津血耗伤,是以燥渴也。"

《素问悬解·卷三·脉法·阴阳别论》:"二阳结,谓之消,大肠手阳明结则燥金司令,胃足阳明结则戊土化燥,传于厥阴,血燥风生,则为消渴也。"

《杂病源流犀烛·卷十七·三消源流(消瘅)》:"阳明气盛热壮,然以血多津守,未尝有所结,今言其结,则阳邪盛而伤阴,枯其津液,故结在中焦。阳明亢甚,故消谷善饥。又热亢能消,精液不荣肌肉,故名曰消也。"

《金匮要略浅注·卷五·消渴小便不利淋病脉证治第十三》:"盖以消证后人有上消、中消、下消之分,而其病源总属厥阴。夫厥阴风木,中见少阳相火,风郁火燔,则病消渴。《内经》亦有风消二字,消必兼风言之,亦即此意。且上消系太阴者,心热移肺也。中消系阳明者,火燔土燥也。下消系少阴者,水虚不能制火实,火虚不能化水也。时医俱不言及厥阴,而不知风胜则干,火从木出,消证不外乎此,师故于开宗处,指出总纲,次节言寸口脉,即心营肺卫之部位也。厥阴横之为病,则太阴受之。言趺阳脉,阳明之部位也。厥阴纵之为病,则阳明受之。三节言男子消渴,男子两字,是指房劳伤肾而言,厥阴病,乘其所生,则足太阴受之,以厥阴为主,分看合看互看,头头是道。"

(三)辨脏腑

1. 上消(心)

《秘传证治要诀及类方·卷之八·大小腑门·三消》:"上消消心,心火炎上,大渴而小便多。"

《证治汇补·卷之五·胸膈门·消渴》:"上消者,心也。多饮少食,大便如常,溺多而频。"

2. 肺消

《黄帝内经素问·气厥论》:"心移寒于肺,肺消,肺消者,饮一溲二,死不治。"

《黄帝内经太素·卷第二十六·寒热·寒热相移》:"心移寒于肺,肺消者,饮一溲二,死不治。(心得寒气,传与肺者,名曰贼邪。心将寒气与肺,肺得寒发热,肺焦为渴,名曰肺消。饮一升,溲一升,可疗;饮一升,溲二升,肺已伤甚,故死也)"

《丹溪心法·卷三·消渴四十六》:"上消者,肺也,多饮水而少食,大小便如常。"

《脉症治方·卷之二·燥门·消渴》:"上消者心移热于肺,多饮而渴,少食而呕。"

《黄帝素问直解·卷之四·气厥论第三十七篇》:"心脏受寒,转移于肺,则为肺消。申明肺消者,消渴欲饮,饮一溲二也。水精不布,下而不上,故死不治。"

《金匮要略广注·卷中·消渴小便利淋病脉证治第十三》:"且消渴为上消,即肺消也,故但饮水不欲食。"

《医醇賸义·卷三·三消》:"上消者,肺病也。肺气焦满,水源已竭,咽燥烦渴引饮不休,肺火炽盛阴液消亡。"

3. 中消(脾胃)

《外台秘要·卷第四·杂黄疸方三首》:"脾瘅,溺赤出少,心惕惕若恐。"

《太平圣惠方·卷第九十六·食治三痟诸方》:"若吃食多,不甚渴,小便数,渐消瘦,名曰痟中。"

《普济方·卷一百七十六·消渴门·辨六经渴病并治》:"中焦得此病,谓之脾消,吃食倍常,往往加三两倍,只好饮冷,入口甚美,早夜小便频数,腰膝无力,小便如油,日渐瘦弱,此名消中也。"

《普济方·卷一百七十六·消渴门·总论》:"如脾消则饮食入腹,如汤浇雪,随小便出,落于溷僻清渠中,凝结如脂,日可倍食数餐,肤腹日益消瘦。"

《古今医统大全·卷之五十二·消渴门·药方》:"其证脾消者,饮食入腹,如汤泼雪,随小便而出,皆旋结而白如脂,肌肉日渐消瘦不能起止,精神恍惚,口舌焦干。"

《奉时旨要·卷五土属·三消》:"中消者,脾胃病也,又名消中。其症多食善饥,日加瘦削。"

《类证治裁·卷之四·三消论治》:"中消主胃,胃热善饥,能食而瘦,是为消谷,经所谓瘅,成为消中也。"

《杂病广要·内因类·消渴》:"若热蓄于中,脾虚受之,伏阳蒸内,消谷喜饥,食饮倍常,不生肌肉,好饮冷水,小便频数,色白如泔,味甜如蜜,名曰消中,又曰脾消,属于中焦,病在水谷之海也。"

《脉诀乳海·卷二·脾脉歌》:"消渴肠胃,其状口干,虽饮水而不咽,此风热格拒于贲门也。口者,病之上源,故病如是。"

4. 肾消

《太平圣惠方·卷第五十三·治消肾诸方》:"唇口干焦,精液自泄,或小便白浊,大便干实,或渴而且利,或渴而不利,或不渴而利,所食之物,皆作小便,肾气消损,故名消肾也。"

《普济方·卷一百七十六·消渴门·辨六经渴病并治》:"下焦得此病,谓之肾消,肾宫日耗,饮水不多,吃食渐少,腰脚细瘦,遗泄散尽,手足久如柴形,其疾已牢矣。"

《普济方·卷一百七十六·消渴门·总论》:"肾消者,渴而多饮水,小便白浊,肌肤虽日消瘦,然小便不如脾消之凝结坚硬,饮食亦不倍多。"

《奇效良方·卷之三十三·消渴门》:"消肾者,初发而为膏淋,谓淋下如膏油之状,至病成面色黧黑,形瘦而耳焦,小便浊而有脂液。"

《医学入门·外集卷四·杂病分类·外感》:"肾消溺浊阴茎强,热伏下热肾分,精竭引水自救,随即溺下,小便混浊如膏淋然,腿膝枯细,面黑耳焦。"

《医灯续焰·卷六·三消脉证第五十五》:"娄全善亦云:肾消者,饮一溲二。其溲如膏油,即膈消、消中之传变。"

(四)辨阴阳

《奇效良方·卷之三十三·消渴门》:"三消之疾,本湿寒相搏,阴气极为燥热,阳气太甚,亦皆饮食服饵失宜,肠胃干涸,而气液不可宣平,或耗乱精神,过违其度。或因大病,阴气损而液衰,虚阳气悍,而燥热亦甚;或因久嗜咸物,恣食炙爆,饮酒过度。亦有年少服金石丸散,久积金石之毒,热结于胸中,下焦虚热益甚,因而肾水不能制,金石热燥甚于肾,故渴而引饮。若饮水多而小便多者,名曰消渴;若饮食多而不甚渴,小便数而消瘦者,名曰消中;若渴而饮水下不绝,肌消瘦而小便有脂膏者,名曰肾消。此三消者,其燥热同也。"

《医方选要·卷之六·消渴门》:"消渴之证,乃水火不能既济,阴虚阳盛之病也。夫天一生水,肾实主之。膀胱为津液之腑,所以宣行肾水,上润于肺。故识者以肺为津液之脏,自上而下,三焦脏腑皆囿乎天一真水之中,《素问》以水之本在肾,末在肺者,此也。真水不竭,安有所谓渴哉?人惟淫欲恣情,酒面无节,酷嗜炙煿糟藏、咸酸酢醢、肥甘腥膻之属,复以丹砂五石济其私,于是炎火上薰,脏腑生热,燥气炽盛,津液干焦,渴引水浆而不能自禁矣。"

《症因脉治·卷三·三消总论·内伤三消》:"精虚三消之因,或悲哀伤肺,煎熬真阴,或思虑伤脾,脾阴伤损,或房劳伤肾,精日耗而亏损。"

《内经博议·卷之四·述病部下·胀卒痛肠澼如疟积消瘅病第七》:"夫三消之成,皆以水火不交,偏胜用事,燥热伤阴之所致。而要之五行之气相乘,阳胜固能消阴,阴胜亦能消阳,如风木乘二阳胃为肌肉风消,心移寒于肺,饮一溲二为肺消,则亢阳之衰而金寒水冷之为也。故由其燥热伤阴而气不化水为消,亦由阴邪偏盛,阳不帅阴而水不化气为消,其谓一也。"

《辨证录·卷之七·五瘅门》:"惟七情伤损于内,则阴阳不相和合,胃无阴以和阳,则热聚而消谷。"

《杂病源流犀烛·卷十七·三消源流(消瘅)》:"阳明气盛热壮,然以血多津守,未尝有所结,今言其结,则阳邪盛而伤阴,枯其津液,故结在中焦。阳明亢甚,故消谷善饥。又热亢能消,精液不荣肌肉,故名曰消也。"

《医述·卷七·杂证汇参·三消》:"凡此者,多由于火,火盛则阴虚,是皆阳消之证也。"

(五)辨寒热

1. 消渴热证

《黄帝内经灵枢·五变》:"黄帝曰:何以候柔弱之与刚强?少俞答曰:此人薄皮肤,而目坚固以深者,长冲直扬,其心刚,刚则多怒,怒则气上逆,胸中畜积,血气逆留,髋皮充肌,血脉不行,转而为热,热则消肌肤,故为消瘅。此言其人暴刚而肌肉弱者也。"

《诸病源候论·大便病诸候·大便难候》:"渴利之家,大便也难,所以尔者,为津液枯竭,致令肠胃干燥。"

《症因脉治·卷三·三消总论·外感三消》:"燥火伤人,上则烦渴引饮,中则消谷易饥,下则小便频数,燥万物者,莫燥乎火,而三消之症作矣。"

2. 消渴寒证

《类经·十五卷·疾病类·移热移寒》:"心与肺,二阳脏也。心移寒于肺者,君火之衰耳。心火不足则不能温养肺金,肺气不温则不能行化津液,故饮虽一而溲则倍之。夫肺者水之母也,水去多则肺气从而索矣,故曰肺消。门户失守,本元日竭,故死不能治。"

《灵素节注类编·卷八·病邪传变·五脏移寒》:"心移寒于肺,是传其所胜,肺金寒,无阳气以化津上升,故消渴,下元无火,津液反从下溜,故饮一溲二,此火土俱败,水冷金寒,故死也。"

(六)辨虚实

《太平圣惠方·卷第五十三·治消肾诸方》:"唇口干焦,精液自泄,或小便白浊,大便干实,或渴而且利,或渴而不利,或不渴而利,所食之物,皆作小便,肾气消损,故名消肾也。"

《金匮悬解·卷十一·内伤杂病·消渴小便不利淋》:"阳明盛而腑中之气旺,是以趺阳浮数,戊土溲数而庚金大坚。此以燥热烁其津液,津液枯涸及消谷引饮之根。"

《杂病源流犀烛·卷十七·三消源流(消瘅)》:"阳明气盛热壮,然以血多津守,未尝有所结,今言其结,则阳邪盛而伤阴,枯其津液,故结在中焦。阳明亢甚,故消谷善饥。又热亢能消,精液不荣肌肉,故名曰消也。"

二、辨色脉

色脉同属于广义"症"的范畴。其具有指示病症性质的特殊作用,是中医临床辨证的特定指标性症候。

1. 形色辨证

形色辨证即中医望诊,通过望诊收集人的神、色、形、态、舌象、皮肤、五官九窍等情况以及分泌物、排泄物的形、色、质量等,从而辨消渴之症及其寒热虚实。

《奇效良方·卷之三十三·消渴门》:"膈消者,舌上赤裂。"

《医学正传·卷之五·三消》:"高消者,舌上赤裂,大渴引饮,《经》云心移热于肺,传为膈消者是也。"

《仁术便览·卷二·消渴》:"上消者,肺也,多饮水而少食,大小便如常。中消者,胃也,多饮食而小便赤黄。下消者,肾也,小便频数,浊淋如膏之状。"

《素问病机气宜保命集·卷下·消渴论第二十三》:"肾消者,病在下焦,初发为膏淋,下如膏油之状,至病成而面色黧黑,形瘦而耳焦,小便浊而有脂。"

《四诊抉微·卷之二·望诊·灰色舌》:"灰色见于中央,而消渴,气上冲心,饥不欲食,食即吐蛔者,此热传厥阴之候。"

《望诊遵经·卷下·眼目气色条目》:"目下有卧蚕,面目鲜泽,脉伏者,病水而消渴也。"

《厘正按摩要术·卷一·辨证·验舌苔》:"白苔黏腻,吐涎沫而浊厚者,口必甜味也,为脾瘅病。"

《形色外诊简摩·卷下·外诊杂法类·诊唇法》:"上唇,属肺与大肠,若焦而消渴饮水,热在上,主肺;若焦而不消渴饮水,热在下,主大肠有燥粪。下唇,属脾与胃,若焦而消渴饮水,热在阳明胃,若焦而不消渴饮水,热在太阴脾。夫里热唇焦、食滞唇焦、积热伏于血分而唇焦,惟以渴不渴,消水不消水别之。"

《形色外诊简摩·卷下·色诊舌色应病类·温热舌苔辨证篇》:"再舌上白苔黏腻,吐出浊厚涎沫,口必甜味也,为脾瘅病。"

《辨舌指南·卷二·观舌总纲·辨舌之颜色》:"舌中尖见灰色者,外症消渴,气上冲心,饥不欲食,食则吐蛔,乃伤寒邪入厥阴也,宜乌梅丸。"

2. 寸口脉法

王叔和确立了脏腑和脉位分配原则的寸口脉法，即左手寸部主心与小肠，关部主肝与胆，尺部主肾与膀胱；右手寸部主肺与大肠，关部主脾与胃，尺部主肾与三焦。

《脉经·卷八·平消渴小便利淋脉证第七》："师曰：厥阴之为病，消渴，气上冲心，心中疼热，饥而不欲食，食即吐，下之不肯止。寸口脉浮而迟，浮则为虚，迟则为劳。虚则卫气不足，迟则荣气竭。趺阳脉浮而数，浮则为气，数则消谷而紧（《要略》'紧'作'大坚'），气盛则溲数，溲数则紧（《要略》作'坚'）。紧数相搏，则为消渴。"

"寸口脉细而数，数则为热，细则为寒，数为强吐。趺阳脉数，胃中有热，则消谷引食，大便必坚，小便则数。"

《察病指南·卷中·辨七表八里九道七死脉·七表脉》："右手关上脉浮，脾气不足，腹满不饮食。食不消化，积热在胃中，浮滑而疾速者亦然。浮缓不思饮食，浮而实脾胃虚，主消中口干饮水，多食亦饥。"

《普济方·卷十六·心脏门·总论》："心脉搏坚而长，当病舌卷不能言，其濡而散者，当病消渴自已。"

《脉症治方·卷之二·燥门·消渴》："两寸脉滑者为上消，两关洪数者为中消，两尺浮大为下消。濡散为气实血虚，洪大为阳盛阴虚。脉沉小有力者可治，实大浮涩者皆难治。"

《类经·三十二卷会通类·疾病（下）·消瘅》："心脉微小为消瘅，肺脉微小为消瘅，肝脉微小为消瘅，脾脉微急为膈中，食饮入而还出。脾脉微小为消瘅，肾脉微小为消瘅。"

《症因脉治·卷三·三消总论·内伤三消》："积热三消之脉，胃脉上朝于寸口，肺消也。气口滑大，胃消也。尺脉洪大，下消也。右脉数大，肠胃积热，左脉数大，肝胆积热。"

"精虚三消之脉，右寸细数，肺燥液干，右关细数，脾经阴损，两尺细数，肾肝失精。"

《症因脉治·卷三·三消总论·外感三消》："湿火三消之脉，多见数大，寸大上消，关大中消，尺大下消，三部皆大，三消之脉也。"

"燥火三消之脉，寸脉浮数，燥伤于上；关脉洪数，燥伤于中；尺脉沉数，燥伤于下。燥伤于气，脉见大数；燥伤于血，脉见细数。"

《脉诀汇辨·卷三·数脉（阳）》："左尺得数，消渴不止，小便黄赤。"

《脉诀阐微·洞垣全书脉诀阐微·第三篇》："洪见尺左，水熬干而消渴。"

《证治汇补·卷之五·胸膈门·消渴》："脉法：胃脉浮数者消谷，肺脉滑数者消渴，大率数大者生，细微者死，沉小者生，牢实者死。"

《杂病源流犀烛·卷首上脉象统类》："右关伏阳蒸内、脾虚食少、胃气壅滞。兼浮，脾热，消中善饥、口干、劳倦。"

《脉诀乳海·卷二·脾脉歌》："脾脉实并浮，消中脾胃亏，口干饶饮水，多食亦肌虚。"

3. 消渴主脉

消渴之主脉，往往因其病属部位而不同，临证当辨证论之。

《脉经·卷八·平消渴小便利淋脉证第七》："趺阳脉浮而数，浮则为气，数则消谷而紧。"

《黄帝内经太素·卷第十五·诊候之二·色脉诊》："阴阳之脉各独见为孤，如足少阳脉气独见、无厥阴者，病为消瘅也。"

《全生指迷方·卷一·辨脉形及变化所主病证法》："沉滑为肾消，骨枯、善渴、小便数。"

《三因极一病证方论·卷之十·三消脉证》："渴病有三，曰消渴、消中、消肾。消渴属心，故烦心，致心火散蔓，渴而引饮。《经》云：脉软散者，当病消渴。诸脉软散，皆气实血虚也。消中属脾，瘅热成，则为消中。消中复有三，有寒中、热中、强中。寒中，阴胜阳郁，久必为热中。《经》云：脉洪大，阴不足，阳有余，则为热中；多食数溲，为消中；阴狂兴盛，不交精泄，则为强中。三消病至强中，不亦危矣。消肾属肾，盛壮之时，不自谨惜，快情纵欲，极意房中，年长肾衰，多服丹石，真气既丧，石气孤立，唇口干焦，精溢自泄，不饮而利。《经》云：肾实则消。不渴而小便自利，名曰消肾，亦曰内消。"

《世医得效方·卷第一·大方脉杂医科·集脉说》："消渴，数大者生，虚小难愈。"

《苍生司命·卷七（贞集）·血证·脉法死症》："脉极虚芤迟，为消谷、亡血、失精。"

《脉诀阐微·洞垣全书脉诀阐微·第二篇》："数而兼毛，定多消渴之成。"

《脉诀阐微·洞垣全书脉诀阐微·第四篇》："消渴数大有生机，虚小愁其阴尽。"

《灵素节注类编·卷四上·四诊合参总论·经解》："微小者，气虚不能化津，消渴而成瘅也。"

三、辨部位

消渴之病，其按照病变部位，有上消、中消、下消之分。临证当根据相应症状予以辨别。

《仁斋直指方论·卷之十七·消渴·消渴方论》："渴之为病有三：曰消渴，曰消中，曰消肾，分上、中、下三焦而应焉。热气上腾，心虚受之，心火散漫，不能收敛，胸中烦躁，舌赤唇红，此渴引饮常多，小便数而少，病属上焦，谓之消渴。热蓄于中，脾虚受之，伏阳蒸胃，消谷善饥，饮食倍常，不生肌肉，此渴亦不甚烦，但欲饮冷，小便数而甜，病属中焦，谓之消中。热伏于下，肾虚受之，腿膝枯细，骨节酸痛，精走髓虚，引水自救，此渴水饮不多，随即溺下，小便多而浊，病属下焦，谓之消肾。自消肾而析之，又有五石过度之人，真气既尽，石气独留，而肾为之石，阳道兴强，不交精泄，谓之强中。消渴轻也，消中甚焉，消肾又甚焉，若强中则其毙可立待也。虽然，真水不充，日从事于杯勺之水，其间小便或油腻，或赤黄，或泔白，或渴而且利，或渴而不利，或不渴而利，但所食之物，皆从小便出焉。甚而水气浸渍，溢于肌肤，则胀为肿满，猛火自炎，留于肌肉，则发为痈疽，此又病之深而证之变者也。"

《万氏家抄济世良方·卷二·消渴》："上消者肺也，多饮水而少食，大小便如常；中消者胃也，饮食而小便赤黄；下消者肾也，小便频数浊淋如膏之状。"

《古今医统大全·卷之五十二·消渴门·病机》："'病机论'：消渴之疾，三焦受病也，有上消、中消、肾消。上焦受病，多饮水而少食，大便如常，或小便清利，知其燥在上焦，属于肺也，又谓之膈消病也。中焦受病，渴而饮食多，小便黄。《经》曰：热能消谷。知其热在中焦，属于胃也，又谓之消中。下焦受病，初发小便淋下如膏油之状，小便浊而有脂，甚至面色黎黑，形瘦而耳焦，知其病在下焦，属于肾也，又名肾消。"

《简明医彀·卷之四·三消》："《经》曰：二阳结谓之消。又曰：心移热于肺，传为膈消也。夫三消者，上焦受病，多饮而少食，小便多利而不禁，甚至舌干白苔或裂，属肺，名消渴，亦名膈消。中焦受病，渴而多食，食已即饥，属胃，名消中。下焦受病，小便淋浊如膏糊，甚至面色黧黑，形瘦耳焦，属肾，名肾消。"

《证治汇补·卷之五·胸膈门·消渴》："上消者，心也，多饮少食，大便如常，溺多而频。中消者，脾也，善渴善饥，能食而瘦，溺赤便闭。下消者，肾也，精枯髓竭，引水自救，随即溺下，稠浊如膏。（《医鉴》）"

《罗氏会约医镜·卷十二·杂证·论三消》："上消者，渴证也，随饮随渴，上焦之津液枯涸，其病在肺，而心脾阳明之火，皆能熏蒸而然，故又谓之膈消。中消者，中焦脾胃病也，多食善饥，而身日瘦，又谓之消中。下消者，下焦肾经病也，小便黄赤，或为淋浊，或如膏脂，面黑体瘦，又谓之肾消。"

《形色外诊简摩·卷下·外诊杂法类·诊唇法》："上唇，属肺与大肠，若焦而消渴饮水，热在上，主肺；若焦而不消渴饮水，热在下，主大肠有燥粪。下唇，属脾与胃，若焦而消渴饮水，热在阳明胃；若焦而不消渴饮水，热在太阴脾。"

四、辨吉凶

消渴之吉凶，历代医家观点较为一致。从脉象来看，数大、沉小者为吉，细小浮短、坚大者为凶。

《脉经·卷四·诊百病死生诀第七》："消渴，脉数大者，生；细小浮短者，死。消渴，脉沉小者，生；实坚大者，死。"

《诸病源候论·消渴病诸候·消渴候》："诊其脉，数大者生，细小浮者死。又沉小者生，实牢大者死。"

《太平圣惠方·卷第一·诊百病决死生法》："诊人消渴，其脉数大者生，细小浮短者死。诊人消渴，脉实大病久可治，脉小坚急不可治。"

《察病指南·卷下·审诸病生死脉法·消渴类》："消渴脉数大者生，细小浮短者死（一云虚小者死）。消渴脉实大，病久可治，脉小紧急不可治。"

《察病指南·卷下·审诸病生死脉法·消渴类》："消渴脉实大，病久可治；脉小紧急不可治。"

《万氏家抄济世良方·卷六·诸杂病生死脉歌》:"消渴脉数大者活,虚小病深厄难脱。"

《脉诀刊误·卷下·诊诸杂病生死脉候歌》:"消渴脉数大者活,虚小病深厄难脱。三消之证内消渴一证,沉小者生,实坚大者死。此外如少阴自利而渴,脉必沉,中暑渴脉虚,产后渴脉多弱,难专以虚小为渴之凶。"

《古今医统大全·卷之五十二·消渴门·脉候》:"岐伯曰:消渴脉实,疾久可治。脉弦小,病久不可治。《脉经》曰:紧数相搏,则为消渴。脉软而散者,富病消渴。又曰:厥阴之为病,消渴,气上冲心,心中疼热,饥不欲食,食则吐,下之不肯止。寸口脉浮而迟,浮则为虚劳,卫气不足,迟则荣气竭。趺阳脉浮而数,浮则为气,数则消谷失坚,紧数相搏则为消渴。男子消渴,小便反多,以致一斗,肾气丸主之。心脉滑为渴(滑者阳气胜),心脉微小为消瘅。脉实大,病久可治,实坚大者死,细而浮短者死。"

《古今医鉴·卷之十·消渴》:"心脉多浮,肾脉多弱。《经》云:阴不足,阳有余,则为热中。又云:脉软散当消渴,气实血虚也。又云:脉数大者生,沉小者死;实而坚大者生,细而浮短者死。"

《脉语·卷上·下学篇·诸病宜忌脉》:"消渴宜数大,忌虚小。"

《类经·二十九卷·会通类·脉色》:"消瘅脉实大,病久可治;脉悬小坚,病久不可治。"

《医灯续焰·卷六·三消脉证第五十五》:"三消之脉,浮大者生。细小微涩,形脱可惊。"

《证治汇补·卷之五·胸膈门·消渴》:"死症:上消心火亢极,肺金受囚,饮一溲二者死;中消胃阳独旺,脾阴困败,下利而厥,食已善饥者死;下消肾阴枯涸,邪火煎熬,精溺时泄,如油如脂者死。"

《诊宗三昧·逆顺》:"消渴,脉数大软滑为顺,细小浮短者逆,又沉小滑为顺,实大坚者逆。"

《脉确·诸病死脉》:"消渴,脉细小浮短者死。"

《脉确·诸可治病脉》:"消渴脉数大者生,沉小者亦生。"

《类证治裁·卷之四·三消论治·三消脉候》:"消渴脉实大,病久可治。脉悬小坚,病久不可治。(《内经》)趺阳脉数,胃中有热,即消谷引饮,大便必坚,小便即数。(仲景)消渴脉当紧实而数,反沉涩而微者死。心脉滑为渴,滑者阳气胜也。心脉微小为消瘅,凡消症脉数大者生,沉小者死。(《脉经》)真阴耗竭,肾气不升,肺脏枯燥,寸口数盛,为上消。竭力房室,服食剽悍,火土太强,恣情肥美,气口动滑为中消。虚阳不守,封藏不固,右尺数大,为下消。"

【论治法】

一、概论

消渴有上消、中消、下消、肺消、脾瘅、消瘅等之分,且有寒热虚实不同证型,实则外由六淫邪气所成,虚则因内伤脏腑气血所致。寒热虚实可互相转化,四者也可拥聚成证。因其病变的过程较为复杂,临床常见虚实兼夹,寒热互见,故辨证时,应全面分析。

《普济方·卷一百七十六·消渴门·总论》:"凡三消,肺消、肾消可治,惟有脾消不可治。肺消热在上焦,可用凉药,如黄连等皆可用。此疾多出于饮酒人,冬月盛寒,多以葱椒鸠鸽煮酒,或加食热面,遂得此疾,故可用凉药解之。如脾消则饮食入腹,如汤浇雪,随小便出,落于涸僻清渠中,凝结如脂,日可倍食数餐,肤腹日益消瘦,用热药则热愈甚,用凉药则愈见虚羸,故无治。肾消者,渴而多饮水,小便白浊,肌肤虽日消瘦,然小便不如脾消之凝结坚硬,饮食亦不倍多。是肾虚弱心气涣散所致,故可补心肾,去烦热,则其疾可愈。

天地自太虚至黄泉,有六位;人身自头至足,亦有六位;人胸腹之间,自肺至肾,又有六位。故立天之气,曰金与火;立地之气,曰土与水;立人之气,曰风与火。故金火合则热而清,水土合则湿而寒,风火合则温而炎。肺最在上为燥金,主清。心次之,为君火,主热。肝又次之,为风,主温。胆又次之,为相火,相火主极热。脾又次之,为湿土,主凉。肾又次之,黄泉为寒水,主寒。故肺心象天,脾肾象地,肝胆象人,夫土为万物之本,水为万物之源,水土合德,以阴居阴,同处乎下以立地,万物根于地,是故水土湿寒,若燥热阳实,则地之气不立,万物之根索泽而枝叶为枯。由是观之,则五脏六腑,四肢百体,皆禀受于脾胃,行其津液,相与濡润滋养,而医者乃以燥热之剂,养脾胃湿土之气,不亦舛乎。消渴本湿寒之阴气极衰,燥热之阳气太甚,更服燥热之药,则脾胃之气竭矣。叔世不分五运六气之虚实,而一概执热为实,而寒为虚,彼但知心火阳热,一气之虚实,而非脏腑六气之虚实也。盖肺本清,虚则温;心本热,虚则寒;肝本温,虚则清;脾本湿,虚则燥;肾本寒,虚则热。假若胃冷虚者,乃胃中阴水寒气湿甚,而阳火热气衰虚也,非胃土湿气之本衰,故当温补胃中阳火之衰,退其阴水寒气之甚。又如胃热为实者,乃胃中阳火实而阴水虚也,故当以寒药泻胃中之实火,而养其虚水。然此皆补泻胃中虚热,水火所乘之邪,非胃为实者之本也。夫补泻脾胃湿土之本气者,润其湿是补,燥其湿是泻,土本湿故也。凡脏腑诸气,不必肾水独当寒,心火独当热,要知每脏诸气,和同宣而平之可也。是故水少火多,为阳实阴虚,而病热也。水多火少,为阴实阳虚而病寒也。其为治者,泻实补虚,以平为道可矣。故治消渴者,补肾水之阴虚,而泻心火之阳热。寒除肠胃燥热之甚,渐使津液生而不枯,气血利而不涩,则病日已矣。

　　三消者,其燥热一也,但有微甚耳。余闻古之方,多一方而通治三消。消者,以其善消水谷而喜渴也。然叔世论消渴者,多不知本,其言消渴者,上实热而下虚冷,上热故烦渴多饮,下寒故小便多出。本因下部肾水虚,而不能制其上焦心火,故上实热而下虚冷。又曰水数一,为物之本,五行之先,故肾水者人之本命之源,不可使之衰弱。本不坚则枝叶不茂,原气不固则形体不容,消渴病下部肾水极虚冷者,更服寒药,则元气转虚,而下部肾水转衰,则上焦心火尤甚而难治也。但以暖药,补养元气。若下部肾水得实而胜退上焦心火,则自然消渴止,小便如常而病愈也。巧言似是,于理实违者也,误已久矣。或又谓肾与膀胱属水,虚则不能制火,故小便多者,愈失之远矣。彼谓水气实者,不能制火,虚则不能制水,故阳实阴虚而热燥其液,小便淋而常少,阴实阳虚不能制水,小便利而常多,岂知消渴小便多者,非谓此也。盖燥热大甚,而三焦肠胃之腠理,怫郁结滞,致密塞壅,而水液不能渗泄浸润于外,荣养百骸。故肠胃之外,燥热大甚,虽复多饮于中,终不能浸润于外,故渴不止小便多出者,知其多饮不能渗泄于肠胃之外,故数溲也。

《内经》有言心肺气厥而渴者,有言肝痹而渴者,有言脾热而渴者,有言肾热而渴者,有言胃与大肠热结而渴者,有言小肠脾热而渴者,有因病疟而渴者,有因肥甘石药而渴者,有因醉饱入房而渴者,有因远行劳倦逼而大热而渴者,有因伤害为胃干而渴者,有因病风而渴者,虽五脏之部分不同,而病之所过各异,其为燥热一也。夫所谓心肺气厥而渴者,论曰:心热移肺,传为膈消。注曰:心热入肺,久而传化,内为膈热,消渴多饮也。所谓肝痹而渴者,'痹论'曰:肝痹者,夜卧则惊,多饮数小便。脾热而渴者,'痿论'曰:脾气热则胃干而渴,肌肉不仁,发为肉痿。所谓肾热而渴者,'刺热论'曰:热病者先腰痛胻酸,苦渴数饮身热。'热论'曰:少阴脉实,肾络于肺,系舌本,故口燥舌干而渴。叔世惟言肾虚不能制心火,为上实热而下虚冷,以热药补肾,欲令胜退心火者,未明阴阳虚实之道也。夫肾水为阴而本寒,虚则为热;心火属阳而本热,虚则为寒,若肾阴虚则心火阳实,是谓阳实阴虚,而上下俱热明已。故'气厥论'曰:肾气衰阳独。'宣明五气论'曰:肾恶燥,由肾枯水润。'脏气法时论'曰:肾苦燥,急食辛以润之。夫寒物属阴,能养水而泻心,热物属阳,能养火而耗水,今肾水既不胜心火,则上下俱热,奈何以热药养肾水,欲令胜心火,岂不暗哉。又如胃与大肠热结而渴者,'阴阳别论'曰:二阳结为之消。注曰:二阳结,胃及大肠俱热结也。肠胃藏热,善消水谷。又'气厥论'曰:大肠移热于胃,善食而瘦。'脉要精微论'曰:瘅成为消中,善食而瘦。如肠痹而渴者,数饮而出不得中,气喘争,时发飧泄,夫数饮而出不得中,其大便必不停留,然则消渴数饮而小便多者,止是三焦燥热怫郁而气衰也明矣,岂可以燥热毒药助其强以伐衰阴乎。此真实实虚虚之罪也。夫消渴者,多变声音疮癣痤痱之疾,皆肠胃燥热怫郁,水液不能浸润于周身故也。或热而膀胱怫郁,不能渗泄,水以妄行,而面上肿也。如小肠痹热而渴者,'举痛论'曰:热气留于小肠,肠中痛,瘅热焦渴,则便坚不得出矣。注曰:热渗津液,而小便坚矣。如言病疟而渴者,'疟论'曰:阳实则外热,阴虚则内热,外内皆热,则喘渴,故致饮冷也。然阳实阴虚而为病热,法当用寒药养阴泻阳,是谓泻实补衰之道也。如因肥甘石药而渴者,'奇病论'曰:有病口甘者,病名为何?岐伯曰:此五气之溢也,病名脾瘅。瘅为热也。脾热则四脏不禀,故五气上溢也。先因脾热故脾瘅。又《经》曰:五味入口,藏于胃,脾为之行其精气,津液在脾,故令人口甘。此肥美之所发也,此人必数食甘美而多肥,肥者令人内热,甘者令人中满,故其气上溢,转而为消渴。'通评虚实论'曰:消瘅仆击偏枯痿厥气满发逆,肥贵人,则膏粱之疾也。或言人惟胃气为本,脾胃合为表里,脾胃中州,当受温补,以调饮食。今渴消者,脾胃极虚,故宜温补,若用寒药耗损脾胃,本气虚乏而难治。此言乃不明阴阳寒热虚实补泻之道,故妄言也。岂知'腹中论'曰,帝云:夫子数言热中消中,不可服芳草石药,石药发癫,芳草发狂,狂言多饮,数溲,谓之热中。多喜曰癫,多怒曰狂,芳美味也。石谓英、乳及发热之药。《经》又曰:热中消中,皆富贵人也。今禁膏粱,是不合其心,禁芳草石药,是病不愈。愿闻其说。岐伯曰:芳草之味美,石药之气悍。二者之气,急疾坚劲,故非缓心和人,不可服此二者。帝曰:何以然?岐伯曰:夫热气剽悍,药气亦然。所谓饮一而溲二者,当肺气从水而出也,其水谷海竭矣。凡消渴便用热药,误人多矣。故《内经》应言渴者皆如是,岂不昭晰欤。然而犹有惑者,诸气过极,反胜己者,是以人多误也。如阳极反似阴者是也,若不明标本,认似为是,始终乖矣。故凡见下部觉冷,两腋如冰,此皆心火不降,状类寒水,宜加寒药下之,三五次,则火降水升,寒化则退。然而举世皆同执迷,故处其方必明病之标本,达药之所能,通气之所宜,治而无害者,可以治其病也。所以为标本者,先病而为本,后病而为标,此为病之本末也。标本相传,先当救其急也。又云:六气为本,三阴三阳为标,盖为标病,藏病最急也。又云:六气为胃之本,假若胃热者,胃为标,热为本也。处其方者,当除胃中之热,是治其本也。故六气乃以甚者为邪病,衰者为正,法当泻甚补衰,以平为期,养正除邪之道也。酸能收,甘能缓,辛能散,苦能坚,咸能软。酸属木也,燥金主于散,而木反。湿土主于缓,而木胜之,故能然也。苦能燥湿而坚奭者,盖以凡物燥则坚也。甘能缓苦急而散结,甘者土也,燥能急结,故缓则散也。辛能散主散结润燥,辛者金也,金主散落,金生水故也。况抑结散,则气液宣行而津液生也。'脏气法时论'曰:肾苦燥,急食辛以润之,开腠理。致

津液通气也。咸能软坚,咸者水也,水润而柔,故胜火之坚矣。此五脏之味也。其为五味之本者,淡也,淡,胃土之味也。胃土属地,土为万物之本。胃为一身之本,淡能渗泄利窍。夫燥能急结,甘而能缓之,淡为刚土,其能润燥,缓其急结,令气通行,而致津液渗泄也。故消渴之人,其药与食皆宜淡剂,'至真要大论'曰:辛甘发散为阳,酸苦涌泄为阴,淡味渗泄为阳,五者或散,或收,或缓,或急,或燥,或润,或坚,或软。所以利而行之,调其气也。凡三消者,《内经》所谓肾消也、消渴等,可取生藕汁服之则愈。夏月暑毒入心,心旺不受邪,热移于肺,肺叶焦,津液干,好饮水,名曰膈消,宜以冷参汤进玉壶丸之类。寒暑之交,气壅不调,鼻塞声重,咽干烦渴,二腑癃闭,法当洗心,涤其热去,而肺经清润,渴自止矣,宜用洗心散之类。饮酒无度,食炎热物过多。邪热蓄积于胃腑,多令烦渴,当用龙脑饮之类,制其脾化其滞,导其热也。色欲无节,耗损肾元,水火不交,火必炎上,熏蒸于肺,金受火燥,渴生饮冷,当治其本,宜肾气八味丸之类。若不先固其本,又将何以御其渴哉……其所慎者有三,一饮酒,二房室,三咸食及面。能慎此者,虽不服药而自可无他。不如此者,纵有金丹,亦不可救。

消渴之人,愈与未愈,常须虑有大痈也,当预备痈药以防之。有人病渴疾,始发于春,经一夏,服栝蒌根汁得其力,渴渐瘥,然小便犹数甚,昼夜二十余行,常至三四升,极瘥不减二升也,转久便止,渐食肥腻,日就羸瘦,咽喉唇口焦燥,呼吸少气,不得多语,心烦热,两脚酸,食乃兼倍于常,而不为气力者,当知病皆由虚热所致,治法可常服栝蒌汁以除热,牛乳杏酪善于补此,治最有益。消渴之疾,或服五石而致者,又有疾久饮酒而致者。如解五石毒者,饮罂粟粥而能止渴,并宜服菟丝丸,大渴而加烦热者栝蒌根汤马通散之类。凡病人兼有燥渴之证,用乌梅、栝蒌根、干葛、甘草及宣补丸,凡人生放恣者众,盛壮之时,不自慎惜,快情纵欲,极意房中,稍至年长,肾气虚竭,百病滋生。又年少惧不能房,多服食石散,真气既尽,石气孤立,日惟虚耗,唇口干燥,精液自泄,或小便赤黄,大便坚实,或渴而且利,日夜一石,或渴而不利,所食之物,皆作小便,此皆由房室不节之所致也。凡平人夏月喜渴者,由心热也,心热便汗,汗则肾中虚燥,

故渴而小便少也。冬月不汗，故小便多而数也，此为平人之证也。名为消渴，但小便利而不饮水者，肾实《经》云肾实则消，消者不渴而利是也。所以服石之人，必小便利也。石性归肾，归肾则实，实则能消水浆，故利，利多则不得润养五脏，五脏衰则生诸病。张仲景云：热结中焦则为肾热，结下焦则为溺血，亦令人淋闭不通，明知必有患小便利信矣。内有热者，则喜渴，除热则止渴，热虚者，须除热补虚则瘥矣。"

《冯氏锦囊秘录·杂症大小合参卷十二·消渴大小总论合参》："上消者谓心移热于肺，中消者谓内虚胃热，皆认火热为害，故或以白虎或以承气，卒致不救。总之，是下焦命门火不归源，游于肺则为上消，游于胃即为中消，以八味肾气丸引火归源。使火在釜底水火既济，气上熏蒸，肺受湿气而渴疾愈矣。有一等渴欲引饮，但饮水不过一二口即厌，少顷复渴，饮亦不过如此，但不若胃渴蓄饮水无厌也。此是中气虚寒，寒水泛上，逼其浮游之火于咽喉口舌之间，故上焦一段，欲得水救，若到中焦，以水见水，正其所恶也。治法如面红烦躁者，理中汤送八味丸。又有一等渴欲饮水，但饮下少顷即吐出，吐出少顷复求饮，药食毫不能下，此是阴盛格阳，肾经伤寒之证，仲景以白通汤加人尿胆汁，热药冷探之法，一服即愈，女人多有此症。东垣又曰：手阳明大肠、手太阴小肠，皆属足阳明胃，大肠主津、小肠主液，大肠、小肠受胃之阳气，乃能行津液于上焦，溉灌皮毛，充实腠理，若饮食不节，胃气不充，大肠、小肠无所禀气，故津液涸竭焉。夫君相二火得其平，则烹炼饮食，糟粕去焉；不得其平，则燔炙脏腑，津液耗焉。盖心火甚于上，为隔膜之消；甚于中，为肠胃之消；甚于下，为膏液之消；甚于外，为肌肉之消。上甚不已，则消及于肺；中甚不已，则消及于脾；下甚不已，则消及于肾；外甚不已，则甚及于筋骨，四脏皆消尽，则心自焚而死矣。故治消渴不减滋味，不戒嗜欲，不节喜怒，则病难已。丹溪曰：消渴宜饮缫丝汤，能引清气上朝于口。盖蚕与马同属午也，心也，作茧退藏之义，能抑心火而止渴也。渴家误作火治，凉药乱投，夭人生命，必多服生脉散为佳。《经》既云饮一溲二，死不治。何仲景复用肾气丸以治饮一斗溲一斗之证？盖病尚浅，犹或可治，若瘦而过于饮，亦无及矣。方内须以五味易桂附，从四时及脉理增减可也。此症多因酒色过度，施泄过多，以致水火不交，肾水下泄，故不宜用凉心冷剂也。久而小便不臭，反作甜气，则生气泄矣；有浮脂溺面，此精不禁，真元竭矣，不治。五脏六腑四肢，皆禀气于脾胃，行其津液，以濡润养之。夫消渴之病，本湿寒之阴气极衰，燥热之阳气太盛故也，治当补肾水阴气之虚，而泻心火阳热之实，除肠胃燥热之甚，济身中精液之衰，使道路散而不结，津液生而不枯，气血和而不涩，则病自已。况消渴者，因饮食服饵之失宜，肠胃干涸，而气不宣平，或精神过违其度而耗乱之；或因大病阴气损而血液衰，虚阳剽悍而燥热郁甚之所成也。若饮水多而小便，名曰消渴；若饮食多而不甚渴，小便数而消瘦者，名曰消中；若渴而饮水不绝，腿消瘦而小便有脂液者，名曰肾消。一皆燥热太甚，三焦肠胃之膜里，指郁结滞致密，纵复多饮于中，终不能浸润于外，荣养百骸，故渴不止，小便多出或溲数也。时珍曰：舌下有四窍，两窍通心气，两窍过肾液，心气流于舌下为神水，肾液流入舌下为灵液，道家谓之金浆玉醴，溢为醴泉，聚为华池，散为津液，降为甘露，所以灌溉脏腑，润泽肢体，是以修养家咽津纳气，谓之清水灌灵根。人能终日不唾，则精气常留，颜色不槁。若久唾则损精气成肺病，皮肤枯涸，故曰远唾不如近唾，近唾不如不唾。人若有病，则心肾不交，肾水不上，故津液干而真气耗矣。《难经》曰：肾主五液，入肝为泪，入肺为涕，入脾为涎，入心为汗，自入为唾也。消渴养肺降火生血为主。三消皆禁用半夏。消渴若泄泻者，用白术、白芍药之类。内伤病后燥渴不解者，此余热在肺经也，用参、芩、甘草少许，生姜汁调冷服。天花粉，消渴属热者之神药也。小儿唇红如丹，即发渴候，红甚焦黑则危。《夷坚志》消渴杀虫方，治消渴有虫耗其精液而成者，用苦楝根取新白皮一握（切，焙），入麝香少许煎，空心服，虽困顿不妨，取下虫三四条，类蛔而色红，其渴乃止。盖饮醇食炙，积成胃热，湿热生虫，理固有之。"

《杂病源流犀烛·卷十七·三消源流（消瘅）》："至三消分治之方，可详举之：有烦渴能食者（宜人参白虎汤）；有消渴胸满心烦，无精神者（宜人参宁神汤）；有消渴便干，阴头短，舌白燥，口唇裂，眼涩而昏者（宜止消润燥汤）；有消渴后身肿者（宜紫苏汤）；有消渴面目足膝肿，小便少者（宜瞿麦饮);有消渴咽干面赤烦躁者(宜地黄饮);有消渴盛于夜者(宜加减地黄丸);有消渴由心火上炎,肾水不济,烦渴引饮,气血日消者(宜降心汤);有心火炽热,口干烦渴,小便赤涩者(宜清心莲子饮);有消渴小便数,舌上赤脉,肌体枯瘦者(宜和血益气汤);有消渴而上焦烦热,为膈消者(宜人参石膏汤);有消渴不能食者(宜麦门冬饮子);有老人虚人大渴者(宜人参麦冬汤),以上皆上消之属(通治上消宜生津养血汤、黄芩汤)。有消中饮食多,不甚渴,小便数,肌肉瘦者(宜加减白术散);有消谷善饥者(宜加减白术散);有能食而瘦,口干自汗,便结溺数者(宜清凉饮);有消中而瘦,二便秘者(宜兰香饮子);有消中由胃热者(宜藕汁膏);有消中而中焦燥热,肌肉瘦削,大便鞕,小便数而黄赤者(宜生津甘露饮);有消中后腿渐细,将成肾消者(宜茯苓丸),以上皆中消之属(通治消中,宜调胃承气汤、加减三黄丸、黄连猪肚丸、顺气散)。有肾消大渴饮水,下部消瘦,小便如脂液者(宜元菟丹);有肾虚水涸燥渴者(宜双补丸);有肾消大渴便数,腰膝疼者(宜肾沥丸);有肾消尿浊如膏者(宜人参茯苓散);有肾消口燥烦渴,两脚枯瘦者(宜加减肾气丸);有肾虚消竭,小便无度者(宜鹿茸丸);有肾消茎长而坚,精自出者,此孤阳无阴,即强中症也,最难治,盖此亦由耽好女色,或服丹石以恣欲,久则真气脱而热气盛,故饮食如汤沃雪,肌肤削,小便如膏油,阳易兴而精易泄也(宜六味丸、石子荠苨汤、黄连猪肝丸)。以上皆下消之属(通治下消,宜补肾地黄元、加减八味丸)。消症之不同如此,此外又有食亦症。《经》曰:大肠移热于胃,善食而瘦,谓之食亦。胃移热于胆,亦名食亦。注云:亦者,易也。饮食移易而过,不生肌肉也,治之与消中同。而又有酒消症,由平日好酒,热积于内,津液枯燥,烦渴引饮,专嗜冷物也(宜乌梅木瓜汤)。而又有虫渴症,由虫在脏腑之间,耗其精液,而成消竭也(宜苦楝汤)。而又有类消症,其人渴欲素饮,饮一二口即厌,不比消渴之无厌,此由中气虚寒,寒水泛上,逼出浮游之火于喉舌间,故上焦欲得水救,水到中焦,以水遇水,故厌也(宜理中汤送八味丸)。又《经》云:二阳之病发心脾,有不得隐曲,女子不月。阳明位太阴之表而居中,于腑则胃当之,非若手阳明大肠之以经络为阳明比也。其病发心脾者,胃与心为生土之母子,而脾与胃为行津之表里。发者,发足之义。人之情欲,本以伤心,劳倦忧思,本以伤脾。脏既伤,则必连及于腑,又必从其能连及者,如母病必及子。故凡内而伤精,外而伤形者,皆能病及胃,此二阳之病,发自心脾也。然阳明为生化之本,其气盛,其精血下行,化荣卫而润宗筋,化源既病,则阳道外衰,故不得隐曲而枯涩,女子则不月。盖心脾为真阴之主,胃为真阳之主,伤真阴必使真阳无守,二阳既病,仓廪空而饷道绝,为生死之关,然必自真阳之伤之,故曰发心脾也。治亦同三消,参其症而用方主之可也。至于消渴既久,其传变之症,在能食者必发痈疽背疮,不能食者必至中满鼓胀,何也?津液竭则火邪胜,故发痈脓,且痛甚而或不溃,或流赤水也。又如上、中二消,制之太急,寒药多而胃气伤,故成中满,甚而水气浸渍,溢于皮肤,则为肿胀,所谓上热未除,中寒之症复生也。夫至痈疽胀满,亦与强中等症,皆为传变而不易治矣。

消渴原由症治:《本事》曰:消渴之症,全由坎水衰少。何也?肺为五脏华盖,若下有暖气蒸,则肺润。若下冷极,则阳不能升,故肺干而渴。譬如釜中有水,以火暖之,又以板覆,则暖气上腾,故板能润。若无火力,则水气不能上升,此板终不能润。火力者,腰肾强盛,常须暖补肾气,饮食得火力则润上而易消,亦免干渴之患,宜肾气丸。又曰:消渴者肾虚所致,每发则小便必甜。以物理推之,淋饧醋酒作脯法,须臾即甜,足明人之食后,滋味皆甜,流在膀胱。若脾肾气盛,则上蒸炎气,化成精气,下入骨髓,其次为脂膏,其次为血肉,其余则为小便,故小便色黄,血之余也。五脏之气咸润者,则下味也。若腰肾既虚冷,则不能蒸化谷气,尽下为小便,故味甘不变,其色清冷,则肌肤枯槁也。《直指》曰:自肾消而析之,又有五石过度之人,真气既尽,石势独留,阳道兴强,不交精泄,名曰强中。消渴,轻也。消中,甚焉。消肾,又甚焉。若强中,则毙可立待。《类聚》曰:五脏六腑,皆有津液,热气在内,则津液竭少,故为渴。夫渴者,数饮水,其人必头目眩,背寒而呕,皆由里虚故也。《入门》曰:饮水而安者,实热也;饮水少顷即吐者,火邪假渴耳。丹溪曰:三消多属血虚不生津液,宜以四物汤为主。上消加人参、五味、麦冬、花粉煎,入藕汁、地黄汁、牛乳;酒客生葛根汁冲服;

中消加知母、石膏、寒水石、滑石；下消加黄柏、知母、熟地、五味子。又曰：养肺降火生血为主，分上中下治之。又曰，消渴症，小便反多，如饮水一斗，小便亦一斗，宜肾气丸。徐忠可曰：仲景云厥阴之为病消渴，气上冲心，心中疼热，饥而不欲食，食即吐，下之不肯止。夫'厥阴之为病消渴'七字，乃消渴之大原，然或单渴不止，或善食而渴，或渴而小便反多，后人乃有上、中、下之分，不知上、中、下似不同，其病原总属厥阴。厥阴者，风木之脏也，与风相得，故凡中风，必先中肝。然风善行而数变，故在经络，在血脉，在肌肉，各各不同。而又有郁于本脏者，则肝得邪而实，因而乘其所胜，阳明受之；乘其所生，少阴受之。于是上、中、下或有偏胜，现症稍殊，皆为消渴，皆由厥阴风郁火燔，故曰厥阴之为病消渴。《内经》亦有'风消'二字，消必兼风言之，亦此意也。又曰：《内经》云，二阳结，谓之消。仲景独言厥阴，似乎互异，不知邪气浸淫，病深肠胃，气聚不散，故曰结，其使肠胃之气不能健运而成三消，则厥阴实为病之本。如果病专肠胃，则下之为中病，消渴宜无不止矣。然多食而饥不止为中消，此又云饥不欲食，则知消渴之病，亦有不欲食者，但能食而渴者，全重二阳论治。饮一溲二，重在肾虚论治。其不能食而气冲者，重在厥阴论治。此又临症时微细之辨乎。缪仲淳曰：三消渴疾，以鲇鱼涎和黄连末为丸，每五七丸，乌梅下，日三服取效。又曰：用白芍、甘草等分为末，每一钱，水煎，日三服。有人患消渴九年，服药止而复作，得是方服之，七日顿愈。古人处方，殆不可晓，不可以平易而忽之。又方，用栝蒌根、黄连各三两，为末蜜丸，每三十丸，麦冬汤下，日二服。其饮水无度，小便数者，用田螺五升，水一斗浸一夜，渴即饮之，每日一换水及螺，或煮食饮汁亦妙。其饮水无度，小便赤涩者，用秋麻子仁一升，水三升，煮三四沸饮，不过五升瘥。其肾消饮水，小便如膏油者，用茴香、苦楝子等分炒，为末，每食前酒服二钱。其消渴饮水，骨节烦热者，用芭蕉根捣汁，时饮一二合。其消渴不止，下元虚损者，用牛膝末五两，生地汁五升浸之，日晒夜浸，汁尽为度，蜜丸，空心酒下三下丸，久服壮筋骨，驻颜色，黑须发，津液自生。其胃虚消渴者，羊肚煮烂，空腹服之。其消渴烦乱者，于冬瓜瓤一两水煎服。其消渴羸瘦，小便不禁者，兔骨和大麦苗煮汁服极效。

其消中易饥者，用苁蓉、山萸、五味、蜜丸，每盐酒下二十丸。其三消骨蒸者，以冬瓜自然汁浸晒黄连末七次，又以冬瓜汁和丸，每三四十丸，大麦汤下。寻常口渴，只一服见效。其强中消渴者，用猪肾一具，荠苨、石膏各三两，人参、茯苓、磁石、知母、葛根、黄芩、花粉、甘草各二两，黑大豆一升，水一斗半，先煮猪肾大豆取汁一斗，去渣，下药再煮三升，分三服，名猪肾荠苨汤，后人名为石子荠苨汤。"

《类证治裁·卷之四·三消论治》："故治三消者，必察其脉气病气形气。但见本源亏竭，及假火症，当速救根本以滋化源，勿专以清火为急。故《金匮》云：男子消渴，小便反多，饮一斗，小便一斗，八味丸主之。所以助气化，使津液得升也。赵养葵亦曰：治消症无分上、中、下，但滋肺肾。上消小剂，中消中剂，下消大剂，概用六味丸加麦冬、五味；或命门火不归源，游于肺为上消，游于胃为中消，惟引火归源，宜八味丸，使火归釜底，水火既济，气上熏蒸，肺受津润，消渴自止。若过用寒凉，恐内热未除，中寒又起。古法以人参白虎汤治上消，以调胃承气汤治中消者，非也。必右寸滑数，热伤肺气，乃可人参白虎汤；必右关数实，湿热内蕴，乃可调胃承气汤。又《经》云：二阳之病发心脾，有不得隐曲，其传为风消。谓忧伤心，思伤脾，郁结不遂，则营液暗耗，胃大肠俱失通润，而肌肉风消也。宜归脾汤送固本丸，或生脉散。此亦阴消之类，今统论之。消症气分渴者，喜饮冷水，宜寒凉渗剂以清热。血分渴者，喜饮热茶，宜甘温峻剂以和阴。须细诊脉之上下左右滑数沉细，以定其有余不足而审治之。如上消气分燥渴者，黄芩汤；血分燥热者，易简地黄饮之；气血燥热者，竹叶黄芪汤；肺火消渴，咽干便秘者，生津饮；心火消渴，小水赤涩者，清心莲子饮；心火上炎，肾水不济，气血日消者，降心汤；消渴夜甚者，加减地黄丸；消渴溺少身肿者，紫苏汤；消渴脉浮微热，小水不利者，五苓散；膈消胃满心烦者，麦门冬饮子；老人虚人消渴者，人参麦冬汤；通治上消，天花粉散。中消能食而瘦，渴饮便秘溺数者，兰香饮子；食已如饥，胃热脉盛，面黄肌瘦，胸满胁胀者，七味白术散；胃火易饥，热在肌肉者，泻黄散；胃热干渴，水亏火炎者，玉女煎；心肺热渴者，丹溪藕汁膏；脾肺津干，不思饮食者，本事黄芪汤；通治中消，黄连猪肚丸。中消后，胃热传肾，消烁脂液，腿细足痿者，白茯苓丸；下消渴饮，溺如膏油者，治宜摄固，元菟丸、秘元煎；肾消虚涩者，通摄兼施，双补丸；肾消淋浊有火者，补而兼泻，六味丸加知、柏，或大补地黄丸；淋浊无火者，补而兼摄，下左饮，或大补元煎；火衰不能化气，气虚不能化液者，益火之源，加减肾气丸，或八味丸、右归饮；无火而滑，小溲无度者，益阳固阴，鹿茸丸；肾消强中，茎长而坚，精自出者，此孤阳外张，阴不内守，难治。由好色纵淫，或饵丹石，阳起石、钟乳粉之类。《直指》曰：服五石者，真气既尽，石性独留，阳道兴举，不交精泄，名曰强中，不可治。其饮食如汤沃雪，久则阳强精脱，石子荠苨汤。通治下消，加减八味丸。三消久，小水不臭反甜者，此脾气下脱，症最重，七味白术散。若溺后，溺面浮脂者，此膏液下流，肾不约制，白术散、肾气丸。外有脾热口甜，为消瘅。《经》谓数食肥甘，其气上溢，转为消渴，《经》用兰草汤效。肥令人内热，甘令人中满，治之以兰，除陈气也。此膏粱酿热涸津，即消中之渐，宜地黄饮子、玉泉丸。有食亦，亦，易也。饮食移易而过，不生肌肉也。《经》谓大肠移热于胃，善食而瘦，胃移热于胆，皆名食亦，治同中消。有酒渴，由嗜酒积热烦渴，专嗜冷物，乌梅木瓜汤。有虫渴，脏腑生虫，耗津液而成消渴，苦楝子汤。其有渴饮一二口即厌，少顷复渴，但不若消渴者之无厌，此中气虚寒，寒水上泛，逼其浮游之火于喉舌间，故上焦欲得水救，水到中焦，以水遇水，即厌也。如面赤烦躁，宜理中汤送八味丸。凡渴而不能食者，末传。中满，鼓胀，能食而渴者，必发脑疽、背痈，皆不治。此又消渴之传变，所必防者。《本事》曰：消渴全因坎水衰少，肾阳不升。肺为华盖，譬板覆釜，暖气上腾，则板能润。若肾气能蒸化，则饮食精液上升，自免干渴，宜八味丸。

徐忠可曰：消因肾虚，或因二阳结，或为厥阴病。其能食而渴者，宜重二阳论治。其饥不欲食，气撞心者，宜重厥阴论治。仲景《伤寒论》，厥阴之为病，消渴，气上撞心，饥而不欲食，皆由厥阴风郁火燔也。其饮一溲二者，宜重肾虚论治，此临症时所宜细辨也。"

《温热经纬·卷三·叶香岩外感温热篇》："脾瘅而浊泛口甜者，更当视其舌本，如红赤者为热，当辛通苦降以泄浊；如色淡不红，由脾虚不能摄涎而上泛，当健脾以降浊也。苔如碱者，浊结甚，故当急急开泄，恐内闭也。"

《医学衷中参西录·医方·治消渴方·玉液汤》："方书消证，分上消、中消、下消。谓上消口干舌燥，饮水不能解渴，系心移热于肺，或肺金本体自热不能生水，当用人参白虎汤；中消多食犹饥，系脾胃蕴有实热，当用调胃承气汤下之；下消谓饮一斗溲亦一斗，系相火虚衰，肾关不固，宜用八味肾气丸。

白虎加人参汤，乃《伤寒论》治外感之热，传入阳明胃腑，以致作渴之方。方书谓上消者宜用之，此借用也。愚曾试验多次，然必胃腑兼有实热者，用之方的。中消用调胃承气汤，此须细为斟酌，若其右部之脉滑而且实，用之犹可，若其人饮食甚勤，一时不食，即心中怔忡，且脉象微弱者，系胸中大气下陷，中气亦随之下陷，宜用升补气分之药，而佐以收涩之品与健补脾胃之品，拙拟升陷汤后有治验之案可参观。若误用承气下之，则危不旋踵。至下消用八味肾气丸，其方《金匮》治男子消渴，饮一斗溲亦一斗。而愚尝试验其方，不惟治男子甚效，即治女子亦甚效。曾治一室女得此证，用八味丸变作汤剂，按后世法，地黄用熟地、桂用肉桂，丸中用几两者改用几钱，惟茯苓、泽泻各用一钱，两剂而愈。后又治一少妇得此证，投以原方不效，改遵古法，地黄用干地黄（即今生地），桂用桂枝，分量一如方前，四剂而愈。此中有宜古宜今之不同者，因其证之凉热，与其资禀之虚实不同耳。

消渴证，若其肺体有热，当治以清热润肺之品。若因心火热而铄肺者，更当用清心之药。若肺体非热，因腹中气化不升，轻气即不能上达于肺，与吸进之养气相合而生水者，当用升补之药，补其气化，而导之上升，此拙拟玉液汤之义也。然消渴之证，恒有因脾胃湿寒、真火衰微者，此肾气丸所以用桂、附。而后世治消渴，亦有用干姜、白术者。尝治一少年，咽喉常常发干，饮水连连，不能解渴。诊其脉微弱迟濡。投以四君子汤，加干姜、桂枝尖，一剂而渴止矣。又有湿热郁于中焦作渴者，苍柏二妙散、丹溪越鞠丸，皆可酌用。"

《医学衷中参西录·医方·治消渴方·滋膵饮》："消渴一证，古有上、中、下之分，谓其证皆起于中焦而极于上下。究之无论上消、中消、下消，约皆渴而多饮多尿，其尿有甜味。是以《圣济总录》论消渴谓：'渴而饮水多，小便中有脂，似麸而甘。'至谓其证起于中焦，是诚有理，因中焦膵病，而累及于脾也。盖膵为脾之副脏，在中医书中，名为散膏，即扁鹊《难经》所谓脾有散膏半斤也（膵尾衔接于脾门，其全体之动脉又自脾脉分支而来，故与脾有密切之关系）。有时膵脏发酵，多酿甜味，由水道下陷，其人小便遂含有糖质。迨至膵病累及于脾，致脾气不能散精达肺（《内经》谓脾气散精上达于肺）则津液少，不能通调水道（《内经》谓通调水道下归膀胱）则小便无节，是以渴而多饮多溲也。尝阅报，有患消渴，延中医治疗，服药竟愈者。所用方中，以黄芪为主药，为其能助脾气上升，还其散精达肺之旧也。《金匮》有肾气丸，善治消渴。其方以干地黄（即生地黄）为主，取其能助肾中之真阴，上潮以润肺，又能协同山萸肉以封固肾关也。又向因治消渴，曾拟有玉液汤，方中以生怀山药为主，屡试有效。近阅医报且有单服山药以治消渴而愈者。以其能补脾固肾，以止小便频数，而所含之蛋白质，又能滋补膵脏，使其散膏充足，且又色白入肺，能润肺生水，即以止渴也。又俗传治消渴方，单服生猪胰子可愈。盖猪胰子即猪之膵，是人之膵病，而可补以物之膵也。此亦犹鸡内金，诸家本草皆谓其能治消渴之理也。鸡内金与猪胰子，同为化食之物也。愚因集诸药，合为一方，以治消渴，屡次见效。"

二、消渴分部论治

消渴有上消、中消、下消之分，病位不同，辨治亦不同。故可根据消渴病变部位分而论治。

《症因脉治·卷三·三消总论·内伤三消》："积热三消之治，烦渴引饮，清肺饮。口臭易饥，清胃汤，加干葛。如肺胃积热，下流膀胱，八正散。若肝胆之热下流，龙胆泻肝丸。若肾之相火下流，而成下消，凉八味丸、文蛤散。"

"精虚三消之治，生脉散、人参固本丸，治上消也。地黄膏、琼玉膏，治中消也。三才封髓丹，治下消也。先见小便过多，随乃多渴，此真阳失守，下泄无度，上不能蒸动生津，《金匮》八味丸主之。"

《症因脉治·卷三·三消总论·外感三消》："湿火三消之治，宜流湿润燥，清肺饮，治上消也；加味清胃汤，治中消也；导赤各半汤、益元散，治下消也。"

"燥火三消之治，清燥为先，烦渴引饮，家秘用知母石膏汤，加干葛。多食易饥，人参白虎汤。小便频数，淋沥如膏，益元散、导赤各半汤。"

《医灯续焰·卷六·三消脉证第五十五》："三消者，上、中、下也。渴而多饮为上消，《素问·气厥论》谓之膈消，宜《金匮》猪苓汤、人参白虎汤、子和加减三黄丸、凉膈散、酒煮黄连丸、六一散之类。消谷善饥为中消，《素问·脉要精微论》谓之消中，宜酒煮黄连丸、大黄黄连泻心汤、山栀、黄连之类。渴而便数有膏为下消。《素问·气厥论》谓之肺消，饮一溲二，后人又谓之肾消，宜六味丸、固本丸、知柏八味丸之类。娄全善亦云：肾消者，饮一溲二，其溲如膏油，即膈消、消中之传变。总不外火烁真阴，津液燥竭。自古论之者多矣，惟刘河间、张戴人二论，辞义畅达，最为中綮。兹录于下。河间曰：五脏六腑四肢，皆禀气于脾胃。行其津液，以濡润养之。然消渴之病，本湿寒之阴气极衰，燥热之阳气太盛故也。治当补肾水阴寒之虚，而泻心火阳热之实。除肠胃燥热之甚，济身中津液之衰，使道路散而不结，津液生而不枯，气血和而不涩。则病自已矣。"

三、病程分阶段论治

消渴之疾，治法亦补肾水，泻心火，除热养津。根据病程的不同阶段，又可细分为：初起养肺清心，久病则滋肾养脾。若外感传里，宜清热渗利；若内伤久耗，宜养阴除燥。

《证治汇补·卷之五·胸膈门·消渴》："治法治宜补肾水，泻心火，除肠胃燥热，济身中津液。使道路散而不结，津液生而不枯，气血利而不涩，则病自已矣。（《玉机》）气分渴者，因外感传里，或过食香燥，热耗津液，喜饮冷水，当与寒凉渗利以清其热，热去则阴生，而渴自止。血分渴者，因内伤劳役，精神耗散，胃气不升，或病后亡津，或余热在肺，口干作渴，喜饮热汤，当与甘温酸剂以滋其阴，阴生则燥除而渴自止。（《入门》）初起宜养肺清心，久病宜滋肾养脾。盖五脏之津液，皆本乎肾，故肾缓则气上升而肺润，肾冷则气不升而肺枯，故肾气丸为消渴良方也。又五脏之精华，悉运乎脾，脾旺则心肾相交，脾健而津液自化，故参苓白术散为收功神药也。（《汇补》）如上消中消，治之太急，久成中满之症，所谓上热未除，中寒复起也。"

四、清热论治

消渴以热证为常见，故治法常采用清热法。

1. 清上焦热

《普济方·卷一百七十六·消渴门·总论》："肺消热在上焦，可用凉药，如黄连等皆可用。此疾多出于饮酒人，冬月盛寒，多以葱椒鸠鸽煮酒，或加食热面，遂得此疾。故可用凉药解之。"

2. 清中焦热

《奇效良方·卷之三十三·消渴门》："知热在其中焦也，宜下之。"

《形色外诊简摩·卷下·色诊舌色应病类·温热舌苔辨证篇》："当用省头草芳香平散以逐之则退。若舌上苔如硷者，胃中宿滞挟浊秽郁伏，当急急开泄，否则闭结中焦，不能从膜原达出矣。"

五、补益论治

消渴之疾，多为久病虚耗，故治宜补益，又可细分为养血法、滋肾养津法、补脾养肾清心止渴法、补肾养肺滋阴降火法。

1. 养血

《奇效良方·卷之三十三·消渴门》："治法宜养血，以分其清浊而自愈也。"

《素问病机气宜保命集·卷下·消渴论第二十三》："治法宜养血，以肃清分其清浊而自愈也。"

2. 滋肾养津

《圣济总录·卷第五十九·消中》："治宜滋肾水养津液，则瘥。"

3. 补脾养肾，清心止渴

《仁斋直指方论·卷之十七·消渴·消渴方论》："此虚阳炎上之热也。叔和有言：虚热不可大攻，热去则寒起，请援此以为治法。又曰：消渴证候，人皆知其心火上炎，肾水下泄，小便愈多，津液愈涸，饮食滋味，皆从小便消焉。是水火不交济然尔，孰知脾土不能制肾水，而心肾二者皆取气于胃乎？治法总要当服真料参苓白术散，可以养脾，自生津液，兼用好粳米煮粥，以臀肉碎细，入盐醋油酒、葱椒茴香调和，少顷粥熟而后入，以此养肾，则水有所司。又用净黄连湿锉，入雄猪肚中密扎，于斗米上蒸烂，添些蒸饭，臼中杵粘，丸如桐子，每服百粒，食后米饮下，可以清心止渴。"

4. 补肾养肺，滋阴降火

《简明医彀·卷之四·三消》："宜清心绝欲，戒厚味，断思虑，静养生阴。不则肾水不升，心火不降，复变痈毒、鼓胀等证者多矣。脉实疾可治，弦小难痊。洪数阳盛，濡散血虚。宜养肺降火，生血滋阴，补益肾水。"

六、攻补兼施论治

若消渴之疾，出现虚实夹杂的情况，可考虑攻补兼施，治法有补肺泻心、滋阴抑阳、滋阴平肝清热、养血滋阴生津降火、补肾泻心清热生津、清火除热养脾生津、除陈解郁利水和营之分。

1. 补肺泻心

《圣济总录·卷第四十八·肺脏门·肺消》："至于肺消，则当补肺金平心火而疾可愈。"

2. 滋阴抑阳

《医方选要·卷之六·消渴门》："治法其在滋阴水，抑阳火，使肾水上升，心火下降，阴阳停匀，水火既济，三焦和平，二火守位，斯疾愈矣。"

3. 滋阴平肝清热

《杂病源流犀烛·卷十七·三消源流（消瘅）》："是知消瘅之病，本起于不足，必以滋阴平肝清热为主也（宜生地黄饮子、玉泉丸）。"

4. 养血滋阴，生津降火

《古今医鉴·卷之十·消渴》："治当以养血滋阴，生津降火，兰除陈气也。不可服膏粱、芳草、石药，其气剽悍，能助燥热也。岐伯曰：实脉，病久可治；脉弦小，病久不可治。当分三消而治之。高消者，舌上赤裂，大渴引饮，心移热于肺，传为膈消者是也，以白虎加人参汤治之。中消者，善食而瘦，自汗大便硬，小便数。叔和云：口干饮水，多食肌虚，瘅成为消中是也，以调胃承气汤、二黄丸治之。下消者，烦渴引饮，耳轮焦干，小便如膏。叔和云：焦烦水易亏，此肾消也。以六味地黄丸治之。《总录》所谓未传能食者，必发脑疽背痈；不能食者，必传中满膨胀。皆不治之证也。洁古老人分而治之：能食而渴者，白虎人参汤；不能食而渴者，钱氏白术散，倍加干葛治之。上中既立，不复传下消矣，先哲用药，厥有旨哉？然脏腑有远近，亦宜斟酌，如心肺位近，宜制小其服；肾肝位远，其制大其剂，皆适其至所为。故如过与不及，皆诛罚无过之地也，如高消、中消制之大急，速过病所，久而无中满之病,正谓上热未除,中寒复生者也,非药之罪,失其缓急之故也。治斯疾者,宜加意焉。"

5. 补肾泻心,清热生津

《明医指掌·卷七·三消证九》:"善治者,补肾水真阴之虚,泻心火燔灼之势,除肠胃燥热之甚,济心中津液之衰,使道路散而不结,津液生而不枯,气血利而不涩,则渴证自已矣。"

《类经·十六卷·疾病类·消瘅热中》:"然消渴之病,本湿寒之阴气极衰,燥热之阳气太盛故也。治当补肾水阴寒之虚,泻心火阳热之实,除肠胃燥热之甚,济身中津液之衰,使道路散而不结,津液生而不枯,气血和而不涩,则病自已。"

6. 清火除热,养脾生津

《内经博议·附录·缪仲醇阴阳脏腑虚实论治》:"消谷易饥属脾家邪火,宜清火除热,生津液,益脾阴。"

7. 除陈解郁,利水和营

《医述·卷十二·杂证汇参·补遗》:"《内经》设一兰草汤,味辛足以散结,气清足以化浊,除陈解郁,利水和营,为奇方之祖也。暑湿之候,每兼是患,以此为君,参以苦辛之胜,配合泻心等法。胃虚谷少之人,亦有是证,当宗大半夏汤及六君法。远甘益辛可也。兰草即佩兰叶,俗名省头草。妇人插髻中以辟油腻之气,形似马兰而高大,气香味辛性凉,用以醒脾气、涤肥甘也。(《临证指南》)"

七、针灸疗法

历代医家对于针灸治疗消渴的记载较多,从选穴到具体操作均有详尽载述,对于现代临床亦有一定指导意义。

1. 选穴

《针灸甲乙经·卷七·六经受病发伤寒热病第一(下)》:"阳厥凄凄而寒,少腹坚,头痛,胫股腹痛,消中,小便不利,善呕,三里主之。"

《针灸甲乙经·卷十一·五气溢发消渴黄瘅第六》:"黄瘅(《千金》云:腹满不欲食),刺脊中,黄瘅善欠,胁下满欲吐(《千金》云:身重不能动),脾俞主之。消渴身热,面赤(《千金》作目)黄,意舍主之。消渴嗜饮,承浆主之。黄瘅目黄,劳宫主之。嗜卧,四肢不欲动摇,身体黄,灸手五里,左取右,右取左。消渴,腕骨主之。黄瘅热中善渴,太冲主之。身黄时有微热,不嗜食,膝内内踝前痛,少气,身体重,中封主之。消瘅,善喘,气塞喉咽而不能言,手足清,溺黄,大便难,嗌中肿痛,唾血,口中热,唾如胶,太溪主之。消渴黄瘅,足一寒一热,舌纵烦满,然谷主之。阴气不足,热中消谷善饥,腹热身烦狂言,三里主之。"

"消瘅,善喘,气塞喉咽而不能言,手足清,溺黄,大便难,嗌中肿痛,唾血,口中热,唾如胶,太溪主之。"

《备急千金要方·卷三十针灸下·心腹第二·消渴病》:"承浆、意舍、关冲、然谷主消渴嗜饮;(又云:意舍主消渴,身热,面目黄)劳宫主苦渴,食不下;曲池主寒热渴;隐白主饮渴;行间太冲主嗌干喜渴;商丘主烦中渴。"

《圣济总录·卷第一百九十二·治胀满灸刺法》:"腹中气胀引脊痛,食饮多,身羸瘦,名曰食亦,先取脾俞,后取季胁。"

《针灸资生经·针灸资生经第三·消渴》:"商丘主烦中渴(《千》),意舍主消渴身热面目黄(《明》同),承浆(《明》下云饮水不休)、意舍、关冲、然谷主消渴嗜饮,隐白主饮渴,劳宫主苦渴食不下,曲池主寒热渴,行间、太冲主嗌干善渴(并《千》),意舍、中膂俞治肾虚消渴汗不出,腰脊不得俯仰,腹胀胁痛,(《铜》)兑端治小便黄、舌干消渴,然谷治舌纵烦满消渴,水沟治消渴饮水无度,阳纲疗消渴。"

《仁斋直指方论·卷之十七·消渴·附诸方》:"针灸法脾俞二穴(在十一椎下,各开寸半),中脘一穴(在脐上四寸),治饮不止渴。三里二穴(在膝下三寸,大胫骨外廉两筋间,举足取之),治食不充饥。太溪二穴(在足内踝后跟骨上动脉陷中),治房劳肾消。""太溪二穴(在足内踝后跟骨上动脉陷中),治房劳肾消。"

《普济方·针灸·卷十二·针灸门》:"治腹满虚胀,大便滑泄,背痛恶风寒,食饮不下,呕吐,消渴,目黄,穴大肠俞。"

《针灸大全·卷之四·窦文真公八法流注·八法主治病证》:"三消其证不同,消脾、消中、消肾。《素问》云:胃府虚,饮食斗不能充饥,肾脏渴,饮百杯不能止渴及房劳不称心意,此为三消也。乃土燥承渴,不能克化,故成此。人中一穴,公孙二穴,脾俞二穴,中脘一穴,照海二穴,三里二穴(治食不充饥),太谿二穴(治房不称心),关冲二穴。"

《针灸大成·卷八·鼻口门》:"消渴:水沟、承浆、金津、玉液、曲池、劳宫、太冲、行间、商丘、然谷、隐白。百日以上者,切不可灸。"

《针灸大成·卷二·百症赋》:"行间、涌泉,主消渴之肾竭。"

《针灸大成·卷五·八脉图并治症穴》:"消渴等症。三消其症不同,消脾、消中、消肾。《素问》云:胃府虚,食斗不能充饥。肾脏渴,饮百杯不能止渴,及房劳不称心意,此为三消也。乃土燥承渴,不能克化,故成此病。人中、公孙、脾俞、中脘、关冲、照海(治饮不止渴)、太溪(治房不称心)、三里(治食不充饥)。"

《针灸大成·卷七·治病要穴·手部》:"支正主七情气郁,肘臂十指皆挛及消渴。"

《针灸大成·卷七·治病要穴·足部》:"照海主夜发痓,大便闭,消渴。太溪主消渴,房劳,不称心意,妇人水蛊。"

《针灸逢源·卷五·证治参详·三消》:"三消证,三焦受病也。上消属肺大渴引饮,以上焦之津液枯涸,名曰膈消,亦曰消渴。中消属胃,多食善饥而日渐消瘦,名曰消中,亦曰消谷。下消属肾,烦躁引饮,面黑耳焦,溺如膏,名曰肾消,亦曰内消。是皆心胃之火上炎,真阴不足也。承浆、金津、玉液、肾俞。"

《针灸逢源·卷五·证治参详·徐氏八法证治》:"消渴等症胃府虚,斗食不能充饥(消脾),肾藏竭,饮百杯不能止渴(消肾),及房劳不称心意(消中),此谓三消也,乃土燥水消,不能克化故成此病。人中、关冲、脾俞、中脘、足三里、公孙(治食不充饥)、照海(治饮不止渴)、太谿(治房劳不称心)。"

2. 针刺法

《太平圣惠方·卷第九十九·具列一十二人形共计二百九十六穴》:"水沟一穴,在鼻柱下人中。是穴,督脉手阳明之会,主疗消渴,饮水无多少,水气遍身肿,失笑无时节,癫痫,语不识尊卑,乍喜乍哭,牙关不开,面肿唇动,叶叶肺风,状如虫行。针入四分,留五呼,得气即泻,徐徐出之。"

《奇效良方·卷之五十五·针灸门·奇穴》:"海泉一穴,在舌下中央脉上。是穴治消渴,用三棱针出血。"

《针灸聚英·卷一下·手少阳三焦经》:"阳池(一名别阳)手表腕上陷中,从指本节直摸下至腕中心,手少阳三焦脉所过为原,三焦虚实皆拔之。《素注》:针二分,留六呼,灸三壮。《铜人》:禁灸。《指微》云:针透抵大陵穴,不可破皮,不可摇手,恐伤针转曲。主消渴,口干烦闷,寒热疟,或因折伤手腕,捉物不得,肩臂痛不得举。"

《针灸大成·卷六·足阳明经穴主治·考正穴法》:"阴市一名阴鼎,膝上三寸,伏兔下陷中,拜而取之。《铜人》:针三分,禁灸。主腰脚如冷水,膝寒,痿痹不仁,不屈伸,卒寒疝,力痿少气,小腹痛,胀满,脚气,脚以下伏兔上寒,消渴。"

《针灸大成·卷九·治症总要》:"消渴:金津、玉液、承浆。问曰:此症从何而得?答曰:皆为肾水枯竭,水火不济,脾胃俱败,久而不治,变成背疽,难治矣。复刺后穴:海泉、人中、廉泉、气海、肾俞。"

《刺灸心法要诀·卷七·手部主病针灸要穴歌》:"阳池主治消渴病,口干烦闷疟热寒,兼治折伤手腕痛,持物不得举臂难。[注]阳池穴,主治消渴,口干烦闷,寒热疟,或因折伤手腕,持物不得,臂不能举等证。针二分,禁灸。"

3. 灸法

《小品方·卷第十二·灸法要穴》:"灸消渴法:灸关元一处,又挟两旁各二寸二处,各灸三十壮,五日一报,至百五十壮。"

《备急千金要方·卷二十一消渴淋闭方·消渴第一·灸法》:"初得患者,可如方灸刺之。治消渴咽喉干,灸胃脘下输三穴各百壮,穴在背第八椎下横三寸(一云灸胸堂五十壮,又灸足太阳五十壮)。治消渴,口干不可忍者,灸小肠俞百壮,横三间寸之。消渴口干烦闷,灸足厥阴百壮,又灸阳池五十壮。消渴咳逆,灸手厥阴,随年壮。消渴小便数,灸两手小指头及两足小趾头,并灸项椎;又灸当脊梁中央解间一处,与腰目上两处,凡三处又灸背上脾俞下四寸,当挟脊梁两处。凡诸灸,皆当随年壮。又灸肾俞二处;又灸腰目,在肾俞下三寸,亦挟脊骨两旁各一寸半;左右以指按取关元一处;又两旁各二寸二处;又阴市二处,在膝上,当伏兔上行三寸,临膝取之,或三二列灸,相去一寸,名曰肾系者（黄帝经云：伏兔下一寸）。曲泉、阴谷、阴陵泉复溜，此诸穴断小便最佳，不损阳气。又云：止遗溺也。太溪、中封、然谷、太白、大都、跌阳、行间、大敦、隐白、涌泉，凡此诸穴各一百壮，腹背两脚凡四十七处。其肾俞、腰目、关元、水道，此可灸三十壮，五日一报，各得一百五十壮，佳。涌泉一处可灸十壮，大敦、隐白、行间三处可灸三壮，余悉七壮，皆五日一报，满三灸可止也。若发，灸诸阴而不愈，宜灸诸阳，诸阳在脚表。并灸肺俞募，按流注孔穴，壮数如灸阴家法。"

《千金翼方·卷第二十八·针灸下·消渴第一》："消渴咽喉干，灸胃下俞三穴各百壮，在背第八椎下横三间寸灸之。消渴口干，不可忍，小肠俞百壮，横三间寸灸之。消渴咳逆，灸手厥阴，随年壮。消渴口干，灸胸堂五十壮；又灸足太阳五十壮。消渴，口干烦闷，灸足厥阴百壮；又灸阳池五十壮。建氏灸消渴法：初灸两手足小指头及项椎，随年壮。又，灸膀胱俞横三间寸，灸之各三十壮，五日一报之。又，灸背脾俞下四寸，侠脊梁一寸半二穴，随年壮。论曰：灸上诸穴讫，当煮白狗肉作羹汁，饮食不用姜酱豉，可用葱薤随意。当煮肉骨汁，作淡羹可食肉，当稍渐进，忌食猪肉，法须二百日乃善。又，灸肾俞二穴并腰目，在肾俞下三寸侠脊两旁各一寸半，以指按陷中。又，关元侠两旁各二寸一处。又，阴市二穴在膝上，当伏兔上三寸临膝取之。曲泉、阴谷、阴陵泉、复溜，凡此诸穴，断小便利大佳，不损阳气，亦云止遗尿也。太豁、中封、然谷、太白、大都、跌阳、行间、大敦、隐白、涌泉，凡此诸穴各一百壮，腹背两脚凡三十七穴，其肾俞、腰目、关元、水道可灸三十壮，五日一报之，各得一百五十壮，佳。涌泉可灸十壮。大敦、隐白、行间可灸三壮，余者悉七壮，皆五日一报之。满三灸可止也。若灸诸阴不瘥，可灸诸阳，诸阳在脚表宜审用之，无有不验，造次则并灸肺俞募，按流注孔穴，壮数如灸阴家法。灸小便数而少且难，用力辄失精，此方万验也。令其人舒两手合掌并两大指令齐，急逼之令两爪甲相近，以一炷灸两爪甲本肉际，际方后自然有角。令炷当两角中小侵入爪上，此两指共当一炷也。亦灸脚大指与手同法，各三炷。经三日又灸之，此法甚验。"

《太平圣惠方·卷第一百·具列四十五人形》："阳纲二穴，在第十椎下，两傍各三寸陷者中，

正坐微俯而取之，灸七壮。主食饮不下，腹中雷鸣，腹满胪胀，大便泄，消渴身热，面目黄，不嗜食，急堕也。"

《圣济总录·卷第一百九十二·治消渴灸法》："渴饮病，兼身体疼痛，灸隐白二穴，在足大趾内侧，去爪甲角如韭叶各三壮，《甲乙经》云足太阴脉之所出也。消渴咽喉干，灸胃脘下腧三穴，各百壮，穴在背第八椎下，横三寸间中灸之。消渴口干不可忍者，灸小肠俞百壮，横三寸间灸之。消渴咳逆，灸手厥阴，随年壮。消渴咽喉干，灸胸堂五十壮，又灸足太阳五十壮。消渴口干烦闷，灸足厥阴百壮，又灸阳池十壮。消渴小便数，灸两手小指头及两足小趾头，并灸项椎佳，又灸当脊梁中央解间一处与腰目上两处，凡三处；又灸背上脾俞下四寸，当挟脊梁灸之，两处皆随年壮；又灸肾俞三处；又灸腰目在肾俞下三寸，亦挟脊骨两旁，各一寸半左右，以指按取关元一处；又两旁各二寸二处，阴市二处，在膝上当伏兔上行三寸，临膝取之，或三二列灸，相去一寸，名曰肾系者。《黄帝经》云：伏兔下一寸，曲泉、阴谷、阴陵泉、复溜，此诸穴断小便更佳，不损阳气，亦云止遗溺也。太溪、中封、然谷、太白、大都、跌阳、行间、大敦、阳白、涌泉，凡此诸穴，各一百壮；腹背两脚，凡四十七处，其肾俞、腰目、关元、水道，此可灸三十壮，五日一报之，各得一百五十壮佳；涌泉一处，可灸十壮，大敦、隐白、行间，此处可灸三壮，余者悉七壮，皆五日一报之，满三灸止。灸诸阴而不愈，宜灸诸阳，诸阳在脚表，并灸肺俞募，按流注孔穴，壮数如灸阴家法。"

《普济方·针灸卷五·针灸门》："意舍在第十一椎下两旁各三寸陷者中，足太阳脉气所发，正坐取之，灸三壮。主腹满胪胀，大便泄，消渴，身热，面目黄。"

"腕骨在手外侧腕前起骨下陷者中，灸三壮，主热病汗不出，胁痛不得息，颈颔肿，寒热，耳鸣无闻，蛊狂易痓互引，消渴，偏枯，臂腕痛，肘屈不得伸，偏风头痛泣出，肩臂如臑颈痛项急烦满，五指惊掣，不可屈伸，体战咳疟。"

《普济方·针灸卷十三·针灸门》："治肾虚消渴，腰脊不得俯仰，夹脊膂痛，上下按之应者，从项后至此穴，灸之立愈。"

《证治准绳·杂病第五册·杂门·消瘅》："针

灸消中，皆取于胃。《经》云：邪在脾胃，阳气有余，阴气不足，则热中善饥，取三里灸。"

4. 针灸并用法

《圣济总录·卷第一百九十二·督脉》："水沟一穴，在鼻柱下，一名人中，督脉手足阳明之会，治消渴饮水无度，水气遍身肿，失笑无时，癫痫语不识尊卑，乍喜乍哭，牙关不开，面肿唇动，状如虫行，猝中恶。针入四分，留五呼，得气即泻，灸亦得，然不及针，若灸可小雀粪大为艾炷，日可灸三壮或七壮，即罢。风水面肿，针此一穴出水尽，即顿愈。兑端一穴，在唇上端，治癫疾吐沫，小便黄，舌干消渴，衄血不止，唇吻强，齿龈痛，针入二分，可灸三壮。炷如大麦。"

《圣济总录·卷第一百九十一·针灸门·足少阴肾经》："然谷二穴，火也，一名龙渊，在足内踝前起大骨下陷中，足少阴脉之所流也，为荥。治咽内肿，心恐惧如人将捕之，涎出喘呼少气，足跗肿不得履地，寒疝，少腹胀，上抢胸胁，咳唾血，喉痹淋沥……舌纵烦满消渴，初生小儿脐风口噤，痿厥洞泄。可灸三壮，针入三分，不宜见血。"

《圣济总录·卷第一百九十一·针灸门·足太阳膀胱经》："中膂内俞二穴，一名脊内俞，在第二十椎下，两旁相去各一寸五分，挟脊起肉。治肠冷赤白痢，肾虚消渴，汗不出，腰脊不得俯仰，腹胀胁痛。针入三分，留十呼，可灸三壮。"

《普济方·针灸卷十三·针灸门·消渴》："治烦中渴（《资生经》），穴商丘。治消渴，身热面目黄，穴意舍。治消渴嗜饮，穴然谷。治饮渴，穴隐白。治苦渴食不下，穴劳宫。治寒热渴，穴曲池。治嗌干善渴，穴太冲、行间。治小便黄，舌干消渴，穴兑端。治肾虚消渴，汗不出，腰脊不得俯仰，腹胀胁痛，穴中膂俞、意舍。治舌纵，烦满消渴，穴然谷。治消渴，饮水无度，穴水沟。治消渴，穴阳纲。治消渴嗜饮，穴承浆、意舍、关冲、然谷。治消渴饮病，兼身体疼痛，穴隐白。治消渴，咽喉干，灸胃脘下俞三穴，各百壮，穴在背第八椎下，横三寸间灸之；又灸胸堂五十壮，足太阳五十壮。治消渴口干，不可忍者，灸小肠俞百壮。治消渴咳逆，灸手厥阴，随年壮。治消渴，口干烦闷，灸足厥阴百壮，又灸阳池十壮。治消渴，小便数，灸两手小指头及两足小指头，并灸项椎佳；又灸当脊梁中央解间一处与腰眼上两处，凡三处；又灸背上脾俞下四寸当夹脊梁灸之两处，皆随年壮；又灸肾俞三处；又灸腰目，在肾俞下三寸，亦夹脊骨两傍各一寸半左右。以指按取关元一处，又两傍各二寸二处。阴市二处，在膝上，当伏兔上行三寸，临膝取之；或三二列灸相去一寸。名曰肾系者（《黄帝内经》云：伏兔下一寸）。曲泉、阴谷、阴陵泉、复溜，此诸穴断小便最佳，不损阳气，亦云治遗溺也。太溪、中封、然谷、太白、大都、跗阳、行间、大敦、隐白、涌泉，凡此诸穴，各一百壮，腹背两脚，凡四十七处。其肾俞、腰目、关元、水道，此可灸三十壮。五日一报之，各得一百五十壮佳。涌泉一处，可灸十壮。大敦、隐白、行间此处可灸三壮，余者悉七壮，皆五日一报之，满三灸止。若灸诸阴而不愈，宜灸诸阳，在脚表，并灸肺俞募，按流注孔穴壮数，如灸阴家法。

治男子妇人血结胸，面赤大躁，口干消渴，胸中疼痛不可忍者，刺足厥阴经之期门二穴，次针任脉关元一穴。若妊娠，不得刺关元穴，若刺之，胎死不出，子母俱亡，切须慎之。

王氏云：凡消渴经百日以上，不得灸刺，灸刺则于疮上漏脓不歇，遂致痈疽羸瘦而死。亦忌误针，若误针，则所饮之水，皆于疮中变成脓水而出，若水出不止者，必死，慎之慎之。初得患者，可如方刺之。"

《针灸聚英·卷一上·足阳明胃经》："阴市（一名阴鼎）膝上三寸，伏兔下陷中，拜而取之。铜人：针三分，禁灸。明堂，灸三壮，主腰脚如冷水，膝寒，痿痹不仁，不屈伸，卒寒疝，力痿少气，小腹痛。胀满，脚气，脚以下伏兔上寒，消渴。"

《针灸大成·卷六·足太阳经穴主治·考正穴法》："肾俞：十四椎下两旁相去脊各一寸五分，前与脐平，正坐取之。《铜人》针三分，留七呼，灸以年为壮。《明堂》灸三壮。《素问》刺中肾六日死，其动为嚏。主虚劳羸瘦……消渴，五劳七伤，虚惫，脚膝拘急，腰寒如冰，头重身热，振栗，食多羸瘦，面黄黑，肠鸣，膝中四肢淫泺，洞泄食不化，身肿如水，女人积冷气成劳，乘经交接羸瘦，寒热往来。"

《针灸大成·卷七·督脉经穴主治·考正穴法》："兑端：唇上端。《铜人》针二分，灸三壮。主癫疾吐沫，小便黄，舌干消渴，衄血不止，唇吻强，齿龈痛，鼻塞，痰涎，口噤鼓颔。炷如大麦。"

《针灸大成·卷七·足厥阴经穴主治·考正穴法》："行间：足大趾缝间，动脉应手陷中。足厥阴肝脉所溜为荥火。肝实则泻之。《素注》针三分。《铜人》灸三壮，针六分，留十呼。主呕逆，洞泄，遗溺癃闭，消渴嗜饮，善怒，四肢满，转筋，胸胁痛，小腹肿，咳逆呕血，茎中痛，腰疼不可俯仰，腹中胀，小肠气，肝心痛，色苍苍如死状，终日不得息，口㖞，癫疾，短气，四肢逆冷，嗌干烦渴，瞑不欲视，目中泪出，太息，便溺难，七疝寒疝，中风，肝积肥气，发痎疟，妇人小腹肿，面尘脱色，经血过多不止，崩中，小儿急惊风。"

《刺灸心法要诀·卷七·手部主病针灸要穴歌》："支正穴治七情郁，肘臂十指尽皆挛，兼治消渴饮不止，补泻分明自可安。[注]支正穴，主治七情郁结不舒，肘臂十指筋挛疼痛，及消渴饮水不止等证。针三分，灸三壮。"

《刺灸心法要诀·卷七·头部主病针灸要穴歌》："承浆主治男七疝，女子瘕聚儿紧唇，偏风不遂刺之效，消渴牙疳灸功深。[注]承浆穴，主治男子诸疝，女子瘕聚，小儿撮口，及偏风半身不遂，口眼㖞邪，口噤不开，消渴饮水不休，口齿疳蚀生疮等证。刺二分，留五呼，灸三壮。"

《刺灸心法要诀·卷七·足部主病针灸要穴歌》："隐白主治心脾痛，筑宾能医气疝疼，照海穴治夜发痉，兼疗消渴便不通。[注]隐白穴，主治心脾疼痛，针一分，灸三壮。筑宾穴，主治气疝，针三分，灸五壮。照海穴，主治夜发痉证，及消渴大便闭，针三分，灸三壮。太溪主治消渴病，兼治房劳不称情，妇人水蛊胸胁满，金针刺后自安宁。[注]太溪穴，主治消渴，房劳，不称心意，及妇人水蛊，胸胁胀满等证。针三分，留七呼，灸三壮。"

八、治法禁忌

值得注意的是，针灸治疗固然有效，但若消渴病经百日以上，不得灸刺，此为治法禁忌，不可不慎。

《备急千金要方·卷二十一·消渴淋闭方·消渴第一》："论曰：凡消渴病经百日以上，不得灸刺，灸刺则于疮上漏脓水不歇，遂至痈疽、羸瘦而死。亦忌有所误伤，但作针许大疮，所饮之水，皆于疮中变成脓水而出。若水出不止必死，慎之慎之。"

《外台秘要·卷第十一·消渴不宜针灸方一十首》："《千金》论曰：凡消渴病经百日以上者，不得灸刺。灸刺则于疮上漏脓水不歇，遂成痈疽、羸瘦而死。亦忌有所误伤皮肉，若作针孔许大疮者，所饮之水，皆于疮中变成脓水而出，若水出不止者必死，慎之慎之。初得消渴者，可依后方灸刺之为佳。孙氏云：消渴病百日外既不许针刺。所饮之水，皆化为脓水不止者皆死，特须慎之。又云：仍不得误伤皮肉，若有小疮，亦云致死。既今亦得消渴，且未免饮水，水入疮即损人，今初得日，岂得令其灸刺，致此误伤之祸，辄将未顺其理，且取百日以上为能，未悟初灸之说，故不录灸刺。凡灸刺则外脱其气，消渴皆是宣疾。灸刺特不相宜，唯脚气宜即灸之，是以不取灸穴者耳。"

《针灸资生经·针灸资生经第三·消渴》："凡消渴经百日以上，不得灸刺。灸刺则于疮上漏脓水不歇。遂致痈疽、羸瘦而死；亦忌有所误伤。初得患者可如方刺灸，若灸诸阴而不愈，宜灸诸阳。"

【论用方】

一、常用治消渴方论

1. 论信香十方青金膏

《黄帝素问宣明论方·卷七·积聚门·积聚总论》："信香十方青金膏灌顶法：王予所传十二上愿云：药师琉璃光如来应当供养，正遍知明，行足善游世间，解无上士调御丈夫，天人师佛世尊方境。授治周身中外，阴阳不调，气血壅滞，变生百病，乃至虚羸，困倦偏攻，酒食内伤，心腹满塞急痛；或酒积食积，癥瘕积聚，痃癖坚积，中满膈气，食臭酸醋，呕吐翻胃；或膈痹消中，善食而瘦；或消渴多饮，而数小便；或肠风下血，痔瘘痒痛；或胃痛疹，或遍身痈疽恶疮；或疮毒已入于里，腹满呕吐；或成泻痢，或出恶疮瘜肉，或下利腹痛，或一切风气，肢体疼痛，及中风偏枯；或痰逆生风，痰涎嗽；兼产后腹痛，及小儿疳积，诸风潮搐。但平人常服保养，宣行营卫，调饮食。"

2. 论人参白术散

《三消论·正文》："人参白术散，治胃膈痹热，烦满，不欲食；或痹成为消中，善食而瘦；或燥郁甚而消渴，多饮而数小便；或热病，或恣酒色，误服热药者，致脾胃真阴血液损虚，肝心相搏，风热燥甚，三焦胃肠，燥热怫郁，而水液不能宣行，则周身不得润湿，故瘦瘁黄黑，而燥热消渴。虽多饮，而水液终不能浸润于肠胃之外，渴不止而便注，为小便多也。叔世俗流，不明乎此，妄谓下焦虚冷，误死多矣。又如周身风热燥郁，或为目瘴、痈疽、疮疡，上为喘嗽，下为痿痹；或停积而湿热内甚，不能传化者，变水肿腹胀也。凡多饮数溲，为消渴；多食数溲，为消中；肌肉清瘦，小便有脂液者，为消肾，此世之所传三消病也。虽古所不载，以《内经》考之，但燥热之微甚者也。此药兼疗一切阳实阴虚，风热燥郁，头目昏眩，中风偏枯，酒过积毒，一切肠胃涩滞壅塞，疮癣痿痹，并伤寒杂病，烦渴，气液不得宣通，并宜服之。"

3. 论神芎丸

《御药院方·卷七·治积热门·神芎丸》："治肾水真阴本虚，心火狂，阳损甚，以致风热壅滞，头目昏眩，肢体麻痹，皮肤瘙痒，筋脉拘倦，胸膈痞闷；或鼻窒衄衊，口舌生疮，咽嗌不利，牙齿疳蚀；或遍身多生疮疥；或睡语咬牙，惊惕虚汗；或健忘心忪，烦躁多渴；或大小便涩滞；或烦热腹满；或酒过积毒；或劳役过度，中外一切劳损，神狂气食乱，心志不宁，口苦咽干，饮减少，变生风热诸疾，虚羸困倦；或酒病瘦瘁及老弱虚人，尤宜服之；或脾肾阴虚，风热燥郁，色黑齿槁，身瘦耳焦；或热中烦满，饥不欲食；或瘅成消中，善食而瘦；或消渴多饮而数小便。及常服保养，除痰饮，消酒食，清头目，利咽膈，能令遍身结滞宣通，气和而愈，神强体健，耐伤省病，并妇人经病及产后血滞，腰脚重痛及小儿积热惊风潮搐，并皆治之。"

4. 论酒蒸黄连丸

《御药院方·卷七·治积热门·酒蒸黄连丸》："治消渴，日饮水数升，渐至三二斗，小便五七十次，发热瘦弱，口甘，食已如饥，此名消瘅。今用黄连味苦寒，无毒，除热气，止烦渴，厚肠胃，消渴之人饮水，脾胃恶湿，黄连为对。"

5. 论三圣膏

《御药院方·卷八·治杂病门·三圣膏》："除风破气，理丹石，补腰脚，聪耳明目，坚肌长肉，缓筋骨，通腠理，头脑闭闷，眼睛疼痛，心虚脚弱，不能行步，其效不可言。若患脚气、肺气、疝气、咳嗽，入口即愈。患消中消渴尤验。主疗既多，不复一一俱说，且服之立取其验。禅居高士持宜多饮，畅脏腑，调适血脉，少服益，多心力，无劳饥饱，饮之甚良。若腊月腊日合之，十年不败。"

6. 论生津甘露饮

《卫生宝鉴·卷十二·咳嗽门·消渴治法并方》："生津甘露饮子，治膈消大渴，饮水无度，舌上赤涩，上下齿皆麻，舌根强硬肿痛，食不下，腹时胀满疼痛，浑身色黄，目白睛黄，甚则四肢瘦弱无力，面尘脱色，胁下急痛，善嚏善怒，健忘，臀肉腰背疼寒，两足冷甚。顺德安抚张耘夫，年四十五岁，病消渴，舌上赤裂，饮水无度，小便数多，先师以此药治之，旬日良愈。古人云：消渴多传疮疡，以成不救之疾，既效亦不传疮疡，享年七十五岁，终。名之曰生津甘露饮。"

《赤水玄珠·第十一卷·消瘅门·东垣六经渴治例》："凡消渴为病，燥热之气胜也。《内经》云：热淫所胜，佐以甘苦，以甘泻之。热则伤气，气伤则无润，折热补气，非甘寒之剂不能，故以石膏之甘寒为君。启玄子曰：壮水之主，以镇阳光。故以柏、连、栀子、知母之苦寒，泻热补水为臣；以当归、杏仁、麦门冬、全蝎、连翘、白葵、兰香、甘草，甘寒和血润燥为佐；柴胡、升麻，苦平行阳明、少阳二经，荜澄茄、白豆蔻、木香、藿香，反佐以取之；又用桔梗为舟楫，使浮而不下也。"

7. 论家宝方大救生丸

《普济方·卷一百七十六·消渴门·辨六经渴病并治》："治理三消渴病，日夜饮水，百杯不歇，若饮酒则渴愈甚者，专心服饵之。数日后，见酒与水若仇，顿尔口中津润，小便缩减。五日后，小便赤色，是病毒归于下也，或令人吐，或腰背脚膝疼痛，或呕逆恶心，精神昏困，此乃药验，使病毒消散也。或有不传于下者，主生子母疮，或生于背，或生于鬓间，五漏疮，并能致命，俱服此药至八九服。其病自除，患人大忌酒色、热面咸物、豚鱼葱蒜、炙爆等物，一百日病根永除。三焦之疾，自风毒酒色所伤于上焦，久则其病变为小便频数，其色如浓油，上有浮膜，味甘甜如蜜，淹浸之久，诸虫聚食，是恶候也，此名消渴。中焦得此病，谓之脾消，吃食倍常，往往加三两倍，只好饮冷，入口甚美，早夜小便频数，腰膝无力，小便如油，日渐瘦弱，此名消中也。下焦得此病，谓之肾消，肾宫日耗，饮水不多，吃食渐少，腰脚细瘦，遗泄散尽，手足久如柴形，其疾已牢矣。庸医不识义理，呼为痨疾，或云下冷,日久不见其痊,病之久,或变为水肿,或发背疮,或足膝发恶疮,至死不救。"

8. 论童根桑白皮汤

《普济方·卷一百七十六·消渴门·辨六经渴病并治》:"治三消渴病,或饮多利少,或不饮自利,肌肤瘦削,四肢倦怠,常服补虚止渴利。消渴有三,消渴属心,内积烦愁,心火炎上,与暑热或饮食相挺而动。消中者属脾,有阴胜阳致成寒中者,有阴不胜阳成热中者,有狂阴兴盛,不交精泄,成强中者。消肾属肾,少不谨惜,壮乃肾衰,多服丹石,以致唇焦咽竭,精益自泄,不饮而利,亦曰内消,病亦危矣。"

9. 论棘枸子散

《普济方·卷一百七十六·消渴门·辨六经渴病并治》:"眉山杨颖臣,长七尺,健饮啖,倜傥人也,忽得消渴疾,日饮水数斗,食倍常而数溺,渴药服之逾年,疾日甚,自度必死,治棺。余嘱其子延良医张耽隐之子,不记其名,为诊脉。笑曰:君几误死。取麝香当门子,以酒濡之,作十许丸,用棘枸子作汤,吞之遂愈。问其故,张云:消渴消中,皆脾弱肾败,上不治节阳水,肾水不上升,乃成此疾。今颖臣脾脉极热,下肾不衰,当由果实与酒过度,热在脾,所以饮食过人,而多饮水,饮水既多,不得不多溺,非消渴也。麝香能败酒果瓜花,棘枸亦胜酒,屋外有此木,屋内酿酒不熟。以木为屋,屋下亦不成酿,故以此二物为药,以去果酒之毒也。以其实如鸡距,别鸡来巢,俗谓之鸡距,亦谓之癫汉指头,盖取其似也。食之如牛乳,小儿喜食之,《本草》木部作枳椇。"

10. 论八味肾气丸

《普济方·卷一百七十九·消渴门·消渴饮水过度》:"消渴有三种,一者,渴而饮水多,小便数有脂似麸片,甜者,消渴病也。二者,吃食多不甚渴,小便少似有油而数者,消中病也。三者,渴饮水不能多,但腿肿脚先瘦小,阴痿弱,小便数者,此肾消病也。特忌房劳。《千金》云:消渴病所慎者有三,一饮酒,二房室,三咸食及面。能慎此者,虽不服药而自可无他。消渴之人,愈与未愈,当须虑患大痈。何者消渴之人,必于骨节间,忽发痈疽而卒。予亲见友人邵任道,患渴数年,果以痈疽而死。唐祠部李郎中论消渴者,肾虚所致,每发则小便甜,医者多不知其疾,故古今亦阙而不言。洪范言稼穑作甘,以物理推之,淋饧醋酒作脯法,须臾即皆能甜,足明人食之后,滋味皆甜,流在膀胱,若肾气盛,则上蒸精气,下入骨髓,其次以为脂膏,又其次以为血肉也。其余则为小便,故小便色黄,血之余也。膘气者,五脏之气,咸润者,则下味也。肾既虚冷,则不能熏蒸谷气,尽下为小便,故味甘不变,其色清冷,则肌肤枯槁也。犹如乳母谷气上泄,皆为乳汁。消渴病者,下泄为小便,皆精气不实于内则小便数而瘦弱也。又肺为五脏华盖,若下有暖气上蒸则肺润,若下冷极,则阳气不能升,故肺干则渴。易之否卦,乾上坤下,阳无阴而不降,阴无阳而不升,上下不交,故成否也。譬如釜中有水,以火暖之,其釜以板覆之,则暖气上腾,故板能润也,若无火力,水气则不能至,此板终不得润也。火力足则腰肾强盛,常须暖补肾气,饮食得火力,则润上而易消,亦免干渴也。故张仲景云:宜服肾气八味丸,此疾与脚气虽同为肾虚所致。其脚气始发于二三月,盛于五六月,衰于七八月。消渴始发于七八月,盛于十一月十二月,衰于二三月,其故何也。盖脚气壅疾也,消渴宣疾也。春夏阳气上,故壅疾发则宣疾愈,秋冬阳气下,故宣疾发则壅疾愈也。审此二者,则疾可理也。犹如善为政者,宽以济猛,猛以济宽,随事制度尔。仲景云:足太阳者,是膀胱之经也,膀胱者、肾之腑,小便数,此为气盛,气盛则消谷大便硬为气衰,衰则为消渴也。若消渴饮一斗,小便亦得一斗,宜服此。"

《普济方·卷一百八十·消渴门·消肾小便白浊》:"此方用真北五味子,最为得力。服此不惟止渴,亦免生痈疽,久服永除渴疾,气血加壮。一日或先患痈疽,才觉作渴,即当服此或有痈疽而无渴症。亦宜预防。盖患痈之人,多于欲发未发之际,作渴而不可救。患渴之人,多患痈而命终,故不可不服此药也。《外科精要》云:有一贵人病疽疾未安而渴作,诸医尽用木瓜、紫苏、乌梅、人参、茯苓、百药煎等生津止渴之药,服多而渴愈甚。后用此方,三日渴止。又云一士大夫病渴,疗治累岁不安,一名医使服此八味丸,不半载而疾痊。因疏其病源云:今医多用醒脾生津止渴之药误矣。服此降其心火,生其肾水,则渴自止矣。"

《医方集解·补养之剂第一·六味地黄丸》:"桂附与火同气而味辛,能开腠里、致津液、通气道,据其窟宅而招之,同气相求,火必下降矣,然则桂附者,固治相火之正药欤。八味丸用泽泻,寇宗奭谓其接引桂附归就肾经;李时珍曰:非接引也,茯苓、泽泻,皆取其泻膀胱之邪气也。古人用补药必兼泻邪,邪去则补药得力,一阖一辟,此乃玄妙,后世不知此理,专于补,必致偏胜之害矣。张仲景用此丸治汉武帝消渴。喻嘉言曰:下消之证,饮水一斗,小便亦一斗,故用此以折其水,使不顺趋。夫肾水下趋则消,肾水不上腾则渴,舍此安从治哉。"

《罗氏会约医镜·卷十二·杂证·论三消》:"凡三焦之火,多有病本于肾,而无不由乎命门。夫命门为水火之腑,水亏者,固能为消为渴,此肾中之阴虚也,宜用六味。火甚加黄柏、知母,或再加麦冬、五味。壮水清金以制火,人固有知之者;谓阳虚无火,亦能为消、为渴,则人不信。不知水不得火,是无阳不化,有降无升,所以饮水直入膀胱,而饮一溲二,以致泉源不滋而枯涸为病者,是皆真阳不足,火亏于下之消证也。知用桂附于滋阴药中,则水得火而温,如釜底加薪,而氤氲上顶矣。此生杀之微权,若不详明,再用苦寒以伐生气,则消者日甚,不能止矣。凡内伤劳病,有火亏不能归源,泛游于外,而为假热证者,亦宜知此,而用之乃妙。阅者宜深思之,不得忽过。"

11. 论天花丸

《奇效良方·卷之三十三·消渴门·天花丸》:"消渴、消中、消肾病,三焦五脏生虚热,惟有膀胱冷似冰,意中饮水无休歇;小便日夜不记行,骨冷皮焦心肺裂;本因饮酒炙爆多,四肢肌肤转枯竭;莫交便利白如泔,口苦咽干舌似血;若如此状病须危,遇此神仙真妙诀。"

12. 论三因珍珠丸

《医学原理·卷之六·三消门·治三消方》:"治心烦热闷,咽燥舌干,小便赤涩,引饮无度。此乃心经火热炎盛,灼害肺金所致。《经》云:心移热于肺而为消渴是也。夫心恶热,上焦火炽,是以烦闷,咽燥舌干,夫肾水乃肺之子,肺为火热,求救于子,是以引饮无度;心与小肠相为表里,心经蕴热,移及小肠,是以小便赤涩。治疗之法在乎清热解烦,止渴生津。《经》云:心苦热,急食苦以泄之。又云:寒可以胜热,重可以坠浮。是以用黄连、苦参、知母、玄参等诸苦寒之剂,以清热除烦,助麦门冬以清肺金,辅天花粉生津止渴,加朱砂、金银箔、铁粉、牡蛎等诸重剂,坠浮火以镇心神。"

13. 论加味钱氏白术散

《医学原理·卷之六·三消门·治三消方》:"治消渴,不能食。此乃中气亏败,运动失常,不能舒越中焦阳气,以致郁而成热,是以热甚虽多饮水,由中气衰败,不能消食。法当补益中气为本,是以用人参、白术、茯苓、甘草等补中气,五味、干葛、柴胡清热生津,藿香、木香、枳壳等以疏壅滞。"

14. 论人参散

《医学原理·卷之六·三消门·治三消方》:"治中气亏败,虚火内燔,消渴善食,小便频数,混浊如膏。法当补益中气为本,是以用人参、白术、茯苓、甘草以补中气,黄连、石膏以清肠胃火热,泽泻、寒水石、滑石等泻膀胱火而清小便,葛根、天花粉生津止渴。"

15. 论地黄饮子

《医学原理·卷之六·三消门·治三消方》:"治消渴,咽干,面赤,烦躁,小便混浊。此由阴血不足,阳火炽盛,膀胱蕴热所致。治宜补阴泻阳,是以用人参助生、熟地补益阴血,黄芩助天麦门冬、枇杷叶清肺金以滋肾水之源,生甘草助石斛、泽泻以泄膀胱经火,佐枳壳疏壅滞之气。"

16. 论四物汤

《医学原理·卷之六·三消门·丹溪治三消活套》:"三消之症尽由阴血亏败所致,治宜以四物汤为主加减。如热气上腾,心受虚火,散漫不能收敛,其症胸中烦躁,舌赤唇红,饮水多而小便涩数。此乃热在上焦,谓之上消。宜本方加人参、五味、麦冬、天花粉、生地汁、生藕汁、人乳,若饮酒之人,再加生葛汁。如热蓄中焦,脾虚受寒,伏热郁胃,消谷善饥,其症饮食倍常,不生肌肉,渴不甚,烦,但欲饮冷,小便数而频。此热在中焦,谓之中消。本方加石膏、知母、滑石、寒水石等,以降胃火。如热伏于下焦,肾虚受之,其症腿膝枯细,骨节酸痛,精之髓空,饮水自救,渴烦,多饮,小便淋浊如膏。此乃热在下焦,谓之消肾。宜本方加黄柏、知母、熟地、五味等,以滋肾水,当以日饮蚕茧缲丝汤尤妙,盖茧汤大能泻膀胱火,引阴水上潮寸口而不渴。"

17. 论大黄甘草汤

《医方考·卷四·消渴门第三十五·大黄甘

草饮子》:"此治中、上二焦消渴之方也。大黄能去胃中实热,甘草能缓燥急之势,大豆能解诸家热毒,而必冷服者,寒因寒用也。"

《医方集解·和解之剂第六·甘草黑豆汤》:"此足阳明药也。甘草和中以解毒,黑豆散热以解毒。苏颂曰:古称大豆解百药毒,试之不然,又加甘草,其验乃奇。若治筋疝,当用甘草梢,以梢能径达茎中也。本方加大黄,名大黄甘草汤,治上、中、下三焦消渴。"

18. 论丹溪消渴方

《医方考·卷四·消渴门第三十五·丹溪消渴方》:"古称三消,上消者,令人消渴,此方主之。'气厥论'曰:心移热于肺,传为膈消。夫心,火也;肺,金也。金得火而燥,故令膈消。燥者润之,故用栝蒌、人汁、藕汁、生芐;火原于心,故泻以黄连。此言可治者尔。又曰:饮一溲二者死不治,得非以火来贼金之故乎!若时热者,主暑门人参白虎汤。"

19. 论三黄丸

《医方考·卷三·虚损劳瘵门第十八·三黄丸》:"消渴羸瘦,不生肌肉,其人善谷者,此方主之。上件皆火证也。火炎则水干,故令消渴。燥万物者,莫熯乎火,故令羸瘦,不生肌肉。火甚则速于传化,故善谷。芩、连、大黄,苦寒物也。寒能胜热,苦能泻火,火去而阴自生,阴生而肌肉自长矣。"

20. 论白虎加人参汤

《医门法律·卷六·消渴门·消渴门方》:"此治火热伤其肺胃,清热救渴之良剂也。故消渴病之在上焦者,必取用之。东垣以治膈消,洁古以治能食而渴者,其不能食而渴者,用钱氏白术散,倍加葛根。而东垣复参《内经》膏粱之病,不可服芳草石药,治之以兰,除其陈气之义,一变其方为兰香饮子,用石膏、知母、生熟甘草、人参,加入兰香、防风、白豆蔻仁、连翘、桔梗、升麻、半夏。再变其方为生津甘露饮子,用石膏、人参、生熟甘草、知母、加黄柏、杏仁、山栀、荜澄茄、白葵、白豆蔻、白芷、连翘、姜黄、麦门冬、兰香、当归身、桔梗、升麻、黄连、木香、柴胡、藿香、全蝎,而为之辞曰:此制之缓也。不惟不成中满,亦不传下消矣,三消皆可用。昌实不敢信其然也,乃至《三因》之石子荠苨汤、洁古之清凉饮子,俱从此方增入他药,引入他藏,全失急救肺胃之意,此后贤之所以为后贤耶。"

21. 论麦门冬饮子

《医门法律·卷六·消渴门·消渴门方》:"《宣明》二方,为《内经》心移寒移热两证,各出其治,一种苦心,非不可嘉。然移寒移热,其势颇锐,而生津养血,其应瘥缓,情非的对,易老门冬饮子亦然。昌谓心之移寒,必先束肺之外郭,用参、芪补肺,加散寒之药可也。而用枸杞、熟地黄、补肾,则迂矣。用桑白皮泻肺,其如外束之寒何至心之移热,治以咸寒,先人其心,如文蛤散之类,自无热可移。正直走大梁,解围之上著,何不及之!所以观于海者,难为水也。"

22. 论猪肾荠苨汤

《医门法律·卷六·消渴门·消渴门方》:"此方用白虎等清凉之剂,加入猪肾、大豆、磁石,引诸清凉入肾,且急服之。凡热炽盛于上、下二焦者,在所必用。后有制荠苨丸,治强中为病,茎长兴盛,不交精溢。消渴之后,多作痈疽,皆由过服丹石所致。即以本方去石膏、知母、葛根、黄芩,加鹿茸、地骨皮、熟地黄、沉香,以其病在中下,阳气阴精两竭,故舍上焦之清凉,而事下焦之温补,为合法也。"

23. 论竹叶黄芪汤

《古今名医方论·卷一·竹叶黄芪汤》:"柯韵伯曰:气血皆虚,胃火独盛,善治者补泻兼施,寒之而不致亡阳,温之而不至于助火,扶正而邪却矣。四君子气药也,加黄芪而去苓、术,恐火就燥也。四物汤血药也,地黄只用生者,正取其寒也。人参、黄芪、甘草治烦热之圣药,是补中有泻矣。且地黄之甘寒,泻心肾之火,竹叶助芍药清肝胆之火,石膏佐芍药清脾胃之火,麦冬同黄芩清肺肠之火,则胃火不得独盛,而气血之得补可知。惟半夏一味,温中辛散,用之大寒剂中,欲其通阴阳之路也。岐伯治阴虚而目不瞑者,饮以半夏汤,覆杯则卧。今人以为燥而渴者禁用,是不明阴阳之理耳!"

24. 论五苓散

《古今名医方论·卷三·五苓散》:"程郊倩曰:标邪传入膀胱,是为犯本。其人必渴,必小便不利,宜可消水矣。(此伤寒五苓论)乃一症以水入则拒而吐,一症以水入则消,何居?膀胱为津液之腑,热入而蓄邪水,致小便不利也。是则水气挟热而上升，必至格水，此渴欲饮水，水入则吐也。用五苓者，取其开结利水也，水泉不致留结，邪热从小便出矣。若热微消渴，是则热入膀胱，而燥其津液，乃成消渴。此膀胱无邪水之蓄，亦用五苓者，以化气回津也，使膀胱之气腾化，故渴亦止而病愈。（一取开结利水，一取化气回津，尽太阳犯本之治矣）然症必以脉浮数，烦渴，为脉表症里，知非阳明之里，而仍为太阳之里，故以五苓主之也。赵羽皇曰：人身之水有二，一为真水，一为客水。真水者，即天乙之所主；客水者，即食饮之所溢。故真水惟欲其升，客水惟欲其降。若真水不升，则水火不交而为消渴；客水不降，则水土相混而为肿满。（此杂症五苓论）五苓散一方，为行膀胱之水而设，亦为逐内外水饮之首剂也。（五苓与真武汤对看，五苓行客水之有余，真武护真水之不足，皆所以行水也。不可不知）盖水液虽注于下焦，而三焦俱有所统，故肺金之治节有权，脾土之转输不息，肾关之开合得宜，则溲溺方能按时而出。若肺气不行，则高源化绝；中州不运，则阴水泛流；坎脏无阳，则层冰内结，水终不能自行。不明其本，而但理其标，可乎？方用白术以培土，土旺而阴水有制也；茯苓以益金，金清而通调水道也；桂味辛热，且达下焦，味辛则能化气，性热专主流通，州都温暖，寒水自行；再以泽泻、猪苓之淡渗者佐之，禹功可奏矣。先哲有曰：水之得以安流者，土为之堤防也；得以长流者，火为之蒸动也。无水则火不附，无火则水不行。旨哉言乎！"

《长沙药解·卷四》："治太阳中风，内有水气，渴欲饮水，水入则吐者。以宿水停留，因表郁而内动，阻隔三阳，不得下行，是以渴欲饮水。而以水投水，又复不受，是以水入则吐。茯、猪、术、泽泻水而燥土，桂枝行经而发表也。治太阳伤寒，汗后脉浮，小便不利，热微消渴者。以汗泻脾阳，己土湿陷，乙木抑遏，不能疏泄水道，故小便不利。木郁风生，肺津伤耗，是以消渴。茯、猪、术、泽泻湿而生津液，桂枝达木以行疏泻也。"

25. 论白头翁汤

《古今名医方论·卷三·白头翁汤》："柯韵伯曰：三阴俱有下利证。自利不渴者属太阴，是脏有寒也；自利渴者属少阴，以下焦虚寒，津液不升，故引水自救也；惟厥阴下利属于热，以厥阴主肝而司相火，肝旺则气上撞心，火郁则热利下重，湿热秽气奔逼广肠，魄门重滞而难出，《内经》云暴注下迫者是矣。脉沉为在里，弦为肝脉，是木郁之征也；渴欲饮水，厥阴病则消渴也。白头翁临风偏静，长于驱风，用为君者，以厥阴风木，风动则木摇而火旺，欲平走窍之火，必宁摇动之风；秦皮木小岑高，得清阳上升之象为臣，是木郁达之，所以遂其发陈之性也；黄连泻君火，可除上焦之渴，是苦以发之；黄柏泻相火，可止下焦之利，是苦以坚之也。治厥阴热利有二：初利用此方，以升阳散火，是谓下者举之，寒因热用法；久利则用乌梅丸之酸以收火，佐以苦寒，杂以温补，是谓逆之从之，随所利而行之，调其气使之平也。"

26. 论乌梅丸

《古今名医方论·卷四·乌梅丸》："柯韵伯曰：六经惟厥阴为难治。其本阴，其标热，其体木，其用火。必伏其所主而先其所因，或收，或散，或逆，或从，随所利而行之，调其中气，使之和平，是治厥阴法也。（治厥阴大法）厥阴当两阴交尽，又名阴之绝阳，宜无热矣。第其具合晦朔之理，阴之初尽，即阳之初生，所以一阳为纪，一阴为独使，则厥阴病热，是少阳使然也。火旺则水亏，故消渴；气上撞心，心中疼热，气有余便是火也；木盛则克土，故饥不欲食；虫为风化，饥则胃中空虚，蛔闻食臭出，故吐蛔。（叙厥阴症明晰）仲景立方，皆以辛甘苦味为君，不用酸收之品；而此用之者，以厥阴主肝木耳！《洪范》曰：木曰曲直作酸。《内经》曰：木生酸，酸入肝。君乌梅之大酸，是伏其所主也；配黄连泻心而除疼，佐黄柏滋肾以除渴，先其所因也；肾者肝之母，椒、附以温肾，则火有所归，而肝得所养，是固其本；肝欲散，细辛、干姜辛以散之；肝藏血，桂枝、当归引血归经也；寒热杂用，则气味不和，佐以人参调其中气；以苦酒渍乌梅，同气相求；蒸之米下，资其谷气；加蜜为丸，少与而渐加之，缓则治其本也。蛔，昆虫也，生冷之物与湿热之气相成，故药亦寒热互用，且胸中烦而吐蛔，则连、柏是寒因热用也。蛔得酸则静，得辛则伏，得苦则下，信为化虫佳剂。久利则虚，调其寒热，酸以收之，下利自止。"

《长沙药解·卷二》："治厥阴病，气上冲心，心中疼热，消渴，食即烦生，而吐蛔者。以水寒土湿，木气郁遏，则生蛔虫。木郁风动，肺津伤耗，则病消渴。木郁为热，冲击心君，则生疼热。脏腑下寒,蛔移膈上,则生烦呕。呕而气逆,冲动蛔虫,则病吐蛔。乌梅、姜、辛杀蛔止呕而降冲气,人参、桂、归补中疏木而润风燥,椒、附暖水而温下寒,连、柏泻火而清上热也。"

27. 论七宝美髯丹

《医方集解·补养之剂第一·七宝美髯丹》:"治气血不足,羸弱周痹,肾虚无子,消渴,淋沥,遗精,崩带,痈疮,痔肿等证。周痹,周身痿痹也,由气血不足。无子,由肾冷精衰。消渴、淋沥,由水不制火。遗精,由心肾不交。崩带、疮痔,由营血不调。此足少阴、厥阴药也。何首乌涩精固气,补肝坚肾,为君;茯苓交心肾而渗脾湿;牛膝强筋骨而益下焦;当归辛温以养血;枸杞甘寒而补水;菟丝子益三阴而强卫气;补骨脂助命火而暖丹田。此皆固本之药,使荣卫调适,水火相交,则气血太和,而诸疾自已也。何首乌流传虽久,服者尚寡,明嘉靖间,方士邵应节进此方,世宗服之,连生皇子,遂盛行于世。〔昂按〕地黄、何首乌皆君药也,故六味丸以地黄为君,七宝丹以何首乌为君,各有配合,未可同类而共施也。即有加减,当各依本方,随病而施损益。今人多以何首乌加入地黄丸中,合两方为一方,是一药二君,安所适从乎? 失制方之本旨矣。"

《冯氏锦囊秘录·杂症大小合参卷十一·方脉痨瘵合参·七宝美髯丹》:"此足少阴厥阴药也。何首涩精固气,补肝坚肾为君;茯苓交心肾而渗脾湿;牛膝强筋骨而益下焦;当归辛温以养血;枸杞甘寒而补水;菟丝子益三阴而强卫气;补骨脂助命火而暖丹田,此皆固本之药,使荣卫调适水火相交,则气血太和而诸疾自已也。"

28. 论白茯苓丸

《医门法律·卷六·消渴门·消渴门方》:"友人朱麟生病消渴,后渴少止,反加燥急,足膝痿弱,命予亟以杂霸之药投之,不能待矣。予主是丸加犀角,坐中一医曰:肾病而以犀角、黄连治其心,毋乃倒乎? 予曰:肾者,胃之关也。胃之热下传于肾,则关门大开。关门大开,则心之阳火,得以直降于肾。《经》云:阳精所降,其人夭,非细故也。今病者心火烁肾,燥不能濡,予用犀角、黄连入肾,对治其下降之阳光,宁为倒乎? 医敬服,友人服之果效,再更六味地黄丸加犀角,而肌泽病起。"

《医方集解·润燥之剂第十三·白茯苓丸》:"此足少阴药也。茯苓降心火而交肾,黄连清脾而泻心,石斛平胃热而涩肾(能壮筋骨,疗风痹脚弱),熟地、玄参生肾水,覆盆、蛇床固肾精,人参补气,花粉生津,萆薢清热利湿;胜胵,鸡之脾也,能消水谷,通小肠、膀胱而止便数,善治膈消;磁石色黑入肾,补肾益精,故假之为使也。"

29. 论莲子清心饮

《医方集解·泻火之剂第十四·莲子清心饮》:"治忧思抑郁,发热烦躁:或酒食过度,火盛克金,口苦咽干,渐成消渴,遗精淋浊,遇劳即发,四肢倦怠,五心烦热,夜静昼甚;及女人崩带(烦躁、遗精、淋浊者,心虚而有热也;心火妄动,则不能下交于肾,故元精失守也。遇劳则发为劳淋,劳则动其心火也;昼偏热者,阳虚也;崩中由损伤冲任,气血俱虚,《经》曰:阴虚阳搏,谓之崩。由阴虚而阳搏之,血得热而妄行也;带者,病本于带脉而得名,赤属血,白属气,由阴虚阳竭,荣气不升,卫气下陷,或湿痰湿热蕴积而下流也)……此手足少阴、足少阳、太阴药也。参、芪、甘草所以补阳虚而泻火(东垣曰:参、芪、甘草,泻火之圣药),助气化而达州都(膀胱也,气化则能出);地骨退肝肾之虚热,柴胡散肝胆之火邪,黄芩、麦冬清热于心肺上焦,茯苓、车前利湿于膀胱下部,中以石莲清心火而交心肾,则诸证悉退也。"

30. 论龙脑鸡苏丸

《医方集解·理血之剂第八·龙脑鸡苏丸》:"治肺有郁热,咳嗽,吐血,衄血,下血,热淋,消渴,口臭,口苦。清心明目。肺有郁热故咳嗽,甚则逼血上行故吐衄,肺移热于大肠则下血,肺热则膀胱绝其化源故淋闭,肺热则渴而多饮,为上消,脾胃有热则口臭,肝胆有热则口苦……此手足太阴、少阳药也。肺本清肃,或受心之邪焰,或受肝之亢害,故见诸证。薄荷辛凉,轻扬升发,泻肺搜肝,散热理血,故以为君;生地黄凉血,炒蒲黄止血,以疗诸血;柴胡平肝解肌热,木通利水降心火,麦冬、阿胶润燥清肺,参、芪、甘草泻火和脾,此亦为热而涉虚者设,故少佐参芪也。喻嘉言曰:此丸两解气分、血分之热,宜常服之。"

31. 论合治汤

《石室秘录·卷六(数集)·内伤门》:"消渴之症,虽分上、中、下,而肾虚以致渴,则无不同也。故治消渴之法,以治肾为主,不必问其上中下之消也。吾有一方最奇,名合治汤。熟地三两,山茱萸二两,麦冬二两,车前子五钱,元参一两,水煎服。日日饮之,三消自愈。此方补肾而加清火之味,似乎有肾火者宜之,不知消症非火不成也,我补水而少去火,以分消水湿之气,则火从膀胱而出,而真气仍存,所以消症易平也,又何必加桂、附之多事哉。惟久消之后,下身寒冷之甚者,本方加肉桂二钱,亦响应异常。倘不遵吾分两,妄意增减,亦速之死而已,安望其有生哉。消渴之症虽有上、中、下之分,其实皆肾水之不足也。倘用泻火止渴之药,愈消其阴,必至更助其火,有渴甚而死者矣。治法必须补肾中之水,水足而火自消。然而此火非实火也,实火可以寒消,虚火必须火引,又须补肾中之火,火温于命门,下热而上热顿除矣。方用引火升阴汤。元参二两,肉桂二钱,山茱萸四钱;熟地一两,麦冬一两,北五味子二钱,巴戟天五钱,水煎服。此方火补肾中之水,兼温命门之火,引火归原而水气自消,正不必止渴而渴自除,不必治消而消自愈也。"

32. 论生熟地黄饮

《目经大成·卷之三·和阵·生熟地黄饮二十八》:"咽干,肾火上炎也。面赤,阳明郁热也。火燥则消,热盛则渴。津液消渴,则目睛枯涩,而烦躁不宁。故用二冬、二地养阴润燥,参、芪、归、味补气生津,再有枇杷叶、石斛清和肺气,牛膝、苁蓉疏导金水。依然清者亲上,浊者就下,无庸再投汤饮。诗曰:生熟地黄天麦冬,当归牛膝肉苁蓉,参芪石斛枇杷叶,五味融和补化工。"

33. 论甘麦大枣汤

《长沙药解·卷一》:"《金匮》甘麦大枣汤,甘草三两,小麦一升,大枣十枚。治妇人脏燥,悲伤欲哭,数欠伸者。以厥阴风木之气,最耗精血,风动而伤肺津,金燥则悲伤欲哭。五脏之志,在肺为悲,在肾为恐;五脏之声,在肺为哭。盖肺金燥降,则化肾水,物情喜升而恶降,升则得意而为喜,降则失意而为恐;悲者,恐之先机也。阳气将降,则生欠伸,欠伸者,阴引而下,阳引而上,未能即降也。义详《灵枢·口问》。甘草培土,大枣滋乙木而息风,小麦润辛金而除燥也。此与消渴,俱厥阴病。"

34. 论竹叶石膏汤

《成方切用·卷八上·润燥门·竹叶石膏汤》:"喻嘉言曰:按此二方,治火热伤其肺胃,清热救渴之良剂也。故消渴病之在上焦者,必取用之。东垣以治膈消,洁古以治能食而渴者。其不能食而渴者,用钱氏白术散,倍加葛根。而东垣论消渴末传,能食者,必发脑疽背疽。其不能食者,必成中满鼓胀。一变其方为兰香饮子,用石膏、知母、生熟甘草、人参,加入兰香、防风、白豆蔻仁、连翘、桔梗、升麻、半夏。再变其方为生津甘露饮子,用石膏、人参、生熟甘草、知母、加黄柏、杏仁、山栀、荜澄茄、白葵、白豆蔻、白芷、连翘、姜黄、麦门冬、兰香、当归身、桔梗、升麻、黄连、木香、柴胡、藿香、全蝎。而为之辞曰,此制之缓也。不惟不成中满,亦不传下消矣。三消皆可用,予实不敢信其然也。乃至《三因》之石子荠苨汤、洁古之清凉饮子。俱从此方增入他药,引入他脏。全失急救肺胃之意,此后贤之所以为后贤耶。"

35. 论神效散

《重庆堂随笔·卷上》:"晋三先生云:心肺同居膈上,热邪移肺,劫其真津,而成燋燋之势,炽若燎原,故渴而求救于水,饮如长鲸之吸川,虽补水降火,犹恐不及,妙在即以水中咸寒之物,从其所欲以治之。故仲景用文蛤散、洁古化水丹用蛤粉,皆同此义。是方更有进焉者,浮石、蛤粉、鲫鱼胆三者,以咸胜苦,以苦胜辛,辛,肺之气味也。佐以蝉蜕轻浮上升,引领三者直达肺经,解热上渴。且浮石、蛤粉之咸,皆平善无过,非但止渴,兼能利水,可无聚水之变幻。盖往往有寒凉过用,火热既消,反不能消水而成中满肿胀者。吾于此敬服许学士具通天手眼,转展回顾有如此也。"

36. 论茯菟丹

《成方便读·卷四·收涩之剂·茯菟丹》:"治遗精白浊,以及强中消渴等证,由于肾虚者。夫遗精、白浊、强中、消渴四证,虽皆有虚实之分,无不皆由于肾病而起。然肾为藏精之地,而所以致精病者,又当归咎于心。因君火上动,则相火下随,于是精离其位,而变证蜂起,或中州之湿热相乘,或上焦之津液下降,故凡治淋浊、消渴等证,皆当审脉察证,以施治法。此方以石莲清心火,下达于肾,使上下之火邪安静,则精自守而不妄行。然离位之精,与不尽之火,又宜使之皆出,故以茯苓从上导下而分利之。然后,用五味固补于下,山药固补于中,菟丝子补少阴之精,能蒸腾肾水上升,以复下注之津液耳。"

37. 论滋膵饮

《医学衷中参西录·医方·治消渴方·滋膵饮》："消渴一证，古有上中下之分，谓其证皆起于中焦而极于上、下。究之无论上消、中消、下消，约皆渴而多饮多尿，其尿有甜味。是以《圣济总录》论消渴谓：'渴而饮水多，小便中有脂，似麸而甘。'至谓其证起于中焦，是诚有理，因中焦膵病，而累及于脾也。盖膵为脾之副脏，在中医书中，名为散膏，即扁鹊《难经》所谓脾有散膏半斤也(膵尾衔接于脾门，其全体之动脉又自脾脉分支而来，故与脾有密切之关系)。有时膵脏发酵，多酿甜味，由水道下陷，其人小便遂含有糖质。迨至膵病累及于脾，致脾气不能散精达肺（《内经》谓脾气散精上达于肺）则津液少，不能通调水道（《内经》谓通调水道下归膀胱）则小便无节，是以渴而多饮多溲也。尝阅报，有患消渴，延中医治疗，服药竟愈者。所用方中，以黄芪为主药，为其能助脾气上升，还其散精达肺之旧也。《金匮》有肾气丸，善治消渴。其方以干地黄（即生地黄）为主，取其能助肾中之真阴，上潮以润肺，又能协同山茱肉以封固肾关也。又向因治消渴，曾拟有玉液汤，方中以生怀山药为主，屡试有效。近阅医报且有单服山药以治消渴而愈者。以其能补脾固肾，以止小便频数，而所含之蛋白质，又能滋补膵脏，使其散膏充足，且又色白入肺，能润肺生水，即以止渴也。又俗传治消渴方，单服生猪胰子可愈。盖猪胰子即猪之膵，是人之膵病，而可补以物之膵也。此亦犹鸡内金，诸家本草皆谓其能治消渴之理也。鸡内金与猪胰子，同为化食之物也。愚因集诸药，合为一方，以治消渴，屡次见效。"

二、治消渴通用方

1. 八味肾气丸

1）《小品方·卷第三·治渴利诸方》

男子消渴，饮一斗水，小便亦得一斗，宜八味肾气丸主之，神方。消渴人宜常服之。

干地黄（八两） 薯蓣（四两） 茯苓（三两） 山茱萸（五两） 泽泻（四两） 牡丹皮（三两） 附子（三两，炮） 桂心（三两）

上药捣筛，蜜和丸如梧子大。酒下十丸，少少加，以知为度。忌猪肉、冷水、芜荑、胡荽、酢物、生葱。

2）《普济方·卷一百七十六·消渴门·辨六经渴病并治》

治消渴，小便多，以饮水一斗，利小便反倍，亦主妇人病饮食如故，烦热不得卧，反倚息者，名转胞，不得溺也。以胞系了戾，故致此病。但利小便则愈。

干熟地（半斤） 山药（四两） 茯苓 牡丹皮 附子 桂心（各三两） 泽泻（四两） 山茱萸（五两）

上为细末，炼蜜丸如梧桐子大。酒送下二三十丸。忌猪肉、冷水、芜荑、胡荽。

2. 猪肾荠苨汤（《小品方·卷第三·治渴利诸方》）

说曰：少时服五石诸丸散者，积经年岁，人转虚耗，石热结于肾中，使人下焦虚热，小便数利，则作消利。消利之病，不渴而小便自利也，亦作消渴，消渴之疾，但渴不利也。又作渴利，渴利之病，随饮小便也。又作强中病，强中病者，茎长兴，终不痿，溺液自出。亦作痈疽之病。凡如此等，宜服猪肾荠苨汤。

猪肾（一具） 大豆（一升） 荠苨 石膏（各三两） 人参 茯神（一作茯苓） 磁石（绵裹） 知母 葛根 黄芩 栝蒌根 甘草（各二两）

上十二味，㕮咀，以水一斗五升，先煮猪肾、大豆取一斗，去滓下药，煮取三升，分三服，渴乃饮之，下焦热者，夜辄合一剂，病势渐歇即止。

3. 鸭通汤（《小品方·卷第三·治渴利诸方》）

说曰：少时服五石诸丸散者，积经年岁，人转虚耗，石热结于肾中，使人下焦虚热，小便数利，则作消利。消利之病，不渴而小便自利也，亦作消渴，消渴之疾，但渴不利也。又作渴利，渴利之病，随饮小便也。又作强中病，强中病者，茎长兴，终不痿，溺液自出。亦作痈疽之病。凡如此等，宜服猪肾荠苨汤，制其肾中石势，将饵鸭通丸便瘥也。

白鸭通（五升，沸汤二斗半淋之，澄清取二斗汁） 麻黄（八两） 豉（三升） 冷石（二两） 甘草（五两） 石膏（三两） 栀子仁（二十枚）

上六味，㕮咀，以鸭通汁煮六升，去滓，纳豉三沸，分服五合。若觉体冷小便快，阔其间。若热犹盛,小便赤促,服之不限五合。宜小劳之,渐进食,不可令食少,但勿便多耳。

4. 铅丹散

1)《小品方·卷第三·治渴利诸方》

治消渴,止小便方。

铅丹(二分) 栝蒌(十分) 泽泻(五分) 石膏(五分) 赤石脂(五分) 白石脂(五分) 胡粉(二分) 甘草(十分)

凡八物,冶下筛,酒服方寸匕,日三。不知稍增,年壮服半匕。得病一年,服药一日愈,二年二日瘥。甚者夜以水服,勿用酒。

2)《千金翼方·卷第十九·杂病中·消渴第一》

主消渴方。

铅丹(二两) 栝蒌(八两) 茯苓 甘草(炙,各一两半) 麦门冬(八两,去心)

上五味,捣筛为散。且以浆服方寸匕,日二。

3)《圣济总录·卷第五十八·消渴门·消渴》

治消渴,及小便无度。

铅丹 白石脂(研) 赤石脂(研) 胡粉(各半两) 石膏(碎) 甘草(如手指大者,生) 泽泻(各一两一分) 栝蒌根(二两半)

上八味,捣研为散。每服三钱匕,新汲水调下,日三,更量虚实加减。若渴甚夜二服,勿用酒。合剂,一方可救数人,铅丹久服肠痛,宜减之。小儿每服一二钱匕,亦疗酒渴。

4)《圣济总录·卷第五十八·消渴门·消渴后虚乏》

治消渴羸瘦,小便不禁。

铅丹(研,一两) 栝蒌根(三两) 黄连(去须) 白石脂(各一两半)

上四味,捣罗为散。每服二钱匕,食后以浆水调下。

5)《杨氏家藏方·卷第十·消渴方六道》

治消渴,止小便。

栝蒌根 甘草(二味各一两) 泽泻 石膏 赤石脂 白石脂(四味各五钱) 铅丹(火飞) 糊粉(炒,二味各二钱)

上件为细末。每服三钱,冷水调下,日三服。渴甚者夜二服,腹痛者减之。多服令人腹痛。忌盐及酒色百日,不拘时候。

5. 栝蒌丸

1)《小品方·卷第三·治渴利诸方》

治日饮一石许,小便不通。

栝蒌(三分) 铅丹(三分) 葛根(三分) 附子(一分,炮)

凡四物,冶下筛,蜜丸如梧子。饮服十丸,日三。

2)《太平圣惠方·卷第五十三·治消渴烦躁诸方》

治消渴烦躁,小便不利。

栝蒌根(二两) 麦门冬(二两,去心,焙) 知母(一两) 人参(三分,去芦头) 黄芩(半两) 苦参(半两,锉) 土瓜根(半两) 赤茯苓(一两)

上件药,捣罗为末,炼蜜和捣三二百杵,丸如梧桐子大。每服不计时候,以温粥饮下三十丸。

3)《圣济总录·卷第五十八·消渴门·消渴口舌干燥》

治消渴,饮水不止,小便中如脂,舌干燥渴喜饮。

栝蒌根(五两) 黄连(去须,一两) 浮萍草(二两)

上三味,捣罗为末,用生地黄汁半盏,于石臼内,木杵捣令匀,再入面糊,丸如梧桐子大。每服三十丸,食后、临卧牛乳汤下,日三,煎菖蒲汤下亦得。

4)《万氏家抄济世良方·卷二·消渴》

治消渴。

瓜蒌根薄切,用人乳汁拌蒸,竹沥拌晒,为末炼蜜丸弹子大,噙化;或丸绿豆大,每服百丸,米饮下。

6. 栝蒌散

1)《千金翼方·卷第十九·杂病中·消渴第一》

主消渴,延年益寿方。

栝蒌 枸杞根 赤石脂 茯苓(各一两半) 天门冬(二两半,去心) 牛膝 干地黄(各三两) 桂心 菊花 麦门冬(去心) 菖蒲 云母粉 泽泻 卷柏 山茱萸 远志(去心) 五加皮 杜仲(炙) 瞿麦 续断 石斛 黄连 柏仁 石韦(去毛) 忍冬(各一两) 菟丝子 车前子 蛇床子 巴戟天 钟乳(研) 薯蓣 甘草

(炙,各五分)

上三十二味,捣筛为散。酒服方寸匕,日三四。亦可丸,服十九,日三。

2)《外台秘要·卷第十一·消渴方一十七首》

疗消渴方。

栝蒌(八分) 麦门冬(六分,去心) 甘草(六分,炙) 铅丹(八分)

上四味捣为散,以浆水服方寸匕,日三服。忌海藻菘菜。一方有茯苓六分。

3)《普济方·卷一百八十·消渴门·渴利》

治肾虚热渴小便利。

栝蒌 茯苓(各一分) 玄参(四分) 枳实(炙六分) 苦参粉 甘草(炙) 橘皮(各三分)

上为末。空腹以浆水服方寸匕,日再服。忌海藻、大酢、菘菜。

4)《医方选要·卷之六·消渴门》

治壮盛之时,不自谨惜,恣情纵欲,年长肾气虚弱,不能房事,多服丹石,真气既尽,石气孤立,唇口干焦,精液自泄,小便赤黄,大便干实,小便日夜百十行,须当除热补虚。

天花粉 宣黄连 白扁豆 白茯苓(去皮) 寒水石 甘草节 人参(去芦) 白术(去芦) 石膏 猪苓(各等分)

上为细末。每服二钱,不拘时用白汤调服。

7. 枸杞汤

1)《小品方·卷第三·治渴利诸方》

夫内消之为病,皆热中所作也,小便多于所饮,令人虚极短气。内消者,食物皆消作小便去,而不渴也。

枸杞枝叶(一斤,冬根,三两) 栝蒌根(三两) 石膏(三两,一方无) 黄连(三两) 甘草(二两)

凡五物,切,以水一斗,煮取三升。一服五合,日三。

2)《圣济总录·卷第五十八·消渴门·消渴口舌干燥》

治消渴,唇干舌燥。

枸杞根(锉,二两) 石膏(碎,一两) 小麦(一两半)

上三味,粗捣筛。每服三钱匕,水一盏煎至七分,去滓温服,不拘时候。

8. 茯神煮散

1)《备急千金要方·卷二十一·消渴淋闭方·消渴第一》

治虚热,四肢羸乏,渴热不止,消渴补虚方。

茯神 苁蓉 葳蕤(各四两) 生石斛 黄连(各八两) 栝蒌根 丹参(各五两) 甘草 五味子 知母 当归 人参(各三两) 麦䅽(三升,《外台》作小麦)

上十三味为末,以绢袋盛三方寸匕,水三升,煮取一升,日二服,一作一服。

2)《外台秘要·卷第十一·渴利虚经脉涩成痈脓方一十一首》

疗虚热,四体羸瘦,渴热不止,消渴补虚。

茯神(四两) 石斛(八两) 栝蒌(五两) 甘草(三两,炙) 五味子(三两) 苁蓉(四两) 知母(三两) 黄连(八两) 丹参(五两) 人参(三两) 当归(三两) 小麦(三升) 葳蕤(四两)

上十三味捣筛为散,取三寸匕,以水三升,煮取一升,绢袋贮煮之,日再,一煮为一服。忌猪肉、醋物、海藻、菘菜。

9. 棘刺丸（《备急千金要方·卷二十一·消渴淋闭方·消渴第一》）

治消渴,阴脉绝,胃反而吐食者方。

茯苓(八两) 泽泻(四两) 白术 桂心 生姜(各三两) 甘草(一两)

上六味㕮咀,以水一斗,煮小麦三升,取汁三升,去滓下药,煮取二升半,每服八合,日二。

10. 前胡汤

1)《千金翼方·卷第十八·杂病上·胸中热第五》

主寒热呕逆少气,心下坚,彭亨满不得食,寒热消渴,补不足方。

前胡 朴硝 大黄 黄芩 甘草(炙,各二两) 茯苓 当归 半夏(洗) 芍药 滑石 石膏(碎) 栝蒌 附子(炮,去皮) 麦门冬(去心) 人参(各一两) 生姜(二两,切)

上一十六味,㕮咀。以水一斗二升,煮取六升,分六服。

2)《普济方·卷一百八十·消渴门·渴利》

治消渴渴利有热,小便涩。

前胡(去芦头) 生干地黄(焙) 大黄(锉,

炒,各一两) 黄芩(去黑心) 栀子仁 升麻 芍药 栝蒌根 石膏(碎,各三分) 麦门冬(去心,焙,一两一分) 桂心(去粗皮,一分) 枳实(去瓤麸炒) 甘草(炙,各半两)

上㕮咀。每服四钱,水一盏半,入生地黄一分,切碎同煎至八分,去滓,食前温服,日三。

11. 乌梅汤

1)《千金翼方·卷第十八·杂病上·压热第六》

主下气,消渴止闷方。

乌梅(二七枚,大者) 香豉(一升)

上二味,以水一斗,煮乌梅取五升,去滓,纳豉,煮取三升,分三服,可常用之。

2)《圣济总录·卷第五十八·消渴门·消渴口舌干燥》

治消渴,膈热咽干,止烦渴,生津液。

乌梅肉(炒,二两) 茜根(锉,一两) 黄芩(去黑心,一分) 葛根(锉) 人参 白茯苓(去黑皮) 甘草(炙,各半两)

上七味,粗捣筛。每服三钱匕,水一盏,煎至八分,去滓,不拘时温服。

12. 泽漆根汤(《千金翼方·卷第十九·杂病中·水肿第三》)

主水通身洪肿,四肢无棱,或从消渴,或从黄疸,支饮,内虚不足,荣卫不通,血气不化,气实皮肤中,喘息不安,腹中响响胀满,眼不得视方。

泽漆根(十两) 赤小豆(二升) 茯苓(三两) 鲤鱼(一枚,重五斤者,净去肠胃) 生姜(八两,切) 人参 麦门冬(去心) 甘草(炙,各二两)

上八味,以水一斗七升,煮鲤鱼、豆减七升,去之,纳药,煮取四升五合,去滓,一服三合,日三,弱人二合,日再服,气下喘止可至四合,晬时小便利,肿气减,或小溏下。若小便大利,还从一合始,大利便止。若无鲤鱼,鲖鱼亦可。若水甚,不得卧,卧不得转侧,加泽漆一斤;渴,加栝蒌二两;咳,加紫菀二两,细辛一两,款冬一两,桂心三两,增鱼汁二升。

13. 防己散(《千金翼方·卷第十九·杂病中·消渴第一》)

主消渴,肌肤羸瘦,或乃转筋不能自止,小便不禁,悉主之方。

木防己(一两) 栝蒌 铅丹 黄连(各二两)

上四味,捣筛为散。先食,以苦酒一升,以水二升合为浆,服方寸匕,日三服讫,当强饮,极令盈溢,一日再服则憎水,当不欲饮也。

14. 茯苓煎(《千金翼方·卷第十九·杂病中·消渴第一》)

主诸消渴方。

茯苓(二斤) 白蜜(四升)

上二味,于铜器中,重釜煎以两茎薤白为候,黄即煎熟。先食服如鸡子大,日三。

15. 三黄丸(《千金翼方·卷第十九·杂病中·消渴第一》)

主男子五劳七伤,消渴,不生肌肉,妇人带下,手足寒热方。

春三月:黄芩(四两) 大黄(三两) 黄连(四两)

夏三月:黄芩(六两) 大黄(一两) 黄连(七两)

秋三月:黄芩(六两) 大黄(二两) 黄连(三两)

冬三月:黄芩(三两) 大黄(五两) 黄连(二两)

上三味,随时合捣为末,炼蜜和如大豆。饮服五丸,日三,不知稍增至七丸,服一月病愈。久服,行及奔马,尝试有验。

16. 酥蜜煎(《千金翼方·卷第十九·杂病中·消渴第一》)

主消渴方。

酥(一升) 白蜜(三升) 芒硝(二两)

上三味合煎,欲渴即啜之,日六七,益气力,神效。

17. 羊髓煎(《千金翼方·卷第十九·杂病中·消渴第一》)

主消渴,口干燸咽方。

羊髓(二合,无,即以酥代之) 白蜜(二合) 甘草(一两,炙,切)

上三味,以水三升,煮甘草取一升,去滓纳蜜、髓,煎令如饴,含之尽,复含。

18. 太一白丸(《千金翼方·卷第十九·杂病中·饮食不消第七》)

主八痞,两胁积聚,有若盘盂,胸痛彻背,奄奄恻恻,里急气满噫,项强痛,极者耳聋,消渴,泻痢,手足烦,或有流肿,小便苦数,淋沥不尽,不能饮食,少气流饮,时复闷塞,少腹寒,大肠热,恍惚喜忘,意有不定,五缓六急,食不生肌肉,面目黧黑方。

狼毒　桂心(各半两)　乌头(炮,去皮)　附子(炮,去皮)　芍药(各一两)

上五味,捣筛为末,炼蜜和,更捣三千杵,丸如梧子大。旦以酒服二丸,暮三丸,知热,止,令人消谷,长肌强中,久服大佳。

19. 补肝汤(《千金翼方·卷第十五·补益·补五脏第四》)

主肝气不足,两胁满,筋急不得太息,四肢厥,寒热偏,淋溺石沙,腰尻少腹痛,妇人心腹四肢痛,乳痈,膝胫热,转筋遗溺,消渴,爪甲青枯,口噤面青,太息,疝瘕,上抢心,腹中痛,两眼不明,悉主之方。

蕤仁　柏子仁(各一两)　茯苓(二两半)　乌头(炮,四枚,去皮)　大枣(三十枚,擘)　牛黄,石胆　桂心(各一两)　细辛　防风　白术　甘草(炙,各三两)

上一十二味,㕮咀,以水一斗,煮取二升八合,分三服。一方用细辛二两、茯苓二两、强人大枣二十枚,无牛黄、白术、石胆各一两。

20. 枸杞酒

1)《外台秘要·卷第十七·五劳六极七伤方一十首》

疗五内邪气,消渴风湿,下胸胁间气,头痛。坚筋骨,强阴,利大小肠填骨髓,长肌肉,破除结气,五劳七伤,去胃中宿食,利耳目鼻衄吐血。内湿风疰,补中逐水,破积瘀脓,恶血石淋,长发,伤寒瘴气,烦躁满闷,虚劳喘吸,逐热破血,及脚气肿痹方。

米(一石为一剂,黍糯并得,计常酿酒米一石,用曲一斗,此加五升弥佳,其曲唯须上好者末之)　枸杞(三十斤,去赤皮,半寸锉之,以水一石浸之三日,煮取五斗汁)　生地黄(二十斤,洗去土,细切共米同炊之)　秋麻子(三斗,微熬细粉,蒸气出,以枸杞汤淋取汁)　豆豉(二斗,以枸杞汤煮取汁)

上四味,地黄一味,共米同蒸之,三物药汁,总合得五斗,分半渍米,馈半及曲和酿饭,如人肌温,

总和一殷,盖瓮口,经二七日,压取封泥,复经七日,初一度酿,用麻子二斗多。即恐令人头痛,服酒慎芜荑、生冷、陈宿、猪犬鸡鱼、面蒜、油腻、白酒、房室等。服经一二七日将息病退。

2)《太平圣惠方·卷第九十五·药酒序》

除五脏邪气,消渴风湿,下胸胁气,利大小肠,填骨髓,长肌肉,治五劳七伤,利耳目,消积瘀,伤寒,瘴气虚劳,呼吸短气,及肺气肿痹,并主之方。

米(一硕,黍糯并得)　细曲(十斤,捣碎)　生地黄(一十斤,净洗细切)　枸杞根(二十斤,刮去浮皮,寸锉,以水二硕,渍三日,煮取汁一硕)　豆豉(二升,以枸杞汤煮取汁)　秋麻子仁(三升,微炒细研,以枸杞汤淋绞取汁)

上以地黄一味,共米同蒸熟,候饭如人体温,以药汁都和一处,入瓮密盖头,经三七日即开,冬温夏冷,日可三杯。

21. 瞿麦汤(《外台秘要·卷第十一·渴后恐成水病方三首》)

疗消渴,欲成水气,面目并足胫浮肿,小便不利方。

瞿麦穗　泽泻　滑石(各两半)　防己(三分)　黄芩　大黄(各一分)　桑螵蛸(炒,十四枚)

上七味切。每服三钱匕,水三升,煮一升,去滓,空心温服,良久再服。

22. 茯神汤(《外台秘要·卷第十一·渴利虚经脉涩成痈脓方一十一首》)

疗渴利虚热,引饮不止,消热止渴。

茯神(四两)　石膏(八两,碎)　地骨皮(一升)　竹叶(三升)　栝蒌(五两)　葳蕤(四两)　麦门冬(二升,去心)　知母(四两)　生地黄(一升)　宿姜(四两)

上十味切,以水一斗二升,下大枣三十枚擘,并药煮取四升,分为四服。忌芜荑。

23. 六物丸(《外台秘要·卷第十一·消渴不宜针灸方一十首》引《文仲》)

疗消渴热中。

栝蒌根(八分)　麦门冬(六分,去心)　知母(五分)　人参(四分)　苦参(四分)　土瓜根(四分)

右药捣筛,以牛胆和为丸如小豆。服二十丸,日三服,麦粥汁下,未知,稍加至三十丸。咽干者

加麦门冬,舌干加知母,胁下满加人参,小便难加苦参,小便数加土瓜根,随患加之一分。《肘后》同。

24. 黄连丸

1)《外台秘要·卷第十一·消渴不宜针灸方一十首》

主消渴方。

黄连(一斤,去毛)　生地黄(十斤)

上二味捣,绞地黄取汁渍黄连,出曝之燥,复纳之,令汁尽,干捣之下筛,蜜和丸如梧子。服二十丸,日三服。亦可散,以酒服方寸匕,日三服,尽更令作,即瘥止。忌猪肉、芜荑。

2)《太平圣惠方·卷第五十三·治消渴诸方》

治消渴久不瘥,体瘦心烦。

黄连(半两,去须)　黄芪(半两,锉)　栀子仁(一分)　苦参(半两,锉)　人参〔一两(分),去芦头〕　葳蕤(一分)　知母(一分)　麦门冬(一两,去心,焙)　栝蒌根(半两)　甘草(一分,炙微赤,锉)　地骨皮(一分)　赤茯苓(一分)　生干地黄(一分)　铁粉(半分,研)

上件药,捣罗为末,炼蜜和捣三二百杵,丸如梧桐子大。不计时候,以粥饮下三十丸。

3)《圣济总录·卷第五十八·消渴门·消渴》

治消渴。

黄连(去须,一两)　苦参(一斤)　麝香(一钱)

上三味,捣罗为末,炼蜜丸如梧桐子大。每服六十丸,空腹茶下,日再,任意吃茶,不限多少。

4)《圣济总录·卷第五十八·消渴门·消渴烦躁》

治消渴,心胸烦躁。

黄连(去须)　栝蒌根　甘草(炙,锉)　栀子仁(微炒,各一两半)　香豉(炒黄,二两半)

上五味,捣罗为末,炼蜜和剂,更于铁臼内,涂酥杵匀熟,丸如梧桐子大。午食后温浆水下三十丸。

5)《普济方·卷一百七十六·消渴门·辨六经渴病并治》

治患热消渴,常服有验。

豉心(二两,以盐醋拌蒸晒干,如此者三,熬微黄)　川黄连(三两)

上为细末,蜜和为丸。每日空腹服二十五丸,食后服二十丸,取乌梅十颗,水二小升煎之数沸,取汤下前件丸药,如无乌梅以小麦子二升煮取汁替亦得。一方忌猪肉。一方用吴黄连。

25. 麦门冬丸

1)《外台秘要·卷第十一·消渴方一十七首》

除肠胃热,实兼消渴方。

麦门冬(八分,去心)　茯苓(八分,坚白者)　黄连(八分)　石膏(八分,碎)　葳蕤(八分)　人参(六分)　龙胆(六分)　黄芩(六分)　升麻(四分)　栝蒌(十分)　枳实(五分炙)　生姜屑(十分)　地骨皮(六分)　茅根(切一升)　粟米(三合)

上十五味以水六升,煮茅根及粟米令烂,余十三味捣末,蜜和丸如梧子。以前茅根粟米汁作饮,服十丸,日二,若渴则与此饮至足,大麻亦得。忌猪肉、酢物。

2)《太平圣惠方·卷第五十三·治消渴口舌干燥诸方》

治消渴,口舌干燥,烦热狂乱。

麦门冬(三两,去心,焙)　栝蒌根(三分)　知母(三分)　黄芩(三分)　甘草(半两,炙微赤,锉)　黄连(一两,去须)　铁粉(一两半,细研)

上件药,捣罗为末,入铁粉,研令匀,炼蜜和捣三二百杵,丸如梧桐子大。每于食后,以清粥饮下二十丸。

3)《圣济总录·卷第五十八·消渴门·消渴》

治消渴,饮水过多。

麦门冬(去心,焙)　栝蒌根　大麻仁(研)　大黄(蒸二度,切,炒)　苦参粉　铁粉(各三两)　鸡肶胵黄皮(炙,七枚)　黄芩(去黑心)　泽泻(各一两半)　龙齿(研)　土瓜根　知母(焙)　石膏(研,各二两)　银薄(二百片,和龙齿、石膏研入)

上一十四味,捣研为末,炼蜜丸如梧桐子大。每食后煎生地黄汤,下二十五丸,日二服。

治消渴,饮水不止。

麦门冬(去心,焙)　升麻、黄连(去须)　黄柏(去粗皮)　黄芩(去黑心,各五两)　生干地黄

（焙）　人参（各三两）　栝蒌根（七两）　苦参（八两）

上九味，捣罗为末，以牛乳和，众手丸如梧桐子大。每服三十丸，食前米饮下。

4）《圣济总录·卷第五十八·消渴门·消渴口舌干燥》

治消渴，口干喜饮水，小便数，心烦闷，健忘怔忪。

麦门冬（去心，焙）　土瓜根（锉）　山茱萸　鹿茸（酒浸，炙去毛）　牛膝（去苗，锉）　狗脊（碎锉，去毛）　茯神（去木）　人参（各一两）　黄连（去须）　菟丝子（酒浸一宿，曝干，别捣为末，各一两半）　龙骨（烧）　牡蛎（煅，各三分）

上一十二味，捣罗为末，炼蜜丸如梧桐子大。每服二十丸，不拘时煮小麦饮下，加至三十丸。

26. 栝蒌汤（《外台秘要·卷第十一·消渴方一十七首》）

除肠胃热实兼消渴方。

栝蒌（五两，切）　麦门冬（汁，三升）　生姜（五两，切）　茅根（切，三升）　芦根（切，二升）

上五味，以水一斗，煮取三升，分为三服，忌如药法。

27. 茯苓汤

1）《外台秘要·卷第十一·消渴方一十七首》

胃腑实热，引饮常渴，茯苓汤，泄热止渴方。

茯苓（五两，一作茯神）　栝蒌（五两）　知母（四两）　小麦（二升）　麦门冬（五两，去心）　大枣（二十枚，去核）　生地黄（六两）　葳蕤（四两）　淡竹叶（三升）

上九味切，以水三斗，先煮小麦竹叶，取九升，去滓，纳诸药，煮取四升，分四服。不问早晚，随渴即进，非但正治胃渴，通治渴病，热即服之，忌芜荑酢物。

2）《圣济总录·卷第五十八·消渴门·烦躁》

治消渴烦躁，心藏热引饮。

白茯苓（去黑皮）　麦门冬（去心，炒，各四两）　石膏（五两）　茅根（锉，一升）

上四味，粗捣筛。每服五钱匕，水二盏，入冬瓜一片，同煎至一盏，去滓温服，不拘时候，日四五服。

28. 猪肚丸

1）《外台秘要·卷第十一·消渴方一十七首》

疗消渴方。

猪肚（一枚，治如食法）　黄连（五两，去毛）　栝蒌（四两）　麦门冬（四两，去心）　知母（四两）　茯神（四两）　梁米（五两）

上七味捣为散，纳肚中，线缝，安置甑中蒸之极烂熟，接热及药，木臼中捣，可堪丸，若硬加少蜜和丸如梧子。饮汁下三十丸，日再服，渐加至四五十丸，渴即服之。《翼》同。

2）《杨氏家藏方·卷第十·消渴方六道》

治消渴。

栝蒌根（一两半，生用）　牡蛎粉　黄丹（别研，各半两）　水银　黑铅（二味各八钱，结砂子）　苦参　密陀僧　知母（三味各一两）

上件为细末，男子患用米生养草猪肚一枚，妇人患用猳猪肚一枚，贮药在内，以绵缝合，用绳子十字系，在一口新砖上煮，不令得转；更别取栝蒌根半斤，细切，在水中一处同煮，自卯至午取出；细切肚子，研令如泥者硬软，同诸药末杵为丸如梧桐子大。每服三十丸，米饮下，空心、日午、临卧。其药阴干，不得日晒。忌热面、猪肉、葱白、炙爆物及酒色一百日，永不发动。

3）《严氏济生方·消渴门·消渴论治》

治消渴。

猪肚（一枚，治如食法）　黄连（去芦）　小麦（炒，各五两）　天花粉　茯苓（去木，各四两）　麦门冬（去心，二两）

上五味为末，内猪肚中缝，塞安甑中，蒸之极烂，木臼中杵和丸如桐子大。每服七十丸，米饮下，随意服之。如不能丸，入少炼蜜。

29. 黄芪汤

1）《外台秘要·卷第十一·消渴方一十七首》

疗消渴方。

黄芪（三两）　茯神（三两）　栝蒌（三两）　甘草（三两，炙）　麦门冬（三两，去心）　干地黄（五两）

上六味切，以水八升，煮取二升半，分三服。忌芜荑、酢物、海藻、菘菜。日进一剂，服十剂讫。

2)《圣济总录·卷第五十八·消渴门·消渴烦躁》

治消渴,心中烦躁。

黄芪(锉) 白茅根(锉) 麦门冬(去心,微炒) 白茯苓(去黑皮,各三两) 石膏(八两) 车前子(去土,五两,生) 甘草(二两半,炙,锉)

上七味,粗捣筛。每服五钱匕,水二盏,煎至一盏,去滓,空腹温服。

3)《仁斋直指方论·卷之十七·消渴·消渴证治》

治诸渴疾。

黄芪 茯神 栝蒌根 麦门冬(去心,各一两) 北五味子 甘草(炙,各半两) 生干地黄(一两半)

上锉细。每四钱,新水煎服。

30. 填骨煎(《外台秘要·卷第十一·消渴方一十七首》)

疗虚热渴无不效。

茯苓(三两) 菟丝子(三两) 山茱萸(三两) 当归(三两) 大豆黄卷(一升) 石韦(二两,去毛) 牛膝(三两) 巴戟天(三两) 麦门冬(三两,去心) 天门冬(五两,去心) 五味子(三两) 人参(二两) 远志(三两,去心) 桂心(二两) 附子(二两,炮) 石斛(三两)

上十六味先捣筛,别取生地黄十斤、生栝蒌十斤,舂绞取汁,于火上煎之减半,便作数分纳药,并下白蜜二升,牛髓一升,微火煎之,令如糜。食如鸡子黄大,日三,亦可饮服之佳。忌酢物、鲤鱼、生葱、猪肉、冷水。一方有肉苁蓉四两。

31. 酸枣丸(《外台秘要·卷第十一·消渴口干燥方三首》)

疗口干方。

酸枣(一升五合,去核) 石榴子(五合,干之) 葛根(三两) 乌梅(五十颗,去核) 麦门冬(四两,去心) 茯苓(三两半) 覆盆子(三两) 桂心(三两六铢) 石蜜(四两半) 栝蒌(三两半)

上十味捣筛,蜜和为丸。含如酸枣许大,不限昼夜,常令口中有津液出为佳。忌大酢生葱。

32. 倚金丹(《太平圣惠方·卷第九十五·丹药序》)

治风邪癫痫,鬼疰心痛,解百毒,疗恶疮,丹石发动,消渴阴黄,安心神,止惊悸,除头面风,止赤白带下,神效方。

丹砂(三两) 水银(三两) 黄丹(一斤)

上件药,同研,令水银星尽,入瓷瓶中,盖口,如法固济,初以文火养,候热彻,即加火十斤以来,断令通赤,半日久药成,候冷开取,面上白色,内如紫金色,光明甚好。便细研如面,以纸铺地,摊药在上,以盆盖之,出火毒一日后,以粟米饭和丸,如绿豆大。空心,以温水下三丸。忌羊血。

33. 黄芪散

1)《太平圣惠方·卷第五十三·治消渴烦躁诸方》

消渴发热,心神烦躁,饮水不足。

黄芪(一两,锉) 人参(半两,去芦头) 麦门冬(一两,去心) 桑根白皮(一两,锉) 知母(三分) 栝蒌根(三分) 黄连(一两,去须) 石膏(二两) 葛根(半两,锉) 赤茯苓(半两) 地骨皮(半两) 川升麻(半两) 甘草(半两,炙微赤,锉)

上件药,捣筛为散。每服四钱,以水一中盏,入生姜半分,淡竹叶二七片,煎至六分,去滓,不计时候温服。

2)《太平圣惠方·卷第五十三·治消渴饮水过度诸方》

治消渴,饮水过多,烦渴不止。

黄芪(一两,锉) 栝蒌根(一两) 麦门冬(二两,去心,焙) 赤茯苓(半两) 甘草(半两,炙微赤,锉)

上件药,捣细罗为散。每于食后,煎竹叶水调下二钱。

34. 芦根散(《太平圣惠方·卷第五十三·治消渴烦躁诸方》)

治消渴烦躁,体热不能食。

芦根(一两,锉) 赤茯苓(一两) 麦门冬(一两,去心) 人参(半两,去芦头) 黄芩(三分) 桑根白皮(三分,锉) 甘草(半两,炙微赤,锉)

上件药,捣筛为散。每服四钱,以水一中盏,入生姜半分,淡竹叶二七片,煎至六分,去滓,不计时候温服。

35. 黄连散

1)《太平圣惠方·卷第五十三·治消渴烦躁诸方》

治消渴烦躁,饮水不止。

黄连(一两,去须)　栝蒌根(一两半)　麦门冬(一两,去心)　知母(三分)　人参(半两,去芦头)　地骨皮(三分)　黄芩(三分)　川升麻(三分)

上件药,捣筛为散。每服四钱。以水一中盏,入生姜半分,淡竹叶二七片,煎至六分,去滓,不计时候温服。

2)《太平圣惠方·卷第五十三·治消渴口舌干燥诸方》

治消渴,口舌干燥,烦热,不能饮食。

黄连(二两,去须)　葛根(二两,锉)　麦门冬(一两,去心)　枇杷叶(一两,拭去毛,炙微黄)

上件药,捣筛为散。每服四钱,以水一中盏,入生姜半分,淡竹叶二七片,煎至六分,去滓,不计时候温服。

3)《太平圣惠方·卷第五十三·治消渴诸方》

治消渴,润肺心。

黄连(二两,去须,捣罗为末)　生地黄汁(三合)　生栝蒌汁(三合)　牛乳(三合)

上用三味汁相和。每服三合,不计时候,调下黄连末一钱。

36. 麦门冬散

1)《太平圣惠方·卷第五十三·治消渴烦躁诸方》

治消渴,心躁烦热,不得睡卧。

麦门冬(二两,去心)　川升麻(一两)　黄连(一两,去须)　柴胡(一两,去苗)　赤茯苓(二两)　黄芩(一两)　生干地黄(一两)　人参(半两,去芦头)　栝蒌根(一两)　甘草(半两,炙微赤,锉)

上件药,捣筛为散。每服四钱,以水一中盏,入生姜半分,淡竹叶六七片,煎至六分,去滓,不计时候温服。

2)《太平圣惠方·卷第五十三·治消渴口舌干燥诸方》

治消渴,口舌焦干,心神烦热。

麦门冬(一两,去心)　地骨皮(三分)　栝蒌根(三分)　人参(半两,去芦头)　芦根(一两,锉)　黄芪(三分,锉)　甘草(半两,炙微赤,锉)　黄芩(三分)　茅根(一两,锉)　石膏(三两)

上件药,捣筛为散。每服五钱,以水一大盏,入生姜半分,竹茹半分,小麦半合,煎至五分,去滓,不计时候温服。

3)《太平圣惠方·卷第五十三·治消渴饮水过度诸方》

治消渴,日夜饮水,过多不足,口干燥,小便数。

麦门冬(一两,去心)　栝蒌根(一两)　知母(一两)　黄芪(一两,锉)　甘草(半两,炙微赤,锉)　牡蛎(一两半,烧为粉)

上件药,捣筛为散。每服四钱,以水一中盏,入生姜半分,煎至六分,去滓,不计时候温服。

4)《太平圣惠方·卷第五十三·治消渴诸方》

治消渴,体热烦闷,头痛,不能食。

麦门冬(二两,去心)　茅根(二两,锉)　栝蒌根(二两)　芦根(一两,锉)　石膏(二两)　甘草(一两,炙微赤,锉)

上件药,捣粗罗为散。每服四钱,以水一中盏,入小麦一百粒,煎至六分,去滓,不计时候温服。

37. 知母散(《太平圣惠方·卷第五十三·治消渴烦躁诸方》)

治消渴,心热烦躁,口干颊赤。

知母(一两)　麦门冬(一两,去心)　黄芩(三分)　川升麻(三分)　犀角屑(三分)　葛根(三分,锉)　甘草(三分,炙微赤,锉)　马牙硝(一两半)

上件药,捣粗罗为散。每服四钱,以水一中盏,入生姜半分,淡竹叶二七片,煎至六分,去滓,不计时候温服。

38. 紫苏散(《太平圣惠方·卷第五十三·治消渴后成水病诸方》)

治消渴后,遍身浮肿,心膈不利。

紫苏茎叶(一两)　桑根白皮(一两,锉)　赤茯苓(一两)　羚羊角屑(三分)　槟榔(三分)　木香(半两)　桂心(半两)　独活(半两)　枳壳(半两,麸炒微黄去瓤)　郁李仁(二两,汤浸去皮,微炒)

上件药,捣粗罗为散。每服四钱,以水一中盏,入生姜半分,煎至六分,去滓,不计时候温服。

39. 赤茯苓散(《太平圣惠方·卷第五十三·治消渴后成水病诸方》)

治消渴后,头面脚膝浮肿,胃虚不能下食,心胸不利,或时吐逆。

赤茯苓(一两)　紫苏子(一两)　白术(一两)　前胡(一两,去芦头)　人参(一两,去芦头)　陈橘皮(三分,汤浸去白瓤,焙)　桂心(三分)　木香(三分)　槟榔(三分)　甘草(半两,炙微赤,锉)

上件药,捣筛为散。每服三钱,以水一中盏,入生姜半分,枣三枚,煎至六分,去滓,不计时候温服。

40. 升麻散(《太平圣惠方·卷第五十三·治消渴后成水病诸方》)

治消渴后成水病,面目身体浮肿。

川升麻(一两)　栝蒌根(一两半)　赤茯苓(一两)　麦门冬(二两,去心,焙)　桑根白皮(二两,锉)　青橘皮(三分,汤浸去白瓤,焙)

上件药,捣细罗为散。每服以温水调下一钱,日三四服。

41. 人参散

1)《太平圣惠方·卷第五十三·治消渴后成水病诸方》

治消渴后,四肢虚肿,小便不利。

人参(三分,去芦头)　猪苓(三分,去黑皮)　木通(一两,锉)　黄连(一两,去须)　麦门冬〔一(二)两,去心,焙〕　栝蒌根(二两)

上件药,捣细罗为散。每服以温水调下一钱,日三四服。

2)《太平圣惠方·卷第五十三·治消渴口舌干燥诸方》

治消渴,口舌干燥,烦热。

人参(三分,去芦头)　地骨皮(一两)　赤茯苓(三分)　麦门冬(二两,去心)　甘草(三分,炙微赤,锉)　芦根(二两,锉)　葛根(三分,锉)　黄芪(三分,锉)　川升麻(一两)　黄芩(半两)

上件药,捣筛为散。每服四钱,以水一中盏,入生姜半分,淡竹叶二十片,煎至六分,去滓,不计时候温服。

3)《太平圣惠方·卷第五十三·治消渴饮水腹胀诸方》

治消渴,饮水过多,心腹胀满,不能下食。

人参(一两,去芦头)　桑根白皮(半两,锉)　陈橘皮(一两,汤浸去白瓤,焙)　半夏(半两,汤浸七遍去滑)　黄芪(三分,锉)　木香(半两)　赤芍药(半两)　草豆蔻(半两,去皮)　桂心(半两)　槟榔(半两)　枇杷叶(半两,拭去毛,炙微黄)

上件药,捣筛为散。每服三钱,以水一中盏,入生姜半分,煎至六分,去滓,不计时候温服。

4)《医方选要·卷之六·消渴门》

治消肾善饮,而食后数小便溺者。

人参　砂仁　白术　山栀子　桔梗　栝蒌　连翘　泽泻(以上各半钱)　葛根　黄芩　大黄　白茯苓　甘草(生用)　薄荷(各一钱)　石膏　寒水石　滑石(各一钱半)

上作一服,用水二盏,入蜜少许,煎至一盏,不拘时服。

42. 汉防己丸(《太平圣惠方·卷第五十三·治消渴后成水病诸方》)

治消渴,已觉津液耗竭,身体,浮气如水病者。

汉防己(三分)　猪苓(三分,去黑皮)　栝蒌根(一两)　赤茯苓(一两)　桑根白皮(一两半,锉)　白术(半两)　杏仁(一两,汤浸去皮尖、双仁,麸炒微黄)　郁李仁(一两半,汤浸去皮,微炒)　甜葶苈(一两,隔纸炒令紫色)

上件药,捣罗为末,炼蜜和捣三二百杵,丸如梧桐子大。每于食前,以温水下三十丸。

43. 地骨皮散(《太平圣惠方·卷第五十三·治消渴口舌干燥诸方》)

治消渴,口舌干燥,精神恍惚,烦躁不安。

地骨皮(一两)　茯神(三分)　栝蒌根(一两)　黄连(一两,去须)　石膏(二两)　甘草(半两,炙微赤,锉)　麦门冬(一两,去心)　黄芩(一两)　远志(三分,去心)

上件药,捣筛为散。每服四钱,以水一中盏,煎至六分,去滓,每于食后温服。

44. 犀角丸(《太平圣惠方·卷第五十三·治消渴口舌干燥诸方》)

治消渴,口舌干燥,烦热,心神如狂。

犀角屑(三分)　铅霜(半两,细研)　麦门冬(二两,去心,焙)　铁粉(一两,细研)　甘草(半两,炙微赤,锉)　郁金(半两)　地骨皮(半两)　栝蒌根(三分)　子芩(半两)　茯神(半两)　玄

参(半两) 胡黄连(三分)

上件药,捣罗为末,入研了药令匀,炼蜜和捣三五百杵,丸如梧桐子大。每于食后,煎竹叶汤下二十丸。

45. 天竹黄散(《太平圣惠方·卷第五十三·治消渴口舌干燥诸方》)

治消渴,心神烦躁,口干舌涩。

天竹黄(一两,细研) 黄连(半两,去须) 栀子仁(半两) 川大黄(半两,锉碎,微炒) 马牙硝(半两,细研) 甘草〔一两(分),炙微赤,锉〕

上件药,捣细罗为散,入研了药令匀。每于食后,煎竹叶水调下二钱。

46. 陈橘皮散(《太平圣惠方·卷第五十三·治消渴饮水腹胀诸方》)

治消渴,饮水过多,心腹胀满,或胁肋间痛,腰腿沉重。

陈橘皮(一两,汤浸去白瓤,焙) 诃黎勒皮(半两) 赤茯苓(半两) 桂心(半两) 大腹皮(半两,锉) 莴荛(半两) 枳壳(半两,麸炒微黄去瓤) 赤芍药(半两) 甘草(一分,炙微赤,锉)

上件药,捣筛为散。每服四钱,以水一中盏,入生姜半分,煎至六分,去滓,每于食前温服。

47. 桂心散(《太平圣惠方·卷第五十三·治消渴饮水腹胀诸方》)

治消渴,饮水,伤冷太过,致脾气虚,腹胁胀满,不思饮食。

桂心(半两) 人参(半两,去芦头) 白茯苓(半两) 诃黎勒皮(半两) 大腹皮(半两,锉) 甘草(半两,炙微赤,锉) 枳壳(半两,麸炒微黄去瓤) 厚朴(一两,去粗皮,涂生姜汁炙令香熟) 白术(半两) 前胡(半两,去芦头)

上件药,捣筛为散。每服四钱,以水一中盏,入生姜半分,枣三(二)枚,煎至六分,去滓,每于食前温服。

48. 半夏散(《太平圣惠方·卷第五十三·治消渴饮水腹胀诸方》)

治消渴,饮水腹胀,烦热呕吐,不思食。

半夏(半两,汤洗七遍去滑) 赤茯苓(一两) 人参(一两,去芦头) 白术(三分) 木香(半两) 甘草(半两,炙微赤,锉) 陈橘皮(一两,汤浸去白瓤,焙)

上件药,捣粗罗为散。每服三钱,以水一中盏,入生姜半分,竹茹一分,枣二枚,煎至六分,去滓,不计时候温服。

49. 槟榔散(《太平圣惠方·卷第五十三·治消渴饮水腹胀诸方》)

治消渴,饮水不止,小便复涩,心腹连膀胱胀闷,胸膈烦热。

槟榔(一两) 桑根白皮(一两,锉) 赤茯苓(一两) 紫苏茎叶(一两) 木通(一两,锉) 麦门冬(一两,去心)

上件药,捣筛为散。每服四钱,以水一中盏,入生姜半分,葱白七寸,煎至六分,去滓,不计时候温服。

50. 大黄丸(《太平圣惠方·卷第五十三·治消渴饮水腹胀诸方》)

治消渴腹胀,利大小肠。

川大黄(三两,锉碎,微炒) 栝蒌根(一两) 莴荛(三分) 枳壳(一两,麸炒微黄去瓤) 槟榔(一两) 桂心(三分)

上件药,捣罗为末,炼蜜和丸如梧桐子大。不计时候,以温水下三十丸。

51. 羚羊角散(《太平圣惠方·卷第五十三·治消渴饮水过度诸方》)

治消渴饮水,过多不止,心神恍惚,卧不安稳。

羚羊角屑(三分) 知母(三分) 黄芪(三分,锉) 栝蒌根(三分) 麦门冬(三分,去心) 茯神(三分) 地骨皮(三分) 人参(三分,去芦头) 防风(三分,去芦头) 甘草(半两,炙微赤,锉) 石膏(一两半) 酸枣仁(三分,微炒) 黄芩(半两)

上件药,捣筛为散。每服五钱,以水一大盏,入生姜半分,淡竹叶二七片,小麦半合,煎至五分,去滓,每于食后温服。

52. 黄丹散

1)《太平圣惠方·卷第五十三·治消渴饮水过度诸方》

治消渴,饮水过多,烦热不解。

黄丹(一两) 胡粉(一两) 栝蒌根(一两) 甘草(半两,炙微赤,锉) 泽泻(三分) 石膏(一两半) 麦门冬(半两,去心,焙) 白石脂(三分)

上件药,捣细罗为散。每服不计时候,以清粥饮调下一钱。

2)《太平圣惠方·卷第五十三·治消渴诸方》

治消渴,心神烦闷,头痛。

黄丹(三分,炒令紫色) 栝蒌根(一两) 前胡(胡粉,一两) 甘草(一两,炙微赤,锉) 泽泻(半两) 石膏(一两,细研) 赤石脂(半两,细研) 贝母(半两,煨令微黄)

上件药,捣细罗为散,入研了药令匀,不计时候,以清粥饮调服一钱。

53. 栝蒌根丸

1)《太平圣惠方·卷第五十三·治消渴饮水过度诸方》

治消渴,饮水过多,不知足限。

栝蒌根(三分) 黄丹(半两) 葛根(半两) 黄连(一两,去须)

上件药,捣罗为末,入黄丹,研令匀,炼蜜和丸如梧桐子大。每服以温水下十丸,遇渴吃水,即便服之。

2)《太平圣惠方·卷第五十三·治消渴诸方》

治消渴,心神虚烦燥闷。

栝蒌根(一两) 麦门冬(一两,去心,焙) 甘草(三分,炙微赤,锉) 黄连(三分,去须) 赤石脂(半两) 泽泻(半两) 石膏(一两)

上件药,捣罗为末,炼蜜和捣三二百杵,丸如梧桐子大。不计时候,以清粥饮下三十丸。

3)《圣济总录·卷第五十八·消渴门·消渴》

治消渴,饮水不止。

栝蒌根(锉) 黄连(去须) 知母(焙) 麦门冬(去心,各五两)

上四味,捣罗为末,炼蜜为丸如梧桐子大。每服三十丸,米饮下。

4)《圣济总录·卷第五十九·消渴后成痈疽》

治消渴后虚热留滞,结成痈疽。

栝蒌根(一两一分) 铅丹(研,一两) 干葛粉(三分) 附子(炮裂,去皮脐,半两)

上四味,以二味捣罗为细末,与葛粉铅丹和匀,炼蜜丸梧桐子大。每服二十丸,温水下,不拘时候。

54. 土瓜根丸(《太平圣惠方·卷第五十三·治消渴饮水过度诸方》)

治消渴,饮水过度,烦热不解,心神恍惚,眠卧不安。

土瓜根(三分) 栝蒌根(一两) 麦门冬(一两,去心) 知母(三分) 苦参(一两,锉) 石膏(一两,细研) 鸡肶胵(七枚,微炒) 子芩(三分) 铁粉(一两,细研) 川大黄(一两,锉碎,微炒) 龙齿(三分) 大麻仁(一两,研如膏) 金箔(五十片,细研) 银箔(五十片,细研) 泽泻〔三(二)分〕

上件药,捣罗为末,入研了药令匀,炼蜜和捣三五百杵,丸如梧桐子大。每于食后,煎竹叶小麦汤下三十丸。

55. 铁粉丸

1)《太平圣惠方·卷第五十三·治消渴饮水过度诸方》

治消渴饮水过度,渴尚不止,口舌干燥,心神烦乱,坐卧不安。

铁粉(一两,细研) 黄连(二两,去须) 苦参(一两,锉) 麦门冬(二两,去心,焙) 土瓜根(一两) 牡蛎粉(一两) 金箔(五十片,细研) 银箔(五十片,细研) 栝蒌根(二两)

上件药,捣罗为末,入研了药,都研令匀,炼蜜和捣三五百杵,丸如梧桐子大。不计时候,以清粥饮下三十丸。

2)《太平圣惠方·卷第五十三·治消渴诸方》

治消渴,不问年月深浅,困笃者。

铁粉(二两,细研) 鸡肶胵(微炙) 栝蒌根(三分) 土瓜根(一两) 苦参(三分,锉) 黄连(三分,去须) 麦门冬(一两,去心,焙) 牡蛎(三分,烧为粉) 桑螵蛸(三分,微炒) 金箔(五十片,细研) 银箔(五十片,细研)

上件药,捣罗为末,入研了药,更研令匀,炼蜜和捣三五百杵,丸如梧桐子大。每服不计时候,以清粥饮下三十丸。

56. 赤茯苓煎(《太平圣惠方·卷第五十三·治消渴诸方》)

治消渴,心神烦乱,唇口焦干,咽喉不利。

赤茯苓(五两,为末) 白蜜(半斤) 淡竹沥(一小盏) 生地黄汁(一中盏)

上件药,调搅令匀,以慢火煎成膏。每服不计时候,以清粥饮调下一茶匙。

57. 龙脑鸡苏丸(《太平惠民和剂局方·卷之六·治积热》)

除烦解劳,消谷下气,散胸中郁热,主肺热咳嗽;治鼻衄吐血,血崩下血,血淋、热淋、劳淋、气淋;止消渴,除惊悸,凉上膈,解酒毒;又治胃热口臭,肺热喉腥,脾瘅口甜,胆瘅口苦。常服聪耳明目,开心益智。

柴胡(要真银州者,二两,锉,同木通以沸汤大半升浸一二宿,绞汁后入膏) 木通(锉,同柴胡浸) 阿胶(炒微燥) 蒲黄(真者,微炒) 人参(各二两) 麦门冬(汤洗去心,焙干,四两) 黄芪(去芦,一两) 鸡苏(净叶,一斤,即龙脑薄荷也) 甘草(炙,一两半) 生干地黄末(六两,后入膏)

上除别研药后入外,并捣,罗为细末,将好蜜二斤先炼一二沸,然后下生干地黄末,不住手搅,时时入绞下前木通、柴胡汁,慢慢熬成膏,勿令焦,然后将其余药末同和为丸如豌豆大。每服二十丸,嚼破热水下,不嚼亦得。虚劳烦热,消渴惊悸,煎人参汤下;咳嗽唾血,鼻衄吐血,将麦门冬汤浸去心,煎汤下,并食后、临卧服之;惟血崩下血,诸淋疾,皆空心食前服;治淋用车前子汤下。

58. 清心莲子饮(《太平惠民和剂局方·卷之五·宝庆新增方》)

治心中蓄积,时常烦躁,因而思虑劳力,忧愁抑郁,是致小便白浊,或有沙膜,夜梦走泄,遗沥涩痛,便赤如血;或因酒色过度,上盛下虚,心火炎上,肺金受克,口舌干燥,渐成消渴,睡卧不安,四肢倦息,男子五淋,妇人带下赤白;及病后气不收敛,阳浮于外,五心烦热。药性温平,不冷不热,常服清心养神,秘精补虚,滋润肠胃,调顺血气。

黄芩 麦门冬(去心) 地骨皮 车前子 甘草(炙,各半两) 石莲肉(去心) 白茯苓 黄芪(蜜炙) 人参(各七两半)

上锉散。每三钱,麦门冬十粒,水一盏半,煎取八分,去滓,水中沉冷,空心、食前服。发热加柴胡、薄荷煎。

59. 十补丸(《太平惠民和剂局方·卷之五·续添诸局经验秘方》)

治真气虚损,下焦伤竭,脐腹强急,腰脚疼痛,亡血盗汗,遗泄白浊,大便自利,小便滑数,或三消渴疾,饮食倍常,肌肉消瘦,阳事不举,颜色枯槁。久服补五脏,行荣卫,益精髓,进饮食。

附子(炮,去皮脐) 肉桂(去粗皮) 巴戟(去心) 破故纸(炒) 干姜(炮) 远志(去心,姜汁浸炒) 菟丝子(酒浸,别研) 赤石脂(煅) 厚朴(去粗皮,姜汁炙,各一两) 川椒(去目及闭口者,炒出汗,二两)

上为末,酒糊丸如梧桐子大。每服三十丸至五十丸,温酒、盐汤任下。

60. 玄菟丹(一名茯菟丹、玄菟丹)(《太平惠民和剂局方·卷之五·续添诸局经验秘方》)

治三消渴利神药,常服禁遗精,止白浊,延年。

菟丝子(酒浸通软,乘湿研,焙干,别取末,十两) 五味子(酒浸,别为末,称七两) 白茯苓 干莲肉(各三两)

上为末,别碾干山药末六两,将所浸酒余者添酒煮糊,搜和得所,捣数千杵,丸如梧桐子大。每服五十丸,米汤下,空心食前。

61. 硝石散(《圣济总录·卷第五十八·消渴门·消渴》)

治三消渴疾。

硝石 茜根 铅霜(各一两)

上三味,捣罗为散。每服一钱匕,冷水调下。

62. 桃红散(《圣济总录·卷第五十八·消渴门·消渴》)

治三消渴疾。

赤石脂 石膏(各研) 栝蒌根(锉) 白石脂 铅丹(各一两) 甘草(炙,半两)

上六味,捣罗为散。冷水调下二钱匕。

63. 铅黄丸(《圣济总录·卷第五十八·消渴门·消渴》)

治三消渴疾。

铅丹 黄连(去须,各半两) 干葛粉 栝蒌根(各三分)

上四味,捣罗为末,炼蜜丸梧桐子大。冷水下二十丸。

64. 香墨散(《圣济总录·卷第五十八·消渴门·消渴》)

治消渴。

墨(一两) 栝蒌根(三两) 铅丹(半两)

上三味,捣罗为散,拌匀。第一日服药末二钱匕,新水一盏调下,次日一服水调药末一钱匕,不计时候,服药时不得忌水,任意饮三两盏后,自然怕水,服三五日见效。

65. 沃焦散(《圣济总录·卷第五十八·消渴门·消渴》)

治消渴,饮水无度。

泥鳅鱼(一十头,阴干去头尾烧灰,细为末)　干荷叶(碾细为末)

上二味,末等分。每服各二钱匕,新汲水调下,遇渴时服,日三,候不思水即止。

66. 葛根丸(《圣济总录·卷第五十八·消渴门·消渴》)

治消渴,日饮水数斗不止。

葛根(锉)　栝蒌根(锉)　附子(炮裂,皮脐)　铅丹(炒令紫,研,各一两)

上四味,先将三味捣罗为散,入铅丹同研令匀,炼蜜和丸如梧桐子大。每服二十丸,煎茅根汤下、日三。

67. 菝葜饮

1)《圣济总录·卷第五十八·消渴门·消渴》

治消渴饮水无休。

菝葜(锉,炒)　汤瓶内碱(各一两)　乌梅(二两,并核椎碎,焙干)

上三味,粗捣筛。每服二钱匕,水一盏,于石器中煎至七分,去滓稍热细呷。

2)《圣济总录·卷第五十八·消渴门·消渴》

治消渴,小便数少。

菝葜　土瓜根(各二两半)　黄芪(锉,焙)　地骨皮　五味子(各二两)　人参　牡蛎(煅粉,各一两半)　石膏(碎,四两)

上八味,粗捣筛。每服五钱匕,水一盏半,煎至八分,去滓空腹温服。

68. 神应散(《圣济总录·卷第五十八·消渴门·消渴》)

治消渴,饮水不休。

滑石(研)　寒水石(研,各半两)

上二味,碎研为散,用生鸡子一枚,凿破去黄留清,调和药末,令如稠膏,却纳在鸡壳内,以纸封口,用盐泥固济,曝干炭火内烧,令通赤,放冷去土并壳,取药研令绝细为度。每服大人二钱匕,小儿半钱匕,米饮调下。

69. 银宝丸(《圣济总录·卷第五十八·消渴门·消渴》)

治消渴。

水银(一两,用铅结为沙子)　栝蒌根(一两半)　苦参　牡蛎(煅为粉)　知母(焙)　密陀僧(各一两)　铅丹(半两)

上七味,捣罗为末。若阳人患,用未曾生长雌猪肚一枚;若阴人患,用雄猪肚一枚,贮药在内,以线缝合,用索子十字,系在一新砖上,不令走转,又别用栝蒌根半斤细切,入在水中,一处同煮,自平旦煮至午时,取出候冷,细切肚子,及药同捣为膏,丸如梧桐子大,阴干。每服五丸,温水下。

70. 殊胜散

1)《圣济总录·卷第五十八·消渴门·消渴》

治消渴。

乌贼鱼骨(去甲)　海浮石　桔梗(锉炒)　葛根(锉)　丹砂(研,水飞)　虎杖(烧过,各一分)

上六味,捣罗为散。渴时煎麦门冬汤,调下二钱匕,空心、日午、夜卧各一服。

2)《普济方·卷一百七十六·消渴门·辨六经渴病并治》

治消渴。

海浮石　乌贼鱼骨(去甲)　丹砂(研,水飞)　虎杖(烧过,各一两)

上为散。渴时煎麦门冬,调下二钱,日午、空心及夜卧时各进一服。忌酒色、湿面、油煎、生冷、鲊酱。一方有人参。

71. 生津丸(《圣济总录·卷第五十八·消渴门·消渴》)

治消渴,饮水日夜不止。

青蛤粉　白滑石(各一两)

上二味,研为细末,用黄颡鱼涎和为丸如梧桐子大。每服三十丸,煎陈粟米饮下,不拘时候。

72. 莎草根散(《圣济总录·卷第五十八·消渴门·消渴》)

治消渴累年不愈者。

莎草根(去毛,一两)　白茯苓(去黑皮,半两)

上二味,捣罗为散。每服三钱匕,陈粟米饮调下,不计时候。

73. 楮叶丸(《圣济总录·卷第五十八·消渴门·消渴》)

治消渴减食,饮水不休。

干楮叶(炒) 桑根白皮(锉,炒) 人参 白茯苓(去黑皮) 定粉(各一两)

上五味,为细末,取楮汁和丸如梧桐子大。每服二十丸,煎人参汤下,不计候。

74. 楮叶散(《圣济总录·卷第五十八·消渴门·消渴》)

治消渴疾久不愈。

蜗牛(焙干,半两) 蛤粉 龙胆(去土) 桑根白皮(剉,炒,各一分)

上四味,捣罗为散。每服一钱匕,煎楮叶汤调下,不拘时候。

75. 澄水饮(《圣济总录·卷第五十八·消渴门·消渴》)

治渴疾。

银汤瓶内砂 水萍(焙干) 葛根(锉)

上三味,各等分,粗捣筛。每服五钱匕,水一盏半,同煎至一盏,去滓温服。

76. 亥骨饮(《圣济总录·卷第五十八·消渴门·消渴》)

治消渴。

猪脊骨(五寸) 枣(二十枚,劈碎) 甘草(微炙,锉) 干姜(炮,各半分)

上四味,㕮咀,以水三升,同煎至二升,发时量意加熟水服。

77. 竹龙散(《圣济总录·卷第五十八·消渴门·消渴》)

治消渴。

五灵脂 黑豆(生,去皮,各半两)

上二味,捣罗为散。每服二钱匕,煎冬瓜汤调下,无冬瓜即用冬瓜苗叶子煎汤俱可,一日二服,小可渴只一服瘥。渴定后不可服热药,唯宜服八味丸,仍更宜用五味子代附子。

78. 八味丸

1)《圣济总录·卷第五十八·消渴门·消渴》

治消渴后。

熟干地黄(焙,四两) 桂(去粗皮) 牡丹皮 山芋 白茯苓(去黑皮) 山茱萸(各一两) 泽泻 五味子(各一两)

上八味,捣罗为末,炼蜜和丸如梧桐子大。每服三十丸,薄盐汤下。

2)《医方选要·卷之六·消渴门》

治肾水枯竭,不能上润;心火上炎,不能既济。心烦燥渴,小便频数,白浊,阴痿弱,饮食不多,肌肤渐渐如削,或腿肿、脚先瘦小。宜降心火,生肾水,其烦渴顿止。

白茯苓(去皮) 牡丹皮(去骨) 泽泻(酒浸焙,各八钱) 五味子(炒,一两半) 山茱萸(取肉焙) 肉桂(去粗皮,不见火) 熟地黄(蒸焙) 山药(微炒,各二两)

上各研末秤,和匀炼蜜为丸如梧桐子大。每服五六十丸,五更初温酒或盐汤任下,午前、晚间空腹再服。此药不惟止渴,亦免生痈疽,久服永除渴疾,气血加壮。

79. 金英丸(《圣济总录·卷第五十八·消渴门·消渴》)

治消渴。

铅丹,麦门冬(去心,焙) 牡蛎(煅,研如粉) 知母(焙,各一两) 黄连(去须) 栝萎根 苦参(各二两) 金薄(一百片) 银薄(一百片) 生栝萎根(二两,研如膏)

上一十味,捣罗为末,用生栝萎根和为丸如梧桐子大。每服四十丸,食后米饮下,日再夜一,当日渴止;十日已来,渐觉减,即一日两服,服三十五丸;一月外,每日一服,服三十丸。夏月即用蜜为丸,服药之次,腹中忽冷痛,即取厚朴二两,去粗皮姜汁炙,陈橘皮三分,去白焙,生姜二两切,以水二升,煎取半升,去滓分温二服,服讫良久以饭压之,如腹中不痛即止。

80. 冬瓜饮

1)《圣济总录·卷第五十八·消渴门·消渴》

治消渴及诸渴不止。

大冬瓜(一枚) 黄连(去须,半斤)

上二味,先捣黄连为末,将冬瓜三停中,截去一停,取二停净去瓤子,内黄连末于冬瓜中,却取截下一头盖却,搜白面厚裹冬瓜令遍,即更以黄土硬泥裹一重,候微干,坐瓜在灰火中,四面簇炭火,烧令泥赤即止,候冷打去泥土,并剥去面,揭开瓜头里面,有黄连汁。不限多少滤过,每服一盏,渴即饮之,立瘥,未瘥更作一服。

2)《圣济总录·卷第五十八·消渴门·消渴口舌干燥》

治消渴口干,日夜饮水无度,浑身壮热。

冬瓜(一枚重三斤,去皮瓤,分作十二片) 麦门冬(去心,二两) 黄连(去须,一两半)

上三味,以二味粗捣筛,作十二服。每服水三盏,入冬瓜一片劈碎,同煎至一盏,去滓温服,日三夜二。

81. 栝蒌饮(《圣济总录·卷第五十八·消渴门·消渴》)

治因好食热面炙肉,及服补治壅热药,并乳石,三焦气隔,心肺干热,口干舌焦,饮水无度,小便日夜不知斗数,心欲狂乱,服此救急止渴。

栝蒌(一枚,黄熟者,去皮用瓤并子) 冬瓜(一枚,中样者,割破头边,内栝蒌瓤子在冬瓜心内)

上二味,用黄土泥裹冬瓜令匀,可半指厚候干,簇炭火烧,令泥通赤,即止,去泥取瓜,就热碎切烂研,布绞取汁,约七八合,更入白蜜两匙头,搅令调匀,候稍冷,即分三度服,脏腑热歇,即不思水,自无小便,如不是栝蒌熟时节,即独烧冬瓜服之。

82. 人参煎(《圣济总录·卷第五十八·消渴门·消渴》)

治消渴疾。

人参(一两) 葛根(锉,二两)

上二味,捣罗为末,每发时,须得燖猪汤一升已来,入药末三钱匕,又入蜜二两,都一处于铫子内,慢火熬之,至三合已来,似稠黑饧,便取出,贮于新瓷器内。每夜饭后,取一匙头,含化咽津,重者不过三服。

83. 铅霜丸(《圣济总录·卷第五十八·消渴门·消渴》)

治消渴,口干烦躁,饮水无度。

铅霜(半两) 青黛 栝蒌根末(各一两) 龙脑(少许)

上四味,细研令匀,炼蜜和丸如梧桐子大。每服二十丸,微嚼,煎竹叶汤下,新汲水下亦得,食后日三。

84. 竹叶汤(《圣济总录·卷第五十八·消渴门·消渴》)

1)治积年消渴,好食冷物。

青竹叶(锉碎) 白茯苓(去黑皮) 地骨皮(锉) 栝蒌根(各一两) 桂(去粗皮) 甘草(炙,锉,各半两) 麦门冬(去心,焙,二两)

上七味,粗捣筛。每服五钱匕,水一盏半,入小麦一撮,煎至八分去滓,食后温服,日二。

2)治消渴饮水不辍,多至数斗。

甘竹叶(切) 大麻仁(炒) 赤粟米(各一升,淘净) 鹿脚(四只,汤浸去皮、毛、骨,细研肉) 白茯苓(去黑皮,一两) 薤白(二两,切)

上六味,锉如麻豆,分作八服。每服先以水三盏,煎麻仁、竹叶取二盏,去滓澄清,入诸药鹿脚,又煎去滓取一盏,微微饮之,渴止为度。

85. 梅苏丸(《圣济总录·卷第五十八·消渴门·消渴》)

治消渴,膈热烦躁,生津液。

白梅肉 紫苏叶 乌梅肉(各半两) 人参(一分) 麦门冬(去心,三分) 百药煎(三两) 甘草(炙,锉,一两半) 诃黎勒(炮,去核,一分)

上八味,捣罗为末,炼黄蜡汁拌和为丸如鸡头实大。每服一丸,含化咽津,不计时候,路行解渴。

86. 牛膝丸(《圣济总录·卷第五十八·消渴门·消渴》)

治消渴不止,下元虚损。

牛膝(酒浸切,焙,五两) 生地黄汁(五升)

上二味,先细捣罗牛膝为末,入地黄汁浸,夜浸昼曝,复浸汁尽为度,炼蜜丸如梧桐子大。空心温酒下三十丸,久服壮筋骨,驻颜黑发。

87. 铅黄散(《圣济总录·卷第五十八·消渴门·消渴》)

治消渴不止。

铅(一斤) 水银(二两,先熔铅,旋投入水银,候铅面上有花晕上,便以铁匙掠取于乳钵内研细) 皂荚(一挺,不蛀者,涂酥炙令黄,去皮子,入麝香一钱同研为末)

上三味为散。每抄皂荚末一钱匕,以水一中盏煎至六分,去滓放温,食后调下铅黄散半钱匕,服之。

88. 水骨丸(《圣济总录·卷第五十八·消渴门·消渴》)

治消渴,饮水不止。

汤瓶内水硷(一两)

上一味,研为细末,烧粟米饭和丸如梧桐子大。每服十五丸,人参汤下,不拘时候。

89. 人参汤

1)《圣济总录·卷第五十八·消渴门·消渴》

治消渴发作有时,心脾有热,饮水无度。

人参　桑根白皮(锉,炒,各二两)　麦门冬(去心,焙)　知母　枇杷叶(拭去毛,炙)　黄连(去须,微炒)　葛根(锉)　白茯苓(去黑皮)　地骨皮　淡竹根(各一两)

上一十味,细锉如麻豆。每服五钱匕,用水一盏半煎取八分,去滓温服。

治消渴,初因酒得。

人参　甘草(半生半炙,各一两)

上二味,粗捣筛。以燖猪水,去滓澄清,取五升,同煎至二升半,去滓,渴即饮之。永瘥。

2)《圣济总录·卷第五十八·消渴门·消渴腹胀》

治消渴饮水过多,心腹胀满,不能食。

人参(一两)　桑根白皮(锉,半两)　陈橘皮(一两,汤浸去白,焙)　半夏(汤洗七遍去滑,半两)　黄芪(锉,三分)　木香　赤芍药　草豆蔻(去皮)　桂(去粗皮)　槟榔(锉)　枇杷叶(去毛炙,各半两)

上一十一味,粗捣筛。每服三钱匕,水一盏,入生姜半分,煎至六分,去滓,不计时候温服。

治消渴,饮水过多,心腹胀满,或胁肋间痛,腰腿沉重。

人参　芍药(各一两)　大腹子(两枚,慢灰火内煨,锉)　葛根(锉)　赤茯苓(去黑皮)　黄芩(去黑心)　桑根白皮(锉)　知母(焙,各一两半)　葳蕤(一两一分)　枳壳(去瓤麸炒,三分)

上一十味,粗捣筛。每服三钱匕,水一盏,入生姜如枣大拍破,煎至七分,去滓,空心温服,食后夜卧再服。

90. 桑白皮汤

1)《圣济总录·卷第五十八·消渴门·消渴》

治消渴,饮水过多,心腹胀满。

桑根白皮(锉,炒)　人参　黄芪(锉,炒)　草豆蔻(去皮,各一两)　枳壳(去瓤麸炒)　青木香　芍药　半夏(汤洗去滑)　槟榔(锉,各半两)　桂(去粗皮,三分)　枇杷叶(拭去毛,蜜涂炙,半两)

上一十一味,粗捣筛。每服五钱匕,用水一盏半,入生姜五片,煎取八分,去滓温服。

2)《圣济总录·卷第五十八·消渴门·消渴烦躁》

治消渴及心藏燥热,饮水无度。

桑根白皮(锉)　人参　知母(切,焙)　麦门冬(去心,焙)　枇杷叶(刷去毛,微炙)　黄连(去须,锉,炒)　葛根(锉)　地骨皮(去土)　淡竹根(洗去土曝干,锉,各半两)

上九味,粗捣筛。每服四钱匕,水一盏半煎至一盏,去滓食前服,日再。

3)《圣济总录·卷第五十九·消渴后成痈疽》

治消渴后心肺气独盛,结成痈疽。

桑根白皮(锉,炒,半斤)

上一味,粗捣筛。每服三钱匕,水一盏煎至七分,去滓温服,日再。

91. 肫胵散(《圣济总录·卷第五十八·消渴门·消渴》)

治久渴,旬日见效。

鸡肫胵黄皮　鸡肠(各五具,炙干)　鹿角胶(炙燥)　白龙骨　白石脂　漏芦(去芦头,炙,各一两)　土瓜根(三两)　黄连(去须)　苦参　牡蛎粉(各二两半)　桑螵蛸(三七个,炙)

上一十一味,为散。每服一钱匕至二钱匕,米饮调下,日三夜一。

92. 黄连牛乳丸(《圣济总录·卷第五十八·消渴门·消渴》)

治消渴。

黄连(去须,一斤,为末)　麦门冬(去心,二两,烂研)　牛乳　地黄汁　葛汁(并一合)

上五味,合研,众手丸如梧桐子大。每服二十丸,空心粥饮下,日再,渐加至四十丸。

93. 黄芪丸

1)《圣济总录·卷第五十八·消渴门·消渴》

治消渴,小便数少,虚极羸瘦。

黄芪(锉)　鹿茸(去毛,酥炙,各二两)　牡蛎(煅一复时)　土瓜根　黄连(去须)　白茯苓(去黑皮,各一两)　人参(一两半)

上七味,捣罗为末,研令细,炼蜜为丸如梧桐子大。每服三十丸,用何首乌汤下。

2)《普济方·卷一百八十·消渴门·消渴后虚乏》

治大渴后,上焦烦热不退,下元虚乏,羸瘦无力,小便白浊,饭食渐少。

黄芪(锉) 肉苁蓉(酒浸一宿,刮去粗皮,炙令干) 鹿茸(去毛,涂酥炙微黄,各一两) 人参(去芦头) 枸杞子 白茯苓 泽泻 附子(炮裂,去皮脐) 禹余粮(烧赤,醋淬三次,细研) 巴戟 桂心 牡丹皮 五味子 龙骨 赤石脂(各三分) 熟干地黄(二两) 甘草(半两,炙微赤,锉) 地骨皮(半两) 磁石(一两半,烧赤,淬七次,捣碎细研) 麦门冬(二两,去心,焙) 牡蛎(三分,烧为粉)

上为末令匀,炼蜜和捣五七百杵,丸梧桐子大。每服三十丸,食前用清粥饮下。

94. 麦门冬饮(《圣济总录·卷第五十八·消渴门·消渴烦躁》)

治消渴热盛,烦躁恍惚。

生麦门冬(去心,三两) 甘竹沥(三合) 小麦(二合) 知母(一两半) 芦根(二两) 生地黄(三两)

上六味,锉如麻豆。每用半两,水三盏煎至二盏,去滓入竹沥少许,分二服,食后。

95. 芦根汤(《圣济总录·卷第五十八·消渴门·消渴烦躁》)

治消渴心脾中热,烦躁不止,下焦虚冷,小便多,羸瘦。

芦根(一斤) 黄芪(锉) 栝蒌根 牡蛎(煅,各二两) 知母(三两) 生麦门冬(去心,六两)

上六味,咬咀。每服三钱匕,水一盏煎取七分,去滓,食后乘渴细服。

96. 翠碧丸(《圣济总录·卷第五十八·消渴门·消渴烦躁》)

治烦渴不止,咽干燥热昏闷。

青黛(研) 麦门冬(去心,焙) 葛根(锉,各一两) 半夏(汤洗去滑七遍,切焙,二两) 人参 知母(焙,各半两) 栝蒌根(三分) 天南星(牛胆匮者,半两) 寒水石(火煅,三两)

上九味,捣研为末,面糊和丸如梧桐子大,金薄为衣。每服十五丸,人参竹叶汤下,食后、临卧服。

97. 知母饮(《圣济总录·卷第五十八·消渴门·消渴烦躁》)

治消渴心脾实,燥热多渴,化为小便。

知母(切,焙) 生芦根(各三两) 土瓜根(二两) 黄芩(去黑心) 甘草(炙,各一两半) 龙齿(三两) 大黄(二两半)

上七味,咬咀。每服五钱匕,水三盏煎取二盏,去滓,下生麦门冬汁二合,食后分温三服。

98. 麦门冬汤

1)《圣济总录·卷第五十八·消渴门·消渴烦躁》

治消渴发热,心神烦躁引饮。

麦门冬(去心,焙) 黄芪(锉) 黄连(去须) 桑根白皮(锉,各一两) 石膏(二两) 知母(焙) 栝蒌根(各三分) 人参 甘草(炙,锉) 葛根(锉) 赤茯苓(去黑皮) 地骨皮 升麻(各半两)

上一十三味,粗捣筛。每服四钱匕,水一盏,入生姜半分切,淡竹叶二七片,煎至七分,去滓,不计时候温服。

2)《圣济总录·卷第五十八·消渴门·消渴腹胀》

治消渴,喉干不可忍,饮水不止,腹满急胀。

麦门冬(去心,焙) 乌梅(去核取肉炒,各二两)

上二味,粗捣筛。每服三钱匕,水一盏煎至半盏,去滓,食后温服,日三。

3)《圣济总录·卷第五十八·消渴门·消渴口舌干燥》

治消渴,舌干引饮。

生麦门冬(去心,一两半) 栝蒌根(三两) 茅根 竹茹(各五两) 小麦(三合) 乌梅(去核,七枚)

上六味,粗捣筛。每服五钱匕,水一盏半煎至一盏,去滓温服,不拘时。

4)《圣济总录·卷第五十九·消渴后成痈疽》

治消渴后,热毒结成痈疽。

麦门冬(去心,焙) 赤茯苓(去黑皮) 栝蒌实(焙) 地骨皮(洗切,各二两) 甘草(炙,锉,三两)

上五味,粗捣筛。每服三钱匕,水一盏煎七

分,去滓温服,不拘时。

5)《卫生宝鉴·卷十二·咳嗽门·消渴治法并方》

治消渴日夜饮水不止,饮下小便即利。

麦门冬　黄连　冬瓜干(各二两)

上为粗末。每服五钱,水一盏煎至七分,去渣温服。如无干者,用新冬瓜一枚重三斤,去皮穰子分作十二片,为十二服。

6)《普济方·卷一百七十八·消渴门·消渴口舌干燥》

治消渴,口干体瘦。

枸杞根白皮(锉)　生麦门冬(去心)　小麦(各一升)

上三味,以水一斗煮取五升,去滓,渴即饮之。

99. 柴胡饮(《圣济总录·卷第五十八·消渴门·消渴烦躁》)

治消渴,上焦虚热,心中烦躁。

柴胡(去苗)　葛根(锉)　芦根(锉)　地骨皮　百合(干者)　桑根白皮(锉)　知母(切,焙)　葳蕤(各三分)　贝母(去心,炒)　茅根(锉)　犀角(镑)　甘草(炙,锉)　木通(锉,各半两)

上一十三味,粗捣筛。每服四钱匕,水一盏,入生地黄半分,同煎至七分,去滓,食后温服,日三。

100. 天门冬煎(《圣济总录·卷第五十八·消渴门·消渴烦躁》)

治消渴烦躁,惊悸不安。

生天门冬(去心,半斤)　白蜜(炼,五合)

上二味,先以水五盏,煎天门冬至三盏,新汲水淘四五过,漉出,别以熟水一盏,下蜜搅匀,瓷瓶贮,浸天门冬五日,密封。每食后食一两。

101. 茅根饮

1)《圣济总录·卷第五十八·消渴门·消渴烦躁》

治丹石发,关节毒气不宣,心肺燥热,烦渴不止,饮水旋作小便,久即为痈疽发背。

白茅根(锉,一两半)　桑根白皮(锉,二两)　麦门冬(去心,焙,一两半)　白茯苓(去黑皮,三两)　露蜂房(炙黑色,一两)

上五味,捣筛如黍米粒大。每服四钱匕,水一盏半,入竹叶十余片细锉,枣二枚劈,同煎至八分,去滓食后服。

2)《普济方·卷一百八十·消渴门·渴利后成痈疽》

治因服硫黄及诸丹石,热发关节,毒气不得宣通,肺燥热渴利不止,及痈疽发背。

白茅根(一握,锉)　桑根白皮(锉)　麦门冬(去心)　红雪(各二两)　赤茯苓(二两,一作白茯苓)　露蜂房(一两,炙黄)

上细锉。每服半两,水一大盏,入淡竹叶三七片,煎至五分,去滓温服,不拘时候。一方无红雪,有枣三枚。

102. 人参饮(《圣济总录·卷第五十八·消渴门·消渴烦躁》)

治消渴胸膈烦闷,燥渴饮水无度。

人参(一两)　白茯苓(去黑皮)　甘草(炙,各半两)　麦门冬(去心,一分)

上四味,咬咀如麻豆大,以水五盏,煎取二盏,去滓温顿服之。

103. 白矾丸(《圣济总录·卷第五十八·消渴门·消渴烦躁》)

治消渴烦热。

白矾(烧令汁尽)　铅白霜(各一分)

上二味,细研令匀,炼蜜和丸如鸡头大,绵裹含化咽津。

104. 槟榔汤(《圣济总录·卷第五十八·消渴门·消渴腹胀》)

治消渴饮水不止,小便复涩,心腹连膀胱胀闷,胸膈烦热。

槟榔(锉)　桑根白皮(锉)　赤茯苓(去黑皮)　紫苏茎叶　木通(锉)　麦门冬(去心,焙,各一两)

上六味,粗捣筛。每服四钱匕,水一盏,入生姜半分切,葱白七寸,煎至六分,去滓,不计时候温服。

105. 赤茯苓丸(《圣济总录·卷第五十八·消渴门·消渴腹胀》)

治久患消渴,小便数,服止小便药多,渴犹不止,小便复涩,两肋连膀胱胀满闷急,心胸烦热。

赤茯苓(去黑皮)　桑根白皮(锉)　防己　麦门冬(去心,焙,各一两半)　木香　郁李仁(汤浸去皮,焙干,各一两,研)

上六味，先捣前五味，细罗为末，与郁李仁研令匀，炼蜜和为剂，更于铁臼内，酥杵令匀熟，丸如梧桐子大。每日空腹，煎木通枣汤下三十丸，至晚再服，渐加至五十丸。

106. 旋覆花汤（《圣济总录·卷第五十八·消渴门·消渴腹胀》）

治消渴，腹胁虚胀，心下满闷。

旋覆花（净择去茎叶，微炒）　桑根白皮（锉，各一两半）　紫苏（并嫩茎干者）　犀角（镑，各半两）　赤茯苓（去黑皮，三两）　陈橘皮（汤浸去白，微炒，一两半）

上六味，粗捣筛。每服七钱匕，水三盏，入枣二枚劈，生姜半分拍破，盐豉半匙，同煎至一盏半，去滓分温三服，每食后一服，如人行十五里已来，更一服。

107. 木香汤（《圣济总录·卷第五十八·消渴门·消渴腹胀》）

治消渴，饮水过多，心腹胀满。

木香　枳壳（去瓤，麸炒令黄色）　半夏（汤洗七遍去滑，焙干）　芍药　槟榔（灰火内煨过，锉，各半两）　人参　桑根白皮（锉）　黄芪（锉）　草豆蔻（去皮，各一两）　桂（去粗皮，三分）　枇杷叶（去毛，涂蜜慢火炙，一两）

上一十一味，粗捣筛。每服四钱匕，水一盏半，入生姜如枣大拍破，同煎至八分，去滓，食前服，日三。

108. 地黄生姜煎丸（《圣济总录·卷第五十八·消渴门·消渴后虚乏》）

治消渴后，四肢羸弱，气虚乏。

生姜汁（一升）　生地黄汁（五升）　蜜（二斤，绵滤过）　生麦门冬汁（三升）　牛胫骨内髓（一升）　茯神（去木）　甘草（炙）　石斛（去根）　黄连（去须，各四两）　栝蒌根（五两）　五味子（微炒）　知母（焙）　人参　当归（切，焙）　丹参（各二两）　肉苁蓉（酒浸切，焙，三两，除前五味外，茯神等十一味捣罗为末）　地骨皮（锉，二升）　胡麻仁（二升）　葳蕤（锉，五两）　生竹根（锉，三升）

上二十味，先以水一斗五升，煮地骨皮等四味，至水四升，绞去滓，下麦门冬、地黄汁，再煎五六沸，却下蜜、髓、姜汁，再煎至七升为膏，稀稠得所，入前件药末，和为丸如梧桐子大。不拘时候，竹叶汤下三十丸。

109. 阿胶汤（《圣济总录·卷第五十八·消渴门·消渴后虚乏》）

治虚热小便利而多，服石散人虚热，当风取冷，患脚气发动，兼消渴后虚乏，肾脉细弱。

阿胶（二挺）　干姜（二两）　麻子（一升）　远志（四两）　附子（一枚）

上五味，除阿胶捣筛粗散。以水七升，煮取二升半，去滓内胶令烊，分三服。一说云小便利多白，日夜数拾行，频服良。

110. 苁蓉丸（《圣济总录·卷第五十八·消渴门·消渴后虚乏》）

治消渴后气乏体羸，腿胫细瘦。

肉苁蓉（酒浸切，焙）　黄芪（锉）　牛膝（去苗，酒浸切，焙）　车前子　萆薢　白茯苓（去黑皮）　地骨皮　黄连（去须）　槟榔（煨，各一两半）　山芋　菟丝子（酒浸，别捣）　蒺藜子（炒去角）　人参　白芍药（各一两一分）　泽泻　桑螵蛸（炒，各一两）　枳壳（去瓤麸炒，三分）　生干地黄（焙，二两）

上一十八味，捣罗为末，炼蜜丸如梧桐子大。每服空心粟米饮下三十丸。

111. 钟乳丸（《圣济总录·卷第五十八·消渴门·消渴后虚乏》）

治消渴后虚乏。

炼成钟乳粉　续断　熟干地黄（焙）　石苇（去毛，各一两）　杜仲（去粗皮，锉，炒，三两三分）　天雄（炮裂，去皮脐，半两）　山茱萸　蛇床子（各一两）　远志（去心）　肉苁蓉（酒浸切，焙，一两三分）　防风（去叉）　山芋　石斛（去根）　赤石脂（各一两三分）　甘草（炙，锉）　牛膝（酒浸切，焙，各一两）

上一十六味，捣罗为末，炼蜜丸如梧桐子大。每服三十丸，温酒下。

112. 栝蒌根散

1）《圣济总录·卷第五十八·消渴门·消渴后虚乏》

治消渴，肌肤羸瘦，或转筋，小便利甚。

栝蒌根　黄连（去须）　防己　铅丹（研，各一两半）

上四味，捣罗前三味，入研铅丹和匀。每食后良久，煎醋一合、水二合，调三钱匕，日二服。

2)《普济方·卷一百八十·消渴门·渴利后发疮》

治渴利后心烦体热,皮肤生疮瘙痒。

栝蒌根　赤茯苓(各一两)　玄参　枳壳(麸炒微黄去瓤,各一两)　甘草(炙微赤,锉)　苦参(锉,各三分)

上为细末。每服一钱,不计时候,温浆水调下。

113. 升麻丸(《圣济总录·卷第五十八·消渴门·消渴口舌干燥》)

治消渴,口舌干燥,四肢酸疼,日晡颊赤烦闷。

升麻　黄连(去须)　龙胆　黄芩(去黑心,锉)　犀角(镑)　蕤蕤　知母(焙,各一分)　前胡(去芦头)　鳖甲(醋炙去裙襕,各半两)　朴硝(研,一分)

上十味,捣研为末,炼蜜和丸如梧桐子大。每服二十丸,不拘时,温浆水下。

114. 酸枣仁丸(《圣济总录·卷第五十八·消渴门·消渴口舌干燥》)

治消渴,口舌干燥。

酸枣仁(一升)　醋石榴子(曝干,五合)　葛根(锉,三两)　乌梅(五十枚,去核,炒)　麦门冬(去心,焙)　白茯苓(去黑皮,各三两)　覆盆子(去茎,二两)　桂(去粗皮,一两)　栝蒌根(三两)　石蜜(别研,四两)

上一十味,九味捣罗为末,与石蜜和令匀,更入炼蜜和丸如酸枣大。每服一丸,不拘时,含化咽津。

115. 地黄煎(《圣济总录·卷第五十八·消渴门·消渴口舌干燥》)

治消渴,口干舌燥。

生地黄(细切,三斤)　生姜(细切,半斤)　生麦门冬(去心,二斤)

上三味,一处于石臼内捣烂,生布绞取自然汁,用银石器盛,慢火熬,稀稠得所,以瓷合贮。每服一匙,用温汤化下,不拘时。

116. 地黄煎丸(《圣济总录·卷第五十八·消渴门·消渴口舌干燥》)

治消渴,口舌干燥。

生地黄(取汁,二升半)　生栝蒌根(取汁,二升半)　羊脂(碎切,半升)　白蜜(一斤)　黄连(去须,一斤,别捣为末)

上五味,先取地黄汁等四味,入银石器内,慢火煎令脂消,熟倾出,将黄连末同捣,令得所,众手丸如梧桐子大。每服二十丸,粟米饮下,日三五服。

117. 地骨皮饮(《圣济总录·卷第五十八·消渴门·消渴口舌干燥》)

治消渴,日夜饮水不止,小便利。

地骨皮(锉)　土瓜根(锉)　栝蒌根(锉)　芦根(锉,各一两半)　麦门冬(去心,焙,二两)　枣(七枚,去核)

上六味,锉如麻豆。每服四钱匕,水一盏煎取八分,去滓温服,不拘时。

118. 栝蒌根汤(《圣济总录·卷第五十八·消渴门·消渴口舌干燥》)

治消渴,口舌焦干,精神恍惚。

栝蒌根(切)　黄连(去须)　石膏(碎,各三两)　枸杞叶(切,半斤)　甘草(炙,二两)

上五味,粗捣筛。每服四钱匕,水一盏煎至七分,去滓,不拘时温服。

119. 茅根汤(《圣济总录·卷第五十八·消渴门·消渴口舌干燥》)

治消渴,口干小便数。

茅根(锉)　芦根(锉)　菝葜(细锉,各二两)　石膏(碎,一两半)　乌梅(去核炒,半两)　淡竹根(锉,一两)

上六味,粗捣筛,每服四钱匕,水一盏半煎取一盏,去滓温服,不拘时。

120. 磁石汤(《圣济总录·卷第五十八·消渴门·消渴口舌干燥》)

治消渴,肾藏虚损,腰脚无力,口舌干燥。

磁石(一两半,捣如麻粒大,先以水淘去赤汁,候干,分为五帖,每帖用绵裹入药内煎)　黄芪(锉)　地骨皮(锉)　生干地黄(焙)　五味子　桂(去粗皮)　枳壳(去瓤麸炒)　槟榔(锉,各半两)

上八味,七味粗捣筛,分为五帖。每帖先用水三盏,与磁石一帖,同煎至一盏半,去滓,分二服。

121. 猪胆煎(《圣济总录·卷第五十八·消渴门·消渴口舌干燥》)

治口中干燥,无津液而渴。

雄猪胆(五枚)　定粉(一两)

上二味,以酒煮胆候皮烂,即入粉研细,同煎成煎,丸如鸡头大。每服二丸,含化咽津。

122. 八珍散(《圣济总录·卷第五十九·消渴后成痈疽》)

治消渴后烦热,结成痈疽。

水银(入铅丹,点少水研令星尽) 栝蒌根(各一两) 苦参(锉) 知母(焙,各一两半) 铅丹(半两) 密陀僧(研) 牡蛎(煅) 黄连(去须,各一两)

上八味,除水银铅丹外,捣罗为细散,入水银、铅丹末和匀。每服一钱匕,温水调下,不拘时候。

123. 玄参散(《圣济总录·卷第五十九·消渴后成痈疽》)

治渴利后,经络痞涩,营卫留结成痈疽。

玄参(洗切) 犀角(镑屑) 芒硝(研细) 黄芪(细锉) 沉香(锉) 木香 羚羊角(镑屑,各一两) 甘草(生,锉,三分)

上八味,捣罗为细散。每服二钱匕,温水调下,不拘时候。

124. 磁石饮(《圣济总录·卷第五十九·消渴后成痈疽》)

治消渴后成痈疽。

磁石(性紧者,四两)

上一味,杵碎,以水五升,瓷器中煮取四升,候冷不拘多少,旋饮之。

125. 磁石散(《圣济总录·卷第五十九·消渴后成痈疽》)

治消渴后成痈疽。

磁石(引铁者火烧,醋淬二十遍,一两) 黄芪(细锉) 地骨皮(洗) 生干地黄(焙,各三分) 五味子 枳壳(去瓤麸炒) 桂(去粗皮) 槟榔(锉,各半两)

上八味,捣罗为细散。每服三钱匕,温水调下,日三服。

126. 石膏汤(《圣济总录·卷第五十九·消渴后成痈疽》)

治消渴后成痈疽。

石膏(碎,一两半) 知母(焙,一两半) 犀角(镑屑,一两) 升麻(三分) 栝蒌根(生者,削去皮细切,可半斤,烂研,生布绞取汁两合半,如无以干者四两代之) 土瓜根(绞取汁两合半,无生者以干者四两代之)

上六味,除汁外,粗捣筛。每服三钱匕,二药汁各半合,水一盏半,小麦少许,同煎至八分,去滓温服,不拘时。

127. 磁石丸(《圣济总录·卷第五十九·消渴后成痈疽》)

治消渴内虚热,结成痈疽。

磁石(火烧,醋淬二七遍,一两) 大豆(二合) 荠苨(洗,切) 人参 赤茯苓(去黑皮) 葛根(锉,各三分) 石膏(碎,一两一分) 黄芩(去黑心) 栝蒌根 甘草(炙,锉) 知母(焙,各一两)

上一十一味,捣研为细末,炼蜜和丸梧桐子大。每服三十丸,温水下,日三服。

128. 三痟丸(《普济本事方·卷第六·诸嗽虚汗消渴·三痟丸》)

治消渴。

好黄连去须细末,不计多少,锉冬瓜肉研裂自然汁,和成饼子,阴干再为末,再用汁浸和,如是七次,即用冬瓜汁为丸梧子大。每服三四十丸,以冬瓜汁煎大麦仁汤送下。寻常渴,只一服。

129. 神效散

1)《普济本事方·卷第六·诸嗽虚汗消渴·神效散》

治渴疾饮水不止。

白浮石 蛤粉 蝉壳(去头、足,各等分)

上细末。用鲫鱼胆七个,调三钱服,不拘时候,神效。

2)《古今医统大全·卷之九十三·经验秘方》

治消渴。

白芍药 甘草(炙,各等分)

上为粗末。每服三钱,水盏半煎八分,不拘时,日三服。渣复煎,疾止则已。

130. 白术散

1)《黄帝素问宣明论方·卷二·诸证门·漏风证》

饮酒中风,或汗多,不可单衣,食则汗出,多如液漏。久不治,为消渴疾。

牡蛎(二钱,焙赤) 白术(一两一分) 防风(二两半)

上为末。每服一钱,温水调下,不计时。如恶风,倍防风、白术;如汗多面肿,倍牡蛎。

2)《世医得效方·卷第七大方脉杂医科·消渴·通治》

治胃虚发渴。

白术(一两) 人参(去芦) 白茯苓 甘草(各半两)

上为末。每服七钱,水一盏半煎至七分服。

131. 信香十方青金膏(《黄帝素问宣明论方·卷七·积聚门·积聚总论》)

治周身中外,阴阳不调,气血壅滞,变生百病,乃至虚羸,困倦偏攻,酒食内伤,心腹满塞急痛;或酒积食积,癥瘕积聚,痃癖坚积,中满膈气,食臭酸醋,呕吐翻胃;或膈瘅消中,善食而瘦;或消渴多饮,而数小便。或肠风下血,痔瘘痒痛;或胃脘疼,或遍身痈疽恶疮;或疮毒已入于里,腹满呕吐;或成泻痢,或出恶疮瘾肉,或下利腹痛;或一切风气,肢体疼痛,及中风偏枯;或痰逆生风,痰涎嗽;兼产后腹痛,及小儿疳积,诸风潮搐。但平人常服保养,宣行营卫,调饮食。

信砒 乳香 轻粉 粉霜 巴豆(以上各一两,同研) 龙脑(半字) 麝香(半字) 青黛(二钱,同研) 黄蜡(三钱)

上研细末,熔蜡,入蜜半钱,就搓匀,旋丸绿豆至小豆大。先服小丸,病在上,食后;在下,食前;在中,不计时候。面东顶礼,一丸,净器盛水送下。

132. 绛雪散(《黄帝素问宣明论方·卷十·燥门·诸燥总论》)

治消渴,饮水无度,小便数者。大有神效。

黄芩 黄丹 汉防己 栝蒌实(各等分)

上为细末。每服二钱,汤浆水调下,临卧时并进三二服,即止。

133. 大黄甘草饮子(《黄帝素问宣明论方·卷十·燥门·诸燥总论》)

治男子妇人一切消渴不能止者。

大豆(五升,先煮三沸出淘苦水,再煮) 大黄(一两半) 甘草(大粗者四两,长四指,打碎)

上三味,用井水一桶,将前药同煮三五时,如稠强水少,更添,豆软,盛于盆中,故冷,令病人食豆,渴食汤汁,无时候。食尽,如止渴燥,罢,不止,再煮前药。不三次,病悉愈。

134. 澄源丹(《三因极一病证方论·卷之十·三消治法》)

治三消渴疾神妙。

牡蛎粉 苦参 蜜陀僧 知母 水银(以白蜡半分结砂,五味各一两) 栝蒌根(一两半) 黄丹(一两,与水银砂同研)

上为末,男子用雌猪肚一个,女人用雄猪肚一个,入药在内,以线缝定,用绳缚在新砖上;别用生栝蒌根半斤,切碎同煮,早辰至午时,取药出,不用栝蒌根,只烂研猪肚和药为丸如梧子大。每服三十粒,食前米汤下,日三服,十日可去病根。

135. 六神汤

1)《三因极一病证方论·卷之十·三消治法》

治三消渴疾。

莲房 干葛 枇杷叶(去毛) 甘草(炙) 栝蒌根 黄芪(各等分)

上为锉散。每服四钱,水一盏煎七分,去滓温服。小便不利,加茯苓。

2)《奇效良方·卷之三十三·消渴门·消渴通治方》

治三消渴疾。

白茯苓(去皮) 牡丹皮(去滑) 泽泻(酒润蒸,各八钱) 五味子(微炒,一两半) 山茱萸(取肉,焙干) 肉桂(去粗皮,不见火) 熟地黄(蒸熟,干干) 山药(微炒,各二两)

上各研末秤,和匀,炼蜜为丸如梧桐子大。五更初温酒盐汤任下三五十丸,午前晚间空腹再服此药,不惟止渴,亦免生痈疽。久服永除渴疾,气血加壮。

136. 子童桑白皮汤(《三因极一病证方论·卷之十·三消治法》)

治三消渴病,或饮多利少,或不饮自利,肌肤瘦削,四肢倦怠。常服补虚止渴利。

童根桑白皮(即未多成者,去粗皮,日干,不焙) 茯苓 人参 麦门冬(去心) 干葛 干山药 桂心(各一两) 甘草(半两,生用)

上锉散,水一盏半,煎至七分,去滓,温服。

137. 独连丸(《杨氏家藏方·卷第十·消渴方六道》)

治消渴。

鸡爪黄连(去须,四两,米醋一升,于研钵内熬尽,取出晒干)

上为细末,米醋煮,面糊为丸如梧桐子大。每服三十丸,温熟水送下,不拘时候。

138. 神授丸(《杨氏家藏方·卷第十·消渴方六道》)

止消渴。

密陀僧(二两,研)　黄连(去须,一两)

上件为细末,汤浸蒸饼为丸如梧桐子大。每服五丸,日加五丸至三十丸止,用出了蚕者空茧子,并茄子根煎汤下,临卧服,渴止住药。

139. 缩水丸(《杨氏家藏方·卷第十·消渴方六道》)

治消渴。

甘遂(半两,用麸炒透,裹黄褐色)　黄连(去须,一两)

上件为细末,水浸蒸饼为丸如绿豆大。每服二丸,薄荷汤下,不拘时候,忌甘草三日。

140. 麦门冬饮子

1)《仁斋直指方论·卷之十七·消渴》

治膈消,胸胀满,心烦,津液干燥,短气消渴。

人参　茯神　麦门冬　知母　五味子　生地黄　甘草(炒)　栝蒌根　葛根(各等分)

每服水二钟,竹叶十四片煎,去滓温服。

2)《普济方·卷一百七十六·消渴门·辨六经渴病并治》

治老弱虚人大渴。

人参　枸杞　白茯苓　甘草(各三两)　五味子(半两)　麦门冬(去心,五钱)

上㕮咀,每服一两一钱,水一盏半,生姜三片,煎至七分,去滓温服,不拘时。

3)《万氏家抄济世良方·卷二·消渴》

治膈消胸满心烦,津液短少,消渴。

五味子(五分)　知母(一钱)　甘草(炙,三分)　瓜蒌仁　干葛(各五分)　人参　麦门冬(各一钱)　生地黄(八分)　茯苓(七分)

水二钟,竹叶十四片,煎一钟温服。

141. 生津甘露饮子(《仁斋直指方论·卷之十七·消渴》)

治膈消,大渴饮水无度,舌上赤涩,上下齿皆麻,舌根强硬肿痛,食不下,腹时胀痛,浑身色黄白,白睛黄,甚则四肢痿弱无为,面尘脱色,胁下急痛,善嚏善怒,臀腰背寒,两丸冷甚。

石膏(一钱二分)　人参　炙甘草(各二钱)　生甘草　山栀子　荜澄茄　白豆蔻　香白芷　连翘(各一钱)　杏仁(去皮尖)　黄柏(酒拌,各一钱半)　白葵　麦门冬(各半钱)　黄连　木香(各三分)　桔梗(三钱)　升麻　知母(酒制,各二钱)　姜黄(一钱)　当归身(半钱)　全蝎(二个)　藿香(二分)　柴胡(三分)　兰香(半钱)

上件为细末,如法汤浸蒸饼,和匀成剂,捻作饼子,晒半干,杵碎筛,如黄米大。食后每服二钱,抄于掌中,以舌舐之,随津唾下,或送以白汤少许亦可。此制之缓也,不惟不成中满,亦不传下消矣。

142. 枇杷叶散(《仁斋直指方论·卷之十七·消渴》)

治消渴,胸满心烦,津液大消。

枇杷叶(去毛,水洗二张)　麦门冬(去心,一钱)　五味子(去梗,五分)　栝蒌实　生地黄　人参(去苗芦,各七分)　茯神(去木)　粉葛(家种者佳,一钱)　知母(去毛)　甘草(炙,以上各七分)

上作一服,水二钟,竹叶十四片,入乌梅一个,去内仁,煎七分,去滓,食远温服,不拘时。

143. 人参石膏汤(《仁斋直指方论·卷之十七·消渴》)

治膈消,上焦燥渴,不欲饮食。

人参(半两)　石膏(一两二钱)　甘草(四钱)　知母(七钱)

上㕮咀。每服一两,水二盏,粳米一撮,煎至一盏,去滓,通口服。东垣加黄芩、杏仁。

144. 朱砂黄连丸(《仁斋直指方论·卷之十七·消渴》)

治心虚蕴热,或因饮酒过多,发为消渴。

朱砂(二两,另研)　黄连(三两)　生地黄(二两)

上为末,炼蜜丸如桐子大。每服五十丸,灯心枣子汤送下。

145. 人参白术汤(《仁斋直指方论·卷之十七·消渴·附诸方》)

治胃膈瘅热烦满,饥不欲食,瘅成为消中,善食而瘦,燥热郁甚,而成消渴,多饮而数小便;兼疗一切阳实阴虚,风热燥郁,头目昏眩,中风偏枯,酒过积毒,一切肠胃燥涩,倦闷壅塞,疮疥痿痹,并伤寒杂病,产后烦渴,气液不得宣通。

人参　白术　当归　芍药　大黄　山栀子

荆芥穗 薄荷 桔梗 知母 泽泻(各半两) 茯苓(去皮) 连翘 栝蒌根 干葛(各一两) 甘草(三两) 藿香叶 青木香 官桂(各一分,即二钱半是也) 石膏(四两) 寒水石(二两) 滑石(半斤)

上为细末。每服抄五钱,水一茶盏,入盆硝半两、生姜三片,煎至半盏,绞汁,入蜜少许,温服。渐加至十余钱,得脏腑流利取效。如常服,以意加减,兼服消痞丸散,以散肠胃结。治湿热内甚自利者,去了大黄、芒硝。

146. 降心汤(《仁斋直指方论·卷之十七·消渴·消渴证治》)

治心火上炎,肾水不济,烦渴引饮,气血日消。

人参 远志(姜腌,取肉,焙) 当归 川芎 熟地黄 白茯苓 黄芪(蜜炙) 北五味子 甘草(微炙,各半两) 天花粉(一两)

上锉细。每三钱,枣煎,食前服。

147. 生地黄膏(《仁斋直指方论·卷之十七·消渴·消渴证治》)

渴证通用。

生地黄(束如常碗大,二把) 冬蜜(一碗) 人参(半两) 白茯苓(一两)

上将地黄洗切,研细,以新水一碗调开,同蜜煎至半,次入参、苓末拌和,磁器密收,匙挑服。

148. 川黄连丸(《仁斋直指方论·卷之十七·消渴·消渴证治》)

治诸渴。

川黄连(净,五两) 白天花粉 麦门冬(去心,各二钱半)

上末,以生地黄汁并牛乳汁夹和捣,丸桐子大。每三十丸,粳米饮下。

149. 卫生天花丸(《仁斋直指方论·卷之十七·消渴·消渴证治》)

治渴通用。

黄连(净三两,童尿浸三宿,焙) 白扁豆(姜制,去皮炒,二两) 辰砂 白茯苓 牡蛎粉 知母 苦参 天花粉 铁粉(各半两) 芦荟(一分) 金银箔(各二十片)

上末,取栝蒌根生汁和生蜜,丸桐子大。每三十丸,麦门冬汤下。

150. 酒蒸黄连丸(《卫生宝鉴·卷十二·咳嗽门·消渴治法并方》)

治消渴。

黄连(半斤)

酒一升,汤内重蒸,伏时取出,晒干为末,滴水为丸如梧子大。每服五十丸,温水下。

151. 参苓饮子(《卫生宝鉴·卷十二·咳嗽门·消渴治法并方》)

治口干燥,生津液,思饮食。

麦门冬 五味子 白芍药 熟地黄 黄芪(各三两) 白茯苓(二钱半) 天门冬 人参 甘草(各五钱)

上为粗末。每服三钱,水一盏半,生姜三片,枣子二个,乌梅一个,煎至一盏,去渣温服,食后。

152. 黄连猪肚丸

1)《世医得效方·卷第七大方脉杂医科·消渴·丹石毒》

治强中,消渴。服栝蒌散、荠苨汤后,便可服此。亦能补养。

猪肚(一枚,治如食法) 黄连(去须) 小麦(炒,各五两) 天花粉 茯神(去木,各四两) 麦门冬(去心,二两)

上五味为末,内猪肚中缝塞,安甑中蒸之极烂,木臼小杵,可丸如梧桐子大。每服七十丸,米饮送下,随意服之。如不能丸,入少炼蜜。

2)《普济方·卷一百七十六·消渴门·辨六经渴病并治》

治消渴。

猪肚(一具,治如食方) 黄连 梁米(各五两) 栝蒌根 茯苓(各四两) 知母(二两) 麦门冬(二两)

上为末纳猪肚中,缝塞安甑中,蒸极烂,乘热入药木臼中,捣可丸,若硬加蜜和丸,如梧桐子大。饮服三十丸,日二,加至五十丸,渴即服。一方加人参、熟地黄、干葛。《直指方》用雄猪肚。

153. 蒌连丸(《世医得效方·卷第七大方脉杂医科·消渴·酤饮》)

治消渴,小便滑如油,频数者。

黄连(去须) 栝蒌(连穰,各等分)

上为末,生地黄自然汁丸如梧子大。每服五十丸,食后,牛乳汁下、酪汤下,一日二服。忌冷水、猪肉。或研麦门冬自然汁为丸,热水吞下。

154. 梅花汤(《世医得效方·卷第七大方脉杂医科·消渴·通治》)

治三消渴利,神效。

糯谷(旋炒作爆) 桑根白皮(厚者,切细,等分)

上每用称一两许,水一大碗,煮取半碗,渴则饮,不拘时。

155. 文蛤散(《世医得效方·卷第七大方脉杂医科·消渴·通治》)

治渴欲饮水不止。

文蛤(即五倍子,最能回津)

上为末。以水饮任调方寸匕,不拘时服。

156. 羊乳丸(《世医得效方·卷第七大方脉杂医科·消渴·通治》)

治岭南山瘴风热毒气入肾中,变寒热,脚弱,虚满而渴者。

宣连(去须,不拘多少,为末) 生栝蒌根汁 生地黄取汁 羊乳(无羊乳,牛乳、人乳亦得)

上以三汁搜和为丸如梧子大。每服三五十丸,米饮下。一法,浓煮小麦饮下。

157. 生地黄饮子(《世医得效方·卷第七大方脉杂医科·消渴·通治》)

生地黄饮子治消渴,咽干面赤,烦躁。

人参(去芦) 生干地黄(洗) 熟干地黄(洗) 黄芪(蜜炙) 天门冬(去心) 麦门冬(去心) 枳壳(去穰麸炒) 石斛(去根,炒) 枇杷叶(去毛,炒) 泽泻 甘草(炙,各等分)

上锉散。每服三钱,水一盏,煎至六分,去滓,食后、临卧温服。此方乃全用二黄丸、甘露饮料,生精补血,润燥止渴,佐以泽泻、枳壳疏导二腑,使心火下行,则小腑清利,肺经润泽,则大腑流畅,宿热既消,其渴自止。造化精深,妙无逾此。

158. 蜡苓丸(《世医得效方·卷第七大方脉杂医科·消渴·通治》)

补虚治浊,止渴润肠。妇人血海冷,白带、白淫、白浊。

黄蜡 雪白茯苓(去皮,各四两)

上茯苓为末,溶蜡和丸弹子大。每服一丸,不饥饱细嚼下,枣汤亦可。

159. 浮萍丸(《世医得效方·卷第七大方脉杂医科·消渴·通治》)

治消渴,虚热者大佳。

干浮萍 栝蒌根(等分)

上为末,以人乳汁和丸。每服二十丸,空腹,米饮下,日三服,三年病者三日可。又,白芷末水调服,止。

160. 参芪汤(《世医得效方·卷第七大方脉杂医科·消渴·通治》)

治消渴。

人参(去芦) 桔梗(去芦) 天花粉 甘草(各一两) 绵黄芪(盐汤浸炙) 白芍药(各二两) 白茯苓(去皮) 北五味(各一两半)

上锉散。每服四大钱,水盏半煎八分,日进四服,合滓煎。

161. 忍冬丸(《世医得效方·卷第七大方脉杂医科·消渴·通治》)

治渴疾愈,须预防发痈疽。

忍冬草(不以多少,根茎、花朵皆可用。一名老翁须,一名蜜啜花,一名金银花,以洗净用之)

上以米曲酒于瓶内浸,以糠火煨一宿,取出晒干,入甘草少许为末,即以所浸酒为糊,丸如梧子大。每服五十丸至百丸,酒、饮任下,不拘时候。此药不特治痈,亦能止渴,并五痔诸漏。

162. 牡蛎散(《世医得效方·卷第七大方脉杂医科·消渴·通治》)

治不渴而小便大利。

以牡蛎末取患人小便煎服。

163. 茧丝汤(《世医得效方·卷第七大方脉杂医科·消渴·通治》)

治渴,神效。

煮茧缲丝汤,任意饮之,顿效。如非时,以丝或绵煎汤服。

164. 煞虫方(《世医得效方·卷第七大方脉杂医科·消渴·通治》)

治消渴有虫。

苦楝根取新白皮一握切、焙,入麝少许,水二碗,煎至一碗,空心饮之。虽困顿不妨。自后下虫三四条,状如蛔虫,其色真红,而渴顿止。乃知消渴一证,有虫耗其津液。

165. 面饼丸(《普济方·卷一百七十六·消渴门·辨六经渴病并治》)

治消渴有验。

密陀僧(一两,别研极细) 川黄连(一两,为细末)

上用蒸饼丸如梧桐子大。每服五丸,煎茧壳茄根汤下,临卧时服,次日加至十丸,以后每日加五丸至三十丸止。服药后,以见水恶心为度,即住服,不过五六服必效。若觉恶阻,每日食干物压之,旬日后自定,奇甚奇甚。茧是出蚕蛾子空茧壳,一方为细末,每遇渴时,抄一字于舌上,以水下之。

166. 烂金丸(《普济方·卷一百七十六·消渴门·辨六经渴病并治》)

治热中消渴止后,将补精血,益诸虚,解劳倦,去骨节间热,宁心强志,安神定魄,固脏腑,进饮食,免生疮疡。

大猪肚(一个) 黄连(三两) 蜜 生姜(各二两,研)

上先将猪肚净洗,复以葱、面、醋、椒等洗烘干,用药同水酒入银石器内,煮半日,漉出黄连,洗去蜜酒令尽,锉研为细末,再酒调成膏,入先洗猪肚内,缝定,入银石器内,水熬烂,研为膏,搜下项药:

人参(二两) 黄芪(四两) 五味子 山药 山茱萸 杜仲(去皮,锉,姜汁淹炒丝断) 石斛 车前子 鳖甲(醋炙) 熟地黄 新莲肉(去皮) 当归(各五两) 槐角子(炒) 白茯苓 磁石(煅碎,各一两) 川芎(一两) 沉香(半两,不焙) 菟丝子(酒浸温研,五两) 麝香(一钱,别研入)

上为末,用猪肚膏搜和得所,膏少则添熟蜜,杵数千下,丸如梧桐子大。食前温酒糯米汤任下五十丸。一法有白术二两、阳起石一两。

167. 丹破散(《普济方·卷一百七十六·消渴门·辨六经渴病并治》)

治三消病,小便频数,皮燥毛焦,饮食虽多,肌肉消瘦,渴燥引饮。

丹砂(研,水飞) 黄连(去须) 铁粉(研) 栝蒌(各一两一分) 赤石脂 芦荟(研) 龙齿 泽泻(各三分) 胡粉(研) 铅(研,各半两) 牡蛎(煅,一分) 桑螵蛸(十个,炙) 鸡肶胵(五枚,蜜炙黄) 甘草(一两,炙)

上除别研外,捣罗为散,再和匀。每服二钱,用水煎小麦汤调下,每日三服。

168. 真珠丸(《普济方·卷一百七十六·消渴门·辨六经渴病并治》)

治心虚烦闷,或外伤暑热,内积烦闷,醋饮过多,皆致烦渴,口干舌燥,引饮无度,小便或利或不利。

知母(一法一两一分) 川黄连(去毛,一法一两) 苦参(一法一两) 铁铧粉(一两一分,研) 玄参(一法无) 牡蛎(煅,一两一分) 朱砂(别研,二两) 麦门冬(去心) 天花粉(各半八两) 金箔 银箔(二百片,一法白扁豆煮去皮一两)

上为末,炼蜜入生栝蒌根汁少许,丸如梧桐子大,用金银箔为衣。每服二十丸,至三十丸,先用栝蒌根汁下一服,次用麦门冬熟水下,病退日二服。忌爆酒女色。次投苁蓉丸补。一方有芦荟二钱半、白扁豆二两(炒)。

169. 梅花取香汤(一名梅花聚香汤)(《普济方·卷一百七十六·消渴门·辨六经渴病并治》)

消渴饮水至石斗,病极者可服之,即瘥。

天花粉 乌梅肉 人参 干葛 枇杷叶 黄芪 栝蒌子 麦门冬 五味子(各一两) 檀香(五钱)

上为细末,随意不时水调服之。

170. 麦门冬煎(《普济方·卷一百七十六·消渴门·辨六经渴病并治》)

治诸渴病。

麦门冬(去心) 人参 黄芪(各二两) 白茯苓 山茱萸 山药 桂心(各一两半) 黑豆(三分,煮去皮,别研)

上为末,地黄自然汁二碗,牛乳二盏,熬为膏,丸如梧桐子大。大麦煮饮,下五十丸。

171. 缩冰丸(《普济方·卷一百七十六·消渴门·辨六经渴病并治》)

治消渴。

甘遂(半两,用麸炒透里黄褐色) 黄连(去须,一两)

上为细末,水浸蒸饼为丸如绿豆大。每服二丸,薄荷汤送下,不拘时候。忌甘草三日。

172. 家宝方大救生丸(《普济方·卷一百七十六·消渴门·辨六经渴病并治》)

治理三消渴病,日夜饮水,百杯不歇,若饮酒则渴愈甚者,专心服饵之。数日后,见酒与水若仇,顿尔口中津润,小便缩减。五日后,小便赤色,是病毒归于下也,或令人吐,或腰背脚膝疼痛,或呕逆恶心,精神昏困,此乃药验,使病毒消散也。或有不传于下者,主生子母疮,或生于背,或生于鬓间,五漏疮,并能致命,俱服此药至八九服。其病自除,患人大忌酒色,热面咸物,豚鱼葱蒜炙爆等物。一百日,病根永除。

牡蛎(生用) 苦参(生为末) 栝蒌(生捣) 知母(生为末) 密陀僧(生用,各一两) 白蜡(熔研) 水银(研,八分) 黄丹(半斤,研)

上为末,男子患,用未生子牝猪肚;女人患,用猏猪肚一个,贮药,以线缝合,用绳子系在新瓦砖上,不令走转,更用栝蒌根半斤,细切入在水中一处,和砖煮,早辰至午,取猪肚,细切,与诸药末杵丸,梧桐子大,阴干。空心米饮下三十丸,日三服。《家藏方》用黑铅与水银结砂,不用蜡。一方有天花粉半两;一方有灰坯,无密陀僧。

173. 天花散(《普济方·卷一百七十六·消渴门·辨六经渴病并治》)

治消渴。

天花粉 生干地黄(洗,各一两) 干葛 麦门冬(去心) 北五味子(各半两) 甘草(二分)

上粗末。每服三钱,粳米百粒,同煎服。

174. 乌梅木瓜汤(《普济方·卷一百七十六·消渴门·辨六经渴病并治》)

治食过度,中焦蕴热,烦渴枯燥,小便并多,遂成消中;兼治瘴渴者,北人往南方,受瘴气,多有此病。

木瓜干 乌梅(打破,不去仁) 麦蘖(炒) 甘草 草果(各一两二钱)

上锉散。每服四大钱,水盏半,姜五片,煎七分,去滓,不拘时服。

175. 乌梅五味汤(《普济方·卷一百七十六·消渴门·辨六经渴病并治》)

治消渴生津液。

五味子 巴戟(酒浸去心) 百药煎 乌梅 甘草(各等分)

上㕮咀。每服四钱,水一盏,空心煎服。

176. 猪脊汤(《普济方·卷一百七十六·消渴门·辨六经渴病并治》)

治三消渴疾。

大枣(四十枚,去皮核) 新莲肉(四十粒,去心) 西木香(一钱半) 甘草(二两,炙)

上用雄猪脊骨一尺二寸,同煎药,用水五碗于银器煮去肉、骨,滤滓取汁一碗,空心任意呷服。忌生冷、盐等物。以滓减去甘草一半,焙干为末,米汤调服,不以时。

177. 化水丹(《普济方·卷一百七十六·消渴门·辨六经渴病并治》)

治手足少阴,渴饮不止,或心疼痛者,及消化水饮。

川乌头(大者四个,炮,去皮脐) 甘草(炙,三两) 牡蛎(三两,生用) 蛤粉(六两,用厚者,炮)

上为细末,醋浸蒸饼,打糊为丸如梧桐子大。每服十九、十五丸,心痛者,醋汤下,其疾立愈。

178. 黄连膏(《普济方·卷一百七十六·消渴门·辨六经渴病并治》)

治消渴病。

黄连末(一斤) 生地黄(自然汁) 白莲花藕汁(各一斤) 牛乳汁(一斤)

上将汁熬成膏子,捣黄连末为丸梧桐子大。每服二十丸,少呷温水送下,进十服渴病立止。

179. 元骨饮(《普济方·卷一百七十六·消渴门·辨六经渴病并治》)

治消渴。

猪脊骨(五寸) 枣(二十枚,碎劈) 甘草(微炙,锉) 干姜(泡,各半两)

上㕮咀,水三升同煎至二升,若发时,任意加热水服。

180. 清脾汤(《普济方·卷一百七十六·消渴门·辨六经渴病并治》)

治烦渴饮水,小便赤。

黄芪 白芷 升麻 人参 甘草(炙) 半夏(各半分)

上㕮咀。每服四钱,姜五片,枣二枚,煎,食后服。

181. 滑石散(《普济方·卷一百七十六·消渴门·辨六经渴病并治》)

治消渴吃水渐多,小便涩少,皮肤干燥,心神烦热,宜服此。

密陀僧(半两,研) 黄连(半两,去须) 滑石(半两,研细) 栝蒌根(半两)

上为细末,入研了,药不计时候,用清粥饮调下一钱。

182. 浮石散(《普济方·卷一百七十六·消渴门·辨六经渴病并治》)

治消渴。

浮石　舶上青黛（各等分）　麝香（少许）

上为细末。每服一钱，温汤调下。

183. 枳椇子丸（《普济方·卷一百七十六·消渴门·辨六经渴病并治》）

治饮酒多发，积为酷热，蒸熏五脏，津液枯燥，血泣，小便并多，肌肉消铄，专嗜冷物寒浆。

枳椇子（二两）　麝香（一钱）

上为末，面糊丸如梧桐子大。每服三十丸，空心盐汤吞下。

184. 三神汤（《普济方·卷一百七十六·消渴门·辨六经渴病并治》）

治饮酒多发，积为酷热，蒸熏五脏，津液枯燥，血泣，小便并多，肌肉消铄，专嗜冷物寒浆。

乌梅肉　远志（去心，甘草水煮过，却以姜汁拌炒，各一两）　枳实（去瓤，一两）　黄连（五钱，夏加，春秋冬不用）

上锉散。每服四钱，水二盏，糯禾根一握，煎至七分，去滓，不拘时候温服。若无糯禾，白茅根亦可；如无白茅，秆绳代之亦可。

185. 龙凤丸（《普济方·卷一百七十六·消渴门·辨六经渴病并治》）

治消渴。

鹿茸（火燎去毛，一两，酒浸炙）　山药　菟丝子（酒浸，各二两）

上为末，炼蜜丸如梧桐子大。每服三十丸，食前米饮下，浓煎人参汤亦可。一方面糊丸，盐酒汤下，名龙肝凤髓丸。

186. 百日还丹（《普济方·卷一百七十六·消渴门·辨六经渴病并治》）

治消渴。

佛茄子　樟柳根（各等分）

上为末，枸杞汁和为丸如鸡头大。每服丸数加减，新水送下。

187. 乌金散（《普济方·卷一百七十六·消渴门·辨六经渴病并治》）

治热中，多因外伤燥热，内用意伤脾，饮啖肥腻，热积胸中，致多食数溲，小便过于所饮；亦有不渴，而饮食自消，而为小便者。

黄丹（炒）　细墨（烧，各一两）

上研匀。每服三钱，食后先用水一两碗漱口，待心中热，索水便以冷水调下。

188. 止渴丸（《普济方·卷一百七十六·消渴门·辨六经渴病并治》）

治热中，多因外伤燥热，内用意伤脾，饮啖肥腻，热积胸中，致多食数溲，小便过于所饮；亦有不渴，而饮食自消，而为小便者。

黄连（二两）　无名异（一两）

上为细末，用蒸饼打糊为丸绿豆大。每服百丸，用茄根茧壳煎汤送下，姜汤亦得。

189. 神白散（《普济方·卷一百七十六·消渴门·辨六经渴病并治》）

治真阴素被损虚，多服金石燥热之药，或嗜爆炙咸物，遂成消渴之疾。

桂府滑石（六两）　甘草（一两，生用）

上为末。每服三钱，温水调下，或大渴欲饮冷者，以新汲水调之。

190. 双补丸（《普济方·卷一百七十六·消渴门·辨六经渴病并治》）

治渴，补养气血。

五味子　菟丝子（酒浸炒）

上等分为末，炼蜜丸如梧桐子大。每服三四十丸，空心米汤饮吞下。

191. 内金散（《普济方·卷一百七十六·消渴门·辨六经渴病并治》）

治消渴日饮水一石，小便不禁。

鸡内金（即鸡肚内黄）　菠薐根

上等分为末，米饮调服二钱。

192. 水火既济丸（《普济方·卷一百七十六·消渴门·辨六经渴病并治》）

治上盛下虚，心火炎燥，肾水枯竭，不能交济而成渴证，此药主之。

黄连（一斤）　白茯苓（一斤）

上为细末，熬天花粉水，作面糊为丸如梧桐子大。每服五十丸，温汤送下，不拘时候。

193. 黄瓜根丸（《普济方·卷一百七十六·消渴门·辨六经渴病并治》）

治消渴热，或心神烦乱，宜服此药。

黄瓜根（三两）　黄连（三两）

上为末，炼蜜和丸如梧桐子大。每服于食后以温水送下二十丸。

194. 兔骨饮（《普济方·卷一百七十六·消渴门·辨六经渴病并治》）

治消渴羸瘦，小便不禁。

兔骨（一具，微炙黄，捣碎）　大麦苗（二斤）

上以水一斗煮取汁五升,每服一小盏,日三两服。又宜食兔肉。

195. 玉泉丸(《普济方·卷一百七十八·消渴门·消渴口舌干燥》)

治消渴口干。

麦门冬(去心,焙) 人参 茯苓 黄芪(半生半炙蜜) 乌梅肉 生甘草(各一两) 栝蒌根 干葛(各一两半)

上为末,炼蜜丸弹子大。每服一丸,温汤嚼。

196. 止渴锉散(《普济方·卷一百七十八·消渴门·消渴口舌干燥》)

治渴口干。

枇杷叶(新布拭去毛,炙) 干葛根 生姜(切片,焙,各一两) 大乌梅(七个) 大草果(二个,去皮) 淡竹叶 甘草(生,各半两)

上锉。每服四钱,新水煎服。

197. 玉液膏(《普济方·卷一百七十八·消渴门·消渴口舌干燥》)

生津液。

紫苏(四两) 桂(半两) 甘草(二两,炙) 白梅肉(四两)

上为末,捣白梅为丸如芡实大。每服含化三丸。

198. 甘草汤(《普济方·卷一百七十八·消渴门·消渴口舌干燥》)

治消渴口舌干燥烦热,宜服此药。

羊髓(三合) 甘草(一两,炙微赤,锉) 白蜜(二合)

上先以水一大盏,煮甘草至七分,去滓后下髓蜜,更煎至五七沸,每于食后,温服一合。

199. 猪胆丸(《普济方·卷一百七十八·消渴门·消渴口舌干燥》)

治消渴口中干燥,无津液而渴。

雄猪胆(五枚) 定粉(一两)

上酒煮胆,候皮烂,即入粉研细,同煎和成丸如芡实大。每服二丸,含化咽津。

200. 和血益气汤(《普济方·卷一百七十八·消渴门·消渴口舌干燥》)

治口干舌干,小便数,舌上赤苔。此药生津液,除干燥,生肌肉。

杏仁(六个) 生甘草(三分,以上二味治口干舌燥也) 石膏(六分,治小便数也) 黄连(酒浸,八分,治舌上赤脉也) 生地黄(酒浸,七分) 黄柏(酒浸,一钱) 柴胡(三分) 当归梢(酒浸,四分) 甘草(炙,三分) 升麻(一钱) 红花(少许) 知母(酒浸,半钱) 麻黄(三分) 防己(酒浸,五分) 羌活(半钱) 桃仁(九个)

上㕮咀,作一服,水二大盏煎至一盏,去滓,稍热服食后。

201. 木瓜丸(《普济方·卷一百七十八·消渴门·消渴口舌干燥》)

生津液,止渴,思饮食。

百药煎(一两) 乌梅(一钱) 檀香(二钱) 蒲黄(二钱) 脑子(一分,研) 麝香(一分,研)

上件研匀,甘草少许,丸如绿豆大。每服二三丸,含化。

202. 加减肾气丸(《普济方·卷一百七十八·消渴门·消渴口舌干燥》)

治肾水不足,心火上炎,口舌干燥,多渴引饮,肢体消瘦。

山茱萸(取肉) 白茯苓(去皮) 牡丹皮(去木) 熟地黄(酒蒸) 五味子 泽泻 鹿角(镑) 山药(炒,各一两) 沉香(不见火) 官桂(不见火,各半两)

上为末,炼蜜丸如梧桐子大。每服七十丸,盐汤米饮任下;弱甚者,加附子一两,兼进黄芪汤。

203. 泽泻丸(《普济方·卷一百七十九·消渴门·久渴》)

治肾虚燥久,消渴不止。

泽泻 肉苁蓉(酒浸切,焙) 五味子 禹余粮(煅,醋淬七次) 巴戟天(去心) 当归(切,焙) 地骨皮(洗,焙,各一两) 磁石(煅,醋淬二七次) 人参 赤石脂 韭子 白龙骨 甘草(炙) 牡丹皮(各一两一分) 生干地黄(焙,二两半)

上为末,炼蜜丸如梧桐子大。每服三十丸,以牛乳汁下,不拘时候服之。

204. 肾沥汤(《普济方·卷一百七十九·消渴门·久渴》)

治久消渴,饮水不绝。

远志(去心) 人参 泽泻 熟干地黄(焙) 桂(去粗皮) 当归(切,焙) 赤茯苓(去黑皮) 龙骨 黄芩(去黑心) 芎䓖(各二两)

五味子　麦门冬(去心,焙,二两半)

上咬咀。每服五钱,水三盏,先煮羊肾一具,取二盏,去羊肾入药,并大枣三枚擘破,生姜半分切,同煎取一钟半,去滓,温分二服,不拘时。

205. 水银丸(《普济方·卷一百七十九·消渴门·久渴》)

治久消渴,经年饮水无度。

水银　铅(醋淬,各半两)　柳絮矾(三分,先细研,次入水银并铅三味和研匀,以瓷盒盛,外用纸筋泥固济,安灰内养半日,取出候冷再研细)　铅丹(研)　豉(炒)　白僵蚕(炒)　黄连(去须,各半两)

上四味为末,与前三味再研匀,用糯米糊丸如梧桐子大。每二十丸,温水空心、日午、夜卧服。

206. 葵根汤(《普济方·卷一百七十九·消渴门·久渴》)

治久消渴,饮水不绝。

经霜冬葵根皮(不拘多少,细切,焙)

上咬咀。每服三钱,水一盏煎至七分,去滓温服,不拘时。

207. 桂心汤散(《普济方·卷一百七十九·消渴门·消渴饮水腹胀》)

治消渴饮水,伤冷太过,致脾气虚,腹胁胀满,不思饮食。

桂心　人参(去芦头)　白茯苓　诃黎勒皮　甘草(炙微赤,锉)　枳壳(麸炒微黄,去瓤)　前胡(去芦头)　白术　大腹皮(锉,各半两)　厚朴(一两,去粗皮,涂生姜汁炙令香熟)

上为散。每服四钱,水一中盏,入生姜半分,枣三枚,煎至八分去滓,每于食前温服。

208. 桂苓甘露散(《普济方·卷一百七十九·消渴门·消渴饮水腹胀》)

治饮水不消,呕吐泻利,湿气流注,水肿腹胀,泄泻不能止者,宣通气液;兼治霍乱吐泻,下痢赤白,止烦渴,解暑毒,大有奇效,兼利小水。

桂心(去粗皮,半两)　白茯苓　猪苓(并去皮)　白术　寒水石(别研细)　泽泻(各一两)　甘草(一两)　滑石(别研,二两)

上为细末,或煎或水调二三钱,任意服之,或入蜜少许亦得。一方有石膏一两,无猪苓。

209. 神仙减水法(《普济方·卷一百七十九·消渴门·消渴饮水过度》)

专治三焦虚热,三消渴疾,不问日夜,饮水无度,此药主之,不可轻用,其效如神。

人参　知母　天花粉　苦参　宣连　扁豆　浮萍　麦门冬　黄丹(少许)

上八味各一两,加黄芪一两为细末。每服一钱,新汲水调下,妙不可言。

210. 汉防己散(《普济方·卷一百七十九·消渴门·消渴饮水过度》)

治消渴饮水过多,不知厌足。

栝蒌根　汉防己　黄连(去须)　黄丹(各半两)

上为散,入黄丹研令匀,每服于食后,以温水调下一钱。

211. 玉壶丸(《普济方·卷一百七十九·消渴门·消渴饮水过度》)

治消渴,饮水无度。

人参　栝蒌根(各等分)

上末,炼蜜丸如梧桐子大。每服三十丸,麦门冬汤下。

212. 甘露散(《普济方·卷一百七十九·消渴门·消渴饮水过度》)

治渴疾,饮水不止。

干猪胞(十个)

上剪破出却气,去却系着处,用干盆子一只,烧胞烟尽,取出研令极细。每服一钱,温酒调下,不拘时候。

213. 姜鱼丸(《普济方·卷一百七十九·消渴门·消渴饮水过度》)

治消渴饮水过度。

干生姜(一两,末)

上用鲫鱼胆汁和丸如梧桐子大。每服七丸,米饮下,不拘时服之。

214. 兰香饮子

1)《普济方·卷一百七十九·消渴门·消渴饮水过度》

治消渴,饮水极甚,善食而瘦,自汗大便结燥,小便频数。

石膏　防风　生甘草(各一两)　知母(酒浸,一钱半)　半夏(二分,汤洗)　炙甘草　人参　兰香　白豆蔻仁　黄芩　桔梗　升麻(各半钱)

上同为细末,汤浸蒸饼,和匀成剂,捻作薄片子,日中曝半干,碎如米。每服二钱,食后淡生姜汤送下。

2)《证治准绳·类方第五册·消瘅》

治消渴饮水极多,善食而瘦,自汗,大便结燥,小便频数。

石膏(二钱) 知母(一钱半) 甘草(生一钱,炙五分) 防风根(一钱) 人参 制半夏 兰香 白豆蔻 连翘 桔梗 升麻(各五分)

上为末,水浸蒸饼丸;或捏剂作薄饼子,晒干,碎如米大。每用淡姜汤调下二钱。

215. 牛黄甘露丸(《普济方·卷一百七十九·消渴门·消渴饮水过度》)

治三焦渴疾,饮水无度,舌上皱裂,肌肉黄瘦,精神减退,小便多,腹胁胀。

朱砂(一两,成块者) 牛黄 麝香(各一分) 铁粉 梧桐律 犀角(锉) 丁香 铅白霜 葳蕤 地龙 知母 槟榔 麦门冬(去心) 牡蛎 苦参 石膏 甘草(炙) 锡客脂 白扁豆(各半两,慢火炒) 宣黄连 银箔(五十片) 生栝蒌根(一两,细研) 金箔(一百二十片,不用北地者)

上除栝蒌根别捣外,同为细末,炼蜜和丸,临和时,即入金箔及生栝蒌根,一处和匀为丸如豌豆大,金箔三片、银箔二片碎研。空心米饮下十丸,渐加至二十丸,饭后临卧各一服。日近轻者当日止,重者三日。二十日后,只空心一服,夜一服,用金银箔各一片。一月外只用温浆水下十五丸。其药合时,二月至九月,即用生栝蒌根;九月后只用炼蜜为丸亦得。忌咸酸、炙爆、鱼、酒等。

216. 天花粉丸

1)《普济方·卷一百七十九·消渴门·消渴饮水过度》

治消渴饮水多,身体瘦。

天花粉 黄连(去须,各一两) 茯苓 当归(各半两)

上为末,炼蜜丸如梧桐子大。每服三十丸,茅根煎汤下。

2)《奇效良方·卷之三十三·消渴门·消渴通治方》

治消渴,饮水多,身体瘦弱。

天花粉 人参(去芦,等分)

上为细末,炼蜜为丸如梧桐子大。每服五十丸,食前用麦门冬煎汤送下。

217. 调中汤(《普济方·卷一百八十·消渴门·渴利》)

治肾虚热渴,小便多;除风湿,理石毒,止小便,去皮肤疮。

升麻 甘草(炙) 菝葜(各四两) 玄参 知母 漏芦(各五分) 茯苓(三分) 牡蛎(煅) 枳实(炙) 黄连(各六分)

上为末。饮服方寸匕,日再服,以瘥为度。忌猪肉、海藻、菘菜、酢物。

218. 枸杞根饮(《普济方·卷一百八十·消渴门·渴利》)

治常食热面炙爆诸干燥物,及服热补药,饮热酒冲肺,日久即患消渴,饮水无度,小便旋利,心中热闷烦躁。

枸杞根皮 蓣根 李根白皮 葛根(四味并洗锉,各二两) 甘草(炙,一两) 牡蛎(炒,二两) 石膏(碎,五两)

上㕮咀。每服五钱,水一盏半煎至八分,去滓,不拘时温服。

219. 地黄丸(《普济方·卷一百八十·消渴门·渴利》)

治面黄手足黄,咽中干燥气短,脉如连珠,除热止渴。

生地黄汁 生栝蒌根 牛羊脂(三升) 白蜜(四升) 黄连(一斤,为末)

上合煎,令可丸如梧桐子大。米饮服五丸,日二,加至二十丸。若苦冷而渴瘥,即宜别服温药。

220. 厚朴汤(《普济方·卷一百八十·消渴门·渴利》)

治三消渴饮水无度,小便随之,肌肉消瘦。

人参(一两) 牡蛎(煅) 厚朴(去粗皮,姜汁炙,各三两)

上㕮咀。每服五钱,水一盏半煎至八分,去滓,不计时候温服。

221. 石菖蒲散(《普济方·卷一百八十·消渴门·渴利》)

治渴日夜饮水,随饮即利。

石菖蒲(一两) 栝蒌根(二两) 黄连(去须,半两)

上为散。每服三钱,新汲水调下,食后、临卧服。

222. 鹿兔煎(《普济方·卷一百八十·消渴

门·渴利》)

治三消渴利神效,常服禁遗精,止白浊,延年。

菟丝子　北五味子(各五两)　白茯苓(三两半)　鹿茸(一两半,盐酒浸炙)

上为末,生地黄汁搜和为丸如梧桐子大。每服五十丸,空心盐汤下。

223. 茯苓丸(《普济方·卷一百八十·消渴门·渴利》)

治渴小便数。

贝母(六分,一本作知母)　茯苓　栝蒌根(各四分)　铅丹(一分)　鸡肶胵中黄皮(十四枚)

上细末。饮服方寸匕,日三。瘥后常服尤佳,常服不绝,则去铅丹,以蜜丸之,用麦饮下。一方无贝母,用贝齿。

224. 蓝叶散(《普济方·卷一百八十·消渴门·渴利后成痈疽》)

治渴利口干烦热,背生痈疽,赤焮疼痛。

蓝叶　川升麻　麦门冬(去心)　赤芍药　玄参　黄芪(锉)　生甘草(锉)　犀角屑　沉香　葛根(各一两)　川大黄(锉碎,微炒,二两)

上为散。每服四钱,以水一中盏,煎至六分去滓,不计时候温服。

225. 射干散(《普济方·卷一百八十·消渴门·渴利后成痈疽》)

治渴利热盛,背生痈疽,烦热肢节疼痛。

射干　川升麻　犀角屑　蓝叶　黄芩　沉香　地榆(锉)　川大黄(锉碎,微炒,各一两)　栝蒌根　川朴硝(各二两)

上为散。每服五钱,以水一大盏煎至五分,去滓,不计时温服。

226. 铅霜散(《普济方·卷一百八十·消渴门·渴利后成痈疽》)

治渴利烦热,背生痈疽,赤焮疼痛,心烦不得眠卧。

铅霜　腻粉　柳絮矾　川朴硝(各一分)

上为细末。每服以冷水调下半钱,日夜可四五服。

227. 皂荚煎丸(《普济方·卷一百八十·消渴门·渴利后发疮》)

治渴利后热毒未解,心神烦热,皮肤瘙痒成疮。

皂荚(十梃,不蛀者,拍碎,用水二升浸一宿,冷浓滤去滓,以慢火熬成膏)　麦门冬(一两半,去心,焙)　乌蛇(三两,酒浸去皮骨,炙令微黄)　枳壳(麸炒微黄,去瓤)　白蒺藜(微炒去刺)　防风(去芦头)　川大黄(锉碎,微炒)　杏仁(汤浸去皮尖、双仁,麸炒微黄)　苦参(锉)　川升麻(各一两)

上为细末,入皂荚膏,和捣三二百杵,丸如梧桐子大。每服食后温浆水下三十丸。

228. 秦艽丸(《普济方·卷一百八十·消渴门·渴利后发疮》)

治渴利后,肺脏风毒外攻,皮肤生疮,瘙痒心烦。

乌蛇(三两,酒浸去皮骨,炙微黄)　防风(半两,去芦头)　牛蒡子(微炒)　栀子仁　犀角屑(各三分)　秦艽(去苗)　枳壳(麸炒微黄,去瓤)　赤茯苓　苦参(锉,各一两)

上为细末,炼蜜和捣三二百杵,丸如梧桐子大。每服三十丸,煎竹叶汤下,食后服。

229. 黄芪六一汤(《普济方·卷一百八十·消渴门·渴利后发疮》)

治男子妇人诸虚不足,胸中发悸,时常消渴,或先渴而欲发疮,或病痈疽者,并宜服之。

黄芪(去芦,蜜涂炙,六两)　甘草(炙,一两)

上㕮咀。每服三钱,水一盏,枣一枚,煎至七分,温服不拘时。

230. 紫苏汤(《普济方·卷一百八十·消渴门·消渴后成水病》)

治消渴后,遍身浮肿,心膈不利。

紫苏茎叶　桑根白皮(锉)　赤茯苓(去黑皮,各一两)　羚羊角(镑)　槟榔(锉,各三分)　木香　桂心(去粗皮)　独活(去芦头)　枳壳(去瓤麸炒,各半两)　郁李仁(汤浸去皮尖,炒,二两)

上㕮咀。每服四钱,水一盏,生姜半分切,煎至八分,去滓温服,不拘时。

231. 猪苓散(《普济方·卷一百八十·消渴门·消渴后成水病》)

治消渴后,四肢浮肿,小便不利,渐成水病。

猪苓(去黑皮)　人参(各三分)　木通(锉,一两一分)　黄连(去须,一两半)　麦门冬(去心,焙)　栝蒌根

上为细末。每服一钱,温浆水调下,日三,以瘥为度。

232. 葶苈丸(《普济方·卷一百八十·消渴门·消渴后成水病》)

治消渴后浮肿成水病。

甜葶苈(一两,隔纸炒令紫色) 杏仁(汤浸去皮尖、双仁,麸炒微黄,一两) 栝蒌子(一两) 汉防己(一两)

上为末,炼蜜和捣三百杵,丸梧桐子大。每服煎赤茯苓汤,下三十丸,日三四服。

233. 萝苏散(《普济方·卷一百八十·消渴门·消渴后成水病》)

治消渴后,变成水气,令作小便出。

萝卜子(三两,炒令黄) 紫苏子(三两,微炒)

上为细散。每服煎桑根白皮汤,调下二钱,日三四服。

234. 肉苁蓉散(《普济方·卷一百八十·消渴门·消渴后虚乏》)

治大渴后,下元虚乏,日渐羸瘦,四肢无力,不思饮食。

肉苁蓉(酒浸一宿,刮去皱皮,炙令干) 麦门冬(去心) 白石英(细研) 黄芪(锉) 牡蛎(锉,烧为粉) 磁石(捣碎,水淘去赤汁,各一两) 熟干地黄(二分) 白茯苓 牛膝(去苗) 附子(炮裂,去皮脐) 五味子 人参(去芦头) 续断(各三分) 白芍药 桂心 萆薢(锉) 地骨皮(各半两)

上为散。每服用獖猪肾一个,切去脂膜,先以水一大盏半煎至一盏,去滓,入药五钱,生姜二分,韭白三茎,煎至五分,去滓,每于食后温服。

235. 石斛散(《普济方·卷一百八十·消渴门·消渴后虚乏》)

治大渴后虚乏,脚弱小便数。

石斛(去根,锉) 肉苁蓉(酒浸,刮去皱皮,炙干,各一两) 麦门冬(二两,去心,焙) 白蒺藜(半两,微炒去刺) 甘草(半两,炙微赤,锉) 干姜(三分,炮制,锉) 桂心(半两) 熟干地黄(三两) 续断(一两) 黄芪(锉,三分)

上为散。每服四钱,水一中盏煎至六分,去滓,食前温服。

236. 鹿茸丸(《普济方·卷一百八十·消渴门·消渴后虚乏》)

治大渴后虚乏,小便滑数,腿胫无力,日渐羸瘦。

鹿茸(去毛,涂酥,炙令干) 肉苁蓉(酒浸一宿,刮去皱皮,炙干) 桑螵蛸(微炒,各三两) 附子(炮裂,去皮脐) 五味子 白龙骨 白蒺藜(微炙去刺,各一两) 黄芪(锉) 石斛(去根,锉) 菟丝子(酒浸三日,曝干别捣为末,各一两半)

上为末,炼蜜和捣三二百杵,丸如梧桐子大。每服三十丸,空心及晚食前,清粥饮下。

237. 荠苨丸(《奇效良方·卷之三十三·消渴门·消渴通治方》)

治强中为病,茎长兴盛,不交精溢自出,消渴之后,多作痈疽,皆由过服丹石所致。

荠苨 大豆(去皮) 茯神(去木) 磁石(煅,研极细) 玄参 石斛(去根) 栝蒌根 地骨皮(去木) 鹿茸(以上各一两) 沉香(不见火) 人参(以上各半两) 熟地黄(酒蒸,一两)

上为细末,用猪肾一具,煮如食法,烂杵和为丸如梧桐子大;如难丸,入少酒糊丸;或烂蜜丸亦可。每服七十丸,空心用盐汤送下。

238. 三和甘露饮(《奇效良方·卷之三十三·消渴门·消渴通治方》)

大治消渴,有此证者,每日须进一二服。

滑石(六钱) 石膏(四钱) 知母 人参 白术 茯苓 猪苓 泽泻(以上各一钱半) 甘草(一钱)

上㕮咀。分作二贴,每贴用水二盏煎至一盏,食远温服。

239. 醍醐膏(《奇效良方·卷之三十三·消渴门·消渴通治方》)

治消渴。

上用乌梅一斤,捶碎,甜水四大碗,煎至一碗,滤去滓,白沙蜜五斤,砂仁末半两,入沙石器内,慢火熬赤色,成膏为度,取下放冷,加白檀末三钱,麝香一字,搅匀,以磁石器盛,密封口。夏月冷水调,冬月沸汤调服。

240. 加味钱氏白术散(《医方选要·卷之六·消渴门》)

治消中,消谷善肌。

人参(去芦) 白茯苓(去皮) 白术(以上各二钱) 枳壳(麸炒) 柴胡 藿香 干葛 五味子 木香 甘草(炙,各一钱)

上作一服,用水二盏煎至一盏,食远服。

241. 天王补心丹(《医方选要·卷之六·消渴门》)

宁心保神,益血固精,壮力强志,令人不忘;清三焦,化痰涎,祛烦热,除惊悸,疗咽干口燥,育养心气。

人参(去芦) 丹参(洗) 白茯苓(去皮) 酸枣仁(洗) 远志(去心) 百部(洗) 石菖蒲(去毛) 柏子仁 桔梗(去芦) 玄参 天门冬(去心) 五味子 茯神(去木) 当归 熟地黄(各等分)

上为细末,炼蜜为丸,每两作十丸,以金箔为衣。灯心枣汤化下,食后临卧服。或丸如梧桐子,每服五六十丸亦可。

242. 平补丸(《医方选要·卷之六·消渴门》)

治消肾不渴,肌肉瘦削,小便涩数而沥,如欲渗之状。

菟丝子(酒蒸,捣焙) 山茱萸(去核,酒浸) 益智仁 当归(以上各半两) 川楝子(去核) 牛膝(去芦,酒浸) 葫芦巴(炒) 杜仲(去粗皮,姜汁炒) 肉苁蓉(酒浸,焙干) 巴戟(去心,各三两半) 乳香(二两)

上为细末,用糯米糊丸如梧桐子大。每服五十丸,食前枣汤或盐汤送下。

243. 肉苁蓉丸(《医方选要·卷之六·消渴门》)

治消渴尿脂,小便如泔。

肉苁蓉(酒浸焙) 地骨皮 泽泻 五味子 巴戟(去心) 当归(酒浸,焙) 韭子 熟地黄(焙) 牡丹皮 白龙骨 甘草(炙,各一两) 磁石(火煅,醋淬七次) 赤石脂 人参(以上各一两半) 禹余粮(煅,七钱半) 桑螵蛸(炙,十四枚)

上为细末,炼蜜为丸如梧桐子大。每服二十丸,用牛乳或白汤送下,日进三服。

244. 琼脂膏(《古今医统大全·卷之十九·燥证门·药方》)

治血虚皮肤枯燥,消渴等证。

生地黄(鲜者,二十斤,洗净,细捣取真汁去渣) 鹿角胶 真酥油(各一斤) 白砂蜜(二斤,煎一二沸,掠去面上末) 生姜(二两,捣取真汁)

先以文武火熬地黄汁数沸,以绢滤取净汁,又煎二十沸,下鹿角胶,次下酥油及蜜,同煎良久,候稠如饧,以瓷器取贮。每服二三匙,空心温酒调下。

245. 神效丸(《古今医统大全·卷之九十三·经验秘方》)

治消渴。

密陀僧(二两) 黄连(一两,去芦)

上为细末,蒸饼糊为丸如梧桐子大。浓煎茧丝盐汤,或酒或前根汤吞下,一日五丸,日增五丸,至三十丸至矣,不可多,渴止勿服。

246. 丹溪消渴方(《医方考·卷四·消渴门第三十五》)

治上消者,令人消渴,此方主之。

黄连末 栝蒌根末 人乳汁 藕汁 生苄汁

247. 天池膏(《寿世保元·卷五·消渴》)

治三消如神。

天花粉,黄连(各半斤) 人参 知母(去壳) 白术(炒,去芦,各四两) 五味子(三两) 麦门冬(六两,去心) 藕汁(二碗) 怀生地黄汁(二碗) 人乳 牛乳(各一碗) 生姜汁(二酒杯)

上先将天花粉七味切片,用米泔水十六碗,入砂锅内浸半日,用桑柴火慢熬,至五六碗,滤清,又将渣捣烂,以水五碗煎至二碗,同前汁又煎二三碗,入生地等汁,慢熬如饧,加白蜜一斤,煎去沫,又熬如膏,乃收入瓷罐内,用水浸三日,去火毒。每用二三匙,安舌咽之,或用白汤送下。

248. 养血清火汤(《寿世保元·卷五·消渴》)

治消渴。

当归(一钱) 川芎(八分) 白芍(酒炒,一钱) 生地黄(酒炒,一钱) 麦冬(一钱) 石莲肉(五分) 天花粉(七分) 知母(一钱) 黄连(八分) 薄荷(五分) 乌梅肉(五分) 黄柏(蜜水炒,五分) 甘草(五分)

上锉,水煎,温服。

249. 参芪救元汤(《寿世保元·卷五·消渴》)

治消渴。

黄芪(蜜炒) 人参 粉草(炙) 麦门冬(去心) 五味子

上锉,水煎,入朱砂少许,不拘时服。

250. 辛润缓肌汤(《济阳纲目·卷三十三·三消·治消渴愈后诸病方》)

治消渴证才愈,止有口干,腹不能努,此药主之。

生地(酒洗) 细辛(各一分) 熟地黄(三分) 石膏(四分) 黄柏(酒炒) 黄连(酒炒) 生甘草 知母(各五分) 柴胡(七分) 当归身 荆芥穗 桃仁 防风(各一钱) 升麻(一钱半) 红花(少许) 杏仁(六个) 花椒(两个)

上咬咀,作一服,水煎,食远稍热服。

251. 参苓白术散(《医灯续焰·卷五·泄泻脉证第四十四》)

治久泻痢,或大病后调理,消渴者尤宜。

人参 干山药 莲肉(去心) 白扁豆(去皮,姜汁浸炒,各一斤半) 於白术(二斤) 桔梗(炒黄色) 砂仁 白茯苓(去皮) 薏苡仁 炙甘草(各一斤)

上为细末。每服二钱,米汤调下;或加姜枣煎服;或枣肉和丸如桐子大,每服七十丸,空心米饮下;或炼蜜丸如弹子大,汤化下。

252. 参甘归芍麦冬栝蒌汤(《四圣悬枢·卷二·疫病解第二·厥阴经证》)

治寒疫厥阴发热消渴者。

人参(三钱) 甘草(三钱,生) 当归(三钱) 芍药(三钱) 麦冬(三钱) 栝蒌根(三钱)

流水煎大半杯,热服。

253. 参甘归芍栝蒌汤(《四圣悬枢·卷三·痘病解第三·厥阴经证》)

治消渴者。

人参(一钱) 甘草(一钱,生) 当归(一钱) 芍药(二钱) 生地(一钱) 栝蒌根(三钱)

流水煎半杯,温服。

254. 琼枝膏(《方症会要·卷一·燥症·壮水之主方》)

治血虚皮肤枯燥及消渴等症。

真酥油(一斤,生姜捣取真汁) 生地(二十斤,洗净熟捣取汁去渣) 鹿角胶(一斤) 白砂蜜(二斤,一二沸去上面沫)

上先以文武火熬地黄汁数沸,以绢滤取净汁,又煎二十沸,下鹿角胶,次下酥油及蜜,同煎良久候调如锡,以瓷器收贮。每服一二匙,空心温酒调服。

255. 白虎汤(《罗氏会约医镜·卷十二·杂证·论三消》)

治上焦、中焦实热,脉证悉实,身热舌黄,溺赤口渴。

生石膏(二两) 知母(三钱) 甘草(钱半) 糯米(一撮)

水煎,温服。如渴多饥少,汗甚,右寸脉虚者,加人参一钱。中焦火证善饥者,亦用白虎汤。

256. 玉女煎(《罗氏会约医镜·卷十二·杂证·论三消》)

治水亏火甚,六脉浮洪滑大,烦热干渴。若溏泄者忌用。

生石膏(三五钱) 熟地(五钱,或七八钱) 麦冬(二钱) 知母 牛膝(各钱半)

水煎,温服或冷服。如火盛者,加栀子、地骨皮之属。如多汗者,加北五味十四粒。如小水不利,或火不能降者,加泽泻钱半、茯苓一钱。

257. 六一甘霖散(《罗氏会约医镜·卷十二·杂证·论三消》)

治阳明内热,口渴斑黄,及热痰喘嗽,二便闭结。

石膏(六两,生用) 甘草(一两)

研细末,用凉水或用温水,每调服三钱。

258. 大补阴丸(《罗氏会约医镜·卷十二·杂证·论三消》)

治肾水亏败,小便淋浊如膏,阴火上炎,左尺空虚。

黄柏 知母(各用盐酒炒,俱四两) 熟地 龟板(酥炙或酒炙,各六两)

上为细末,地黄捣膏,用猪脊髓同蒸熟,加炼蜜为丸。盐汤遂下五六钱。

259. 滋肾丸(《罗氏会约医镜·卷十二·杂证·论三消》)

治消渴。

黄柏 知母(盐炒,各二两) 肉桂(二钱)

蜜丸。方中用肉桂为引者,借辛热引入肾中之虚热处,俾知柏以成功也。

260. 八味地黄丸(《罗氏会约医镜·卷十二·杂证·论三消》)

治火衰不能化气,气虚不能生液,而水涸消渴者。

真怀庆大地(八两,用砂仁四钱微炒,研末,同米酒蒸晒） 淮山药（四两） 枣皮（四两，酒蒸） 白茯苓（四两，人乳拌蒸更妙） 粉丹皮（酒浸晒干，二两） 建泽泻（一两五钱，淡盐水浸，晒干） 梓桂面（拣肉厚甜少辣少者，三两，忌火） 附子（四两，制法载《本草》）

除地黄、枣皮先捣成膏外，余药研细末，加炼蜜为丸。每早用淡盐水送七八钱。

261. 保元汤（《罗氏会约医镜·卷十二·杂证·论三消》）

治肾虚无火而下焦滑遗者，以补阴固涩为主。

熟地（三五钱） 枣皮（二钱） 山药（钱半） 菟丝子（炒香，捣碎，二三钱） 五味（三分） 益智仁（酒炒，一钱） 附子（钱半） 肉桂（一二钱）

水煎，空心服。如虚滑遗甚者，加金樱子净肉二钱，或加乌梅二个。如兼大便溏泄，加骨脂、吴茱萸之属。

262. 全真一气汤（《罗氏会约医镜·卷十二·杂证·论三消》）

治脾肾两虚，补土以生金，养金以滋阴。一气相生，故中、下二消同治，凡脾肾两经虚证，皆可用也。

熟地（三五钱，阴虚甚者加重） 麦冬（去心，拌米炒黄，二钱，肺虚者用半） 白术（炒黄，不用土，三钱） 淮牛膝（酒炒，一钱） 北五味（五分，或多用） 附子（由一钱加至二钱）

水煎服。

263. 玉液汤（《医学衷中参西录·医方·治消渴方》）

治消渴。消渴即西医所谓糖尿病，忌食甜物。

生山药（一两） 生黄芪（五钱） 知母（六钱） 生鸡内金（二钱，捣细） 葛根（钱半） 五味子（三钱） 天花粉（三钱）

消渴之证，多由于元气不升，此方乃升元气以止渴者也。方中以黄芪为主，得葛根能升元气。而又佐以山药、知母、花粉以大滋真阴。使之阳升而阴应，自有云行雨施之妙也。用鸡内金者，因此证尿中皆含有糖质，用之以助脾胃强健，化饮食中糖质，为津液也。用五味者，取其酸收之性，大能封固肾关，不使水饮急于下趋也。

264. 滋䐈饮（《医学衷中参西录·医方·治消渴方》）

治消渴。

生箭芪（五钱） 大生地（一两） 生怀山药（一两） 净萸肉（五钱） 生猪胰子（三钱，切碎）

上五味，将前四味煎汤，送服猪胰子一半，至煎渣时，再送服余一半。若遇中、上二焦积有实热，脉象洪实者，可先服白虎加人参汤数剂，将实热消去强半，再服此汤，亦能奏效。

265. 六味饮合生脉散（《临症验舌法·下卷·方略》）

治肾水不足，虚火上升，变为朝热咳嗽，消渴虚劳，及水沸为痰等症。

熟地（四钱） 山药（二钱） 萸肉（二钱） 丹皮（钱半） 茯苓（钱半） 泽泻（钱半） 五味（钱半） 人参（钱半） 麦冬（钱半）

水煎服。

三、治上消方

1. 麦门冬饮

1)《圣济总录·卷第四十九·膈消》

治膈消胸中烦满，津液燥少，短气多渴。

麦门冬（去心，二两） 栝蒌根 知母（焙） 甘草（炙） 五味子 生干地黄（焙） 人参 葛根 茯神（去木，各一两）

上九味，㕮咀如麻豆。每服五钱匕，水二盏，入竹叶数片，煎至一盏，去滓温服，日二夜一。

2)《医学纲目·卷之二十一脾胃门·消瘅门》

治老弱、虚人大渴。

人参 枸杞子 白茯苓 甘草（各三分） 五味子（半两） 麦门冬（去心，半两）

姜水煎服。

3)《类证治裁·卷之四·三消论治·附方》

治膈消。

麦冬（二钱） 知母 花粉 人参 五味 葛根 茯神 生地 甘草（各一钱） 竹叶（十张）

2. 栝蒌汤

1)《圣济总录·卷第四十九·膈消》

治膈消多渴。

栝蒌根（五两） 麦门冬（去心，焙） 茅根 芦根（各一两半） 小麦（半升） 石膏（研，九两）

上六味，㕮咀如麻豆。每服五钱匕，水二盏，煎至一盏，去滓，食后温服。

2)《济阳纲目·卷三十三·三消·治上消方》

治消渴小便多。

瓜蒌根(薄切,炙,五两)

上以水五升,煮取四升,随意饮。

3. 竹叶汤(《圣济总录·卷第四十九·膈消》)

治膈消烦渴,津液燥少。

竹叶(一握)　麦门冬(去心,焙)　白茯苓(去黑皮)　栝蒌实(炒)　地骨皮　生姜(各二两)　甘草(炙,三两)　大枣(五枚)　小麦(淘,六合)

上九味,㕮咀如麻豆。每服五钱匕,水二盏煎至一盏,去滓,食后温服。

4. 黄芪饮(《圣济总录·卷第四十九·膈消》)

治膈消胸中烦渴。

黄芪　茯神(去木)　栝蒌根　麦门冬(去心,焙)　甘草(炙,各三两)　生干地黄(切,焙,四两)

上六味,㕮咀如麻豆。每服五钱匕,水二盏煎至一盏,去滓,食后温服。

5. 鸡内金丸(一名鸡肫胵丸)

1)《圣济总录·卷第四十九·膈消》

治膈消。

鸡内金(洗曝干)　栝蒌根(炒,各五两)

上二味,捣罗为末,炼蜜为丸如梧桐子大。每服二十丸,食后温水下,稍加至三十丸,日三。

2)《圣济总录·卷第五十九·渴利》

治渴饮水下咽即利,为膀胱有热,名曰渴利。

鸡肫胵黄皮(炙)　栝蒌根(切)

上二味,等分,同捣罗为末,炼蜜丸如梧桐子大。每服二十丸,温熟水下,食后服。

6. 栝蒌散

1)《圣济总录·卷第四十九·膈消》

治膈消。

栝蒌根(三两)　墨(一两)　铅丹(半两)

上三味,捣研为细散和匀。每服一钱匕,新汲水调下,日三,不计时。

2)《圣济总录·卷第五十九·渴利》

治渴利,日饮水数斗,小便频数。

栝蒌根　黄连(去须)　防己　铅丹(炒紫色,研,各一两)

上四味,捣罗三味为散,与铅丹研匀。每服二钱匕,酒调食后服,日三。服药后,即强饮水,须臾自恶水必不欲饮。

7. 地黄煎(《圣济总录·卷第四十九·膈消》)

治膈消,除热。

生地黄汁　生栝蒌汁(各二升半)　牛脂(三升)　蜜(半升)　黄连(去须,一斤,为细末)

上五味,合煎取五升,不津器收贮。每服一大匙,热汤化,通口服,日三。

8. 知母汤(《圣济总录·卷第四十九·膈消》)

治膈消胸中烦渴。

知母(焙)　泽泻　白茯苓(去黑皮)　黄芩(去黑心)　生姜(切,各二两)　小麦(八合,洗净)　大枣(十五枚,去核)　甘竹叶(切,一升半)　甘草(炙,二两)

上九味,㕮咀如麻豆。每服五钱匕,水二盏煎一盏,去滓,食后温服。

9. 肾沥汤(《圣济总录·卷第五十九·久渴》)

治久消渴,饮水不绝。

远志(去心)　人参　泽泻　熟干地黄(焙)　桂(去粗皮)　当归(切,焙)　赤茯苓(去黑皮)　龙骨　黄芩(去黑心)　芎䓖(各二两)　五味子(三分)　麦门冬(去心,焙,二两半)

上一十二味,粗捣筛。每服五钱匕,水三盏,先煮羊肾一具,取二盏,去肾入药;并大枣三枚劈破,生姜半分切,同煎取一盏半,去滓,分温二服,不拘时候。

10. 麦门冬丸

1)《圣济总录·卷第五十九·久渴》

治久消渴。

麦门冬(去心,焙)　赤茯苓(去黑皮)　黄连(去须)　黄芩(去黑心)　石膏(煅)　葳蕤　人参　升麻　龙胆　栝蒌根　枳壳(去瓤麸炒)　生姜(切,焙)　枸杞根皮(洗切,各一两)

上一十三味,捣罗为末,炼蜜和丸梧桐子大。每服三十丸,粟米饮下,不拘时候。

2)《普济方·卷一百七十七·消渴门·消渴》

治消渴。

麦门冬（用上元柏桥鲜肥者，二大两）　黄连（九节大者，一两）

上捣末，以肥苦瓠汁浸麦门冬经宿，然后去心，即于臼中捣烂，纳黄连末臼中，和捣候丸得，疾并手丸梧桐子大。若欲合药，先看天气，晴明，其夜方浸药，切须净处，禁妇人鸡犬见，食后饮下五十丸，日再，但服两日，其渴必定。若重者每一服一百五十丸，第二日一百二十丸，第三日一百丸，第四日八十丸，第五日依次服之，至少可每日只服二十五丸。服讫觉虚，即取白羊头一枚，净去毛洗了，以水三大斗煮令烂，去头取汁，可一斗以来，细细服之，亦不用著盐。不过三剂平复。《海上方》治消渴丸下云：偶于野人处得此方，神效不可言。

11. 升麻丸（《圣济总录·卷第五十九·久渴》）

治久消渴不止。

升麻　黄芩（去黑心）　麦门冬（去心，焙，各五两）　生干地黄（焙，三两）　栝蒌根（七两）　苦参（八两）　人参（三两）　黄连（去须）　黄柏（去粗皮，锉，各五两）

上九味，捣罗为末，以生牛乳汁和，众手速丸梧桐子大，曝干。每服三十丸，粟米饮下，不拘时服，渐加至五十丸。

12. 黄连散（《圣济总录·卷第五十九·久渴》）

治久消渴内燥，引饮不已。

黄连（去须）　白石脂（研，各一两半）　铅丹（研，一两）　栝蒌根（三两）

上四味，捣研罗为细散。每服二钱匕，浆水调下，日三服。

13. 泽泻丸（《圣济总录·卷第五十九·久渴》）

治肾虚燥久消渴不止。

泽泻　肉苁蓉（酒浸切，焙）　五味子　禹余粮（煅，醋淬七遍）　巴戟天（去心）　当归（切，焙）　地骨皮（洗焙，各一两）　磁石（煅，醋淬二七遍）　人参　赤石脂　韭子　白龙骨　甘草（炙，锉）　牡丹皮（各一两一分）　生干地黄（焙，二两半）

上十五味，捣研罗为末，炼蜜丸如梧桐子大。每服三十丸，以牛乳汁下，不拘时候。

14. 白石英丸（《圣济总录·卷第五十九·久渴》）

治消渴经年饮水不止。

白石英（别研）　芒硝（别研）　凝水石（别研，各二两）　赤茯苓（去黑皮）　人参　地骨皮　泽泻　苦参　甘草（炙，锉）　麦门冬（去心，焙，各三两）

上一十味，除别研外，捣罗为末，合研匀，炼蜜丸如梧桐子大。每服三十丸，温水下，不拘时服。

15. 葵根汤（《圣济总录·卷第五十九·久渴》）

治久消渴，饮水不绝。

经霜冬葵根皮（不拘多少，细切，焙）

上一味，粗捣筛。每服三钱匕，水一盏煎至七分，去滓温服，不拘时候。

16. 水银丸（《圣济总录·卷第五十九·久渴》）

治久消渴，经年饮水无度。

水银　铅（醋碎，各半两）　柳絮矾（三分，先细研，次入水银并铅三味和研匀，以瓷合盛，外用纸筋泥固济，安灰火内养半日，取出候冷再研细）　豉（炒）　铅丹（研）　白僵蚕（炒）　黄连（去须，各半两）

上七味，将四味为末，与前三味再研匀，用糯米糊丸如梧桐子大。每服二十丸，温水下，空心、日午、夜卧服。

17. 苦参丸（《圣济总录·卷第五十九·久渴》）

治久消渴，饮水不绝。

苦参（二两）　黄连（去须）　栝蒌根　知母（焙）　麦门冬（去心，焙）　人参　牡蛎（煅）　黄芪（锉）　生干地黄（焙，各一两）

上九味，捣罗为末，以牛乳汁和，众手速丸如梧桐子大。每服三十丸，浆水下，不拘时候。

18. 麦门冬汤（《圣济总录·卷第五十九·渴利》）

1) 治消渴日夜饮水不止，饮下小便即利。

麦门冬（去心，焙）　黄连（去须）　冬瓜干者（各二两）

上三味，粗捣筛。每服三钱匕，水一盏煎至七分，去滓温服。

2) 治渴利。

麦门冬（去心，焙）　白茯苓（去黑皮，各四

两）　栝蒌根　地骨皮（各五两）　甘草（炙，三两）

上五味，粗捣筛。每服四钱匕，先以水二盏，入小麦一匙，竹叶二七片，生姜一枣大切，枣二枚劈破，同煎至一盏半，去滓下药末，煎至八分，去滓，食前温服。日三。

3）治渴利。

麦门冬（去心，焙，三两）　乌梅（去核，炒，半两）

上二味，粗捣筛。每服三钱匕，水一盏煎至七分，去滓放温服。

19. 石膏汤（《圣济总录·卷第五十九·渴利》）

治渴利虚热，引饮不止，消热止渴。

石膏（四两）　地骨皮（三两）　栝蒌根（二两半）　麦门冬（去心，焙，三两）　茯神（去木）　知母（焙）　葳蕤（各二两）

上七味，粗捣筛。每服四钱匕，水二盏，竹叶二十片，生地黄半分切，生姜三片，枣二枚劈破，同煎至一盏，去滓，食后温服，日三。

20. 千金散（《圣济总录·卷第五十九·渴利》）

治渴利患十年者，服之即瘥。

泽泻　栝蒌根　甘草（炙，各一两一分）　白石脂（研）　赤石脂（研）　铅丹（炒研，各一分）　胡粉（炒研，三分）　石膏（碎研，一两）

上八味，捣前三味为散，更与研者和匀。每服一钱匕，煎菝葜汤调下，不拘时，日三。

21. 前胡汤（《圣济总录·卷第五十九·渴利》）

治渴利有热，小便涩难，欲下之。

前胡（去芦头）　生干地黄（焙）　大黄（锉，炒，各一两）　黄芩（去黑心）　栀子仁　升麻　芍药　栝蒌根　石膏（碎，各三分）　麦门冬（去心，焙，一两一分）　桂（去粗皮）　枳实（去瓤麸炒）　甘草（炙，各半两）

上一十三味，粗捣筛。每服四钱匕，水一盏半，入生地黄一分切碎，同煎至八分，去滓，食前温服，日三。

22. 栝蒌根煎（《圣济总录·卷第五十九·渴利》）

治渴利。

生栝蒌根（去皮，细切，十斤）　黄牛脂（碎切，一合半，锅内慢火煎令消，滤去滓）

上二味，先以水三斗，煮生栝蒌根至水一斗，用生绢绞去滓取汁，内牛脂搅令匀，再内锅中慢火煎，不住手搅令水尽，候如膏状即止，于瓷合中密盛。每日食后，温酒调如鸡子黄大服之，日三。

23. 厚朴汤（《圣济总录·卷第五十九·渴利》）

治三消渴疾，饮水无度，小便随之，肌肉消瘦。

厚朴（去粗皮，姜汁炙，三两）　牡蛎（煅，三两）　人参（一两）

上三味，粗捣筛。每服五钱匕，水一盏半煎至八分，去滓，不计时候温服。

24. 黄芪散（《圣济总录·卷第五十九·渴利》）

治三消渴疾，肌肤瘦弱，饮水不休，小便不止。

黄芪（锉）　桑根白皮（锉细，各一两）　葛根（锉，二两）

上三味，捣罗为散。每服三钱匕，煎杀猪汤，澄清调下，不拘时。

25. 枸杞根饮（《圣济总录·卷第五十九·渴利》）

治常食热面炙爆诸干燥物，及服热补药，因热酒冲肺，日久即患消渴，饮水无度，小便旋利，心中热闷烦躁。

枸杞根皮　菰根　李根白皮　葛根（四味并洗锉，各二两）　甘草（炙，一两）　牡蛎（炒，二两）　石膏（碎，五两）

上七味，粗捣筛。每服五钱匕，水一盏半煎至八分，去滓，不拘时温服。

26. 石菖蒲散（《圣济总录·卷第五十九·渴利》）

治渴日夜饮水，随饮即利。

石菖蒲（一两）　栝蒌根（二两）　黄连（去须，半两）

上三味，捣罗为散。每服二钱匕，新汲水调下，食后临卧服。

27. 猪苓散（《圣济总录·卷第五十九·消渴后成水》）

治消渴后四肢浮肿，小便不利，渐成水病。

猪苓（去黑皮）　人参（各三分）　木通（锉，一两一分）　黄连（去须，一两半）　麦门冬（去

心,焙) 栝蒌根(各二两)

上六味,捣罗为细散。每服一钱匕,温浆水调下,日三,以瘥为度。

28. 瞿麦汤(《圣济总录·卷第五十九·消渴后成水》)

治消渴欲成水气,面目并膝胫浮肿,小便不利。

瞿麦穗 滑石 泽泻(各半两) 防己(三分) 大黄(锉,炒) 黄芩(去黑心,各一分) 桑螵蛸(炒,一十四枚)

上七味,粗捣筛。每服三钱匕,水一盏,煎至七分,去滓,空心温服,良久再服。

29. 茯苓散(《圣济总录·卷第五十九·消渴后成水》)

治消渴后数饮呕逆,虚羸欲成水病。

赤茯苓(去黑皮) 栝蒌根 麦门冬(去心,焙,各一两半) 升麻(一两) 桑根白皮(锉,二两) 陈橘皮(汤浸去白,焙,三分)

上六味,捣罗为细散。每服一钱匕,清水调下,日再。

30. 紫苏汤(《圣济总录·卷第五十九·消渴后成水》)

治消渴后,遍身浮肿,心膈不利。

紫苏茎叶 桑根白皮(锉) 赤茯苓(去黑皮,各一两) 羚羊角(镑) 槟榔(锉,各三分) 木香 桂(去粗皮) 独活(去芦头) 枳壳(去瓤麸炒,各半两) 郁李仁(汤浸去皮尖,炒,二两)

上一十味,粗捣筛。每服四钱匕,水一盏半,生姜半分切,煎至八分,去滓温服,不拘时。

31. 茯苓汤(《圣济总录·卷第五十九·消渴后成水》)

治三焦气不宣通,膈壅停水,不下至肾,肾消肌肉化为小便。

赤茯苓(去黑皮) 泽泻 麦门冬(去心,焙) 杜仲(去粗皮,炙,各二两) 桑白皮(锉,三两) 桂(去粗皮,一两) 磁石(捣如麻粒大,淘去赤水,四两)

上七味,粗捣筛。每六钱匕,水二盏,枣三枚劈破,薤白五茎细切,煎至一盏,去滓分二服,空腹温服,如人行十里再服,至晚亦然。此药内消,不吐利,服一剂讫,津液未通,血脉未行,肌肤未润,更服一剂。

32. 防己丸(《圣济总录·卷第五十九·消渴后成水》)

治消渴瘥后,津液枯竭,身体虚浮,欲成水病。

防己 猪苓(去黑皮) 郁李仁(汤浸去皮尖,炒) 杏仁(去皮尖、双仁,炒,各一两半) 栝蒌根 赤茯苓(去黑皮) 葶苈子(纸上炒) 桑根白皮(锉,各二两) 白术(三分)

上九味,为细末,炼蜜丸如梧桐子大。每服二十丸,空腹浆水下,日一服,肿消小便快为度。

33. 赤茯苓汤(《圣济总录·卷第五十九·消渴后成水》)

治消渴后,头面脚膝浮肿,胃虚不能下食,心胸不利,或时吐逆。

赤茯苓(去黑皮) 紫苏子 白术 前胡(去芦头) 人参(各一两) 陈橘皮(汤浸去白,焙) 桂(去粗皮) 木香 槟榔(锉,各三分) 甘草(炙,锉,半两)

上一十味,粗捣筛。每服三钱匕,水一盏半,生姜半分拍碎,枣二枚劈破,煎至一盏,去滓温服,不拘时。

34. 栝蒌根散(《杨氏家藏方·卷第十·消渴方六道》)

治消渴饮水不止。

熟干地黄 生干地黄 葛根 栝蒌根

上件各等分,焙干为细末。每服二钱,温米饮调下,不拘时候。

35. 玉泉丸(《仁斋直指方论·卷之十七·消渴·消渴证治》)

治烦渴口干。

麦门冬(去心,晒) 人参 茯苓 黄芪(半生半蜜炙) 乌梅肉(焙) 甘草(各一两) 栝蒌根 干葛(各一两半)

上末,炼蜜丸弹子大。每一丸,温汤嚼下。

36. 止渴锉散(《仁斋直指方论·卷之十七·消渴·消渴证治》)

治烦渴口干。

枇杷叶(新布拭去毛,炙) 白干葛 生姜(切片,焙,各一两) 大乌梅(七个) 大草果(二个,去皮) 淡竹叶 甘草(生,各半两)

上锉。每四钱,新水煎服。

37. 天花粉丸(《仁斋直指方论·卷之十七·消渴·消渴证治》)

治消渴,饮水多,身体瘦。

天花粉　黄连(去须,各一两)　茯苓　当归(各半两)

上末,炼蜜丸桐子大。每三十丸,茅根煎汤下。

38. 瓜连丸(《仁斋直指方论·卷之十七·消渴·消渴证治》)

治消渴骨蒸。

黄连(净锉,用冬瓜汁浸一宿,晒干,凡七次)

上末,冬瓜汁丸桐子大。每三四十丸,半饥饱熟水下,或五十丸米饮下。

39. 玉壶丸(《仁斋直指方论·卷之十七·消渴·消渴证治》)

治消渴引饮无度。

人参　栝蒌根(等分)

上末,炼蜜丸桐子大。每三十丸,麦门冬煎汤下。

40. 天花散(《仁斋直指方论·卷之十七·消渴·消渴证治》)

治消渴。

天花粉　生干地黄(洗,各一两)　干葛　麦门冬(去心)　北五味子(各半两)　甘草(一分)

上粗末。每服三钱,粳米百粒,同煎服。

41. 参膏汤

1)《丹溪手镜·卷之下·消渴(七)》

治膈消,上焦渴,不欲多食。

人参(五钱)　石膏(一两)　知母(六钱)　甘草(三钱五分)

上水煎,调服寒水石、活石末炒。

2)《古今医统大全·卷之五十二·消渴门·药方》

治膈消,上焦燥渴,不饮多食。

人参(二钱)　黄芩　知母　杏仁(各一钱)　甘草(七分)　石膏(三钱)　粳米(一撮)

水煎服。

42. 加减地骨皮散(《医学纲目·卷之二十一脾胃门·消瘅门》)

治上消。

知母　柴胡　甘草(炙)　半夏　地骨皮　赤茯苓　白芍药　黄芪　石膏　黄芩　桔梗

上为细末。每服三钱,姜五片,水煎,食远温服。

43. 白术散(《医学纲目·卷之二十一脾胃门·消瘅门》)

治虚热而渴。

人参　白术　白茯苓　甘草(各一两)　干葛(二两)　藿香(一两,去土)　木香(一两)

上为末。每服三钱,煎温服。如饮水多,多与服之。

44. 止渴润燥汤(《医学纲目·卷之二十一脾胃门·消瘅门》)

治消渴,大便干燥,喜温饮,阴头短缩,舌上白燥,唇裂口干,眼涩难开,及于黑处,如见浮云。

升麻(一钱半)　柴胡(七分)　甘草梢(五分)　杏仁(六个)　桃仁(研,一钱)　麻仁(研,一钱)　归身(一钱)　红花(少许)　防风根(一钱)　荆芥穗(一钱)　熟地(二钱)　小椒(一分)　细辛(一分)　黄柏(一钱)　知母,石膏(各一钱)

水煎去渣,食后热服。

45. 化水丹(《医学纲目·卷之二十一脾胃门·消瘅门》)

治手、足少阴渴饮不止,或心痛者。《本事》治饮冷水多。

川乌(脐大者四个,炮去皮)　甘草(炙,一两)　牡蛎(生,三两)　蛤粉(用厚者,炮,六两)

上为细末,醋浸蒸饼为丸。每服十五丸,新水下。心痛者,醋汤下立愈。饮水一石者,一服愈。海藏云:此药能化停水。

46. 蜜酒方(《医学纲目·卷之二十一脾胃门·消瘅门》)

治时气烦渴。

好蜜(三斤)　水(一碗)　细曲(一升)　好干酵(二两)

上先熬蜜水,去沫,冷下曲酵,每日搅三次,热服。

47. 文蛤散(《医学纲目·卷之二十一脾胃门·消瘅门》)

治渴欲饮水不止者。

文蛤(五两,按《本草》云:文蛤,味咸寒,治消渴。陈无择以文蛤为五味子)

上一件捣为散,以沸汤和服方寸匕。

48. 神效散

1)《医学纲目·卷之二十一脾胃门·消

痒门》

治渴疾，饮水不止。神效散。

白浮石　蛤粉　蝉壳（等分）

上为末。用鲫鱼胆七个，调三钱，不拘时服。

2)《普济方·卷一百七十七消渴门·消渴》

治消渴。

白芍药　甘草（各等分）

上为末，水调，日三服。

49. 芷梅汤(《医学纲目·卷之二十一脾胃门·消瘅门》)

治上焦燥而渴。

乌梅肉　甘草（各三分）　百药煎（一两）　白芷（半两）　白檀（三钱）

上为细末，汤点服。

50. 文蛤饮(《医学纲目·卷之二十一脾胃门·消瘅门》)

治吐酸，欲得水而贪饮者；兼治微风，脉紧，头痛。

文蛤（五两）　麻黄　甘草　生姜（各三两）　石膏（五两）　杏仁（五十粒）　大枣（十二枚）

上㕮咀，以水七升，煮取二升，温服一升，汗愈。

51. 甘草石膏汤(《医学纲目·卷之二十一脾胃门·消瘅门》)

治渴病全愈再剧，舌白滑微肿，咽喉咽唾觉痛，嗌肿，时渴饮冷，白沫如胶，饮冷乃止。

升麻（一钱五分）　柴胡（七分）　甘草根（五分）　黄柏（一钱）　石膏（六分）　杏仁（六个）　桃仁　防风根　荆芥穗　生地（各一钱）　熟地（三分）　黄连（三分）　知母（一钱）　细辛（一分）　红花（少许）　小椒（三个）　归身（一钱）

上水煎，去渣，食后热服。

52. 黄芪膏子煎丸(《普济方·卷一百十九·积热痼冷门·诸热》)

除烦解劳，去肺热咳衄，心热惊悸，脾胃热，口干吐血，肝胆热，泣出口苦，肾热，神志不定，上而酒毒膈热消渴，下而血滞、五淋、血崩等疾。

人参　白术（各一两半）　柴胡　黄芩（各一两）　白芷　知母（各半两）　甘草（半两，炒）　鳖甲（一个半手大者，酥炙）

上为细末，黄芪膏子丸桐子大。每服三五十丸，百沸汤下，空心。上用黄芪半斤粗末，水二斗，熬一斗，去滓再熬，令不住搅成膏至半斤，入白蜜一两，饧一两，再熬令蜜饧熟得膏十两，放冷丸药。

53. 香墨散(《普济方·卷一百七十七·消渴门·消渴》)

治消渴。

墨（一两）　栝蒌根（二两）　铅丹（半两）

上为末，新水一盏调下二钱，次日一服，水调药末一钱，不计时候，服药时不必忌水，任意饮三两盏后，自然怕饮，服三五日见效。

54. 桑根白皮汤(《普济方·卷一百七十七·消渴门·消渴》)

治卒小便多，消渴。

桑根白皮（入地三尺取桑根白皮，炙令黄黑，锉）

上水煮之令浓，随意饮之，亦可纳少米，勿入盐。

55. 独胜散(《普济方·卷一百七十七·消渴门·消渴》)

治消渴。

萝卜（出子者，三枚）

上净洗薄切，晒干为末。每服二钱，煎猪肉澄清调下，食后并夜卧，日三服。

56. 酒蒸黄连丸(《普济方·卷一百七十七·消渴门·消渴》)

治消渴日饮水数升，至二三斗，小便五七十次，发热瘦弱口干，食已如饥，此名消瘅。今用黄连，味苦寒无毒，除热气，止烦渴，厚肠胃，消渴人喜水，脾胃恶湿，黄连为对症。

黄连（净半斤，酒二升重汤蒸，候时取出曝干）

上为细末，滴水和丸如梧桐子大。每服五十丸，茶饭前服之，温水下，初伏日为头服之。一方以醋煮和丸，一方用蜜丸，无酒蒸。

57. 无比散(《普济方·卷一百七十七·消渴门·消渴》)

治消渴。

土瓜根（六两）　苦参粉　鹿茸（炙）　栝蒌　白石脂（研）　甘草（炙）　黄芪（各三两）　黄连（去毛头）　牡蛎（煅）　白龙（研，各五钱）　雄鸡肠（三具）　桑螵蛸（三大枚，炙）　鸡肫胵黄皮（三十具，炙）

上捣筛为散。一服每方寸匕，日再服，夜一

服,以后药下之:

竹根(十两) 麦门冬(去心) 石膏(碎绵裹,各四两) 甘李根白皮(三两)

上水一斗二升,煮取三升五合,以下前件散,药如难服,可取此药汁和丸,一服六十丸,仍用此药汁下之。忌猪肉、海藻、菘菜。

58. 黄连丸(《普济方·卷一百七十七·消渴门·消渴》)

1)治消渴,除肠胃热实。

麦门冬 茯苓 黄连 石膏 葳蕤(各八分) 人参 龙胆 黄芩(各六分) 升麻(四分) 枳实(五分) 生姜(屑) 枸杞子(《外台》用地骨皮) 栝蒌根(各十分)

上为末,蜜丸如梧桐子大。以茅根粟米汁下十丸,日二服,若渴则与无比散饮之至足。

2)治消渴。

黄连(胡者,去毛,一升) 麦门冬(去心,五钱)

上为末,生地黄汁、牛乳、各三合,栝蒌根顿和为丸,如梧桐子大。一服二十五丸,饮下,日再服,渐渐加至三十丸,不顿为丸,经宿即不相著也。消渴及小便多,并是虚热,但用冷补将息即瘥,前件三方,并是冷补,空腹食下,常吃少许食压之,大好。忌猪肉、芜荑。崔氏本方中更有一方,用栝蒌根、黄连去心。

59. 土瓜丸(《普济方·卷一百七十七·消渴门·消渴》)

主脾胃中热,消渴小便数,骨肉日渐消瘦。

黄连 麦门冬(十分,去心) 苦参 栝蒌 知母 茯神 土瓜根(各六分) 人参 甘草(各六分,炙)

上捣筛和蜜,丸如梧桐子大,每食后少顷,煮芦根大麦饮,下二十丸,日二服,渐加至三十丸,取利,忌海药、菘菜、狗肉物等。一方无黄连。

60. 鹿茸丸(《普济方·卷一百七十七·消渴门·消渴》)

治消渴。

鹿茸(二两) 菟丝子(一两,浸酒蒸) 天花粉(半两)

上炼蜜为丸。每服五十丸,空心,北五味子汤服。

61. 加味四君子汤(《普济方·卷一百七十七·消渴门·消渴》)

治消渴。

人参 白茯苓 白术 甘草 桔梗

上等分为细末,白汤调下。

62. 苁蓉丸(《普济方·卷一百七十七·消渴门·消渴》)

治消渴。

苁蓉(酒浸) 磁石(煅碎) 熟干地黄(洗) 山茱萸(去核) 黄芪(去芦,盐汤浸) 泽泻 鹿茸(去毛,酥炙) 远志(去心,姜汁炒) 石斛 覆盆子 五味子 荜茇酥 破故纸(酒浸) 菟丝子(酒浸) 龙骨 杜仲(去皮,锉,姜汁拌炒丝断,各半两) 附子(炮,去皮脐,一个八钱重)

上为末,炼蜜丸梧桐子大。每服五十丸,空腹米饮下。

63. 断渴汤(《普济方·卷一百七十七·消渴门·消渴》)

治消渴不止。

乌梅肉(二两) 麦门冬 人参 甘草 茯苓 干姜(各一两)

上为粗末。每服三钱,水一盏半煎至六分,去滓温服。

64. 解渴百杯丸(《普济方·卷一百七十七·消渴门·消渴》)

治消渴。

木瓜(十枚,蒸烂去皮,细研) 乌梅(去核,一斤) 甘草(七两,半炙) 干葛(二两) 川芎 余甘子 紫苏叶(三味,各半两) 百药煎(一两,研) 白盐(十两,炒)

上件为细末,同研匀,将木瓜搜和为丸如鸡头大。每服一丸,含化。

65. 沉香散(《普济方·卷一百七十七·消渴门·消渴》)

调心气,止渴生津之药。

人参 沉香 木香 白术 干葛 白茯苓 藿香(各一两) 蛤粉(五钱,炙)

上咬咀。每服三钱,水一盏半煎至七分,去滓,空心大口服,一日三二次。

66. 斑龙脑珠丹(《普济方·卷一百七十七·消渴门·消渴》)

止渴。

鹿角霜（十两，为末）　鹿角（十两，酒浸数日）　菟丝子（十两，酒浸蒸作饼，焙干）　柏子仁（十两，净别研）　熟地黄（十两，酒浸二宿蒸焙干，以余酒入胶用）

上将众药研调，却以鹿角酒三四升，煮糊搜药，杵三千下，丸如梧桐子大。早晚、空心、食前，盐汤酒任下五十丸至一百丸。

67. 水葫芦丸（《普济方·卷一百七十七·消渴门·消渴》）

生津液，止烦渴，利咽嗌。

紫苏叶　人参　干葛（各三钱）　木瓜　甘草　乌梅肉（炙，各一两）

上为细末，炼蜜和丸，每两作三十丸。每用一丸，绵裹含化咽津，不拘时候，或新汲水化服亦得。

68. 梅苏丸（《普济方·卷一百七十七·消渴门·消渴》）

止渴生津液。

乌梅肉　干木瓜　紫苏叶（各一两半）　甘草（半两，炙）　白檀（三钱）　麝香（一钱，研）

上五味为末，入麝香研匀，再入干糖净八两、蜜一两，同炼和为剂，每两作二十丸。每服一丸，细嚼咽津，不拘时候，或新水化服亦得。

69. 福寿二味散（《普济方·卷一百七十七·消渴门·消渴》）

治消渴。

干姜（生用）　石决明（各等分）

上为细末。每服一钱，用男儿津，唾于左手心内，调令稀稠得所，不可犯妇人手。

70. 乌梅汤（《普济方·卷一百七十七·消渴门·消渴》）

止渴生津，和气暖胃，爽口悦神。

梅肉　甘草（各四两）　草豆蔻仁　桂心　木香　干生姜（各半两）　白盐（六两，炒）

上如法炮制，同为细末。每服一二钱，沸汤点服。

71. 聚瑶丹（《普济方·卷一百七十七·消渴门·消渴》）

治消渴。

辰砂（二两）　铁铧粉（二两一分，煅）　牡蛎（一两一分，煅）　人参（半两）　珍珠（十两）　大金箔（二百片，研）　天花粉（一两）　宣连（九节者，一两，去须）　苦参（一两）　扁豆（白者，一两）　知母（一两一分）

上为末，生栝楼根嫩者取汁一盏，入炼蜜二盏，于银石器内，煎七八沸，候冷搜和，丸如梧桐子大。每服三十粒，麦门冬汤任下，空心，一日五次。

72. 龙胆丸（《普济方·卷一百七十七·消渴门·消渴》）

止渴润肺。

人参（一两）　粉草（二两，用獖猪胆一枚取汁浸，炙尽为度）

上为末，入脑子半钱，炼蜜丸如梧桐子大。每服二丸，空心，细嚼，冷白水下，噙之亦可。

73. 菟丝子丸（《普济方·卷一百七十七·消渴门·消渴》）

治消渴。

菟丝子（一两，净，酒浸一宿）　五味子　白茯苓　肉苁蓉（酒浸一宿）　舶茴香（炒）　鹿茸（酥炙，各一两）

上为细末，蜜丸如梧桐子大。空心饭汤饮下三十粒。

74. 补骨脂丸（《普济方·卷一百七十七·消渴门·消渴》）

治消渴。

补骨脂　舶茴香（炒）　丁公藤（酒浸，各一两）　鹿茸（酥炙，五钱）　茯苓　香附子（各一两）

上为末，将丁公藤细末，同所浸酒打糊，丸如梧桐子大。盐汤任下三十粒。

75. 玉真丹（《普济方·卷一百七十七·消渴门·消渴》）

治消渴。

黄柏（三两，去粗皮）　滑石（六两，净末）　知母（一两）

上为细末，滴水，空心下。

76. 生津甘露饮（《普济方·卷一百七十八·消渴门·膈消》）

治膈消大渴，饮水无度，舌上赤涩，上下齿皆麻，舌根强硬肿痛，食不下，腹时胀痛，浑身色黄，目白睛黄，甚则四肢痿弱无力，面尘脱色，胁下急痛，善怒健忘，臀肉臂腰背寒，尻冷甚。

石膏（一两一钱）　人参（二钱）　生甘草（一钱）　炙甘草（二钱）　山栀子（二钱）　荜澄茄（一钱）　白豆蔻（一钱）　白葵（一钱）　黄柏（酒

拌,二钱五分) 白芷(一钱) 连翘(一钱) 杏仁(去皮,一钱五分) 麦门冬(半钱) 黄连(三钱) 木香(三钱) 桔梗(三钱) 升麻(二钱) 姜黄(二钱) 知母(二分酒制) 当归(半钱) 全蝎(一个) 藿香(二分) 柴胡(三分) 兰香(半钱)

上件为细末,汤浸饼和匀成剂,捻作饼子,晒半干杵碎,筛如粟米大。食后每服二钱,抄于掌内,以舌舔之,随津唾下,或送以白汤少许亦可,此治之缓也。不惟不成中满,亦不传疮疡下消矣。消渴之病,燥热之气胜也。《内经》曰:热淫所胜,佐以甘苦,以甘泻之,热则伤气,气伤则无润,折热补气,非甘寒之剂不能。故以石膏、甘草之甘寒为君。启玄子云:滋水之源,以制阳光。故以黄连、栀子、知母之苦寒,泻热补水为臣,以当归、人参、杏仁、麦门冬、全蝎、连翘、白芷、白葵、兰香、甘草之辛寒和血润燥为佐,以升麻、柴胡苦平行阳明少阳二经,白豆蔻、木香、荜澄茄、藿香反佐以取之,又用桔梗为舟楫,使浮而不下也。

77. 绛雪散(《古今医统大全·卷之五十二·消渴门·药方》)

治消渴,饮水无度小便数者,大有神效。

黄芩 黄丹 防己 栝蒌根(各等分)

上为细末。每服二钱,温浆汤下,日进三服即止。

78. 清心莲子饮(《济阳纲目·卷三十三·三消·治上消方》)

治心经蕴热作渴,小便或赤涩或浊。

黄芩 麦门冬 地骨皮 车前子 甘草(各三钱) 莲子 茯苓 黄芪 柴胡 人参(各三钱半)

上㕮咀,水煎服。

79. 枸杞汤(《济阳纲目·卷三十三·三消·治上消方》)

治渴而利者。

枸杞枝叶(一斤) 黄连 瓜蒌根 甘草 石膏(各三两)

上㕮咀,以水一斗煮取三升,分五服,日三夜二。剧者多合,渴即饮之。

80. 干地黄汤(《济阳纲目·卷三十三·三消·治上消方》)

治消渴。

茯神 黄芪 瓜蒌根 甘草 麦冬(去心,各三两) 干地黄(姜酒炒,五两)

上㕮咀,以水八升煮取二升半,去渣,分三服,日进一剂,服十剂愈。

81. 地黄饮子(一名和血益气汤)(《济阳纲目·卷三十三·三消·治上消方》)

1)治消渴咽干而烦躁。

天门冬(去心) 麦门冬(去心) 黄芪(蜜炙) 人参 生干地黄(酒洗) 熟干地黄 泽泻 石斛(去根,炒) 枇杷叶(去毛,炒) 枳壳(麸炒) 甘草(炙,各等分)

上㕮咀。每服三钱,水煎,食后服。

2)治口干舌燥,小便数,舌上赤色。此药生津液,除干燥,生肌肉。

柴胡 炙甘草 生甘草 麻黄根(各三分) 当归梢(酒洗,四两) 知母(酒洗) 汉防己(酒洗) 羌活(各五分) 石膏(六分) 生地黄(酒洗,七分) 黄连(酒洗,八分) 黄柏 升麻(各一钱) 杏仁 桃仁(各六个) 红花(少许)

上㕮咀,作一服,水煎温服。忌酒醋、热湿面等物。

82. 甘露汤(《济阳纲目·卷三十三·三消·治上消方》)

治烦渴口干。

百药煎 白干葛(各三钱) 乌梅 五味子 天花粉(各一钱) 甘草(半钱)

上㕮咀,水煎服。

83. 朱砂黄连丸(《济阳纲目·卷三十三·三消·治上消方》)

治心经蕴热,或因饮酒过多,发为消渴。

朱砂(二两,另研) 宣黄连(三两) 生地(姜酒炒,二两)

上为末,炼蜜丸如桐子大。每服五十丸,灯心枣子汤送下。

84. 川黄连丸(《济阳纲目·卷三十三·三消·治上消方》)

治消渴。

川黄连(五两) 天花粉 麦门冬(去心,各二两半)

上为末,用生地黄汁并牛乳,夹和捣丸如桐子大。每服三十丸,粳米汤送下。

85. 火府丹(《济阳纲目·卷三十三·三消·

治上消方》)

治消渴。

生地(酒洗) 木通 黄芩 甘草

上为末,炼蜜丸如桐子大。每服二十粒,木通煎汤下。

86. 黄芪六一汤(《济阳纲目·卷三十三·三消·治上消方》)

治诸虚不足,胸中烦悸,常消渴;或先渴而欲发痈疽,或病痈疽而作渴,并宜服之。

黄芪(蜜炙,六两) 甘草(炙一两)

上每服三钱,水煎服。

87. 大黄甘草饮子(《济阳纲目·卷三十三·三消·治上消方》)

治男子妇人一切消渴不能止者。

大黄(一两半) 甘草(大者,四两) 大豆(五升,煮三沸,淘去苦水再煮)

上用井水一桶,将煎药同煮三五时,如稠强,更添水煮豆软为度,盛于盆中,放冷,令病人食豆,渴饮汤汁,无时候,食尽。如渴燥止罢。服药不止,依前再煮食之。不过三剂,其病悉愈。

88. 浮萍丸(《济阳纲目·卷三十三·三消·治上消方》)

治消渴,虚热大焦。

干浮萍 瓜蒌根(各等分)

上为末,以人乳汁和丸如桐子大。每服二十丸,空心饮下,日三服。三年病者,三日愈。

89. 瓜蒌丸(《济阳纲目·卷三十三·三消·治上消方》)

治上消。

瓜蒌根(薄切,用人乳汁拌蒸,竹沥拌晒)

上为末,炼蜜丸如弹子大,嚼化。或丸如绿豆大,每服一百丸,米饮下。

90. 竹根汤(《济阳纲目·卷三十三·三消·治上消方》)

治上消。

竹根锉碎,以水煮饮之。

91. 知母石膏汤(《症因脉治·卷三·痹证论·内伤痹症》)

治上焦消渴。

知母 石膏 麦冬 竹叶 桑白皮 甘草

92. 加味甘露饮(《冯氏锦囊秘录·杂症大小合参卷六·方脉舌病合参》)

治胃经客热口臭,牙宣赤眼口疮,上焦消渴,此心肺胃药也。

熟地 生地 天冬 麦冬 枇杷叶(去毛) 黄芩(各一两) 茵陈 枳壳 石斛 甘草(各一两) 犀角(五钱)

为粗末。每服三五钱,水煎,食后临卧温服。

四、治中消方

1. 黄芪汤(《备急千金要方·卷二十一·消渴淋闭方·消渴第一》)

治消中虚劳少气,小便数方。

黄芪 桂心 芍药 当归 甘草 生姜(各二两) 黄芩 干地黄 麦冬(各一两) 大枣(三十枚)

上十味㕮咀,以水一斗煮取三升,分三服,日三。

2. 铅丹散

1)《备急千金要方·卷二十一·消渴淋闭方·消渴第一》

治消渴,止小便数,兼消中方。

铅丹 胡粉 甘草 泽泻 石膏 栝蒌根 赤石脂 白石脂(《肘后》作贝母)

上八味各五分,治下筛。水服方寸匕,日三,壮人服匕半。一年病者,一日愈。二年病者,二日愈。渴甚者,夜二服。腹痛者减之。丸服亦佳,每服十丸,伤多令人腹痛。

2)《圣济总录·卷第五十九·消中》

治消中,小便数。

铅丹(研) 胡粉(各半两) 栝蒌根 泽泻 石膏(碎) 赤石脂 白石脂 甘草(炙,锉,各二两)

上八味,捣研为散。每服二钱匕,米饮调下,日三夜一。

3. 葶苈散(《太平圣惠方·卷第五十三·治消中诸方》)

治消中烦热,吃食旋消,四肢羸弱。

葶苈(一两) 人参(一两,去芦头) 茯神(一两) 葛根(一两,锉) 石膏(二两) 黄芩(一两) 栝蒌根(一两) 知母(一两) 甘草(一两,炙微赤,锉)

上件药,捣粗罗为散。每服四钱,以水一中盏,入大豆一百粒,煎至六分,去滓,不计时候温服。

4. 地骨皮散(《太平圣惠方·卷第五十三·治消中诸方》)

治消中,虚羸,烦热口干,眠卧不安。

地骨皮(二两) 栝蒌根(一两) 石膏(一两) 黄连(一两,去须) 甘草(一两,炙微赤,锉)

上件药,捣粗罗为散。每服四钱,以水一中盏煎至六分,去滓,不计时候温服。

5. 黄芪散(《太平圣惠方·卷第五十三·治消中诸方》)

治消中烦闷,热渴不止。

黄芪(一两,锉) 麦门冬(一两,去心) 芦根(一两,锉) 栝蒌根(一两) 紫苏茎叶(一两) 生干地黄(半两,锉) 桑根白皮(半两,锉) 泽泻(半两) 甘草(一分,炙微赤,锉)

上件药,捣筛为散。每服四钱,以水一中盏,入生姜半分,竹叶二七片,煎至六分,去滓,不计时候温服。

6. 牡蛎散(《太平圣惠方·卷第五十三·治消中诸方》)

治消中,心神烦热,肌肉干瘦,小便赤黄,脚膝无力,吃食不成肌肤。

牡蛎(三分,烧为粉) 朱砂(半两,细研) 龙齿(三分) 芦荟(三分) 黄连(一两,去须) 铁粉(一两,细研) 泽泻(半两) 甘草(半两,炙微赤,锉) 黄丹(一分) 栝蒌根(一两) 鸡肶胵(三分,炙令黄色) 桑螵蛸(半两,微炒) 胡粉(一分) 赤石脂(二两)

上件药,捣细罗为散,入研了药令匀。每服不计时候,煎大麦仁汤调下一钱。

7. 铅霜散(《太平圣惠方·卷第五十三·治消中诸方》)

治消中久不瘥,令人干瘦少力,心神烦乱,眠卧不安。

铅霜(三分,细研) 金箔(一百片,细研) 银箔〔二(一)百片,细研〕 麦门冬(一两半,去心,焙) 黄连(半两,去须) 子芩(半两) 犀角屑(半两) 人参(半两,去芦头) 鸡肶胵(一两半,微炙) 知母(半两) 土瓜根 苦参(半两,锉)

上件药,捣细罗为散,入前三味,同研令匀。每服不计时候,以清粥饮调下一钱。

8. 黄芪丸(《太平圣惠方·卷第五十三·治消中诸方》)

治消中渴不止,小便赤黄,脚膝少力,纵食不生肌肤。

黄芪(一两,锉) 牡蛎(二两,烧为粉) 栝蒌根(半两) 甘草(半两,炙微赤,锉) 麦门冬(一两半,去心,焙) 地骨皮(半两) 白石脂(半两) 泽泻(半两) 知母(半两) 黄连(半两,去须) 薯蓣(半两) 熟地黄(半两)

上件药,捣罗为末,炼蜜和捣三二百杵,丸如梧桐子大。每服不计时候,以清粥饮下三(二)十丸。

9. 铅霜丸(《太平圣惠方·卷第五十三·治消中诸方》)

治消中渴,饮水不多,心中烦乱,四肢燥热,卧不安席。

铅霜(三分,细研) 栝蒌根(一两半) 甘草(半两,炙微赤,锉) 石膏(三分,细研) 知母(三分) 子芩(三分) 铁粉(半两,细研) 黄连(半两,去须) 朱砂(半两,细研)

上件药,捣罗为末,入研了药令匀,炼蜜和捣三二百杵,丸如梧桐子大。每于食后,以清粥饮下二十丸。

10. 茯神丸

1)《太平圣惠方·卷第五十三·治消中诸方》

治消中烦热,小便数。

茯神(一两) 地骨皮(半两) 黄芪(半两,锉) 知母(半两) 牡蛎(一两,烧为粉) 栝蒌根(三分) 黄连(三分,去须) 麦门冬(二两,去心,焙) 熟干地黄(一两)

上件药,捣罗为末,炼蜜和捣三二百杵,丸如梧桐子大。不计时候,以清粥饮下三十丸。

2)《仁斋直指方论·卷之十七·消渴·消渴证治》

治消中,烦渴消谷,小便数。

人参 茯神 生干地黄 黄连(净) 麦门冬(去心,焙) 枳壳(制) 牡蛎粉(各一两) 石莲肉 黄芪(炙) 知母(各半两) 栝蒌根(三分)

上末,炼蜜同捣三百杵,丸桐子大。每五十丸,清粥饮下。

11. 泽泻丸（《太平圣惠方·卷第五十三·治消中诸方》）

治消中渴不止，小便数，烦热，四肢无力。

泽泻（一两）　麦门冬（二两，去心，焙）　车前子（半两）　黄连（三分，去须）　牡蛎（一两，烧为粉）　桑螵蛸（半两，微炒）　鸡肶胵（一两，微炒）　金箔（五十片，研入）

上件药，捣罗为末，入研了药令匀，炼蜜和捣三二百杵，丸如梧桐子大。不计时候，以蚕蛹汤下三十丸。

12. 神效方（《太平圣惠方·卷第五十三·治消中诸方》）

治消中，渴不止，心神烦热，皮肤干燥。

浮萍草（三两，干者）　土瓜根（一两半）

上件药，捣细罗为散。每服不计时候，以牛乳汁调下二钱。

13. 消毒麻仁丸（《太平惠民和剂局方·卷之六·宝庆新增方》）

治诸般风气上壅，久积热毒，痰涎结实，胸膈不利，头旋目运；或因酒、面、炙爆，毒食所伤，停留心肺，浸渍肠胃，蕴蓄不散，久则内郁血热，肠风五痔，外则发疮疡痈疽，赤斑游肿，浑身燥闷，面上皯赤，口干舌裂，咽喉涩痛，消中引饮；或伤寒时疫，口鼻出血烦躁者，及风毒下注，疮肿疼痛，脚气冲心闷乱，一切风热毒气，并皆主之。

杏仁（生，去皮尖，二两）　大黄（生，五两）　山栀子仁（十两）

上三味，炼蜜为丸。每服三十丸至五十丸，夜卧，温汤吞下，利下赤毒胶涎为效，服时随意加减。此药甚稳善，不损脏腑，常服搜风顺气解毒。治小儿惊热，以蜜汤化下三五丸，极效。

14. 明睛地黄丸（《太平惠民和剂局方·卷之七·续添诸局经验秘方》）

男子、妇人肝脏积热，肝虚目暗，膜入水轮，漏睛眵泪，眼见黑花，视物不明，混睛冷泪，瞖膜遮障，及肾脏虚惫，肝受虚热，及远年日近暴热赤眼，风毒气眼，并皆治之。兼治干湿脚气，消中消渴，及诸风气等疾由肾气虚败者。但服此，能补肝益肾，驱风明目，其效不可具述。

生干地黄（焙，洗）　熟干地黄（洗，焙，各一斤）　牛膝（去芦，酒浸，三两）　石斛（去苗）　枳壳（去瓤麸炒）　防风（去芦叉，各四两）　杏仁（去皮尖，麸炒黄，细研，去油，二两）

上为细末，炼蜜为丸如梧桐子大。每服三十丸，空心，食前温酒吞下，或用饭饮、盐汤亦得。忌一切动风毒等物。

15. 天门冬丸（《圣济总录·卷第五十九·消中》）

治初得消中，食已如饥，手足烦热，背膊疼闷，小便白浊。

天门冬（去心，焙，二两半）　鸡内金（三具，微炙）　桑螵蛸（十枚，炙）　土瓜根（干者）　肉苁蓉（酒浸一宿，切，焙）　熟干地黄（焙）　栝蒌根　知母（焙）　泽泻（锉）　鹿茸（去皮毛，酒浸炙）　五味子　赤石脂（各一两半）　牡蛎（煅，二两）　苦参（一两）

上一十四味，捣罗为末，炼蜜和丸如梧桐子大。每服二十丸，煎粟米饮下。

16. 荠苨汤（《圣济总录·卷第五十九·消中》）

治内消，所食物皆作小便，兼治强中。

荠苨　大豆　人参　白茯苓（去黑皮）　磁石（捣如米粒）　葛根（锉）　石膏（碎）　黄芩（去黑心）　栝蒌根　甘草（炙，锉）　知母（焙，各二两）

上一十一味，粗捣筛。每服五钱匕，水二盏，煎至一盏，去滓温服，日三夜一。

17. 水银丸（《圣济总录·卷第五十九·消中》）

治消中，饮食无度，小便日夜频数，转加羸瘦。

水银（一两）　银箔（二百片，与水银共研）　铁粉（别研）　牡蛎（煅，各三两）　栝蒌根　麦门冬（去心，焙）　黄芩（去黑心）　苦参　黄连（去须）　栀子仁（各二两）

上一十味，捣罗七味为末，与别研三味和匀，用枣肉研捣为丸如梧桐子大。每服四十丸，煎芦根汤下，日二夜一。

18. 黄芩汤（《圣济总录·卷第五十九·消中》）

治消中脾胃热极，消谷引食，化为小便。

黄芩（去黑心）　麦门冬（去心，焙）　栝蒌根　栀子仁　石膏（碎）　淡竹叶（各一两）

上六味，粗捣筛。每服四钱匕，水一盏半煎至八分，去滓温服，不拘时。

19. 栝蒌散（《圣济总录·卷第五十九·

消中》）

治内消，肌肤羸瘦，或转筋，小便利甚。

栝蒌根　黄连（去须）　防己（锉）　铅丹（研，各一两半）

上四味，捣罗三味为散，与铅丹和匀。每服二钱匕，用醋半合沸汤半盏调下，日二夜一。

20. 黄柏丸（《圣济总录·卷第五十九·消中》）

治消中。

黄柏（去粗皮，二两）　黄连（去须，半斤）

上二味，捣罗为末，用酥拌和，捣三百杵，丸如梧桐子大。每服三十丸，温浆水下。

21. 牡蛎丸（《圣济总录·卷第五十九·消中》）

治消中，食已即饥，手足烦热，背膊疼闷，小便稠浊。

牡蛎（煅，研）　赤石脂（研）　栝蒌根　肉苁蓉（酒浸一宿切，焙，各一两）　黄连（去须）　土瓜根（锉）　黄芩（去黑心）　知母（焙）　泽泻　天门冬（去心，焙）　鹿茸（去皮毛，酒浸炙）　五味子　桑螵蛸（麸炒，各三分）　熟干地黄（焙，一两半）

上一十四味，捣罗十二味为末，与别研二味和匀，炼蜜丸如梧桐子大。每服三十丸，煎陈粟米饮下，日三夜一。

22. 猪肚黄连丸（一名黄连猪肚丸）

1)《圣济总录·卷第五十九·消中》

治凡消渴变为消中者，饮食到胃，即时消化，小便多而色白，所食多而不觉饱者。

猪肚（一枚，洗去脂膜，不切破）　黄连（去须，捣罗为末，五两）

上二味，以大麻子仁二合烂研，以水四升调，如杏酪汁，煮猪肚候烂，取出入黄连末在内，密缝肚口，蒸令极烂，乘热细切，和黄连末，以木臼捣之，候可丸，即丸如梧桐子大，曝干。每服三十丸，温水下，不拘时。

2)《普济方·卷一百七十八·消渴门·消中》

治强中渴，服栝蒌根散，荠苨汤后，便可服此，亦能补养。

猪肚（一枚，治如食法）　黄连（去须）　小麦（炒，各五两）　天花粉　茯神（去木，各四两）

麦门冬（去心）

上为末，纳猪肚中，缝塞安甑中，蒸之极烂，木臼中杵可丸，如梧桐子大，如不能丸，入少炼蜜。每服七十丸，米饮送下，随意服之。

3)《济阳纲目·卷三十三·三消·治中消方》

治消渴强中，亦能清心补养。

猪肚（一个，雄猪者）　黄连　瓜蒌根（各四两）　麦门冬（去心）　知母（各二两）

上为细末，纳猪肚中，线缝，置甑中蒸极烂，乘热于石臼中捣为丸，如硬，加少炼蜜，丸如桐子大。每服一百丸，食后米饮下。一方有粱米、茯神各四两。

23. 肉苁蓉丸（《圣济总录·卷第五十九·消中》）

治消中虚极，小便无度。

肉苁蓉（酒浸一宿，切，焙，二两）　泽泻　熟干地黄（焙）　五味子　巴戟天（去心）　地骨皮　人参　栝蒌根　韭子（炒）　甘草（炙，锉）　牡丹皮（各一两）　桑螵蛸（炙，三十枚）　赤石脂（研）　磁石（煅，醋淬二七遍，研）　龙骨　禹余粮（煅，醋淬二七遍，研，各一两半）

上一十六味，捣研为末。炼蜜和丸如梧桐子大。每服三十丸，牛乳汁下。

24. 知母丸（《圣济总录·卷第五十九·消中》）

治消渴消中久不瘥。

知母（焙）　麦门冬（去心，焙，各一两）　犀角（镑）　铅霜　鸡肶胵（炙）　土瓜根（各半两）　白茯苓（去黑皮）　黄连（去须，各三分）　金箔（二十片）

上九味，捣罗为末，炼蜜为丸如梧桐子大。每服十丸，煎人参汤下。

25. 苦参丸（《圣济总录·卷第九十三·骨蒸传尸门·骨蒸烦渴》）

治骨蒸消渴消中，热中渴利，心热，风虚热、传尸。

苦参（五两）　黄连（去须）　知母（锉，焙）　栝蒌根　牡蛎粉　麦门冬（去心，焙，各三两）

上六味，捣罗为末，以生牛乳和丸如梧桐子大，曝干。每服十五丸，或二十丸，食后浆水下。

26. 参苓丸（《圣济总录·卷第四十七·胃

门·食亦》）

治胃中结热，消谷善食，不生肌肉。

人参　赤茯苓（去黑皮）　菖蒲　远志（去心）　地骨皮　牛膝（酒浸，切，焙，各一两）

上六味，为细末，炼蜜和丸如梧桐子大。每服二十丸，温水饮下，日三，不拘时。

27. 龙胆汤（《圣济总录·卷第四十七·胃门·食亦》）

治胃热善食而瘦。

龙胆　黄连（去须）　木通（锉）　柴胡（去苗）　麦门冬（去心，焙）　人参（各一两）　陈橘皮（去白，焙）　黄芩（去黑心，各半两）

上八味，粗捣筛。每服三钱匕，以水一盏煎取七分，去滓温服，食后日二。

28. 甘露饮（《圣济总录·卷第四十七·胃门·食亦》）

治胃热善食，不生肌。

生干地黄（焙）　熟干地黄（焙）　天门冬（去心，焙）　麦门冬（去心，焙）　枇杷叶（去毛）　黄芩（去黑心）　石斛（去根）　甘草（炙，锉）　枳壳（去瓤麸炒）　山茵陈（各一两）

上一十味，粗捣筛。每服三钱匕，水一盏，煎取七分，去滓，食后温服，日二。

29. 沉香汤（《圣济总录·卷第四十七·胃门·食亦》）

治胃热消谷善饥，不为肌肤。

沉香　人参　麦门冬（去心）　地骨皮　生干地黄（焙）　小草　甘草（炙，各一两）

上七味，粗捣筛。每服五钱匕，水一盏半同煎至八分，去滓温服，日三，不拘时。

30. 升麻汤（《圣济总录·卷第四十七·胃门·食亦》）

治胃热消谷善饥，不生肌肉，病名食亦。

升麻　栀子仁　射干　赤茯苓（去黑皮，各三两）　芍药（四两）　白术（五两）　生地黄汁　蜜（各一升）

上八味，㕮咀六味如麻豆大。每服五钱匕，以水一盏半，煎取一盏，去滓，下地黄汁半合，再煎两沸，次下蜜半匙，共煎取一盏，温服，老小以意加减。

31. 干地黄汤（《圣济总录·卷第四十七·胃门·食亦》）

治胃热善食而瘦，病名食亦。

生干地黄　麦门冬（去心，焙）　栝蒌根（各三两）　甘草（炙，锉）　枳壳（去瓤麸炒）　黄芩（去黑心，各一两）

上六味，粗捣筛。每服五钱匕，水一盏半煎至七分，去滓温服，日二三。

32. 消痞丸（《黄帝素问宣明论方·卷四·热门·诸病总论》）

治积湿毒热甚者，身体面目黄，心胁腹满呕吐，不能饮食，痿弱难以运动，咽嗌不利，肢体焦痒，眩悸膈热，坐卧不宁，心火有余而妄行，上为咳血衄血，下为大小便血，肠风痔瘘，三焦壅滞，闷瘅热中消渴，传化失常，小儿疳积热。

黄连　甘葛（各一两）　黄芩　大黄　黄柏　栀子　薄荷　藿香　厚朴　茴香（炒，各半两）　木香　辣桂（各一分）　青黛（一两，研）　牵牛（二两）

上为细末，滴水丸如小豆大。每服十丸，新水下，温水亦得。小儿丸如麻子大。病本湿热内甚，本自利者，去大黄、牵牛。忌发热诸物。

33. 解风散（《黄帝素问宣明论方·卷二·诸证门·风成寒热证》）

因于露风，寒热之始腠理，次入胃，食不化，热则消中，寒栗振动也。治风成寒热，头目昏眩，肢体疼痛，手足麻痹，膈上壅滞。

人参　川芎　独活　麻黄（去节，汤洗，焙，各一两）　甘草（一两）　细辛（去苗，半两）

上为末。每服三钱，水一盏半，生姜五片、薄荷叶少许，同煎至八分，不计时候。

34. 姜粉散（《三因极一病证方论·卷之十·三消治法》）

治消中。多因外伤瘅热，内积忧思，喜啖咸食及面，致脾胃干燥，饮食倍常，不为肌肤，大便反坚，小便无度。

生姜（研汁控粉）　轻粉

上搜匀。每服二钱匕，长流水调下，齿浮是效，次投猪肚丸补。

35. 乌梅木瓜汤（《三因极一病证方论·卷之十·三消治法》）

治酒食过度，中焦蕴热，烦渴枯燥，小便并多，遂成消中。兼治瘴渴。所谓瘴渴者，北人往南方瘴地，多有此疾。

木瓜干　乌梅(打破,不去仁)　麦蘖(炒)　甘草　草果(去皮,各半两)

上锉散。每服四大钱,水盏半,姜五片,煎七分,去滓,不以时候。

36. 白术散(《普济方·卷一百七十八·消渴门·消中》)

治消谷消中善饥。

人参　白术　白茯苓　甘草(炙)　藿香叶(去土,各一两)　白干葛(二两)　木香(半两)　北五味(去梗根)　柴胡(去毛)　枳壳(去瓤,各半两)

上锉散。每服三钱,新水煎去滓,不拘时服。

37. 猪俯丸(《丹溪手镜·卷之下·消渴》)

治消中。

猪俯(一个)　连(五两)　麦门冬(去心,四两)　知母(四两)　栝蒌根(四两)

上四味入俯中缝之,蒸烂,乘热于砂盆内杵,丸如坚加蜜,丸桐子大,服四五十丸。

38. 猪肚丸(《医学纲目·卷之二十一脾胃门·消瘅门》)

治消渴。

猪肚(一个)　黄连(一两)　栝蒌根(四两)　麦门冬(去心,四两)　知母(一两)

为细末,纳猪肚中,线缝之,置甑中蒸极烂,乘热于石臼中杵,可丸为度。如硬,加少蜜为丸。每服三十丸,渐加至四五十丸,渴则服之。(《三因方》)多粱米、杜仲。《本草》云:猪肚能补中益气止渴。

39. 顺利散(《医学纲目·卷之二十一·脾胃门·消瘅门》)

治中热在胃而能食,小便赤黄微利,至不欲食为效,不可多利。

厚朴　枳实(各一两)　大黄(煨,四两)

每服五钱,水煎,食远服。

40. 参蒲丸(《医学纲目·卷之二十一脾胃门·消瘅门》)

治食亦,胃中结热,消谷善食,不生肌肉。

人参　赤茯苓　菖蒲　远志　地骨皮　牛膝(酒浸,各一两)

上为末,炼蜜丸。每服二十丸,米饮下。

41. 代茶新饮(《普济方·卷二百六十三·服饵门·神仙服饵》)

除风破气,理丹石,补腰脚,聪耳明目,坚肌长肉,暖筋骨,通腠理。头脑闭闷,眼睛疼痛,心虚脚弱,不能行步,其效不可言;若患脚气,肺气,疝气,咳嗽,入口即愈;患消中消渴尤验。

黄芪　通草(各二斤)　茯苓　桑根白皮　干姜　干葛(各一斤)　鼠粘根(二斤,湿加二斤)　枸杞根(洗)　生干地黄　忍冬(十二月采枝茎并叶阴干,湿加五两)　薏苡仁(各十一两)　菝葜(八两)　麦门冬(去心)　葳蕤(各五两)

上并拣择取州土坚实上者,刮削如法,然后秤大斤两,各各别捣,以马尾罗子筛之,不用细搅,令匀调重筛,务令相入,不令偏并,别取黄柏皮、楮白皮根,相兼细切者,取浓汁,和搜令硬软得所,更于臼中捣,别作一竹卷子,围阔二寸半,二分以下,随时斟量大小厚薄作之,此亦无定。用手依摸捻作饼子,中心穿孔,日曝干,百余饼为一串,即以葛蔓为绳贯之,竹篾亦可,挂之通风阴处妙。若须煮用,炭火上炙令香熟勿令焦,臼中捣末,任随时取足,煎以代茶,大都浓薄量之,着少盐煮之,频捣之即滑美,着盐橘皮、荜茇亦佳。禅居高士,特宜多饮,畅脏腑,调适血脉,少服益多,心力无劳,饥饱饮之甚良。若腊月腊日合之,十年不败。

42. 附子猪肚丸(《普济方·卷一百七十八·消渴门·消中》)

治消中多因外伤瘅热,内积忧思,喜啖咸食及面,致脾胃干燥,饮食倍常,不生肌肤,大便反坚,小便无度。

附子(炮,去皮脐)　槟榔(不焙,各一两)　鳖甲(醋炙,两半)　当归　知母　木香(炮)　川楝(锉,炒)　秦艽(去苗、土)　大黄(酒蒸)　龙胆草　白芍药　破故纸(酒浸炒,各半两)　枳壳(麸炒去瓤,各半两)

上为末,分作三分,将二分入猪肚内,缝定,以蒸酒三升,童子小便五升,同入砂钵内,熬干研烂细,入一分末,同搜捣为丸如梧桐子大。每服五十丸,温酒米汤下。

43. 猪肾荠苨汤(《普济方·卷一百七十八·消渴门·消中》)

治消中日夜尿七八升者。

猪肾(一具)　大豆(一升)　荠苨　石膏(各二两)　人参　茯神(一作茯苓)　磁石(棉裹)　知母　葛根　黄芩　甘草　栝蒌(各二两)

上㕮咀。以水一斗五升,先煮猪肾、大豆取一斗,去滓下药,煮取三升,分三服,渴即饮之。下焦热者,夜辄合一剂,病势渐歇即止。

44. 荠苨丸(《普济方·卷一百七十八·消渴门·消中》)

治强中为病,茎长兴盛,不交精液自出,消渴之后,多作痈疽,多由过服丹石所致。

荠苨　大豆(去皮)　茯神(去木)　磁石(煅研极细)　玄参　栝蒌根　地骨皮(去末)　石斛(去根)　熟地黄(酒蒸)　鹿角(各一两)　沉香(不见火)　人参(各半两)

上为末,用猪肾一具,煮如食法,杵烂和为丸如梧桐子大。每服七十丸,空心,用盐汤送下。如不可丸,少入酒糊亦可,炼蜜丸亦可。

45. 石子荠苨汤(《普济方·卷一百七十八·消渴门·消中》)

治强中,多因耽嗜色欲,及快意饮食,或服丹石,真气既脱,药气阴发,致烦渴饮水,饮食倍常,阴气常兴,不交精自出,中焦虚热,注于下焦,三消之中,最为难治。

荠苨　石膏(各三两)　人参　茯神　栝蒌根　磁石(煅碎)　知母　干葛　黄芩　甘草(各二两)

上锉为散。每用水三盏,腰子一个去脂膜,黑豆一合,煮至盏半,去腰子、大豆,入药四钱,煎至七分,去滓食后服,下焦热则夜间服。渴止勿服,次投补药。

46. 顺气散(《普济方·卷一百七十八·消渴门·消中》)

治消中者,热在胃而能饮食,小便黄赤,以此下之,不可多利,微利至不欲食而愈。

厚朴(一两,制)　大黄(四钱)　枳实(二钱)

上锉,水煎五钱,食远服。

47. 神效散(《普济方·卷一百七十八·消渴门·消中》)

治消中渴不止,心神烦热,皮肤干燥。

浮萍草(三两,干者)　土瓜根(一两半)

上为散。每服二钱,以牛乳汁调下,不计时候。

48. 菟丝子丸(《普济方·卷一百七十八·消渴门·消中》)

治精血枯竭,肌肉消瘦发渴。

菟丝子(洗净,酒浸炒干)

上为末,蜜丸梧桐子大。每服五七十丸,米饮吞下,为末调服亦得。一方煎菟丝子汤下;又方蜜合面糊丸。

49. 苁蓉丸(《普济方·卷一百七十八·消渴门·消中》)

治消渴。

苁蓉　五味子　山茱萸(各等分)

上为细末,炼蜜丸如梧桐子大。每服三十丸,用盐酒饮下。

50. 茱萸丸(《普济方·卷一百七十八·消渴门·消中》)

其人素渴引饮,一旦不渴,小便日夜数十行,气乏肉消,谓之消中,宜服此药。

苁蓉　五味子　山茱萸　干山药

上件药等分,捣罗为细末,以酒煮面糊为丸如桐子大。每服三十丸,空心米饮下。

51. 止渴润燥汤(《普济方·卷一百七十八·消渴门·消中》)

治消中大便秘涩燥硬,兼喜温饮,阴头退缩,舌白,唇口干燥,眼涩,黑处如见浮云。

升麻(一钱半)　柴胡(七分)　甘草(二分)　黄柏(一钱,酒浸)　知母(一钱)　石膏(七分)　杏仁(六枚)　桃仁泥(一钱)　麻仁泥(一钱)　当归身(八钱)　红花(少许)　防风根(三钱)　荆芥穗(一钱)　熟地黄(三分)　小椒(二分)　细辛(一分)

上㕮咀,都作一服,水二碗,煎至一盏,去滓,食后温服。忌辛热物。

52. 清凉饮子(一名生津甘露汤)

1)《普济方·卷一百七十八·消渴门·消中》

治消中,能食而瘦,口干舌干,大便燥结,小便频数。

羌活(一钱)　柴胡(一钱)　升麻(四钱)　防风(五分)　当归身(六分)　生甘草(五钱)　炙甘草(一钱)　石膏(一钱半)　知母(一钱,酒浸)　汉防己(五分)　草龙胆(酒制,一钱五分)　黄柏(一钱五分)　红花(少许)　桃仁(五枚)　杏仁(十枚)　生地黄(酒制,五分)　黄芪(一钱)　黄芩(酒制,一钱)

上㕮咀,如麻豆大。都作一服,水二盏,酒一匙,煎至一盏,去滓,稍热食后服。

2)《古今医统大全·卷之五十二·消渴门·药方》

治中消,能食而瘦、口舌干、自汗、大便结、小便数。

升麻(四分) 防风 甘草(半,炙) 防己 生地黄 当归(六分) 柴胡 羌活 黄芪(炙) 知母 黄芩(酒炒,各八分) 桃仁(去皮尖,十枚,另研) 龙胆草(酒洗) 石膏 黄柏(各一钱) 杏仁(十枚,另研)

上水二盏煎一盏,温服。

53. 甘草石膏汤(一名清神补气汤)(《普济方·卷一百七十八·消渴门·消中》)

治消病全愈,再添舌白滑微肿,咽喉咽唾觉痛,嗌肿时有浊白沫如胶,饮冷则稍缓,及有口干、腹下不能如肉起。

升麻(一钱半) 柴胡(七分) 桃仁(一钱) 当归(一钱) 知母(一钱) 甘草(五分) 石膏(六分) 杏仁(六枚) 熟地黄(三分) 小椒(二枚) 细辛(一钱) 黄连(三分) 红花(少许) 防己(一钱) 荆芥穗(一钱) 生地黄(一分)

上件锉如麻豆大,都作一服,水二盏煎至一盏,去滓,稍热食后服。

54. 和血益气汤(《奇效良方·卷之三十三·消渴门·消渴通治方》)

治消渴消中诸方,只止燥渴,殊不知足阳明胃主血所生病,手阳明大肠主津所生病,此方治口舌干,小便数,舌上赤脉,生津液,除干燥,长肌肉。

生地黄(酒浸) 黄柏(酒浸) 升麻(以上各二钱) 杏仁(去皮尖,炒,十二个) 防己(酒浸) 知母(酒浸) 羌活(以上各一钱) 桃仁(去皮尖,炒,十二个) 石膏(一钱半) 黄连(酒浸,一钱六分) 当归(酒浸,八分) 麻黄(六分) 红花(三分) 柴胡(六分) 甘草(生用五分,炙用六分)

上㕮咀,作二贴。每贴用水二盏,煎至七分,不拘时温服。

55. 生津润燥汤(《医方集宜·卷之五·消渴门·治方》)

治消中,血少,大便秘涩,口干,肉削。

黄柏 当归 知母 肉苁蓉 升麻 桃仁 麻仁 防风 熟地黄 甘草梢

水二钟,煎八分,食前服。

56. 人参白术汤(《古今医统大全·卷之五十二·消渴门·药方》)

治胃膈瘅热烦满,饥不欲食,瘅成为消中,善食而瘦,燥热郁甚而成消渴,多饮水而小便数;兼疗一切阴虚阳实,风热燥郁,头目昏眩,中风偏枯,酒过积毒,肠胃燥涩;并伤寒杂病,产后烦渴,气液不得宣通。

人参 白术 当归 芍药 大黄 栀子 荆芥穗 薄荷 桔梗 知母 泽泻(各半两) 茯苓 连翘 栝蒌根 干葛(各一两) 甘草(三两) 藿香叶 青木香 官桂(各二钱) 石膏(二两) 寒水石(二两) 滑石(八两)

上为细末。每服五钱,水一盏入盆硝半两、生姜三片煎半盏,入蜜少许,温服;渐加至十余钱,得脏腑流利取效。如常服,以意加减。如肠胃郁结,湿热内甚,自利者,去大黄、芒硝服。

57. 甘露膏(《古今医统大全·卷之五十二·消渴门·药方》)

治消渴饮水,善食而瘦,自汗,大便结燥,小便频数。

半夏 甘草(半炙) 白蔻仁 人参 兰香叶 升麻 连翘 桔梗(各五分) 防风(一钱) 知母(酒炒,钱半) 石膏(三钱)

上为细末,汤浸蒸饼,和作薄片晒干,为粗末。食后姜汤下二钱。

58. 加味白术散(《古今医统大全·卷之五十二·消渴门·药方》)

治消谷善饥。

人参 白术 茯苓 甘草(炙) 藿香(各八分) 干葛(一钱) 木香 枳壳(麸炒) 五味子 柴胡(各四分)

水煎,食远温服。

59. 明目地黄丸(《医学入门·外集卷六·杂病用药赋》)

治男妇肝胆积热,肝虚目暗,膜入水轮,漏暗眵泪,眼见黑花,混睛冷泪翳膜及肝肾俱虚,远年近日,暴热赤眼,风毒气眼;兼治干湿脚气,消中消渴,诸风气等疾。

生地 熟地(各一两) 牛膝(三两) 防风 枳壳 杏仁(各四两)

为末,蜜丸梧子大。每三十丸,空心温酒、盐汤下。

60. 调胃承气汤(《医方考·卷四·消渴门第三十五》)

中消者,善食而溲,此方主之。

大黄(四钱)　芒硝(五钱)　甘草(二钱)

《经》曰:瘅成为消中。瘅者,热也。消中者,善食而溲也。大黄苦寒,可以攻热。芒硝咸寒,可以润燥,甘草甘平,可以调中。

61. 朽木汤(《医方考·卷四·消渴门第三十五》)

此消渴之良方也。

取朽木方寸者三十枚,煎汤饮之。得水土中者良。

《经》曰:热中、消中富贵人。盖以消渴之病,责之肥甘炮炙、嗜酒耽辛之所致也,非富贵人何以得之?朽木年深而质腐,腐者水之气,水足以制火,故腐足以胜焦。热中、消中皆焦证也,故此物主之。

62. 三黄丸(《济阳纲目·卷三十三·三消·治中消方》)

治消渴不生肌肉而能食。

春三月:黄芩(四两)　大黄(二两)　黄连(四两)

夏三月:黄芩(六两)　大黄(一两)　黄连(一两)

秋三月:黄芩(六两)　大黄(二两)　黄连(三两)

冬三月:黄芩(三两)　大黄(五两)　黄连(三两)

上三味,随时加减,捣为细末,炼蜜为丸如大豆大。每服五丸,日三服,不去加七丸,服一月病愈。

63. 兰香饮子(《济阳纲目·卷三十三·三消·治中消方》)

治消渴饮水极多,善食而瘦,自汗,大便秘结,小便频数。

石膏(三钱)　知母　生甘草　防风(各四钱)　炙甘草　人参　兰香叶　白豆蔻　连翘　桔梗　升麻(各五分)　半夏(二分)

上为末,蒸饼为丸;或捏成饼,晒干为末,淡姜汤调下。

64. 铁粉丸(《济阳纲目·卷三十三·三消·治中消方》)

治脏腑枯燥,口干引饮,小便如脂。

铁粉(水飞)　鸡肶胵(炙焦)　黄连(各三两)　牡蛎(二两)

上为末,蜜调成剂,以酥涂杵熟丸如桐子大。每三十丸,加至四十丸,粟米饮下。

65. 苦楝汤(《济阳纲目·卷三十三·三消·治中消方》)

治渴有虫者。

苦楝根(去皮,焙干)

上入麝香少许,水煎,空心服。虽困顿不妨,自便下虫,状如蛔虫,其色真红,而渴顿止。

66. 玉烛散(《资生集·卷一·经闭·治血枯经闭》)

治胃热消渴减食渐瘦,津液为热燥竭,以致血海干枯。

四物合(用生地)　大黄　芒硝　甘草(各等分)

上锉。每服八钱,水煎食前服。

五、治下消方

1. 增损肾沥汤(《小品方·卷第三·治虚劳诸方》)

治肾气不足,消渴引饮,小便过多,腰背疼痛方。

肾(一具,猪羊并得)　远志(二两)　麦门冬(一升,去心)　人参(二两)　五味子(二合)　泽泻(二两)　干地黄(二两)　茯苓(一两)　桂心(二两)　当归(二两)　芎䓖(二两)　黄芩(一两)　芍药(一两)　生姜(三两)　枣(二十枚)　螵蛸(二十枚,炙)　鸡肶胵里黄皮(一两)

上十七味,以水一斗五升,煮肾取一斗三升,去肾煎药取三升,去滓,分三服。忌生葱、芜荑、酢物。

2. 茯神丸(一名宣补丸)

1)《备急千金要方·卷二十一·消渴淋闭方·消渴第一》

治肾消渴,小便数者。

茯神　黄芪　人参　麦冬　甘草　黄连　知母　栝蒌根(各三两)　菟丝子(三合)　苁蓉　干地黄　石膏(各六两)

上十二味为末,牛胆汁三合,和蜜为丸如梧子大。以茅根煎汤,服三十丸,日二服,渐加至五十丸。

2)《外台秘要·卷第十一·消中消渴肾消方八首》

疗肾消渴,小便数。

黄芪(三两) 栝蒌(三两) 麦门冬(三两,去心) 茯神(三两) 人参(三两) 甘草(三两,炙) 黄连(三两) 知母(三两) 干地黄(六两) 石膏(六两,研) 菟丝(三两) 肉苁蓉(四两)

上十二味末之,以牛胆汁三合,共蜜和丸梧子大。以茅根汁服三十丸,日渐加至五十丸。

3)《普济方·卷一百七十八·消渴门·消肾》

治消肾多渴,小便数。

黄芪(锉) 栝蒌根 麦门冬(去心,焙) 甘草(炙) 人参 白茯苓(去黑皮,锉) 黄连(去须) 知母(切,焙,各三两) 石膏(碎) 干熟地黄(锉,各六两) 肉苁蓉(酒浸,薄切,焙干,四两) 菟丝子(酒浸一宿,别捣为末,一两)

上除菟丝子外,捣为末和匀,用牛膝汁三合,并炼蜜同和为剂,丸如梧桐子大。每服三十丸,煎葛根汤下,不拘时。一方有茯神,无白茯苓。

3. 阿胶汤(《备急千金要方·卷二十一·消渴淋闭方·消渴第一》)

治虚热,小便利而多服石散,人虚热,当风取冷患脚气,喜发动兼渴消肾,脉细弱方。

阿胶(二挺) 麻子(一升) 附子(一枚) 干姜(二两) 远志(四两)

上五味为末,以水七升,煮取二升半,去滓,纳胶令烊,分三服。说云:小便利多白,日夜数十行至一石,频服五日良。

4. 肾沥汤

1)《外台秘要·卷第十一·消中消渴肾消方八首》

疗肾气不足,虚损消渴,小便数,腰痛。

羊肾一具(去脂膜,切) 远志(二两,去心) 人参(二两) 泽泻(二两) 干地黄(二两) 桂心(二两) 当归(二两) 龙骨(二两) 甘草(二两,炙) 麦门冬(一升,去心) 五味子(五合) 茯苓(一两) 芎䓖(二两) 黄芩(一两) 生姜(六两) 大枣(二十枚)

上十六味切,以水一斗五升,煮羊肾取一斗二升,纳药取三升,分三服。忌海藻、菘菜、生葱、酢物、芜荑。

2)《圣济总录·卷第五十八·消渴门·消渴小便白浊》

治消渴,小便白浊如脂。

白羊肾(一具,去脂膜,切) 黄芪(锉) 杜仲(锉,炒) 五味子 生姜(切,各一两半) 生干地黄(焙,一两) 人参(半两) 枣(五枚,去核) 磁石(三两,椎碎绵裹)

上九味,除羊肾、磁石外,锉碎分为二剂,先以水四升,煎肾与磁石及二升,去肾然后下诸药,再煎取八合,去滓分二服,食前。

5. 枸杞汤(《医心方·卷第十二·治内消方第三》)

《小品方》云:夫内消之为病,皆热中所作也。小便多于所饮,令人虚极短气。内消者,食物皆消作小便去而不渴也,治之枸杞汤。

枸杞枝叶(一斤) 冬根(三两) 栝蒌根(三两) 石膏(一名细石,三两,一方无) 黄连(三两) 甘草(二两)

凡五物切,以水一斗煮取三升,一服五合,日三。

6. 熟干地黄散(《太平圣惠方·卷第五十三·治消肾诸方》)

治消肾,小便滑数,口干心烦,皮肤干燥,腿膝消细,渐至无力。

熟干地黄(一两) 鸡肶胵(一两,微炒) 黄芪(一两,锉) 白茯苓(一两) 麦门冬(三分,去心) 龙骨(一两半) 桑螵蛸(三分,微炒) 牡蛎粉(一两) 人参(一两,去芦头) 牛膝(一两,去苗) 枸杞子(三分)

上件药,捣筛为散。每服三钱,以水一中盏煎至六分,去滓,不计时候温服。

7. 肾沥丸(《太平圣惠方·卷第五十三·治消肾诸方》)

治消肾,肾气虚损,发渴,小便数,腰膝痛。

鸡肶胵(一两,微炒) 远志(一两,去心) 人参(一两,去芦头) 黄芪(一两,锉) 桑螵蛸(一两,微炒) 泽泻(一两) 熟干地黄(一两) 桂心(一两) 当归(一两) 龙骨(一两) 甘草

(半两,炙微赤,锉) 麦门冬(二两,去心) 五味子(半两) 磁石(三两,捣碎,水淘去赤汁) 白茯苓(一两) 芎䓖(二两) 玄参(半两)

上件药,捣筛为散。每服,用羊肾一对,切去脂膜,先以水一大盏(半)煮羊肾至一盏,去水上浮脂及肾,次入药五钱、生姜半分,煎至五分,去滓,空心温服,晚食前再服。

8. 白茯苓丸(《太平圣惠方·卷第五十三·治消肾诸方》)

治消肾,因消中之后,胃热入肾,消烁肾脂,令肾枯燥,遂致此疾,即两腿渐细,腰脚无力。

白茯苓(一两) 覆盆子(一两) 黄连(一两,去须) 人参(一两,去芦头) 栝蒌根(一两) 熟干地黄(一两) 鸡肶胵(五十枚,微炒) 萆薢(一两,锉) 玄参(一两) 石斛(三分,去根锉) 蛇床子(三两)

上件药,捣罗为末,炼蜜和捣三五百杵,丸如梧桐子大,每于食前,煎磁石汤下三十丸。

9. 肉苁蓉丸

1)《太平圣惠方·卷第五十三·治消肾诸方》

治消肾,小便滑数,四肢羸瘦,脚膝乏力。

肉苁蓉(一两,酒浸一宿刮去皱皮,炙干) 熟干地黄(一两半) 麦门冬(二两,去心,焙) 泽泻(半两) 五味子(半两) 桂心(半两) 巴戟(半两) 地骨皮(三分) 当归(半两) 磁石(一两,烧醋淬七遍,捣碎研如粉) 黄芪(一两,锉) 人参(一两,去芦头) 鸡肶胵(一两,微炒) 赤石脂(半两) 韭子(半两) 白龙骨(半两) 甘草(半两,炙微赤,锉) 禹余粮(三分,烧醋淬三遍,研如粉) 牡丹(半两) 桑螵蛸(一两半,微炒)

上件药,捣罗为末,入研了药令匀,炼蜜和捣三五百杵,丸如梧桐子大。每于食前,以清粥饮下三十丸。

2)《圣济总录·卷第五十八·消渴门·消渴小便白浊》

治消渴,尿脂小便如泔。

肉苁蓉(去皱皮,酒浸,切,焙) 泽泻 五味子 巴戟天(去心) 当归(切,焙) 地骨皮(各一两) 磁石(煅,醋淬七遍) 人参 赤石脂(各一两半) 韭子(炒) 白龙骨 甘草(炙,锉) 牡丹皮(各一两) 熟干地黄(焙,一两) 禹余粮(煅,三分) 桑螵蛸(炙,四十枚)

上一十六味,捣罗为末,炼蜜丸如梧桐子大,每服二十丸,以牛乳下,日三。

3)《圣济总录·卷第五十二·肾脏虚损骨痿羸瘦》

治肾脏虚损,小便多,骸胫无力,日渐羸瘦,名曰消肾。肉苁蓉丸方

肉苁蓉(去皱皮,酒炙) 附子(炮裂,去脐皮) 白蒺藜(炒,去角) 桑螵蛸(炒,各二两) 五味子(炒) 龙骨(研,各一两) 黄芪(锉炒) 菟丝粉 石斛(去根,各一两半)

上九味,捣罗为末,炼蜜和丸如梧桐子大。每服二十丸,空心盐汤下。

10. 黄芪丸

1)《太平圣惠方·卷第五十三·治消肾诸方》

治消肾,心神虚烦,小便无度,四肢羸瘦,不思饮食,唇口干燥,脚膝乏力。

黄芪(三分,锉) 熟干地黄(一两) 麦门冬(二两,去心,焙) 鸡肶胵(一两,微炙) 山茱萸(三分) 人参(三分,去芦头) 五味子(三分) 肉苁蓉(一两,酒浸一宿,刮去皱皮,炙干) 地骨皮(半两) 白茯苓(半两) 玄参(半两) 牛膝(一两,去苗) 补骨脂(一两,微炒) 鹿茸(一两,去毛,涂酥炙令黄)

上件药,捣罗为末,炼蜜和捣三五百杵,丸如梧桐子大。每于食前,以粥饮下三十丸。

2)《太平圣惠方·卷第五十三·治消肾小便白浊诸方》

治消肾,小便白浊,四肢羸瘦,渐至困乏。

黄芪(一两,锉) 白茯苓(三分) 黄连(一两,去须) 土瓜根(三分) 熟干地黄(一两) 麦门冬(二两,去心,焙) 玄参(三两) 地骨皮(三分) 牡蛎(一两,烧为粉) 龙骨(三分) 栝蒌(半两,锉) 人参(三分,去芦头) 桑螵蛸(三分,微炙) 五味子(三分) 鹿茸(一两,去毛,涂酥炙微黄)

上件药,捣罗为末,炼蜜和捣五七百杵,丸如梧桐子大。每于食前,以清粥饮下三十丸。

11. 干地黄丸(《太平圣惠方·卷第五十三·治消肾诸方》)

治消肾烦渴,小便数多,味如饧糖,脚弱阴萎,唇干眼涩,身体乏力。

熟干地黄(二两) 五味子(半两) 黄芪(三分,锉) 枸杞子(三分) 肉苁蓉(三分,酒浸一宿,刮去皱皮,炙干) 麦门冬(一两半,去心,焙) 薯蓣(三分) 泽泻(半两) 远志(半两,去心) 菟丝子(一两,酒浸三日曝干,别捣为末) 牛膝(半两,去苗) 玄参(半两) 车前子(半两) 桑螵蛸(半两,微炒) 白石英(一两,细研,水飞过) 山茱萸(半两) 桂心(半两) 人参(半两,去芦头) 附子(半两,炮裂,去皮脐) 牡丹〔三分(两)〕 甘草(半两,炙微赤,锉) 白茯苓(三分)

上件药,捣罗为末,入石英,研令匀,炼蜜和捣五七百杵,丸如梧桐子大。每于食前,以温酒下三十丸,粥饮下亦得。

12. 鹿茸丸

1)《太平圣惠方·卷第五十三·治消肾诸方》

治消肾,气虚羸瘦,四肢无力,小便色白,滑数不禁,不思饮食,心神虚烦。

鹿茸(二两,去毛,涂酥炙微黄) 人参(三分,去芦头) 泽泻〔五(三)分〕 赤石脂(三分) 石斛(三分,去根,锉) 熟干地黄(二两) 麦门冬(一两半,去心,焙) 白茯苓〔二(三)分〕 草薢(三分,锉) 白芍药(三分) 甘草(一分,炙微赤,锉) 黄芪(三分,锉) 桑螵蛸(半两,微炒) 子苓(半两) 龙骨(三分) 桂心(半两) 牡蛎(一两,烧为粉)

上件药,捣罗为末,炼蜜和捣五七百杵,丸如梧桐子大。每日空心及晚食前,以清粥饮下二十丸。

2)《太平圣惠方·卷第五十三·治消肾小便白浊诸方》

治消肾,小便滑数白浊,将欲沉困。

鹿茸(一两半,去毛,涂酥炙微黄) 黄芩(三分) 人参(三分,去芦头) 土瓜根(三分) 肉苁蓉(一两半,酒浸一宿,刮去皱皮,炙干) 鸡肶胵(十枚,微炙) 菟丝子(三两,酒浸三日曝干,别捣为末)

上件药,捣罗为末,炼蜜和捣三五百杵,丸如梧桐子大。每于食前,以清粥饮下三十丸。

3)《世医得效方·卷第七·大方脉杂医科·消渴·肾消》

治失志伤肾,肾虚消渴,小便无度。

鹿茸(去毛,切,酒浸炙,七钱) 麦门冬(去心,二两) 熟地黄(洗净) 黄芪(去芦) 鸡肶胵(麸炒) 苁蓉(酒浸) 山茱萸(去核取肉) 破故纸(炒) 川牛膝(去芦,酒浸) 五味子(各三分) 白茯苓(去皮) 地骨皮(去骨,各半两) 人参(去芦,三分)

上为末,蜜丸如梧子大。每服三十丸至五十丸,米汤下。

13. 栝蒌根丸(《太平圣惠方·卷第五十三·治消肾诸方》)

治消肾,小便数。

栝蒌根(一两) 甘草(半两,炙微赤,锉) 黄连(一两,去须) 泽泻(一两) 赤石脂(半两) 熟干地黄(一两) 石膏(半两,细研) 黄芪(三分,锉) 黄丹(三分) 桑螵蛸(二七枚,微炒) 子苓(一两) 龙骨(三分) 牡蛎(一两,烧为粉) 菟丝子(一两,酒浸三日曝干,别捣为末)

上件药,捣罗为末,入研了药令匀,炼蜜和捣五七百杵,丸如梧桐子大。每服,不计时候,以清粥饮下三十丸。

14. 牡蛎丸(《太平圣惠方·卷第五十三·治消肾诸方》)

治消肾,小便滑数,虚极羸瘦。

牡蛎(一两,烧为粉) 鹿茸(二两,去毛,涂酥炙令微黄) 黄芪(一两半,锉) 土瓜根(一两) 人参(去芦头) 桂心(半两) 白茯苓(一两半) 熟干地黄(一两) 龙骨(一两) 甘草(半两,炙微赤,锉)

上件药,捣罗为末,炼蜜和捣三二百杵,丸如梧桐子大。每日空心及晚食前,以清粥饮下三十丸。

15. 枸杞子丸

1)《太平圣惠方·卷第五十三·治消肾诸方》

治消肾,久渴不瘥,困乏,小便滑数,心神虚烦。

枸杞子(一两) 白茯苓(一两) 黄芪(一两,锉) 鸡肶胵(一两半,微炙) 栝蒌根(三分) 泽泻(半两) 牡丹(半两) 山茱萸(半

两) 麦门冬(一两半,去心,焙) 牡蛎(一两,烧为粉) 桑螵蛸(三分,微炒) 车前子(三分)

上件药,捣罗为末,炼蜜和捣三二百杵,丸如梧桐子大。每于食前,以粥饮下三十丸。

2)《仁斋直指方论·卷之十七·消渴·消渴证治》

治消肾,久渴困乏,小便滑数。

枸杞 菟丝子(酒浸,研,焙) 白茯苓 黄芪(炙) 牡蛎粉 牛膝 熟地黄(洗) 麦门冬(去心,各一两) 鸡内金(微炙,一两半) 桑螵蛸 栝蒌根(各三分) 山茱萸 牡丹皮(各半两)

上末,炼蜜和捣三百杵,丸桐子大。每五十丸,食前粥饮下。

16. 薯蓣丸(《太平圣惠方·卷第五十三·治消肾诸方》)

治消肾,小便滑数,四肢少力,羸瘦困乏,全不思食。

薯蓣(一两) 鸡肶胵(一两,微炙) 牡丹(半两) 黄芪(半两,锉) 栝蒌根(半两) 白龙骨(半两) 白茯苓(半两) 山茱萸(半两) 麦门冬〔一(二)两,去心,焙〕 熟干地黄(一两) 桂心(半两) 泽泻(半两) 附子(半两,炮裂,去皮脐) 枸杞子(半两)

上件药,捣罗为末,炼蜜和捣三五百杵,丸如梧桐子大。每于食前,以清粥饮下三十丸。

17. 黄芪散

1)《太平圣惠方·卷第五十三·治消肾小便白浊诸方》

治消肾,心神烦闷,小便白浊。

黄芪(一两,锉) 麦门冬(一两,去心) 茯神(一两) 龙骨(一两) 栝蒌根(一两) 熟干地黄(一两) 泽泻(一两) 白石脂(一两) 桑螵蛸(一两,微炒) 甘草(三分,炙微赤,锉)

上件药,捣筛为散。每服四钱,以水一中盏,入生姜半分,枣三枚,煎至六分,去滓,每于食前温服。

2)《普济方·卷一百八十·消渴门·消肾小便白浊》

治消肾,小便滑数白浊,令人羸瘦,宜服。

五味子 黄芪(锉,各半两) 鸡肶胵(一两,微炙)

上件粗捣筛,以水三盏,煎至一盏半,去滓,食前分温三服。

18. 菟丝子散(《太平圣惠方·卷第五十三·治消肾小便白浊诸方》)

治消肾,小便多,白浊,或不禁。

菟丝子(一两,酒浸三日曝干,别捣为末) 蒲黄(一两半,微炒) 磁石(半两,烧醋淬七遍,细研,水飞过) 黄连(一两,去须) 肉苁蓉(一两,酒浸一宿,刮去皱皮,炙干) 五味子(一两) 鸡肶胵中黄皮(一两半,微炙)

上件药,捣细罗为散,入研了药令匀。每于食前,以清粥饮调下二钱。

19. 铁粉丸

1)《太平圣惠方·卷第五十三·治消肾小便白浊诸方》

治消肾,心肺热极,羸瘦乏力,口干心烦,小便如脂。

铁粉(一两,细研) 生干地黄(三两) 鸡肶胵〔二(一)两,微炙〕 牡蛎(二两,烧为粉) 黄连(一两,去须)

上件药,捣罗为末,入研了药令匀,炼蜜和捣三二百杵,丸如梧桐子大。不计时候,以粥饮下三十丸。

2)《圣济总录·卷第五十八·消渴门·消渴小便白浊》

治消渴,腑脏枯燥,口干引饮,小便如脂。

铁粉(研,水飞过,干秤三两,再研) 鸡肶胵(阴干,五枚,炙熟) 黄连(去须,三两) 牡蛎(炒,研如面,二两)

上四味,先捣二味,细罗为末,再与铁粉牡蛎研匀,炼蜜和剂,以酥涂杵熟捣,丸如梧桐子大。每服三十丸,食前煎粟米饮下,渐加至四十丸。

20. 桑螵蛸丸(《太平圣惠方·卷第五十三·治消肾小便白浊诸方》)

治消肾,小便白浊,久不瘥。

桑螵蛸(一两,微炒) 菟丝子(半两,汤浸三日曝干,别捣为末) 熟干地黄(二两) 山茱萸(三分) 黄连(一两,去须)

上件药,捣罗为末,炼蜜和捣三二百杵,丸如梧桐子大。每于食前,煎大麦饮下三十丸。

21. 黄连丸

1)《太平圣惠方·卷第五十三·治消肾小便白浊诸方》

治消肾,小便滑数,白浊,心神烦躁。

黄连(一两,去须)　栝蒌根(一两)　白龙骨(一两)　苦参(一两,锉)　牡蛎(一两,烧为粉)　山茱萸(一两)　葳蕤(一两)　土瓜根(一两)

上件药,捣罗为末,炼蜜和捣三二百杵,丸如梧桐子大。每服不计时候,煎大麦汤下三十丸。

2)《圣济总录·卷第五十八·消渴门·消渴小便白浊》

治消渴,饮水不知休,小便中如脂,舌干口渴。

黄连(去须)　栝蒌根(各五两)

上二味,捣罗为末,生地黄汁和剂,石臼内用木杵涂酥捣匀熟,丸如梧桐子大。每服三十丸,食后牛乳下,日二。

22. 补肾汤(《圣济总录·卷第五十一·肾脏门·肾虚》)

治肾虚怔悸恍惚,眼花耳聋,肢节疼痛,皮肤瘙痒,小腹拘急,面色常黑,黄疸消渴。

磁石(煅,醋淬七遍,研,一两)　五味子(炒)　附子(炮裂,去皮脐)　防风(去叉)　黄芪(锉,炒)　牡丹皮　桂去(皮)　甘草(炙,锉)　桃仁(去皮尖、双仁,炒令黄,各二两)

上九味,㕮咀如麻豆。每服五钱匕,以水一盏半,入生姜半分切,煎取八分,去滓,空心顿服。

23. 金牙石汤(《圣济总录·卷第五十八·消渴门·消渴小便白浊》)

治消渴,小便浓浊如面汁,此为肾冷。

金牙石(捣碎,研)　厚朴(去粗皮,涂生姜汁炙熟)　石菖蒲(各一两半)　贝母(煨,去心,一两)　乌梅(去核,微炒)　葶苈子(炒,别捣如膏,各三分)　桂(去粗皮)　高良姜　菟丝子(酒浸两宿曝干,微炒别捣,各半两)

上九味,先捣八味为粗末,次入金牙石再研匀。每服三钱匕,水一盏,入枣二枚去核,煎七分去滓,早晚食前温服。

24. 冬瓜饮(《圣济总录·卷第五十八·消渴门·消渴小便白浊》)

治消渴,能食而饮水多,小便如脂麸片,日夜无度。

冬瓜(一枚)　黄连(去须,十两,别捣为细末)

上二味,先取冬瓜剖开去瓤净,渗黄连末在瓜内,却用瓜顶盖,于热灰中煨熟,去皮细切烂研,布绞取汁。每服一盏至二盏,食前服,日三夜二。

25. 葶苈丸(《圣济总录·卷第五十八·消渴门·消渴小便白浊》)

治消渴下冷,小便浓白如泔,呕逆不下食。

葶苈子(慢火炒,别捣如膏,一两半)　枳壳(去瓤麸炒)　桂(去粗皮)　羚羊角(镑)　白茯苓(去黑皮)　柴胡(去苗)　鳖甲(去裙襕,醋浸炙)　防风(去叉)　菟丝子(酒浸两宿,焙干,炒,别捣)　牛膝(去苗)　安息香(各三分)　陈橘皮(汤浸去白,焙,一两)

上一十二味,捣罗为末,炼蜜和剂,酥涂杵捣匀熟,丸如梧桐子大。每服三十丸,空腹酒下。

26. 山茱萸丸

1)《圣济总录·卷第五十八·消渴门·消渴小便白浊》

治消渴,饮水极多,肢体羸弱,小便如米泔,腰膝冷痛,诸方不能治者。

山茱萸　栝蒌根(锉)　土瓜根(锉)　苦参　龙骨(细研,各一两半)　黄连(去须,三两半)

上六味,先捣罗五味,次入龙骨再研匀,用生栝蒌汁和剂,酥涂杵捣匀熟,丸如梧桐子大。每服三十丸,食后煎白茅根饮下,日三。

2)《圣济总录·卷第五十九·消肾》

治消肾,自腰以下,瘦弱无力,小便数或不禁。

山茱萸(一两)　黄芪(细锉)　杜仲(去粗皮,炙,锉)　肉苁蓉(酒浸一宿,切,焙,各一两半)　桂(去粗皮)　牛膝(去苗,酒浸焙)　韭子(慢火炒,各一两)

上七味,捣罗为细末,炼蜜和丸如梧桐子大。每服二十丸,煎黄芪汤下,日三服。

27. 茯苓汤(《圣济总录·卷第五十九·消渴后成水》)

治三焦气不宣通,膈壅停水,不下至肾,肾消肌肉化为小便。

赤茯苓(去黑皮)　泽泻　麦门冬(去心,焙)　杜仲(去粗皮,炙,各二两)　桑白皮(锉,三两)　桂(去粗皮,一两)　磁石(捣如麻粒大,淘去赤水,四两)

上七味,粗捣筛。每六钱匕,水二盏,枣三枚劈破,薤白五茎细切,煎至一盏,去滓分二服,空腹温服,如人行十里再服,至晚亦然。此药内消,不吐利,服一剂讫,津液未通,血脉未行,肌肤未润,更服一剂。

28. 地黄汤(《圣济总录·卷第五十九·消肾》)

治消肾脚胫瘦细,小便数;或赤似血色,脏腑虚冷者。

熟干地黄(锉)　麦门冬(去心,焙,各二两)　甘草(炙)　蒺藜子(炒去角,各半两)　干姜(炮,一两)　桂(去粗皮)　续断(各半两)

上七味,粗捣筛。每服三钱匕,水一盏煎至七分,去滓温服,日三夜二。

29. 黄芪饮(《圣济总录·卷第五十九·消肾》)

治消肾干渴,小便多,羸瘦少力。

黄芪(锉)　杜仲(去粗皮,炙,锉)　山茱萸　人参　知母(切,焙,各二两)　龙骨(碎,三两)

上六味,粗捣筛。每服四钱匕,水一盏半,枣一枚劈,煎至一盏,去滓温服,日三夜二。

30. 人参丸(《圣济总录·卷第五十九·消肾》)

治消肾,身体羸瘦。小便频数。

人参(三分)　鹿茸(去毛,酒炙,一两)　黄芪(锉,三分)　栝蒌根(一两)　桑螵蛸(炙,一两)　杜仲(去粗皮,炙,锉,三分)　鸡肫胵(四枚,炙)　山茱萸(三分)　菟丝子(酒浸一宿焙干,别捣为末,一两半)

上九味,捣罗为细末,炼蜜和丸梧桐子大。每服三十丸,煎枣汤下,日三服。

31. 金银箔丸(《圣济总录·卷第五十九·消肾》)

治消肾,口干眼涩,阴萎手足烦疼,小便多。

金箔　银箔(各一百片,细研)　泽泻(一两半)　天门冬(去心,焙)　肉苁蓉(酒浸一宿薄切,焙干,各二两半)　白茯苓(去黑皮,锉)　生干地黄(焙)　葛根(锉,各三两)　黄连(去须,四两)　麦门冬(去心,焙,二两半)　栝蒌根(二两)　巴戟天(去心)　五味子　干姜(炮,各一两半)　丹砂(细研,二两)

上一十五味,除别研外,捣罗为细末,再研匀,炼蜜和丸梧桐子大。每服二十丸至三十丸,煎粟米饮下,不拘时。

32. 磁石汤(《圣济总录·卷第五十九·消肾》)

治消肾,小便白浊如凝脂,形体羸瘦。

磁石(六两,别捣如米粒,分为二十帖,每煎时取一帖绵裹)　黄芪(细锉)　杜仲(去粗皮,炙,锉)　人参　五味子(各一两半)　熟干地黄(焙,二两)

上六味,除磁石外,粗捣筛,分为二十帖。每帖先用水三盏,羊肾一只,切作四片,去筋膜,与磁石一帖,同煎至二盏,去磁石羊肾,下药末,更同煎至一盏半,去滓,温分两服。

33. 磁石饮(《圣济总录·卷第五十九·消肾》)

治消肾渴燥。

磁石(三两)

上一味,粗捣筛,如米粒大,分作十帖。每服一帖,用水一碗煎至一盏,去滓温服,日三夜一。

34. 参附汤(《圣济总录·卷第五十九·消肾》)

治消肾,饮水无度,腿膝瘦细,小便白浊。

人参　附子(炮裂,去皮脐)　青黛(各半两)

上三味,㕮咀如麻豆。每服二钱匕,水一盏,楮叶一片切,煎七分,去滓温服,日二夜一。

35. 补肾丸(《圣济总录·卷第八十六·虚劳门·肾劳》)

治虚劳肾气不足,膝胫痛,阳气衰弱,小便数,囊冷湿,尿有余沥,精自出,阴痿不起,悲恚消渴。

麦门冬(去心,焙)　远志(去心)　干姜(炮)　防风(去叉)　乌喙(炮裂,去皮脐)　枸杞根　牛膝(去苗,酒浸,切,焙)　蒺藜　肉苁蓉(酒洗切,焙)　棘刺,菟丝子(酒浸一宿,别捣)　桂(去粗皮)　厚朴(去粗皮,生姜汁炙)　防葵　石龙芮　草薢　山芋(等分)

上一十七味,捣罗为末,炼蜜和鸡子白为丸如梧桐子大。每服十丸,食前温酒下,加至二十丸,日三。

36. 人参远志汤(《鸡峰普济方·卷第八·肝肾》)

治肾气不足,消渴,小便数,腰痛无力,消瘦。

远志　人参　泽泻　熟地黄　桂　当归　白茯苓　黄芩　甘草　芎䓖　白龙骨(各一)　五味

子(二分)。

上为细末,羊肾汤煎服,日三。

37. 熟干地黄丸(《鸡峰普济方·卷第十五·消渴》)

治痟肾,烦渴,小便数多,脚弱,阴萎,唇干,眼涩,身体乏力。

熟干地黄(二两) 五味子 泽泻 远志 牛膝 玄参 车前子 桑螵蛸 山茱萸 桂心 人参 附子(各半两) 黄芪 枸杞子 肉苁蓉 薯蓣 牡丹 白茯苓 甘草(各三分) 麦门冬(一两半) 菟丝子 白石英(各一两)

上为细末,入石英研令匀,炼蜜和杵三五百下,丸梧桐子大。每于食前,以温酒下三十丸。

38. 黄连黄芪丸(《鸡峰普济方·卷第十五·消渴》)

治痟肾,小便白浊,四肢羸瘦,渐至困乏。

黄芪 黄连 熟干地黄 牡蛎 鹿茸(各一两) 白茯苓 土瓜根 玄参 地骨皮 龙骨 人参 桑螵蛸 五味子(各三分) 麦门冬(二两) 菝葜(半两)

上为细末,炼蜜和杵五七百下,丸梧桐子大。每服三十丸,食前米饮下。

39. 茱萸黄芪丸(《鸡峰普济方·卷第十五·消渴》)

治痟肾,心神虚烦,小便无度,四肢羸瘦,不思饮食,唇舌干燥,脚膝乏力。

黄芪 山茱萸 人参 五味子(各三分) 熟干地黄 鸡肶胵 肉苁蓉 牛膝 补骨脂 鹿茸(各一两) 麦门冬(二两) 地骨皮 白茯苓 玄参(各半两)

上为细末,炼蜜和杵三五百下,丸梧桐子大。每于食前,以粥饮下三十丸。

40. 熟地黄散(《鸡峰普济方·卷第十五》)

治痟肾,小便滑数,口干心烦,皮肤干燥,腿膝消细,渐至无力。

熟干地黄 鸡肶胵 黄芪 白茯苓 牡蛎粉 人参 牛膝(各一两) 麦门冬 桑螵蛸 枸杞子(各三分) 龙骨(一两半)

上为细末。每服三钱,以水一中盏煎至六分,去滓,非时温服。

41. 人参鹿茸丸(《鸡峰普济方·卷第十五》)

治痟肾,小便滑数白浊,将欲沉困。

鹿茸 肉苁蓉(各一两半) 黄芩 人参 土瓜根(各三分) 鸡肶胵(十个) 菟丝子(三两)

上为细末,炼蜜和杵三五百下,丸梧桐子大。每服三十丸,食前米饮下。

42. 人参散(《黄帝素问宣明论方·卷十·燥门·诸燥总论》)

治肾消,善饮而食后数小便溺者。

人参(三钱) 白术 泽泻 栝蒌 桔梗 栀子 连翘(各半两) 葛根 黄芩 大黄 薄荷 白茯苓(各一两) 甘草(一两半) 石膏(二两) 滑石 寒水石(各三两)

上为末,入缩砂仁三钱。每服五钱,水一盏煎至七分,入蜜少许,再煎三二沸,去滓,食前。食后服消痞丸。

43. 宣和赐菟丝丸(《三因极一病证方论·卷之十三·虚损证治》)

治少年色欲过度,精血耗竭,心肾气惫,遗泄白浊,腰背疼痛,面色黧黑,耳聋目昏,口干脚弱,消渴便利,梦与鬼交,阳事不举。

当归(酒浸焙,轧,半斤) 菟丝子(酒浸去土,乘湿研破,焙干秤一斤) 薏苡仁 茯神(去木) 石莲肉(去皮) 鹿角霜 熟地黄(各四两)

上为末,用芪二斤锉碎,水六升浸一宿,次早挼洗味淡,去滓,于银石器中熬汁成膏,搜和得所,捣数千杵,丸如梧子大。每服五十丸加至百丸,米汤、温酒任下,空心食前服。常服守中安神,禁固精血,益气驻颜,延年不老。

44. 水仙丹(《杨氏家藏方·卷第九·补益方三十六道》)

治水火不足,精神恍惚,怔忪健忘,遗精白浊,小便淋沥,消渴,吐血、衄血、溺血,及虚烦发热,并皆治之。

朱砂(不以多少,细研,水飞过,候干) 木通(令为细末,一两) 白芨(一两,锉,用麻油一小盏同入铫子内煎,令药焦黑色为度,去药更煎油良久,以木箸点油向冷水中,成花子不散是成。如未,更煎良久,倾入盏内收之)

上件将煎来油和研细朱砂、木通末,看多少和如软面剂相似,用浓皂角水洗药剂数遍,令油尽,却以清水浸之。每日空心旋丸如梧桐子大,每服三粒至七粒,新水下。无忌。其浸药水一日一换。

45. 葛根丸(《儒门事亲·卷十三·刘河间先

生三消论》）

治消渴，消肾，日饮硕水者。

葛根（三两） 栝蒌（三两） 铅丹（二两） 附子（一两者，炮，去皮脐用）

上四味，捣罗为细末，炼蜜为丸如梧桐子大。每服十丸，日进三服。春夏去附子。

46. 胡粉散（《儒门事亲·卷十三·刘河间先生三消论》）

治大渴，百方疗不瘥者，亦治消肾。

铅丹 胡粉（各半两） 栝蒌（一两半） 甘草（二两半，炙） 泽泻 石膏 赤石脂 白石脂（各半两）

上八味为细末。水服方寸匕，日二服，壮者一匕半。一年病，一日愈；二年病，二日愈。渴甚者二服；腹痛者减之。如丸服亦妙，每服十丸，多则腹痛也。

47. 荠苨丸（《严氏济生方·消渴门·消渴论治》）

治强中为病，茎长兴盛，不交精液自出，消渴之后，多作痈疽，多由过服丹石所致。

荠苨 大豆（去皮） 茯神（去木） 磁石（煅，研极细） 玄参 栝蒌根 石斛（去根） 地骨皮（去木） 熟地黄（酒浸） 鹿角（各一两） 沉香（不见火） 人参（各半两）

上为细末，用猪肾一具，煮如食法，令烂，杵和为丸如梧桐子大。每服七十丸，空心，用盐汤送下。如不可丸，入少酒糊亦可。

48. 八味丸（《仁斋直指方论·卷之十五·癫冷·癫冷证治》）

治下元冷惫，腰脚酸重，虚劳消渴。

熟地黄（四两） 山药 山茱萸（各二两） 辣桂 熟附子（各一两） 泽泻 牡丹皮 白茯苓（各一两半）

上为末，炼蜜丸桐子大。每服三十丸，食前盐汤下。

49. 蜡苓丸（《仁斋直指方论·卷之十七·消渴·消渴证治》）

补虚，治浊，止渴。

黄蜡 雪白茯苓（各四两）

上茯苓为末，熔蜡和丸弹子大。每一丸，不饥饱细嚼下。

50. 平补丸（《仁斋直指方论·卷之十七·消渴·消渴证治》）

治消肾不渴，肌肉瘦削，小便涩数而沥，如欲渗之状。

菟丝子（酒浸，研，焙） 山茱萸（酒浸，焙） 当归 益智仁（各半两） 川楝肉 牛膝 葫芦巴（炒） 厚杜仲（姜制，炒） 巴戟（去心） 苁蓉（酒浸，焙，各三钱半） 乳香（二钱）

上末，糯米糊丸桐子大。每五十丸，枣汤或盐汤食前服。

51. 双补丸（《仁斋直指方论·卷之十七·消渴·消渴证治》）

治肾虚水涸，燥渴劳倦。

鹿角胶（二两） 沉香（半两） 泽泻（截块再蒸，半两） 覆盆子 白茯苓 人参 宣木瓜 薏苡仁 黄芪（炙） 熟地黄（洗，再蒸） 苁蓉（酒浸焙） 菟丝子（酒浸蒸，碾，焙） 北五味子 石斛（炒） 当归（酒浸焙，各一两） 麝香（一钱）

上末，炼蜜丸桐子大，朱砂衣。每五十丸，空心枣汤下。

52. 煞虫方（《仁斋直指方论·卷之十七·消渴·消渴证治》）

治消渴有虫。

苦楝根取新白皮一握，切焙，入麝少许，水二碗，煎至一碗，空心饮之。虽困顿不妨，自后下虫三四条，状如蛔虫，其色真红，而渴顿止。乃知消渴一证，有虫耗其津液。

53. 加减八味丸（《世医得效方·卷第七大方脉杂医科·消渴·肾消》）

治肾水枯竭，不能上润，心火上炎，不能既济，煎熬而生。心烦燥渴，小便频数，白浊，阴痿弱，饮食不多，肌肤渐渐如削，或腿肿脚先瘦小。宜降心火，生肾水，其烦渴顿止。

熟地黄（大者，洗，焙干，切，酒酒蒸七次，焙干，称二两） 真山药（微炒） 山茱萸（去核取肉，焙干，称一两） 肉桂（去粗皮，不见火，取末半两） 泽泻（水洗切，酒润蒸一次） 牡丹皮（去骨） 白茯苓（去皮，为末，飞取沉者，各八钱） 真北五味（略炒，别为末，两半）

上为末，炼蜜丸梧桐子大。五更初末言语时，温酒、盐汤下三五十丸，午前及晚间空腹再服。此方用真北五味子最为得力，服此不惟止渴，亦免生痈疽。久服永除渴疾，气血加壮。

54. 天王补心丹（《世医得效方·卷第七大方脉杂医科·消渴·肾消》）

宁心保神，益血固精，壮力强志，令人不忘；清三焦，化痰涎，祛烦热，除惊悸，疗咽干口燥，育养心气。

熟地黄（洗） 人参（去芦） 白茯苓（去皮） 远志（去心） 石菖蒲（去毛） 黑参 柏子仁 桔梗（去芦） 天门冬（去心） 丹参（洗） 酸枣仁（去骨，炒） 甘草（炙） 麦门冬（去心） 百部（洗） 杜仲（姜汁炒断丝） 茯神（去木） 当归（去尾） 五味子（去枝梗，各等分）

上为末，炼蜜丸，每一两作十丸，金箔为衣。每服一丸。灯心、枣汤化下，食后临卧服。作梧子大丸吞服亦可。

55. 子午丸（《世医得效方·卷第七大方脉杂医科·漩浊·通治》）

治心肾俱虚，梦寐惊悸，体常自汗，烦闷短气，悲忧不乐，消渴引饮，漩下赤白，停凝浊甚，四体无力，眼昏，形容瘦悴，耳鸣，头晕，恶风怯冷。

榅子（去壳，二两） 莲肉（去心） 枸杞子 白龙骨 川巴戟（去心） 破故纸（炒） 真琥珀（另研） 芡实 苦楮实（去壳） 白矾（枯） 赤茯苓（去皮） 白茯苓（去皮） 文蛤 莲花须（盐蒸） 白牡蛎（煅，各一两）

上为末，酒蒸肉苁蓉一斤二两，烂研为丸梧桐子大，朱砂一两半重，细研为衣。浓煎萆薢汤，空心吞下。忌劳力房事。专心服饵，渴止浊清，自有奇效。

56. 和血养气汤（一名地黄饮子）（《医学纲目·卷之二十一脾胃门·消瘅门》）

治口渴舌干，小便数，舌上赤裂。此药生津除燥，生肌肉。

黄连（酒，七分） 桃仁（六个） 生地（七分） 红花（少许） 黄柏（酒，一钱） 当归（酒，四分） 甘草（炙，三分） 升麻（一钱） 知母（酒，五分） 防己（酒，三分） 羌活（五分） 麻黄根（二分）

上㕮咀，作一服，水煎去渣，稍热服。忌酒、面、房事。口干舌渴，加杏仁六个、甘草（生）三分；小便数，加石膏六分。

57. 甘露膏（一名兰香饮子）（《医学纲目·卷之二十一脾胃门·消瘅门》）

治消渴，饮水极多，善食而瘦，自汗，大便结燥，小便频数。

石膏（二钱） 知母（一钱半） 甘草（生一钱，炙五分） 人参（五分） 防风根（一钱） 半夏（制，五分） 兰香（五分） 白豆蔻 连翘 桔梗 升麻（各五分）

上为末，水浸蒸饼丸；或捏剂作薄饼子，晒干，碎如米大。每用淡姜汤下二钱。

58. 千金地黄丸（《医学纲目·卷之二十一脾胃门·消瘅门》）

治肾渴。

黄连（四两，为末） 生地（半斤，研取汁，连渣拌黄连末，和匀，晒干用）

上再为细末，炼蜜为丸。食后，麦门冬汤下五六十丸。

59. 麦门冬汤（《医学纲目·卷之二十一脾胃门·消瘅门》）

治消渴，日夜饮水无度，饮下即溲。

麦门冬（去心） 黄连 冬瓜（各二两）

上为粗末。每服五钱，水煎八分，去渣温服。若冬瓜无干者，用新冬瓜肉三斤，去穰，分作十二片，为十二服。每服用瓜一片，劈破水煎，日三服。

60. 冬瓜饮子（《医学纲目·卷之二十一脾胃门·消瘅门》）

治消渴能食而饮水多，小便如脂麸片，日夜无度。

冬瓜（一枚） 黄连（十两，为细末）

上先以冬瓜破开去穰，掺黄连末在内，却用顶盖定，于热灰中煨熟去皮，切细，烂研绞汁。每服一盏至二盏，日三、夜一服。

61. 三消丸（《医学纲目·卷之二十一脾胃门·消瘅门》）

用好黄连治净为细末，不拘多少；切冬瓜肉研取自然汁，和成饼，阴干，再为细末；用汁浸和，加至七次，即用冬瓜末为丸。每服三四十丸，以冬瓜汁煎大麦仁汤送下。寻常渴止一服效。

62. 行气丸（《医学纲目·卷之二十一脾胃门·消瘅门》）

治消渴。

五灵脂（《衍义》云：五灵脂入肝最远，能行经血，不能生血） 乌头（去皮脐）

上等分为末。每服三钱,冬瓜汤下。无瓜时,苗叶亦可。日三服,渴止勿服。

63. 茴香散(《医学纲目·卷之二十一·脾胃门·消瘅门》)

治消病,下焦渴症,小便如膏。

茴香(炒)　苦楝(炒)

各等分,炒为末,食后酒调下一钱。

64. 思仙续断丸(《普济方·卷二十九·肾脏门·肾虚》)

治肝肾风虚,腰脊疼痛;肾虚消渴,虚损羸瘦。

川乌(炮,去皮脐)　杜仲(制)　防风(各一两)　薏苡仁(炒)　牛膝(制,各四两)　续断　萆薢(各六两)　木瓜(三两)

上为末,酒糊丸如梧桐子大。每服三十丸至五十丸,空心温酒盐汤下。

65. 肾沥散(《普济方·卷一百七十八·消渴门·消肾》)

治消肾肾气虚损,发渴小便数,腰膝痛。

鸡肶胵(一两,微炙)　远志(一两,去心)　人参(一两,去芦头)　黄芪(一两,锉)　桑螵蛸(一两,微炒)　泽泻(一两)　熟干地黄(一两)　桂心(一两)　当归(一两)　龙骨(一两)　甘草(半两,微炙赤,锉)　麦门冬(二两,去心)　五味子(半两)　磁石(三两,捣碎水淘,焙赤,锉)　白茯苓(一两)　芎䓖(二两)　玄参(半两)

上为散。每服用羊肾一个,切去脂膜,先以水一大盏半,煮肾至一盏,去水上浮脂及肾,次入药五钱,生姜半分,煎至五分,去滓空心温服,晚食前再服。

66. 补损肾沥汤(《普济方·卷一百七十八·消渴门·消肾》)

治肾气不足,消渴小便多,腰痛。

羊肾(一具)　远志　人参　泽泻　桂心　当归　茯苓　龙骨　干地黄　黄芩　甘草　芎䓖(各二两)　五味子(五合)　生姜(六两)　大枣(二十枚)　麦门冬(一升)

上水二斗五升,先煮羊肾,取一斗二升,次下诸药散,取三升,分为三服。

67. 古瓦汤(《普济方·卷一百七十八·消渴门·消肾》)

治消肾消中,饮水无度,小便频数。

干葛　天花粉　鸡肶胵(净洗,焙干)　人参(各等分)

上为末。每服二大钱,用多年古瓦,椎碎煎汤调下,不拘时候服。

68. 羊乳丸(《普济方·卷一百七十八·消渴门·消肾》)

治岭南山瘴风热毒气,入肾中,变寒热,脚弱,虚满而渴。

黄连(不限多少)　生栝蒌根汁　羊乳汁

上用二件和黄连末,为丸如梧桐子大。空心饮服三十丸,渐加至四十丸,日三。重病五日瘥,小病三日瘥。无羊乳,牛乳、人乳亦得。苦药若难服,煮小麦粥饮服。

69. 胡桃丸(《普济方·卷一百七十八·消渴门·消肾》)

治消肾,亦云内消。多因快情纵欲,极意房中,年少惧不能房,多服丹石,及失志伤肾,遂致唇口干燥,精溢自出,或小便赤黄,五色浮浊,大便燥实,小便大利而不甚渴。

白茯苓　胡桃肉(汤浸去薄皮,研)　附子(大者一枚,去皮脐,切作片,生姜汁一盏、蛤粉同煮,焙干)

上等分为末,蜜丸梧桐子大。米饮下三十丸,或为散米饮调下,食前服。

70. 茴香汤(《普济方·卷一百七十八·消渴门·消肾》)

治肾消病在下焦,初证小便如膏油之状。

茴香(炒)　苦楝(炒,各等分)

上为细末。每服三钱,温酒一盏,食前调服。

71. 救活丸(《普济方·卷一百七十八·消渴门·消肾》)

治肾虚消渴难治者。

天花粉　大黑豆(炒)

上等分为末,面糊丸如梧桐子大。黑豆百粒汤下。

72. 五味饮(《普济方·卷一百七十八·消渴门·消肾》)

治肾水不足,心火自用,口舌焦干,多渴面赤,羸瘦劳伤肾经。

五味子(糯米炒)　白茯苓(各半两,去皮,用天花粉煮)　沉香(二钱,不见火)

上咬咀,用糯禾根煎服。

73. 酸枣丸(《普济方·卷一百七十八·消渴

门·消渴口舌干燥》）

治口干燥，内消。

酸枣仁（三升五合） 酢安石榴子（干，五合） 覆盆子（三两） 乌梅（十枚） 葛根（三两） 栝蒌根 茯苓（各三两半） 麦门冬（四两） 石蜜（四两半） 桂心（一两六铢）

上为末，蜜丸。含化，不限昼夜，以口中津液为度，丸尽复取含之。无忌。

74. 辰砂妙香散（《普济方·卷一百八十·消渴门·消肾小便白浊》）

治渴症小便涩数而沥，兼有油浊。

茯苓 茯神（去木） 山药（炮） 远志（水浸去心，焙） 黄芪（各一两） 人参 甘草（炙） 桔梗（各半两） 木香 辰砂（别研，各三钱） 麝香（一钱）

上为细末。每服二钱，加辰砂少许，用茵陈煎汤调下，日三服，或用灯草茯苓煎汤下。

75. 银锡丸（《普济方·卷一百八十·消渴门·消肾小便白浊》）

治饮水百杯，尚犹未足，小便如油，或如杏色。

水银（四钱） 锡（二钱，用水银研成砂子） 牡蛎 密陀僧 知母 贝母（各一两） 黄丹（半两） 紫花苦参 栝蒌根

上为细末，男子用不生儿猪肚一个，妇人用猕猪肚一个，纳药，线缝之，新瓦一合，绳系一两遭，米一升，更用栝蒌根末半斤，却于新水煮熟，取出放冷，用砂盆内研烂，就和为丸。如猪肚丸法用之，服此药三五日，小便大出，毒归于下，十日永除根本。此方屡试屡验，真妙剂也。

76. 远志丸（《普济方·卷一百八十·消渴门·消肾小便白浊》）

治消肾，小便滑数，白浊，将欲沉困，宜服，利白浊泄遗。

人参 白茯苓 川姜（炮，各半两） 远志（去心，姜汁制，炒） 牡蛎（煅取粉，各一两）

上为末，用苁蓉一两，酒熬成膏，丸梧桐子大。每服五十丸，糯米汤下。

77. 天雄散（《普济方·卷一百八十·消渴门·消肾小便白浊》）

治消肾，小便滑数白浊，心神烦躁。

白石脂（三分） 露蜂窠（微炙） 天雄（各半两，炮裂，去皮脐）

上粗捣筛，以水二大盏半，入枣五枚，煎至一盏，去滓，食前分温三服。

78. 茯兔丹（一名**玄兔丹**）

1）《普济方·卷一百八十·消渴门·消肾小便白浊》

治三消渴通用，亦治白浊，治白浊不问老少年深者，或有夜梦走泄，遗沥涩痛，或赤或白，皆酒色过度，上盛下虚，心火上炎，肺金受克，口舌干燥，渐成消渴，睡卧不安，四肢倦怠，男子赤白浊，妇人赤白带下，五心热燥，不问老少远年近日，先服此药一月。

人参 黄芪 莲肉（去心） 茯神 白茯苓 麦门冬 北五味（各一两） 甘草 黄芩 地骨皮 车前子（各半两）

上咬咀。每服二钱，白水煎。或加五苓散去桂，名百段锦散。

2）《济阳纲目·卷三十三·三消·治下消方》

治肾水枯竭，津液不生，消渴诸证。

菟丝子（酒浸捣烂，焙干为末，十两） 白茯苓（去皮，二两） 干莲肉（酒浸，三两） 五味子（酒浸焙，半两）

上为末，别研山药末六两，将浸药余酒更添，煮糊和药捣千杵，丸如桐子大。每服五十丸，空心米汤下。梦遗白浊，服之亦好。

79. 水陆二仙丹（《普济方·卷一百八十·消渴门·消肾小便白浊》）

大治男子梦遗白浊，腰膝酸疼。

鸡头子（和壳为末）

上用金樱膏为丸如梧桐子大。空心盐汤下三十丸。

80. 支感丹（《普济方·卷一百八十·消渴门·消肾小便白浊》）

治白浊遗精。

菟丝子（酒炙） 白茯苓（各五钱） 秋石（一两）

上为末，百沸汤一盏，井花水一盏，为阴阳水，煮糊为丸，盐酒汤下。

81. 金锁丹（《普济方·卷一百八十·消渴门·消肾小便白浊》）

治白浊。

白茯苓 茯神（各二两） 远志（一两，炒，去

心) 牡蛎(四两,煅) 五花龙骨(一两半)

上为末,糯米丸,空心盐汤下。

82. 羊肾丸(《普济方·卷一百八十·消渴门·消肾小便白浊》)

治白浊妙甚,第三次用。《本事方》云:申酉时肾开,宜进此药。

大鸡头(二两一分) 家韭子 牡蛎(煅,各二两) 半夏 木猪苓(赤者,同半夏炒,每各三两)

上为末,烂煮羊肾去膜,同药末为丸,如梧桐子大,入麝香一钱或朱砂为衣,瓦器盛之。每服二十粒,煎猪苓汤吞下。

83. 三搏丸(《普济方·卷一百八十·消渴门·消肾小便白浊》)

治遗精白浊。

人参 五味子 黄芪(各一两,蜜炒) 白矾 龙骨 五倍子 罂粟壳 川楝子(炒) 茴香 牡蛎(煅) 熟地黄 泽泻 牡丹皮 木鳖子(各半两)

上为末,炼蜜丸。每服三十丸,盐汤或酒任下。

84. 补骨脂丸(《普济方·卷一百八十·消渴门·消肾小便白浊》)

治梦遗。

益智仁(二两,去壳,青盐五钱炒) 川巴戟(一两,去心) 补骨脂(一两,净洗) 龙骨(一两,火煅)

上为末,羯羊肾子去膜,并硬心子细切,入瓦盆内,煮烂如泥,量入药末搜和,盆内杵百下,丸如梧桐子大。每服百丸,盐米汤下。

85. 白羊肾丸(《普济方·卷一百八十·消渴门·消肾小便白浊》)

治消肾。

半夏 猪苓(二两)

上将半夏净洗,猪苓同炒,色褐为度,却用半夏为末,酒煮羊肉外肾烂研,同杵为丸,却以猪苓为末,入瓷瓶内养。每服五七十丸,温水服,或猪苓煎温汤空心下。

86. 沉苓丸(《普济方·卷一百八十·消渴门·消肾小便白浊》)

治消肾。

白茯苓(半斤,去皮净) 猪苓(五两)

上将茯苓锉成大块,猪苓为皮片,用瓦器煮,以猪苓沉为度,取白茯苓以蜡丸如弹子大。每服用小瓦瓶,煮清粥候沸,却下一丸搅匀,空心啜服。

87. 珍珠丸(《普济方·卷一百八十·消渴门·消肾小便白浊》)

治消肾。

生珍珠(一两) 麝香 龙脑 人参 天花粉 干葛 白茯苓 甘草 紫草(各二两) 朱砂 黄连(各半两)

上为末,酒糊丸如鸡头大。每服用麦门冬汤,细嚼咽下,含化为妙。

88. 五味子丸(《普济方·卷一百八十·消渴门·消肾小便白浊》)

治禀赋弱,小便数亦不禁。

五味子(四两) 熟地黄(六两) 肉苁蓉(八两) 菟丝子(二两,酒浸蒸)

上为末,酒煮山药末为糊,丸如梧桐子大。每服二三十丸,米饮送下。

89. 茯菟丸(《医方集宜·卷之五·消渴门·治方》)

治肾消。

白茯苓(去皮,五两) 菟丝子(酒煮焙,十两) 石莲肉(三两) 五味子(七两)

为末,用山药末六两,打糊为丸如梧桐子大。每服五十丸,食前米汤下。又方去五味子。

90. 加减肾气丸(《古今医统大全·卷之五十二·消渴门·药方》)

治肾气不足,心火上炎,口舌干燥,多渴饮水,肢体消瘦,并皆治之。

山茱萸肉 白茯苓 牡丹皮 熟地黄(浸酒中) 五味子 山药(炒) 鹿角霜 泽泻(各一两) 官桂 沉香(各半两)

上为细末,炼蜜为丸梧桐子大。每服七十丸,米饮或盐汤任下。弱甚者加附子一两,兼常服黄芪六一汤。

91. 珍珠粉丸(《古今医统大全·卷之五十二·消渴门·药方》)

治肾消,白液随溲而下,或梦遗精滑。

黄柏(一斤,新瓦炒令褐色) 蛤蚧(一对,酥炙)

上为细末,水丸梧桐子大。每服五十丸,食前温酒下。

92. 补肾地黄丸(《古今医统大全·卷之五十

二·消渴门·药方》)

降心火,补肾水,治消渴,除骨蒸,壮筋骨,明目。

生地黄(半斤,酒浸二百,蒸烂研膏,与黄柏拌,晒干) 黄柏(一斤,锉细,与地黄同拌,晒) 天门冬 麦门冬 人参 枳壳 条芩 当归 熟地黄 甘菊(各二两)

上为末,炼蜜丸梧桐子大。每服七十丸,空心温酒下。

93. 六味地黄丸(《医便·卷一·男女论》)

治肾气虚损,形体憔悴,寝汗潮热发热,五脏齐损,瘦弱虚烦,骨蒸痿弱,下血,亦治肾消泄泻,赤白浊俱效。

山药(姜汁炒,四两) 山茱萸(去核,煎肉,四两) 白茯苓(去皮) 泽泻(去毛) 牡丹皮(去木,各三两) 怀庆熟地黄(酒蒸,八两)

上为末,炼蜜为丸如梧桐子大。每服八九十丸,空心白汤下。

94. 加味四物汤(《济阳纲目·卷三十三·三消·治下消方》)

丹溪云:三消多属血虚不生津液,俱宜四物汤为主,随上中下加他药治之。

当归 川芎 芍药 熟地黄(各一钱)

上锉一服,水煎服。上消加人参、五味子、麦门冬、天花粉,煎入生藕汁、生地黄汁、人乳,饮酒人加葛花汁。中消加知母、石膏、滑石、寒水石,以降胃火。下消加黄柏、知母、熟地黄、五味子之类,以滋肾水。又间饮缫丝汤为上策。

95. 鹿菟丸(《济阳纲目·卷三十三·三消·治下消方》)

治饮酒积热,熏蒸五脏,津血枯燥,小便频多,肌肉消烁,专嗜冷物寒浆。

鹿茸(一两) 菟丝子 山药(各二两)

上为末,炼蜜丸桐子大。每服三十丸,米饮盐汤或人参煎汤任下。

96. 鹿角散(《济阳纲目·卷三十三·三消·治下消方》)

治消中,日夜尿七八升者。

用鹿角炙令黄焦为末,以酒服五分,七日三次,渐加至方寸匕。

97. 神白散(《济阳纲目·卷三十三·三消·治下消方》)

治真阴素虚损,多服金石等药,或嗜炙煿咸物,遂成消渴。

滑石(六两) 甘草(一两)

上为细末。每服三钱,温水调服。如大渴欲饮冷水者,新汲水尤妙。

98. 乌粉丸(《济阳纲目·卷三十三·三消·治下消方》)

治消渴无力可治者。

天花粉 大乌头(炒,各等分)

上为细末,蒸饼丸如桐子大。每服百丸,黑豆汤下。

99. 七宝美髯丹(《冯氏锦囊秘录·杂症大小合参卷十一·方脉痨瘵合参》)

治气血不足,羸弱周痹,肾虚无子,消渴淋沥,遗精崩带,痈疮痔肿等症。

何首乌(大者,赤、白各一斤,去皮切片,黑豆拌,九蒸九晒) 牛膝(酒浸,同首乌第七次蒸至第九次) 甘州枸杞子(酒拌) 白茯苓(乳拌) 当归(酒浸) 菟丝子(酒浸,蒸,各八两) 破故纸(黑芝麻拌炒,四两,净)

蜜丸。盐汤调酒下。并忌铁器。

六、治肺消方

1. 黄芪汤(一名菝葜汤)

1)《圣济总录·卷第四十八·肺脏门·肺消》

治肺消饮少溲多。

黄芪 土瓜根(各二两半) 菝葜 地骨皮 五味子(各二两) 人参 石膏(碎) 牡蛎(煅,各一两半)

上八味,㕮咀如麻豆大。每服五钱匕,水二盏煎至一盏,去滓温服,空心、日午各一。

2)《黄帝素问宣明论方·卷一·诸证门·肺消证》

治肺消,饮少溲多,补肺平心。移寒在肺,痿劣。

黄芪(三两) 五味子 人参 桑白皮(锉,各二两) 麦门冬(去心,二两) 枸杞子 熟地黄(各一两半)

上为末。每服五钱,水二盏煎至一盏,去滓温服,无时。

2. 菟丝子散(《圣济总录·卷第四十八·肺

脏门·肺消》)

治肺消饮少溲多。

菟丝子(酒浸一宿,捣烂焙干,一两) 蒲黄 黄连(去须,各一两半) 硝石(研,半两) 肉苁蓉(酒浸去粗皮,切,焙,一两) 五味子 鸡肶胵黄皮(炙,各一两半)

上七味,为细散。每服三钱匕,空腹暖酒调下,日二。

3. 干姜甘草汤(《圣济总录·卷第四十八·肺脏门·肺消》)

治肺消。

干姜(炮,四两) 生干地黄(焙) 麦门冬(去心,焙) 葶苈子(炒) 桂(去粗皮) 续断(各二两) 甘草(炙,一两)

上七味,㕮咀如麻豆大。每服五钱匕,水二盏煎至一盏,去滓温服,空心食前,日三。

4. 二冬汤(《惠直堂经验方·卷二·青筋门》)

治肺消,气喘痰嗽,面红虚浮,口烂咽肿,饮水过多,饮讫即溺。

麦冬(一两) 天冬(四钱) 茯苓(一钱五分) 车前子(一钱)

用水煎服,一二十剂愈。

七、治脾瘅方

1. 兰草汤(《圣济总录·卷第四十五·脾瘅》)

治脾瘅口甘中满。

兰草(一两,切)

上一味,以水三盏煎取一盏半,去滓,分温三服,不拘时候。

2. 赤芍药汤(《圣济总录·卷第四十五·脾瘅》)

治脾瘅藏热,唇焦口气,引饮不止。

赤芍药 生干地黄(焙,各一两) 大黄(锉,炒) 甘草(炙,各半两)

上四味,粗捣筛。每服二钱匕,水一盏煎至七分,食后温服,去滓。

3. 葛根汤(《圣济总录·卷第四十五·脾瘅》)

治脾瘅面黄口甘,烦渴不止。

葛根(锉,二两半) 麻黄(去根节,一两) 桂(去粗皮,三分) 石膏(碎,三两) 芍药(一两一分) 甘草(炙,一两)

上六味,粗捣筛。每服三钱匕,水一盏煎至七分,去滓,不拘时温服。

4. 竹叶汤(《圣济总录·卷第四十五·脾瘅》)

治脾瘅烦懊口甘,咽干烦渴。

淡竹叶(切,一两) 柴胡(去苗,二两) 犀角(镑屑) 芍药(各一两半) 黄芩(去黑心) 大黄(锉,炒,各半两) 栀子仁(七枚)

上七味,粗捣筛。每服五钱匕,水一盏半煎至一盏,去滓,下朴硝一钱匕,温服。

5. 麦门冬汤(《圣济总录·卷第四十五·脾瘅》)

治脾瘅发黄,口干烦渴。

麦门冬(去心,生用,三两) 芍药 黄芩(去黑心,各一两半) 栀子仁(五枚) 石膏(碎,三两) 犀角(镑屑,一两)

上六味,粗捣筛。每服五钱匕,水一盏半煎至一盏,去滓,入朴硝半钱匕,食后温服。

6. 知母汤(《圣济总录·卷第四十五·脾瘅》)

治脾瘅身热口甘,咽干烦渴。

知母(一两半) 石膏(碎,三两) 升麻(锉) 甘草(炙,锉,各一两) 竹叶(一握) 白粳米(一合) 枇杷叶(拭去毛,三分)

上七味,粗捣筛。每服五钱匕,水一盏半,煎至一盏,去滓温服。

7. 前胡汤(《圣济总录·卷第四十五·脾瘅》)

治脾瘅口甘,烦渴不止。

前胡(去芦头,一两半) 赤茯苓(去黑皮,二两) 桂(去粗皮,三分) 犀角(镑屑) 槟榔(三枚,锉) 芍药(一两)

上七味粗捣筛。每服五钱匕,水一盏半煎至一盏,去滓温服。

8. 茯苓汤(《圣济总录·卷第四十五·脾瘅》)

治脾瘅口甘,咽干烦渴。

赤茯苓(去黑皮) 厚朴(去粗皮,生姜汁炙,锉,各四两) 甘草(炙,锉) 人参 黄芩(去黑心,各二两) 桂(去粗皮,五两) 半夏(汤洗七

遍,五两)

上七味,粗捣筛。每服五钱匕,水一盏半,生姜三片,煎至一盏,去滓,不拘时温服。

9. 三和饮子(《圣济总录·卷第四十五·脾瘅》)

治脾瘅烦渴。

生姜(半两,研取汁)　糯米(半合,淘研)　蜜(一合)

上三味相和,分为五服。每服以新水一盏调下,不拘时候。

10. 羚羊角丸(《圣济总录·卷第四十五·脾瘅》)

治脾瘅口甘,内热中满。

羚羊角(镑)　枳壳(去瓤麸炒)　大黄(锉,炒)　木通(锉)　大麻子仁　槟榔(锉)　桑根白皮(锉,各一两)　前胡(去芦头)　赤茯苓(去黑皮,各半两)

上九味,为细末,炼蜜丸如梧桐子大。每服二十丸,不拘时温水下。

11. 麦门冬煎(《圣济总录·卷第四十五·脾瘅》)

治脾瘅内热烦渴。

生麦门冬(汁)　生地黄汁(各半斤)　蜜(半升)　栝蒌根(二两)　地骨皮　黄芪(锉)　葳蕤　知母　淡竹叶(切)　犀角(镑屑)　升麻(各一两)　甘草(炙,半两)　石膏(碎研)　凝水石(碎研,各二两)

上一十四味,除前三味外,粗捣筛,以水七升,煎药取三升,滤去滓,次入前三味,再以慢火熬如稀饧,以瓷合盛。每服一匙,温汤化下,不拘时。

八、治消瘅方

1. 酒蒸黄连丸(《古今医统大全·卷之五十二·消渴门·药方》)

治消渴饮水无度,小便五七十次,发热瘦弱口干,食已如饥,此名消瘅。今以苦味无毒除热,止消渴,厚肠胃。

黄连(八两,净)

酒一升,重汤蒸,伏时晒干,为末,滴水丸梧桐子大。每服五十丸,食前温水下。

2. 千金朴硝煎(《张氏医通·卷十三·专方·火门》)

治服石药,成消瘅大渴者。

朴硝(一斤)　芒硝(八两)　石膏(二两)　寒水石(四两)

上四味,先纳二硝于八升汤中,搅令消,以纸密封一宿取清,纳铜器中;别捣寒水石、石膏,碎如豆粒,以绢袋盛之纳汁中,以微火煎,候其上有漠起,以箸投中,著箸如凌雪凝白,急下泻贮盆中,待凝取出,烈日曝干。积热困闷不已者,以方寸匕,白蜜一合,和冷水五合,搅和令消,顿服之,日三,热定即止。

3. 玉泉丸(《杂病源流犀烛·卷十七·三消源流(消瘅)》)

治消瘅。

花粉　葛根(各两半)　麦冬　人参　茯苓　乌梅　甘草(各一两)　生黄芪　蜜黄芪(各五钱)

蜜丸弹子大。每一丸,温水嚼下。

九、治风消方

1. 黄芪羌活饮(《圣济总录·卷第一十三·风消》)

治心脾受病,精血虚少,风气乘之,日益消削。

黄芪(一两半)　羌活(去芦头,一两)　石斛(去根)　防风(去叉)　枳壳(去瓤麸炒)　人参　附子(炮裂,去皮脐)　茯苓(去黑皮)　五味子　牛膝(酒浸切,焙,各一两)　续断(半两)　地骨皮(三分)　生干地黄(切,焙,二两)　牡蛎(熬,一两)

上一十四味,锉如麻豆。每服五钱匕,水一盏半煎取一盏,去滓温服。

2. 排风汤(《圣济总录·卷第一十三·风消》)

治风消肢体酸疼,血脉枯耗。

防风(去叉)　当归(洗,切,焙)　白藓皮　白术　芍药　桂(去粗皮)　芎䓖　独活(去芦头)　杏仁(去皮尖、双仁,炒,别研)　枸杞根(锉)　茯神(去木)　麻黄(去根节,先煎掠去沫,焙,各一两)

上一十二味,除杏仁外,粗捣筛,入杏仁和匀。每服三钱匕,以水一盏,生姜三片,煎至七分去滓,空腹温服,日晚再服。

3. 姜黄汤(《圣济总录·卷第一十三·

风消》)

治风消四肢无力,胸膈烦闷。

姜黄(一两) 沉香(锉,三分) 黄芪(锉,一两) 桂(去粗皮,半两) 延胡索 人参 厚朴(去粗皮,涂生姜汁炙) 芎䓖 防风(去叉) 芍药(各三分) 杏仁(汤浸去皮尖、双仁,别研) 羌活(去芦头) 诃黎勒(煨去皮,各半两)

上一十三味,除杏仁外,粗捣筛,入杏仁和匀。每服三钱匕,旋汲井华水一盏煎至七分,去滓温服,不拘时。

4. 黄芪汤(《圣济总录·卷第一十三·风消》)

治风消气血虚弱。

黄芪(薄切) 犀角(镑,各一两) 白茯苓(去黑皮) 人参(各一两半) 柴胡(去苗) 升麻 秦艽(去苗) 芎䓖 木香 桑根白皮(锉) 枳壳(去瓤麸炒) 防风(去叉) 芍药 黄芩(去黑心) 肉豆蔻(去壳,炒) 天麻 鳖甲(醋浸炙,去裙襕) 地骨皮 甘草(炙,锉,各一两) 羌活(去芦头) 当归(切,焙) 青橘皮(去白切,炒,各三分) 槟榔(锉) 桔梗(去芦头,炒,各半两)

上二十四味,粗捣筛。每服三钱匕,以水一盏煎至七分,去滓,空腹温服。

5. 五补人参丸(《圣济总录·卷第一十三·风消》)

治风消。

人参 白茯苓(去黑皮) 黄芪(薄切) 地骨皮 熟干地黄(焙干,各一两)

上五味,捣罗为末,炼蜜丸如梧桐子大。每服二十丸,温酒下,夜卧时服。

6. 太和汤(《圣济总录·卷第一十三·风消》)

治风消五劳七伤等。

前胡(去芦头) 枇杷叶(拭去毛) 鳖甲(醋炙) 白茯苓(去黑皮) 桔梗(去芦头,炒) 白芷 五味子 白术 厚朴(去粗皮,生姜汁炙) 半夏(汤洗去滑) 京三棱(煨,锉) 藿香(去梗) 防风(去叉,各一两) 人参(三分) 柴胡(去苗,半两) 桂(一两半) 桑白皮(锉) 当归(切,焙) 芍药 枳壳(去瓤麸炒) 牡丹皮 甘草(炙,锉) 知母(焙) 杏仁(去皮尖、双仁,麸炒,各半两)

上二十四味,粗捣筛。每服三钱匕,水一盏,生姜三片,煎至七分,去滓温服。

7. 人参荆芥汤(《圣济总录·卷第一十三·风消》)

治风消血气虚损,攻刺疼痛,四肢无力,多困黄瘁,胸膈痞闷,或大便多秘,或时泄利。

荆芥穗(二两) 芍药 天麻 芎䓖 当归(洗切,焙) 京三棱(煨,锉) 黄芪(薄切) 鳖甲(醋浸去裙襕,炙) 牛膝(去苗,酒浸切,焙,各一两) 木香(半两) 熟干地黄(切,焙) 柴胡(去苗,各一两半) 防风(去叉) 牡丹皮 大腹皮(各三分) 枳壳(去瓤麸炒,三两) 半夏(为末,生姜汁作饼曝干,一两) 秦艽(去苗、土,一分) 人参 石膏(碎研) 白术 羌活(去芦头) 款冬花(择) 陈橘皮(去白切,炒,各半两)

上二十四味,粗捣筛。每服三钱匕,生姜二片,枣一枚去核,同煎七分,去滓,空心、日午、临卧服。

8. 菟丝子丸(《圣济总录·卷第一十三·风消》)

治风消经久不瘥,渐成五劳七伤,小腹拘急,四肢酸疼,面色黧黑,唇口干燥,目暗耳鸣,心忪气短,夜梦惊恐,精神困倦,喜怒无常,悲忧不乐,饮食无味,举动乏力,心腹胀满,脚膝痿缓,小便滑数,房事不举,股内湿痒,水道涩痛,小便出血,时有遗沥。

菟丝子(酒浸,别捣) 桂(去粗皮) 鹿茸(去毛,酥炙) 附子(炮裂,去皮脐) 泽泻 石龙芮(各一两) 肉苁蓉(酒浸,切,焙) 杜仲(去粗皮,锉,炒) 白茯苓(去黑皮) 熟干地黄(洗,焙) 巴戟天(去心) 防风(去叉) 山茱萸 补骨脂(炒) 荜澄茄 沉香(锉) 晛香子(炒) 石斛(去根) 牛膝(酒浸,切,焙) 续断(各三分) 桑螵蛸(酒浸,炙) 芎䓖 覆盆子(择) 五味子(各半两)

上二十四味,捣罗为末,以酒煮面糊,丸如梧桐子大。每服二十丸,温酒或盐汤下,空心、日午服,如脚膝无力,木瓜汤下。

十、治积热三消方

1. 凉八味丸(《症因脉治·卷三·三消总

论·内伤三消》)

治积热三消。

即六味丸加黄柏、知母。

2. 文蛤散(《症因脉治·卷三·三消总论·内伤三消》)

文蛤杵细,滚汤调服。

十一、治精虚三消方

1. 生脉散(《症因脉治·卷三·三消总论·内伤三消》)

治精虚三消。

人参　拣冬　北五味

2. 人参固本丸(《症因脉治·卷三·三消总论·内伤三消》)

治精虚三消。

人参　怀生地　怀熟地　天门冬　麦门冬

3. 地黄膏(《症因脉治·卷三·三消总论·内伤三消》)

治精虚三消。

生地　当归　丹皮　白芍药　甘枸杞　知母　人参　甘草　地骨皮

4. 琼玉膏(《症因脉治·卷三·三消总论·内伤三消》)

治精虚三消。

人参　白蜜　生地黄　白茯苓

十二、治湿火三消方

1. 清肺饮(一名甘露饮子)(《症因脉治·卷三·三消总论·外感三消》)

治湿火三消。

石膏　桔梗　山栀　知母　连翘　川黄连　甘草　麦冬　杏仁　加枇杷叶

2. 加味清胃汤(《症因脉治·卷三·三消总论·外感三消》)

治湿火三消。

川连　升麻　丹皮　山栀　甘草　干葛

3. 导赤各半汤(《症因脉治·卷三·三消总论·外感三消》)

治湿火三消。

木通　生地　甘草　川黄连　麦门冬

十三、治燥火三消方

1. 知母石膏汤(《症因脉治·卷三·三消总论·外感三消》)

治燥火三消。

知母　石膏　葛根　甘草

2. 人参白虎汤(《症因脉治·卷三·三消总论·外感三消》)

治燥火三消。

知母　石膏　葛根　甘草　人参

3. 益元散(《症因脉治·卷三·三消总论·外感三消》)

治燥火三消。

滑石　甘草

共为细末,人参汤下。

4. 导赤各半汤(《症因脉治·卷三·三消总论·外感三消》)

治燥火三消。

木通　生地　甘草　川黄连　麦门冬

十四、治渴利方

1. 猪肾荠苨汤(《小品方·卷第三·治渴利诸方》)

治渴利。

猪肾(一具)　大豆(一升)　荠苨　石膏(各三两)　人参　茯神(一作茯苓)　磁石(绵裹)　知母　葛根　黄芩　栝蒌根　甘草(各二两)

上十二味,㕮咀。以水一斗五升,先煮猪肾、大豆取一斗,去滓下药,煮取三升,分三服,渴乃饮之。下焦热者,夜辄合一剂,病势渐歇即止。

2. 鸭通汤(《小品方·卷第三·治渴利诸方》)

治渴利。

白鸭通(五升,沸汤二斗半淋之,澄清取二斗汁)　麻黄(八两)　豉(三升)　冷石(二两)　甘草(五两)　石膏(三两)　栀子仁(二十枚)

上六味,㕮咀。以鸭通汁煮六升,去滓,纳豉三沸,分服五合。若觉体冷小便快,阔其间。若热犹盛,小便赤促,服之不限五合。宜小劳之,渐进食,不可令食少,但勿便多耳。

3. 地黄丸(《备急千金要方·卷二十一·消渴淋闭方·消渴第一》)

治面黄,手足黄,咽中干燥,短气,脉如连珠,除热止渴利。

生地黄汁　生栝蒌根汁(各二升)　生羊脂(三升)　白蜜(四升)　黄连(一升,为末)

上五味合煎,令可丸如梧子大。饮服五丸,日二,加至二十丸。若苦冷而渴,渴瘥,宜别服温药。

4. 增损肾沥汤(《备急千金要方·卷二十一·消渴淋闭方·消渴第一》)

治下焦虚热,上注脾胃,从脾胃上注于肺。

竹叶(切,三升)　甘草(三两)　栝蒌根　生姜(各五两)　麦门冬　茯苓(各四两)　大枣(三十枚)　小麦　地骨白皮(各一升)

上九味㕮咀,先以水三斗,煮小麦,取一斗去滓澄清,取八升,去上沫,取七升煮药,取三升,为三服。

5. 茯神汤(《外台秘要·卷第十一·渴利虚经脉涩成痈脓方一十一首》)

疗渴利虚热,引饮不止,消热止渴。

茯神(四两)　石膏(八两,碎)　地骨皮(一升)　竹叶(三升)　栝蒌(五两)　葳蕤(四两)　麦门冬(二升,去心)　知母(四两)　生地黄(一升)　宿姜(四两)

上十味切,以水一斗二升,下大枣三十枚擘,并药煮取四升,分为四服。忌芜荑。

6. 补养地黄丸(《外台秘要·卷第十一·强中生诸病方六首》)

疗面黄,咽中干燥,手足俱黄,短气,脉如连珠,除热止渴利。

生地黄汁(二升)　生栝蒌汁(二升)　生羊脂(三升,牛脂亦得)　好蜜(四升)　黄连(末,一斤)

上五味捣合,银锅中熬,成煎,可丸如梧子。饮汁送五丸,日三服,加至十丸。若苦冷而渴瘥,即令别服温药。忌猪肉、芜荑。

7. 玄参散

1)《太平圣惠方·卷第五十三·治渴利成痈疽诸方》

治渴利烦热,发痈疽,发背,焮肿疼痛。

玄参(一两)　犀角屑(一两)　川芒硝(一两)　川大黄(二两,锉碎,微炒)　黄芪(一两,锉)　沉香(一两)　木香(一两)　羚羊角屑(二两)　甘草(三分,生,锉)

上件药,捣细罗为散。每服不计时候,以温水调下二钱。

2)《太平圣惠方·卷第五十三·治渴利后发疮诸方》

治渴利后,头面身上,遍生热毒疮。

玄参(一两)　栀子仁(三分)　黄芩(一两)　白蔹(半两)　川升麻(一两)　连翘(一两)　犀角屑(半两)　葳蕤(一两)　木香(半两)

上件药,捣粗罗为散。每服四钱,以水一中盏煎至六分,去滓温服,日三四服。

3)《圣济总录·卷第五十九·消渴后成痈疽》

治渴利后,经络痞涩,营卫留结成痈疽。

玄参(洗切)　犀角(镑屑)　芒硝(研细)　黄芪(细锉)　沉香(锉)　木香　羚羊角(镑屑,各一两)　甘草(生锉,三分)

上八味,捣罗为细散。每服二钱匕,温水调下,不拘时候。

8. 蓝叶散(《太平圣惠方·卷第五十三·治渴利成痈疽诸方》)

治渴利,口干烦热,背生痈疽,赤焮疼痛。

蓝叶(一两)　川升麻(一两)　麦门冬(一两,去心)　赤芍药(一两)　玄参(一两)　黄芪(一两,锉)　甘草(一两,生锉)　川大黄(二两,锉碎,微炒)　犀角屑(一两)　沉香(一分)　葛根(一两,锉)

上件药,捣筛为散。每服四钱,以水一中盏煎至六分,去滓,不计时候温服。

9. 射干散(《太平圣惠方·卷第五十三·治渴利成痈疽诸方》)

治渴利热盛,背生痈疽,烦热,肢节疼痛。

射干(一两)　川升麻(一两)　犀角屑(一两)　蓝叶(一两)　黄芩(一两)　栝蒌根(三两)　沉香(一两)　地榆(一两,锉)　川大黄(二两,锉碎,微炒)　川朴硝(二两)

上件药,捣粗罗为散。每服五钱,以水一大盏煎至五分,去滓,不计时候温服。

10. 白茅根饮子(《太平圣惠方·卷第五十三·治渴利成痈疽诸方》)

治因服硫黄及诸丹石,热发,关节毒气,不得宣通,心肺燥热,渴利不止,及发痈疽发背。

白茅根(一握,锉)　桑根白皮(二两,锉)

麦门冬（二两,去心） 赤茯苓（一两） 露蜂房（一两,炙黄） 红雪（二两）

上件药,细锉。每服半两,以水一大盏,入淡竹叶三七片,煎至五分,去滓,不计时候温服。

11. 升麻散（《太平圣惠方·卷第五十三·治渴利后发疮诸方》）

治渴利后,皮肤生疮,肢节疼痛。

川升麻（一两） 玄参（一两） 知母（一两） 赤茯苓（一两） 赤芍药（三分） 漏芦（一两） 枳壳（一两,麸炒微黄去瓤） 菝葜（一两） 黄连（一两半,去须） 甘草（一两,炙微赤,锉）

上件药,捣细罗为散。不计时候,以温浆水调下二钱,以瘥为度。

12. 栝蒌根散（《太平圣惠方·卷第五十三·治渴利后发疮诸方》）

治渴利后,心烦体热,皮肤生疮,瘙痒。

栝蒌根（二两） 赤茯苓（二两） 玄参（一两） 枳壳（一两,麸炒微黄去瓤） 苦参（三分,锉） 甘草（三分,炙微赤,锉）

上件药,捣细罗为散。不计时候,以温浆水调下一钱。

13. 黄芪散

1）《太平圣惠方·卷第五十三·治渴利后发疮诸方》

治渴利后,皮肤生热毒疮疼痛,寒热,口干心烦。

黄芪（一两,锉） 甘草（一两,炙微赤,锉） 川升麻（一两） 黄芩（一两） 前胡（一两,去芦头） 栝蒌根（一两） 知母（一两） 麦门冬（一两,去心） 赤芍药（一两） 生干地黄（二两）

上件药,捣筛为散。每服四钱,以水一中盏,入竹叶二七片,小麦一百粒,煎至六分,去滓,温服,日三四服。

2）《圣济总录·卷第五十九·渴利》

治三消渴疾,肌肤瘦弱,饮水不休,小便不止。

黄芪（锉） 桑根白皮（锉细,各一两） 葛根（锉,二两）

上三味,捣罗为散。每服三钱匕,煎杀猪汤,澄清调下,不拘时。

14. 秦艽丸（《太平圣惠方·卷第五十三·治渴利后发疮诸方》）

治渴利后,肺脏风毒,外攻皮肤,生疮瘙痒,心烦。

秦艽（一两,去苗） 乌蛇（三两,酒浸,去皮骨,炙微黄） 牛蒡子（三分,微炒） 防风（半两,去芦头） 枳壳（一两,麸炒微黄去瓤） 栀子仁（三分） 犀角屑（三分） 赤茯苓（一两） 苦参（一两,锉）

上件药,捣罗为末,炼蜜和捣三二百杵,丸如梧桐子大。每于食后,煎竹叶汤下三（二）十丸。

15. 皂荚并目方（《太平圣惠方·卷第五十三·治渴利后发疮诸方》）

治渴利后,热毒未解,心神烦热,皮肤瘙痒成疮。

皂荚（十挺,不蛀者,捶碎用水三升浸一宿,接令浓滤,去滓,以慢火熬成膏） 天门冬（一两半,去心,焙） 枳壳（一两,麸炒微黄去瓤） 乌蛇（三两,酒浸,去皮骨,炙令微黄） 白蒺藜（一两,微炒,去肬瓤） 防风（一两,去芦头） 杏仁（一两,汤浸去皮尖、双仁,麸炒微黄） 川大黄（一两,锉碎,微炒） 肬苦参（一两,锉） 川升麻（一两）

上件药,捣罗为末,入皂荚膏,和捣三二百杵,丸如梧桐子大。每于食后,入温浆水下三十丸。

16. 玄兔丹（《太平惠民和剂局方·卷之五·续添诸局经验秘方》）

治三消渴利神药,常服禁遗精,止白浊,延年。

菟丝子（酒浸通软,乘湿研,焙干,别取末,十两） 五味子（酒浸,别为末,称七两） 白茯苓 干莲肉（各三两）

上为末,别碾干山药末六两,将所浸酒余者添酒煮糊,搜和得所,捣数千杵,丸如梧桐子大。每服五十丸,米汤下,空心食前。

17. 石膏汤（《圣济总录·卷第五十九·渴利》）

治渴利,虚热引饮不止,消热止渴。

石膏（四两） 地骨皮（三两） 栝蒌根（二两半） 麦门冬（去心,焙,三两） 茯神（去木） 知母（焙） 葳蕤（各二两）

上七味,粗捣筛。每服四钱匕,水二盏,竹叶二十片,生地黄半分切,生姜三片,枣二枚劈破,同煎至一盏,去滓,食后温服,日三。

18. 栝蒌散（《圣济总录·卷第五十九·渴利》）

治渴利,日饮水数斗,小便频数。

栝蒌根　黄连(去须)　防己　铅丹(炒紫色,研,各一两)

上四味,捣罗三味为散,与铅丹研匀。每服二钱匕,酒调食后服,日三。服药后,即强饮水,须臾自恶水必不欲饮。

19. 千金散(《圣济总录·卷第五十九·渴利》)

治渴利患十年者,服之即瘥。

泽泻　栝蒌根　甘草(炙,各一两一分)　白石脂(研)　赤石脂(研)　铅丹(炒,研,各一分)　胡粉(炒,研,三分)　石膏(碎研,一两)

上八味,捣前三味为散,更与研者和匀。每服一钱匕,煎菝葜汤调下,不拘时,日三。

20. 前胡汤(《圣济总录·卷第五十九·渴利》)

治渴利有热,小便涩难,欲下之。

前胡(去芦头)　生干地黄(焙)　大黄(锉,炒,各一两)　黄芩(去黑心)　栀子仁　升麻　芍药　栝蒌根　石膏(碎,各三分)　麦门冬(去心,焙,一两一分)　桂(去粗皮,一分)　枳实(去瓤麸炒)　甘草(炙,各半两)

上一十三味,粗捣筛。每服四钱匕,水一盏半,入生地黄一分切碎,同煎至八分,去滓,食前温服,日三。

21. 麦门冬汤(《圣济总录·卷第五十九·渴利》)

1) 治渴利。

麦门冬(去心,焙)　白茯苓(去黑皮,各四两)　栝蒌根　地骨皮(各五两)　甘草(炙,三两)

上五味,粗捣筛。每服四钱匕,先以水二盏,入小麦一匙,竹叶二七片,生姜一枣大切,枣二枚劈破,同煎至一盏半,去滓下药末,煎至八分,去滓匕,食前温服,日三。

2) 治渴利。

麦门冬(去心,焙,三两)　乌梅(去核,炒,半两)

上二味,粗捣筛。每服三钱匕,水一盏煎至七分,去滓放温服。

22. 栝蒌根煎(《圣济总录·卷第五十九·渴利》)

治渴利。

生栝蒌根(去皮细切,十斤)　黄牛脂(碎切,一合半,锅内慢火煎令消,滤去滓)

上二味,先以水三斗,煮生栝蒌根,至水一斗,用生绢绞去滓取汁,内牛脂搅令匀,再内锅中慢火煎,不住手搅令水尽,候如膏状即止,于瓷合中密盛。每日食后,温酒调如鸡子黄大服之,日三。

23. 厚朴汤(《圣济总录·卷第五十九·渴利》)

治三消渴疾,饮水无度,小便随之,肌肉消瘦。

厚朴(去粗皮,姜汁炙,三两)　牡蛎(煅,三两)　人参(一两)

上三味,粗捣筛。每服五钱匕,水一盏半煎至八分,去滓,不计时候温服。

24. 枸杞根饮(《圣济总录·卷第五十九·渴利》)

治常食热面炙爆诸干燥物,及服热补药,因热酒冲肺,日久即患消渴,饮水无度,小便旋利,心中热闷烦躁。

枸杞根皮　菰根　李根白皮　葛根(四味并洗锉,各二两)　甘草(炙,一两)　牡蛎(炒,二两)　石膏(碎,五两)

上七味,粗捣筛。每服五钱匕,水一盏半煎至八分,去滓,不拘时温服。

25. 鸡肶胵丸(《圣济总录·卷第五十九·渴利》)

治渴饮水下咽即利,为膀胱有热,名曰渴利。

鸡肶胵黄皮(炙)　栝蒌根(切)

上二味,等分,同捣罗为末,炼蜜丸如梧桐子大。每服二十丸,温熟水下,食后服。

26. 石菖蒲散(《圣济总录·卷第五十九·渴利》)

治渴日夜饮水,随饮即利。

石菖蒲(一两)　栝蒌根(二两)　黄连(去须,半两)

上三味,捣罗为散。每服二钱匕,新汲水调下,食后临卧服。

27. 苦参丸(《圣济总录·卷第九十三·骨蒸传尸门·骨蒸烦渴》)

治骨蒸消渴消中,热中渴利,心热,风虚热,传尸。

苦参(五两)　黄连(去须)　知母(锉,焙)

栝蒌根　牡蛎粉　麦门冬(去心,焙,各三两)

上六味,捣罗为末,以生牛乳和丸如梧桐子大,曝干。每服十五丸或二十丸,食后浆水下。

28. 子童桑白皮汤(《三因极一病证方论·卷之十·三消治法》)

治三消渴病,或饮多利少,或不饮自利,肌肤瘦削,四肢倦怠,常服补虚止渴利。

童根桑白皮(即未多成者,去粗皮日干,不焙)　茯苓　人参　麦门冬(去心)　干葛　干山药　桂心(各一两)　甘草(半两,生用)

水煎服。

29. 玄菟丹(《三因极一病证方论·卷之十·三消治法》)

治三消渴利神药,常服禁精,止白浊,延年。

菟丝子(酒浸通软,乘湿研焙干,别取末,十两)　白茯苓　干莲肉(各三两)　五味子(酒浸,别为末秤,七两)

上为末,别碾干山药末六两,将所浸酒余者,添酒煮糊,搜和得所,捣数千杵,丸如梧子大。每服五十丸,米汤下,空心食前服。

30. 梅花汤(《三因极一病证方论·卷之十·三消治法》)

治三消渴利神。

糯谷(旋炒作爆蓬)　桑根白皮(厚者切细,等分)

上每用秤一两许,水一大碗,煮取半碗,渴则饮,不拘时。

31. 鹿兔煎(《普济方·卷一百八十·消渴门·渴利》)

治三消渴利神效,常服禁遗精,止白浊,延年。

菟丝子　北五味子(各五两)　白茯苓(三两半)　鹿茸(一两半,盐酒浸,炙)

上为末,生地黄汁搜和为丸如梧桐子大。每服五十丸,空心盐汤下。

十五、治消谷方

1. 泻热栀子散(《太平圣惠方·卷第五·治胃实热诸方》)

治胃实热,苦头痛,汗不出,状如温疟,唇口皆干,或生乳痛,及缺盆腋下肿。

栀子仁(一两)　赤芍药(一两)　犀角屑(一两)　赤茯苓(一两)　黄芩(一两)　射干(一两)　川大黄(一两,锉碎,微炒)

上件药,捣筛为散。每服半两,以水一大盏煎至六分,去滓,入生地黄汁一合,蜜一大盏,搅令匀,更煎一两沸,食后分温服。忌炙爆热面。

2. 子芩散(《太平圣惠方·卷第五·治胃实热诸方》)

治胃实热,苦头痛,汗不出,口中干燥。

子芩(三分)　赤茯苓(半两)　甘草(半两,炙微赤,锉)　柴胡(一两,去苗)　葛根(半两,锉)　麻黄(半两,去根节)　石膏(三分)　五加皮(半两)

上件药,捣粗罗为散。每服三钱,以水一中盏,入生姜半分,煎至六分,去滓,食后温服。忌炙爆热面。

3. 泄热芦根散(《太平圣惠方·卷第五·治胃实热诸方》)

治胃实热,常渴引饮水。

芦根(一两,锉)　赤茯苓(三分)　栝蒌根(一两)　麦门冬(一两,去心)　知母(半两)　甘草(半两,炙微赤,锉)

上件药,捣筛为散。每服三钱,以水一中盏,入小麦五十粒,竹叶二七片,生地黄一分,生姜半分,煎至六分,去滓,食后放温服之。

4. 黄连丸(《太平圣惠方·卷第五·治胃实热诸方》)

治胃实热,多渴心烦。

黄连(一两,去须)　栝蒌根(一两)　麦门冬(一两半,去心,焙)　知母(三分)　茯神(三分)

上件药,捣罗为末,炼蜜和捣百余杵,丸如梧桐子大。食后,以粥饮下三十丸,或牛乳汁下亦得。忌炙爆热面。

5. 犀角散(《太平圣惠方·卷第五·治胃实热诸方》)

治胃实热,呕逆不下食。

犀角屑(三分)　枇杷叶(一两,拭去毛,炙微黄)　葛根(三分,锉)　麦门冬(一两,去心)

上件药,捣粗罗为散。每服三钱,以水一中盏,入生姜半分,煎至六分,去滓,不计时候温服。

6. 参苓丸(《圣济总录·卷第四十七·胃门·食亦》)

治胃中结热,消谷善食,不生肌肉。

人参　赤茯苓(去黑皮)　菖蒲　远志(去

心） 地骨皮 牛膝（酒浸切,焙,各一两）

上六味,为细末,炼蜜和丸如梧桐子大。每服二十丸,温水饮下,日三,不拘时。

7. 沉香汤（《圣济总录·卷第四十七·胃门·食亦》）

治胃热消谷善饥,不为肌肤。

沉香 人参 麦门冬（去心） 地骨皮 生干地黄（焙） 小草 甘草（炙,各一两）

上七味,粗捣筛。每服五钱匕,水一盏半同煎至八分,去滓温服,日三,不拘时。

8. 升麻汤（《圣济总录·卷第四十七·胃门·食亦》）

治胃热消谷善饥,不生肌肉,病名食亦。

升麻 栀子仁 射干 赤茯苓（去黑皮,各三两） 芍药（四两） 白术（五两） 生地黄汁 蜜（各一升）

上八味,哎咀六味如麻豆大。每服五钱匕,以水一盏半煎取一盏,去滓,下地黄汁半合,再煎两沸,次下蜜半匙,共煎取一盏,温服。老小以意加减。

9. 茯神丸（《世医得效方·卷第七·大方脉杂医科·消渴》）

治消中,烦热,消谷,小便数。

人参（去芦） 茯神（去木） 生干地黄（去土） 黄连（净） 麦门冬（去心） 枳壳（去穰） 牡蛎粉（各一两） 莲肉（去心） 黄芪（去芦,炙） 知母（去毛,各半两） 瓜根（七钱半）

上为末,炼蜜和捣三百杵,丸如梧桐子大。每服五十丸,清粥饮下。

10. 参蒲丸（《医学纲目·卷之二十一脾胃门·消瘅门》）

治胃中结热,消谷善食,不生肌肉。

人参 赤茯苓 菖蒲 远志 地骨皮 牛膝（酒浸,各一两）

上为末,炼蜜丸。每服二十丸,米饮下。

11. 凉胃散（《医宗必读·卷之八·小便闭癃·医案》）

脾胃有热,消谷善饥,溺色黄赤。

黄连（一钱二分） 甘草（四分,生用） 陈皮（二钱,去白） 茯苓（四钱,去皮）

水二杯,煎一杯,食远服。

十六、治消渴验方

1. 通治消渴验方

1)《千金翼方·卷第十九·杂病中·消渴第一》

膀胱冷,小便数多,每至夜偏甚方。

鸡肠（五具,治如食法） 羊肾（一具,去脂,并干为末） 赤石脂（六两） 龙骨（三两） 苁蓉（四两） 黄连（五两） 桂心（二两）

上七味,捣筛为散。酒服方寸匕,半日再服。五日中可作羊汤炙一剂,十日外可作羊肉臛,香味如常,食饱与之。

大渴,百方疗之不瘥方。

铅丹 胡粉（各半两） 栝蒌 甘草（炙,各二两半） 泽泻 石膏 赤石脂 白石脂（各五分）

上八味,捣筛为散。水服方寸匕,日三,壮人一匕半,一年病一日愈,二年病二日愈。渴甚者,夜两服;腹痛者减之。丸服亦佳,一服十丸,伤多则腹痛也。

2)《外台秘要·卷第八·脾胃病日渐瘦因不食方三首》

《广济》主脾胃中热,消渴,小便数,骨肉日渐消瘦方。

黄连 麦门冬（各十二分,去心） 苦参 栝蒌 知母 茯神 土瓜根（各八分） 人参 甘草（炙,各六分）

上九味捣筛,蜜和丸。每食后少时,煮芦根大麦饮,服如梧子二十丸,日二服,渐加至四十丸,不利。忌海藻、菘菜、猪肉、冷水、酢等物。

3)《外台秘要·卷第十一·渴利虚经脉涩成痈脓方一十一首》

《千金》疗下焦虚热注脾胃,从脾注肺,好渴利方。

小麦（一升） 竹叶（三升） 麦门冬（四两,去心） 茯苓（四两） 甘草（三两,炙） 大枣（三十枚,去核） 生姜（五两） 栝蒌（五两） 地骨皮（一升）

上九味切,先以水三斗,煮小麦取一斗,去滓澄清,取八升,去上沫,取七升,煮药取三升,分三服。忌海藻、菘菜、酢物。

治消渴利方。

生栝蒌根（三十斤）

上一味切,以水一石,煮取一斗半去滓,以牛脂五合,煎取水尽。以暖酒先食后服如鸡子大,日三服。

治消渴利方。

葵根(五升,盘大两束,切)

上一味,以水五升,煮取三升,宿不食,平旦一服三升。

疗渴小便利复非淋方。

榆白皮(二斤,去黑皮,切)

上一味,以水一斗,煮取五升,一服三合,日三服。

治消渴利方。

小豆藿一把,捣取汁,顿服,日三。

治渴利方。

栝蒌粉和鸡子,日曝干更捣,水服方寸匕,日三丸服亦得。

《崔氏》疗消渴瘦中焦热渴方。

苦参(一大斤) 黄连(六分) 栝蒌(五两) 知母(五两) 牡蛎粉(五两) 麦门冬(五两,去心)

上六味各捣筛为散,以牛乳和,并手捻为丸如梧子大,曝干。日再服,饱食讫,以浆水下之,服二十丸;如微利减十丸;如食热面酒等,即加服五丸。忌猪肉。

《广济》疗脾胃中虚热消渴,小便数,骨肉日渐消瘦方。

麦门冬(十二分,去心) 苦参(八分) 栝蒌(八分) 知母(八分) 茯神(八分) 土瓜根(八分) 甘草(六分,炙) 人参(六分)

上八味捣筛,蜜和丸。每食少时,煮芦根大麦饮服如梧子二十丸,日再,渐加至三十丸。忌海藻、菘菜、猪肉、大酢。一方有黄连十二分。

《肘后》疗消渴,肌肤羸瘦,或虚热转筋,不能自止小便数方。

栝蒌(六分) 黄连(六分) 汉防己(六分) 铅丹(六分,研)

上四味捣筛为散。每食后取酢一合,水二合,和服方寸匕,日三服。当强饮水,须臾恶水,不复饮矣。

4)《外台秘要·卷第十一·消渴方一十七首》

疗消渴阴脉绝,胃反吐食方。

茯苓(八两) 泽泻(四两) 白术(三两) 生姜(三两) 桂心(三两) 甘草(一两,炙)

上六味切,以水一斗煮小麦三升,取五升,去滓,纳茯苓等煮取二升半,一服八合,日再。

疗消渴方。

屋上瓦(三十年者,破如雀头三大升,以东流水两石,煮取二斗) 干地黄(八两) 生姜(八两) 橘皮(三两) 甘草(三两,炙) 人参(三两) 黄芪(三两) 桂心(二两) 远志(三两,去心) 当归(二两) 芍药(二两) 大枣(二十枚,擘) 白术(八两)

上十二味切,纳瓦汁中,煮取三升,分温四服,单瓦汁亦佳。一方无甘草。

疗热病后虚热渴,四肢烦疼方。

葛根(一斤) 人参(一两) 甘草(一两,炙) 竹叶(一把)

上四味切,以水一斗五升,煮取五升,渴则饮一升,日三夜二。忌海藻、菘菜。

疗渴小便利复非淋。

桃胶如弹丸,含之咽津,甚佳。

疗渴小便利复非淋,通按小便利且长,不比淋症之滴沥也,故曰复非淋。

蜡如鸡子大,酢一升煮两沸,适寒温,顿服之。

5)《外台秘要·卷第十一·消渴口干燥方三首》

《广济》疗口干数饮水,腰脚弱,膝冷,小便数,用心力即烦闷健忘方。

麦门冬(十二分,去心) 牛膝(六分) 龙骨(八分) 土瓜根(八分) 狗脊(六分) 茯神(六分) 人参(六分) 黄连(十分) 牡蛎(六分,熬碎) 山茱萸(八分) 菟丝子(十二分,酒渍一宿) 鹿茸(八分,炙)

上十二味捣筛为末,蜜和丸。每服食后煮麦饮,服如梧子二十丸,日二服,渐加至三十丸。忌生菜、热面、猪牛肉、蒜、粘食、陈臭酢物等。

疗消渴口苦舌干方。

麦门冬(五两,去心) 茅根(一升) 栝蒌(三两,切) 乌梅(十颗,去核) 小麦(三合) 竹茹(一升)

上六味,以水九升,煮取三升,去滓,细细含咽,分为四五服,忌热面炙肉。(并出第一卷中)

6)《太平圣惠方·卷第五十三·治消渴烦躁诸方》

治消渴,体热烦躁,宜服此方。

地骨皮(一两) 栝蒌根(一两) 芦根(一两,锉) 人参(半两,去芦头) 麦门冬(一两半,去心) 赤茯苓(三分) 生干地黄(一两) 黄芩(三分)

上件药,捣筛为散。每服四钱,以水一中盏,入生姜半分,小麦一百粒,淡竹叶二七片,煎至六分,去滓,不计时候温服。

治消渴烦躁,饮水不止,或成骨蒸之状,宜服此方。

大冬瓜(一枚,割开头去子) 黄连(一斤,去须) 甘草〔一(三)两,炙微赤,锉〕 童子小便(一斤) 地黄汁(五合) 蜜(五合)

上件药,捣甘草黄连,罗为末,都入冬瓜内,即以头却盖之,又以黄土泥封裹,可厚一寸,候干,即以糠火烧之一日,待冷去泥,置于露下一宿,取瓜烂研,生布绞取汁。每于食后,以清粥饮调下一合。

治消渴烦躁,不得眠卧方。

麦门冬(半两,去心) 土瓜根(一两) 小麦(一合) 黄芩(半两)

上件药,都细锉和匀。每服半两,以水一大盏,入竹叶二七片,生姜半分,煎至五分,去滓,不计时候温服。

治消渴,除烦躁方。

秦艽(二两,去苗) 甘草(三分,炙微赤,锉)

上件药,捣筛为散。每服四钱,以水一中盏,入生姜半分,煎至六分,去滓,不计时候温服。

治消渴,烦躁,羸瘦乏力,不思饮食,宜服此方。

麦门冬(一两半,去心,焙) 栝蒌根(一两) 黄芩(三分) 牡蛎(一两,烧为粉) 黄连(一两,去须) 金箔(五十片,细研) 银箔(五十片,细研)

上件药,捣细罗为散,入研了药令匀。每服,不计时候,煎淡竹叶汤调下一钱。

治消渴烦躁,狂乱,皮肤干燥,宜服此方。

生葛根切去皮,木臼内,捣取汁一大盏,入蜜二大匙,搅令匀,不计时候,分为三服。

治消渴烦躁,饮水无度方。

上用七家井索,近灌口结处,烧为灰,细研,不计时候,以新汲水调服二钱,不过三五服效。

治消渴,心神烦躁,小便不利方。

葵大束,令净洗,炸过,煮米饮,浇作虀候葵黄色,取汁,渴即饮之,以瘥为度。

7)《太平圣惠方·卷第五十三·治消渴后成水病诸方》

治消渴后,成水病浮肿方。

甜葶苈(一两,隔纸炒令紫色) 杏仁(一两,汤浸去皮尖、双仁,麸炒微黄) 栝蒌根(一两) 汉防己(一两)

上件药,捣罗为末,炼蜜和捣三二百杵,丸如梧桐子大。每服,煎赤茯苓汤下三十丸,日三四服。

治消渴后,变成水气,令作小便出方。

萝卜子(三两,炒令黄) 紫苏子(二两,微炒)

上件药,捣细罗为散。每服,煎桑根白皮汤,调下二钱,日三四服。

8)《太平圣惠方·卷第五十三·治消渴口舌干燥诸方》

治消渴,止虚烦,除口舌干燥,宜服此方。

麦门冬(一两,去心) 人参(半两,去芦头) 黄芪(三分,锉) 赤茯苓(三分) 甘草(半两,炙微赤,锉) 葛根(半两,锉) 枇杷叶(三分,拭去毛,炙微黄)

上件药,捣筛为散。每服四钱,以水一中盏,入生姜半分,淡竹叶二七片,煎至六分,去滓,不计时候温服。

治消渴,口舌干燥,骨节烦热方。

地骨皮(一两) 小麦(半两) 生麦门冬(一两,去心)

上件药,细锉和匀。每服半两,以水一大盏,煎至五分,去滓,每于食后温服。

治消渴,口舌干燥,烦热,宜服此方。

羊髓(二合) 甘草(一两,炙微赤,锉) 白蜜(二合)

上件药,先以水一大盏,煮甘草至七分,去滓,后下髓蜜,更煎五七沸。每于食后,温服一合。

治消渴,口舌干燥,骨节烦热方。

生芭蕉根,捣绞取汁,时饮一二合。

9)《太平圣惠方·卷第五十三·治消渴饮水过度诸方》

治消渴饮水过度方。

黄丹(一分)　栝蒌根(半两)　槟榔(一分,末)　绿豆粉(一两)

上件药,都研令匀,用白面三两相和,作馎饦。用生姜葱薤白豉汁煮熟,和汁温食之。

密陀僧(半两,细研)　蜡面茶(半两)　黄连(半两,去须)　滑石(半两)　栝蒌根(半两)

上件药,捣细罗为散。每服,不计时候,以清粥饮调下一钱。

又方：铅(一斤)　水银(二两,先熔铅,旋投入水银,候铅面上有花晕上,便以铁匙掠取于乳钵内研之)　皂荚(一挺,不蛀者,涂酥炙令黄,去皮子,入麝香一钱同碾为末)

上件药,每服,炒皂荚散一钱,以水一中盏煎至六分,去滓令温,每于食后,调下铅黄散半钱。

又方：黄连(半两,去须)　栝蒌根(半两)　密陀僧(半两,细研)　人参(半两,去芦头)

上件药,捣细罗为散,入密陀僧,研令匀。每于食后,以温浆水调下一钱。

又方：栝蒌(一两)　黄连(二两,去须)　甘草(一两,炙微赤,锉)

上件药,捣筛为散。每服三钱,以水一中盏煎至六分,去滓,每于食后温服。

又方：地骨皮(一两)　甘草(三分,炙微赤,锉)　桑根白皮(三两,锉)

上件药,捣筛为散。每服四钱,以水一中盏,入生姜半分,煎至六分,去滓,每于食后温服。

又方：栝蒌根(半两)　汉防己(半两)　黄连(半两,去须)　黄丹(半两)

上件药,细罗为散,入黄丹,研令匀。每于食后,以温水调下一钱。

治消渴饮水过多,小便不利方。

葵根茎叶(五两,切)

上件药,以水三大盏,入生姜一分,豉一合,煮取二盏,去滓,食后分温三服。

治消渴,饮水过多不瘥方。

凌霄花(一两)

捣碎,以水一大盏半煎至一盏,去滓,分温三服。

又方：人参(一两,去芦头,捣细罗为散)

上用鸡子清调下一钱,日四五服。

治消渴,饮水过甚,并小儿渴疾方。

黄狗胆(一枚)　猯猪胆(一枚)

上件狗胆,并入猪胆内,阴干,候堪丸,即丸如梧桐子大。每服以麝香汤下二丸,小儿半丸。

10)《太平圣惠方·卷第五十三·治消渴诸方》

治消渴不止,心神烦乱,宜服此方。

铁粉(一两,细研)　麦门冬(二两,去心,焙)　牡蛎(一两,烧为粉)　知母(一两)　黄连(二两,去须)　苦参〔一(二)两,锉〕　栝蒌根(二两)　金箔(一百片,细研)　银箔〔五十(二百)片,细研〕

上件药,捣细罗为散,入铁粉等,同研令匀。每服不计时候,以清粥饮调下一钱。

治消渴不止,宜服此方。

黄丹(一两,炒令紫色)　栝蒌根(一两)　麦门冬(二两,去心,焙)　甘草(二两,炙微赤,锉)　赤茯苓(一两)

上件药,捣细罗为散,入黄丹研令匀。每服不计时候,以温水调下一钱。

又方：铅霜(半两,细研)　黄连(半两,去须)　栝蒌根(半两)　人参(半两,去芦头)　黄丹(半两,炒令紫色)

上件药,捣细罗为散,入研了药令匀,不计时候,以温水调下半钱。

治消渴,心烦躁方。

栝蒌根(一两)　石膏(二两)　甘草(一两,炙微赤,锉)　柑子皮(一两,汤浸去白瓤)

上件药,捣细罗为散。每服不计时候,煮大麦饮调下一钱。

治消渴,吃水渐多,小便涩少,皮肤干燥,心神烦热,宜服此方。

密陀僧(半两,细研)　黄连(半两,去须)　滑石(半两,细研)　栝蒌根(半两)

上件药,捣细罗为散,入研了药令匀,不计时候,用清粥饮调下一钱。

又方：白羊肺(一具,切片)　牡蛎(二两,烧为粉)　胡燕窠中草(烧灰,一两)

上件药,捣细罗为散。每于食后,以新汲水调下二钱。

治消渴久不止,心神烦壅,眠卧不安,宜服

此方。

黄连(一两,去须) 皂荚树鹅(一两,微炙) 苦参(二两,锉) 栝蒌根(二两) 赤茯苓(二两) 知母(二两) 白石英(一两,细研) 金箔(五十片,细研) 银箔(五十片,细研)

上件药,捣罗为末,入石英、金银箔相和,研令匀,以炼蜜和捣三五百杵,丸如梧桐子大。服不计时候,煮小麦汤下三十丸,竹叶汤下亦得。

治消渴,四肢烦热,口干心燥,宜服此方。

栝蒌根(二两) 麦门冬(二两,去心焙) 苦参(三分,锉) 人参(三分,去芦头) 知母(三分)

上件药,捣罗为末,用牛胆汁和丸,如小豆大。不计时候,以清粥饮下二十丸。

又方:水蛇(一条,活者,剥皮,炙黄捣末) 蜗牛(不限多少,水浸五日取涎,入腻粉一分煎令稠) 麝香(一分,细研)

上件药,用粟米饭和丸如绿豆大。每服不计时候,以生姜汤下十丸。

治消渴烦热闷乱,宜服此方。

苦参(三两,锉) 黄连(一两,去须) 麝香(一钱,细研)

上件药,捣罗为末,入麝香研令匀,炼蜜和丸如梧桐子大。每服不计时候,以清粥饮下二十丸。

治消渴久不瘥,吃食少,心神烦乱,宜服此方。

黄连〔一两(斤),去须〕 生地黄(五斤,烂研,布绞取汁)

上捣黄连碎,入地黄汁内浸一宿,曝干,又浸又曝,令地黄汁尽为度,曝干捣罗为末,炼蜜和捣三五白杵,丸如梧桐子大。不计时候,以清粥饮下二十丸。

治消渴,饮水绝多,身体黄瘦方。

栝蒌根 黄连(去须) 铁粉(细研,以上各等分)

上件药,捣罗为末,入铁粉研令匀,炼蜜和丸如梧桐子大。不计时候,煎茅根汤下二十丸。

又方:黄连(半两,去须) 黄丹(半两,炒令紫色) 豆豉(半两,炒干)

上件药,捣罗为末,入黄丹研令匀,用软饭和丸如梧桐子大。每于食后,以温水下十五丸。

又方:密陀僧(三分,细研) 黄连(三分,去须)

上件药,捣细罗为散,都研令细。每遇渴时,抄一字于舌上,以水下之。

又方:瓦窑突上黑煤,结干似铁屎者,半斤,捣取末,更以生姜四两同捣,绢袋盛,以水五升浸,取汁,不计时候,冷饮半合。

治消渴,小便不利方。

宜多烧竹沥。食后时饮一合。

又方:黄柏半斤,细锉,以水一斗,煮三二十沸,去滓,恣意饮之,便愈。

又方:故屋上古瓦两口,净洗捶碎,以水煮取浓汁。食后,温频服一小盏。

又方:黄连(三两,去须)

上捣罗为末,炼蜜和丸如梧桐子大。每于食后,以温水下二十丸。

又方:桑根白皮(三两,锉)

上以水三大盏煎至二盏,去滓,温温频服一小盏。

治消渴热,或心神烦乱,宜服此方。

冬瓜一枚,近一头切断,去子,以黄连二两,去须,杵为末,纳瓜中,合定,用绳缚,蒸半日取出,候冷热得所,取瓜中水,不计时候,饮一小盏,其冬瓜皮肉,晒干,兼理骨蒸劳,及酒黄多年者,为散,每于食后,以温水调下二钱其效。

又方:生栝蒌根五两,烂研,用水三大盏,浸一宿,绞取汁,每于食后,服一小盏。

又方:秋麻子半升,以水三大盏,煎至二盏,去滓,时服一小盏。

又方:罂粟一合,细研,以温水一大盏,调令匀,分三服,食前服之。

又方:活蜗牛四十九枚,以水一大盏,于瓷器中浸一宿,以器盖之,其蜗牛自缘其器上,取水顿服之,重者不过三服。

又方:桑椹熟之时,尽意多食之,唯多益佳,渴即便瘥。

又方:地骨皮(一两,末)

上以半天河水一中盏,井华水一大盏,同煎至一大盏,去滓,食后分温二服。

又方:冬瓜瓤一两,曝干捣碎,以水一中盏,煎至六分,去滓温服。

又方:黍米泔一大盏,温服之。

又方:田中活螺(三升,洗去土)

上以糯米二升,煮为稀粥,可及二斗,已来,候冷,即将田螺置于冷粥盆内,以物盖养之,待螺食尽粥,却吐出沫,收之,任性饮之。

又方:黄肥栝蒌一颗,以酒一中盏,洗取瓤,去皮子,煎成膏,入白矾末一两,和丸,如梧桐子大,每服不计时候,以粥饮下十丸。

又方:黑铅锉为末,用水银同结如泥,取大豆许大,常含咽津。

又方:黄丹(不限多少)

上每服,以新汲水调下一钱,兼每日作荞麦仁粥,空腹食一大盏。

又方:蚕蛹(一两)

上以无灰酒一中盏,水一大盏,同煮取一中盏,澄清,去蚕蛹服之。

又方:顿服乌麻油一二合,神验。

又方:黄瓜根(三两) 黄连(三两,去须)

上件药,捣罗为末,炼蜜和丸如梧桐子大。每于食后,以温水下二十丸。

又方:兔骨(一具,炙微黄,捣碎) 大麦苗(二斤,切)

上以水一斗,煮取汁五升。每服一小盏,日三四服。

治消渴发动,饮水无限,口干渴方。

生萝卜,烂捣绞汁二升,任性渴即饮之。

又方:豆豉三合,以水二大盏,煎取浓汁,顿服。

11)《圣济总录·卷第五十八·消渴门·消渴口舌干燥》

治消渴舌干体瘦方。

枸杞根白皮 小麦 生麦门冬(去心,各一升)

上三味,以水一斗,煮取五升,去滓,渴即饮之。

12)《普济本事方·卷第六·诸嗽虚汗消渴·消渴方》

治消渴方。

浮石,舶上青黛(各等分) 麝(少许)

上细末。每服一钱,温汤调下。

13)《世医得效方·卷第七·大方脉杂医科·消渴》

治消渴方。

铅丹(二两) 附子(一两) 干葛 栝蒌根(各三两)

上为末,炼蜜丸。每服十丸,米饮下,日三服。渴则服之,治日饮水至一石者。春夏去附子。

单方:治渴。糯稻秆灰,取中一尺烧,淋汁饮。或不烧,便煎服亦妙。生牛乳细呷,或生萝卜捣取汁,时饮少许。

14)《普济方·卷一百七十六·消渴门·辨六经渴病并治》

治渴利小便利,复非淋者,出千金方。

榆白皮(二斤,切)

上以水一斗,煮取五升,每服三合,日三。

又方:出《千金方》。

蔷薇根(一把)

上水煎服之佳。《肘后方》以治睡中遗尿。

又方:鹊巢(三年重者)

上烧末,以饮服之,肘后方,以治睡中遗尿。

又方:桃胶

上丸如弹子大,含之咽津。

又方:蜡(如鸡子大)

上以酢一升,煮二沸,适寒温,顿服之。

又方:小豆藿(一把)

捣取汁,顿服三升。

治消渴热,或心神烦乱。出《圣惠方》。

黍米泔

上用一大盏,温服之。

15)《普济方·卷一百七十九·消渴门·消渴饮水过度》

治消渴饮水过多,不知厌足。

栝蒌根(一两) 黄连(二两,去须) 甘草(一两,炙微赤,锉)

上为散。每服三钱,水一中盏煎至六分,去滓,每于食后温服。

又方:地骨皮(一两) 甘草(三分,炙微赤,锉) 桑根白皮(三两,锉)

上为散。每服四钱,以水一中盏,入生姜半分,煎至六分去滓,每于食后温服。

治消渴,饮水过甚,并小儿渴疾方。

黄狗胆(一枚) 猳猪胆(一枚)

上以狗胆并入猪胆内阴干,候可丸,即丸如梧桐子大。每服以麝香汤下二丸,小儿半丸。

治消渴饮水过多。小便不利方。

葵根叶(五两,切)

上件药以水三大盏,入生姜一分,豉一合,煮取二盏,去滓食后,分温三服。

治消渴饮水过多不瘥方。

凌霄花(一两)

上捣碎,以水一盏半,煎至一盏,去滓分三服。

又方:人参(一两,去芦头,捣细罗为散)

上用鸡子清,调下一钱,日四五服。

治消渴饮水无度,小便多,口干渴。

雉(一只)

上细切,和盐豉,作羹食。

治消渴饮水不知足。

兔头(一具)

上以水煮取汁饮之。

治消渴饮水多,身体黄瘦。

窑突上黑煤(焙干,似铁屑者,半斤)

上捣取末,更以生姜四两同捣,绢袋盛,以水五升浸取汁,不拘时候,冷饮半合。

治暑月渴而饮水过多,干呕发渴,不思饮食。

干葛(一两,炮) 甘草(一两,炙) 陈粟米(二匙,炒)

上咬咀。每服二钱,水一盏煎至六分,去滓,食前温服,一日二三次。

16)《万氏家抄济世良方·卷二·消渴》

治方:黄连末 天花粉末 人乳汁 藕汁 生地黄汁

上将三汁佐以姜汁入蜜为膏,和二末徐徐留舌上,以白滚汤少许送之。能食易饥者加软石膏、黄芩;小便频数或如膏者加五味子、知母、黄柏、玄参。若泄泻先用白术、白芍药炒为末,调服后服此药。一方缫丝汤饮之,如无缫丝汤以蚕壳煮汤代之,此物属火有资阴之用,能泻膀胱中相火,引气上潮于口。

2. 治上消验方(《济阳纲目·卷三十三·三消·治上消方》)

治上消方。

千里浆(一名水葫芦、木瓜) 紫苏叶 桂(各一两) 乌梅肉 赤茯苓(各二两)

上为末,炼蜜丸如弹子大。嚼化一丸,咽下。一方有神曲、豆粉。

又方:百药煎 乌梅肉 紫苏叶 人参 麦门冬 甘草(各等分)

上为细末,炼蜜丸如弹子大。嚼化。

治消渴。

白浮石 舶上青苔(各等分) 麝香(少许)

上为末。每服二钱,温汤下。

3. 治中消验方(《普济方·卷一百七十八·消渴门·消中》)

治消中日夜尿七八升者(出《千金方》)。

鹿角(炙)

上为末,以酒服五分匕,日二,渐加至方寸匕。

又方(出《千金方》):苎麻

上捣汁服一升佳。

治强中(出《郑氏家传渴浊方》),茎长兴,不交精自出,渴而面赤黑羸,脚酸疼。

茯神(去木皮,半两,甘水煮) 栝蒌根(二钱) 远志(去心,半两,小麦炒)

上咬咀,用葛根及盐汤少许,同煮服。

4. 治下消验方

1)《太平圣惠方·卷第五十三·治消肾小便白浊诸方》

又方:天雄(半两,炮裂,去皮脐) 白石脂(三分) 露蜂窠(半两,微炒)

上件药,粗捣,都以水二大盏半,入枣五枚,煎至一盏半,去滓,食前分温三服。

治消肾,小便滑数白浊,令人羸瘦,宜服此方。

黄芪(半两,锉) 鸡肶胵(一两,微炙) 五味子(半两)

上件药,粗捣,都以水三大盏,煎至一盏半,去滓,食前分温三服。

治消肾,小便滑数,白浊不止方。

鹿角屑(二两,炒令黄)

上件药,捣细罗为散,每于食前,以粥饮调下二钱。

2)《医学纲目·卷之二十一·脾胃门·消瘅门》

治饮水百杯,尚犹未足,小便如砂,或如杏色。服此方三五日,小便大出,毒注下,十日除根。此方子和自云:此重剂,试有验。

水银(四钱) 锡(二钱,同水银炒成砂子) 牡蛎 密陀僧 知母 紫菀 苦参 贝母(各一两) 黄丹(半两) 栝蒌根(半斤)

上为细末。男子用不生儿猪肚,妇人用猳猪肚一个,纳药于内,以麻线缝之,用新瓦二片,绳系一二遭,别用米一升,栝蒌根末半升,于新水内煮熟。取出放冷,不用米及栝蒌,只研猪肚并肚中药末,烂和为丸,如硬,加蜜。食前米汤下三四十丸。《三因方》无贝母。

治消肾,小便数。

鹿角一具炙焦,捣筛为末。酒服方寸匕,渐渐加之。

3)《普济方·卷一百八十·消渴门·消肾小便白浊》

治浊。

白茯苓 老松皮 鸡头子 莲肉(各等分)

上为细末,用金樱膏为丸。每服三十丸,盐汤或酒任下。

又方:人参 白茯苓 花龙骨 牡蛎 胡桃肉(各等分)

上为细末,煮羊肾为丸。每服三十丸,盐汤或酒任下。

又方:人参 琥珀 麦门冬(去心) 黄芪 莲肉 当归 鹿茸(各一两) 肉苁蓉 白茯苓 远志 犀角(镑) 沉香,朱砂(各五钱) 木香(一钱)

上为末,空心盐酒汤调下。

治赤白浊(出《郑氏家传渴浊方》)。

人参 黄芪 茯苓 龙骨 白石脂(煅) 牡蛎(煅,各一两) 栝蒌根 桑螵蛸(各半两)

上为末,糊丸如梧桐子大。每服三十丸,盐汤下。

治白浊小便频数,梦遗不禁。

牡蛎 龙骨 白矾 白茯苓 秋石 人参 黄芪(各一两)

上为末,糊丸如梧桐子大。每服三十丸,空心盐酒汤下。

治元阳虚极,小便如脂。

苍术 茴香 川乌 川楝子 川椒 龙齿 牡蛎 破故纸(各一两,同炒赤)

上为末,和为丸。空心盐汤下,每服三四十丸。

治白浊。

菟丝子(酒煮一日,焙干) 巴戟(去心,酒浸煮) 破故纸(炒) 鹿茸 山药 赤石脂 五味子(各一两)

上为末,酒糊丸,空心盐汤下。

又方:石菖蒲 甘草(炙,各半两) 人参 当归 赤茯苓 五味子 紫苑(去芦) 柏子酸枣仁(各一两) 橘红 川芎 细辛 麦门冬(去心,各半两)

上㕮咀。每服入蜜一匙同煎至七分,不拘时温服。

4)《济阳纲目·卷三十三·三消·治下消方》

治肾消,小便不禁,日多至一二斗,或如血色。

麦门冬 干地黄(各八钱) 干姜(四两) 蒺藜子 续断 桂心(各二两) 甘草(一两)

上㕮咀,以水一斗,煮取二升五合分三服。

治消渴不止,下元虚者。

牛膝(五两,锉碎为末) 生地黄(取汁,五升)

上和一处,昼曝夜浸,以汁尽为度,炼丸桐子大。每服三十丸,空心温酒下。

治渴而小便数。

贝母(六分,一作知母) 茯苓 瓜蒌根(各四分) 铅丹 鸡肫胵中黄皮(十四枚)

上为末。饮服方寸匕,日三次。瘥后常服尤佳。长服则去铅丹,以蜜丸之,用麦冬饮下。

5. 治渴利验方

1)《千金翼方·卷第十九·杂病中·消渴第一》

治渴利方。

豆(一升,醋拌蒸,曝干,三拌、三曝、三蒸,熬) 黄连(一斤,如金色者)

上二味,捣筛为末,炼蜜和丸如梧子。饮服三十丸,日二,稍加至四十丸,神验。

2)《太平圣惠方·卷第五十三·治渴利成痈疽诸方》

治渴利烦热,皆生痈疽,赤焮疼痛,心烦不得眠卧,宜服此方。

水银(一两,入黄丹,点少水研令星尽) 栝蒌根(一两) 黄芩(一两半,锉) 知母(一两半) 密陀僧(一两,细研) 牡蛎(一两,烧为粉) 黄丹(半两) 黄连(一两,去须)

上件药,捣细罗为散,入研了药令匀。每服温水调下一钱。

又方:铅霜(一分) 腻粉(一分) 柳絮矾(一分) 川朴硝(一分)

上件药,细研为散。每服以冷水调下半钱,日夜可四五服。

3)《圣济总录·卷第五十九·渴利》

又方：蔷薇根（细锉，半斤）

上一味，用水五升，浸一日，取水，量力时时饮之。

6. 治消谷验方（《太平圣惠方·卷第五·治胃实热诸方》）

治胃中实热，吐逆不受饮食，心神烦渴，宜服此方。

生姜（半两，研取汁） 糯米（半合，淘，细研） 蜜（一合）

上件药相和，入新汲水一中盏，分为二服。

【论用药】

一、概论

《医心方·卷第十二·治消渴方第一》："[今按]渴家可食物：苏蜜煎（治消渴，补内）；寒水石（一名白水石，《本草》云：主止渴）；石膏（一名细石，《本草》云：主止消渴）；大麦（《本草》云：主消渴。和名不止牟支）；青粱米（《本草》云：主消渴。和名安波乃米）；小麦（《本草》云：止燥渴。和名古牟支）；粟米（《本草》云：主消渴。和名云阿波乃宇留之祢）；赤小豆（《本草》云：主止消渴。和名云阿加阿都支）；猕猴桃（崔禹云：主消渴。和名已久波）；乌芋（《本草》云：主消渴。和名久和乌）；菰根（《七卷食经》云：除消渴。和名已毛乃祢）；竹笋（《本草》云：主消渴。和名多加牟奈）；冬瓜（《本草陶注》云：消渴。和名加毛宇利）；葵菜（崔禹云：主消渴。和名阿不比）；荍菜（《本草》云：解消渴。和名太加奈）；芦茯（《本草》云：主消渴大有验。和名于保祢）；蘩蒌（《七卷食经》：主消渴。和名波久倍良）；蒳（《本草》云：主消渴。和名奴奈波）；骨蓬（《本草》云：主消渴。和名加波保祢）；石莼（崔禹云：治消渴。和名右毛）；紫苔（崔禹云：止消渴。和名须牟乃利）；牛乳（《本草》云：止渴。和名宇之乃知）；酪（《本草》云：止渴）；鹿头（苏敬云：主消渴。崔禹云：主消渴）；鲤鱼（《本草》云：止渴。和名已比）；海月（崔禹云：主消渴。和名久良介）；鱲（《本草》云：止渴。和名加支）；石阴子（崔禹云：主消渴、渴利。和名加世）；龙蹄子〔崔禹云：（主，可有欤）消渴，渴利。和名世〕；寄居（崔禹云：主渴。和名加牟奈）；河贝子（崔禹云：主消渴。和名三奈）；田中蠃子（《本草》云：止渴。和名多都比）。"

《丹溪心法·卷三·消渴四十六》："消渴，若泄泻，先用白术、白芍药炒为末，调服后，却服前药（即诸汁膏）。内伤病退后，燥渴不解，此有余热在肺经，可用参、苓、甘草少许，生姜汁调，冷服；或以茶匙挑姜汁与之。虚者可用人参汤。天花粉，消渴神药也。上消者，肺也，多饮水而少食，大小便如常；中消者，胃也，多饮水而小便赤黄；下消者，肾也，小便浊淋如膏之状，面黑而瘦。"

《脉症治方·卷之二·燥门·消渴》："治宜养肺降火生血为主。或曰上消渴，是心火刑炼肺金所致，治宜降火清金，以黄连、麦门冬、兰草、白豆蔻、仁梨、藕汁，加升麻、黄柏之类，清气上升，而渴自止矣。中消渴者，胃中伏火，不生津液，食已则饥，不营肌肉，宜苓、连、石膏治之，甚者，调胃承气汤。下消渴者，烦躁引饮，耳轮焦，小便如膏，正所谓焦烦水易亏是也，此为肾消，宜六味地黄丸主之。《圣济总录》云：未传能食者，必发痈疽背疮，不能食者，必得中满鼓胀，背为不治之症。洁古分而治之，能食而渴者，白虎加人参汤；不能食而渴者，钱氏白术散，倍加干葛治之，上下既平，则不复传下矣。"

《考证病源·考证病源七十四种·消渴者无火不生》："消渴有三：上消者，肺也。多饮水而少食，大小便如常；中消者，胃也。多饮食而小便黄赤；下消者，肾也。小便浊淋如膏，烦渴引饮，耳轮焦黑，小便频数能食者，必发痈疽背疮。不能食者必传中满腹胀。大抵三消皆因火热之气煎熬脏腑，消烁血液也。治以四物汤为主，上消加人参、五味子、麦冬、天花粉，煎入藕汁、生地汁、人乳，饮酒人加生葛汁；中消加石膏，以降胃火；下消加知柏、五味，以滋肾水。一人患渴不止，以青黛一两，水调服，下长虫一条，其渴遂止。盖黛解郁热，能杀虫，故用之有效。"

《医镜·卷之二·三消》："消渴之症，上焦受热，渴多引饮，宜滋养心经。以大剂麦门冬为君，石莲、黄连、天花粉、白茯苓、五味子、人参为佐，加四物汤服之。盖此症宜补阴血以胜阳，故必以四物汤合剂，而消中、消肾皆用之。消中之症，善饥多食，宜治脾热，抑胃火。以煅过石膏为君，蒸熟大黄、生甘草、茯苓为佐，加四物服之。消肾之症，骨瘦腿疼，宜滋肾水。以杜仲、黄柏为君，天门冬、人参、知母、五味子、干山药为佐，加四物服之。三消俱病，其势已危，九死一生，药亦不效，若不忍坐视，急用前三处之药，总作一剂，水煎成膏，与消梨汁、童便调和，渴即饮之，或可扶持。

大凡此症，从好酒而得者，剂中加干葛、天花粉、黄芩之类，从好色而得者，加天麦门冬、黄柏、杜仲之类，与猪肾子同煎服。从喜食炙煿而得者，大碗消梨汁、苦茗之类可服。从喜服丹砂而得者，大碗童便及井底泥浆水、大剂人中黄之类可服。医者当斟酌而用之。"

《医宗说约·卷之二·三消》："心热移肺名上消，多饮水浆二便调（或舌上赤裂，多饮少食，宜清金降火）；火热在胃偏多食，大便硬兮小便赤（名中消，善食而瘦，自汗，治清胃理中）；下消肾热渴饮汤，耳轮焦干便淋沥（小便淋沥如膏状，治宜清火养阴）。其名虽有三般异，津液干枯血虚一，天花解毒治三消，花粉麦冬五味粒，葛根生地及川连，人参当归甘草吃，竹叶蚕茧及灯心，徐徐服下有神力。山栀桔梗治上消，黄芩石膏中消入，黄柏知母治下消，姜椒辛辣不可食，乌梅莲肉合煎膏（合本方煎膏，再加下几味），人乳牛乳藕梨汁，再加白蜜共煎成，不拘时候徐徐吃。此症皆从燥热来，能食须防发毒物，不能食者传中满，鼓胀等病医宜识。

[示吉按]渴症有三，总归无水。外有酒毒作渴，非葛花不除；暑邪消渴，非香薷不愈；喜食炙煿甘肥令渴，豆豉有效；汗吐下后，胃液不足而渴，惟人参有功；青梅止渴，胃干暴渴宜加；朽木作汤，热中消中当饮；北梨甘蔗性水味甘，酒渴盐伤俱解。病因不同，歌难尽载。从此消息，亦有补也。

朽木，土中水中者良。方寸者，三十枚煎汤饮，治肥甘炙煿嗜酒耽辛以致消渴者佳。

饮酒，灼人真阴；爱海味，丧人真液。皆令消渴，蔗汁、梨汁主之。"

《证治汇补·卷之五·胸膈门·消渴》："上消初起，人参竹叶汤，久则麦冬饮子。中消初起，加减甘露饮，久则钱氏白术散。下消初起，生地饮子，久则小八味丸。若心肾不交，水下火上，无以蒸气而消者，桂附八味丸。若脾胃虚衰，不能交媾水火，变化津液而渴者，参苓白术散。夏月伏暑心胞，患消渴者，香薷散主之。其他如缲丝汤、天花粉、芦根汁、淡竹叶、麦冬、知母、牛乳，皆消渴之神药也，不可不审。"

《冯氏锦囊秘录·杂症大小合参卷十二·消渴大小总论合参》："消渴养肺降火生血为主。三消皆禁用半夏。消渴若泄泻者，用白术、白芍药之类。内伤病后燥渴不解者，此余热在肺经也，用参、苓、甘草少许，生姜汁调冷服。天花粉，消渴属热者之神药也。小儿唇红如丹，即发渴候，红甚焦黑则危。"

《本草求真·下编·卷九主治下·六淫病症主药》："消渴之症，按书有言三焦火起而渴。盖人津液有限，火胜则水必竭，犹之釜里火猛，谷食皆焚，水必竭泽而燥。而渴以生，是谓火渴。有言表里热盛而渴，盖以气以卫外，血以营内，表里邪闭，津受煎熬，犹之地气上升，天气闭塞，人物皆烦，而渴应见，是谓热渴。有言表里寒盛而渴，盖以人身阳胜则阴微，阴胜则阳弱，阳气既微于中，阴气复增于内，则身中外皆寒而气不温，犹之坚冰既至，滴点全无，而渴应有，是谓阴渴（寒渴）。有谓食滞中宫而渴，盖以人身上下，本贵通活，一有物滞，则上不克下，下不克上，津液断绝，两不相接。滞渴犹之谷食在釜，内有物闭，气实不空，津不克上，而渴应生，是为滞渴。有谓津藉精生，精虚则津无由而布，犹之天雨不降，地无醴泉，而渴以成，是谓水衰而渴。有谓津赖火充，火衰而气不化，精不附气，犹之釜里无薪，锅盖干灼，而渴应见，是谓火衰而渴。有谓津藉气布，气实则气充而津生，气衰则气馁而津竭，犹之天气既降，地气不升，而渴应有，是谓气衰而渴。凡此火不外于三黄、石膏、知母，热不外于大黄、朴硝、花粉、贝母，寒不越乎麻、桂、升、葛、姜、附、丁、桂，滞不越乎香附、川朴、枳壳。至于渴属精虚，则六味有不可离；渴属火衰，则八味必不可弃；渴属气薄，则参、芪、白术自必见用。毋谓渴皆属实，虚症全无，而悉可用苦寒之味也。

火渴：大黄、黄柏、黄芩、黄连、石膏、知母。热渴：大黄、朴硝、花粉、石膏、知母。寒渴：麻黄（外寒）、桂枝（外风）、升麻（外寒）、干葛（外寒）、干姜（内寒）、附子（内寒）、丁香（内寒）、肉桂（内寒）。滞渴：香附、川朴、枳壳、木香。虚渴：人参、白术、黄芪、当归、山药、熟地、附子、肉桂。"

《一见能医·卷之七·病因赋下·消渴者无火不生》："消渴有三：上消者，肺也。多饮水而少食，大小便如常，此心火形于肺金，而渴生焉。中消者,胃也。多饮食,而小便黄赤,盖足阳明胃经,血热则消谷善饥,血中伏火,则津液消烁而渴矣。下消者,肾也。小便浊淋如膏,烦渴引饮,耳轮焦黑,小便频数。能食者,必发痈疽,背疮;不能食者,必传中满臌胀。大抵三消,皆因火热之气,煎熬脏腑,消烁血液也,治以二物汤为主。上消,加人参、五味、麦冬、花粉,煎入藕汁、生地汁、人乳。饮酒人加生葛根汁;中消,加石膏、寒水石,以降胃火;下消,加知母、黄柏、熟地、五味,以滋肾水。又当饮缲丝汤,如无以蚕茧壳,或丝棉煎汤饮之。"

二、治消渴专药

1. 人参

《名医别录·上品卷第一·人参》:"微温,无毒。主治肠胃中冷,心腹鼓痛,胸胁逆满,霍乱吐逆,调中,止消渴通血脉,破坚积,令人不忘。"

《本草经集注·草木上品·人参》:"味甘,微寒、微温,无毒。主补五脏,安精神,定魂魄。止惊悸,除邪气,明目。开心益智,治肠胃中冷,心腹鼓痛,胸胁逆满,霍乱吐逆,调中,止消渴,通血脉,破坚积,令人不忘。"

2. 人乳

《本草汇言·卷之十九·人部·人乳》:"主充和脏腑,荣华膝理,灌溉百骸,润泽枯燥(葛可久)。人身转运之神液,益寿延年之圣药也(龚云林)。江春野曰:此乃血气之精液转赤为白,亦内丹也。凡治元神不足,精神衰乏,咳嗽无痰,日晡潮热,或阴虚火动而骨蒸盗汗,或久患劳嗽而时有红痰,或面赤口燥而烦渴引饮,或肌瘦皮黄而毛发焦槁,或筋挛骨痿而四体乏力,或血竭阴消而肠胃闭结,或三消渴燥而多食易饥,或目暗昏蒙而瞳仁干结,是皆元虚火胜之证。惟此濡润养荣之剂,统能治之。缪氏曰:但其性凉而滋润,血虚有热,燥渴枯涸者,宜之。若藏气虚寒,滑泄不禁,及胃弱不思食,脾虚不磨食者,并不宜服。"

3. 马齿苋

《证类本草·卷第二十九·马齿苋》:"陈藏器云:破痃癖,止消渴。又主马恶疮虫。此物至难死,燥了致之地犹活。"

《本草纲目·菜部第二十七卷·菜之二·马齿苋》:"主治:诸肿瘘疣目,捣揩之。破痃癖,止消渴(藏器)。"

4. 王瓜

《神农本草经·卷二·中经·王瓜》:"味苦,寒。主消渴内痹瘀血,月闭,寒热,酸疼,益气,俞聋。一名土瓜。生平泽。"

《证类本草·卷第九·王瓜》:"味苦,寒,无毒。主消渴,内痹,瘀血,月闭寒热,酸疼,益气,愈聋,疗诸邪气,热结,鼠瘘,散痈肿留血,妇人带下不通,下乳汁,止小便数不禁,逐四肢骨节中水,疗马骨刺人疮。一名土瓜。"

5. 云实

《名医别录·上品卷第一·云实》:"味苦,无毒。主治消渴。"

《本草经集注·卷第三·草木上品·云实》:"味辛、苦,温,无毒。主治泄痢肠澼,杀虫蛊毒,去邪恶结气,止痛,除寒热、消渴。"

6. 五灵脂

《本草纲目·禽部第四十八卷·禽之二·五灵脂》:"止妇人经水过多,赤带不绝,胎前产后血气诸痛,男女一切心腹、胁肋、少腹诸痛,疝痛,血痢肠风腹痛,身体血痹刺痛,肝疟发寒热,反胃消渴,及痰涎挟血成窠,血贯瞳子,血凝齿痛,重舌,小儿惊风,五痫癫疾,杀虫,解药毒及蛇、蝎、蜈蚣伤。(时珍)"

7. 五倍子

《神农本草经疏·卷十三·木部中品·五倍子》:"《日华子》:主生津液,消酒毒。时珍谓其敛肺降火,化痰饮,止咳嗽、消渴、盗汗,敛溃疮,金疮,收脱肛,子肠坠下者,悉假其入肺清金,收敛固脱之功耳。"

8. 车螯

《证类本草·卷第二十二·下品·车螯》:"冷,无毒。治酒毒、消渴、酒渴并壅肿。"

《本草纲目·介部第四十六卷·介之二·车螯》:"(肉)主治:解酒毒、消渴,并痈肿。(藏器)"

9. 水萍

《神农本草经·卷二·中经·水萍》:"味辛,寒。主暴热身痒,下水气,胜酒,长须发,消渴。久服,轻身。一名水华,生池泽。"

《本草经集注·卷第四·草木中品·水萍》:"味辛、酸,寒,无毒。主治暴热身痒,下水气,胜酒,长须发,止消渴,下气。以沐浴,生毛发。"

10. 水蛇
《本草纲目·鳞部第四十三卷·鳞之二·水蛇》："(肉)主治：消渴,烦热,毒痢。(时珍)"

11. 牛角䚡
《名医别录·中品卷第二·牛角䚡》："燔之,味苦,无毒。水牛角,治时气寒热头痛。髓,味甘,温,无毒。主安五脏,平三焦,温骨髓,补中,续绝伤,益气,止泄利、消渴,以酒服之。"

12. 牛鼻桊
《本草纲目·服器部第三十八卷·服器之一·牛鼻桊》："木桊：煮汁或烧灰酒服,治消渴。(时珍)"

13. 长石
《名医别录·中品·卷第二·长石》："味苦,无毒。主治胃中结气,止消渴,下气,除胁肋肺间邪气。"

《本草经集注·卷第二·玉石三品·长石》："味辛、苦,寒,无毒。主治身热,胃中结气,四肢寒厥,利小便,通血脉。明目,去翳眇,去三虫,杀蛊毒。止消渴,下气,除胁肋肺间邪气。"

14. 公蛎蛇
《得配本草·卷八·鳞部·公蛎蛇》："甘、咸,寒。治消渴、烦热、毒痢。"

15. 丹砂
《名医别录·上品卷第一·丹砂》："无毒。主通血脉,止烦满、消渴,益精神,悦泽人面,除中恶、腹痛、毒气、疥瘘、诸疮。"

《本草经集注·卷第二·玉石三品·丹砂》："味甘,微寒,无毒。主治身体五脏百病,养精神,安魂魄,益气,明目,通血脉,止烦满、消渴,益精神,悦泽人面,杀精魅邪恶鬼,除中恶、腹痛、毒气、疥瘘、诸疮。久服通神明不老,轻身神仙,能化为汞,作末名真朱,光色如云母,可析者良。生符陵山谷,采无时。恶磁石,畏咸水。"

16. 乌古瓦
《新修本草·卷第五·乌古瓦》："寒,无毒。以水煮及渍汁饮,止消渴。取屋上年久者良。"

17. 乌芋
《名医别录·中品卷第二·乌芋》："味苦、甘,微寒,无毒。主治消渴,痹热,热中,益气。"

18. 乌烂死蚕
《本草纲目·虫部第三十九卷·虫之一·乌烂死蚕》："(蚕蛹)主治：炒食,治风及劳瘦。研敷䘌疮恶疮(《大明》)。为末饮服,治小儿疳瘦,长肌退热,除蛔虫。煎汁饮,止消渴。(时珍)"

19. 火麻子
《本草新编·卷之四(徵集)·火麻子》："火麻子,味甘,气平,无毒。入阳明大肠经及足太阴脾脏。益气补中,催生下乳,去中风汗出、皮肤顽痹,润大肠风热结涩便难,止消渴而小水能行,破精血而血脉可复。"

20. 甘蕉根
《本草图经·草部下品之下卷第九·甘蕉根》："俚医以治时疾、狂热,及消渴、金石发动燥热,并可饮其汁。"

21. 甘藤汁
《本草纲目·草部第十八卷·草之七·甘藤》："(汁)《大明》曰：止消渴,润五脏,除腹内诸冷。"

22. 甘露藤
《证类本草·卷第十四·甘露藤》："味甘,温,无毒。主风、血气诸病。久服调中温补,令人肥健,好颜色,止消渴,润五脏,除腹内诸冷。"

23. 石钟乳
《本草纲目·石部第九卷·金石之三·石钟乳》："补髓,治消渴引饮(青霞子)。"

24. 石斛
《景岳全书·卷四十九·本草正下·水石草部·石斛》："其性轻清和缓,有从容分解之妙,故能退火养阴除烦,清肺下气,亦止消渴、热汗。"

25. 石膏
《名医别录·中品卷第二·石膏》："味甘,大寒,无毒。主除时气,头痛,身热,三焦大热,皮肤热,肠胃中鬲热,解肌发汗,止消渴,烦逆,腹胀,暴气喘息,咽热,亦可作浴汤。"

《本草经集注·卷第二·玉石三品·石膏》："味辛、甘,微寒、大寒,无毒。主治中风寒热,心下逆气惊喘。口干舌焦,不能息,腹中坚痛,除邪鬼,产乳,金疮。除时气,头痛,身热,三焦大热,皮肤热,肠胃中鬲热,解肌发汗,止消渴,烦逆,腹胀,暴气喘息,咽热,亦可作浴汤。"

26. 石燕
《本草纲目·石部第十卷·金石之四·石燕》："疗眼目障翳,诸般淋沥,久患消渴,脏腑频泻,肠风痔瘘,年久不瘥,面色虚黄,饮食无味,妇人月水湛浊,赤白带下多年者,每日磨汁饮之。一枚用三日,以此为准。亦可为末,水飞过,每日服半钱至一钱,米饮服。至一月,诸疾悉平。(时珍)"

27. 龙石膏
《名医别录·中品卷第二·龙石膏》:"无毒。主治消渴,益寿。生杜陵,如铁脂中黄。"

28. 龙骨
《本草述钩元·卷二十八·鳞部·龙》:"(龙骨)味甘平,气微寒,阴中之阳,入足厥阴、少阳、少阴,兼入手少阴、厥阴、阳明经。安魂魄,固脱气,治夜卧自惊汗出,止虚汗,缩小便,疗多寐泄精,小便泄精,久泻休息痢,收湿气脱肛,止消渴,鼻衄,二便下血,并主小儿热气惊痫,女子崩中带下。"

29. 白马溺
《本草经集注·卷第六·虫兽三品·白马茎》:"头骨:主治喜眠,令人不睡。溺:味辛,微寒。主治消渴,破癥坚积聚。男子伏梁积疝,妇人瘕疾。铜器承饮之。"

30. 白石华
《名医别录·下品卷第三·白石华》:"味辛,无毒。主治瘅消渴,膀胱热。生液北乡北邑山,采无时。"

31. 白石英
《神农本草经·卷一·上经·白石英》:"味甘,微温。主消渴,阴痿不足,咳逆(《御览》引作呕),胸膈间久寒,益气,除风湿痹(《御览》引作阴淫痹)。久服,轻身(《御览》引作身轻健)、长年。生山谷。"

《新修本草·卷第三·白石英》:"味甘、辛,微温,无毒。主消渴,阴痿不足,咳逆,胸膈间久寒,益气,除风湿痹,疗肺痿,下气,利小便,补五脏,通日月光。"

32. 白瓜子
《本草图经·菜部卷第十七·白瓜子》:"生苗蔓下,大者如斗而更长,皮厚而有毛,初生正青绿,经霜则白如涂粉,其中肉及子亦白,故谓之白瓜。人家多藏蓄弥年,作菜果。入药须霜后合取,置之经年,破出核洗,燥乃擂取仁用之。亦堪单作服饵。又有末作汤饮,又作面药,并令人颜色光泽。宗懔《荆楚岁时记》云:七月采瓜犀,以为面脂犀,瓣也。瓤亦堪作澡豆。其肉主三消渴疾,解积热,利大小肠,压丹石毒。《广雅》一名地芝是也。皮可作丸服,亦入面脂中,功用与上等。"

33. 白肌石
《新修本草·卷第二十》:"味辛,无毒。主强筋骨,止消渴,不饥,阴热不足。"

34. 白苣
《本草纲目·菜部第二十七卷·菜之二·白苣》:"主治:补筋骨,利五脏,开胸膈壅气,通经脉,止脾气,令人齿白,聪明少睡,可煮食之。(孟诜)解热毒、酒毒,止消渴,利大小肠。(宁原)"

35. 白英
《神农本草经·卷一·上经·白英》:"味甘,寒。主寒热、八疸、消渴,补中益气。久服轻身延年。一名谷菜,生山谷。"

《本草经集注·卷第三·草木上品·白英》:"味甘,寒,无毒。主治寒热,八疸,消渴,补中益气。久服轻身延年。一名谷菜,一名白草。生益州山谷。春采叶,夏采茎,秋采花,冬采根。"

36. 冬葵子
《本草蒙筌·卷之六·菜部·冬葵子》:"根治消渴及口吻疮,烧灰傅之,蓐疮恶疮俱效。"

37. 市门众人溺坑中水
《证类本草·卷第五·市门众人溺坑中水》:"无毒。主消渴重者,取一小盏服之,勿令病人知之,三度瘥。"

38. 兰叶
《本草蒙筌·卷之一·草部上·兰叶》:"味辛、甘,气平、寒。无毒。即春秋开花,兰香叶也。幽谷深林,随处俱有。叶长不瘁,花小甚香。凡入药中,采叶煎服。利水道,劫痰癖,益气生津;杀蛊毒,辟不祥,润肤逐瘀。胆瘅必用,消渴须求。"

39. 芍药
《景岳全书·卷四十八·本草正上·芳草部·芍药》:"味微苦、微甘、略酸,性颇寒。气薄于味,敛降多而升散少,阴也。有小毒。白者,味甘,补性多;赤者,味苦,泻性多。生者更凉,酒炒微平。其性沉阴,故入血分,补血热之虚,泻肝火之实,固腠理,止热泻,消痈肿,利小便,除眼疼,退虚热,缓三消。诸证于因热而致者为宜,若脾气寒而痞满难化者忌用。"

40. 地榆

《名医别录·下品卷第三·地榆》:"味甘、酸,无毒。止脓血,诸瘘,恶疮,热疮,消酒,除消渴,补绝伤,产后内塞。可作金疮膏。"

《本草经集注·卷第五·草木下品·地榆》:"味苦、甘、酸,微寒,无毒。主治妇人乳痓痛,七伤,带下十二病,止痛,除恶肉,止汗,治金疮。止脓血,诸瘘恶疮,热疮,消酒,除消渴,补绝伤,产后内塞。可作金疮膏。"

41. 合玉石

《名医别录·上品·卷第一·合玉石》:"味甘,无毒。主益气,消渴,轻身,辟谷。"

42. 凫葵

《名医别录·中品卷第二·凫葵》:"味甘,冷,无毒。主消渴,去热淋,利小便。生水中,即荇菜也,一名接余。五月采。"

43. 江珧柱

《本草从新·卷十七虫鱼鳞介部·江珧柱》:"甘咸,微温。下气调中,利五脏,疗消渴,消腹中宿食,令人能食易饥。"

44. 汤瓶内硷

《本草纲目·石部第十一卷·金石之五·汤瓶内硷》:"止消渴,以一两为末,粟米烧饭丸梧子大,每人参汤下二十九。"

45. 好井水及土石间新出泉水

《证类本草·卷第五·好井水及土石间新出泉水》:"又主消渴,反胃,热痢,淋,小便赤涩,兼洗漆疮射痈肿令散。久服调中,下热气,伤胃,利大小便,并多饮之,令至喉少即消下。"

46. 芜菁

《本草纲目·菜部第二十六卷·菜之一·芜菁》:"(根叶)常食通中,令人肥健。(苏颂)消食,下气治嗽,止消渴,去心腹冷痛,及热毒风肿,乳痈妒乳寒热。(孟诜)"

47. 蓤实

《本草纲目·果部第三十三卷·果之六·蓤实》:"鲜者,解伤寒积热,止消渴,解酒毒、射罔毒。(时珍)"

48. 芥

《名医别录·下品卷第三·芥》:"味苦,寒,无毒。主治消渴,止血,妇人疾,除痹。一名梨。叶如大青。"

49. 苎根

《名医别录·下品卷第三·苎根》:"沤苎汁,主消渴也。"

50. 芦根

《名医别录·下品卷第三·芦根》:"味甘,寒。主治消渴,客热,止小便利。"

51. 李核仁

《本草经集注·卷第七·果部药物·李核仁》:"味甘、苦,平,无毒。主治僵仆跻,瘀血,骨痛。根皮:大寒,主治消渴。止心烦逆奔气。"

52. 卤咸(卤盐)

《神农本草经·卷三·下经·戎盐》:"卤盐:味苦,寒,主大热,消渴狂烦,除邪及下蛊毒,柔肌肤(《御览》引云:一名寒石,明目益气)。生池泽。"

《本草经集注·卷第二·玉石三品·卤咸》:"味苦、咸,寒,无毒。主治大热,消渴,狂烦,除邪及吐下蛊毒,柔肌肤。去五脏肠胃留热,结气,心下坚,食已呕逆,喘满,明目,目痛。"

53. 牡荆

《本草图经·木部上品卷第十·牡荆》:"又取此荆茎条,截,于火上烧之两头,以器承取沥汁,饮之。主心闷烦热,头风旋,目眩,心中欲吐,卒失音,小儿心热惊痫,止消渴,除痰,令人不睡。"

54. 龟板膏

《景岳全书·卷四十九·本草正下·虫鱼部·龟板》:"龟板膏:功用亦同龟板,而性味浓厚,尤属纯阴。能退孤阳,劳热、阴火上炎、吐血、衄血、肺热咳喘、消渴烦扰、热汗、惊悸、谵妄、狂躁之要药。"

55. 沤麻汁

《新修本草·卷第十九·米上·麻蕡》:"沤麻汁,主消渴。"

56. 君迁子

《证类本草·卷第二十三·下品·君迁子》:"味甘,平,无毒。主止渴,去烦热,令人润泽。生海南。树高丈余,子中有汁如乳汁。《吴都赋》云:平,仲君迁。《海药》云:谨按刘斯《交州记》云:其实中有乳汁,甜美香好。微寒,无毒。主消渴烦热,镇心。久服轻身,亦得悦人颜色也。"

57. 苦瓠

《证类本草·卷第二十九·苦瓠》:"孟诜云:

瓠,冷。主消渴,恶疮。"

58. 茅根

《证类本草·卷第八·茅根》:"[臣禹锡等谨按]《药性论》云:白茅,臣,能破血,主消渴。根治五淋,煎汁服之。"

59. 林檎

《本草图经·果部卷第十六·林檎》:"病消渴者宜食之,亦不可多。"

《本草纲目·果部第三十卷·果之二·林檎》:"主治:下气消痰,治霍乱肚痛。(《大明》)消渴者,宜食之。"

60. 松脂

《名医别录·上品卷第一·松脂》:"味甘,无毒,主治胃中伏热,咽干,消渴,及风痹、死肌。"

《本草经集注·卷第三·草木上品·松脂》:"味苦、甘,温,无毒。主治痈疽,恶疮,头疡,白秃,疥瘙,风气,安五脏,除热。胃中伏热,咽干,消渴,及风痹死肌。炼之令白。"

61. 知母

《神农本草经·卷二·中经·知母》:"味苦,寒。主消渴热中,除邪气,肢体浮肿,下水,补不足,益气。"

《本草经集注·卷第四·草木中品·知母》:"味苦,寒,无毒。主治消渴,热中,除邪气,肢体浮肿,下水,补不足,益气。治伤寒久疟烦热,胁下邪气,膈中恶,及风汗内疸。多服令人泄。"

62. 委蛇

《名医别录·中品卷第二·委蛇》:"味甘,平,无毒。主治消渴,少气,令人耐寒。"

63. 泽泻

《名医别录·上品卷第一·泽泻》:"味咸,无毒。主补虚损、五劳,除五脏痞满,起阴气,止泄精、消渴、淋沥,逐膀胱三焦停水。"

《新修本草·卷第六·泽泻》:"味甘、咸,寒,无毒。主风寒湿痹,乳难,消水,养五脏,益气力,肥健。补虚损五劳,除五脏痞满,起阴气,止泄精、消渴、淋沥,逐膀胱三焦停水。久服耳目聪明,不饥,延年,轻身,面生光,能行水上。"

64. 封石

《名医别录·下品卷第三·封石》:"味甘,无毒。主治消渴,热中,女子疽蚀。生常山及少室,采无时。"

65. 荆沥

《本草备要·卷二·木部·荆沥》:"甘平。除风热,化痰涎,开经络,行血气。治中风失音,惊痫痰迷,眩晕烦闷,消渴热痢,为去风化痰妙药。"

66. 茯苓

《名医别录·上品卷第一·茯苓》:"止消渴,好唾,大腹淋沥,膈中痰水,水肿淋结,开胸腑,调脏气,伐肾邪,长阴,益气力,保神守中。其有根者,名茯神。"

《新修本草·卷第十二·茯苓》:"味甘,平,无毒。主胸胁逆气,忧恚、惊邪、恐悸,心下结痛,寒热,烦满,咳逆,止口焦舌干,利小便,止消渴,好唾,大腹淋沥,膈中淡水,水肿淋结。开胸腑,调脏气,伐肾邪,长阴,益气力,保神守中。"

67. 荠苨

《本草纲目·草部第十二卷·草之一·荠苨》:"(根)主咳嗽消渴强中,疮毒疔肿,辟沙虱短狐毒。(时珍)"

68. 茳草

《名医别录·中品卷第二·茳草》:"味咸,微寒,无毒。主治消渴,去热,明目,益气。"

69. 胡黄连

《证类本草·卷第九·胡黄连》:"《唐本》云:大寒。主骨蒸劳热,补肝胆,明目,治冷热泄痢,益颜色,厚肠胃,治妇人胎蒸虚惊,治三消五痔,大人五心烦热。出波斯国,生海畔陆地,八月上旬采。恶菊花、玄参、白藓皮,解巴豆毒。服之忌猪肉,令人漏精。以人乳浸点目甚良。苗若夏枯草,根头似鸟觜,折之肉似鹳鹆眼者良。"

70. 柏木

《本草纲目·木部第三十五卷·木之二·柏木》:"热疮疱起,虫疮血痢,止消渴,杀蛀虫。(藏器)"

71. 栀子

《证类本草·卷第十三·栀子》:"[臣禹锡等谨按]《药性论》云:山栀子,杀虫毒。去热毒风,利五淋,主中恶,通小便,解五种黄病,明目,治时疾,除热及消渴口干,目赤肿病。"

72. 枸杞

《神农本草经·卷一·上经·枸杞》:"味苦,寒。主五内邪气,热中消渴,周痹。久服,坚筋骨、轻身、不老(《御览》作耐老)。一名杞根,一名地骨,一名枸杞,一名地辅。生平泽。"

《新修本草·卷第十二·枸杞》:"味苦,寒,根大寒,子微寒,无毒。主五内邪气,热中,消渴,周痹,风湿,下胸胁气,客热,头痛,补内伤,大劳,嘘吸,坚筋骨,强阴,利大小肠。"

73. 秋露水

《证类本草·卷第五·秋露水》:"味甘,平,无毒。在百草头者愈百疾,止消渴,令人身轻不饥,肌肉悦泽。"

74. 泉水

《证类本草·卷第五·泉水》:"味甘,平,无毒。主消渴,反胃,热痢热淋,小便赤涩。兼洗漆疮,射痈肿。令散,久服却温,调中,下热气,利小便,并多饮之。"

75. 屋游

《得配本草·卷四·草部·屋游》:"甘,寒。入手足太阳经。理水气,止消渴,治皮热,寒热往来。配盐汤漱口,治热毒牙龈宣露。苔生瓦上者,治衄,新汲水送下。"

76. 孩儿茶

《景岳全书·卷四十九·本草正下·竹木部·孩儿茶》:"味苦,微涩,性凉。能降火生津,清痰涎咳嗽,治口疮、喉痹、烦热,止消渴、吐血、衄血、便血、尿血、湿热痢血及妇人崩淋、经血不止、小儿疳热、口疮热疮、湿烂诸疮,敛肌长肉,亦杀诸虫。"

77. 蚕茧

《本草纲目·虫部第三十九卷·虫之一·蚕茧》:"主治:烧灰酒服,治痈肿无头,次日即破。又疗诸疳疮,及下血、血淋、血崩。煮汁饮,止消渴反胃,除蛔虫。"

78. 蚕屎

《神农本草经疏·卷二十一·虫鱼部中品·附蚕屎》:"温,无毒。主肠鸣,热中消渴,风痹瘾疹。"

《本草纲目·虫部第三十九卷·虫之一·原蚕》:"治消渴癥结,及妇人血崩、头风、风赤眼,去风除湿。(时珍)"

79. 莱菔根

《新修本草·卷第十八·菜上·莱菔根》:"味辛、甘,温,无毒。主散服及炮煮服食,大下气,消谷,去痰癖,肥健人。生捣汁服,主消渴,试大有验。"

80. 荻

《本草纲目·草部第十六卷·草之五·荻》:"绞汁服,止消渴;捣叶,敷毒肿。(藏器)"

81. 荻皮

《名医别录·中品卷第二·荻皮》:"味苦。止消渴,去白虫,益气。"

82. 恶实

《名医别录·中品卷第二·恶实》:"味辛,平,无毒。主明目,补中,除风伤。根茎:治伤寒寒热汗出,中风面肿,消渴热中,逐水。"

83. 真珠

《本草纲目·介部第四十六卷·介之二·真珠》:"除面䵟,止泄。合知母,疗烦热消渴。合左缠根,治小儿麸豆疮入眼。(李珣)"

84. 栝蒌实

《本草纲目·草部第十八卷·草之七·栝蒌》:"(栝蒌实)肺燥,降火,治咳嗽,涤痰结,利咽喉,止消渴,利大肠,消痈肿疮毒。(时珍)"

85. 栝蒌根

《神农本草经·卷二·中经·栝蒌根》:"味苦,寒。主消渴,身热烦满,大热,补虚安中,续绝伤。一名地楼。生川谷及山阴。"

《本草经集注·卷第四·草木中品·栝蒌根》:"味苦,寒,无毒。主治消渴,身热烦满,大热,补虚,安中,续绝伤。除肠胃中痼热,八疸身面黄,唇干口燥,短气,通月水,止小便利。"

86. 栗壳

《本草图经·果部卷第十六·栗》:"壳煮汁饮,止反胃及消渴。"

87. 原蚕蛾

《名医别录·中品卷第二·原蚕蛾》:"主治肠鸣,热中,消渴,风痹,瘾疹。"

《本草经集注·卷第六·虫兽三品·原蚕蛾》:"雄者有小毒。主益精气,强阴道,交接不倦,亦止精。屎:温,无毒。主肠鸣,热中,消渴,风痹,瘾疹。"

88. 铅

《本草纲目·金石部第八卷·金石之一·铅》:"消瘰疬痈肿,明目固牙,乌须发,治实女,杀虫坠痰,治噎膈消渴风痫,解金石药毒。(时珍)"

89. 铅丹

《证类本草·卷第五·铅丹》："主治惊悸狂走,呕逆,消渴。"

90. 海蛤

《证类本草·卷第二十·上品·海蛤》："萧炳云:止消渴,润五脏,治服丹石人有疮。"

91. 理石

《名医别录·中品卷第二·理石》："味甘,大寒,无毒。主除营卫中去来大热、结热,解烦毒,止消渴及中风痿痹。"

《本草经集注·卷第二·玉石三品·理石》："味辛、甘,寒、大寒,无毒。主治身热,利胃,解烦,益精,明目,破积聚,去三虫。除荣卫中去来大热,结热,解烦毒,止消渴,及中风痿痹。"

92. 搥胡根

《本草纲目·草部第十六卷·草之五·搥胡根》："主治:润五脏,止消渴,除烦去热,明目,功如麦门冬。(藏器)"

93. 菝葜

《本草纲目·草部第十八卷·草之七·菝葜》："(根)主治:腰背寒痛,风痹,益血气,止小便利。(《别录》)治时疾瘟瘴(《大明》)。补肝经风虚(好古)。治消渴,血崩,下痢。(时珍)"

94. 黄石华

《名医别录·下品卷第三·黄石华》："味甘,无毒。主治阴痿,消渴,膈中热,去百毒。"

95. 黄丝绢

《本草纲目·服器部第三十八卷·服器之一·绢》："黄丝绢:煮汁服,止消渴,产妇脬损,洗痘疮溃烂。"

96. 黄连

《名医别录·中品卷第二·黄连》："微寒,无毒。主治五脏冷热,久下泄澼、脓血,止消渴、大惊,除水,利骨,调胃,厚肠,益胆,治口疮。"

《本草经集注·卷第四·草木中品·黄连》："味苦,寒、微寒,无毒。主治热气,目痛,眦伤泪出,明目,肠澼,腹痛。下痢,妇人阴中肿痛。五脏冷热,久下泄澼脓血,止消渴,大惊,除水,利骨,调胃,厚肠,益胆,治口疮。"

97. 菰根

《名医别录·下品卷第三·菰根》："大寒。主治肠胃痼热,消渴,止小便利。"

98. 蚯蚓

《景岳全书·卷四十九·本草正下·虫鱼部·蚯蚓》："味咸,性寒。沉也,阴也。有毒。能解热毒,利水道,主伤寒、瘴疟、黄疸、消渴、二便不通,杀蛇瘕、三虫、伏尸、鬼疰、蛊毒、射罔药毒。"

99. 猪苓

《本草图经·木部中品卷第十一·猪苓》："又治消渴脉浮,小便不利,微热者,猪苓散发其汗。"

100. 麻鞋

《本草纲目·服器部第三十八卷·服器之一·麻鞋》："煮汁服,止消渴。(藏器)"

101. 鹿茸

《新修本草·卷第十五·兽中·鹿茸》："[谨案]头,主消渴,煎之可作胶,服之弥善。"

102. 淡竹沥

《神农本草经疏·卷十三·木部中品·附淡竹沥》："味甘,大寒,无毒。疗暴中风痹,胸中大热,止烦闷,消渴,劳复。"

103. 密陀僧

《本草纲目·金石部第八卷·金石之一·密陀僧》："疗反胃消渴,疟疾下痢。止血,杀虫,消积。治诸疮,消肿毒,除狐臭,染髭发。(时珍)"

104. 款冬花

《名医别录·下品卷第三·款冬花》："味甘,无毒。主消渴,喘息呼吸。"

《本草经集注·草木下品·款冬》："味辛、甘,温,无毒。主治咳逆上气善喘,喉痹,诸惊痫,寒热,邪气,消渴,喘息呼吸。"

105. 越瓜

《得配本草·卷五·菜部·越瓜》："一名稍瓜。甘,寒。解酒毒,去烦热,利小水,止消渴。"

106. 葳蕤

《本草纲目·草部第十二卷·草之一·葳蕤》："除烦闷,止消渴,润心肺,补五劳七伤虚损,腰脚疼痛。天行热狂,服食无忌。(《大明》)"

107. 葛根

《神农本草经·卷二·中经·葛根》："味甘,平。主消渴,身大热,呕吐,诸痹,起阴气,解诸毒。葛谷,主下利十岁以上。一名鸡齐根。生种谷。"

《名医别录·中品卷第二·葛根》："生根汁,大寒,治消渴,伤寒壮热。"

《本草经集注·卷第四·草木中品·葛根》:

"味甘,平,无毒。主治消渴,身大热,呕吐,诸痹,起阴气,解诸毒。治伤寒中风头痛,解肌发表出汗,开腠理,治金疮,止痛,胁风痛。生根汁,大寒,治消渴,伤寒壮热。"

108. 葵根

《本草纲目·草部第十六卷·草之五·葵》:"(根)利窍滑胎,止消渴,散恶毒气。(时珍)"

109. 硝石

《名医别录·上品卷第一·硝石》:"味辛,大寒,无毒。主治五脏十二经脉中百二十疾,暴伤寒、腹中大热,止烦满消渴,利小便及瘘蚀疮。"

《本草经集注·卷第二·玉石三品·硝石》:"味苦、辛,寒、大寒,无毒。主治五脏积热,胃胀闭,涤去蓄结饮食,推陈致新,除邪气,治五脏十二经脉中百二十疾,暴伤寒,腹中大热,止烦满消渴,利小便及瘘蚀疮。炼之如膏。久服轻身。天地至神之物,能化成十二种石。一名芒硝,生益州山谷及武都、陇西、西羌,采无时。"

110. 紫石英

《名医别录·上品卷第一·紫石英》:"味辛,无毒。主治上气心腹痛,寒热、邪气,结气,补心气不足,定惊悸,安魂魄,填下焦,止消渴,除胃中久寒,散痈肿,令人悦泽。"

《本草经集注·卷第二·玉石三品·紫石英》:"味甘、辛,温,无毒。主治心腹咳逆邪气,补不足;女子风寒在子宫,绝孕十年无子;治上气心腹痛,寒热邪气结气,补心气不足;定惊悸,安魂魄,填下焦,止消渴,除胃中久寒,散痈肿,令人悦泽。"

111. 蛞蝓

《本草图经·虫鱼上卷第十四·蛞蝓》:"方书蜗牛涎,主消渴。"

112. 蛤蜊

《证类本草·卷第二十二·下品·蛤蜊》:"无毒。润五脏,止消渴,开胃,解酒毒,主老癖,能为寒热者及妇人血块,煮食之。"

113. 黑石华

《名医别录·下品卷第三·黑石华》:"味甘,无毒。主阴痿,消渴,去热,治月水不利。"

114. 遂石

《名医别录·中品卷第二·遂石》:"味甘,无毒。主治消渴,伤中,益气。"

115. 蒟蒻

《本草纲目·草部第十七卷·草之六·蒟蒻》:"(根)主治:痈肿风毒,摩敷肿上。捣碎,以灰汁煮成饼,五味调食,主消渴。(《开宝》)"

116. 蒻头

《证类本草·卷第十一·蒻头》:"味辛,寒,有毒。主痈肿风毒,摩敷肿上。捣碎,以灰汁煮成饼,五味调和为茹食,性冷,主消渴。"

117. 零乌豆

《本草汇言·卷之十四·谷部菽豆类·零乌豆》:"零乌豆,解内热消渴,止阴虚盗汗之药也。(《嘉祐本草》)"

118. 锡吝脂

《本草纲目·金石部第八卷·金石之一·锡吝脂》:"主治:目生翳膜,用火烧铜针轻点,乃敷之,不痛。又主一切风气,及三焦消渴饮水,并入丸药用。(时珍)"

119. 魁蛤

《证类本草·卷第二十·上品·魁蛤》:"食疗寒,润五脏,治消渴,开关节。"

120. 蔷薇根

《本草纲目·草部第十八卷·草之七·营实墙蘼》:"(蔷薇根)除风热湿热,缩小便,止消渴。(时珍)"

121. 鲩鱼涎

《本草图经·虫鱼上卷第十四·鲩鱼》:"涎,主三消。取生鱼涎,溲黄连末作丸,饭后,乌梅煎饮下五七丸,渴便顿减。"

122. 腐婢

《名医别录·下品卷第三·腐婢》:"无毒。止消渴。生汉中,即小豆华也。七月采,阴干。"

《本草经集注·卷第七·米食部药物·腐婢》:"味辛,平,无毒。主治痎疟,寒热,邪气,泄痢,阴不起。止消渴,病酒头痛。"

123. 缲丝

《本草述钩元·卷一·水部·缲丝汤》:"以甓瓶收,密封,埋净土中,经久愈妙。止消渴,大验。"

124. 蕙实

《本草经集注·卷第七·有名无实类药物·蕙实》:"味辛。主明目,补中。根茎中汤:主治伤寒寒热,出汗,中风,面肿,消渴,热中,逐水。"

《新修本草·卷第二十·蕙实》:"味辛。主明目,补中。根茎中涕,疗伤寒寒热,出汗,中风,面肿,消渴,热中,逐水。"

125. 薰草

《本草纲目·草部第十四卷·草之三·薰草》:"根茎中涕,主治伤寒寒热出汗,中风面肿,消渴热中,逐水。(《别录》)"

126. 鳅鱼

《本草纲目·鳞部第四十四卷·鳞之四·鳅鱼》:"主治:暖中益气,醒酒,解消渴。(时珍)"

127. 礜石

《名医别录·下品卷第三·礜石》:"味甘,生温、熟热,有毒。主明目,下气,除膈中热,止消渴,益肝气,破积聚、痼冷腹痛,去鼻中息肉。"

《本草经集注·卷第二·玉石三品·礜石》:"味辛、甘,大热,生温、熟寒,有毒。主治寒热,鼠瘘、蚀疮、死肌、风痹、腹中坚癖、邪气,除热。明目,下气,除膈中热,止消渴,益肝气,破积聚、痼冷腹痛,去鼻中息肉。久服令人筋挛。"

128. 醴泉

《证类本草·卷第五·醴泉》:"味甘,平,无毒。主心腹痛,疰忤鬼气邪秽之属,并就泉空腹饮之。时代升平,则醴泉涌出,读古史大有此水,亦以新汲者佳。止热消渴及反胃,腹痛,霍乱为上。"

三、治消渴药对

1. 无名异+黄连

《本草纲目·石部第九卷·金石之三·无名异》:"消渴引饮:无名异一两,黄连二两。为末,蒸饼丸绿豆大。"

2. 石燕+水牛鼻

《本草蒙筌·卷之八·石部·石蟹》:"石燕,气凉,亦与燕似。水煮汁服,治淋有功。妇人产难,两手各把一枚立验。病者消渴,同水牛鼻煮饮即差。"

3. 白芍+甘草

《得配本草·卷二·草部·白芍药》:"配甘草,止腹痛,并治消渴引饮。"

4. 白扁豆+天花粉

《得配本草·卷五·谷部·白扁豆》:"配花粉,治消渴饮水。"

5. 苏子+莱菔子

《本草纲目·主治第三卷·百病主治药·诸肿》:"苏子,消渴变水,同莱菔子服,水从小便出。"

6. 莎草根+白茯苓

《本草纲目·草部第十四卷·草之三·莎草香附子》:"消渴累年不愈:莎草根一两,白茯苓半两,为末。每陈粟米饮服三钱,日二。"

7. 菠菜+鸡内金

《本草纲目·菜部第二十七卷·菜之二·菠薐》:"消渴引饮,日至一石者:菠薐根、鸡内金等分,为末。米饮服一钱,日三。"

《得配本草·卷五·菜部·菠菜》:"得鸡内金,治消渴。"

8. 墙蘼根皮+甘草

《本草汇言·卷之六·草部(蔓草类)·营实墙蘼》:"治三消引饮不厌,或小便日多。用墙蘼根皮二两,甘草三钱,水煎代茶饮。"

四、消渴主治药

(一)概述

《本草纲目·主治第三卷·百病主治药·消渴》:"上消少食,中消多食,下消小便如膏油。

生津润燥:[草部]栝蒌根(为消渴要药,煎汤、作粉、熬膏皆良),黄栝蒌(酒洗熬膏,白矾丸服),王瓜子(食后嚼二三两),王瓜根、生葛根(煮服),白芍药(同甘草煎服,日三。渴十年者亦愈),兰叶(生津止渴,除陈气),芭蕉根汁(日饮),牛蒡子、葵根(消渴,小便不利,煎服;消中尿多,亦煎服),甘藤汁、大瓠藤汁。[谷菜]菰米(煮汁),青粱米、粟米、麻子仁(煮汁),沤麻汁、菠薐根(同鸡内金末,米饮日服,治日饮水一石者),出了子萝卜(杵汁饮,或为末,日服,止渴润燥),蔓荆根、竹笋、生姜(鲫鱼胆和丸服)。[果木]乌梅(止渴生津,微研水煎,入豉,再煎服),椑柿(止烦渴),君迁子、李根白皮、山矾。[石虫]矾石、五倍子(生津止渴,为末,水服,日三),百药煎、海蛤、魁蛤、蛤蜊、真珠、牡蛎(煅研,鲫鱼汤服,二三服即止)。[禽兽]烀鸡汤(澄清饮,不过三只),烀猪汤(澄清日饮),酥酪、牛羊乳、驴马乳。

降火清金:[草部]麦门冬(心肺有热,同黄连丸服),天门冬、黄连(三消,或酒煮,或猪肚蒸,或冬瓜汁浸,为丸服。小便如油者,同栝蒌根丸服),浮萍(捣汁服。同栝蒌根丸服),荩草(虚热渴,杵汁服),紫葛(产后烦渴,煎水服),凌霄花(水煎泽泻、白药、贝母、白英、沙参、茅苞、茅根（煎水）、茅针、芦根、菰根、凫葵、水苹、水莼、水藻、陟厘、菝草、灯心草、苎根、苦杖、紫菀、荭草、白芷（风邪久渴）、款冬花（消渴喘息）、苏子（消渴变水，同萝卜子末、桑白皮汤，日三服，水从小便出）、燕蘑草（烧灰，同牡蛎、羊肝为末服）。[谷菜]小麦（作粥饭食）、麦麸（止烦渴）、薏苡仁（煮汁）、乌豆（置牛胆百日，吞之）、大豆苗（酥炙末服）、赤小豆（煮汁）、腐婢绿豆（煮汁）、豌豆（淡煮）、冬瓜（利小便，止消渴，杵汁饮）、干瓢（煎汁。苗、叶、子俱良）。[果木]梨汁、庵罗果（煎饮）、林檎、芰实、西瓜、甘蔗、乌芋、黄柏（止消渴，尿多能食，煮汁服）、桑白皮（煮汁）、地骨皮、荆沥、竹沥（日饮）、竹叶、茯苓（上盛下虚，火炎水涸，消渴，同黄连等分，天花粉糊丸服）、猪苓。[服器]故麻鞋底（煮汁服）、井索头灰（水服）、黄绢（煮汁）。[水石]新汲水、腊雪水、夏冰、甘露、醴泉、乌古瓦（煮汁）、黑铅（同水银结如泥，含豆许咽汁）、铅白霜（同枯矾丸噙）、黄丹（新水服一钱）、密陀僧（同黄连丸服）、锡吝脂（主三焦消渴）、滑石、石膏、长石、无名异（同黄连丸服）、朱砂（主烦渴）、凝水石、卤硷、汤瓶硷（粟米和丸，人参汤，每服二十丸。同葛根、水萍煎服。同菝葜、乌梅末煎服）、浮石（煮汁服。同青黛、麝香服。同蛤粉、蝉蜕末、鲫鱼胆调服）。[虫兽]石燕（煮汁服，治久患消渴）、蚕茧（煮汁饮）、蚕蛹（煎酒服）、晚蚕砂（焙研，冷水服二钱，不过数服）、缲丝汤、雪蚕、蜗牛（浸水饮，亦生研汁）、田螺（浸水饮）蜗螺蚬（浸水饮）海月、猪胪（烧研，酒服）、雄猪胆（同定粉丸服）、牛胆（除心腹热渴）。

补虚滋阴：[草部]地黄、知母、葳蕤（止烦渴，煎汁饮）、人参（生津液，止消渴，为末，鸡子清调服。同栝蒌根，丸服。同粉草、猪胆汁，丸服。同葛粉、蜜，熬膏服）、黄芪（诸虚发渴，生痈或痈后作渴，同粉草半生半炙，末服）、香附（消渴累年，同茯苓末，日服）、牛膝（下虚消渴，地黄汁浸曝，为丸服）、五味子（生津补肾）、菟丝子（煎饮）、蔷薇根（水煎）、菝葜（同乌梅煎服）、覆盆子、悬钩子。[谷菜果木]糯米粉（作糜一斗食，或绞汁和蜜服）、糯谷（炒取花，同桑白皮煎饮，治三消）、稻穰心灰（浸汁服）、白扁豆（栝蒌根汁和丸服）、韭菜（淡煮，吃至十斤效）藕汁、椰子浆、栗壳（煮汁服）、枸杞、桑椹（单食）、松脂。[石鳞禽兽]礜石、石钟乳、蛤蚧、鲤鱼、嘉鱼、鲫鱼（酿茶煨食，不过数枚）、鹅（煮汁）、白雄鸡、黄雌鸡（煮汁）、野鸡（煮汁）、白鸽（切片，同土苏煎汁，咽之）、雄鹊肉、白鸥肉（主躁渴狂邪）、雄猪肚（煮汁饮）。仲景方：黄连、知母、麦门冬、栝蒌根、梁米同蒸，丸服）、猪脊骨（同甘草、木香、石莲、大枣，煎服）、猪肾、羊肾（下虚消渴）、羊肚（胃虚消渴）、羊肺、羊肉（同瓠子、姜汁、白面，煮食）、牛胃、牛髓、牛脂（同栝蒌汁，熬膏服）、牛脑、水牛肉、牛鼻（同石燕，煮汁服）、兔及头骨（煮汁服）、鹿头（煮汁服）。

杀虫：[木石]苦楝根皮（消渴有虫，煎水入麝香服，人所不知。研末，同茴香末服）、烟胶（同生姜浸水，日饮）、水银（主消渴烦热，同铅结砂，入酥炙皂角、麝香，末服）、雌黄（肾消尿数，同盐炒干姜，丸服）。[鳞禽]鳝头、鳅鱼（烧研，同薄荷叶，新水服二钱）、鲫鱼胆、鸡肠、鸡内金（膈消饮水，同栝蒌根炒为末，糊丸服）、五灵脂（同黑豆末，每服三钱，冬瓜皮汤下）。[兽人]犬胆（止渴杀虫）牛粪（绞汁服）、麝香（饮酒食果物成渴者，研末酒丸，以枳椇子汤下）、牛鼻拳（煮汁饮，或烧灰酒服）、众人溺坑水（服之）。"

（二）上消主治药

1. 鸡内金

《本草备要·卷六·禽兽部·鸡》："鸡肫皮（一名鸡内金，一名肫胵）甘平性涩。鸡之脾也。能消水谷，除热止烦，通小肠、膀胱。治泻痢便数，遗溺溺血，崩带肠风，膈消反胃，小儿食疟。男用雌，女用雄。"

2. 浮石

《得配本草·卷一·石部·浮石》："得鲫鱼胆，治膈消（善饮水者）。"

（三）中消主治药

1. 水银粉

《本草纲目·石部第九卷·金石之三·水银粉》："消中嗜食，多因外伤瘅热，内积忧思，啖食咸物及面，致脾胃干燥，饮食倍常，不生肌肉，大便反坚，小便无度。轻粉一钱为末，姜汁拌匀，长流水下，齿浮是效，后服猪肚丸补之。（危氏《得效方》）"

2. 石剧

《证类本草·卷第三十·石剧》："味甘，无毒。

主治渴,消中。"

3. 枸杞子

《本草纲目·木部第三十六卷·木之三·枸杞地骨皮》:"(枸杞子)主心病嗌干心痛,渴而引饮;肾病消中。(好古)"

4. 黄连

《珍珠囊补遗药性赋·卷三·草部上》:"黄连,味苦寒无毒,点眼可除热,更治消中、口疮良。"

5. 葵根

《本草述钩元·卷九·隰草部·葵》:"根,气味苦寒。利窍滑胎,止消渴,散恶毒气,消中尿多,日夜尿七八升。冬葵根五斤,水五斗,煮三斗,每日平旦服二升。"

(四)下消主治药

1. 天门冬

《本草汇言·卷之六·草部·天门冬》:"天门冬润燥滋阴,降火清肺之药也。(李时珍)此药禀大寒初之气以生(杨春山稿),得地之阴精独厚,味苦微甘,沉降之质,统理肺肾火燥为病,如肺热叶焦,发为痿躄,吐血咳嗽,烦渴传为肾消,骨蒸热劳诸证,在所必需者也。"

2. 枸杞子

《本草详节·卷之五·木部·枸杞子》:"主去虚劳,补精气,滋肾润肺,心病嗌干,心痛,渴而引饮,肾消,明目。"

3. 雌黄

《本草纲目·主治第三卷·百病主治药·溲数遗尿》:"雌黄:肾消尿数不禁,同盐炒干姜,丸服。"

(五)脾瘅主治药

1. 升麻梢

《本草发挥·卷一·草部》:"'主治秘诀'云:气温味辛,气味俱薄,浮而升,阳也。其用有四:手足阳明引经一,升阳气于至阴之下二,阳明经分头痛三,去风邪在皮肤及至高之上四也。治脾瘅,非升麻梢不能除。"

《本草蒙筌·卷之一·草部上·升麻》:"梢子收取,堪治脾瘅。久服不夭,轻身益寿。"

2. 兰草

《内经博议·卷之四·述病部下·胀卒痛肠澼如疟积消瘅病第七》:"治之以兰,除陈气也。兰草性味甘寒,能利水道,其清气能生津止渴,可除陈积蓄热也。"

《本经逢原·卷二·芳草部·兰香》:"脾瘅口中时时溢出甜水者,非此不除。"

《类证治裁·卷之三·饮食症论治》:"脾瘅则口甜畏食,佩兰叶煎汤。"

《本草正义·卷之五·草部·兰草》:"东垣谓:其气清香,生津止渴,治消渴脾瘅(盖消渴皆脾胃热窒,气愈郁则热愈炽,清芳可以导浊,则热气疏通,《内经》谓肥美所发,令人口甘,治之以兰,除陈气也)。"

3. 栝蒌

《外台秘要·卷第四·杂黄疸方三首》:"脾瘅,溺赤出少,心惕惕若恐。栝蒌主之。"

(六)消瘅主治药

1. 元参

《本草述钩元·卷七·山草部·元参》:"方书主消瘅,中风虚劳,伤燥发热。"

2. 丹参

《本草述钩元·卷七·山草部·丹参》:"方书治中风发热,水肿吐血,胁痛著痹,痫悸健忘,消瘅。活血,通心包络。"

3. 巴戟天

《本草述钩元·卷七·山草部·巴戟天》:"方书治中风劳倦,虚劳肾气虚而恶寒眩晕,及虚逆咳喘(元阳虚者),腰痛,积聚痹痿不能食,消瘅泄泻,溲血淋浊,小便不禁,疝,并治目疾耳聋。"

4. 石斛

《本草述钩元·卷十三·石草部·石斛》:"方书治中风虚劳,消瘅积聚,虚烦不能食,咳嗽喘逆,反胃,诸见血证胁痛,痿痹脚气,小便数淋及不禁,口齿唇舌耳病。"

5. 白豆蔻

《本草述钩元·卷八·芳草部·白豆蔻》:"方书治痞,反胃胀满,积聚呕吐呃逆,心痛胃脘痛,肩背痛痹,消瘅盗汗泄泻。"

6. 白藓皮

《本草述钩元·卷七·山草部·白藓皮》:"方书治消瘅,中风脚气,目外障,鼻舌。"

7. 牡蛎

《本草述钩元·卷二十九·介部·牡蛎》:"方书更治遗精亦白浊,小便数及不禁溲血,消瘅胁痛。"

8. 鸡内金

《本草述钩元·卷三十·禽部·鸡》:"气味甘平,肫胵主泄痢,小便频遗,小便淋沥,止泄精及尿血,治反胃消瘅,女子崩带,鸡内金亦治消瘅。"

9. 苦参

《本草述钩元·卷七·山草部·苦参》:"方书治消瘅痿厥,中风虚劳,虚烦盗汗,胀满痰饮,身体痛着痹,滞下痔疮,小便不通及不禁,禀润下之寒化。"

10. 知母

《景岳全书·卷四十八·本草正上·山草部·知母》:"味苦,寒。阴也。其性沉中有浮,浮则入手太阴、手少阴,沉则入足阳明、足厥阴、足少阴也。故其在上,则能清肺,止渴,却头痛,润心肺,解虚烦喘嗽、吐血、衄血,去喉中腥臭;在中,则能退胃火、平消瘅;在下,则能利小水、润大便,去膀胱、肝、肾湿热,腰脚肿痛,并治劳瘵内热,退阴火,解热淋、崩浊。"

11. 草豆蔻

《本草述钩元·卷八·芳草部·草豆蔻》:"(草果)方书用治疟气水肿胀满,霍乱中暑,虚劳积聚,痰饮呕吐,反胃,咳嗽血,蓄血胁痛,消瘅泄泻滞下,或臣或佐。"

12. 荠苨

《本草述钩元·卷七·山草部·荠苨》:"根气味甘寒,主解百药毒,杀蛊毒,治热狂温疾,利肺气和中,明目止痛,治消瘅,封疔肿窨毒箭。"

13. 柏子仁

《本草述钩元·卷二十二·香木部·柏》:"(柏子仁)方书治虚劳吐血,遗精白浊,痿痹挛痫,惊恐颤振,胁痛消瘅,盗汗便秘,关格,及目疾。"

14. 萆薢

《本草述钩元·卷十一·蔓草部·萆薢》:"方书治中风,虚劳,恶寒喘,痛痹,着痹,挛痿,脚气,鹤膝风,不能食,消瘅,小便数。"

15. 蛇床子

《本草述钩元·卷八·芳草部·蛇床子》:"方书治痿,健忘,消瘅,赤白浊。诸剂中亦有之。"

16. 紫苏

《本草述钩元·卷八·芳草部·紫苏》:"方书治咳嗽水肿,中风疟,胁痛消瘅,大便不通,痔。"

17. 酸枣仁

《本草述钩元·卷二十四·枳·酸枣仁》:"方书更治中风虚劳,癫狂惊痫,振颤挛悸,虚烦健忘,消瘅,善太息,赤白浊,着痹胁痛,腰痛咽喉,胆虚不眠,寒也。"

18. 覆盆子

《本草述钩元·卷十一·蔓草部·覆盆子》:"方书治伤劳倦,肝气虚恶寒,肾气虚逆咳嗽,消瘅泄泻赤白浊,鹤膝风。"

19. 藿香

《本草述钩元·卷八·芳草部·藿香》:"方书治胀满消瘅,中风反胃,伤暑头痛,发热眩晕,酒毒黄疸,中寒中湿,中气中恶,积聚痰饮咳嗽,关格,心痛胃脘痛,痿盗汗,不能食,泻泄滞下蛊毒,温中快气。"

(七) 风消主治药

1. 知母

《本草便读·山草类·知母》:"退肾脏有余之阳,能壮水清金,甘苦微辛质厚滑,清阳明独胜之热,治风消燥咳。"

2. 铁线草

《本草纲目·草部第十三卷·草之二·铁线草》:"主治:疗风消肿毒,有效。(苏颂)"

(八) 渴利主治药

1. 马通

《本草经集注·卷第六·虫兽三品·白马茎》:"屎:名马通,微温。主治妇人崩中,止渴利,吐下血,鼻衄金创,止血。"

2. 水牛胆

《食物本草·卷下·兽类》:"(水牛)胆,味苦,气大寒,可丸药。又除心腹热,渴利,口焦燥,益目精。"

3. 石阴子

《医心方·卷第三十·五肉部第三》:"石阴子,崔禹云:味酸,小冷,无毒,主消渴,渴利,黄疸,痈疮,明目补中。貌似人足而表黯黑生毛,是物生海中,有阴精,故名曰石阴子。"

4. 龙蹄子

《医心方·卷第三十·五肉部第三》:"龙蹄子,崔禹云:味咸辛,冷,无毒,主黄疸,消渴,渴利,醒酒。貌似大蹄而附石生肉,头生黑发白卷曲者是也。"

5. 冬葵子

《证类本草·卷第二十七·冬葵子》:"治消渴利:葵根五大斤切,以水五升,煮取三升。宿不食,平旦一服三升。"

五、治消渴食物

1. 大麦

《吴普本草·米食类·大麦》:"一名穬麦。五谷之盛。无毒。治消渴,除热,益气。食蜜为使。"

《名医别录·中品卷第二·大麦》:"味咸,温、微寒,无毒。主治消渴,除热,益气,调中。"

2. 大麦仁、绿豆

《圣济总录·卷第一百八十八·食治门·食治消渴》:"治消渴。大麦仁、绿豆(水浸退去皮)各半升。上二味净淘,于星月下各贮一铛中,用水二升,慢火煮熟,次取绿豆过麦仁铛内,同煮令烂,并汁收在瓷瓶内。渴即饮,食后仍吃三两匙麦仁、绿豆尤妙。"

3. 大牡蛎

《普济方·卷一百七十七·消渴门·消渴》:"治一切渴,大牡蛎。上于元日或端午日,用黄泥裹煅红,放冷取出为末,用活鲫鱼煎汤调一钱,小儿调半钱,只二服瘥。"

4. 小麦

《本草纲目·谷部第二十五卷·谷之四·粥》:"小麦粥,主治:止消渴烦热(时珍)。"

5. 小豆

《圣济总录·卷第五十九·渴利》:"治渴利,小豆不限多少。上一味,水煮熟捣烂,细布绞取汁,每服一盏,不拘时,频服即瘥。"

6. 山葡萄

《滇南本草·第一卷·山葡萄》:"山葡萄,味甘、酸,性平,无毒。主治清火益气,消渴,悦颜色。不可多食。"

7. 牛肉

《本草经集注·卷第六·虫兽三品·牛角》:"肉,味甘,平,无毒。主消渴,止吐泄,安中益气,养脾胃,自死者不良。"

8. 乌梅

《景岳全书·卷四十九·本草正下·果部·乌梅》:"味酸、涩,性温、平。下气,除烦热,止消渴、吐逆反胃、霍乱。"

9. 白瓜子

《本草图经·菜部卷第十七·白瓜子》:"生苗蔓下,大者如斗而更长,皮厚而有毛,初生正青绿,经霜则白如涂粉,其中肉及子亦白,故谓之白瓜。人家多藏蓄弥年,作菜果。入药须霜后合取,置之经年,破出核洗,燥乃擂取仁用之。亦堪单作服饵。又有末作汤饮,又作面药,并令人颜色光泽。宗懔《荆楚岁时记》云:七月采瓜犀,以为面脂犀瓣也。瓤亦堪作澡豆。其肉主三消渴疾,解积热,利大小肠,压丹石毒。《广雅》一名地芝是也。皮可作丸服,亦入面脂中,功用与上等。"

10. 白扁豆

《景岳全书·卷四十九·本草正下·谷部·白扁豆》:"味甘,气温。炒香用之。补脾胃气虚,和呕吐霍乱,解河豚、酒毒,止泻痢,温中,亦能清暑,治消渴。欲用轻清、缓补者,此为最当。"

11. 白鹅

《本草蒙筌·卷之十·禽部·白鹅膏》:"白鹅不食虫性平,解脏热,止消渴极效。"

12. 冬瓜

《本草经集注·卷第七·菜部药物·白冬瓜》:"被霜后合取,置经年,破取核,水洗,燥,乃擂取人用之。冬瓜性冷利,解毒。消渴,止烦闷,直捣,绞汁服之。"

《圣济总录·卷第五十八·消渴门·消渴》:"治消渴方:冬瓜一枚(削去皮)。上一味,埋在湿地中,一月将出,破开取清汁饮之,逾二三料遂愈。"

13. 地黄花

《圣济总录·卷第一百八十八·食治门·食治消渴》:"治消渴。上取地黄花阴干,捣罗为末,每用粟米两合,净淘煮粥,候熟入末三钱匕搅匀,更煮令沸,任意食之。"

14. 竹笋

《名医别录·中品卷第二·苦竹叶及沥》:"竹笋,味甘,无毒。主消渴,利水道,益气,可久食。"

15. 羊乳

《证类本草·卷第十六·羊乳》:"[臣禹锡等谨按]《药性论》云:羊乳,臣,味甘,无毒。润心肺,治消渴。"

16. 羊骨

《圣济总录·卷第一百八十八·食治门·食

治消渴》:"治消渴;羊脊骨一具(连喉者),豉、白粟米各一升,薤白(切)一把。上四味,各分作两度煮,每度用水六升煮至三升,去滓,渴即温汁量意饮之,以瘥为度。"

17. 赤小豆

《名医别录·中品卷第二·赤小豆》:"味甘、酸,平、温,无毒。主治寒热、热中、消渴,止泄,利小便,吐逆,卒澼,下胀满。"

18. 花白鸽

《普济方·卷一百七十七·消渴门·消渴》:"治消渴饮水不止:花白鸽一只。上切作臛,以水苏煎,令病人咽津。白鸽即鹁鸽也。"

19. 芭蕉根

《普济方·卷一百七十八·消渴门·消渴口舌干燥》:"芭蕉根(生),上捣绞取汁,时饮一二合。治消渴,舌焦口干,饮水无度,小便数。"

20. 豆芽

《圣济总录·卷第五十八·消渴门·消渴》:"止渴,《备急方》:大豆芽。上以嫩者三五茎,涂酥炙令黄熟,捣罗为散。每服二钱匕,煎人参汤调下。"

21. 鸡

《神农本草经·卷一·上经·丹雄鸡》:"尿白:主消渴,伤寒寒热。"

《名医别录·上品卷第一·白雄鸡肉》:"味酸,微温。主下气,治狂邪,安五脏,伤中,消渴。"

《新修本草·卷第十五·禽上·丹雄鸡》:"白雄鸡肉:味酸,微温,主下气,疗狂邪,安五脏,伤中,消渴。屎白:微寒,主消渴,伤寒,寒热,破石淋及转筋,利小便,止遗溺,灭瘢痕。"

《普济方·卷一百七十八·消渴门·消渴口舌干燥》:"野鸡一只。上用五味煮令极烂,取汁二升半以来,去肉取汁,渴即饮之,肉亦可食,一云细切和盐豉作羹食。"

22. 驴肉

《本草纲目·兽部第五十卷·兽之一·驴》:"头肉,主治:煮汁,服二三升。治多年消渴,无不瘥者。"

23. 青粱米

《名医别录·中品卷第二·青粱米》:"味甘,微寒,无毒。主治胃痹,热中,消渴,止泄痢,利小便,益气,补中,轻身,长年。"

《圣济总录·卷第一百八十八·食治门·食治消渴》:"治消渴:青粱米半升(净淘)。上一味,以水三升,煮稀粥饮之,以瘥为度。一方用米半升,水三升,烂研取泔饮之。"

24. 兔头骨

《名医别录·中品卷第二·兔头骨》:"平,无毒。主治头眩痛,癫疾。骨,治热中消渴。"

25. 饴糖

《本草汇言·卷之十四·谷部·饴糖》:"成无已(吴涵守抄)曰:脾欲缓,急食甘以缓之。饴糖之甘,以缓中也。如眩晕,如消渴,如消中,如怔忡烦乱,如忍饥五内颠倒、四体欲倾,如产妇失血过多、卒时烦晕,如劳人呕血盈盆、上逆不止,如老人泄泻频仍、中气陷下,如暴受惊怖、失神丧志,如读书作文,劳心瘁思,神气无主。已上诸证,皆系中焦营气暴伤之故。急以饴糖之甘,滚水调和饮之,诸证立定,神气清明,即以甘缓之之验也。"

26. 茶茗

《本草求真·上编卷四泻剂·泻火·茶茗》:"痰涎不消,二便不利,消渴不止,及一切便血、吐血、衄血、血痢,火伤目疾等症,服之皆能有效。"

27. 茨菰

《食疗本草·卷上·茨菰(慈姑)》:"主消渴,下石淋。不可多食。吴人好啖之,令人患脚。"

28. 胡豆

《证类本草·卷第二十六·胡豆子》:"味甘,无毒。主消渴,勿与盐煮食之。苗似豆,生野田间,米中往往有之。"

《圣济总录·卷第一百八十八·食治门·食治消渴》:"治消渴:胡豆二合。上一味,煮取汁,勿用盐,随意饮之。"

29. 韭菜

《景岳全书·卷四十九·本草正下·菜部·韭菜》:"味辛、甘、微涩,性温。善温中,安五脏,和胃气,健脾气,除浊气,开胃进食,祛心腹痼冷、痃癖、膈噎滞气,止消渴、泻痢脓血、腹中冷痛,壮肾气,暖腰膝,疗泄精、带浊,俱宜常煮食之,大能益人。"

30. 盐豉

《圣济总录·卷第一百八十八·食治门·食治消渴》:"治消渴,上浓煎盐豉汁,停冷,渴即饮之。"

31. 莼菜
《名医别录·下品卷第三·莼》:"味甘,寒,无毒。主治消渴,热痹。"

32. 桔
《证类本草·卷第二十三·上品·桔柚》:"《日华子》云:桔,味甘、酸。止消渴,开胃,除胸中隔气。"

33. 栝蒌粉
《世医得效方·卷第七·大方脉杂医科·消渴》:"栝蒌粉治大渴。上深掘大栝蒌根,削去粗皮,寸切,以水浸,一日夜一易,浸五日,取出,烂研细,绢绞汁,如作粉法,干之。水服方寸匕,日三四服。入牛乳一合服,尤好。"

34. 豇豆
《本草纲目·谷部第二十四卷·谷之三·豇豆》:"主治:理中益气,补肾健胃,和五脏,调营卫,生精髓,止消渴、吐逆泄痢,小便数,解鼠莽毒。(时珍)"

35. 蚌
《证类本草·卷第二十二·下品·蚌》:"冷,无毒。明目,止消渴,除烦,解热毒,补妇人虚劳,下血并痔瘘,血崩带下,压丹石药毒。"

36. 蚬
《证类本草·卷第二十二·下品·蚬》:"冷,无毒。治时气,开胃,压丹石药及疔疮,下湿气,下乳,糟煮服,良。生浸取汁,洗疔疮。多食发嗽并冷气,消肾。陈壳,治阴疮,止痢。蚬肉,寒,去暴热,明目,利小便,下热气,脚气,湿毒,解酒毒,目黄。浸取汁服,主消渴。"

37. 海月
《证类本草·卷第二十二·下品·海月》:"味辛,平,无毒。主消渴,下气,令人能食,利五脏,调中。生姜、酱食之,消腹中宿物,令易饥,止小便。南海水沫所化,煮时犹变为水,似半月,故以名之。海蛤类也。"

38. 浮萍草
《普济方·卷一百七十七·消渴门·消渴》:"专治日夜发渴,饮水频,并兼治黄肿。浮萍草,上八月取来,阴干为末,临卧酒调,或浮萍汁饮之。"

39. 桑椹
《新修本草·卷第十三·桑根白皮》:"桑椹,味甘,寒,无毒,单食,主消渴。"

《仁斋直指方论·卷之十七·消渴·消渴证治》:"桑椹方,治渴疾:桑椹熟时,尽意食之为妙。"

40. 黄颡鱼
《本草纲目·鳞部第四十四卷·鳞之四·黄颡鱼》:"涎(翅下取之),主治:消渴(吴瑞)。"

41. 萝卜
《普济方·卷一百七十八·消渴门·消渴口舌干燥》:"治消渴发动,饮水无限,口干渴:萝卜,上烂捣绞汁二升,任性渴即饮之。"

42. 菠菜
《得配本草·卷五·菜部·菠菜》:"甘,冷,滑。入手太阳、阳明经。通肠胃,利脏腑。行血脉,解酒毒,下气调中,止渴润燥。得鸡内金,治消渴。多食令人脚软,腹冷者禁食。"

43. 甜瓜
《普济方·卷一百七十七·消渴门·消渴》:"治热去烦渴,甜瓜。上取去皮,食后吃之,煮皮作羹亦佳。"

44. 梨
《本经逢原·卷三·果部·梨》:"发明:《别录》著梨,止言其害,不录其功。盖古人论病多主伤寒客邪,若消痰降火,除客热,止心烦,梨之有益,盖亦不少。近有一人患消中善饥,诸治罔效,因烦渴不已,恣啖梨不辍,不药而瘳。"

《本草便读·果部·梨》:"性偏寒润,味属甘酸,解渴止醒,清心肺上焦之烦热,消痰快膈,治胃肠内扰之风消。"

45. 猪肚
《本草经集注·卷第六·虫兽二品·豚卵》:"肚:补中益气,止渴利。"

《冯氏锦囊秘录·杂症痘疹药性主治合参卷四十五·兽部·猪肤》:"猪肚,主止渴利,补中益气。夫猪肚属土,味甘,气微温,乃猪一身无害之物,为补脾胃之要品,脾胃得补则中气益而渴利自止矣。"

46. 猪肾
《本草纲目·兽部第五十卷·兽之一·豕》:"(肾)止消渴,治产劳虚汗,下痢崩中。(时珍)"

47. 猕猴桃
《食疗本草·卷上·藤梨(猕猴桃)》:"上主下丹石,利五脏。其熟时,收取瓤和蜜煎作煎。服之去烦热,止消渴。久食发冷气,损脾胃。"

《证类本草·卷第二十三·下品·猕猴桃》:"食疗候熟收之,取瓤和蜜煎作膏。去人烦热,久食亦得。令人冷,能止消渴。"

48. 鹿头

《圣济总录·卷第一百八十八·食治门·食治消渴》:"治消渴口干:鹿头一具(治如食法),上一味蒸熟,以酱醋食之。"

《本草纲目·兽部第五十一卷·兽之二·鹿》:"头肉,主治:消渴,夜梦鬼物。煎汁服,作胶弥善。"

49. 绿豆

《证类本草·卷第二十五·绿豆》:"[臣禹锡等谨按]孟诜云:绿豆,平。诸食法:作饼炙食之佳。[谨按]补益,和五脏,安精神,行十二经脉,此最为良。今人食皆挞去皮,即有少拥气。若愈病,须和皮,故不可去。又,研汁煮饮服之,治消渴。"

《圣济总录·卷第一百八十八·食治门·食治消渴》:"治消渴,小便如常:绿豆二升,上一味净淘,用水一斗,煮烂研细,澄滤取汁,早晚食前各服一小盏,如觉小便浓即瘥。"

50. 葛根

《圣济总录·卷第五十八·消渴门·消渴烦躁》:"治消渴烦热,心中狂乱:生葛根(去皮)五斤,细切,木杵臼中烂捣研如泥,净布挼取汁一瓷碗;白蜜两匙。上二味,同搅匀,不限早晚,渴即饮一盏,量力饮之,频服亦不损人。"

51. 葛粉

《圣济总录·卷第一百八十八·食治门·食治消渴》:"治消渴口干,胸中伏热,心烦躁闷:葛粉四两,粟米饭半升。上二味,先以水浸饭,滤出于葛粉中拌匀,再蒸一炊饭久,取出任意食之。"

52. 葵菜

《圣济总录·卷第一百八十八·食治门·食治消渴》:"治消渴心闷:葵菜一束(洗)。上一味,于汤内略煮过,别煮粟米汁,置葵于汁中,如淹葅法,候熟,渴即饮汁,以瘥为度。"

53. 椰浆

《证类本草·卷第十四·椰子皮》:"浆,服之主消渴,涂头益发令黑。"

54. 粟米

《神农本草经·卷二·中经·粟米》:"味咸,微寒。主养肾气,去胃、脾中热,益气。陈者,味苦,主胃热,消渴,利小便。"

《珍珠囊补遗药性赋·卷四·米谷部》:"粟,味微寒,无毒,治消中。"

《本草纲目·谷部第二十三卷·谷之二·粟米》:"主治:养肾气,去脾胃中热,益气。陈者:苦,寒。治胃热消渴,利小便。(《别录》)"

55. 雄鹊肉

《证类本草·卷第十九·禽下·雄鹊肉》:"[臣禹锡等谨按]《日华子》云:雄鹊,凉。主消渴疾。"

56. 粳米

《本草述钩元·卷十四·谷部·粳》:"方书治伤暑发热,痎喘不能食,消瘅滞下。"

57. 嘉鱼

《药性切用·卷之六中·鱼部·嘉鱼》:"一名鲢鱼,一名丙穴鱼。性味甘温,治肾虚消渴,积损劳瘦。"

58. 罂粟

《普济方·卷一百七十七·消渴门·消渴》:"治消渴热,或心神烦乱,宜服此:罂粟一合。上细研,以温水一大盏调令匀,分三服,食前服之。"

59. 豌豆

《神农本草经疏·卷三十·米谷部·豌豆》:"即今之小豌豆也。一名胡豆。陈藏器云:煮食治消渴。"

60. 稻穰

《本草纲目·谷部第二十二卷·谷之一·稻穰》:"烧灰浸水饮,止消渴。淋汁,浸肠痔。按穰藉靴鞋,暖足,去寒湿气。(时珍)"

61. 薏苡仁

《本草纲目·谷部第二十三卷·谷之二·薏苡》:"炊饭作面食,主不饥,温气。煮饮,止消渴,杀蛔虫。(藏器)"

62. 藊豆

《本草纲目·谷部第二十四卷·谷之三·藊豆》:"止泄痢,消暑,暖脾胃,除湿热,止消渴。(时珍)"

63. 螺

《小品方·卷第三·治渴利诸方》:"治消渴

方：取活螺三斗，以江水一石养之，倾取冷汁，饱饮之。经日放去，更取新者渍之。"

《圣济总录·卷第一百八十八·食治门·食治消渴》："治猝患消渴，小便利数。田螺（活者）一升。上一味，以水一斗，煮至二升，不问食前后，稍稍饮汁。一方用螺五升，水一斗半，浸之经宿，渴即饮浸螺汁，每日一度易水并螺。"

《本草蒙筌·卷之十一·虫鱼部·田螺》："性冷，无毒。生水田中及湖渎岸侧，如桃李大，类蜗牛尖长，色则青黄，采于夏秋。浊酒煮熟，挑肉食之。利大小便，消浮肿甚捷；去脏腑热，压丹石尤良。仍治脚气上冲，小腹急硬；更驱肝热上拥，两目赤疼。醒酒殊功，消渴立效。"

64. 藕、炼蜜

《圣济总录·卷第一百八十八·食治门·食治消渴》："治消渴口干，心中烦热。生藕（去皮节切）、炼蜜各半斤。上二味。新汲水一升半，化蜜令散，纳藕于蜜水中，浸半日许，渴即量意食藕并饮汁。"

65. 藕、薄荷、莼菜

《圣济总录·卷第一百八十八·食治门·食治消渴》："治消渴，烦躁狂言，目眩：藕实（去皮）半斤，薄荷一握，莼菜半斤。上三味，于豉汁中作羹，入五味食之。"

66. 鳖

《本草述钩元·卷二十九·介部·鳖》："方书更治脚气，嗽血盗汗，中风痞证，咳嗽不得卧，消瘅，小便不禁，虚劳证多用之。"

67. 鳝鱼

《名医别录·上品卷第一·鳝鱼》："干鳝头，主消渴，食不消，去冷气，除痞疹。"

68. 鳟鱼

《本草蒙筌·卷之十一·虫鱼部·鳗鲡鱼》："鳟鱼，味甘大温，五月端午日方取。功专补中益气，妇人产前疾善调。散湿风，去狐臭。凡中其毒，食蟹解之，盖鳟畏蟹故也。头主咽喉消渴。"

六、消渴禁药及禁食

1. 甘肥之物

《类经·十六卷·疾病类·脾瘅胆瘅》："帝曰：有病口甘者，病名为何？何以得之？岐伯曰：此五气之溢也，名曰脾瘅。瘅，热病也。五气，五味之所化也。夫五味入口，藏于胃，脾为之行其精气，津液在脾，故令人口甘也。脾主为胃行其津液者也，故五味入胃，则津液在脾。脾属土，其味甘，脾气通于口，故令人口甘也。此肥美之所发也。肥甘太过，故发为病。此人必数食甘美而多肥也，肥者令人内热，甘者令人中满，故其气上溢，转为消渴。肥者，味厚助阳，故能生热。甘者，性缓不散，故能留中。热留不去，久必伤阴，其气上溢，故转变为消渴之病。"

2. 半夏

《本草蒙筌·卷之三·草部下·半夏》："消渴并诸血证尤禁莫加，因燥反助火邪，真阴愈被熬害，津枯血耗，危殆日侵，不得不预防也。"

《丹溪心法·卷三·消渴四十六》："消渴，养肺、降火、生血为主，分上、中、下治。三消皆禁用半夏；血虚亦忌用；口干咽痛，肠燥大便难者，亦不宜用；汗多者不可用。不已，必用姜监制。"

3. 仙茅

《神农本草经疏·卷十一·草部下品之下·仙茅》："凡味之毒者必辛，气之毒者必热。仙茅味辛，气大热，其为毒可知矣。虽能补命门，益阳道，助筋骨，除风痹，然而病因不同，寒热迥别，施之一误，祸如反掌。况世之人火旺致病者，十居八九；火衰成疾者，百无二三。辛温大热之药，其可常御乎？凡一概阴虚发热咳嗽，吐血、衄血、齿血、溺血、血淋、遗精、白浊、梦与鬼交、肾虚腰痛、脚膝无力、虚火上炎、口干咽痛、失志阳痿、水涸精竭、不能孕育、老人孤阳无阴、遗溺失精、血虚不能养筋，以致偏枯痿痹、胃家邪热不能杀谷、胃家虚火，嘈杂易饥、三消五疸、阴虚内热外寒、阳厥火极似水等证，法并禁用。"

《本草汇言·卷之一·草部·仙茅》："助阳气，暖脏腑，壮筋脉，强骨力之药也。（李时珍）《开宝》方统治一切风气冷痹（葛小溪稿），腰脊痿软，足膝挛瘫，不能行立，或阳道久虚，子嗣难成，或血室衰寒，胎娠罔育，或肾弱精寒，瞳人昏障，或脾虚气惫，水谷不消，此药培土益阳，凡属阴凝痼冷之疾，总能治之。然味辛气热，性毒而烈，凡一切阴虚发热、咳嗽吐血、衄血、齿血、溺血、淋血、遗精白浊、梦与鬼交，或虚火上炎、口干咽痛，或水涸血竭、夜热骨蒸，或肾虚有火、脚膝无力，或多欲精耗，不能种子，或血热经枯，不能受孕，或多食辛热炙煿之味,或久服金石丹火之药,以致筋骨偏瘫,挛痪不起,或胃火攻灼,邪热不能消谷,或胃热血耗,嘈杂易于作饥,或三消、十膈、五疸、八痢,或诸病外寒内热,阳极发厥,火极似水等证,法并禁用。"

4. 酒

《本草发挥·卷三·米谷部》:"丹溪云,本草止言其热而有毒,不言其湿热。湿中发热,近于相火,大醉后振寒战栗者可见矣。又云:酒性喜升,气必随之。痰郁于上,溺涩于下,肺受贼邪,金体大燥,恣饮寒凉,其热内郁,肺气得热,必大伤耗。其始也病浅,或呕吐,或自汗,或疮疥,或鼻䩄,或自泄,或心脾痛,尚可散而出也。其久也病深,或为消渴,为内疽,为肺痿,为内痔,为膨胀,为失明,为哮喘,为劳嗽,为癫痫,为难名之病。倘非具眼,未易处治,可不谨乎。"

5. 蜀椒

《神农本草经疏·卷十四·木部下品·蜀椒》:"椒禀纯阳之气,乃除寒湿,散风邪,温脾胃,暖命门之圣药。然而肺胃素有火热,或咳嗽生痰,或嘈杂醋心、呕吐酸水,或大肠积热下血,咸不宜用。凡泄泻由于火热暴注,而非积寒虚冷者忌之。阳痿脚弱,由精血耗竭而非命门火衰虚寒所致者,不宜入下焦药用。咳逆非风寒外邪壅塞者,不宜用。字乳余疾,由于本气自病者,不宜用。水肿、黄疸,因于脾虚而无风湿邪气者,不宜用。一切阴虚阳盛,火热上冲,头目肿痛,齿浮、口疮、衄血,耳聋,咽痛,舌赤,消渴,肺痿咳嗽,咯血吐血等证,法所咸忌。"

6. 薄荷

《得配本草·卷二·草部·薄荷》:"新病瘥人,服之令虚汗不止。瘦弱人,久服动消渴病。肺虚咳嗽,客寒无热,阴虚发热,痘后吐泻者,皆禁用。"

【医论医案】

一、医论

1. 概论

《普济本事方·卷第六·诸嗽虚汗消渴·神效散》

《古方验录论》:消渴有三种:一者渴而饮水多,小便数,脂似麸片,甜者消渴病也;二者吃食多,不甚渴,小便少,似有油而数者,消中病也;三者渴饮水不能多,但腿肿,脚先瘦小,阴痿弱,小便数,此肾消病也。特忌房劳。

肾气丸,《千金》云:消渴病所忌者有三:一饮酒,二房室,三咸食及面。能忌此,虽不服药,亦自可。消渴之人,愈与未愈,常须虑患大痈。必于骨节间忽发痈疽而卒。予亲见友人邵任道,患渴数年,果以痈疽而死。唐祠部李郎中论:消渴者,肾虚所致,每发则小便甜,医者多不知其疾。故古今亦阙而不言。洪范言:稼穑作甘,以物理推之,淋饧醋酒作脯法,须臾即皆能甜也,足明。人食之后,滋味皆甜,流在膀胱,若腰肾气盛,是为真火,上蒸脾胃,变化饮食,分流水谷,从二阴出,精气入骨髓,合荣卫行血脉,营养一身。其次以为脂膏,其次以为血肉也,其余则为小便。故小便色黄,血之余也。臊气者,五脏之气。咸润者,则下味也。腰肾既虚冷,而不能蒸于谷气,则尽下为小便,故味甘不变其色,清冷则肌肤枯槁也,犹如乳母谷气上泄,皆为乳汁。消渴病者,下泄为小便,皆精气不实于内,则小便数。瘦弱也。又肺为五脏华盖,若下有暖气蒸,则肺润。若下冷极,则阳气不能升,故肺干则渴。易于痞卦,乾上坤下,阳无阴而不降,阴无阳而不升,上下不交,故成痞也。譬如釜中有水,以火暖之,其釜若以板覆之,则暖气上腾,故板能润也。若无火力,水气则不能上,此板则终不得润也。火力者,则是腰肾强盛也。常须暖补肾气,饮食得火力,则润上而易消,亦免干渴也。故张仲景云:宜服肾气八味丸。此疾与脚气,虽同为肾虚所致,其脚气始发于二三月,盛于五六月,衰于七八月,凡消渴始发于七八月,盛于十一月十二月,衰于二三月,其何故也?夫脚气壅疾也,消渴宣疾也,春夏阳气上,故壅疾发,则宣疾愈。秋冬阳气下,故宣疾发,则壅疾愈也。审此二者,疾可理也,犹如善为政者。宽以济猛,猛以济宽,随事制度尔。仲景云:足太阳者,是膀胱之经也。膀胱者,肾之腑。小便数,此为气盛。气盛则消谷,大便硬。衰则为消渴也。男子消渴,饮一斗,小便亦得一斗,宜八味肾气丸。干地黄(酒洒九蒸九曝,焙)秤半斤,山药四两,茯苓(去皮)、牡丹皮、附子(炮去皮脐)、桂心(不见火)各三两,泽泻四两,山茱萸(连核)五两。上细末,炼蜜丸如梧子大,酒下二三十丸。忌猪肉、冷水、芜荑、胡荽。《千金》生地黄煎亦佳。在中部心热中,治脉热极则血气脱,色白干燥不泽,食饮不为肌肤,生地黄煎。消热极强,胃气方。

《儒门事亲·卷三·三消之说当从火断二十七》

夫消者,必渴。渴亦有三:有甘之渴,有石之渴,有火燥之渴。肥者令人内热,甘者令人中满,其气上溢,转为消渴。《经》又曰:味厚者发热。《灵枢》亦曰:咸走血,多食之人渴。咸入于胃中,其气上走中焦,注于肺,则血气走之,血与咸相得,则凝干而善渴。血脉者,中焦之道也。此皆肥甘之渴。夫石药之气悍,适足滋热,与热气相遇,必内伤脾,此药石之渴也。阳明司天,四之气,嗌干引饮,此心火为寒水所郁故然;少阳司天,三之气,炎暑至,民病渴;太阳司天,甚则渴而欲饮,水行凌火,火气郁故然。少阴之复,渴而欲饮;少阳之复,嗌络焦槁,渴饮水浆,色变黄赤。又伤寒五日,少阴受之,故口燥舌干而渴。肾热病者,苦渴数饮,此皆燥热之渴也。故膏粱之人,多肥甘之渴、石药之渴;藜藿奔走之人,多燥热之渴。二者虽殊,其实一也。故火在上者,善渴;火在中者,消谷善饥;火在上中者,善渴多饮而数溲;火在中下者,不渴而溲白液;火偏上中下者,饮多而数溲,此其别也。后人断消渴为肾虚,水不胜火则是也。

其药则非也,何哉?以八味丸治渴,水未能生而火反助也。此等本不知书,妄引王太仆之注"壮火之主,以制阳光;益火之源,以消阴翳"。但益心之阳,寒热通行;强肾之阴,热之犹可。岂知王太仆之意,以寒热而行之也!肾本恶燥,又益之以火,可乎?今代刘河间自制神芎丸,以黄芩味苦入心,牵牛、大黄驱火气而下,以滑石引入肾经。此方以牵牛、滑石为君,以大黄、黄芩为臣,以芎、连、薄荷为使,将离入坎,真得黄庭之秘旨也。而又以人参白术汤、消痞丸、大人参散、碧玉鸡苏散,数法以调之。故治消渴,最为得体。

昔有消渴者,日饮数升,先生以生姜自然汁一盆,置于密室中,具罂勺于其间,使其人入室,从而锁其门,病人渴甚,不得已而饮汁尽,渴减。《内经》"辛以润之"之旨。《内经》治渴,以兰除其陈气,亦辛平之剂也。先生之汤剂,虽用此一味,亦必有旁药助之。初虞世曰:凡渴疾未发疮疡,便用大黄寒药利其势,使大困大虚自胜。如发疮疡,脓血流漓而飱,此真俗言也。故巴郡太守奏三黄丸能治消渴。余尝以膈数年不愈者,减去朴硝,加黄连一斤,大作剂,以长流千里水煎五七沸,放冷,日呷之数百次,以桂苓甘露散、白虎汤、生藕节汁、淡竹沥、生地黄汁,相间服之,大作剂料,以代饮水,不日而痊。故消渴一证,调之而不下,则小润小濡,固不能杀炎上之势;下之而不调,亦旋饮旋消,终不能沃膈膜之干;下之调之,而不减滋味,不戒嗜欲,不节喜怒,病已而复作。能从此三者,消渴亦不足忧矣!

况《灵枢》又说:心脉滑为善渴。《经》又曰:滑者阳气胜。又言:五脏脉,心脉微小为消瘅。又言:五脏脆,为消瘅。又言:消瘅之人,薄皮肤而目坚固以深,长冲直扬,其心刚。刚者多怒,怒则气逆上,胸中蓄积,血气逆留,䐃皮充肌,血脉不行,转而为热,热则消肌肤,故为消瘅。又言:五脏皆柔弱者,善病消瘅。夫柔弱者,必有刚强,刚强者多怒,柔弱者易伤也。余以是遂悟气逆之人,非徒病消渴。若寒薄其外,亦为痈肿、少气、狂、膈中、肺消。涌水者,热客其脏,则亦为惊衄、膈消、柔痓、虚肠澼死;客其腑,则为癃溺血、口糜、伏瘕、为沉、食亦、辛頞鼻渊、衄衊瞑目。盖此二十一证,皆在'气厥论'中。《经》曰:诸逆冲上,皆属于火。一言可了,善读书者,以是求之。

《儒门事亲·卷十三·刘河间先生三消论》

凡脏腑诸气,不必肾水独当寒,心火独当热,要知每脏每腑,诸气和同,宣而平之可也。故余尝谓:五常之道,阴中有阳,阳中有阴。孤阴不长,独阳不成。但有一物皆备,五行递相济养,是谓和平。交互克伐,是谓衰兴。变乱失常,患害由行。故水少火多,为阳实阴虚而病热也;水多火少,为阴实阳虚而病寒也。其为治者,泻实补虚,以平为期而已矣。故治消渴者,补肾水阴寒之虚,而泻心火阳热之实,除肠胃燥热之甚,济人身津液之衰,使道路散而不结,津液生而不枯,气血利而不涩,则病日已矣。况消渴者,本因饮食服饵失宜,肠胃干涸,而气液不得宣平;或耗乱精神,过违其度;或因大病,阴气损而血液衰虚,阳气悍而燥热郁甚之所成也。故《济众》云:三消渴者,皆由久嗜咸物,恣食炙爆,饮酒过度;亦有年少服金石丸散,积久石热,结于胸中,下焦虚热,血气不能制石热,燥甚于胃，故渴而引饮。若饮水多而小便多者，名曰消渴；若饮食多而不甚饥，小便数而渐瘦者，名曰消中；若渴而饮水不绝，腿消瘦而小便有脂液者，名曰肾消。如此三消者，其燥热一也，但有微甚耳。

余闻世之方，多一方而通治三消渴者，以其善消水谷而喜渴也。然叔世论消渴者，多不知本。其言消渴者，上实热而下虚冷。上热故烦渴多饮，下寒故小便多出。本因下部肾水虚，而不能制其上焦心火，故上实热而下虚冷。又曰：水数一，为物之本，五行之先。故肾水者，人之本，命之元，不可使之衰弱。根本不坚，则枝叶不茂；元气不固，则形体不荣。消渴病者，下部肾水极冷，若更服寒药，则元气转虚，而下部肾水转衰，则上焦心火亢甚而难治也。但以暖药补养元气，若下部肾水得实而胜退上焦火，则自然渴止，小便如常而病愈也。若此之言，正与仲景相反。所以巧言似是，于理实违者也。非徒今日之误，误已久哉！又如蒋氏《药证病原》中，论消渴、消中、消肾病曰：三焦五脏俱虚热，惟有膀胱冷似冰。又曰：腰肾虚冷日增重。又曰：膀胱肾脏冷如泉。始言三焦五脏俱虚热，惟有膀胱冷似冰，复言五脏亦冷，且肾脏水冷言为虚，其余热者，又皆言其虚。夫阴阳兴衰，安有此理？且其言自不相副，其失犹小，至于寒热差殊，用药相反，过莫大焉！或又谓：肾与膀胱属水，虚则不能制火。虚既不能制火，故小便多者，愈失之远矣。彼谓水气实者，必能制火，虚者不能制火。故阳实阴虚，而热燥其液，小便淋而常少；阴实阳虚，不能制水，小便利而常多。岂知消渴小便多者，非谓此也。何哉？盖燥热太甚，而三焦肠胃之腠理，怫郁结滞，致密壅塞，而水液不能渗泄浸润于外，荣养百骸。故肠胃之外燥热太甚，虽复多饮于中，终不能浸润于外，故渴不止。小便多出者，如其多饮，不能渗泄于肠胃之外，故数溲也。故余尽言《原病式》曰：皮肤之汗孔者，谓泄汗之孔窍也。一名气门者，谓泄气之门户也。一名腠理者，谓气液之隧道纹理也。一名鬼门者，谓幽冥之门也。一名玄府者，谓玄微之府也。然玄府者，无物不有。人之脏腑皮毛，肌肉筋膜，骨髓爪牙，至于万物，悉皆有之，乃出入升降，道路门户也。故《经》曰：出入废则神机化灭，升降息则气立孤危。故非出入，则无以生长壮老已；非升降，则无以生长化收藏。是知出入升降，无器不有。故知

人之眼、耳、鼻、舌、身、意、神、识，能为用者，皆有升降出入之通利也。有所闭塞，则不能用也。若目无所见，耳无所闻，鼻不闻香，舌不知味，筋痿骨痹，爪退齿腐，毛发堕落，皮肤不仁，肠胃不能渗泄者，悉有热气怫郁，玄府闭塞，而致津液血脉，荣卫清气，不能升降出入故也。各随郁结微甚，而有病之大小焉。病在表则怫郁，腠理闭密，阳气不能散越，故燥而无汗，而气液不能出矣。叔世不知其然，故见消渴数溲，妄言为下部寒尔。岂知肠胃燥热怫郁使之然也？予之所以举此，世为消渴之证，乃肠胃之外燥热，痞闭其渗泄之道路，水虽入肠胃之内，不能渗泄于外，故小便数出而复渴。此数句，足以尽其理也。

《金匮钩玄·附录·三消之疾燥热胜阴》

尝读刘河间先生三消之论，始言天地六气五味，以配养人身六味五脏，而究乎万物之源；终引《内经》论渴诸证，以辩乎世方热药之误。此比物立象，反复详明，非深达阴阳造化之机者，孰能如是邪。请陈其略：夫《经》中有言心肺气厥而渴者，有肾热而渴者，有言胃与大肠结热而渴者，有言脾痹而渴者，有因小肠痹热而渴者，有因伤饱肥甘而食渴者，有因醉饱入房而渴者，有因远行劳倦遇天热而渴者，有因伤害胃干而渴者，有因肾热而渴者，有因痛风而渴者。虽五脏之部分不同，而病之所遇各异，其为燥热之疾一也。三消之热，本湿寒之阴气衰，燥热之阳气大甚，皆因乎饮食之饵失节，肠胃干涸，而气液不得宣平。或耗乱精神，过违其度；或因大病，阴气损而血液衰虚，阳气悍而燥热郁甚；或因久嗜咸物，恣食炙爆，饮食过度；亦有年少服金石丸散，积久实热结于下焦，虚热血气不能制，实热燥甚于肾，故渴而不饮。若饮水多而小便多者，名曰消渴。若饮食多而不甚渴，小便数而消瘦者，名曰消中。若渴而饮水不绝，腿消瘦，而小便有脂液者，名曰肾消。此三消者，其燥热同也。故治疾者，补肾水阴寒之虚，而泻心火阳热之实，除肠胃燥热之甚，济一身津液之衰。使道路散而不结，津液生而不枯，气血利而不涩，则病日已矣。岂不以滋润之剂，养阴以制燥，滋水而充液哉。何故？泄漏消渴，多者不知其书，谓因下部肾水虚，不能制其上焦心火，使上实热而多烦渴，下虚冷而多小便。若更服寒药，则元气转虚，而下部肾水转衰，则上焦心火尤难治也。但以暖药补养

元气，若下部肾水得实，而胜退上焦心火，则自然渴止，小便如常，而病愈也。呼！若此未明阴阳虚实之道也。夫肾水属阴而本寒，虚则为热。心火属阳而本热，虚则为寒。若肾水阴虚，则心火阳实，是谓阳实阴虚，而上下俱热矣。以彼人言，但见消渴数溲，妄言为下部寒尔，岂知肠胃燥热怫郁使之然也。且夫寒物属阴，能养水而泻心；热物属阳，能养火而耗水。今肾水既不能胜心火，则上下俱热，奈何以热养肾水欲令胜心火，岂不暗哉。彼不谓水气实者必能制火，虚则不能制火。故阳实阴虚，而热燥其液，小便淋而常少。阴实阳虚，不能制水，小便利而常多。此又不知消渴小便多者，盖燥热太甚，而三焦肠胃之腠理怫郁结滞，致密壅塞，而水液不能渗泄浸润于外，以养乎百骸。故肠胃之外燥热太甚，虽多饮水入于肠胃之内，终不能浸润于外，故渴不止而小便多。水液既不能渗泄浸润于外，则阴燥竭而无以自养，故久而多变为聋盲、疮疡、痤痱之类而危殆。其为燥热伤阴也，明矣。

《医学原理·卷之六·三消门·治三消大法》

三消之症，大抵养肺金，降心火，益阴血为主。须分上、中、下三治，上消者，肺也，其症多饮水而少食，大小便如常；中消者，胃也，其症多饮水而小便黄赤；下消者，肾也，其症小便混浊如膏，面黑耳焦且瘦。大法当以天花粉、黄连二味为末，用藕汁、人乳、生地汁、姜汁、石蜜搅匀为膏，和黄连、天花粉末，稀稠得所留舌上，徐徐以白汤送下，能食者，加石膏、天花粉。乃治消渴之圣药。

凡消渴药中大忌半夏，血虚者亦忌用，如口干咽痛、肠燥大便难者，俱不可用。

凡消渴而泄泻者，先宜用白术、白芍炒为末，调服，然后可用前药。

如内伤病退后而燥渴不解者，此乃因余热在肺经。可用人参、黄芩、甘草为末，生姜汁调服，虚者可用人参汤。

《医学原理·卷之六·三消门·论》

三消之症，尽由津液枯涸，火热炽盛所致。故河间云：湿寒之阴气极衰，燥热之阳火炽甚是也。但有上、中、下三者之分，故以三消名焉。其上消者，乃热结上焦，虚火散漫，不能收敛。《经》云：心移热于肺。为上焦是也。其症胸中烦躁，舌赤唇红，大渴引饮。其中消者，由热郁中焦，伏火蒸胃，故使消谷善饥，因其正气衰败，津液枯涸，水火偏胜，故能善食不为肌肤。其下消者，乃热结下焦，膀胱伏火，肾为火燥，引水自救，故多饮水，由其燥热忒炽，肠胃腠理怫密，壅塞水液不得外渗以荣百髓，惟止下流膀胱而为溺，其膀胱伏火，煎熬水液，是以溺混浊如膏。治法在乎滋肾水益阴寒之虚，泄心火阳热之实，滋津液以润肠胃，清肺金以助水源。是以东垣治法，上消用白虎汤加人参之类主之，中消用调胃承气汤、三黄丸主之，下消用六味地黄丸主之。全在临症见机加减，不可执方。

《医辨·卷之下·消瘅》

渴而多饮为上消（《经》谓膈消）。消谷善肌为中消（《经》谓消中）。渴而便数有膏为下消（《经》谓肾消）。

上消者，上焦受病。"逆调论"云；心移热于肺，传为膈消是也。舌上赤裂，大渴引饮，少食，大便如常，小便清利，知其燥在上焦，治宜流湿润燥，以白虎加人参汤主之。

能食而渴为实热，人参、石膏，加减地骨皮散。不能食而渴为虚热，白术散、门冬饮子。小便不利而渴，知内有热也，五苓散、猪苓散泄之。小便自利而渴，知内有燥也，甘露饮、门冬饮润之。大便不利而渴，止渴润燥汤。

中消者，胃也，渴而多饮，善食而瘦，自汗，大便硬，小便频数赤黄，热能消谷，知热在中焦也，宜下之，以调胃承气汤，又三黄丸主之。

下消者，病在下焦，初发为膏淋，谓淋下如膏油之状，至病成，烦躁引饮，面色黧黑，形瘦而耳焦，小便浊而有脂液，治宜养血以分其清浊而自愈矣，以六味地黄丸主之。

益火之源以消阴翳，则便溺有节（八味丸）。壮水之主以制阳光，则渴饮不思（六味丸）。

消渴后成水气，方书虽有紫苏汤、瞿麦汤、葶苈丸，皆克泄之剂，不若五皮饮送济生肾气丸，及东垣中满分消诸方为妥。

诊：心脉微小为消瘅，滑甚为善渴（滑者，阳气胜）。肺、肝、脾、肾脉微小，皆为消瘅。心脉软而散者，当消渴自已。脉实大，病久可治。悬小坚，病久不可治。数大者生，细小、浮短者死。

《医贯·卷之五·先天要论（下）·消渴论》

上消者，舌上赤裂，大渴引饮。'逆调论'云：

心移热于肺,传为膈消者是也。以白虎汤加人参治之。中消者,善食而瘦,自汗大便硬,小便数。叔和云:口干饮水,多食肌肤瘦,成消中者是也。以调胃承气汤治之。下消者:烦躁引饮,耳输焦干,小便如膏。叔和云:焦烦水易亏,此肾消也。六味丸治之。古人治三消之法,详别如此,余又有一说焉。人之水火得其平,气血得其养,何消之有。其间摄养失宜,水火偏胜,津液枯槁,以致龙雷之火上炎,熬煎既久,肠胃合消,五脏干燥,令人四肢瘦削,精神倦怠。故治消之法,无分上、中、下,先治肾为急,惟六味、八味及加减八味丸,随证而服,降其心火,滋其肾水,则渴自止矣。白虎与承气,皆非所治也。

娄全善云:肺病本于肾虚,肾虚则必寡于畏,妄行陵肺而移寒与之,故肺病消。仲景治渴而小便反多,用八味丸补肾救肺,后人因名之曰肾消也。

《总录》谓不能食而渴者,末传中满。能食而渴者,必发脑疽背痈。盖不能食者,脾之病。脾主浇灌四旁,与胃行其津液者也,脾胃既虚,则不能敷布其津液,故渴。其间纵有能食者,亦是胃虚引谷自救。若概以寒凉泻火之药,如白虎承气之类,则内热未除,中寒复生,能不末传鼓胀耶。惟七味白术散、人参生脉散之类,恣意多饮,复以八味地黄丸,滋其化源,才是治法。及能食而渴发疽者,乃肥贵人膏粱之疾也,数食甘美而肥多,故其上气转溢而为消渴,不可服膏粱、芳草、石药,其气慓悍,能助燥热。《经》曰:治之以兰,消陈积也。亦不用寒凉,及发痈疽者,何也?《经》曰:膏粱之变,饶生大疔,此之谓也。其肾消而亦有脑疽、背痈者,盖肾主骨,脑者髓之海,背者太阳经寒水所过之地,水涸海竭,阴火上炎,安得不发而为痈疽。其疮甚而不溃,或赤水者是,甚则或黑或紫,火极似水之象,乃肾水已竭不治,或峻补其阴,亦可救也。

或曰:人有服地黄汤而渴仍不止者,何也?曰此方士不能废其绳墨,而更其道也。盖心肺位近,宜制小其服,肾肝位远,宜制大其服。如禹消中消,可以前丸缓而治之。若下消已极,大渴大燥,须加减八味丸料一升,内肉桂一两,水煎六七碗,恣意水冷饮之,熟睡而渴病如失矣,处方之制,存乎人之通变耳。

或问曰:下消无水,用六味地黄丸,可以滋少阴之肾水矣,又加附子肉桂者何。盖因命门火衰,不能蒸腐水谷,水谷之气,不能熏蒸,上润乎肺,如釜底无薪,锅盖干燥,故渴。至于肺亦无所禀,不能四布水精,并行五经,其所饮之水,未经火化,直入膀胱,正谓饮一升溺一升,饮一斗溺一斗,试尝其味,甘而不咸可知矣。故用附子肉桂之辛热,壮其少火,灶底加薪,枯笼蒸溽,稿禾得雨,生意维新,惟明者知之,昧者鲜不以为迂也。昔汉武帝病渴,张仲景为处此方,至圣玄关,今犹可想,八味丸诚良方也。疮疽痊后,及将痊口渴甚者,舌黄坚硬者,及未患先渴,或心烦燥渴,小便频数,或白浊阴痿,饮食少思,肌肤消瘦,及腿肿脚瘦,口齿生疮,服之无不效。一贵人病疽,疾未安而渴作,一日饮水数升,愚遂献加减地黄方,诸医大笑云:此药若能止渴,我辈当不复业医矣。皆用木瓜、紫苏、乌梅、人参、茯苓、百药煎等,生津液之药止之,而渴愈甚,数剂之后,茫无功效。不得已而用前方。三日渴止,因相信。久服不特渴疾不作,气血亦壮,饮食加倍,强健过于少壮之年。盖用此药,非予敢自执鄙见,实有源流。薛氏家藏此方,屡用有验,故详著之。使有渴疾者信其言,专志服饵取效,无为庸医所惑,庶广前人之志,久服轻身,耳目聪明,令人皮肤光泽。(方内用北五味子,最为得力,独能补肾水降心气。其肉桂一味不可废,若去肉桂,服之不效)

一男子患此,余欲以前丸治之,彼则谓肉桂性热,乃私易之以黄柏、知母等药,遂口渴不止,发背疽而殂,彼盖不知肉桂为肾经药也。前证乃肾经虚火炎上无制为患,用桂导引诸药以补之,引虚火归元,故效也。成无已曰:桂犹圭也,引导阳气,若执圭以从使者然。若夫上消者,谓心移热于肺,中消者,谓内虚胃热,皆认火热为害,故或以白虎汤,或以承气汤,卒致不救。总之是下焦命门火不归元,游于肺则为上消,游于胃即为中消,以八味肾气丸,引火归元,使火在釜底,水火既济,气上熏蒸,俾肺受湿润之气而渴疾愈矣。

有一等病渴,惟欲饮冷,但饮水不过二三口,即厌弃,少顷复渴,其饮水亦如前。第不若消渴者之饮水无厌也。此证乃是中气虚寒,寒水泛上,逼其浮游之火于咽喉口舌之间,故上焦一段,欲得水救,若到中焦,以水见水,正其所恶也。治法如面红而烦躁者,煎理中汤吞八味丸,二三服而愈,若用他药,必不能济。

又有一等病,渴急欲饮水,但饮下不安,少顷即吐出,吐出片刻,复欲水饮,至于药食,毫不能下。此是阴盛格阳,肾经伤寒之证也。予反复思之,用仲景之白通汤,加人尿、胆汁,热药冷探之法,一服稍解,三服全瘳,其在男子间有之,女子多有此证。(陶节庵名之曰回阳返本汤)

《医镜·卷之二·三消》

消者,易消之谓也。邪火内烁,真阴枯竭,善渴善饥,不为肌肤,饮食入胃,顷刻消尽,故曰消症。以其上中下三焦受热,故曰三消。所谓三消者何?曰消渴,曰消中,曰消肾,乃心脾与肾三经之火症也,而心脾二经之热,又皆由于肾火。盖肾之所主者,水也,真水不竭,自足以滋养乎脾,而上交于心,何至有干枯消渴之病乎。惟肾水一虚,则无以制余火,火旺不能扑灭,煎熬脏腑,火因水竭而益烈,水因火烈而益干,阳盛阴衰,构成此病,而三消之患始剧矣,其根岂非根于肾耶。然分而言之,又若有各自为病者,如心经既虚,邪火乘之,而又内挟心火,心火为邪火,一时腾起,不能制抑,薰蒸上焦,以至口干舌燥,咽喉如烧,引饮虽多,而烦渴不止,小便频数而短少,所谓消渴者此也。脾经既虚,邪火乘之,而内炙脾土,脾家为火所烁,胃火亦从而起,仓廪之官失职,中宫之位已虚,令人消谷而易饥,饮食大倍于平日,肌肉渐瘦,小便如泔,虽甚烦渴而引饮不多,所谓消中者是也。肾经既虚,邪火乘之,水本能胜火,而今反为火胜,一杯之水易干,车薪之火方炽,则先天真一之精,煎熬殆尽,由是骨髓皆枯,肢节瘦细,腿膝酸疼,唇裂口燥,渴而引饮,饮虽不多而便溺时下,不能收摄,所谓消肾者是也。三消虽自为病,而根本总归肾经,真水一虚,而三病从之,医者可以知其源矣。此病惟好酒好色,喜食炙煿,好服丹砂金石之药者多成之。盖好酒则热易积,好色则火难制,喜食炙煿则津耗亡,爱服丹石则肠胃燥烈,而火症起矣,可不慎哉!

《裴子言医·卷之二》

何柏斋先生曰:刘河间论三消之证,皆由湿寒之阴气极衰,燥热之阳气太盛所致。《玉机微义》深取其说,且谓治此疾者,补肾水阴寒之虚,泻心火阳热之实,则病自已。复斥世论以暖药补肾之误,不知世论大是有理,特词不足以发之耳。盖肾主元阳,元阳之火盛,则能升肾藏之水,使津液上行(从未有发),以制心火而为既济。元阳之火衰,则肾藏之水不升,水之入于肠胃者,皆从其降下之性而不升散,故心火无制,炽盛而作渴,此盖水火未济,而未可遽谓湿寒之阴气极衰也,若谓补其肾水阴寒之虚,便可止渴,则水固阴寒之物也,渴者饮水不绝何以不能补其阴寒之虚而止其渴耶?其论之非明矣(透快惊人)。世论用暖药补肾使肾水上升以制心火,不为无见,但消渴之证,必燥热之阳气有所郁结而成,若不求而去之,辄用暖药补肾,则药病扞格,暖药未得收补肾之功,而先用助邪之害,则消渴愈甚,又不可不虑也。法当用凉药食后服之以清其上,更用暖药空心服之以培其下,权其轻重缓急而施治之,庶无偏弊耳。世传有渴病,误饮躁丝汤而止者,盖缘丝汤所煮者,蚕茧也,蚕性极热,煮而为汤,澄冷而饮之则热性归下而不扞格,故能升肾水以制心火而止其渴(格理精微),所谓热因寒用者也。世人虽知有此治,而未能明其旨,兹故及之。

《医家心法·消证》

三消之病,一原于心火炽炎:火甚于上,为膈膜之消;甚于中,为肠胃之消;甚于下,为膏液之消;甚于外,为肌肉之消。上甚不已,则消及于肺;中甚不已,则消及于脾;下甚不已,则消及于肝肾;外甚不已,则消及于筋骨。四脏皆消甚,则其心始自焚而死矣。然其病之始也,皆由不节嗜欲,不慎喜怒,膏粱煿炙,酒酪湩乳,湿热之气浸淫燔灼,郁成燥热,气不宜平。故其传变之形,为饮水多而小便多,曰消渴,胃中津液干枯,不能上荣舌本也;为善饥,多食而渴,小便数而消瘦,曰消中,胃中热极,所入水谷随火而化也;为渴而饮水不绝,腿消瘦而小便有脂液,曰肾消,是燥热并及于胃底大小肠,故脂液凝浊,清阳与浊阴不能分疏也。三消之中,上、中可治,下消最难治。然饮一未至溲二,犹可治;如饮一溲二,不可治矣。又三消久而小便不臭,反作甘气,在溺桶中涌沸,其病为重;更有浮在溺面,如猪脂油,溅在桶边,如柏烛泪,此精不禁而真元竭矣。何以甘气为重?大抵水在天地与人身,皆有盐有甘,甘为生气,盐为死气,小便本盐而反甘,是生气泄也,是脾气下陷入于肾也,土克水,故死也。

甘为生气，盐为死气。此二言盖欲为奇创之论，却于物理，全未参核。夫五液之在人身，皆肾所主，故汗与涕、泪及痰，其味皆咸；其涎、唾与乳，悉淡而甘，以脾开窍于口，而乳乃胃中初酿之汁，所谓玄酒味方淡，可取以譬也，若小便乃三焦约膀胱之津液而下注，味独加盐，如海纳百川，而水味更盐，其理一也。若以盐为死气，则身中之汗、涕、泪、痰，皆为死液乎？非通论也。小便常盐，今变为甘，则水已败，而土味下泄矣。此先后天真气已绝，而为克贼之证，不死奚为？末后二语，乃是正论。

赵养葵曰：人之水火得其平，气血得其养，何消之有？其间调养失宜，水火偏胜，津液枯槁，以致龙雷之火上炎，热煎既久，肠胃同消，五脏干槁，令人四肢消瘦，精神倦息。故治之法，无分上、中、下，先治肾为急，惟六味、八味及加减八味，随证而服，降其心火，滋其肾水，则渴自止矣。内有桂、附之辛热，壮其少火，灶底加薪，枯笼蒸溽，禾穗得雨，生意维新。

论消证，专以心火炽盛，延而为上、中、下、内外、五脏之消，盖举《内经》心移热于肺，传为膈消之一端而发，是但知热之为病，而不知其心移寒于肺为肺消。《灵枢》论心、肺、肝、脾、肾脉微小皆为消。又"五变篇"及"本气篇"，言五脏脆者与五脏柔弱者，皆善病消瘅，易伤于邪。则知消之一证，属虚寒者亦不少也。奈后人悉言其热，而置虚寒于不讲，所以患是病而不愈者比比。人能即《灵》《素》之理而研究之，于阴阳、虚实之间，细为分剖。其实与热者，可用古人治法；其虚与寒者，为补、为温，觉之于早而用药得当，乌在其不能愈耶！赵氏以六味、八味，专主水火津液之源，诚为探本之论，然亦在治之于早，而大剂以进，或全料，或半料，再入参两许，审其阴阳而用之，庶可渐臻其效也。

《辨证奇闻·卷六·消渴》

消渴，气喘痰嗽，面红虚浮，口舌腐烂，咽喉肿痛，得水则解，日饮水汁一斗，人谓上消，谁知肺消乎。肺属金，宜清肃，何火炽如此？心火刑也。心火刑肺，何竟成消渴？火刑肺，肺金干燥，肺又因肾虚，欲下顾肾，肺燥，肺中津液自顾不遑，安能顾肾。肺既无津养肾，又恐肾水涸，乃索外水以济。然肺得补水，只可救本宫之炎，终无益于肾。肾得外水不受，与膀胱为表里，故饮水即溲。似宜专泄心火，救肺热。然肺因火热发渴，日饮外水，必有水停心下，水日侵心，则心火留肺不归心，久成虚寒，是寒凉反为心恶。且寒凉不能上存，势必下趋脾胃。夫肺火盛不可解者，正苦于脾胃虚，土不能生金也。再用寒凉，必损脾胃气，肺又何养？必仍治肺金，少加补土，则土旺肺气自生，清肃行，口渴止。用清上止消丹：麦冬二两，天冬、银花一两，人参三钱，生地、茯苓五钱。二十剂全愈。此重治肺，轻治脾胃。治肺不损金，清火不伤土。土生金，金生水。但加金银花实有妙义。火刑金，多饮水则寒热相击，热虽暂解，毒必留积，用清金药解热，不能解毒。与其俟毒发用解毒，何若乘解热兼解毒为得哉。尤妙银花不特解毒，且善滋阴。

消渴，恣饮数十碗，始觉胃中少快，否则胸中嘈杂如虫钻，易饥，得食渴减，不食，渴尤甚，人谓中消，谁知胃消乎。胃消多因燔熬烹炙肥甘醇厚过于贪饕，酿成内热，津液干涸，不得不求济外水，水入胃，不能游溢精气，上输于肺，肺因胃火炽，不能通调水道，于是内外水，建瓴而下，饮一溲二，不但外水难化，且平日素蕴水精竭绝，尽输而下，较暴注、暴泄为尤甚。此竭泽之水，不尽不止。肾水未亏，尚可制火，膏粱人肾水无不素乏者，能保不烁干肾水足矣，尚望肾救援乎。内外无制，势必求外水相济，外水又不可济，思食济之。食入，胃止解火于须臾，不能生水于旦夕，不得不仍求水救渴。宜少泄胃火，大补肾水。肾水生，胃火息。肾有水，关门不开，又何从沸腾。用闭关止渴汤：石膏、青蒿五钱，玄参、麦冬、熟地二两。二十剂全愈。用石膏、青蒿止胃火，玄参、熟地填肾水，重用麦冬益肺。夫胃关开，由肾火动，肾火动由肾水乏，今补水则水旺，肾火无乱动，火静，肾水不沸腾。肾水既安肾宅，胃火何能独开胃关。

消渴，饮一斗，溲一斗，吐清痰，投之水中立散，化为清水，面热唇红，口舌不峭，人谓下消，谁知肾水泛上作消乎。肾水泛上，升咽喉，口舌宜不渴，何渴甚如此？盖下寒极，逼火上焦作渴。此火乃肾中龙雷火，龙雷一发莫制，可于水中引，不可于水中逐。论理，仲景肾气丸最妙，然此丸只治消渴已痊症，不能治消渴初起症。当汉武乍患下消，张使君实别有方，惜未传，铎即得其隐，不出之救万世乎。用引龙汤：玄参三两，肉桂三钱，枣皮四钱，北味一钱，麦冬一两。此火非玄参三两不能止焰,非肉桂三钱不能引归。枣皮、北味非用生精,实取止渴。又益麦冬者,以龙火久上,未免损肺,得麦冬生其气,则金生水,火得水尤易归。或疑多用玄参止焰,用肉桂引火,何重用三钱?不知玄参消浮游火,恐性太凉,非多用肉桂不能制寒。制其寒则寒变为温,又非大热,龙雷性恶大寒,又恶大热。大寒愈激其怒火上炎,大热愈助横火上炽。今为肉桂三钱,玄参三两,则寒居九,热居一,调和于水火之中,又有枣皮、麦、味,不见热,惟见温。龙雷喜温,所以随归肾脏。火归肾,命门不寒,蒸动肾水,下温上热自除,实有妙义。

消渴,口干舌燥,吐痰如蟹涎白沫,气喘不能卧,但不大渴,渴时必须饮水,然饮后即化白沫,人谓下消,谁知肾火沸乎?肾火乃水中火,火生水中,然亦藏水内,火无水不养,亦无水不藏,故水不足必至火有余,火于是越出肾宫,上腾咽喉口齿。肾中水火原不可离,火既上升,水必随之。水即不欲升,釜底火大烈,安得不沸腾。惟是水涸,以致沸腾。烈火日炊,自成焦釜,不以外水济得乎?然焦釜沃水,仍沸腾而上,故吐如蟹涎沫。不必泻火,宜补水,使精足自制阳光。用宁沸汤:麦冬、枣皮三两,茯苓一两。日一剂,半月全愈。方用枣皮三两大补肾水,又加麦冬三两,岂滋肺生肾乎?不知久渴,口吐白沫,必熬干肺液,使但补水,火得水虽下降,肺中干燥,又必成肺痿、肺痈。故补肾随补肺,不特子母相生,亦能防祸未形。然为二味,复加茯苓,不益燥乎?讵知饮水多,膀胱必有积水,今骤大补肾水,不为分消,则因补留滞,亦未可知。得茯苓利导之,则补阴无腻膈,水下趋,火不上沸,水火济,消渴除。

善饮喜果,患消渴,饮水数斗,食倍溺数,服消渴药益甚,人谓虫消,谁知脾气虚热乎。消渴,脾坏而肾败。脾坏则土不胜水,肾败则水难敌火。二者合,病成。倘脾不坏,肾不败,宜无消渴。不宜消渴而消渴,必脾热乘之,得之酒果而致也。酒性热,热甚则饥,非饱餐不解。然多食愈动火,火动须水济,饮水多安得不多溺?此似消渴非消渴。法平脾中虚热,佐解酒消果药,则火毒散,消渴除。用密香散:木密三钱,麝香三分,酒为丸。更用黄连、神曲一钱,茯苓、人参三钱,陈皮三分。煎汤,日送三丸。丸完愈。用麝香取能散酒,且最克瓜果,瓜果闻麝即不结子,非明验乎?木密又名枳,

即吉勾子,入酒过夜,酒化为水,故合二味,专消酒果毒。更用参、连、芩、曲平脾中虚热,则腹中清凉,消渴自愈。

《辨证奇闻·卷六·燥症》

消渴饮水,时重时轻,人谓心肾火腾,谁知三焦气燥乎。消症分上、中、下,其实皆三焦火炽。下焦火动,上、中二焦火同起,故渴甚。下焦火息,上、中二焦火浮游不定,故时渴时轻。盖下焦火发,每不可遏,故下焦火,宜静不宜动,又易动难静,盖此火必得肾水相制。人多肾水不足,水本虚,取资于水者又多,奚能制火乎?火动必烁干三焦气,则三焦更燥,如大旱望雨。法必补肾水,用六味汤加味:熟地二两,枣皮、丹皮、麦冬一两,茯苓、山药、泽泻五钱,北味。三十剂愈。六味治肾,麦、味治肺,非止清肺火也。盖补肺助肾源,肺旺肾更有气。肾水旺,足制下焦火,上、中二焦乌能兴焰。

《顾松园医镜·卷十·御集·三消》

三消者,凡多饮而渴不止,为上消。《经》云:心移热于肺,传为鬲消。鬲消者,鬲上焦烦,饮水多而善消也。消谷善饥为中消,验云:胃中热,则消谷,令人悬心善饥。盖胃热则谷食易消,故令人善饥;胃火上炎,心血燥灼,而悬悬不宁也。溲便频而膏浊不禁为下消。《经》云:肾脉微小为消瘅。阴精衰少,故肾脉微小。瘅者,热也,热则消肌肤,故为消瘅。景岳又言消瘅者,三消之总称也。按张戴人云:三消当从火断,观《内经》论消症不同,归之于火则一也。河间论治三消大法,当泻心火,除胃热,补肾水。又按《袖珍方》云:消渴皆因肾水沾竭,心火燔盛,三焦猛烈,五脏干燥,由是消渴生焉。观此诸论,则知清金、壮水二法,为治消症之大纲也。景岳引《内经》心移寒于肺为肺消,饮一溲二,死不治之条,言消有阴阳,不得尽称为火症。此以示人当知病情之变幻耳。勿执是说,而浪用热剂,则不致以火济火而杀人矣。

《医贯砭·卷下·消渴论》

消渴之疾,余有一说焉。人之水火得其平,气血得其养,何消之有。其间摄养失宜,水火偏胜,津液枯槁,以致龙雷之火上炎,熬煎既久,肠胃合消,五脏干燥,令人四肢瘦削,精神倦怠。故治消之法,无分上、中、下,先治肾为急。《内经》云:心移热于肺,传为鬲消。大肠移热于胃,善食而瘦,

谓之食亦。则上、中二消,明明是心与大肠之火,与肾无干,反尽从肾治耶!况肾火上冲之证,往往不甚渴,即渴亦不能多饮。盖肾中之火既上,则下焦之阳衰,阳衰则阴盛,水为阴属,故不能多饮也。几辨阴火、实火之法俱视此。奈何欲用二方,遂不及详察耶。惟六味、八味及加减八味丸随证而服,降其心火,滋其肾水,则渴自止矣。

或问曰:下消无水,用六味丸以滋少阴肾水矣。又加附子、肉桂者何?盖因命门火衰,不能蒸腐水谷,水谷之气,不能薰蒸,上润乎肺。如釜底无薪,锅盖干燥,故渴。至于肺,亦无所禀,不能四布水精,并行五经。其所饮之水,未经火化,直入膀胱,正谓饮一升溺一升,饮一斗溺一斗。此是下消之证,与肺又无涉。试尝其味,甘而不咸可知矣。故用桂、附之辛热,壮其少阴之火,灶底加薪,枯笼蒸溽,槁禾得雨,生意维新。惟明者知之,昧者鲜不以为迂也。昔汉武帝病渴,张仲景为处此方。仲景是汉献帝时人,与武帝相去二百余年,明明可考,乃造出此语,何耶?赵氏所谈,无往非梦,而此则又梦之最不经者。至圣玄关,今犹可想,八味丸诚良方也。疮疽痊后,及将痊口渴甚者,舌黄坚硬者,及未患先渴,或心烦躁渴,小便频数,或白浊阴痿,饮食少思,肌肤消瘦,及腿肿脚软,口齿生疮,服之无不效。《经》云:诸痛痒疮,皆属于火。又云:水液浑浊,皆属于热。况经大泄脓血之后,阴血大伤,作渴烦躁,孤阳欲越,乃反以辛热逐水之药速其死,仇何深也。

《临证指南医案·卷六·三消》

三消一症,虽有上、中、下之分,其实不越阴亏阳亢,津涸热淫而已。考古治法,唯仲景之肾气丸,助真火蒸化,上升津液。《本事方》之神效散,取水中咸寒之物,遂其性而治之。二者可谓具通天手眼,万世准绳矣。他如《易简》之地黄引子,朱丹溪之消渴方,以及茯苓丸、黄芪汤、生津甘露饮,皆错杂不一,毫无成法可遵。至先生则范于法,而不囿于法。如病在中上者,膈膜之地,而成燎原之场,即用景岳之玉女煎,六味之加二冬、龟甲、旱莲。一以清阳明之热,以滋少阴;一以救心肺之阴,而下顾真液。如元阳变动而为消烁者,即用河间之甘露饮,生津清热,润燥养阴,甘缓和阳是也。至于壮水以制阳光,则有六味之补三阴,而加车前、牛膝,导引肝肾,斟酌变通,斯诚善矣。

《质疑录·论三消有寒不专主火》

观刘河间三消论,一皆以燥热太甚。张子和三消,俱从火断。二公之言详矣。然《内经》又曰:心移寒于肺,为肺消,饮一溲二,死不治。此元阳既亏,金寒水冷,则阴邪乘之;阳衰则气虚,阳不帅阴,则水不化气。故饮水少而便溺多,为肺肾之消,必以温剂散去寒邪,阳气渐回,则阴寒自退。此正所谓心移寒于肺,饮一溲二之证也。可见消有阴阳,不得尽称为火。

《医学实在易·卷四·热证·续论》

消渴证,医者喜用龟板、鳖甲、元参、枸杞子、天门冬、麦门冬、天花粉、五味子、生地黄、熟地、玉竹、女贞子、石斛、蛤蜊、牡蛎之类。开口便云戒用苦寒,急生津液,药品惟取中和,求效勿期旦夕。斯语也,近情近理,谁敢道其非者。而不知似是之言,最为误事。治病如治国,国中不患有真小人,惟患有伪君子也。盖彼既以津液为重,亦知津液本吾身之真水乎,水不自生,一由气化,一由火致。黄芪六一汤取气化为水之义也,崔氏肾气丸取火能致水之义也。七味白术散,方中有藿木之香燥,而《金匮翼》谓其大能生津。理中汤方中有干姜之辛热,而"侣山堂"谓其上升水液,此理甚微,非浅学者所能解。若以滋润甘寒为生津养液,实所以涸精液之源,而速其死也。

《友渔斋医话·第五种·证治指要一卷·消症》

消症分上、中、下三种。上属心肺,中属肠胃,下属肝肾。大抵消症多因水火偏胜为患,治法不外乎滋清并施。欲别其上中下,先视其外象。上消则舌上赤裂,大渴引饮,是心移热于肺而成,古法用人参白虎汤为主。中消则善食而瘦,自汗大便硬,是大肠移热于胃而成,古用调胃承气汤为主。下消则烦躁引饮,小便如膏,多属肝肾亏损,古用六味八味加减。至于饮一溲二,多致难治。孙真人云:消渴之人愈后,多有发大痈而卒。此无他,明系精液气血耗尽之故也。凡消渴症,溺于干土,必有如盐汁然;溺于盆中,必起沫如酒醳。精液消耗。从此而去,更有平时纳只数合,一旦兼数日而食。此腹中有虫积,当用攻虫法下出之,即愈。

《履霜集·卷一·虚痨消渴论》

《经》曰:二阳结为之消。二阳者,阳明也。

手阳明大肠主津液，消则目黄口干，乃津液不足也。足阳明胃主血，热则消谷易饥，血中伏火，乃血不足也。结者，结而不润，燥热而渴，皆真水消耗所致，宜分三消而治之。上消者，肺也，多饮水而少食，小便如常，治宜以肺胃为急，麦冬、花粉、生甘草、生地、干葛、人参之类。然必由心有事，以致虚火上攻，宜茯神安心、竹叶清火。能食而渴为实热，人参石膏汤；不能食而渴为虚热，白术散。中消者，胃也，善食易饥，自汗，大便硬，小便数黄赤，治宜甘辛降火，地连丸或猪肚丸。下消者，肾也，人之有肾，犹木之有根，因色欲过度，肾水虚衰，足膝痿弱，面黑形瘦，耳焦小便频数，稠浊如膏，较诸病为重，治宜壮水之主，则渴饮不思，六味丸。若元阳衰败，宜兼益火之原，八味丸或加减八味丸，盖无阳无以生阴也。

《医贯》曰：治消之法，无分上、中、下。总是下焦命门火不归元，游于肺则为上消，游于胃则为中消，先治肾为急，其间摄养失宜，水火偏胜，惟六味八味，加减八味丸，逐症而服，降其心火，滋其肾水，则渴自止。渴病愈，多发脑疽、背痈，宜预先服忍疼膏，黄酒下可免。

赵氏曰：人有服地黄汤，而渴仍不止者何也？盖心肺位近，宜制小其剂。肾肝位远，宜制大其剂。如上消、中消，可以前丸缓治。若下消已极，大渴大燥，须加减八味丸料一斤，内有肉桂一两，如煎五六碗，恣意冰冷服之熟眠，而渴病如失。亦在乎人之变通耳。

有一等渴饮，一二口即厌者，此中气寒，寒水泛上，迫其浮火于口舌之间，故上焦一段，欲得水救，若到中焦，以见水自然恶之。治法如面红烦躁者，理中汤送八味丸。

三消脉多洪数无力。洪数是虚火，无力是气血不足，宜滋养不宜燥剂，俱宜服茯菟丸，禁半夏及发汗，更戒厚味酒面、房事等项。

《医学从众录·卷六·消渴》

伤寒太阳症消渴，小便不利，宜五苓散；厥阴症消渴，宜大承气汤之类。与杂病之消渴，名同而病异，宜分别之。

《经》云：心移热于肺，传为鬲消。昔医名为上消，以白虎汤加人参治之。又云：大肠移热于胃，善食而瘦，昔医谓为中消，以调胃承气汤下之；下消者，烦躁引饮，耳轮焦干，小便如膏，或饮一升尿一升，饮一斗尿一斗，以肾气丸主之。

赵氏曰：治消之法，无分上、中、下，先治肾为急。惟六味、八味及加减八味丸，随症而服。降其心火，滋其肾水，则渴自止矣。白虎、承气皆非所治也。或曰：人有服地黄汤而渴仍不止者，何也？曰：此方士不能废其绳墨，而更其道也。盖心肺位近，宜制小其服；肝肾位远，宜制大其服。如上消、中消，可以前丸缓而治之；若下消已极，大渴大燥，须加减大八味丸料一斤，纳肉桂一两，水煎六七碗，恣意冰冷饮之，睡熟而渴如失矣。处方之制，存乎人之变通耳。

或问下消无水，用六味丸以滋少阴肾水矣，又加附子、肉桂者何？盖因命门火衰，不能蒸腐水谷，水谷之气，不能熏蒸上润乎肺，如釜底无薪，锅盖干燥，故渴。至于肺亦无所禀，不能四布水精，并行五经，其所饮之水，未经火化，直入膀胱，正谓饮一升尿一升，饮一斗尿一斗，观其尿味甘而不咸可知矣。故用桂、附之辛热，壮其少阴之火，灶底加薪，枯笼蒸溽，槁苗得雨，生意维新。惟明者知之，昧者鲜不以为迂也。

张隐庵，讳志聪，本朝人，著《本草崇原》并《侣山堂类辨》，曰：有脾不能为胃行其津液，肺不能通调水道，而为消渴者，人但知以清凉药治消，而不知脾喜燥而肺恶寒。诚观泄泻者必渴，此因水津不能上输而惟下泄，故而以燥脾之药治之，水液上升，即不渴矣。故以凉润治渴，人皆知之；以燥热治渴，人所不知也。

《奉时旨要·卷五土属·三消》

《经》云：二阳之病发心脾，其传为风消。又曰：心移寒于肺，为肺消，饮一溲二，死不治。心移热于肺，为鬲消。又曰：五脏脆者，皆善病消瘅。胃中热则消谷，令人悬心善饥。胃中热、肠中寒，则疾饥，小腹痛胀。又曰：口甘者，五气之溢，五味之津液在脾，此肥美之所发也，名曰脾瘅。肥者令人内热，甘者令人中满，其气上溢，转为消渴，治之以兰，除陈气也。

水泉不止，膀胱不藏，失守者死。

［按］三消症，三焦受病也。上消者，肺病也。凡心脾阳明之火，皆能薰炙，故又名膈消，其症大渴引饮，随饮随渴，津液枯涸也，人参白虎汤主之。中消者，脾胃病也，又名消中，其症多食善饥，日加瘦削，古方以调胃承气汤及三黄丸主之。下消者，

肾病也，故名肾消，其症烦躁引饮，耳轮焦，溺如膏，肾水亏极之症也，六味地黄丸主之。

丹溪治消渴，以养肺降火生血为主，俱用四物汤。上消加五味、人参、麦冬、花粉、藕汁、生地汁、人乳之属。中消加知母、石膏、滑石以降胃火。下消加黄柏、知母、熟地、五味以滋肾水，常饮澡丝汤代茶。石顽谓：能食而渴者，人参白虎汤。不能食而渴者，钱氏白术散去木香，倍加干葛。

丹溪曰：肾水属阴而本寒，虚则为热；心火属阳而本热，虚则为寒。

普明子曰：治上消，宜用二冬汤以润肺而清胃；治中消，宜用生地八物汤以清胃而滋肾；治下消，宜用地黄汤合生脉散以滋肾而补肺。

笔花氏曰：三消之症，皆燥热结聚，古方人参白虎汤，及丹溪用养肺降火生血之法，已臻美备。故后世治上消者清肺，治中消者清胃，治下消者滋肾。而惟普明子之治法，更极周密。其治上消而兼清胃者，使胃火不得伤肺也。中消而兼滋肾者，使相火不得攻胃也。下消而兼补肺者，滋土源以生水也。盖三消之治，不必专执本经，而滋其化源，则病易痊矣。然此症有水亏，亦有火亏，更宜斟酌。若寻常消渴，惟天花粉为神药。其外兰香叶、白葵花，亦可合知、柏用也。

《研经言·卷二·三消说》

古今诸家言消渴者不一，要当以《金匮》为正。《金匮》首列厥阴病一条，是渴而不消；次列脾约症一条，是消而不渴；次列肾气症一条，是消渴并作。其旨以饮、溲相较，而分为三，最为简当，犹霍乱之分但吐、但泻、吐泻并作为三也。其言饮一溲一者，乃较其出入之多寡以出诊法也。推详其意，似有可以饮多溲少、饮少溲多、饮溲相当为三者，亦即就前三者而引申之也。其兼及能食、便难者，乃旁参他症以为出治地也，并非三消必定如是。后人误会其旨，所以说歧而义转未备。泉尝即《金匮》以推诸家之言知所谓能饮不能饮，及溲如麸片、如油，及溲数不数者，皆当作诊法观，不必致辨。总之，但渴者，有燥、湿两种，五苓、白虎是也；但消者，有虚、实两种，脾约、肾沥是也。消渴并作者，有寒、热两种，黄连、肾气是也。其方备见唐人书中，但不以兼证测之，不确也，故诸家云云。

《叶选医衡·卷下·三消从火断论》

八卦之中，离为烜物。五行之中，火能焚物。六气之中，火能消物。故火之为用，燔木则消而为炭，焚土则消而为砖，炼金则消而为汗，煨石则消而为灰，煮水则消而为汤，煎海则消而为盐，炼汞则消而为粉，熬锡则消而为丹。故泽中之潦，涸于炎晖。鼎中之水，涸于壮火。盖五脏心为君火正化，肾为君火对化，三焦为相火正化，胆为相火对化，得其平，则烹炼饮食，糟粕去焉。不得其平，则燔灼脏腑，而津液竭焉。故入水之物，无物不长。入火之物，无物不消。无一身之心火，甚于上为膈膜之消，甚于中为肠胃之消，甚于下为膏液之消，甚于外为肌肉之消。上甚不已，则消及于肺；中甚不已，则消及于脾；下甚不已，则消及于肝肾；外甚不已，则消及于筋骨。四脏皆消尽，则心始自焚而死矣。故《素问》有消瘅、消中、消渴、风消、膈消、肺消之说。消之证不同，归之于火则一也。故消瘅者，众消之总名；消中者，善饥之通称；消渴者，善饮之通谓。惟风消、膈消、肺消三说，不可不分。风消者，二阳之疾，多风邪所鼓，格拒贲门，消铄肠胃，水不能咽，口干善渴。《经》曰：二阳结，为之消，善食而瘦者，名曰食亦是也。膈消者，金受火邪，善饮数溲，变为水肿。《经》曰：心移热于肺，为膈消是也。肺消者，肺外为寒邪所搏，阳气不施，内为火所燥，元极水复，故皮肤索泽而辟著，溲溺积湿而频下，上饮半升，下行十合。《经》曰：心移寒于肺为肺消，饮一溲二死，不治是也。膈消不为寒所薄，阳气得以散于外，为可治。肺消为寒所薄，阳气自溃于中，为不可治。夫消者必渴，渴亦有别。膏粱之人，多肥甘之渴，与药石之渴；藜藿之人，则惟燥热之渴而已。故火在上者善渴；火在中者善饥；火在下者善渴，多饮而数溲；火在中、下者，不渴而溲白液；火遍上、中、下者，饮多而数溲，此其判也。后人断消为肾虚，水不胜火之故，其用药则又非是，何也？以八味丸治消水不能生，而火反助也。惟河间制言立法，甚得《内经》之旨，而世俗不知。故消渴一证，调之而不下，则水润少濡，不能杀炎上之势，下之而不调，亦旋饮旋消，不能沃膈膜之干。下之、调之，而不戒嗜欲，不节喜怒，不减滋味，则病已而复作。能知此者，消渴不足忧也。

《叶选医衡·卷下·三消证治论》

夫三消者，即《内经》之所云消瘅、消中也。多饮而渴不止为上消，如"气厥论"云肺消、膈消，"奇病论"云消渴是也。消谷善饥为中消,如"脉要精微论"云瘅成为消中,"师传篇"云胃中热则消谷是也。溲便频膏浊不禁为下消,如"病形篇"云肝肾脉微小为消瘅,肝肾在下是也。何柏齐斋曰:造化之机,水火而已,宜平不宜偏,宜交不宜分。水为寒湿,火为燥热,火性炎上,水性润下,憔火在下,水在上,方为既济,而坎离相交。若水偏盛不交,则为肿胀;火偏盛不交,则为消渴,惟制其偏而使之交,斯为善治者矣。《袖珍》云:人生之有肾,犹水之有根,故肾脏受病,必先形容憔悴,虽加滋养,不能光泽。凡患此证,皆肾经为病,由壮盛之时不能保摄,恣情快欲,或饮酒无度,或嗜炙煿过多,或久服丹石之药,遂致肾水枯竭,心火燔灼,三焦猛烈,五脏煎熬而消渴生焉。治当补肾水,泻心火,除肠胃燥热之盛,济身中津液之衰,使道路散而不结,津液生而不枯,血气和平,其病自已。此治消渴者,但察其虚实,清火壮水,或滋泻,随所宜而用之法也。然《内经·阴阳别论》曰:二阳之病发心脾,其传为风消。此阳明为十二经之海,土衰而木气乘之,故为肌肉消也。"气厥论"曰:心移寒于肺为肺消,饮一溲二,死不治。此言元阳之衰,而金寒水冷,则为肺肾之消也。"病形篇"曰:五脏之脉微小者,皆为肺瘅。此言寸口之脉弱见于外,以气血之衰而消于内也。又"气交变大论"曰:岁水太过,上临太阳,民病渴而妄冒。"五常政大论"曰:太阳司天寒淫所胜,民病嗌干,渴而欲饮,是皆以阴抑阳,以水制火,必以温剂散去寒邪,其病自愈也。由是观之,又乌得概作热治哉?余尝治一缙绅,年逾四旬,因案牍积劳,致神困食减,时多恐惧,上焦无渴,不嗜汤水,或少饮则沃而不行,每至夜必去溺三十余合,半皆津液。最后延余诊视,因相告曰:自病以来,通宵不寐者,已半载余,间或朦胧睡去,必梦见亡人凶丧等事,又与鬼魅相亲。余谓之曰:此思虑积劳,损伤心肾,元气既亏,则阴邪胜之,故多阴梦。阳衰则气虚,阳不帅阴,则水不化气,故饮虽少而阴浊多也。此正《素问》饮一溲二之疾,幸脉犹带缓,肉尚未脱,胃气尚行,可以无虑。必俟阳气渐回,则阴邪自渐退矣。乃用归脾去木香,八味去丹泽,一以养阳,一以养阴。至三百余剂,人参二十余斤而后愈。此正肺消于上,精消于下之证。可见消亦有阴阳,医断不可执滞而不通也,知我罪我,其鉴予言。

《叶选医衡·卷下·消渴亦有属寒辨》

按消渴之证,虽由火热,然亦有属虚寒者。如《内经》所云:心移寒于肺为肺消,饮一溲二,死不治之证是也。盖饮入于胃,游溢精气,上输于脾,脾气散精,上归于肺。其肺所受之津液,俱赖心火以熏蒸之,故能上及耳。设心火既衰,则上下不交,阴阳失偶,津液何由熏蒸上达哉?故肺燥则求救于水,究无火以熏蒸,则愈饮愈渴。上饮半升,下行十合,譬之釜底有火,则釜中水沸,自然暖气升腾,其盖有汗。若火灭水寒,则气不上行,釜盖自无以润,此理之必然也。今之医者,不达其故,谓内为热所伤,外为寒所膈,其亦不思之甚矣!其心火者,君火也,虽不可以妄动,而亦不可消灭。今《内经》言移寒于肺,明是火衰之候,与下文心移热于肺为膈消,火甚铄金之病,二证迥然各别,何得一概作热治之乎?若果然,则能消水矣,何反饮一溲二乎?昔人以八味治渴,正为此证。倘不明阴阳虚实,概用寒凉之剂,未免增其病耳,故辨及之。

《觉庐医话录存·觉庐医话录存·三消属火》

饮不解渴为上消;多食不为肌肤曰中消;小便如膏,饮一溲一曰下消,皆热证也。刘河间《宣明论》隶诸燥门,其义可见。而三消论,阐发尤详。谓治消渴者,当补肾水阴寒之虚,泻心火阳热之实,除肠胃燥热之甚,济一身津液之衰,使道路散而不结,津液生而不枯,气血利而不滞,则其病日已矣。又释下消溲数之故,谓燥热太甚,而三焦肠胃之腠理,怫郁结滞,密致壅塞,水液不能渗泄浸润于外,以荣养百骸,故肠胃之外,燥热太甚,虽复多饮于中,终不能浸润于外,故渴不止。小便多出者,为其多饮不能渗泄于肠胃之外,故溲数也。其说颇精。张子和亦以三消从火断,谓五行之中,惟火能焚物;六气之中,惟火能消物。故火之为用,燔木则消而为炭,焚土则消而为伏龙肝,炼金则消而为汁,煅石则消而为灰,煮水则消而为汤,煎海水则消而为盐,干汞则消而为粉,熬锡则消而为丹。故泽中之潦,涸于炎晖;鼎中之水,干于壮火。夫火得其平,则熟炼饮食,糟粕去焉;不得其平,则燔灼脏腑,而津液竭焉。以故入水之物,无物不长;入火之物,无物不消。故一身之火,甚于上,则为膈膜之消;甚于中,则为肠胃之消;甚于下,则为膏液之消,其言甚精。

后世以《内经》有心火移寒、饮一溲二之说，《金匮》有男子消渴，小便反多，饮一斗，小便亦一斗，肾气丸主之一节，遂谓消渴有寒证，戒用清凉。何梦瑶辨之曰："《金匮》所言，乃因其人命门火衰，不能蒸动肾水与脾胃中谷气以上达于肺，故上焦失润而渴；其所饮之水，未经火化，直下膀胱，故饮一溲一，其味不咸。肾气丸以壮其命门之火，如釜底加薪，则水谷之气上腾，蒸为润泽也。然此证只因水不上滋而渴，非如盛火之焚灼，则其渴不甚，饮亦必不多，其谓饮一斗、便一斗，乃合计之词，非言每饮辄一斗也。其与热证之大渴引饮者，安得无殊耶？且肾热则小便如膏，肾寒则小便清白，又自有辨也。至《内经》所言心火衰微，反为水冷金寒之化，不特所饮之水，无气以化，即身中之津液，亦无气提摄。相并下趋，而成饮一溲二之证，则肺气之消索已极，尚何大渴大饮之有？似皆不当名为消渴，以至后人泾渭不分，动手温补，热证逢之，不死何待！"此辨最为精切。此外更有可笑者，谓肾气丸乃仲景立以治武帝消渴而设，是未考建安为何人年号，而二人相去且三百余年，不知其何能相值于一时？章杏云曰：医师所列诸方，尝有某帝王、某卿相试验之说，皆是游方术士，虚张声势，哄骗乡愚之法。理或然欤。

2. 论肺消

《医学读书记·卷上·肺消》

心移寒于肺，为肺消。肺消者，饮一溲二，死不治。肺居上焦，而司气化。肺热则不肃，不肃则水不下；肺寒则气不化，不化则水不布。不特所饮之水直趋而下，且并身中所有之津，尽从下趋之势，有降无升，生气乃息。故曰：饮一溲二，死不治。

3. 论肾消

《古今名医汇粹·卷四·病能集二·三消》

至于胃以其热由关门下传于肾，又或以石药耗其真，女欲竭其精，阳强于外，阴不内守，而小溲浑浊如膏，饮一溲一，肾消之症成矣。夫惑女色以丧志，精泄无度，以致水液浑浊，反从火化，亦最危候。《经》云：君火之下，阴精承之。故阴精有余，足以上承心火，则其人寿；精不足，心火直下肾中，阳精所降，其人夭。故肾者，胃之关也。关门不开，则水无输泄而为肿满；关门不闭，则水无底止而为消渴。消渴属肾一症，其曰饮一斗溲一斗者，肾气丸主之。于以蒸动精水，上承君火，而止其下入之阳光，可谓其通天手眼。

4. 论脾瘅

《临证指南医案·卷六·脾瘅》

口甘一症，《内经》谓之脾瘅。此甘，非甘美之甘，瘅即热之谓也。人之饮食入胃，赖脾真以运之，命阳以腐之，譬犹造酒蒸酿者然。倘一有不和，肥甘之疾顿发，五液清华，失其本来之真味，则淫淫之甜味，上泛不已也。胸脘必痞，口舌必腻，不饥不食之由，从此至矣。《内经》设一兰草汤，其味辛，足以散结，其气清，足以化浊，除陈解郁，利水和营，为奇方之祖也。夹暑夹湿之候，每兼是患，以此为君，参以苦辛之胜，配合泻心等法，又如胃虚谷少之人，亦有是症，又当宗大半夏汤及六君子法，远甘益辛可也。（邵新甫）

脾瘅症，《经》言因数食甘肥所致。盖甘性缓，肥性腻，使脾气遏郁，致有口甘内热中满之患，故云治之以兰，除陈气也。陈气者，即甘肥酿成陈腐之气也。夫兰草即为佩兰，俗名为省头草，妇人插于髻中，以辟发中油秽之气，其形似马兰而高大，其气香，其味辛，其性凉，亦与马兰相类，用以醒脾气，涤甘肥也。今二案中，虽未曾用，然用人参以助正气，余用苦辛寒以开气泄热，枳实以理气滞，亦祖兰草之意，即所谓除陈气也。此症久延，即化燥热，转为消渴，故前贤有膏粱无厌发痈疽，热燥所致，淡薄不堪生肿胀，寒湿而然之论。余于甘肥生内热一症，悟出治胃寒之一法，若贫人淡薄茹素，不因外邪，亦非冷饮停滞，其本质有胃寒症者，人皆用良姜、丁香、荜茇、吴萸、干姜、附子等以温之，不知辛热刚燥能散气，徒使胃中阳气，逼而外泄，故初用似效，继用则无功，莫若渐以甘肥投之，或稍佐咸温，或佐酸温，凝养胃阳，使胃脂胃气日厚，此所谓药补不如食补也。又有肾阳胃阳兼虚者，曾见久服鹿角胶而愈，即此意也，未识高明者以为然否。

《吴医汇讲·卷一·温证论治》

又有舌上白苔黏腻，吐出浊厚涎沫者，其口必甜，此为脾瘅。乃湿热气聚，与谷气相搏，土有余也，盈满则上泛。当用佩兰叶，芳香辛散以逐之。若舌上苔如碱者，胃中宿滞，挟浊秽郁伏，当急急开泄，否则闭结中焦，不能从募原达出矣。

5. 论阴消阳消

《古今名医汇粹·卷四·病能集二·三消》

至于阴消之义，则未有知之者。凡阴阳血气之属，日见消败者，皆谓之消，此不可尽以火为言。如"气厥论"曰：心移寒于肺为肺消，饮一溲二，死不治。此正以元气之衰，而金寒水冷，故水不化气，而气悉化水，讵非阳虚之症也。又如"邪气脏腑病形篇"曰：五脏之脉细小者，皆为消瘅。岂以微小之脉，而为有余之阳症也。此《内经》阴消之义显然，而人多未察也。

《王九峰医案（一）·副卷二·三消》

善渴为上消，属肺；善饥为中消，属胃。饥渴交加，肺胃俱病。肺主上焦，胃主中焦，此由中焦胃火上炎，上焦肺金失其清肃，津液为之枯槁，欲得外水相救，故大渴引饮。阳明主肌肉，食多而瘦削日加，乃水谷精华不归正化，故善食而瘦，阳消症也。《经》言：亢则害承乃制。拟白虎汤主之。

二、医案

1. 治消渴

《赤水玄珠·第十一卷·消瘅门·东垣六经渴治例》

罗太无治张芸夫，四十五岁，病消渴，舌上赤裂，饮水无度，小便数多。先师以此方治之食愈。消渴多传疮疡，为不救之疾。既效后，亦无患，享年七十五而终，名之曰生津甘露饮子。治消渴上下齿麻，舌硬，赤烂肿痛，食不下，腹时胀满疼痛，浑身色黄，目白睛黄，甚则四肢痿弱无力，面尘脱色，胁下急痛，善嚏善怒，健忘，臀肉腰背疼，两丸冷甚。

《临证指南医案·卷六·三消》

计（四十）。能食善饥渴饮，日加瘦瘦，心境愁郁，内火自燃乃消症大病。（郁火）生地、知母、石膏、麦冬、生甘草、生白芍。

王（五八）。肌肉瘦减，善饥渴饮，此久久烦劳，壮盛不觉，体衰病发，皆内因之症，自心营肺卫之伤，渐损及乎中下，按脉偏于左搏，营络虚热，故苦寒莫制其烈，甘补无济其虚，是中上消之病。（烦劳心营热）犀角三钱、鲜生地一两、元参心二钱、鲜白沙参二钱、麦冬二钱、柿霜一钱、生甘草四分、鲜地骨皮三钱。又，固本加甜沙参。

杨（二八）。肝风厥阳，上冲眩晕，犯胃为消。（肝阳犯胃）石膏、知母、阿胶、细生地、生甘草、生白芍。

某。液涸消渴，是脏阴为病，但胃口不醒，生气曷振，阳明阳土，非甘凉不复，肝病治胃，是仲景法。人参、麦冬、粳米、佩兰叶、川斛、陈皮。

胡（五七）。元阳变动为消，与河间甘露饮方。（阳动烁津）河间甘露饮。

钱（十五）。阳动消烁。甘缓和阳生津。生地、炙黑甘草、知母、麦冬、枣仁、生白芍。

杨（二六）。渴饮频饥，溲溺浑浊，此属肾消，阴精内耗，阳气上燔，舌碎绛赤，乃阴不上承，非客热宜此，乃脏液无存，岂是平常小恙。（肾消）熟地、萸肉、山药、茯神、牛膝、车前。

某。脉左数，能食。（肾阴虚胃火旺），六味加二冬、龟版、女贞、旱莲、川斛。

王（四五）。形瘦脉搏，渴饮善食，乃三消症也，古人谓入水无物不长，入火无物不消，河间每以益肾水制心火，除肠胃激烈之燥，济身中津液之枯，是真治法，（肾阴虚心火亢）玉女煎。

姜（五三）。经营无有不劳心，心阳过动，而肾阴暗耗，液枯，阳愈燔灼，凡入火之物，必消烁干枯，是能食而肌肉消瘦，用景岳玉女煎。

三消一症，虽有上中下之分，其实不越阴亏阳亢，津涸热淫而已。考古治法，唯仲景之肾气丸，助真火蒸化，上升津液。《本事方》之神效散，取水中咸寒之物，遂其性而治之。二者可谓具通天手眼，万世准绳矣。他如《易简》之地黄引子，朱丹溪之消渴方，以及茯苓丸、黄芪汤、生津甘露饮，皆错杂不一，毫无成法可遵。至先生则范于法，而不囿于法。如病在中上者，膈膜之地，而成燎原之场，即用景岳之玉女煎，六味之加二冬、龟甲、旱莲。一以清阳明之热，以滋少阴；一以救心肺之阴，而下顾真液。如元阳变动而为消烁者，即用河间之甘露饮，生津清热，润燥养阴，甘缓和阳是也。至于壮水以制阳光，则有六味之补三阴，而加车前、牛膝，导引肝肾，斟酌变通，斯诚善矣。

［徐评］消渴之症有数种，案中俱未备，宜详考之。

《临证指南医案·卷七·痉厥》

又液涸消渴，都是脏阴为病，前议填阴，药汁浓腻不能多进，但胃口不醒，生气何以再振，阳明阳土，非甘凉不复，况肝病治胃，自来有诸。人参、麦冬、川斛、新会皮、白粳米、干佩兰叶。

《续名医类案·卷六·恶寒》

朱丹溪治晋胡君锡，年三十一，形肥大，面色苍厚，其家富足，专嗜口味。两年前得消渴病，医与寒凉药得安。有人教以病后须用滋补，令其专用黄雌鸡，因此食至千余只，渐有膈满呕吐之病。医者意为胃寒，遂与以附子、沉香之药百余帖，呕病除。此谓劫之而愈，反致病重。世不知此，以为治验。古今受其害者，可胜数哉？月余，天气大热，忽恶风冷，足亦怕地气，遂堆糠尺许厚，上铺以簟，糊以重纸，方敢坐卧，而两手不能执笔，口鼻皆无气以呼吸，欲言无力，行十余步便困倦，脉皆浮大而虚，仅得四至。此内有湿痰，因服燥热药，遂成气耗血散。当此夏令，自合便死。因其色之苍厚，神气尚全，可以安谷。遂以人参、黄芪、白术熬膏，煎淡五味子汤，以竹沥调饮之。三日，诸病皆愈，令其顿绝肉味。二月后，康健如旧，又以鸡汤下饭。一月后，胸腹膨满甚，自煎二陈汤加附子、豆蔻饮之顿安。问调理药，教以勿药，并断肉饮，自愈。

《续名医类案·卷九·消》

张子和曰：初虞世言，凡渴疾未发疮疡，便用大黄寒药，利其势使大困，火虚自胜，如发疮疡，脓血流漓而消，此真格言也。故巴郡太守奏三黄丸，能治消渴。余尝以隔数年不愈者，减去朴硝，加黄连一斤，大作剂，以长流千里水煎五七沸，放冷，日呷之数百次，以桂苓甘露饮、白虎汤、生藕节汁、淡竹沥、生地黄汁，相间服之，大作剂料，以代饮水，不日而痊。故消渴一症，调之而不下，则小润小濡，固不能杀炎上之势；下之而不调，亦旋饮旋消，终不能沃膈膜之干；下之调之而不减滋味，不戒嗜欲，不节喜怒，病已而复作。能从此三者，消渴亦不足忧矣。

昔有消渴者，日饮数斗，刘完素以生姜自然汁一盆，置之密室中，具罂杓于其间，使其人入室，从而锁其门，病人渴甚，不得已而饮之，饮尽渴减，得《内经》辛以润之之旨。又《内经》治渴以兰，除其陈气，亦辛平之剂也。刘完素之汤剂，虽用此一味，亦必有旁药助之也。秦运副云：有人消渴，引饮无度，或令食韭苗，其渴遂止。法要日吃三五两，或炒，或作羹，无入盐，极效。但吃得十斤即佳。苦楝根，取新白皮一握，切焙，入麝少许，水二碗，煎至一碗，空心服之，虽困倦不妨。自后下虫三四条，状蛔虫，其色真红，而渴顿止。乃知消渴一症，有虫耗其精液者。[琇按]此方神效，服之屡验。

鄂渚卒祐之，患消渴九年，服药止而复作。制苏朴散，以白芍、甘草等分为末，每用一钱，水煎服，七日顿愈。古人处方，殆不可晓，不可以平易而忽之也。（《经验方》陈日华，《本草纲目》）

朱丹溪治徐兄，年四十岁，口干，小便数，春末得之，夏来求治。诊其两手，左涩，右略数而不强，重取似大而稍有力，左稍沉略弱而不弦，然涩却多于右，喜两尺皆不甚起，此由饮食味厚生热，谓之痰热。禁其味厚，宜降火以清金，抑肝以补脾，用三消丸十粒、左金、阿魏丸各五粒，以姜汤吞下，一日六次。又以四物汤加参、术、陈皮、生甘草、五味、麦冬，煎服，一日三次，与丸药间服。一二日，自觉清快，小便减三之二，口亦不干。止渴未除，头晕眼花，坐则腰疼，遂以摩腰膏治腰疼，仍以四物汤，用参、芪，减川芎，加牛膝、五味、炒柏皮、麦冬，煎饮，调六一散服，反觉便多。遂去六一散，令仍服药丸而安。

薛立斋治一贵人，病疽疾未安而渴作，一日饮水数升，教服加减八味丸方。诸医大笑云：此药能止渴，吾辈当不复业医矣。皆用木瓜、紫苏、乌梅、人参、茯苓、山药等生津液之药，数剂，而渴愈甚。不得已用前方，服三剂渴止。因相信久服不特渴疾不作，气血亦壮，饮食加倍，强健过于少壮之年。薛氏家藏此方，屡用有验。

窦材治一人，频饮水而渴不止。曰：君病是消渴也。乃脾肝气虚，非内热也。其人曰：前服凉药六剂，热虽退而渴不止，觉胸胁气痞而喘。窦曰：前症只伤脾肺，因凉药复损伤气海，故不能健运，而水停心下也。急灸关元、气海各三百壮，服四神丹，六十日津液频生。方书皆作三焦猛热，下以凉药，杀人甚于刀剑，慎之。

杨贲亨，鄱阳人，博群书，精脉理，每心计造方。有患饥者，诸医以火症治。亨久思之未得，顷见堂上木凳自仆，乃为湿气所蒸致朽，忽悟水能消物，不独属火，此湿消耳，遂投热剂而愈。（《江西通志》）

孙文垣治一书办，年过五十，沉湎酒色，忽患下消之症，一日夜小便二十余度，清白而长，味且甜，少顷凝结如脂，色有油光，治半年无效。腰膝以下软弱，载身不起，饮食减半，神色大瘁。脉之，六部皆无力。《经》云脉至而从，按之不鼓，诸阳皆然。法当温补下焦，以熟地黄六两为君，鹿角霜、山萸肉各四两，桑螵蛸、鹿胶、人参、白茯苓、枸杞子、远志、菟丝、山药各三两为臣；益智仁一两为佐，大附子、桂心各七钱为使，炼蜜为丸梧桐子大。每早晚淡盐汤送下七八十丸，不终剂而愈。或曰：凡消者皆热症也，今以温补何哉？曰：病由下元不足，无气升腾于上，故渴而多饮，以饮多小便亦多也。今大补下元，使阳气充盛，熏蒸于上，口自不渴。譬之釜盖，釜虽有水，必釜底有火，盖乃润而不干也。

一人消中，日夜溺七八升，鹿角烧令焦为末，以酒调服五分，日三服，渐加至方寸匕。

一人不时发热，日饮冰水数碗，寒药二剂，热渴益甚，形体日瘦，尺脉洪大而数，时或无力。王太仆曰：热之不热，责其无火。又云：倏热往来，是无火也；时作时止，是无水也。法当补肾，用加减八味丸，不月而愈。

张路玉治赵云舫，消中善食，日进膏粱数次，不能敌其饥势，丙夜必进一餐，食过即昏昏嗜卧。或时作酸作甜，或时梦交精泄，或时经日不饮，或时引饮不辍，自言省试劳心所致。前所服皆安神补心滋阴清火之剂，不应。察其声音，浊而多滞，其形虽肥盛，色苍而肌肉绵软。其脉六部皆洪滑而数，惟右关特甚，两尺亦洪滑，而按之少神，此肾气不充，痰湿挟阴火泛溢于中之象。遂与加味导痰加兰、麝，数服其势大减。次以六君子合左金枳实汤泛丸，服后，以六味丸去地黄加鳔胶、蒺藜，半调两月愈。

朔客白小楼，中消善食，脾约便难。察其形瘦而质坚，诊其脉数而有力，时喜饮冷火酒，此酒之湿热内蕴为患。遂以调胃承气三下破其蕴热，次与滋肾丸数服，涤其余火，遂全安。粤客李之藩，上消引饮，时当三伏，触热到吴。初时自汗发热，烦渴引饮，渐至溲便频数，饮即气喘，饮过即渴。脉之，右寸浮数动滑，知为热伤肺气之候。因以小剂白虎加人参，三服势顿减。次与生脉散，调理数日而痊。

薛廉夫子，强中下消，饮一溲二。因新娶继室，真阴灼烁，虚阳用事，强阳不到，恣肆益甚，乃至气急不续，精滑不收，背曲肩垂，腰膀疼软，足膝痿弱，寸步艰难，糜粥到口即厌，惟喜膏粱方物。其脉或数大少力，或弦细数疾，此阴阳离决，中空不能主持，而随虚火辄内辄外也。与八味肾气、保元、独参，调补经年，更与六味地黄久服而瘳。

邵某仲夏与婢通，因客至，惊恐，精气大脱，即凛凛畏寒，翕翕发热，畏食饮，小便淋沥不禁。诊之，六脉弦细如丝，责责如循刀刃，此肾中真阳大亏之候。令服生料六味，稍加桂、附，以通阳气。咸谓夏暑不宜桂、附，另延医，峻用人参、附子，月余，饮食大进。犹谓参、附得力，恣饵不彻，遂至日食豚蹄鸡鸭七八餐，至夜，预治熟食，饱啖二次。如此两月余，形体丰满倍常，但若时时嘈杂易饥，常见青衣群鬼围绕其侧。再诊脉，其脉滑数有力，而右倍于左。察其形色多滞，且多言多笑，而语无伦次。此痰食壅塞于中，复加辛热，助其淫火，始见阴虚，未传消中之患也。不急祛除，必为狂痴之患。为制涌痰之剂，迟疑不进。未几，忽大叫发狂妄见，始信言之非谬也。

许学士云：一卒病渴，日饮水斗许，不食者三月，心中烦闷，时已十月。予谓心经有伏热，与火府丹数服。越二日来谢云：当日三服渴止，又三服饮食如故。此本治淋，用以治渴，可谓通变也。方用生地二两，木通、黄芩各一两，蜜丸桐子大，每服三十丸，木通汤下。

陆祖愚治李悦吾大便燥，年五十余，患消渴症，茶饮不能离口，小便多，大便燥，殊不欲食，及食后即饥。病将一载，精神困怠，肌肤枯涩，自分必死。脉之，沉濡而涩，曰：病尚可药。凡人身之津液，以火而燥，然必以气化而生。前医纯用清凉之品，所以不效。洁古云，能食而渴者，白虎倍加人参，大作汤剂服之。今不能食，及食即饥，当合二方加升麻，佐葛根，以升清阳之气，少合桂、附，以合从治之法。每味数两，大砂锅煎浓汁，禁汤饮，以此代之。此病仲景谓春夏剧，秋冬瘥。今当盛暑，病虽不减，亦不剧。若依法治之，兼绝厚味戒嗔，闭关静养，秋冬自愈。幸其能守戒忌，交秋即瘥，至秋末全愈。

陆养愚治两广制府陈公，年近古稀，而多宠婢，且嗜酒，忽患口渴，茶饮不辍，而喜热恶凉，小便极多，夜尤甚，大便秘结，必用蜜导，日数次，或一块，或二三块，下身软弱，食减肌削，所服不过生津润燥清凉而已。脉之，浮按数大而虚，沉按更无力，曰：症当温补，不当清凉。问：消本热症，而用温补何也？曰：《经》谓脉至而从，按之不鼓，诸阳皆然。今脉数大无力，正所谓从而不鼓，无阳脉也。以症论之，口渴而喜热饮，便秘而溺偏多，皆无阳症也。曰：将用理中参附乎？曰：某所言温补在下焦，而非中、上二焦也。《经》曰：阳所从阴而亟起也。又曰：肾为生气之原。今恙由于肾水衰竭，绝其生化之原，阳不生，则阴不长，津液无所蒸以出，故上渴而多饮，下燥而不润，前无以约束而频多，后无以转输而艰秘，食减肌削，皆下元不足之过也。曰：予未病时痿，是肾竭之应。既痿之后，虽欲竭而无从矣。彼虽不悦，而心折其言，遂委治之。乃以八味丸料，加益智仁，煎人参膏糊丸。每服五钱，白汤送下，日进三服，数日溺少，十日溺竟如常。大便尚燥，每日一次，不用蜜导矣。第口渴不减，食尚无味，以升麻一钱，人参、黄芪各三钱，煎汤送丸药。数服，口渴顿止，食亦有味，又十日诸症全愈。

薛立斋曰：一男子作渴，日饮水数碗，冬月亦然。彼用加减八味丸去肉桂服之不应。一男子患此，欲治以前丸，彼谓肉桂性热，乃服知柏等药，渴不止，背发疽而殁。又一男子亦患此症，日渐消瘦，与前丸数服，渴减半，一剂而痊，再剂形体复壮。夫肉桂，肾经药也。前症乃肾经虚火炎上无制为患，用肉桂导引诸药以补之，及引虚火归原，故效。又一男子脚面发痘，愈而作渴，以前丸治之而愈。又一富商，禀赋颇厚，素作渴，日饮水数碗，面发一毒，用消毒药溃而难愈，尺脉尚数，渴亦不止。时孟秋，谓此火旺水涸之脉也，须服加减八味丸，以补肾水而制心火，庶免疽毒之患。彼不信，至夏果脚背发疽，脉数，按之则涩而无力，足竟黑腐而死。一男子禀颇实，乏嗣，服附子等药，致作渴，左足大趾患疽，色紫不痛，脉亦数而涩，亦死。大抵发背脑疽，肿痛色赤，水衰火旺之色，尚可治。若黑若紫，火极似水之象也，乃肾水已竭，精气已衰，不治。《外科精要》云：凡病疽疾之人，多有既安之后，忽发渴疾而不救者，十有八九。疽疾将安，而渴疾已作，宜服加减八味丸。既安之后，而渴疾未见，宜先服之，以防其未然。薛儿闻其父云：一士夫病渴疾，诸医皆用渴药，累载不痊。有一名医教食加减八味丸，不半载而愈。

一老人冬月口舌生疮作渴，心脉洪大而实，尺脉大而虚，此消症也。患在肾，须加减八味丸补之，否则后发疽难疗。不信，乃服三黄等药降火，次年夏，果发疽而殁。东垣曰：膈消者，以白虎加人参汤治之。中消者，善食而瘦，自汗，大便硬，小便数。《脉诀》云：干渴饮水，多食亦饥，虚成消中者，调胃承气汤、三黄丸治之。下消者，烦躁引饮，耳轮焦干，小便如膏脂。又云：焦烦水易亏，此肾消也，六味地黄丸治之。《总录》所谓未传能食者，必发脑疽背疮，不能食，必传中满鼓胀，皆谓不治之症。洁古老人分而治之，能食而渴者，白虎加人参汤，不能食而渴者，钱氏白术散，倍加葛根治之。土中既平，不复传下消矣。前人用药，厥有旨哉。或曰未传疮疽者何也？此火邪盛也，其疮痛甚而不溃，或赤水者是也。《经》云：有形而不痛，阳之类也，急攻其阳，无攻其阴，治在下焦。元气得强者生，失强者死。

一妇人面患毒焮痛，发热作渴，脉数，按之则实。以凉膈散一剂少愈，以消毒药数剂而平。

一男子肩患疽，作渴，脉数有力。以黄连解毒汤三剂而止，更以仙方活命饮四剂而愈。

一男子溃疡后而烦渴，以圣愈汤二剂而宁。以人参、黄芪、当归、地黄四剂止渴，以八珍汤二十剂而愈。大抵溃后有此症，属气血不足，须用参、芪以补气，归、地以养血。若用苦寒之剂，必致有误。

一男子患毒作渴，右关脉数。以竹叶黄芪汤治之而愈，更以补中益气汤加黄芩而痊。

一男子溃后口干，遇劳益甚。以补中益气汤加五味、麦冬，治之而愈，更以黄芪六一汤而敛。

缪仲淳治湖州庠友张时泰，正月间，骤发齿痛，十余日而愈。四月间，焦劳过多，齿痛大作，医用石膏、知母等药不效。用力去齿间紫血，满口齿痛不可忍，齿俱摇动矣。至六七月间，饮水益多，小便如注，状如膏，肌肉尽消。至十一月，身不能起。冬末，用黄芪、地黄等药，稍能起立，然善食易饥如故，小便如膏亦如故。今年二三月愈甚，亦不服药，齿痛如故，当门二齿脱落，复加口渴，昼夜不止，此中、下二消症也。为立方，未数剂而瘳。麦冬、芦根各五两，五味、地黄各三钱，黄芪五钱，生地六钱，天冬一两，用缫丝汤十碗，煎二碗，不拘时服。丸方于前药中加黄柏三两、牛膝五两、沙参六两、枸杞四两、五味六两，蜜丸常服，遂不复发。

张景岳治省中周公，山左人也，年逾四旬，因案牍积劳，致成羸疾，神困食减，时多恐惧，自冬徂夏，通夕不寐者半年有余，而上焦无渴，不嗜汤水，或有所饮，则沃而不行，然每夜必去溺二三升，莫知其所从来，其半皆脂膏浊液，尫羸至极，自分必死。诊之，脉犹带缓，肉亦未脱，知其胃气尚存，慰以无虑。乃用归脾汤去木香，及大补元煎之属，一以养阳，一以养阴，出入间用至三百余剂，计服人参二十斤，乃得全愈。此神消于上，精消于下之症也。可见消有阴阳，不得尽言为火。

喻嘉言曰：友人病消渴后，渴少止，反加躁急，足膝痿弱。予主白茯苓丸方，用白茯苓、覆盆子、黄连、栝蒌根、萆薢、人参、熟地、元参各一两，石斛、蛇床子各七钱五分，鸡肫胵三十具，微炒为末，蜜丸梧桐子大，食前磁石汤下三十丸，内加犀角。有医曰：肾病而以黄连、犀角治心，毋乃倒乎？予曰：肾者，胃之关也，胃热下传于肾，则关门大开，心之阳火，得以直降于肾，心火灼肾，燥不能濡。予用犀角、黄连，对治其下降之阳光，宁为倒乎？服之果效。再服六味地黄丸加犀角，而肌泽病起矣。

黄锦芳治游昼山消渴，六脉微缓而沉，肺脉尤甚，肝脉差起，小便甚多，肌肉消瘦，烦渴不止。此必初病时过服石膏、知母、花粉、蒌仁、贝母、犀角等苦寒之药，伤其肺胃及肾，以致地气不升，天气不降。宜滋阴补气，使漏卮不至下泄。用当归一钱，炙芪四钱，升麻三分，玉竹三钱，桂元十个，桑螵蛸一钱，龙骨一钱，菟丝二钱，龟板一钱，木瓜四分，炙草三分，使其二气交合，霖雨四布，则病自愈。嘱其日服一剂，禁服苦茶。后病者以洋参代人参，服之甚效。

《缪松心医案·消渴》

胡（29岁）。善食而瘦，《经》文谓之食亦，大便溏薄，热在胸膈，汗多不解，议从胃热脾寒着想。连理汤。

张（28岁）。消渴一年，金水同治。固本丸加五味、石斛、天精草。

计（33岁）。肾气不摄，易成下消。生地、菟丝、桑螵蛸、天冬、杜仲、萸肉、五味、补骨脂、川斛、湘莲。

王。肾水先亏，心火内炽，渴饮溲多，有消渴之虑。大生地、五味、茯神、天精草、天冬、麦冬、川斛、山药。又，渴稍止，而大便艰涩，滋养无疑。生地、五味、白蜜、川斛、知母、熟地、麦冬、天冬、茯神、天精草。

陈（34岁）。消渴几及半载，龙雷灼金，阴液日涸，最为重候。姑拟王太仆法，所谓壮水之主，以制阳光。八仙长寿丸加知母、天精草。

陈。今年火运，少阳司天，消渴一年，形神渐瘦，溲多腻浊。此阴精少奉，少亏阳亢，亢则害也。大便燥，脉涩。壮水之主，保本之道也。知柏八味丸加麦冬、嘉定花粉。

《古今医案按·卷二·消渴》

罗谦甫曰：顺德安抚张耘夫，年四十五岁，病消渴，舌上赤裂，饮水无度，小便数多，东垣先师以生津甘露饮子治之，旬日良愈。古人云：消渴多传疮疡，以成不救之疾。今效后不传疮疡，享年七十五岁而终。其论曰：消之为病，燥热之气胜也。《内经》云：热淫所胜，治以甘苦。以甘泻之，热则伤气，气伤则无润，折热补气，非甘寒之剂不能。故以人参、石膏、炙甘草、生甘草之甘寒为君。启玄子云：益水之源，以镇阳光。故以知、柏、黄连、栀子之苦寒，泻热补水为臣，以当归、麦冬、杏仁、全蝎、连翘、白芷、白葵、兰香，甘辛寒和血润燥为佐，以升、柴之苦平，行阳明少阳二经，白豆蔻、荜澄茄、木香、藿香，反佐以取之，重用桔梗为舟楫，使浮而不下也。为末，每服二钱，抄在掌内，以舌舐之，此制治之缓也。

[震按]古今治消渴诸方，不过以寒折热，惟苦与甘略不同耳。要皆径直，无甚深义，独此方委蛇曲折，耐人寻味。

东坡集载眉山揭颖臣，长七尺，素健饮啖，忽得渴疾，日饮水数斗，饭亦倍进，小便频数，服消渴药逾年，病日甚，自度必死。蜀医张铉，取麝香当门子，以酒濡湿，作十余丸。用枳椇子煎汤，服之遂愈。问其故，张曰：消渴消中，皆脾衰而肾败，土不胜水，肾液不上溯，乃成此疾。今诊颖臣脾脉极热，肾脉不衰，当由酒果过度，积热在脾，所以多食多饮，饮多溺不得不多，非消渴也。麝香坏酒果，枳椇能化酒为水，故假二物，去其酒果之毒也。

[震按]此人似消渴，实非消渴，张公之见识殊高，用药最巧。

汪石山治一妇年逾三十，常患消渴善饥，脚

弱,冬亦不寒,小便白浊,浮于上者如油,脉皆细弱而缓,右脉尤弱。曰:此脾瘅也,宜用甘温助脾,甘寒润燥。以参、芪各钱半,麦冬、白术各一钱,白芍、花粉各八分,黄柏、知母各七分,煎服病除。

张景岳治周公,年逾四旬,因案牍积劳,神困食减,时多恐惧,自冬春达夏,通宵不寐者,半年有余。而上焦无渴,不嗜汤水,或有少饮,则沃而不行,然每夜必去溺二三升,莫知其所从来,且半皆如膏浊液,尪羸至极,自分必死。岂意诊之,脉犹带缓,肉亦未脱,知其胃气尚存,慰以无虑。乃用归脾汤去木香,及大补丸煎之属,一以养阳,一以养阴,出入间用,至三百余剂,计人参二十斤,乃得全愈。此神消于上、精消于下之证,可见消有阴阳,不得尽言火。

[震按]此条与汪案略同,但无渴,且不能饮,已具有虚无火之象,景岳喜用温药,然所谓养阳者,并不参以桂、附,则知消而且渴,必非桂、附所宜矣。予请下一转语曰,消有虚实,不得遽认为寒。

孙东宿治一书办,年过五十,酒色无惮,忽患下消症,一日夜小便二十余度,清白而长,味且甜,少顷凝结如脂,色有油光。他医治半年不验,腰膝以下皆软弱,载身不起,饮食减半,神色大瘁。孙诊之,六部大而无力。《经》云:脉至而从,按之不鼓,诸阳皆然。法当温补下焦,以熟地六两为君,鹿角霜、山茱萸各四两,桑螵蛸、鹿角胶、人参、茯苓、枸杞、远志、菟丝、山药各三两为臣,益智仁一两为佐,桂、附各七钱为使,蜜丸,早晚盐汤送四五钱,不终剂而愈。此证由下元不足,无气升腾于上,故渴而多饮,以饮多小便亦多也。今大补下元,使阳气充盛,熏蒸于上,则津生而渴止矣。

[震按]生生子此条,实宗仲景饮一斗小便亦一斗肾气丸主之之法也。张杲治黄泂久病渴,极疲瘁,劝服八味丸数两而安。其学甚高,然治一水二火者患消渴而用此方,则大误。又阅滑伯仁案,一消渴者医谓肾虚津不上升,合附子大丸服之,渴益甚,目疾亦作。滑斥之曰:此以火济火,不焦则枯,令弃前药,以寒剂下之,荡去火毒,继以苦寒清润之剂乃愈,是不可同年而语矣。洎宅编载一仕人患消渴,医者断其逾月死,又一医令急致北梨二担,食尽而瘥。隋炀帝服方士丹药,荡思不可制,日夕御女数十人,入夏烦躁,日引饮数百杯而渴不止,莫君锡进冰盘于前,俾时刻望之,是皆法外之法也。他如本草载淡煮韭苗,于清明前吃尽一斤;刘完素以生姜自然汁一盆置室中具杓于傍,给病人入室锁之,渴甚,不得已而饮,饮渐尽,渴反减,是皆《内经》辛以润之之旨。而《交州记》曰:浮石体虚而轻,煮饮治渴。故《本事方》神效散浮石为君,实神效无比。又按风寒暑湿燥火,六淫之邪也。江氏分类集案,不立燥之一门,缘诸病有兼燥者,已散见于各门,却无专门之燥病可另分一类耳。故于湿之下,火热之上,间以消渴,盖消渴有燥无湿也。其见解极是,允宜配列在此。

《素灵微蕴·卷四·消渴解》

吴智渊,病消渴,胸膈燥热如焚,日饮凉水石余,溲亦石余,溲下温热,将毕则寒,其色白浊,魄门失气亦凉,天寒腿膝颇冷,善食善饥,数倍其常。此缘湿土遏抑,风木疏泄。心火本热,肾水本寒,平人火不上热、水不下寒者,以水根于火、火根于水也。水根于火,则九天之上,阳极阴生,常肃然而如秋;火根于水,则九地之下,阴极阳化,常煦然而如春。盖阳降而化浊阴,又含阳气,阴升而化清阳,又抱阴精,此水火交济之常也。阴阳之升降,必由左右,左右者,阴阳之道路也。右为肺金,左为肝木,金不右降,则火逆而生上热;木不左升,则水陷而生下寒,下寒则肝木郁泄而善溲,上热则肺金枯燥而善饮。而消渴之病,则独责肝木而不责肺金,仲景《伤寒》《金匮》:厥阴之为病,消渴。以厥阴风木,生于癸水而长于己土,水寒土湿,生长不遂,木郁风动,疏泄失藏,则善溲溺;风燥亡津,肺金不泽,则善消渴。溲溺不止者,乙木之陷也;消渴不已者,甲木之逆也。甲木化气于相火,与手少阳三焦并归癸水,而约小便。《灵枢·本输》:三焦者,入络膀胱,约下焦,实则闭癃,虚则遗溺。手足少阳,秘藏癸水之中,则下不淋遗而上无消渴。癸水不藏,甲木上逆,则相火升炎,而病消渴;三焦下陷,则相火沦落,而病淋遗。盖膀胱者,州都之官,津液藏焉;三焦者,决渎之官,水道出焉。膀胱主藏,三焦主出,水善藏而火善泄,其性然也。三焦之火,秘于肾脏,则脏温而腑清;三焦之火,泄于膀胱,则脏寒而腑热。腑清则水利,腑热则溺癃。而三焦之火,不无盛衰,其火盛而陷者,则水腑热涩;其火衰而陷者,则水腑寒滑。热涩者,实则闭癃也;寒滑者,虚则遗溺也。膀胱寒滑,藏气失政，故多溲溺。甲木之逆，三焦之陷，则皆乙木泄之也，是以独责之厥阴。

而乙木之泄，则由太阴之湿陷，阳明之燥逆也。"阴阳别论"：二阳结，谓之消。二阳者，手足阳明，手阳明以燥金主令，足阳明从令而化燥；足太阴以湿土主令，手太阴化气而为湿。湿济其燥，则肺胃清降而上不过饮；燥济其湿，则肝脾温升而下不多溲。阳明燥结于上脘，故相火燔蒸而善渴；太阴湿郁于下脘，故风木疏泄而善溺。《金匮》：男子消渴，饮水一斗，小便一斗者，肾气丸主之。相火在水，是为肾气，附子补肾中阳根，召摄相火，相火蛰藏，则渴止而逆收，此反本还原之法也。地黄、丹皮清乙木而润风燥，泽泻、茯苓渗己土而退湿淫，桂枝达肝脾之遏陷，薯蓣、萸肉敛精溺之输泄，附子温肾水之寒，制方精良，毫无缺欠矣。

然阴阳有进退，燥湿有消长，此非尽阳明之病也。消渴而水利者，燥多而湿少，当属之阳明；消渴而溺癃者，湿多而燥少，宜属之太阴。以土湿非旺，则风木疏泄而不藏，是以水利，土湿过甚，则风木疏泄而不通，是以溺癃。二阳结，谓之消，是阳明燥盛而水利者也。二阳之病发心脾，有不得隐曲，女子不月，其传为风消，是太阴湿盛而溺癃者也。盖乙木藏血而孕丁火，脾土湿陷，木郁风生，必病消渴。血中温气，化火之根，温气抑遏，子母感应，心火必炎。相火者，君火之佐，君相同气，有感必应，其势如此。病起二阳而究归心脾者，太阴之湿盛也。心火上炎，热甚津亡，故常燥渴；脾土下陷，湿旺木郁，故少溲溺。肝主筋，前阴者，筋之聚，其在男子，则宗筋短缩，隐曲不利，其在女子，出经血瘀涩，月事不来，总由风木盘塞而莫能泄也。如此则宜减地黄而增丹皮，去附子而加芍药，缘木郁不泄，温气陷而生下热。膀胱热癃，则宜芍药；经脉闭结，营血不流，则宜丹皮；去附子之助热，减地黄之滋湿，药随病变，无容胶执也。《金匮》以八味治小便不利，是无下热者。

后世庸工，或以承气泻火，或以六味补水，或以四物滋阴，述作相承，千秋一例，而《金匮》立法，昭若日星，何其若罔闻知也。至喻嘉言解《金匮·消渴》厥阴为病一条，以为后人从《伤寒》采入，其于《伤寒》《金匮》，一丝不解，是又庸医之下者矣。嘉言谓伤寒热深厥深，与杂证不同，是袭传经为热之说，不通极矣。又以下消为热，更谬。

经义渊微，固属难解，仲景八味之法与岐伯二阳结义同符，特庸工不悟耳。智渊病，用肾气丸料煎汤冷饮，覆杯渴止，积年之苦遂除。

《得心集医案·卷六·霍乱门·消渴》

林寿之子三岁，脾胃素亏，今夏发热口渴，医者不知其脾虚发热，误用外感之药，其热愈盛，其渴愈加，小便甚多，大便甚艰。更医又不究其津液前阴已泄，致后阴津枯便艰之理，误投破气润肠之药，陡泄数次，肌肉消瘦，面唇俱白，舌光如镜，饮水无度，小便不禁，饮一溲二，喜食酸咸之物。巫求余视，谓曰：此消渴之候。遍身肌肉血脉津液，皆从二便消泄而上愈渴，若不治其消，何以止其渴？且败证种种，阴阳两损，前贤已无治法，愚何敢任？所喜两目精彩尚存，声音犹响，生机或在于此。但未审能舍此三分之命，服吾十分之药否？曰：无不信从。遂酌裁一方，阴阳两补之意，加以涩精秘气之药，连服三十剂而愈。以后连遇数症，消渴泄泻，诸医执用滋火之方，一经余治，悉用此法，加减出入，皆获全愈。以龙眼莲子汤代茶。附方：熟地、人参、白术、干姜、枸杞、黄芪、菟丝、牡蛎、五味、肉桂、鹿茸、甘草、附子、桑螵蛸。

萧占春乃郎，自恃体质坚强，日食桃李，因患疖毒，头项及身大如卵者十数枚，及疖毒大溃，脓血交迸，理宜身凉安静，反加身热躁扰。医者不以清金润燥，日与柴葛知芩，胃气益削，口渴饮水，小溲无度，用尽滋水制火之法，消渴愈炽，形羸骨立，始延余治。余曰：痈疽溃后，气血耗泄，非补气养血，渴不能止。处黄芪六钱，甘草一钱，银花三钱。盖黄芪补气，忍痛养血，气血充溢，渴何由作？服之半月，果获全愈。

《得心集医案·卷六·霍乱门·消渴腹胀》

徐心田乃郎，年仅七龄，时值六月，患消渴病，日夜不宁，诸医称为实火，叠进芩连膏知之属，渴愈甚，溺愈多。更医见小溲清利，唇舌亦淡，连投八味地黄汤，燥渴愈甚。延余视时，病势已深，望其四肢消瘦，腹胀如鼓，因思三消水火之病，断无腹鼓之症，此必脾胃病也。幼读濒湖《纲目》，曾引《夷坚志》治奇疾，有消渴因虫之患。询之此儿素啖瓜果，内必生虫，虫在胃脘，吸其津液，故口中发渴，饮水致多，土困弗制，小溲遂多，理当补土制虫。处方以白术为君，兼以使君、金铃、胡连、川椒、乌梅、厚朴，酸苦辛辣之味，只服二剂，下虫十有余条，消渴顿止，腹鼓亦消，以异功散调理而安。

《环溪草堂医案·卷三·消渴》

李。一水不能胜五火，火气燔灼而成三消：上渴、中饥、下则溲多。形体消削，身常发热。稚龄犯此，先天不足故也。大生地、川连、麦冬、知母、五味子、茯苓、生甘草、生石膏、牡蛎、花粉。

[诒按] 稚年患此，多在炎暑之时，其证有兼见风痉烦躁者，余常用此法参用凉肝之品，以黄蚕茧煎汤代水，颇有效验。

李。夫三消，火病也。火能消水，一身津液皆干。惟水可以胜火，大养其阴，大清其火，乃治本之图。病由远行受热，肾水内乏，当救生水之源。大生地、沙参、五味子、麦冬、牡蛎、蛤壳、生洋参、桑白皮、天冬。

侯。脾胃虚而有火，故善饥而能食。肝气盛，故又腹胀也。甘寒益胃，甘温扶脾，苦辛酸以泄肝，兼而行之。玉竹、川石斛、麦冬、党参、冬术、白芍、吴萸炒川连、茯苓、乌梅、橘饼。

[渊按] 深得古人制方之意，而又心灵手敏。

查。脉沉细数而涩，血虚气郁，经事之不来宜也。夫五志郁极，皆从火化。饥而善食，小溲澄脚如脓，三消之渐，匪伊朝夕。然胸痛吐酸水，肝郁无疑。肝为风脏，郁甚则生虫，从风化也。姑拟一方，平中见奇。川连一钱（吴萸炒）、麦冬三钱（姜汁炒）、蛤壳五钱、鲜楝树根皮一两（洗）、建兰叶三钱。

[诒按] 病属阴虚火旺，案中生虫一层，未免蛇足。

复诊：服药后，大便之坚难者化溏粪而易出，原得苦泄之功也。然脉仍数涩，究属血虚而有郁热，郁热日盛，脏阴日消。舌红而碎，口渴消饮，所由来也。月事不至，血日干而火日炽。头眩、目花、带下，皆阴虚阳亢之征。补脏阴为治本之缓图，清郁热乃救阴之先着。转辗思维，寓清泄于通补之中。其或有济耶，所虑病根深固，未易奏绩耳。川连、淡芩、黑山栀、大生地、当归、阿胶、川芎、白芍、建兰叶。另大黄䗪虫丸，早晚各服五丸。

[渊按] 建兰叶不香无用，徐灵胎论之矣。
[诒按] 寓清于补，恰合病机。

三诊：诸恙皆减。内热未退，带下未止，经事未通。仍从前法。川连、当归、洋参、白芍、女贞子、茯苓、麦冬、丹参、沙苑子、大生地。

四诊：《经》曰：二阳之病发心脾，不得隐曲，女子不月，其传为风消。风消者，火盛而生风，渴饮而消水也。先辈谓三消为火疾，久必发痈疽。余屡用凉血清火之药，职此之故。自六七月间足跗生疽之后，消证加重。其阴愈伤，其火愈炽。今胸中如燔，牙痛齿落，阳明之火为剧。考阳明气血两燔者，叶氏每用玉女煎，姑仿之。鲜生地、石膏、知母、玄参、牛膝、大生地、生甘草、天冬、川连、麦冬、茯苓、枇杷叶。

[诒按] 此亦消渴门中应有之证，不可不知。

钱。古称三消为火病，火有余，由水不足也。十余年来常服滋阴降火，虽不加甚，终莫能除。然年逾六旬，得久延已幸。今就舌苔黄腻而论，中焦必有湿热。近加手足麻木，气血不能灌溉四末，暗藏类中之机。拟疏一方培养气血之虚，另立一法以化湿热之气。标本兼顾，希冀弋获。大生地、当归、山萸肉、麦冬、怀山药、洋参、龟版、建莲肉、猪肚丸三钱，另服开水下。

朱。脉左寸关搏数，心肝之火极炽。口干，小溲频数而浑浊，此下消证也。久有脚气，湿热蕴于下焦。拟清心肝之火，而化肾与膀胱之湿。大生地、川连（盐水炒）、牡蛎、黄芪、茅术、麦冬、赤苓、黄柏（盐水炒）、蛤粉、升麻，猪肚丸每朝三钱，开水送。

庞。胃热移胆，善食而瘦，谓之食亦。大便常坚结而不通者，胃移热于大肠也。胆移热于心，故又心跳、头昏。今拟清胃凉胆为主，安神润肠佐之。鲜石斛、淡芩、郁李仁、火麻仁、枳壳、枣仁、瓜蒌皮、龙胆草、茯神、猪胆汁，另更衣丸一钱，淡盐花汤送下。

[原注] 此病服此方五六剂后，用滋阴如二地、二冬、沙洋参等煎胶，常服可愈。

[渊按] 此似消非消之证。胆腑郁热移胃，传所不胜，故用苦寒直泻胆火。

方。脾阴虚而善饥；肾阴虚而溲数。肝气不舒，则腹中耕痛。胃气不降，则脘中痞室。此二有余二不足也。然有余不可泻，不足则宜补。肾充则肝自平，脾升则胃自降耳。党参、怀山药、五味子、茯神、麦冬、冬术、大熟地、枸杞子、陈皮、红枣。

某。昔人以三消为火病，而有虚实之分。此病得于霍乱之后，是脾胃之阴液消乏，而心肝之阳气偏胜。然舌有霉苔，究属脾胃伏浊不化。《内经》用兰草治消渴，除陈气也。仿此为之。生洋参三钱，生甜冬术三钱，生甘草三分，茵陈一钱五分，茯苓三钱，生石膏三钱（白糖拌），佩兰叶一钱。八仙长寿丸，每朝暮各五钱，开水下。

二诊：前方去石膏，加川连、知母、黄柏、天花粉。

[原注] 五帖全愈。

《曹沧洲医案·拾遗门》

徐。消渴渐瘥，便热，脉微滑，神疲。宜生津化湿热。鲜沙参四钱，川柏三钱五分（盐水炒），橘白一钱，猪苓三钱五分，鲜藿斛四钱（打），知母三钱五分（盐水炒），盐半夏三钱五分，泽泻三钱五分，海蛤粉七钱（包），甘草梢四分，滑石四钱，料豆衣三钱，朱灯心三分，小苏（打）三分四厘，此药在药房中买，治肝胃气，吐酸水等症；大黄一分七厘，研和，分作十包。如腹中实痛便秘者，可用十分之四服之。

《医学衷中参西录·医方·治消渴方》

邑人某，年二十余，贸易津门，得消渴证。求津门医者，调治三阅月，更医十余人不效，归家就医于愚。诊其脉甚微细，旋饮水旋即小便，须臾数次。投以玉液汤，加野台参四钱，数剂渴见止，而小便仍数，又加萸肉五钱，连服十剂而愈。

《重订广温热论·第二卷·温热验案》

清吴鞠通先生治验。脉不浮而细数，大渴引饮大汗，里不足之热病也。用玉女煎法：知母四钱，生石膏一两，桑叶三钱，麦冬、细生地各五钱，粳米一撮，甘草三钱。

复诊：昨用玉女煎法，诸症俱减，平素有消渴病，用玉女煎，大便稀溏加牡蛎，一面护阴，一面收下。牡蛎一两，生石膏五钱，炒知母二钱，麦冬、大生地各五钱，炙甘草三钱，粳米一撮。终与益胃汤调理而愈。

《陈莲舫医案·卷下·消渴》

右。饮一溲二，上渴下消，从此肉落肌灼，脉数舌红。治以清养。洋参、料豆、煨石膏、桑螵蛸、生地、女贞、木神、白芍、麦冬、石斛、牡蛎、陈皮、枣、糯米三钱。

复：消渴绵延，饮水无度，溺亦无度，脉数。拟清上以和阴，摄下以固窍。洋参、料豆、石斛、螵蛸、生地、女贞、寒水石三钱、白芍、麦冬、淡天冬、牡蛎、莲须、枣。

左。饮一溲二，渐成消渴，脉象濡细。治以和养。生绵芪、蜜炙螵蛸、牡蛎、莲须、沙参、木神、白芍、川斛、覆盆、龙骨、料豆、麦冬、枣。

朱。左，廿五。饮一溲二，将成消渴，脉右细左弦。治以和养。绵芪、木神、川斛、桑螵蛸（蜜炙）、沙参、龙骨、会皮、料豆、覆盆、白芍、炒菟丝、制萸肉、枣。

[按] 上二症属气虚消渴，故重在上升下摄。

《张聿青医案·卷十二·消渴》

某。渴而溲赤，肺消之渐也。煨石膏、元参、冬瓜子、空沙参、地骨皮、活水芦根。

王左。消渴虽减于前，而肌肉仍然消瘦，舌干少津，溲多浑浊。脉象沉细。水亏之极，损及命火，以致不能蒸化清津上升。汤药气浮，难及病所，宜以丸药入下。附桂八味丸，每服三钱，淡盐汤送下，上下午各一服。

杨左。膏淋之后，湿热未清，口渴溲浑酸浊，为肾消重症。天花粉二钱，川萆薢二钱，蛇床子一钱五分，川石斛四钱，秋石三分，天麦冬各一钱五分，覆盆子二钱，海金砂二钱，炙内金一钱五分（入煎），川连二分。

再诊：小溲稍清，口渴略减。再清下焦湿热。寒水石三钱，淡竹叶一钱五分，海金砂一钱五分，赤白苓各二钱，泽泻二钱，龟甲心五分，炒黄柏二钱，车前子三钱，滑石三钱，大淡菜两只。

三诊：脉症俱见起色。效方出入，再望转机。海金砂三钱，秋石二分，滑石块三钱，茯苓神各二钱，龟甲心五分，福泽泻一钱五分，车前子三钱，炒牛膝三钱，川柏片一钱，大淡菜二只，鲜藕汁一杯（冲）。

左。频渴溲多，膈消重症，不能许治。天花粉三钱，煨石膏六钱，淡天冬二钱，大麦冬二钱，川萆薢二钱，肥知母二钱，云茯苓四钱，淡黄芩一钱五分，甜桔梗三钱，枇杷叶（去毛）四片。

又，渴饮稍退，的是气火劫烁津液，消渴重症，还难许治。煨石膏、肥知母、大麦冬、覆盆子、枇杷叶、淡天冬、天花粉、川楝子、甜桔梗。

唐左。消渴略定，的属中焦之气火过盛，荣液亦为煎灼。药既应手，效方续进。天花粉一钱五分，鲜生地六钱，川雅连三分，黑大豆四钱，肥知母一钱五分，茯神三钱，甜桔梗二钱，枇杷叶（去毛）四片。

又，小溲略少，再踵前法。鲜生地、甜桔梗、川雅连、黑大豆、肥知母、茯神、炒松麦冬、天花粉、枇杷叶（去毛）。

《王九峰医案·中卷·三消》

1）阴虚有二，有阴中之火虚，有阴中之水虚。水火同居一窟，肾脏主之。阳不化气，水精不布，水不得火，有降无升，直入膀胱，饮一溲二，名曰肾消。经载不治，拟方挽之。是否候酌。附桂八味加巴戟、苁蓉、石斛、远志、菖蒲、五味子、麦冬。

2）岐伯曰：五气上溢，名曰脾瘅。夫五味入口，藏于胃，脾为之行其精气。津液在脾，故令人口甘也。此肥美之所发也。肥者令人内热，甘者令人中满，故其气上溢，转为消渴。治之以兰，除陈气也。佩兰、知母、黄柏、天花粉、西洋参、麦冬、五味、升麻、生地汁、生藕汁。

3）善食而瘦，名曰食消，亦名中消。热结阳明胃轻，防其疽发。拟知柏八味加减主之。知柏八味丸去萸肉，加萆薢。

4）大渴引饮，舌裂唇焦，火灼金伤，津液枯涸，能食脉软，此属上消，亦名膈消。谨防发背。白虎加人参汤。知母、生石膏、甘草、人参、粳米。

5）善渴为上消，属脾，善饥为中消，属胃。饥渴交加，肺胃俱病。肺主上焦，胃中主焦，此由中焦胃火上炎，上焦肺金失其清肃，津液为之枯槁，欲得外水相救，故大渴引饮。阳明主肌肉，多食而瘦削日加，乃水谷精华，不归正化，故善食而瘦，阳明症也。《经》言亢则害，承乃制。拟白虎汤主之。

6）《经》以二阳结，谓之消，有上、中、下之别也。下消者，小溲如膏如淋，浑浊者也。良由过用神思，扰动五志之火，消灼真阴，精血脂膏津液，假道膀胱溺器而出，故小溲如膏如淋。五内失其营养，一身失其灌溉，日消月缩，殊为可虑。拟两仪加味，以滋肺肾之源，取金水相生之意。第草木功能，难与性情争胜，更宜屏除尘纷，恬淡虚无，俾太和之气，聚于一身，自能勿药有喜。生地、东洋参、天冬、麦冬、南沙参、牛膝、归身、羚羊角、秋石、熬膏。

7）消渴已止，眠食俱安。痰嗽未平，胸腹仍胀，乃木火余威，木击金鸣，火灼金伤故也。曾经产后，经前作痛，于兹七载，尚未妊育，女子八脉有亏。现在经闭二月有余，脉象细数无力，非胎候也。有虚劳之虑。宜静补其阴。天麦冬、生熟地、冬术、龟版、儿参、女贞、玉竹、熬膏。

8）脉来软数无力，症本阴液有亏，五志过极，俱从火化，万物遇火则消，必先荡涤积热，然后补阴，否则得补而愈炽。服泻心汤五剂，火势已杀，宜补真阴。知柏八味去萸肉，加山栀、龟版，为丸。

《王九峰医案（一）·副卷二·三消》

岐伯曰：五气消上溢，转为消渴，名曰脾瘅。夫五味入口，藏于胃，脾为之行其津液，在脾故令人口干也，此肥美之所发也。肥者令人内热，甘者令人中满。故其气上溢，转为消渴。治之以兰，除陈气也。佩兰叶、鲜生地、五味子、川柏片、白葵花、东洋参、天花粉、知母肉、绿升麻、大麦冬、生藕汁。

《王九峰医案（一）·副卷二·膈症》

1）始因消渴，变为关格，大醉引饮而起。服温胆、泻心，吐止便通而纳食多日矣。现喉又作干，夜来饮水四次，胃阴不降，仍以前法。半夏泻心汤加栝楼仁、知母、枳实、茯苓、甘蔗浆。

2）消渴之病，本属阴伤，变为关格，阴阳俱竭。服药后关格已通，忽又干渴，气不生阴，阴不化气，仍属危候。生脉散、二陈汤加竹二青、枇杷叶。

消渴已减，夜来安寐，饮食如常，舌后之苔，尚未全清。胃阴未复，原方加味。原方加铁皮石斛、经霜桑络、黑芝麻。

《黄澹翁医案·卷一》

丹阳又周，右尺命门之火独旺，上炎三焦，以致消渴，小便多，将一年矣，当急戒酒色调理，方无增病之患。方用黄连猪肚丸。川连、陈皮、花粉、茯神、知母、麦冬。

2. 治上消

《种福堂公选良方·卷一·温热论·续医案》

汪。肺热膈消，热灼迅速如火，脏真之阴日削。先议清肺，以平气火，法当苦降以轻，咸补以重，继此再商滋养血液。枯黄芩煎汤，溶入阿胶二钱。

《张聿青医案·卷十二·消渴》

左。频渴引饮溲多。湿热内蕴，清津被耗，为膈消重症。煨石膏四钱，甜桔梗一钱，杏仁泥三钱，黑大豆四钱，黑山栀一钱，栝蒌皮三钱，川贝母四钱，炒竹茹一钱，枇杷叶二片。

左。频渴引饮,溲多浑浊,目昏不寐。此肺胃湿热熏蒸,将成膈消重症。煨石膏四钱,栝蒌皮三钱,煅磁石三钱,黑山栀三钱,川贝母二钱,酸枣仁二钱(川连二分拌炒),茯苓三钱,黑大豆四钱,夜交藤四钱,淡竹叶一钱。

左。频渴溲多。膈消重症,不能许治。天花粉三钱,煨石膏六钱,淡天冬二钱,大麦冬二钱,川萆薢二钱,肥知母二钱,云茯苓四钱,淡黄芩一钱五分,甜桔梗三钱,枇杷叶(去毛)四片。

《张聿青医案·卷十八·丸方》

左。膈消之症,叠投清金益阴,制伏君火,大势已退。而口渴终不能全愈,苔黄心糙。良以肺热来自少阴,而胃府浊痰,郁即生热,胃脉通心,故令君火日动不已,则必移肺。兹拟开展气化,弗令胃中有所蕴郁,即是不治热而治热之法也。炒香豆豉二两,炒半夏曲三两,南沙参四两,紫口蛤壳二两(水飞),广郁金一两五钱,天花粉二两,北沙参三两,炒黄川贝母二两,光杏仁三两,炒麦冬二两,粉丹皮一两,茯神二两。上药研细末,用枇杷叶膏打糊为丸,每服三四钱。

3. 治中消

《叶天士医案精华·三消》

善食而饥,乃瘅成消中,膏粱蕴热过也。禁芳草药石,药石发癫,芳草发狂耳,自应清胃,淡薄蔬食,庶可获愈。蒌皮、枳壳、川连、郁金、金石斛、连翘、焦神曲。

《王九峰医案(一)·副卷二·三消》

1)《经》以二阳结谓之消,谓手足阳明与大肠经也。胃为水谷之海,大肠为传送之官,二经热结,则运化倍常,传送失度,故善消水谷,不为肌肤,名曰消中。诚危候也,谨防疽发。白虎汤去粳米,加生地汁、飞滑石、麦冬、牛膝、川木通。

2)善食而瘦,名消中。热结阳明胃府,防其疽发。拟调味承气汤加减主治。箱生军八钱,川黄柏二钱,湖丹皮二钱,白茯苓三钱,川萆薢三钱,肥知母三钱,淮山药四钱,福泽泻二钱。

4. 治下消

《临证指南医案·卷六·三消》

杨(二六)。渴饮频饥,溲溺浑浊,此属肾消。阴精内耗,阳气上燔,舌碎绛赤,乃阴不上承,非客热宜此,乃脏液无存,岂是平常小恙。(肾消)熟地、萸肉、山药、茯神、牛膝、车前。

《张爱庐临证经验方·消症》

曹左。乍纳又饥,消烁迅速,如火之燎于原,凡物即为灰烬。病此半月,肌肉尽削,询系失意事多,焦思内火日炽,胃液干涸,脏阴损伤,而冲斥之威难以扑灭耳。姑拟玉女煎加味。大生地一两(片),麦冬三钱,元参一钱五分,阿胶一钱五分(烊入),生石膏一两,知母三钱,生甘草一钱,炒白芍一钱五分,女贞子一钱五分,旱莲草一钱。

复诊:两进甘凉救液,大势仅减二三,渴饮反甚,溲浑而浊,上中之消,又传到肾消矣。三消并涉,津液必至告竭,症情极险,再拟从治之法。宗河间甘露饮加减,必得十减七八乃幸。人参一钱(另煎冲入),熟地片六钱,生石膏七钱,生白芍一钱五分,肉桂五分(另煎冲入),生地片八钱,麦冬三钱,炙甘草五分,川柏一钱五分(盐水炒)。

三诊:从治之法,始也依然,继则大减,药三进,而纳日退矣。小溲混浊转清,舌苔光红亦淡。拟宗前方小其制,仍守上中下三消并治。人参一钱(另煎冲入),熟地片八钱,川连五分(盐水炒),乌梅肉三分(炒),肉桂三分(另煎冲入),生地片四钱,川椒(炒)二十一粒,炙草五分。

四诊:连进顾本从治之法,并参苦辛酸安胃,允称应手。今胃纳安常,诸款皆平,而津液之受伤,如燎原之场矣。善后之法,是当立中毓阴,以望其复。人参一钱,生西洋一钱五分,天冬一钱五分,炒知母一钱五分,熟地五钱,北沙参三钱,麦冬一钱五分,干霍斛四钱(杵,先煎),炙甘草三分。

《徐养恬方案·卷下·七消》

三岁。髫龄质弱,形瘦,渴饮无度,饮一溲二。乃肾消大病,难治。桑螵蛸(炙)三钱,元武板三钱,金石斛三钱,鸡内金(炙)三钱,麦冬肉三钱,覆盆子(炒)二钱,大熟地三钱,煨石膏二钱。

复诊:前法颇重,得小效,不必他求。元武板、桑螵蛸、麦冬肉、覆盆子、鸡内金、羚羊尖、沧龙骨、云茯苓。

《张聿青医案·卷十二·消渴》

杨左。膏淋之后,湿热未清,口渴溲浑酸浊,为肾消重症。天花粉二钱,川萆薢二钱,蛇床子一钱五分,川石斛四钱,秋石三分,天麦冬各一钱五分,覆盆子二钱,海金砂二钱,炙内金一钱五分(入煎),川连二分。

再诊:小溲稍清,口渴略减。再清下焦湿热。

寒水石三钱,淡竹叶一钱五分,海金砂一钱五分,赤白苓各二钱,泽泻二钱,龟甲心五钱,炒黄柏二钱,车前子三钱,滑石三钱,大淡菜两只。

三诊:脉症俱见起色。效方出入,再望转机。海金砂三钱,秋石二分,滑石块三钱,茯苓神各二钱,龟甲心五钱,福泽泻一钱五分,车前子三钱,炒牛膝三钱,川柏片一钱,大淡菜二只,鲜藕汁一杯(冲)。

5. 治肺消

《张聿青医案·卷十二·消渴》

某。渴而溲赤,肺消之渐也。煨石膏、元参、冬瓜子、空沙参、地骨皮、活水芦根。

《沈菊人医案·卷上·消症》

张。肺消,饮水小便多,下白垩,脉数,舌红。阴亏,阳失其基,先与许叔微法。蛤壳、蝉衣、海浮石、麦冬、知母、鲫鱼胆(此即神效散)。

又,消渴小溲多,吐白沫,心中窒塞,脉弦而数,火邪上炎,求救于水。前法咸寒制火,病情未见所长。当进一筹以熄燎原。方诸水、生蛤壳、瓜蒌霜、麦冬、鲫鱼胆、海浮石、黑山栀、蝉衣。

《徐养恬方案·卷下·消》

五岁。暑热内蕴,积于肺,口渴饮水,小溲无度,身微热,无汗。此属肺消,幼年宜慎。益元散、麦冬、寒水石、桑皮、香青蒿、覆盆子、花粉、桑螵蛸,加西瓜翠衣。

6. 治脾瘅

《石山医案·卷之中·消渴》

一妇年三十逾,常患消渴,善饥脚弱,冬亦不寒,小便白浊,浮于上者如油。予诊脉,皆细弱而缓,右脉尤弱。曰:此脾瘅也。宜用甘温助脾,甘寒润燥。方用参、芪各钱半,麦门冬、白术各一钱,白芍、天花粉各八分,黄柏、知母各七分,煎服。病除后,口味不谨,前病复作,不救。

《临证指南医案·卷六·脾瘅》

某。无形气伤,热邪蕴结,不饥不食,岂血分腻滞可投,口甘一症,《内经》称为脾瘅,中焦困不转运可知。(中虚伏热)川连、淡黄芩、人参、枳实、淡干姜、生白芍。

某。口甜,是脾胃伏热未清,宜用温胆汤法。川连、山栀、人参、枳实、花粉、丹皮、橘红、竹茹、生姜。

《临证指南医案·卷六·疟》

李。不饥,口涌甜水,疟邪未清,肝胃不和。(肝胃)川连、干姜、枳实、栝蒌仁、半夏、广皮白、姜汁。

又,口涌甜水,脾瘅。川连、黄芩、厚朴、半夏、生干姜、广皮。煎送脾约丸。

《古今医案按·卷二·消渴》

汪石山治一妇年逾三十,常患消渴善饥,脚弱,冬亦不寒,小便白浊,浮于上者如油,脉皆细弱而缓,右脉尤弱,曰,此脾瘅也。宜用甘温助脾,甘寒润燥,以参、芪各钱半,麦冬、白术各一钱,白芍、花粉各八分,黄柏、知母各七分,煎服病除。

《类证治裁·卷之一·湿症论治·湿脉案》

潘。溽暑蒸湿,水谷聚湿,致胸脘烦闷,呃逆吐哕,口甜燥,手心热,头汗,舌白不饥,便溏溺少。由湿邪弥漫膈间,郁蒸成热,所服汤饮,尽变浊瘀上泛,脉息三五不调。治宜辛以通壅,苦以降逆。佩兰、香薷、白豆蔻、公丁香、柿蒂、郁金、半夏曲、枳壳、杏仁(俱炒)。[按]口甜《经》名"脾瘅",用兰草除陈,遵经立治。一服脾瘅已除,诸症俱减,改用清轻淡渗。淡竹茹、通草、滑石、石斛、蒌霜、象贝、赤苓、藿梗、灯心。二服呕止呃稀,乃胃虚客气上逆。用一味大麦仁汤,脘舒呃止,汗彻知饥思食。治用调补胃阴。太子参、麦冬、沙参、扁豆(炒)、茯神、枣仁、薏仁、小麦、南枣,数服进食如常。

潘。六旬以上,感冒春温,治者用伤寒法,杂进桂枝、柴、葛,兼旬不解,延至湿热酿痰,舌腻口甜,溺少赤痛,不思伤寒递传足经,温邪专伤手经,桂柴等温升,已属误治。更医见其里迫欲下,竟用桂心、焦术,尤为可骇,无怪唇干舌灰矣。夫病者自言,不恶寒而但热,身重难移,则春温化湿了然,况脉来气口濡大,湿甚生热,脉候可按,更兼口味作甜,《经》名脾瘅,黏痰稠腻,气室不利,皆湿热混处上中焦显象。其欲泻者,亦湿邪下注,得小水分利,自不至下迫耳。治法透热泄湿,数剂可安。香豉、杏仁、贝母各二钱,佩兰、前胡、栀皮、竹茹各钱半,赤苓三钱,滑石五分,蔗汁半杯,灯心一钱。一服微汗,烦热退,下迫除,去香豉、佩兰,加通草、栝蒌、沙参各一钱。日再服,痰较滑利,舌灰渐脱,可知温邪本湿热内搏,用辛凉透热,甘淡驱湿,口甜身重俱除,惟小溲浑浊,犹是湿邪未净,此轻清泄热渗湿,为一定治法。花粉、鲜生地、麦冬各二钱,赤苓、薏仁各三钱,栀皮、川贝、木通各八分,灯心五分,加鲜芦根。日再服,溺清,粥饮渐加,转侧如常矣。继进调补胃阴法:玉竹、钗斛、路参各二钱,麦冬一钱,薏仁生二钱、熟二钱,小麦、湘莲各三钱,甜杏仁钱半,蔗汁冲服。此甘润以养胃阴,兼用火肉汁吹去油面饮之,待肠腑一充,大便得解,则脘腑爽矣。

侄。络热蒸痰,腮紧口甜,脉沉濡,左寸差大,此风热郁于胆络,兼脾有湿痰壅热而为脾瘅也。钩藤、丝瓜络、桔梗、连翘、象贝、薄荷、佩兰、橘红、郁金。三服而愈。

《张爱庐临证经验方·脾瘅》

陈左。《内经》论湿热蕴酿于脾胃,发为脾瘅,口甜舌腻,纳谷运迟,其味之甜,非甘美也,盖五味变常所泛。古法以兰草汤主之。取其香芳醒中,推陈致新之义。兹届初夏,正当湿热蒸变之际,是以脉数溲少,纳更减而形神萎困,土德不振之至。最恐中满变端。拟醒脾和胃,运湿化热主治。白术三钱(土炒),干佩兰一钱五分,制川朴七分,通草一钱,煨草果三分,西茵陈一钱五分,炒苡仁三钱,炒建曲一钱五分,炒半夏曲一钱五分。

《徐养恬方案·卷上·湿温》

脾瘅口甘,湿热所致。省头草、泽兰、生牡蛎、赤苓、心会皮、法半夏、野蔷薇根。

《龙砂八家医案·戚云门先生方案》

杨库典程。脉数口甜,善食易饥,渴饮便数,多因过啖肥甘,积久酿热致病,发为脾瘅。子和云:消烁万物,莫甚于火,脾阴亏,邪火亢,肾元五液少司,而背为之痛,脾土主诸阳之本,而肢节为之酸也。议玉女煎合经义辛香荡涤陈气立法,玉女煎加人参三钱,省头草八钱,煎汤代水。

《吴鞠通医案·卷二·湿温》

二十八日。大便虽不甚爽,今日脉浮不可下,渴思凉饮,气分热也;口中味甘,脾热甚也。议用气血两燔例之玉女煎,加苦药以清脾瘅。生石膏三两,黄连三钱,元参六钱,麦冬一两,细生地一两,知母三钱,黄芩六钱。煮四碗,分四次服。得凉汗,止后服;不渴,止后服。

《王九峰医案(一)·副卷二·三消》

岐伯曰:五气消上溢,转为消渴,名曰脾瘅。夫五味入口,藏于胃,脾为之行其津液,在脾故令人口干也,此肥美之所发也。肥者令人内热,甘者令人中满。故其气上溢,转为消渴。治之以兰,除陈气也。佩兰叶、鲜生地、五味子、川柏片、白葵花、东洋参、天花粉、知母肉、绿升麻、大麦冬、生藕汁。

消渴已止,眠食俱安,痰嗽未平,胸腹仍胀,乃木火余威,木指金鸣,火灼金伤故也。曾经大产后,经前作痛,于兹七载,八脉有亏,现经闭二月有余,脉象细数无力,非胎候也。有虚劳之虑,宜静补真阴。人参固本丸加白术、玄武版、女贞子、玉竹,蜜丸。

《邵兰荪医案·卷一·暑》

西池余。暑湿伤气,潮热,溺赤,大便如酱,脉濡细数,舌心焦黄,口甜。宜清利,防变。晚蚕砂三钱,仙半夏钱半,光杏仁三钱,苦丁茶钱半,连翘二钱,赤苓钱半,大腹皮三钱,淡竹叶钱半,大豆卷三钱,炒黄芩钱半,原滑石四钱,荷叶一圈。二帖。

次诊:潮热已退,脉左濡,右细,舌黄燥,口甜,溲溺赤,大便闭。宜泻心汤加减,防变。仙半夏钱半,炒黄芩钱半,广郁金三钱,省头草三钱,炒川连六分,炒枳实二钱,厚朴一钱,通草钱半,生白芍钱半,光杏仁三钱,赤苓三钱。二帖。

三诊:舌转嫩黄尚腻,脉两手弦细,口尚甜。系脾瘅,胃钝,宜泻心汤加减。仙半夏钱半,焦神曲三钱,炒谷芽三钱,新会皮钱半,炒川连六分,杏仁三钱,赤苓三钱,滑石四钱,炒枳实钱半,蔻壳钱半,省头草三钱。清煎三帖。

7. 治风消

《续名医类案·卷九·消》

魏玉横曰:胡天叙年五旬,素豪饮,而多思虑。自弱冠后即善病,近则两足及臂,常时痹痛,甚则肝肾之气上逆,或致晕厥,汗出不寐,齿痛龈露,夜卧阳事暴举,时时梦遗,面有油光,揩去复尔。脉之,两手俱豁大,关前搏指。据症脉,乃二阳之发心脾,今已传为风消矣。询其小便,云颇清白,令以器贮,逾时观之,果变稠浆,面结腐皮,遂恐甚。告以平昔洪饮,纵欲劳神,数十年所服桂、附纯阳之药,不可胜计,未知尚能愈否? 曰:幸未至息贲,但能断饮绝欲,多服养荣之剂,尚可为也。今病但有春夏,而无秋冬,非兼清肃之治不可。乃与生熟地、杞子、麦冬、沙参、地骨、知母、黄柏、黄连、石膏,出入增减,十余剂,诸症渐平。惟齿痛转甚,自制玉带膏贴之而愈。次年，因诊其媳产病，告以前方出入常服，计用石膏不下四五斤矣。此则初为寒中，后为热中之变症也。然初之桂、附，未为痈疽，岂非天幸乎。

《王旭高临证医案·卷之三·三消门》

《经》曰：二阳之病发心脾，女子不月，其传为风消。风消者，火盛而生风，渴饮而消水也。先辈谓三消为火疾，久必发痈疽。屡用凉血清火之药为此。自六七月间足跗生疽之后，消症稍重。其阴愈伤，其阳愈炽。今胸中如燔，牙痛齿落，阳明之火为剧。考阳明气血两燔者，叶氏每用玉女煎，姑仿之。鲜生地、石膏、知母、元参、牛膝、大生地、天冬、川连、麦冬、茯苓、生甘草、枇杷叶。

《徐养恬方案·卷下·经水不调》

经停一载，脉来弦大，肌肉就削，微兼咳嗽。有风消之象，宜气血两通法。乌鲗骨、茜草、全当归、苏子、怀牛膝、金香附、泽兰、桃仁泥、楂炭。

《龙砂八家医案·戚云门先生方案》

无锡蒋尊之，脉左弦数，右关滑大，善饥肉脱，诸药不应。因思风横脾胃，煽灼中土，致谷食不能荣长肌肉，精力日衰。《经》云：二阳之病发心脾，其传为风消。可知子病必累其母，藏病必连及府也。仿河间法。黄芪、人参、生地、牛膝、附子、川断、茯苓、五味、石斛、玉竹、钩钩、地骨皮、枳壳。服十剂小效，又照前方加羌活、防风，晚服。

早服丸药方：人参、天冬、麦冬、续断、生地黄、玉竹、地骨皮、钩钩、山药、茯苓、石斛、牛膝（蜜丸），煎丸药前后守此法，四旬而痊。

8. 治消谷

《退庵医案·正文》

苏。宁波人，嗜酒豪饮。酒客多湿，湿中伏火结于阳明，食入即饥，所谓胃中热则消谷善饥，脘间时觉不舒，恐成中消之症，脉涩，舌根黄腻。以苦辛通湿中之火。姜汁炒川连三分，干葛花三钱，生苡仁三钱，姜汁炒山栀三钱，干佩兰一钱，鲜石斛（铁皮杵）四钱，姜汁炒竹茹一钱半，全瓜蒌三钱，鸡距子一钱，鲜芦根（去节）一两。

《环溪草堂医案·卷二·虚损》

丁。营阴内亏，头眩心嘈，下午微寒内热。能食无力，胃中有热则消谷，脾虚气弱则无力也。党参、沙苑子、茯苓、川连、枣仁、知母、女贞子、白芍、冬术、麦冬、竹茹。

《环溪草堂医案·卷三·痿证脚气痹证》

某。伏热留于肺胃，胃热则消谷易饥，肺热则痿躄难行。热气熏于胸中，故内热不已，延今半载。节届春分，天气暴热，病加不瘥。据述先前舌苔黄黑，今则舌心干红，其阴更伤。仿仲景意，用甘寒法。生地三钱，知母一钱五分，茯神三钱，枣仁一钱五分，麦冬二钱，滑石三钱，夜合花五分，沙参三钱，百合一两，泉水煎服。

《丁甘仁医案·卷五·消渴案》

尹左。诊脉左三部弦数，右三部滑数，太溪细弱，跌阳濡数。见症饮食不充肌肤，神疲乏力，虚里穴动。自汗盗汗，头眩眼花。皆由阴液亏耗，不能涵木，肝阳上僭，心神不得安宁，虚阳逼津液而外泄则多汗，消灼胃阴则消谷。头面烘热，汗后畏冷，营虚失于内守，卫虚失于外护故也。脉数不减，颇虑延成消症。姑拟养肺阴以柔肝木，清胃阴而宁心神，俾得阴平阳秘，水升火降，方能渐入佳境。大生地四钱，抱茯神三钱，潼蒺藜三钱，川贝母二钱，浮小麦四钱，生白芍一钱五分，左牡蛎四钱，熟女贞三钱，天花粉三钱，肥玉竹三钱，花龙骨三钱，冬虫夏草二钱，五味子三分。

二诊：心为君主之官，肝为将军之官，曲运劳乎心，谋虑劳乎肝，心肝之阴既伤，心肝之阳上亢，消灼胃阴，胃热炽盛，饮食入胃，不生津液，既不能灌溉于五脏，又不能输运于筋骨，是以饮食如常，足膝软弱。汗为心之液，心阳逼津液而外泄则多汗；阴不敛阳，阳升于上则头部眩晕，面部烘热，且又心悸。胃之大络名虚里，虚里穴动，胃虚故也。脉象左三部弦数，右三部滑数，太溪细弱，跌阳濡数，唇红舌光，微有苔意，一派阴液亏耗，虚火上炎之象，此所谓独阳不生，独阴不长也。必须地气上升，天气始得下降。今拟滋养肺阴，以柔肝木，蒸腾肾气，而安心神。务使阴阳协和，庶成既济之象。北沙参三钱，抱茯神三钱，五味子三分，肥玉竹三钱，天麦冬各二钱，左牡蛎四钱，生白芍二钱，川贝母二钱，大生地四钱，花龙骨三钱，潼蒺藜三钱，制黄精三钱，浮小麦四钱，金匮肾气丸（包）四钱。

三诊：饮食入胃，不生津液，始不为肌肤，继不为筋骨，书谓食亦见症，已著前章矣。阴液亏耗，肝阳上僭，水不制火，火不归宅。两进养肺阴以柔肝木,益肾阴而安心神之剂,尚觉合度。诊脉弦数较和,细数依然,仍守原意出入,俾得阴阳和协,水火既济,则入胃之饮食,自能生化精微,灌溉于五脏,洒陈于六腑。第是恙延已久,断非能克日奏功也。照前方去金匮肾气丸、五味子、制黄精,加淮山药三钱、盐水炒杜仲三钱、上桂心四分。

第五章

汗 证

汗证是指由于阴阳失调,腠理不固,而致汗液外泄失常的病证。汗证既可作为一种疾病,也可作为一种症状伴见于其他疾病过程中。根据汗证的临床表现,西医学中的甲状腺功能亢进、自主神经功能紊乱、风湿热等疾病亦可导致自汗、盗汗。在古代中医文献记载中,汗证的内涵十分丰富。汗证分为自汗和盗汗,自汗出,既是多汗体质所致正常的人体生理现象,又是疾病痊愈的表现,也是阳虚气虚等所导致的原发性疾病,亦是其他如肠痈、黄疸等疾病的伴发症状;盗汗则较为单一,多是由于心肾虚衰所致寐中汗出,醒后即止。

【辨病名】

汗证是指汗出异常的证候。古代文献将汗证分为自汗和盗汗两类。其中,不受外界环境因素如劳累、炎热、衣着过暖、服用发汗药等的影响,白昼时时汗出,动辄益甚者,称为自汗;寐中汗出,醒来自止者,称为盗汗,亦称为寝汗。从病情的不同,汗证可以分为阴汗、阳汗;从汗出部位的不同,汗证可以分为头汗、手足汗、偏沮等;根据愈后特点的不同,又可以分为战汗、绝汗等。

一、汗证的不同称谓

汗证是此类疾病的总称,古代文献中常以自汗、盗汗、寝汗等分别代称。

1. 自汗

《伤寒明理论·卷上·自汗》:"自汗者,谓不因发散而自然汗出者是也。《内经》曰:阳气卫外而为固也。卫为阳,言卫护皮肤,肥实腠理,禁固津液,不得妄泄。汗者,干之而出,邪气干于卫气,气不能卫固于外,则皮肤为之缓,腠理为之疏,由是而津液妄泄,潆潆然润然出,谓之自汗也。"

《三因极一病证方论·卷之十·自汗证治》:"夫自汗,多因伤风伤暑,及喜怒惊恐,房室虚劳,皆能致之。无问昏醒,浸浸自出者,名曰自汗……若其饮食劳役,负重涉远,登高疾走,因动汗出,非自汗也。人之气血,犹阴阳之水火,平则宁,偏则病,阴虚阳必凑,故发热自汗,如水热自涌;阳虚阴必乘,故发厥自汗,如水溢自流。其间如痹节、肠痈、脚气、产蓐等病,皆有自汗,治之当推其所因为病源,无使混滥。如'经脉别论'所载,但原其汗所出处,初非自汗证也,不可不知。"

《仁斋直指方论·卷之九·虚汗·虚汗方论》:"或昏或醒,浸浸而出者,曰自汗。"

《秘传证治要诀及类方·卷之九·虚损门·盗汗自汗》:"不分坐卧而汗者,曰自汗。"

《医方考·卷四·自汗门第四十二》:"叙曰:有因而自汗,非病也,所谓阳之汗以天地之雨名之,乃阴阳和而雨泽降也。惟无因而自汗,则为病矣,宜以甘剂补之。"

《医方考·盗汗门第四十三·当归六黄汤》:"醒而出汗曰自汗,睡去出汗曰盗汗。自汗阳虚,盗汗阴虚也。"

《医学原理·卷之九·汗门·论》:"自汗者,由胃气虚败不能荣护皮毛,以致腠理疏豁,津液外泄,名曰自汗。"

《证治准绳·杂病第五册·杂门·汗总论》:"不分寤寐,不由发表而自然汗出者,曰自汗。若劳役因动汗出,非自汗也。"

《济阳纲目·卷五十八·自汗盗汗·论》:"不问昏醒,朝夕浸浸出汗者,曰自汗,乃阳气不足荣护。"

《痰火点雪·卷一·自汗盗汗》:"以阴乘阳分,自然汗出者曰自汗,法当调营以益卫。"

《医宗必读·卷之十·不能食·汗》:"不分寤寐,不因劳动,自然汗出,曰自汗。"

《医灯续焰·卷三·涩脉主病第二十一》:"自汗者,汗时时自出也。"

《医灯续焰·卷十八·自汗》:"自汗者,不因劳动,不因天暑,不因热饮食,时时汗自出,故曰自汗也。"

《病机沙篆·卷下·自汗盗汗》:"不因发表,不因动作,自然汗出。名曰自汗。"

《冯氏锦囊秘录·杂症大小合参卷十二·方脉自汗盗汗合参》:"醒而出汗曰自汗,属阳虚。"

《伤寒瘟疫条辨·卷二·里证·舌白苔黄苔黑苔》:"自汗者,不因发散而自然汗出也。"

《时方歌括·滑可去著·当归六黄汤》:"醒而汗出曰自汗。"

《伤寒广要·卷三·辨证·自汗》:"伤寒自汗,何以明之?自汗者,谓不因发散,而自然汗出者,是也。"

《医林改错·卷上·血府逐瘀汤所治症目·天亮出汗》:"醒后出汗,名曰自汗。竟有用补气、固表、滋阴、降火,服之不效,而反加重者,不知血瘀亦令人自汗、盗汗,用血府逐瘀汤,一两副而汗止。"

《伤寒寻源·中集·自汗》:"太阳病惟寒伤营者无汗,此外若风湿暑热之邪,初起即令汗自出,至一入阳明,即寒伤营者,其始发热无汗,至此亦漐然汗出,而不恶寒反恶热矣,此之自汗。"

《杂病广要·内因类·汗证》:"内伤之汗,非营虚则卫弱也。何则?以阴乘阳分,自然汗出者,曰自汗,法当调营以益卫。"

《医学入门·外集卷四·杂病分类·内伤类》:"不问昏醒朝夕侵侵出汗者,曰自汗,乃阳气不足卫护。"

《疑难急症简方·卷二·汗》:"盗汗寐时出,自汗寤时出。"

2. 盗汗(寝汗)

《诸病源候论·虚劳病诸候上·虚劳盗汗候》:"盗汗者,因眠睡而身体流汗也。此由阳虚所致。久不已,令人羸瘠枯瘦,心气不足,亡津液故也。"

《诸病源候论·小儿杂病诸候三·盗汗候》:"盗汗者,眠睡而汗自出也。小儿阴阳之气嫩弱,腠理易开,若将养过温,因睡卧阴阳气交,津液发泄,而汗自出也。"

《外台秘要·卷第十三·盗汗方七首》:"盗汗者,因眠睡而身体流汗也。"

《医心方·卷第十三·治阳虚盗汗方第十二》:"《病源论》云:盗汗者因睡眠而身体流汗也,此由阳虚所致。久不已令人羸瘦。"

《伤寒明理论·卷上·盗汗》:"伤寒盗汗,何以明之?盗汗者,谓睡而汗出者也;自汗则不论睡与不睡,自然而出也。及盗汗者,不睡则不能汗出,方其睡也,凑凑然出焉,觉则止而不复出矣。"

《伤寒直指·卷五·辨阳明病脉证治第八》:"盗汗者,睡中汗出也。"

《仁斋直指方论·卷之九·虚汗·虚汗方论》:"睡困则出,醒而复收者,曰盗汗。"

《活人事证方后集·卷之五·盗汗门》:"盗汗者,因眠睡而身体流汗也。"

《活幼心书·卷中·明本论·诸汗》:"有夜睡中而汗自出者,名曰盗汗。"

《金匮钩玄·卷第一·盗汗》:"戴云:盗汗者,睡则汗自出,觉则无矣。非若自汗而自出也。小儿不须治。"

《医学纲目·卷之十七心小肠部·汗》:"(成)盗汗者,谓睡而汗出者也,不睡则不能汗出,方其睡也,溱溱然出,觉则止而不复出矣。"

《普济方·卷一百二十八·伤寒门·辨阳明脉证并治第八》:"若脉但浮而不紧者,止是表热也,必盗汗出。盗汗者,睡而汗出也。阳明病里热者,自汗;表热者,盗汗。"

《秘传证治要诀及类方·卷之九·虚损门·盗汗自汗》:"眠熟而汗出者,曰盗汗,又名一寝汗。"

《伤寒家秘的本卷之二·盗汗》:"盗汗者,睡中则出而醒则止矣。"

《伤寒明理续论卷之六·盗汗》:"盗汗者,睡着则汗出,觉则便不出矣。"

《奇效良方·卷之四十四·自汗盗汗门附论》:"盗汗者,睡而汗出也。"

《普济方·卷三百九十·婴孩心腹痛等疾门·盗汗》:"盗汗者,睡困则出,醒则复收;头汗者,邪搏诸阳,津液上腠,出头上;手足汗出,胃主四肢,阳明之证也。无汗者,寒中荣则无汗,谓腠理闭也。"

《丹溪心法·卷三·盗汗五十》:"盗汗者,谓睡而汗出也,不睡则不能汗出。方其睡熟也,凑凑然出焉,觉则止而不复出矣。非若自汗而自出也。"

《医方选要·卷之七·自汗盗汗门》:"盗汗者,睡而汗出,及觉则不出矣。"

《苍生司命·卷七(贞集)·汗证》:"盗汗者,寐中而通身如浴,醒来方知,属阴虚,荣血之所主也。"

《医学正传·卷之五·汗证》:"若夫自汗与盗汗者,病似而实不同也。其自汗者,无时而濈濈然出,动则为甚,属阳虚,胃气之所司也。盗汗者,寐中而通身如浴,觉来方知,属阴虚,营血之所主也。"

《保婴撮要·卷十·盗汗》:"盗汗者,睡则汗出,寤则汗收也。自汗属阳虚,盗汗属阴虚。"

《医方集宜·卷之四·自汗盗汗门·形证》:"戴云:盗汗者,谓睡中汗出也,不睡则不出。方其睡熟也,凑然出焉,觉则止而不复出矣。非若自汗无拘时而自出也。"

《古今医统大全·卷之十三·伤寒门(上)·证候》:"盗汗者,睡着则汗出,醒则止也。"

《古今医统大全·卷之五十一·盗汗门·病机叙论》:"盗汗者,睡中而汗出也,不睡则不能汗出,方其睡熟也,凑凑然出焉,觉即止,而不复出矣,非若自汗而自出也。"

《古今医统大全·卷之五十一·盗汗门·治法》:"东垣云:盗汗者,寐中而通身出汗如浴,觉来方知,是属阴虚,荣血之所主也,宜补阴降火。"

《明医指掌·卷七·自汗盗汗心汗证十》:"盗汗者,睡而出,觉而收,如寇盗然,故以名之,阴虚火盛也。"

《古今医鉴·卷之七·自汗盗汗》:"夫汗者,心之液也,心动则惕惕然而汗出也。有自汗者,有盗汗者。自汗者,不因发散而自然出也;盗汗者,睡而汗出,及觉则不出矣。"

《幼科发挥·卷之二·心所生病·诸汗》:"盗汗者,梦中自出,醒则干也。"

《医方考·卷四·盗汗门第四十三·当归六黄汤》:"醒而出汗曰自汗,睡去出汗曰盗汗。自汗阳虚,盗汗阴虚也。"

《万病回春·卷之四·汗证》:"盗汗者,属阴虚,睡中而出,醒则止也。"

《考证病源·考证病源七十四种·汗出者有自汗盗汗之名》:"盗汗者,寐中而通身如浴,觉来方知,属于阴虚。"

《松厓医径·卷下·汗证》:"其盗汗者,寐中而通身如浴,觉来方知,属阴虚,荣血之所主也,治宜补阴降火为要,医者宜详辨而推治之。"

《医学原理·卷之九·汗门·论》:"盖人寤则阳气浮于肌表,寐则阳气内行,乘阴之虚下入阴中,蒸逼汗出,名曰盗汗,寤则阳气返表而汗亦收。"

《证治准绳·幼科集之三·心脏部一·汗》:"丹溪云:盗汗者,谓睡而汗出也,不睡则不出。"

《证治准绳·伤寒卷三·阳明病·自汗》:"盗汗者,谓睡而汗出也,方其睡熟,凑凑然出,觉止,而不复出矣。"

《证治准绳·杂病第五册·杂门·汗总论》:"凡眠熟而汗出,醒则倏收者,曰盗汗,亦曰寝汗。"

《医辨·卷之下·汗》:"凡眠熟而汗出,醒则倏收者,曰盗汗,亦曰寝汗。不分寤寐,不由发表而自然汗出者,曰自汗。若劳后因动汗出,非自汗也。"

《医镜·卷之三·痨瘵》:"盖盗汗者,睡去则出,醒来即收,如盗之偷窃,乘其空隙,而惟恐人知,故有盗之名焉。"

《丹溪手镜·卷之上·盗汗》:"睡中出,曰盗汗。"

《婴童类萃·下卷·盗汗自汗论》:"所谓盗汗者,犹贼潜窥人息而行盗也。"

《景岳全书·卷之十二从集·杂证谟·汗证》:"汗出一证,有自汗者,有盗汗者。自汗者,濈濈然无时,而动作则益甚;盗汗者,寐中通身汗出,觉来渐收。"

《济阳纲目·卷五十八·自汗盗汗·论》:"若夫自汗与盗汗者,病似而实不同也。自汗者,无时而濈濈然出,动则为甚,属阳虚,胃气之所司也。盗汗者,寐中通身如浴,觉来方知,属阴虚,荣血之所主也。"

《痰火点雪·卷一·自汗盗汗》:"以阳乘阴分,睡里汗出者曰盗汗,法当滋阴以抑阳。"

《医宗必读·卷之十·不能食·汗》:"睡则汗出,醒则倏收,曰盗汗。"

《幼科折衷·下卷·汗症》:"有睡中汗自出者,曰盗汗,此阳虚所致,久不已,令人羸脊枯瘦,心气不足,津液妄出故也,用茯神汤加黄芪煎服。"

《绛雪丹书·产后上卷·产后诸症总论·盗汗论》："盗汗者,睡中汗出醒来即止,犹盗贼瞰人睡而窃之也,不可与自汗同治。"

《伤寒绪论·卷下·盗汗》："盗汗者,睡即濈濈然汗出,觉则止而不复出矣。"

《病机沙篆·卷下·十二、自汗盗汗》："卧而出汗,醒则倏收,名曰盗汗。"

《伤寒论纲目·卷六·盗汗》："盗汗者,睡中则汗出。"

《伤寒论纲目·卷十·盗汗》："盗汗者,睡而汗出也,睡则胃气行里,表中阳气不致,故津液得泄,觉则气行于表,而汗止矣。"

《医方集解·补养之剂第一·秦艽鳖甲散》："午后盛者,阴虚也;风火相搏,则咳嗽;蒸久血枯,则肌瘦;虚火上炎,则颊赤;睡而汗出,曰盗汗,阴虚也,脉细为虚,脉数为热。"

《医方集解·收涩之剂第十七·当归六黄汤》："醒而出汗曰自汗,属阳虚;睡而出汗曰盗汗,属阴虚。汗者心之阳,寝者肾之阴,阴虚睡熟,卫外之阳,乘虚陷入阴中,表液失其固卫,故濈濈然汗出,觉则阳气复而汗止矣。"

《金匮玉函经二注·卷六·血痹虚劳病脉证治第六》："至盗汗则阳衰因卫虚,而所虚之卫行于阴,当目瞑之时,无气以庇之,故腠开而汗,若一觉则行阳之气,复散于表而汗止矣,故曰盗汗也。夫至盗汗,而其虚可胜道哉。"

《证治汇补·卷之三·外体门·汗病》："盗汗者,睡则出汗,醒则渐收,因阴气空虚,睡则卫气乘虚陷入阴中。"

《汤头歌诀·收涩之剂·当归六黄》："醒而汗出曰自汗,寐而汗出曰盗汗。"

《冯氏锦囊秘录·杂症大小合参卷十二·方脉自汗盗汗合参》："睡而出汗曰盗汗,属阴虚。"

《冯氏锦囊秘录·杂症大小合参卷十二·儿科盗汗自汗》："盗汗者,睡熟则出,醒则复收,意同盗贼之义也。"

《冯氏锦囊秘录·杂症大小合参卷十二·方脉自汗盗汗合参·当归六黄汤》："盗汗者,乘人之睡而出,有如盗也。"

《张氏医通·卷九·杂门·汗》："盗汗者,寐中通身汗出,觉来渐收……当卫气行阴,目瞑,虚。""汗出一证,有自汗者,有盗汗者。自汗者,濈濈然无时,而动作则益甚;盗汗者,寐中通身汗出,觉来渐收。"

《济世全书·震集卷四·补益·自汗盗汗》："盗汗者,睡而汗出及觉则不出矣。"

《伤寒大白·卷三·盗汗》："盗汗者,睡中乃出,醒则止矣。"

《胎产心法·卷之下·脱汗亡阳及诸汗论》："盗汗者,睡中汗出,醒来即止,犹盗贼之瞰人睡而盗之,谓之盗汗,非自汗可比。"

《不居集·上集卷之十二·各名家治虚损法·虚损痨瘵论》："盗汗自汗,虚不暇言矣。然均之为汗也,何为有盗与自之异耶?盖盗汗者,睡即出,醒来即收,如盗之偷窃,乘其虚隙,而惟恐人知,故有盗汗之名焉。"

《不居集·上集卷之二十·自汗盗汗》："盗汗者,寐中通身汗出,觉来即收。"

《删补名医方论·卷一》："寤而汗出曰自汗,寐而汗出曰盗汗。"

《叶氏医效秘传·卷二·伤寒诸证论·盗汗》："盗汗者,谓睡去则出,醒来则止。"

《临证指南医案·卷三·汗》："盗汗者,即《内经》所云寝汗也,睡熟则出,醒则渐收,由阳蒸于阴分也,故阳虚自汗。"

《叶选医衡·卷下·自汗盗汗论》："盗汗者眠熟则出,醒则倏然而收,即《内经》之寝汗,阳蒸于阴分也,当归六黄汤主之。"

《医碥·卷之三·杂症·汗》："盗汗者,寤时无汗,寐时汗出,如盗乘人睡熟而出也。"

《杂症会心录·卷上·盗汗》："盗汗者,乘人睡熟而出,意同盗贼之义也。"

《成方切用·卷二上·补养门·秦艽鳖甲散》："风火相搏则咳嗽,蒸久血枯则肌瘦,虚火上炎则颊赤,睡而汗出曰盗汗,阴虚也。脉细为虚,脉数为热。"

《成方切用·卷二下·涩固门·柏子仁丸》："睡而汗出曰盗汗,属阴虚者居多。"

《兰台轨范·卷八·小儿·五脏杂症主治》："盗汗者,肌肉虚而睡中汗出也。"

《一见能医·卷之六·病因赋中·汗出者有自盗之名》："自汗者,无时而濈濈然出,动则为甚,属于阳虚。盗汗者,寐中而通身如浴,觉来方知,属于阴虚。"

《杂病源流犀烛·卷七·诸汗源流》："睡则汗出,醒则倏收,名曰盗汗。"

《金匮玉函要略辑义·卷二·血痹虚劳病脉证并治第六》："《巢源》虚劳盗汗候云:盗汗者,因眠睡而身体流汗也,此由阳虚所致,久不已,令人羸瘠枯瘦,心气不足,亡津液故也。"

《医学实在易·卷二·表证条·瘟疫诗》："阴虚盗汗为素禀不足。夜间发热,睡时汗出,醒即渐收,故曰盗汗,宜当归六黄汤。"

《医学从众录·卷六·自汗盗汗》："盗汗者,睡而汗出,醒而汗收,属阴虚,宜当归六黄汤,以补阴清火。"

《伤寒广要·卷三·辨证·盗汗》："伤寒盗汗,何以明之?盗汗者,谓睡而汗出者也;自汗则不,或睡与不睡,自然而出也。及盗汗者,不睡则不能汗出,方其睡也,濈濈然出焉,觉则止而不复出矣。"

《医林改错·卷上·血府逐瘀汤所治症目·天亮出汗》："因出汗醒,名曰盗汗,盗散人之气血,此是千古不易之定论。"

《类证治裁·卷之二·汗症论治》："盗汗者,寐中窃出,醒后倏收,由阴虚不能内营而敛藏也。"

《金匮玉函要略述义·卷上·血痹虚劳病脉证并治第六》："至盗汗,则阳衰因卫虚,而所虚之卫行于阴,当目瞑之时,无气以庇之,故腠开而汗。若一觉,则行阳之气,复散于表,而汗止矣,故曰盗汗也。夫至盗汗,而其虚可胜道哉。"

《杂病广要·内因类·汗证》："或睡着汗出,名曰盗汗,或云寝汗。若其饮食劳役,负重涉远,登顿疾走,因动汗出,非自汗也。"

《伤寒论阳明病释四卷·卷一·〈伤寒论〉阳明病释一》："阳明病,脉浮而紧者,必潮热发作有时。但浮者,必盗汗出。此言脉不紧而但浮,则邪犹向外。其阳虽盛,而卫气行阴,则阳便得和,故目合即能有汗。名曰盗汗,非虚汗也。"

《伤寒论阳明病释四卷·卷三·〈伤寒论〉阳明病释三》："盗汗者,睡中汗出。睡则卫气行里,表中阳气不致,故津液得出。觉则气行于表而汗止。"

《医法圆通·卷二·虚劳》："夜分乃阳气潜藏之时,然而夜分实阴盛之候,阴盛可以逼阳于外,阳浮外亡,血液随之,故汗出,曰盗汗。医者不知其为阳虚,不能镇纳阴气,阴气外越,血液亦出,阴盛隔阳于外,阳不得潜,亦汗出。此旨甚微,学者务须在互根处会。"

《妇科秘书·脱汗亡阳及诸汗论》："盗汗者,睡中汗出,醒来即止,犹盗贼之瞰人睡而盗之,谓之盗汗,非自汗可比也。"

《医学摘粹·杂证要法·虚证类·盗汗自汗》："阴虚盗汗。盗汗者,时常发热,睡时出汗,醒时即收也。"

《经方实验录·第一集中卷·第五四案桂枝加龙骨牡蛎汤证》："盗汗者,因眠睡而身体流汗也。此由阳虚所致,久不已,令人羸瘠枯瘦,心气不足,亡津液故也。"

二、汗证的分类命名

古代文献通常依据不同病情、发病部位、预后特点对汗证进行命名。其中按照不同病情,汗证可分为阴汗与阳汗;按照发病部位,可分为头汗、手足汗与偏沮;按照预后特点,可以分为战汗、绝汗。

(一)按病情命名

阴汗、阳汗

《景岳全书·卷之十二从集·杂证谟·汗证》："汗证有阴阳。阳汗者,热汗也;阴汗者,冷汗也。"

《张氏医通·卷九·杂门·汗》："汗证有阴阳,阳汗者,热汗也;阴汗者,冷汗也,人但知热能致汗,而不知寒亦致汗……极寒反汗出,身必冷如冰,是皆阴汗之谓也。"

(二)按发病部位命名

1. 头汗

《普济方·卷一百二十二·伤寒门·头汗》："伤寒头汗者,盖头者诸阳之会也,邪搏诸阳,津液上凑,则汗见于头也。"

《普济方·卷三百九十·婴孩心腹痛等疾门·盗汗》："头汗者,邪搏诸阳,津液上腠,出头上。"

《伤寒六书·伤寒家秘的本卷之二·头汗》："头汗者,邪搏诸阳之者,则汗见于头,至颈而还也。若遍身自汗出,谓之热越。今热不得越而阳气上腾,津液上凑,故汗出于头。"

《伤寒六书·卷之五·论伤寒见证识病法》:

"头汗者,里有瘀血,必发黄也。"

《伤寒六书·伤寒明理续论卷之六·头汗》:"诸阳经络循于头,三阴则至项而还。头汗者,邪搏诸阳,则汗见于头也。若遍身汗者,为之热越。今热不得越而阳气上腾,津液上凑,故但头汗耳。"

《古今医统大全·卷之十三·伤寒门(上)·证候》:"头为诸阳之首,诸阳经络循于头,三阴之经则至颈而还。故头汗者,邪传诸阳,津液上凑,则汗见于头也。"

《幼科发挥·卷之二·心所生病·诸汗》:"汗者,心之液也,唯头汗不必治,小儿纯阳之体,头者,诸阳之会,心属火,头汗者,炎上之象也。故头汗者,乃清阳发越之象,不必治也。"

《万病回春·卷之四·汗证》:"头汗者,邪搏诸阳之首也。"

《证治准绳·伤寒卷三·阳明病·自汗》:"头乃诸阳之会,热蒸于阳,故但头汗出也;三阴无头汗,其经不上头,故也遍身有汗,谓之热越。但头汗出,而身无汗者,热不得越而上达也。"

《景岳全书·卷之八须集·伤寒典(下)·头汗》:"头汗之证有二,一为邪热上壅,一为阳气内脱也。盖头为诸阳之会,凡伤寒遍身得汗者,谓之热越,若身无汗,则热不得越而上蒸阳分,故但头汗出也。治热蒸者,可清可散,甚者可下,在去其热而病自愈。"

《医宗必读·卷之五·伤寒·盗汗》:"头汗者,热不得越,阳气上腾,谵语,承气汤。"

《伤寒论纲目·卷十·头汗》:"病人表实里虚,元府不开,则阳气上出,汗见于头。凡头汗出者,五内干枯,胞中空虚,津液少也。"

《证治汇补·卷之三·外体门·汗病》:"头汗者,以六阳之脉,上循于头,三阴之经,至颈而还,阴虚阳浮,故汗出头颈,不能周身。有相火迫其肾水上行心之分野者,有阳气失所依附飞越于高巅者,有寒湿相搏者,有瘀血内蓄者,若关格小便不通而头汗者难治,及阳脱唇舌口鼻清冷而头汗者,亦不治。"

《伤寒大白·卷三·头汗》:"外感发热,必得遍身汗出,方得邪气外解。然所以致其汗出者,皆赖胃阳敷布,而能升降阴阳发越毛窍者也。故凡中焦无病,则上下通达,遍身汗出而解。若中焦痞塞,则热结、水结、寒结、痰结、气滞、夹食、蓄血,皆能壅滞经络,但头有汗,遍身无汗,邪气不能外解。是以头汗非轻症也,然亦有各条分别。"

《一见能医·卷之六·病因赋中》:"头汗者,以六阳之脉上循于头,三阴之经到颈而还,阴虚阳浮,故汗出头项,不能周身。"

《松峰说疫·卷之二·论治·瘟症杂症治略》:"头汗总为邪热上壅,而阳气内脱者间或有之。头为诸阳之会,三阴经不上头,故无头汗,所以头汗属阳经。凡遍身有汗,谓之热越,若热不得越,而上蒸阳分,阳气上冲,津液上凑,故但头汗出也……景岳则以便结腹胀痛,而头汗者,宜承气以下之也。视头汗之兼症,而下与否殊施耳。"

《医阶辨证·头汗手足汗辨》:"头汗者,剂颈而还下却无汗;手足汗者,手足偏多余无汗。"

《证治针经·卷一·汗》:"头汗者,中有热而莫泄。"

《伤寒寻源·中集·头汗》:"又有真阳上脱而头汗者,《经》云:关格不通,不得尿,头无汗者生,有汗者死。又云:湿家下之其人额上汗出,微喘者死,此绝证不可治也。"

《环溪草堂医案·卷一·风温温热》:"头汗者,阴不守而阳越也。"

2. 手足汗

《伤寒明理论·卷上·手足汗》:"伤寒手足汗出,何以明之,四肢者,诸阳之本,而胃主四肢。"

《伤寒直指·卷十二·类证三·振战栗》:"手足汗,胃主四末,为津液之主。手足汗出,为热聚于胃,是津液之旁达也。《经》曰:手足濈然汗出者,大便已硬。又曰:手足汗出,大便难而谵语,二者,便宜下之。"

《普济方·卷一百二十二·伤寒门·手足汗》:"伤寒手足汗出者,盖四肢为诸阳之本,而胃主四肢,手足汗出者,阳明之证也。"

《伤寒六书·伤寒家秘的本卷之二·手足汗》:"手足汗者,手足乃诸阳之本,热聚于胃腑,则津液旁达于四肢也。"

《古今医统大全·卷之十三·伤寒门(上)·证候》:"伤寒手足汗者,太阳传入阳明之府,热聚于胃,则津液旁达于四肢也。"

《赤水玄珠·第十一卷·汗门·手足汗》:"手足汗乃脾胃湿热内郁所致,脾胃主四肢。亦有肠胃中有实热者,仲景承气症,谓手足濈濈然汗出,乃肠胃热甚而傍达四肢也。"

《证治准绳·伤寒卷三·阳明病·自汗》："胃主四肢，为津液之主，故病则手足汗出也，手足汗出，为热聚于胃，是津液之旁达也。《经》曰，手足濈然汗出，大便已硬。又曰：手足汗出，大便难而谵语，二者俱宜下之。又阳明中寒，不能食，小便不利，手足濈然汗出，此欲作痼瘕，不下为宜。"

《伤寒绪论·卷下·手足腋股汗》："手足汗出者，为热聚于胃。胃为津液之府，以热蕴于内，故津液旁达也。"

《张氏医通·卷九·杂门·汗》："手足汗，脾胃湿蒸。傍达于四肢。"

《伤寒心法要诀·卷二·手足汗》："手足濈濈然汗出，便硬尿利本当攻，寒中汗冷尿不利，攻之固瘕泻澄清。"

《叶氏医效秘传·卷二·伤寒诸证论·手足汗》："手足汗出者，是阳明之症也。然有自汗出，有头汗出，有手足汗出者，悉属阳明也。"

《医碥·卷之三·杂症·汗》："手足汗，别处无汗，脾胃之热达于四肢也。（脾胃主肌肉、四肢，热达于肌肉则体汗，若达于四肢则手足汗耳）"

《杂病源流犀烛·卷七·诸汗源流》："而又有手足汗者，液自胃府旁达于外，则手足自汗。有热聚胃府，逼而出之者，此阳明病也，必当下（宜大柴胡汤）。"

《伤寒指掌·卷一·阳明本病述古·手足汗》："胃主四肢，为热聚于胃，其津液旁达也，阳明病手足汗，潮热谵语，便硬者可下。"

《感症宝筏·卷之二上·阳明经证·阳明本病述古》："胃主四肢，手足汗为热聚于胃，其津液旁达于手足也，宜清泄（胃热手足汗，宜清）。"

《医阶辨证·头汗手足汗辨》："头汗者，剂颈而还下却无汗；手足汗者，手足偏多余无汗。"

《医会元要·藏府所主》："手足汗，胃热所致。阴汗，肾虚阳衰也。"

《伤寒广要·卷三·辨证·手足汗》："伤寒手足汗出，何以明之？四肢者，诸阳之本，而胃主四肢，手足汗出者，阳明之证也。"

《医述·卷三·伤寒提钩·伤寒》："胃主四肢，为津液之主。今热聚于胃，致令手足汗出，乃津液之旁达也。《经》曰：手足汗出，大便难而谵语，宜下之。又阳明中寒，不能食，小便不利，手足濈然汗出，此欲作痼瘕。"

《伤寒寻源·中集·头汗》："手足汗乃专属阳明证。《经》云：手足濈然汗出者，此大便已硬也，手足濈濈汗出，大便难而谵语者。"

3. 偏沮

《明医杂著·卷之四·风症》："《经》云：汗出偏沮，使人偏枯。如树木一枝津液不到，则此枝枯槁，被风所害。由此观之，实因肝肾二经精血枯槁之所致也。"

《素问吴注·〈黄帝内经素问〉第一卷·生气通天论三》："汗出偏沮，使人偏枯。沮，慈吕切。沮，止也。身常汗出而偏止者，久久偏枯，半身不遂，此由中于风邪使然。"

《读素问钞·卷上之四·病能》："汗出偏沮，使人偏枯。（续身常偏汗出而润湿者，久久偏枯）"

《证治准绳·女科卷之二·杂症门上·中风》："《内经》云：汗出偏沮，使人偏枯。详其义理，如树木或有一边津液不荫注而先枯槁，然后被风所害。人之身体，或有一边血气不能荣养而先枯槁，然后被风所苦，其理显然。"

《类经·十三卷·疾病类》："汗出偏沮，使人偏枯。（沮，伤也，坏也。有病偏汗者，或左或右，浸润不止，气血有所偏沮，久之则卫气不固于外，营气失守于中，故当为半身不遂偏枯之患。沮，将鱼切）"

《素问经注节解·内篇卷之一·生气通天论》："汗出偏沮，使人偏枯。[按]阳气盛则汗出通身，阳虚则气不周流，而汗出一偏矣。气阻一边，故云偏沮，是名偏枯，今之半身不遂等证是也。"

《黄帝内经素问集注·卷一·生气通天论篇第三》："沮音，疽痤才何切。坐，平声，痱音费皷织加，切音柞。丁即疔沮，湿也；痤，小疖也；痱，如疹之类。皷，面鼻赤瘰也。此言阳气者，外卫于皮肤，充塞于四体，若天气之运用于六合九州之外，而为阴之固也。如汗出而止半身沮湿者，是阳气虚而不能充身遍泽，必有偏枯之患矣。如汗出见湿，湿热郁于皮肤之间，则生痤痱矣。"

《内经博议·卷之三·述病部上·阴阳第一》："若不客者矣，失其柔则又偏于为刚，而汗出偏沮。偏沮者，半与营和而半否也，偏枯之症起矣。又卫气不固则玄腑方开，寒水乘之，热郁玄腑,甚则痤疿,微亦痱疹。"

《素问灵枢类纂约注·卷中·病机第三》:"汗出偏沮,使人偏枯(沮,止也;偏,不遍也,阳气不能周于一身,无汗之处,必有半身不遂之患)。"

《医经原旨·卷四·疾病第九·阴阳》:"汗出偏沮,使人偏枯。(沮,伤也,坏也。有病偏汗者,或左或右,浸润不止,气血有所偏沮,久之则卫气不固于外,营气失守于中,故当为半身不遂偏枯之患。沮,将鱼切)"

《素问识·卷一·生气通天论篇第三》:"汗出偏沮,马云:人当汗出之时,或左或右,一偏阻塞而无汗,则无汗之半体,他日必有偏枯之患。吴云:沮,止也。张云:沮,伤也,坏也。志高并云:湿也。[简按]沮,王为沮泄之义,诸注不一。考《千金》作祖;又'养生门'云:凡大汗勿偏脱衣,喜得偏风半身不遂(《巢源》引养生方同);《灵》'刺节真邪'云:虚邪偏客于身半,其入深,内居荣卫,荣卫稍衰,真气去,邪气独留,发为偏枯。乃其作祖似是,下文曰汗出见湿,曰高粱之变,曰劳汗当风,皆有为而发疾者,其义可见也。"

《针灸逢源·卷二·素问经文·素问生气通天论》:"汗出偏沮(湿也),使人偏枯(身常汗出半边者,气血有所偏沮。久则营气不固,营气失守,故为偏枯,即半身不遂也)。"

《灵素节注类编·卷五·外感内伤总论·经解》:"夫气主煦之,血主濡之,阳气乖逆,则营卫不和,而汗出偏沮,沮者,漏泄也。《月令》所云:地气沮泄,是津液不能周流,乃从或左或右而漏泄,以成偏枯之证也。"

《读医随笔·卷一·证治总论·升降出入论》:"《内经》曰:汗出偏沮,使人偏枯。故偏枯者,横气不能左右相通也。"

(三)按预后特点命名

1. 战汗

《类经·十三卷·疾病类·病机》:"有伤寒将解而为战汗者,如仲景曰:其人本虚,是以作战。成无己曰:战栗者,皆阴阳之争也。伤寒欲解将汗之时,正气内实,邪不能与之争,则便汗出而不发战;邪气欲出,其人本虚,邪与正争,微者为振,甚者则战。"

《素问经注节解·外篇卷之五·至真要大论》:"有伤寒将解而为战汗者,如仲景曰:其人本虚,是以作战;成无己曰:战栗者,阴阳之争也。伤寒欲解将汗之时,正气内实,邪不能与之争,则便汗出而不发战,邪气欲出,其人本虚,邪与正争,微者为振,甚者为战。皆言伤寒之战汗,必因于虚也。"

《温证指归·卷二·诸汗》:"当知战汗乃阴阳交和,表里通达,自然而然,非可强致也。"

《温病之研究·卷上·战汗》:"凡战汗候,伏邪已溃,欲离不离,表无大热,里无实证,但有肌热,不增不减,数日不解,而津液微回。"

《证治针经·卷一·下篇》:"战汗乃邪正相争,身振掉而寒热陡作;寒栗乃邪强正怯,但颤栗而寒热不形。先栗后战,由阴出阳可喜;先战后栗,欲出反入堪惊。七朝战汗者,五六日即形躁扰;二七战汗者,十二三状必凶危。但栗不战,必成寒逆,须急温而熨灸;既战漏汗,息寒身冷,惟回阳以冀瘥。"

《伤寒广要·卷四·太阳病·战汗诸证》:"伤寒六七日欲解之时,当战而汗出。其有但心栗而鼓颔,身不战者,已而遂成寒逆,似此证多不得解,何者?以阴气内盛,正气太虚,不能胜邪,反为邪所胜也。非大热剂,与其灼艾,又焉得而御之。"

《医略十三篇·卷八·伏邪第八》:"昨药后,熟寐通宵,寅初忽觉憎寒,须臾寒战如疟,引被自覆,遍身悉冷,四肢厥逆,脉细如丝,神情萧索。卯正遍身灼热,屏去衣被,躁扰不安,欲起者再,倏然大汗淋漓,始自头项,下溉周身,汗之到处,灼热遽除,如汤沃雪。食顷脉静身凉,神清气爽,诸证如失。此非转疟,乃战汗也。"

《医略十二篇·卷九·痎疟第九》:"战汗者,正不容邪,大战于营卫之间,正胜而复,犹疟之意也。"

《伤寒寻源·中集·战汗》:"战汗者,邪正相争也。《经》云:脉浮而紧,按之反芤,此为本虚,故当战而汗出也。其人本虚,故当发战,以脉浮,故当汗出而解。"

《医法圆通·卷二·汗证》:"夫曰:战汗者,由正气鼓动,与外入之邪气相攻,客邪外越,骤然战栗不已,汗大出,汗止而战栗自然不作,病即立瘥。"

《中西温热串解·卷二·战汗》:"时行热病,不论初起、传变、末后,俱以战汗为佳兆。以战则邪正相争,汗则正逐邪出。"

《经方实验录·第一集下卷·第九七案阳明战汗》:"战汗者,破釜沉舟、背城借一之谓也。战而胜则生,不胜则死。一战不决,则再三战,以求其果。"

2. 绝汗

《类经·十八卷·疾病类·十二经终》:"绝汗者,暴出如油,不能收也。"

《内经知要·卷下·病能》:"阳气不能卫外而为固,则汗泄。绝汗者,其形如珠,凝而不流,或气喘不休,汗出如洗者是也。"

《黄帝内经素问集注·卷三·诊要经终论篇第十六》:"绝汗者,津液外亡也。"

《难经疏证·黄帝八十一难经疏证卷上》:"绝汗者,乃汗出如珠。"

【辨病因】

汗证的病因大多为内因,其中既有病后体虚导致的汗液外泄,亦有情志不畅所致的汗液自出,也有嗜食辛辣导致湿热内蕴于体,邪热郁蒸的汗液外泄,这些均为汗证的病因。

一、概论

《圣济总录·卷第二十二·中风伤寒》:"论曰:中风伤寒,三阳三阴,候各不同。太阳中风,其脉阳浮阴弱,其证发热自汗,盖阳浮热自发,阴弱汗自出,啬啬恶寒,淅淅恶风,翕翕发热,鼻鸣干呕。"

《伤寒明理论·卷上·自汗》:"自汗者,谓不因发散而自然汗出者是也。《内经》曰:阳气卫外而为固也。卫为阳,言卫护皮肤,肥实腠理,禁固津液,不得妄泄。汗者,干之而出,邪气干于卫气,气不能卫固于外,则皮肤为之缓,腠理为之疏,由是而津液妄泄,溅溅然润然出,谓之自汗也。"

《伤寒六书·伤寒明理续论卷之六·无汗》:"若风、暑、湿干之,则自汗出矣。"

《医方集宜·卷之四·自汗盗汗门·病源》:"自汗属气虚,有阳虚,有湿,有痰;盗汗属血虚,有阴虚,有火。夫汗者,心之液也,心动则惕然而汗出也,有自汗、有盗汗。自汗者,因发表而自然出也;盗汗者,睡而汗出,及觉而汗即止也。大抵体虚之人,或为风暑湿热之邪侵伤卫气,以致腠理不密,阳气外泄,而汗自出矣;或因房劳、惊怖,损伤心血,而汗自睡中盗出也。"

《古今医统大全·卷之五十一·自汗门·病机》:"而自汗之证,未有不由心肾俱虚而得之。故阴虚阳必凑,发热而自汗;阳虚阴必乘,发厥而自汗,皆阴阳偏胜所致也。"

《医方考·卷四·五疸门第三十四·桂枝加黄芪汤》:"邪伤其卫,故自汗。"

《仁术便览·卷三·自汗》:"汗乃心之液,自汗之症,未有不因心肾俱虚而得者。"

《素问吴注·黄帝内经素问第一卷·生气通天论三》:"暑为阳邪,能疏泄万物,故令人自汗。"

《丹台玉案·卷之四·痨瘵门·附盗汗自汗》:"自汗属肺,肺气不收故自汗。"

《张卿子伤寒论·卷三·辨太阳病脉证并治第六》:"病有汗出而喘者,为自汗出而喘也,即邪气外甚所致。"

《素问经注节解·内篇卷之一·生气通天论》:"暑热伤气,气虚故自汗。暑为热邪,虽已自汗,仍须汗解。'热论篇'曰:'暑当与汗皆出勿止'也。未尽者,汗出不已,病之自汗者也。自汗不止,形自弱而气自烁矣。"

《素问经注节解·内篇卷之三·评热病论》:"太阳为表,少阴为里,表虚而风入之,故自汗而身热。"

《伤寒论注·卷一·桂枝汤证上》:"病人藏无他病,时发热,自汗出而不愈者,此卫气不和也。病尝自汗出者,此为营气和。此无热而常自汗者,其营气本足。不和见卫强,不谐见营弱,弱则不能合,强则不能密,皆令自汗。此只自汗一症,即不发热者亦用之,更见桂枝方于自汗为亲切耳……前自汗,乃卫中邪汗。"

《黄帝内经素问集注·卷一·生气通天论篇第三》:"按《伤寒论》曰:病常自汗出者,此卫气不和也,复发其汗,荣卫和则愈。故因于暑而汗出者,暑伤阳而卫气不和也;汗出而散者,得荣卫和而汗出乃解也。"

《成方切用·卷七上·消暑门·清暑益气汤》:"胸满气促,身热心烦,口渴恶食,自汗身重,肢体疼痛。暑先入心,汗为心液,故自汗。"

《温病条辨·卷首·原病篇》:"暑中有火,性急而疏泄,故令人自汗。"

《医学指要·卷二·调护水火论》:"由是饮食不化,泄泻无度,丹田不暖,筋骨无力,梦遗精滑,眩晕自汗,卒倒僵仆,此其候也。"

《痧胀玉衡·后卷·自汗盗汗惊惶痧》:"自汗阳亏,盗汗阴弱,闻声而惊震,遇响而惶惧者,虚极之候。"

《退思集类方歌注·防己汤类·防己黄芪汤》:"此治风水与诸湿,身重(为湿)汗出。湿邪多汗,伤于风者,必自汗出。"

二、六淫外袭

汗证的病因之一为外邪侵袭。风邪侵犯肺卫,肌肤腠理开泄失司,使自汗出;湿热蕴结于里,交结互蒸,也可使自汗出。两者均属外感六淫。

1. 风邪犯卫

《伤寒直指·卷十五·名论一·伤寒同异》:"风邪伤卫,卫伤则自汗,太阳受风,不能护卫,腠理疏而汗泄。"

《仁斋直指方论·卷之九·虚汗·虚汗方论》:"若风、若暑、若湿,邪气与卫气相干,以致喜怒惊恐,嗜欲劳伤,皆能致之。"

《普济方·卷一百二十二·伤寒门·无汗》:"其伤寒无汗,则腠理致密也,风中卫则自汗。"

《金镜内台方议·卷之一·桂枝汤(一)·桂枝汤议》:"议曰:中风者,乃风邪之气伤人卫气而成此证也。卫气受风则强,强则自汗出而常恶风。"

《伤寒六书·伤寒琐言卷之一·辨张仲景伤寒论》:"脉之缓者,亦用桂枝汤又何耶?曰:风则伤卫,卫伤则自汗。"

《伤寒缵论·正方·大青龙汤》:"藏机若风伤卫,则自汗恶风。"

《外经微言·八卷·风寒殊异篇》:"风后曰:伤风自汗何也?岐伯曰:伤寒之邪,寒邪也;伤风之邪,风邪也。"

2. 湿热侵袭

《脉因证治·卷二·自汗头汗》:"湿能自汗,热能自汗,痰亦自汗、头汗。"

《类经·十六卷·疾病类·热食汗出》:"黄帝曰:人有热饮食下胃,其气未定汗则出,或出于面,或出于背,或出于身半,其不循卫气之道而出何也?(饮食入胃,其气各有所行,如'经脉别论'曰:散精于肝,淫气于筋,浊气归心,淫精于脉之类是也。卫气之道,昼行于阳,夜行于阴,有常度也。今有热饮食者,方入于胃,其气之留行未定而汗辄外泄,出无方所,是不循卫气之道也,故以为问)岐伯曰:此外伤于风,内开腠理,毛蒸理泄,卫气走之,固不得循其道。(风为阳邪,有外热也。热食气悍,因内热也。热之所聚,则开发腠理,所以毛蒸理泄而卫气走之,故不循其常道也。)此气慓悍滑疾,见开而出,故不得从其道,故命曰漏泄。"

《神农本草经疏·卷六·草部上品之上·术》:"止汗除热消食者,湿热盛则自汗,湿邪客则发热。"

《伤寒论纲目·卷十·不大便》:"汗出利小便,皆能使其人津液亡耗也,津液亦以胃为归,亡耗则胃中干燥而里热生,里热生则在表之风寒亦随变热,里热外蒸,故自汗出。"

《张氏医通·卷九·杂门·汗》:"包络之火郁发也,肾之阴不能退藏于密,则盗汗出,阴火乘虚蒸发也。"

《顾松园医镜·卷六射集·温热·伤寒温病附方》:"邪入于内,故不恶寒而反恶热,热蒸腾达,故自汗。"

《顾松园医镜·卷十二书集·汗》:"有湿热自汗者,譬之土气,湿热蒸为雨露,故湿无热不作汗,湿得热而蒸之,则自汗矣。"

《疡医大全·卷四十·附刊寒门秘法·表里俱见》:"自汗何为里证?《经》云:寒则腠理闭塞,热则腠理开疏,太阳始受寒邪,未化为热,腠理致密无汗,当用麻黄汤。始无汗忽变为有汗者,知热已入腑,熏蒸鼎沸,故自汗为里证。"

《时方歌括·卷下·滑可去著·一味白术酒》:"湿乘脾土肌肉发黄也,湿久郁而为热,湿热交蒸,故自汗而热发也。"

《伤寒论辑义·卷四·辨阳明病脉证并治》:"热蒸肌腠,故自汗也。"

《神农本草经读·卷之一·上品·白术》:"湿与热交蒸,则自汗而发热也。"

《退思集类方歌注·白虎汤类·竹叶石膏汤》:"三阳合病而盗汗出,是胃火盛而肝火乘之也。厥阴为里之阖,阳明为表之阖,二经有火,则反开而不阖,故盗汗出。"

三、情志不调

《辨证录·卷之七·汗症门》:"然心虽无宁静之气,未常无专主之权,徒然烦躁,而相火尚不敢显背夫心,以自越出于躯壳之外,但乘心假寐,乃窃其资重而潜移耳。故盗汗之出与自汗之出,实有不同。自汗者,心不得而自主也;盗汗者,心尚能操其意。"

《脉确·散》:"散,主气实血虚。心主血,血虚则心神恍惚不宁,曰怔忡;气实者,邪气实也,邪气实则热,热则气泄故自汗。"

四、劳倦内伤

汗证劳倦内伤的病因主要分为两大类,一种是正气虚衰,也就是体虚,主要体现在素体虚弱或病后体虚所致的肺气耗伤,肺主皮毛,肺气不固,腠理疏松,故表虚而汗出;或本有表虚肺弱,又受风邪侵袭,营卫不调,卫气固表不力,亦可使汗自出。

1. 病后体虚

《诸病源候论·伤寒病诸候下·伤寒病后虚汗候》:"夫诸阳在表,阳气虚则自汗。心主于汗,心脏偏虚,故其液妄出也。"

《太平圣惠方·卷第七十八·治产后虚汗不止诸方》:"夫虚汗不止者,由阴气虚而阳气加之,里虚表实,阳气独发于外,故汗出也。"

《普济本事方·卷第八·伤寒时疫(上)·麻黄汤》:"仲景'桂枝第十九证'云:病常自汗出者,此为荣气和。荣气和者,外不谐,以卫气不共荣气和谐故尔。以荣行脉中,卫行脉外,复发其汗,荣卫和则愈,宜桂枝汤。"

《普济本事方·卷第九·伤寒时疫(下)·辨少阴脉紧证》:"仲景浮为在表,沉为在里。然表症有虚有实。浮而有力者,表实也,故无汗不恶风。浮而无力者,表虚也,故自汗恶风。"

《伤寒直指·卷三·辨太阳病脉证治上第五》:"伤风为阳邪伤卫,腠理疏,故自汗而恶风。"

《伤寒直指·卷四·辨太阳病脉证治下第七》:"病发于阳,为太阳中风证,故盗汗出,恶寒,当以桂枝汗之。今医反下,虚其里气,邪热乘虚结于膈上,胃在膈下,故胃中反空虚,而客气动膈也。"

《三因极一病证方论·卷之二·料简类例》:"且人之冒风也,轻则为伤,重则为中,盖风散气,动于阳,腠理开,故自汗而恶风。"

《脉症治方·卷之一·风门·伤风》:"风邪客之,则腠理反疏,不能卫护,故自汗而恶风也。"

《明医指掌·卷一·病机赋》:"阳虚则腠理不密,故自汗。阴虚则相火动,故盗汗出于夜,寐出寤敛,有似于盗,故名盗汗。"

《仁术便览·卷三·自汗》:"气虚,属湿与热痰病,亦有汗。汗乃心之液,自汗之症,未有不因心肾俱虚而得者。"

《简明医彀·卷之四·自汗》:"人赖卫气固其表,卫弱则自汗津津时泄,当补阳助卫,腠理可实矣。"

《丹台玉案·卷之四·痨瘵门·附盗汗自汗》:"盗汗属心,自汗属肺,心神不守故盗汗,肺气不收故自汗,久久不愈令人丧魄。"

《病机沙篆·卷下·自汗盗汗》:"盖心之阳不能卫外而为固,则自汗出;肾之阴不能退藏而为密,则盗汗出。"

《素问经注节解·内篇·卷之一·生气通天论》:"此言因于暑之为病也。暑热伤气,气虚故自汗。"

《温热暑疫全书·卷一·温病方论》:"但欲眠睡者,热聚于胆也。目合则汗者,少阳少血,虚则不与阳和,寐属阴,故盗汗出也。"

《辨证奇闻·卷七·汗症》:"然心君虽无宁静之气,未尝无专主之权,徒然烦躁,相火尚不敢显背君主,越出躯壳,乘君假寐,乃窃资重潜移,故盗汗与自汗实不同。自汗,心不得自主;盗汗,心尚能操意。"

《证治汇补·卷之三·外体门·汗病》:"汗乃心液,在内为血,在外为汗,肾复主液,在内为液,在外亦为汗,故自汗必由心肾虚而得之。"

《订正仲景全书伤寒论注·卷十二·辨温病脉证并治篇》:"风邪伤卫,表气不固,故自汗出,壮热伤气,故身重倦,声微语难出也。"

2. 素体虚弱

《证治准绳·幼科集之五·心脏部三·痘疮(中)》:"痘疹之火,由里达表,干于卫气,皮肤为之缓,腠理为之疏,津液外泄,故自汗也。凡病自汗,宜遽止之。"

《丹台玉案·卷之四·痨瘵门·附盗汗自汗》:"盗汗属心,自汗属肺,心神不守故盗汗,肺气不收故自汗,久久不愈令人丧魄。"

《伤寒缵论·卷上·太阳上篇》:"上条但言脉浮恶寒,而未辨其风寒营卫。此条即言脉浮缓发热自汗,而始识其为风伤卫也。风属阳从卫而入,《经》云:阳者,卫外而为固也。今卫疏故自汗出而脉缓。"

《病机沙篆·卷下·自汗盗汗》:"仲景云:肉极则津脱腠开,汗大出;《巢氏》曰:劳症阳虚津泄多汗;又云:心热则腠理开而汗出。"

《素问经注节解·内篇卷之三·评热病论》:"汗出,汗自出也。太阳为表,少阴为里,表虚而风入之,故自汗而身热。"

《黄帝内经素问集注·卷一·生气通天论篇第三》:"按《伤寒论》曰:病常自汗出者,此卫气不和也,复发其汗,荣卫和则愈。故因于暑而汗出者,暑伤阳而卫气不和也;汗出而散者,得荣卫和而汗出乃解也。"

《伤寒论辩证广注·卷之三·辨太阳病脉证并治法上·桂枝加葛根汤方》:"自汗出者,谓有时发热,有时不甚热,有时汗出,有时汗不出也。卫气不和,即前条云,不共营气和谐之意,故自汗时出。"

《冯氏锦囊秘录·杂症大小合参卷十二·方脉自汗盗汗合参》:"较而论之,则自汗为甚,盖盗汗真元犹未尽虚,自汗则真元耗散,腠里皆开,肺失统气之权,不能固表,故毫窍疏豁,任其溃泄,势必阳亡阴竭而后已。故自汗阳虚,治当补气,以卫外,盗汗阴虚,治当滋阴以荣内,一以温热补益,一以清凉滋补,总不外收敛固密为主。"

《张氏医通·卷九·杂门·汗》:"自汗虽由卫气不固,胃中之津液外泄,而实关乎脏腑蒸发使然,心之阳不能卫外而为固,则自汗出。"

《素圃医案·卷三·男病治效》:"气虚不能卫,故自汗。"

《伤寒溯源集·卷之六·阳明上篇·太阳阳明证治第十一》:"盖由目瞑则卫气内入,皮肤不阖,则盗汗出矣。"

《脉贯·卷六·散脉(阴)》:"右寸散,肺气耗而腠理不固,故自汗。"

《伤寒大白·卷三·盗汗》:"然不独少阳一经,有盗汗,三阳三阴,皆有盗汗也。三阳盗汗,皆邪热未尽;三阴盗汗,皆热伏血分。故盗汗之症,有热无寒者也。"

《针灸集成·卷二·汗部》:"表气虚弱则自汗也,寒气外束则无汗也。肺主皮毛,表虚则自汗是。"

《伤寒经解·卷一·太阳经上篇》:"浮主表,阳邪在表,故脉尺寸俱浮;阳邪在表则卫疏,故自汗出。"

《伤寒贯珠集·卷二·太阳篇下·太阳救逆法第四》:"病在表而医吐之,邪气虽去,胃气则伤,故自汗出。"

《伤寒贯珠集·卷二·太阳篇下·太阳类病法第五》:"风泄津液,而温伤肺气,故自汗出身重。"

《删补名医方论·卷一·删补名医方论(一)》:"寤而汗出曰自汗,寐而汗出曰盗汗。阴盛则阳虚不能外固,故自汗;阳盛则阴虚不能中守,故盗汗。""阳盛则阴虚不能中守,故盗汗。若阴阳平和之人,卫气昼则行阳而寤,夜则行阴而寐,阴阳既济,病安从来?"

《订正仲景全书伤寒论注·卷十二·辨温病脉证并治篇》:"风邪伤卫,表气不固,故自汗出;壮热伤气,故身重倦,声微语难出也。"

《金匮悬解·卷三·外感杂病·历节》:"风性疏泄,故自汗出。"

《疡医大全·卷四十·附刊寒门秘法·似证辨疑》:"表证自汗似里证,自汗有表汗,认为里汗,何以别之?盖表病自汗,太阳伤风也;里病自汗,热邪传腑也。风者善行数变,性主舒畅万物,人身腠理开,故自汗必恶风、头痛、发热,其脉浮而缓。"

《伤寒论辑义·卷三·辨太阳病脉证并治下》:"《明理论》曰:伤寒盗汗,非若杂病者之责其阳虚而已,是由邪在半表半里使然也。何者,若邪气一切在表于卫,则自汗出。此则邪气侵行于里,外连于表邪,及睡则卫气行于里,乘表中阳气不致,津液得泄,而为盗汗,亦非若自汗有为之虚者,有为之实者。其于盗汗,悉当和表而已。"

《中风论·论证候》:"风为阳邪,不闭腠理,故自汗。汗即卫气所布之液也,风邪伤卫,不能约束皮毛,汗孔空,故汗自出。"

《医述·卷十·杂证汇参·汗》:"腠理之疏

密,卫实司之,故自汗多责之表虚。"

《医法圆通·卷一·各症辨认阴阳用药法眼·心病不安》:"气耗则不能统血,故自汗者。"

《医法圆通·卷二·汗证》:"因内伤太阳卫分者,由太阳之气不足,不能充周于腠理,毛窍空疏,风入于内,风为阳邪,善行而动,卫外血液不得潜藏,随发热之气机而外出,故自汗淋漓。"

《成方便读·卷一·发表之剂·桂枝汤(仲景)》:"夫风为阳邪,性喜疏泄,故一伤太阳之表,即入于营,营血为其扰攘而不宁,则自汗出而邪仍不解。"

【辨病机】

汗证致病的两大因素归纳言之,一是肺气不足或营卫不和,以致卫外失司而津液外泄;二是由于阴虚火旺或邪热郁蒸,逼津外泄。总的病机属于阴阳失调,腠理不固,营卫不和,最终汗液外泄失常。汗证的病理性质有虚有实,但虚多实少,也有虚实夹杂,虚实之间互相转化。

一、邪气侵袭论

风邪、暑邪的侵袭均可导致腠理疏泄,汗孔开,则汗液外泄。

1. 风邪伤卫,腠理疏泄

在伤寒相关的医籍中,风邪侵袭是导致汗自出的一个重要因素。

《普济本事方·卷第八·伤寒时疫(上)·麻黄汤》:"风伤卫则风邪干阳气,阳气不固,发越而为汗,是以自汗而表虚,故仲景用桂枝以发其邪。何以验之?仲景《桂枝第十九证》云:病常自汗出者,此为荣气和。"

《伤寒直指·卷十五·名论一·伤寒同异》:"至于风邪伤表,反疏腠理而自汗。曰:紧脉固为寒矣,脉之浮缓者,用桂枝汤,又何耶?曰:风邪伤卫,卫伤则自汗,太阳受风,不能护卫,腠理疏而汗泄,所以脉见浮缓也。"

《仁斋直指方论·卷之三·诸风·风论》:"伤风一证,发热烦躁,头疼面光,恶风自汗,盖风能散气,故有汗也。"

《仁斋直指方论·卷之六·附内伤·辨外感八风之邪》:"其内伤亦恶风自汗,若在湿暖无风处则不恶矣,与外伤鼻流清涕,头痛自汗颇相似,分之特异耳。外感风邪,其恶风自汗,头痛,鼻流清涕,常常有之,一日一时增加愈甚,直至传入里作下证乃罢……况鼻流清涕、头痛自汗,间而有之。"

《普济方·卷一百二十二·伤寒门·无汗》:"外凑皮肤则为自汗……风中卫则自汗……腠理为风暑湿所干,皆令自汗。"

《普济方·卷一百四十·伤寒门·伤寒虚汗不止》:"夫伤寒自汗者,谓不因发散,而自然汗出者是也……由是而津液妄泄,溅溅然润,然出,谓之自汗也,如发热自汗出而不愈……风与暑湿为邪,皆令自汗……及其寒渐入里,得而为热,则亦使自汗出也,然自汗之证,又有表里之别焉,虚实之异焉,伤寒自汗之证为常也……自汗出而小便难者,桂枝附子汤;自汗出而小便数者,不可行桂枝也,芍药甘草汤。风湿风温各有本条,卫不和,病人脏无他病,时发热自汗是也。"

《金镜内台方议·卷之一·桂枝汤(一)·桂枝汤议》:"卫气受风则强,强则自汗出而常恶风;卫强则荣弱,荣弱则发热、头体痛、脉浮而缓。是以自汗、恶风、发热、头体痛、脉浮而缓者,乃中风证也。若非自汗恶风之证,不可服也。"

《伤寒六书·伤寒明理续论卷之六·自汗》:"卫气者,所以肥腠理而固津液者也。卫为邪所干,不能卫护于外,由是而汗出焉。且自汗者,有表里虚实之分。若自汗出,恶风寒,为表未解,当解肌,以致汗泄恶风,与汗后恶寒,皆为表虚,必用温剂。若汗出,不恶风寒,则为表解里未和,从下之。设或汗出发润,如油如珠,凝而不流,皆不可治也。"

《张卿子伤寒论·卷二·辨太阳病脉证并治法上第五》:"卫虚则恶风,荣虚则恶寒,荣弱卫强,恶寒复恶风者,以自汗出,则皮肤缓,腠理疏,是亦恶风也。"

《张卿子伤寒论·卷五·辨阳明病脉证并治第八》:"病有得之一日,不发热而恶寒者,何也?答曰,虽得之一日,恶寒将自罢,即自汗出而恶热也。邪客在阳明,当发热而不恶寒,今得之一日,犹不发热而恶寒者,即邪未全入腑,尚带表邪,若表邪全入,则更无恶寒,必自汗出而恶热也。"

《伤寒绪论·卷下·恶风》:"盖风为阳邪,必伤卫气,卫虚则腠理疏而自汗,汗去则脉浮缓也。是以桂枝汤,专主自汗发热恶风之证。"

《病机沙篆·卷下·自汗盗汗》:"邪在于内则玄府不闭,则汗从肾府出;邪在于表则腠理不肥,而汗从经络出。"

《伤寒论纲目·卷六·无汗》:"风中卫,则腠理开而自汗。"

《伤寒论纲目·卷六·自汗》:"卫不和自汗,伤风自汗,亡阳自汗,自汗出,而不愈者,此卫气不和也,先其时发汗,则愈,宜桂枝汤主之。病尝自汗出者,此为营气和,营气和者,外不谐,以卫气不共营气和谐耳……病尝自汗出者,无热而常自汗,皆令自汗。"

《伤寒论纲目·卷十·自汗》:"王肯堂曰:卫气者,护卫皮肤,肥实腠理,禁固津液,不得妄泄,邪气干之,若不能卫固于外,由是津液妄泄,溅溅然润然出,不因发散而自汗出者,伤风则发热自汗……言风与暑湿为邪,皆令自汗,惟寒邪伤荣而不伤卫,是以肤腠闭密,汗不出也,始虽无汗,及传入里而为热,则荣卫通,腠理开,亦令汗自出矣。自汗又有表里之别,虚实之异。"

《难经正义·卷四·五十八难》:"夫营血虽与卫气偕行,而究之皮毛一层,为卫所司,肌肉一层,为营所宅,风入肌肉中,而营不守卫,是以卫气泄而自汗出,故曰风伤营也。若内有伏气,外为风热逗引,两阳相合,卫气先伤,误以辛温表散,致成灼热,身重多眠,鼻鼾自汗,直视失溲瘛疭诸逆证者,即《伤寒论》所谓误汗被下被火,一逆尚引日,再逆促命期之风温,是外感而兼伏气者也。"

《伤寒溯源集·卷之一·太阳上篇·中风证治第一》:"病人脏无他病,时发热自汗出而不愈者,此为卫气不和也,先其时发汗则愈,宜桂枝汤主之。上文但言营气和而外不谐,犹未宣明外不谐者,即卫不和也。此条复补出卫不和,以反复详尽中风用桂枝汤之义也。脏无他病,谓平日内脏并无他病也;时发热者,谓其发热有时;言病人脏无他病,唯表中于风,以致有时发热自汗出而不愈者,此为风邪载于卫气之中。"

《伤寒贯珠集·卷二·太阳篇下·太阳类病法第五》:"风泄津液,而温伤肺气,故自汗出身重。"

《医学心悟·卷二·阳明腑病·自汗》:"问曰:自汗何以是阳明腑病?答曰:伤寒在表,则腠理致密而无汗;入腑,则热气发越,而汗自出矣。今无汗忽变为有汗者,乃热邪入腑,熏蒸如鼎沸然,故令汗出也。又问曰:自汗有用桂枝,乃桂枝加附子汤者,何也?答曰:自汗用桂枝者,太阳伤风症也……大抵头痛发热悉具者,伤风自汗也;因发汗遂漏不止者,阳虚自汗也;烦躁口渴,能消水,不恶风寒而反恶热者,阳明腑病自汗也。又问曰:直中证,亦自汗,何也?答曰:直中证,冷汗自出,脉沉迟,手足厥冷,乃真阳衰微之象,与阳明胃热自汗,熏蒸腾沸之状,天渊相隔矣。又问曰:中暑自汗,亦口渴,何以别之?答曰:中暑自汗,口虽渴,脉必弦细芤迟也。《经》云:脉盛身热,得之伤寒;脉虚身热,得之伤暑。实者,人参白虎汤;虚者,十味香薷饮主之。"

《四圣悬枢·卷一·温病解第一·温病名义》:"风温为病,脉阴阳俱浮,自汗出,身重,多眠睡,鼻息必鼾,语言难出。毛蒸里泄,常自汗出。"

《金匮悬解·卷三·外感杂病·历节》:"盛人脉涩小,短气,自汗出,历节疼,不可屈伸,此皆饮酒汗出当风所致也。肥盛之人,营卫本盛旺,忽而脉候涩小,短气自汗,历节疼痛,不可伸屈,此皆饮酒汗出当风,感袭皮毛所致。风性疏泄,故自汗出。《素问》:饮酒中风,则为漏风,以酒行经络,血蒸汗出,益以风邪疏泄,自汗常流,是为漏风。"

《伤寒指掌·卷一·阳明本病述古·自汗》:"卫气者,护卫皮肤腠理也,邪气干之,则卫气不能外固,而津液走泄,絷絷然汗出矣。风与暑湿之邪,皆令自汗,寒邪伤于营卫,则肤腠闭密,故无汗,及邪传里为热,则营卫通,腠理开,亦令汗自出矣。《伤寒奥旨》云:伤风则恶风自汗,伤湿则身重自汗,中暑则脉虚烦渴自汗,湿温则妄言自汗,风温则鼾眠自汗,柔痉则搐搦自汗,阳明则潮热自汗,劳倦则身倦自汗,亡阳则漏不止自汗。"

《医阶辨证·头痛寒热内外十五证辨》:"太阳伤寒,头项腰脊痛,恶寒而无汗,初无热;太阳中风,头项强痛,发热自汗而恶风;三阴中寒,身冷恶寒而不头痛发热。晚发伤寒,头痛身壮热,不恶寒而恶热。伤风头痛,发热恶风,自汗而咳嗽,鼻塞声重。风温身灼热自汗,多眠而不头痛。湿温身热,自汗恶寒而胫逆冷,腹冷而不头痛。"

《医阶辨证·太阳风痉二证辨》:"太阳中风,颈项强急,恶风自汗。风痉,身强直,手足搐搦而有汗,或无汗痉,亦太阳伤风寒证为因,湿胜,故身强直。"

《灵素节注类编·卷六·诸风病证·风厥漉汗》:"风为阳邪,性疏泄,故自汗。而烦满不为汗解者,以太阳名巨阳,统营卫而主一身之表,其经内通少阴,故为表里,因太阳风邪化热,而少阴之气上从,上从者,上逆也,上逆而阴并于阳,则上实下虚,上实则烦满不解,下虚则足冷而厥,因风邪所致,故名风厥。"

《伤寒论浅注补正·卷二·辨阳明病脉证》:"热气内盛,溅溅然汗溢于外,名曰汗自出,与太阳之自汗不同也。(正曰)身热自汗,与太阳正同。太阳之邪在肌肉,则翕翕发热,浙浙自汗出。肌肉即肥肉,与内之膏油皆属于脾胃,故胃热亦发见于肌肉,而为身热自汗,与太阳同也。今阳明病有始得之一日,不发热而恶寒者,何也?答曰:阳明主金气,金气微寒也。邪初入故恶寒,及邪既入于肌肉之分,即从热化,虽得之一日,不待解散,而恶寒将自罢,燥气内出,即自汗出而恶热也,此阳明之的候也。阳明病,外有身热,自汗出,不恶寒,反恶热之证,便知其内为胃家实之证。"

《六气感证要义·风·方解》:"汗之邪,何能不去,而正复之汗,何能不生。桂枝汤证为自汗,故施以桂芍,此证为无汗,故宜于苏葛,因脉弱而测知其中虚,汗为心液,人参补心液而生脉,非加人参,则汗亦不出。"

《订正仲景全书伤寒论注·卷四·辨阳明病脉证并治全篇》:"潮热、自汗、不大便,内证也;身热、汗自出、不恶寒、反恶热,外证也。问曰:病有得之一日,不发热而恶寒者,何也?答曰:虽得之一日,恶寒将自罢,即自汗出而恶热也。然去表未尽之邪,欲传阳明,不能久持,故恶寒必将自罢,即日当自汗出而恶热矣。即自汗出,邪热郁于肌肉,腠理开,汗外泄也。魏荔彤曰:太阳伤寒亦有传入阳明者,又何以辨之?故设问曰:病有得之一日,起初之时,不见发热,而但见恶寒者,何病也?答曰:得之一日恶寒,虽为太阳伤寒之证,而恶寒亦将自罢,即自汗出而恶热,此是阳明病由太阳伤寒而传入者也。[按]自汗是阳明证,盗汗是少阳证,盗汗当是自汗,文义始属。太阳中风之邪未罢,必自汗出,当从太阳阳明中风治之,宜桂枝加葛根汤解之……[注]病自汗出而谵语者,以素有燥屎在胃中,此为太阳风邪之所传也,须当下之。"

2. 暑邪干卫,热蒸汗泄

《奇效良方·卷之四十四·自汗盗汗门附论》:"然有自汗盗汗之别焉。成无己云:自汗者,不因发散而汗出也;盗汗者,睡而汗出也。因而思之,自汗盗汗,其一液也,其出异也。盗如盗窃之盗,窥人息而潜出,行于阴也;自汗如自然之自,居常有而明显,见于阳也。阳主动而散津液,走于肝,若阳蒸阳分而液出者为自汗,阳蒸阴分而液出者为盗汗,由是内分阴阳之虚,外闭腠理之气,乃得其源也。阴虚阳必凑,发热自汗;阳虚阴必乘,发厥而自汗。东坦云:饮食劳倦皆自汗,当用甘温之剂,滋益皮毛之气,不合自汗损其元气也。暑邪干卫,故身热自汗,当用清暑益气治之。王海藏云:太阳自汗桂枝汤,阳明自汗白虎汤,少阴自汗四逆汤,阳明发热自汗多者大承气汤。其于盗汗,非若自汗,犹有实者,此则阳热侵行于蒸出,阴液复越于表,是阴亏而表亦虚也。"

《素问吴注·黄帝内经素问第九卷·热论三十一》:"暑邪在表,令人自汗,自汗则暑邪当与汗皆出,勿得止之,畜邪为患也。"

《医灯续焰·卷三·数脉主病第十九·附方》:"仲景桂枝汤《伤寒论》云:太阳中风,阳浮而阴弱。阳浮者热自发,阴弱者汗自出。啬啬恶寒,浙浙恶风,翕翕发热,鼻鸣干呕者,桂枝汤主之。此仲景治中风第一方也。虽云取微汗,实则和荣卫而助中气。其药即建中汤小变。近医以中风自汗,竟认桂芍为敛汗之药,冤哉。"

《难经正义·卷一·九难》:"河间云:热盛自汗,吐利过极,则气液虚损,脉亦迟而不能数,此又营气不足,复为热伤,不能运动热邪,反为所阻,失其转输之机,故缓慢而行迟也。"

《温疫论私评·卷上·盗汗》:"里证下后,续得盗汗者,表有微邪也。若邪甚,竟作自汗,伏邪中溃,则作战汗矣。凡人目张则卫气行于阳,目瞑则卫气行于阴,行阳谓升发于表,行阴谓敛降于内。今内有伏热,而又遇卫气,两阳相搏,热蒸于外,则腠理开而盗汗出矣。若内伏之邪一尽,则盗汗自止,设不止者,宜柴胡汤以佐之,时疫愈后,脉静身凉,数日后,反得盗汗及自汗者,此属表虚。"

3. 疠气侵袭,津液妄泄

《广瘟疫论·卷之二·表证·自汗》:"疫邪自内蒸出于表,初起作寒热时,多自汗,甚至淋漓不止，不可以表虚论。"

《吴又可温疫论歌括·盗汗》："下后盗汗者，表有微邪也。邪甚竟作自汗矣；邪溃又当战汗解……疫邪不论自汗盗汗，有热为实，无热为虚，此要诀也。"

《松峰说疫·卷之二·论治·瘟症杂症治略》："卫气护卫皮毛，禁固津液，不得妄泄。邪气干之，则不能固卫于外，由是津液妄泄，而自汗出焉。"

二、素体亏虚论

1. 卫气不固，荣卫不和

《仁斋直指方论·卷之六·附内伤·劳倦所伤论》："夫喜怒不节，起居不时，有所劳伤，皆损其气，气衰则火旺，火旺则乘其脾土，脾主四肢，故困热无气以动，懒于语言，动作喘乏，表热自汗，心烦不安。"

《仁斋直指方论·卷之十一·眩运·眩运方论》："以致新产之后，血海虚损，或淤滞不行，皆能眩运，是可不推寻致病之因乎？治法随机应敌，其间以升降镇坠行焉，最不可妄施汗下，然而眩运欲解，自汗则有之。"

《古今医统大全·卷之五十一·自汗门·病机》："自汗者，无时而濈濈然出，动则为甚，属阳虚，腠理不固，胃气之所司也。人以卫气固其表，卫气不固，则表虚自汗，而津液为之发泄也。"

《医方考·卷四·自汗门第四十二·玉屏风散》："自汗者，无因而自汗也。常人不自汗者，由卫气固卫于外，津液不得走泄，所谓阳在外，阴之卫也。卫气一亏，则不足以固津液，而自渗泄矣，此自汗之由也。是自汗也，与伤风自汗不同，伤风自汗，责之邪气实；杂证自汗，责之正气虚。"

《丹台玉案·卷之四·痨瘵门·附盗汗自汗》："盗汗属心，自汗属肺，心神不守故盗汗，肺气不收故自汗，久久不愈令人丧魄。"

《医灯续焰·卷三·涩脉主病第二十一》："涩脉少血，或中寒湿，反胃结肠，自汗厥逆。"

《冯氏锦囊秘录·杂症大小合参卷十二·儿科盗汗自汗》："汗者，心之液，而血之异名，古云小儿盗汗不须治者，以其神气未全，血脉流溢，易于渗泄，言其未甚者耳。若汗久不已，则气血亏损，何以为长养之用耶！盖阳主气，气为卫，阴主血，血为荣。人之一身，负阴抱阳，平则宁，偏则病。故阴虚，阳必走而发热，汗出如水，热而涌；阳虚阴必乘，故发厥汗出，如水冷而流。其自汗者，谓不因发散，不因劳动，或昏或睡，自然而出。宜速为治，久则亡阳，亡阳则气怯，气怯则脉虚，脉虚则神散，神散则不能主持，而为惊为搐。然又不可强止，止则闭遏阳气，而作热烦躁矣。盗汗者，睡熟则出，醒则复收，意同盗贼之义也。有因血气未固，肤腠未密，过加温暖，熏蒸生热，热搏于心也。为邪胜，而津液不能内藏者；有伤冷伤热，冷热交争，阴阳不顺，津液泄越者；有心虚惊恐，神气不能收摄精华者；有餐冷物过度，致伤脾土，土虚不能制其水液者。大法养心育脾，滋阴降火为要。盖本元充实者，睡则神气敛纳于内；本元不足者，睡则神气浮越于外，汗亦因之流溢，醒则惕然气聚，汗亦因之收藏，总由阴不平，阳不秘耳。"

《冯氏锦囊秘录·杂症大小合参卷十二·方脉自汗盗汗合参》："自汗属气虚，阳虚血虚湿痰，宜人参黄芪，少佐桂枝，阳虚制附子亦可少用。火气上蒸胃中之湿，亦能作汗，凉膈散主之。自汗、盗汗，并忌生姜，以其开腠理也。"

《勉学堂针灸集成·卷二·汗部》："表气虚弱则自汗也，寒气外束则无汗也。肺主皮毛，表虚则自汗是。"

《四诊心法要诀·四诊心法要诀（下）》："张景岳曰：凡人伤寒初解，遗热未清，经脉未充，胃气未复，脉必迟滑，或见迟缓，岂可投以温中而益助余邪？刘河间曰：热盛自汗，吐利过极，则气液虚损，脉亦迟而不能数。"

《成方切用·卷四上·攻下门·猪胆导法》："自汗者，为亡津液。"

《医学指要·卷二·后天根本论》："脾主四肢，故因热无气以动，懒于言语，动则喘乏，表热自汗，心烦不安，此所谓劳倦伤也。"

《伤寒论浅注补正·卷一下·辨太阳病脉证篇》："今吐伤中气，津液外泄而自汗出，汗出而外证亦微。凡伤风必自汗，汗少则恶风，汗出多亦必恶寒。"

2. 血不养荣，津液外泄

《此事难知·卷上·太阳六传·太阳证》："仲景云：脏无他病，发热自汗者，此卫气不和也。又云：自汗者为荣气和，荣气和则外不谐，卫气不与荣气相和谐也，荣气和则愈，故皆用桂枝汤调和荣卫，荣卫既和，则汗自出矣。"

《婴童百问·卷之九·盗汗骨蒸第八十七问》："汤氏云：汗者血也，血虚亦能自汗作热。"

《苍生司命·卷七（贞集）·汗证》："丹溪曰：自汗属气虚，属湿与热；盗汗属血与阴虚。外有湿盛自汗者，有痰证自汗者，有火气上蒸，胃中湿热而自汗者，宜各随证治之。若别处无汗，独心孔一片有汗，名曰心汗，良由思虑过度而得，故治之在心，宜养心血而汗自止矣。"

《脉确·散》："右寸自汗，散主气实血虚。心主血，血虚则心神恍惚不宁，曰怔忡；气实者，邪气实也，邪气实则热，热则气泄故自汗。"

3. 阴虚火旺，迫津外泄

《产宝·盗汗》："睡中汗出，觉则止，此为盗汗，属阴虚。"

《严氏济生方·诸汗门·自汗论治》："《难经》云：心之液为汗，凡自汗出者，皆心之所主也。人之气血应乎阴阳，和则平，偏则病。阴虚阳必凑，故发热自汗；阳虚阴必乘，故发厥自汗。又况伤风、中暑、伤湿、喜怒、惊悸、房室、虚劳、历节、肠痈、痰饮、产蓐等病，皆能致之。更有盗汗一证，睡著而汗自出，亦由心虚所致。脉来微而涩，濡而虚，虚而弱，皆主自汗。"

《丹溪心法·卷三·盗汗五十》："盗汗属血虚、阴虚。小儿不须治，忌用生姜。东垣有方，用当归六黄汤，甚效。但药性寒，人虚者只用黄芪六一汤。盗汗发热，因阴虚，用四物加黄柏；兼气虚，加人参、黄芪、白术。戴云：盗汗者，谓睡而汗出也，不睡则不能汗出。方其睡熟也，凑凑然出焉，觉则止而不复出矣，非若自汗而自出也。杂病盗汗，责其阳虚，与伤寒盗汗非比之，亦是心虚所致。宜敛心气，益肾水，使阴阳调和，水火升降，其汗自止。"

《古今医统大全·卷之五十一·盗汗门·病机叙论》："丹溪曰：盗汗属血虚阴虚，乃阳蒸阴分而液出者为盗汗，故阴虚阳必凑，发热而盗汗。阴虚火炎者，法当补肾，所谓壮水之主，以制阳光是也。"

《明医指掌·卷七·自汗盗汗心汗证十》："夫自汗者，朝夕汗自出也。盗汗者，睡而出，觉而收，如寇盗然，故以名之，阴虚火盛也。然心之所藏，在内为血，发出为汗，故汗为心液，所以自汗之证，未有不由心虚而动之也。亦有阳虚气弱自汗者，此卫气不能固敛也。有湿盛自汗者，有表虚自汗者，有痰证自汗者，有火气上熏胃中湿而自汗者，种种不同，各因其证而治之。盗汗由于阴虚血弱，常补阴降火益气自愈。若别处无汗，独心孔有汗者，名曰心汗，由思虑多而得，故其病在心，治之宜养心血而汗自止矣。"

"盗汗由于阴虚血弱，常补阴降火益气自愈。若别处无汗，独心孔有汗者，名曰心汗，由思虑多而得，故其病在心，治之宜养心血而汗自止矣。"

《云林神彀·卷二·盗汗》："盗汗属阴虚，每向睡中出。若还醒则止，血虚非鬼祟。"

《考证病源·考证病源七十四种》："盗汗者寐中而通身如浴，觉来方知，属于阴虚。"

《婴童类萃·下卷·盗汗自汗论》："所谓盗汗者，犹贼潜窥人息而行盗也。睡则汗出，症属阴虚，四物汤加牡蛎粉主之。"

《简明医彀·卷之四·盗汗》："是证属阴虚血弱，阳蒸阴分而液出者，为盗汗。然阴虚阳必凑，阳火乘之，故睡中出汗如洗，觉来即收，非若自汗常出也。"

《痰火点雪·卷一·自汗盗汗·盗汗主方》："治痰火证具，阴虚盗汗，脉细而数，或弦涩虚微者宜之，兼梦遗者亦宜。"

《伤寒括要·卷上·盗汗》："睡而汗出，觉即汗止，故名盗汗。睡则胃气行里而表中阳气不致，故津液泄也，觉即气行于表而止矣。杂病盗汗，主于阴虚，伤寒盗汗，邪在半表半里也。"

《医灯续焰·卷十八·盗汗》："盗汗者……属阴虚。盖人之卫气昼行于阳，出外；夜行于阴，入内。入内则内热，内热则不足之阴受其蒸。入内则表虚，表虚则蒸泄之液无从固。于是阴失其守，阳失其卫，而汗淋漓于睡梦间者有矣。"

《伤寒绪论·卷下·盗汗》："盗汗者，睡即溅溅然汗出，觉则止而不复出矣。盖邪居于卫而欲入，睡即卫气行于里，乘表中阳气不致，津液得泄，故但睡而汗出，觉则气散于表而汗止矣。故杂病盗汗，责于阴虚血热；伤寒盗汗，责在半表半里，为胆有热，故专用小柴胡汤。"

《病机沙篆·卷下·自汗盗汗》："肾之阴不能退藏而为密，则盗汗出。"

《冯氏锦囊秘录·杂症大小合参卷十二·方脉自汗盗汗合参》："盗汗属血虚阴虚，小儿不须治，当归大黄汤甚效，但药性寒而人虚者，兼用黄芪、甘草补气之味，麻黄根治盗汗甚捷，盖其性能行周身之表，引诸药至卫分而固腠理也。"

《济世全书·震集卷四·补益·自汗盗汗》："故阴虚阳必凑发热而盗汗，阳虚阴必乘发厥而自汗，此阴阳偏胜之所致也。"

《不居集·上集卷之二十·自汗盗汗》："盗汗者属阴虚，阴虚者阳必凑之，故阳蒸阴分则血热，血热则液泄，而为盗汗也。""肾水不交心火，怔忡恍惚，夜多盗汗，便赤遗精。"

《脉确·细》："浮细属阴虚，多盗汗；沉细属阳虚，多自汗，汗多心虚故慌。"

《叶选医衡·卷下·自汗盗汗论》："肾主五液，又主闭脏，阴虚则阳垂之，故虚劳多盗汗，此汗之出于肾。"

《幼科释谜·卷四·汗·盗汗症治》："薛己曰：自汗属阳虚，盗汗属阴虚，盖阳为卫气，阴为营血，血之所主，心也，所藏，肝也，热搏于心，故液不能内敛，而外泄于皮肤，人卧则静而为阴，觉则动而为阳，故曰自汗属阳，盗汗属阴也。"

《疫疹一得·卷下·瘥后二十症·自汗盗汗》："心之所藏，在内为血，在外为汗。汗者心之液也，而肾主五液，故汗症未有不从心、肾而得者。阳虚不能卫外而为固，则外伤而自汗；阴虚不能内营而退藏，则内伤而盗汗。"

《大方脉·杂病心法集解卷三·汗症门·盗汗》："盗汗属阴，睡则汗出，醒则汗止，当分别心虚、心火治之。心虚不固，宜补心。"

《彤园医书（小儿科）·卷之三·汗症门·心虚盗汗》："小儿心虚，阴气不敛，每逢睡熟溱溱汗出，审其梦中，心常警惕，醒来时神色消沮，或虚烦不眠，主以酸枣仁汤。"

《齐氏医案·卷五·汗证》："盗汗属阴虚，睡中而出，醒则止矣。当归六黄汤治盗汗之神药也。"

《医学摘粹·杂病证方歌括·虚证类·盗汗自汗》："发热身中久不休，睡时汗出醒时收，欲知此证因何起，原属阴虚是病由。"

《儿科萃精·卷七·汗证门·盗汗》："小儿盗汗有二，虚实两分：心虚者，阴气不敛也，睡则多惊，古法主酸枣仁汤（如当归、炒白芍、生地、茯苓、炒酸枣仁、炒知母、炒黄柏、五味子、人参、炙黄芪等味）。心热者，火伤于阴也，身多烦热，古法主当归六黄汤（如当归、生地、熟地、黄芩、黄柏、黄连、炙黄芪，引用浮麦）。"

《订正仲景全书伤寒论注·卷一·辨太阳病脉证并治上篇》："病人脏无他病，时发热自汗出而不愈者，此卫气不和也。程知曰：阴虚诸病，亦时发热自汗。若里无他病，而时热自汗，则为卫受风邪，未得解散，宜于将发之时，先用桂枝汤乘其欲动而击之……汪琥曰：及其发热自汗之时，用桂枝汤发汗则愈……病常自汗出者，此为荣气和。所以荣气虽和，而时时自汗出，病犹不解也……喻昌曰：此明卫受邪风，荣自汗出之理。而不自汗出，但热不解者，亦属荣卫不和。今受邪风，不能卫外，故常自汗出而热不解，此为荣气和而卫不和也……魏荔彤曰：前以桂枝解肌者，和其卫而时发热之热止；此以桂枝发汗者，和其卫而常自汗之汗止……[集注] 方有执曰：中风发热，必自汗出……[集注] 成无己曰：病有汗出而喘者，谓自汗出而喘也，是邪气外甚所致。热蒸于阳，阳虚则自汗出，热蒸于阴，阴虚则盗汗出，阴虚当恶热，今反恶寒，故知此非阴虚之盗汗，乃表未解之盗汗，微微而出也。太阳本自汗，而言微盗汗，本恶寒，而言反恶寒者，稽久而然也。"

4. 阳气虚衰，汗液自泄

《诸病源候论·虚劳病诸候上·虚劳盗汗候》："盗汗者，因眠睡而身体流汗也。此由阳虚所致。久不已，令人羸瘠枯瘦，心气不足，亡津液故也。"

《圣济总录·卷第八十九·虚劳盗汗》："论曰：眠寝之间，汗出盗人气血，久则津液枯耗，谓之盗汗。此盖虚劳之人，阳气外虚，风在肌表，腠理虚疏，心气不足故也。不治则营卫衰损，肌肉消悴，变为羸瘠。"

《圣济总录·卷第一百七十九·小儿盗汗》："论曰：小儿盗汗者，由心气不足，风邪入于阳经，阳经虚故也。"

《伤寒明理论·卷上·盗汗》："伤寒盗汗，何以明之？盗汗者，谓睡而汗出者也；自汗则不论睡与不睡，自然而出也。及盗汗者，不睡则不能汗出，方其睡也，溱溱然出焉，觉则止而不复出矣。"

《医方选要·卷之七·自汗盗汗门》:"夫汗者,心之液也,心动则惕然而汗出也。有自汗,有盗汗。自汗者,不因发散而自然出也;盗汗者,睡而汗出,及觉则不出矣。自汗、盗汗,其一液也,其出异也,若阳蒸阳分而液出者为自汗,阳蒸阴分而液出者为盗汗。故阴虚阳必凑,发热而盗汗;阳虚阴必乘,发厥而自汗,此阴阳偏胜之所致也。又有惊怖、房室、劳极、历节、肠痈、痰饮、产褥,及伤寒、风温、湿温等病,皆能令人自汗。其盗汗乃心虚所致也,其脉多微而涩,濡而虚。"

《古今医统大全·卷之九十·幼幼汇集(下)·诸汗门》:"夫汗者,心之所藏,在内为血,发外者为汗。盖汗乃心之液,故人之气血平则宁,偏则病。《经》云:阴虚阳必凑,则发热而自汗;阳虚而阴必乘,则发厥而自汗,皆由阴阳偏胜而致也。"

《本草蒙筌·总论·十剂》:"阳脱者自汗,阴脱者失精失血。"

《明医指掌·卷一·病机赋》:"自汗阳亏……阳虚则腠理不密,故自汗。"

《考证病源·考证病源七十四种·汗出者有自汗盗汗之名》:"自汗者,无时而濈濈然,动则为甚,属于阳虚。"

《重订灵兰要览·卷下·盗汗》:"问:人之盗汗,何气使然?曰:阳气不足,而阴气有余也。卫气昼行阳二十五度,则目张而寤。夜行阴亦二十五度,则目瞑而卧。卧而气不荣于阳分,则腠理开,腠理开,则津液泄矣。阳者,卫外而为固者也。寤而目张,则阳气复反于阳分,故倏然而止也。"

《婴童类萃·下卷·盗汗自汗论》:"自汗者,常居无故自汗,症属阳虚,四君子兼六黄汤主之。"

《景岳全书·卷之十二从集·杂证谟·汗证》:"汗出一证,有自汗者,有盗汗者,自汗者,濈濈然无时,而动作则益甚;盗汗者,寐中通身汗出,觉来渐收。诸古法云:自汗者属阳虚,腠理不固,卫气之所司也。人以卫气固其表,卫气不固,则表虚自汗,而津液为之发泄也……然以余观之,则自汗亦有阴虚,盗汗亦多阳虚也。如遇烦劳大热之类,最多自汗。故或以饮食之火起于胃,劳倦之火起于脾,酒色之火起于肾,皆能令人自汗,若此者,谓非阳盛阴衰者而何?又若人之寐寐,总由卫气之出入。卫气者,阳气也。人于寐时则卫气入于阴分,此其时非阳虚于表者而何?所以自汗盗汗亦各有阴阳之证。不得谓自汗必属阳虚,盗汗必属阴虚也。""盖汗乃心之液,而自汗之证,未有不由心肾俱虚而得之者。故阴虚阳必凑,发热而自汗;阳虚阴必乘,发厥而自汗,皆阴阳偏胜所致也。"

《痰火点雪·卷一·自汗盗汗》:"若内伤之汗,非营虚则卫弱也。何则?以阴乘阳分,自然汗出者曰自汗,法当调营以益卫;以阳乘阴分,睡里汗出者曰盗汗,法当滋阴以抑阳。"

《病机沙篆·卷下·十二、自汗盗汗》:"盖心之阳不能卫外而为固,则自汗出。"

《金匮要略广注·卷上·血痹虚劳病脉证治第六》:"自汗为阳虚,乃卫气不实,腠理疏泄,汗自出也。"

《辨证录·卷之七·汗症门》:"似乎较亡阳之症相同,然而亡阳之症身丧于顷刻,自汗之病不至遽殒于须臾,其故何也?盖亡阳之症,乃热邪驱之;自汗之症,乃阴虚促之也。故盗汗之出与自汗之出,实有不同。自汗者,心不得而自主也;盗汗者,心尚能操其意。"

《冯氏锦囊秘录·杂症大小合参卷十二·儿科盗汗自汗》:"若汗久不已,则气血亏损,何以为长养之用耶!盖阳主气,气为卫,阴主血,血为荣,人之一身,负阴抱阳,平则宁,偏则病。故阴虚,阳必走而发热,汗出如水,热而涌;阳虚阴必乘,故发厥汗出,如水冷而流。其自汗者,谓不因发散,不因劳动,或昏或睡,自然而出,宜速为治,久则亡阳,亡阳则气怯气怯则脉虚,脉虚则神散,神散则不能主持,而为惊为搐。更有脾虚自汗,亦多出额上,汗粘人手,尤宜速救胃气,否则亦令阳亡。"

《顾松园医镜·卷十二·书集·汗》:"汗症有自汗、盗汗之不同。自汗者,无时自出,动则为甚。此由卫气亏而不能固卫于外,以致津液自渗泻而出,属气虚者多。然亦有服参、芪而自汗如故者,此为阴虚,水不制火,心液自泻。《原病式》所云,病心热则汗出,是也。盗汗者,睡中盗出,至醒方知。盖阴虚之人,睡去则卫外之阳,乘虚陷入阴中,表液失其固卫而盗出;觉则阳复用事,卫气复出于表,表实而汗自止。此属阴虚。丹溪亦曰:自汗属气虚,盗汗属血与阴虚。外有痰症自汗者,所谓痰饮内动,身必有汗也。有湿热自汗者,譬之土气,湿热蒸为雨露,故湿无热不作汗,湿得热而蒸之,则自汗矣。"

《不居集·上集卷之二十·自汗盗汗》:"肾气虚损,真阴中阳气不足,不能固摄,小便频多,水不济火,心忡气短,故多盗汗。"

《叶氏医效秘传·卷二·伤寒诸证论·盗汗》:"盗汗者,谓睡去则出,醒来则止。然杂病盗汗,责其阳虚。伤寒盗汗,由邪气在半表半里使然也。何则?以邪气在表,干于卫中,则自然汗出。此则邪气侵行于里,外连于表,睡则卫气行里,表中阳气不致,津液得泄,故睡则汗出。觉则气散于表,而汗止矣。且自汗有虚有实,而盗汗悉皆和表而已。"

《医学指要·卷五·伤寒类症凶症指要》:"伤寒以阳为主,若手冷如冰,足冷过膝,皮肉𥆧动,自汗无度,是阳已脱也。鼻衄自汗者死。"

《医学实在易·卷二·表证条·盗汗自汗诗》:"古云:盗汗属阴虚,自汗阳羸卫外疏。"

《证治针经·卷一·汗》:"盗汗多因阴弱,自汗每属阳虚。尔其足冷自汗,脉细或微,法当封固,白术附子、人参黄芪。病伤营卫(劳伤自汗),又如胃中之湿挟火气炎上亦能作汗,治宜凉膈散;气逆不顺自汗不止,药佐木香(入小建中汤)。寸脉浮洪而心火腾自汗,黄连(同五味子)引兮斯藏。他若历节风湿,痰饮肠痈,产蓐诸症,自汗皆同。"

《医述·卷十·杂证汇参·汗》:"心之阳不能外卫而为固,则自汗出,包络之火蒸发也……腠理之疏密,卫实司之,故自汗多责之表虚。汗出一证,有自汗者,有盗汗者。自汗者,溅溅然无时而动作则益甚;盗汗者,寐中通身汗出,觉来渐收。古云:自汗属阳虚。腠理者,卫气之所司也。人以卫气固其表,卫气不固,则表虚自汗而津液为之发泄也。治宜实表补阳。盗汗属阴虚,阴虚阳必凑之,故阳蒸阴分则血热,血热则液泄而为盗汗也。治宜清火补阴。然以余观之,则自汗亦有阴虚,盗汗亦多阳虚也。如烦劳大热,最多自汗,或以饮食之火起于胃,劳倦之火起于脾,酒色之火起于肾,皆能令人自汗。若此者谓非阳盛阴衰而何?又若人之寤寐,总由卫气之出入,卫气者,阳气也,人于寐时,则卫气入于阴分,此其时非阳虚于表而何?所以自汗、盗汗,亦各有阴阳之证,不得谓自汗必属阳虚,盗汗必属阴虚也……阳虚自汗必恶寒,火热自汗必躁热。伤湿自汗,困倦身重,天阴转甚,声如瓮出;伤风自汗,头疼身热,咳嗽烦闷,鼻塞流涕;伤暑自汗,身热口渴,烦躁面垢;痰证自汗,头眩呕逆,胸满吐痰;心虚自汗,怔忡恍惚;肝热自汗,口苦多眠;肾虚自汗,潮热咳嗽;脾虚自汗,倦怠少食。"

《灸法秘传·应灸七十症·汗症》:"盖自汗为阳虚,不因劳动而自出也。"

《医学摘粹·杂证要法·虚证类·盗汗自汗》:"阳虚自汗。自汗者,时常畏寒,动静皆有汗也。盗汗亦有阳虚,自汗亦有阴虚者。"

《伤寒论汇注精华·卷一之中·辨太阳病脉证篇(中)》:"盖邪在皮毛,则皮毛实而无汗,故主麻黄以直达之;若邪在肌肉,则肌肉实而皮毛反虚而自汗,故佐以姜、枣、甘、芍调和气血,从肌肉而出皮毛,二方之不同如此。汗出不彻者,以阳明原有并邪在内,因转属阳明,故续自汗出,不恶寒也。若下之,身重,心悸,不可发汗,当自汗出乃解。病常自汗者,此为荣气和。(喻氏)病人脏无他病,时发热、自汗出而不愈者,此卫气不和也,先其时发汗则愈,宜桂枝汤主之。(喻氏)一属阳虚,一属阴虚,皆令自汗,但以无热、有热别之,以常汗出、时汗出辨之,总以桂枝汤啜粥汗之。"

《伤寒广要·卷三·辨证·盗汗》:"伤寒盗汗,何以明之?盗汗者,谓睡而汗出者也;自汗则不,或睡与不睡,自然而出也。及盗汗者,不睡则不能汗出,方其睡也,溱溱然出焉,觉则止而不复出矣。杂病盗汗者,责其阳虚也;伤寒盗汗者,非若杂病之虚,是由邪气在半表半里使然也。何者?若邪气一切在表干于卫,则自然汗出也。此则邪气侵行于里,外连于表邪,及睡,则卫气行于里,乘表中阳气不致,津液得泄,故但睡而汗出,觉则气散于表,而汗止矣。《经》曰:微盗汗出,反恶寒者,表未解也。又阳明病,当作里实,而脉浮者,云必盗汗,是犹有表邪故也。又三阳合病,目合自汗,是知盗汗,为邪气在半表半里之间,明矣。且自汗,有为之虚者,有为之实者,其于盗汗之证,非若自汗有实者,悉当和表而已,不可不知也。"

【辨病证】

汗证的病证总体分为自汗和盗汗,两个不同的汗证中,辨证方法有所不同。古代文献中的自汗盗汗辨证总不离辨五脏、阴阳、寒热、虚实之总纲。汗证的辨证较为特殊,它既可以作为一个独立的病证存在,又常常作为其他疾病的兼见症状显现,在古代文献中辨别病证时,亦须考虑这些兼夹病证。

一、自汗

(一)辨症候

1. 辨脏腑

《本草发挥·卷三·木部》:"洁古云:补下焦热火不足,治沉寒痼冷及表虚自汗。仲景云,藏无他病,发热自汗者,此是卫气不和也。又云:自汗者,为荣气不和,荣气不和则内外不谐,盖卫气不与荣气相和谐也,若荣气和则愈矣。昧者不解闭汗之意,凡见伤寒病者便用桂枝汤发汗,若与中风自汗者,其效应如桴鼓,因见其取效而病愈,则曰此桂枝发汗出也,遂不问伤寒无汗者,亦皆与桂枝汤,误之甚矣。盖卫有风邪,故病自汗,以桂枝发其风邪,卫和则表密,汗自止,非桂能收汗而用之也。又治表有风寒,热邪自汗。"

《四诊抉微·卷之七·切诊·动(阳)》:"发直遗尿,齿枯目黄,面黑,腰欲折,自汗,肾绝四日死,溲便遗失,狂言目反,直视,肾绝。"

《望诊遵经·卷下·诊鼻形容条目》:"鼻塞流清涕,发热咳嗽,自汗恶风者,伤风也。"

《形色外诊简摩·卷上·形诊病形类·五脏阴阳绝证篇》:"小肠绝,六日死。何以知之。发直如干麻,不得伸屈,自汗不止。肾绝,四日死。何以知之。齿为暴枯,面为正黑,目中黄色,腰欲折,自汗出如流水,足心肿。"

《医阶辨证·汗辨》:"风暑病,自汗寒湿病无汗,表虚有汗,表实无汗,内热蒸而多汗内虚燥而少汗,心之阳虚自汗发厥,肾之阴虚盗汗发热。"

《医阶辨证·虚劳三证辨》:"血劳:夜分潮热,咳嗽,盗汗,或咯唾血,经水断绝,血风劳:寒热自汗,恶风,或咳嗽痰血也。"

《医阶辨证·郁风血三痛辨》:"郁气痛:其状胸膈满闷,气不得升降,痛在气分;血气痛:经行腹内痛,产后少腹痛,痛在血分;血风痛:发寒热,恶风自汗,经产时得之,痛在筋骨肌肉,不已则成劳。"

2. 辨经络

《脉经·卷七·病发汗以后证第三》:"阳明病,本自汗出,医复重发其汗,病已瘥,其人微烦,不了了,此大便坚也,以亡津液,胃中干燥,故令其坚。当问小便日几行,若本日三四行,今日再行者,必知大便不久出,今为小便数少,津液当还入胃中,故知必当大便也。发汗多,又复发其汗,此为亡阳。皆谵语、脉短者,死;脉自和者,不死。伤寒,脉浮,自汗出,小便数,颇复(仲景'颇复'字作'心烦')微恶寒,而脚挛急,反与桂枝欲攻其表,得之便厥,咽干,烦躁,吐逆,当作甘草干姜汤,以复其阳。"

《脉经·卷七·病可刺证第十三》:"伤寒,发热,啬啬恶寒,其人大渴,欲饮酢浆者,其腹必满,而自汗出,小便利,其病欲解,此为肝乘肺,名曰横,阳明病,下血而谵语,此为热入血室。"

《类证活人书·卷第九》:"问自汗:伤寒无汗者七证,自汗者九证。汗出者九证,卫不和自汗。病人脏无他病,时发热自汗出而不愈者,卫不和也,先其时发汗则愈,属桂枝也。又云:病常自汗出者,此为营气和,营气和者,外不谐也,以卫气不共营气谐故尔,以营行脉中,卫行脉外,复发其汗,营卫和则愈。伤风自汗。虽然,仲景云:伤风自汗,用桂枝,然桂枝汤难用,须是仔细消息之。假令伤风自汗,若脉浮而弱,设当行桂枝汤,服后无桂枝脉息证候而烦者,即不可再服也;若伤风自汗出而小便数者,切不可与桂枝也。仲景云:太阳病自汗,四肢拘急,难以屈伸,若小便难者,可桂枝汤内加附子服之;若小便数者,慎不可与桂枝附子汤,宜服芍药甘草汤;若误行桂枝附子攻表,便咽干烦躁,厥逆呕吐,作甘草干姜汤与之,以复其阳;若厥愈足温,更作芍药甘草汤与之,其脚即伸;若胃气不和谵语者,与调胃承气汤,微溏则止其谵语,缘芍药甘草汤主脉浮自汗,小便数者,寸口脉浮为风,大为温风,则生微热,虚则两胫挛,小便数,仍汗出,为津液少,不可误用桂枝,宜服芍药甘草,补虚退风热通治。病证仍存者,风温自汗。风温为病,脉阴阳俱浮,自汗出,身重多眠睡,鼻息必鼾,语言难,属葳蕤汤。中湿自汗(《难经》云:何以知伤湿得之?然当喜汗出,不可止。何以言之?肾主湿,故知肾入心为汗出不可止也),中暑自汗(太阳中热者,暍是也,其人汗出恶寒,身热而渴,属白虎汤),阳明病自汗不恶寒,反恶热,溅溅然汗自出者,属阳明也。阳明法多汗则脉浮,无汗而喘者,发汗则愈,宜麻黄汤。亡阳自汗太阳病发汗多,遂漏不止,其人恶风,当温其经,宜桂枝加附子汤。若汗多不止,必恶风烦躁,不得卧者,先服防风白术牡蛎汤,次服小建中汤,柔痉自汗(太阳病发热,脉沉细,摇头口噤,背反张,汗出而不恶寒者,名柔痉,小续命汤主之也),霍乱自汗(吐利汗出,发热恶寒,四肢拘急,手足厥冷者,四逆汤主之)。虽然,少阴不得有汗,而少阴亦有反自汗出之证(阴证四肢逆冷,额上及手背冷汗濈濈者,亡阳也)。若脉浮自汗,服桂枝汤不中病,桂枝证尚在,必头疼甚而致衄,小衄而脉尚浮者,宜再与桂枝也;衄后脉已微者,不可行桂枝汤也。不可发汗,汗之则谵语,下之则额上生汗,手足逆冷;若自汗者,白虎加人参也。"

《伤寒标本心法类萃·卷上·自汗》:"自汗者,不发表解肌自出汗也,伤风自汗也。伤风自汗,桂枝汤。伤寒自汗,脉沉数而实,表里俱热者,三阳合病自汗者,厥逆自汗者,头疼自汗者,伤寒自汗未解半入于里者,中暑自汗脉虚者,俱宜白虎汤。伤寒寝汗不止,白虎汤加麻黄根、浮麦。伤寒汗下后,自汗、脉虚、热不已,白虎加人参、苍术服之,汗止身凉,通仙之法也。中暑自汗,白虎汤,后以澹渗汤调之。自汗多崔宣武人参石膏汤。"

《脉因证治·卷一·伤寒·六经余证》:"太阳经自汗,营弱卫强也。中风,太阳脉缓;风温,身重多睡,脉浮缓;风湿,脉沉而细,证同前条下。少阴,咽痛,拘急,四肢疼,厥逆自汗,亡阳也。太阳,亡阳自汗。柔痉,同前条下。"

《本草发挥·卷三·木部》:"洁古云:补下焦热火不足,治沉寒痼冷及表虚自汗。仲景云藏无他病,发热自汗者,此是卫气不和也。又云:自汗者为荣气不和,荣气不和则内外不谐,盖卫气不与荣气相和谐也,若荣气和则愈矣。昧者不解闭汗之意,凡见伤寒病者便用桂枝汤发汗,若与中风自汗者,其效应如桴鼓,因见其取效而病愈,则曰此桂枝发汗出也,遂不问伤寒无汗者,亦皆与桂枝汤,误之甚矣。盖卫有风邪,故病自汗,以桂枝发其风邪,卫和则表密,汗自止,非桂能收汗而用之也。又治表有风寒,热邪自汗。"

《伤寒六书·伤寒家秘的本卷之二·自汗》:"自汗者,卫为邪干,不能固密,腠理疏而汗出,为有表里虚实之分。若恶风寒,自汗出者,皆因太阳表证未解,冬用桂枝汤,余月加减冲和汤。若自汗出,不恶风寒,则为表证罢而里证实也,承气汤下之。"

《伤寒六书·伤寒明理续论卷之六·自汗》:"卫气者,所以肥腠理而固津液者也。卫为邪所干,不能卫护于外,由是而汗出焉。且自汗者,有表里虚实之分。若自汗出,恶风寒,为表未解,当解肌,以致汗泄恶风,与汗后恶寒,皆为表虚,必用温剂。若汗出,不恶风寒,则为表解里未和,从下之。设或汗出发润,如油如珠,凝而不流,皆不可治也。太阳中风,自汗,脉浮缓,桂枝汤。汗出而渴,小便难,五苓散;不渴者,茯苓甘草汤。自汗出,小便难,而用桂枝,惟加芍药、甘草。自汗出,小便不数,心烦微恶寒,脚挛急,桂枝、附子。"

《神农本草经疏·卷二·续序例下·阴阳表里虚实门》:"阳虚,其证恶寒,或发热自汗,汗多亡阳。(宜)补,甘,温,热。"

《医灯续焰·卷九·脚气脉证第六十六》:"三阳并合为病,则憎寒壮热,自汗恶风,或无汗恶寒,眩晕重着,关节掣痛,手足拘挛,疼痛冷痹,腰腿缓纵不随,心躁气上,呕吐下利,其脉浮弦紧数。以上六经受病,流注自汗为风胜。"

《伤寒绪论·卷下·自汗》:"太阳中风,不由发表而汗泄,谓之自汗,以风伤卫则表虚不能自固而汗,故用桂枝汤,散邪以实卫也。然湿气伤于脾,暑气伤于心,皆令自汗,惟冬月寒伤营,则发热无汗。若始本无汗,四五日后忽然自汗出,此寒邪传里而变热,知邪已入腑矣。凡伤风则恶风自汗,头痛发热,若里证自汗,必烦躁恶热,不恶风寒,迥乎不侔也。阳明经证,则头目痛,眉棱骨疼,而自汗。阳明腑证,则腹满自汗,当详审治之。若阴证自汗,必身冷厥逆。若伤湿则身重自汗,中暑则脉虚自汗,中暍则烦渴自汗,湿温则妄言足冷自汗,风温则鼻鼾自汗,霍乱则吐利自汗,内伤劳倦则气口虚大,身热自汗,柔痉则搐搦自汗,治法各详总论中。"

《伤寒论翼·卷下·阳明病解第二》:"自汗盗汗,表开而里阖也……只因有胃家实之病根,即见此身热自汗之外症,不恶寒反恶热之病情。以阳明表症本自汗出不恶寒,故加'虽、反'字耳……阳明自汗,亦异于太阳中风之自汗。太阳虽自汗,而出之不利,有执持之意,故其状曰漐漐(汗浸出不住貌），阳明自汗，多有波澜摇动之状，故名曰漐漐。太阳当汗而反吐，便见自汗出，不恶寒，饥不能食，朝食暮吐，不欲近衣，欲饮冷食等症，此为太阳转属阳明之表，皆是栀子豉汤症。按伤寒脉浮，自汗出，微恶寒，是阳明表症；心烦，小便数，脚挛急，是阳明里之表症。"

《温病条辨·卷一·上焦篇》："太阳自汗，风疏卫也；太阴自汗，皮毛开也，肺亦主卫。"

（二）辨阴阳

《神农本草经疏·卷二·续序例下·阴阳表里虚实门》："阳虚，其证恶寒，或发热自汗，汗多亡阳。【宜】补，甘，温，热。"

《冯氏锦囊秘录·痘疹全集卷二十三·汗》："夫汗乃心之液，内因热气熏蒸，腠理开泄，故液随气而出，虽有盗汗、自汗之别，总能虚人。然有甚与不甚之别焉，丹溪曰：自汗不妨，是湿热熏蒸而然也，特言夫未甚者耳……凡无因而至者为自汗。然有过表，腠虚而多汗者；有心热而睡汗者；有六阳虚而头颅或颈多汗不过胸者；有胃虚而颈胸脐间多汗者；有肝木侮土自汗发搐流涎者；有胃实而四肢多汗，面赤作渴者；有痂落表虚而多汗者，随所因而治之。若因阳虚自汗者，大补其气以敛之；若因睡而汗出者，当以补血为主而兼补气；若荣中伏热，津液流溢妄泄者，宜于补养之中，佐以凉血之药。"

《医述·卷十·杂证汇参·汗》："心之阳不能外卫而为固，则自汗出，包络之火蒸发也……腠理之疏密，卫实司之，故自汗多责之表虚。汗出一证，有自汗者，有盗汗者。自汗者，漐漐然无时而动作则益甚；盗汗者，寐中通身汗出，觉来渐收。古云：自汗属阳虚。腠理者，卫气之所司也。人以卫气固其表，卫气不固，则表虚自汗而津液为之发泄也，治宜实表补阳。盗汗属阴虚。阴虚阳必凑之，故阳蒸阴分则血热，血热则液泄而为盗汗也，治宜清火补阴。然以余观之，则自汗亦有阴虚，盗汗亦多阳虚也。如烦劳大热，最多自汗，或以饮食之火起于胃，劳倦之火起于脾，酒色之火起于肾，皆能令人自汗。若此者谓非阳盛阴衰而何？又若人之寤寐，总由卫气之出入，卫气者，阳气也。人于寐时，则卫气入于阴分，此其时非阳虚于表而何？所以自汗、盗汗，亦各有阴阳之证，不得谓自汗必属阳虚，盗汗必属阴虚也……阳虚自汗必恶寒，火热自汗必躁热。伤湿自汗，困倦身重，天阴转甚，声如瓮出；伤风自汗，头疼身热，咳嗽烦闷，鼻塞流涕；伤暑自汗，身热口渴，烦躁面垢；痰证自汗，头眩呕逆，胸满吐痰；心虚自汗，怔忡恍惚；肝热自汗，口苦多眠；肾虚自汗，潮热咳嗽；脾虚自汗，倦怠少食。凡汗出发润，汗出如油，汗出如珠，汗多喘满，汗雨淋漓，皆属败证。"

《医学入门·外集卷三·外感·伤寒》："自汗不特伤风也，并少阴反证而有九：曰伤风，卫虚而汗自出，必兼恶风寒也。曰风温，风伤卫而温伤气也。曰湿温，湿热蒸而汗自出也。曰中暑，热伤气也。曰霍乱，吐利而阳气大泄于外也。曰柔痉，原因伤风也。曰胃不和，言脏无他病，但时发热而汗自出，乃风邪在胃，宜微汗以散之。曰亡阳，太阳发汗过多也。曰阳明自汗，不恶风寒反恶热，而热逼汗自出也。汗甚津液内枯，不可下者，蜜导法。惟三阴本无汗，而少阴有反有汗三证，亦曰亡阳：其一，自汗咽痛，甘桔汤；其二，自汗厥冷，四逆汤；其三，自汗呕吐，甘草干姜汤。凡汗不止者，先服防术牡蛎汤，次服小建中汤。如汗出如油不流者，死。"

《辨脉平脉章句·卷下平脉法篇第二》："况此节大义在观外以知内，又何得先言里实耶？按：《伤寒论》曰：风温为病，脉阴阳俱浮，自汗出，身重，多眠睡，鼻息必鼾，语言难出。"

《形色外诊简摩·卷上·形诊病形类·百病善恶形证汇述篇》："自汗身重，鼻鼾多睡，风温也。"

《医学摘粹·伤寒证辨·自汗头汗》："自汗在太阳，谓之风邪，桂枝汤证也。在阳明，谓之热越，白虎汤证也。若大热蒸蒸，汗出过多，宜用调胃承气汤急下其热，以救其津也。若更兼发热，下利不休，内外两脱属凶。如头汗出，剂颈而还，则为热不得外越，是以上蒸于首也。或因黄郁未发，或因湿家误下，或因水结胸蒸，或因火劫热迫，或因阳明蓄血，或因热入血室，当分门施治。"

（三）辨虚实

《脉经·卷七·病可发汗证第二》："病常自汗出，此为荣气和，荣气和而外不解，此卫不和也。病人脏无他病，时发热自汗出，而不愈，此卫气不和也。"

《世医得效方·卷第一·大方脉杂医科·集

证说》：“若诸虚损证，则眩晕眼花，鼻多清涕，溅浊遗精，冷滑洞泄，水谷不化，洒淅自汗，呕吐清痰，皆阳虚阴盛也。自汗谵语，目直视则亡。”

《丹溪手镜·卷之上·自汗》：“风邪干卫，自汗表虚，脉浮而无力，桂枝和之。暑邪干卫，中暍自汗，恶寒身热而渴，脉虚，白虎主之。风湿自汗，脉弦，宜葳蕤汤，彻其热也。寒渐入里，传而为热，亦使自汗。漏不止而恶风自汗亡阳，脉沉细，宜桂附汤温经，此表之虚也。自汗脉沉数有力，宜下之。柔痉自汗，脉沉，宜小续命，散其风邪。霍乱自汗，脉细紧，宜四逆回阳也。少阴病反自汗，脉沉细，宜四逆汤，补其肾也。”

《温疫论·上卷·自汗》：“自汗者，不因发散，自然汗出也……里证下后，续得自汗，虽二三日不止，甚则四五日不止，身微热，热甚则汗甚，热微汗亦微，此属实，乃表有留邪也，邪尽汗止……若误认为表虚自汗，辄用黄芪实表，及止汗之剂，则误矣。有里证，时当盛暑，多作自汗，宜下之。白虎证自汗详见前。若面无神色，唇口刮白，表里无阳证，喜热饮，稍冷则畏，脉微欲绝，忽得自汗，淡而无味者为虚脱，夜发则昼死，昼发则夜亡，急当峻补，补不及者死。”

《广瘟疫论·卷之四·辨似》：“所谓实证似虚者，即以表证论之：头痛、发热，邪在表也，其脉当浮，证当无汗而反自汗，脉无力，用发表药而身反疼痛，则似虚矣。故人惑于多自汗，而误用桂枝汤者有之；惑于脉无力，而引仲景'太阳篇'：发热恶寒，脉微弱，为无阳，而误用建中汤者有之；惑于身疼痛，而引仲景若不瘥，身体疼痛，当温其里，误用四逆汤者有之。其自汗者，疫热自里蒸出于表，非表虚也。所谓虚证似实者，即以表证论之：头痛发热身疼痛，自汗脉浮大，邪在表也，而屡用表散清凉药，不惟不减，其证转甚者，非药力之不到，乃正气不能传药力达表，阴液不能随阳气作汗也，此邪在表时，虚证之似实者也。”

《医学心悟·卷四·自汗盗汗》：“自汗症，有风伤卫自汗出者，有热邪传里自汗出者，有中暑自汗出者，有中寒冷汗自出者，治法俱见本门。然风火暑热症，自汗太多，犹恐亡阳，尚当照顾元气，矧在虚寒者乎？是以人参、芪、术，为敛汗之圣药。挟寒者，则以附子佐之。轻剂不应，则当重剂以投之，设仍不应，则以龙骨、牡蛎、北五味等收涩品，辅助而行。或以人参养荣汤，相兼而用。盖补可去弱，涩可固脱，自然之理也。”

《伤寒指掌·卷一·阳明本病述古·自汗》：“卫气者，护卫皮肤腠理也，邪气干之，则卫气不能外固，而津液走泄，漐漐然汗出矣。风与暑湿之邪，皆令自汗，寒邪伤于营卫，则肤腠闭密，故无汗，及邪传里为热，则营卫通，腠理开，亦令汗自出矣。《伤寒奥旨》云：伤风则恶风自汗，伤湿则身重自汗，中暑则脉虚烦渴自汗，湿温则妄言自汗，风温则鼾眠自汗，柔痉则搐搦自汗，阳明则潮热自汗，劳倦则身倦自汗，亡阳则漏不止自汗。[邵评]自汗各有因，当分因施治。”

《三指禅·卷三·暑热脉论》：“同是夏月病也，头痛，身热、面垢、自汗，而暑热分焉。其中暑也，感地窍之气，阴与阴遇，头痛身热、面垢自汗，与中热无异。其中热也，感天炎之气，阳与阳遇，头痛身热、面垢自汗，与中暑无异，而小便赤涩、大便坚硬、胸满气喘、烦躁不眠、脉则洪数，较之中暑，殊隔天渊焉。”

《不知医必要·卷一·劳倦内伤》：“外感之自汗，声高气壮。内伤之自汗，气短声微。”

《诊宗三昧·逆顺》：“中暑自汗喘乏。”

《周慎斋遗书·卷八·汗》：“自汗，卫不固也。恶风自汗，冬月桂枝汤，不止，建中汤；亡阳加附子、白术；表虚，四君子加芪、附；里实，承气汤；小便不利，汗出，津液少，宜下之；汗出而渴，小便难，五苓散；结胸、心痞满，无大热，半夏茯苓汤；谵语，内热，头汗，承气汤；心下懊憹，头汗，栀子豉汤；半表半里，小柴胡汤；实热在内，小便利，大便滴血，轻则犀角汤，重则承气汤；发黄，渴欲饮水，轻则五苓散加茵陈，重则茵陈大黄汤；手足汗，津液旁达，四肢蕴热，燥粪谵语，承气汤；夹寒水谷不分，理中汤；凡病久而不愈，必是气血两虚，自汗热不退，补中益气汤加附子；久久不愈，保元汤加归、芍、麦冬、五味；冷汗自出，黄芪建中汤加姜、附、人参；内热脉洪大自汗，六黄汤；便燥自汗，热不退，六味汤加生脉散；脉浮大无力，保元汤加减。”

（四）辨色脉

《脉经·卷二·平三关病候并治宜第三》：“寸口脉弱，阳气虚，自汗出而短气。寸口脉濡，阳气弱，自汗出，是虚损病。”

《脉经·卷八·平中风历节脉证第五》：“盛人

脉涩小,短气,自汗出,历节疼,不可屈伸,此皆饮酒汗出当风所致也。"

《脉经·卷十·上阳跷阴跷带脉》:"寸口濡,阳弱,自汗出。"

《脉理求真·卷一·新著脉法心要·濡脉》:"濡为胃气不充,凡内伤泄泻自汗喘乏,多有是脉。"

《濒湖脉学·虚(阴)》:"(主病诗)脉虚身热为伤暑,自汗怔忡惊悸多。"

《脉确·虚》:"寸虚自汗多惊悸,虚脉主气血虚,正气虚则邪气实,邪气实便是火,火食气则表虚。汗者,心之液也,血所化,表既虚则营亦不固,血随火化,外泄于表自为、汗。"

《脉确·涩》:"崔紫虚谓涩主自汗,濒湖士材皆宗之。〔愚按〕《内经》云:涩满阳有余也。阳气有余,则为身热无汗,当以《经》言为是。"

《脉理求真·卷一·新著脉法心要·动脉》:"至于阳虚自汗而见动寸,阴虚发热而见动尺,与女人动尺而云有孕,皆不宜作热治矣。"

《脉理求真·卷一·新著脉法心要·濡脉》:"濡为胃气不充,凡内伤泄泻自汗喘乏,多有是脉。"

《脉经钞·卷二·病热脉候二十》:"微热病七八日,脉不喘,其动均者生。微热在阳,不入阴,令自汗也。"

《脉诀新编·卷二·诊杂病脉法》:"汗脉浮虚,或濡或细,自汗左寸,盗汗在尺男女平人,脉虚弱微细者,必有盗汗。"

(五)辨吉凶

《身经通考·卷三脉说·何谓逆顺之脉》:"自汗,脉虚者安,躁盛者危。"

《脉义简摩·卷五·主病类·脉证顺逆》:"中暑自汗喘乏,腹满遗尿,脉虚弱为顺,躁疾者逆。"

二、盗汗

(一)辨症候

1. 辨阴阳

(1) 阴虚

《产宝·盗汗》:"睡中汗出,觉则止,此为盗汗,属阴虚,然不可偏用阴药,宜兼服参芪,俾气旺则能生阴,效如影响,生化汤调牡蛎散服。"

《普济方·卷三百九十·婴孩心腹痛等疾门·盗汗》:"盗汗睡而自汗出,肌肉虚也。"

《奇效良方·卷之四十四·自汗盗汗门附论》:"盗如盗窃之盗,窥人息而潜出,行于阴也;自汗如自然之自,居常有而明显,见于阳也。皆因腠理空疏,卫护气虚,不能致密收敛于表,虚则阳热泄焉。阳主动而散津液,走于肝,若阳蒸阳分而液出者为自汗,阳蒸阴分而液出者为盗汗,由是内分阴阳之虚,外闭腠理之气,乃得其源也。皆由心肾俱虚以致此。"

《古今医统大全·卷之五十一·盗汗门·治法》:"东垣云:盗汗者,寐中而通身出汗如浴,觉来方知,是属阴虚,荣血之所主也,宜补阴降火,当归六黄汤之类是也;若虚寒者,只以黄芪六一汤。盗汗发热,因阴虚,用四物汤加黄柏;兼气虚,加人参、黄芪、白术。小儿盗汗不用治,盖血未足也。"

《考证病源·考证病源七十四种·汗出者》:"有自汗盗汗之名,盗汗者,寐中而通身如浴,觉来方知,属于阴虚。"

《简明医彀·卷之四·盗汗》:"是证属阴虚血弱,阳蒸阴分,而液出者,为盗汗。然阴虚阳必凑,阳火乘之,故睡中出汗如洗,觉来即收,非若自汗常出也。"

《痰火点雪·卷一·自汗盗汗》:"何则?以阴乘阳分,自然汗出者曰自汗,法当调营以益卫;以阳乘阴分,睡里汗出者曰盗汗,法当滋阴以抑阳。若病久而肌脱肉消者,昼则自汗蒸蒸,夜则盗汗袭袭,又属阴阳两虚也,法当气血两益之。大都自汗之脉,则必微而弱,盗汗之脉,则必细而涩。微主阳气衰,细主阴气弱。王氏之论,岂欺我乎?要之自汗盗汗,乃亡津夺液之肇端,但见是证,则当警惕以治,毋以寻常一例视也。造酒作汗之理,以此喻之,若符之合节,可异乎?夫汗则一也,而复有自汗盗汗之异,理何致也?所谓阳虚阴必凑之,抑何别耶?以阴乘阳分,是营气不与卫气谐也。阴主静,以静中有动,故寐而汗出,乃曰盗汗。若夫昼则自汗,而夜盗汗者,固为阴阳两虚,然病至于此,则医亦掣肘矣。"

《绛雪丹书·产后上卷·产后诸症总论·盗汗论》:"盗汗者,睡中汗出醒来即止,犹盗贼瞰人睡而窃之也,不可与自汗同治。此由产后亡血阴虚而阳胜故也。《经》曰,阳加于阴则发汗是也。"

《医灯续焰·卷十八·盗汗》:"盗汗者,睡中偷出，多发于夜，如盗之乘人不觉而夜出也。属阴虚。"

《病机沙篆·卷下·自汗盗汗》："伤寒阳明病，脉沉实有力，潮热自汗；脉略浮者，必盗汗。"

《伤寒论纲目·卷六·盗汗》："刘完素曰：合目则汗，是知邪气在半表半里之间明矣。且自汗有虚有实，其盗汗之症，非若自汗有实者，悉当和表而已。韩祇和曰：阳入于阴，故但欲睡眠；卫气行阴，故合目则卧；热淫于内，故卧则汗出。"

《伤寒论纲目·卷十·盗汗》："楼英曰：杂病盗汗，责其阴虚；伤寒盗汗，由邪气在半表里使然也；若邪气在表，则又谓之自汗矣。《经》曰：微盗汗出，反恶寒者，表未解也；又阳明当作里实，而脉浮者，云必盗汗，是犹有表邪也，非若自汗有表里虚实之别。"

《痧胀玉衡·后卷·自汗盗汗惊惶痧》："自汗阳亏，盗汗阴弱，闻声而惊震，遇响而惶惧者，虚极之候。"

《傅青主女科歌括·产后编上卷·产后诸症治法·盗汗》："产后睡中汗出，醒来即止，犹盗瞰人睡，而谓之盗汗，非汗自至之比。《杂症论》云：自汗阳亏，盗汗阴虚。然当归六黄汤又非产后盗汗方也，惟兼气血而调治之，乃为得耳。"

《冯氏锦囊秘录·杂症大小合参卷十二·儿科》："盗汗、自汗有因血气未固，肤腠未密，过加温暖，熏蒸生热，热搏于心也，为邪胜，而津液不能内藏者；有伤冷伤热冷热交争，阴阳不顺，津液泄越者；有心虚惊恐，神气不能收摄精华者；有餐冷物过度，致伤脾土，土虚不能制其水液者。大法养心育脾，滋阴降火为要。盖本元充实者，睡则神气敛纳于内；本元不足者，睡则神气浮越于外，汗亦因之流溢，醒则惕然气聚，汗亦因之收藏。总由阴不平，阳不秘耳。"

《冯氏锦囊秘录·杂症大小合参卷十二·方脉自汗盗汗合参》："自汗、盗汗，并忌生姜，以其开腠理也。盗汗属血虚阴虚，小儿不须治，当归大黄汤甚效，但药性寒而人虚者，兼用黄芪、甘草补气之味。麻黄根治盗汗甚捷，盖其性能行周身之表，引诸药至卫分而固腠理也。盗汗发热，因阴虚者四物加黄柏，兼气虚加参、芪、白术。盗汗者表里汗出，非任自汗而自出也，多因心虚所致，宜敛心气益肾水，使阴阳调和，水之升降，其汗自止。瘦人多盗汗，以其多阴虚有火也。睡而出汗曰盗汗，属阴虚。自汗、盗汗之症，为病虽一，其源不同。盗汗者，乃阴虚血虚有火也，阴血虚，则不能荣养于中，故睡里凑凑然而汗出也，肾多主之，以其闭藏之令失守也。

夫自汗属阳虚有湿，盗汗属阴虚有火，古哲之定论。然《经》曰：阳者卫外而为固也，但火与元气势不两立，故火盛则阳衰，阳衰则卫虚，其所虚之卫行阴，当瞑目之时，正气无力，以固其表，故腠理开，津液泄而为汗，迨寤则目张，其行阴之气复还于表而汗止矣。谓之盗汗，《经》名寝汗也。自汗、盗汗，虽分阴虚阳虚，然悉属于卫，且卫气者，实由谷气之所由化，肺脏之所分布，即天真之阳，必得是而后充大，无是则衰微，变症百出，岂止汗乎？心阳虚不能卫外而为固，则外伤自汗，不分寤寐，不因劳动，而自能出也；肾阴衰，不能内营而退藏，则内伤盗汗，睡则汗出，醒则倏收。较而论之，则自汗为甚，盖盗汗真元犹未尽虚，自汗则真元耗散，腠里皆开，肺失统气之权，不能固表，故毫窍疏豁，任其溃泄，势必阳亡阴竭而后已。故自汗阳虚，治当补气以卫外；盗汗阴虚，治当滋阴以荣内，一以温热补益，一以清凉滋补，总不外收敛固密为主。"

《济世全书·震集卷四·补益·自汗盗汗》："有自汗，有盗汗。自汗者，不因发散而自然出也；盗汗者，睡而汗出及觉则不出矣。又曰：阴蒸阳分而液出者，为自汗；阳蒸阴分而液出者，为盗汗。故阴虚阳必凑，发热而盗汗，阳虚阴必乘，发厥而自汗，此阴阳偏胜之所致也。其盗汗乃心虚所致也。丹溪曰：自汗、盗汗之症，原由心肾二经，人虚则为此症。"

《医学心悟·卷二·少阳经证·盗汗》："问曰：盗汗何以是半表半里证？答曰：热邪熏灼，腠理开，令人自汗，寒则腠理闭塞而无汗。又问曰：杂症盗汗，何也？答曰：杂症盗汗，乃阴虚之证。伤寒盗汗，乃外感之邪，自不同类。"

《不居集·上集卷之二十·自汗盗汗》："盗汗者，寐中通身汗出，觉来即收。盗汗者属阴虚，阴虚者阳必凑之，故阳蒸阴分则血热，血热则液泄，而为盗汗也……虚劳之人，阳气外亏，阴气内竭，腠理空疏，皮毛不固，心气亏虚，荣卫不调，故多自汗、盗汗之症。"

《杂病心法要诀·卷二·自汗盗汗总括》:"自汗表阳虚恶冷,阳实蒸热汗津津;盗汗阴虚分心肾,心虚不固火伤阴,睡则汗出,觉则汗止,谓之盗汗。盗汗为阴虚,当分心虚不固,心火伤阴也。"

《幼科释谜·卷四·汗·盗汗症治》:"薛己曰:自汗属阳虚,盗汗属阴虚。盖阳为卫气,阴为营血。血之所主,心也,所藏,肝也。热搏于心,故液不能内敛,而外泄于皮肤。人卧则静而为阴,觉则动而为阳,故曰自汗属阳,盗汗属阴也。多因心肾不交,水火不能既济,肾虚则闭藏之令失守,故有是症。因血虚内热,当归六黄汤;心经有热,导赤散;肝经虚热,六味丸;血脱盗汗,当归补血汤。"

《女科秘旨·卷七·产后盗汗》:"产后睡梦中汗多,醒来即止,犹盗瞰人睡而出盗,谓之盗汗,此非自汗之比。在杂症论云:自汗阳亏,盗汗阴亏,然当归六黄汤,又非产后盗汗方也,治当兼血分药品调理之,乃称善耳。"

《疫疹一得·卷下·瘥后二十症·自汗盗汗》:"阳虚不能卫外而为固,则外伤而自汗;阴虚不能内营而退藏,则内伤而盗汗。"

《大方脉·杂病心法集解卷三·汗症门·盗汗》:"盗汗属阴,睡则汗出,醒则汗止,当分别心虚、心火治之。心虚不固,宜补心,其症惊悸盗汗,虚烦不眠,发热体倦,食少神衰,服酸枣仁汤。若心火伤阴,酿成盗汗者,服当归六黄汤清之。"

《时方妙用·卷四·自汗盗汗》:"伤寒门,以自汗为伤风,盗汗为少阳症;其余杂病,自汗为阳虚,盗汗为阴虚,然阴阳互为其根,自汗亦有阴虚者,盗汗亦阳虚者,宜辨而治之。"

《齐氏医案·卷五·汗证》:"脉大而虚浮而濡者汗,在寸为自汗,在尺为盗汗。自汗属阳虚,盗汗属阴虚。伤寒之脉,阴阳俱紧,法当无汗,若自汗不止,名曰亡阳,不治。盗汗属阴虚,睡中而出,醒则止矣。当归六黄汤治盗汗之神药也。"

《医方简义·卷六·产后自汗盗汗》:"自汗者,阳虚也;盗汗者,阴虚也,若不急为止之,恐有脱阴脱阳之变。《经》云:脱阳者见鬼,脱阴者目盲。"

《医学摘粹·杂证要法·虚证类·盗汗自汗》:"阴虚盗汗,盗汗者,时常发热,睡时出汗,醒时即收也。阳虚自汗,自汗者,时常畏寒,动静皆有汗也。然阴阳互根,又有不可泥者。盗汗亦有阳虚,自汗亦有阴虚者。"

《医学摘粹·杂病证方歌括·虚证类·盗汗自汗》:"盗汗提纲:发热身中久不休,睡时汗出醒时收,欲知此证因何起,原属阴虚是病由。"

《诊余举隅录·卷下·盗汗血虚》:"非祟证盗汗,有血虚证,有血热证,有少阳证,有阳明证,有酒客睡中多汗证,或因汗出合目后,并见谵语等情,遂以邪祟疑之,愚甚矣。"

《医学刍言·自汗盗汗》:"伤寒门以自汗为伤风,盗汗为少阳;杂病自汗属阳虚,盗汗属阴虚。阳虚自汗,参、芪、术、附;阴虚盗汗,其人常发热,当归六黄汤;阴阳两虚,不寐烦躁,归脾汤加五味、麦冬,或人参养营汤。"

《针灸学纲要·盗汗》:"盗汗属血与阴虚。"

(2)阳虚

《诸病源候论·虚劳病诸候上·虚劳盗汗候》:"盗汗者,因眠睡而身体流汗也,此由阳虚所致。久不已,令人羸瘠枯瘦,心气不足。"

《太平圣惠方·卷第十四·治伤寒后虚羸盗汗诸方》:"夫伤寒瘥后,体气羸弱,脏腑犹虚,或每因睡中,遍身汗出,此皆阳气虚,心气弱。阳属于表,主于肤腠开泄,故津液妄行;心主血,心生汗,令心虚不足,故多盗汗。"

《太平圣惠方·卷第二十九·治虚劳盗汗诸方》:"夫虚劳盗汗者,因眠睡而身体流汗多也,此由阳虚所致。"

《圣济总录·卷第八十九·虚劳盗汗》:"论曰:眠寝之间,汗出盗人气血,久则津液枯耗,谓之盗汗。此盖虚劳之人,阳气外虚,风在肌表,腠理虚疏,心气不足故也。不治则营卫衰损,肌肉消悴,变为羸瘠。"

《圣济总录·卷第一百七十九·小儿盗汗》:"论曰:小儿盗汗者,由心气不足,风邪入于阳经,阳经虚故也。"

《活人事证方后集·卷之五·盗汗门》:"盗汗者,因眠睡而身体流汗也。此由阳虚所致,久不已,令人羸瘠枯瘦,心气不足,亡津液故也。"

《普济方·卷一百四十五·伤寒门·伤寒后虚羸盗汗》:"夫伤寒瘥后体气羸弱,脏腑犹虚,或每因睡中遍身汗出,此皆阳气虚、心气弱。阳属于表,主于肤,腠理开泄,故津液妄行;心主血,心生汗,今心虚不足,故多盗汗。诊其脉虚弱微细者是其候也……《经》曰：微盗汗出，反恶寒者，表未解也。又阳明病，当作里实，而脉浮者，亦必盗汗，是犹有表邪故也。又三阳合病，目合自汗，是知盗汗为邪气在半表半里之间明矣。"

《不居集·上集卷之二十·自汗盗汗》："肾气虚损，真阴中阳气不足，不能固摄，小便频多，水不济火，心忡气短，故多盗汗。"

《伤寒悬解·卷七·阳明经下篇·脉浮盗汗证二十三》："寐时卫气不入阴分，皮毛失敛，经热蒸泄，必盗汗出，凡盗汗之家，皆阴盛脏寒，阳不内交者也。"

《杂症会心录·卷上·盗汗》："卫气行里，则表中阳气不致，平人营卫调和，虽毛窍开发，而津液内藏，若肾失闭藏之职，肝行疏泄之令，水虚而火炎，卫强而营弱，内热蒸蒸，气化汗泄，亦毛窍疏豁，有隙可乘也，寤则目张，行阴之气复还于表，而肌腠秘密，汗欲出而无由矣。"

《感症宝筏·卷之二终·瘥后诸病·瘥后诸病新法》："感证瘥后，余热盗汗不止者，阴虚有火也，当归六黄汤加减。无热恶寒，而盗汗不止者，阳虚也，黄芪建中汤加减（阳虚营卫不和而汗出也，调和营卫治之）。"

《重订灵兰要览·卷下·盗汗》："问：人之盗汗，何气使然？曰：阳气不足，而阴气有余也。"

2. 辨寒热

《伤寒六书·伤寒家秘的本卷之二·盗汗》："盗汗者，睡中则出而醒则止矣。缘邪在半表半里，故知胆有热也，专主小柴胡为当矣。"

《儿科萃精·卷七·汗证门·盗汗》："小儿盗汗有二，虚实两分：心虚者，阴气不敛也，睡则多惊，古法主酸枣仁汤（如当归、炒白芍、生地、茯苓、炒酸枣仁、炒知母、炒黄柏、五味子、人参、炙黄芪等味）。心热者，火伤于阴也，身多烦热，古法主当归六黄汤（如当归、生地、熟地、黄芩、黄柏、黄连、炙黄芪，引用浮麦）。"

3. 辨虚实

（1）表虚

《医学纲目·卷之三十七小儿部·心主热·盗汗》："三阳合病，脉浮大见关上，但欲眠睡，目合则汗。阳明病，脉但浮者，必盗汗出。（论见胃实。成无己云：阳明病当作里实而脉浮者，云必盗汗是犹有表邪故也。）太阳病，脉浮而动数，头痛发热，微盗汗出，而反恶寒者，表未解也。"

《丹溪手镜·卷之上·盗汗》："睡中出，曰盗汗。盗汗，邪气在半表半里也。"

《吴又可温疫论歌括·盗汗》："下后盗汗者，表有微邪也。病愈身凉，复盗汗，黄芪（汤）味草术归俾。疫邪不论自汗盗汗，有热为实，无热为虚，此要诀也。"

《温疫论私评·卷上·盗汗》："若内伏之邪一尽，则盗汗自止，设不止者，宜柴胡汤以佐之。时疫愈后，脉静身凉。数日后，反得盗汗及自汗者，此属表虚，宜黄芪汤。"

（2）心气虚

《丹台玉案·卷之四·痨瘵门·附盗汗自汗》："盗汗属心，自汗属肺，心神不守故盗汗，肺气不收故自汗，久久不愈令人丧魄。"

《叶选医衡·卷下·自汗盗汗》："论自汗盗汗，无不由于心肾两虚而得之者。盖津与汗同类，随其阳气所在之处而生，亦随其火扰之处而泄为汗。自汗者，不因发散，不因劳动，不分寤寐，溱溱然自然汗出，由阴蒸于阳分也，玉屏风散主之。盗汗者眠熟则出，醒则倏然而收，即《内经》之寝汗，阳蒸于阴分也，当归六黄汤主之。盖肾虚即阴虚，阴虚阳必凑，不能内营而退脏，则盗汗而发热，多属内伤也。心虚即阳虚，阳虚阴必垂。不能卫外而为固，则自汗而发热，多属外伤。又汗孔谓之鬼门，盗汗甚则令人丧魄，阴阳之道，阳密乃固，自汗甚则令人妄阳。二汗之义，大概如斯。"

《金匮启钥（幼科）·卷三·自汗论》："若夫睡中汗出，醒来则止，此盗汗也。然有因心虚者，宜敛心气，养心血，以团参汤为主。有心热者，其证素必生烦，宜导赤散。有心肾不交者，宜六味丸。有血脱而汗者，宜当归补血汤。气血俱伤，宜用人参养营汤。虚寒者，宜八味丸，或加减八味丸亦可。如若睡中遍身有汗，觉来久不干者，此食积盗汗，因脾冷所致，宜益黄散。外此而有痰鸣气喘，汗出如油而不流者，此阴阳两脱，不治之候，用十全大补汤，盖亦有挽回于万一者，重加阴阳两救之药，是在医者之随时变通耳。"

（3）邪伏于半表半里

《医学纲目·卷之三十二伤寒部·盗汗》："阳明病，脉但浮者，必盗汗出。成无己云：阳明病当作里实而脉浮者，云必盗汗是犹有表邪故也。太阳病,脉浮而动数,头痛发热,微盗汗出,而反恶寒者,表未解也。(成)伤寒盗汗者,非若杂病之虚,是由邪气在半表半里使然也。"

《云林神彀·卷二·盗汗》:"盗汗属阴虚,每向睡中出。若还醒则止,血虚非鬼祟。"

《证治准绳·杂病第五册·杂门·盗汗》:"夫如是者,谓之盗汗,即《内经》之寝汗也。仲景《伤寒论》中名盗汗,谓阳明病当作里实而脉浮者,必盗汗。成无己谓:伤寒盗汗,非若杂病者之,责其阳虚而已,是由邪在半表半里使然也。何者?若邪气一切在表,干于卫则自汗出,此则邪气侵行于里,外连于表邪,及睡则卫气行于里,乘表中阳气不致,津液得泄而为盗汗。亦非若自汗,有为之虚者,有为之实者,其于盗汗,悉当和表而已。仲景之云,从其邪之所在之阴阳,便成盗汗,是指阴阳之流者耳。予每察杂病之盗汗,有冷有热,岂无其故哉?非独为自汗,虽盗汗亦然。盖成无己因《金匮要略》叙杂病云:平人脉虚弱微细,善盗汗。又以《巢氏病源》以虚劳之人盗汗,有阳虚所致,因即谓杂病之盗汗,悉由于阳虚也。阴气既虚,不能配阳,于是阳气内蒸,外为盗汗,灼而不已,阳能久存而不破散乎?当归六黄汤,治盗汗之圣药。脏腑盗汗皆属肾。运气盗汗皆属寒水。"

《伤寒大白·卷三·盗汗》:"外感盗汗,是邪热在半表半里之间,故用小柴胡汤。然不独少阳一经,有盗汗,三阳三阴,皆有盗汗也。三阳盗汗,皆邪热未尽;三阴盗汗,皆热伏血分。故盗汗之症,有热无寒者也。治太阳盗汗,羌活冲和汤。阳明盗汗,干葛石膏汤。少阳盗汗,小柴胡汤。三阴盗汗,当归六黄汤。在厥阴,倍生地、白芍药;在少阴者,倍生地、黄柏、黄连;在太阴者,倍当归、黄芩。仲景论中,但有三阳盗汗,无三阴盗汗,以盗汗皆表症耳。今见热邪传入三阴,亦有盗汗者。"

《叶氏医效秘传·卷二·伤寒诸证论·盗汗》:"盗汗者,谓睡去则出,醒来则止。然杂病盗汗,责其阳虚。伤寒盗汗,由邪气在半表半里使然也。且自汗有虚有实,而盗汗悉皆和表而已。"

(二) 辨色脉

《脉经·卷七·病发汗吐下以后证第八》:"太阳病,脉浮而动数,浮则为风,数则为热,动则为痛,数则为虚。头痛发热,微盗汗出,而反恶寒,其表未解。"

《脉经·卷八·平血痹虚劳脉证第六》:"男子平人,脉虚弱细微者,喜盗汗出也。"

《诊家枢要·脉阴阳类成》:"左寸微:心虚,忧惕,荣血不足,头痛胸痞,虚劳盗汗。关微:胸满气乏,四肢恶寒拘急……弦:按之不移,举之应手端直如弓弦,为血气收敛,为阳中伏阴,或经络间为寒所滞为痛,为疟,为拘急,为寒热,为血虚,为盗汗,为寒凝气结,为冷痹,为疝,为饮,为劳倦。弦数为劳疟,双弦胁急痛,弦长为积。左寸弦:头疼心惕,劳伤盗汗乏力。"

《脉理集要·原序要略·统属诊法》:"涩为血少,恶寒败血,带下遗精,盗汗痿泻,浮涩恶寒,沉涩阴逆,紧涩为痹,弦涩少血,涩甚多痰,最难扶济。左寸逢泻(濡),盗汗惊悸;左关逢濡,体虚无力;左尺逢濡,阳痿伤精,小便频数,女为血崩。右寸逢濡,自汗气怯,关濡停食,尺濡泄泻。寸寒尺热,老顺少逆;左寸逢弱,盗汗心悸;右寸逢弱,身寒短气;左关逢弱,筋软无力;右关逢弱,不能消食;左尺逢弱,骨疼酸体,小便频数,肾虚耳闭;右尺弱泻,兼涩失气。"

《脉理集要·原序要略·小儿脉候》:"小儿三岁,其脉初至,法以气口,诊取一指,细数平和,七至八至。热则太过,寒则不及;浮数浮紧,惊风可识;浮弦浮大,风寒外闭;浮迟潮热,浮实便秘,浮虚盗汗,浮微咳嗽,沉数内热,沉迟冷滞,沉洪腹痛,呕逆虫聚,沉细腹疼,中停乳食,沉滑吐逆,沉实积滞,沉紧腹疼,沉缓伤食,弦长肝气,濡虚泛气,促结虚惊,结伏物聚,细脉疳积,弦紧痫症,弦急客忤,微涩血痢,洪大而慢,食伤脾胃,迟细脾虚,滞积所致,弦实为疟,短小宿食,乳食吐逆,脉乱无忌,大小不匀,脾风弦急,泻痢浮大,一息二至,十至为乱,俱为不治。"

《订正太素脉秘诀·卷上·五脏见迟脉主病》:"肾部迟:主小便滑数,泄精不禁,膝胫痛软,阴湿、盗汗、脚气。"

《诊宗三昧·师传三十二则》:"男子平人脉虚弱微细者,善盗汗出,则气血之分了然矣。"

《诊宗三昧·逆顺》:"中风、遗尿、盗汗,脉缓弱为顺,数盛者逆。"

《脉贯·卷六·微脉(阴)》:"左寸微,心虚忧惕,营血不足,头痛胸痞,虚劳盗汗;关微,胸满气乏,四肢恶寒、拘急;尺微,败血不止,男为伤精尿血,女为血崩带下。"

《脉贯·卷六·芤脉(阳中阴)》:"吴鹤皋云:阴去阳存之脉也,主上下出血,遗精,盗汗,各随所在而论之。"

《脉贯·卷六·弦脉(阳中阴)》:"(贯释)弦为血气收敛,阴伏于阳,肝旺脾伤之象,或经络间有寒所滞,为痛、为疟、为痹、为拘急,及寒热血虚,盗汗、疝、饮、劳倦等症。左寸弦,头疼心惕,劳伤盗汗,乏力。"

《脉贯·卷六·濡脉(阴)》:"左寸濡,心虚易惊,盗汗短气;关濡,营卫不和,精神离散,体虚少力;尺濡,男为伤精,女为脱血,小便数,自汗多出。"

《脉确·细》:"浮细属阴虚,多盗汗。"

《医学脉灯·二十八脉》:"阴虚则金水亏残,龙雷易炽,而五液神魂之病生焉。或盗汗遗精,或上下失血,或惊忡不宁,或咳喘劳热,为孤阳脱阴之候,为失血脱血,为气无所归,为阳无所附,为阴虚发热,为头晕目眩,为惊悸怔忡,为喘急盗汗。"

《脉理求真·卷一·新著脉法心要·芤脉》:"芤为血虚不能濡气,其症必见发热、头昏、目眩、惊悸、怔忡、喘急、盗汗、失血、脱血。"

《脉象统类·正文》:"凡脉弦,为痛,为疟,为疝,为饮,为冷痹,为劳倦,为拘急,为寒热,为血虚盗汗,为寒凝气结。濡脉:左寸(头疼、心惕、劳伤、盗汗、乏力)凡脉濡,疲损,为自汗,为痹,为下冷,为无血少气……左寸(心虚易惊、盗汗、短气)。"

《脉学类编·切脉论证》:"人有久咳,肺受伤损,渐见形体消削,声嘶盗汗,喘不得卧,吐出紫血,痰稠腥秽,毛发焦枯,嗽时必忍气须臾,轻轻吐痰,始觉胸膈不疼,否则大痛难堪,气息欲绝奄奄者,此痨病成矣。"

《脉义简摩·卷四主病类·虚脉》:"或盗汗,或遗精,或上下失血,或惊忡不宁,或咳嗽劳热。平人脉虚微细者,善盗汗出也。"

《脉义简摩·卷四主病类·芤脉》:"芤为孤阳脱阴之候,为失血脱血,为气无所归,为气无所附,为阴虚发热,为头晕目眩,为惊悸怔忡,为喘急盗汗。"

《脉义简摩·卷五·脉证顺逆》:"中风、遗尿、盗汗,脉缓弱为顺,数盛者逆。"

《脉诀乳海·卷三·弦脉指法主病五》:"弦者,阳也。指下寻之不足,举之有余状若筝弦,时时带数曰弦。主劳风乏力,盗汗多出,手足酸疼,皮毛枯槁。"

《诊脉三十二辨·辨肝胆》:"脉洪大属火,为实邪,风热侵胃,中焦烦闷,目赤左瘫,盗汗呕吐。"

《诊脉三十二辨·辨肾膀胱》:"脉洪则属火,为微邪,盗汗发渴,小便赤涩,脚作酸疼。"

《脉诀新编·卷二·形色脉体相应歌》:"形病脉健者,谓人有久病在身,形容羸瘦,精神枯槁,盗汗不食,滑泄不止,虚损劳极而脉反见洪数有力亦死也;色脉相生病自己,色脉相胜不须医。《经》言见其色而不得其脉,反得相胜之脉者,死;得相生之脉者,病自己。"

《脉诀新编·卷二·诊杂病脉法》:"痨症骨蒸潮热,盗汗咳血,或泄或不泄,惟肉脱甚,脉数细而涩者死。汗脉浮虚,或濡或细,自汗左寸,盗汗在尺(男女平人,脉虚弱微细者,必有盗汗)。"

【论治法】

自汗、盗汗均以腠理不固、津液外泄为共同病变,治疗大法为固涩敛汗。在此基础上又分为虚症和实证,在治疗之时须根据虚实的主次而适当兼顾。自汗和盗汗的治法颇为丰富,既有温阳益气、滋阴养血、调和营卫、补益五脏、扶正祛邪的内治法,还有蜜导法等外治法。

一、自汗论治

1. 温阳益气

《素问病机气宜保命集·卷中·泻痢论第十九》:"身冷自汗,小便清利,大便不禁,气难布息,脉微呕吐,急以重药温之,浆水散是也。故法云,后重则宜下,腹痛则宜和,身重则除湿,脉弦则去风,血脓稠黏以重药竭之,身冷自汗以毒药温之。"

《医学纲目·卷之三十一伤寒部·阳明病·自汗》:"(成)自汗者,谓不因发散而自然汗出也。问曰:病有得之一日,不发热而恶寒,何也?答曰:虽得之一日,恶寒将自罢,即自汗出而恶热也。一夕汗出,予谓速以大柴胡汤下之,医骇曰:阳明自汗,津液已涸,法当用蜜煎,何苦须用下药?人多谓已是自汗,若又下之,岂不表里俱虚?〔注云〕脉浮发热口苦者,邪在表;脉紧自汗腹满不恶寒者,邪在里,此表里俱有邪宜和解。若夏月中暑,自汗,身热恶寒,脉微弱,口渴足冷者,白虎加人参汤主之。第十六症云:伤寒脉浮,自汗出,小便数,心烦,微恶寒,脚挛急,反以桂枝汤攻表,此误也,得之便数,咽中干,烦躁吐逆。一则漏风小便难,一则自汗小便数,或恶风,或恶寒,病各不同也。脉浮自汗,若小便数,脚挛急者,不可与桂枝汤。"

《丹溪治法心要·卷三·自汗》:"属气虚、阳气。有痰亦自汗,湿亦自汗,热亦自汗。大法宜人参、黄芪,少佐以桂枝。阳虚者,附子亦可用;气虚自汗,黄芪建中汤;气虚寒热自汗,劳倦少食脉弱者,补中益气汤;劳役大虚,脉沉细,汗大出,舌上润,不烦躁,但惊动亦汗出,似伤寒虚脱者,补中益气去柴加五味、麻黄根;火气上蒸胃中之湿,亦能作汗,宜凉膈散主之,或用粉扑法;胃实并手足两腋多汗,大便涩结,大承气汤主之。痰实膈滞,寒热自汗,能食而大便秘结,脉实者,大柴胡汤主之。大抵气热汗出,多是有余证也。饮食,便汗出慓悍之气,按而收之,安胃汤。汗大泄者乃津脱,宜急止,用人参、黄芪、麦冬、五味、炒柏、知母;湿热自汗,卫气虚弱不任风寒者,调卫汤;伤寒虚脱自汗,真武汤,外用扑法。"

《古今医统大全·卷之五十一·自汗门·治法》:"自汗阳虚,治当补气以卫外,盗汗阴虚,治当滋阴以荣内。治自汗用人参、黄芪,少佐桂枝、防风达表,故云:黄芪得防风而力愈大。"

《古今医统大全·卷之九十幼幼汇集(下)·诸汗门·治法》:"钱氏云:小儿睡而自汗出者,肌肉虚也,止汗散主之;遍身汗出者,香瓜丸主之。上至胸,下至脐,此胃虚也,当补脾,益黄散主之。有实证自汗,外因感冒风邪,发热无间,昏醒浸浸汗出,或厚衣卧而额汗出也,当救表解肌,用百解散、止汗散主之。"

《考证病源·考证病源七十四种》:"自汗者无时而濈濈然,动则为甚,属于阳虚。盗汗者寐中而通身如浴,觉来方知,属于阴虚。自汗宜补阳调卫,盗汗宜补阴降火。自汗用补中益气汤,加麻黄根、浮小麦。虚甚者加熟附一二片,内升、柴,俱用蜜炒以制其升发之性。盖非升柴不能领参芪之性达于肌表,故用之耳。"

《松厓医径·卷下·汗证》:"其自汗者,无时而濈濈然出,动则为甚,属阳虚,胃气之所司也。治宜补阳调卫为当。"

《素问经注节解·内篇卷之二·脉要精微论》:"多汗身寒者,气虚自汗,治宜温补者也。"

《证治汇补·卷之三·外体门·汗病》:"故自汗必由心肾虚而得之。(医圣)内因:汗乃心液,在内为血,在外为汗;肾复主液,在内为液,在外亦为汗,故自汗必由心肾虚而得之。(医圣)自汗者,卫气不固,荣血渗泄。(《医鉴》)饮食饱甚,汗出于胃;惊而夺精,汗出于心;持重远行,汗出于肾;疾走恐惧,汗出于肝;摇体劳苦,汗出于脾。外候阳虚自汗必恶寒,火热自汗必躁热。伤湿自汗,困倦身重,天阴转甚,声如瓮出;伤风自汗,头疼身热,咳嗽烦闷,鼻塞流涕;伤暑自汗,身热口渴,烦躁面垢;痰症自汗,头眩呕逆,胸满吐痰;心虚自汗,怔忡恍惚;肝热自汗,口苦多眠;肾虚自汗,潮热咳嗽;脾虚自汗,倦怠少食。(《汇补》)自汗有冷有热,阴虚阳凑者,发热自汗,汗出必热;阳虚阴凑者,厥冷自汗,汗出必冷;然有火邪亢极,反兼水化而汗冷者;又有相火出于肾中,挟水化而汗冷者,不可不审。(《汇补》)气虚则外寒,虽见热中,蒸蒸为汗,终传大寒。(经文)此因汗多亡阳,重虚其表,阳虚极矣,故为寒中。凡病甚虚极之人,多有头面汗出淋漓,口鼻皆冷,手足青色,气促不止,急欲温补以追欲绝之阳,并外用扑法,亦有生者,迟则不及矣。(《汇补》)……浮而濡者为汗,在寸为自汗,在尺为盗汗,自汗之脉微而弱,为阳衰,盗汗之脉细而涩,为阴弱。(《汇补》)治法:阳虚自汗,宜补肺;然有扶阳而不愈者,乃表虚汗无以外卫也,当敛表以实之。心虚自汗,宜安神;然有补心而不愈者,乃血虚而汗无以退藏也,当养血以调之。汗出于脾,湿气盛也,当燥之;然有补脾胜湿而不愈者,乃火气蒸腾也,当先清其热。汗出于肾,阳加阴也,当清之;然有凉血养血而不愈者,乃相火作汗也,当滋其阴。肝主疏泄而自汗者,当调血清火。胃经气热而自汗,宜导痰通滞。此治杂病自汗之法也。若夫伤风伤湿而汗者,当发汗以解外;温病热病而自汗者,当寒凉以清中,又非前法并论也。"

《张氏医通·卷九·杂门·汗》:"自汗虽由卫气不固,胃中之津液外泄,而实关乎脏腑蒸发使然。心之阳不能卫外而为固,则自汗出,包络之火郁发也;肾之阴不能退藏于密,则盗汗出,阴火乘虚蒸发也。肺气衰则表不能卫而自汗出,必喘乏少气;胃虚水谷气脱散者,汗自出,必气虚少食。阴虚者,阳必凑,故发热自汗,当归六黄汤;阳虚者,阴必乘,故发厥自汗,黄芪建中汤,甚者少加附子;营血不足自汗,黄芪建中加当归,甚者加熟地;卫外之阳不固而自汗,芪附汤;脾中之阳衰微而自汗,术附汤;肾中之阳浮游而自汗,参附汤……风湿相搏,时自汗出,防己黄芪汤;恶风自汗,桂枝汤。"

《吴氏医方汇编·第二册·外科摘要》:"又有火郁而热者,如不能食而热,自汗气短者,虚也,以甘寒之剂泻热补气;如能食而热,口舌干燥,大便闭者,以辛苦大寒之剂下之,以泻火补水。"

《一见能医·卷之六·病因赋中·汗出者》:"有自盗之名(二种)自汗者,无时而濈濈然出,动则为甚,属于阳虚。自汗宜补阳调卫,盗汗宜补阴降火,自汗用补中益气汤加麻黄根、浮小麦,虚甚者加熟附子一二片。"

《罗氏会约医镜·卷之五·瘟疫·论瘟疫自汗》:"自汗者,伏邪中溃,气通故也。又有里症,不拘天时,多作自汗,宜下之。至于表里无实症,喜热畏冷,面青唇白,脉微欲绝,忽得自汗,为虚脱,急当峻补。"

《罗氏会约医镜·卷十二·杂证·论汗证》:"凡自汗、盗汗,忌用生姜,以其松腠理也。凡自汗属气虚,用参芪,少佐桂枝,以实表也。若自汗,则真元耗散,肺失统气之权,不治,势必阳亡阴竭而危。治自汗,以温热补益;治盗汗,以清凉滋补。凡自汗服敛药而不效者,当理心血。凡肺脉散,当自汗。"

《医学实在易·卷二·表证条·瘟疫诗》:"若时常畏寒,一动则汗出,或不动而汗亦自出,名曰阳虚自汗,宜芪附汤、参附汤、术附汤。然阴阳互根,又有不可泥者,熟读《内经》,自得其治。"

《医学实在易·卷五·表证诸方·盗汗自汗》:"自汗者,汗自出,属阳虚,宜玉屏风散加牡蛎、浮小麦之类,以实补表阳。"

《笔花医镜·卷三·儿科证治·盗汗》:"盗汗为阴虚,自汗为阳虚,然亦有秉质如此,终岁习以为常,此不必治也。若平日并无此症,又非夏秋暑月,而无端盗汗者,宜四物汤加龙骨、牡蛎、浮小麦、北五味之属,以养其阴;无端自汗者,宜四君子汤加北五味、牡蛎,以养其阳,或加玉屏风散亦可。"

《类证治裁·卷之八·产后论治》:"自汗属阳虚,汗多亡阳,轻则参、芪、地、芍、五味、小麦之属补而敛之,重则芪附汤固其阳。"

《不知医必要·卷一·汗症》:"此症有自汗,有盗汗。自汗者阳虚,阳虚则表不固,治宜实表补阳。"

2. 滋阴补血

《景岳全书·卷之十二从集·杂证谟·汗证》:"阳证自汗或盗汗者,但察其脉证有火,或夜热烦渴,或便热喜冷之类,皆阳盛阴虚也,宜当归六黄汤为第一,保阴煎亦妙。

阴证自汗或盗汗者,但察其内无火邪,又无火脉,便是气虚阴证,皆不可妄用凉药以败阳气。若其他杂证,本非外感之解,而有自汗盗汗者,乃非所宜,不容不治。"

《张氏医通·卷十二·婴儿门下·汗出》:"若初起发热时,自汗不妨,乃湿热熏蒸而然,切不可便用芪、术之类以实腠理,亦不可妄用升、葛之类以泄肌肉。盖自汗则痘热已轻,恐发泄太甚,则津液内耗,阴随阳散,难以收靥,即靥后自汗,亦宜详审而治,若血虚自汗,则至夜烦热作渴,当归补血汤。"

《重订广温热论·第一卷·温热总论·温热遗症疗法》:"瘥后自汗、盗汗,虽皆属虚候,然温热瘥后,多由余热未清,心阳内炽,以致熏蒸燔灼,津液外泄而汗出,慎勿骤补峻补,苦坚清养为宜。苦坚如当归六黄汤加减,以育阴泻火固表;清养如西洋参、生地、麦冬、黄连、甘草、小麦、百合、竹叶、茯苓、莲子心之类,择而为剂可也。"

3. 调和营卫

《金匮玉函经·卷第二·辨太阳病形证治第三》:"伤寒脉浮,自汗,小便数,颇微恶寒。脉浮数,法当汗出而愈,若下之,身体重心悸者,不可发汗,当自汗出而解。所以然者,尺中脉微,此里虚,须表里实,津液自和,即自汗出愈。病常自汗出者,此为营气和,卫气不和,故也。病人藏无他病,时发热,自汗出而不愈,此卫气不和也。先时发汗即愈,宜桂枝汤。伤寒发热,啬啬恶寒,其人大渴,欲饮酢浆者,其腹必满而自汗出,小便利,其病欲解,此为肝乘肺,名曰横,当刺期门。"

《太平圣惠方·卷第八·辨太阳病形证》："太阳病自汗出,此为荣气和,卫气不和,荣行脉中,卫行脉外,复发其汗,表和即愈,宜桂枝汤。"

《伤寒总病论·卷第二·可发汗证》："太阳中风,阳浮而阴弱,阳浮者自发热,阴弱者自汗出,啬啬恶寒,淅淅恶风,翕翕发热,鼻鸣干呕者,桂枝汤主之。庞曰:凡桂枝汤证,病者常自汗出,小便不数,手足温和,或手足指稍露之,则微冷,覆之,则温浑身热,微烦而又憎寒,始可行之。"

《伤寒直指·卷十四·交通方·变通桂枝汤》："虽云宜桂枝,须病人尝自汗出,小便不数,手足温,或指稍微冷,身微似烦,而又憎寒,始可行之。桂枝汤(仲醇)冬月即病太阳证,自汗畏风,头痛发热。"

《伤寒直指·卷十四·交通方·变通白虎汤》："白虎加桂枝汤(海藏)伤寒脉尺寸俱长,自汗大出,身表如冰石,脉传里细小,其人动作如故。"

《伤寒直指·卷十二·类证三·振战栗》："三阳合病,腹满身重,难以转侧,口不仁,面垢,谵语遗尿,自汗出。脉尺寸俱浮,自汗身重,多眠,鼻鼾,语言难出。脉浮缓自汗者,再与桂枝汤。盖邪在表则自汗,非若自汗有表里虚实之分。阳明自汗,或发汗,小便自利,为津液内竭,屎虽硬不可攻。发热恶寒,大渴腹满,自汗,小便利,肝乘肺也,名曰横。脉浮自汗,小便数,心烦,微恶寒,脚挛急。阳明自汗,复发汗,津液内竭,故不可攻。若自汗而小便难,虽有表证,不可用桂枝,谓重亡其津液也。三阳合病,腹满身重,口中不仁,面垢遗尿,谵语,自汗出。若自汗者,白虎汤。"

《伤寒直指·卷十五·名论一·伤寒同异》:"至于风邪伤表,反疏腠理而自汗。曰:紧脉固为寒矣,脉之浮缓者,用桂枝汤,又何耶?曰:风邪伤卫,卫伤则自汗,太阳受风,不能护卫,腠理疏而汗泄,所以脉见浮缓也。"

《仲景伤寒补亡论·卷四·太阳经证治上九十五条》："病常自汗出者,此为营气和,营气和者外不谐,以卫气不共营气和谐故耳,以营行脉中,卫行脉外,复发其汗,营卫和则愈,宜桂枝汤。"

《黄帝素问宣明论方·卷五·伤寒门·主疗说》："伤风自汗,表病里和者,桂枝汤解肌。"

《敖氏伤寒金镜录·第十八·微黄舌》："外证大热、大渴、谵语、便闭,或无汗,或自汗,此因热邪由表入里,治宜汗下兼行,但须清解凉散。"

《伤寒治例·发热》:"解肌脉浮缓,为表虚自汗,风伤卫,宜桂枝汤。"

《伤寒六书·伤寒家秘的本卷之二·伤寒结胸痞满辨》:"太阳证,头疼恶寒,发热自汗,此风伤卫气,当服桂枝汤散邪实表。"

《伤寒六书·伤寒明理续论卷之六·汗下温正法》:"太阳伤风,自汗恶风,桂枝汤。阳明不恶寒反恶热,自汗者,大便难,大柴胡汤、小承气汤。"

《伤寒六书·伤寒明理续论卷之六·烦热》:"太阳病,心烦自汗,小便数者,不可与桂枝汤,宜芍药甘草汤。"

《伤寒六书·伤寒明理续论卷之六·干呕》:"太阳汗出干呕,桂枝汤,主自汗也。自汗头痛,干呕,桂枝汤。太阳中风,阳浮阴弱,自汗恶风寒,发热鼻鸣,干呕者,桂枝汤。"

《伤寒六书·伤寒琐言卷之一·治伤寒用药大略》:"风则伤卫,头痛恶风,脉浮缓而自汗,则用桂枝汤充塞腠理以散邪,汗止即愈。"

《伤寒摘锦·卷之上·论六经脉证治法·太阳经脉证治法》:"其证常自汗出,小便不数,手足温和,或手足指稍露之则微冷,覆之则温,浑身热,微烦而又憎寒,可用桂枝汤。若自汗出,反恶热者,勿与服。又,伤寒脉浮,自汗出,小便数,心烦,微恶寒,脚挛急者,此亦邪中太阳虚寒证,所谓证象阳旦者也,宜芍药甘草附子汤。伤寒脉浮,自汗出,小便数,心烦,微恶寒,脚挛急,反与桂枝汤欲攻其表,此误也。《经》曰:太阳病,当恶寒发热,今自汗出,不恶寒发热,关上脉细数者,以医吐之过也。"

《古今医统大全·卷之十三·伤寒门(上)·治法》:"自汗出者,卫不和也……若夫头痛恶热止,则恶寒自汗,无发热者,汗后表虚也,故用黄芪建中加桂枝以和表也。"

《伤寒论条辨·卷之四·辨阳明病脉证并治第四》:"病人,脏无他病,时发热,自汗出而不愈者,此卫气不和也,先其时发汗则愈,宜桂枝汤主之。病常自汗出者,此为荣气和,荣气和者,外不谐,以卫气不共荣气和谐故尔。以荣行脉中,卫行脉外,复发其汗,荣卫和则愈,宜桂枝汤。"

《证治准绳·伤寒卷三·阳明病·自汗》:"身

热汗出恶寒,属表病,常自汗出者,此为荣气和。荣气和者,外不谐,以卫气不共荣气和谐,故尔以荣行脉中,卫行脉外,复发其汗,荣卫和则愈,宜桂枝汤。兼项强痛者,桂枝加葛根汤。兼骨节烦疼,不得屈伸,小便不利者,甘草附子汤。若发汗后遂漏不止,恶风者,桂枝附子汤。汗出而渴者,五苓散;不渴者,茯苓甘草汤。《活人》云:伤风自汗桂枝汤,难用须子细消息之假,令伤风自汗……有发汗漏风、小便难,与自汗小便数二证相近似,仲景亦恐后人误认,故重出一章问答以明之前一证云:太阳病发汗,遂漏不止,其人恶风,小便难,四肢微急,难以屈伸,桂枝附子汤主之。盖是因邪发汗,遂漏不止,乃服汗药太过,非自汗也恶风者,余邪未尽也。小便难,四肢急,为亡津液,筋失所养也,乃汗多亡阳,外虚经气病带表邪不在里也,故宜附子温经,桂枝解表,芍药益血舒筋也。此又一证云,盖是脉浮为虚也,汗自出,微恶寒者,阳虚无以卫外也,小便数为下焦虚寒,不能制水也,心烦为阴虚血少也,脚挛急乃血为汗,夺筋无以润养也,此初得病便自表里俱虚,外无阳证,病不在表,固不得与桂枝同法,设若误用桂枝攻表,重发其汗是虚也,固得之便厥、咽干、烦躁、吐逆。厥为亡阳,不能与阴相顺接,咽干为津液寡,烦躁吐逆为寒格而上也,故宜干姜,以温里复阳,甘草、芍药益其汗,夺之血,然后可以复阴阳不足之气得脚伸后,或谵语者,由自汗……身热,汗出,不恶寒,属里,为阳明本证。问曰:阳明外证云何?答曰:身热,汗自出,不恶寒反恶热也。(大承气汤)问曰:病有得之,一日不发热而恶寒,何也?答曰:虽得之一日恶寒将自罢,即自汗出而恶热也。问曰:恶寒何故自罢?答曰:阳明居中土也,万物所归,无所复传,始虽恶寒,二日自止,此为阳明病也。伤寒转属阳明者,其人濈然微汗出也。海:太阳自汗桂枝汤,阳明自汗白虎汤,少阴自汗四逆汤。阳明证,身热目痛,鼻干不得卧,不恶寒而自汗,或恶热,而尺寸俱浮者,白虎汤主之。伤寒尺寸脉俱长,自汗大出,身表如冰石,脉传至于里,细而小,及疟疾,但寒不热,其人动作如故,此阳明传入少阴,戊合癸,即夫传妇也。白虎加桂枝主之。然脉虽细小,当以迟疾别之,此证脉疾而非迟,故用此法。

太阳病吐后汗出,不恶寒发热,关上脉细数,曰小逆。(吐后似阳明而关脉细)太阳病,发热汗出,不恶寒者,为柔痓。(柔痓似阳明而身反张)发汗已,身灼热者,名风温。风温为病,脉浮汗出,身重多眠。

汗吐下后自汗:二阳并病,太阳初得病时,发其汗,汗先出不彻,因转属阳明,续自微汗出,不恶寒。若太阳证不罢者,不可下,下之为逆,如此可小发汗,设面色缘,缘正赤者,阳气怫郁,在表当解之,熏之。若发汗不彻,不足言阳气怫郁不得越,当汗不汗,其人躁烦不知,痛处乍在腹中,乍在四肢,按之不可得。其人短气,但坐,以汗出不彻故也。更发汗则愈,何以知汗出不彻?以脉涩故知也。

头汗:头乃诸阳之会,热蒸于阳,故但头汗出也。三阴无头汗,其经不上头,故也遍身有汗,谓之热越。但头汗出而身无汗者,热不得越,而上达也,如瘀热在里,身必发黄及热入血室,与其虚烦,或阳明被火及水结胸数者,皆头汗出,俱是热不得越,故或吐或下,以除其热也。且邪但在表,则无头汗之证必也。寒湿相搏,与邪在半表半里,乃有头汗。如伤寒五六日,已发汗,而复下之,胸胁满,微结,小便不利,渴而不呕,但头汗出。"

《景岳全书·卷之十一从集·杂证谟·伤风》:"若太阳经伤风,发热,自汗,恶风者,桂枝汤。"

《景岳全书·卷之十二从集·杂证谟·汗证》:"阳证,自汗或盗汗者,但察其脉证有火,或夜热烦渴,或便热喜冷之类,皆阳盛阴虚也,宜当归六黄汤为第一,保阴煎亦妙。阴证,自汗或盗汗者,但察其内无火邪,又无火脉,便是气虚阴证,皆不可妄用凉药以败阳气。若其他杂证,本非外感之解,而有自汗盗汗者,乃非所宜,不容不治。"

《张卿子伤寒论·卷三·辨太阳病脉证并治第六·小青龙汤方第二十二》:"病人脏无他病,时发热,自汗出,而不愈者,此卫气不和也,先其时发汗则愈,宜桂枝汤主之。"

《伤寒括要·卷下·太阳篇七十三方·桂枝汤》:"太阳中风,阳浮者,热自发。阴弱者,汗自出,啬啬恶寒,淅淅恶风。翕翕发热者,此方主之。桂枝本为解肌,若脉浮紧,发热无汗者,不可服也。盖桂枝汤本主太阳中风,腠疏自汗,风邪干卫者,乃为相宜。"

《医灯续焰·卷八·头痛脉证第六十二》:"兼见恶寒、发热、自汗等证,宜仲景桂枝汤、玄珠茶调散之类。"

《伤寒缵论·卷上·太阳上篇》:"病常自汗出者,此为营气和。营气和者,外不谐,以卫气不共卫气和谐故尔。以营行脉中,卫行脉外,复发其外营卫和则愈,宜桂枝汤。"

《伤寒绪论·卷下·喘》:"若恶风自汗,发热而喘,桂枝汤加厚朴、杏仁。"

《冯氏锦囊秘录·痘疹全集卷三十一·汗》:"痘后盗汗自汗者,肌肉虚,卫气弱,荣血热也,治宜清心调元为主。盗汗偏于养阴,自汗专于补阳,此其治也。"

《张氏医通·卷十二·婴儿门下·汗出》:"若初起发热时,自汗不妨,乃湿热熏蒸而然,切不可便用芪、术之类以实腠理,亦不可妄用升、葛之类以泄肌肉,盖自汗则痘热已轻,恐发泄太甚,则津液内耗,阴随阳散,难以收靥,即靥后自汗,亦宜详审而治。若血虚自汗,则至夜烦热作渴,当归补血汤。"

《伤寒溯源集·卷之四·太阳下篇·风寒两伤营卫证治第六》:"所谓水流湿,火就燥也,故独伤卫气,以致皮毛不阖而自汗,以桂枝汤和解其邪,得微汗则营卫和谐而愈矣。"

《伤寒大白·卷三·自汗》:"太阳症,自汗出,发热不解,恶风,脉浮缓,此风伤卫,宜解肌。仲景用桂枝汤,《家秘》用羌活防风汤……欲自解者,必当先烦乃有汗而解。何以知之?脉浮,故知汗出解也。此明太阳病欲解,当必其脉浮先烦,知其汗出而解。太阳病,发热汗出,恶风脉浮者,名为中风。此条言发热汗出,脉浮缓,乃是风伤卫之中风症。以无汗有汗,分别中风伤寒。太阳中风,阳浮而阴弱。阳浮者,热自发;阴弱者,汗自出。啬啬恶寒,淅淅恶风,翕翕发热,鼻鸣干呕者,桂枝汤主之。申明太阳中风,因卫之阳分有邪,故脉浮缓;营之阴分无邪,故不紧而弱。卫阳有邪,则发热;营弱无邪,则不闭郁而汗自出。言翕翕发热,形容表邪拘紧之象。鼻鸣喘逆,表邪气粗也。干呕者,表邪呕恶也。故用桂枝汤,急解风邪。太阳病,头痛发热,汗出恶风者,桂枝汤主之。此申明头痛发热自汗之中风,宜桂枝汤者。病人脏无他病,时发热自汗出而不愈者,此为卫气不和也。先其时发汗则愈,宜桂枝汤主之。脏无他病,言无里症,但时有发热自汗表症,此卫气有病,当未发作时,先服桂枝汤发汗则愈。病尝自汗出者,此为营气和。营气和者,外不谐,以卫气不共营气和谐故耳。以营行脉中,卫行脉外,复发其汗,营卫和则愈……此重明自汗出之病。营分本无病,因卫外之卫气,不谐和于营气,服桂枝汤,以和谐营气则病愈。发汗后,不可更行桂枝汤……发汗后,饮水多者必喘,以水灌之亦喘……大凡汗出而喘,似太阳中风桂枝汤症,深恐误用桂枝,故曰若发汗后,不可更行桂枝。即自汗喘热之表症,若身无大热,但可用麻黄杏仁甘草石膏汤。盖麻黄与石膏同用,化辛温而为辛凉。麻黄同石膏,不惟散表,兼能清肺定喘。石膏得麻黄杏仁,不惟清肺,兼能散表。又云发汗后,饮水多,必水寒射肺而喘。若水灌之,则外闭毛窍,亦必喘。"

《伤寒经解·卷一·太阳经上篇》:"主之以桂枝汤,解肌表之阳邪,敛阴弱之自汗也。桂枝汤主之者,发热自汗,与桂枝、芍药、甘草相宜也。宜桂枝汤,解风邪,敛自汗也。"

《医学心悟·卷二·阳明腑病·自汗》:"问曰:自汗何以是阳明腑病?答曰:伤寒在表,则腠理致密而无汗;入腑,则热气发越,而汗自出矣。今无汗忽变为有汗者,乃热邪入腑,熏蒸如鼎沸然,故令汗出也。又问曰:自汗有用桂枝,乃桂枝加附子汤者,何也?答曰:自汗用桂枝者,太阳伤风症也;用桂枝加附子汤者,因发汗太多,遂漏不止,恶风寒而为表虚也。若阳明腑病,燥渴谵语,孰敢用桂枝者?仲景于桂枝加附子条下注曰:不呕不渴。可见阳明燥渴,则无用桂枝之理矣。大抵头痛发热悉具者,伤风自汗也;因发汗遂漏不止者,阳虚自汗也;烦躁口渴,能消水,不恶风寒而反恶热者,阳明腑病自汗也。又问曰:直中证,亦自汗,何也?答曰:直中证,冷汗自出,脉沉迟,手足厥冷,乃真阳衰微之象,与阳明胃热自汗,熏蒸腾沸之状,天渊相隔矣。又问曰:中暑自汗,亦口渴,何以别之?答曰:中暑自汗,口虽渴,脉必弦细芤迟也。《经》云:脉盛身热,得之伤寒,脉虚身热,得之伤暑。实者、人参白虎汤,虚者、十味香薷饮主之。"

《伤寒心法要诀·卷二·自汗头汗》:"自汗热越多急下,更兼热利不休凶,头汗热蒸不得越,黄湿水火血皆成。[注]自汗在太阳,谓之风邪,桂枝汤证也。"

《伤寒心法要诀·卷二·潮热 时热》:"午后一发为潮热,无休发热汗蒸蒸,时热自汗无里证,先时与药桂枝称。时热自汗者,谓发热时轻时重而有自汗也,似潮热而次数,似蒸蒸而休止。然必先其发热汗出之时与桂枝汤也,盖桂枝不为时热自汗者设,而为时热自汗有表无里证者设也。此处重在无里证,非谓凡有时热自汗,皆可服桂枝汤也。"

《伤寒悬解·卷三·太阳经上篇·桂枝证四》:"病人脏无他病,时发热自汗出而不愈者,此为卫气不和也。先于其时发汗则愈桂枝汤主之。"

《伤寒悬解·卷三·太阳经上篇·桂枝证五》:"病常自汗出者,此为营气和。营气和者,外不谐以卫气不共,营气和谐。故耳以营行脉中,卫行脉外,复发其汗。营卫和则愈,宜桂枝汤。病常自汗出者,营气疏泄,此为营气之和。然营气自和者,必外与卫气不相调谐,以卫被风敛内遏营血不与营气和谐也。"

《伤寒论类方·卷一·桂枝汤类》:"病常自汗出者,此为荣气和,荣气和者,外不谐,以卫气不共荣气和谐故尔。自汗与发汗迥别。自汗乃营卫相离,发汗使营卫相合。自汗伤正,发汗驱邪。复发者,因其自汗而更发之,则荣卫和而自汗反止矣。病人脏无他病,时发热,自汗出,而不愈者,此卫气不和也,先其时未热之时发汗则愈。无他病,太阳诸症不必备,而惟发热自汗,故亦用桂枝汤。"

《伤寒论读·辨阴病阳病之大纲》:"病人藏无他病,时发热自汗出而不愈者,此为卫气不和也。先其时发汗则愈,宜桂枝汤主之。病常自汗出者,此为营气利,营气利者,外不谐,以卫气不共营气和谐故耳。以营行脉中,卫行脉外,复发其汗,营卫和则愈,宜桂枝汤。"

《罗氏会约医镜·卷之三·伤寒(上)·论汗证》:"脉浮紧而数,无汗者,用麻黄汤或羌活汤汗之;若脉浮缓而弱,自汗者,用桂枝汤微汗之。"

《医法圆通·卷二·汗证因内伤》:"太阳卫分者,由太阳之气不足,不能充周于腠理,毛窍空疏,风入于内,风为阳邪,善行而动,卫外血液不得潜藏,随发热之气机而外出,故自汗淋漓。法宜扶太阳之气,太阳气旺,始能胜邪,仲景之桂枝汤是也。"

《伤寒论浅注补正·卷一中·辨太阳病脉证篇》:"柯韵伯云:一属阳虚,一属阴虚,皆令自汗,但以无热、有热别之,以常汗出、时汗出辨之,总以桂枝汤啜热粥汗之。"

《增订叶评伤暑全书·卷中·古今名医暑证汇论·治伤寒用药大略》:"风则伤卫,头痛恶风,脉浮缓而自汗,则用桂枝汤克塞腠理以散邪,汗止即愈。"

《辨脉平脉章句·卷下平脉法篇第二》:"《伤寒论》曰:病常自汗出者,此为荣气和。荣气和者,卫气不共荣气和谐也。复发其汗,荣卫和则愈。"

《医学摘粹·伤寒十六证类方·表寒证》:"病人脏无他病,时发热自汗出,而不愈者,此为卫气不和也。先于其时发汗则愈,桂枝汤主之。病常自汗出者,此为营气和,营气和者,外不谐,以卫气不共营气和谐,故耳。以营行脉中,卫行脉外,复发其汗,营卫和则愈,宜桂枝汤。"

《伤寒捷诀·干呕》:"有因太阳自汗而干呕者,桂枝汤主之。"

《尚论后篇·卷一·温症上篇》:"病常自汗出,无时不然,此为营气和。营气和者,外不谐,以卫气不共营气和谐故尔,以营行脉中,卫行脉外,复发其汗,营卫和则愈,宜桂枝汤。"

《尚论后篇·卷三·太阳经风伤卫方》:"凡桂枝汤病症者,常自汗出,小便不数,手足温和,或手足指稍露之则微冷,覆之则温,浑身热,微烦而又憎寒,始可行之。仲景云:藏无他病,发热自汗者,此卫气不和也。又曰:自汗出,为营气和。昧者不解闭汗之意,凡是病者俱用桂枝汤发汗,若与中风自汗者合,效如桴鼓,因见其取效而病愈,则曰此桂枝发出汗也,遂不问伤寒无汗者亦与桂枝汤,误之甚矣!故仲景言无汗不得服桂枝,是闭汗孔也。"

《伤寒论汇注精华·卷一之中·辨太阳病脉证篇(中)》:"盖邪在皮毛,则皮毛实而无汗,故主麻黄以直达之;若邪在肌肉,则肌肉实而皮毛反虚而自汗,故佐以姜、枣、甘、芍调和气血,从肌肉而出皮毛,二方之不同如此。汗出不彻者,以阳明原有病邪在内,因转属阳明,故续自汗出,不恶寒也。若下之,身重、心悸,不可发汗,当自汗出乃解。须表里实，津液自和，便自汗出而愈。（原文）病常自汗者，此为荣气和。（喻氏）病人脏无他病，时发热。自汗出而不愈者，此卫气不和也，先其时发汗则愈，宜桂枝汤主之。（喻氏）一属阳虚，一属阴虚，皆令自汗，但以无热、有热别之，以常汗出、时汗出辨之，总以桂枝汤啜粥汗之。（舒氏）"

《伤寒广要·卷四·太阳病·桂枝汤证》："凡桂枝汤证，病者常自汗出。"

《脉诀新编·卷二·辨伤寒伤风脉歌》："伤风脉必浮缓，恶风自汗，宜散寒实表为主，桂枝汤之类是也。"

4. 清解里热

《金匮玉函经·卷第三·辨阳明病形证治第五》："阳明病，本自汗出，医复重发汗，病已瘥，其人微烦，不了了者，此大便坚也。以亡精液胃中燥，故令其坚，当问其小便日几行，若本日三四行，今日再行者，知必大便不久出，今为小便数少，津液当还入胃中，故知必当大便也。三阳合病，腹满身重，难以转侧，口不仁而面垢，谵语遗溺，发汗则谵语甚，下之则额上生汗，手足厥冷，若自汗出者，白虎汤主之。"

《伤寒直格·卷中·伤寒总评·俱中风寒》："风伤卫，则腠理开泄而自汗也，故脉浮而缓；以邪热泄越，故脉不能实；阳明主于肌肉，故自汗多而脉反迟也。白虎汤治伤风自汗，桂枝证表未解、半入里，可以和解者，脉在肌肉而不可下者也。或中暑自汗脉虚弱者，热伤气而反自汗大出，故脉不能自实而反虚弱；或伤寒自汗，脉滑数而实，表里俱热。"

《河间伤寒心要·伤寒心要余论》："如伤寒汗下之后，自汗虚热不止，于白虎汤内加人参、苍术，一服如神，汗止身凉。"

《敖氏伤寒金镜录·第十五·尖白根黑舌》："舌尖白苔二分，根黑一分者，必有身痛恶寒，自汗渴者，白虎汤。张仲景《伤寒论》内之白虎汤，有粳米而无糯米，盖糯米甘温，能收自汗。"

《本草发挥·卷一·金石部》："洁古云：治足阳明经中热，发热、恶热燥、日晡潮热、自汗、小便赤浊、大渴引饮、身体肌肉壮热、苦头痛之药，白虎汤是也。"

《伤寒治例·发热》："散热生津益气身热，目痛，鼻干，恶热自汗，脉尺寸浮长，白虎汤。"

《伤寒治例·遗尿》："清热自汗而热，白虎汤主之。"

《尚论后篇·卷三·太阳经寒伤营方》："昌为究之，风伤卫，则风邪干阳，阳气不固，发越而为汗，是以自汗，是表虚。故仲景用桂枝以发其邪，芍药以和其血。何以验之？观仲景第十九症云：病当自汗出者，此为营气和。《经》曰：阳明病，本自汗出，医更重发汗，病已瘥，尚微烦不了了者，此大便必硬故也。自汗出者，白虎汤主之。"

《尚论篇·卷三·尚论少阳经证治大意·合病》："若自汗者，白虎汤主之。然非自汗出，则表犹未解，尚未可用。"

《伤寒大白·卷三·自汗》："太阳症，自汗出，发热不解，恶风，脉浮缓，此风伤卫，宜解肌……三阳合病，腹满身重，难以转侧，口不仁而面垢，谵语遗尿。发汗则谵语，下之则额生汗，手足逆冷，若自汗出者，白虎汤主之。前条三阳合病，发明脉浮大，上关上，目合则汗，以示少阳和解主治。此条三阳合病，发明腹满身重，口不仁，面垢谵语遗尿之里症，以示阳明清里主治。非表症，故发汗则谵语。非下症，故下之则额生汗。因手足冷，复戒之曰：自汗出者，可用白虎汤。"

《广瘟疫论·卷之三·里证·渴》："邪已入胃，作渴、身热、自汗、舌现黄苔，或酱色，或黑燥，当察其胸、胁、少腹，按之无痛处而渴者，为有热无结，脉必洪，宜白虎汤。"

《四诊抉微·卷之二·望诊·黑胎舌》："舌尖白二分，根黑一分，身痛恶寒，曾饮水者，五苓散；自汗渴者，白虎汤。"

《伤寒经解·卷四·少阳经全篇》："若自汗出者，白虎汤主之。"

《医学心悟·卷二·阳明腑病·白虎汤方》："治阳明腑病，脉洪大、蒸热、潮热、谵语、燥渴、自汗，或胃热发斑，但腹中未坚硬，大便未闭结，此阳明散漫之热，邪未结聚，故用本方，辛凉和解之剂。石膏五钱，知母三钱，甘草二钱，粳米一撮，水煎服。若热甚者，倍之。大法自汗多者，加人参，名人参白虎汤。［按］此方，必燥渴、潮热、自汗、脉洪，有此八字，方可与之。"

《伤寒说意·卷五·阳明经虚证·阳明入太阴证》："若其自汗而不因汗下者，是肺胃之热，蒸泄皮毛，宜白虎泻热清金。"

《伤寒论类方·卷三·白虎汤类》:"若自汗出者,白虎汤主之。自汗则热气盛于经,非石膏不治。"

《一见能医·卷之九·病因赋类方卷上·伤寒门方》:"白虎汤通治阳明病,脉洪大而长,不恶寒反恶热,头痛,自汗,口渴,舌苔,目痛,鼻干,不卧,心烦躁乱,日晡潮热,或阳毒发斑,胃热诸病。"

《杂病源流犀烛·卷二十一·痧胀源流·治痧胀应用古方十七》:"白虎汤:熟石膏五钱,知母三钱,甘草一钱,粳米一撮,加竹叶,名竹叶石膏汤。此方专治伤暑发痧,神效。兼治温病身热,自汗,口干,脉来洪大,及霍乱,一切暑病。"

《伤寒瘟疫条辨·卷一·伤寒合病并病辨》:"凡三阳合病,身重腹满,难以转侧,口不仁,面垢,谵语,遗尿,自汗者,白虎汤。见三阳合病,必有身重腹满,谵语自汗,方可用白虎汤,又何论大柴胡、凉膈散乎?太阳阳明并病,在伤寒自是麻黄、葛根之类,盖伤寒但有表证,非汗不解也。"

《伤寒瘟疫条辨·卷二·里证·舌白苔黄苔黑苔》:"自汗者,不因发散而自然汗出也。凡自汗出,小便难,脉沉者,桂枝附子汤加茯苓。不因误表而自汗者,增损三黄石膏汤,里实者加大黄。愈后每饮食及惊动,即自汗出,此表里虚怯也,人参固本汤加黄芪、牡蛎、麻黄根以固之。若发热而利,自汗不止者死。《伤寒论》曰:阳明病,脉浮而紧,必潮热,发作有时,但浮者,必(盗)自汗出。([按]盗汗是少阳证,自汗是阳明证,但浮者必盗汗出句之'盗'字,应是'自'字,当改之,可与白虎汤。)病愈脉静身凉,数日后,忽得盗汗及自汗者,此属表虚,并宜黄芪汤加防风、麻黄根。若内伤劳役,阴虚火动而烦者,身倦自汗,尺脉浮虚者,补阴益气煎加白芍滋之。腹满身重,难以转侧,口不仁(不知味也),面垢,谵语,遗尿自汗,脉滑实者,白虎汤。"

《松峰说疫·卷之二·论治·瘟症杂症治略》:"若脉大有力,自汗烦渴者,人参白虎汤加白术主之。"

《医学实在易·卷二·表证条·疟疾诗》:"大热,大渴,自汗者,宜白虎汤以清之。"

《温疫论私评·卷上·自汗》:"自汗者,不因发散,自然汗出也。伏邪中溃,气通得汗,邪欲去也。若脉长洪而数,身热大渴,宜白虎汤。"

《温热经纬·卷二·仲景伏气热病篇》:"若自汗出者,白虎汤主之。"

《泻疫新论·卷下·药法》:"白虎汤〔又况伤风、中暑、伤湿、喜怒、惊悸、房室、虚劳、历节、肠痈、痰饮、产蓐等病,皆能致之。(《伤寒论》)〕,手足逆冷。若自汗,脉滑而厥者,里有热。"

《汤液本草·卷之六·玉石部·石膏》:"《象》云:治足阳明经中热,发热,恶热,燥热,日晡潮热,自汗,小便浊赤,大渴引饮,肌肉壮热,苦头痛之药,白虎汤是也。"

《医学摘粹·伤寒十六证类方·里热证》:"发汗则谵语,下之则额上生汗,手足逆冷,若自汗者,白虎汤主之。"

《医学衷中参西录·医论·阳明病白虎汤证》:"若自汗出者,白虎汤主之……一在太阳篇,治脉浮滑;一在阳明篇,治三阳合病自汗出者,一在厥阴篇,治脉滑而厥。注家于阳明条下,谓苟非自汗,恐表邪抑塞,亦不敢卤莽而轻用白虎汤。自此说出,医者遇白虎汤证,恒因其不自汗出即不敢用,此误人不浅也。况自汗出之文,惟阳明篇有之,而太阳篇但言脉浮滑,厥阴篇但言脉滑而厥,皆未言自汗出也。"

《增订通俗伤寒论·病理诊断·表里寒热》:"身大热而自汗者,只宜甘寒存津,使热不劫阴,新加白虎汤主之。"

《伤寒广要·卷一·纲领·治要明寒热虚实》:"蒸热自汗,口渴饮冷,白虎汤。"

5. 扶正祛邪

《古今医统大全·卷之三十一·水肿门·药方》:"(《金匮》)越婢汤治风水恶风,一身悉肿,脉浮不渴,续自汗出,无大热。麻黄、石膏各四钱,生姜二钱,甘草一钱,大枣二枚,上㕮咀,水煎服。恶风加附子。《古今录验》加白术。"

《赤水玄珠·第五卷·水肿门·仲景治水大法》:"风水恶风,一身悉肿,脉浮,不渴,自汗出,而无实热者,越婢汤主之。治里水加白术四两。麻黄(去节)六两,石膏半斤,生姜三两,大枣十二枚,甘草二两,上五味,以水六升,先煮麻黄,抹去上沫,入诸药,煮取三升,分温三服。恶风者,加大附子一枚(炮)。《古今录验》治风水加术四两。"

《景岳全书·卷之五十六宇集·古方八阵·散阵》:"《金匮》越婢汤治风水恶风,一身悉肿,脉浮不渴,续自汗出,无大热。麻黄一两,石膏半斤,生姜三两,甘草二两,大枣十五枚,上五味,以水六升,先煮麻黄去上沫,纳诸药,煮取三升。分温三服。恶风者,加附子一枚;风水,加白术四两(《古今录验》方),即名越婢加术汤。"

《医灯续焰·卷十一·水病脉证第七十》:"风水恶风,一身悉肿,脉浮不渴,续自汗出,无大热,越婢汤主之。"

《病机沙篆·卷上·水肿》:"自汗出无大热,恶风,一身悉肿,越婢汤。"

《金匮要略广注·卷中·水气病脉证治第十四》:"风水恶风,一身悉肿,脉浮不渴,续自汗出,无大热,越婢汤主之。然风令汗出,水气湿渍,亦令汗出,此风水病之在表者,故主越婢汤以发散之。越婢汤方:麻黄六两,石膏半斤,甘草二两,生姜三两,大枣十五枚,上五味,以水六升,先煮麻黄,去上沫,纳诸药,煮取三升,分温三服。越婢汤,汗剂也。"

《本草易读·卷四·麻黄百零二》:"治风水恶风,举身悉肿,脉浮不渴,自汗而无大热。越婢汤方。麻黄(去根节)三两,甘草(炙)一两,石膏(碎)二两,白术四两,上四味,粗捣筛。每服三钱匕,水一盏半,生姜一枣大拍碎,枣二枚(劈),同煎至一盏,去滓温服,日再。如恶风,加附子一枚;咳嗽肺胀,加半夏一两。"

《医通祖方·麻黄汤》:"越婢汤(《金匮》)治风水恶寒,一身悉肿,脉浮,不渴,续自汗出,无大热者。麻黄汤去桂枝、杏仁,倍麻黄,加石膏八钱 生姜三片 大枣五枚。水煎,温分三服。越婢者,发越湿土之邪气也。水湿之气因风流播中外,两相激搏,势难分解,不得不藉麻黄祛之,从表而越;石膏清之,从里而化,《内经》开鬼门法也。本方加术以助腠理开,汗大泄,于加术方中更加附子以治脚痹恶风,开中寓阖,信手合辙。其大青龙、小续命、麻杏甘石汤,或加桂枝以和营,或加参、归以鼓气,或加杏仁以泄满,总以此方为局也。或问:表无大热,何得轻用麻黄?内无烦渴,何得轻用石膏?盖恶寒、身肿、自汗,浑是湿气郁著,非风以播之不能解散,麻黄在寒伤营剂中,则为正治,在开痹湿门中则为导引。石膏在白虎汤中则为正治,在越婢、青龙、续命方中则为导引,不可以此碍彼也。"

《症因脉治·卷首·论〈内经〉〈金匮〉》:"风水恶风,一身悉肿,脉浮不渴,续自汗出,无大热,越婢汤主之。"

《订正仲景全书金匮要略注·卷四·水气病脉证并治第十五》:"风水无汗,当以越婢汤发汗,若汗出恶风则为表阳虚,故加附子也。风水恶风,一身悉肿,脉浮不渴,续自汗出,无大热,越婢汤主之。初本无汗,身无大热,续自汗出而不恶风寒,表不虚也,故用越婢汤以发之。越婢汤;麻黄六两,石膏半斤,生姜三两,甘草二两,大枣十五枚,上五味,以水六升,先煮麻黄,去上沫,内诸药,煮取三升,分温三服。"

《伤寒瘟疫条辨·卷二·里证·舌白苔黄苔黑苔》:"病愈脉静身凉,数日后,忽得盗汗及自汗者,此属表虚,并宜黄芪汤加防风、麻黄根。"

《伤寒瘟疫条辨·卷五》:"黄芪汤,治阳虚自汗。浮则为风,大为阴虚,风则生微热,虚则两胫挛,其证自汗出,小便数,心烦微恶寒,脚挛急,此方主之。"

《罗氏会约医镜·卷十二·杂证·论汗证》:"大补黄芪汤治虚弱自汗。人参(随便)、茯苓、黄芪(蜜炙)各二钱,熟地、白术、当归、枣皮各钱半,防风、甘草(炙)、肉桂各一钱,五味子三分,肉苁蓉一钱八分,枣引。或加麻黄根二钱。"

《医学三字经·卷之三·水肿方·风水》:"越婢汤(《金匮》),治恶风一身悉肿,脉浮不渴,续自汗出,无大热者。麻黄六钱,石膏八钱,甘草二钱,生姜三钱,大枣五,水四杯,先煮麻黄至三杯,去沫,入诸药煎八分服,日夜作三服。恶风者,加附子一钱。风水,加白术三钱。前云身重为湿多,此云一身悉肿为风多。风多气多热亦多,且属急风,故用此猛剂。"

《医述·卷八·杂证汇参·肿胀》:"风水,恶风,一身悉肿,脉浮,不渴,续自汗出,无大热,越婢汤主之。"

《伤寒论翼·卷下·制方大法第七》:"麻黄症热全在表。桂枝之自汗,大青龙之烦躁,皆兼里热。仲景于表剂中,便用寒药以清里。自汗是烦之兆,躁是烦之征。汗出则烦得外泄,故不躁,宜用微寒酸苦之味以和之;汗不出则烦不得泄,故躁,宜用大寒坚重之品以清之。"

《伤寒大白·卷二·潮热》:"总之,自汗脉沉数,无表邪之潮热,宜清里,不必解表。"

《医林改错·卷上·血府逐瘀汤所治症目》："醒后出汗,名曰自汗。竟有用补气、固表、滋阴、降火,服之不效,而反加重者,不知血瘀亦令人自汗、盗汗,用血府逐瘀汤,一两副而汗止。"

6. 蜜导法

《伤寒溯源集·卷之六·阳明上篇·太阳阳明证治第十一》："阳明病,自汗出。若发汗小便自利者,此为津液内竭,虽硬不可攻之,当须自欲大便,宜蜜煎导而通之。"

《万病回春·卷之四·大便闭》："猪胆汁导法治自汗,小便利而大便燥硬,不可攻,以此法导之。"

7. 刺灸法

《金匮玉函经·卷第六·辨可刺病形证治第二十六》："伤寒发热,啬啬恶寒,其人大渴,欲饮酢浆者,其腹必满而自汗出,小便利,其病欲解。此为肝乘肺,名曰横,当刺期门。"

《伤寒总病论·卷第六·伤寒暑病通用刺法》："伤寒发热,啬啬恶寒,其人大渴饮水者,其腹必满,小便不利而自汗出,其病欲解,此为肝乘肺,名曰纵,当刺期门。"

《伤寒直指·卷七·辨可下病脉证治第二十一》："发热恶寒,大渴,腹满,自汗,小便利,肝乘肺,曰横,刺期门。"

《伤寒直指·卷十一·类证二·太阴经》："发热恶寒,大渴腹满,自汗,小便利,病欲愈。此肝乘肺,名曰横。俱刺期门。"

《伤寒摘锦·卷之上·太阳经传经欲解合并病脉证治法》："伤寒发热,啬啬恶寒,大渴欲饮水,其腹必满,自汗出,小便利,其病欲解,此肝乘肺也,名曰横,刺期门。若自汗出者,白虎汤主之。"

《伤寒论条辨·卷之三·辨太阳病脉证并治下篇第三》："伤寒发热,啬啬恶寒,大渴欲饮水,其腹必满,自汗出,小便利,其病欲解,此肝乘肺也,名曰横。"

《病机沙篆·卷下·自汗盗汗》："灸法:诸汗灸膏肓、大椎、复溜,针列缺、云门。伤寒自汗及当汗不汗,补合谷……伤寒无汗及自汗发黄,泻复溜、内庭,补合谷。虚弱人盗汗不止,泻合谷,补复溜。"

《伤寒经解·卷八·平脉法》："自汗出,小便利,其病欲解,此肝乘肺也,名曰横,刺期门。"

《伤寒论类方·卷四·六经脉证·别症变症》："头疼身热,常自汗出,体重而喘,四肢不收,嘿嘿但欲眠,发汗则谵语烦躁,状若惊痫。伤寒发热,啬啬恶寒,大渴欲饮水,其腹必满,自汗出,小便利,其病欲解,此肝乘肺也,名曰横,刺期门。"

《伤寒指掌·卷二·厥阴本病述古》："伤寒发汗,啬啬恶寒,大渴欲饮水,其腹必满,此肝乘肺也,名曰横,刺期门,自汗出,小便利,其病欲解。"

8. 治法禁忌

《伤寒六书·伤寒家秘的本卷之二·小便自利》："若自汗,小便数者,虽有表证,不可用桂枝,谓其走津液也。"

二、盗汗论治

1. 概论

《明医指掌·卷七·自汗盗汗心汗证十》："盗汗属阴虚、血虚,四物汤加黄柏、知母。当归六黄汤,治盗汗之圣药也;或黄芪六一汤、麦煎散。心汗者,独心孔有汗,思虑过多所致也。以艾煎汤调茯苓末一钱服。"

《病机沙篆·卷下·自汗盗汗》："阴虚阳必凑,故发热自汗,当归六黄汤主之;阳虚阴必乘,故发厥自汗,黄芪建中汤主之。身冷自汗,阴躁欲坐卧于泥水中,脉浮而数,按之如无。《经》曰:脉至而从,按之不鼓,诸阳皆然。此阴盛格阳也,真武汤水冷与服。尺肤涩而尺脉滑,营血自涸者,多汗;又津脱者,汗大泄,宜调卫汤。痰多汗自出,痰消汗自止,理中降痰汤。火气上蒸,胃湿作汗,凉膈散。气不顺则汗,小建中汤加木香、芍药、官棱、炙草、姜、枣。饮酒中风则为漏风而多汗,白术散,牡蛎、白术、防风、黄芪。病后气血俱虚,或产后气血俱虚自汗者,十全大补汤。别处无汗,惟心孔一片有汗,此必思虑伤心也。猳猪心一具,破开带血,入人参、归身各一两,用线缝煮熟,去药食心,仍以艾汤调茯苓末服,如是三服取效。倘诸药止汗不效,但理心血液汗乃止,十全大补汤加枣仁、远志肉、五味、朱砂,镇摄心神为主。若汗出如珠如胶而淋漓,揩拭不逮者,皆不可治。头汗出,齐颈而还,血症也。额上偏多者,首为六阳之会,蒸热而汗也。左颊属肝,右颊属肺,鼻属脾土,颏属肾,额属心。三焦之火涸其肾水,其外沟渠之水阳否隔,上下奔迫。治迫而上行于心,故额偏多,而心血不足也，丹参、当归、生地、茯神、枣仁、白芍、黄芪、枸杞、圆肉。手足汗多，气热也，白术、黄连、牡蛎；亦有气弱者，汗多冷，十全大补汤；或挟风痰者，加白附子、川乌。盗汗，阳衰则卫虚，所虚之卫行于阴，当目瞑之时，无气以固其表，则腠理疏而汗；醒则行阴之气而复于表，汗自止，故名盗汗，又名寝汗。伤寒阳明病，脉沉实有力，潮热自汗，脉略浮者，必盗汗。又三阳合病，因合则汗。伤寒盗汗非杂症之责，其阴虚也，邪在半表半里，小柴胡；火气上蒸，胃湿自汗，亦非阳虚，宜以凉膈散。自汗阴蒸于阳，玉屏风散。盗汗阳蒸于阴，当归六黄汤，虚人加黄芪、减芩、连，身热加骨皮、秦艽，肝虚加枣仁，肝实加胆草，烦心加连、辰砂、麦冬、竹叶，脾虚加术、芍、山药，去芩、连。"

《长沙证汇·汗出门（附黄汗盗汗）》："太阳病头痛发热，汗出恶风者，桂枝汤。太阳中风，汗自出，啬啬恶寒，淅淅恶风，翕翕发热，同方；太阳病发热汗出者，同方；阳明病脉迟，汗出多，微恶寒者，同方；产后中风，续得之，数十日不解，头微痛，恶寒，时时有热，心下闷，干呕，汗出证，同方；病常自汗出者，同方；病人藏无他病，时发热，自汗出者，同方。病人烦热，汗出则解，又如疟状，日晡所发热者，脉实者宜下之，与大承气汤；脉浮虚者宜发汗，桂枝汤；服桂枝汤大汗出，脉洪大者，与桂枝汤，如前法；若形如疟，日再发者，汗出必解，桂枝二麻黄一汤。太阳病项背强几几，反汗出恶风者，桂枝加葛根汤。太阳病发汗，遂漏不止，其人恶风，小便难，四肢微急，难以屈伸者，桂枝加附子汤。风湿相搏，骨节烦疼掣痛，不得屈伸，近之则痛剧，汗出短气，小便不利，恶风，桂枝甘草附子汤。心下痞而复恶寒汗出者，附子泻心汤。风湿脉浮身重，汗出恶风者，防己黄芪汤……凡柴胡汤病证而下之，若柴胡证不罢者，复与柴胡汤，必蒸蒸而振却，发热汗出而解，阳明病胁下硬满，不大便而呕云云，身濈然而汗出解也，同方。伤寒发热，汗出不解，心下痞硬，呕吐而下利者，大柴胡汤。阳明病发热，汗出多者，急下之，大承气汤。太阳病发汗，汗出不解，其人仍发热，心下悸，头眩，身瞤动，欲擗地者，真武汤。太阳中风，下利呕逆，表解者乃可攻之……太阳中热者，暍是也，汗出恶寒，身热而渴，白虎加人参汤；服桂枝汤，大汗出后，大烦渴不解，脉洪大者，同方。太阳病发汗后，大汗出，胃中干燥不得眠，欲饮水者，少少与饮之，令胃气和则愈，若脉浮，小便不利，微热消渴者，五苓散；太阳病其人发热，汗出，复恶寒，不呕云云，渴者同方。伤寒汗出而渴者，五苓散主之，不渴者，茯苓甘草汤……吐利汗出，发热恶寒，四肢拘急，手足厥冷者，四逆汤；既吐且利，小便复利而大汗出，下利清谷，内寒外热，脉微欲绝者，同方。下利清谷，里寒外热，汗出而厥者，通脉四逆汤。吐已下断，汗出而厥，四肢拘急不解，脉微欲绝者，通脉四逆加猪胆汁汤。上四法汗出吐利厥冷证，风水恶风，一身悉肿，脉浮不渴，续自汗出，无大热，越婢汤主之，恶风者，加附子。肠痈者，小腹肿，按之即痛如淋，小便自调，时时发热，自汗出，复恶寒也，大黄牡丹汤。伤寒脉浮，自汗出，小便数，心烦，微恶寒，脚挛急，反与桂枝汤欲攻其表，此误也……若自汗出者，白虎汤。寒疝绕脐苦痛，发则自汗出，手足厥冷，其脉沉弦者，大乌头煎。阳明病自汗出，若发汗，小便自利者，此为津液内竭，虽硬不可攻之，当须自欲大便。蜜煎导大猪胆汁方。

上六法自汗出证：黄汗之病，身体肿，发热汗出而渴，状如风水，汗沾衣色正黄如蘗汁，脉自沉，黄芪桂枝苦酒汤。黄汗之病云云，从腰以上必汗出，下无汗，腰髋弛痛，如有物在皮中状，桂枝加黄芪汤。黄疸腹满，小便不利而赤，自汗出，此为表和里实，大黄硝石汤。阳明病发热汗出，此为热越不能发黄也，但头汗出，身无汗，剂颈而还，小便不利，渴引水浆者，此瘀热在里，身必发黄，茵陈蒿汤。

上四法黄汗证：伤寒五六日，已发汗而复下之，胸胁满，微结，小便不利，渴而不呕，但头汗出，往来寒热心烦者，柴胡桂姜汤。太阳病脉浮而动数云云，头痛发热，微盗汗出，而反恶寒云云，心下因硬则为结胸，大陷胸汤。伤寒十余日，热结在里，复往来寒热者，与大柴胡汤；但结胸无大热者，此为水结在胸胁，但头微汗出者，同方。产妇郁冒，其脉微弱，不能食，大便反坚，但头汗出，小柴胡汤。风水脉浮为在表，其人或头汗出，表无他病，病者但下重，从腰以上为和，腰以下当肿，及阴难以屈伸，防己黄芪汤。阳明病下之，其外有热，手足温，不结胸，心中懊憹，饥不能食，但头汗出者，栀子豉汤。"

《诊余举隅录·卷下·盗汗血虚非祟证》："盗汗，有血虚证，有血热证，有少阳证，有阳明证，有酒客睡中多汗证，或因汗出合目后，并见谵语等情，遂以邪祟疑之，愚甚矣。丁亥，同里俞道生之母，来乞《易经》一部。据云：儿病月余，初起头痛，继而盗汗，延今，神昏谵语，目上视，食不进，溺器如新，无秽浊气，病势已危。昨延巫问之，巫言有鬼为祟，禳之不应，思有以镇之，并求治于余。余审是血虚所致，以十全大补汤去肉桂加五味、麦冬为方，一剂，谵语平，二剂，盗汗止，调养旬余而愈。愈后，或问巫言有鬼，信否？余曰：鬼胡为乎来哉，人苟此心常存，临天帝，质神明，鬼将敬惮不遑，安得而祸福之。惟其人乞怜昏暮，蓄计阴私，无时不与鬼为缘，鬼于是侮之弄之，时而为福，时而为祸。若夫平人，疾痛疴痒，乃事之常，于鬼何与，而有时求神祷庙，亦足愈病者。盖病家藉此收心养性，较诸庸医误药，犹胜一筹也。此不服药为中医之说也。"

2. 温阳益气

《证治准绳·杂病第五册·杂门·盗汗》："何者，若邪气一切在表，干于卫则自汗出，此则邪气侵行于里，外连于表邪，及睡则卫气行于里，乘表中阳气不致，津液得泄而为盗汗，亦非若自汗，有为之虚者，有为之实者，其于盗汗，悉当和表而已。今观仲景二论，似若不同，究其微旨，则一而已矣。何则？《内经》论其源，则心肾者乃阴阳之主。所以论汗必自心之阳，论寝必自肾之阴。仲景之云，从其邪之所在之阴阳，便成盗汗，是指阴阳之流者耳。抑究其源流，悉是卫气之为用。卫气者，由谷气之所化，肺脏之所布。然天真之阳必得是而后充大，无是则衰微。故'生气通天论'所言，阳气者，如苍天之气，顺之则阳固，与阳因而上，卫外者之类，皆指卫气也。所以王注以卫气合天地之阳气。若夫成无己之释仲景者固善矣，抑亦未为至当。虚劳杂病之人，岂可独责其阳虚，而不有阴虚之可责者乎。予每察杂病之盗汗，有冷有热，岂无其故哉。因热邪乘阴虚而发者，所出之汗必热。因寒邪乘阳虚而发者，所出之汗必冷。其汗冷之义，即《内经》所谓阴胜则身寒、汗出、身上清也。非独为自汗，虽盗汗亦然。其温汗之义，殆以所乘之热，将同于伤寒，郁热在表里而汗者也。虽然邪乘之重者，亢则害，承乃制，兼化水为冷者有之，相火出于肾挟水化而为冷者有之，此又不可不审也。盖成无己因《金匮要略》叙杂病云：平人脉虚弱微细，善盗汗。又以《巢氏病源》以虚劳之人盗汗，有阳虚所致。因即谓杂病之盗汗，悉由于阳虚也。且以《金匮要略》言之，脉虚弱者，乃阳气之虚；细弱者，乃阴气之虚。何独举阳而遗其阴，亦智士之一失也。然虚劳之病，或得于大病后阴气未复，遗热尚留；或得之劳役七情色欲之火，衰耗阴精；或得之饮食药味，积成内热，皆有以伤损阴血，衰惫形气。阴气既虚，不能配阳，于是阳气内蒸，外为盗汗，灼而不已，阳能久存而不破散乎。当归六黄汤治盗汗之圣药。宜润剂者，六黄汤。宜燥剂者，正气汤。无内热者，防风散、白术散。肝火，当归龙荟丸。虚者，黄芪连翘汤。实者，三黄连翘汤。身热，加地骨皮、柴胡、黄芩、秦艽。肝虚，加酸枣仁。肝实，加龙胆草。右尺实大，黄柏、知母。烦心，黄连、生地黄、当归、辰砂、麦门冬。脾虚，人参、白术、白芍药、干山药、白扁豆、浮麦。亦可用山药一味为末，临卧酒调下三钱。经霜桑叶末，茶调服。豆豉微炒，酒渍服。外用五倍子或何首乌为末，津唾调填脐中，以帛缚定。脏腑盗汗皆属肾。《经》云：肾病者，寝汗出，憎风是也。运气盗汗皆属寒水。《经》云：岁水太过，寒气流行，甚则劳汗出，憎风。又云：太阳所至，为寝汗痉是也。"

《重订灵兰要览·卷下·盗汗止汗》："以黄芪为君，固其阳也。其于五脏有所属乎。曰：心主五液，而肾主水也。人之一身，子时一阳生，心中有赤液下入于肾；午时一阴生，肾中有白气上入于心，心肾交，水火济，而无病也。心肾俱耗，则水火不交，故至阴之下有僭阳焉，骨为之热矣。诸阳之会有纯阴焉，额为之汗矣，额亦心之分也。有但见于额与心，他处无之者，此由心肾俱虚，水液枯涸，势不足以周身之汗，故但见于心之分也。余尝病怔忡盗汗，补心肾尚无功，加猪心数片引之遄已，药贵向导，不可不审也。"

《景岳全书·卷之四十一谟集·小儿则（下）·盗汗》："治法：凡小儿无故常多盗汗，或自汗者，宜以团参散为主，或参苓散、四君子汤、五味异功散，或白术散之类，俱可择用。若其甚者，宜三阴煎、人参养营汤，或十全大补汤。若心经有火而见烦渴者，宜生脉散、一阴煎。若肝脾火盛，内热熏蒸，血热而汗出者，脉必洪滑，证多烦热，宜当归六黄汤，或加减一阴煎。若阳明实热，汗出大渴者，宜仲景竹叶石膏汤。若因病后，或大吐大泻之后，或误用克伐之药，以致气虚气脱而大汗亡阳者，速宜用参附汤、六味回阳饮，或芪附汤之类，庶可挽回也。大都汗多亡阳者，多致角弓反张，项强戴眼等证，此太阳、少阴二经精血耗散，阴虚血燥而然，速宜用大营煎、人参养营汤，或十全大补汤之类，方可解救。若作风治，万无一生矣。前汗证门有详论详法，所当参阅。余之儿辈，有于襁褓中多盗汗者，但以人参一钱，泡汤与服，当夜即止。久不服参，必又汗出，再服再止，其效如神。凡养儿者，亦可以此为常法。"

《痰火点雪·卷一·自汗盗汗》："阳主动，以动中有静，故觉而汗出，乃曰自汗，法当补阳以养阴。盖补阳者，参、芪是也；养阴者，归、地是也。阴虚阳必乘之，以阳侵阴分，是卫气不与营气和也。阴主静，以静中有动，故寐而汗出，乃曰盗汗。若盗之潜出，觉之即止，法当补阴以抑阳。盖补阴者，四物是也；抑阳者，三黄是也。若夫昼则自汗，而夜盗汗者，固为阴阳两虚，然病至于此，则医亦掣肘矣。何也？卫气者，昼则行阳，夜则行阴，行阳则寤，行阴则寐。今也寤寐俱汗，是阳动极而阴静反动，总之阴气已败，而微阳亦自浮越矣。时将补其阳，则阴火得补而遂炽，时欲济其阴，则阳微无以生其阴，于斯时也，惟脉大虚缓不数者，则为阴未甚虚，胃气尚存，二法用之，或可冀其万一耳。藉使脉来细数无力者，则为阴败阳颓，却仓扁复起，又何施耶？"

《伤寒论纲目·卷六·盗汗》："刘完素曰：合目则汗，是知邪气在半表半里之间明矣。且自汗有虚有实，其盗汗之症，非若自汗有实者，悉当和表而已。韩祇和曰：阳入于阴，故但欲睡眠；卫气行阴，故合目则卧；热淫于内，故卧则汗出。

陶华曰：无汗者，寒邪中经，腠理闭密，津液内渗而无汗也。若风湿暑干之，皆令汗出，惟寒邪独不汗出，则当汗之，若与麻黄汤三剂而不汗者，此必不可疗也。自汗者，卫气所以肥腠理而固津液者也，卫为邪所干，不能卫护于外，由是而汗出焉。且自汗有表里虚实之分，若自汗出而恶风寒为表未解，当解肌，冬用桂枝汤，余月冲和汤加减；汗后恶风寒，痛为表虚，黄芪建中汤；若汗出不恶风寒，则为表解里未和，下之。设或汗出发润，如油如珠，凝而不流，皆不可治。盗汗者，睡中则汗出，觉则不出，杂病责于阳虚，伤寒责在半表半里，故知胆有热也。"

《不居集·上集卷之二十·自汗盗汗·目暗耳鸣盗汗》："一切虚损，既有遗精，又兼盗汗，走散真气，倦怠日甚，宜金锁正元丹。"

《景岳全书发挥·卷四·小儿则·盗汗一》："治法：凡小儿无故常多盗汗，或自汗者，宜以团参散为主。盗汗、自汗，治各不同，岂有但用补气者乎？"

3. 滋阴补血

《医心方·卷第二十五·治小儿盗汗方第一百二十三》："《病源论》云：小儿盗汗者，眠睡而汗自出也。若将养过温，因于睡卧阴阳气交，津液发泄，而眠卧汗自出也。《葛氏方》：以干姜末一分、粉三分，合以粉之。又方：石膏一两，麻黄二两，蜜和如小豆，服一丸。《小品方》：黄连三分，贝母三分，牡蛎二分。凡三物，粉一升，合捣下筛，以粉身。《集验方》：麻黄根三分，故扇烧作屑一分，治合乳汁，饮三分匕，大人方寸匕，日三。（《小品方》同之）"

《小儿药证直诀·卷上·脉证治法·盗汗》："睡而自汗出，肌肉虚也，止汗散主之。遍身汗，香瓜丸主之。"

《平治会萃·卷一·盗汗血阴虚》："戴云：盗汗者，睡则汗自出，觉则无矣。非若自汗而自出也。小儿不须治。东垣有法有方，当归六黄汤。盗汗方：白术四两（一两用黄芪同炒，一两石斛同炒，一两牡蛎同炒，一两麸皮同炒各微黄色，余药不用，止用白术）。上为细末，每服三钱，用粟米汤调下，尽四两为效。"

《婴童百问·卷之九·盗汗骨蒸第八十七问》："仲阳云：盗汗出者，乃睡而自汗出，肌肉虚也。团参汤治小儿盗汗、虚汗，或心血液盛，亦发为汗，此药收敛心气。汤氏云：汗者血也，血虚亦能自汗作热，宜服团参汤、牡蛎散、龙胆汤，治小儿一切盗汗；又有通神丸，治通身多汗。小儿精气未盛，体性多热，若衣裘伤厚，过食热物，或犯时气大病之后，重亡津液，阳气偏盛，水不胜火，腑脏积热，熏灼肌体，甚则销烁骨髓，是为骨热之病，久而不已，变成骨蒸，日晚发热肌瘦，颊赤口干，日夜潮热，夜有盗汗，五心烦热，四肢困倦，饮食减少。瘥后余毒不解,生犀散主之。"

《丹溪心法·卷三·盗汗五十》:"盗汗属血虚、阴虚。小儿不须治,忌用生姜。东垣有方,用当归六黄汤甚效。但药性寒,人虚者只用黄芪六一汤。盗汗发热,因阴虚,用四物加黄柏;兼气虚,加人参、黄芪、白术。

戴云:盗汗者,谓睡而汗出也,不睡则不能汗出。方其睡熟也,凑凑然出焉,觉则止而不复出矣。非若自汗而自出也。杂病盗汗,责其阳虚,与伤寒盗汗非比之,亦是心虚所致。宜敛心气,益肾水,使阴阳调和,水火升降,其汗自止。"

《古今医统大全·卷之十三·伤寒门(上)·证候》:"盗汗者,睡着则汗出,醒则止也。杂病盗汗,责其阴虚;伤寒盗汗,在半表半里,知其胆有热也,专主于小柴胡为当矣。和解:盗汗出而微恶寒,小柴胡加桂汤。脉浮大欲眠,目合则汗,小柴胡汤。清热:冬阳明脉浮,潮热盗汗,黄芩汤。下:素有积热在内,脉实,大柴胡汤;阳明盗汗里实者,调胃承气汤。扑法:如自汗法。"

《古今医统大全·卷之五十一·自汗门·治法》:"自汗阳虚,治当补气以卫外;盗汗阴虚,治当滋阴以荣内。卫者,阳气;荣者,阴血。治阳者,人参、黄芪、防风、桂枝之类是也;治阴者,当归、地黄、黄柏、黄精之类是也。治自汗用人参、黄芪,少佐桂枝、防风达表,故云黄芪得防风而力愈大。阳虚者,亦可少加附子,以行参芪之功。火气上蒸,胃中湿气亦能作汗,宜凉膈散。心火不宁,烦躁出汗者,安神丸、清心汤之类。痰饮留膈而亦能作汗,宜加二陈汤、朱砂滚痰丸之类。"

《古今医统大全·卷之五十一·盗汗门·治法》:"东垣云:盗汗者,寐中而通身出汗如浴,觉来方知,是属阴虚,荣血之所主也,宜补阴降火,当归六黄汤之类是也;若虚寒者,只以黄芪六一汤。盗汗发热,因阴虚,用四物汤加黄柏;兼气虚,加人参、黄芪、白术。小儿盗汗不用治,盖血未足也。"

《古今医鉴·卷之七·自汗盗汗》:"治内伤及一切虚损之症,自汗不休,总用补中益气汤,少加附子、麻黄根、小麦,其效捷如影响。但升麻、柴胡,俱用蜜水拌炒,以杀其升发涌汗之性。又欲其引参芪等药至肌表,故不可缺也。如左寸脉浮洪而自汗者,心火炎也,本方倍参芪,加麦门冬、五味子、黄连各五分。如左关脉浮弦而自汗者,挟风邪也,本方加桂枝、芍药。若无阴虚,只用桂枝汤亦可。左尺脉浮洪无力而自汗者,水亏火盛也,本方加黄柏、知母各五分,熟地黄一钱,壮水之剂以制阳光。如右寸脉浮洪,或伏而滑,此挟痰也,依本方加知母、贝母、天花粉各八分。如右关脉浮洪无力而自汗者,此脾元怯弱也,只依本方倍参芪。右尺脉洪数无力而自汗者,或盗汗,相火挟心火之势,而凌伐肺金也,宜当归六黄汤。"

《考证病源·考证病源七十四种·汗出者》:"有自汗盗汗之名。自汗者无时而溅溅然,动则为甚,属于阳虚。盗汗者寐中而通身如浴,觉来方知,属于阴虚。自汗宜补阳调卫,盗汗宜补阴降火。自汗用补中益气汤,加麻黄根、浮小麦。虚甚者加熟附一二片,内升柴,俱用蜜炒以制其升发之性。盖非升柴不能领参芪之性达于肌表,故用之耳。盗汗用当归六黄汤。方附:生地、熟地、黄柏、黄连、黄芩、酒炒黄芪。独胜散五倍为末,津调配脐中一夜,汗出登时即退。"

《证治准绳·幼科集之三·心脏部一·汗》:"睡则汗出,寤则自收也。钱氏曰:小儿睡而自汗出者,肌肉虚也,止汗散主之。遍身汗出者,香瓜丸主之,上至胃下至脐,此胃虚也,当补脾,益黄散主之。(薛)自汗属阳虚,盗汗属阴虚,盖阳为卫气,阴为荣血,血之所主心也,所脏肝也,热搏于心,故液不能内敛而外泄于皮肤,人卧则静而为阴,觉则动而为阳,故曰自汗属阳,盗汗属阴也,多因心肾不交,水火不能既济,肾虚则闭藏之令失守,故有是证,宜用六味丸、十全大补汤。血虚内热者,当归六黄汤。心经有热者,导赤散。肝经虚热者,六味地黄丸。血脱盗汗者,当归补血汤。肝胆风热者,柴胡清肝散。食积内热者,二陈、枳实、山栀。胃气虚热者,六君子汤及浮麦散。血气俱虚者,人参养荣汤。余证见自汗,当参览之。(曾)有夜睡中而汗自出者,名盗汗。此因阳虚所致,久不已者令人羸瘠枯瘦,心气不足,津液妄出故也,用茯神汤加黄芪,水姜枣烧盐汤服。"

《婴童类萃·下卷·盗汗自汗论》:"睡则汗出,症属阴虚,四物汤加牡蛎粉主之。自汗者,常居无故自汗,症属阳虚,四君子兼六黄汤主之。皆因气血内虚,腠里不密,所谓阴虚阳必凑,阳虚阴必乘。汗乃心之液,心虚则外泄。久而不治,汗多则亡阳,面黄肌瘦,皮焦毛槁,变生他症矣。又有乳母壮盛,婴儿体实,睡中汗出,不拘日夜,时常汗多,无妨,不必服药。"

《简明医彀·卷之四·盗汗》:"是证属阴虚血弱,阳蒸阴分而液出者,为盗汗。当归六黄汤阳乘阴分盗汗,一服安。敛汗益脾汤,治气虚脾弱盗汗;麦麸散止盗汗;简便方止盗汗。盗汗不止:椒目、麻黄根等分为末,每服一钱,无灰酒下。盗汗有热:龙胆草、防风等分为末,每服一钱,米汤调下。脾虚盗汗:白术三钱,茯苓二钱,加姜、枣,水煎服。阴虚盗汗:黄柏(炒)、知母(炒)。"

《傅青主女科歌括·产后编上卷·产后诸症治法·盗汗产后》:"睡中汗出,醒来即止,犹盗瞰人睡,而谓之盗汗,非汗自至之比。《杂症论》云:'自汗阳亏,盗汗阴虚。'然当归六黄汤又非产后盗汗方也,惟兼气血而调治之,乃为得耳。"

《冯氏锦囊秘录·杂症大小合参卷十二·方脉自汗盗汗合参》:"自汗属气虚,阳虚血虚湿痰,宜人参黄芪,少佐桂枝,阳虚制附子亦可少用,火气上蒸胃中之湿,亦能作汗,凉膈散主之。自汗盗汗,并忌生姜,以其开腠理也。盗汗属血虚阴虚,小儿不须治,当归大黄汤甚效,但药性寒而人虚者,兼用黄芪、甘草补气之味,麻黄根治盗汗甚捷,盖其性能行周身之表,引诸药至卫分而固腠理也。盗汗发热,因阴虚者四物加黄柏,兼气虚加参、芪、白术。盗汗者表里汗出,非任自汗而自出也,多因心虚所致,宜敛心气益肾水,使阴阳调和,水之升降,其汗自止。《经》曰:阳气有余,为身热无汗,阴气有余,为多汗身寒。饮食饱甚,汗出于胃;惊而夺精,汗出于心;持重远行,汗出于肾;惊惶恐惧,汗出于肝;摇体劳苦,汗出于脾。然肥人多自汗,以其多气虚也。瘦人多盗汗,以其多阴虚有火也。但脏腑尽有津液,一经劳倦所伤,皆足以致汗出,然血之与汗,异名同类,故夺血者无汗,夺汗者无血。五脏六腑表里之阳,皆心主之,以行其变化,随时升降,所在之处而生津;亦随其火扰,所在之处泄而为汗,是汗尽由心出也。醒而出汗曰自汗,属阳虚。睡而出汗曰盗汗,属阴虚。汗者心之阳,寝者肾之阴,一则阳虚不能固表,一则阴虚不能闭脏也。有胃腑旁达于外为手足汗者,有胃热熏蒸头颅自汗而属实者,故外感初症多自汗。海藏曰:与寒脉散、三黄丸,三日病已,盖肾主五液,化为五湿,肾水上行,乘心之虚,心火上炎而入肺,欺其不胜皮毛以是而开,为汗出也。先以凉膈散泻胸中相火,次以三黄丸泻心火以助阴,则肾水退舍而还本脏,玄府固闭而汗自己矣。此可以证初起实热为汗之一见,然非概可以有余之法治不足也。《经》曰:心之液为汗。东垣曰:坤土主湿,在人为脾胃,夫人之汗,犹天地之阴气,为雾为雨也。《内经》独主于心,东垣又指脾胃而言,盖心属火主热,脾胃为土主湿,湿热相搏,为汗明矣。如天气下降,地湿上升,乃成霖雨。又如甑中烧酒,非汤火熏淘,则不能成涓滴也。然人身清阳之气上行达表,实腠理而固皮毛,谓之卫气,卫气象天,天包地外,一气统摄,犹卫气包护一身。《经》云:阳密乃固。阳密者,即腠理密也。此气主于肺,而本于胃,故胃充则卫实。自汗、盗汗之症,为病虽一,其源不同。自汗者乃阳虚气虚有湿,盖阳气虚则不能卫护肌表,故醒时津津然而汗出。盗汗者,乃阴虚血虚有火也,阴血虚,则不能荣养于中,故睡里凑凑然而汗出也,肾多主之,以其闭藏之令失守也。然自汗阳亏,古今之定论,但真阴衰弱,亦令自汗,盖阴虚则火动乘于阴位,阴精被火煎熬而出,犹干竹而以火燃之,亦有油也,不可概用参、术、黄芪与桂枝敛之,但补其阴,则火自潜伏而汗自止矣。当兼以脉候辨之。方书多言血与汗异名而同类,丹溪因之,遂有在内为血,在外为汗之论,似乎血即是汗,汗即是血矣。奚知血与汗之由来,有不可以同类并言者,《经》云:心主血,血生于心;又云:肾主五液,入心为汗;又云:汗者,心之液,此言汗为心之液,而非曰心之血。血生于心,统于脾,藏于肝,其源则自水谷之精气,受于中焦,变化取汁,和调于五脏,洒陈于六腑,以奉生身者也。若夫汗则为人身之津液,因腠理疏豁,皮毛不能外护,暑湿热之邪干之,则津液而为汗,是汗乃身之阳气所化,故《经》曰:阳加于阴谓之汗。此可以气言,而不可以血类也。且夏天毫窍不密,汤水入胃,汗即流溢,津液外耗,小便短少;冬天腠里闭密,汗不外溢,小便频多,此更可见汗属津液,而非可血类也更明矣。况人之一身有涕、泪、涎唾、便溺,皆属一水之化,而发于九窍之中。故鼻之所出曰涕,目之所出曰泪,口之所出曰唾、曰涎,二阴之所出曰便溺,而皮肤之所泄则曰汗,汗若可以血类之,则涕、泪、涎、唾、便溺,亦可以血言之矣。但心为君主,汗为心液,汗多之害,与亡血之害不甚远耳,非若便溺之无大关害也。"

《医学心悟·卷四·自汗盗汗》:"自汗症,有风伤卫自汗出者、有热邪传里自汗出者、有中暑自汗出者、有中寒冷汗自出者,治法俱见本门。然风火暑热症,自汗太多,犹恐亡阳,尚当照顾元气,矧在虚寒者乎?是以人参、芪、术,为敛汗之圣药。挟寒者,则以附子佐之。轻剂不应,则当重剂以投之,设仍不应,则以龙骨、牡蛎、北五味等收涩之品,辅助而行;或以人参养荣汤,相兼而用。盖补可去弱,涩可固脱,自然之理也。其盗汗症,伤寒邪客少阳则有之,外此悉属阴虚。古方当归六黄汤,药味过凉,不宜于阴虚之人,阴已虚而更伤其阳,能无损乎?宜用八珍汤加黄芪、麦冬、五味主之,方有参、芪以气旺则能生阴也。"

《不居集·上集卷之二十·自汗盗汗·阳证自汗盗汗》:"脉症有火,或夜热烦渴,或便热喜冷之属,皆阳盛阴虚也,宜当归六黄汤、保阴煎。阴分微有火而不甚者,宜一阴煎、加减一阴煎。心火不宁,烦躁出汗,宜朱砂安神丸、天王补心丹、生脉散之类主之。有本非阴虚,止因内火熏蒸,血热而多汗者,宜正气汤,或黄芩芍药汤之类。"

《不居集·上集卷之二十·自汗盗汗·阴证自汗盗汗》:"症无火邪,内无火脉,便是气虚阴证,不可妄用凉药,以败阳气。若只因气虚,而火未衰者,宜三阴煎、参归汤、人参建中汤、味补饮。若睡中盗汗,而无火者,宜参苓散、独参汤。阳气俱虚者,宜参附汤、大建中汤。气虚火衰之甚者,宜大补元煎、六味回阳饮。"

《杂症会心录·卷上·盗汗》:"治法宜滋阴以荣内,益气以卫外,薛氏云:肾气虚弱,盗汗发热者,用六味丸;肾气虚乏,盗汗恶寒者,用八味丸;气血俱虚,而盗汗者,用十全大补汤;阳盛阴虚者,用当归六黄汤;伤寒盗汗,责在半表半里,胆有热也,用小柴胡汤。是在医家运用变化之妙,而不得胶乎一定之则也,寤则目张,行阴之气复还于表数语,尽得盗汗之秘。"

《彤园医书(小儿科)·卷之三·汗症门·心热盗汗》:"《铁镜》治阴虚盗汗,用四物汤加蜜芪、炒连、浮小麦;治阳虚自汗,用补中益气汤加麻黄根、浮小麦;治脾虚自汗,肢冷作泻,用六君子汤加蜜芪、浮麦;中寒自汗,脉迟,下利,用附子理中汤。方俱见前。《集成》治里热自汗,用沉瀣丹。若小儿大病后自汗潮热,当用黄芪固真汤。若睡中盗汗惊惕,用沙参、当归各三钱,猪囵心一两,切片煎汤温服。研五倍子末,醋调作饼,贴儿脐心,以布扎定,盗汗即止。"

《感症宝筏·卷之二终·瘥后诸病·瘥后诸病新法》:"感证瘥后,余热盗汗不止者,阴虚有火也,当归六黄汤加减。无热恶寒,而盗汗不止者,阳虚也,黄芪建中汤加减(阳虚营卫不和而汗出也,调和营卫治之)。"

《医医偶录·卷一·盗汗自汗》:"盗汗为阴虚,自汗为阳虚,然亦有秉质如此,终岁习以为常,此不必治也。若平日并无此症,又非夏秋暑月,而无端盗汗者,宜四物汤加龙骨、牡蛎、浮小麦、北五味之属,以养其阴。无端自汗者,宜四君子汤加北五味、牡蛎,以养其阳,或加玉屏风散亦可。"

《医学摘粹·杂证要法·虚证类·盗汗自汗》:"阴虚盗汗,盗汗者,时常发热,睡时出汗,醒时即收也。阳虚自汗,自汗者,时常畏寒,动静皆有汗也。然阴阳互根,又有不可泥者。盗汗亦有阳虚,自汗亦有阴虚者。如汗出喘甚,汗出脉脱,汗出身痛,汗出发润至巅,汗出如油,汗出如珠,此六者皆不治之证也。如汗出属阴虚者,以叶氏方主之。如汗出属阳虚者,以参附汤主之。如阴阳俱虚者,以芍药甘草附子汤主之。如肾水上泛,汗出不止,名曰亡阳,以真武汤主之。"

《医学摘粹·杂病证方歌括·虚证类·盗汗自汗》:"盗汗提纲:发热身中久不休,睡时汗出醒时收,欲知此证因何起,原属阴虚是病由。自汗提纲:身不能安总畏寒,无分动静汗弥漫,病原本属阳虚得,临证还应仔细看。叶氏方(证附):人参熟地共湖莲,五味茯神用要专,补气再将甘草入,阴虚汗出治能痊。参附汤(证附):人参助气可回天,附子驱寒力独专,证属阳虚多汗出,良方服后病能痊。芍药甘草附子汤(证附):阴阳倘值并虚时,芍附清温补法奇,甘草和中宜共用,妙方能止汗淋漓。真武证(方见伤寒):肾水泛时辨要详,汗多不止是亡阳,欲知此证须何药,治法宜投真武汤。"

《医学刍言·自汗、盗汗》:"伤寒门以自汗为伤风,盗汗为少阳;杂病自汗属阳虚,盗汗属阴虚。阳虚自汗,参、芪、术、附;阴虚盗汗,其人常发热,当归六黄汤;阴阳两虚,不寐烦躁,归脾汤加五味、麦冬,或人参养营汤。自汗发热,为前此伤风,医不得法所致,玉屏风散。"

4. 补益五脏

《产宝·盗汗》:"此为盗汗,属阴虚,然不可偏用阴药,宜兼服参芪,俾气旺则能生阴,效如影响,生化汤调牡蛎散服。"

《古今医统大全·卷之五十一·盗汗门·病机叙论》:"丹溪曰:盗汗属血虚阴虚,乃阳蒸阴分而液出者为盗汗,故阴虚阳必凑,发热而盗汗,阴虚火炎者,法当补肾,所谓壮水之主,以制阳光是也。"

《证治准绳·幼科集之三·心脏部一·汗》:"睡则汗出,寤则自收也。钱氏曰:小儿睡而自汗出者,肌肉虚也,止汗散主之。遍身汗出者,香瓜丸主之,上至胃下至脐,此胃虚也,当补脾,益黄散主之。(薛)自汗属阳虚,盗汗属阴虚,盖阳为卫气,阴为荣血,血之所主心也,所脏肝也,热搏于心,故液不能内敛而外泄于皮肤,人卧则静而为阴,觉则动而为阳,故曰自汗属阳,盗汗属阴也,多因心肾不交,水火不能既济,肾虚则闭藏之令失守,故有是证,宜用六味丸、十全大补汤。血虚内热者,当归六黄汤。心经有热者,导赤散。肝经虚热者,六味地黄丸。血脱盗汗者,当归补血汤。肝胆风热者,柴胡清肝散。食积内热者,二陈、枳实、山栀。胃气虚热者,六君子汤及浮麦散。血气俱虚者,人参养荣汤。余证见自汗,当参览之。(曾)有夜睡中而汗自出者,名盗汗。此因阳虚所致,久不已者令人羸瘠枯瘦,心气不足,津液妄出故也,用茯神汤加黄芪,水姜枣烧盐汤服。"

《证治准绳·疡医卷之二·痈疽所兼诸证·自汗盗汗》:"托里消毒散加减法:善思体痛,无寐盗汗,脾血虚也,去三味加茯苓、远志、酸枣仁、圆眼肉;如不应,暂用归脾汤。寝寐而汗出,肾气虚也,去三味加五味子煎送六味丸。饮食而汗出,胃气虚也,去三味加参芪、归术、五味子。如不应,暂用六君子汤。睡觉饱而出盗汗,宿食也,去三味加参、术、半夏。如不应,暂用六君子汤。"

《孕育玄机·卷下·自汗盗汗》:"产后汗出不止,由劳伤脾,惊伤心,恐伤肝也。此气血俱虚,不必即用敛汗之药,急用大补气血则汗自止。若娩后倦甚,而溅溅然汗出,形色又脱,乃亡阳汗脱也,当速服参、芪、归、地等,大补以救危急,难泥块痛(难泥块痛:难以拘泥于产后血块作痛,即言当此亡阳汗脱之危急时刻,不能拘泥于产后血块作痛,而速投参、芪、归、地等大补气血之药)。夫汗乃心之液,荣于内为血,发于外为汗。若不大补,安能使心肯摄液而汗收乎?六黄汤虽盗汗之圣药,恐寒凉太多,有未稳耳。产后喜汗出,亡阴血虚,阳气独盛,故多汗出。"

《伤寒论纲目·卷十·盗汗》:"刘完素曰:关脉以候少阳之气,太阳之脉浮,阳明之脉大,浮大之脉上关上,故知三阳合病也。胆热则睡,少阴病且欲眠睡,目合则汗出,以阴不得有汗,但欲眠睡,目合则汗出,知三阳合病,胆有热也,小柴胡汤、泻心汤。张元素曰:或谓此症俱属少阳,篇中亦可用小柴胡否?答曰:可用。夫三阳合病,其邪发见于脉也,浮者太阳,大者阳明,关上者少阳也,但欲眠睡,目合则汗,此胆有热,脉症相符,故出于少阳篇下,盖脉浮无症不可汗,脉大无症不可下,浮大之脉俱上关,知三阳合病而热在胆也,胆居在半表里,用小柴胡亦当。"

《济世全书·震集卷四·补益·自汗盗汗》:"夫汗者,心之液也。心动则惕然而汗出也。有自汗,有盗汗。自汗者,不因发散而自然出也;盗汗者,睡而汗出及觉则不出矣。又曰:阴蒸阳分而液出者,为自汗;阳蒸阴分而液出者,为盗汗。故阴虚阳必凑发热而盗汗,阳虚阴必乘发厥而自汗,此阴阳偏胜之所致也。又有惊怖、房室劳极、屯疰、肠痈、痰饮、产蓐及伤寒、风温等病,皆能令人自汗。其盗汗乃心虚所致也。多汗,虚小者吉,紧数者凶。丹溪曰:自汗、盗汗之症,原由心肾二经,人虚则为此症。故《经》曰:汗乃心之液。法当大补心肾,以十全大补汤加牡蛎、麻黄根、麦门冬、浮小麦之类。"

《不居集·上集卷之二十·自汗盗汗·肝血不足肝气有余盗汗》:"故治盗汗之法有二:一由肝血不足,木不生火,而心亦虚,酸枣仁汤,补肝即以补心也;一以肝气有余,木反侮金,而肺亦虚,当归六黄汤,治肝即以治肺也。更有阴虚无气者,津脱液亡,又当以生脉、六味,固阴阳之根为主。若用连、芩、知、柏,若寒伤胃,使金水益虚,木火益旺,则有措手不及之虞矣。"

《不居集·上集卷之二十·自汗盗汗·遗精盗汗》:"肾水不交心火,怔忡恍惚,夜多盗汗,便赤遗精,心肾丸、资成汤。"

《不居集·上集卷之二十·自汗盗汗·食少发热盗汗》:"脾肾虚寒,饮食少思,发热盗汗,真气亏损,肌体瘦弱,宜还少丹。"

《不居集·上集卷之二十·自汗盗汗·心忡气短》:"盗汗肾气虚损,真阴中阳气不足,不能固摄,小便频多,水不济火,心忡气短,故多盗汗,大菟丝子丸。"

《幼科释谜·卷四·汗·盗汗症治》:"故曰自汗属阳,盗汗属阴也,多因心肾不交,水火不能既济,肾虚则闭藏之令失守,故有是症。因血虚内热,当归六黄汤;心经有热,导赤散;肝经虚热,六味丸;血脱盗汗,当归补血汤;肝胆风热,柴胡清肝汤。"

《大方脉·杂病心法集解卷三·汗症门·盗汗》:"盗汗属阴,睡则汗出,醒则汗止,当分别心虚、心火治之。心虚不固,宜补心,其症惊悸盗汗,虚烦不眠,发热体倦,食少神衰,服酸枣仁汤。若心火伤阴,酿成盗汗者,服当归六黄汤清之。"

《儿科萃精·卷七·汗证门·盗汗》:"小儿盗汗有二,虚实两分:心虚者,阴气不敛也,睡则多惊,古法主酸枣仁汤(如当归、炒白芍、生地、茯苓、炒酸枣仁、炒知母、炒黄柏、五味子、人参、炙黄芪等味)。心热者,火伤于阴也,身多烦热,古法主当归六黄汤(如当归、生地、熟地、黄芩、黄柏、黄连、炙黄芪,引用浮麦)。[真按]小儿睡中汗出,醒来则止,此心虚盗汗,宜和心气,养心血。但用前拟自汗本方党参、归身、猿猪心等味,服之即愈。若睡中遍身有汗,觉来久不干者,此食积盗汗脾冷所致,方用正广皮八分,杭青皮八分,诃子肉四分,粉甘草四分,公丁香三分,引用五谷虫五分。附诸汗外治法:凡诸汗服药不止者,用五倍子一个,研细末,醋和作一小饼,贴肚脐,以带扎之,即能见效。"

5. 解表清里

《医宗必读·卷之五·伤寒·盗汗》:"在半表半里,胆有热也,小柴胡汤。头汗者,热不得越,阳气上腾,谵语,承气汤。心下满,头汗出,水结胸也,小半夏茯苓汤。头汗出,齐颈而还,发黄也,茵陈五苓散。头汗出,小便难者死。手足汗,大便燥,谵语,大承气汤。寒不能食,小便不利,水谷不分,手足汗者,理中汤。"

《伤寒治例·盗汗》:"汗出而微恶寒,小柴胡加桂汤。"

《伤寒六书·伤寒明理续论卷之六·盗汗》:"盗汗者,睡着则汗出,觉则便不出矣。阳明病,脉浮紧,潮热盗汗,柴胡桂枝汤。"

《伤寒括要·卷上·盗汗》:"睡则胃气行里,而表中阳气不致,故津液泄也,觉即气行于表,而止矣。杂病盗汗,主于阴虚;伤寒盗汗,邪在半表半里也。阳明潮热,脉浮盗汗(黄芩汤);三阳合病,目合则汗,胆有热也(小柴胡汤)。"

《伤寒绪论·卷下·盗汗》:"故杂病盗汗,责于阴虚血热;伤寒盗汗,责在半表半里,为胆有热,故专用小柴胡汤。若脉浮紧,潮热盗汗,柴胡桂枝汤。《经》云:微盗汗出,反恶寒者,表未解也。又阳明病,当作里实,而脉微弦者,必盗汗出。又三阳合病,目合则汗,热病白虎汤,伤寒小柴胡汤。温病、热病得汗后,大热除而盗汗出,及时疫下后,盗汗不止,身有微热,俱宜小柴胡去参半加橘皮。"

《伤寒大白·卷三·盗汗》:"三阳盗汗,皆邪热未尽;三阴盗汗,皆热伏血分。故盗汗之症,有热无寒者也。治太阳盗汗,羌活冲和汤。阳明盗汗,干葛石膏汤。少阳盗汗,小柴胡汤。三阴盗汗,当归六黄汤。在厥阴,倍生地、白芍药;在少阴者,倍生地、黄柏、黄连;在太阴者,倍当归、黄芩。仲景论中,但有三阳盗汗,无三阴盗汗,以盗汗皆表症耳。今见热邪传入三阴,亦有盗汗者。太阳病,脉浮而动数。浮则为风,数则为热;动则为痛,数则为虚。头痛发热,微盗汗出,而反恶寒者,表未解也。医反下之,动数变迟,膈内拒痛,胃中空虚,客气动膈,短气烦躁,心中懊憹,阳气内陷,心下因硬,则为结胸。大陷胸汤主之。若不结胸,但头汗出,剂颈而还,小便不利,身必发黄。详注结胸宜参看。阳明病,脉浮而紧,必潮热发作有时。但浮者,必盗汗出。前条申明太阳脉浮动数,盗汗症,表邪未解,误下而变结胸发黄。此条申明阳明脉浮而紧,潮热发作有时症,表邪未散,亦不可下。即脉之但浮不紧,亦必见盗汗之表症。详注潮热。三阳合病,脉浮大,上关上,但欲眠睡,合目则汗。脉浮,太阳也。脉大,阳明也。上关上,少阳也。欲眠睡,合目则盗汗,此热在胆也,用小柴胡汤、泻心汤。今余推广清胆汤,重加柴胡、黄芩,互注合病,互参看。"

《广瘟疫论·卷之二·表证》:"盗汗时疫初起盗汗者,邪在半表半里也。胸胁痞闷,达原饮;无痞闷,小柴胡汤。汗、下后,大热已退,有盗汗者,余邪不尽也,小承气、小陷胸、吴氏承气养荣汤诸方,清其伏匿余邪,盗汗自止。"

《叶氏医效秘传·卷二·伤寒诸证论·盗汗》:"盗汗者,谓睡去则出,醒来则止。然杂病盗汗,责其阳虚。伤寒盗汗,由邪气在半表半里使然也。且自汗有虚有实,而盗汗悉皆和表而已。"

《吴又可温疫论歌括·盗汗》:"下后盗汗者,表有微邪也。邪甚竟作自汗矣;邪溃又当战汗解。邪尽汗自收,不药亦能瘳。如其三五日不止,小柴胡(汤)去半参投。病愈身凉复盗汗,黄芪(汤)味草术归俦。不止麻黄根可入,无热为虚临证求。(疫邪不论自汗盗汗,有热为实,无热为虚,此要诀也)"

《松峰说疫·卷之二·论治·瘟症杂症治略》:"三阳经俱有盗汗,而邪在半表半里者居多,故总以和解为治。观仲景论三阳合病之盗汗,而归重于但欲眠睡,热在胆经可知矣,小柴胡汤主之。"

《秘传证治要诀及类方·卷之九·虚损门·盗汗自汗》:"眠熟而汗出者,曰盗汗,又名一寝汗;不分坐卧而汗者,曰自汗;伤风伤暑,伤寒伤湿,痰嗽等自汗,各载本门。其无病而常自汗出,与病后多汗,皆属表虚,胃气不固,荣血漏泄,宜黄芪建中汤,加浮麦少许,煎黄芪六一汤或玉屏风散;或身温如常而汗出冷者,或身体冷而汗亦冷,别无他病,并属本证。"

6. 外治法

《产科发蒙·卷四·产后自汗盗汗第十五》:"产后虚汗不止者,《经效》黄耆汤主之;若不效者,宜投黄耆建中汤,加牡蛎、浮麦、麻黄根;若绝汗如雨,手足清冷者,危如风前灯,当用参附耆蛎汤,于百死中求一活。凡自汗盗汗证,以五倍子细末,酢和调贴脐中,止汗甚妙。用温粉亦宜(方见《伤寒启微》)。"

《急救广生集·卷九·外治补遗·治盗汗法》:"用川五倍子一两(炒黄色)研末,水调为饼,贴脐上缚之即止汗。或以乳调,蒸熟入脐,用核桃壳盖缚更妙。"

【论用方】

一、常用治汗证方论

1. 论白虎汤

《祖剂·卷之一·白虎汤》:"治伤寒大汗出后,表证已解,心胸大烦,渴欲饮水。及吐或下后七八日,邪毒不解,热结在里,表里俱热,时时恶风,大渴,舌上干燥而烦欲饮水数升者,宜服之。又治夏月中暑毒汗出,恶寒身热而渴。知母六两(苦寒),石膏一斤(碎,甘寒),甘草二两(炙,甘平),粳米六合(甘平)。上四味,以水一斗,煮米熟汤成,去滓,温服一升,日三服。[按]成无己云:白虎西方金神也,应秋而归,肺热甚于内者,以寒下之;热甚于外者,以凉解之。其有中外俱热,内不得泄,外不得发者,非此汤则不能解之也。又云:《内经》曰:热淫所胜,佐以苦甘。知母、石膏之苦甘以散热;热则伤气,甘以缓之,甘草、粳米之甘以益气。"

《医方论·卷四·泻火之剂·白虎汤》:"石膏一斤,知母六两,甘草二两,粳米六合。先煮石膏数十沸,再投药米,米熟汤成,温服。同一石膏也,合麻黄用之,则为青龙;合知母用之,则为白虎。一则欲其兴云致雨以解外邪;一则欲其清肃肺胃,荡涤内热,义各有当也。然用此方者,必须审而又审,自汗而渴,脉大有力,数者咸备,方可与之。若一误投,祸不旋踵。盖缘此症为湿热郁蒸,故有汗而烦热不解。既有汗,故不可表,表则阳脱;亦不可下,下则耗阴。惟有大清肺卫之热为正法也。"

《伤寒论类方·卷三·白虎汤类·白虎汤》:"三阳合病,腹满身重,难以转侧,口不仁而面垢,谵语遗尿,以上皆阳明热症之在经者,以三阳统于阳明也。但身重腹满,则似风湿,宜用术附;面垢谵语,则似胃实,宜用承气。此处一惑,生死立判,如何辨别,全在参观脉症,使有显据,方不误投。发汗则谵语,阳从此越;下之则额上生汗,手足逆冷,阴从此脱。若自汗出者,白虎汤主之。自汗则热气盛于经,非石膏不治。"

《长沙方歌括·卷四·太阳方·白虎汤》:"治发汗后大热不解,多汗出,不恶寒,大渴能饮水者,此方主之。知母二两,石膏一斤(碎,绵裹),甘草二两(炙),粳米六合。上四味,以水一斗,煮米熟汤成,去滓,温服一升,日二服。柯韵伯曰:阳明邪从热化,故不恶寒而恶热,热蒸外越,故热汗自出;热灼胃中,故渴欲饮水;邪盛而实,故脉滑,然犹在经,故兼浮也。盖阳明属胃,外主肌肉,虽有大热而未成实,终非苦寒之味所能治也。石膏辛寒,辛能解肌热,寒能胜胃火,寒性沉降,辛能走外,两擅内外之能,故以为君;知母苦润,苦以泻火,润以滋燥,故以为臣;用甘草、粳米调和于中宫,且能土中泻火,作甘稼穑,寒剂得之缓其寒,苦药得之化其苦,使沉降之性皆得留连于中也,得二味为佐,庶大寒之品无伤损脾胃之虑。煎汤入胃,输脾,归肺,大烦大渴可除矣。白虎为西方金神,所以名汤,秋金得令而炎暑自解矣。"

《成方便读·卷三·清暑之剂·白虎汤(仲景)》:"白虎汤:石膏一斤,知母六两,甘草二两,粳米六合。治肺胃大热,津液被灼,口渴烦躁,脉洪大,不恶寒反恶热,头痛自汗、鼻干、不得卧等证。此足阳明、手太阴药也。热淫于内,治以甘寒。凡暑热炎蒸之气,无不有伤于肺,肺伤必求救于胃,于是胃汁被耗,则燎原之火,不戢自焚,故见如上等证。方中用石膏以清胃,知母以清肺,且二味互为其功,既可退热,又可存阴。更恐知母之苦降,石膏之寒重,有伤于中,特加甘草、粳米,养胃安脾,使热除而正气无伤耳。"

《温病正宗·下篇正宗辑要·分症·白虎汤》:"治阳明证汗水,渴欲饮水,脉洪大浮滑,不恶寒,反恶热,及中暍烦热而渴。生石膏一斤,知母六两,甘草二两(炙),粳米六合。阳明邪热外越,故热汗自出;热烁胃中,故渴欲饮水;邪盛而实,故脉滑,然犹在经,故兼浮也。盖阳明属胃,外主肌肉,虽有大热,而未成实,终非苦寒之味所能治也。方中石膏辛寒,辛能解肌热,寒能胜胃火,寒性沉降,辛能走外,两擅内外之能,故以为君。知母苦润,苦以泻火,润以滋燥,故以为臣。用甘草、粳米,调和于中宫,且能土中泻火,作甘稼穑,寒剂得之缓其寒,苦药得之化其苦,使沉降之性,皆得留连于胃也。得二味为佐,庶大寒之品,无伤损脾胃之虑。煮汤入胃,输脾归肺,水精四布,而大烦大渴可除。名之曰白虎者,取西方金水之义,谓其能止热邪之阳亢也。"

2. 论玉屏风散

《冯氏锦囊秘录·杂症大小合参卷十二·方脉自汗盗汗合参·玉屏风散》:"治自汗不止,气衰表弱,易感风。黄芪(炙)、白术(炒)各二两,防风一两。黄芪补气专固肌表,故以为君;白术益脾,脾主肌肉,故以为臣;防风去风,为风药卒徒而黄芪畏之,故以为使。以其益卫固表,故曰玉屏风。黄芪得防风而功益大,取其相畏而相使也。卒中偏枯之症,未有不因真气不周而病者,故黄芪为必用之君药,防风为必用之臣药,黄芪助真气者也,防风载黄芪助真气以周于身者也,且有治风之功焉。许胤宗治王太后中风口噤,煎二药熏之而愈,况服之乎?"

《目经大成·卷之三·固阵·玉屏风散一》:"黄芪、防风各二钱,白术四钱。御风走雨,虽车马不免寒湿。以外得之,自然伤形,皮肤枯槁,自汗不禁,理宜峻补卫气,则形斯复。黄芪甘温,表虚之圣药也。防风微苦辛,遇风能御,因以相等。倍用白术者,取其健脾,不致虚不受补,得以成玉屏风之美名云尔。诗曰:白术能过夏,黄芪却怯冬,遮寒无肉阵,赖有药防风。"

《成方切用·卷二上·补养门·玉屏风散》:"黄芪补气,专固肌表,故以为君。白术益脾,脾主肌肉,故以为臣。防风去风,为风药卒徒,而黄芪畏之,故以为使。以其益卫固表,故曰玉屏风。(李东垣曰:黄芪得防风而功益大,取其相畏而相使也。《准绳》曰:卒中偏枯之证,未有不因真气不周而病者,故黄芪为必用之君药,防风为必用之臣药,黄芪助真气者也,防风载黄芪助真气以周于身者也,亦有治风之功焉。许胤宗治王太后中风口噤,煎二药熏之而愈,况服之乎?)前药等分煎,名黄芪汤。洁古用代桂枝汤,治春夏发热有汗,脉微弱,恶风寒者。恶风甚,加桂枝。又用川芎、苍术、羌活等分,名川芎汤,以代麻黄汤。治秋冬发热无汗,恶风寒者。恶寒甚,加麻黄。"

《时方歌括·卷下·滑可去著·玉屏风散》:"风伤卫则汗自出,黄芪得防风,其功愈大,以二药同行走表,令遍身微似汗,其风邪从微汗而解,则卫无邪扰,汗不再出矣。发在芪防(黄芪防风,时医误认为止汗之品,害人无算)收在术(表风得黄芪、防风而解,则外无所扰矣,脏气得白术而安,则内有所据矣),热除(风属阳邪阳则为热)湿去(太阳为湿土,湿热交蒸则为自汗发热之症)主中宫(白术补中宫上气,故能止汗除热,防风黄芪白术各等分为末,酒调服)。陈修园曰:以黄芪为固表药,千古贻误,前贤用之不应,所以有汗能止,无汗能发,骑墙之说,及庸辈有炙用能止,生用能发之分也,《神农本经》俱在,奈何舍而不读也。余于本条小注甚详,细心体认,如拨云见日,明者自知。"

《研经言·卷三·玉屏风散方义解》:"玉屏风之止汗,非如圬者之于墙然也。其谓汗之因风得之者,恒至虚其卫气而久恋,卫则不收,风恋则不纯,以不纯乘不收,则汗出自易。故必以防风从外发之,白术从中守之,而黄芪则居其间而托之。芪之为言致也(《诗·皇矣》上帝耆之,耆致也),推致卫气使风不得留,则卫自收而汗自止。方义如此。人见其汗止也,而以为黄芪固表,亦盍观其方下有治风邪久留不散,自汗不止两语乎?《本草经》曰:黄芪治大风。此方本之,故其义与《金匮》血痹、黄汗、黄疸诸用黄芪方不同而同,以彼症亦由卫虚挟风故也。其防术并用,取诸《金匮》桂芍知母汤方中,亦以彼症由风汗之故,以彼证此,断可知已,必其人之症,如方下所云,始可用之。倘其汗不由于风,或微有风而属在表虚里实之体,即不可服,服之则卫以被托而益虚,表虚而里益形其实,诸气不和,虽本无汗,且可使有汗,奈何忌汗而藉此止汗耶。且屏风之名,兼有屏绝屏挡之义,若专以屏藩屏蔽为言,则艳其名而没其实矣。大抵古今名方,苟得仲景之一端,即非望文而可晓,读者当以意逆志焉。"

3. 论越婢汤

《成方切用·卷七下·燥湿门·越婢汤》:"(《金匮》)治风水恶风,一身悉肿,脉浮不渴,续自汗出,无大热者。(《经》曰:肝肾并沉为石水,并浮为风水,水在皮肤,故脉浮,里无热,故不渴。病本于风,故汗出恶风无大热者,热未尽退也)麻黄六两,石膏八两,生姜三两,甘草二两,大枣十二枚。恶风者,加附子。风水在肌肤之间,用麻黄之辛热以泻肺,石膏之甘寒以清胃。(肺主通调水道,胃主分别水谷)甘草佐之,使风水从毛孔中出。又以姜、枣为使,调和营卫,不使其太发散耗津液也。(胃为十二经之主,脾治水谷,为卑脏,若婢。《经》曰:脾主为胃行其津液,是方名越婢者,以发越脾气,通行津液。《外台》一名越脾汤,即此义也)"

《研经言·卷三·大青龙汤麻杏甘石汤越婢汤解》:"三方皆麻黄、石膏并用,乃表里同治之法也。然石膏虽曰治里,而《本草》亦称其能解肌。是三方者,必也表里俱有热,而又拥于上焦者宣之。且其为制也,大青龙汤麻黄六两,石膏如鸡子大;麻杏石甘汤麻黄四两,石膏八两;越婢汤麻黄六两,石膏八两。是皆石膏重于麻黄,石膏为主,麻黄为佐,则解热之权胜。麻黄虽有发散之性,只得于解热中疏其郁滞而已。性随制变,故仲景用大青龙,必提出'烦躁'二字,而以脉弱恶风戒其误用,以见大青龙专为烦躁设。于越婢汤则主自汗出,无大热;于麻杏甘石汤则主汗出而喘,无大热。以见二方专为喘、汗设。烦躁、喘、汗症虽不同,其为上焦热拥则同,故立法亦同。近柯氏琴《来苏集》,疑麻杏甘石症'汗出而喘无大热'七字为误,欲移'无'字于'汗出'上,其不足与语仲景化裁之妙用必矣。"

4. 论六味地黄丸

《成方切用·卷二上·补养门·六味地黄丸》:"治肝肾不足,真阴亏损,精血枯竭,憔悴羸弱,腰痛足酸,自汗盗汗,水泛为痰(丹溪曰:久病阴火上升,津液生痰不生血,宜补血以制相火,其痰自除),发热咳嗽(肾虚则移热于肺而咳嗽,按之至骨,其热烙手,骨困不任为肾热),头晕目眩(《直指方》云:淫欲过度,肾气不能归元,此气虚头晕也。吐衄崩漏,肝不摄血,致血妄行,此血虚头晕也),耳鸣耳聋,遗精便血,消渴淋沥,失血失音,舌燥喉痛,虚火牙痛,足跟作痛,下部疮疡等证。(诸证皆由肾水不足,虚火上炎所致)熟地八两,山茱肉(酒润)、山药四两,茯苓(乳拌)、丹皮、泽泻三两。上丸法如前,空心盐汤下。肾中水虚不能制火者,此方主之。今人足心热,阴股热,腰脊痛,率是此证,乃咳血之渐也。熟地滋阴补肾,生血生精,山萸温肝逐风,涩精秘气;牡丹泻君相之伏火,凉血退蒸。"

《删补名医方论·卷一·删补名医方论(一)》:"当归六黄汤,治阴虚有火,令人盗汗者。当归、生地、熟地、黄芪、黄芩、黄连、黄柏,上水煎服。[注]寤而汗出曰自汗,寐而汗出曰盗汗。阴盛则阳虚不能外固,故自汗。阳盛则阴虚不能中守,故盗汗。若阴阳平和之人,卫气昼则行阳而寤,夜则行阴而寐,阴阳既济,病安从来?惟阴虚有火之人,寐则卫气行阴,阴虚不能济阳,阳火因盛而争于阴,故阴液失守外走而汗出,寤则卫气复行出于表,阴得之静,故汗止矣。用当归以养液,二地以滋阴,令阴液得其养也。用黄芩泻上焦火,黄连泻中焦火,黄柏泻下焦火,令三火得其平也。又于诸寒药中加黄芪,庸者不知,以为赘品,且谓阳盛者不宜,抑知其妙义正在于斯耶!盖阳争于阴,汗出营虚,则卫亦随之而虚。故倍加黄芪者,一以完已虚之表,一以固未定之阴。《经》曰:阴平阳秘,精神乃治。此之谓欤![集注]吴琨曰:杂证盗汗,与伤寒盗汗不同。伤寒是半表半里之邪未尽,杂证则阴虚有火而已。彼以和表为主,此以救阴为急。故以补阴之品,佐泻火之药,明者辨之。"

5. 论正气汤

《医方考·卷四·盗汗门第四十三·正气汤》:"此治阴虚有火,令人盗汗之方也。黄柏(炒)、知母(炒)各二钱五分,甘草(炙)五分。阴虚,则阳独治,故令有火。火益亢则阴益亏。阴亏则睡去之时,卫外之阳乘虚而入,卫虚无以固表,故令盗汗。《经》曰:壮水之主,以制阳光。故用黄柏、知母苦寒质润之品以主之,苦能泻火,寒能胜热,质润能滋阴。佐以甘草者,和其阴阳耳。"

6. 论归脾汤

《古今名医方论·卷一·归脾汤》:"治思虑伤脾,或健忘,怔忡,惊悸,盗汗,寤而不寐;或心脾作痛,嗜卧,少食,月经不调。人参、黄芪、甘草、白术、茯苓、木香、龙眼肉、酸枣仁、当归、远志、姜三片,水煎服。罗东逸曰:方中龙眼、枣仁、当归,所以补心也;参、芪、术、苓、草,所以补脾也。立斋加入远志,又以肾药之通乎心者补之,是两经兼肾合治矣。而特名归脾,何也?夫心藏神,其用为思;脾藏智,其出为意,是神智思意,火土合德者也。心以经营之久而伤,脾以意虑之郁而伤,则母病必传诸子,子又能令母虚,所必然也。其症则怔忡、怵惕、烦躁之征见于心;饮食倦怠、不能运思、手足无力、耳目昏眊之症见于脾。故脾阳苟不运,心肾必不交。彼黄婆者,若不为之媒合,则已不能摄肾归心,而心阴何所赖以养?此取坎填离者,所以必归之脾也。其药一滋心阴,一养脾阳,取乎健者,以壮子益母;然恐脾郁之久,伤之特甚,故有取木香之辛且散者,以开气醒脾,使能急通脾气,以上行心阴。脾之所归,正在斯耳!张路玉曰:补中益气与归脾,同出《保元》,并加归、术,而有升举胃气,滋补脾阴之不同。此方滋养心脾,鼓动少火,妙以木香调畅诸气。世以木香性燥不用,服之多致痞闷,或泄泻、减食者,以其纯阴无阳,不能输化药力故耳!"

7. 论当归龙荟丸

《医方集解·泻火之剂第十四·当归龙荟丸》:"治一切肝胆之火,神志不宁,惊悸搐搦,躁扰狂越,头晕目眩,耳鸣耳聋,胸膈痞塞,咽嗌不利,肠胃燥涩,两胁痛引少腹,肝移热于肺而咳嗽(肝属风木,主筋、主怒、主惊,故搐搦惊狂,皆属肝火;目为肝窍,胆脉络于耳,二经火盛,故目眩耳鸣;心脉挟咽历膈,肾脉贯膈循喉咙,水衰火盛,故膈咽不利;两胁少腹,皆肝胆经所循,故相引而痛。五脏六腑皆有咳,然必传以与肺,肝之移邪,则为肝咳);亦治盗汗(盗汗属热,此与当归六黄汤同意)。当归(酒洗)、龙胆草(酒洗)、栀子(炒黑)、黄连(炒)、黄柏(炒)、黄芩(炒)一两,大黄(酒浸)、青黛(水飞)、芦荟五钱,木香二钱,麝香五分。蜜丸,姜汤下。此足厥阴、手足少阳药也。肝木为生火之本,肝火盛则诸经之火相因而起,为病不止一端矣。故以龙胆、青黛直入本经折之;而以大黄、芩、连、栀、柏通平上下三焦之火也(黄芩泻肺火,黄连泻心火,黄柏泻肾火,大黄泻脾胃火,栀子泻三焦火);芦荟大苦大寒,气燥入肝,能引诸药同入厥阴,先平其甚者,而诸经之火无不渐平矣;诸药苦寒已甚,当归辛温,能入厥阴,和血而补阴,故以为君;少加木香、麝香者,取其行气通窍也,然非实火不可轻投。"

8. 论柏子仁丸

《医方集解·收涩之剂第十七·柏子仁丸》:"治阴虚盗汗。柏子仁(炒,研,去油)、人参、白术、半夏、五味子、牡蛎、麻黄根一两,麦麸五钱,枣肉丸。米饮下五十丸,日三服。此手足太阴、少阴药也。陈来章曰:心血虚则睡而汗出,柏子仁之甘辛平,养心宁神,为君;牡蛎、麦麸之咸凉静躁收脱,为臣;五味酸敛涩收,半夏和胃燥湿,为佐(湿能作汗);麻黄根专走肌表,引人参、白术以固卫气,为使。"

9. 论大补阴丸

《删补名医方论·卷二》:"治阴亏火旺,肺痿咳血,骨蒸盗汗,虚劳之证。黄柏(盐酒炒)、知母

（盐水炒）各四两，熟地（酒蒸）、败龟版（酥炙）各六两，猪脊髓和炼蜜为小丸，日干。每服三钱，淡盐汤下。[注]朱震亨云：阴常不足，阳常有余，宜常养其阴，阴与阳齐，则水能制火，斯无病矣。今时之人，过欲者多，精血既亏，相火必旺，真阴愈竭，孤阳妄行，而劳瘵、潮热、盗汗、骨蒸、咳嗽、咯血、吐血等证悉作。所以世人火旺致此病者，十居八九，火衰成此疾者，百无二三。震亨发明先圣千载未发之旨，其功伟哉！是方能骤补真阴，承制相火，较之六味功效尤捷。盖因此时以六味补水，水不能遽生；以生脉保金，金不免犹燥，惟急以黄柏之苦以坚肾，则能制龙家之火；继以知母之清以凉肺，则能全破伤之金。若不顾其本，即使病去犹恐复来，故又以熟地，龟版大补其阴，是谓培其本，清其源矣。虽有是证，若食少便清，则为胃虚，不可轻用。"

10. 论秦艽鳖甲散

《医方集解·补养之剂第一·秦艽鳖甲散》："治风劳骨蒸，午后壮热，咳嗽，肌瘦，颊赤，盗汗，脉来细数（风，阳邪也，在表则表热，在里则里热，附骨则骨蒸。午后盛者，阴虚也；风火相搏，则咳嗽；蒸久血枯，则肌瘦；虚火上炎，则颊赤；睡而汗出，曰盗汗，阴虚也，脉细为虚，脉数为热）。鳖甲一两（炙）、秦艽、知母、当归五钱，柴胡、地骨皮一两，乌梅一个，青蒿五分。汗多，倍黄芪。此足少阳厥阴药也。风生热而热生风，非柴胡、秦艽不能驱风邪使外出；鳖，阴类，用甲者，骨以及骨之义；乌梅酸涩，能引诸药入骨而敛热；青蒿苦寒，能从诸药入肌而解蒸（柴胡、青蒿，皆感少阳生发之气，凡苦寒之药，多伤脾胃，惟青蒿清芬入脾，独宜于血虚有热之人）；知母滋阴，当归和血，地骨散表邪兼清里热，又止汗除蒸之上品也，地骨皮退有汗之骨蒸。"

《成方切用·卷二上·补养门·秦艽鳖甲散》："治风劳骨蒸，午后壮热，咳嗽肌瘦，颊赤盗汗，脉来细数。（风阳邪也，在表则表热，在里则里热，附骨则骨蒸，午后甚者，阴虚也。风火相搏则咳嗽，蒸久血枯则肌瘦，虚火上炎则颊赤，睡而汗出曰盗汗，阴虚也。脉细为虚，脉数为热）鳖甲（炙）、柴胡、地骨皮一两，秦艽、知母、当归五钱。乌梅一个，青蒿五叶。汗多，重加黄芪。风生热而热生风，非柴胡、秦艽不能驱之使出。鳖阴类，用甲者，骨以及骨之义。乌梅酸涩，能引诸药入骨而

敛热。青蒿苦寒，能从诸药入肌而解蒸。（柴胡、青蒿，皆感少阳生发之气。凡苦寒之药，多伤脾胃，惟青蒿芬芳入脾，独宜于血虚有热之人）知母滋阴，当归和血，地骨散表邪，兼清里热，又去汗除蒸之上品也（地骨，退有汗之骨蒸）。"

11. 论人参荆芥散

《医方集解·经产之剂第二十一·人参荆芥散》："治血风劳（血风劳者，血脉空疏，感受风邪，寒热盗汗，辗转不已，乃成劳也）。人参、白术、熟地黄、酸枣仁（炒）、鳖甲（童便炙）、羚羊角、枳壳、柴胡、荆芥五分，防风、甘草（炙）、芎劳、当归、桂心三分。加姜煎。此足太阴、厥阴、手少阴药也。陈来章曰：血中之风，荆芥、防风散之；木盛生风，羚角、柴胡平之；阴虚发热，地黄、鳖甲滋之；血气痛滞，月水不调，芎劳、当归、桂心、枳壳调之；烦怠食少，盗汗心忡，人参、白术、炙草、枣仁补而收之。"

12. 论滋阴大补丸

《成方切用·卷二上·补养门·滋阴大补丸》："温补心肾脾胃一切虚损。神志俱耗，筋力顿衰，腰脚沉重，肢体倦怠，血气羸乏，瘦弱食减，发热盗汗，遗精白浊，牙齿浮痛等证。熟地二两，牛膝（酒浸）、枸杞（酒浸）、山药两半，茯苓（乳拌）、小茴香、杜仲（姜汁炒断丝）、远志（去心）、五味、巴戟天（酒浸）、肉苁蓉（酒浸）、萸肉一两，石菖蒲五钱，加枣肉，蜜丸，盐汤或酒下。两肾中间有命火，乃先天之真阳。人之日用云为，皆此火也。此火衰微，则无以熏蒸脾胃，饮食减少，而精气日衰矣。苁蓉、巴戟能入肾经血分，茴香能入肾经气分，同补命门相火之不足。火旺则土强，而脾能健晕矣。熟地、枸杞，补水之药，水足则有以济火，而不亢不害矣。杜仲、牛膝，补腰膝以助肾。茯苓、山药，渗湿热以助脾。山萸、五味，生肺液而固精。远志、菖蒲，通心气以交肾（遗精、白浊，由于心肾不交）。大枣补气益血，润肺强脾。此阴阳平补之剂，而曰滋阴者，肾为阴脏也。（此即杨氏还少丹去楮实也，楮实软骨败阳，杨氏用之甚谬。丹溪减之殊得，还少丹加续断，茯苓换茯神，名打老儿丸）"

二、治自汗方

（一）治自汗常用方

1. 越婢汤

1)《金匮要略方论·卷中·水气病脉证并治

第十四》

风水恶风,一身悉肿,脉浮,不渴,续自汗出,无大热,越婢汤主之。

麻黄(六两) 石膏(半斤) 生姜(三两) 甘草(二两) 大枣(十五枚)

上五味,以水六升,先煮麻黄去上沫,纳诸药,煮取三升,分温三服。

2)《圣济总录·卷第九十二·肉极》

治肉极实热,津液脱,腠理开,汗大泄,下焦痿弱。

麻黄(去根节,三分) 石膏(碎,三两) 甘草(炙,锉,一两) 附子(炮裂,去皮脐,一两)

上四味,锉如麻豆。每服五钱匕,水一盏半,生姜半分拍碎,枣两枚劈破,煎至一盏,去滓空腹,日午、夜卧温服。

3)《普济方·卷一百九十二·水病门·风水》

治风水,恶风,举身悉肿,脉浮,不渴自汗,而无大热。

麻黄(二两,去根节) 甘草(炙,一两) 石膏(碎,一合) 白术(四两)

上粗捣筛。每服三钱,水一盏半,姜一片、枣三枚同煎至一盏,去滓温服,日再。如恶风加附子一枚;咳嗽肺胀,加半夏一两。

2. 白虎汤(《圣济总录·卷第二十三·伤寒谵语》)

治伤寒三阳合病,腹满身重难以转侧,口不仁面垢,谵语遗尿,发汗则谵语,下之则额上生汗,手足逆冷,自汗出者。

知母(六两) 石膏(碎,一斤) 甘草(炙,二两) 粳米(六合)

上四味,粗捣筛。每服五钱匕,水一盏半煎至七分,去滓温服。

3. 桂枝汤(《玉机微义·卷三·伤风治法·辛温解表之剂》)

治太阳经伤风自汗。

桂枝 芍药(各三两) 甘草(一两)

上哎咀,生姜三片,枣一枚,煎。

4. 玉屏风散(《丹溪心法·卷三·自汗四十九》)

治自汗。

防风 黄芪(各一两) 白术(二两)

上每服三钱,水一钟半,姜三片,煎服。

5. 黄芪汤

1)《丹溪心法·卷三·自汗四十九》

治自汗,虚弱之人可服。

黄芪(蜜炙) 防风 川芎 山茱萸肉 当归 白术(炒) 肉桂 甘草(炙) 五味 人参(各一两) 白茯苓(一两半) 熟地黄(二两) 肉苁蓉(三两)

上每服五钱,姜三片,枣一枚,水煎服。

2)《苍生司命·卷七(贞集)·汗证·汗证方》

治气血俱虚自汗。

黄芪(炙) 人参 山萸 白术(炒) 川归 肉苁蓉 肉桂(略炒) 五味(炒) 甘草(炙) 川芎 防风(各一钱) 茯苓(钱半) 熟地(二钱)

加枣三枚,煎服。

3)《古今医统大全·卷之五十一·自汗门·药方》

黄芪汤,治喜怒惊恐,房劳致阴阳偏虚者,或自汗盗汗不止。

黄芪(蜜炙,一钱) 白茯苓 熟地黄(酒浸) 肉桂 天门冬(去心) 麻黄根 龙骨(各一钱) 五味子 浮小麦(炒) 防风(各八分) 当归(酒洗) 甘草(炙,各七分)

上水二盏,姜三片,煎一盏,食远服。发厥自汗,加附子二片;发热自汗,加石斛一钱。

4)《明医指掌·卷九·妇人科·临产五》

黄芪汤治产后失血,自汗不止。

黄芪(二钱,蜜炙) 白术(一钱,炒) 防风(一钱,去芦) 熟地黄(二钱) 牡蛎(煨,一钱半) 白茯苓(一钱) 麦门冬(五分) 甘草(炙,五分)

上锉,一剂,加大枣二枚,水二盏,煎至八分,空心服。

6. 抚芎汤(《医方集宜·卷之四·自汗盗汗门·治法》)

治自汗痰逆头眩恶心。

川芎 白术 陈皮 甘草

白水,生姜煎服。

7. 文蛤散(《医方集宜·卷之四·自汗盗汗门·治法》)

治盗汗、自汗不止。

文蛤为末,加麝少许,用唾津调敷脐上。

8. 治自汗验方(《古今医统大全·卷之五十一·自汗门·药方》)

治自汗不止。

用陈糯米不以多少,麦麸同炒令黄色,研为细末。米饮调下三钱,或热猪肉蘸末食之亦可。

一方:五倍子为末,唾津调填脐中,以帛缚定即止。

一方:治自汗盗汗。麦麸炒黄色,椒目各等分,每三钱,水盏半煎八分,露一宿温服。

一方:治自汗不止。粳米炒黄色,为末,绢袋扑身。

一方:止自汗、盗汗。临卧时少饥,食宿蒸饼一枚,不可饮汤水,只干吃尽便就枕,不过三次,效。

(二)治伤寒自汗方

1. 返阴散(《圣济总录·卷第二十一·伤寒门·伤寒可温》)

治伤寒四肢厥冷,脉微自汗,心胸痞满。

阳起石 石膏 寒水石(三味同烧,令赤出火毒,细研,入诸药) 附子(炮裂,去皮脐) 干姜(炮) 甘草(炙,锉,各一两) 硫黄(研,半两)

上七味,捣研为散。每服二钱匕,生姜汁温水调下。阴毒并服之。

2. 圣散子(《太平惠民和剂局方·卷之二·治伤寒》)

治伤寒、时行疫疠、风温、湿温,一切不问阴阳两感,表里未辨,或外热内寒,或内热外寒,头项腰脊拘急疼痛,发热恶寒,肢节疼重,呕逆喘咳,鼻塞声重;及食饮生冷,伤在胃脘,胸膈满闷,腹胁胀痛,心下结痞,手足逆冷,肠鸣泄泻,水谷不消,时自汗出,小便不利,并宜服之。

厚朴(去粗皮,姜汁炙) 白术 防风(去芦头) 吴茱萸(汤洗七次) 泽泻 附子(炮裂,去皮脐) 藁本(去土) 高良姜 猪苓(去皮) 藿香(去枝、土) 苍术 麻黄(去根节) 细辛(去苗) 芍药 独活(去芦) 半夏(汤洗七次,姜汁制) 茯苓(去皮) 柴胡(去芦) 枳壳(去瓤麸炒,各半两) 甘草(炙,一两) 草豆蔻仁(十个,去皮) 石菖蒲(半两)

上为粗散。每服四钱,水一盏半煎取一盏,去滓热服,不计时候,取遍身微汗即愈。时气不和,空腹饮之,以辟邪疫。

3. 和解散(《太平惠民和剂局方·卷之二·绍兴续添方》)

治男子、妇人四时伤寒头痛,憎寒壮热,烦躁自汗,咳嗽吐痢。

厚朴(去粗皮,姜汁炙) 陈皮(洗,各四两) 藁本 桔梗 甘草(各半斤) 苍术(去皮,一斤)

上同为粗末。每服三钱,水一盏半,入生姜三片,枣二枚,煎至七分,不计时候,热服。

4. 八解散(《太平惠民和剂局方·卷之二·续添诸局经验秘方》)

治四时伤寒,头疼壮热,感风多汗,及疗劳伤过度,骨节酸疼,饮食无味,四肢疼倦,行步喘乏,面色痿黄,怠惰少力,咳嗽寒热,羸弱自汗,胸膈不快,呕逆恶心。

人参 茯苓 甘草(炙) 陈皮(去白) 白术 藿香(去土,各一两) 厚朴(去粗皮,锉,生姜自然汁浸一宿,炒紫色,二两) 半夏(汤洗七次,一两)

上为细末。每服二钱,水一盏,生姜三片,枣子一枚,葱白三寸,同煎至七分,温服,不拘时候。

5. 麦煎散(《太平惠民和剂局方·卷之十·续添诸局经验秘方》)

治小儿夹惊伤寒,吐逆壮热,表里不解,气粗喘急,面赤自汗,或狂言惊叫,或不语无汗,及瘾疹遍身,赤痒往来,潮热时行,麻豆疹子余毒未尽,浑身浮肿,痰涎咳嗽,或变急慢惊风,手足搐搦,眼目上视,及伤风涎喘头疼,并皆治之。

知母 地骨皮(拣净) 赤芍药 甘草(炙) 石膏 葶苈子 白茯苓(去皮) 杏仁(去皮尖,麸炒) 人参 滑石(各半两) 麻黄(去根节,一两半)

上为细末。每服一钱,麦子煎汤调下。如初生孩儿感冒风冷,鼻塞身热,喷嚏多啼,每一字许,并用麦子煎汤下。

6. 人参石膏汤(《黄帝素问宣明论方·卷六·伤寒门》)

治伤寒头痛,心烦闷,风热,并汗后余热,自汗多。清头目,定喘嗽。

人参(二钱半) 石膏(一两) 芎䓖(二

两) 黄芩(二钱) 茯苓(三钱) 甘草(半两) 防风(三钱)

上为细末,每服五钱,水一盏半煎至六分,去滓温服,不计时候。

7. 泻青丸(《素问病机气宜保命集·卷中·中风论第十》)

治中风自汗昏冒,发热不恶寒,不能安卧。此是风热烦躁。

当归 龙胆 川芎 栀子 羌活 大黄 防风(各等分)

上为细末,炼蜜为丸如弹子大。每服一丸,竹叶汤化下。

8. 防风当归饮子(《素问病机气宜保命集·卷中·热论第十四》)

治自汗头痛,积热肺痿。

柴胡 人参 黄芩 甘草(各一两) 大黄 当归 芍药(各半两) 滑石(三两)

上为粗末。每服五钱,水一盏半,生姜三片,同煎至七分,去滓温服。如痰实咳嗽,加半夏。

9. 白术防风汤(《玉机微义·卷四十二·破伤风门·治汗之剂》)

治服发表药过,有自汗者。

白术 黄芪(各一两) 防风(二两)

上㕮咀。每服五七钱,水煎,温服无时,脏腑和而自汗者,可服此药。

10. 黄芪建中汤(《感症宝筏·卷之二终·瘥后诸病》)

治无热恶寒,而盗汗不止者,阳虚也。

黄芪(钱半) 白芍(二钱) 桂枝(八分) 炙甘草(六分) 生姜(七分) 大枣(四颗) 饴糖(三钱)

上六味,以水两碗煎成一碗,去滓,纳饴糖,更上微火消解。

(三) 治五脏虚损自汗方

1. 麻黄根散粉方(《圣济总录·卷第一十三·漏风》)

治大虚汗出欲死,若自汗不止。

麻黄根 附子(炮裂,去皮脐) 牡蛎(煅赤,各等分)

上三味。捣罗为细散,每用一两,以白粟米粉一升,拌和令匀,以粉汗处。

2. 术附汤(《扁鹊心书·神方》)

治六七月中湿,头疼,发热恶寒,自汗,遍身疼痛。

附子(炮,一两) 白术(土炒,二两) 甘草(炒,五钱)

共为末。每服五钱,姜七片,水煎热服。

3. 正元散(《太平惠民和剂局方·卷之五·续添诸局经验秘方》)

治下元气虚,脐腹胀满,心胁刺痛,泄利呕吐,自汗,阳气轻微,手足厥冷,及伤寒阴证,霍乱转筋,久下冷利,少气羸困,一切虚寒,并宜服之。

红豆(炒) 干姜(炮) 陈皮(去白,各三钱) 人参 白术 甘草(炙) 茯苓(去皮,各二两) 肉桂(去粗皮) 川乌(炮,去皮,各半两) 附子(炮,去皮尖) 山药(姜汁浸炒) 川芎 乌药(去木) 干葛(各一两) 黄芪(炙,一两半)

上为细末。每服二钱,水一盏,姜三片,枣一个,盐少许,煎七分,食前温服。常服助阳消阴,正元气,温脾胃,进饮食。

4. 牡蛎散(《太平惠民和剂局方·卷之八·治杂病》)

治诸虚不足,及新病暴虚,津液不固,体常自汗,夜卧即甚,久而不止,羸瘠枯瘦,心忪惊惕,短气烦倦。

黄芪(去苗、土) 麻黄根(洗) 牡蛎(米泔浸,刷去土,火烧通赤,各一两)

上三味为粗散。每服三钱,水一盏半,小麦百余粒,同煎至八分,去渣热服,日二服,不拘时候。

5. 当归建中汤(《太平惠民和剂局方·卷之九·治妇人诸疾》)

治妇人一切血气虚损,及产后劳伤,虚羸不足,腹中疞痛,吸吸少气,少腹拘急,痛引腰背,时自汗出,不思饮食。

当归(四两) 肉桂(去粗皮,三两) 甘草(炙,二两) 白芍药(六两)

上为粗散。每服三钱,水一盏半,姜五片,枣一枚擘碎,同煎至一盏,去渣热服,空心、食前。产讫直至满月,每日三服,令人丁壮。

6. 肾著汤(《三因极一病证方论·卷之十三·腰痛治法》)

治肾虚伤湿,停着为病,身重,腰冷如水洗状,不渴,小便自利,食饮如故,腰以下冷痛,重如带五千钱。

干姜(炮)　茯苓(各四两)　甘草(炙)　白术(各二两)

上为锉散。每服四大钱,水一盏半煎七分,空腹冷服。又治体虚自汗甚效。

7. 知母茯苓汤(《黄帝素问宣明论方·卷九·痰饮门·痰饮总论》)

治肺痿喘咳不已,往来寒热,自汗。

茯苓(去皮)　甘草(各一两)　知母　五味子　人参　薄荷　半夏(洗七次)　柴胡　白术　款冬花　桔梗　麦门冬　黄芩(各半两)　川芎(三钱)　阿胶(三钱,炒)

上为末,每服三钱,水一盏半,生姜十片,同煎至七分,去滓,稍热服。

8. 小百劳散(《黄帝素问宣明论方·卷九·痰饮门·痰饮总论》)

治劳,喘嗽不已,自汗者。

御米壳(不拘多少,炒)

上为末。每服二钱,入乌梅同煎,水一盏,温服,食后。有汗,加小麦三十粒同煎,温服。

9. 白术黄芪散(《黄帝素问宣明论方·卷九·劳门》)

治五心烦,自汗,四肢痿劣,饮食减少,肌瘦昏昧。

白术　黄芪　当归　黄芩(去皮)　芍药(各半两)　石膏　甘草(各二两)　茯苓　寒水石(各一两)　官桂(一分)　人参　川芎(各三分)

上为末。每服三钱,水一盏煎至六分,去滓温服,食前,一日三服。

10. 白术防风汤(《素问病机气宜保命集·卷中·破伤风论第十二》)

若服前表药过,有自汗者,宜服此药。

白术(一两)　防风(二两)　黄芪(一两)

上㕮咀。每服五七钱,水一盏半煎至一盏,去滓温服,不拘时候。脏腑和而有自汗,可用此药。

11. 白术汤(《素问病机气宜保命集·卷中·泻痢论第十九》)

大肠不能禁固,卒然而下,成水泄,青色,其中或有硬物,欲起而又下,欲了而不了,小便多清。此寒也,宜温之,春夏桂枝汤,秋冬白术汤。

白术　芍药(各三钱)　干姜(半两,炮)　甘草(二钱,炙)

上剉为粗末,如前服。甚则去干姜,加附子

三钱,辛能发也。如通身自汗,逆冷气息微,加桂、附以温之;如或后重脓血稠黏,虽在盛冬,于温药内亦加大黄。

12. 人参补气汤(《兰室秘藏·卷中·妇人门·半产误用寒凉之药论》)

治四肢懒倦,自汗无力。

丁香末(二分)　生甘草梢　炙甘草(各三分)　生地黄　白芍药(各五分)　熟地黄(六分)　人参　防风　羌活　黄柏　知母　当归身　升麻(各七分)　柴胡(一钱)　黄芪(一钱五分)　全蝎(一个)　五味子(二十个)

上锉如麻豆大,都作一服,水二盏煎至一盏,去渣,空心稍热服。

13. 周卫汤(《兰室秘藏·卷下·自汗门·自汗论》)

治湿胜自汗,补卫气虚弱,表虚不任风寒。

黄芪　麻黄根(各一钱)　羌活(七分)　生甘草　当归梢　生黄芩　半夏(姜制,各五分)　麦门冬　生地黄(各三分)　猪苓(二分)　苏木　红花(各一分)　五味子(七个)

上锉如麻豆大,都作一服,水二盏煎至一盏,去渣稍热服。

14. 补中益气汤

1)《玉机微义·卷九·热证治法·治虚热升阳之剂》

治形神劳役,或饮食失节,劳倦虚损,身热而烦,脉洪大而虚,头痛,或恶寒而渴,自汗无力,气高而喘。

黄芪(一钱半)　人参　甘草(炙,各一钱)　白术　当归身　柴胡　升麻　陈皮(各半钱)

上㕮咀,水煎。

2)《医方集宜·卷之三·内伤门·治方》

治饮食劳倦,伤损元气,身热自汗,头疼,恶心,四肢无力,气高而喘。

黄芪　人参　白术　当归身　甘草　柴胡　升麻　陈皮

水二钟,煎八分,不拘时服。

3)《寿世保元·卷四·汗症》

治自汗不休,内伤及一切虚损之症所致者。

柴胡　升麻

俱用蜜水炒,少加制附子、麻黄根、浮小麦。

4)《冯氏锦囊秘录·杂症大小合参卷四·方

脉发热证论合参》

治劳倦内伤，身热心烦，头痛恶寒，阳虚自汗，懒言恶食，或喘或渴，或气虚不能摄血，脉洪大无力，或微细软弱，或疟痢脾虚，久不能愈，一切清阳下陷，中气不足之症，或虚人感冒风寒，不胜发表者，宜以此代之。阳虚不能卫外，故恶寒自汗。

黄芪（一钱五分，炙） 人参 炙甘草 归身 白术（土炒，各一钱） 陈皮（五分） 升麻 柴胡（各三分）

姜枣水煎服。

15. 元戎五蒸汤（《玉机微义·卷九·热证治法·治虚热滋阴之剂》）

治骨蒸劳热自汗。

甘草 人参 知母 黄芩（各二钱） 茯苓 熟地黄 葛根（各三钱） 石膏（半两） 竹叶（二十片）

上㕮咀，作一服，入粳米一合煎，加减见本论。

16. 柴胡姜桂汤（《玉机微义·卷九·热证治法·寒热之剂》）

治寒热自汗。

柴胡（四钱） 桂枝 黄芩 干姜 甘草 牡蛎（各一钱半） 栝蒌根（二钱）

上㕮咀，水煎。

17. 补气汤（一名润神散，《三因方》）（《玉机微义·卷十九·虚损治法·调理之剂》引《瑞竹堂》）

治气虚，脉浮而软，怔忡，无力，自汗。

黄芪（三两蜜，水拌炒） 人参 甘草（炙，各半两） 麦门冬（去心） 桔梗（炒，各一两）

上㕮咀。每四钱水煎，入姜三片。

18. 参附汤（《玉机微义·卷九·热证治法·寒热之剂》）

治真阳不足，上气喘急，自汗盗汗，气短头晕。

人参（半两） 附子（炮，去皮脐，一两）

上㕮咀，分作三服，加生姜煎。

19. 黄芪建中汤

1）《秘传证治要诀及类方·证治要诀类方卷之一·汤类》

治盗汗、自汗。

黄芪（一钱） 白芍（二钱） 肉桂（八分） 甘草（炙，五分）

加姜枣，水煎，去滓，入饴糖，再煎令溶服。

2）《医方集宜·卷之四·自汗盗汗门·治法》

治表虚自汗。

黄芪 芍药 官桂 甘草

水二钟半，姜三斤，枣一枚，煎服。

3）《医灯续焰·卷三·涩脉主病第二十一·附方》

治血气不足，体常自汗。

黄芪 桂（各一钱半） 白芍药（三钱） 甘草（一钱）

每服五钱，水一钟半，姜五片，枣二枚，煎八分，去滓，入稠饧一大匙，再煎服。旧有微溏或呕者，不用饧。

4）《冯氏锦囊秘录·杂症大小合参卷十二·方脉自汗盗汗合参》

治气血虚而自汗。

黄芪 肉桂（各一钱五分） 白芍药（三钱） 甘草（一钱） 煨姜（五片）

枣二枚，水煎一钟，入稠饧一大匙，再煎一沸服。

20. 兰花参（《滇南本草·第一卷》）

治勤苦劳心，产后失血过多，虚损劳伤，烦热，自汗，盗汗，妇人白带。

兰花参（五钱） 笋鸡（一只，去肠）

将药入鸡腹内煮，共和一处，煮滥食之。或猪净膂肉亦可。

21. 葛花解酒汤（《滇南本草·第二卷·葛根》）

治饮酒过度，俗名害酒，头晕脑疼，身软体困，自汗发渴，憎寒发热，胸膈饱胀，干呃吐呕，面寒胀疼，饮食不思，面黄肌瘦，筋骨疼痛。

葛花 厚朴 神曲 藿香 麦芽 白芷 柴胡 枳壳（各等份）

引用淡竹叶，水煎服。烦热，加栀子；胃寒，加砂仁。

22. 石斛汤（《滇南本草·第三卷·石斛》）

治虚劳发热，午前乍寒怕冷，午后发热烦渴，头疼体困，饮食无味，自汗盗汗，耳内蝉鸣，头晕心慌，手足酸麻之症。

石斛（二钱） 黄柏（五分，炒焦） 地骨皮（钱半，炙） 鳖甲（二钱） 秦艽（一钱） 生地（一钱八分） 薄荷（三分）

点童便煎服。

23. 川连茯苓汤(《运气易览·卷之二·五运主病治例》)

治心虚为寒冷所中,心热躁,手足反寒,心腹肿痛,病喘咳,自汗,甚则大肠便血。

黄连(去须) 茯苓(各一两) 麦门冬(去心) 车前子(炒) 通草 远志(去心,姜汁制炒,各半两) 半夏(洗,去滑) 黄芩(去外腐) 甘草(炙,各半两)

上为㕮咀。每服四钱,水一盏,姜三片,枣一枚,煎七分,去滓,食前服,以效为度。

24. 紫菀汤(《运气易览·卷之二·五运主病治例》)

治肺虚感热,咳嗽喘满,自汗,衄血,肩背胬重,血便注下,或脑户连囟顶痛,发热,口疮,心痛。

紫菀茸 白芷 人参 甘草 黄芪 地骨皮 杏仁(去皮,炙) 桑白皮(炙,各等分)

上㕮咀。每服四钱,水一大盏,姜三片,枣一枚,煎七分,去滓,肌时服,以效为度。

25. 续命煮散(《古今医统大全·卷之八·中风门·药方》)

治体虚中风自汗,心中惝惯,四肢无力,口眼𥆧动,手足搐搦,烦渴饮水。此药扶荣卫,养血气。

防风 独活 当归(酒洗) 人参 细辛 葛根 芍药 川芎 甘草 远志(去心) 荆芥 熟地黄(各五分) 官桂(三分) 半夏(四分)

上水二盏,生姜三片,煎至一盏,温服。如汗多不止加牡蛎粉。

26. 养生方(《古今医统大全·卷之八十三·妇科心镜(下)·妇人吐血候》)

治妇人虚劳,吐血、衄血、下白,自汗。

黄芪 白芍药 甘草(各一钱) 熟地黄(三钱)

上㕮咀,水酒各一盏,煎七分,食前温服。

27. 秘元丸(《古今医统大全·卷之八十三·妇科心镜(下)·妇人遗尿失禁候》)

治内虚自汗,小便不禁。

白龙骨(三两) 诃子(十枚,煨,去核) 砂仁(一两,去皮)

上为末,糯米粥丸梧桐子大。空心温酒下五十丸。

28. 白术膏

1)《古今医鉴·卷之四·内伤》

治脾胃大虚,自汗乏力,四肢怠倦,饮食不思;或食而不化,呕吐泻痢,泻下完谷白沫。

白术(一斤,去芦,火上炙一块,锉一块成片)

上用水十碗,熬汁二碗,去渣。再入水再熬,又滤出,将渣捣烂,入水再熬。如是五次,共得药汁十碗,合一处,入白蜜半斤,再熬至稠黏,滴水成珠为度。日服二三次,白沸汤调下。

2)《冯氏锦囊秘录·痘疹全集卷三十四·汇集古哲治痘诸方》

补中气,固自汗。

白术去芦,米泔水浸一宿,饭上蒸晒三四次,乃切片炒黄,清水煎取头二汁,去渣,慢火熬成膏。白汤调服;虚极者,人参汤调服。

29. 参芪汤(《万病回春·卷之四·汗证》)

治自汗。

人参(去芦) 黄芪(蜜炒) 白术(去芦) 茯苓(去皮) 当归(酒洗) 熟地(各一钱) 甘草(炙,二分) 加白芍(酒炒) 酸枣仁 牡蛎(煅,各一钱) 陈皮(七分) 乌梅(一个)

上锉一剂。枣二枚,浮小麦一撮,水煎,温服。

30. 文蛤散(《万病回春·卷之四·汗证》)

治自汗盗汗。

五倍子(为末)用津唾调,填满脐中,以绢帛系缚。一宿即止。加白枯矾末,尤妙。

31. 六味丸(一名**地黄丸**)(《医贯·卷之四·先天要论(上)·水火论》)

治肾虚作渴,小便淋秘,气壅痰涎,头目眩晕,眼花耳聋,咽燥舌痛齿痛,腰腿痿软等证,及肾虚发热,自汗盗汗,便血诸血,失音水泛为痰之圣药,血虚发热之神剂。又治肾阴虚弱,津液不降,败浊为痰,或致咳逆。又治小便不禁,收精气之虚脱,为养气滋肾,制火导水,使机关利而脾土健实。

熟地黄(八两,杵膏) 山茱萸肉 山药(各四两) 牡丹皮 白茯苓 泽泻(各三两)

上为细末。和地黄膏,加炼蜜丸桐子大。每服七八十丸,空心食前,滚盐汤下。凡服须空腹,服毕少时,便以美膳压之,使不得停留胃中,直至下元,以泻冲逆也。

32. 左归丸(《景岳全书·卷之五十一德集·新方八阵·补阵》)

治真阴肾水不足,不能滋养营卫,渐至衰弱,或虚热往来,自汗盗汗,或神不守舍,血不归原,或虚损伤阴,或遗淋不禁,或气虚昏运,或眼花耳聋,或口燥舌干,或腰酸腿软,凡精髓内亏,津液枯涸等证。俱速宜壮水之主,以培左肾之元阴,而精血自充矣。

大怀熟(八两)　山药(炒,四两)　枸杞(四两)　山茱萸肉(四两)　川牛膝(酒洗蒸熟,三两,精滑者不用)　菟丝子(制,四两)　鹿胶(敲碎,炒珠,四两)　龟胶(切碎,炒珠,四两,无火者不必用)

上先将熟地蒸烂,杵膏,加炼蜜丸桐子大。每食前用滚汤或淡盐汤送下百余丸。

33. 白术散(《景岳全书·卷之五十四书集·古方八阵·和阵》)

治自汗盗汗极效。

白术(半斤)

上将白术切成小块,用浮麦一升,水一斗,同煮干,如白术尚硬,再加水煎透烂,取起切片,焙干为末。每服二三钱,仍用浮麦煎汤,食远调服。如治小儿,以炒黄芪煎汤,量儿大小与服。忌萝卜、辛辣、炙爆之物,乳母尤忌。

34. 宁肺散(《景岳全书·卷之五十九宙集·古方八阵·固阵》引《圣惠》方)

治新久咳嗽,肺气不通,咯唾脓血,自汗咳嗽,常年不愈者,服之立止,并坐卧不安,语言不出等证。

乌梅肉(七分)　罂粟壳(二钱,去筋,蜜炙)

上为细末。不拘时,乌梅汤调下。

35. 团参散(《景岳全书·卷之六十二长集·小儿则古方》)

治心虚血热,自汗盗汗。

人参　当归(等分)

上为末。用雄猪心一个,切三片,每服二钱,以猪心一片煎汤调服,或用水煎服亦可。

36. 六味地黄丸

1)《删补颐生微论·卷之四·医方论第二十二》

治肾经不足,发热作渴,小便淋秘,气壅痰嗽,头目晕眩,眼花耳聋,咽燥舌痛,齿牙不固,腰膝痿软,自汗盗汗,诸血失音,水泛为痰,血虚烦躁,下部疮疡,足跟作痛等症。

熟地黄(八两,酒煮杵膏)　山茱萸(酒润,去核)　干山药(炒,各四两)　牡丹皮(酒洗,微炒)　白茯苓(去皮,乳制)　泽泻(去毛焙,各三两)

上为末,炼蜜丸如桐子大。空心淡盐汤下。

2)《医门法律·卷四·伤燥门·秋燥门方》

治下焦燥热,小便涩而数。又治肾气虚,身体憔悴,寝汗发热,五脏齐损,瘦弱虚烦,骨蒸下血,自汗盗汗,水泛为痰,咽燥口渴,眼花耳聋等证。功效不能尽述。

怀熟地(八两,杵膏)　山茱萸肉　干山药(各四两)　牡丹皮　白茯苓　泽泻(各三两)

上各另为末,和地黄膏,加炼蜜,丸桐子大。每服七八十丸,空心食前滚汤下。

3)《证治汇补·卷之一·提纲门·中风》

(仲景)治肾水不足,发热伤渴,咳嗽痰喘,溺淋癃闭,燥结头眩耳聋,齿痛舌痛,腰膝痿软,足跟作痛,自汗盗汗,失血烦躁。

熟地(八两)　萸肉　山药(各四两)　丹皮　泽泻　茯苓(各三两)

蜜丸。加门冬、五味,名凉八味丸,能保肺滋肾。

37. 加味逍遥散(《删补颐生微论·卷之四·医方论第二十二》)

治血虚倦怠,发热口干,自汗盗汗,或月经不调,腹痛重坠,水道涩痛等症。

当归(酒拌)　白芍药(酒炒)　白茯苓(去皮)　白术(土炒)　柴胡(各一钱)　甘草(炙)　牡丹皮(便炒)　栀子(姜汁炒黑,各五分)

上水煎服。去丹皮、栀子,即逍遥散原方。

38. 清燥汤(《删补颐生微论·卷之四·医方论第二十二》)

治元气不足,湿热乘之,遍身酸痛,或肺受火邪,肾无所养,小便赤少,大便不调,腰腿痿软,口干作渴,体重麻木,头目晕眩,饮食少思,自汗盗汗,肢体倦怠,胸满气促。

黄芪(一钱五分)　五味子(九粒)　黄连(炒)　神曲(炒)　猪苓　柴胡　甘草(炙,各二分)　苍术(炒)　白术(炒)　麦门冬(去心)　陈皮　生地黄　泽泻　白茯苓(去皮)　人参(去芦)　当归　升麻(各三分)　黄柏(酒拌,一分)

上水煎服。

39. 调中益气汤(《删补颐生微论·卷之四·医方论第二十二》)

治劳伤元气,肢体倦怠,脾肺虚弱,自汗盗汗,内热作渴等症。

黄芪(一钱) 人参 甘草(炙) 当归 白术(各五分) 白芍药 柴胡 升麻(各三分) 陈皮(二分) 五味子(十五粒)

水二盅,煎至一盅,去渣温服。

40. 参芪四物汤(《医灯续焰·卷二·浮脉主病第十六》)

气不能与之谐,反上气喘促,自汗恶寒,面白,脉浮,按之空涩,或曾经失血者。

人参(一钱) 黄芪(蜜炙,二钱) 当归(二钱) 熟地黄(二钱) 白芍药(酒炒,一钱半) 芎䓖(八分)

上为粗末,水二盏,煎七分,温服。

41. 温胆汤(《医灯续焰·卷三·滑脉主病第二十·附方》引《三因方》)

治心胆虚怯,触事易惊,或梦寐不祥,遂致心惊胆慑,气郁生涎。涎与气搏,变生诸证,或短气悸乏,或复自汗。

半夏(汤洗) 枳实 竹茹(各一两) 橘皮(一两半,去白) 甘草(炙,四钱) 白茯苓(七钱)

每服四钱,水一盏半,生姜七片,枣一枚,煎七分,食前热服。

42. 大补黄芪汤(《冯氏锦囊秘录·杂症大小合参卷十二·方脉自汗盗汗合参》)

治自汗虚弱。

黄芪(蜜炙) 防风 川芎 山茱萸 当归 白术(炒) 肉桂 甘草(炙) 五味子 人参(各一两) 白茯苓(一两五钱) 熟芐(二两) 肉苁蓉(一两)

每服五钱,枣水煎温服。

43. 附子养荣汤(《临症验舌法·下卷·方略》)

治劳役过度,饥饱失时,思虑太甚,或自汗、盗汗,头汗不收。

附子(钱半) 远志(一钱) 白芍(三钱,酒炒) 归身(二钱) 五味(钱半) 熟地(六钱) 肉桂(五分) 茯苓(钱半) 人参(钱半或二三钱) 炙芪(五钱,无参倍用) 白术(三钱) 陈皮(钱半) 炙草(钱半) 煨姜(二钱) 大枣(五枚)

上将熟地枣肉捣烂,其余炒磨为末,加蜜为丸,即予家所制万应一粒丹者是也。凡中风伤寒,痘疹胎产,及血症喉痹等症,势在危急,刻不可缓者,每用一粒,滚汤研化,不时灌服,其势自定。继予两粒三粒,其病自退。如调治久病,则作细丸,每服五钱,早晚两时,空心米饮送下。

44. 当归黄芪汤(《方症会要·卷四·调经·治恶阻方》)

治产后失血过多,腰痛身热自汗。

归身(三钱) 黄芪(二钱) 白术(一钱五分) 姜(二片)

45. 参归腰子(《医学入门·内集卷二·本草分类·食治门》)

治心气虚损自汗。

猪腰(一枚)

细切,入人参五钱,当归四两,同煮熟食之,以汁送下。或用山药捣丸如梧子大,每三十丸空心温酒下,多服丸佳。

46. 治五脏虚损自汗验方(《疑难急症简方·卷二·汗》)

1) 治盗汗、自汗。

煅白矾(一二钱,末)

津唾和塞脐内,膏药封之自止,或香白芷(末),津唾和填亦可。

2) 治自汗。

麻黄根 黄芪(等分,末)

小麦粉糊丸。每服钱半,小麦汤送下。

3) 治心虚自汗。

茯神(末,二钱)

艾汤送下,二服愈。

4) 治心虚自汗不睡。

猪心(一个,破开入) 人参 当归(各二两)

煮熟去药,数服愈。

(四)治风湿自汗方

1. 术附汤(《太平惠民和剂局方·卷之二·治伤寒》)

治风湿相搏,身体疼烦,不能转侧,不呕不渴,大便坚硬,小便自利。及风虚头目眩重,甚者不知食味。此药暖肌补中,助阳气,止自汗。

甘草(炒,二两) 白术(四两) 附子(炮,去皮脐,薄切片,一两半)

上捣白术、甘草为粗末,入附子令匀。每服三钱,水一盏半,入生姜五片,枣一个擘破,同煎至一盏,去滓温服,食前。

2. 防己黄芪汤

1)《太平惠民和剂局方·卷之二·治伤寒》

治风湿相搏,客在皮肤,一身尽重,四肢少力,关节烦疼,时自汗出,洒淅恶风,不欲去衣。及治风水客搏,腰脚浮肿,上轻下重,不能屈伸。

防己(四两) 黄芪(五两) 甘草(炙,二两) 白术(三两)

上为粗末。每服三钱,水一盏半,入生姜三片,枣一个,同煎至一盏,去滓,稍热服,不计时候,服讫盖覆温卧,令微汗,瘥。

2)《张氏医通·卷十六·祖方》引《金匮》

治风湿相搏,客在皮肤,关节疼痛,腰以下疼重,脉浮自汗恶风。

防己(酒洗) 黄芪(各钱半) 白术(一钱) 甘草(炙,八分) 生姜(四片) 大枣(二枚,擘)

上六味,水煎热服。

(五)治疼痛自汗方

1. 当归黄芪汤(《太平惠民和剂局方·卷之九·续添诸局经验秘方》)

治产后腰脚疼痛,不可转侧,壮热自汗,体强气短。

当归(去苗,三两) 黄芪 芍药(各二两)

上粗末。每四大钱,水一盏半,姜五片,煎七分,去滓,食前温服。

2. 麻黄左经汤(《医灯续焰·卷九·脚气脉证第六十六·附方》引《集验》)

风寒暑湿流注足太阳经,腰足挛痹,关节重痛,行履艰难,憎寒发热,无汗而寒,或自汗恶风,头痛眩晕,并一切瘫痪麻木等证。

麻黄(去节) 干葛 细辛(去苗) 白术(去芦) 茯苓(去皮) 防己(去皮) 桂心 羌活(去芦) 防风(去芦) 甘草(炙,各等分)

上咬咀。每服七钱。水二盏,姜五片,枣一枚,煎一盏,空心服。自汗去麻黄,加肉桂、芍药。重着加术、陈皮。无汗减桂,加杏仁、泽泻。

3. 大黄左经汤(《医灯续焰·卷九·脚气脉证第六十六·附方》)

治风寒暑湿流注足阳明经,腰脚痹痛,行步艰难,涎潮昏塞,大小便秘涩,腹痛呕吐,或复下利,恶闻食气,喘满肩息,自汗谵妄,并宜服之。

大黄(煨) 细辛(去苗) 茯苓(去皮) 防己(去皮) 羌活(去芦) 黄芩 前胡(去芦) 枳壳(去瓤,麸炒) 厚朴(姜制) 甘草(炙) 杏仁(去皮尖,麸炒)

上各等分。每服七钱,水一盏半,姜五片,枣一枚,煎八分,空心热服。腹痛加芍药,秘结加阿胶,喘急加桑白皮、紫苏,小便秘加泽泻,四肢疮疡浸淫加升麻。

4. 加味败毒散(《医灯续焰·卷九·脚气脉证第六十六·附方》)

治三阳经脚气流注,脚踝焮热赤肿,寒热如疟,自汗恶风,或无汗恶寒。

人参(去芦) 赤茯苓(去皮) 甘草(炙) 芎䓖 前胡(去芦) 羌活(去芦) 独活(去芦) 枳壳(去瓤,麸炒) 桔梗(去芦) 大黄(煨) 苍术(米泔浸,各等分)

上每服五、钱,水一盏,姜五片,薄荷五叶,煎一盏,去滓热服。皮肤赤疹,加蝉蜕。

5. 当归建中汤(《医灯续焰·卷十五·胎产脉证第七十七·附方》)

治产后劳伤,虚羸不足,腹中疼痛,呼吸少气,小腹拘急,痛连腰背,时自汗出,不思饮食。产讫直至月满,一日三服,令人身壮强健。

当归(四两) 白芍(六两) 桂心(三两) 黄芪(一两半)

上锉。每服四钱,加姜、枣,水煎。入饴糖一块再煎,稍热服。如崩中衄血,加阿胶、地黄。

6. 治疼痛自汗验方

1)《肘后备急方·卷四·治卒患胸痹痛方第二十九》

胸痹之病,令人心中坚痞忽痛,肌中苦痹。绞急如刺,不得俯仰,其胸前皮皆痛,不得手犯,胸满短气,咳嗽引痛,烦闷自汗出,或彻引背膂,不即治之。数日害人,治之方。

雄黄 巴豆

先捣雄黄细筛,纳巴豆,务熟捣,相入丸如小豆大。服一丸不效,稍益之。

2)《小品方·卷第七·治产后诸方》

治产后中柔风,举体疼痛,自汗出者,及余百疾方。

独活(八两)　当归(四两)

上二味,㕮咀,以酒八升煮取四升,去滓,分四服,日三夜一,取微汗。若上气者,加桂心二两,不瘥更作。

3)《太平圣惠方·卷第四十八·治寒疝诸方》

治寒疝,小腹及阴中相引痛,自汗出欲死方。

丹参(半两,锉)

上捣细罗为散,每服,以热酒调下二钱。

4)《神农本草经疏·卷二·续序例下·三阳治法总要》

治自汗,烦躁,头疼,遍身骨疼不解者。

羌活(一钱)　桂枝(七分)　石膏(一两二钱)　麦冬(六钱)　知母(三钱)　竹叶(一百二十片)　白芍药(二钱)　甘草(八分)

治冬月即病太阳证,恶寒,畏风,头疼,遍身骨疼,自汗,不渴。

桂枝(八分)　芍药(二钱)　甘草(一钱)　大枣(二枚)　生姜(一片)

5)《华佗神方·卷四·华佗治热泻神方》)

热泻者,夏月热气,乍乘太阴,与湿相合;如水之注,故一名暴泻。其候腹痛自汗,烦渴面垢,脉洪数或虚,肛门热痛,粪出如汤。

香薷(一斤)　白扁豆(半斤,微炒)　厚朴(去皮,姜汁炙熟,半斤)

上研末,每服三钱,水煎服。

(六) 治阳虚自汗方

1. 三建汤(《太平惠民和剂局方·卷之五·续添诸局经验秘方》)

治真气不足,元阳久虚,寒邪攻冲,肢节烦疼,腰背酸痛,自汗厥冷,大便滑泄,小便白浊,及中风涎潮,不省人事,伤寒阴证,厥逆脉微,皆可服之。

天雄(炮,去皮脐)　附子(炮,去皮脐)　大川乌(炮,去皮脐,各等分)

上为粗末。每服四钱,水二盏,生姜十五片,煎至八分,去滓温服,不拘时候。

2. 二气丹(《太平惠民和剂局方·卷之五·治痼冷》)

助阳消阴,正气温中。治内虚里寒,冷气攻击,心胁脐腹,胀满刺痛,泄利无度,呕吐不止,自汗时出,小便不禁,阳气渐微,手足厥冷,及伤寒阴证,霍乱转筋,久下冷痢,少气羸困,一切虚寒痼冷,并宜服之。

硫黄(细研)　肉桂(去皮,为末,各一分)　干姜(炮,为末)　朱砂(研为衣,各二钱)　附子(一枚大者,炮,去皮脐,为末,半两)

上并研匀,用细面糊为丸如梧桐子大。每服三十丸,煎艾盐汤放冷下,空心食前服。

3. 桂枝加附子红花汤

1)《证治准绳·伤寒卷七·妇人伤寒》

妇人伤寒,表虚自汗身凉,四肢拘急,脉沉而迟,太阳标病,少阳本病,经水适断。

桂枝(二两半)　芍药　生姜(各一两半)　甘草(炙,一两)　附子(炮)　红花(各五钱)

上锉细。每服一两,水三盏,煎服。

2)《伤寒瘟疫条辨·卷五》

治妇女伤寒,表虚自汗,身凉,四肢拘急,经水适断,脉沉而迟。

桂枝(二钱)　白芍(二钱)　甘草(炙,一钱)　附子(炮,八分)　红花(七分)　生姜(二钱)

水煎温服。

4. 补中益气汤(《时病论·卷之三·备用成方》)

治烦劳内伤,阳虚自汗,气虚不能摄血,久痢久疟。

人参　黄芪　白术　炙草　归身　陈皮　柴胡　升麻

加姜、枣,煎服。

5. 参附汤

1)《万病回春·卷之四·眩晕》

治真阳不足,上气喘急、气短,自汗,眩晕。

人参(五钱)　大附子(炮,三钱)

上锉一剂,生姜十片,水煎,温服。

2)《医灯续焰·卷十八·呃·附方》引《良方》

治阳气虚寒,自汗恶寒,或手足逆冷,大便自利,或脐腹疼痛,呃逆不食,或汗多发痉等证。

人参(一两)　附子(炮,五钱)

上姜枣水煎,徐徐服。

3)《医门法律·卷二·中寒门·中寒门方》引《三因》

治肾中之阳浮游而自汗。

人参（一两）　附子（五钱）

水煎。

4)《医学实在易·卷五·表证诸方·阴虚盗汗症》

治肾虚不足,自汗等症。

人参（一两）　附子（五钱）

水煎。

6. 秘传加味四君子汤(《松厓医径·卷下·汗证》)

其自汗者,无时而溅溅然出,动则为甚,属阳虚,胃气之所司也。治宜补阳调卫为当。

人参　白术　茯苓　甘草　川归　生地黄　黄柏　黄连　黄芪　桂枝（少许）　大枣（一枚）

上细切,用浮小麦一撮,水二盏煎一盏,去滓服。

7. 参芪汤(《寿世保元·卷四·汗症》)

治自汗属阳虚。

黄芪（蜜炙）　人参　白术（去芦,炒）　白茯苓（去皮）　当归（酒洗）　熟地黄　白芍（酒炒）　酸枣仁（炒）　牡蛎（煅,各一钱）　陈皮（七分）　甘草（炙,二分）　乌梅（一枚）

上锉一剂,枣一枚,浮小麦一撮,水煎,温服。

8. 滋阴益阳汤(《寿世保元·卷四·汗症》)

治自汗属阳虚,时常而出也。

当归（酒洗）　熟地黄　生地黄　白芍（酒炒,各一钱）　黄柏（蜜水炒）　知母（蜜水炒,各八分）　人参（五分）　白术（去芦）　白茯苓（去皮）　黄芪（蜜水炒,各一钱）　陈皮（八分）　甘草（炙,八分）

上锉一剂,枣二枚,净小麦一撮,水煎,温服。

9. 黄芪六一汤(《寿世保元·卷四·汗症》)

治男子失精,女子梦交,自汗盗汗。

黄芪（六两）　甘草（一两）

加肉桂、白芍,名黄芪建中汤。上各用蜜炙十余次,出火毒。每服一两,水煎,温服。

10. 镇元饮(《丹台玉案·卷之四·痨瘵门·附盗汗自汗》)

治自汗,固肺经。

人参　当归　白术　黄芪　五味子（各一钱）　山茱萸　肉苁蓉　麦门冬　黄柏　生地（各一钱二分）　莲肉（十枚）　灯心（三十茎）

煎八分,临卧服。

11. 当归六黄汤(《丹台玉案·卷之四·痨瘵门·附盗汗自汗》)

治盗汗自汗。

当归　生地　熟地　黄芩　黄连　黄柏（各一钱五分）　黄芪（三钱）

枣五枚,煎八分,临卧服。

12. 术附汤

1)《医门法律·卷二·中寒门·中寒门方》引《三因》

治脾中之阳遏郁而自汗。

白术（一两）　附子（五钱）

2)《张氏医通·卷十六·祖方》

治寒湿体痛,自汗身寒。

白术（一两）　附子（半两）

上二味,水煎,去滓,放凉分三服。

13. 芪附汤

1)《医门法律·卷二·中寒门·中寒门方》引《三因》

治卫外之阳不固而自汗。

黄芪（一两）　附子（五钱）

2)《张氏医通·卷十六·祖方》

治元阳衰弱,虚风自汗。

黄芪（一两,蜜酒炒）　附子（五钱）

14. 加味补中益气汤(《方症会要·卷四·大便血症·胡梅公用效方》)

治阳虚自汗。

人参　黄芪　归身　白术　升麻　柴胡　橘红　甘草　麻黄根　浮小麦　白芍　桂枝　酸枣

水钟半,煎七分,加枣二枚,虚极者加附子二片。

（七）治阴阳偏盛自汗方

1. 大已寒丸(《太平惠民和剂局方·卷之二·绍兴续添方》)

治久寒积冷,脏腑虚弱,心腹㽲痛,胁肋胀满,泄泻肠鸣,自利自汗,米谷不化;阳气暴衰,阴气独胜,手足厥冷;伤寒阴盛,神昏脉短,四肢怠惰,并宜服之。

荜茇　肉桂（各四斤）　干姜（炮）　高良姜（各六斤）

上为细末,水煮面糊为丸如梧桐子大。每服二十粒,米饮汤下,食前服之。

2. 养正丹(《太平惠民和剂局方·卷之五·

吴直阁增诸家名方》）

如伤寒阴盛，自汗唇青脉沉，最宜服之。

水银　硫黄（研细）　朱砂（研细）　黑锡（去滓称，与水银结砂，各一两）

上用黑盏一只，火上熔黑锡成汁，次下水银，以柳枝子搅匀，次下朱砂，搅令不见星子，放下少时，方入硫黄末，急搅成汁和匀。如有焰，以醋洒之，候冷取出，研如粉极细，用糯米粉煮糊为丸如绿豆大。每服二十丸，加至三十粒，盐汤下。此药升降阴阳，既济心肾，空心食前枣汤送下，神效不可具述。

（八）治中风自汗方

1. 茯神散（《太平圣惠方·卷第四·治心脏中风诸方》）

治心脏中风，冒昧不知，胸背拘急，心烦语涩，翕翕发热，时自汗出，四肢不利，宜服茯神散方。

茯神（三分）　独活（三分）　当归（三分锉，微炒）　桂心（三分）　杏仁（三分，汤浸去皮尖、双仁，麸炒微黄）　沙参（三分，去芦头）　羚羊角屑（一分）　甘草（一分，炙微赤，锉）　黄芩（三分）　防风（三分，去芦头）　赤芍药（三分）　秦艽（三分，去苗）

上件药，捣筛为散。每服四钱，以水一中盏煎至五分，去滓，入竹沥半合，更煎一两沸，不计时候温服。

2. 芎䓖散（《太平圣惠方·卷第十·治伤寒阴阳刚柔痉病诸方》）

治伤寒头痛，面色赤，发热，形如中风，常自汗出，呕逆，下之益烦，心懊忱，腹如饥，发汗致痉，身强难以屈伸。

芎䓖（一两）　独活（二两）　柴胡（一两半，去苗）　川大黄（一两，锉碎，微炒）　防风（三分，去芦头）

上件药，捣筛为散。每服五钱，以水一中盏煎至五分，去滓，不计时候温服。

3. 石膏散（《圣济总录·卷第七·柔风》）

治柔风身体疼痛，自汗出。

石膏（别研如粉，一两）　甘草（炙，锉，三分）

上二味，捣罗为散。每服一钱匕，温酒调下，日四服，不拘时。

4. 金箔丸（《太平惠民和剂局方·附指南总论·卷下·论诸虚证候》）

治风癔奄忽不知人，喉中噫噫然有声，舌强不能言，身软自汗。

金箔（研，一百片）　银箔（研，一百片）　犀角（细屑为末）　牛黄（研）　丁香　龙脑（研）　沉香　真珠末　木香　麝香（研）　琥珀　硼砂（研）　乌蛇（酒浸去皮骨，炙）　大麻（酒浸切，焙）　雄黄（研）　蝎梢（炒）　白僵蚕（炒）　附子（炮裂，去皮脐）　天南星（炮）　防风（去叉）　白附子（炮）　甘草（炙，各一分）　丹砂（研，一两）　墨（烧研，半两）

上二十四味，先以十五味捣罗为细末，入研者药一处和匀，内将金银薄入水银三分，同研如泥，入诸药研和匀，炼蜜和丸如绿豆大。每服大人五丸，薄荷酒下；小儿二丸，薄荷汤化下。

5. 阳旦汤（《世医得效方·卷第一·大方脉杂医科·相类》）

治中风伤寒，脉浮，发热往来，汗出恶风，项强鼻鸣干呕。

桂心　芍药（各三两）　甘草　黄芩（各二两）

上锉散。每服五钱，水一盏半，枣子一枚，生姜三片，煎至一盏，取八分清汁，温服。自汗者，去桂心，加附子一枚炮。

（九）治伏暑自汗方

人参白虎汤（《冯氏锦囊秘录·杂症大小合参卷九·方脉暑门合参》）

治伏暑发渴，呕吐身热，脉虚自汗。

人参（二钱五分）　知母（二钱）　石膏（四钱）　甘草（一钱）

加粳米一合水煎。

（十）治杂病自汗方

1. 大芎黄汤（《玉机微义·卷四十二·破伤风门·治里之剂》）

治破伤风，脏腑，小便赤，自汗不止者。

川芎　羌活　黄芩　大黄（各一两）

上㕮咀，五七钱，水煎温服，脏腑和为度。

2. 抚芎汤（《古今医统大全·卷之五十一·自汗门·药方》）

治自汗头眩，恶心痰逆。

川芎　白术（炒）　陈皮（各半两）　甘草（一钱）

上作二服，每服水盏半，姜三片，煎八分，食后服。

3. 黄芪建中汤（《瘴疟指南·卷下·断瘴方》）

治瘴后自汗。

黄芪　白芍　肉桂　甘草

上姜三片，枣一枚，水煎服。

4. 麦门冬饮（《温病之研究·卷上·自汗》）

若热已解食能进，而自汗盗汗者，新造荣卫，不胜谷气也，杀谷则止，又热已解食不进，肢体无力，汗出不止，脉数者属虚象，宜麦门冬饮，盗汗同法方。

麦门冬　人参　五味子　黄耆　当归　生地黄

上六味，照常煎服。

三、治盗汗方

（一）治盗汗常用方

1. 如智散（《博济方·卷一·血证》）

治五心虚烦，夜多盗汗，面色黄瘁，四肢少力，多困饶睡，饮食不进。

萎蕤　川芎　青皮（去白）　肉桂（去皮）　木鳖子　当归（去须）　羌活　秦艽　柴胡（去苗）　乌梅　黄芪（以上各一两）　甘草（如五心发热，即减半两，不用一两）

上同杵为末。每服一钱，水一盏，入青蒿头子七枚同煎，至七分，去滓温服。若冬月无青蒿，以姜枣代煎之。

2. 柴胡汤（《圣济总录·卷第三十七·寒热往来》）

治寒热往来，夜卧盗汗，四肢无力，饮食口苦，上气咳嗽。

柴胡（去苗，一两半）　五味子　桔梗（炒）　熟干地黄（焙）　白茯苓（去黑皮）　麦门冬（去心，焙）　紫菀（去苗）　人参　地骨皮　黄芪（锉）　白术　桂（去粗皮）　牡蛎（研粉，各一两）　半夏（去滑，汤洗七遍）　甘草（炙，各三分）

上一十五味，粗捣筛。每服三钱匕，水一盏，生姜半分拍碎，枣三枚劈破，煎至六分，去滓温服，不拘时候。

3. 柏子仁丸（《普济本事方·卷第六·诸嗽虚汗消渴》）

戢阳气，止盗汗，进饮食，退经络热。

新柏子仁（研）　半夏曲（各二两）　牡蛎（坩埚子内火煅，用醋淬七次，焙）　人参（去芦）　麻黄根（慢火炙，拭去汗）　吴白术　五味子（拣，各一两）　净麸（半两，慢火炒）

上八味为末，枣肉丸如梧子大。空心米饮下三五十丸，日二服，得效减一服，好愈即住。作散调亦可。

4. 续断散（《鸡峰普济方·卷第七·肺》）

治盗汗不止。

续断　黄芪　人参　牡蛎　五味子（各一两）　陈皮　甘草（各半两）　桂（一两）

上为细末，入去心麦门冬二十粒，生姜三片，枣一枚，水一盏，每服一钱同，煎至七分，去滓温服。

5. 异功散（《杨氏家藏方·卷第二十·杂方五十八道》）

治盗汗不止。（以下盗汗方。）

浮小麦（不以多少，拣净，炒令焦，薄纸衬于地上放冷）

上件为细末。每服三钱，用煮软猪嘴薄切数片，临睡捏药吃。不食荤者，用白汤点服。

6. 椒目散（《杨氏家藏方·卷第二十·杂方五十八道》）

治盗汗，日久不止。

麻黄根　椒目（各等分）

上件为细末。每服一钱，无灰酒调，乘热服，食后。

7. 煎散（《活人事证方后集·卷之五·盗汗门》）

治荣卫不调，夜多盗汗，四肢烦疼，饮食进退，肌瘦面黄。

秦艽（二两）　柴胡（去苗，二两）　大鳖甲（二两，醋煮三五十沸净，去裙襕，别用醋涂炙黄）　干漆（炒青烟尽）　人参　茯苓　干葛　川乌（炮，去皮尖，各一两）　玄参（三两）

上为末。每服二钱，先用小麦三七粒煎汤一盏，去麦入药煎七分，食后温服，或临卧服。如久患后亦宜服此，以退其劳倦，调顺经络。

8. 大建中汤（《活人事证方后集·卷之五·盗汗门》）

治虚热盗汗，百节酸疼，腰痛，肢体倦怠，日渐羸弱，口苦舌涩，心忪短气。

绵黄芪（炙）　远志（灯心煮,去心）　当归（洗）　泽泻（各三两）　白芍药　龙骨　人参（各二两）　甘草（一两,炙）

上咬咀。四钱重,水二大盏,生姜五片,同煎八分,去滓热服。气弱加附子二两,炮用。腰痛筋急,增官桂去皮一两。

9. 白术散

1)《活人事证方后集·卷之五·盗汗门》

治盗汗。

好白术（四两,切作小骰子块,劳作四分,黄芪一两炒一分,金钗石斛一两炒一分,牡蛎一两炒一分,麦麸一两炒一分）

上去四味,只将白术四两,碾为细末。每服二钱,用粟米三百粒煎汤调,空心服。

治盗汗极验。（赵冀公传）

白术（不拘多少,锉成小块或稍大。用浮麦一升,水一斗,煮干,如白术尚硬,又加水一二升煮,取出切作片,焙干,去麦不用）

上研为细末。别用浮麦汤,每服二三钱,不拘时候。

2)《良朋汇集经验神方·卷之二·自盗汗门》

治夜多盗汗,四肢作痛,饮食少进,面黄肌瘦。

白术（一斤）　浮麦（四两）　水（二斤）

共煮水干,去浮麦不用,将白术焙干为末。每服二三钱,另煎浮麦汤调下。

3)《不知医必要·卷一·汗症列方》

治自汗盗汗。

白术（净,四两）　浮小麦（三两）

同煎半日,去小麦,取白术切片,焙干为末。每服二三钱,仍煎小麦汤调下。若小儿则以饭蒸黄芪煎汤,量儿大小与服。忌萝卜、辛辣、香炒等物。

10. 牡蛎汤（《活人事证方后集·卷之五·盗汗门》）

治盗汗。

牡蛎（火煅,为细末）　小麦麸（炒黑焦,为末）

上各贴之,每服牡蛎末一钱,麸末二钱,以熟猪皮去尽脂膜煎汤,临卧调服。

11. 术附散（《活人事证方后集·卷之五·盗汗门》）

治盗汗不止。

附子（炮裂,去皮脐,切作骰子块,如小指面大,碎者不用。与小麦同炒,以附子黄色为度,如麦先焦即易之,易三五次不妨）　白术　白茯苓

上三味等分,碾为细末,米饮调下,食前。

12. 茯苓散（《活人事证方后集·卷之五·盗汗门》）

治脾虚盗汗。

白术（三两）　白茯苓（二两）

上为粗末。每服五钱,水一盏半,生姜三片,枣二枚,煎至八分,去滓,通口服,空心、食前三服。

13. 粉汗散（《活人事证方后集·卷之五·盗汗门》）

止汗出过多。

麻黄根（一两）　龙骨（半两）　牡蛎（一两,火煅）　赤石脂（半两）

上件为细末,以绢袋盛,如扑粉用之。

14. 黄芪散（《活人事证方后集·卷之五·盗汗门》）

治盗汗。

黄芪（洗净,控干）　浮小麦（淘净,控干）

上不以多寡,剉黄芪如麻豆大,以盐拌和,炒令香熟,筛拣去盐。却以浮麦淘净,控干。每一服用黄芪、浮麦各五钱,水一盏半,煎至八分,空心、食前通口服。

15. 茯苓汤（《活人事证方后集·卷之五·盗汗门》）

治虚汗,盗汗。

白茯苓（为细末）

煎乌梅陈艾汤,调下二钱,服之神妙。

16. 芪附汤（《活人事证方后集·卷之五·盗汗门》）

治盗汗。

附子（二钱,炮,去皮脐）　黄芪（一钱,盐水或蜜炙）

上粗末。每服三钱,水一盏半,生姜三片,枣一个,煎七分,去滓,食前后。有如虚出汗,用防风,不以多少,麸炒赤色,研为细末,煎猪皮汤下。以上等证,盖阳经虚,皮肤发泄,盗汗多生,故有是证。如伤风别有方。

17. 牡蛎散

1)《活人事证方后集·卷之五·盗汗门》

治气虚,夜多盗汗。

白术（一两）　牡蛎（大而白者，火煅通赤，二两，别研极细）　黄芪（略炙）　防风（不用驻尾者，各一两）

上细末，捣令极细，方可服。每服三钱，温酒下，日二三服。

2)《类编朱氏集验医方·卷之二伤寒门·自汗》

治卧即盗汗，风虚头痛。

牡蛎　煅白术　防风

上等分。酒服寸匕，日二服。止汗之效无出于此。

3) 一名**黄芪散**（《普济方·卷二百二十六·诸虚门·补益诸虚》）

专治诸虚不足，及新病暴虚，津液不固，体常自汗，夜卧即甚，久而不止，羸瘠枯瘦，心忪惊惕，短气烦倦。

黄芪（去苗、土）　麻黄根（洗，各一两）　牡蛎（米泔浸，刷去土，火烧通赤）

上为粗散。每服三钱，水一盏半，小麦百余粒，同煎至八分，去滓热服，每日一服，不拘时候。一方入葱白三寸煎，治虚劳盗汗。

18. 麦煎散

1)《妇人大全良方·卷之五·妇人骨蒸方论第二》

治少男、室女骨蒸，妇人血风，攻疰四肢，心胸烦壅。

赤茯苓　当归　干漆（生）　鳖甲（醋炙）　常山　大黄（煨）　北柴胡　白术　生干地黄　石膏（各一两）　甘草（半两）

上为细末。每服二钱，水一盏，小麦五十粒，煎至六分，食后临卧时温服。有虚汗，加麻黄根一两。苏东坡云：此黄州吴判官方，疗骨蒸黄瘦，口臭肌热，盗汗极效。麦煎散甚多，此方吴君宝之如稀世之珍，其效可知。

2)《世医得效方·卷第九·大方脉杂医科·自汗》

治荣卫不调，夜多盗汗，四肢烦疼，饮食进退，肌瘦面黄。

秦艽　柴胡（去苗，各二两）　大鳖甲（二两，醋煮三五十沸，去裙襕，别用醋炙黄）　干漆（炒青烟尽）　人参　茯苓　干葛　川乌（炮，去皮尖，各一两）　玄参（三两）

上为末。每服二钱，小麦三七粒，煎汤一盏，去麦入药煎，食后服。如久患后亦宜服此。以退其劳倦，调理经络。

19. 当归散（《仁斋直指方论·卷之九·虚劳·虚劳证治》）

治虚汗、盗汗。

人参　当归（各一分）

上粗末。分两服，以雄猪心一个，新水煮熟取汁两次煎药，空心临卧服。

20. 术苓汤（《仁斋直指方论·卷之九·虚汗·虚汗证治》）

治虚汗盗汗。

黄芪（炙）　防风　白茯苓　白术　麻黄根节（各半两）　甘草（炙，二钱）

上锉细。每服三钱，入小麦百粒同煎，临卧服。加牡蛎亦得。

21. 龙胆散（《仁斋直指方论·卷之九·虚汗·虚汗证治》）

治盗汗有热。

龙胆草　防风（等分，晒干）

上为末。每服一钱温米饮调下，临卧服。

22. 防风散（《仁斋直指方论·卷之九·虚汗·虚汗证治》）

治盗汗。

川芎（一分）　人参（半分）　防风（二分）

上为末。每服一钱，临卧米饮调下。

23. 当归六黄汤（《仁斋直指方论·卷之九·虚汗·附诸方》引《圣惠方》）

治盗汗之圣药也。

当归　生地黄　熟地黄　黄柏　黄芩　黄连（各等分）　黄芪（加一倍）

上锉。每服一两，水二钟煎至一钟，去滓，临卧通口服。

24. 加脑子收阳粉（《御药院方·卷八·治杂病门》）

治一切虚汗、盗汗、自汗及漏风等，诸证汗泄不禁，服诸药不能止者，并宜用之。

麻黄根　藁本　白芷　牡蛎（烧）　龙骨（各半两）　米粉（二两）　脑子（半钱）

上为细末，研搅匀，以纱帛包药，于汗处扑敷之，汗止为度。

25. 收阳粉（《御药院方·卷八·治杂病门》）

治一切虚汗、盗汗、自汗及漏风等诸证。

藁本 麻黄根 白芷(各半两) 米粉(一两半)

上为细末,搅和匀,纱帛包,扑敷汗出腿儿痛处。

26. 陈艾汤(《世医得效方·卷第八·大方脉杂医科·心恙》)

治盗汗,只自心头出者,名曰心汗。

茯苓(二两半)

上为末。每服二钱,浓煎艾汤调下。

27. 大建中汤(《世医得效方·卷第九·大方脉杂医科·自汗·体虚》)

治虚热盗汗,百节酸疼,腰痛,肢体倦怠,日渐羸弱,口苦舌涩,心怔短气。

绵黄芪(炙) 远志(灯心煮,去心) 当归(洗) 泽泻(各三两) 白芍药 龙骨 人参(各二两) 甘草(炙,一两)

上锉散。每服四钱,水二大盏,生姜五片煎,热服。气弱,加炮附子二两;腰痛筋急,加去粗皮官桂一两。

28. 青蒿散(《世医得效方·卷第九·大方脉杂医科·自汗》)

治虚劳盗汗骨蒸,咳嗽胸满,皮毛干枯,四肢懈惰,骨节疼痛,心腹惊悸,咽燥唇焦,颊赤烦躁,涕唾腥臭,困倦少力,肌体潮热,饮食减少,日渐瘦弱。

天仙藤 鳖甲(醋炙) 香附子(炒,去毛) 桔梗(去芦) 柴胡(去苗) 秦艽 青蒿(以上各一两重) 乌药(半两) 甘草(炙,一两半) 川芎(二两半)

上锉散。每服姜三片煎,不拘时候温服。小儿骨蒸劳热,肌瘦减食者,每一钱,水盏半,小麦三十粒煎服。

29. 羚羊角汤(《普济方·卷十七·心脏门·心热多汗》)

治心热汗出,及骨蒸烦躁,盗汗出不生肌。

羚羊角(镑) 地骨皮 秦艽(洗去苗、土) 麦门冬(去心,焙) 枳壳(去瓤麸炒) 大黄(锉) 柴胡(去苗) 白茯苓(去皮) 桑根白皮(锉) 芍药 黄芪(薄切) 人参 鳖甲(醋炙去裙襕,各一两)

上捣筛。每服三钱,水一中盏煎七分,去滓温服,不拘时。

30. 玉女砂(《普济方·卷二百二十六·诸虚门·补益诸虚》引《朱氏集验方》)

治男子妇人,诸虚百损,暖下元,固阳气,暖子宫,产后诸虚,尤宜服之;又治虚病寒热,自汗盗汗尤神。

好辰砂(八两或六两或十两,夹绢袋盛若块大打,令稍小,惟红者为上,再入后药) 金毛狗脊(去毛) 熟地黄 吴茱萸 菟丝子 杜仲 瓦松(古屋瓦上青毛,焙干,去土) 五味子 人参 肉豆蔻(面包煨,研细) 桑寄生 川草薢 芍药 巴戟(去心) 黄芪 牡丹皮(去心) 肉苁蓉 当归茯神(去木) 茴香(洗) 远志(去心) 山茱萸(去核)

上各一两,装在一斗瓶内,着童子小便五七升,将砂袋悬挂瓶中,如煮酒法,于锅内着水,亦悬药瓶于锅中,桑柴或间松柴,煮五日夜,火不要急,小便不住时添,煮令干,日足取出,将砂袋以温水涤十余次,又换温水浸半日,弃药不用,辰砂又洗三两次,糯米丸子和丸。空心,枣汤下五粒至十粒。

31. 金钗石斛丸(《太平惠民和剂局方·卷之五·治诸虚》)

治真气不足,元脏虚弱,头昏面肿,目暗耳鸣,四肢疲倦,百节酸疼,脚下隐痛,步履艰难,肌体羸瘦,面色黄黑,鬓发脱落,头皮肿痒,精神昏困,手足多冷,心胸痞闷,绕脐刺痛,膝胫酸疼,不能久立,腰背拘急,不得俯仰,两胁胀满,水谷不消,腹痛气刺,发歇无时,心悬嗳醋,呕逆恶心,口苦咽干,吃食无味,恍惚多忘,气促喘乏,夜梦惊恐,心忪盗汗,小便滑数,或水道涩痛,一切元脏虚冷之疾,并能治之。常服补五脏,和血脉,驻颜色,润发,进食肥肌,大壮筋骨。

川椒(去目,微炒出汗) 葫芦巴(炒) 巴戟天(去心) 地龙(去土,炒,各四两) 苍术(去浮皮) 乌药(各十六两) 川乌头(炮,去皮脐) 羌活(去芦) 茴香(炒) 赤小豆 马蔺子(醋炒) 金铃子(麸炒) 石斛(去根,各八两) 青盐(二两)

上为细末,酒煮面糊为丸如梧桐子大。每服二十丸,温酒下,或盐汤亦得,空心、食前服之。

32. 人参五味子散(《仁术便览·卷二·

咳嗽》)

治男女老少诸虚百损,气血劳伤,涎喘咳脓,或嗽血咯血,寒热往来,夜有盗汗,羸弱困乏,一切虚损。

人参 五味子 桔梗 白术 白茯 甘草(炙) 当归(焙,各半两) 熟地黄(五钱)

地骨皮 前胡 桑白皮 枳壳 黄芪 陈皮 柴胡(各三钱) 生姜(三片)

上每服八钱,煎,一日三次服。烦渴加乌梅、青蒿;咳脓血加知母、阿胶。

33. 黄芪六一汤(《仁术便览·卷三·盗汗》)

治虚人盗汗。

黄芪(六两) 甘草(蜜炙,一两)

每服一两,水煎服。

34. 盗汗正气汤(《仁术便览·卷三·盗汗》)

1) 治盗汗。

黄柏 知母(炒,各一钱五分) 甘草(炙,五分)

水煎服。

2) 治自汗虚弱之甚者,亦治盗汗。

黄芪(蜜炙) 防风 川芎 山茱萸肉 当归 白术(炒) 肉桂 甘草(炙) 五味子 人参 白茯苓 熟地黄 肉苁蓉

上水二钟,枣二枚,煎温服。

35. 四白散(《证治准绳·类方第五册·盗汗》)

治男妇血虚发热,夜多盗汗,羸瘦,脚痛不能行。

白术 白扁豆 藿香 益智 厚朴 黄芪 陈皮(各一两) 白茯苓 人参 半夏 乌药 白豆蔻 甘草(各半两) 芍药(一两半) 檀香 沉香(各二钱半)

上锉碎。每服三钱,水二盏,生姜三片,枣一枚,煎至一盏,去滓,食前温服。

36. 金锁正元丹(《祖剂·卷之四·二神丸》)

治元脏虚寒,饮食减少,恍惚多忘,气促喘乏,夜多异梦,心松盗汗,小便滑数,遗精白浊等症。

破故纸(酒浸炒,十两) 肉苁蓉(洗净,焙干) 紫巴戟(去心) 葫芦巴炒(各一斤) 五倍子 茯苓(各八两) 龙骨 朱砂(各三两)

为末,酒糊丸梧子大。每服二十丸,空心食前,温酒或盐汤下。

37. 心肾丸(《证治准绳·类方第六册·遗精》)

治水火不济,心下怔忡,夜多盗汗,便赤梦遗。

牛膝(去苗,酒浸) 熟地黄 苁蓉(酒浸,各二两) 菟丝子(酒浸研,三两) 鹿茸(去毛酥炙) 附子(炮,去皮脐) 人参(去芦) 黄芪(蜜炙) 五味子 茯神(去木) 山药(炒) 当归(去芦,酒浸) 龙骨(煅) 远志(甘草水煮,剥去心,姜汁炒,各一两)

上为细末,酒煮糊丸如桐子大。每服七十丸,空心枣汤送下。

38. 固本锁精丸(《证治准绳·类方第六册·遗精》)

治元阳虚惫,精气不固,梦寐遗精,夜多盗汗,及遗泄不禁等症。此药大补元气,涩精固阳,累有神效。

山药 枸杞子 北五味子 山茱萸肉 锁阳 黄柏(酒拌晒干,炒赤) 知母(酒拌晒干炒,各二两) 人参 黄芪 石莲肉 海蛤粉(各二两半)

上为细末,用白术六两碎切,用水五碗,煎至二碗,将术捣烂,再用水五碗,煎二碗,去滓,与前汁同熬至一碗如膏,搜和前药为丸如桐子大。每服六七十丸,空心盐汤或温酒下。

39. 正气汤(《万氏家抄济世良方·卷三·盗汗》)

治盗汗。

黄柏 知母(各一钱,炒) 甘草(炙,五分)

水煎服。

40. 茯神散(《普济方·卷三百八十五·婴孩诸热疮肿门·风热》)

治风热惊悸,心虚盗汗。

茯神 山药 全蝎 远志 甘草 白附子 荆芥 蝉蜕 朱砂 金箔 麝香

上为末,灯心汤调下。

41. 止汗散(《绛雪丹书·产后上卷·产后诸症总论·盗汗论》)

盗汗者,睡中汗出醒来即止,犹盗贼瞰人睡而窃之也,不可与自汗同治。此由产后亡血阴虚而阳胜故也。《经》曰阳加于阴则发汗是也。治当兼用血分药,其当归六黄汤,寒而腻膈,又非治产后盗汗之方也,宜服止汗散。

人参（二钱） 当归（三钱） 麻黄根（一钱四分） 熟地（三钱,块痛不用此味） 黄连（五分,酒炒） 浮小麦（一撮）

水煎服。

42. 补骨脂丸（《喻选古方试验·卷三·劳瘵（经验）》）

治下元虚败,手脚沉重,夜多盗汗,纵欲所致。

补骨脂（四两,炒香） 菟丝子（四两,酒蒸） 胡桃肉（一两,去皮） 乳香 没药 沉香（各研,一钱半）

蜜丸梧子大。空心温酒盐汤任下二三十丸,自夏至起,冬至止。

43. 归脾汤

1)《良朋汇集经验神方·卷之二·健忘门》

治脾经失血少寐,发热盗汗,或思虑伤脾不能摄血,或健忘怔忡,惊悸不寐或心脾伤痛,嗜卧少食,或忧思伤脾,血虚发热,或肢体作痛,大便不调,或经候不准,晡热内热,或瘰疬流注,不能消散溃敛。

人参 白术 黄芪（炒） 白茯苓 当归 远志（去心） 酸枣仁（炒） 龙眼肉（各一钱） 木香 炙甘草（各五分）

水二钟,生姜三片,枣一枚,煎八分服。又方加柴胡、山栀,名加味归脾汤。

2)《灵验良方汇编·卷之上·论经血》

治脾经郁火,或失血,或惊悸怔忡,或肢体作痛等症。

人参 白术 陈皮 黄芪 当归 白芍 甘草 茯苓 熟地 远志 肉桂 五味 姜 枣

水煎服。

44. 白龙汤（《奇方类编·卷上·血症门》）

治男子失精,女子梦交,盗汗等症。

白芍（酒炒） 龙骨（煅） 牡蛎（煅） 桂枝（各三钱） 炙甘草（三分）

枣三枚为引,水煎服。

45. 白沙丹（《奇方类编·卷下·补益门》）

和补筋脉,起阴发阳,破滞气,化五积,益精神,安脏腑,除心气,去盗汗,乌须发,去风疾,五劳七伤,左瘫右痪,并皆治之。

八角茴香（二两,炒黄） 川乌（二两,火泡炒） 南苍术（二两,米泔水浸） 熟地（三两,蒸,不用酒） 白茯苓（二两） 干山药（二两,炒）

上为细末,酒糊丸梧子大。每服三十九丸,空心酒下。

46. 六味地黄汤（《灵验良方汇编·卷之上·论经血》）

此壮水制火之良剂,治肾虚发热作渴、小便淋秘、痰壅失音、咳嗽吐血、眩晕、眼花耳聋、咽口疮、自汗盗汗、便血。若肝肾亏损,阴虚发热,月经不调,或崩漏带下,或便血吐衄,小便淋沥,或晡热内热,寒热往来,或盗汗自汗,不时候热,宜用六味丸。

熟地（八两） 萸肉（四两） 山药（同） 茯苓（三两） 丹皮 泽泻（同）

加肉桂能补肾,引火归源。

47. 朗明汤（《名家方选·内因病·虚劳》）

治遗精久不止,盗汗,五心烦热等证。

枳实 厚朴（各一分） 牡蛎 白术（各七分） 栀子 黄连 竹茹 石膏（各三分） 甘草（二分）

上九味,水煎顿服。

48. 敛气归源饮（《古方汇精·卷一·内症门》）

治盗汗不止。

黄芪（蜜炙） 黑豆 浮麦

各等分,煎服。

49. 桂枝加黄芪汤（《金匮方歌括·卷四·水气病方》）

黄汗之病,两胫自冷,假令发热,此属历节,食已汗出,又身常暮盗汗出者,此荣气也;若汗出已反发热者,久久其身必甲错;发热不止者,必生恶疮;若身重,汗出已辄轻者,久久必身瞤,即胸中痛;又从腰以上汗出,下无汗,腰髋弛痛,如有物在皮中状,剧者不能食,身疼重,烦躁,小便不利,此为黄汗,此汤主之。

桂枝 芍药 生姜（各三两） 甘草 黄芪（各二两） 大枣（十二枚）

上六味,以水八升,煮取三升,温服一升,须臾,啜热稀粥一升余以助药力,温覆取微汗,若不汗,更服。

50. 助阴消毒汤（《验方新编·卷二十四·疔疮部》）

治发热作渴,自汗盗汗。

真台党参（八两） 生黄芪（一斤） 当归

白芍(各四两) 陈皮(一两) 附片(五钱)

水煎成膏,作二剂服,顿退。

51. 文蛤散(《经验良方全集·卷二·自汗盗汗》)

治自汗盗汗。

五倍子为末,用津唾调,填满肚脐中,以绢帛系缚,一夜即止。加枯矾末少许更妙。

52. 加味归脾汤(《不知医必要·卷一·汗症列方》)

补治阴阳俱虚,自汗盗汗,怔忡不眠,烦躁等症。

党参(去芦,饭蒸,二钱) 黄芪(炙) 枣仁(即炒杵) 麦冬(去心) 白术(净炒) 白芍(酒炒) 归身(各一钱五分) 远志(去心,四分) 龙眼(净肉,一钱) 北味(六分) 炙草(七分)

水煎服。

53. 当归六黄汤(《不知医必要·卷一·汗症列方》)

寒兼补,治阴虚发热,其人常有盗汗者,甚验。

黄芪(炙) 当归 熟地(各二钱) 黄芩 生地 黄柏(各一钱) 黄连(六分)

水煎服。

54. 酸枣仁汤(《不知医必要·卷一·汗症列方》)

补兼寒,治心虚不固,盗汗。

党参(去芦) 枣仁(炒杵) 白芍(酒炒) 黄芪(饭蒸) 当归 生地(各一钱五分) 茯苓(一钱) 黄柏(七分) 知母(一钱) 北味(六分)

水煎服。

55. 治盗汗粉方(《溪秘传简验方·溪外治方选卷上·汗门》)

1) 治盗汗自汗。

五倍子,去蛀,炙干研末。男用女唾,女用男唾,调厚糊,填脐中,贴过宿,勿令泄气。

2) 治盗汗阴汗。

麻黄根 牡蛎粉

为末,扑。

56. 治盗汗验方

1)《肘后备急方·卷四·治虚损羸瘦不堪劳动方第三十三》

止盗汗。

乌雌鸡(一头)

治如食法,以生地黄一斤切,饴糖二升,纳腹内,急缚,铜器贮甑中,蒸五升米久,须臾取出,食肉饮汁,勿啖盐。三月三度作之。

2)《卫生易简方·卷之六·自汗》)

治盗汗。

用麦面作丸子,淡煮,临卧吃少许,空心服妙香散。

3)《本草单方·卷七·健忘》

治盗汗不止。

太平白芷(一两) 辰砂(半两)

为末。每服二钱,温酒下。屡验。

酸枣仁 人参 茯苓(等分)

为末。每服一钱,米饮下。

豉(三升,微炒香)

清酒三升渍三日,取汁,冷暖任服。不瘥,更作三两剂,即止。

麻黄根 椒目(等分)

为末。每服一钱,无灰酒下;外以麻黄根、故蒲扇为末扑之。

又:经霜桑叶研末,米饮服。

4)《本草单方·卷九·遗精》

治盗汗遗精。

鹿角霜(二两) 生龙骨(炒) 牡蛎(煅,各一两)

为末,酒糊丸梧子大。每盐汤下四十丸。

5)《种杏仙方·卷三·经闭》

治妇人经闭不通,咳嗽发热,面红,虚劳盗汗,痰喘,用滋补之药不效,危困之甚。

大黄(酒拌九蒸九晒,四两) 血竭 没药(各五钱)

为末,水丸。每五七十丸,用四物汤加红花煎汤送下。

6)《应急良方·通用》

治自汗夜间盗汗。

浮麦炒,为细末,每服二钱,米汤送下。

7)《证治准绳·类方第五册·盗汗》

治盗汗,外肾湿。

人参 苦参 龙胆 草麻黄根(各三钱)

末之,炼蜜丸桐子大。每服三十丸,烧麸汤下。

8)《万氏家抄济世良方·卷三·盗汗》

治盗汗发热因阴虚。

四物汤加黄柏,兼气虚者加人参、黄芪、白术。

治盗汗心液为汗,此药收敛心经。

人参　当归(各等分)

每服五钱,先用猪心一枚破数片,并心内血煎汤,澄清汁煎药服。

9)《秘方集验·诸虫兽伤·劳损诸症诸汗》

治自汗盗汗。

生地黄　熟地黄　当归　黄柏　黄芩　黄连(各一钱)

水煎服。加黄芪一钱。

10)《济世神验良方·幼科门》

治盗汗。

胡黄连　柴胡

等分为末,炼蜜丸如芡实大。一丸至三丸,用酒化开,加水五分,重汤煮二三十沸,食后连渣服。

11)《种福堂公选良方·卷二·内外科·盗汗》

治盗汗。

莲子(七粒)　黑枣(七个)　浮麦(一合)　马料豆(一合)

用水一大碗,煎八分,服三剂愈。

又:黄芪、马料豆二味煎服。半月愈。

止汗方。

黑豆(三钱)　浮麦(一钱)　乌梅(一个)

煎汤服。

12)《救生集·卷四·遗精淋浊门》

治遗精盗汗。

朱砂(一钱)

研末,烧酒送下。

13)《经验良方全集·卷二·自汗盗汗》

治盗汗。

莲子(七个)　黑枣(七个)　浮麦(一合)　马料豆(一合)

用水一大碗,煎八分服之。三剂全好。

治下元虚败脚手沉重,夜多盗汗,此药壮筋骨,益元气。

小黑豆(一合,饱满者)　浮小麦(一合)

水一碗煎七分,临卧服,三次即好。

鸡子(五枚)

将外壳轻轻周围敲破,不得伤损内白皮,浸童便内,一昼夜取出,用冷水渐渐加火煮熟食之,二次即愈。凡人每日清晨食二三枚,大有补益。

14)《外治寿世方·卷一·诸汗·血汗》

治一切虚汗、盗汗、自汗及漏风等,汗泄不止,诸药不效者。

麻黄根　白术　藁本　牡蛎　龙骨(各五钱)　糯米粉(二两)　冰片(五分)

共研细末扑之。误用麻黄,汗出不止,将病人头发浸水,并用上扑法。

(二)治阴虚盗汗方

1. 骨皮散(《博济方·卷一·血证》)

治骨蒸壮热,肌肉减瘦,多困少力,夜多盗汗。

地骨皮(水洗)　秦艽水(洗净)　柴胡(去芦)　枳壳(去白,面炒)　知母(生用)　当归(去须)　鳖甲(去裙襕,醋炙黄色)

上各等分为末。每服二钱,水一碗,桃柳枝头各七个,生姜三片,乌梅一个,同煎,至七分,去滓温服,每日空心、临卧各一服。

2. 羊角汤(《圣济总录·卷第四十三·心脏门·心热多汗》)

治心热汗出,及骨蒸烦躁盗汗,食不生肌。

羚羊角(镑)　地骨皮　秦艽洗(去苗、土)　麦门冬(去心,焙)　枳壳(去瓤麸炒)　大黄(锉)　柴胡(去苗)　白茯苓(去皮)　芍药　桑根白皮(锉)　黄芪(薄切)　人参　鳖甲(醋炙去裙襕,各一两)

上一十三味,粗捣筛。每服三钱匕,水一盏煎至七分,去滓温服,不拘时。

3. 黄连散(《圣济总录·卷第四十三·心脏门·心热多汗》)

治心热汗出,及虚热盗汗。

黄连(去须,半两)　柴胡(去苗)　前胡(去芦头,各一两)

上三味,为细散。每服一钱匕,温酒调下,日三。

4. 熟干地黄汤(《圣济总录·卷第四十三·心脏门·心热多汗》)

治心虚热多汗。

熟干地黄(五两)

上一味,锉如麻豆大,以水五盏煎至三盏,去滓,温分三服,空心、日午、临卧服。

5. 人参汤(《圣济总录·卷第一百五十·妇

人血风门·妇人血风劳气》)

治妇人血风劳气,肌瘦寒热,咳嗽盗汗减食。

人参　荆芥穗　柴胡(去苗)　白术　鳖甲(去裙襕,醋炙)　酸枣仁(微炒)　紫菀(去土)　黄芪(锉)　厚朴(去粗皮,生姜汁炙,各二两)　木香　桂(去粗皮)　白茯苓(去黑皮)　桔梗(炒)　五味子(炒)　陈橘皮(去白,焙)　枳壳(去瓤麸炒)　细辛(去苗叶)　大腹皮(各一两)　沉香(锉,半两)

上一十九味,粗捣筛。每服三钱匕,水一盏,生姜三片,乌梅半枚,同煎至七分,去滓温服,日三。

6. 人参散

1)《普济本事方·卷第四·虚热风壅喉闭清利头目》

治邪热客于经络,肌热痰嗽,五心烦躁,头目昏痛,夜多盗汗。此药补和真气,解劳倦,妇人血热虚劳骨蒸,并皆治。

人参(去芦)　白术　白茯苓(去皮)　柴胡(去苗,洗)　半夏曲　当归(洗去芦,薄切,焙干秤)　赤芍药　干葛　甘草(各一两,炙)　子芩(半两,去皮)

上为细末。每服三钱,水一盏,生姜四片,枣二个,煎至八分,不拘时候带热服。但是有劳热证,皆可服,热退即止。

2)《证治准绳·类方第一册·虚劳人参散本事》

治邪热客经络,痰嗽烦热,头目昏痛,盗汗倦怠,一切血热虚劳。

黄芩(半两)　人参　白术　茯苓　赤芍药　半夏曲　柴胡　甘草　当归　干葛(各一两)

每服三钱,水一盏,姜四片,枣二枚,煎七分,不拘时温服。

7. 柏子仁圆(《类证普济本事方释义·卷第六·诸嗽虚汗消渴》)

敛阳气,止盗汗,进饮食,退经络热。

新柏子仁(研)　半夏曲(各二两)　牡蛎(银罐子内火煅,用醋淬七次,焙干。[按]银罐子,宋本作甘锅子)　人参　於白术([按]宋本作吴白术)　麻黄根(慢火炙,拭去汗)　五味子(各一两)　净曲(半两,慢火炒。[按]宋本作净麸)

上八味,为末,枣圆如梧子大。空心,米饮下三五十圆,日二服,得效减一服,如愈即住。作散调亦可,治虚劳盗汗不止。

8. 黄芪五两汤(《鸡峰普济方·卷第十五·消渴 水》)

治黄汗,其脉沉迟,身体发热,胸满,四肢头面肿,久不愈必致痈脓,胸中窒塞不能下食,结聚疼痛,暴躁不眠,此为黄汗。黄汗之病,两胫自冷;假令发热,此属历节,食已汗出,身常暴躁;盗汗出者,此劳气也。

黄芪(五分)　白芍药　桂(各三分)　甘草(三分)

上为细末。每服三钱,水一盏,生姜七片,枣一枚,同煎至七分,去滓,食后温服。

9. 麦煎散(《妇人大全良方·卷之一·调经门·室女经闭成劳方论第九》引《苏沈良方》)

治少男、室女骨蒸,妇人血风攻疰,四肢心胸烦壅。

鳖甲　大黄(煨)　常山　赤茯苓　柴胡　白术　当归　干漆(炒令烟尽)　生地黄　石膏(各一两)　甘草(半两)

上为细末。每服二钱,水一盏,小麦五十粒,煎至六分,食后、临卧时温服。有虚汗加麻黄根一两。此黄州吴判官方。治骨热黄瘦、口臭、肌热、盗汗极效。

10. 四白散(《妇人大全良方·卷之四·妇人脚气方论第九》)

治男子、妇人血虚发热,夜多盗汗,不进饮食,四肢羸瘦骨立,拘挛,脚痛不能行。

黄芪　厚朴　益智仁　藿香　白术　白扁豆　陈皮(各一两)　半夏　白茯苓　人参　白豆蔻仁　天台乌药　甘草(各半两)　京南芍药(两半)　檀香　沉香(各一分)

上为细末。每服三钱,水一盏,姜三片,枣子一个,煎至七分,温服。

11. 防风汤(《妇人大全良方·卷之五·妇人瘰疬叙论第一》)

治劳气,食后身疼倦,夜间盗汗,此病因失血,荣卫损也。

黄芪(一两)　白芍药　防风(各三分)　甘草(半两)　当归　生干地黄(各三分)

上㕮咀。每服三钱。水一盏,姜三片,枣一个,煎至七分,去滓温服,食前服。

12. 生犀散(《世医得效方·卷第十一·小方科·诸热》)

治骨蒸肌瘦，颊赤口干，日晚潮热，夜有盗汗，五心烦躁。大病瘥后，余毒不解。

犀角　地骨皮　秦艽　麦门冬（去心）　枳壳（煨）　大黄（煨）　柴胡　茯苓　赤芍药　桑白皮　黄芪　人参　鳖甲（醋炙）　知母（各等分）

上锉散。每服二钱，水一盏，陈青蒿少许煎，温服。加桃枝三寸亦可。疳病热似骨蒸者，及久病后或虚热时复来作者用，疟疾亦用。有痰加半夏。

13. 黄芪汤(《普济方·卷三十三·肾脏门·精极》)

治精极肾气内伤，梦泄盗汗，小便余沥，阴痿湿痒，小腹强急。

黄芪　人参　赤芍药　桂　地骨皮　五味子（各一两）　白茯苓　防风　陈皮（去白，各半两）　甘草（炙）　磁石（醋煅）　牡蛎粉（各一钱）

上粗捣筛。每服三钱，水一盏，生姜五片，枣二枚擘破，煎至七分去滓，空心温酒服。

14. 菟丝子丸(《普济方·卷二百十九·诸虚门·补虚益血》)

治精血不足，筋骨无力，怔忡盗汗，梦遗失精。

鹿角霜　菟丝子（酒浸一宿，另捣，焙干）　熟地黄（洗，焙）　柏子仁（另研，各五两）

上件为细末，炼蜜为丸如桐子大。每服五十丸，温酒下，空心。

15. 生地黄煎丸(《普济方·卷二百三十六·劳瘵门·骨蒸》)

治骨蒸劳疾烦热，口干颊赤，咳嗽寒热，盗汗，四肢干瘦，宜服。

牛膝（四两，去苗）　生干地黄汁（一升）　青蒿（一升汁）　生姜汁（一合）　童子小便（三升）　生干地黄（四两）　桃仁（三两，去皮尖，研如膏，同煎药六味于石锅子内，慢火熬令烂，研取汁，去滓，入蜜半斤，更熬如膏）　川大黄（一两，锉碎，微炒）　鳖甲（二两，涂醋炙令黄，去裙襕）　赤茯苓（三分）　胡黄连（三分）　犀角屑　知母　枳壳（麸炒微黄，去瓤）　龙胆（去芦头）　木香　黄芩　地骨皮　桔梗（去芦头）　桑根白皮（锉）　赤芍药　当归（各二分）　麝香（半两，细研）　秦艽（一两，去苗）　胡（一两，去苗）

上为末，入麝香令匀，用前捣和，五七百杵，丸如桐子大。每服食前以温酒下三十丸，清粥饮下亦得。忌炙爆油腻、面、苋菜。

16. 生地黄鸡方(《普济方·卷二百五十八·食治门·食治腰脚疼痛》)

治腰背痛，骨髓虚，不能久立，身重气乏，盗汗少食，时复吐利。

生地黄（八两）　饴糖（五两）　乌鸡（一只）

上先将鸡去皮毛及肠脏，细切地黄，与糖相和，纳鸡腹中，铜器贮之，复置甑中蒸饭熟药成。取食之，勿用盐醋，食肉尽，即饮铜器中药汁。

17. 秦艽鳖甲散(《奇效良方·卷之二十二·痨瘵门·痨瘵通治方》)

治气血劳伤，四肢倦怠，面黄肌瘦，骨节烦疼，潮热盗汗，咳嗽痰唾，并皆治之。

秦艽　鳖甲（去裙襕，醋炙）　荆芥（去梗）　天仙藤　青皮　贝母（去心）　前胡（去芦）　柴胡（去芦）　白芷　陈皮（去白）　干葛　甘草（炙，各一钱）　肉桂（去皮）　羌活（各半钱）

上作一服，水二盏，生姜三片，煎至一盏，食后服。

18. 参芪散(《奇效良方·卷之二十二·痨瘵门·痨瘵通治方》)

治劳瘵嗽喘，咯血声嘎，潮热盗汗。

人参　北五味子　杏仁（去皮尖）　防风　羌活　款冬花　桑白皮（炒，各半钱）　明阿胶（炒）　柴胡　白茯苓　黄芪（蜜炙）　紫菀茸　当归　川芎　半夏（制）　贝母（去心）　枳壳（麸炒）　秦艽（洗）　桔梗　甘草（炙，各八分）　鳖甲（去裙襕，米醋炙黄，一钱）

上作一服，水二盏，生姜三片，红枣二枚，煎至一盏，食后服。

19. 青蒿散(《奇效良方·卷之二十二·痨瘵门·痨瘵通治方》)

治劳瘵嗽喘，咯血声嘎，潮热盗汗。

人参　北五味子　杏仁（去皮尖）　防风　羌活　款冬花　桑白皮（炒，各半钱）　明阿胶（炒）　柴胡　白茯苓　黄芪（蜜炙）　紫菀茸　当归　川芎　半夏（制）　贝母（去心）　枳壳（麸炒）　秦艽（洗）　桔梗　甘草（炙，各八分）　鳖甲（去裙襕，米醋炙黄，一钱）

上作一服，水二盏，生姜三片，红枣二枚，煎至一盏,食后服。

20. 人参五味子散(《奇效良方·卷之二十二·痨瘵门·痨瘵通治方》)

治男女老稚诸虚百损,气血劳伤,涎喘咳嗽,或嗽咯血,寒热往来,夜有盗汗,羸瘦困乏,一切虚损。

人参　五味子　桔梗　当归(焙)　白术　白茯苓　熟地黄　甘草(炙,以上各半两)　黄芪　桑白皮(炒)　枳壳(去穰麸炒)　柴胡(去苗)　前胡(去苗)　地骨皮　陈皮(以上各三分)

上吹咀。每服三钱,水一盏半煎至五分,去滓,食后温服,日三服。如烦渴,加乌梅、青蒿同煎,咳脓血加知母、阿胶同煎,尤妙。

21. 心肾丸(《奇效良方·卷之三十四·遗精白浊门·遗精白浊通治方》)

治水火不既济,心下怔忡,夜多盗汗,便赤梦遗。

牛膝(去苗,酒浸)　熟地黄　苁蓉(二两,酒浸)　菟丝子(酒浸碾,三两)　鹿茸(去毛,酥炙)　附子(炮,去皮脐)　人参(去芦)　黄芪(去芦,蜜炙)　五味子　茯神(去木)　山药(炒)　当归(去芦,酒浸)　龙骨(煅)　远志(用甘草水煮,剥去心,姜汁炒,各一两)

上为细末,酒煮糊为丸如梧桐子大。每服七十丸,空心用枣汤送下。

22. 大建中汤(《奇效良方·卷之四十四·自汗盗汗通治方》)

治虚热盗汗,百节酸疼,腰痛,肢体倦怠,日渐羸弱,口苦舌涩,心怔短气。

绵黄芪(炙)　远志(灯心煮,去心)　当归(酒洗)　泽泻(以上各二钱)　白芍药　龙骨(煅)　人参(以上各一钱半)　甘草(一钱,炙)

上作一服,水二盏,生姜五片,煎至一盏,食前服。气弱加炮附子二钱,腰痛筋急加官桂去皮一钱。

23. 四白散(《奇效良方·卷之四十四·自汗盗汗门附论》)

治男子妇人血虚发热,夜多盗汗,羸瘦,脚痛不能行。

白术　白扁豆　藿香　益智　厚朴　黄芪　陈皮(以上各一两)　白茯苓　人参　半夏　乌药　白豆蔻　甘草(以上各半两)　芍药(一两半)　檀香　沉香(各二钱半)

上锉碎。每服三钱,水二盏,生姜三片,枣一枚,煎至一盏,去滓,食前温服。

24. 当归六黄汤

1)《医便·卷三·秋月诸症治例》

盗汗阴虚,宜当归六黄汤主之,乃治盗汗之圣药也。

当归　生地黄　熟地黄(各一钱)　黄连(炒)　黄柏(炒)　黄芩(炒,各八分)　黄芪(一钱半)　牡蛎(煅,五分)

上用水二钟,煎一钟,临卧通口服。

2)《成方切用·卷一下·理血门》

治阴虚有火,盗汗,发热。

当归　生地黄　熟地黄　黄芩　黄柏　黄连(等分)　黄芪(加倍)

本汤加麻黄根,治盗汗甚捷,盖其性能行周身肌表,引诸药至卫分而固腠理也。《准绳》曰:阴虚阳必凑,故发热盗汗,宜当归六黄汤加地骨皮。

25. 柴前梅连散(《医方考·卷三·虚损劳瘵门第十八》)

风劳骨蒸,久而不瘥,咳嗽吐血,盗汗遗精,脉来弦数者,此方主之。

柴胡　前胡　乌梅　胡黄连(各三钱)　猪胆(一枚)　猪髓(一条)　韭白(五分)　童便(二盏)

26. 滋阴降火丸(《仁术便览·卷三·虚损》)

生精益血,升降水火。治自汗,盗汗,虚损尤妙。

当归(四两,全用,酒浸三日,晒干,切)　白芍药(四两,酒浸一日夜,炒)　川芎(南大者)　南知母(去毛,同黄柏制)　黄柏(八两,酒浸二两,盐水浸二两,人乳浸二两,蜜水浸二两)　熟地黄(怀庆者,八两,四两同砂仁二两,入苦酒二壶同煮酒干,去砂仁,四两同茯苓二两、苦酒二壶同煮,去茯苓)

上为细末,炼蜜为丸梧子大。每服百丸,空心淡盐汤下。作煎药服,尤好。头眩晕加玄参、天麻;酒多发渴加葛根、麦冬;有痰加前胡、天花粉;倦怠加白术、茯苓。

27. 正气汤(《祖剂·卷之三》)

治阴虚有火,令人盗汗。

黄柏(炒)　知母(炒,各一钱五分)　甘草

(炙,五分)

水煎服。

28. 补骨脂丸(《祖剂·卷之四》)

治下元虚败,脚手沉重,夜多盗汗,纵欲所致,此药壮筋骨,益元气。

补骨脂(四两,炒香) 菟丝子(四两) 酒蒸胡桃肉(一两,去皮) 乳香 没药 沉香(各研,二钱半)

炼蜜丸如梧子大。每服二三十丸,空心盐汤,温酒任下,自夏至起,至冬至止,日一服。

29. 六味地黄丸(《古今名医方论·卷四》)

主治肾精不足,虚火炎上,腰膝痿软,骨热酸疼,足跟痛,小便淋秘或不禁,遗精梦泄,水泛为痰,自汗盗汗,亡血,消渴,头目眩晕,耳聋,齿摇,尺脉虚大者。

熟地黄(八两) 山茱萸(四两) 白茯苓 干山药(各四两) 牡丹皮(三两) 泽泻(二两)

上为末,炼蜜丸如桐子大,空心淡盐汤下。

30. 加减逍遥散(《济世神验良方·女科门》)

治脾虚发热,或潮热,或自汗盗汗,或头痛目涩,或怔忡不宁,颊赤口干,或月水不调,或肚腹作痛;或小腹重坠,水道涩痛,或肿痛出脓,内热作渴。

当归(酒洗) 白芍(酒洗) 白术(土炒) 柴胡(酒炒) 白茯苓(以上各一钱)

甘草(炙)五分,煨姜一片,薄荷少许共煎服。发热加地骨皮、知母;手颤抖,加防风、荆芥、薄荷;咳嗽,加五味子、紫菀;气恼、胸膈痞闷,加枳实、青皮、香附;吐痰,加半夏、贝母、栝蒌仁;饮食不消,加山楂、神曲;发渴,加麦门冬、天花粉;胸中发热,加黄连、栀子;心慌心跳,加酸枣仁、远志肉;久泻,加黑姜;遍身痛,加羌活、防风、川芎;吐血,加阿胶、生地、丹皮;自汗,加黄芪、酸枣仁;左腹血块,加三棱、莪术、桃仁、红花;右腹气块,加木香、槟榔;怒气伤肝,眼目昏花,加龙胆草、黄连、栀子、白豆蔻;经闭,加桃仁、红花、苏木;小腹痛,加延胡索、香附米。

31. 血虚面色黄瘦方(《大小诸证方论·傅青主先生秘传杂症方论》)

治出汗盗汗,夜卧常醒,不能润色以养筋是也。

熟地(一两) 麦冬(三钱) 当归(五钱)

桑叶(十片) 枸杞(三钱) 茜草(一钱)

水煎服。

32. 逍遥散

1)《良朋汇集经验神方·卷之四·虚劳门》

治妇人肝脾血虚发热,或潮热,或自汗盗汗,或头疼目眩,或怔忡不宁,烦热口干,或月经不调,或肚腹作疼,小腹肿坠,水道涩痛,或肿出脓,内热作渴。

当归 白芍(炒) 白术(酒炒) 白茯苓 柴胡(酒炒,各一钱) 炙甘草(五分)

水二钟,煨姜三片,薄荷少许,煎八分服。

2)《凌临灵方·奇正方·正文·附方》

治血虚劳倦,五心烦热,肢体疼痛,头目昏重,心怯颊赤,口干咽燥,发热盗汗,寒热如疟;又疗室女血弱,荣卫不和,痰嗽潮热,肌体羸瘦,渐成骨蒸。

茯苓(一钱) 白术(六分) 当归(六分) 芍药(八分) 柴胡(一钱) 甘草(二分)

上六味,以水二合煎取一合顿服。

33. 六味地黄汤

1)《吴氏医方汇编·第一册·百会疽》

治肾经不足,发热作渴,小便淋秘,气壅痰嗽,头目晕眩,眼花耳聋,咽干舌痛,牙齿不固,腰膝痿软,自汗盗汗,诸血失音,水泛为痰,血虚烦躁,痈疽回阳,足跟作痛等。

大熟地(九蒸晒,四钱) 杭萸肉(酒润去核,二钱) 山药(二钱,炒) 粉丹皮(钱半,酒洗) 白茯苓(乳制,钱半) 泽泻(去毛,焙干,一钱半)

炼蜜为丸,盐汤送下。

2)《不知医必要·培补药方》

治肾水亏损,小便淋闭,阴虚发热,自汗盗汗。此实壮水制火之方,火衰者勿服。

熟地(四钱) 山药(二钱) 萸肉 白茯苓 泽泻(盐水炒) 丹皮(各一钱五分)

加肉桂四分,北味五分,治虚火上炎,发热作渴,口舌生疮,或牙根溃烂,咽喉疼痛,寝汗憔悴等症。

34. 左归丸(《成方切用·卷二上·补养门》)

治真阴肾水不足,不能滋养营卫,渐至衰弱。或虚热往来,自汗盗汗;或神不守舍,血不归原;或遗淋不禁,或口燥舌干,或腰酸腿软,或昏晕眼花,耳聋。凡精髓内亏,津液枯竭等证,俱宜速壮水之主,以培左肾之元阴,而精血自充矣,此方主之。

大怀熟(八两) 山药 萸肉 枸杞 菟丝子(制) 鹿角胶(敲碎,炒珠,四两) 牛膝(酒洗蒸熟,三两,精滑者不用) 龟胶(切碎,炒珠,四两,无火者不用)

丸法如前。每食前,滚清汤,或淡盐汤,送下百余丸。如纯阴失守,虚火上炎者,宜用纯阴至静之剂,于本方去鹿胶、枸杞,加女贞子、麦冬三两。如火烁肺金,干枯多嗽者,加百合三两。如气虚者,加人参三四两。如大便燥结,去菟丝子,加肉苁蓉三两。如血虚微滞,加当归四两。如腰膝酸痛,加杜仲三两,盐水炒用。如脏平无火,而肾气不充者,加破故纸三两,莲肉(去心)、胡桃肉各四两,龟胶不必用。上凡五液,皆主于肾,故凡属阴分之药,无不皆走肾。有谓必须导引者,皆见之不明尔。

35. 四阴煎(《成方切用·卷二上·补养门》)

此保肺清金之剂,故曰四阴。治阴虚劳损,相火炽盛,津枯烦渴,咳嗽吐衄,多热等证。

生地(三四钱) 麦冬 芍药 百合(二钱) 生甘草(一钱) 沙参(二钱) 茯苓(钱半)

如夜热盗汗,加地骨皮一二钱。如痰多气盛,加贝母二三钱,阿胶一二钱,或天花粉亦可。如金水不能相滋而干燥者,加熟地三五钱。如多汗不眠,神魂不宁,加枣仁二钱。如多汗兼渴,加五味十四粒。如热甚者,加黄柏一二钱,盐水炒用,或元参亦可,但分上下用。如血少经迟,枯涩不至者,加牛膝二钱。如血热吐衄,加茜根二钱。如多火便燥,或肺干咳咯者,加天冬二钱,或加童便亦可。如火载血上行者,去甘草,加炒山栀一二钱。

36. 疳劳丸(《名家方选·内因病·虚劳》)

治疳劳初发,咳嗽,盗汗,黄瘦。

茶毗处煤(七钱) 甘草(三钱) 麝香(二分)

上三味糊丸,空心黄蓍汤送下,十五岁以上,每服七分,日二夜一,小少减之。

37. 黄芪六一汤(《古方汇精·卷一·内症门》)

治阴阳俱虚,盗汗等症。

炙黄芪(六钱) 炙甘草(一钱)

白水煎,食远服。

38. 芎归养荣汤(《春脚集·卷之二·颈项部》)

治瘰疬流注,及一切不足之症,不作脓,或已溃不敛,或身体发热恶寒,肌肉消瘦,饮食少思,睡卧不宁,盗汗自汗,惊悸恍惚,并皆治之。

人参(一钱) 归身(二钱) 黄芪 白术 川芎 白芍 熟地(各一钱) 五味子 麦冬 远志 甘草 茯苓(各五分) 丹皮 砂仁(各三分)

姜三片,枣二枚,水煎空心服。

39. 酸枣仁汤(《诊验医方歌括·上·劳伤》引《金匮》)

治虚劳,虚烦不得眠及盗汗。

酸枣仁(二升) 甘草(一两) 知母(二两) 茯苓(二两) 川芎(一两)

40. 胜金丹(《太医院秘藏膏丹丸散方剂·卷一》)

治妇人月水不调,或过期不来,或崩漏不止,下焦虚冷,久无子嗣,或血癖气积,不时作痛,四肢浮肿,呕吐恶心,虚烦劳倦,面色萎黄,赤白带下,或如烂肉,盗汗不止,血劳虚劳,骨蒸潮热,积年血风,脚手麻木,半身不遂,及室女虚伤劳弱,经脉不调,并宜服之。

香附(一斤,分七份,酒醋浸七日) 甘草(七钱五分) 赤芍(一两五钱) 白芍(一两五钱) 川芎 当归 白芷(各一两五钱) 熟地(四两五钱) 白薇(四两) 藁本(三两) 茯苓 丹皮 牛膝(各二两五钱) 桂心(三两五钱)

上十四味,俱用好酒浸七日,晒干为末,听用。每料用酒醋各一斤。

赤石脂(二两) 白石脂(二两)

此二味用醋浸三日,火煅,淬七次,晒干为末,入前药内。

乳香 没药(各一两) 朱砂 琥珀(各五分)

上四味,用好黄酒二两研成膏,入前药内,加蜜为丸如桐子大。每服二丸,空心温酒送下,滚水亦可。

41. 天王补心丹(《太医院秘藏膏丹丸散方剂·卷一》)

治劳神过度,长夜不眠,耗损精血,梦寐不安,遗精便浊,自汗盗汗,四肢无力,遍身酸软,不思饮食,一切等症。盖因水不升,火不降之故耳。

生地(四两) 天冬 麦冬 柏子仁 枣仁 当归 五味子(各一两) 人参 远志 甘草(炙) 茯苓 元参 丹参 石菖蒲 桔梗(各五钱) 黄连(一两五钱)

共为细末,炼蜜为丸。每服一丸,临卧灯心圆皮汤送下。

42. 知柏地黄丸(一名**滋阴地黄丸**)(《太医院秘藏膏丹丸散方剂·卷二》)

治下元虚损,心肾不交,腰疼耳鸣,小便频数,心火不降,肾水不生,不能既济而形体瘦弱,精神困倦,潮热往来,遗精便血,自汗盗汗,虚烦消渴,淋漓等症,并皆治之。

熟地(八两) 山萸(四两,炒) 山药(四两,炒) 丹皮(三两,酒洗) 茯苓(三两) 泽泻(三两) 盐柏(二两) 知母(二两)

共为细末,炼蜜为丸如梧桐子大。每服二钱,空心淡盐汤送下,滚白水亦可。常服补肾养血,固本培元。此药降无根之虚火,滋肾水之圣药也。忌猪血、萝卜、烧酒等物。

43. 麦味地黄丸(《太医院秘藏膏丹丸散方剂·卷二》)

治肾水不足,虚火上炎,消渴饮水,五心烦热,心火不降,阴水不升,咳嗽痰血,五脏各损,腰痛耳鸣,眼目昏花,四肢无力,盗汗遗精等症。

大熟地(八两) 山药(四两) 丹皮(三两) 白茯苓(三两) 山萸肉(四两) 泽泻(三两) 寸冬(二两) 五味子(二两)

共为细末,炼蜜为丸,如梧桐子大。每服二钱或三钱亦可,盐汤送下。忌萝卜、烧酒等热物。

44. 清离滋坎丸(《太医院秘藏膏丹丸散方剂·卷四》)

治虚劳烦瘵,发热咳嗽,吐痰喘急,自汗盗汗,五心烦热,吐血衄血,咽疮声哑,夜梦遗精,耳聋眼花等症。

生地黄(一两) 熟地黄(一两) 麦门冬(一两,去心) 天冬(一两,去心) 白芍(一两,酒炒) 白茯苓(一两) 牡丹皮(六钱,酒洗) 当归(一两,酒洗) 山茱萸(一两,酒蒸去核) 山药(一两,炒) 白术(一两,土炒) 泽泻(五钱,去毛) 黄柏(五钱,盐水炒) 知母(五钱,盐水炒) 甘草(三钱,炙)

上为细末,蜜水为丸如梧桐子大。每服一钱五分或二钱,食远白滚水送下。

45. 何人饮(《医方絜度·卷一》)

主疟久元亏,心肾不交,不寐,盗汗,夜热。

何首乌(捣,四钱) 人参(一钱五分)

水煎服。

46. 三才汤(《医方絜度·卷一》)

主阴亏内热,自汗,盗汗,夜热,目眩,干咳。

天门冬(二钱) 人参(三钱) 生地黄(四钱)

水煎服。

47. 柴胡地骨汤(《医方絜度·卷二》)

主阴气素亏,热入骨髓,骨蒸内热,盗汗,口糜,牙宣。

银柴胡 地骨皮(各一两)

水煎服。

48. 清骨散(《医方絜度·卷三》)

主骨蒸,夜热有汗,盗汗。

银柴胡 秦艽 地骨皮 青蒿 甘草(各等分)

为末,鳖甲三钱,煎汤调服。

49. 柴胡人参汤(《医方絜度·卷三》)

主阴虚内热,骨蒸盗汗。

银柴胡 人参(各五钱)

水煎服。

50. 华佗治骨蒸神方(《华佗神方·卷四》)

治初者盗汗,后则寒热往来,渐增咳嗽,面色苍白,两颊有时赤如胭脂。此病不治者多。

青葙苗(六月六日采) 知母 黄连 大黄 栀子仁 栝蒌 常山 蕤藙(各八分) 苦参皮(十二分) 甘草(炙) 蜀漆(洗,各五分)

上捣末,蜜和丸如梧子。饮服五丸,渐加至十五丸,日再,以知为度。

(三)治阳虚盗汗方

1. 养正丹(《叶氏录验方·中卷·癇冷》)

祛邪辅正,助阳接真。治元气虚亏,阴邪交荡,正气无常,上盛下虚,气不升降,呼吸不足,头旋气短,心神怯弱,梦寐惊悸,遍体盗汗,腹痛腰疼,或虚烦狂言,口干上喘,翻胃吐食,霍乱转筋,咳逆不定。又治中风涎潮,不省人事,阳气欲脱,四肢厥冷,如伤寒,阴盛,自汗,唇青,脉沉最宜服之。

硫黄(研细) 黑锡(去滓净秤,同水银结沙

子) 水银 朱砂(细研,各一两)

上用建盏一只,火上熔黑锡成汁,次下水银,以柳枝子搅匀,次下朱砂搅,令不见星子,放下少时,放入硫黄末,急搅成汁和匀,如有焰,以醋洒之,候冷取出研细,用糯米粉煮糊,丸如绿豆大。每服二十九至三十丸,盐汤下。此药升降阴阳,既济水火,空心,食前。

2. 参附汤(《严氏济生方·诸虚门·虚损论治》)

治真阳不足,上气喘急,自汗盗汗,气虚头晕,但是阳虚气弱之证,并宜服之。

人参(半两) 附子(炮,去脐,一两)

上㕮咀,分作三服,水二盏,生姜十片,煎至八分,去滓,食前温服。

3. 除湿汤(《普济方·卷一百十八·寒暑湿门·中湿》)

治一切中湿自汗,淅淅恶风,翕翕发热,阳虚自汗,呼吸少气,风湿风温,表实里虚,表虚里实,腠理开疏,气道壅塞,虚汗盗汗,目黄身肿,小便不利,胸膈溢满,腰疼体痛,呕吐涎沫。

白术 白茯苓 苍术(米泔浸) 藿香叶(去土) 甘草 橘红 厚朴 半夏(各一两) 附子(六钱,炮) 生姜(二两)

上厚朴、半夏、生姜一处捣作饼子焙干,同众药为粗末。每服三钱,水二盏,姜十大片,煎至一盏,不拘时服。

4. 黄芪丸(《普济方·卷一百七十五·积聚门·痃癖不能食》)

疗风虚盗汗,不能食,腹内有痃癖气满。

黄芪 鳖甲(炙,各五分) 白术 茯苓 槟榔子 人参(各六分) 白薇 桂心 橘皮(各三分) 牡蛎(熬) 干姜 枳实(炙) 当归 前胡 附子(炮,各四分)

上捣筛,蜜和为丸如梧桐子大。每服十五丸,酒下,日再服,加至二十丸。忌桃、李、雀肉、醋物、猪肉、冷水、生葱、苋菜等。

5. 玉霜丸(一名张走马玉霜丸)(《奇效良方·卷之二十一·诸虚门·诸虚通治方》)

治男子元阳虚损,五脏气衰,夜梦遗泄,小便白浊,脐下冷痛,阳事不举,久无子息,渐至羸瘦,变成肾劳,眼昏耳鸣,腰膝酸疼,夜多盗汗,并宜服之,自然精元闭固,内施不泄,留浊去清,精神安健。如妇人子宫久冷,月水不调,赤白带漏,面生野黡,发退不生,肌肉干黄,容无光泽,并宜服之。

大川乌(用蚌粉半斤同炒候裂,去蚌粉不用) 川楝子(取肉,麸炒,各八两) 破故纸(炒) 巴戟(去心,各四两) 茴香(焙,六两)

上为细末,酒煮面糊和丸如梧桐子大。每服三五十丸,空心用温酒或盐汤送下。

6. 牡蛎散(《奇效良方·卷之二十一·诸虚门·诸虚通治方》引《三因》)

治诸虚不足,及新病暴虚,津液不固,体常自汗,亦治盗汗不止。

黄芪 麻黄根 牡蛎(煅,研,各等分)

7. 黄芪汤(《奇效良方·卷之二十一·诸虚门·诸虚通治方》引《济生》)

治喜怒惊恐,房室虚劳,致阴阳偏虚,或发厥自汗,或盗汗不止。

黄芪(去芦,蜜水炙,一两半) 白茯苓(去皮) 熟地黄(酒蒸) 肉桂(不见火) 天门冬(去心) 麻黄根 龙骨(各一两) 五味子 小麦(炒) 防风(去芦) 当归(去芦,酒浸) 甘草(炙,各半两)

上锉散。每服四钱,生姜五片煎,不拘时候。发厥自汗加熟附子,发热自汗加石斛。未效,或多吃面食则安。

8. 金锁正元丹(《医方选要·卷之六·遗精白浊门》)

治真气不足,元脏虚弱,饮食减少,恍惚多忘,气促喘乏,夜多异梦,心忪盗汗,小便滑数,遗精白浊;一切元脏虚冷之病,并宜治之。

五味子 茯苓(各八两) 紫巴戟(去心,十六两) 补骨脂(酒炒,十两) 肉苁蓉(洗,焙干) 胡芦巴(炒,各一斤) 龙骨 朱砂(另研,各三两)

上为细末,酒糊为丸如梧桐子大。每服十五丸至二十丸,空心温酒、盐汤任下。

9. 辰砂既济丸(《万氏家抄济世良方·卷二·梦遗》)

治元阳虚惫,精气不固,梦遗盗汗。

黄芪(盐水炒) 人参 枸杞 当归(酒洗) 山药 锁阳 败板(酥制) 牡蛎(酒浸一宿煅,各二两) 熟地(四两,酒洗) 牛膝(酒洗,

一两半）　知母（酒炒，两半）　破故纸（盐水炒，一两二钱）　黄柏（酒炒，六钱）

上为末，白术半斤，水八碗煎至一半，取渣再换水煎至二碗，成膏和丸如桐子大，辰砂为衣。空心盐汤下七十丸。

10. 姜附汤（《吴氏医方汇编·第三册·托里之剂》）

治疮疡真阳亏损，或误行汗下，或脓血出多，以致上气喘急，自汗盗汗，气短头晕。

人参（一两或二两俱可）　附子（炮，一两）　干姜（炒）　白术（各五钱）

分二剂水煎。

11. 治阳虚盗汗验方（《本草单方·卷三·喘》）

治阳虚气喘，自汗盗汗，气短头晕。

人参（五钱）　熟附子（一两）

分作四贴，每贴以生姜十片，流水两盏，煎一盏，食远温服。

（四）治小儿盗汗方

1. 犀角散

1）《太平圣惠方·卷第八十三·治小儿盗汗诸方》

治小儿盗汗，体热咽干。

犀角屑　茯神　麦门冬（去心，焙）　黄芪（锉）　人参（去芦头，以上各半两）　甘草（一分，炙微赤，锉）

上件药，捣粗罗为散。每服一钱，以水一小盏煎至五分，去滓，不计时候温服，量儿大小，以意分减。

治小儿盗汗，体热瘦瘁多惊。

犀角屑（二分）　茯神（一两）　麦门冬（一两半，去心，焙）　甘草（半两，炙微赤，锉）　白术　龙齿（一两）

上件药，捣粗罗为散。每服一钱，以水一小盏煎至五分，去滓，不计时候温服，量儿大小，以意加减。

治小儿盗汗，肌瘦。

犀角　鳖甲（酥炙）　柴胡（各半两）　知母（半两）　地骨皮　胡黄连（各一两）　大黄　桃仁（各半两）

上咬咀。每服三岁儿一钱，水半盏煎至三分，去滓，温服，不拘时候，大小以意加减。

2）《博济方·卷四·杂病》

治小儿骨热，晚后多发热，面赤，五心烦闷，四肢无力，饮食减少，夜多盗汗，面色萎黄。

犀角末　柴胡（去芦）　枳壳面（炒）　麦门冬（去心）　茯苓（去皮）　芍药　大黄　桑白皮　人参（以上，各一分）　黄芪　鳖甲（一个，醋炙令黄）

上十一味同为细末。每服半钱，用桃仁九个，浆水煮麦门冬一十九个，去心，其桃仁同研令细，入水一盏，与药同煎，至六分，去滓温服，早晚各一服。亦治大人盗汗。

2. 黄芪散

1）《太平圣惠方·卷第八十三·治小儿盗汗诸方》

治小儿体热盗汗，心烦，不欲乳食。

黄芪（半两，锉）　朱砂（半两，细研，水飞过）　龙脑（一钱，细研）　人参（去芦头）　川升麻　川大黄（锉，微炒）　甘草（炙微赤，锉）　天竹黄　牡蛎粉（以上各一分）

上件药，捣细罗为散，不计时候，煎竹叶汤调下半钱，量儿大小，加减服之。

2）《普济方·卷三百九十·婴孩心腹痛等疾门·盗汗》

治小儿荣卫不和，肌瘦盗汗，骨蒸多渴，不思乳食，腹满泄泻，气虚少力。

沉香　黄耆（炙）　人参　当归　赤芍药（各一两）　木香　桂心（各半两）

上咬咀。每服一钱，生姜二片，枣子半个，水半盏，煎至三分，去滓温服。

3. 龙骨散（《太平圣惠方·卷第八十三·治小儿盗汗诸方》）

治小儿夜后常有盗汗，黄瘦。

白龙骨　牡蛎粉　黄芪（锉）　人参（去芦头）　麻黄根　熟干地黄　甘草（炙微赤，锉，以上各半两）　麦门冬（一两，去心，焙）

上件药，捣粗罗为散，每服一钱，以水一小盏，煎至五分，去滓，不计时候温服，量儿大小，以意加减。

4. 麻黄根散

1）《太平圣惠方·卷第八十三·治小儿盗汗诸方》

治小儿盗汗不止，咽喉多干，心神烦热。

麻黄根　败蒲灰　麦门冬(去心,焙)　黄芪(锉)　龙骨　甘草(炙微赤,锉,以上各半两)

上件药,捣粗罗为散。每服一钱,以水一小盏煎至五分,去滓,不计时候温服,量儿大小,以意加减。

2)《普济方·卷三百九十·婴孩心腹痛等疾门·盗汗》

治小儿盗汗。

麻黄根　雷丸　牡蛎(火煅过,各一两半)　甘草(炙,一两)　干姜(炮,半两)　梁粮(一半升)

上六味。捣罗为散,以粉儿身体及头,甚验。

5. 犀角汤(《圣济总录·卷第一百七十九·小儿盗汗》)

治小儿盗汗,睡中惊啼。

生犀角屑(三分)　茯神(去木,一两)　麦门冬(去心,焙,一两半)　白术(一分)　甘草(炙,锉,半两)

上五味,粗捣筛。每服二钱匕,以水一小盏煎至五分,去滓分温二服,食后临卧,量儿大小加减。

6. 故扇散(《圣济总录·卷第一百七十九·小儿盗汗》)

治小儿盗汗。

故扇(烧灰,一分)　麻黄(取根节,三分)

上二味,捣罗为散,每服半钱匕,乳汁调下,量儿大小加减。

7. 柴胡秦艽汤(《圣济总录·卷第一百七十九·小儿盗汗》)

治小儿盗汗。

柴胡(去苗)　秦艽(去苗、土)　常山　贝母(去心)　甘草(微炙)　乌梅肉(焙干)　山栀子仁　豉　鳖甲(去裙襕,醋炙)　黄芩(去黑心,各一两)　生姜(切)　大黄(锉,炒,各半两)　桃枝(锉)　柳枝(锉)　葱白(切)　薤白(切,各一握)　糯米(半合)

上一十七味,粗捣筛。每服一钱匕,水半盏,酒二分,同煎至四分,去滓温服,早晨日午临卧各一。五岁以下,分作二服;二岁以下,分作三服。

8. 猪肚丸(《圣济总录·卷第一百七十九·小儿盗汗》)

治小儿骨蒸盗汗,乳食减少。

鳖甲(去裙襕,醋炙)　柴胡(去苗)　木香　青蒿(去茎)　生干地黄(焙,各一两)　黄连(去须,炒,二两)　青橘皮(去白,焙,半两)

上七味,捣罗为末,用一枝嫩小猪肚净洗,入药末在内系定,蒸令极烂,研和药末,丸如绿豆大。每服十丸,温水下,食前、日午、临卧日三,更看儿大小加减。

9. 青蒿煎丸(《圣济总录·卷第一百七十九·小儿盗汗》)

治小儿盗汗肌热。

青蒿(切,一斤)　甘草(炙,锉为末)　杏仁(汤浸去皮尖、双仁,炒研,各一两)　鳖甲(去裙襕,醋炙为末,一两半)　柴胡(去苗,为末,一两)　白蜜(二分)

上六味,用童子小便五升,先煎青蒿取一升,去滓更煎令如稀饧,入酥少许,及蜜诸药末等,熬成煎,丸如绿豆大。每服十五丸至二十丸,空心熟水下,更量儿大小加减。

10. 地骨皮汤(《圣济总录·卷第一百七十九·小儿盗汗》)

治小儿骨蒸壮热,肌肉减瘦,多困少力,夜多盗汗。

地骨皮　秦艽(去苗、土)　柴胡(去苗)　枳壳(去瓤麸炒)　知母(焙)　当归(切,焙)　鳖甲(去裙襕,醋炙)

上七味等分,粗捣筛。每服一钱半匕,水八分,入桃柳心各五枚,姜二片,乌梅半枚,同煎至四分,去滓温服,空心、临卧各一,五岁以下,分作二服。

11. 鳖甲柴胡煎丸(《圣济总录·卷第一百七十九·小儿盗汗》)

治小儿骨蒸,肌瘦盗汗。

鳖甲(九肋者一枚,去裙襕,醋炙)　柴胡(去苗,二两)　甘草(炙)　杏仁(汤浸去皮尖、双仁,研)　桔梗(炒,各一两)　胡黄连(一分)　当归(切)　焙　地骨皮　赤芍药(各一两)　木香(半两)　黄连(去须,一分)　桂(去粗皮)　人参(一两)　麝香(少许,研)　酥　蜜(各三两)

上一十六味,除酥、蜜外,捣研为末。用青蒿一斤锉,童子小便五升,好酒一升,熬蒿至二升,去蒿入酥、蜜,再熬成煎,候冷入药末和丸如绿豆大。每服十丸,米饮下,日二服。如秋冬合时,更入桃柳心各七枚,宜与后方柴胡人参汤,相间服。

12. 柴胡人参汤(《圣济总录·卷第一百七十九·小儿盗汗》)

治小儿骨热盗汗,肌瘦减食。

柴胡(去苗)　人参　白茯苓(去黑皮)　当归(切)　桔梗　青橘皮(去白)　芍药　芎䓖　麦门冬(去心)　白术　升麻　桑根白皮　甘草(各一两)

上一十三味,并生锉如麻豆大。每服二钱匕,水一盏煎至六分,去滓分温二服。食后临卧,与前鳖甲柴胡煎丸相间服,速效。

13. 重汤丸(《圣济总录·卷第一百七十九·小儿盗汗》)

治小儿盗汗,潮热往来。

胡黄连　柴胡(去苗,等分)

上二味,捣罗为末,炼蜜和丸如鸡头实。每服二丸至三丸,银器内用酒少许化开,更入水五分,重汤上煮三二十沸,放温食后服,量儿大小加减。

14. 丹砂散(《圣济总录·卷第一百七十九·小儿盗汗》)

治小儿肌热盗汗。

丹砂(研,一两)　白矾(熬汁枯,研,二钱)

上二味,再同研匀细。每服半钱匕,薄荷自然汁调下。

15. 芎䓖汤(《圣济总录·卷第一百七十九·小儿盗汗》)

治小儿心热盗汗。

芎䓖　大黄(煨,锉)　羌活(去芦头)　甘草(炙,锉,各一两)

上四味,粗捣筛。每服二钱匕,水一中盏,入薄荷数叶,同煎至六分,去滓分温二服,量儿大小加减。

16. 生犀散(《太平惠民和剂局方·卷之十·治小儿诸疾》)

治小儿骨蒸肌瘦,颊赤口干,日晚潮热,夜有盗汗,五心烦躁,四肢困倦,饮食虽多,不生肌肉,及大病瘥后,余毒不解,或伤寒病后,因食羊肉,体热不除,并宜服之。

大黄(蒸,切,焙)　鳖甲(汤煮去裙襕,醋涂炙黄)　麦门冬(去心)　黄芪　秦艽(去苗并土)　羚羊角(镑)　桑白皮(锉)　人参　茯苓(去皮)　地骨皮(去土)　赤芍药　柴胡(去苗)　枳壳(去瓤麸炒)

上各等分,捣为粗末。每服二钱,水一盏,入青蒿少许,煎至六分,去滓温服,食后,儿小即分为二服。

17. 银枣汤(《杨氏家藏方·卷第十九·小儿下·诸热方八道》)

治小儿潮热往来,睡多盗汗,肌体羸瘦,久不瘥者。

麦门冬(去心)　地骨皮　远志(去心)　人参(去芦头)　白茯苓(去皮)　甘草(微炙)　防风(去芦头,以上七味各三钱)　紫石英　石膏　羚羊角(三味,各一钱)　龙齿(二钱)

上件㕮咀。每服二钱,水六分盏煎四分,去滓温服,乳食后、临卧。

18. 沉香黄芪散(《叶氏录验方·下卷·小儿方》)

治小儿盗汗。

沉香(锉,半两)　绵黄芪(蜜炙,锉,半两)　参(去芦,半两)　当归(洗焙,半两)　赤芍药(半两)　木香(二钱半)　桂心(二钱半)

上为细末。每服一大钱,水一小盏,姜二片,枣二个,同煎六分,去滓,食前温服。

19. 草果饮(《普济方·卷三百八十六·婴孩诸热疸肿门·寒热往来羸瘦》)

治小儿寒热盗汗,不思饮食,面黄腹急。

草果(一两)　厚朴(二两)　甘草　枣子(各半两)　生姜(四两,不去皮,同杵,淹一宿,焙)

上㕮咀。三岁一钱,水半盏煎至三分,去滓。一方治五疳,夜明砂为末,冷水调下半钱,即效。

20. 柴胡秦艽汤(《普济方·卷三百九十·婴孩心腹痛等疾门·盗汗》)

治小儿盗汗。

柴胡(去苗)　秦艽(去苗)　贝母(去心)　甘草(微炙)　乌梅肉(焙干)　山栀子仁　豉　鳖甲(去裙襕,醋炙)　黄芩(去黑心,各一两)　生姜(切)　大黄(锉,炒,各半两)　桃枝(锉)　柳枝(锉)　葱白(切)　薤白(切,各一握)　糯米(半合)

上粗捣筛。每服一钱,水半盏,酒二分,同煎至四分,去滓温服,早晨、日午、临卧各一。五岁以下分作二服,二岁以下分作三服。

21. 香瓜丸(《普济方·卷三百九十·婴孩心腹痛等疾门·盗汗》)

治小儿疳黄,盗汗,骨蒸潮热,腹大肌瘦。

胡黄连　大黄瓜(黄色者,一个)　柴胡　川大黄(湿纸裹煨至底焦)　鳖甲(醋炙黄)　黄柏(削去粗皮秤)　黄连　芦荟　青橘皮(各等分)

上除黄瓜外,同为细末,将黄瓜割去头,填入诸药至满,却盖口用杖子插定,慢火煨熟,将黄瓜及药同用面糊丸如绿豆大。每服三二丸,食后冷浆水或新水下,大者五七丸至十丸服。一方加木香、麝香少许,米汤下。

22. 麦煎散(《普济方·卷三百九十·婴孩心腹痛等疾门·盗汗》)

治小儿荣卫不调,夜多盗汗,四肢倦怠,消瘦面黄。

鳖甲(一两,酒醋炙三五十次,取净好醋再炙黄)　柴胡(去苗)　团参　秦艽(各一两)　干漆(炒)　白茯苓　人参　干葛　大川乌(炮,去皮,各半两)

上为末。每服半钱,水半盏,小麦三七粒,煎三分。

23. 香甲丸(一名沉香鳖甲丹)(《普济方·卷三百九十·婴孩心腹痛等疾门·盗汗》)

治小儿潮热盗汗,消瘦面黄,烦渴可食。

沉香　龙胆草　鳖甲(童子小便浸一宿炙)　当归　黄耆(蜜炙,各一两)　大黄(炒)　黄连(各半两)

上为末,白糊丸如小豆大。每服三十丸,看大小加减,米饮送下。一方用蜜和丸,麦门冬去心,煎汤送下。

24. 青蒿煎丸(《普济方·卷三百九十·婴孩心腹痛等疾门·盗汗》)

治小儿盗汗肌热。

青蒿(切,一斤)　甘草(炙,锉为末)　杏仁(汤浸去皮尖、双仁,各一两)　柴胡(去苗,为末,一两)　白蜜(二分)　鳖甲(去裙襕,醋炙为末,一两半)

上用童子小便五升,先煎青蒿取一升,去滓,更煎令如稀饧,入酥少许,及诸药末等熬成煎,丸如绿豆大。每服十五丸至二十丸,空心熟水下,更量儿大小加减。

25. 麻黄散(《普济方·卷三百九十·婴孩心腹痛等疾门·盗汗》)

治小儿盗汗日久,口干烦渴,消瘦少力。

人参　茯苓　黄耆(蜜炙)　龙骨　牡蛎(煅)　麻黄根

上等分为末。每服一钱,水半盏,生姜枣子,煎三分。

26. 升麻汤(《普济方·卷三百九十·婴孩心腹痛等疾门·盗汗》)

治小儿肌热盗汗,日渐消瘦,不食多渴。

升麻　绵黄耆(蜜炙)　人参(各一两)　熟干地黄　天竺黄　牡蛎(各半两,各研煅)

上件通拌匀为末。每服半钱至一钱,煎竹叶汤调下。一方竹叶少许,水煎服。

27. 鳖甲丸(一名苁蓉丹)(《普济方·卷三百九十·婴孩心腹痛等疾门·盗汗》)

治小儿久病盗汗,血少气虚,面色痿黄,骨蒸烦渴,日渐消瘦,情意不悦。

鳖甲(醋炙)　肉苁蓉(酒浸一宿,炙干,各一两)　当归　黄耆(蜜炙)　何首乌(各半两)

上为末,炼蜜丸如小豆大。每服三十丸,米汤下,食前。

28. 金瓜丸(《普济方·卷三百九十·婴孩心腹痛等疾门·盗汗》)

治小儿肌热盗汗,瘦弱,饮食不进,常服退肌热,肥孩儿,大有神效。

黄连　黄柏　青皮　甘草(各半两)

上为细末。入麝香半钱,取猳猪胆和酿在胆内,用浆水煮十余沸,取出东房山头挂一夜,第二日丸如绿豆大。每服十丸,加至二十丸,温米饮下,不拘时候。

29. 卫生方(《普济方·卷三百九十·婴孩心腹痛等疾门·盗汗》)

治疳热,肌瘦盗汗。

地骨皮(洗,四两)　生干地黄(三两)　白芍药(一两)　甘草(炙,半两)

上㕮咀。每服二钱,水一盏,小麦三十粒,煎至七分,去滓,不拘时候。

30. 团参汤(《普济方·卷三百九十·婴孩心腹痛等疾门·盗汗》)

1) 治盗汗,取敛心血。

人参(一两)　黄耆(三两)　甘草(半两)

上等分。㕮咀,姜三片,加麦麸煎服。

又方:罗参　白术　白茯苓　黄耆　当归　甘草

上㕮咀。各等分,姜三片。加麦麸煎服。

31. 丹砂散(《普济方·卷三百九十·婴孩心腹痛等疾门·盗汗》)

治小儿肌热盗汗。

丹砂(研,一两) 白矾(熬干枯研,二钱)

上再同研匀细。每服半钱,薄荷自然汁调下。

32. 重阳丸(《普济方·卷三百九十·婴孩心腹痛等疾门·盗汗》)

治小儿盗汗,潮热往来。

胡黄连 柴胡(去苗,等分)

上为末,炼蜜和丸如鸡子大。每服二丸至三丸,银器内用酒少许化开,入水五分,重汤上煮十二三沸,放温,食后服,量儿大小加减。

33. 治自汗方(《普济方·卷三百九十·婴孩心腹痛等疾门·盗汗》)

治小儿自汗。

白术(一分) 小麦(一撮)

上用同煮,去麦用白术为末,煎黄耆汤服之,以愈为度。

34. 止汗散(《普济方·卷三百九十·婴孩心腹痛等疾门·盗汗》)

治小儿喜汗,厚衣睡而额上汗出,及遍身自汗,肌肉虚也。

上用故蒲扇烧灰,如无扇,只将故蒲烧灰研细,服三钱,温酒调下,无时。

35. 麦麸散(《普济方·卷三百九十·婴孩心腹痛等疾门·盗汗》)

治小儿盗汗不止,日渐消瘦。

上麸皮炒黄为末。每服半钱,煎猪脊髓汤调下。

36. 虎杖散(《普济方·卷三百九十·婴孩心腹痛等疾门·盗汗》)

治实热盗汗。

用虎杖锉,水煎服。量多少与之,无时。一方为末,每服半钱,水半盏煎服。

37. 傅氏治婴方(《普济方·卷三百九十·婴孩心腹痛等疾门·盗汗》)

1) 治盗汗,补虚和阴阳,治伤寒自汗。

黄耆(一两) 白芍药(三两) 人参 熟地黄 甘草(炙,各半)

上咬咀。每服二钱,大麦同煎服之。

2) 治小儿虚汗,心惊恍惚而汗频流,体热心烦。

朱砂 黄耆 人参 升麻 天竺黄 牡蛎粉 龙胆草 甘草

上为末。每服半钱,淡竹叶煎汤调下。

38. 乌鸡丸(《扶寿精方·诸虚门》)

治童子室女身发热,吐血痰出,盗汗,少饮食,四肢无力,大人亦治。

人参 黄芪 白术 生地黄 当归 白芍药 秦艽 陈皮 软柴胡 银柴胡 前胡 胡黄连 黄芩 地骨皮 麦门冬 贝母 桑白皮 五味子 黄柏 知母(各一两)

上锉细片,用乌骨白鸡,耳有绿色,脑有金色者更佳。重一斤者,麻子喂七日,以索缢杀,去毛并内杂,纳药。用绿豆一斗五升浸湿铺入小甑内,三寸厚。又将青蒿四两衬之,放鸡在上,仍以绿豆盖之。蒸烂熟,将鸡拆碎,同药晒干,磨细,汤浸蒸饼,丸如梧桐子大。空心米汤下七十丸。古之一升,即今之一茶钟也。

39. 胡连丸(《良朋汇集经验神方·卷之四·盗汗门》)

治小儿盗汗神效。

柴胡 胡黄连(各等分)

为细末,蜜丸鸡头子大。一二三丸一服,放银器中黄酒化开,再入水五分,重汤煮二三十沸,温连药渣饮。病重者再一服效。

40. 益阴养荣膏(《古方汇精·卷四·儿科门·益阴养荣膏》)

治童子痨,初起发热咳嗽,阴虚盗汗,脾胃不香,遗精咯血等症。

密刺海参 大淡菜 建莲肉 南枣(各八两)

文武火熬,须昼夜不断火,俟成膏,去渣。每早用一大匙,开水化下,服尽一料,即愈。

41. 治小儿盗汗验方

1)《小品方·卷第八·治少小疾病诸丸散众方》

治小儿盗汗方。

麻黄根(三分) 故扇(烧作屑,一分)

冶合乳汁,饮三分匕,大人方寸匕,日三。

2)《史载之方·卷下·治痫诸方》

治小儿腹中有气不散,而脏腑微涩,夜有盗汗。

天麻(面裹,炮) 肉苁蓉(酒浸一宿) 熟干地黄(好者) 菟丝子(酒浸一宿) 山药 柏子

仁(各半两) 草薢 茯苓 白芍药 (各半两) 牛膝(去头,四分) 人参(七钱) 枳实(一分,面炒过) 木香(一钱半)

上为细末,捣薏苡仁为粉,煮作稀糊,丸如梧子大,阴干。每日空心,浓煎糯米汤入盐,下五十丸。

3)《叶氏录验方·下卷·小儿方》

治小儿虚汗盗汗惊汗。

上以草龙胆洗净为末,蜜丸如绿豆大。每十丸至二十丸,日午临卧,麦门冬熟水下。

4)《普济方·卷三百九十·婴孩心腹痛等疾门·盗汗》

治盗汗,外肾湿。

人参(一钱) 苦参 麻黄根(各三钱)

上为末,蜜丸梧桐子大。炒麦麸煎汤,下二十丸。

治睡中汗出。

酸枣仁 人参 茯苓(各等分)

上为细末,米饮下半盏。

治小儿盗汗不止,日渐消瘦。

上用白术锉碎,用水浓煎,时时与饮,以知为度。

治盗汗不止。

用防风为末,浮麦煎汤调服,而愈。

又方:麻黄根节、甘草节二味,粗末,水煎服。

治盗汗,外肾湿。

人参(一钱) 苦参 麻黄根(各三钱)

上为末,蜜丸梧桐子大。炒麦麸煎汤,下二十丸。

治睡中汗出。

酸枣仁 人参 茯苓(各等分)

上为细末,米饮下半盏。

5)《本草单方·卷十五 幼科·诸疾》

治小儿自汗盗汗,潮热往来。

胡黄连 柴胡(等分)

为末,蜜丸芡子大。每用一二丸,水化开,入酒少许,重汤煮一二十沸,温服。

小儿盗汗身热。

龙胆草 防风(各等分)

为末。每服一钱,米饮调下。亦可丸服及水煎服。

小儿盗汗。

麻黄根(三分) 故蒲扇(灰一分)

为末。以乳服三分,日三服。仍以干姜三分同为末,三分掺之。

(五) 治小儿盗汗外用方

1. 麻黄根散(《圣济总录·卷第一百七十九·小儿盗汗》)

治小儿盗汗。

麻黄根 雷丸 牡蛎(火煅过,各一两半) 甘草(炙,一两) 干姜(炮,半两) 粱米(半升)

上六味,捣罗为散。以粉儿身体及头,甚验。

2. 黄连散(《圣济总录·卷第一百七十九·小儿盗汗》)

治小儿盗汗。

黄连(去须,三分) 牡蛎(烧研如粉) 贝母(去心,各半两)

上三味,捣研为末。以米粉一升,相和令匀,如有汗,粉儿身。

3. 牡蛎散(《普济方·卷三百九十·婴孩心腹痛等疾门·盗汗》)

治小儿盗汗不止,宜用粉身。

牡蛎粉(一两) 麻黄根(一两) 赤石脂(一两)

上药捣细罗为散。入米粉二合,拌令匀,每日及夜间常挨之。

4. 粉汗散(《普济方·卷三百九十·婴孩心腹痛等疾门·盗汗》)

1) 治小儿睡中,遍身盗汗。

牡蛎(煅,二两) 麻黄根(炒) 赤石脂 糯米(各一两) 龙脑(一钱) 麝香(少许)

上为末。用生绵绢包药,挨有盗汗出处。一方无麝香。

2) 治小儿睡中,遍身盗汗。

黄连(生) 牡蛎(煅) 贝母(各七分) 糯米(三两,一作粉)

上为细末。用生绵绢包药,挨有盗汗处。

5. 二物茯苓粉散(《普济方·卷三百九十·婴孩心腹痛等疾门·盗汗》)

治小儿头汗,兼治盗汗不止,宜用粉身。

茯苓 牡蛎(各四两)

上治下筛,以粉八两,各捣为散。有热辄取粉,汗即自止。

6. 香粉散(《普济方·卷三百九十·婴孩心

腹痛等疾门·盗汗》)

治盗汗不止。

薰本 牡蛎粉 川芎 白芷 蚌粉 麻黄根(各等分)

上为末,周身敷之。

7. 治小儿盗汗外用验方

1)《小品方·卷第八·治少小百病薄岫洗浴膏散针灸诸方法》

治小儿盗汗方。

黄连(三分) 贝母(二分) 牡蛎(二分)

凡三物,粉一升,合捣下筛,以粉身。

2)《太平圣惠方·卷第八十三·治小儿盗汗诸方》

治小儿盗汗。

麻黄根(二两) 雷丸(二两) 干姜(一两) 粱米(二两)

上件药。捣罗为末,日三四度,以粉其身,汗即自止。

又方:黄连(去须) 牡蛎粉 贝母 米粉(以上各一两)

上件药。捣细罗为散,入米粉相和令匀,常用扑身,汗即自止。

又方:白茯苓(一两) 牡蛎粉(一两)

上件药。捣细罗为散,扑于身上,其汗即止。

又方:麻黄根(一两) 雷丸(一两) 牡蛎粉(一两) 甘草(一两) 干姜(半两) 粱米(半升)

上件药。捣细罗为散,用扑身上立效。

3)《普济方·卷三百九十·婴孩心腹痛等疾门·盗汗》

治盗汗。

上用郁金为末,水调涂两乳下。

(六)治病后体虚盗汗方

1. 黄芪丸

1)《太平圣惠方·卷第十四·治伤寒后虚羸诸方》

治伤寒后风虚气满,背膊烦疼,不能饮食,四肢无力,时复盗汗,日渐虚羸。

黄芪(一两,锉) 槟榔(三分) 桔梗(半两,去芦头) 枳壳(半两,麸炒微黄去瓤) 桂心(三分) 当归(半两,锉,微炒) 陈橘皮(三分,汤浸去白瓤,焙) 厚朴(三分,去粗皮,涂生姜汁炙令香熟) 牡蛎(一两,烧为粉) 附子(一两,炮裂,去皮脐) 人参(三分,去芦头) 茯神(三分) 甘草(半两,炙微赤,锉) 龙骨(三分) 木香(半两) 薯蓣(三分) 白术(三分) 干姜(半两,炮裂,锉)

上件捣罗为末,炼蜜和捣三二百杵,丸如梧桐子大。每服食前,以粥饮下三十丸。

2)《太平圣惠方·卷第十八·治热病后虚劳诸方》)

治热病后虚劳,四肢无力,或时寒热盗汗,心中虚悸,不能饮食,日渐瘦羸。

黄芪(一两,锉) 人参(一两,去芦头) 知母(三分) 白芍药(三分) 茯神(三分) 牡蛎(一两,烧过) 鬼箭羽(半两) 木香(三分) 白术(一两) 陈橘皮(三分,汤浸去白,瓤焙) 五味子(三分) 地骨皮(三分) 麦门冬(一两半,去心,焙) 沉香(一两) 甘草(半两,炙微赤,锉) 牛黄(半两,细研) 麝香〔半两(分)细研〕鳖甲(半两,涂醋炙令微黄,去裙襕)

上件药,捣罗为末,入牛黄、麝香研令匀,炼蜜和捣三二百杵,丸如梧桐子大。每服食前以温酒下三十丸,如不饮酒,用粥饮下亦得。

2. 鳖甲散(《太平圣惠方·卷第十四·治伤寒后虚羸盗汗诸方》)

治伤寒后虚羸,盗汗不止,四肢无力,向晚增寒。

鳖甲(三分,涂醋炙微黄,去裙襕) 苍术(一两,微炒) 附子(三分,炮裂,去皮脐) 甘草(三分,炙微赤,锉) 人参(三分,去芦头) 黄芪(三分,锉) 肉苁蓉(三分,酒浸一宿刮去皱皮,炙干) 桃仁(三分,汤浸去皮尖、双仁,麸炒微黄) 熟干地黄(三分) 牛膝(三分,去苗) 柴胡(三分,去苗) 五味子(三分) 牡蛎(一两,烧为粉) 枳壳(三分,麸炒微黄,去瓤) 杜仲(三分,去粗皮,炙微黄,锉)

上件捣筛为散。每服五钱,以水一大盏,入生姜半分,枣二枚,煎至五分,去滓,不计时候温服。

3. 杜仲散(《太平圣惠方·卷第十四·治伤寒后虚羸盗汗诸方》)

治伤寒后虚羸,夜多盗汗,口干心躁。

杜仲(一两,去粗皮,炙微黄,锉) 牡蛎(一两半,烧为粉) 麻黄根(一两半) 白术(三分)

白茯苓(三分) 黄芪(一两,锉) 白芍药(一两) 甘草(半两,炙微赤,锉) 人参(三分,去芦头) 肉苁蓉(一两,酒浸一宿,刮去皱皮,炙干)

上件药,捣筛为散。每服五钱,以水一大盏煎至五分,去滓,不计时候温服。

4. 牡蛎散(《太平圣惠方·卷第十四·治伤寒后肺萎劳嗽诸方》)

治伤寒后肺萎劳嗽,唾多稠涎,羸瘦喘促,仍多盗汗。

牡蛎(一两半,烧为粉) 紫菀(一两,洗去苗、土) 旋覆花(半两) 甘草(半两,炙微赤,锉) 桔梗(一两,去芦头) 葳蕤(一两) 沙参(三分,去芦头) 黄芪(一两,锉) 柴胡(一两,去苗)

上件药,捣筛为散。每服四钱,以水一中盏,入生姜半分,煎至六分,去滓,入生地黄汁半合,更煎一两沸,放令温,不计时候服。

5. 人参散(《太平圣惠方·卷第十八·治热病后虚劳诸方》)

治热病后,虚劳盗汗,口苦,不得睡卧,四肢烦疼,舌干卷涩。

人参(一两,去芦头) 麦门冬(一两半,去心,焙) 赤芍药(一两) 柴胡(一两,去苗) 白茯苓(一两) 黄芪(一两,锉) 牡蛎(一两,烧为粉) 甘草(半两,炙微赤,锉) 鳖甲(一两,涂醋炙令微黄,去裙襕)

上件药,捣粗罗为散。每服四钱,以水一中盏煎至六分,去滓,不计时候温服。

6. 杜仲汤(《圣济总录·卷第三十一·伤寒后盗汗》)

治伤寒后虚羸,夜多盗汗。

杜仲(去粗皮,炙,锉,二两) 牡蛎(烧) 麻黄根(各一两半) 黄芪(锉) 白术(锉) 肉苁蓉(切,焙) 白茯苓(去黑皮,锉) 芍药(各一两) 甘草(炙,锉,半两) 人参(三分)

上一十味,粗捣筛。每服五钱匕,水一盏半煎至八分,去滓,不拘时温服。

7. 人参汤(《圣济总录·卷第三十一·伤寒后盗汗》)

治伤寒后体虚盗汗不止,心多烦躁,惊悸。

人参(一两) 远志(去心,一分) 甘草(炙,锉) 白茯苓(去黑皮,锉) 麦门冬(去心,焙) 竹茹 黄芪(锉) 柴胡(去苗) 桔梗(锉,炒) 龙骨(烧,各半两)

上一十味,粗捣筛。每服五钱匕,水一盏半,生姜三片,枣一枚劈破,煎至八分,去滓,不拘时温服。

8. 黄连散(《圣济总录·卷第三十一·伤寒后盗汗》)

治伤寒后盗汗。

黄连(去须,一两) 牡蛎(烧,二两) 白茯苓(去黑皮,三分) 甘草(炙,半两)

上四味,捣罗为散,每服二钱匕,煎竹叶熟水调下,不拘时候。

9. 粉汗方(《圣济总录·卷第三十一·伤寒后盗汗》)

1)治盗汗腠理开疏。

牡蛎(半斤,烧研如粉) 麻黄根(一两,捣罗为末)

上二味,同拌匀,寝寐中有汗处,使人敷之。

2)治伤寒后,盗汗不止。

白术(二两)

上一味,捣罗为细散,每服二钱匕,不计时候,菖蒲汤调下。

10. 柴胡饮(《圣济总录·卷第三十一·伤寒后盗汗》)

治心热多汗,及骨蒸盗汗、咳嗽,五心烦热。

柴胡(去苗,二两) 桑根白皮(锉) 防风(去叉) 芍药 玄参 黄芩(去黑心) 甘草(炙,锉,各一两)

上七味,粗捣筛。每半两水三盏,生姜五片,煎至二盏,去滓,分温两服,日午、临卧。如咳嗽咯血,加杏仁二十枚,去皮尖双仁,粗研同煎。

11. 柴胡知母汤(《圣济总录·卷第三十一·伤寒后虚羸》)

治伤寒后体虚成劳,遍身盗汗,四肢无力,口苦憎寒,又多咳嗽。

柴胡 知母 桔梗(炒) 厚朴(去粗皮,生姜汁炙) 熟干地黄(焙) 白茯苓(去黑皮) 山芋 黄芪(锉) 紫菀(去苗、土) 地骨皮(各一两) 黄芩(去黑心,半两) 甘草(炙,锉) 桂(去粗皮) 半夏(汤洗七遍炒,各三分)

上一十四味,粗捣筛。每服五钱匕,水一盏半,入生姜一枣大拍碎,枣三枚劈破,同煎至八分,去滓空心温服,日再。

12. 熟干地黄散(《太平惠民和剂局方·卷之九·治妇人诸疾》)

治妇人劳伤血气,腑脏虚损,风冷邪气乘虚客搏,肢体烦痛,头目昏重,心多惊悸,寒热盗汗,羸瘦少力,饮食不进。

丹参(去芦头) 防风(去芦,叉) 当归(去芦,微炒) 细辛(去苗) 藁本(去芦,洗) 芎䓖(各半两) 人参 熟干地黄(酒洒,蒸,焙) 白茯苓(去皮) 肉桂(去粗皮) 白术(各一两) 续断 附子(炮,去皮脐) 黄芪(去芦,各三分)

上为粗散。每服四钱,水一盏半,入生姜半分,枣三个,擘破,煎至一盏,滤去渣,食前温服。

13. 人参鳖甲丸(《太平惠民和剂局方·卷之九·淳祐新添方》)

治妇人一切虚损,肌肉瘦瘁,盗汗心忪,咳嗽上气,经脉不调,或作寒热,不思饮食。

杏仁(汤浸去皮、尖,炒) 人参 当归(洗,焙) 赤芍药 甘草(炙) 柴胡(去苗) 桔梗(去芦,各一两) 地骨皮 宣黄连(去须) 胡黄连(各一分) 肉桂(去粗皮) 木香(各半两) 麝香(别研,半分) 鳖甲(一枚,可重二两者,醋炙黄色为度)

上为细末,用青蒿一斤研烂绞取汁,童子小便五升,酒五升,同熬至二升以来,次入真酥三两,白沙蜜三两,再熬成膏,冷方下众药末,搜和令匀,丸如梧桐子大。每服五十丸,温酒送下,不拘时候。

14. 牡丹散(《太平惠民和剂局方·卷之九·续添诸局经验秘方》)

治血虚劳倦,五心烦热,肢体疼痛,头目昏重,心忪颊赤,口燥咽干,发热盗汗,减食嗜卧,及血热相搏,月水不利,脐腹胀痛,寒热如疟。又治室女血弱阴虚,荣卫不和,痰嗽潮热,肌体羸瘦,渐成骨蒸。

干漆(炒) 苏木 鬼箭 蓬莪术(炮,各一分) 甘草(半盐汤炙,半生) 当归 桂心 牡丹皮 芍药 陈皮(去白) 红花 延胡索(炒) 没药(别研令细) 乌药(各一两)

上为末。每服二钱,水一盏煎至七分,不拘时候。

15. 龙胆汤(《杨氏家藏方·卷第三·伤寒方一十一道》)

治伤寒汗后盗汗不止,或妇人、小儿一切盗汗,并宜服之。

龙胆(不以多少,焙干)

上件为细末。每服一大钱,猪胆汁三两,点入温酒少许调服,空心、临卧。

16. 菟丝子丸(《杨氏家藏方·卷第九·补益方三十六道》)

治精血不足,筋骨无力,怔忪盗汗,梦遗失精。

鹿角霜 菟丝子(酒浸一宿,别捣,焙干) 熟干地黄(洗,焙) 柏子仁(别研,各五两)

上件为细末,炼蜜为丸如梧桐子大。每服五十丸,温酒下,空心。如元气虚冷,久服此药,觉小便少,以车前子半两,略炒过为末,每服二钱,水一盏煎至六分温服,小便即如常。久服身轻,驻颜益寿,其功不可具述。

(七)治产后盗汗方

1. 续嗣降生丹(《妇人大全良方·卷之九·求嗣门》)

治妇人禀受气弱,胎脏虚损,子宫冷惫,血寒瘤冷,难成子息;男子精寒不固,阳事衰弱,白浊梦泄;及治妇人血虚带下,肌瘦寒热;但是男女诸虚百损,客热盗汗,气短乏力,面无颜色,饮食少味,并皆治之。

当归 桂心 龙齿 乌药(真天台者佳) 益智 杜仲 石菖蒲 吴茱萸(各一两半) 茯神 川牛膝 秦艽 细辛 苦桔梗 半夏 防风 白芍药(各三分) 干姜(一两,半生半炒) 附子(一只重八钱者,脐心作一窍如皂子大,入朱砂一钱重,湿面裹煨) 川椒(二两,汤浸半日,焙) 牡蛎(一大片,要取漳、泉二州者,却用学堂童子小便浸四十九日,五日一换,取出用硫黄末一两,米醋涂遍,却用皮纸裹,又用米醋浸令纸湿,盐泥厚固济干,用炭五斤煅,每遇合药入二两,余者留后次合药用)

上为细末,取附子,内朱砂,别研为细末,糯米糊为丸如梧桐子大。每服三十丸至百丸,空心淡醋、温酒、盐汤皆可下,一日二服。

2. 止汗散(《妇人大全良方·卷之十九·产后虚汗不止方论第六》)

治产后盗汗不止,应多汗者皆可服。

牡蛎(煅,研细) 小麦麸(炒令黄色,碾为细末)

上等分研细,煮生猪肉汁调下二钱,无时候。

3. 佛手散(《妇人大全良方·卷之二十一·产后虚羸方论第五》)

治产后血虚劳倦,盗汗,多困少力,咳嗽有痰。

当归 川芎 黄芪(各一两) 北柴胡 前胡(各一分)

上㕮咀。每服三钱。水一大盏,桃、柳枝各三寸,枣子、乌梅各一枚,姜三片,煎至六分,去滓温服。如有痰,去乌梅。

4. 人参鳖甲散(《世医得效方·卷第十四·产科兼妇人杂病科·产后》)

治产后蓐劳,皆由在产内未满百日,体中虚损,血气尚弱,失于将理,或劳动作伤,致成蓐劳。其状虚羸,乍起乍卧,饮食不消,时有咳嗽,头目昏痛,发歇无常,夜有盗汗,寒热如疟,背膊拘急,沉重在床,服此大效。

人参 桂心 桑寄生 当归(去尾) 白茯苓 白芍药 桃仁(去皮尖) 熟地黄(洗蒸) 麦门冬(去心) 甘草(各半两) 续断(一分) 牛膝(三分) 鳖甲(炙) 黄芪(各一两)

上为末,每服先以猪肾一对去脂膜,用水二大盏,生姜半分,枣三枚,煎至一盏,去猪肾、姜、枣,入药末二钱,葱三寸,乌梅一个,荆芥五穗煎,空心,晚食前温服,神妙。

5. 止汗散(《普济方·卷三百五十三·产后诸疾门·虚汗》引《永类钤方》)

治产后盗汗不止,凡多汗者,皆可服。

牡蛎(煅,细研) 小麦麸(炒,令黄色)

上等分,研细。煮生猪肉汁,调下二钱,无时服。

6. 人参汤(《普济方·卷三百五十三·产后诸疾门·虚汗》)

治产后诸虚不足,发热盗汗。

人参(去芦) 川当归(去头尾)

上等分为末。以猪腰子一只,去脂膜,切小片子,以水三升,糯米半合,葱白两条,煮米熟取清汁一盏,入药二钱,煎至八分,温服不拘时。

7. 生犀散(《万氏家抄济世良方·卷五·伤风咳嗽》)

治骨蒸肌热、瘦悴额赤、口干潮热、夜有盗汗、五心烦热等症。

生犀角(二钱) 地骨皮 赤芍 柴胡 干葛(各一两) 甘草(炙,二两)

每服三钱,水煎,食远服。

8. 治产后盗汗验方

1)《太平圣惠方·卷第七十八·治产后虚汗不止诸方》

治产后虚羸盗汗。

吴茱萸(半两,汤浸七遍,微炒) 五味子(一两)

上件药,捣筛,以酒二大盏浸半日,煎至一盏三分,去滓,不计时候,分温三服。

2)《本草单方·卷十三女科·产后诸疾》引《集简方》

治产后盗汗。

牡蛎粉 麦麸(炒黄,等分)

每服一钱,猪肉汤汁调下。或用牡蛎研细粉,有汗处扑之。

(八)治虚劳盗汗方

1. 磁石丸(《太平圣惠方·卷第二十六·治肾劳诸方》)

治肾虚劳损,卧多盗汗,小便余沥,阴湿萎弱,名曰劳极。

磁石(二两,烧醋淬七遍,细研,水飞) 五味子(一两) 鹿茸(一两,去毛,涂酥炙令黄) 菟丝子(一两,酒浸一宿焙干,别捣为末) 蛇床子(一两) 车前子(一两) 白茯苓(一两) 桂心(一两) 黄芪(一两,锉) 肉苁蓉(一两,酒浸一宿刮去皱皮,炙干) 防风(一两,去芦头) 阳起石(一两,细研水飞过) 附子(一两,炮裂,去皮脐) 山茱萸(一两) 熟干地黄(一两)

上件药。捣罗为末,炼蜜和捣三五百杵,丸如梧桐子大。每日空心,以温酒下三十丸,渐加至四十丸,晚食前再服。

2. 牛膝丸(《太平圣惠方·卷第二十七·治虚劳偏枯诸方》)

治虚劳,风邪所攻,手足偏枯,筋脉不利,胸胁支满,背多疼痛,饮食不消,寒热盗汗,短气不足,肌体羸瘦。

牛膝(去苗) 巴戟 天雄(炮裂,去皮脐) 肉苁蓉(酒浸一宿刮去皱皮,炙干) 附子(炮裂,去皮脐) 云母粉 熟干地黄(以上各一两) 远志(去心) 续断 柏子仁 杜仲(去粗皮,炙令黄色,锉) 川椒(去目及闭口者,微炒,去汗) 山茱萸 防风(去芦头) 石斛(去根,锉) 草薢

(锉) 石菖蒲 干姜(炮裂,锉,以上各半两) 蛇床子(三分) 菟丝子(一两半,酒浸三日曝干,别捣为末)

上件药,捣罗为末,研入云母粉令匀,炼蜜和捣三五百杵,丸如梧桐子大。每服空心,及晚食前,以温酒下三十丸。

3. 柴胡散(《太平圣惠方·卷第二十九·治虚劳寒热诸方》)

治虚劳寒热,夜卧盗汗,四肢无力,吃食口苦,上气咳嗽。

柴胡(一两半,去苗) 五味子(一两) 桔梗(一两,去芦头) 熟干地黄(一两) 白茯苓(一两) 麦门冬(一两,去心) 紫菀(一两,洗去苗、土) 人参(一两,去芦头) 地骨皮(一两) 黄芪(一两,锉) 甘草(三分,炙微赤,锉) 桂心(一两) 牡蛎粉(一两) 半夏(三分,汤浸七遍去滑) 白术(一两)

上件药,捣筛为散。每服四钱,以水一中盏,入生姜半分,枣三枚,煎至六分,去滓,不计时候,温服。

4. 肉苁蓉散(《太平圣惠方·卷第二十九·治虚劳盗汗诸方》)

治虚劳盗汗,四肢无力,腰脚冷疼。

肉苁蓉(一两,酒浸一宿刮去粗皮,炙令干) 黄芪(一两,锉) 五加皮(三分) 牡蛎粉 熟干地黄(一两) 枸杞子(一两) 白茯苓(一两) 石斛(一两,去根) 五味子(半两) 当归(一两) 白术(一两) 牛膝(一两,去苗)

上件药,捣粗罗为散。每服四钱,以水一中盏,入生姜半分,枣三枚,煎至六分,去滓,食前服。

5. 黄芪散

1)《太平圣惠方·卷第二十九·治虚劳盗汗诸方》

治虚劳盗汗,翕翕少气,四肢无力,腰脚冷疼。

黄芪(一两,锉) 白术(一两) 白茯苓(一两) 人参(一两,去芦头) 麦门冬(一两半,去心,焙) 甘草(半两,炙微赤,锉) 五味子(三分) 熟干地黄(一两半) 牡蛎粉(一两)

上件药,捣粗罗为散。每服四钱,以水一中盏,入枣三枚,煎至六分,去滓,温服。

2)《圣济总录·卷第八十九·虚劳盗汗》

治虚劳盗汗不止。

黄芪(锉) 人参 地骨皮

上三味,等分,捣罗为散。每服一钱匕,煎陈小麦汤调下,不计时候温服。

6. 麻黄根散(《太平圣惠方·卷第二十九·治虚劳盗汗诸方》)

治虚劳盗汗,口干心烦,不欲饮食,四肢少力。

麻黄根(一两) 牡蛎粉(一两) 黄芪(二两,锉) 人参(一两,去芦头) 枸杞子(一两) 麦门冬(三分,去心) 白龙骨(一两) 白茯苓(一两) 熟干地黄(一两)

上件药,捣筛为散。每服四钱,以水一中盏,入生姜半分,枣三枚,煎至六分,去滓,不计时候,温服。

7. 牡蛎散

1)《太平圣惠方·卷第二十九·治虚劳盗汗诸方》

治虚劳盗汗。

牡蛎粉(一两) 麻黄根(一两) 杜仲(一两,去粗皮,微炙,锉) 黄芪(二两,锉) 白茯苓 败蒲扇灰(一两)

上件药,捣筛为散。每服四钱,以水一中盏煎至六分,去滓,不计时候,温服。

2)《普济本事方·卷第六·诸嗽虚汗消渴》

治虚劳盗汗不止。

牡蛎(坩埚子内煅,醋淬七次,焙) 麻黄根(慢火炙,拭去汗) 黄芪(蜜炙,等分)

上细末。每服二钱,水一盏,煎至七分,温服。

3)《奇效良方·卷之三十四·遗精白浊门·遗精白浊通治方》

治虚劳梦泄,乏力盗汗。

牡蛎(煅,二两) 苍术(炒) 龙骨(各三两) 桑螵蛸(微炒) 白芍药 棘刺(微炒) 桂心 柏子仁 车前子 甘草(炙,各一两)

上为细末。每服二钱,食前用粥饮调服。

8. 粉身方(《太平圣惠方·卷第二十九·治虚劳盗汗诸方》)

治虚劳盗汗。

败蒲扇灰(三两) 栝蒌(三两) 白术(二两) 米粉(三升) 麻黄根(三两) 牡蛎粉(三两,烧为粉)

上件药,捣细罗为散,入米粉和令匀,以生绢袋盛,用粉身体,日夜有汗即用之。

9. 白术散

1)《太平圣惠方·卷第二十九·治虚劳盗汗诸方》

治虚劳盗汗,夜卧心烦少睡。

白术(一两) 酸枣仁(一两,微炒) 麻黄根(二两) 防风(一两,去芦头) 白龙骨(二两半) 黄芪(二两,锉)

上件药,捣粗罗为散。每服三钱,以水一中盏煎至六分,去滓,不计时候温服。

2)《圣济总录·卷第八十七·冷劳》

治冷劳大便滑泄,食饮不美,有盗汗。

白术(一两) 白芷 鳖甲(去裙襕,醋炙令焦) 苍术(米泔浸一宿,锉,焙) 防风(去叉) 厚朴(去粗皮,生姜汁炙,锉) 桂(去粗皮) 人参 陈橘皮(去白,焙) 干姜(炮) 高良姜(炮,各半两) 吴茱萸(汤洗三遍,焙干) 柴胡(去苗) 蜀椒(去合口并目,炒出汗) 芎䓖 白茯苓(去黑皮) 白芜荑 缩砂(去皮,各一两) 附子(二枚,炮裂,去皮脐) 沉香(锉) 丁香 当归(炙,锉) 木香(各一分)

上二十三味,捣罗为散。每服五钱匕,用猪肝三两,批开入葱白盐各少许,渗药在内,湿纸裹,慢火煨香熟为度,空心食前米饮嚼下。

10. 泽泻散(《太平圣惠方·卷第二十九·治虚劳盗汗诸方》)

治虚劳盗汗,恶风怯寒。

泽泻(三分) 牡蛎(一两,烧为粉) 桂心(半两) 白术(一两) 黄芪(一两,锉)

上件药,捣粗罗为散。每服三钱,以水一中盏煎至六分,去滓,食前温服。

11. 治虚劳少气方(《太平圣惠方·卷第三十·治虚劳少气诸方》)

治虚劳盗汗,嘘翕少气。

黄芪(一两,锉) 五味子(半两) 白茯苓(一两) 白术(一两半) 熟干地黄(一两) 牡蛎(一两半,烧为粉) 麦门冬(一两,去心) 甘草(半两,炙微赤,锉)

上件药,捣筛为散。每服四钱,以水一中盏,入枣三枚,煎至六分,去滓,食前温服。

12. 旋覆花汤(《圣济总录·卷第四十九·肺痿》)

治肺痿咳嗽,唾如稠涎,羸瘦喘急盗汗。

旋覆花 甘草(炙) 牡蛎(末,各一分) 葳蕤 紫菀(洗去土) 桔梗(锉,炒,半两) 生地黄汁 生姜汁(各二合)

上八味,除地黄生姜汁外,并细锉。每服五钱匕,水二盏煎至一盏,去滓,次下地黄生姜汁少许,再煎取八分,食后温服。

13. 白术丸(《圣济总录·卷第七十一·积聚门·积聚》)

治积聚癖气,不能饮食,心肋下满,四肢骨节酸疼,盗汗不绝。

白术 黄芪(锉) 人参 赤茯苓(去黑皮) 乌头(炮裂,去皮脐) 干姜(炮) 当归(切,焙) 甘草(炙,锉) 槟榔(锉,各一两半) 牡蛎(熬) 芍药 麦门冬(去心,焙) 细辛(去苗叶) 前胡(去芦头) 鳖甲(去裙襕,醋炙,各一两) 防葵(锉) 紫菀(去苗、土) 桔梗(炒) 桂(去粗皮,各三分)

上一十九味,捣罗为末,炼蜜和丸如梧桐子大。

14. 补真丸

1)《圣济总录·卷第八十六·虚劳门·脾劳》

治脾劳四肢无力,不能饮食,心腹满胀,或时下痢,虚惊盗汗,及冷劳痃癖。

厚朴(去粗皮) 苍术(净刮去黑皮,二味各四两,用大枣一斤半,生姜二斤,细切同入大锅,以浆水煮一日耗,更添之,慢火泣尽水脉,焙干用) 陈橘皮(汤去白,二两) 鳖甲(一两,小便酒醋各一升,同煮一日了,更将汁涂炙了焙干) 石斛(去根,二两) 丁香 肉苁蓉(酒浸,切,焙) 木香 巴戟天(去心) 当归(切,焙) 草豆蔻(去皮) 诃黎勒皮 桂(去粗皮) 五味子 槟榔(锉) 山茱萸 杜仲(去粗皮,炙,锉) 补骨脂(炒) 人参 附子(炮裂,去皮脐) 柴胡(去苗头) 白茯苓(去黑皮) 沉香(锉,各一两) 黄芪(锉,三两)

上二十四味,捣罗为细末,将一半用枣肉为丸如梧桐子大,空心米饮下二十丸。一半作散,米饮调,或煮羊肝,每具用药十钱匕,盐花,葱白,浆水煮熟,空心服之。

2)《圣济总录·卷第九十一·虚劳积聚》

治冷劳心腹积聚,羸瘦盗汗,不思饮食,腹胀下痢,四肢无力。

厚朴(去粗皮,姜汁炙) 苍术(去皮,米泔浸切,焙,各四两) 陈橘皮(汤浸去白,焙) 石斛(去根) 附子(炮裂,去皮脐) 柴胡(去苗) 人参 白茯苓(去黑皮) 沉香(各二两) 丁香 鳖甲(去裙襕,醋炙) 肉苁蓉(酒浸去皱皮,切,焙) 木香 巴戟天(去心) 当归(切,焙) 草豆蔻(去皮) 诃黎勒(炮,去核) 桂(去粗皮) 五味子 槟榔(锉) 山茱萸 杜仲(去粗皮,炙,锉) 补骨脂(炒,各一两) 黄芪(锉,二两) 吴茱萸(半两,汤洗三遍,焙干,炒)

上二十五味,捣罗为末,煮枣肉和丸如梧桐子大。每服二十丸,米饮下,日三。

15. 黄芪饮(《圣济总录·卷第八十六·虚劳门·肾劳》)

治肾劳盗汗,嘘吸少气。

黄芪 白术 白茯苓(去黑皮) 五味子(各一两半) 熟干地黄(焙) 牡蛎(煅,各二两) 大枣(七枚,去核)

上七味,㕮咀如麻豆大。每服五钱匕,水一盏半煎至八分,去滓,食前温服,日三。

16. 鳖甲丸(《圣济总录·卷第八十七·热劳》)

治热劳羸瘦盗汗,壮热烦渴。

鳖甲(去裙襕,童子小便炙黄,为末) 柴胡(去苗,为末) 秦艽(去土,为末,各二两) 生薄荷汁 生青蒿汁 生地黄汁 生姜汁(各取自然汁一小盏子,银器内熬成煎)

上七味,将前三味捣罗为细末,入后四味煎中拌和,再捣匀可丸,即丸梧桐子大,或干更入熟蜜少许。每服二十丸,食后温熟水下,日三。

17. 柴胡汤

1)《圣济总录·卷第八十七·热劳》

治热劳,潮躁盗汗,羸瘦减食。

柴胡(去苗) 白术 牡蛎(烧令透,各二两) 桑根白皮(炙黄) 知母(锉,焙) 木通(锉) 甘草(炙,各半两) 鳖甲(去裙襕,醋炙黄,一两半)

上八味,粗捣筛。每服三钱匕,水一盏,生姜半分拍碎,竹叶三片,煎至六分,去滓,空心温服,夜卧再服。

2)《圣济总录·卷第八十九·虚劳盗汗》

治虚劳羸瘦,营卫不顺,体热盗汗,筋骨疼痛,多困少力,饮食进退。

柴胡(去苗) 鳖甲(去裙襕,醋浸一宿,炙令黄,各二两) 甘草(炙,一两) 秦艽(去土,一两半) 知母(焙,一两)

上五味,粗捣筛。每服二钱匕,水一盏,入枣二枚劈,煎至六分,去滓热服。

治虚劳阳气外虚,腠理不密,营卫发泄,盗汗不止,骨节热痛。

柴胡(去苗) 鳖甲(去裙襕,醋炙) 枳壳(去瓤麸炒) 人参 乌梅肉(炒) 白茯苓(去黑皮,各半两) 桂(去粗皮) 白术(锉) 款冬花 紫菀(去土) 桔梗(炒) 甘草(炙,各一分) 槟榔(大者锉,一枚)

上一十三味,粗捣筛。每服三钱匕,水一盏,生姜二片,青蒿少许,同煎至七分,去滓,温服不拘时。

3)《圣济总录·卷第九十·虚劳咳唾脓血》

治五劳七伤,四肢少力,肌瘦盗汗,遗精心忪,不思饮食,咳嗽唾脓血。

柴胡(去苗,一两半) 鳖甲(去裙襕,醋炙) 秦艽(去苗、土) 知母(焙) 桂(去粗皮) 人参 白茯苓(去黑皮) 附子(炮裂,去皮脐) 黄芪 五味子 羌活(去芦头) 木香 沉香(各半两) 枳壳(去瓤炒,一分) 枸杞子(一分) 槟榔(炮,锉,二枚)

上一十六味,锉如麻豆。每服三钱匕,水一盏煎至六分,去滓温服,不拘时候。

18. 人参常山汤(《圣济总录·卷第八十七·热劳》)

治热劳气,饮食渐少,潮热频发,咳嗽不止,日加羸瘦,盗汗心忪。

人参 常山 干漆(炒,令烟尽) 大黄(锉,炒) 黄芪(锉,焙) 石膏(研,飞过) 鳖甲(去裙襕,醋炙黄) 生干地黄(焙) 地骨皮(各半两) 柴胡(去苗) 白茯苓(去黑皮) 甘草(炙,各一两)

上一十二味,粗捣筛。每服三钱匕,水一大盏,青蒿少许,同煎至七分,去滓温服。

19. 黄芩汤(《圣济总录·卷第八十七·热劳》)

治热劳心忪肌热,夜有盗汗,面黄肌瘦,饮食减少,骨节酸痛。

黄芩(去黑心)　柴胡(去苗)　地骨皮　人参　干漆(炒令烟出)　鳖甲(去裙襕,醋炙黄)　甘草(炙)　半夏(汤洗七遍,同生姜捣作饼子,曝干)　葛根(锉)　干青蒿　白茯苓(去黑皮,各半两)　麦门冬(去心,焙,一分)

上一十二味,粗捣筛。每服五钱匕,先用水二盏,小麦、乌梅、生姜各少许,煎五七沸,去小麦等,入药末煎至一盏,去滓,不计时候温服。

20. 大腹皮汤(《圣济总录·卷第八十七·热劳》)

治热劳、肌瘦盗汗,潮热咳嗽。

大腹皮(锉,炒,三分)　柴胡(去苗,二两)　白茯苓(去黑皮)　桂(去粗皮)　半夏(汤浸去滑,生姜汁同炒干)　青蒿(童子小便浸一日,曝干)　白术　桔梗(炒)　黄芩(去黑心)　山栀子(去皮,各一两)

上一十味,粗捣筛。每服五钱匕,水一盏,童子小便半盏,煎至一盏,去滓温服。如妇人服,加虎杖、当归各少许。

21. 蛤蚧丸(《圣济总录·卷第八十七·热劳》)

治热劳烦躁,面赤口干,骨节酸痛,夜多盗汗,咳嗽痰壅,力乏气促。

蛤蚧(酥炙,一对)　胡黄连　知母(切,焙)　鳖甲(去裙襕,醋炙)　紫菀　桑根白皮(锉)　麦门冬(去心,焙)　人参　黄芪(锉)　甘草(炙)　柴胡(去苗)　地骨皮　生干地黄(焙,各半两)　杏仁(汤浸去皮尖、双仁,炒)　细辛(去苗叶,各一分)

上一十五味,捣罗为末,炼蜜和丸如梧桐子大。每服二十丸,生姜汤下,食后卧时服。

22. 柴胡饮(《圣济总录·卷第八十七·热劳》)

治热劳,身体壮热,咳嗽痰喘,面赤头痛,肢节酸疼,烦躁口干,盗汗瘦弱。

柴胡(去苗,二两)　桑根白皮　防风(去叉)　芍药　玄参　黄芩(去黑心)　甘草(炙,各一两)

上七味,锉如麻豆大。每半两,水二盏,入生姜半分,切,煎至一盏,去滓,温分两服。如咳嗽咯血者,每服入杏仁七枚,汤去皮尖打碎,同煎服之。

23. 葱白饮(《圣济总录·卷第八十七·急劳》)

治急劳,潮热盗汗,肌肉消瘦。

葱白(切)　薤白(切)　甘草(炙,锉,各七寸)　青蒿心(七枚,切)　杏仁(去皮尖、双仁,七粒)

上六味,用童子小便量多少浸之。每服一盏,空心温服。

24. 秦艽汤

1)《圣济总录·卷第八十八·虚劳咳嗽》

治虚劳喘嗽,寒热盗汗。

秦艽(去苗、土)　甘草(炙,锉,各一两)　桂(去粗皮)　柴胡(去苗)　当归(切,焙,各半两)

上五味,粗捣筛。每服三钱匕,水一盏,入生姜二片,乌梅并枣各一枚劈破,同煎至七分,去滓温服。

2)《圣济总录·卷第八十九·虚劳盗汗》

治虚劳盗汗不止,咳嗽潮热。

秦艽(去土)　柴胡(去苗)　知母(焙)　甘草(炙,锉)

上四味等分,粗捣筛。每服三钱匕,水一盏煎至七分,去滓温服,不计时候。

25. 柳枝汤(《圣济总录·卷第八十八·虚劳潮热》)

治虚劳肌热,烦躁少力,痰嗽颊赤,潮热,夜多盗汗,饮食无味,日渐羸瘦,五心烦热,骨节酸疼。

柳枝(锉,半两)　柴胡(去苗)　鳖甲(去裙襕,醋炙,各二两)　大黄(煨)　青橘皮(汤浸去白,焙)　木香　甘草(炙,锉,各半两)

上七味,粗捣筛。每服四钱匕,水一盏半,入青蒿一握切,小麦二百粒,同煎至一盏,去滓,食后温服。

26. 麦煎汤(《圣济总录·卷第八十八·虚劳潮热》)

治虚劳潮热,营卫不调,夜多盗汗,四肢烦疼,饮食减少,肌瘦面黄。

鳖甲(去裙襕,醋炙)　秦艽(去苗、土)　柴胡(去苗,各二两)　玄参(三两)　干漆(炒令烟出)　人参　白茯苓(去黑皮)　葛根　乌头(炮裂,去皮脐,各一两)

上九味,锉如麻豆。每服二钱匕,先以水一盏半,下小麦五十粒,煎至一盏,去麦入药,煎至七分,去滓温服,食后临卧。

27. 常山汤(《圣济总录·卷第八十八·虚劳潮热》)

治虚劳潮热,肌瘦减食,烦躁颊赤,夜多盗汗。

常山　鳖甲(去裙襕,醋炙)　柴胡(去苗)　甘草(炙,锉)　石膏(研)　人参　牵牛子(炒)　干漆(炒令烟出)　陈橘皮(去白,焙干)　大黄(锉,炒)　当归(切,焙,各一两)

上一十一味,粗捣筛。每服三钱匕,水一盏,入小麦竹叶,煎至七分,去滓温服食后。

28. 人参汤

1)《圣济总录·卷第八十八·虚劳潮热》

治虚劳潮热,咳嗽盗汗,进饮食,退肌热。

人参(半两)　柴胡(去苗)　白术　黄芪(锉)　知母(各一两)　槟榔(一枚,锉)　桔梗(炒,半两)　当归(切,焙)　陈橘皮(去白,焙干)　甘草(炙,锉)　白茯苓(去黑皮)　白檀香(锉,各一两)　山芋　黄芩(去黑心,各半两)

上一十四味,粗捣筛。每服三钱匕,水一盏煎至七分,去滓,温服食前。

2)《圣济总录·卷第八十九·虚劳羸瘦》

治虚劳羸瘦,肌热盗汗,四肢少力,不思饮食,咳嗽多痰。

人参(一分)　白茯苓(去黑皮,半两)　桂(去粗皮,半两)　紫菀(去苗、土,半两)　木香(一分)　青橘皮(汤浸去白,焙,半两)　桔梗(一两,炒)　赤芍药(一两)　五味子(一两)　芎䓖(半两)　诃黎勒皮(半两)　羌活(去芦头,半两)　当归(切,焙)　防己(一分)　秦艽(去苗、土,半两)　甘草(一两,炙,锉)　鳖甲(一两,醋炙令焦黄)　柴胡(去苗,半两)　地骨皮(一两)

上一十九味,粗捣筛。每服二钱,入葱白二寸,生姜半分切碎,同煎至半盏,去滓,入童子小便半盏,再煎一两沸,每日食前温服。

29. 柴胡鳖甲汤

1)《圣济总录·卷第八十八·虚劳潮热》

治虚劳潮热,心神烦躁,咳嗽盗汗,肢节酸痛,夜卧不安。

柴胡(去苗,一两)　鳖甲(小便浸三日,逐日换小便,炙黄,去裙襕、脊骨,一两半)　秦艽(去苗、土)　桔梗(炒)　人参　芎䓖　当归(切,焙)　白茯苓(去黑皮)　桂(去粗皮)　槟榔(锉)　紫菀(去苗、土)　桑根白皮(锉)　地骨皮　生干地黄(焙)　白术　知母(焙)　芍药(各一两)　甘草(炙,锉,三分)

上一十八味,粗捣筛。每服三钱匕,童子小便各半盏,同煎至七分,去滓,通口服,空心、日午、临卧各一。

2)《圣济总录·卷第八十九·虚劳盗汗》

治虚劳夜多盗汗,面色萎黄,四肢无力,不思饮食,咳嗽不止。

柴胡(去苗)　鳖甲(去裙襕,醋炙令热,各一两)　地骨皮(一两半)　知母(焙,一两)

上四味,粗捣筛。每服三钱匕,水一盏,乌梅半个,青蒿少许,同煎至六分,去滓温服,食后临卧服之。

30. 牛膝汤(《圣济总录·卷第八十八·虚劳潮热》)

治虚劳潮热,骨节酸疼,面赤口干,夜多盗汗。

牛膝(酒浸切,焙)　青蒿子　羌活(去芦头,各半两)　柴胡(去苗)　当归(切,焙)　秦艽(去苗、土)　乌梅(去核,炒)　芎䓖　甘草(炙,各一两)　青橘皮(汤浸去白,炒)　酸枣仁　地骨皮　桂(去粗皮)　藁本(去苗、土,各半两)

上一十四味,粗捣筛。每服二钱匕,水一盏,入生姜二片,枣一枚劈,同煎至七分,去滓温服,不拘时候。

31. 鳖甲猪肚丸(《圣济总录·卷第八十八·虚劳潮热》)

治虚劳潮热,唇红颊赤,气粗口干,睡多盗汗,大小肠秘涩,饮食减少。

鳖甲(去裙襕,醋炙)　柴胡(去苗)　木香　青蒿　生干地黄(焙,各一两)　黄连(去须,二两)　青橘皮(去白,炒,半两)

上七味,捣罗为末,用猪肚一枚净洗,入药末在内,紧系甑上蒸,取烂候冷和药,都杵千百下,丸如绿豆大。每服十五丸至二十丸,温水下,食前、日午、临卧服。

32. 竹茹汤(《圣济总录·卷第八十九·虚劳盗汗》)

治虚劳盗汗,日晡潮热。

青竹茹　人参　续断　桔梗(炒)　五味子

紫菀(去土) 桑根白皮(锉) 前胡(去芦头) 麦门冬(去心,焙) 赤小豆 甘草(炙,锉) 熟干地黄(焙,各一两)

上一十二味,粗捣筛。每服三钱匕,水一盏煎至七分,去滓温服。

33. 麻黄根汤(《圣济总录·卷第八十九·虚劳盗汗》)

治虚劳盗汗不止。

麻黄根(锉) 牡蛎(煅) 黄芪(锉,等分)

上三味,粗捣筛。每服三钱匕,水一盏,葱白三寸,同煎至半盏,去滓温服。

34. 续断汤(《圣济总录·卷第八十九·虚劳盗汗》)

治虚劳盗汗不止。

续断 黄芪(锉) 人参 牡蛎粉 五味子(微炒,各一两) 陈橘皮(汤浸去白,焙,取半两) 甘草(炙,锉,半两) 桂(去粗皮,一分)

上八味,粗捣筛。每服三钱匕,水一盏,入麦门冬二十粒,生姜三片,同煎至六分,去滓温服,不拘时候。

35. 车前子散(《圣济总录·卷第八十九·虚劳盗汗》)

治虚劳盗汗不止。

车前子(炒,半两) 木贼(锉,炒) 菟丝子(酒浸一宿,别捣,各一分) 椒目(一两,微炒)

上四味,捣罗为散。每服用生精猪肉一两,渗药散二钱匕在肉上,炙熟临卧嚼吃,以温水漱口。

36. 栀子汤(《圣济总录·卷第八十九·虚劳盗汗》)

治虚劳骨节烦热,盗汗不止。

栀子仁 地骨皮 麦门冬(去心,焙) 柴胡(去苗,各半两)

上四味,粗捣筛。每服三钱匕,水一盏,入竹茹、小麦各少许,煎七分,去滓温服。

37. 天灵盖汤(《圣济总录·卷第八十九·虚劳盗汗》)

治虚劳骨节疼痛,筋脉拘急,寒热进退,发作如疟,眠梦不安,精神怯弱,夜多盗汗,日渐萎黄,不能饮食。

天灵盖(醋炙,半两) 鳖甲(生使) 柴胡(去苗) 槟榔(锉,各三分) 青蒿(一握) 桃仁(三七粒,去皮尖、双仁,炒) 豉(四十九粒) 甘草(一中指节,生用) 葱白(七茎,如中指长) 知母(一分) 阿魏(一豆许,醋化去沙,石面裹炙) 猪牙皂荚(五挺,酥炙)

上一十二味,细锉拌匀,分作二贴。每贴用童子小便一升,从午时浸至明日五更,煎取三合,去滓温服,服讫盖复稳卧。候日出审看十指节间有毛如藕丝,拔烧之极臭,毛白色必瘥,毛黑色即死,或泻下五色粪并虫为验。

38. 山茱萸散(《圣济总录·卷第八十九·虚劳羸瘦》)

治虚劳身体羸瘦,寒热时作,咳嗽喘满,四肢无力,百节酸疼,盗汗心忪,恍惚惊悸,全不思食。

山茱萸 桑螵蛸(炙) 麦门冬(去心,焙) 白薇 熟干地黄(焙) 当归(切,焙,各一两三分) 石斛(去根,二两一分) 栝蒌根(锉) 白茯苓(去黑皮) 甘草(炙,锉,各一两一分) 桂(去粗皮) 铁粉(研) 厚朴(去粗皮,生姜汁炙,锉,各三分) 吴茱萸(炒,一分) 大黄(锉,炒,一两半)

上一十五味,捣罗为散,以白蜜一斤,枣膏一斤,研匀同蒸,以温汤化开,和药曝干,又取牛膝(酒浸切,焙,五两)、肉苁蓉(酒浸切,焙)六两、附子(炮裂,去皮脐)三两,捣为细末,内诸药中,再拌匀。每服五钱匕,以温酒调服,日三,未知,稍增之。

39. 苁蓉丸(《圣济总录·卷第九十一·虚劳里急》)

治虚劳肾气不足,腹内拘急,目暗耳鸣,四肢困倦,行步乏力,脚如石沉,肌瘦羸弱,面色萎黄,脐下紧痛,心忪盗汗,小便滑数。

肉苁蓉(酒浸一宿,切作片子,焙干,二两) 磁石(三两,烧醋淬七遍,研) 鹿茸(酥炙,去毛) 桂(去粗皮) 熟干地黄(焙) 巴戟天(去心,各一两) 附子(炮裂,去皮脐) 远志(去心) 地骨皮(各半两) 黄芪(锉,一两) 牛膝(酒浸一宿,切,焙,二两) 五味子(炒) 白茯苓(去黑皮,各一两) 晚蚕蛾(炒,半两)

上一十四味,除磁石外,捣罗为细末,同研匀,炼蜜和丸如梧桐子大。每服二十丸,温酒下,空心食前。

40. 青蒿丸(《圣济总录·卷第九十三·骨蒸传尸门·虚劳五蒸》)

治骨蒸热劳,肺痿咳嗽,传尸瘦病,盗汗痿弱,四肢酸疼,鬼气癖块。

青蒿(童子小便浸七日,曝干,三两) 天门冬(去心,焙) 柴胡(去苗) 地骨皮 白茯苓(去黑皮,各二两) 旋覆花 紫菀(去土) 贝母(去心,各二两半) 秦艽(去苗、土) 枳壳(去瓤麸炒) 龙胆(去芦头) 大黄(锉,微炒,各二两) 杏仁(汤浸,去皮尖及双仁,六两,生,别研如膏) 天灵盖(涂酥炙令黄,六两) 葳蕤 鳖甲(去裙襕,醋浸炙令黄,各三两) 丹砂(三分,研) 麝香(一分,研)

上一十八味,捣罗为末,炼蜜为丸如梧桐子大。每服空腹温水下二十丸,日午再服。

41. 鳖甲汤(《圣济总录·卷第九十三·骨蒸传尸门·虚劳五蒸》)

治虚劳骨蒸肌瘦,盗汗潮热,咳嗽或即唾血,肢体倦怠,饮食不入,及室女劳热;或多盗汗,腹胁有块,不欲饮食。

鳖甲(去裙襕,醋炙) 柴胡(去苗,各三两) 桔梗(炒) 甘草(炙黄,各一两半) 秦艽(去苗、土,一两) 青蒿子(二两,用童子小便浸一宿,焙干,微炒)

上六味,粗捣筛。每服三钱匕,水一盏,入乌梅一个拍破,同煎至六分,去滓,食后温服。

42. 煨肾附子散(《圣济总录·卷第一百八十五·补益门·补虚固精》)

治肾脏虚惫,遗精,盗汗,梦交。

獖猪肾(一只) 附子(末一钱)

上二味,将猪肾批开,入附子末,湿纸裹煨熟,空心稍热服之,即饮酒一盏送下。

43. 麝香鹿茸丸(《鸡峰普济方·卷第四·补虚》)

益真气,补虚惫。治下焦伤竭,脐腹绞痛,两胁胀满,饮食减少,肢节烦疼,手足麻痹,腰腿沉重,行步艰难,目视茫然,夜梦鬼交,遗泄失精,神不爽,阳事不举,小便滑数,气虚肠鸣,大便白痢,虚烦盗汗,津液内燥,并宜服之。

鹿茸(七两) 附子(四百枚) 苁蓉(三斤) 熟干地黄(十斤) 干山药(四斤) 五味子(三斤) 牛膝(一斤四两) 杜仲(三斤半)

上为细末,炼蜜为丸如梧桐子大,用麝香为衣。每服二十丸,温酒下、盐汤亦可,食前。

44. 巴戟散(《鸡峰普济方·卷第五·劳瘅》)

治风劳,气血不足,脏腑虚伤,肢节烦疼,腰膝无力,形体羸瘦,面色萎黄,小便数多,卧即盗汗。

巴戟 柏子仁 石龙芮 天麻 牛膝 牡蛎 菟丝子 天雄(各一两) 草薢 防风 羌活 当归 桑螵蛸(各三分) 肉苁蓉(各二两)

上为细末。每服二钱,空心及晚食前,以温酒调下。

45. 大白术丸(《鸡峰普济方·卷第五·积聚》)

去积聚癖气,不能食,心肋下满,四肢骨节酸疼,盗汗不绝。

白术 黄芪 人参 茯苓 乌头 干姜 当归 甘草 槟榔(各六分) 牡蛎 白芍药 细辛 麦门冬 前胡 鳖甲(各四分) 桂(五分) 防葵 紫菀 桔梗(各三分)

上为细末,炼蜜和丸如梧桐子大。每服空心酒下,二十丸日再加至三十丸。忌苋菜、桃李、雀肉、猪肉、生葱、海藻、菘菜等。

46. 镇心丹(《鸡峰普济方·卷第七·心》)

治忧愁思虑过伤,心气不足,神色损变,志意沉伏,怔忪恍惚,眩冒恐怯,惊怖,及治骨热,诸劳,失精,乱梦,飞尸,鬼注,肌瘦色黄,食少倦怠,夜寝盗汗,胃府气痞,以至大怒小恐所伤吐血失血,丈夫劳损,妇人血虚,产前产后虚损,种种心疾。

熟地黄 远志 茯苓 柏子仁 白术(各一两半) 人参 菖蒲 麦门冬 酸枣仁 木通 百部 贝母 茯神 甘草 朱砂 天门冬 赤石脂心 防风 桂(各一两) 枣肉(四两)

上为细末,炼蜜和丸如梧子大。每服三十丸,人参汤下。如大段,血气虚弱,食少不眠,煎酸枣仁汤下。

47. 大山蓣丸(《太平惠民和剂局方·卷之五·治诸虚》)

治诸虚百损,五劳七伤,肢体沉重,骨节酸疼,心中烦悸,唇口干燥,面体少色,情思不乐,咳嗽喘乏,伤血动气,夜多异梦,盗汗失精,腰背强痛,脐腹弦急,嗜卧少起,喜惊多忘,饮食减少,肌肉瘦瘁。又治风虚,头目眩晕,心神不宁,及病后气不复常,渐成劳损。久服补诸不足,愈风气百疾。

白术 麦门冬(去心) 白芍药 杏仁(去皮尖,麸炒黄) 防风(去芦叉) 芎䓖(各一两半) 大豆黄卷(炒) 熟干地黄 肉桂(去粗皮) 曲(炒) 当归(酒浸,各二两半) 桔梗 白茯苓(去皮) 柴胡(各一两二钱半) 干姜(炮,七钱半) 甘草(炙,七两) 大枣(一百个,蒸熟,去皮核) 阿胶(炒) 人参(各一两七钱半) 白蔹(半两) 山药(七两半)

上为末,炼蜜与蒸枣同和丸如弹子大。每服一丸,温酒或米饮化下,嚼服亦得,食前。常服养真气,益精补髓,活血驻颜。

48. 人参黄芪散

1)《太平惠民和剂局方·卷之五·治诸虚》

治虚劳客热,肌肉消瘦,四肢倦怠,五心烦热,口燥咽干,颊赤心忪,日晚潮热,夜有盗汗,胸胁不利,减食多渴,咳唾稠黏,时有脓血。

天门冬(去心,三十两) 半夏(汤洗七次,姜汁制) 知母 桑白皮(锉,炒) 赤芍药 黄芪 紫菀 甘草(焙,各十五两) 白茯苓(去皮) 柴胡(去苗) 秦艽(去土) 生干地黄 地骨皮(各二十两) 人参 桔梗(各十两) 鳖甲(去裙襕,醋炙,一两)

上为粗末。每服二大钱,以水一盏煎至七分,去滓温服,食后。

2)《奇效良方·卷之二十二·瘰疬门·瘰疬通治方》

治虚劳客热,肌肉消瘦,四肢倦怠,五心烦热,咽干颊赤,心忪潮热,盗汗减食,咳嗽脓血。

人参(去芦) 生地黄 桔梗(以上各一两) 桑白皮 半夏(汤洗) 紫菀(以上各一两半) 秦艽 茯苓(以上各二两) 柴胡 知母(以上各二两半) 鳖甲(去裙襕,酥炙) 天门冬(去心,各三两) 黄芪(三两半)

上㕮咀。每服三钱,水一中盏,生姜三片,煎至七分,去滓,不拘时温服。一方去生地黄,用地骨皮、赤芍药。

3)《证治准绳·类方第三册·咳嗽血》引《宝鉴》

治虚劳客热,肌肉消瘦,四肢倦怠,五心烦热,咽干颊赤,心忡潮热,盗汗减食,咳嗽脓血。

人参 桔梗(各一两) 秦艽 鳖甲(去裙襕,酥炙) 茯苓(各二两) 知母(二钱半) 半夏(汤洗) 桑白皮(各一两半) 紫菀 柴胡(各二两半) 黄芪(三两半)

上为粗末。每服五钱,水煎服。

49. 妙香散

1)《太平惠民和剂局方·卷之五·绍兴续添方》

治男子、妇人心气不足,志意不定,惊悸恐怖,悲忧惨戚,虚烦少睡,喜怒不常,夜多盗汗,饮食无味,头目昏眩。常服补益气血,安神镇心。

麝香(别研,一钱) 木香(煨,二两半) 山药(姜汁炙) 茯神(去皮木) 茯苓(去皮,不焙) 黄芪 远志(去心,炒,各一两) 人参 桔梗 甘草(炙,各半两) 辰砂(别研,三钱)

上为细末。每服二钱,温酒调服,不拘时候。

2)《奇效良方·卷之二十六·心痛门·心痛通治方》

治心气不足,精神恍惚,虚烦少睡,夜多盗汗。常服补益气血,安镇心神。

山药(姜汁炙) 茯苓(去皮) 茯神(去皮木) 远志(去心,炒) 黄芪(以上各一两) 人参 桔梗(去芦) 甘草(炙,以上各半两) 木香(煨,二钱半) 辰砂(三钱,别研) 麝香(一钱,别研)

上为细末。每服二钱,不拘时温酒调服。

50. 降心丹（《太平惠民和剂局方·卷之五·吴直阁增诸家名方》)

心肾不足,体热盗汗,健忘遗精,及服热药过多,上盛下虚,气血不降,小便赤白,稠浊不清。常服镇益心神,补虚养血,益丹田,秘精气。

熟干地黄(净洗,酒浸蒸,焙干) 天门冬(去心) 麦门冬(去心,各三两) 茯苓(去皮) 人参 远志(甘草煮,去芦、骨) 茯神 山药(各二两) 肉桂(去粗皮,不见火) 朱砂(研飞,各半两) 当归(去芦,洗,焙,三两)

上为末,炼蜜为丸如梧桐子大。每服三十丸,煎人参汤吞下。

51. 黄芪鳖甲散

1)《太平惠民和剂局方·卷之五·吴直阁增诸家名方》

治虚劳客热,肌肉消瘦,四肢倦怠,五心烦热,口燥咽干,颊赤心忪,日晚潮热,夜有盗汗,胸胁不利,减食多渴,咳唾稠黏,时有脓血。

人参 肉桂(去粗皮) 苦梗(各一两六钱半) 生干地黄(洗,焙干,三两三钱) 半夏

（煮）　紫菀（去芦）　知母　赤芍药　黄芪　甘草（煨）　桑白皮（各二两半）　天门冬（去心，焙）　鳖甲（去裙襕，醋炙，各五两）　秦艽（去芦）　白茯苓（焙）　地骨皮（去土）　柴胡（去芦，各三两三钱）

上锉为粗末。每服二大钱，水一盏，煎至七分，去滓温服，食后。

2)《奇效良方·卷之二十二·痨瘵门·痨瘵通治方》

治虚劳客热，肌肉消瘦，四肢烦热，心悸盗汗，减食多渴，咳嗽有血。

黄芪（蜜炙）　鳖甲（去裙，醋炙）　桑白皮　半夏（汤泡七次）　秦艽（去芦）　地骨皮　白茯苓（去皮）　天门冬（去心）　人参（去芦）　赤芍药　生地黄（洗，焙）　桔梗（去芦）　紫菀（去芦）　知母（以上各一钱）　肉桂（去皮，半钱）　柴胡（去芦）　甘草（炙，各八分）

上作一服，水二盅，生姜三片，煎至一盅，食后服。

52. 沉香鹿茸丸（《太平惠民和剂局方·卷之五·续添诸局经验秘方》）

治真气不足，下元冷惫，脐腹绞痛，胁肋虚胀，脚膝缓弱，腰背拘急，肢体倦怠，面无精光，唇口干燥，目暗耳鸣，心忪气短，夜多异梦，昼少精神，喜怒无时，悲忧不乐，虚烦盗汗，饮食无味，举动乏力，夜梦鬼交，遗泄失精，小便滑数，时有余沥，阴间湿痒，阳事不兴，并宜服之。

沉香（一两）　附子（炮，去皮脐，四两）　巴戟（去心，二两）　鹿茸（燎去毛，酒浸炙，三两）　熟干地黄（净洗，酒洒蒸，焙，六两）　菟丝子（酒浸研，焙，五两）

上件为细末，入麝香一钱半，别研入和匀，炼蜜为丸如梧桐子大。每服四五十粒，好酒或盐汤空心吞下。常服养真气，益精髓，明视听，悦色驻颜。

53. 远志丸（《太平惠民和剂局方·卷之五·续添诸局经验秘方》）

治丈夫、妇人心气不足，肾经虚损，思虑太过，精神恍惚，健忘多惊，睡卧不宁，血气耗败，遗沥泄精，小便白浊，虚汗盗汗，耳或聋鸣，悉主之。

远志（去心，姜汁炒）　牡蛎（煅取粉，各二两）　白茯苓（去皮）　人参　干姜（炮）　辰砂（别研，各一两）　肉苁蓉（净洗，切片，焙干，四两）

上为细末，炼蜜为丸如梧桐子大。每服三十粒，空心、食前，煎灯心盐汤下，温酒亦可。此药性温无毒，常服补益心肾，聪明耳目，定志安神，滋养气血。

54. 伏火二气丹（《太平惠民和剂局方·卷之五·续添诸局经验秘方》）

治真元虚损，精髓耗伤，肾气不足，面黑耳焦，下虚上盛，头目眩晕，心腹刺痛，翻胃吐逆，虚劳盗汗，水气喘满，全不入食。妇人血气久冷，崩中漏下，癥瘕块癖。此药夺阴阳造化之功，济心肾交养之妙，大补诸虚。

硫黄（四两）　黑锡　水银　丁香（不见火）　干姜（各半两）

上先熔黑锡，后下水银，结砂子，与硫黄一处，再研成黑灰色，次入余药研匀，用生姜自然汁煮糊为丸如梧桐子大。每服十粒至十五粒，浓煎生姜汤下，空心、食前。

55. 参香散（《太平惠民和剂局方·卷之五·淳祐新添方》）

治心气不宁，诸虚百损，肢体沉重，情思不乐，夜多异梦，盗汗失精，恐怖烦悸，喜怒无时，口干咽燥，渴欲饮水，饮食减少，肌肉瘦瘁，渐成劳瘵。常服补精血，调心气，进饮食，安神守中，功效不可具述。

人参　山药　黄芪（制）　白茯苓（去皮）　石莲肉（去心）　白术（煨，各一两）　乌药　缩砂仁　橘红　干姜（炮，各半两）　丁香　南木香　檀香（各一分）　沉香（二钱）　甘草（炙，三分）

上为锉散。每服四钱，水一大盏，生姜三片，枣一个，煎七分，去滓空心服。一法有炮附子半两。

56. 金锁正元丹（《太平惠民和剂局方·卷之五·续添诸局经验秘方》）

治真气不足，元脏虚弱，四肢倦怠，百节酸疼，头昏眩痛，目暗耳鸣，面色黄黑，鬓发脱落，头皮肿痒，精神昏困，手足多冷，心胸痞闷，绕脐切痛，膝胫酸疼，不能久立；或脚弱隐痛，步履艰难，腰背拘急，不能俯仰，腹痛气刺，两胁虚胀，水谷不消，大便不调，呕逆恶心，饮食减少，恍惚多忘，气促喘乏，夜多异梦，心忪盗汗，小便滑数，遗精白浊，一切元脏虚冷之病,并能治之。

五倍子 茯苓(去皮,各八两) 紫巴戟(去心,十六两) 补骨脂(酒浸炒,十两) 肉苁蓉(净洗,焙干) 葫芦巴(炒,各一斤) 龙骨 朱砂(别研,各三两)

上为细末,入研药令匀,酒糊为丸如梧桐子大。每服十五丸至二十丸,空心、食前温酒吞下,或盐汤亦得。

57. 秘传玉锁丹(《太平惠民和剂局方·卷之五·续添诸局经验秘方》)

治心气不足,思虑太过,肾经虚损,真阳不固,漩有遗沥,小便白浊如膏,梦寐频泄,甚则身体拘倦,骨节酸疼,饮食不进,面色黧黑,容枯肌瘦,唇口干燥,虚烦盗汗,举动乏力。

茯苓(去皮,四两) 龙骨(二两) 五倍子(六两)

上为末,水糊为丸。每服四十粒,空心用盐汤吞下,日进三服。此药性温不热,极有神效。

58. 巴戟丸(《太平惠民和剂局方·卷之五·续添诸局经验秘方》)

补肾脏,暖丹田,兴阳道,减小便,填精益髓,驻颜润肌。治元气虚惫,面目黧黑,口干舌涩,梦想虚惊,眼中冷泪,耳作蝉鸣,腰胯沉重,百节酸疼,项筋紧急,背胛劳倦,阴汗盗汗,四肢无力;及治妇人子宫久冷,月脉不调,或多或少,赤白带下,并宜服之。

良姜(六两) 紫金藤(十六两) 巴戟(三两) 青盐(二两) 肉桂(去粗皮) 吴茱萸(各四两)

上为末,酒糊为丸。每服二十丸,暖盐酒送下,盐汤亦得,日午、夜卧各一服。

59. 十补丸(《太平惠民和剂局方·卷之五·续添诸局经验秘方》)

治真气虚损,下焦伤竭,脐腹强急,腰脚疼痛,亡血盗汗,遗泄白浊,大便自利,小便滑数,或三消渴疾,饮食倍常,肌肉消瘦,阳事不举,颜色枯槁。久服补五脏,行荣卫,益精髓,进饮食。

附子(炮,去皮脐) 肉桂(去粗皮) 巴戟(去心) 破故纸(炒) 干姜(炮) 远志(去心,姜汁浸炒) 菟丝子(酒浸别研) 赤石脂(煅) 厚朴(去粗皮,姜汁炙,各一两) 川椒(去目及闭口者,炒出汗,二两)

上为末,酒糊丸如梧桐子大。每服三十丸至五十丸,温酒、盐汤任下。

60. 人参荆芥散

1)《太平惠民和剂局方·卷之九·治妇人诸疾》

治妇人血风劳气,身体疼痛,头昏目涩,心怔烦倦,寒热盗汗,颊赤口干,痰嗽胸满,精神不爽;或月水不调,脐腹疗痛,痃癖块硬,疼痛发歇;或时呕逆,饮食不进,或因产将理失节,淹延瘦瘁,乍起乍卧,甚即着床。

荆芥穗 羚羊角(镑) 酸枣仁(微炒) 生干地黄 枳壳(麸炒,去瓤,称) 人参 鳖甲(醋浸去裙襕,炙黄) 肉桂(去粗皮) 白术 柴胡(各七两半) 甘草(锉,爁) 芎 赤芍药 牡丹皮 当归 防风(去苗叉,各五两)

上为粗末。每服三钱,水一盏半,生姜三片,煎至八分,去渣热服,不拘时,日二服。常服除一切风虚劳冷宿病。有孕不宜服。

2)《汤头歌诀·祛风之剂》引《妇宝》

治妇人血脉空疏,乃感风邪,寒热盗汗,久渐成劳。

人参 荆芥 熟地 柴胡 枳壳 枣仁(炒) 鳖甲(童便炙) 羚羊角 白术(各五分) 防风 甘草(炙) 当归 川芎 桂心(各三分)

加姜煎。荆、防、柴、羚以疏风平木,地黄、鳖甲以退热滋阴,草、枣仁以敛汗补虚,除烦进食。

61. 三仁五子丸(《杨氏家藏方·卷第九·补益方三十六道》)

治血气耗虚,五脏不足,睡中惊悸,盗汗怔忪,梦遗失精,四肢倦懈,肌肤瘦弱,或发寒热,饮食减少。常服养心益肝,生血补气,润泽肌肤,倍进饮食。妇人亦宜服之。

菟丝子(酒浸一宿,别捣,焙干) 五味子 枸杞子 覆盆子 车前子 柏子仁 酸枣仁(炒) 薏苡仁(微炒) 沉香 鹿茸(酥涂炙黄,锉) 肉苁蓉(酒浸一宿,切焙) 巴戟(去心) 当归(洗焙) 白茯苓(去皮) 乳香(别研) 熟干地黄(洗,焙,以上一十六味各一两)

上件为细末,次入研者药和匀,炼蜜为丸如梧桐子大。每服五十丸,温酒或盐汤送下,空心。

62. 香肚丸(《杨氏家藏方·卷第十·虚劳方

一十二道》）

治虚劳羸瘦，潮热盗汗，肢节酸疼，行步少力。

鳖甲（一枚，九肋者，醋浸一宿炙黄）　柴胡（去苗，二两）　杏仁（半斤，汤浸去皮尖）　青蒿（半斤，洗净焙干）　青橘皮（去白，四两）

上件咬咀，用猪肚一枚去皮膜，酿药在内，用绵缝合，以童子小便四升煮烂如泥，切碎，同药焙干，碾为细末；次入黄连末三两，麝香研细二钱，酒煮面糊为丸如梧桐子大。每服五十丸，温熟水送下，空心、食前。

63. 内补散（《杨氏家藏方·卷第十·虚劳方一十二道》）

治五脏劳气，肌肉消瘦，发热盗汗，不进饮食。

沉香　丁香　木香　安息香（酒化，去砂石）　麝香（以上五味，各二钱半）　鳖甲（酒炙黄色）　柴胡（去苗）　熟干地黄（洗焙，以上三味各一两）　京三棱（炮，切）　白茯苓（去皮）　人参（去芦头）　附子（炮，去皮脐）　槟榔　五味子　白芍药　甘草（炙）　厚朴（去粗皮，生姜汁浸炙）　桃仁（汤浸去皮尖）　肉豆蔻（面裹煨，以上一十一味各半两）　秦艽　知母　牛膝（酒浸一宿，焙干）　白术　地骨皮（以上五味，各三分）　大黄（一分，湿纸裹煨）

上件为细末。每服三钱，水一盏半，生姜五片，枣三枚，同煎至一盏，温服。一方减大黄、附子，空心、食前。

64. 人参蛤蚧散（《杨氏家藏方·卷第十·虚劳方一十二道》）

治虚劳咳嗽、咯血，潮热盗汗，不思饮食。

蛤蚧（一对，蜜炙）　人参（去芦头）　百部　款冬花（去梗）　贝母（去心）　紫菀茸（以上四味，各半两）　阿胶（蛤粉炒）　柴胡（去苗）　肉桂（去粗皮）　黄芪（蜜炙）　甘草（炙）　鳖甲（醋炙）　杏仁（汤浸去皮尖）　半夏（生姜汁制，以上九味，各一分）

上件为细末。每服三钱，水一盏半，生姜三片，煎至一盏，温服，不拘时候。肉桂虽去风寒，有热人不宜服，则当改用细辛。

65. 人参紫菀散（《杨氏家藏方·卷第十·虚劳方一十二道散》）

治虚劳咯血，痰涎上盛，咳嗽喘急，寒热往来，肩背拘急，劳倦少力，盗汗发热，面目浮肿，并皆治之。

人参（去芦头，一两）　紫菀（洗，去芦头，一两）　陈橘皮（去白，一两）　贝母（去心，二两）　甘草（半两，炙）　紫苏叶（四两）　桑白皮（二两）　白茯苓（去皮，半两）　杏仁（去皮尖，用麸炒令熟）　五味子（二两）

上件为细末。每服三钱，水一盏，生姜五片，煎至七分温服，不拘时候。

66. 青蒿散（《杨氏家藏方·卷第十·虚劳方一十二道》）

治虚劳骨蒸，咳嗽胸满，皮毛干枯，四肢懈堕，骨节疼痛，心中惊悸，咽燥唇焦，颊赤烦躁，涕唾腥臭，困倦少力，夜多盗汗，肌体潮热，饮食减少，日渐瘦弱。

天仙藤　鳖甲（醋炙）　香附子（炒，去毛）　桔梗（去芦头）　柴胡（去苗）　秦艽　青蒿（以上七味，各一两）　乌药（半两）　甘草（炙，一两半）　川芎（二钱半）

上件为细末。每服二钱，水一盏，生姜三片，同煎至七分温服，不拘时候。小儿骨蒸劳热，肌瘦减食者，每服一钱，水半盏入小麦三十粒，同煎至三分温服。

67. 资寿小金丹（《是斋百一选方·卷之一·第一门》）

补益真元。治诸虚不足，上盛下虚，喘急泄泻，手足厥逆，小腹结痛，翻胃脾寒，霍乱呕吐，食不腐化，白浊梦遗，便多盗汗，恍惚虚惊，耳鸣目眩，久痢赤白，肠风痔漏；妇人诸疾，经候不匀，带下崩中，子宫虚冷，久无胎孕。此丹温平不僭，常服镇养心气，滋补精神，轻身延年，活血驻颜。

代赭石（一斤）　禹粮石（四两）　石中黄（二两）　赤石脂（五两一分）

上四味各研为细末，再称数足，同入罗三两遍，再匀研细腻，旋旋抄二三匙，入盏中，滴水丸如梧桐子大，急手丸毕，再丸入盘，以光实无皱裂为度。赤石脂性硬，故须旋旋丸之，待阴干入新坩埚子内装载。用木炭每排三两行，用炭排十字，眼中放药锅子，再四围聚木炭，以多为佳，自顶放熟火，令慢慢烧，下不得用扇，直至火与药通红，自冷方取出。入干净瓷器中收。每服二粒或三粒，枣汤送下，或米饮下；妇人艾汤空心、食前服。

68. 劫劳散（《妇人大全良方·卷之一·调经门·室女经闭成劳方论第九》）

治心肾俱虚,劳嗽二三声,无疾遇夜发热,热过即冷,时有盗汗,四肢倦怠,体劣黄瘦,饮食减少,夜卧恍惚,神气不宁,睡多异梦。此药能治微嗽有唾,唾中有红线,名曰肺痿。若上件疾不治,便成羸劣之疾。

白芍药(六两) 绵黄芪 甘草 人参 当归 半夏 白茯苓 熟地黄 五味子 阿胶(各二两,炒)

上㕮咀。每服三大钱,水盏半,生姜十二片,枣三个,煎至九分,无时温服,日进三服。

69. 筒骨煎(《妇人大全良方·卷之五·妇人骨蒸方论第二》)

治诸虚劳疾,羸瘦乏力,腰背引痛,心烦喘嗽,唾脓呕血,顽涎壅盛,睡卧有妨,胸满气促,夜多盗汗,发焦耳鸣,皮寒骨热,一切五劳七伤、骨蒸等候,并皆疗治。

地骨皮 粉草 北柴胡 前胡 乌药 麻黄(不去节) 干葛 青蒿 苦梗 知母 天仙藤 北黄芩(各一两) 人参 生干地黄 秦艽 鳖甲 黄芪(各半两)

上㕮咀。每服三钱,水一盏,酒一分,猪筒骨一茎,炙焦分为四服。桃、柳枝各七寸,杏仁五粒,去皮尖捶碎,煎至七分,去滓温服。加乌梅半个尤妙。一方加当归、白芍药。

70. 逍遥散(《妇人大全良方·卷之五·妇人骨蒸方论第二》)

治血虚劳倦,五心烦热,肢体疼痛,头目昏重,心忪颊赤,口燥咽干,发热盗汗,减食嗜卧;及血热相搏,月水不调,脐腹胀痛,寒热如疟。又疗室女血弱阴虚,荣卫不和,痰嗽潮热,肌体羸瘦,渐成骨蒸。

白茯苓 白术 当归(去芦,酒浸半日,微炒) 白芍药 北柴胡(去苗,各一两) 甘草(炙,两半)

上㕮咀,每服三钱。水一盏,煨生姜一块,切片,薄荷三叶,同煎至七分,去滓热服,无时候。

71. 参芪散(《仁斋直指方论·卷之九·痨瘵·痨瘵证治》)

治痨瘵嗽喘,咯血声焦,潮热盗汗。

柴胡 明阿胶(炒酥) 黄芪(蜜炙) 白茯苓 紫菀草 当归 川芎 半夏(制) 贝母(去心) 枳壳(制) 北梗 秦艽(洗) 甘草(焙,各半两) 人参 北五味子 羌活 防风 杏仁(水浸去皮) 款冬花 桑白皮(炒,各二钱半) 生鳖甲(去裙襕,米醋炙黄)

上粗末。每服二钱半,姜枣煎,食后少顷服。

72. 人参补虚汤(《御药院方·卷六·补虚损门》)

治虚劳,少气不足,四肢困弱,嗜卧少力,心中悸动,夜多盗汗。常服补诸虚不足,健中进食。

黄芪 人参 陈皮(去白) 当归(炙) 桂(去皮) 细辛(去叶土) 前胡 白芍药(去皮) 甘草(炙) 白茯苓(去皮) 麦门冬(去心) 半夏(炮) 熟干地黄(以上各二两)

上一十二味为细末。每服三钱,水一大盏,入生姜五片,枣两个,煎至七分,稍热服,食前。

73. 补真丸(《普济方·卷二十一·脾脏门·脾劳》)

治脾劳四肢无力,不能饮食,心腹胀满,或时下痢,虚惊盗汗,及冷劳痃癖。

厚朴(去粗皮) 苍术(净刮去黑皮,二味,各四两,用大枣一斤半、生姜二斤,细切,同入大锅,以浆水煮一日,耗更添之,慢火泣尽水汁,焙干用) 陈橘皮(汤浸去白,二两) 鳖甲(一两,小便、酒醋各一升,同煮一日,更将汁涂炙了,焙干) 石斛(去根,一两) 丁香 肉苁蓉(酒浸,切,焙) 木香 巴戟天(去心) 当归(切,焙) 草豆蔻(去皮) 诃黎勒皮 桂(去粗皮) 五味子 槟榔(锉) 山茱萸 杜仲(去粗皮,炙,锉) 补骨脂(炒) 人参 附子(炮裂,去皮脐) 柴胡(去苗头) 白茯苓(去黑皮) 沉香(锉,各一两) 黄芪(锉,三两)

上为细末,将一半用枣肉丸如梧桐子大,空心米饮下二十丸。一半作散,米饮调或煮羊肝,每具用药十钱匕,盐花、葱白、浆水煮熟,空心服之。

74. 人参柴胡饮(《普济方·卷二百十八·诸虚门·补虚益气》)

治大人小男虚劳瘦弱,咳嗽涎喘,肌热盗汗。

地骨皮 人参 柴胡 茯苓 芍药 甘草(各五钱)

上为细末。每服二钱,水一钟,青蒿七叶,同煎至六分,去滓温服,不拘时,日进二服。

75. 蛤蚧散(《奇效良方·卷之二十二·痨瘵门·痨瘵通治方》)

治虚劳,咳嗽咯血,潮热盗汗,不思饮食。

蛤蚧(一对,蜜炙) 人参(去芦) 百部(去心) 款冬花(去枝) 紫菀(以上各半两) 贝母 阿胶(蛤粉炒) 鳖甲(醋炙) 肉桂(去粗皮) 柴胡(去苗) 黄芪(蜜炙) 杏仁(汤浸去皮尖) 半夏(生姜汁制) 甘草(以上各一两)

上为末。每服三钱,水一盏半,生姜三片,煎至一盏,不拘时温服。肉桂虽去风寒,有热人不可服,则当改用细辛。

76. 白羊肉汤(《奇效良方·卷之二十二·痨瘵门·补肾汤》)

治虚劳羸瘦,脚膝无力,耳聋盗汗,心多怔悸。

白羊肉(二斤,去脂膜,汲水四升煮取二升) 桂心(三分) 杜仲(去粗皮,炙黄,锉) 白茯苓 熟地黄 牛膝(去苗) 人参(去芦) 白术 远志(去心) 黄芪(锉) 龙骨(以上各一两) 磁石(三两,捣碎,水淘去赤汁)

上㕮咀。每服四钱,用羊肉汁一中盏,煎至六分,去滓,每于食前温服之。

77. 黄芪汤(《奇效良方·卷之四十四·自汗盗汗门·自汗盗汗通治方》)

治喜怒惊恐,房室虚劳,致阴阳偏虚,或发厥自汗,或盗汗不止,并宜服之。

黄芪(去芦,蜜炙,二钱) 白茯苓(去皮) 熟地黄(酒蒸) 肉桂(不见火) 天门冬 麻黄根 龙骨(以上各一钱) 五味子 浮小麦(炒) 防风(去芦,各八分) 当归(去芦,酒浸) 甘草(炙,各七分)

上作一服,水二盅,生姜五片,煎至一盅,食远服。发厥自汗加附子,发热自汗加石斛。

78. 菟丝子丸(《证治准绳·类方第一册·伤劳倦》引《和剂》)

治肾气虚损,五劳七伤,脚膝酸疼,面色黧黑,目眩耳鸣,心忡气短,时有盗汗,小便滑数。

菟丝子(酒洗制) 鹿茸(酥炙去毛) 泽泻 石龙芮(去土) 肉桂 附子(炮,去皮,各一两) 石斛(去根) 熟地黄 白茯苓 牛膝(酒浸焙) 山茱萸肉 续断 防风 杜仲(制) 肉苁蓉(酒浸焙) 补骨脂(去毛,酒炒) 荜澄茄 巴戟肉 沉香 茴香(炒,各七钱半) 五味子 川芎 桑螵蛸(酒浸,炒) 覆盆子(各半两)

上为细末,酒煮面糊丸如桐子大。每服三十丸,温酒、盐汤任下。

79. 大菟丝子丸(《证治准绳·类方第二册·咳嗽》)

治肾气虚损,五劳七伤,脚膝酸疼,面色黧黑,目眩耳鸣,心忡气短,时有盗汗,小便滑数。

菟丝子(净洗,酒浸) 泽泻 鹿茸(去毛,酥炙) 石龙芮(去土) 肉桂(去粗皮) 附子(炮,去皮,各一两) 石斛(去根) 熟干地黄 白茯苓(去皮) 牛膝(酒浸一宿,焙干) 续断 山茱萸(去核) 肉苁蓉(酒浸切,焙) 防风(去芦) 杜仲(去粗皮,炒去丝) 补骨脂(去毛,酒炒) 荜澄茄 沉香 巴戟(去心) 茴香(炒,各三两) 五味子 桑螵蛸(酒浸炒) 覆盆子(去枝叶萼) 芎䓖(各半两)

上为细末,酒煮面糊丸如桐子大。每服二十丸,空心温酒、汤任下。

80. 秋石四精丸(《万氏家抄济世良方·卷三·虚损》)

治肾虚,盗汗,腰疼。

秋石 莲肉 茯苓 芡实(俱一两)

上四味为末,枣肉十二两为丸桐子大。每服五六十丸,温酒下。

81. 还少丹(《医方集解·卷上·补养之剂第一》)

治脾肾虚寒,血气羸乏,不思饮食,发热盗汗,遗精白浊,肌体瘦弱,牙齿浮痛等证。

熟地黄(二两) 山药 牛膝(酒浸) 枸杞(酒浸,两半) 山茱肉 茯苓(乳拌) 杜仲(姜汁炒断丝) 远志(去心) 五味子(炒) 楮实(酒蒸) 小茴香(炒) 巴戟天(酒浸) 肉苁蓉(酒浸,一两) 石菖蒲(五钱)

加枣肉,蜜丸,盐汤或酒下。

82. 交泰丸(《惠直堂经验方·卷一·补虚门》)

治五脏真气不足,下元冷惫,二气不调,荣卫不和,保神守中,降心火,益肾水,男子绝阳无嗣,女人绝阴不育,及面色黧黑,神志惛愦,瘖痖恍惚,自汗盗汗,烦劳多倦,遗精梦泄,淋浊如膏,大便滑泄,膀胱邪热,下寒上热。服之功效甚捷,但须用雄狗,黑者为上,黄者次之。

文蛤(八两,饭上蒸) 熟地(九蒸晒) 五味子 远志肉(甘草煮) 牛膝(酒洗去头尾) 蛇床子(去土,酒浸炒)　茯神　柏子仁(炒去油)　菟丝子(酒煮)　肉苁蓉(酒洗去鳞甲)　青盐(各四两)　狗脑骨(一个,煅存性)

上制为末,酒糊丸梧子大,朱砂为衣。每服五七十丸,淡盐汤或酒下,随吃干物压之。

83. 归脾汤(《古方汇精·卷一·内症门》)

治思虑伤脾,不能摄血,致血妄行;或健忘怔忡,惊悸盗汗,嗜卧少食;或大便溏泄,心脾疼痛,疟痢郁结;或因病用药失宜,克伐伤脾,以致变症者,俱宜服之。

党参(焙)　黄芪(蜜炙)　炒白术(各一钱五分)　当归　茯苓(各一钱)　炒枣仁(一钱二分)　远志(八分)　木香(四分,煨)　炙甘草(五分)

引加圆眼肉七枚,煎成,食远服。如无痛郁等症,去木香;如燥热多汗,并去远志,加柴胡八分、炒山栀一钱。

84. 五福饮(《古方汇精·卷一·内症门》)

治五脏气血亏损,日晡潮热,阴虚盗汗,脾胃不香,疟痢反复,经久不愈,怔忡心悸,遗精滑脱等症。

党参(蜜炙,五钱)　熟地(三钱)　当归　炒白术(各一钱五分)　炙甘草(一钱)

引加生姜一片,水煎,食远温服。

85. 归神汤(《古方汇精·卷三·妇科门》)

治妇人梦交盗汗,心神恍惚,四肢乏力,饮食少进诸症。

党参(二钱)　白术(一钱半)　白茯苓　归身(各一钱)　炒枣仁　陈皮(各八分)　甘草(五分)　圆眼肉(七枚)　羚羊角　琥珀(各研末,五分)

上羚羊角、琥珀二味不煎,余药煎熟去渣,入二末和匀,食前服。

86. 玉锁丹(《经验选秘·卷一》)

治肾经虚损,心气不足,思虑太多,真阳不固,溺有余沥,小便白浊如膏,梦中频遗,骨节拘痛,面黑肌瘦,盗汗虚烦,食减乏力。此方性温不热,极有神效。

五倍子(一斤)　白茯苓(四两)　龙骨(二两)

为末,水糊丸梧子大。每服七十丸,盐汤送下,一日三服。

87. 神仙长寿露(《太医院秘藏膏丹丸散方剂·卷一》)

治诸虚百损,五劳七伤,头眩目晕,耳聋耳鸣,自汗盗汗,遗精便浊,腰膝酸痛,卧而不寐,四肢无力,饮食少思,面色痿黄,肌肉消瘦,骨蒸劳热。此酒专滋枯竭之水而清亢甚之火,久饮则阴阳和协,水火既济,乃扶阴抑阳之圣药也。

熟地黄(四两)　当归(三两)　枸杞(三两)　白菊(二两)　茯神(二两)　沙蒺藜　地骨皮　杜仲　山药　菟丝子(各二两)　楮实子　牛膝　韭子　巴戟　破故纸(各一两)　佛手柑(二个)　桑椹(四两)　桂圆肉(四两)

用好酒十斤,将药入内,煮三炷香之久。每日随量服之,久则延年益寿。每日随量饮一二盅,功难尽述。

88. 龙虎丸(《太医院秘藏膏丹丸散方剂·卷四》)

治诸虚百损,五劳七伤,头目眩晕,耳鸣,自汗盗汗,遗精便浊,四肢无力,饮食少思,面色痿黄,肌肉消瘦,骨蒸劳热,失血等症。并能滋枯竭之水而清亢甚之火,久服则阴阳协和,水火既济,乃扶阴抑阳之要药也。

化龙骨(四两)　大熟地(四两)　当归(四两)　桂圆(四两)　真虎骨(四两)　破故纸(四两)　砂仁(四两)　防风(四两)　广木香(四两)　菟丝子(四两)　山楂(四两)　陈皮(四两)　炒杜仲(四两)　白蒺藜(四两)　黄芩(四两)　甘草(二两)　六神曲(二两)　甜桔梗(二两)　贯众(二两)　木通(二两)　川芎(四两)　牛膝(二两)　枣仁(四两)　石膏(二两)　浙贝(二两)

共为细末,炼蜜为丸,重三钱。每服一丸,白开水送下。

89. 治虚劳盗汗验方

1)《太平圣惠方·卷第二十九·治虚劳盗汗诸方》

治虚劳盗汗,夜卧心烦口干。

麻黄(一两)　牡蛎(一两,烧为粉)　黄芪(二两,锉)　人参(一两,去芦头)　地骨皮(一两)　白龙骨(一两)

上件药,捣粗罗为散。每服四钱,以水一中盏,入枣三枚,煎至六分,去滓,不计时候温服。

治虚劳盗汗，口干，咽喉不利，心神烦，吃食少。

牡蛎（三两，烧为粉） 黄芪（二两） 麻黄根（二两） 杜仲（二两，去粗皮，炙微黄，锉） 麦门冬（三两，去心，焙） 甘草（一两，炙微赤，锉）

上件药，捣细罗为散。每服不计时候，以清粥饮调下二钱。

治虚劳盗汗不止方。

麻黄根（一两半） 故败扇灰（半两）

上件药，捣细罗为散。每服食前，以牛乳调下二钱。

又方：小麦（二合） 麻黄根（三两）

上件药，以水三大盏煎至一盏半，去滓，不计时候，暖服一小盏。

又方：牡蛎粉（二两） 麻黄根（二两） 黄芪（半两，锉）

上件药，捣筛为散。每服四钱，以水一中盏煎至六分，去滓，不计时候温服。

2)《本草单方·卷九·赤白浊》引《外台秘要》

治遗精白浊，盗汗虚劳。

桑螵蛸（炙） 白龙骨（等分）

为细末。每服二钱，空心用盐汤送下。

3)《喻选古方试验·卷三·汗》

治脾虚盗汗。

白术四两，以一两同牡蛎炒，一两同石斛炒，一两同麦麸炒，拣术为末，每服三钱，食远粟米汤下，日三服。（丹溪方）

治虚汗盗汗。

浮小麦，文武火炒为末。每服二钱半，米饮下，日三服，或煎汤代茶饮。

（九）治营卫不调盗汗方

1. 煎麦散（《博济方·卷一·血证》）

治营卫不调，夜多盗汗，四肢烦疼，饮食进退，肌瘦面黄。

大鳖甲（二两，醋煮三五十沸后，净去裙襕，另用好醋，煮令香） 银州柴胡（二两，去苗） 大川乌头（一两，炮制，去皮脐） 元参（三两） 干漆（一两，炒） 干葛（一两） 秦艽（二两，去土） 人参（一两） 茯苓（一两）

上件为末。每服二钱，先用小麦三七粒，煎汤一盏去麦，同煎至七分，温服，食后或临卧时服之。

如久患后，亦宜服此以退其劳倦，调顺经络。

2. 小嘉禾散（《世医得效方·卷第十五·产科兼妇人杂病科·通治》）

治荣卫不调，血气虚弱，面色痿黄，四肢无力，手足倦怠，盗汗并出，皮肉枯瘁，骨肉羸瘦，饮食不进，日渐卧床，病后不能调理，亦成崩漏，用之神效。

木香 丁香 丁皮（各三钱） 巴戟（去心） 紫苏叶 白茯苓 苍术（浸炒） 肉豆蔻（煨） 附子（炮，各五钱） 沉香（三钱） 苦梗（去芦） 粉草 茴香（炒） 山药 白豆蔻仁 扁豆（各五钱，炒）

上锉散。每服三钱，水一盏半，生姜三片，红枣煎，温服。止泻加黑豆炒；止痢加粟壳蜜炒。

（十）治冲任虚衰盗汗方

1. 干柿煎丸（《博济方·卷四·经气杂证》）

治冲任久虚，下漏不时，连年未止，变生多病，夜有盗汗，咳嗽痰涎，头顶多痛，百节酸疼，血海虚冷，面生䵟𪒟，脐腹刺疼，全不吃饮食，日渐瘦弱，怀妊不牢，或无娠孕，并宜服之。

好干柿（十个，去盖，细切） 沉香（一两，杵为末，用好酒三升，浸沉香柿子两伏时，银器中，文武火熬成膏，乳钵内研如糊，次入下诸药） 禹余粮石（四两，紫色者不用，夹黄烧通赤，入头醋内，淬十度，杵为末，研令细，入诸药内） 白术（一两） 吴茱萸（一两，汤浸一宿去浮者，煨火焙） 川乌头（一两，酒浸一宿，炮制，去皮脐） 干姜（半两，炮） 地龙（二两，槌碎去土，于新瓦上慢火炒令黄色） 陈橘皮（去白，一两）

上七味，捣为末，入前药膏，和令得所，入臼内，杵一二千下，取出，为丸如桐子大。每服十丸至十五丸，温酒下，醋汤下亦可。如患多倦少力，全不思食，粥饮下；如欲妊娠，服不过两月必有，空心食前服。

2. 牡丹煎丸（《太平惠民和剂局方·卷之九·治妇人诸疾》）

治妇人冲任本虚，少腹挟寒，或因产劳损，子脏风寒，搏于血气，结生瘕聚，块硬发歇，脐腹刺痛，胁肋紧张，腰膝疼重，拘挛肿满，背项强急，手足麻痹，或月水不调，或瘀滞涩闭，或崩漏带下，少腹冷疼，寒热盗汗，四肢酸痛，面色萎黄，多生䵟𪒟，羸乏少力，心多惊悸，不欲饮食。

延胡索 缩砂仁（各半两） 赤芍药 牡丹皮

（各一两）　山茱萸　干姜（炮,各半两）　龙骨（细研,水飞）　熟干地黄（酒浸）　槟榔　羌活（各二两）　藁本（去土）　五味子　人参　白芷　当归（去芦,酒浸）　干山药　泽泻　续断（细者）　肉桂（去粗皮）　白茯苓　白术　附子（去皮脐）　木香　牛膝（去苗,酒浸一宿焙）　萆薢（炮为末,炒熟,各一两）　石斛（去根,酒浸,三两）

上为细末，炼蜜和丸如梧桐子大。每服二十丸至三十丸，温酒或醋汤下，空心、食前，日二服。妊娠不宜服。

【论用药】

古代文献中记载治疗汗证的药物较多，且无论自汗或盗汗，多为虚证，故治汗出之药味也有许多是补益气血之药味，如人参、白术、黄芪等；另有伤寒中中风汗出，此种证候则须和解表里，调和营卫，如桂枝等。可以单味专攻取效，亦可与他药组成药对起效，现列于此，以供参考。

一、概论

《平治会萃·卷一·自汗》："东垣有法有方：人参黄芪佐桂枝，阳虚附子亦可用。扑法：牡蛎、麸皮、藁本、糯米、防风、白芷、麻黄根。"

《医学纲目·卷之十七心小肠部·汗》："表虚自汗，秋冬用桂枝，春夏用黄芪，能治虚劳自汗。"

《丹溪心法·卷三·自汗四十九》："自汗属气虚、血虚、湿、阳虚、痰。东垣有法有方，人参、黄芪少佐桂枝，阳虚附子亦可用，须小便煮。火气上蒸胃中之湿，亦能汗，凉膈散主之。痰症亦有汗，自汗大忌生姜，以其开腠理故也。"

《古今医统大全·卷之五十一·自汗门·治法》："自汗阳虚，治当补气以卫外；盗汗阴虚，治当滋阴以荣内。卫者，阳气；荣者，阴血。治阳者，人参、黄芪、防风、桂枝之类是也；治阴者，当归、地黄、黄柏、黄精之类是也。治自汗用人参、黄芪，少佐桂枝、防风达表，故云：黄芪得防风而力愈大。阳虚者，亦可少加附子，以行参芪之功。"

《考证病源·考证病源七十四种》："自汗用补中益气汤，加麻黄根、浮小麦。虚甚者加熟附一二片，内升柴，俱用蜜炒以制其升发之性。盖非升柴不能领参芪之性达于肌表，故用之耳。盗汗用当归六黄汤。方附：生地、熟地、黄柏、黄连、黄芩、酒炒黄芪。独胜散五倍为末，津调配脐中一夜，汗出登时即退。"

《证治准绳·幼科集之三·心脏部一·汗》："表虚自汗，秋冬用桂，春夏用黄芪。"

《痰火点雪·卷一·自汗盗汗·自汗主方》："黄芪（蜜炒，一钱，泻肺火，益元气，实腠理，止自汗）、人参（清河者，五分，止一切自汗，或同当归猪肾煮食）、白术（土炒，一钱，止自汗，或同小麦煎服，或同黄芪、石斛、牡蛎、术，主脾自汗）、麻黄根（八分，止诸汗必用，或末之外扑）、知母（蜜炒，去毛，一钱，清金止自汗）、酸枣仁（微炒，一钱，研碎，止自汗，宁心惊，治不眠）、白茯苓（去皮，一钱，止自汗盗汗并宜，或同乌梅汤服，若血虚心头出汗者，同艾叶调服）、柏子仁（微炒，研碎，一钱，养心液，止汗）、牡蛎（煅，研末，一钱，气虚自汗，血虚盗汗，同杜仲酒服，虚劳盗汗，同黄芪、麻黄根煎服）、龙骨（煅，研末，五分，止心惊盗汗）、熟地黄（一钱，益阴养阳，止汗），上十味治自汗之专品，惟脉不细数弦长紧实者，俱可服也。"

《冯氏锦囊秘录·杂症大小合参卷十二·方脉自汗盗汗合参》："自汗属气虚，阳虚血虚湿痰，宜人参黄芪，少佐桂枝，阳虚制附子亦可少用。"

《产宝·盗汗》："睡中汗出，觉则止，此为盗汗，属阴虚。然不可偏用阴药，宜兼服参芪，俾气旺则能生阴。"

《医学心悟·卷四·自汗盗汗》："然风火暑热症，自汗太多，犹恐亡阳，尚当照顾元气，矧在虚寒者乎？是以人参、芪、术，为敛汗之圣药。挟寒者，则以附子佐之。轻剂不应，则当重剂以投之，设仍不应，则以龙骨、牡蛎、北五味等收涩之品，辅助而行。"

《医学刍言·自汗盗汗》："阳虚自汗，参、芪、术、附；阴虚盗汗，其人常发热，当归六黄汤；阴阳两虚，不寐烦躁，归脾汤加五味、麦冬，或人参养营汤。"

《重订灵兰要览·卷下·盗汗》："止汗以黄芪为君，固其阳也。其于五脏有所属乎？曰：心主五液，而肾主水也。"

二、治自汗专药

1. 人参

《本草纲目·草部第十二卷·草之一·人

参》:"治男妇一切虚证,发热自汗,眩晕头痛,反胃吐食,痎疟,滑泻久痢,小便频数淋沥,劳倦内伤,中风中暑,痿痹,吐血、嗽血、下血、血淋、血崩,胎前、产后诸病。(时珍)仲景谓肺寒而咳勿用者,寒束热邪壅郁在肺之咳也;若自汗恶寒而咳者,必用也。东垣谓久病郁热在肺勿用者,乃火郁于内宜发不宜补也;若肺虚火旺,气短自汗者,必用也。若自汗气短,肢寒脉虚者,必用也。"

《本草汇言·卷之一·草部·人参》:"仲景谓肺寒而咳勿用者,寒裹热邪,痰壅在肺之咳也;若自汗恶寒而咳者,必用也。若肺虚火旺,气短自汗者,必用也。《济生方》治阳虚气喘欲绝,自汗,气短,头晕。"

《神农本草经疏·卷六·草部上品之上·人参》:"同白术、黄芪、芍药,治自汗。"

《本草正·山草部·人参》:"惟其气壮而不辛,所以能固气;惟其味甘而纯正,所以能补血;故凡虚而发热,虚而自汗,虚而眩运,虚而困倦,虚而惊惧,虚而短气,虚而遗泄,虚而泻利,虚而头疼,虚而腹痛,虚而饮食不运,虚而痰涎壅滞,虚而嗽血、吐血,虚而淋沥、便闭,虚而呕逆、躁烦,虚而下血、失气等证,是皆必不可缺者。"

《本草择要纲目·平性药品·人参》:"主治:止渴生津液,安精神,定魂魄,止惊悸,安胃和中,除邪气霍乱吐逆,止消渴,通血脉,得升麻为引,用补上焦之元气,泻肺中之火,得茯苓为引用,补下焦之元气,泻肾中之火,得麦门冬则生脉,得干姜则补气。凡人面白面黄面青黧悴者,皆脾肺肾气不足可用也;面赤面黑者,为气壮神强,不可用也。脉之浮而芤濡虚大迟缓无力,沉而迟涩弱细结代无力者,皆虚而不足可用也;脉弦长紧实滑数有力者,皆火郁内实不可用也。喘嗽勿用者,谓痰实气壅,不可用之以益其实也;若肾虚气短而促者急用之,肺寒而咳,则寒束热邪,壅滞在肺,固宜禁用。若自汗恶寒而咳,中气不调急用之;久病而郁热在肺,则火抑于内,宜发不宜补,忌用之。若肺虚火旺,气短自汗,非人参为之君,何以补肺之阳。泻肺之阴,诸痛不可骤用者。"

《本草详节·卷之一·草部·人参》:"主补五脏,安精神,健脉理中,生津止渴,除梦邪惊悸,补肺胃中阳气不足,泻心、肺、脾、胃中伏火,治肺痿,胸痹,呕哕反胃,痎疟,痛疾,冷气逆上,心腹鼓痛,胸胁逆满,霍乱,泻痢,小便频数,淋沥,劳倦内伤,中风中暑,又及一切血证,胎前产后,一切虚证,发热自汗。仲景又谓:肺寒而咳勿用者,寒束热邪,壅郁在肺之咳也;若自汗恶寒而咳者,必用也。东垣云:久病郁热在肺勿用者,乃火郁于内,宜发不宜补也;若肺虚火旺、气短自汗者,必用也。节斋云:阴虚火旺勿用者,乃血虚火亢、能食、脉弦而数,凉之则伤胃,温之则伤肺,不受补也;若自汗、气短、肢寒、肺虚,必用也。"

《本草备要·卷之一·草部·人参》:"此又以内伤治外感之误也,附此正之。发热自汗(自汗属阳虚,盗汗属阴虚,亦有过服参、芪而汗反盛者,以阳盛阴虚,阳愈补而阴愈亏也,又宜清热养血,而汗自止),多梦纷纭,呕哕反胃,虚咳喘促,《蒙筌》曰:歌有肺热还伤肺之句,惟言寒热,不辨虚实,若肺中实热者忌之,虚热者服之何害?"

《本草述钩元·卷七·山草部·人参》:"治自汗,自汗遗尿,发热自汗。"

2. 人胞衣

《本草汇言·卷之十九·人部·人胞衣》:"故正、嘉、隆、万、泰、天六朝,时医治诸虚不足,五劳七伤,情欲断丧,咳嗽无痰,或饮食少进,咳嗽有痰,自汗盗汗,形瘦无力,骨痿少气,凡精血不足之证,用此精血所化之物而补精血所亏之地,则精血完足,而诸虚之证自除矣。"

3. 土牛膝

《滇南本草·第二卷·土牛膝》:"一止之后,头晕、心慌、耳鸣、自汗,五心烦热,肢体酸软,精神短少,饮食无味,七八天后方能复原。"

4. 小麦

《本草纲目·谷部第二十二卷·谷之一·小麦》:"主治:益气除热,止自汗盗汗,骨蒸虚热,妇人劳热。(时珍)"

《神农本草经疏·卷二十五·米谷部中品·小麦》:"浮麦:即水淘浮起者,能止自汗、盗汗,亦以北方者良。"

《药性切用·卷之四下·谷部·小麦》:"浮小麦:咸凉,凉心退热,止自汗、盗汗。"

《要药分剂·卷五·补剂下·小麦》:"除盗汗自汗。"

《本草述钩元·卷十四·谷部·小麦》:"治霍乱后虚烦自汗,止自汗盗汗。"

5. 山茱萸

《本草述钩元·卷二十四·枳·山茱萸》:"方书治中风虚劳眩晕,伤燥咳嗽,消瘅自汗。"

6. 马蹄草

《滇南本草·第一卷·马蹄草》:"治虚劳发热,午后怕冷,夜间作热,天明自汗身凉,神气短少,头晕心慌耳鸣。"

7. 木瓜实

《神农本草经疏·卷二十三·果部三品·木瓜》:"实凡遇时令不和,七情怫郁,必致发动,或肿满,或顽痹,憎寒壮热,呕吐自汗,霍乱吐利。"

8. 五味子

《本草汇言·卷之六·草部·五味子》:"故《唐本草》主收敛肺虚久嗽耗散之气(陈泗水稿),凡气虚喘急,咳逆劳损,精神不足,脉势空虚;或劳伤阳气,肢体羸瘦,或虚气上乘,自汗频来;或精元耗竭,阴虚火炎;或亡阴亡阳,神散脉脱,以五味子治之,咸用其酸敛生津,保固元气而无遗泄也。"

《本草述钩元·卷十一·蔓草部·五味子》:"劳伤不足,肢体羸瘦,虚气上乘,自汗多出,此津液不能自守者也。阴虚火动,耗散精元,亡阴亡阳,膀胱厥逆,此津液不能内固者也。用此强阴益精,生津止渴,上清下补,除热生阴,调和五脏,此其能尔。"

9. 五倍子

《本草纲目·虫部第三十九卷·虫之一·五倍子》:"(《集灵》)自汗盗汗:常出为自汗,睡中出为盗汗。"

《本草汇言·卷之十七·虫部卵生类·五倍子》:"又如《日华子》之开喉痹,止自汗,化酒积,收脱肛,止咳嗽,生津液者,亦敛而收之,敛而降之,敛而止之,敛而聚之之意也。"

《本草求真·上编卷二收涩·寒涩·五倍子》:"常出自汗,睡中出为盗汗,用五倍子研末,津调填脐中,缚定,一夜即止也。"

10. 太子参

《本草征要·第一卷·通治部分·补益药》:"又名孩儿参。味甘、微苦,性平,无毒。入脾、肺二经。益气健脾,生津养肺。气血不足,病后虚羸。倦怠乏力,自汗萎靡。食少心悸,口干液亏,用以调补,能使春回。此药力薄,须持续服用,其效始著。"

11. 贝母

《本草述钩元·卷七·山草部·贝母》:"疟暗,鼻衄,舌衄,自汗,小便不通淋,鼻病舌病,肺有热因而生痰,或为热邪所干,喘嗽烦闷,必此主之。"

12. 丹参

《本草纲目·草部第十二卷·草之一·术》:"(《肘后方》)自汗不止:白术末,饮服方寸匕,日二服。亦止自汗。"

《本草汇言·卷之一·草部·白术》:"治自汗盗汗不止。"

《神农本草经疏·卷七·草部上品之下·丹参》:"《圣惠方》:独用一两为末,热酒每服二钱,主寒疝,少腹及阴阳引痛,自汗出欲死。"

13. 石斛

《本草纲目·草部第二十卷·草之九·石斛》:"治发热自汗,痈疽排脓内塞。(时珍)"

《本草易读·卷五·石斛百八十一》:"甘,淡,微咸,无毒。强阴益精,暖水补虚。平胃气而壮筋骨,疗风痹而治脚弱,梦遗滑精之疾,发热自汗之疴。"

《本草备要·草部·石斛》:"疗风痹脚弱,发热自汗,梦遗滑精,囊涩余沥。雷敩曰:石斛镇涎。"

《玉楸药解·卷一·草部》:"石斛下气通关,泻湿逐痹,温肾壮阳,暖腰健膝。治发热自汗,排痈疽脓血,疗阴囊湿痒,通小便淋漓。"

《本草从新·卷六草部·石斛》:"平胃气,除虚热,甘淡微咸微寒,平胃气(宗奭曰:治胃中虚热有功。雷敩曰:石斛镇涎),除虚热(《别录》曰:逐皮肤邪热),安神定惊。疗风痹脚弱,自汗发热,囊湿余沥,长于清胃除热,惟胃肾有虚热者宜之。虚而无火者,不得混用。光泽如金钗,股短、中实,味甘者良。"

14. 石膏

《汤液本草·卷之六·玉石部·石膏》:"《象》云:治足阳明经中热,发热,恶热,燥热,日晡潮热,自汗,小便浊赤,大渴引饮,肌肉壮热,苦头痛之药,白虎汤是也。"

《本草纲目·石部第九卷·金石之三·石膏》:"石膏性寒,味辛而淡,气味俱薄,体重而沉,降也,阴也,乃阳明经大寒之药。善治本经头痛牙痛,止消渴中暑潮热。然能寒胃,令人不食,非腹有极热者,不宜轻用。又阳明经中热,发热恶寒燥热,日晡潮热,肌肉壮热,小便浊赤,大渴引饮,自汗,苦头痛之药,仲景用白虎汤是也。若无以上诸证,勿服之。多有血虚发热象白虎证,及脾胃虚劳,形体病证,初得之时,与此证同。医者不识而误用之,不可胜救也。"

《本草汇言·卷之十二·水石类·石膏》:"(庞安常《伤寒论》)治湿温妄言,烦渴自汗。"

《本草征要·第一卷·通治部分·清热药》:"味辛、性寒,无毒。入肺、胃二经。恶莽草、巴豆。畏铁。营卫伤于风寒,青龙收佐使之勋。相付囚于火热,白虎定为君之剂。头疼齿痛肌肤热,入胃而搜逐。消渴阳狂逆气起,入肺以驱除。口干舌焦,可得效也。中暑自汗,又何患焉。"

《本草备要·卷五·金石水土部·石膏》:"肌肉壮热(《经》云:阳盛生外热),小便赤浊,大渴引饮,中暑自汗(能发汗,又能止自汗),舌焦(胎厚无津)牙痛(阳明经热,为末擦牙固齿)。"

《本经逢原·卷一·石部·石膏》:"石膏为阳明经辛凉解热之药,专治热病,喝病,大渴引饮,自汗头痛,尿涩便闭,齿浮面肿之热证,仲景白虎汤是也。其《金匮》越婢汤治风水,恶寒无大热,身肿自汗不渴,以麻黄发越水气,使之从表而散;石膏化导胃热,使之从外而解。"

《本草从新·卷十三金石部·石膏》:"中暑自汗(能发汗,又能止自汗)。"

《得配本草·卷一·石部·石膏》:"治伤寒疫症,阳明头痛,发热恶寒,日晡潮热,狂热发斑,小便浊赤,大渴引饮,舌焦鼻干,中暑自汗,目痛牙疼。"

《本草求真·上编卷四泻剂·泻热·石膏》:"热解肌,发汗消郁,缘伤寒邪入阳明胃府,内郁不解,则必日晡热蒸。口干舌焦唇燥,坚痛不解,神昏谵语,气逆惊喘,溺闭渴饮,暨中暑自汗,胃热发斑牙痛等症,皆当用此调治。"

《本草分经·原例·足阳明胃·石羔》:"甘辛淡降,体重气轻,胃经大寒之药,兼入肺三焦气分,清热降火,发汗解肌,缓脾止渴发斑疹,亦止中暑自汗,先煎。"

《本草思辨录·卷一·石膏》:"不知石膏治伤寒阳明病之自汗,不治太阳病之无汗。白虎汤治无表证之自汗,且戒人以无汗勿与。惟里热之续自汗出,则不能无石膏。夫不可更汗,必先已发汗,或本有自汗。"

15. 石蜜

《神农本草经疏·卷二十·虫鱼部上品·石蜜》:"仲景方:蜜煎导,治阳明病自汗,小便反利,大便硬者。"

16. 龙骨

《本草征要·第三卷·心经及小肠经·止盗汗自汗》:"缩小便,止自汗,生肌肉,收脱肛。"

17. 龙眼

《神农本草经疏·卷二十三·果部三品·龙眼》:"严用和《济生方》归脾汤:治思虑过度,劳伤心脾,健忘怔忡,虚烦不眠,自汗惊悸。"

18. 白术

《神农本草经疏·卷六·草部上品之上·术》:"止汗除热消食者,湿热盛则自汗,湿邪客则发热。"

《本草易读·卷三·白术第九》:"自汗不止,末服。"

《本经逢原·卷一·山草部·白术》:"止汗除湿进食者,湿热盛则自汗,湿邪客则发热,湿去则脾胃燥,燥则食自消、汗自止、热自除矣。"

19. 白薇

《本草汇言·卷之一·草部·白薇》:"朱肱《活人书》:治风温发汗后,身犹灼热,自汗,身重,多眠,鼻息必鼾,语言难出者,葳蕤汤中亦用之。"

《本草正义·卷之二·草部·山草类下·白薇》:"凡阴虚有热者,自汗盗汗者,久疟伤津者,病后阴液未复,余热未清者,皆为必不可少之药。"

《本草易读·卷三·白薇四十四》:"治自汗灼热、多睡之风温,疗身热肢满、昏迷之暴风。"

《得配本草·卷二·草部·白薇》:"治风温灼热,自汗身重,多眠鼻鼾,语言难出,及温疟血厥,热淋遗尿。"

20. 玄参

《本草正义·卷之一·草部·玄参》:"又色黑入肾,味苦归心,故上之则疗胸膈心肺之热邪,下之则清膀胱肝肾之热结,能制君相浮溢之火,疗风热之咽痛,泄肝阳之目赤,止自汗盗汗,治吐血衄血,寒而不峻,润而不腻,性情与知、柏、生地近似,而较为和缓,流弊差轻。"

21. 地骨皮

《本草发挥·卷三·木部》:"地骨皮又治表有风寒,热邪自汗。丹溪云:竹沥《本草》言大寒,泛观其意,以与石膏、黄芩、黄连等同类,而诸方治胎前产后诸病,及金疮口噤,与血虚自汗,消渴尿多,皆是阴虚之病,无不用之。"

《本经逢原·卷三·灌木部·地骨皮》:"下焦肝肾虚热,骨蒸自汗者宜之。"

22. 芍药

《神农本草经疏·卷八·草部中品之上·芍药》:"同黄芪、防风,治表虚伤风自汗。"

23. 当归

《得配本草·卷二·草部·当归》:"治……大便滑泄,自汗。"

24. 肉桂

《本草备要·卷三·木部·肉桂》:"去营卫风寒,表虚自汗(阳虚),腹中冷痛,咳逆结气(咳逆亦由气不归元,桂能引火,归宿丹田)。"

《本草求真·上编卷一补剂·补火·肉桂》:"凡沉寒痼冷,营卫风寒,阳虚自汗,腹中冷痛,咳逆结气,脾虚恶食,湿盛泄泻(时珍治寒痹风湿,阴盛失血,泻痢惊痫,皆取辛温散结之力也,古方治小儿惊痫,及泄痢病,宜五苓散以泻丙火,渗土湿,内有桂,抑肝风而扶脾土,引利水药入膀胱也),血脉不通,死胎不下(肉桂辛散,能通子宫而破血调经),目赤肿痛,因寒因滞而得者,用此治无不效。"

25. 竹沥

《本草发挥·卷三·木部》:"丹溪云:竹沥《本草》言大寒,泛观其意,以与石膏、黄芩、黄连等同类,而诸方治胎前产后诸病,及金疮口噤,与血虚自汗,消渴尿多,皆是阴虚之病,无不用之。"

《本草汇言·卷之十一·木部·竹沥》:"(仲景方)治伤寒阳明少阳传邪热病,身热烦渴,自汗,作呕,或作呃者。"

《雷公炮制药性解·卷五·木部·竹叶》:"火烧竹沥,主阴虚发热,中风口噤;除自汗,解消渴,止惊悸,清烦躁。痰在手足四肢,非此不达;痰在皮里膜外,有此可驱。"

《本草择要纲目·寒性药品·竹沥》:"诸方治胎产金疮口噤,与血虚自汗,消渴小便多,皆是阴虚之病,无不用之。然寒湿胃虚滑肠之人,服之则反伤肠胃。"

《本草备要·卷三·木部·竹沥》:"(《梅师》加茯苓煎)消渴,血虚自汗。"

《本草从新·卷九木部·竹沥》:"自汗烦闷。"

《本草述钩元·卷二十六·苞木部·淡竹沥》:"与血虚自汗,消渴小便多。"

26. 防风

《本草正·卷一·山草部·防风》:"味甘、辛,气温。升也,阳也。用此者,用其气平散风。虽膀胱、脾、胃经药,然随诸经之药各经皆至。气味俱轻,故散风邪,治一身之痛,疗风眼,止冷泪;风能胜湿,故亦去湿,除遍体湿疮。若随实表补气诸药,亦能收汗,升举阳气,止肠风下血、崩漏。"

27. 苏方木

《本草述钩元·卷二十三·乔木部·苏方木》:"方书治喘郁嗽血,下血蓄血,胁痛腰痛,痛痹自汗,耳证,发散表里风气。"

28. 牡蛎

《本草汇言·卷之十九·介部甲虫类·牡蛎》:"和杜仲服,可止盗汗;和黄芪服,可止自汗;和干姜服,可止阴汗;和麻黄根服,可止头汗。"

《本草述钩元·卷二十九·介部·牡蛎》:"(遗浊、泄泻、自汗、盗汗、小便数及不禁之类)投益阳之味。"

29. 沙参

《本草品汇精要·卷之九·草部上品之下·沙参》:"治寒疝,小腹及阴中相引痛,自汗出欲死者。"

《本草纲目·草部第十二卷·草之一·沙参》:"(猝得疝气)小腹及阴中相引痛如绞,自汗出,欲死者。"

《本草正义·卷之一·草部·沙参》:"《肘后方》治卒然疝气,腹痛如绞,自汗欲死,沙参为末,酒服立瘥。"

30. 郁金

《本草易读·卷四·郁金六十五》:"自汗不止,为末,卧时敷乳上。"

31. 草决明

《本草择要纲目·平性药品·草决明》:"主治:强阴益精,厚肠胃,男子腰脚软弱,发热自汗,痈疽排脓内塞,胃中虚热,清肺补脾,尤有殊功。"

32. 胡黄连

《本草纲目·草部第十三卷·草之二·胡黄连》："（《卫生总微论》）小儿自汗、盗汗，潮热往来。"

《本草易读·卷三·胡连二十七》："小儿自汗盗汗，潮热往来，同柴胡蜜丸服。"

33. 桂枝

《本草发挥·卷三·木部桂》："洁古云：补下焦热火不足，治沉寒痼冷及表虚自汗。仲景云藏无他病，发热自汗者，此是卫气不和也。又云：自汗者为荣气不和，荣气不和则内外不谐，盖卫气不与荣气相和谐，若荣气和则愈矣。昧者不解闭汗之意，凡见伤寒病者便用桂枝汤发汗，若与中风自汗者，其效应如桴鼓，因见其取效而病愈，则曰此桂枝发汗出也，遂不问伤寒无汗者，亦皆与桂枝汤，误之甚矣。盖卫有风邪，故病自汗，以桂枝发其风邪，卫和则表密，汗自止，非桂能收汗而用之也。"

《本草约言·药性本草约言卷之二·木部·桂》："江云：汗过多者，桂枝甘草汤，是又用其敛汗，何也？盖桂善通血脉，《本经》言止烦出汗者，非桂能开腠理而发出汗也，以调其荣血，则卫气自和，邪无容地，遂自汗出而解矣。仲景言汗多用桂枝者，亦非枝能闭腠理而止住汗也，盖卫有风邪，故病自汗，以桂枝调荣卫而发其邪，邪去则表密而汗自敛矣，亦甘辛发散之义也。"

《本草蒙筌·卷之四·木部·桂》："《本经》言：桂止烦出汗者，非桂能开腠理而发出汗，以之调其荣血，则卫气自和，邪无容地，遂自汗出而解矣。昧者不解出汗止汗之意，凡病伤寒，便用桂枝汤，幸遇太阳伤风自汗，固获奇效。"

《雷公炮制药性解·卷五·木部·桂》："丹溪曰：仲景救表用桂枝，非表有虚而用以补也，卫有风寒，故病自汗，以此发其邪，则卫和而表密，汗自止尔。"

《神农本草经疏·卷十二·木部上品·桂》："渗泄止渴，去荣卫中风寒，表虚自汗。其主利肝肺气，头痛出汗，止烦止唾，咳嗽，鼻齆，理疏不足，表虚自汗，风痹骨节挛痛者，桂枝之所治也。主治参互：得芍药、炙甘草、饴糖、黄芪则建中，兼止荣弱自汗。此乃调其荣气，则卫气自和，风邪无所容，遂自汗出。皮肤疏泄自汗，脉浮缓，风邪干于卫气者，乃可投之。"

《本草择要纲目·热性药品·桂枝》："乃调其荣气，则卫气自和，风邪无所容，遂自汗而解，非桂枝能开腠理发出其汗也。然则桂枝汤下发汗之发字，当认作出字，汗自然发出，非若麻黄症，必以麻黄开发腠理而出其汗也。则凡仲景之用桂枝汤以发汗者，其症必皮肤疏泄，自汗脉浮缓，风邪干于卫气者，为对症之剂。"

《本草从新·卷七木部·桂枝》："伤寒自汗。仲景治伤寒发汗数处皆用桂枝汤，又曰：无汗不得用桂枝，汗多者桂枝甘草汤，此又能闭汗也，二义相通否乎？曰：仲景云：太阳病，发热汗出者，此为营弱卫强，阴虚阳必凑之，故以桂枝发其汗，此乃调其营气，则卫气自和，风邪无所容，遂自汗而解，非若麻黄能开腠理，发出其汗也。汗多用桂枝者，以之调和营卫，则邪从汗解，而汗自止，非桂枝能闭汗孔也。"

34. 高丽参

《本草正义·卷之一·草部·高丽参》："仲景之咳嗽弗用者，寒邪壅郁之咳也；若自汗虚寒而咳者，必用矣。东垣谓肺有郁热弗用者，宜发不宜补也；若肺虚无火，气短自汗者，必用矣。节斋谓阴虚火旺弗用者，火邪积盛，不可补也；若虚火无根，自汗气短，肢寒脉细者，必用矣。"

35. 浮小麦

《本草汇言·卷之十四·谷部·浮小麦》："浮小麦止自汗盗汗之药也（李时珍）。倘属阴阳两虚以致自汗盗汗，非其宜也。"

《本草通玄·卷上·谷部·浮麦》："止自汗、盗汗虚热。"

《本草详节·卷之七·谷部·小麦》："主益气，止自汗、盗汗，骨蒸虚热，妇人劳热。"

《本草便读·谷部·谷类·浮麦》："浮麦即小麦，水淘浮起者，味甘咸，性凉，入心经，退虚热，汗乃心之津液，养心退热，津血不为火扰，则可无自汗盗汗之虑矣。"

36. 桑叶

《本草汇言·卷之十·木部·桑叶》："《大氏方》治一切风湿顽麻，自汗，并扑损瘀血作痛，又宜浸酒饮之。"

37. 黄芪

《汤液本草·卷之三·草部·黄芪》："《象》

云：治虚劳自汗，补肺气，入皮毛，泻肺中火。如脉弦自汗，脾胃虚弱，疮疡血脉不行，内托，阴证疮疡必用之。治气虚盗汗并自汗，即皮表之药；又治肤痛，则表药可知；又治咯血，柔脾胃，是为中州药也；又治伤寒、尺脉不至；又补肾脏元气，为里药。"

《本草发挥·卷一·草部黄芪》："洁古云：治虚劳自汗，补肺气，实皮毛，泻肺中火，脉弦，自汗，善治脾胃虚弱，疮疡，血脉不行。其治气虚盗汗并自汗，即皮表之药。"

《本草约言·药性本草约言卷之一·草部·黄芪》："黄芪甘温，大补阳虚自汗。又表虚有邪，发汗不出者，服此自汗。服黄芪而表虚自汗者，如伤寒脉虚涩，血少不能作汗。治气虚盗汗并自汗，又治皮肤痛，则表药可知。若表虚腠理不密，自汗盗汗，渐至亡阳，并诸溃疡，多耗脓血，婴儿痘疹，未灌全浆；一切阴毒不起之症，又宜实卫固荣，须让黄芪倍用为主，人参少入为辅。"

《本草蒙筌·卷之一·草部上·黄耆》："固盗汗自汗，无汗则发，有汗则止；托阴疮癞疮，排脓止痛，长肉生肌。若系表虚，腠理不固，自汗盗汗，渐致亡阳，并诸溃疡，多耗脓血，婴儿痘疹，未灌全浆，一切阴毒不起之疾，治之又宜实卫护荣，须让黄耆倍用为主，人参少入为辅焉。"

《本草纲目·草部第十二卷·草之一·黄耆》："治虚劳自汗，补肺气，泻肺火、心火，实皮毛，益胃气，去肌热及诸经之痛。（元素）又曰：补五脏诸虚，治脉弦自汗，泻阴火，去虚热，无汗则发之，有汗则止之。好古曰：黄芪，治虚劳盗汗，并自汗及肤痛，是皮表之药；治咯血，柔脾胃，是中州之药；治伤寒尺脉不至，补肾脏元气，是里药。凡内伤脾胃，发热恶寒，吐泻怠卧，胀满痞塞，神短脉微者，当以人参为君，黄芪为臣；若表虚自汗亡阳，溃疡痘疹阴疮者，当以黄芪为君，人参为臣，不可执一也。"

《药鉴·新刻药鉴卷之二·黄芪》："又表虚有邪，发汗不出者，服之自汗。"

《本草汇言·卷之一·草部·黄耆》："故阳虚之人（马继高稿），自汗频来，乃表虚而腠理不密也，黄耆可以实卫而敛汗；伤寒之证，行发表而邪汗不出，乃里虚而正气内乏也，黄耆可以济津以助汗；贼风之痛，偏中血脉，而手足不随者，黄耆可以荣筋骨；痈疡之证，脓血内溃，阳气虚而不愈者，黄耆可以生肌肉；又阴疮不能起发，阳气虚而不溃者，黄耆可以托脓毒。"

《神农本草经疏·卷七·草部上品之下·黄芪》："本方去三黄，加人参、五味子、酸枣仁，治表虚自汗。同桂枝、白芍药、防风、炙甘草，能实表，治表虚畏风，伤风自汗。"

《本草正义·卷之一·草部·黄芪》："洁古：治虚劳自汗盗汗（则温养元气，固护肤表之功）。"

《本草详节·卷之一·草部·黄耆》："主虚劳，自汗盗汗，虚喘，肾衰耳聋，太阴疟疾，壮脾胃，泻肺火、心火，去虚热，一切痈疽久败，排脓止痛，大风癞疾，痔瘘，肠风，崩带，胎产前后诸病，及月候不匀，小儿百病。"

《本草易读·卷三·黄芪第二》："治风邪久留不去，或自汗不已者。"

《本草备要·卷一·草部·黄芪》："生用固表，无汗能发，有汗能止。丹溪云：黄芪大补阳虚自汗，若表虚有邪，发汗不出者，服此又能自汗。"

《本经逢原·卷一·山草部·黄芪》："而治脉弦自汗，泻阴火，去肺热，无汗则发，有汗则止。入肺而固表虚自汗，入脾而托已溃痈疡。其治气虚盗汗、自汗及皮肤痛，是肌表之药。治伤寒尺脉不至，补肾脏元气不足，及婴儿易感风邪，发热自汗诸病，皆用炙者，以实卫气之虚。"

《本草从新·卷一草部·黄芪》："丹溪曰：黄芪大补阳虚自汗；若表虚有邪，发汗不出者，服此又能自汗。"

《本草求真·上编卷一补剂·温中·黄芪》："而自汗亡阳，溃疡不起可治。"

《本草述钩元·卷七·山草部·黄芪》："更治虚烦肌热，虚劳自汗盗汗。"

38. 梅实

《本草述钩元·卷十六·五果部·梅实》："自汗不能食，咽干泄泻痔，一味作汤代茶。"

39. 蚱蝉

《神农本草经读·卷之四·中品·蚱蝉》："风为阳邪，在太阳则恶寒发热，然必审其无汗烦躁而喘者，可与麻桂并用；在阳明则发热而微恶寒，然必审其口干舌焦大渴而自汗者，可与知母同用。"

40. 麻黄根

《本草纲目·草部第十五卷·草之四·麻黄》："服麻黄自汗不止者，以冷水浸头发，仍用扑法即止。若过发则汗多亡阳，或饮食劳倦及杂病自汗表虚之证用之，则脱人元气，不可不禁。自汗有风湿、伤风、风温、气虚、血虚、脾虚、阴虚、胃热、痰饮、中暑、亡阳、柔痓诸证，皆可随证加而用之。（《古今录验》）诸虚自汗，夜卧即甚，久则枯瘦：黄芪、麻黄根各一两，牡蛎米泔浸洗煅过，为散。"

《本草汇言·卷之三·草部·麻黄根节》："李时珍先生曰：麻黄发汗之气，速不能御，而根节止汗，捷如影响物理之妙，不可测度如此。凡自汗，有伤风、风湿、风温、气虚、血虚、阳虚、阴虚，并亡阳、中暑、柔痓、胃热、痰饮，诸证皆可随证加而用之，如当归六黄汤加麻黄根治盗汗，黄芪六一汤加麻黄根治自汗，盖其性能行周身肌表，故能引诸药，外至卫分而固腠理也。"

《本草从新·卷三·草部·麻黄》："随时出汗为自汗，属阳虚；梦中出汗为盗汗，属阴虚，用麻黄根、蛤粉、粟米等分为末，袋盛扑之佳。时珍曰：麻黄发汗，骏不能御；根节止汗，效如影响，物理不可测如此。自汗有风湿、伤风、风温、气虚、血虚、胃热、痰饮、中暑、亡阳、柔痓等证，皆可加用，盖性能行周身肌表，引药至卫分而固腠理也。"

41. 葳参

《滇南本草·第一卷·葳参》："（单方）治男妇虚症，肢体酸软，自汗、盗汗。"

42. 葳蕤

《本草纲目·草部第十二卷·草之一·葳蕤》："主风温自汗灼热，及劳疟寒热，脾胃虚乏，男子小便频数，失精，一切虚损。（时珍）故朱肱《南阳活人书》，治风温自汗身重，语言难出，用葳蕤汤，以之为君药。"

《本草择要纲目·平性药品·葳蕤》："疗风温自汗。"

《本草详节·卷之二·草部·葳蕤》："主风温自汗灼热，天行狂热，劳疟寒热，及虚劳客热，头痛，目痛，眦烂泪出，腰膝冷痛，茎中寒，风淫四末，风热湿毒。"

《本草备要·卷一·草部·葳蕤》："凡挟虚、挟风湿者，宜葳蕤，茎寒自汗，一切不足之证。"

《本经逢原·卷一·山草部·葳蕤》："《千金》治风温，自汗身重，语言难出。"

《得配本草·卷二·草部·葳蕤》："治虚劳寒热痁疟，风温自汗灼热，头疼目痛眦烂，男子湿注腰疼，小便频数失精，一切虚损挟风湿诸症。"

《要药分剂·卷四·补剂上·葳蕤》："（《大明》）主风温自汗灼热。"

《本草撮要·卷一·草部·葳蕤》："治风温自汗身重。"

43. 酸枣仁

《本草汇言·卷之十·木部·酸枣仁》："……其仁均补五脏，如心气不足，惊悸怔忡，神明失守，或腠理不密，自汗盗汗，肺气不足，气短神怯，干咳无痰；肝气不足，筋骨拳挛，爪甲枯折；肾气不足，遗精梦泄，小便淋沥；脾气不足，寒热结聚，肌肉羸瘦；胆气不足，振悸恐畏，虚烦不眠等证，是皆五脏偏失之病，得酸枣仁之酸甘而温，安平血气，敛而能运者也。"

《神农本草经疏·卷十二·木部上品·酸枣仁》："入归脾汤，治脾家气血虚，自汗，不眠，惊悸，不嗜食。"

《本草害利·心部药队·酸枣仁》："自汗为阳虚，盗汗为阴虚，敛虚即所以治盗汗也，非敛阳虚自汗也。"

44. 薇衔

《本草纲目·草部第十五卷·草之四·薇衔》："[发明]珍曰：麋衔乃《素问》所用治风病自汗药，而后世不知用之，诚缺略也。"

45. 鳖甲

《本经逢原·卷四·介部·鳖甲》："凡骨蒸劳热自汗皆用之，为其能滋肝经之火也。"

三、治自汗食物

1. 韭

《证类本草·卷第二十八·韭》："胸痹，心中急痛如锥刺，不得俯仰，自汗出；或痛彻背上，不治或至死。"

《本草品汇精要·卷之三十九·菜部中品·韭》："胸痹，心中急痛如锥刺，不得俯仰，自汗，或痛彻背上，不治或至死，可取生韭或根五斤，洗捣，汁灌少许，即吐胸中恶血。"

《本草纲目·菜部第二十六卷·菜之一·韭》："胸痹急痛，诜曰：胸痹痛如锥刺，不得俯仰，自汗出，或痛彻背上，不治或至死。"

《本草汇言·卷之十六·菜部·韭》："（《食疗本草》）治胸痹急痛，锥刺欲死，不得俯仰，自汗出，或痛彻背肿，或胁肋攒痛，难以转侧。"

2. 酒

《本草发挥·卷三·米谷部》："其始也病浅，或呕吐，或自汗，或疮疥，或鼻衄，或自泄，或心脾痛，尚可散而出也。"

《本草汇言·卷之十四·谷部·酒》："痰郁于上，溺涩于下，恣饮寒凉，其热内郁于肺与大肠二经，其始病浅，为呕吐，为自汗，为疮疥，为鼻衄，为泄利，及心脾痛等病，尚可散而去之。"

《本草详节·卷之七·谷部·酒》："性又喜升，气必随之，痰郁于上，溺涩于下，恣饮寒凉，其热内郁，肺气大伤，其始也病浅。或呕吐，或自汗，或疮疥，或鼻衄，或泄利，或心脾痛，尚可散而去之；其久也病深，为消渴，为内疽，为肺痿，为鼓胀，为失明，为哮喘，为疠癞，为癫痫，为痔漏，为难治之病，非具眼未易处也。"

3. 蒸饼

《本草品汇精要·续集卷之三·造酿部·蒸饼》："盗汗自汗：每夜卧时，带饥吃蒸饼一枚，不过数日即止。"

4. 粳米

《本草易读·卷五·粳米》："自汗不止，杵粉绢包扑之。"

5. 稻米

《本草纲目·谷部第二十二卷·谷之一·稻》："暖脾胃，止虚寒泄痢，缩小便，收自汗，发痘疮。（时珍）自汗不止：糯米、小麦麸同炒，为末。"

《神农本草经疏·卷二十六·米谷部下品·稻米》："故又有止泄利，缩小便，收自汗，发痘疮等用。"

《本草详节·卷之七·谷部·稻米》："主温中，止泄，缩小便，收自汗，发痘疮。"

6. 糯米

《本草征要·第四卷·食疗·糯米》："痘疮虽发，而自汗能收。"

《本草易读·卷五·糯米二百零一》："坚大便而缩小便，收自汗而发痘疮。"

《本草备要·卷四·谷菜部·糯米》："补脾肺虚寒，坚大便，缩小便，收自汗（同龙骨、牡蛎为粉，能扑汗），发痘疮（解毒化脓）。"

《得配本草·卷五·谷部·糯米》："补脾胃，固肺气，坚大便，缩小便，收自汗，发痘疮。"

《本草撮要·卷五·五谷部·糯米》："味甘温，入手足太阴阳明经，功专补肺虚寒，坚大便，缩小便，收自汗，发豆疮，同龙骨、牡蛎为末扑汗良。然性粘滞，病人及小儿忌之。"

四、治自汗禁药

1. 干姜

《神农本草经疏·卷八·草部中品之上·干姜》："阴虚内热，阴虚咳嗽吐血，表虚有热汗出，自汗盗汗，脏毒下血，因热呕恶，火热腹痛，法并忌之。"

《要药分剂·卷二·宣剂下·干姜》："《经疏》曰：生姜、干姜、炮姜，禁忌略同，大约久服伤阴损目，误服亦然，凡阴虚内热，阴虚咳嗽吐血，表虚有热，汗出、自汗、盗汗，脏毒下血，因热呕恶，火热胀痛，均忌。

《本草害利·脾部药队·温脾猛将·干姜》："凡阴虚内热，咳嗽吐血，表虚有热汗出，自汗盗汗，脏毒痛漏下血，因热呕恶，火热腹痛，法并忌用。"

2. 水萍

《神农本草经疏·卷九·草部中品之下·水萍》："表气虚而自汗者，勿用。"

《本经逢原·卷二·水草部·水萍》："至于表虚自汗者，尤为戈戟。"

3. 川芎

《本草汇言·卷之二·草部·芎䓖》："凡病人上盛下虚，虚火炎上，咳嗽痰喘，自汗盗汗，咽干口燥，发热作渴，内热生烦，阴极发躁，中气短怯，并禁用之。"

《本草正义·卷之五·草部·川芎》："[禁忌]仲淳谓：凡病上盛下虚，虚火炎上，咳嗽呕吐，自汗盗汗，咽干燥渴，烦热者忌之。"

4. 防风

《神农本草经疏·卷七·草部上品之下·防风》："诸病血虚痉急，头痛不因于风寒，溏泄不因于寒湿，二便秘涩，小儿脾虚，发搐，慢惊，慢脾风，气升作呕，火升发嗽，阴虚盗汗，阳虚自汗等病，法所同忌。"

《本草正义·卷之二·草部·防风》："散风诸剂，非徒无益，而又害之，缪仲淳已谓南方中风，血虚痉急、阴虚盗汗、阳虚自汗，皆忌防风。"

《本草害利·膀胱部药队·泻膀胱次将·防风》:"若似中风,产后血晕痉急诸病,头痛因于血虚不因于风寒,泄泻不因于寒湿,及二便闭涩,小儿脾虚发搐,慢惊脾风,气升作呕,火升作嗽,阴虚盗汗,阳虚自汗等病,法所同忌。"

5. 半夏

《本草害利·卷?·肺部药队·制半夏》:"故凡一切吐血、衄血、齿衄、舌上出血、金疮,产后失血过多,尿血、便血,肾水真阴不足发渴,阳虚自汗,阴虚盗汗,内热烦躁出汗诸症,皆当禁者也,三禁之外,应忌者尚多。"

6. 麻黄

《神农本草经疏·卷八·草部中品之上·麻黄》:"若夫表虚自汗,阴虚盗汗,肺虚有热,多痰咳嗽,以致鼻塞;疮疱热甚,不因寒邪所郁,而自倒靥;虚人伤风,气虚发喘,阴虚火炎,以致眩晕头痛;南方中风瘫痪,及平日阳虚,腠理不密之人,皆禁用。"

《本草正·隰草部·麻黄》:"若过发则汗多亡阳,若自汗表虚之人用之则脱人元气。"

7. 薄荷

《本经逢原·卷二·芳草部·薄荷》:"然所用不过二三分,以其辛香伐气,多服久服令人虚冷,瘦弱人多服动消渴病,阴虚发热、咳嗽自汗者勿施。"

8. 麝香

《神农本草经疏·卷十六·兽部上品·麝香》:"凡似中风,小儿慢脾风,与夫阴阳虚竭,发热,吐血,盗汗,自汗,气虚眩晕,气虚痰热,血虚痿弱,血虚目翳,心虚惊悸,肝虚痫痉,产后血晕,胎前气厥,诸证之属于虚者,法当补益,概勿施用。"

五、治自汗药对

1. 黄芪+枣仁

《得配本草·卷二·草部·黄芪》:"得枣仁,止自汗。"

2. 麻黄+黄芪、牡蛎、小麦

《得配本草·卷三·草部·麻黄》:"得黄芪、牡蛎、小麦,治诸虚自汗。"

3. 御米+乌梅

《得配本草·卷五·谷部·御米》:"得乌梅为末,治久嗽自汗。"

4. 酸枣仁+生地、五味子

《得配本草·卷七·木部·酸枣仁》:"得生地、五味子,敛自汗。"

5. 薇衔+泽泻、白术

《得配本草·卷三·草部·薇衔》:"配泽泻、白术,治酒风自汗。"

6. 猪心+人参

《得配本草·卷九·兽部·猪》:"得人参,治心虚自汗。"

六、治盗汗专药

1. 人乳

《本草汇言·卷之十九·人部·人乳》:"凡治元神不足,精神衰乏,咳嗽无痰,日晡潮热,或阴虚火动而骨蒸盗汗,或久患劳嗽而时有红痰,或面赤口燥而烦渴引饮,或肌瘦皮黄而毛发焦槁,或筋挛骨痿而四体乏力,或血竭阴消而肠胃闭结,或三消渴燥而多食易饥,或目暗昏蒙而瞳仁干结,是皆元虚火胜之证。"

2. 人参

《要药分剂·卷四·补剂上·人参》:"治……盗汗。"

3. 干地黄

《神农本草经疏·卷六·草部上品之上·干地黄》:"同黄芪、黄连、黄柏、酸枣仁、五味子、白芍药、麦门冬、龙眼肉、牡蛎粉,治盗汗久不止。"

4. 干姜

《雷公炮制药性解·卷六·菜部·干姜》:"曰:见火则味苦色黑,守而不走,血安得不止耶?然必病久气虚,亡阳而多盗汗,及手足冷者宜用。若初病火炽,遽尔投之,是抱薪救火,危亡立至矣!可不谨乎?丹溪曰:干姜散肺气,同五味能止嗽,治血虚发热。"

5. 干桑叶

《本草从新·卷九·木部·干桑叶》:"末服,止盗汗。"

6. 干漆

《本草述钩元·卷二十三·乔木部·干漆》:"拘挛盗汗等证用之。"

7. 大豆

《本草纲目·谷部第二十五卷·谷之四·大豆豉》:"熬末,能止盗汗,除烦躁。盗汗不止,诜曰：以豉一升微炒香，清酒三升渍三日，取汁冷暖任服。"

《本草汇言·卷之十四·谷部菽豆类·大豆》："黑豆煮汁饮，能润肾燥，故止盗汗。"

8. 川椒

《本草约言·食物本草卷之四·味部·川椒》："又治盗汗尤切。"

《本草通玄·卷下·果部·川椒》："椒核，利小便，治水肿痰饮，耳聋盗汗。"

9. 天冬

《本草易读·卷五·天冬百七十二》："妇人骨蒸烦热，盗汗口干，同麦冬末、生地汁，煎熬丸服。"

10. 元参

《本草述钩元·卷七·山草部·元参》："著痹，惊悸，盗汗。"

11. 五倍子

《本草详节·卷之五·木部·五倍子》："主敛肺降火，化痰饮，止咳嗽，掺口疮，生津液，止消渴，盗汗，齿宣，疳匿，肺脏风毒，流溢皮肤，作风湿癣，瘙痒脓水，五痔下血不止，小儿面鼻疳疮，解酒毒。"

《本草备要·卷四·鳞介鱼虫部·五倍子》："生津化痰，止嗽止血，敛汗（郑赞寰曰：焙研极细，以自己漱口水调敷脐上，治盗汗如神）解酒。"

《本草易读·卷七·五倍子》："盗汗：同荞麦面作饼，煨熟，夜卧时干吃，勿饮水。"

《玉楸药解·卷六·鳞介鱼虫部》："五倍酸收入肺，敛肠坠，缩肛脱，消肿毒，平咳逆，断滑泄，化顽痰，止失红，敛溃疮，搽口疮，吹喉痹，固盗汗，止遗精，治一切肿毒痔瘘，疥癣金疮之类。"

《本草述钩元·卷二十七·虫部·五倍子》："治消渴盗汗，梦遗盗汗，又如盗汗脏毒肠风之类病在中者。（如消渴盗汗）"

《本草撮要·卷九虫鱼鳞介部·五倍子》："治盗汗如神。"

12. 甘遂

《本草纲目·草部第十七卷·草之六·甘遂》："痞证发热盗汗，胸背疼痛：甘遂面包，浆水煮十沸，去面，以细糠火炒黄为末。"

13. 艾叶

《本草易读·卷四·艾叶七十八》："盗汗不已，同茯苓、乌梅煎服。"

14. 术

《本草纲目·草部第十二卷·草之一·术》："(《千金方》)脾虚盗汗：白术四两，切片，以一两同黄芪炒，一两同牡蛎炒，一两同石斛炒，一两同麦麸炒，拣术为末。"

《本草经解·卷一·草部上·术》："治脾虚盗汗。"

15. 龙骨

《本草汇言·卷之十八·鳞部龙类·龙骨》："治心虚盗汗。"

《长沙药解·卷四·龙骨》："蛰藏闭涩之性，保摄精神，安惊悸而敛疏泄，凡带浊遗泄，崩漏吐衄，一切失精亡血之证皆医；断鬼交，止盗汗，除多梦，敛疮口，涩肠滑，收肛脱。"

《药论·杂剂·收敛》："龙骨：盗汗则赖黄芪，失血则和生地。"

16. 龙胆草

《本草纲目·草部第十三卷·草之二·龙胆》："疗咽喉痛，风热盗汗（时珍）。(《删繁方》)一切盗汗：妇人、小儿一切盗汗，又治伤寒后盗汗不止。(《杨氏家藏方》)小儿盗汗身热。"

《本草正·山草部·龙胆草》："杀蛊毒、肠胃诸虫，及风热盗汗。"

《本草易读·卷三·龙胆草四十二》："消痈疡而治疮疥，兼治脚气肿痛，止咽痛而除盗汗，且除胃中烦热。"

《要药分剂·卷六·泻剂上·龙胆草》："风热盗汗。"

17. 白云参

《滇南本草·第三卷·白云参》："（附方）妇人虚劳盗汗。"

18. 白龙参

《滇南本草·第三卷·白龙参》："妇人食之，止盗汗，治白带。"

19. 白芍

《本草汇言·卷之二·草部·白芍药》："治童男室女，身发潮热，咳嗽吐痰，夜出盗汗，饮食少进，四肢无力，渐至消瘦，用乌鸡丸。"

20. 白芷

《本草纲目·草部第十四卷·草之三·白芷》："盗汗不止：太平白芷一两，辰砂半两。"

21. 白豆蔻

《本草述钩元·卷八·芳草部·白豆蔻》:"消瘅,盗汗,泄泻。"

22. 地骨皮

《本草便读·木部·地骨皮》:"肾热除则骨蒸盗汗等病皆愈矣。"

23. 地黄

《本草经解·卷一·草部上·地黄》:"治盗汗不止。"

《本草述钩元·卷九·隰草部·地黄》:"治盗汗久不止。"

24. 地榆

《本草正·山草部·地榆》:"既清且涩,故能止吐血、衄血,清火明目,治肠风血痢及妇人崩漏下血、月经不止、带浊、痔漏、产后阴气散失;亦敛盗汗,疗热痞,除恶肉,止疮毒疼痛。"

《本草正义·卷之一·草部·地榆》:"景岳:治带浊、痔漏,亦敛盗汗。"

25. 百部

《本草汇言·卷之六·草部·百部》:"滋阴降火汤,治阴火动,发热咳嗽,吐痰喘急,盗汗口干,此方与六味丸相兼服之,大补虚劳神效。骨蒸夜热,加鳖甲三钱;盗汗不止,加炒酸枣仁二钱,倍黄耆;咳嗽痰多喘急,加沙参、人参各二钱;痰中带血,加真阿胶二钱,倍熟地黄;咽喉痒或作痛,加桔梗、桑白皮,倍贝母;梦泄遗精,加山药、芡实各五钱,牛膝二钱;小便淋浊,加车前子、草薢各二钱;大便不结实,加炒山药、炒扁豆各五钱。"

26. 百棱藤

《证类本草·卷第三十·百棱藤》:"治盗汗。"

《本草品汇精要·卷之四十一·本草图经本经外木蔓类·木之走·百棱藤》:"百棱藤治盗。"

《本草纲目·草部第十八卷·草之七·百棱藤》:"主治:盗汗(苏颂)。"

27. 当归

《神农本草经疏·卷八·草部中品之上·当归》:"同黄芪、生熟地黄、黄芩、黄连、黄柏,治盗汗。"

《本草汇言·卷之二·草部(芳草类)·当归》:"(东垣《调元集》:)治阴虚盗汗。"

《本草述钩元·卷八·芳草部·当归》:"治盗汗。"

28. 血参

《滇南本草·第三卷·血参》:"疗咽喉痛,风热盗汗。"

29. 防风

《证类本草·卷第七·防风》:"《日华子》云:治三十六般风,男子一切劳劣,补中,益神,风赤眼,止泪及瘫缓,通利五脏,关脉,五劳七伤,羸损,盗汗,心烦体重,能安神定志,匀气脉。"

《本草纲目·草部第十三卷·草之二·防风》:"治三十六般风,男子一切劳劣,补中益神,风赤眼,止冷泪及瘫痪,通利五脏关脉,五劳七伤,羸损盗汗,心烦体重,能安神定志,匀气脉(大明)。睡中盗汗:防风二两,芎䓖一两,人参半两。"

《本草易读·本草易读卷三·防风》:"三十二除盗汗而驱烦满,止冷泪而起瘫痪。"

《本草从新·卷一草部·防风》:"阴虚盗汗。"

《本草撮要·卷一草部·防风》:"若虚痉头痛不因风寒,泄泻不因寒湿,火升发嗽,阴虚盗汗,阳虚自汗,并忌。"

《增广和剂局方药性总论·草部上品之下·防风》:"《日华子》云:治三十六般风,男子一切劳劣,补中益神,风赤眼,止泪及瘫缓,通利五脏关脉,五劳七伤,羸损盗汗,心烦体重,能安神定思,匀气脉。"

30. 麦麸

《本草易读·卷五·小麦百九十七·麦麸》:"一切虚汗盗汗,或炒末服或煎服。"

31. 远志

《神农本草经疏·卷六·草部上品之上·远志》:"入当归六黄汤,能止阴虚盗汗;加甘草,治妇人口噤失音,小儿客忤。"

《本草述钩元·卷七·山草部·远志》:"止阴虚盗汗。"

32. 花椒

《本草详节·卷之八·果部·花椒》:"主腹水胀满,利小便,肾虚耳鸣、耳聋,膀胱急,及气喘,盗汗。"

33. 吴茱萸

《证类本草·卷第十三·吴茱萸》:"千金翼:产后虚羸盗汗时啬啬恶寒。"

《本草纲目·果部第三十二卷·果之四·吴茱萸》:"(姚僧坦《集验方》)产后盗汗,啬啬恶寒:茱萸一鸡子大。"

34. 牡蛎

《本草衍义·卷十七·牡蛎》:"盗汗及阴汗,本方使生者,则自从本方左顾。"

《证类本草·卷第二十·上品·牡蛎》:"粉身,主大人、小儿盗汗;和麻黄根、蛇床子、干姜为粉,去阴汗。主治女子崩中,止盗汗,除风热,止痛,治温疟。又,和杜仲服止盗汗。主男子遗精,虚劳乏损,补肾正气,止盗汗,去烦热,治伤热疾,能补养安神,治孩子惊痫。又方:除盗汗及阴汗。《衍义》曰:牡蛎须烧为粉用,兼以麻黄根等分同捣,研为极细末,粉盗汗及阴汗。"

《食物本草·卷下·鱼类》:"牡蛎……和杜仲服,止盗汗。"

《本草品汇精要·卷之二十九·虫鱼部上品·牡蛎》:"主:敛盗汗止泄精……和杜仲服止盗汗。"

《本草约言·药性本草约言卷之二·虫鱼部·牡蛎粉》:"东垣云:牡蛎涩精而收虚汗,捣粉粉身治大人小儿盗汗。"

《本草蒙筌·卷之十一·虫鱼部·牡蛎》:"麻黄根共作散,敛阴汗如神;川杜仲共煎汤,固盗汗立效。"

《本草纲目·介部第四十六卷·介之二·牡蛎》:"粉身,止大人、小儿盗汗。(《普济方》)气虚盗汗:上方为末。(《千金方》)虚劳盗汗:牡蛎粉、麻黄根、黄芪等分。(《本事方》)产后盗汗:牡蛎粉、麦麸(炒黄)等分。"

《本草正·卷·虫鱼部·牡蛎》:"同熟地,固精气,禁遗尿;同麻黄根,敛阴汗;同杜仲,止盗汗。"

《神农本草经疏·卷二十·虫鱼部上品·牡蛎》:"主治参互:同生地黄、黄芪、龙眼、五味子、酸枣仁、麦门冬、白芍药、茯神、黄柏、当归,治心肾盗汗。《本事方》虚劳盗汗:牡蛎粉、麻黄根、黄芪,等分为末。"

《本草详节·卷之十一·介部·牡蛎》:"主伤寒寒热,温疟洒洒,除留热在关节,营卫虚热,去来不定,止消渴,疗咳嗽化痰,除心脾气痛,胁下痞热,定惊恚怒气,止盗汗,除老血,涩大小肠,男子虚劳鬼交,女子崩中带下,小儿惊痫,及痈肿、鼠瘘、瘰疬。以柴胡引,去胁下硬;以茶引,消项上结核;以大黄引,消股间肿;以麻黄、蛇床子、干姜佐,去阴汗;以地黄为使,益精、止小便;以杜仲合煎,固盗汗。"

《长沙药解·卷四》:"牡蛎咸寒降涩,秘精敛神,清金泻热,安神魂而保精液,凡心悸神惊,遗精盗汗之证皆医,崩中带下,便滑尿数之病俱疗。"

《汤液本草·卷之六·虫部·牡蛎》:"治女子崩中,止血及盗汗,除风热,定痛。又和杜仲服,止盗汗。陈士良云:牡蛎捣粉,粉身,治大人小儿盗汗。"

35. 冻青子

《本草汇言·卷之十·木部·冻青子》:"治思虑伤脾,忧愁损志,遇事多忘,或怔忡不宁,惊悸不寐,发热盗汗,嗜卧少食。"

36. 补骨脂

《神农本草经疏·卷九·草部中品之下·补骨脂》:"《和剂方》补骨脂丸:治下元虚败,脚手沉重,夜多盗汗,纵欲所致。"

37. 灵砂

《本草纲目·石部第九卷·金石之三·灵砂》:"治元气亏虚,阴邪交荡,上盛下虚,气不升降,呼吸不足,头旋气短,心怯惊悸,虚烦狂言,盗汗,腹痛腰痛,反胃吐食,霍乱转筋,咳逆。"

38. 阿胶

《本草汇言·卷之十八·兽部畜类·阿胶》:"治肾虚腰脊痿软,遗精盗汗。"

39. 鸡卵

《本草汇言·卷之十八·禽部·鸡卵》:"白能清气,故《大氏方》治咽痛咳逆、疮肿、盗汗诸疾。(《方脉正宗》)治阴虚盗汗、夜热者。"

40. 青蒿

《本草汇言·卷之三·草部·青蒿》:"《陈氏方》:治虚劳盗汗,烦热口干。"

《雷公炮制药性解·卷四·草部下·青蒿》:"主骨蒸劳热,虚烦盗汗,明目杀虫。"

《本草新编·卷之三(角集)·青蒿》:"专解骨蒸劳热,尤能泻暑热之火,愈风瘙痒,止虚烦盗汗,开胃,安心痛,明目辟邪,养脾气,此药最佳。"

《本草述钩元·卷九·隰草部·青蒿》:"治虚

劳盗汗。"

41. 苦参
《本草述钩元·卷七·山草部·苦参》："方书治消瘅痿厥,中风虚劳,虚烦盗汗。"

42. 松实
《本草汇言·卷之八·木部·松实》："集方(东坡居士方)治风痹寒气,虚羸少气,及五脏劳伤,咳嗽吐痰,骨蒸盗汗,心神恍惚,饮食不甘,遗精滑泄等证。"

43. 知母
《本草易读·卷三·知母第七》："治骨蒸盗汗,肺痿咳血。"

《本草述钩元·卷七·山草部·知母》："盗汗不得卧。"

44. 帛
《证类本草·卷第二十二·下品·故绯帛》："又五色帛,主盗汗,拭讫弃不道头。"

《本草分经·原例·不循经络杂品·绯帛》："五色帛治堕马及一切筋骨损,拭盗汗。"

45. 茈胡
《本草纲目·草部第十三卷·草之二·茈胡》："(许学士《本事方》)小儿骨热:十五岁以下,遍身如火,日渐黄瘦,盗汗,咳嗽烦渴。"

46. 草蒿
《证类本草·卷第十·草蒿》："治劳,下气开胃,止盗汗及邪气鬼毒。"

《本草蒙筌·卷之二·草部中·草蒿》："愈风疹疥瘙,止虚烦盗汗。"

47. 故甑蔽
《证类本草·卷第十三·故甑蔽》："又主盗汗。"

48. 胡黄连
《证类本草·卷第九·胡黄连》："孙尚药治小儿盗汗,潮热往来。"

《得配本草·卷二·草部·胡黄连》："消果积,疗泻痢,退胎蒸,除温疟,小儿盗汗、惊痫,大人伤寒咳嗽。"

《本草述钩元·卷七·山草部·胡黄连》："小儿盗汗潮热。"

49. 南烛子
《得配本草·卷七·木部·南烛子》："除盗汗,益气力。"

50. 柏
《本草述钩元·卷二十二·香木部·柏》："盗汗便秘,如治虚劳吐血、痿痹、便秘盗汗等证。"

51. 威灵仙
《证类本草·卷第十一·威灵仙》："饮食即住,黄疸,黑疸,面无颜色,瘰疬遍项,产后秘涩概腰痛,曾经损坠,心痛,注气隔气,冷气攻冲,肾脏风壅,腹肚胀满,头面浮肿,注毒脾、肺气,痰热咳嗽气急,坐卧不安,疥癣等疮,妇人月水不来,动经多日,血气冲心,阴汗盗汗,鸦臭秽甚,气息不堪,勤服威灵仙,更用热汤,尽日频洗,朝以苦唾调药涂身上内外,每日一次,涂之当得平愈。"

52. 轻粉
《本草征要·第四卷外治·矿物药·轻粉》："成人盗汗,小儿夜啼,为末津调,用以涂脐。"

53. 盐麸子
《本草纲目·果部第三十二卷·果之四·盐麸子》："所以痰涎、盗汗、风湿、下泪、涕唾之证,皆宜用之。"

54. 破故纸
《本草易读·卷四·破故纸六十三》："治因纵欲所致下元虚败,手脚沉重,夜多盗汗。"

55. 羖羊角
《证类本草·卷第十七·羖羊角》："[臣禹锡等谨按]《日华子》云:肾,补虚,耳聋,阴弱,壮阳,益胃,止小便,治虚损盗汗。"

56. 益智子
《本草述钩元·卷八·芳草部·益智子》："下血盗汗。用治浊遗盗汗,下血泄泻。"

57. 浮小麦
《本草征要·第三卷心经及小肠经·止盗汗自汗·浮小麦》："止虚汗盗汗,解劳热骨蒸。"

《本草备要·卷四·谷菜部·小麦》："止虚汗盗汗,劳热骨蒸。汗为心液,麦为心谷,浮者无肉,故能凉心。"

《本经逢原·卷三·谷部·诸麦》："浮麦轻虚,象肺能敛盗汗,取其散皮腠之热也。"

《本草从新·卷十二谷部·浮小麦》："止虚汗、盗汗。"

《得配本草·卷五·谷部·小麦》："除骨蒸虚热,止虚汗盗汗。"

《本草害利·心部药队·补心次将·淮小

麦》："浮小麦涩敛、凉心,止虚汗盗汗,治骨蒸劳热。"

58. 桑叶
《本草纲目·木部第三十六卷·木之三·桑》："震亨曰:经霜桑叶研末,米饮服,止盗汗。"

《本草崇原·卷上本经上品·桑叶》："或值桑落时,干者亦堪用,但力不如新采者,桑叶是止盗汗之药,非发汗药。"

《本草撮要·卷二·木部·桑叶》："常服治盗汗。"

59. 桑白皮
《本草备要·木部·桑白皮》："末服止盗汗。"

60. 桑螵蛸
《神农本草经疏·卷二十·虫鱼部上品·桑螵蛸》："主治参互《外台秘要》:虚劳盗汗,遗精白浊。"

61. 黄花蒿
《本草品汇精要·续集卷之二·草部·黄花蒿》："黄花蒿……主劳,下气开胃,止盗汗。"

62. 黄芩
《本草汇言·卷之一·草部·黄芩》："治老幼男妇,无故夜热盗汗,又能饮食,起居平常,无他疾者。"

63. 黄芪
《药性赋·下卷·草部上》："止渴补虚收盗汗,黄芪奏不小之功;消痈散肿有高能,忍冬是至贱之草。"

《药鉴·新刻药鉴卷之二·黄芪》："其用有四:温分肉而实腠理,益元气而补三焦;内托阴症之疮痍,外固表虚之盗汗。"

《雷公炮制药性解·卷二·草部上·黄芪》："味甘,性微温无毒,入肺脾二经,内托已溃疮疡,生肌收口,外主表虚盗汗,腠理充盈。已溃疮疡及盗汗,皆表虚也,故咸用之。"

《神农本草经疏·卷七·草部上品之下·黄芪》："同生熟地黄、黄柏、黄芩、黄连、当归,加酸枣仁炒熟研,为治阴虚盗汗之正法。"

《本草经解·卷一·草部上·黄芪》："治阴虚盗汗。"

《得配本草·卷二·草部·黄芪》："固腠理,益脾胃,托疮疡,止盗汗。"

64. 黄连
《证类本草·卷第七·黄连》："《日华子》云:治五劳七伤,益气,止心腹痛,惊悸烦躁,润心肺,长肉止血,并疮疥,盗汗,天行热疾。"

《本草蒙筌·卷之二·草部中·黄连》："小儿盗汗潮热,妇人胎蒸虚惊。"

《本草纲目·草部第十三卷·草之二·黄连》："治五劳七伤,益气,止心腹痛,惊悸烦躁,润心肺,长肉止血,天行热疾,止盗汗并疮疥。"

《神农本草经疏·卷七·草部上品之下·黄连》："入当归六黄汤,加枣仁、龙眼,治盗汗有神。"

《本草详节·卷之三·草部·黄连》："主心病逆而盛,心积伏梁,心窍恶血,肠澼腹痛,下痢,调胃厚肠,清肝胆火,止消渴,目痛,惊悸,盗汗,天行热疾,杀疳虫、蛔虫,口疮,诸疮疥。"

《本草备要·卷二·草部·黄连》："镇肝凉血(凡治血,防风为上部之使,黄连为中部之使,地榆为下部之使),燥湿开郁,解渴(单用能治消渴)除烦,益肝胆,厚肠胃,消心瘀(能去心窍恶血),止汗(凉心)。"

《本草经解·卷二·草部下·黄连》："治火症盗汗。"

《本草述钩元·卷七·山草部·黄连》："治盗汗。"

65. 菊花参
《滇南本草·第三卷·菊花参》："治劳伤虚热不退,血气虚弱,形体消瘦,午后怯冷,夜间发热,五心烦热,天明出汗、盗汗等症。"

66. 豉
《证类本草·卷第二十五·豉》："孟诜云:豉,能治久盗汗患者,以一升微炒令香,清酒三升渍,满三日取汁,冷暖任人服之,不瘥,更作三两剂即止。"

《要药分剂·卷二·宣剂下·豉》："能止盗汗。"

67. 麻黄根
《证类本草·卷第八·麻黄》："牡蛎粉、粟粉并根等分末,生绢袋盛,盗汗出即扑,手摩之。"

《本草约言·药性本草约言卷之一·草部·麻黄》："《珍珠囊》云:其形中空,散寒邪而发表;其节中闭,止盗汗而固虚。"

《本草纲目·草部第十五卷·草之四·麻

黄》:"盗汗出,即扑,手摩之。当归六黄汤加麻黄根,治盗汗尤捷。盗汗阴汗:麻黄根、牡蛎粉为末,扑之。(《奇效良方》)小儿盗汗:麻黄根三分,故蒲扇灰一分,为末。"

《本草正·隰草部·麻黄》:"同甘敛药煎服,可以止汗;同牡蛎粉、米粉,或用旧蕉扇杵末,等分,以生绢袋盛贮用,扑盗汗或夏月多汗,用之俱佳。"

68. 鹿角霜

《本草易读·卷八·鹿角霜·鹿角胶》:"遗精盗汗,(霜)同龙骨、牡蛎粉酒丸服。"

69. 淡豆豉

《本草备要·卷四·谷菜部·淡豆豉》:"孟诜治盗汗,炒香渍酒服。"

《本草从新·卷十二谷部·淡豆豉》:"豆经蒸罯能升能散,得葱则发汗,得盐则能吐,得酒则治风,得薤则治痢,得蒜则止血,炒熟又能止汗。孟诜治盗汗,炒香,渍酒服。"

70. 萑草

《本草征要·第二卷·形体用药及专科用药·萑草》:"根能治瘰疬,花治虚劳盗汗。"

71. 椒目

《长沙药解·卷一》:"椒目下气,善治耳鸣盗汗。"

《要药分剂·卷二·宣剂下·椒目》:"椒目治盗汗有功。"

72. 紫金藤

《本草纲目·草部第十八卷·草之七·紫金藤》:"紫金藤丸,补肾脏,暖丹田,兴阳道,减小便,填精髓,驻颜色,润肌肉,治元气虚惫,面目黧黑,口干舌涩,梦想虚惊,耳鸣目泪,腰胯沉重,百节酸疼,项筋紧急,背胛劳倦,阴汗盗汗,及妇人子宫久冷,月水不调,或多或少,赤白带下,并宜服之。"

73. 紫河车

《本草经解·附余·考证·紫河车》:"骨蒸盗汗等症。"

74. 蛤蚧

《本草汇言·卷之十八·鳞部龙类·蛤蚧》:"集方(杨氏鸣山集):治一切阴虚劳损,吐血咳嗽及骨蒸夜热盗汗诸证。"

75. 蒲扇

《本草纲目·服器部第三十八卷·服器之一·蒲扇》:"烧灰酒服一钱,止盗汗,及妇人血崩,月水不断。(时珍)"

《本草易读·卷七·败蒲席扇三百四十四》:"盗汗:烧灰酒下,用蒲扇良。"

76. 楼台草

《滇南本草·第二卷·楼台草》:"主治一切筋骨痿软,脱阳、脱阴、夜多盗汗,妇人血崩即效。"

77. 蜀椒

《本草衍义·卷十五·蜀椒》:"其中子谓之椒目,治盗汗尤功。"

《本草蒙筌·卷之四·木部·蜀椒》:"定痰喘劫药,敛盗汗捷方。"

《本草纲目·果部第三十二卷·果之四·蜀椒》:"宗奭曰:椒目治盗汗有功。"

78. 酸枣仁

《神农本草经疏·卷十二·木部上品·酸枣仁》:"《简便方》治睡中汗出(即盗汗)。"

《本经逢原·卷三·灌木部·酸枣仁》:"伤寒虚烦多汗及虚人盗汗,皆炒熟用之,总取收敛肝脾之津液也。"

《本草经解·卷三·木部·酸枣仁》:"治盗汗。"

《本草求真·上编卷二·收涩·酸枣仁》:"及虚人盗汗。"

《本草述钩元·卷二十四·枳·酸枣仁》:"睡中盗汗。"

79. 鳖甲

《本草纲目·介部第四十五卷·介之一·鳖》:"(《肘后方》)小儿疳劳:治潮热往来,五心烦躁,盗汗咳嗽,用鳖血丸主之。"

《本草述钩元·卷二十九·介部·鳖》:"治嗽血盗汗,口臭盗汗。"

80. 糯稻根

《本草征要·第三卷心经及小肠经·止盗汗自汗·糯稻根》:"退虚热,止盗汗。"

七、治盗汗食物

1. 羊肉

《食物本草·卷下·兽类》:"肾,补肾气,益精髓,壮阳,健胃,补虚损,止小便,盗汗,耳聋。"

《本草纲目·兽部第五十卷·兽之一·羊》:"补肾虚耳聋阴弱,壮阳益胃,止小便,治虚损盗汗。(《日华》)"

《要药分剂·卷五·补剂下·羊肉》:"(《别录》)虚损耳聋盗汗。"

2. 豕(猪肾)

《本草纲目·兽部第五十卷·兽之一·豕》:"肾虚遗精盗汗,夜梦鬼交:用猪肾一枚,切开去膜,入附子末一钱,湿纸裹煨熟,空心食之,饮酒一杯。煎汤,调蜀椒目末半钱,夜服治盗汗。(宗奭)"

3. 鸡

《本草纲目·禽部第四十八卷·禽之二·鸡》:"(《妇人良方》)虚损积劳:治男女因积虚或大病后,虚损沉困,酸疼盗汗,少气喘惙,或小腹拘急,心悸胃弱,多卧少起,渐至瘦削。"

4. 桃

《本草纲目·果部第二十九卷·果之一·桃》:"(葛洪方)盗汗不止:树上干桃子一个,霜梅二个,葱根七个,灯心二茎,陈皮一钱,稻根、大麦芽各一撮。"

5. 葡萄

《滇南本草·第一卷·葡萄》:"治阴阳脱症,又治盗汗虚症。"

6. 蒸饼

《本草品汇精要·续集卷之三·造酿部·蒸饼》:"蒸饼,主消食,养脾胃,温中化滞,益气和血,止汗,利三焦,通水道。(《本草纲目》)"

7. 韭

《本草纲目·菜部第二十六卷·菜之一·韭》:"煮汁饮,止消渴盗汗。夜出盗汗:韭根四十九根。"

《本草易读·卷六·韭叶二百二十》:"每夜盗汗,韭根四十九根,水煎服。"

八、治盗汗禁药

1. 人胞

《神农本草经疏·卷十五·人部·人胞》:"然而阴虚精涸,水不制火,发为咳嗽、吐血、骨蒸、盗汗等证,此属阳盛阴虚,法当壮水之主,以制阳光,不宜服此并补之剂,以耗将竭之阴也。"

2. 芎䓖

《本经逢原·卷二·芳草部·芎䓖》:"凡骨蒸盗汗,阴虚火炎,咳嗽吐逆及气弱之人不可服。"

3. 制附子

《本草害利·脾部药队·温脾猛将·制附子》:"凡病人一见内热口燥,咽干口渴,渴欲引饮,咳嗽痰多,烦躁,五心烦热,恶寒,阴虚内热外寒,虚火上攻齿痛,脾阴不足,以致饮食无味,小便黄赤短涩及不利,大便不通或燥结,腹内觉热闷,喜饮冷浆及鲜果,畏火及日光,兼畏人声及木声。及虚阳易兴,梦泄不止,产后发热,产后血行不止,及恶疮臭秽,小产,憎寒壮热,中暑厥晕,阴虚头晕,中暑暴泄,利下如火,赤白带下。小儿中暑伤食作泄,小便短赤,口渴思饮,血虚腹痛,按之即止,火炎欲呕,外类反胃,而恶热焦烦,得寒暂止。中热腹中绞痛,中暑霍乱吐泻,或干霍乱,或久疟寒热并盛,或赤白浊,赤白淋,尿血便血,血崩,吐衄,齿衄,舌上出血,目昏神短,耳鸣,盗汗,汗血,多汗,恶热……以上男女内外小儿约数十症,属阴虚及诸火热,无关阳弱,亦非阴寒,法所均忌。"

4. 麻黄

《本经逢原·卷二·隰草部·麻黄》:"或饮食劳倦,及杂病自汗表虚之证用之,则脱人元气,祸患莫测。"

5. 薄荷

《本草汇言·卷之二·草部·薄荷》:"如病人汗多表虚者,咳嗽因肺气虚寒而无热者,阴虚发热盗汗,并气虚血虚头痛者,皆不宜用。"

九、治盗汗药对

1. 五倍子+荞麦面

《得配本草·卷八·虫部·五倍子》:"和荞麦面,治寐中盗汗。"

2. 艾+乌梅

《得配本草·卷三·草部·艾》:"得乌梅,治盗汗。"

3. 龙胆草+防风

《得配本草·卷二·草部·龙胆草》:"配防风,治小儿盗汗。拌猪胆汁,治病后盗汗。"

4. 白芷+辰砂

《得配本草·卷二·草部·白芷》:"得辰砂,治盗汗不止,湿热去也。"

5. 牡蛎+杜仲

《得配本草·卷八·介部·牡蛎》:"得杜仲,止盗汗。"

6. 麻黄根+牡蛎粉

《得配本草·卷三·草部·麻黄》:"和牡蛎粉、粟粉等分为末,生绢袋盛贮,盗汗出即扑,手摩之。"

7. 鹿角胶+龙骨

《得配本草·卷九·兽部·鹿》:"得龙骨,治盗汗遗精。"

8. 蜀椒+猪上唇

《得配本草·卷六·果部·蜀椒》:"得猪上唇,治盗汗。"

9. 酸枣仁+人参、茯苓

《得配本草·卷七·木部·酸枣仁》:"得人参、茯苓,治盗汗。"

10. 羊肾+杜仲

《得配本草·卷九·兽部·羊》:"补肾气,益精髓,缩小便,止盗汗;得杜仲,治内肾结硬。"

【医论医案】

一、医论

《医说·卷五·心疾健忘·桑叶止汗》

严州山寺有一游僧,形体羸瘦,饮食甚少,每夜就枕遍身出汗,迨旦,衣服皆透湿,如此二十年,无复可疗,唯待尽耳。监寺僧曰:吾有药绝验,为汝治之三日宿疾顿愈,遂并授以方,乃单用桑叶一味,乘露采摘,控焙干,碾为末,二钱,空腹温米饮调;或值桑落干者,亦堪用,但力不如新者。按《本草》亦载桑叶主止汗,其说可证。(《辛志》)

《医说·卷五·鬲噎诸气·汗出》

饮食饱甚,汗出于胃;惊而夺精,汗出于心;持重远行,汗出于肾;疾走恐惧,汗出于肝;摇体劳苦,汗出于脾。

《医旨绪余·上卷·论汗不可纯作血看当以气看为妥》

生生子曰:《灵枢经》云:汗者,心之液。又曰:夺汗者无血,夺血者无汗。故今人多认汗为心血也。愚谓五脏皆有汗,不独心有之也。"经脉别论篇"曰:饮食饱甚,汗出于胃;惊而夺精,汗出于心;持重远行,汗出于肾;疾走恐惧,汗出于肝;摇体劳苦,汗出于脾。夫汗,不过一气而已。此气者,乃五谷之精,气静则化而为血,以养生身(《灵枢经》曰:血者,神气也,血之与气,异名而同类焉)。扰则越而为汗(不待化而气先发越也)。《易》曰:地气上而为云,天气下而为雨。"阴阳应象大论篇"曰:阳之汗,以天地之雨名之。良以此也(启玄子注曰:夫人汗泄于皮腠者,是阳气之发泄尔,然其取类于天地之间,则云腾雨降而相似也)。

《医学原理·卷之九·汗门·汗脉法》

《脉经》曰:脉大而虚,浮而涩者,汗。在寸为自汗,在尺为盗汗。又云:伤寒脉阴阳俱紧,当无汗,若自汗者,乃亡阳也,死不治。

《医学原理·卷之九·汗门·治汗大法》

汗症有四:曰自汗、盗汗,火气上蒸脾湿,痰火内蒸,皆能作汗。如自汗,属胃气虚,宜调卫汤为主加减。如盗汗,属荣血虚,宜补益丸为主加减。

《医学原理·卷之九·汗门·丹溪治汗活套》

心之藏于内者为血,发于外者为汗。汗乃心之液,未有不由心气虚所致。阴虚阳必凑之,发热而汗出者,阳虚阴必乘之;发厥而汗出者,皆由阴阳偏胜之所致。治疗之法,在敛心气益肾水,阴阳调和,则汗症自愈矣。仲景桂枝汤,治外感风寒自汗之圣药。黄芪建中汤,治外感气虚自汗之药。东垣补中益气汤,治内伤挟气虚之药。若六脉浮濡而虚者,少加附子。如左寸脉浮洪而自汗者,乃心火炎也,以补中益气汤倍参芪,加麦冬、五味、黄连之类各钱半。如右关脉浮洪无力而自汗,宜补中益气,倍参芪。如左尺脉浮洪无力而自汗,乃水亏火盛,以补中益气汤加黄柏、知母各五分,熟地一钱。如左关脉浮弦而自汗,宜补中益气汤加桂枝、白芍各五分。若不挟气虚自汗,桂枝汤可用。如右尺脉浮数无力,自汗,或盗汗,乃相火挟君火之势克伐肺金,以补中益气汤加黄连、黄芩、黄柏各五分,或只用当归六黄汤亦可。凡内伤及一切虚损之症,自汗不收者,宜以补中益气汤为主,或少加附子、麻黄根、浮小麦,多有获效。但其中柴胡、升麻俱宜蜜炒,以缓其升发勇悍之性,惟止使其引参芪至肌表耳。

《质疑录·卷十·论在内为血在外为汗》

方书多言血与汗异名而同类。丹溪因之,遂有在内为血,在外为汗之论。似乎血即是汗,汗即是血矣。岂知血与汗之由来,有不可以同类并言者。《经》云:心主血,血生于心。又云:肾主五液,入心为汗。又云:汗者,心之液。此言汗为心之液，而非曰心之血。血生于心，统于脾，藏于肝，而其原则自水谷之精气，受于中焦，变化取汁，和调于五脏，洒陈于六腑，以奉生身者也。若夫汗则为人身之津液，因腠理疏，皮毛不能外卫，风、暑、湿、热之邪干之，则蒸然发出，津津而为汗。是汗乃身之阳气所化，故曰阳加于阴，谓之汗。当云在内为气，在外为汗。此可以气言，而不可以血类也。庸有在外之汗，而可以在内之血混言之乎？人之一身，有涕、泪、涎、唾、便、溺，皆属一水之化，而发于九窍之中。故鼻之所出曰涕，目之所出曰泪，口之所出曰唾、曰涎，二阴之所出曰便、溺，而皮毛之所泄则曰汗。汗可以血类之，则涕、泪、唾、涎、便、溺，亦可以血言之矣！

《医学读书记·续记·食咸头汗出》

一人食咸，头汗如注，食淡则否。诊之心脉独大而搏指，因问曰：燥欲饮乎？曰：然。每晨起舌必有刺，因悟所以头汗出者，心火太盛，而水不胜之也。味咸属水，而能降火，火与水搏，火盛水微，不能胜之而反外越也。其出于头者，水本润下，而火性炎上，水为火激，反从其化也。食淡则否者，咸味涌泄为阴，淡味渗泄为阳，阳与阳从，不相激射，故得遂其渗泄之性而下行也。

《叶选医衡·卷下·自汗盗汗论》

《经》云：阳之汗，以天地之雨名之。此言阴阳和而雨泽降，非病也，惟无因而汗，斯为病矣。或谓汗出于心或出于脾，或谓心脾二脏为汗之总司，实不知五脏皆能令人汗出也。夫在内为血，在外为汗，而心实主血，此汗之主于心，西南坤土，在人为脾，人之汗，犹土气湿热蒸为雨露，此汗之出于脾。金脏主气，又主皮毛，气虚则腠理不固，而津液泄，此汗之出于肺。木脏主风，又主疏泄，故伤风必自汗，此汗之出于肝。肾主五液，又主闭脏，阴虚则阳垂之，故虚劳多盗汗，此汗之出于肾。又如《经》云：惊而夺精，汗出于心；持重远行，汗出于肾；疾走恐惧，汗出于肝；动摇劳苦，汗出于脾；饮食饱甚，汗出于胃。由是观之，不惟五脏有汗，而六腑亦有汗矣。自汗盗汗，无不由于心肾两虚而得之者。盖津与汗同类，随其阳气所在之处而生，亦随其火扰之处而泄为汗。自汗者，不因发散，不因劳动，不分寤寐，溱溱然自然汗出，由阴蒸于阳分也。盗汗者眠熟则出，醒则倏然而收，即《内经》之寝汗，阳蒸于阴分也，当归六黄汤主之。盖肾虚即阴虚，阴虚阳必凑，不能内营而退脏，则盗汗而发热，多属内伤也。则自汗而发热，多属外伤。又汗孔谓之鬼门，盗汗甚则令人丧魄，阴阳之道，阳密乃固，自汗甚则令人妄阳。二汗之义，大概如斯。然伤寒邪在半表半里，似盗汗者，则非阴虚之比，又为小柴胡汤之证矣。火气上蒸，胃湿而自汗，则非阳虚之比，又为凉膈散之证矣，学者详之。

《齐氏医案·卷六·摘附〈醒医六书·瘟疫论〉·斑汗合论》

吴又可曰：疫抟气分，法当汗解；疫抟血分，法当斑消；气血两抟，法当斑汗并行而愈。斑有斑疹、桃花斑、紫云斑之殊，汗有自汗、盗汗、狂汗、战汗之异。然不必较论，但求其得斑、得汗为愈疾耳。间有汗出不彻而热不退者，亦宜白虎汤；斑出不透而热不退者，宜举斑汤，用当归、白芍、升麻、白芷、柴胡、穿甲、生姜；斑、汗不得并行而热不退者，宜白虎汤合举斑汤。舒驰远曰：余按斑出不透者，举斑汤可主；汗出不彻者，白虎汤未可概主，是必津干口燥，大渴饮冷者，方可与白虎汤。

《冷庐医话·卷四·汗》

方书皆谓自汗属阳虚，盗汗属阴虚。［余按］何西池《医碥》云：伤寒始无汗，后传阳明即自汗，岂前则表实，后则表虚乎？又云：人寤则气行于阳，寐则气行于阴。若其人表阳虚者，遇寐而气行于里之时，则表更失所护而益疏，即使内火不盛，而阳气团聚于里，与其微火相触发，亦必汗出。是则自汗不第属阳虚，盗汗不第属阴虚矣。

《读医随笔·卷三·证治类》

发热，恶寒，无汗，脉紧，为伤寒；发热，恶风，有汗，脉缓，为中风。中风者，津液为风所鼓动而外泄，外虽润而内实燥也；若加之以温邪，或误用麻、辛发散，便有鼻干，气促，唇红，舌燥，面赤如醉，孔窍生烟之患矣。伤寒者，腠理为寒所紧束而不得泄，外虽燥而内实润也；惟久而化热，卫气不得泄越，而内灼以耗其荣，乃有鼻燥气迫之事。喻嘉言谓：伤风小恙，亦有戴阳，总由真阴素亏，一经风热熏灼，遂致津液不能上腾，而呼吸逼迫，干燥万状耳！故知治伤寒者，亦有时不可径用辛温；而治伤风者，断不可不佐以清润。

伤寒、伤风，汗之太过，或为亡阳，或传为阳明内实，昔人论之详矣。汗之不彻，身肤作痒，面色正赤,仲景有二一、各半汤之治矣。更有津液索充者,伤寒发热,日久不退,往往面色正黄,皮肤胕肿,有时作痒,甚且搔之破而流汁,余每仿二一、各半法汗之。其汗染衣皆黄,汁流如涎,著手皆粘,气味腥臭,此乃津液菀蒸日久所化也。此汁若再热久不退,必为灼干;或过用凉药清热,热退汁凝,阻塞玄府,卫气不通,营气不行,将成血痹骨蒸,而入劳瘵之途矣。故仲景以二一、各半汤,助生新津而峻汗之,其意深矣。旧解以二汤为缓汗法者,非也。

夫时汗出而不愈,是邪不以汗解,其邪必非可汗解矣。乃曰先其时发汗则愈,何也?按原文云:此卫气不和也。桂枝汤是从荣通卫,卫为风邪所扰,不能内和于荣,发其汗者,是助荣之力以出而和于卫,荣卫之气相合,邪无地自客矣。其自汗不愈者,卫与荣乖,正气不能固护于外,津液泄于其隙,而不与邪相值也。发其汗则絷絷蒸遍,真气充周矣。风邪鼓卫气于外,今更从邪气之后,壮荣气以逐风邪也。

荣行脉中,卫行脉外,俱日夜五十度周于身,若或迟速互有参差,即病矣。卫伤于风,则卫行速,而荣不能应之;荣不能应则卫力亦有不继,而腠理豁疏矣,故时汗出也。桂枝汤是鼓荣之液,以润卫之燥,俾开合利而机关密。荣伤寒脉紧无汗之麻黄证,是荣卫俱伤于寒也,前人谓寒伤荣不伤卫者,误矣。其专荣伤于寒者,是寒湿下受,不从皮毛,而直窜经脉,内入筋骨,血液凝聚,其行渐迟,不与卫应,而寒热病作矣。近时寒疟,多是寒湿下受,治宜仿九味羌活汤法,重温下焦,开通少阴、太阳之表里经气,非桂枝、柴胡所能胜任也。桂枝汤止汗之力胜于发汗,故欲发汗者,必啜热粥温覆以助之。

《读医随笔·卷四·证治类·汗病》

西席汪幼纯先生,盱人也,家洪泽湖之蒋坝镇。一日为予言,吾乡有所谓汗病者,每发于三四月间,一人患此,即举家传染,同时并发。其证初起觉毛耸,即发热昏卧,不省人事,不言不动不食,但口渴索饮,日夜不休,若家有五六病人,以一人供茶水不给也。至六七日,必大发狂躁,汗出乃愈,未有药治者,若不能狂躁,即不起矣。此何病也?予沉思良久,曰:此即伤寒也。必冬日天之寒风,与湖之水气相合,人自口鼻吸受,伏于膜原,不与荣卫出入之道相触,故不即时发;交夏心中阳气当升,而寒湿所伏适当其冲,阻其升发之气,遂相激而成病矣。西医谓人脑气受伤,则知觉、运动之灵皆失。脑气与心气相依者也。心气为伏寒所扑,与手少阴直中之伤寒相似,此仲景所未言者。其年冬月有异风,挟水邪而至,人受之者,斯为病矣。故每三五年而一见,盖与运气相关也。未病之先,邪气内伏,必当有头脑时或沉重,隐隐痛胀,心气偶然一阵如闷之状。治法,桂枝、麻黄皆不合格,当以小青龙加生津药主之,以中有桂枝、细辛,能入心宣阳而散寒水也。若欲预防,则先于立春之月,多服桂枝汤可矣。发病之时,脉必沉伏不见,或沉紧细数;未病之先,其脉必紧小不盛也。此不过一时据理拟议之词,实未知汗病果何义也。嗣读《千金方》,乃知汗病即伤寒之别名也。俗每谓不可用药,须俟自愈,枉死者多,是敝俗已千余年矣。仲景"辨脉"有曰:病至六七日,手足三部脉皆至,大烦,口噤不能言,其人躁扰者,为欲解也。情形与此符合,但未明六七日间,当用何药,岂束手坐待耶?此病若邪重,当时即发,卒倒无知者,即为手少阴中寒也。[拙注]仲景"辨脉"此条,谓其人躁扰句是眼目,若无此,则烦、噤乃气脱也。观此益醒。

《齐氏医案·卷五·汗证》

若内伤自汗,属阳虚也。法宜补中益气汤加熟附子、蜜炙麻黄根、浮小麦、老桑叶、姜、枣煎,黎明服之,其神效捷于影响。但升麻、柴胡必要蜜水炙过,制其勇悍升腾之性,又欲引参、芪入肌表,不可缺也。浮麦收汗,桑叶止汗,更不可少也。如左寸脉浮洪而自汗者,心火炎也,前方倍参、芪,加麦冬、五味、川连;左关脉浮弦而自汗者,挟风邪也,本方加桂枝、白芍,阴不虚者,白芍不用;左尺脉浮洪无力而自汗者,水亏火旺也,前方重加生地,或重加熟地,尤须斟酌;右寸脉浮大而无力者,自汗不止,前方加五味、枣仁;右关脉浮洪无力而自汗者,前方倍参、芪;右尺脉洪大无力而自汗者,或兼盗汗,乃相火挟心火之势而上伐肺金也,又宜当归六黄汤。

自汗、盗汗,阴阳两虚之证,或睡或醒,时常出也,以补中汤去升、柴,加茯苓、白芍、熟枣仁、煅蛎粉,少加蜜炙知、柏,浮麦五钱,煎服。

[按]前证汗出不止,肢体倦怠,用黄芪附子

汤。上气喘急,盗汗,气短昏晕者,用参附汤。肾气虚弱盗汗,又兼发热,用六味地黄丸。肾气虚乏盗汗,恶寒者,用八味地黄丸。气血虚而盗汗者,用八珍汤加黄芪、知、柏少许,或十全大补汤,或归脾汤,酌而用之。阳盛阴虚者,用当归六黄汤。心肾虚弱者,六味地黄丸。

《医医病书·自汗》

论自汗不止,今人悉用黄芪、浮麦,其他法概不知之。按伤寒漏汗,治以桂枝加附子汤;中风自汗,治以桂枝汤;风温自汗,治以辛凉,佐以苦甘,如桑叶、连翘之类;中暑自汗,治以白虎,狂汗不止,脉芤者,加人参,亦有用生脉散处;阳虚自汗,轻则用人参、黄芪,重则用桂、附、术、甘;肺虚自汗,用沙参、麦冬、五味子、桑叶之类;心虚自汗,用秋小麦、人参、柏子仁、龟板之类,重者用龙骨牡蛎救逆汤;([按]小麦,备四时之气,种于秋而成于夏,故走心经。种于秋,得秋金收敛之气。初生之皮,纯得秋金之气。以秋小麦洗净,药煎半熟后入小麦,则皮之味恒多。重在用皮收敛,亦取其成在夏而入心也。古时用法如此,今人皆用浮小麦。按浮小麦有二种:一则生时未曾结实,自己得气不足,焉能治人?一则入仓以后,湿热生虫,有病之物,又乌可以治人之病哉?)阴虚不受阳纳自汗(即盗汗),治以介属潜阳,大固肾气;湿家、燥家自汗,均以护阳为主;痰饮咳嗽自汗,即用发汗之麻黄,单用其根,以收太阳归缩之气。诸如此类,随症而施,可以类推。

《存粹医话·答张惠臣问手足指冷手汗多治法》

问曰:鄙友每于秋初起至春末,手足指冷,天愈寒冷愈甚,掌较可,臂胫冷,天严寒时稍冷手汗多,有时觉懔寒,头部独热,易于升火,平素大便闭结,数日一次,甚坚,即多食油腻水果亦不溏薄,唇内时发热疮不断,口不渴,吐痰色白,小溲、苔象如常。曾服附子钱半,未见动静,此症已近十年,不知究竟属热属寒? 有何妙法可施,敬求赐教,幸甚。

答曰:手汗多胃湿可知,头热唇疮便结,内热可知,是肝火为胃湿所遏,郁不能达之故也。不宜服热药,但就用炒香豆卷、神曲、蚕沙以化之,微温不妨;又加茯苓、苡仁、通草以渗之,湿化而下,郁火自透,阳气自达及四末矣。

二、医案

1. 治汗症

《古今医案按·卷四·汗》

东垣治一人,二月天气,阴雨寒湿,又因饮食失节,劳役所伤,病解之后,汗出不止,沾濡数日,恶寒,重添厚衣,心胸间时烦热,头目昏愦,上壅,食少减,此胃中阴火炽盛,与天雨之湿气相合,湿热太甚,则汗出不休,兼见风化也。以助东方甲乙之风药以去其湿,甘寒以泻其热,生芩、酒芩、人参、炙草、羌、独、藁、防、细辛、川芎、蔓荆子各三分,黄芪、生甘草、升、柴各五分,薄荷一分,煎服即愈。

[震按]汗出不止,尚用诸般风药,非东垣不能,故录之以见病情之变化无穷,不专以敛涩为止汗定法也。

慎斋治一人,自汗,足冷不能行动,尺脉沉大,此脾气下陷也。故肺失养而汗出,足乃脾肾经行之地,脾阳不舒,肾气亦郁,所以冷也,以启脾养肺为本,温肾为标,用参、芪、山药,补脾阴固表扶肺,稍加桂温之而愈。

[震按]自汗而足冷不能行动,显系下焦虚寒矣。尺脉当沉细,何反沉大,粗工舍脉凭证,必将温补肝肾而用熟地、枸杞、苁蓉、鹿茸、桂、附等药,缪工凭脉论证,或认下焦湿热而用二妙散、防己、黄芪等方,俱与脾气下陷隔一层也,慎斋善用温补,此案只稍加肉桂,亦以尺脉之沉大也。

张景岳曰:余尝治一衰翁,年逾七旬,陡患伤寒,初起即用温补调理,至十日之外,正气将复,忽尔作战,自且至晨,不能得汗,寒栗危甚,告急于余,余用六味回阳饮,人人参一两,姜、附各三钱,使之煎服,下咽少顷,即大汗如浴,时将及午,而浸汗不收,身冷如脱,鼻息几无,复以告余。余令以前药复煎与之,告者曰:先服此药,已大汗不堪,今又服此,尚堪再汗乎? 余笑谓曰:此中有神,非尔所知也。急令再进,遂汗收神复,不旬日而起矣。呜呼,发汗用此,而收汗复用此,无怪乎人之疑之也。而不知汗之出,与汗之收,皆元气为之枢机耳,人能如阖辟之权,其放与收,有所以主者,则无惑矣。

《辨证奇闻·卷七·汗症》

1)大病后,日常遍身出汗,人谓内热发汗,谁知阳虚外泄，腠理不能自闭也。大病后气血大亏，气不能入血中，必至逼气于肤外，使肺金清肃之令行，气虽欲越出，腠理未疏，何能外泄？惟大病后必损肺，肺无自主之权，又安能禁其气之不泄哉。气既不固，汗，气所化也，汗随气泄，气泄而魄汗淋漓，遂致遍身出汗，有不散尽真气乎？似与亡阳症同，然亡阳症身丧顷刻，何自汗不至遽殒？盖亡阳乃热邪驱，自汗乃阴虚促也。阳病暴，阴病缓，阳暴难于救援，阴缓易于调剂。自当以补气，补气兼以补阴，则阴能摄阳，汗自止矣。方用摄阳汤：人参、黄芪、熟地一两，白芍、麦冬五钱，北味一钱，枣皮三钱。十剂全愈。此用参、芪大补其气，气足则肺金有养，皮毛自固。又益麦、味，则肺不特足以卫外，兼可以分润肾水。犹恐汗出太多，必损耗真阴，更加熟地、枣皮益精，使肺金不必来生肾水，则肺气更旺，皮毛益固。尤妙增白芍收敛肝气，则肝木自平，使肺金无仇相逼，则肺气安，自能行清肃之令。清肃令行，下输于膀胱，则上下气舒，心中生液，不来克肺，则肺金有权，安肯听汗自出，此摄阳之妙法也。倘贫穷无力买参，前方倍加黄芪二两，增防风五分，功同，但必须多服数十剂。

2) 梦遗后，身体狼狈，加太劳，或行房太甚，遂盗汗淋漓，人谓肾气虚，谁知心气热乎。心肾，两相交者也。心喜寒不喜热，肾喜热不喜寒，似相违，然相违未常不相合。梦遗自精水不足，加行役劳其筋，行房损其骨，则内阴大亏，又何能上济心？心无肾水济则心热增，心热肾水更耗，久则肾畏心之取资，坚闭肾宫，心欲交肾，肾畏心炎不纳，势必仍返于心，无奈心无液养，烦躁生。然心君虽无宁静之气，未尝无专主之权，徒然烦躁，相火尚不敢显背君主，越出躯壳，乘君假寐，乃窃资重潜移，故盗汗与自汗实不同。自汗，心不得自主；盗汗，心尚能操意。此汗必出在胸间者尤甚。汗本热，越出躯壳外，则变为寒。正因相火热乃虚火，非实火，况乘心君之未知而遁出，非明目张胆者比。热出为寒，正显其阴象也。况心原无液，何以得汗？亦窃肾之余津私自潜移耳。泄心热仍宜补肾水，肾水足，心火自清，心火宁，心汗自止。方用防盗止汗汤：麦冬五钱，生枣仁、熟地一两，枣皮、人参、丹参、茯神三钱，黄连、肉桂五分。二剂全愈。此心肾双补。心肾两足，自离而复合。尤妙黄连清心，肉桂温肾，二味同用，能交心肾于顷刻。心肾交则心君清明，相自畏主，何敢窃国帑偷用哉。倘不补心肾，惟事止汗，汗不能止，必轻变重，重变危矣。

3) 夜汗，初少，后渐多，日久每夜出大汗，至五更止，人谓阳虚盗汗，谁知阴虚出汗乎。阴虚乃肾虚，肾藏真阴宜秘藏，何故发汗？盖肾中火动也，肾水非火不养，肾火妄动，何能生水，何反泄水？即水泄，宜从下出，何走皮毛旁出？不知肾火能生水者，真火也，真火喜静不喜动，水静则真火生水，水动则真火泄水。生水火秘藏，泄水火奔越。故肾中火动，仍肾水自动。肾水动者，由纵欲耗精。精泄过多则劳精，劳精则水动，水动火亦动。火动水不足以济，则火且挟水腾出于本宫，不从下走，乃随火性游行于经络腠理，遇毛窍而泄。初则偶尔游行，久则夜夜出汗，阴气愈虚，愈虚愈汗，毛窍竟成转输大道矣。然汗既宜无分昼夜，何独夜汗？得未阴虚阳未虚乎？阴阳，两相投者也，未有阴虚阳不虚者，况汗亦阳液，安在见其非虚。不知阴阳各有道路，行于阳分，则阴不敢夺阳权，行于阴分，则阳不敢夺阴柄。夜间出汗，实阴走于阴途，至五更，则阴不敢入阳界，故汗遇阳气而自转，非阴虚而阳不虚。宜大补其阴，加阳分药提阴出于阳分，庶阴遇阳而止。方用补阴止汗汤：熟地一两，枣皮五钱，人参二钱，沙参、白术三钱，地骨皮一两，北味一钱，桑叶十片。十剂不再出。此方熟地、枣皮补精，地骨、沙参补阴，更消骨髓中虚热，五味、桑叶止汗神剂，参、术健脾天胃，补气药也。多用补阴则水足制火，少用补阳则阳易提阴，阴阳水火既无偏胜，自无走泄，又何必用涩精之牡蛎、敛汗之瞿麦哉。

4) 每饭，头顶至面与颈脖间大汗淋漓，身又无恙，人谓阳气旺，谁知胃气盛乎。胃气即阳气，胃旺则阳旺，不知阳旺者合三阳言也。胃旺者，单言胃经。胃属土，无水谷之入则气安静，即饥饿，其火暗起，亦不过在胸膈间，不能上至头顶。惟水谷填于阳明，则胃中之火借水谷以助势，遂化汗上升，越出于头面上下。此汗明是胃火。然胃火盛宜发汗亡阳，何但出汗上身，下身干燥？盖胃火盛由于心包火旺，心包主火以生土，非助火以害土。胃得火生以出汗，不同于邪火之自焚，故止出汗上焦，不亡阳下焦。宜泄胃火，不可损胃气，使胃平汗自止。用收汗丹：玄参、生地三钱，五味三分，桑叶十片,白芍五钱,苏子、荆芥、白芥子一钱。服一月愈。此妙在不泄胃火,反去滋阴。盖阳盛者阴衰,补阴则阴旺,自足摄阳,不必止汗,汗自止。况桑叶、荆芥引经止汗,白芥、苏子消痰定气,抑阳归阴,化汗为精,又何疑乎?然必久服始效者,以调胃药和缓,不宜急遽。

5)人有心头有汗,一身手足无汗,人谓心热,谁知思虑过度,则心火炎烧,逼干其液。液干宜无汗,何心头反出汗?不知此汗非汗,乃心液,内不能存,外走出耳。或疑心液无多,安得尽化为汗?不知心为君主之官,心热则脏腑之液群来相资,因内热甚,不养心为液,反越心为汗。汗既出多,无有尽期,脏腑液何能相继?势必心愈热,汗不可止。及至汗不可止,而心中干燥,烦躁不眠生。治不可缓,宜补血养心,泄火生液,汗自止。方用滋心汤:人参、白术、玄参、丹皮、丹参三钱,桑叶十四片,黄连、甘草五分,生地、麦冬、枣皮五钱,沙参、柏子仁二钱,熟地一两。十剂不发。此方名滋心多滋肾。盖心液必得肾精上溉,液乃生,故欲补心,必须补肾精。补肾少加清心,则心火安,液不外越,汗又安有外泄。

《续名医类案·卷十五·汗》

窦材治一人,额上时时汗出,乃肾气虚也。阳明热,则额上出汗,常人多有此症,未可即断为肾虚也。凡病虚实,无不对待,未可执一,不治则成痨瘵。先灸脐下百壮,服金液丹而愈。

一人夜多虚汗,亦肾气虚也,服全真丹、黄芪建中汤而愈。

一人每日四五遍出汗,灸关元穴亦不止。乃房事后,饮冷伤脾气,复灸右命门,百壮而愈。

常东轩挺,晚苦阴汗,有教之用牡蛎粉扑之者,始虽少减,久之至溃腐,见其睾丸焉,岂非杀之以药乎?(《志雅堂杂抄》)[琇按]阴汗必由下部湿热而成,以牡蛎收涩之,故郁瘀而溃烂也。

宋怀州知州李治,与一武臣同官,怪其年七十而轻健,面如渥丹,能饮食。叩其术,则服首乌丸也。乃传其方,后治得病,盛暑中半体无汗已半年。窃自忧之,造丸服至年余,汗遂浃体。其治血治风之功,大有补益。方用赤白何首乌各半斤,米泔浸三夜,竹刀刮去皮,切焙,石臼捣为末,炼蜜丸梧子大,每空心温酒下五十丸;亦可末服。(《本草纲目》)

滑伯仁治一人,暑月病身冷自汗,口干烦躁,坐卧欲于泥水中,脉浮而数,按之豁然空散。曰:脉至而从,按之不鼓,诸阳皆然。此为阴甚格阳,得之饮食生冷,坐卧当风所致。以真武汤(附、术、苓、芍)冷饮,一进汗止,再进躁去,三饮而安。[琇按]江案暑门,滑治一人,汗出如雨,身热烦躁,医误用术、附,乃以黄连、人参白虎,三进愈之,宜参看。

薛立斋治一妇,盗汗不止,遂致废寝,神思疲甚,口干引饮,作血虚有热,用当归补血汤代茶:炙芪一两,当归三钱。又以六黄汤加人参、五味子,二剂而愈。

陈三农治一人感寒,用麻黄发汗,汗遂不止。用建中汤汗出愈多,痰喘有声。此伤寒损血,兼用药之过,阴虚而阳无所附,遂用川芎三分,白芍、生地各二钱,当归一钱([雄按]芎、归尚有可议),元胡索、香附各三分,再服而愈(四物是矣。加香附、元胡,是所不解)。

一少年人汗出三年不愈,用棉子炒黑,入汤一滚服,四五日脚腿能立,后以归脾、补中等汤而安。

杨乘六治朱氏子,年二十外,劳倦发热,上半身自汗如雨,三昼夜不止。一切敛汗方法无效。脉之,浮细沉洪,软弱无力,面白无神,舌胖而软且白滑,意此必肺气大虚,而腠理不固也。以黄芪汤加五味、附子各二钱,自子至卯,连进三剂,其汗如故。思之良久,乃用蜜炙黄芪二两,人参五钱,白术一两,蜜炙升麻、柴胡、陈皮各一钱。上半身有汗,下半身无汗,明是阳气不能内敛。([琇按]柴胡、升麻,究竟无谓。归身、炙草、炒黑干姜各二钱,白芍、五味、附子各三钱,大枣五枚,一剂而敛,此症本以劳力,伤其脾肺,中脏之阳,陷而不升,卫外之阳,虚而不固,以致阴气不肯下降,乘虚外溢。故特用升麻以升提下陷之气,用黑姜以收固卫外之阳,使在外而为阴之卫,在内而为阳之内守。后用清金滋水等剂而愈。

薛立斋治一妇人,盗汗自汗,遍身酸疼,五心发热,夜间益甚,或咳嗽咽干,月经两三月一至,用加味逍遥散、六味地黄丸兼服,临卧又服陈术丸(陈皮、白术)三月余,诸症悉愈。其经乃两月一至,又服两月而痊。

一妇人患前症,食少倦怠,肌肉消瘦,日晡发热,至夜益甚,月水过期,渐至不通(犹夺汗者无血也),时发渴燥(汗多而津液涸),误用通经之剂,热倦愈重,饮食愈少。乃用八珍加升麻、丹皮、山栀、柴胡治之,热渐退。又用八珍、丹皮、软柴胡,调理而愈。

罗谦甫曰:齐大兄因感寒邪,头项强,身体痛,自用酒服灵砂丹四五粒,遂大汗出,汗后身轻。至夜前病复发,以前药复汗,其病不愈。复以通圣散发汗,病添身体沉重,足胫冷而恶寒。是日方命医,医者不究前治,又以五积散汗之,翌日身重如石,不能反侧,足胻如冰,冷及腰背,头汗如贯珠,出而不流,心胸躁热,烦乱不安,喜饮西瓜、梨、柿、冰水之物,常置左右。病至于此,命诊之,六脉如蛛丝,微微欲绝,乃以死决之。主家曰:得汗多矣,焉能为害?曰:夫寒邪中人者,阳气不足之所致也。而感之有轻重,治之岂可失其宜哉?仲景云:阴盛阳虚,汗之则愈。汗者助阳退阴之意也,且寒邪不能自汗,必待阳气泄乃能出也。今以时月论之,大法夏月宜汗,然亦以太过为戒。况冬三月闭藏之时,无扰乎阳,无泄皮肤,使气亟夺,为养脏之道也。逆之则少阴不藏,此冬气之应也。凡有触冒,宜微汗之,以平为期。邪退乃已,急当衣暖衣,居密室,服实表补卫气之剂,虽有寒邪勿能为害,此从权之治也。今非其时,而发其汗,乃谓之逆。仲景有云:一逆尚引日,再逆促命期。今本伤而并汗,汗而复伤,伤而复汗,汗出数四,使气亟夺,卫气无守,阳泄于外,阴乘于内,故《经》云独阳不生,独阴不长,不死何待?虽卢扁不能治活也。是日至夜将半,项强身体不仁,手足搐急,爪甲青而死矣。《金匮要略》云:不当汗而妄汗之,夺其津液,枯槁而死。今当汗之症,一过中亦绝其命,况不当汗而强汗者乎!

《华佗传》:县吏尹世,苦四肢烦,口中干,不欲闻人声,小便不利。佗曰:试作热食,得汗则愈,不汗后三日死。即作热食,而不汗出。佗曰:脏气已绝于内,当啼泣而绝。果如佗言。(此亦脏气伤燥之病。《三国志》)

马元仪治沈康生夫人,病经一月,两脉浮虚,自汗恶风,此卫虚而阳弱也。与黄芪建中汤,一剂汗遂止。夫人身之表,卫气主之,凡所以温分肉、实腠理、司开阖者,皆此卫气之用,故《内经》曰:阳者,卫外而为固也。今卫气一虚,则分肉不温,腠理不密,周身毛窍,有开无阖,由是风之外入,汗之内出,其孰从而拒之?故用黄芪建中汤,以建立中气,而温卫实表也。越一日,病者叉手自冒心间,脉之虚濡特甚,此汗出过多,而心阳受伤也。仲景云:发汗过多,病人叉手自冒心,心下悸者,桂枝甘草汤主之。与一剂良已。

丁庠生头汗火升,食少心悸,恍惚不宁,或议用滋阴。脉之,两寸独鼓,两关尺虚微少神,此脾肾交亏,真阳欲脱之候也。与人参桂附理中汤,大培火土,以复虚阳。彼以生平不任热剂为辞。曰:若谓头汗火升,为火邪上炽耶,不知此乃真气上越也;且谓心悸恍惚,为阴气内亏耶,不知此乃真元无主也。遂与人参四钱,白术五钱,附子、肉桂各三钱,干姜二钱,炙草一钱,连进四剂,脉始和,症始退。再温养元气,一月而安。

罗谦甫治刑部侍郎王立甫之婿,年二十五,仲冬,因劳役忧思烦恼,饮食失节,而病时发躁热,肢体困倦,盗汗湿透其衾,不思饮食,气不足以息,面色青黄不泽。诊其脉浮数而短涩,两寸极小,曰:此危症也。治虽粗安,春至必死,当令亲家知之。夫人不以为然,遂易医。至正月,躁热而卒。他日,王谓罗曰:吾婿果如君言,愿闻其理。曰:此非难知也。《内经》曰:主胜逆,客胜从,天之道也。盖时令为客,人身为主。冬三月人皆俱寒,独渠躁热盗汗,是令不固其阳,时不胜其热。天地时令,尚不能制,药何能为?冬乃闭藏之月,阳气当伏于九泉之下,至春发为雷,动为风,鼓坼万物,此奉生之道也。如冬藏不固,春生不茂,为疫疠之灾。且人身阳气,亦当潜伏于内,不敢妄扰,无泄皮肤,使气亟夺,此冬藏之应也。令婿汗出于闭藏之月,肾水已涸,至春何以生木?阳气内绝,无所滋荣,不死何待?乃叹息而去。

施笠泽治一人,服参、芪数日后,每将昏反发热,至夜得盗汗而解。曰:此阴虚不能胜其阳也。参、芪虽能补阳助阴,而阴血未易骤生。乃用六味丸料加参、归、陈皮,一剂而热退汗止。后以六味丸、参苓白术散全愈。

庠友张君牙患寒热,咸作疟治,服解表之剂,乃盗汗潮热,肢节颈项强痛,夜卧则汗出如沐,湿透重衾,二旬余,目不交睫。诊得左寸浮细欲绝,右尺浮大无力,此汗多亡阳症也。与加味归脾汤不效,自加麦冬,更服二剂,胸膈满闷,饮食不进,遂疑参、术不可服。一僧欲进大剂苦参汤。施曰:

诊法阴盛阳衰者，不可以柔药。柔药助阴，阳气衰弱，阴气益著，实实虚虚之祸，其能免乎？今君相二火俱亏，非急进归脾汤加桂心、五味不可，岂前药有陈腐或泡制失宜耶？令取药一剂，是夜即安，汗亦渐止。间进八味丸，一月而愈。

庠生施尔祁病，脉之曰：阴虚火动也。病使人发热盗汗，肢节作楚，正合丹溪滋阴降火之剂。服三日后，服虎潜丸，病全愈。所以知尔祁之病者，切其脉虚而数。《经》云：血虚脉虚，肾水之真阴不足，而虚火妄动也。先是一医谓是历节风，饮以风剂，即肢节浮肿，痿弱不能行，汗出如淋。《经》云：足受血而能步。又云：夺血者无汗，夺汗者无血。盖风能生火，又能耗血，血虚则内热益甚，肢热则肿，肺热则痿矣。

钱国宾治荆州李山人，年四十余，凡饮食头上汗多，气如烟雾，必频抹乃止。寸关浮洪，两尺沉实，胃脉倍盛而数。此胃热蒸笼头也。饮食入胃，遇热上蒸心肺，心主汗液，火性上腾，肺主皮毛，腠理不密，故头汗出若蒸笼之气，因煎迫而如烟雾也。以三黄石膏汤，数剂清胃热愈。[文田按]此脉真合用白虎汤矣。

魏玉横曰：詹渭丰母年六旬外，素有肝病。因患疟，自五月至九月，疟愈而他症蜂起，自汗如洗，彻夜不眠，食少便溏，胁痛齿痛，口淡恶心，恶风畏寒，头顶皮帽，身袭皮衣，重帏夹幔，犹懔栗不胜。诊时以止汗为嘱。脉之弦小急，知为阴虚火盛，疟邪未清，误作阳虚，多与补气敛汗之剂而然。叩之，果服归脾、五味子、麻黄节、浮麦、龙骨甚伙。乃与生地、杞子、地骨、钗斛、首乌、鳖甲、黄连、萎仁。渭丰曰：诸医咸谓头为诸阳之首，恶寒若此，又自汗而喜热饮，明属阳虚，今方中惟与养阴。又口淡，便溏恶心，皆属脾胃虚寒，黄连、萎仁安可用？至疟疾已愈，何必用首乌、鳖甲？再所重在汗多，而又全不治汗，其故何也？曰：此症乃火郁之极，内真热而外假寒也。疟本胆腑之邪，因肝虚而腑传脏，故寒热止而变为诸症。故以生地、杞子、地骨、钗斛养肝治其本，黄连清伏暑，萎仁散郁热以治标，首乌、鳖甲入肝而去疟邪。盖肝火炽盛逆胃，胃络上蒸则为汗，下迫为泻。若见汗则收敛，见泻则固涩，一药肆人足矣，医云乎哉。如方服之，数剂而愈。《济生》归脾汤：人参、龙眼、黄芪、甘草、白术、茯苓、木香、当归、枣仁、远志。

何某年七旬矣，偶于冬间苦盗汗，乃水衰肝火内炽，当闭藏之候，反蒸郁而为汗也。或教以黄芪煮黑枣服之，四五日汗果止，而咳嗽作。或以为伤风，与前胡、桔梗、杏仁、苏子、秦艽、防风之类。或以为痰火，与二陈、姜汁、竹沥。或以为血虚，与四物、知母、黄柏，咸不效，已半年。诊其脉则弦数而促，其症则痰多食少，天柱已倾，双足浮肿。投以生地、麦冬、杞子、地骨、沙参、女贞，四剂无进退，已召画工传真矣。告曰：某本籍越中，今病已膏肓，量不可起，治任欲归，第乞疏一方，俾可服多剂者，以希万一耳。仍前方加熟地、萎仁与之。后二年偶退之客坐，彼前致谢甚殷，余茫然，叩其故。曰：某何姓，昔患咳嗽几毙，蒙惠方，渡江后服二十余剂，竟获全愈，此再造之德也。视其容貌充腴，迥非畴曩，其病之瘥殊意外矣。书此以为轻信单方，并见汗治汗之戒。（以此条与罗谦甫治王立甫婿之案参看，可见闭藏之令，过汗虽属危症，亦非断无生机，罗公于此有遗憾矣）

杨元植年四旬外，早衰须发尽白，素患肝肾病。客吴门病疟，疟愈而汗出不止，凡生脉饮、六黄汤、牡蛎、龙骨、五味、黑豆，一切敛汗之药，莫不尝之矣。吴医技穷，乃遣归就予诊。脉但虚数，与熟地一两，杞子五钱，枣仁五钱，麦冬一钱，萎仁一钱，胡黄连四分，地骨皮三钱，一服减，二服瘳。

赵坤维令正病，自首至胸，汗出如淋，动则尤甚，颇能食，然食入则满面淋漓，衣领尽透，医与玉屏风散、当归六黄汤，俱不效。延诊，右关寸数大。问面浮及齿痛否。曰：然。此少厥二阴之火，上逆胃络也。与重剂玉女煎，入杞子五钱，川连少许，二帖而瘳。

杨兆成病疟，疟愈大汗如雨，一日夜约斗余，医尽力与固表收涩，反较麻黄、羌活为甚。延诊，脉洪数有力，日啖粥十余瓯犹觉饥。盖疟时多服半夏、豆蔻、苍术、厚朴、藿香、橘皮，诸燥烈之剂，扰动胃火而然，若与六黄汤，则汗止而疟必更作。乃用生地一两，石膏五钱，黄连八分，麦冬三钱，萎仁一钱半，一服减，二服瘳，疟亦不作。

张玉书年近六旬，素患阴虚火甚，两手脉上入溢掌心。夏月偶不快，就混堂澡浴，以图汗解，归而寒热大作，头痛，两耳后焮肿，上连承灵，下至天牖，急邀余视。余适他出，别延外科，谓当成耳枕痈，势甚危，投以搜风败毒之剂，脑后肩胛筋络，益抽掣急绊，燥渴躁闷，小便淋沥如火，迫余至，困惫不支矣。脉之，洪数异常，知其中热，邪在阳明少阳，以阴虚过汗，火就升上，又为风药所鼓而然。不可与柴胡，乃君以黄芩、石膏，臣以鲜干两地黄，佐以滑石、生甘草，使以连翘、木通，大剂饮之，次日肿痛减。肿处尚赤色，前方入绿豆一合，肿痛全消。再与导赤散合六一散而愈。

《续名医类案·卷二十七·汗》

徐仲光治一儿，痘浆足，盗汗，此阴虚也。用保元汤加浮小麦，治之而愈。一痘后盗汗，肌瘦烦躁，此阳虚也。补中益气汤倍芪，加麦冬而愈。

《缪松心医案·汗》

周。自汗经久不愈，胃纳减少。宗玉屏风加味。玉屏风散加茯神、枣仁、牡蛎、砂仁、柏仁、麦冬、川斛。

顾。劳倦乏力，晨起自汗。宗东垣法。黄芪、党参、茯苓、地骨皮、白术、麦冬、甘草、柏仁、浮小麦。

汤。内热盗汗，口不渴。仿柏子仁丸。柏仁、冬术、茯神、骨皮、浮麦、麦冬、牡蛎、川斛、白芍。

杜。汗稍敛，多梦纷纭。炒生地、茯神、龙骨、柏仁、五味、生芪、枣仁、牡蛎、杜仲、红枣。

朱。烦劳则汗易泄，阳升少寐，无非心肾不交，填阴潜阳，一定章程。炒枯熟地、茯神、枣仁、牡蛎、淮麦、龟血版、川斛、远志、五味、南枣。

孙。肾失封藏，阳加于阴，谓之汗。六味丸加牡蛎、麦冬、白芍、杜仲、川斛、建莲。以上六味丸去丹皮、泽泻。

《齐氏医案·卷五·汗证》

曾治黄孝廉，素勤学，因冠早，患梦遗滑精，发热盗汗，医以清离滋坎汤，唾痰见血，足热痿软。又与四物汤加知、柏，其汗更甚，促骑求治。六脉皆浮，余察其色，闻其声，问其因，知其病，即与补中汤加麦、味、茯神、远志、怀山、干熟地数十剂，兼服八仙长寿丸而愈。

曾治同庚廪生王兰香，素好勤学，四鼓犹未卧，忽自汗梦遗，瞑目即泄，乃翁求治。予曰：此因勤劳，三阴受伤。遂与补中益气汤合六味地黄汤煎服，四剂而梦稀少，精神稍舒。乃依仲景法用芡实八两，怀山、生枣仁各十两，建莲子心中绿芽五钱焙干，和前药为末，米汤打为丸，梧子大，滚水送五钱，日二服。此方平淡之中，有至理存焉。盖心一动而精即遗，乃心虚之故，而玉关不闭也。方中山药补肾而生精，芡实生精而去湿，生枣仁清心而益心包之火，莲子心尤能清心而气下通于肾，使心肾相交，闭玉关之圣药。谁知莲子之妙全在心，俗医弃置弗敢用，良由所见不广耳。妙哉斯论，乃载在《大乘莲花经》内，医道所以须通竺典。生枣仁正安其不睡始能不泄，妙在与山药同用，又安其能睡而不泄。

《曹仁伯医案·自盗汗》

胡（松江）。头痛之余，夜来盗汗，所谓阳加于阴，此症是也。桑叶、甘麦、大枣、生地、石决明、茯苓、白芍。

李。鼻衄作疡，变为自汗盗汗，神倦神昏。当归六黄汤玉屏风。

沈（枫桥）。失血久咳，盗汗气急，阴不敛阳，阳被邪火所蒸而越，所以外反恶寒。当归六黄，加粉黛散，加枇杷露。

周（常熟）。产后盗汗，口甜，或发寒热。苍黑肥盛之人，是属阴虚之体，患此乃阴虚湿热也，大补其阴，大清湿热。当归六黄汤。

周（下横）。盗汗阴虚者多，自汗阳虚者少，二者兼而有之，当取并行不悖之方为治。当归六黄，防风。

周（无锡）。温热之邪，从阳而加入于阴，自汗盗汗，皆如雨下，交冬则然，余时惟动则有之。近来心中嘈痛，汗出太多，津液内亏之象，补中寓化为宜。甘麦、大枣、玉屏风、当归六黄、省头草。

《诊余举隅录·卷下·自汗阴阳虚证》

自汗，有心肝脾肺肾之分，又有阳虚、阴虚、亡阳、卫不固、外感风湿、内因痰火、阴盛格阳诸症。而世之遇自汗者，概作阳虚治。虽日古法，未免执一不通。辛卯春，余客济南，陈巽卿观察自汗不止，来延余诊。脉象虚微，是为阳虚，势将汗脱，以十全大补汤加味，温补收涩而愈。夏，又患自汗，复延余诊。脉象细数，是为阴虚，与前此阳虚迥别，即以洋参石斛汤加味，清理滋养而愈。拽前后症，出自一人，而前为阳虚，后为阴虚，不同如此。然则春秋寒暑，天时犹有常也，南北高下，地宜犹有常也，贫富劳逸，人事犹有常也。即如春夏有时暴寒，秋冬有时忽温，西北有地向阳，东南有地背阴，贫贱有事快心，富贵有事劳力，天地人虽错综变化，犹可以常理测也，独至随时论症，随症论治，诚有可意会不可言传者。若胶柱而鼓瑟,毫厘之差,即千里之谬矣。

《孤鹤医案·汗》

1）气虚表弱,不时自汗,仿玉屏风法。生绵芪二钱,炒於术一钱半,茯神三钱,炙草五分,青防风一钱半,白芍一钱半,枣仁三钱,五味三分。

2）阳气素虚,中气虚则痰湿日积,表气虚则卫不固而多汗,素体如此。兹因外感风邪,郁久化热,由阳明传及少阳,渐次入里,但热不寒,入夜为甚。自汗,阳明本症也;谵语为阳明里症;耳鸣为少阳里症。邪已去表,故不头痛,恐其伤厥阴,致见昏厥之象。右脉尚和,左脉大而见浮,知为风热无疑。葛根二钱,山栀一钱半,黄皮一钱半,猪苓三钱,全瓜蒌三钱,羚羊一钱半,赤苓三钱,陈皮一钱,半夏一钱半,姜汁炒枳实一钱,加鲜荷叶一角,另冲人参七分。

又方:风温化热,由阳明传入少阳之里,不可用表,乃拟泄清。外热退则内热自清。木火无形,故不渴。照前方加犀角七分、酒炒白芍一钱半,去葛根、枳实、猪苓,人参减三分。

又方:少阳郁邪已解,先拟淡剂,养胃清肝。鲜荷叶二片,鲜石斛三钱,鲜藿梗、叶一钱半,茯苓三钱,橘白一钱。冲人参。

又方:热势已退,所有余邪可用淡渗从小便出,不必清矣,转过清恐碍胃。惟脾胃本虚,多痰多湿,邪退之后,正气未能骤复,加之表虚,际此炎令,天气郁蒸,汗多不止,自当酌进培补,峻补又恐壅气,脉浮迟而濡,拟六君法益气,参用和阴,冀胃纳渐增,夜得平安,日就平复矣。人参八分,半夏一钱半,广藿一钱半,陈皮一钱,谷芽三钱,荷叶一角,於术一钱半,姜皮二钱,苡米三钱,白芍一钱半,茯苓三钱。

3）脾阳中虚,表气亦弱,盗汗过多,外不能固,神倦脉濡。专主滋补。炙黄芪三钱,冬术一钱半,新会一钱,茯苓三钱,官桂四分,生枣仁二钱,当归二钱,白芍一钱半,牡蛎四钱,防风根一钱半,红枣四枚。

4）脾胃气虚,气即火也,虚则阳弱。脾阳根于命火,表阳根于中气。症患嘈杂,善饥,腹坚,气随火升,发则肤胀,多汗,四末不举,皆阴盛而阳不能运也,脉涩而弦。治法宜补不宜攻,宜温不宜凉,拟方培进。党参六钱,於术二钱,枣仁五钱,干姜七分,泽泻一钱半,冲沉香五分,生芪五钱,杞子三钱,香附三钱,肉桂四分,新会一钱半。

5）营液内亏,郁火时升,潮热盗汗,色赤发瘰,脉形浮数,兼之咳呛。从肝肺胃三经清理。生地四钱,当归二钱,山栀一钱半,茯神三钱,川斛三钱,象贝三钱,枣仁三钱,丹皮二钱,决明四钱,橘红一钱,怀膝一钱半,柴胡一钱,蔗汁乙瓢。

《也是山人医案·汗》

范(三二)。脉细,形寒自汗,此属卫阳式微。人参一钱,制淡附子一钱,炙草五分,熟於术二钱,煨姜八分,南枣三钱,茯苓三钱。

龙(三十)。卫疏汗泄。生黄芪三钱,煨姜一钱,南枣三钱,熟白术二钱,炙草五分,茯神二钱,防风六分。

归(三六)。夜寐汗泄甚多,寐醒遍身如浴,此属盗汗。是阴液所化,肾衰不能内营使然。议镇阳以理虚。生左牡蛎三钱,龙骨三钱,茯神二钱,五味子一钱五分,麦冬三钱,南枣三钱,防党参一钱。

潘(四三)。汗泄脉大,劳伤营卫所致。嫩黄芪三钱,白芍一钱五分,煨姜一钱,当归一钱二分,炙草五分,南枣三钱,桂枝木四分。

《陈莲舫医案·卷下·汗》:

左。自汗盗汗久而未止,脉见细弦。治以固养。芪皮、木神、秦艽、夏曲、防风、龙骨、鳖甲、丹参、麻黄根一钱五分、牡蛎、白芍、会皮、淮麦枣。

2. 治阴虚盗汗

《古今医案按·卷十·幼科·汗》

海藏治一子,自婴至童,盗汗凡七年矣,诸治不效,与凉膈散、三黄丸,三日病已。盖肾为五液,化为五湿,相火迫肾,肾水上行,乘心之虚而入手少阴,心火炎上而入肺,欺其不胜己也,皮毛以是而开,腠理元府不闭,而为汗出也。出于睡中者为盗汗,以其觉则无之。故《经》云寝汗憎风是也。先以凉膈泄胸中相火,相火退,次以三黄丸泻心火以助阴,则肾水还本藏,元府闭,汗为之止矣。

《孙文垣医案·卷三·新都治验》

祝弘吾潮热咳嗽汗流不止。德兴文学祝弘吾公,祝令君叔祖也。在休衙,偶有阴阳之患,子午潮热,咳嗽痰多,汗流不止,胸膈不畅,大便燥结,动作喘乏口渴。以贝母、知母、栝蒌仁、桑白皮各一钱,枳壳、黄连、麦门冬各八分,桔梗、柴胡、前胡各五分,甘草三分,五味子十一粒服下,五更微汗,热退十之七,惟痰嗽喘乏,改用栝蒌仁二钱,余如前,外以七制化痰丸夜服热尽退。渠甚喜,以为自是以往,可勿药矣。予曰:未也,据脉弦数不减,恐防作疟,公未为然。予适东行半月,书报疟作,咳嗽转加,所出皆黄黏老痰。予曰:书云无痰不作疟。仍用前方倍加柴胡、贝母为君,加乌梅一个,四剂霍然良已。公曰:翁之视疾,应若桴鼓。古云:智者不治已病治未病。吾于翁言征之,乃以是备言祝令公。祝令公喜曰:孙君匪独得歧黄正脉,其雅谊足称,叔祖尚未前闻,予当赋诗以赠。于是欣然手书若干律以授予,其诗附后第六卷。

《古今医案按选·卷二·汗》

慎斋治一人自汗足冷,不能行动,尺脉沉大,此脾气下陷也,故肺失养而汗出;足乃脾肾经行之地,脾阳不舒,肾气亦郁,所以冷也。以起脾养肺为本,温肾为标,用参、芪、山药补脾阴,固表扶肺,稍加桂温之而愈。

[俞按]自汗而足冷不能行动,显系下焦虚寒矣。尺脉当沉细,何反沉大?粗工舍脉凭证,必将温补肝肾,而用熟地、枸杞、苁蓉、鹿茸、桂、附等药;即凭脉论证,亦将认为下焦湿热,而用二妙散、防己、黄芪等方,俱与脾气下陷隔一层也。

[又按]阳虚自汗,用参附、芪附、黄芪建中;阴虚盗汗,用当归六黄汤、地黄汤加白芍、牡蛎、小麦、糯稻根须;表虚用玉屏风散;心虚用归脾汤;肝火用左金、白芍、龙、牡;胃火用凉膈散、白虎汤;风胜用桂枝汤;湿胜用羌活胜湿汤;痰用导痰、温胆;暑用清暑益气([雄按]有宜清不宜益者,故所论诸方皆不可执也);以及麻黄根、败蒲扇、封脐药、外扑法,皆可择用。他如头汗、阴汗、心窝汗、饮食汗,方各另采,总宜多阅诸书,固难备述也。

《张聿青医案·卷十四·汗》

曹子藩六脉濡细,而模糊不爽,舌苔薄白,中心带黄,而颇觉黏腻稍一动作,辄易汗出。若果阳虚,何得酬应纷繁,不存畏意。岂卫外之阳,与运用之阳,一而二耶,无此理也。所以然者,汗为心液,液贵收藏。今体中之湿有余,兼复嗜饮,酒性升热,遂致胃中之湿热熏蒸,迫液外泄,汗出过多,实不在自汗盗汗之例。如护卫其阳,固表益气,则湿不能泄。若敛摄其阴,壮水益肾,则湿滞不行。两者皆足以生他变也。治汗之法,惟祛其热不使熏蒸,兼引导其湿热下行,使熏蒸于胃者,从膀胱而渗泄,则不止其汗而汗自止矣。地骨皮三钱(桂枝三分煎汁收入),滑石四钱,茯苓四钱,泽泻一钱五分,猪苓二钱,枇杷叶四片(去毛),浮小麦一两(煎汤代水)。

梁(左)。叠进黄芪建中汤,咳嗽盗汗俱减。然痰涩不爽,每至半饥,其咳即甚,形体恶寒,脉象细弱。阴伤及阳,以甘药补中。炙绵芪三钱,生甘草七分,甜杏仁三钱,茯苓三钱,橘红一钱,奎党参三钱,淮小麦五钱,胡桃肉一枚,南枣四枚。

二诊:吐血之后,阴伤及阳,盗汗虽止,而形体恶寒,咽中如阻,即欲呛咳,胃纳不起。投以建中,中气仍然不振,脉象细弱。良由阴阳并虚,少阴之脉贯喉,中气下根于肾,所以肾阴虚而咽中不舒胃气不振也。汤丸并进,上下分治。炙绵芪三钱,炙黑草四分,菟丝子(盐水炒)三钱,怀牛膝(盐水炒)三钱,奎党参三钱,白茯苓三钱,炒萸肉二钱,都气丸四钱(二次服)。

三诊:久虚不复,稍饥则咳甚,胃气不能振作。拟以麦门冬汤养其肺胃,仍以丸药入下,以摄肾阴。台参须一钱,青盐半夏一钱,海蛤粉三钱,车前子(盐水炒)二钱,大麦冬三钱,生熟草各二分,白茯苓三钱,牛膝(盐水炒)三钱,左归丸三钱(先服)。

四诊:脉细弱少神,咳甚不减,痰多白腻。食入运化迟钝。阴伤及阳,肺脾肾俱损。再摄其下。桂枝四分,巴戟肉三钱,车前子二钱,五味子三分,左归丸三钱(先服),茯苓三钱,牛膝三钱,菟丝子三钱,炙草四分(二味另服)。

张。向有肝气,腹时胀满。春升之际,更起呛咳,痰黏而稠,寐则泠泠汗出。脉数细弦。肝藏之气,逆犯太阴,肺为水之上源,恐水源失化,而入损门。阿胶、东白芍、牡蛎、玉竹、生草、蛤黛散、川贝母、碧桃干、淮小麦、南枣、枇杷叶。

二诊:养肝保肺,固表和阳,咳嗽减疏,盗汗大退。的是肝木冲突之余,木叩金鸣,阳不固摄。效方扩充。肥玉竹、川贝母、生白芍、青蛤散、生甘草、阿胶、生地、牡蛎、南枣、淮小麦、炙枇杷叶。

三诊:咳嗽盗汗俱减,脉仍细数。阴虚不复。效方进退再期应手。大生地、杭白芍、蛤黛散、肥玉竹、煅牡蛎、阿胶珠、川贝母、大麦冬、淮小麦、南枣、枇杷叶（蜜炙）。

右潜阳宁神，轰热盗汗犹然不退，手指带肿，口燥欲饮。适在经前，乳房作痛。脉数而弦。阳气不收。再育阴泻火固表。生於术、柏子仁、煅牡蛎、麻黄根四分、法半夏、炙五味、炒枣仁、北沙参、浮小麦一两（煎汤代水），当归六黄丸。

陈（左）。伏暑之后，湿邪久恋，熏蒸阳明，汗出不止，遗泄频来。亦属湿扰精宫耳。地骨皮三钱（桂枝三分煎汁拌）、赤茯苓、生米仁、建泽泻、滑石块、沉香曲木、猪苓、淡黄芩、川萆薢、制半夏、川通草、上广皮、淮小麦一两五钱（煎汤代水）。

二诊：汗泄得减，时仍遗泄。湿热熏蒸于上，复扰于下也。地骨皮三钱（桂枝同炒）、猪苓二钱，生米仁四钱，泽泻一钱五分（盐水炒），川萆薢二钱，黄柏（盐水炒）一钱，砂仁七分，广皮一钱，大淡菜二只，浮小麦一两。

吴（左）。病后自汗，咽中牵腻，有时火从上升，则肌肤灼热。脉数软滑。此甲木与戊土不降，而乙木独升。恐损久不复。制半夏一钱五分，云茯苓四钱，海蛤粉三钱（包）、地骨皮三钱（桂枝四分煎汁收入），福泽泻一钱五分，广皮一钱，栝蒌皮三钱，枇杷叶（去毛）二片，鲜竹茹一钱五分（姜汁炒），淮小麦一两（煎汤代水）。

某（左）。口腻舌浊苔白，而中心光剥。中气不足，水谷之气，化津者少，化湿者多，有诸内则形诸外矣。湿蒸为汗，与阳虚表不固者有殊。人参须四分，制半夏一钱五分，枳实一钱五分，橘皮一钱，茯苓三钱，广藿香二钱，野於术一钱五分，泽泻一钱五分，白蔻仁七分（后入），川桂枝四分，地骨皮二钱（桂枝同炒）。

《柳选四家医案·评选静香楼医案两卷·上卷·汗病门》

1）汗出偏沮，脉来不柔，时自歇止，知肝阳有余，而胃阴不足。于是稠痰浊火，扰动于中，壅滞于外，目前虽尚安和，然古人治未病，不治已病。知者见微知著，须加意调摄为当。人参、川石斛、麦冬、南枣、制半夏、丹皮、茯苓、炙草、小麦。［诒按］此想系左半有汗，右半无汗之症。细绎案语，是防其将患偏痹之意。

2）心阴不足，心阳易动，则汗多善惊；肾阴不足，肾气不固，则无梦而泄。以汗为心液，而精藏于肾故也。生地、茯神、甘草、麦冬、川连、柏子仁、元参、小麦大枣。［诒按］心肾并重。方药似专重于心，再加五味子、牡蛎、沙苑等摄肾之品，则周匝矣。

3. 治阳虚自汗

《临证指南医案·卷三·汗》

某（二一）脉。细自汗，下体怯冷，卫阳式微使然。（卫阳虚）黄芪三钱，熟附子七分，熟於术一钱半，炙草五分，煨姜一钱，南枣三钱。

朱（三六）。脉微汗淋，右胁高突而奭，色痿足冷，不食易饥，食入即饱，此阳气大伤，卫不拥护，法当封固。人参、黄芪、制川附子、熟於术。

孙（五八）。肉睏筋惕，心悸汗出，头痛愈，畏风怕冷，阳虚失护，用真武汤。

某。劳伤，阳虚汗泄。黄芪三钱，白术二钱，防风六分，炙草五分。

顾（氏）。劳力悱怒，心背皆热，汗出，往时每以和阳治厥阴肝脏得效。今年春夏，经行病发，且食纳顿减。褚氏谓独阴无阳，须推异治，通补既臻小效，不必见热投凉，用镇其阳以理虚。人参、半夏、茯苓、炙草、牡蛎、小麦、南枣。

张（五六）。脉弦大，身热，时作汗出，良由劳伤营卫所致。《经》云劳者温之。（营卫虚）嫩黄芪三钱，当归一钱半，桂枝木一钱，白芍一钱半，炙草五分，煨姜一钱，南枣三钱。

某（二一）。脉细弱，自汗体冷，形神疲瘁，知饥少纳，肢节酸楚，病在营卫，当以甘温。生黄芪、桂枝、木白芍、炙草、煨姜、南枣。

《扫叶庄医案·卷二·汗》

1）脉弦无胃，面青呻吟，汗出目瞑，是为肝阳外泄，宜与肾同治。熟地、牡蛎、白芍、麦冬、小麦、大枣、炙草。

2）自汗不止，目闭则胃郁，背热如火，心悸动而汗止。此肝苦急之候也，以甘缓之。炙甘草、淮小麦、茯神、白薇、南枣肉、白龙骨、人参、柏子仁、枣仁。

3）汗出亡阳，神虚畏怯，心悸则汗漏，勉议固阳守阴之药。人参、桂枝、龙骨、茯神、炙甘草、左牡蛎。

《王九峰医案（二）·下卷·汗症》

《经》以阳之汗，犹天地之雨。汗为心液，液泄阴亏，肝失滋荣，木乘土位，化机不足斡旋水谷之精微,是以饮食少思,寐来盗汗。在内为血,发外为汗,汗出太多,血液潜消,久延有经闭血枯之虑。法宜益气养荣为主。熟地、洋参、冬术、茯苓、牡蛎、女贞、归身、白芍、炙草,蜜丸。《经》以阳之汗,以天地之雨名之。汗即血也。素昔经来甚涌,近乃汗出不收,面色戴阳,虚里穴动,脉象软数无神。症属阴亏,水不济火,阴不敛阳,腠理疏开,心液外泄。前进壮水潜阳之剂,虽获效机第,汗血同归一体,使无崩漏之虑,宜加固血之品。生熟地、天麦冬、玄武、版洋参、玄参、五味、归身、白芍、丹参、枣仁、乌梅、侧柏、莲房,长流水熬膏。

《得心集医案·卷二·虚寒门·阳虚自汗》

陈希正学博,素禀阳虚,时届秋令,偶伤于风,寒热间作,脉来浮缓,议用桂枝汤,重加附子。将疏方,寒战鼓栗,热汗骤至,进药少安,越日咳嗽,知汗后腠理空疏,复召外邪,遂将原方去白芍,加荆防。服下汗倍于前,而寒热咳嗽悉除。后因口干鼻热,类于火气上炎,自认秋燥焚金,未审汗后津伤、辛散耗阳之理,误进甘寒一剂。熟睡良久,越时口渴,火愈上炎,又误进参叶汤一碗,继进稀粥二碗,遂至胸腹饱胀,汗出如雨。复请予视,满面红赤,脉来冲指,内外一探,阴气弥漫,知为参叶、稀粥阴壅之气,无由转输,上冲心肺,从皮肤而作汗也。因悟搏激过颡,逆行在山之理,取五苓散,加姜附以进,俾得膀胱气化,小便长行,汗止胀消而安。未越日,体间又津津自汗,于是汤扑兼施,按治不辍,面红虽息,汗仍不止。《经》云:阳气者,若天与日,失其所则折寿而不彰,故天运当以日光明,是故阳因而上冲外者也。今汗止复出,非由腠理空疏,阳不卫外之咎欤?遂用真武,重加附子,少佐收摄之味,服下汗虽渐止,而四肢渐厥,口渴喜饮,频引热汤自救。其间有议伏疟未分者,有议口渴服燥药太过者,纷纷聚讼,惟余独唱无和,坚执扶阳之法。复以附子四两,人参一两,浓煎汤服。服未终剂,汗收渴止厥回,诸症悉安,无何,越日,汗渴厥逆交至,是为去而复返,必有所因。《经》云:欲伏其所主,必先其所因,可使气和,可使必已。兹者叠投汤剂,悉皆刚燥,于阳不违,于阴有乖,宜其退而复返也。乃进四逆汤,加童便,未甚效,继进白通加猪胆汁汤,吞黑锡丸数钱。药方下咽,忽然战栗,四肢渐温,阳气得所,顷刻间,诸症如失,所谓药不瞑眩,厥疾弗瘳是也。

善后之法,一月未弃姜附,并须按日两剂。迨至卧不受被,有时手梗略冷,或掌心作热,是皆阴阳和而不合之势,乃将归脾、养心、十全大补,进退酌用,兼吞八味地黄丸。又遵阴平阳秘,精神乃治之旨,调理而后全要。

《沈菊人医案·卷上·汗》

席。童真天禀素薄弱,诵读音闪,汗泄乎寐,阴气不足也。当归、生地、黄连、黄芩、小麦、黄芪、熟地、黄柏、甘草、红枣。

陆。阳加于阴为之汗。川桂枝、白芍、淮小麦、炙西芪、炙草、红枣子。

4. 治气虚自汗

《孙文垣医案·卷一·三吴治验》

王祖泉令政,头痛恶寒,汗出如雨。王祖泉令政,患头疼夜热,洒淅恶寒,汗淋漓如雨,上身热,下身寒,渴不思饮,遍身疼,腹有一块,大如拳,硬如石,肠鸣,小水短少,饮食俱废。脉则右关滑,左弦数。究所由起,谓大怒后即伤于食,市医皆以地黄、门冬、芩、连、黄柏之剂治之,热愈甚,脾气大虚。予治用平胃散,加山楂、麦芽、砂仁、香附、木香、川芎、枳实,连进四帖,中气稍能运动,而夜热如前。再与补中益气汤,寒热俱退矣,而腹痛里急后重。予知其积滞将行也,乃与白六神丸,而腹痛后重皆除,改进以参苓白术散,加香附、乌梅、山楂,服之病良已。

《孙文垣医案·卷二·三吴治验》

王谷泉头眩泄泻汗出不止。王谷泉,大便作泻,上身热,耳中壅塞,头眩晕,胸膈不宽,口渴,痰多,咳嗽,六脉俱濡弱,汗大出。此正气大虚,或由克伐太过所致,当以补养为先。人参、白术、白芍药(酒炒)各四钱,柴胡、石菖蒲、陈皮各一钱,炙甘草五分,泽泻、茯苓各一钱。两服而神清、膈宽、脾健,惟汗不敛,眩晕未除。再与人参、白术、黄芪、酒炒白芍药各二钱,炙甘草五分,大附子五分,桂枝三分,泽泻一钱而愈。

六娘子遍身痛,汗大出,昏昏如醉。令弟媳六娘子,遍身痛,发热,汗大出,昏昏如醉,卧不能起。两寸脉短弱,两手皆数而无力,此劳倦之余,故汗大走也。黄芪三钱,白芍四钱,粉草一钱五分,桂皮八分,当归一钱,石斛二钱。一帖热除,痛、汗皆止。惟倦而不能起,仍以前方加人参、陈皮,两帖而痊。

《孙文垣医案·卷三·新都治验》

孙合溪翁八旬而发寒热，咳嗽，汗出不止，呃呃连声。族侄合溪，年当八旬，春初偶为寒袭，发热咳嗽。医与芎苏散，即汗出不止，呃呃连声，勺粒不入，昏愦经旬，汗日加，呃日甚，延予诊之。六部浮大无力，重按三五不调，六七至一止，右关近滑。诊毕，语嗣君敬所曰：尊翁由劳倦表虚感邪，脉故浮大无力，法当从东垣补中益气汤，一二剂可瘳也。医乃妄为表散，致汗漏、神疲、昏愦、发呃，高年值此，宁不殆乎？即可侥幸图安，亦不过千日养耳。敬所勃然俯而对曰：上已后为家君寿期，不虞构疾。羸惫若此，苟保百日，俾菽水之心，庶几少尽，叔祖之赐多矣。若千日，又出于望外也。予即以六君子汤，加竹茹、柿蒂以止呃，再加酸枣仁、石斛以敛汗，一进热退呃定，再进汗止食入，三进需需然，精神长矣。乃减去竹茹、柿蒂，加当归，半月全安。先是祝令君谓渠有耆德，请为介宾，以疾辞不及赴。迨季春，令君闻渠寿，即援例赐一级宠以冠带匾额，用彰恩典光于乡间。后果三年而卒。

《孙文垣医案·卷五·宜兴治验》

吴仰玄先生，患胃脘痛，痛彻于背，痛时冷汗如雨。吴仰玄先生，患胃脘痛，痛则彻于背，以手重按之少止，痛时冷汗如雨，脉涩，此气虚而痛也。以小建中汤加御米壳服之而愈。

白仰云先生，令眷触怒晕厥，手足冷汗如雨，气息微，闭门合目静坐一时始定。白仰云先生令眷，每触怒即晕厥，必闭门合目静坐，不留一人在房，手足皆冷，汗出如雨，气息俱微，越一时许苏如常。原以颈生瘰疬，多服女医草头药，及专科用斑蝥等毒，因而脾胃损，元气亏也。年三十八，曾未生育，每日令二婢不住手敲两腿，俟其熟睡乃已。不然则睡不安，晚至二更后始睡，夜半心多惊跳不止，指甲皆无血色。经将行，小腹先疼二日，色紫有块，诸病虽如是，而肌肉饮食却如无事人，百治不效，慕予而请诊之。两寸短弱，左关大而有力，右关滑，左尺滑，右尺沉微，据脉肺气虚，肝木实，胃中有痰之症也。用六君子汤加丹参、酒连、青皮，外与珠母丸及独活汤二方调理而安。

《叶天士曹仁伯何元长医案·何元长医案·汗门》

气虚表弱，不时自汗。生黄芪、制於术、枣仁、防风、白芍、茯神。

《得心集医案·卷一·伤寒门·伤暑自汗》

丁麒寿，时当暑月，腹痛泄泻，自汗神疲，叠进温补，遂至二便窘急，日益危笃。适一邻医，年六十余，谓病经数日，汗出不知几斛，兼之四肢逆冷，法在不治。且补剂服至附子、鹿茸，仍无寸效，今脉绝，无可为也。其家固贫，医药已难继矣，又听邻医之言，遂无复再生之想。奈病人呻吟在床，不忍坐视，遥闻先君善治危症，托人求诊，适应酬未暇，命余前视。诊得脉虚，重按若无，审得额汗溺短，气虚烦渴，背微恶寒，四肢逆冷。余笑曰：此伤暑也，安得以阳虚目之？《经》云：气虚身寒，得之伤寒；气虚身热，得之伤暑。今症见烦渴溺短，气促脉虚，伤暑奚疑？议进清暑益气，合桂枝汤一剂，嘱其即服可效。前医执余方私语病家曰：年少之医，孟浪殊甚，临危之症，犹谓伤暑。今汗出淋漓，收敛尚恐不及，反用升柴桂枝以发汗，非速其毙耶？其家虽疑，缘病由奔走日中而起，信余不谬，即进一剂，病势减半，继进二剂，兼吞消暑丸一两，腹中呱呱有声，二便一时通利，汗收渴止，烦退而安。复将原方除桂枝，二剂全愈。越三日来寓酬谢，始述前医之非，予不禁为之一快。夫暑属阳邪，心属离火，故伤暑必先入心，心主血脉，故脉虚大，不足重按。意在邻医，不知浮、中、沉三取之法，且暑脉多芤，状如葱管，浮、沉二候易见，中取正在空处，故断为脉绝。余用参、芪、归、术，合生脉散，养心而裕脉，固土以保金。其暑热伤津，故口渴溺短，饮水过多，停聚中脘，误进温补收敛之药，故二便不利，水气上涌，宜其头汗如雨。余二剂中，兼吞消暑丸，虽曰消暑，亦仿小半夏加茯苓汤，治水气头汗之意也。方中升柴葛泽，升清降浊，譬之云行雨施，然后沟渎自通，注之不盈，而额汗自收矣。清暑益气汤东垣：黄芪、人参、白术、苍术、神曲、青皮、陈皮、甘草、麦冬、五味、当归、黄柏、泽泻、升麻、葛根姜、枣。

《得心集医案·卷五·产后门·谵语自汗》

黄杏帘先生之媳，体气屡弱，素禀肝火，且针黹书画，日夕劳神，今秋产后，即下榻如常。因目中觉燥，自取旧方药只熟地、白芍二味，立时恶露顿止，目瞪反张，逾时方醒，醒而复发。昏夜邀视，合室惊惶，坐视片刻，连发二次，醒时忽言见鬼，一身战栗。余诊两脉，幸无洪大，知为神魂不藏。隔壁喊叫，闻之则发，探病客至，见之亦发，立时怒目上视，十指紧撮，牙关随闭，面若涂朱，汗出如雨。片时之久，稍呕微涎，人事复清，余坐二时之久，已发三次。家人咸称邪祟，又议恶露上攻，余曰：闻声则惊，见生人则惕，显属正气大伤，因生惧怯。且恶露虽止，腹无着痛，实因艽归酸寒凝滞之故，惟有收敛温通一法，尚何恶露可破，邪祟可驱哉？重用参归、姜桂、龙齿、五味、茯神、钩藤、龙眼，叠进不辍，其势渐缓，恶露随下而痊。或问曰：病因血止而变，今用补血而反通者何耶？答曰：《素问》病机篇云：血气者，喜温而恶寒，寒则凝而不流，温则消而去之耳。

《得心集医案·卷五·产后门·腹痛自汗》

吴应新内人，产后寒热腹痛，诸医以芎归加入行瘀之药，两投愈痛，人事困顿。余以血虚腹痛，当温养血液，疏以理阴煎，畏而弗服。明是血虚发热，气虚生寒之症，误以时行痎症之治，以致大汗如洗，衣被皆透。举室慌乱，复延余至。原知产后津脱之症，未敢轻许可治，所喜脉无躁扰，神明未乱，亟以大剂人参养荣汤，叠进三剂，外以五倍末，津调敷脐，其汗稍收，而寒热乃除。惟腹痛既非瘀血，必是内寒无疑，但血去液伤，辛温难进，爰拟交骨未缝，寒入阴中，仿仲景产后腹中疠痛，属寒疝之例，与当归生姜羊肉汤，服下腹痛果除。后数日，又因换衣触寒，寒热复起，舌心灰黑，与理阴煎加附子一剂，寒热虽熄，而大汗仍来，重进养荣汤，三剂不应，外以荞麦粉扑之，汗亦不止。余甚踌躇，其家以为尸汗，咸称不治，余曰：药虽未效，症尚未变，且脉亦甚微，亦属吉象。仍将原订养荣汤，用五味子八钱，外以龙骨、牡蛎粉扑之，其汗稍息。复将原方昼夜三剂，其汗始收，舌黑始退。自云：心多惊怖，犹是血去液伤。重进归脾养心，数十剂始健。养心汤：黄芪、茯苓、茯神、当归、川芎、半夏、柏仁、甘草、枣仁、远志、五味、人参、肉桂。

《得心集医案·卷五·产后门·口渴自汗》

吴鹤皋乃室，是临川陈祥光之女，产后两旬，忽然汗出二日，医治数日，身热烦扰，口干发渴。祥光因鉴媳妇之误命也，请诊而任其治焉。视其舌光如镜，边刺红燥，身热烙指，汗出粘手，口虽渴而热渴不畏，脉虽洪而重按无力，可知汗血同源，内液枯涸之故，非收神敛液，势必神丧而亡。急用黄芪、桑叶、麦冬、五味，四味同煎，不杂他味者，盖仿血生于气，水生于金之意也。直进十余剂而康。祥媳误案附虚寒门误表气脱汗血同源，内液枯涸之故，非收神敛液，势必神丧而亡。

《沈菊人医案·卷上·脱（汗脱）》

潘。久病元气拖乏，卒然音闪，痰声漉漉，汗出如雨，脉躁散乱，此脱象也。旦晚可危，勉拟以尽来意。人参、五味子、白芍、炙草、龙骨、麦冬、川桂子、大枣、牡蛎、淮麦，另用麻黄根、牡蛎、糯米粉三味绢包扑汗。又：卒然寒战，即汗泄如雨，痰声如锯，脉左三部绝无，右寸关惟一丝沉数。此肺气大虚，阳气脱离之象，危险两字不待言矣。勉拟复脉法以冀侥幸。炙甘草、人参、麦冬、桂枝（白芍炒）、干姜（五味同打）、天竺黄、清阿胶、熟地、胆星、龙骨牡蛎、竹沥。

《贯唯集·汗》

毕。刻诊脉象细涩无神，肢节腰膂酸楚，汗泄过多，口津干涸。此肝脾肾三经素亏，八脉因之俱损。兹当春阳鼓荡，人身之阳应之，虑其夏前后其病转剧，拟方从补益中略佐清络化痰：首乌、白芍（桂枝三分同炒）、归身、天麻、茯苓、石决明、白术、甘菊、防风、牡蛎、玄参、黄芪皮、川断肉、木瓜、炙草、桑枝。

5. 治阳明病自汗

《孙文垣医案·卷四·新都治验》

陈氏妇肠鸣腹痛，合目汗出下午潮热。陈氏妇，肠鸣腹痛，大便溏泻，合目即汗出，下午潮热。医谓潮热盗汗，乃虚怯之症，加之泄泻，脾气坏矣，视为不治。浼予诊之，右脉濡数，左脉洪数。予曰：此郁火痰积症也。盖忧伤肺、思伤脾，饮食因而不化，积而生痰，故腹痛溏泻。但理中焦，消去痰积可瘳也。以四君子汤加半夏曲、滑石、红曲、麦芽、苡仁、酒炒白芍药、酒炒黄连、牡蛎、桔梗，八帖而病去如释。

6. 治阴虚自汗

《幼科医验·卷下·汗症》

一儿，病后自汗不止，形神困疲，五心烦热。此阴虚有热也。当归、生地、熟地、川黄柏、枯黄芩、黄芪、黄连、茯神、白芍药、酸枣仁、甘草。

《沈菊人医案·卷上·血汗》

顾。营分伏热，血汗染衣，心悸气逆，脉象浮数,汗为心液,心阳热郁也。犀角汁、丹皮、茯神、山栀、鲜生地、藕汁、侧柏、茅根。又:"血汗"《内经》名曰"衊"。营分伏热,汗泄过多,心气不足,汗为阳泄。汗乃心液,仍清心营。犀角汁、西洋参、山栀、鸡血藤膏、鲜生地、牡丹皮、茯神。又:汗与血异名而同类,血汗过多,气随血虚,吸短,心中宕漾,拟以益气和营。生西洋参、炙西芪、茯神、归身、大生地、炙甘草、远志。